现代生命科学前沿

天然分子免疫学

景志忠　主编

科学出版社

北京

内容简介

本书共6篇14章，以学术交流与探讨的方式撰写，较全面系统地介绍了天然分子免疫学的形成与发展，天然免疫分子家族成员的组成、分子结构及生物学功能，天然免疫信号转导途径及其正负分子调控机制，天然免疫的分子起源与比较生物学，天然免疫效应的细胞与分子机制，天然免疫与获得性免疫的进化关系，以及天然免疫作用在遗传抗病、免疫佐剂和药物的开发与应用等方面内容。本书涵盖了国际上机体模式识别与天然免疫领域大量的最新研究成果，从分子、细胞和机体“三位一体”角度重新梳理了天然免疫学的概念和理论。

本书对从事生物学、医学和相关专业科学研究的科研工作者，以及高等院校的本科生、研究生、教师等均具有重要的参考价值和启迪意义。

图书在版编目（CIP）数据

天然分子免疫学/景志忠主编. —北京：科学出版社, 2017.11
ISBN 978-7-03-054543-5

Ⅰ.①天… Ⅱ.①景… Ⅲ. ①分子免疫–医学–免疫学 Ⅳ.①R392.11

中国版本图书馆 CIP 数据核字(2017)第 230903 号

责任编辑：李 悦 郝晨扬 / 责任校对：彭 涛
责任印制：张 伟 / 封面设计：刘新新

科学出版社出版
北京东黄城根北街 16 号
邮政编码：100717
http://www.sciencep.com

北京虎彩文化传播有限公司 印刷
科学出版社发行 各地新华书店经销
*
2017年11月第 一 版 开本：889×1194 1/16
2019年 1 月第三次印刷 印张：55 1/4
字数：1 670 000

定价：368.00 元

(如有印装质量问题，我社负责调换)

谨以此书

献给建院建所60华诞

《天然分子免疫学》参编人员名单及单位

主　　编　景志忠

副 主 编　郭慧琛　何小兵　房永祥

参编人员　景志忠　郭慧琛　何小兵　房永祥　陈国华　曾　爽
　　　　　孙世琪　金启旺　成温玉　景博文　景　伟　贾怀杰
　　　　　宋世斌　崔　青　王晓霞　程芳红

主　　校　才学鹏　景志忠　刘定祥

审校人员　才学鹏　景志忠　刘定祥　何小兵　房永祥　郭慧琛

编著单位　中国农业科学院兰州兽医研究所
　　　　　家畜疫病病原生物学国家重点实验室

前　言

机体在长期进化选择过程中，逐步形成了一套复杂的具有防御功能的免疫系统，通过区分“自我”和“非我”成分，而中和、清除内外源性致病物质来保持机体的内环境稳定，使自身组织免受损伤。哺乳动物的免疫系统分为获得性免疫和天然免疫两大抗感染机制。前者是由T淋巴细胞和B淋巴细胞介导的针对病原成分而启动的特异性细胞免疫和体液免疫应答，并得到免疫学家的高度重视和快速发展；后者是生物在进化过程中形成的一种古老而保守的防御体系，是机体非特异性抵御病原感染和有害物质侵害的第一道防线，因对其最初研究得到的“显而易见性”的组成结构与功能的结论，致使其一直没有得到应有的重视和深入的研究。

在20世纪90年代之后，法国科学家Jules A. Hoffman和美国科学家Bruce A. Beutler等在果蝇、小鼠和人体内发现了天然免疫识别分子——Toll蛋白和Toll样受体（Toll-like receptor，TLR），从而揭开了天然免疫系统的启动之谜，他们也因这一免疫学领域革命性的研究成果获得了2011年诺贝尔生理学或医学奖。随着TLR多个成员的发现及对其作用机制的阐明，天然免疫系统的重要性重新得到关注，天然免疫识别机制研究也成为现代生命科学领域的研究热点和重点。10多年来许多脊椎动物的多种模式识别受体（pattern recognition receptor，PRR），如TLR、RIG-Ⅰ样受体（RLR）、NOD样受体（NLR）、AIM2样受体（ALR）、C型凝集素受体（CLR）、胞质DNA识别受体cGAS（cGAMP synthase）及体液中可溶性受体等分子相继被发现，并证实共同构成了识别多种多样病原体或损伤危险因子的“三位一体”的细胞与分子网络防御体系，在机体的抗感染、抗肿瘤和免疫调节中发挥关键性作用，这也标志着天然分子免疫学理论的基本形成，为感染性、炎症性和自身免疫性疾病的预防和治疗提供了新的思路，是当代免疫学研究中最伟大的成就之一。

TLR是天然免疫系统中重要家族的一个代表，对它的发现和研究使人们能以整体观来看待天然免疫和获得性免疫的关系，具有划时代的意义。Toll样受体最初在果蝇中被发现，随后在脊椎动物中鉴定了多种多样的TLR同系物，这些分子能够识别在化学结构上与宿主自身成分不同的病原相关分子模式（pathogen-associated molecule pattern，PAMP）或MAMP/DAMP，即配体，如脂蛋白、脂多糖、核酸和核酸类似物，而导致免疫细胞的激活。随着对TLR研究的深入，发现从低等到高等不同进化层次的动物体内都可检测到TLR的存在，提示这是生命体古老的一种防御机制。虽然TLR和其他模式识别分子的功能及其作用机制我们还没有完全认识清楚，但从已发现的PRR的功能来看，其在介导机体天然免疫应答，促使机体免疫系统抵御病原体入侵的早期就开始启动，并且在诱导产生多种促炎症细胞因子的同时，也使免疫细胞表达出多种膜表面分子，从而介导对入侵病原体的获得性免疫应答，在天然免疫应答和获得性免疫应答之间架起了一座桥梁。

目前对PRR的研究方兴未艾，今后将主要集中在PRR对不同PAMP及机体自身结构的特异性识别机制；PRR胞内信号传导机制是否还存在其他更多的非NF-κB传导通路；在信号传导中，接头分子活化过程是如何受到体内外因素（宿主自身和病原微生物等）调节的；PRR在机体组织细胞内的广泛分布，不同家族间、不同家族成员间及与其他模式识别受体间是如何准确地协同作用并构成“立体”识别“自我”与“非我”的；PRR在不同动物、不同组织细胞中的差异有何生物学意义等重点研究方向。

对这些问题的解答，将极大地拓展我们对病原体与宿主免疫反应之间相互作用规则及其复杂性的认识，并且随着对模式识别和天然免疫理论研究和认识的不断深入，针对PRR及其信号传导通路为靶点的药物研究也成为一个热点，对其某些环节的干预将可能成为一种新的防治策略，并为传染病的有效防控带来希望。相信随着对PRR的深入研究，更多更有效的药物和疫苗将被进一步开发和应用，从而为防治人类和动物疾病发挥应有的巨大贡献。

本书共分6篇14章，较全面系统地介绍了天然分子免疫学的形成和发展，天然免疫分子家族成员的组成、分子结构及生物学功能，天然免疫信号转导途径及其正负分子调节机制，天然免疫的分子起源与比较生物学，天然免疫效应的细胞与分子机制，天然免疫与获得性免疫的进化关系，以及天然免疫作用在遗传抗病、免疫佐剂和药物的开发与应用等方面内容。内容涵盖了国际上机体模式识别与天然免疫领域大量的最新研究成果，结合我们对天然免疫的研究经历和认识，从分子、细胞和机体“三位一体”角度重新梳理了天然免疫学的概念和理论，提出了编写这一著作的计划。

目前国内外还没有系统的专门的天然分子免疫学专著出版，仅在各种免疫学相关书籍中的部分章节中有所涉及，但大部分内容还在机体的组织和细胞水平，还没有上升到分子免疫学的高度。在各种现代免疫学相关期刊中有大量关于天然免疫分子功能及其作用机制的介绍和报道，但天然分子免疫学的概念不明确、涵盖的内容不系统全面。本书的编著出版可填补这一学科的空白，对从事生物学、医学和生命科学研究的科学工作者及在校的本科生、研究生和教师等均有重要的参考价值和启迪意义。

由于编者的知识、能力和水平十分有限，同时该领域的研究日新月异，且可借鉴的相关著作很少，本书肯定在内容、文字表述及对大量外文资料的理解上还存在诸多方面的疏漏、误解之处，既诚恳希望得到读者的批评指正，又恳请容忍、理解并支持我们“斗胆”但执着为科学铺路的精神和行为。

景志忠
2017年8月于兰州

目　　录

第五篇 天然免疫与获得性免疫的进化关系

第六篇 天然免疫的作用与应用

第一篇　免疫学概论

第一章　免疫学发展简史

免疫学是在人类与传染病的斗争过程中发展起来的，历经几个世纪的实践积累，已基本阐明了免疫应答的普遍规律，对生命科学特别是现代医学理论的形成和发展产生了至关重要的影响。从我国人痘接种预防天花的史实记载（17 世纪 70 年代）开始至今，可将其概括为经验免疫学时期（17 世纪 70 年代至 19 世纪中叶）、科学免疫学时期（19 世纪中叶至 20 世纪 70 年代）和现代免疫学时期（20 世纪 70 年代至今）三大时期。

本章简要介绍免疫学发展的主要历程，以及与现代免疫学理论形成与技术发展相关的一些免疫学事件和假说，旨在了解免疫学家科学探索免疫应答规律的历史过程，期望从中得到更多的启发。

第一节　经验免疫学时期

17 世纪我国采用人痘接种预防天花，是经验免疫学开创的重要标志。“以毒攻毒”预防和治疗疾病的思想是世界各国人民在与传染病特别是天花的长期斗争中获得的经验总结，依据这一思想，我国 17 世纪采用人痘接种和英国 18 世纪采用牛痘接种预防天花获得成功，标志着人类对免疫学的初步认识，并为人类免遭天花的感染提供了重要预防手段，开始了经验免疫学的发展时期。

一、人痘接种：来自中国的贡献

自古以来，人类一直对瘟疫怀有莫大的恐惧，并把瘟疫给人类造成的灾难视为上帝或神灵对人类触犯“天条”禁忌的一种惩罚。尽管古代社会缺乏对瘟疫的科学认识，但人们在防瘟疫的过程中积累了一些预防传染病的经验，并在“理论”上提炼成“以毒攻毒”的指导思想。

天花是一种烈性传染病，正常人一旦接触患者，几乎无不遭受感染，但感染后的幸存者不会再次患天花。早在公元 11 世纪的宋朝，我国就有关于吸入天花痂皮粉预防天花的传说。在 16 世纪的明代隆庆年间，我国发明了用人痘痂皮接种预防天花的方法。在 17 世纪 70 年代，人痘接种已有正式的史实记载。即将患者沾有天花疱浆的衣服给正常儿童穿戴，或将天花愈合后的局部痂皮磨成粉末，经鼻腔吸入，均可有效预防天花的发生。在清朝，这些人痘接种方法已得到广泛应用。清朝康熙年间《庭训格言》（1689）记载：“国初，人多畏出痘，至朕得种痘方，诸子女皆以种痘得无恙。今边外四十九旗……俱命种痘，凡所种者皆得善愈。”人痘接种法后经陆路的丝绸之路西传至欧亚各国，经海上的丝绸之路东传至朝鲜、日本及东南亚各国。1777 年华盛顿将军命令美国全军将士实施人痘接种。18 世纪的法国思想家 François Voltare 在《哲学通信》中写到：“我听说一百年来中国人一直有此习惯（指种痘），这是全世界最聪明、最讲礼貌的一个民族作出的伟大先例和榜样……”。人痘接种预防天花有效，但也有患天花的危险。清朝有“苗顺者十无一死，苗凶者十只八存”的记载。因此，“以毒攻毒”策略的所用之毒还有较大的风险，人痘接种未能广泛应用，但该方法和策略对后来的天花预防产生了重大的影响。

二、牛痘接种：经验性疫苗的里程碑标志

在 18 世纪末，英国乡村医生爱德华·琴纳（Edward Jenner）（1749～1823）发现，奶牛也患类似于人天花的牛痘病。当挤奶女工挤奶时，其手臂也因接触病牛而得“牛痘”，但患“牛痘”的女工不会再得天花，他意识到接种“牛痘”可能会预防天花。于是他从一个正患“牛痘”的女工身上取少许脓疱脓液，注射到一个八岁男孩的手臂内，其后仅导致手臂局部疱疹发生，但无全身天花出现，6 周后其“牛痘”

症状消退。据此琴纳在 1798 年出版的《天花疫苗的来源及其效果的研究》专著中，将此技术方法称为“Vaccination”（种痘），取意于拉丁文 Vacca（牛）。由于当时人类对生物科学认识的局限，以及社会公众的迷信思想和社会习惯势力的阻挠，牛痘接种法的推广十分缓慢。但琴纳发明的牛痘苗，为人类后来预防和根除天花做出了重大贡献。

第二节　科学免疫学时期

科学史家认为，免疫学作为一门科学诞生在法国微生物学家巴斯德（Pasteur）的实验室，并包含在细菌学的理论之中。巴斯德有关细菌和病毒的减毒或无毒疫苗的研制开创了科学的免疫接种和保护性免疫，具里程碑意义，并赋予“以毒攻毒”传统思想以科学内涵，达到了以“无毒”来“攻毒”的功效。琴纳开创了经验性免疫的新纪元，而巴斯德为科学免疫学奠定了重要基础。

一、病原菌的发现：疫苗研制与应用的基础

显微镜的问世使人们能够观察到细菌的存在，并认识到瘟疫的实质是由病原微生物感染机体所造成的传染病。1850 年，首先在病羊的血液中观察到炭疽杆菌。随后，法国的巴斯德证实在实验室培养的炭疽杆菌可使动物感染致病。德国的 Robert Koch 发明了固体培养基，成功分离培养了结核杆菌，并提出了病原菌致病的概念。在此基础上，人们进一步认识到由病原体感染而康复的患者，可以获得抵御同样病原体再次感染的抵抗力，并把这种抵抗力称为免疫（immunity）。

巴斯德将炭疽杆菌经过高温灭活制成炭疽死疫苗；将鸡霍乱病原菌在室温下长期放置而减毒；将狂犬病病原体经过兔脑传代获得减毒株，制备成减毒狂犬病活疫苗。他将这些疫苗接种相应动物，不仅预防了动物的严重传染病，还避免了人畜共患病的发生。巴斯德的细菌学理论，引导人们十分关注细菌感染宿主后所获得的免疫力，并使人们意识到琴纳的牛痘接种预防天花的科学性和重大意义。为纪念琴纳的巨大贡献，巴斯德将疫苗称为“Vaccine”。

二、吞噬细胞理论：细胞免疫研究的先河

19 世纪后叶，俄国学者 Metchnicoff 发现，吞噬细胞具有清除微生物或其他异物的天然免疫功能，其中白细胞在机体的炎症过程中有防御作用，提出了炎症的保护性作用的论点，于 1883 年创建了细胞免疫假说，强调巨噬细胞在获得性免疫和天然免疫中的重要作用，开创了细胞免疫的先河。由于他在免疫学研究上的巨大贡献，他与德国医学家 Paul Ehrlich 一同获得了 1908 年诺贝尔生理学或医学奖。另外，吞噬细胞理论对生物学和医学的发展具有深远而广泛的影响。首先他认为，在进化上物种之间（interspecific）的斗争与达尔文提出的物种内（intraspecific）的生存竞争具有同等的重要性。受感染的宿主和入侵宿主的病原体之间发生了一场各自的生存保卫战，其中吞噬细胞是宿主一方的战士。其次，吞噬理论的另外一个重要贡献属于病理学领域。当时，多数人认为炎症是疾病过程中自身的损害性反应，而 Metchnicoff 认为炎症反应是机体在进化过程中出现的抵抗病原体入侵的保护性机制。

三、抗体与抗原：体液免疫研究的开端

（一）毒素、抗毒素与抗体

1888 年 Emile Roux 和 Alexandre Yersin 从白喉杆菌培养上清中分离到一种可溶性毒素，其单独能引起实验动物典型白喉的所有症状。这提示，白喉杆菌导致的白喉病症实质上并非由细菌本身而是由其产生的毒素造成的。此后不久，在德国著名细菌学家 Koch 指导下，Emil von Behring 与 Kitasato 共同从事白喉杆菌和破伤风杆菌致病机制研究，他们从中国传统医学的“以毒攻毒”医理得到启示，由此联想到既然病原菌能产生毒素，毒害人和动物，就一定会有一种“攻毒”的抗毒素。于 1889 年 Behring 根据实

验结果提出了“抗毒素免疫”的新概念。尽管这一概念和观点未得到认可，但他并不气馁，而且继续开展大量研究工作，最终证实感染过破伤风杆菌的动物血清中存在着对抗破伤风毒素的抗毒素，它能中和毒素，使之失效，这在医学上称为“抗毒素的被动免疫”，为此，他被誉为免疫学特别是血清治疗法的创始人。1890～1891 年 Behring 继续开展白喉杆菌致病机制研究，在证实白喉抗毒素确实存在于耐受白喉杆菌的动物血清中的基础上，他尝试用动物的白喉抗毒素血清治疗儿童的白喉，结果病儿奇迹般恢复了健康。白喉抗毒素的发现和问世，挽救成千上万个病儿，这一伟大的济世成就，轰动了全世界。同时，抗毒素的发现在理论上为后来抗体的发现奠定了重要的实验基础，也开创了人工被动免疫的先河。此时，科学家终于意识到：减毒或无毒的抗原是通过抗体来攻击病原体产生的毒素，这样抗体作为机体免疫系统中第一个重要分子被发现，开辟了以抗原与抗体为核心的体液免疫的免疫学时期。1901 年 Behring 由于在抗毒素血清预防和治疗白喉和破伤风等方面的成就，获得了首届诺贝尔生理学或医学奖。

（二）血清疗法与过敏反应

法国科学家 Charles Robert Richet 是血清疗法和过敏反应的发现者，1913 年获得诺贝尔生理学或医学奖。他将第一个免疫动物的血清输到第二个动物体内，第一个动物的免疫性也就传给第二个动物。他第一次将血清注射人体内治疗获得成功，使血清治疗一时成为热门，并逐渐向多方面扩大研究领域。例如，用含有特异性免疫球蛋白的抗血清来治疗某些传染病，因此，血清疗法为现代医学开创了一条新途径。Richet 证明在结核病患者皮肤进行划痕实验，能导致局部出现明显的炎症性病理变化，他把这类由免疫应答所致的疾病称为变态反应，从而揭示异常的免疫应答对机体存在不利影响。

（三）抗原结构与血型

20 世纪初，Karl Landstein 就着手研究抗原的结构及抗原与抗体反应的特异性。他发现抗原的特异性是由抗原表面小的化学基团所决定的，该结构差异导致其抗原性不同。根据这一认识，他进一步发现人红细胞表面的糖蛋白末端寡糖的性质差异是决定其抗原性的重要因素，并最终发现和鉴定了人类 ABO 血型。将该成果应用于临床，即采用同血型血液输血，避免了异型输血所致过敏反应的发生。1930 年他获得了诺贝尔生理学或医学奖。

（四）血清蛋白组分与活性

1937 年 Tiselius 和 Kabat 利用电泳方法将血清蛋白区分为白蛋白及 α、β 和 γ 球蛋白。他们发现在动物接种免疫某种抗原后，其血清 γ 球蛋白的水平明显升高，并且其具有与抗原特异性结合的抗体活性。因此，他们认定 γ 球蛋白就是抗体。事实上，后来发现 α、β 球蛋白也具有抗体活性。由于抗体作为蛋白质分子广泛存在于血液、组织液和外分泌液中，因此人们把抗体介导的免疫功能称为体液免疫。

四、抗体产生的相关学说：免疫学的科学理论基础

（一）抗体生成侧链理论

1897 年 Pail Erhlich 提出了侧链理论（side chain theory），他认为抗体分子是细胞表面的一种受体，抗原进入机体与其结合，刺激细胞产生更多的抗体，后者脱落入血。他富有想象力的理论曾一度在免疫学界发挥了重要影响。随后，在免疫学领域发生的两个变化使侧链理论受到质疑。其一是研究发现，抗体可以被多种动物和植物的成分诱导产生；其二是发现，抗体可被人工合成的物质所诱导产生。因此，个体自然产生的抗体似乎不可能与众多的外源和人工合成的抗原特异性结合。

（二）抗体生成自然选择理论

1955 年 Niels K. Jerne 首次提出抗体生成的生物学选择学说——自然选择理论。他认为，宿主能够合成整个抗体特异性库中一定数量的抗体，这些抗体以天然形式存在于血液中。这些天然抗体能选择性地

与合适的抗原结合，并将抗原转运到抗体产生细胞中，通过一系列信号传导激活细胞产生相同特异性的大量抗体。在初次免疫后，抗原对抗体的选择体现在高亲和力方面，即与抗原具高亲和力的抗体大量产生。他将免疫耐受现象解释为：任何针对自身抗原的天然抗体在一开始立即被机体组织所吸收，因此机体此后不再会出现自身抗体的产生。

（三）抗体生成克隆选择理论

1957 年 Burnet 提出了著名的抗体生成克隆选择学说，它发展了 Erhlich 的侧链学说、修正了 Jerne 的自然选择学说。Burnet 认为，免疫细胞是随机生成的具多样性的细胞克隆，每一个免疫细胞克隆表达针对某一个特定的特异性受体。在抗原存在条件下，一个抗原与一个免疫细胞克隆表面的抗原受体发生特异性结合，导致该免疫细胞克隆的增殖反应，即数量级的扩增，所产生的大量后代细胞均可产生同一抗原特异性的抗体。不同抗原结合不同特异性免疫细胞表面的抗原受体，选择活化不同的免疫细胞克隆，导致产生不同抗原特异性的抗体。免疫耐受是由免疫细胞克隆在发育中途夭折所致，即与自身抗原结合的免疫细胞克隆，在胚胎期前体细胞克隆发育阶段发生了流产。他和 Medawar 由于发现和证实了获得性免疫耐受而荣获了 1960 年诺贝尔生理学或医学奖。现认为，在免疫学理论上，目前还未见到比他起更大历史影响作用的免疫学家。

五、抗体结构的阐明

美国生物化学家 Gerald Maurice Edelman 主要从事抗体化学研究，阐明了抗体的分子结构，对生物化学和免疫学研究做出了重大贡献，1972 年与 Porter 共同获得了诺贝尔生理学或医学奖。他认为将抗体裂解为较小的片段，是抗体结构研究的必由之路，并找到了用浓尿素还原抗体分子二硫键的理想方法，1961 年他发现了 IgG 的两种多肽链，后称为轻链和重链。1965 年他和 Porter 等先后查明了 IgG 轻链的氨基酸结构，发现轻链都由氨基端的可变区及另一端的恒定区组成。后证实抗体重链也由可变区和恒定区组成，并发现重、轻链之间由 4 个二硫键连接。他认为，抗体肽链的构型与抗体的结合能力密切相关，而肽链的氨基酸顺序是抗体特异性的根源。与抗体识别功能有关的是其可变区，可变区的氨基酸顺序不同，从而使抗体表现出特异性。相反，恒定区的氨基酸顺序，对于同种抗体的不同分子来说都是相同的，它具有“普遍性”功能，如结合并激活补体，溶解外来抗原分子。抗体分子的化学结构即氨基酸顺序问题的解决，成为解决抗体分子三维结构问题至关重要的一步，是一项重大成就。

英国生物化学家 Rodney Robert Porter 专门研究抗体化学，他也提出了抗体的四肽链模型，为阐明抗体的结构及其特异性提供了重要的证据，他是分子免疫学的创始人之一。1957 年他利用结晶状木瓜蛋白酶做家兔 IgG 抗体的裂解实验，发现了单价抗体片段即 Fab，意为“抗原结合段”，又称可变段，它能与抗原结合形成不沉淀的可溶性复合物；以及 Fc，意为“结晶段”，又称“恒定段”，它不能与抗原结合，但呈结晶形，在抗原与抗体结合时发挥“调节器”的作用。1961 年 Edelman 公开了他的抗体二硫键还原实验结果，提出了抗体分子不是只有一个肽链，而是由多个肽链组成的。Porter 随后进行了一系列的比较实验，获得了能与抗原结合的两种肽链，分别称为 A 链和 B 链，后统称为重链和轻链。在此基础上，他提出了抗体分子结构的“四肽链模型”新设想。他认为，这个模型含有两个轻、重链对，每一对轻、重链之内和两条重链之间都有二硫键连接，但轻链与轻链间不连接。

六、主要组织相容性复合物（MHC）的发现

美国遗传学家 George Davis Snell 是移植免疫和免疫遗传学的主要奠基人，他在器官移植和免疫机制研究方面做出了杰出的贡献。由于他对器官移植和组织移植的相容性基因和免疫强化现象的研究成就，1980 年与 Benacerraf、Dausset 一起获得了诺贝尔生理学或医学奖。1935 年他研究小鼠组织器官移植中的免疫学和遗传学现象，当时伦敦的科学家已发现影响小鼠体内移植器官存活的那些基因中的一个位点，

后被他命名为“组织相容性基因”。他采用培育纯系小鼠的方法，对这些基因进行分析。他培育了69种所需纯系的小鼠，并在其染色体上发现了11个位点与组织相容性关联，其中一个位点为组织相容性H-2。后发现H-2位点不是一个单一位点，而是由3个密切相连的多位点所组成的，是一个复合体。而且，这种复合体并不为小鼠所独有，在包括人类及其他动物在内的染色体中都有。因此，他提出了所谓的“主要组织相容性复合物（MHC）”的概念。

七、单克隆抗体技术：医学和生物学的革命

德国免疫学家Kohler与美国生物化学家Cesar Milstein从1973年开始研究单克隆抗体，1975年研究出一种可使小鼠细胞与人类细胞聚合的技术，产生了一种称为“杂交瘤”的细胞。对这种杂交瘤细胞进行无性繁殖，即可诱导产生大量的单克隆抗体。基于此技术他们将适应于组织培养的小鼠骨髓瘤细胞与免疫小鼠的脾细胞融合，获得了能分泌与免疫原起反应的抗体的杂交瘤细胞株。这种杂交瘤细胞株不但能分泌大量的单克隆抗体分子，而且能在组织培养中大量增殖。后建立了有限稀释或软琼脂法，将单个细胞分离出来，并在液体介质中培养生产单克隆抗体。若将杂交瘤细胞注入小鼠腹腔，则小鼠腹水中就含有大量的单克隆抗体。单克隆抗体技术已广泛应用于生命科学和医学的所有领域，并产生了深远的影响，为此1984年授予他们诺贝尔生理学或医学奖。

八、独特型网络学说

丹麦免疫学家Niels K. Jerne于1955年首先提出了抗体生成的“天然”选择学说，他认为最初进入动物体内的抗原有选择地与“天生”就存在于体内的“天然”抗体结合，然后一起进入细胞，并给细胞以信号，使细胞产生更多的相同抗体。后他提出了抗体多样性发生学说，他认为淋巴细胞内只存在一套种系基因，其功能是专门编码针对某些自身抗原的抗体。在一般情况下，表达这些基因的细胞处于抑制状态，但如果淋巴细胞受体分子上的氨基酸发生变化，在细胞表面出现新的结合抗原位点的抗体分子时，这些细胞会成为突变细胞，这些不同的大量的突变细胞就能识别大量外来抗原而产生大量抗体。

1974年他又提出了在独特型决定簇与抗独特型决定簇之间相互识别、相互作用基础上的免疫反应调节网络学说。他认为，抗原刺激产生抗体，抗体上的独特型决定簇能引起抗独特型抗体的产生，而抗独特型抗体又相应引起抗抗独特型抗体的产生。如此下去，免疫系统的各个组成部分（抗体和淋巴细胞），通过独特型和抗独特型抗体相互识别和相互作用而连接成网络。这个网络的主要作用是抑制抗体的产生，因为只有抑制才能保持机体的免疫自稳状态，使抗体维持在一定的水平上。否则，抗体无休止的产生，反而会使机体患免疫性疾病。该学说已被实验所证明，并有力地促进和指导了基础免疫学的研究和发展，开创了细胞免疫学，1984年其获得了诺贝尔生理学或医学奖。

九、T、B细胞的发现：细胞免疫学发展的里程碑

1957年Glick发现，切除鸡的腔上囊（Bursa，也称法氏囊，主要由淋巴细胞组成）导致抗体产生缺陷，确定腔上囊可能是抗B细胞的中心，称这类淋巴细胞为B淋巴细胞或B细胞（B为Bursa的第一个字母）。1961年Miller和Good发现，在小鼠新生期切除胸腺（thymus）或新生儿先天性胸腺缺陷，都可引起严重的细胞免疫和体液免疫功能障碍。故认为胸腺衍生的淋巴细胞是执行细胞免疫功能的主要细胞成分，简称T细胞。1962年发现切除腔上囊只影响抗体生成，但不影响移植排斥反应，提示T细胞参与细胞免疫，而B细胞负责体液免疫。1967年Claman和Mitchell等发现，在功能上T细胞和B细胞有协调作用，T细胞可辅助B细胞产生IgG，从而科学地解释了胸腺切除后导致抗体产生缺陷的原因。此后，Mitchison等证明T-B细胞相互协作的分子基础是，T细胞和B细胞分别识别同一抗原大分子上的不同抗原决定基（表位），T细胞识别T细胞表位，而B细胞识别B细胞表位。随后，Cantor和Reiherz等分别将小鼠和人类的T细胞群体分类成辅助性T细胞（Th）和细胞毒性T淋巴细胞（CTL）等细胞亚群。另外，Cershon等还证明了抑制性T淋巴细胞的存在。

第三节 现代免疫学时期

20 世纪 70 年代中后期，免疫学进入了细胞与分子生物学的现代免疫学时期。免疫学家进一步探索免疫应答的规律，阐明了抗原受体和抗体分子的多样性机制，免疫细胞免疫识别和相互作用的分子基础与机制，免疫细胞发育、分化与活化的细胞和分子机制，以及病原抗原模式识别与天然免疫的分子机制等。免疫学正在从细胞和分子水平、天然免疫和获得性免疫等层次上得到迅速的发展，成为生命科学的前沿学科，并且在应用领域取得了一系列的重要成就。

一、抗体（Ig）和 T 细胞受体（TCR）分子多样性的发现及产生机制

日本分子生物学家利根川进（Susumu Tonegawa）在阐明机体如何制造如此众多的抵抗疾病所需的抗体，即抗体多样性的研究中做出了卓越的贡献。

20 世纪 70 年代中期，他证明了抗体的多样性是由从 3～4 个分开的 DNA 片段中，将编码抗体蛋白的基因进行组装而编码而成。第一个直接的证据是：一个抗体轻链的可变区和恒定区是分开编码的，然后结合在一起。他们通过检测小鼠胚胎的 DNA 及一株产生抗体的小鼠 B 淋巴细胞性肿瘤细胞系的 DNA 发现，编码抗体蛋白的可变区和恒定区基因，在胚胎 DNA 上分开的距离比在抗体生成细胞的 DNA 上分开的距离大。在测定来自肿瘤细胞的轻链基因序列时发现，原来实验确认分开的可变区和恒定区（分别称为 V 区和 C 区）在肿瘤细胞中已连接到一起，但序列分析表明这两个基因片段仍由 1250bp 的 DNA 所隔开，而且这段间隔序列并不编码轻链蛋白。也就是说 V 区和 C 区非常靠近，但它们并不是连续的。由此他首次证明，抗体基因是由非编码 DNA 序列隔开的基因之一。

第二个证据是：在测定一个胚胎 DNA 片段的轻链可变区基因时发现，V 区基因在编码抗体蛋白的第 98 位氨基酸后终止，但可变区含有大约 110 个氨基酸，因此该基因太短不能编码完整的可变区。不久，他们找到了丢失的 DNA 片段，并将其称为 J 片段，意为连接区。此外，他们发现编码抗体重链基因的组装以类似的方式进行，即 3 个分开的 DNA 片段可以连接在一起而形成一个完整的重链可变区编码序列。同时，他们在 V 区和 J 片段之间发现了第三个编码片段，称为 D 片段，意为多样性。依据上述结果认为，不同的 V 区基因有数百个，可用其组成不同的重链和轻链，对于不同的抗体链还有数个 J 或 D 和 C 基因，任何 V-J 或 V-D-J 组合都是有可能的，这就是说遗传重排能产生成千上万的轻链和重链，并且任何轻链又可以与任何重链组合形成一个抗体分子，因此抗体所有组合的总数在亿万个以上。

20 世纪 80 年代初期，利根川进等完整地研究了抗体生成的基本原理及其组成系统，揭示了多拷贝基因片段、基因重排和体细胞突变都与产生抗体的多样性相关。另外，利根川进还帮助阐明了识别外来抗原的 T 细胞受体（TCR）结构。T 细胞受体蛋白在结构上与抗体相似，其基因也是由 3～4 个分开的 DNA 片段组装而成。由于他在探索免疫系统错综复杂的现象方面所取得的卓越成就，于 1987 年被授予诺贝尔生理学或医学奖。

二、MHC 限制性的发现

许多特定抗原的免疫反应是由 *Ir* 基因来控制的，该基因是主要组织相容性复合物的一部分，而且其对淋巴细胞性脉络丛脑膜炎病毒（LCMV）的易感性与特定的 MHC 型别有关。Doherty 和 Zinkermagel 选择了一个测定效应细胞（细胞毒性 T 淋巴细胞）杀伤病毒感染细胞能力的体外系统进行研究发现，当同一品系的小鼠体内产生细胞毒性 T 淋巴细胞时，该品系小鼠的病毒感染细胞可被杀伤。然而，当病毒特异性的细胞毒性 T 淋巴细胞与病毒感染靶细胞的 MHC 型别不同时，即它们来自不同品系的小鼠，则靶细胞通常不能被有效杀伤。由此他们认为，细胞毒性 T 淋巴细胞发挥作用的前提条件是必须识别病毒感染细胞上的两种标志：一种来自病毒，另一种来自细胞表面正常表达的 MHC 分子。这就是 T 细胞双

重识别和 MHC 限制性学说。1996 年 Doherty 和 Zinkermagel 因阐明了细胞毒性 T 淋巴细胞识别感染细胞时具有 MHC 限制性而共享了诺贝尔生理学或医学奖，他们的研究成果同时为治疗自身免疫性疾病奠定了重要的理论基础。

三、细胞因子

20 世纪 60 年代，免疫学家发现免疫细胞可产生和分泌一些多肽分子，根据其来源分别命名为淋巴因子（来源于淋巴细胞）、单核因子（来源于单核细胞）等。1979 年在第二届国际淋巴因子专题讨论会上，将单核巨噬细胞、T 淋巴细胞所分泌的某些发挥非特异性免疫调节作用及在炎症反应中起作用的因子称为白细胞介素，简称白介素（interleukin，IL）。“细胞因子”的概念是 1974 年由 Stanley Cohen 首次创立的，后得到广泛的承认和使用。随后将多种细胞分泌的能够调节细胞生长、分化、免疫，参与炎症反应和创伤愈合等的小分子多肽统称为细胞因子，这包括白介素（IL）、干扰素（interferon，IFN）、集落刺激因子（colony-stimulating factor，CSF）、肿瘤坏死因子（tumor necrosis factor，TNF）和趋化因子（chemokine）家族等。细胞因子通过自分泌或旁分泌方式发挥其生物学作用。细胞因子主要通过与其靶细胞表面的相应受体的相互作用，将生物信号传导至细胞内。细胞因子实质上是免疫细胞在功能上相互联络的“语言”之一。通过这种语言，整个免疫系统才能协调一致，才能在某一时空条件下完成主要的功能任务，同时兼顾某一代谢过程诸方面的协调运转，保证生物级联反应的连续性和启动不同类型的生物反应。因此阐述细胞因子的作用是揭示生命代谢活动，尤其是免疫应答本质的一种重要手段。事实上，细胞因子的研究成果极大地推动了免疫学理论和应用的发展。

四、免疫细胞膜表面分子

免疫细胞膜表面分子可分为三类：其一，与抗原识别有关的分子，如 T 细胞表面的 TCR，B 细胞表面的 BCR，以及抗原呈递细胞（APC）表面表达的 MHC Ⅰ和 MHCⅡ类分子。其二，与信号传导有关的分子，如 TCR 复合物中的 CD3，BCR 复合物中下 Igα 和 Igβ，以及表达在淋巴细胞和 APC 表面的一些受体和配体分子，如 T 细胞表面的 CD28、CD40L、CD2 等，APC 表面的 CD80、CD40L、FA-1 等。CD3 或 Igα 及 Igβ 可直接将 TCR 或 BCR 识别的抗原信号传递至细胞内，导致细胞活化。而 CD28 与 CD80、CD40 与 CD40L 等受体-配体的相互作用可向细胞内传递信号，通过不同的细胞信号途径传导兴奋性或抑制性信号，导致细胞功能行为的变化。其三，细胞表面黏附分子，参与细胞-细胞之间的相互接触与黏附，如 CD4 与 MHC Ⅱ、CD8 与 MHC Ⅰ、CD2 与 CD58 等。细胞间的相互黏附是细胞间相互交流的前提。某些细胞黏附分子既参与细胞间的黏附，又参与细胞间的信号传导，如 CD28、CD4 既为细胞黏附分子，又参与细胞信号传导。免疫细胞膜蛋白分子是免疫细胞之间、免疫细胞与其他组织细胞之间进行信息交流的重要物质基础，它们可引发后继的细胞内一系列与功能相关的事件发生，实现细胞的社会学功能，从而完成机体组织与器官的分工职能。在此意义上，免疫细胞膜蛋白分子是除细胞因子以外的另一种“语言”，只不过是一种接触性对话，而细胞因子是非接触性短距离的对话“语言”。

五、获得性免疫的自我-非我识别理论

机体如何识别自我正常成分与非我的抗原物质是免疫学家必须要解决的最基本的免疫学理论问题。自我-非我的识别是免疫学理论的核心，迄今为止自我-非我（SNSD）模式假说是阐述免疫系统识别自我-非我的权威理论，为便于介绍将其分为基于获得性免疫系统和天然免疫系统两方面的自我-非我识别机制。

最初的 SNSD 模式假说是基于 Burnet 克隆选择学说的基本思想提出的。他认为 B 细胞克隆性携带抗原特异性受体，而抗原与其受体的相互作用启动了 B 细胞活化的信号，导致了免疫应答产生。机体为确保免疫应答是直接针对非我的抗原物质，早在个体发生时期自身应答性的淋巴细胞就被删除了，从而避免了自我的免疫应答。同样，T 细胞的抗原识别模式与 B 细胞相似。

1969 年，Brescher 和 Cohn 对这一假说进行了补充，提出了“联合识别”的模式，即“双信号”识别模式，后再被 Langman 和 Cohn 更新和发展。在“双信号”识别模式假说中，辅助细胞处于中心控制地位，他们假定 B 细胞还及时地接受辅助细胞的第二信号，否则单一的抗原识别（第一信号）将导致 B 细胞的死亡。现已明白，B 细胞可捕获与其 BCR 结合的抗原，再通过内化入胞，蛋白酶裂解等将其处理成为抗原肽，该抗原肽再结合到 MHCⅡ类分子的抗原结合槽中，MHC Ⅱ-抗原肽复合物表达在 B 细胞表面，供辅助性 T 细胞（Th）表面的 TCR 识别。

1974 年“双信号”识别模式被 Lafferty 和 Cunningham 进行了修改和完善，在该模式的基础上，又增加了另一个新细胞和一个新信号。这个新细胞就是抗原呈递细胞（APC），新信号就是辅助刺激信号。他们认为，T 细胞需要 APC 提供的种系非特异性的共刺激信号（第二信号）和特异性的抗原刺激信号（第一信号）。经过 10 多年的发展，目前免疫学家已发现了 B7.1（CD80）、B7.2（CD86）、CD28、CTLA-4、CD40 和 CD40L 等共刺激分子，建立了基于获得性免疫系统的自我-非我识别理论。

六、天然免疫的自我-非我识别理论

1989 年，Charlie Janeway 在获得性免疫系统的 SNSD 模式假学的基础上，增添了新内容，提出基于天然免疫的自我-非我识别模式。他认为，机体天然免疫（非特异性免疫）细胞成分，是一套在遗传学上编码的、可从进化的角度上来识别非我物质的系统。巨噬细胞与 T 细胞和 B 细胞一样，在没有抗原存在时处于非活化状态，这与免疫系统具有主动和持续性免疫监视功能的观点是相反的。他假定免疫系统功能基线是处于关闭状态的。机体为区别自我与非我，他提出天然免疫系统可辨别“感染非我”和“非感染非我”。他将天然免疫针对的主要靶分子信号称为病原相关分子模式（PAMP），相对应的识别受体称为模式识别受体（PRR）。APC 表达 PRR，通过 PRR 识别在进化上有区别的生物体（如细菌等）的保守分子。例如，静息的巨噬细胞携带可识别细菌产物如脂多糖（LPS）的 PRR。当巨噬细胞的 PRR 与细菌产物结合后，可激活巨噬细胞，导致其吞噬细菌或内化细菌产物，将细菌某些蛋白质处理成为抗原肽，与 MHCⅡ类分子结合，形成 MHCⅡ-抗原肽复合物，再表达到其细胞膜表面；同时上调表达细胞膜的辅助刺激因子，为 T 细胞活化提供第一信号和第二信号，使 T 细胞完全活化。Jeneway 的模式识别假说，主要涉及机体防御机制的启动环节，重点强调 PRR 的作用。

现已证明，Jeneway 的模式识别假说是合理的。研究发现，PAMP 的基本特点是含有对病原体生存极为本质的和高度保守的结构，能满足这一条件的分子可能并不多。因此，通过胚系编码的有限数量的基因就能完成有效识别。近 10 多年来，已发现 Toll 样受体（TLR）、RIG 样受体（RLR）、NOD 样受体（NLR）等多组与天然免疫密切相关的受体家族，其中大多数家族成员已证实在非脊椎动物和脊椎动物中都是高度保守的，且在天然免疫防御中起重要的作用。其中，TLR4 的发现和作用机制的阐明分享了 2011 年诺贝尔生理学或医学奖。

1994 年 Polly Matzinger 提出了危险模式理论，她认为，是危险信号而不是简单的非我成分启动了免疫应答。她对经典的 SNSD 模式假说持明确的反对态度，她认为，其一，机体没有必要对任何外源物质作出应答，如摄入机体内的许多无害物质，进入机体细胞内而无损细胞正常代谢的病毒，肠道内以共生关系寄生的细菌，以及繁衍下一代的胚胎等。其二，“自我”在个体的一生中是处于不断变化的，免疫系统是如何应对不断变化的“自我”的。因此，危险模式理论主要强调危险信号，而不是非我信号对免疫应答启动的激发作用。该假说认为，机体组织处于中心的控制地位。当机体组织的正常细胞处于危险境地时，如感染、应激、损伤、坏死等，可向 APC 发出“危险”和“预警”信号（0 信号），从而活化局部的 APC，后继事件同 SNSD 模式假学。近年来，基于对模式识别和天然免疫分子机制的研究，学术界又提出了损伤相关分子模式（damage associated molecular pattern，DAMP）的概念，意指机体自身细胞所释放的来自受损或坏死组织的成分及某些激活的免疫细胞等，即内源性危险信号。现认为，TLR 识别外源性 PAMP 或内源性 DAMP，向 APC 发出危险信号，使其活化并启动获得性免疫应答。在某种意义上，该概念是对危险信号理论的一种认同与验证。

这些研究假说和成果表明，机体的模式识别和天然免疫在抵抗微生物入侵和维持自身稳定方面具有普遍意义，对它作用机制的深入研究必将推动免疫学特别是天然分子免疫学的形成和发展。

参考文献

曹雪涛. 2009. 免疫学前言进展[M]. 北京: 人民卫生出版社.
龚非力. 2009. 医学免疫学[M]. 3 版. 北京: 科学出版社.
景志忠. 2012. Toll 样受体与天然免疫[M]. 兰州: 兰州大学出版社.
舒红兵. 2009. 抗病毒天然免疫[M]. 北京: 科学出版社.
周光炎. 2007. 免疫学原理[M]. 上海: 上海科学技术出版社.

第二章　免疫组织、器官与系统

第一节　免疫系统的概述

一、免疫系统的组成

机体免疫系统由免疫器官、免疫细胞和免疫分子构成。根据能否对病原微生物进行特异性识别及产生的特异性免疫应答的特点，免疫系统可分为天然免疫系统（又称固有免疫或先天性免疫系统）和获得性免疫系统（又称适应性免疫系统）。

二、免疫系统在抗感染中的作用与特点

机体对病原微生物感染的防御手段可以分为三个层次：首先，天然免疫系统在机体外表面及内表面形成有效的生理屏障，抵御微生物的入侵。然后，病原微生物侵入体内后会诱导天然免疫系统产生天然免疫应答，如Ⅰ型干扰素介导的抗病毒反应和炎症反应等，从而清除大部分入侵的病原微生物。最后，当少数病原微生物突破天然免疫防线后，获得性免疫系统凭借T细胞和B细胞抗原受体的多样性，能够特异性识别入侵微生物，并针对其产生病原特异性的免疫应答，如产生抗体等，最终将入侵的病原体消灭。在三个防御层次中，前两个层次主要依靠天然免疫系统来实现，因此天然免疫被认为是机体防御的第一道防线。天然免疫应答总是在病原微生物入侵的第一时间启动并展开防御，而获得性免疫应答通常在病原微生物入侵机体的第四天后才能发挥效应。天然免疫在病原入侵开始就发挥了一系列防御措施，能够有效限制病原微生物在体内的迅速扩散，从而为获得性免疫系统的激活和发挥效应争取时间（图2-1）。

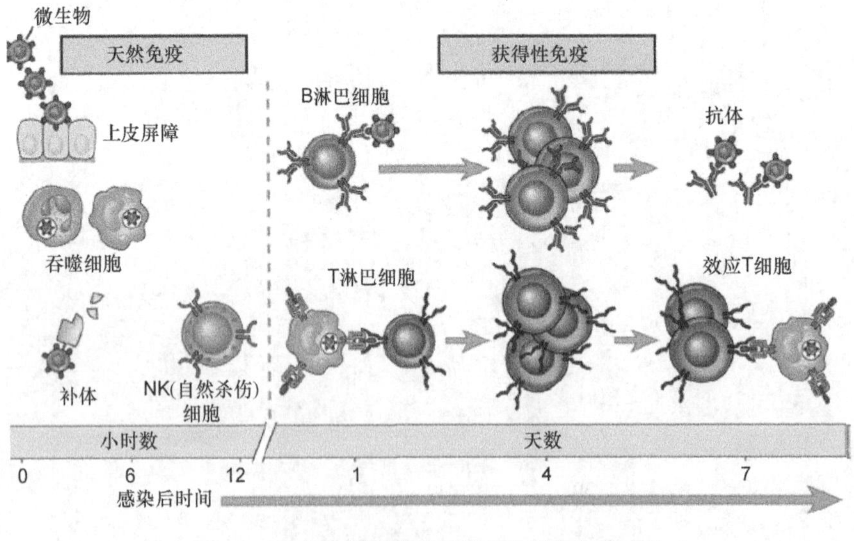

图2-1　机体抗微生物的天然和获得性免疫应答

三、天然免疫和获得性免疫的主要特征与相互关系

天然免疫和获得性免疫作为免疫系统的两大分支，其主要差别体现在：是否能够特异性地识别病原体；是否能够针对某种病原体进行特异性的免疫应答；是否具有免疫记忆。在抗感染免疫中，获得性免疫系统凭借淋巴细胞发育分化过程中抗原受体基因重排所产生的受体多样性（10^{13}～10^{15}种特异性受体），

能够对某些入侵的病原微生物进行特异性识别，识别了病原体的淋巴细胞进入细胞发育周期，完成细胞增殖过程并活化为效应细胞，效应细胞进而针对病原体展开一系列免疫应答，如产生病原特异性抗体、特异性杀伤 T 细胞等，从而将病原体彻底消灭。与获得性免疫系统不同，天然免疫系统没有数目庞大的受体库，它对病原体的识别和防御另有一套机制。天然免疫系统依靠胚系发育编码的天然免疫受体对病原体进行识别。这类受体能够准确识别病原体的保守分子模式，如细菌细胞壁的组成成分脂多糖、甘露糖苷及核酸成分 CpG ODN 等。天然免疫受体在感知到病原体后，能够诱导天然免疫系统产生一系列可溶性分子，如急性反应蛋白、细胞因子、趋化因子、补体等，还能够激活吞噬细胞，如中性粒细胞、巨噬细胞等以诱导炎症反应，或激活天然杀伤细胞，从而清除被感染的细胞。

天然免疫系统和获得性免疫系统的组成、识别病原体的机制及效应机制都存在很大差别，但它们并非各自独立，而是相辅相成（图 2-1）。天然免疫的许多细胞及其效应分子能够调节获得性免疫应答，反之亦然。

第二节　免疫系统的器官、细胞和分子

免疫系统由多种免疫器官、免疫细胞及独立于血管体系之外的各级淋巴管道组成。

一、免疫器官

免疫器官按其功能不同，可分为中枢免疫器官（central immune organ）或初级免疫器官（primary immune organ）及外周免疫器官（peripheral immune organ）或次级免疫器官（secondary immune organ）两大类。

（一）中枢免疫器官

包括胸腺、骨髓和腔上囊（或法氏囊，禽类所特有），是淋巴细胞等免疫细胞产生、发育、接受抗原刺激和分化、成熟的场所。

1）胸腺（thymus）属于中枢免疫器官，且具有内分泌功能，是位于心脏和大血管之上的双叶状结构。各叶由小梁分隔成小叶，小叶皮质中未成熟的胸腺细胞向髓质迁移，逐渐分化成熟为 T 细胞。人类和哺乳动物的胸腺从青春期开始萎缩，随年龄增长而逐渐退化。萎缩开始于皮质，皮质消失后可保留髓质。

胸腺可提供独特的微环境，使胸腺细胞经历分化、发育、克隆扩增和克隆选择，最终形成成熟的 T 细胞，进入血循环。

2）骨髓（bone marrow）存在于所有骨骼的骨髓腔中，可分为红骨髓（red marrow）和黄骨髓（yellow marrow）。骨髓是造血干细胞向各种血液细胞分化的造血器官。在人类和哺乳动物中，骨髓又是中枢免疫器官，为部分淋巴祖细胞向 B 细胞分化提供条件。B 细胞的发育始于骨髓中邻近骨板的骨内膜，然后迁移至骨海绵腔中央，达静脉窦状隙。此外，骨髓还有外周淋巴器官的功能，参与体液免疫应答。这是由于，经抗原刺激过的 B 细胞启动二次免疫应答时，需经循环返回骨髓，重新分化为浆细胞，分泌抗体，并将抗体释放到血液循环。

（二）外周免疫器官和组织

主要有脾、淋巴结和黏膜相关淋巴组织（MALT），是一类特化的器官和组织，是淋巴细胞等定居和发生免疫应答的场所。

1）脾（speen）由红髓、白髓和边缘区组成。红髓是红细胞集聚区。白髓是淋巴细胞集聚区，可分为 T 细胞集聚的动脉周围淋巴鞘和 B 细胞集聚的淋巴小结。淋巴小结也称初级滤泡，经抗原激发后成为次级滤泡，其中部形成生发中心（germinal center，GC）。脾是 T、B 细胞定居区，是初次免疫反应产生抗体

的主要场所，B 细胞约占脾细胞的 60%。

2）淋巴结（lymph node）是高度器官化的淋巴组织。淋巴结的实质部分由皮质和髓质组成，皮质又可分为浅皮质区和深皮质区。浅皮质区是 B 细胞居住地，称为非胸腺依赖区，大量 B 细胞聚集成滤泡，可分为初级和次级淋巴滤泡。初级滤泡内多为未受抗原刺激的静止的 B 细胞，内无生发中心。生发中心由初级淋巴滤泡经抗原刺激而形成，内含大量增殖分化的 B 淋巴母细胞，后者向内迁移至髓质转化为浆细胞，可产生特异性抗体。生发中心有滤泡树突状细胞（follicle dendritic cell，fDC），其仅存在于淋巴滤泡中。浅皮质区与髓质之间是深皮质区，为 T 细胞居住地，称胸腺依赖区，该区的 T 细胞多为 $CD4^+$ T 细胞，少数为 $CD8^+$ T 细胞，另还有具抗原呈递功能的并指树突状细胞（interdigiting dendritic cell，iDC）。

B 细胞识别抗原并与 T 细胞发生相互作用后开始增殖，淋巴滤泡中形成生发中心，之后形成次级淋巴滤泡。淋巴系统通过淋巴管收集从血管滤出的组织胞外液（淋巴液），并使其返回血流，因而淋巴液可将抗原或捕获了抗原的免疫细胞从感染部位携带到淋巴结。

3）黏膜免疫系统（mucosal immune system，MIS）又称黏膜相关淋巴组织（mucosal-associated lymphoid tissue，MALT），包括呼吸道、肠道和泌尿生殖道黏膜固有层及一些器官化的淋巴组织，如扁桃体、小肠集合淋巴结（Peyer's patch，即派氏集合淋巴结）和阑尾。在肠相关淋巴组织，其中央部分为 B 细胞集聚的滤泡，与脾和淋巴结一样，滤泡中可出现生发中心，周围分布有 T 细胞区。在肠相关淋巴组织靠近肠腔的一侧，有一种特化的抗原转运细胞，即微皱褶细胞（microfold cell，M 细胞）。M 细胞可将肠腔中的病原体转运至其基底膜一侧类似"门洞"的空间中，门洞内含有大量的 B 细胞、少量 T 细胞和其他辅佐细胞，通过这些细胞的相互作用，使 B 细胞最终分化为主要产生 IgA 的浆细胞，从而介导黏膜免疫应答。

二、免疫细胞

1. 免疫细胞的谱系分化与形成

各种免疫细胞在骨髓中均由多能干细胞及其所分化成的髓样祖（myeloid progenitor）细胞、淋巴样祖（lymphoid progenitor）细胞分化而来。其中 T 细胞、B 细胞和 NK 细胞来自淋巴细胞谱系，而单核细胞、巨噬细胞和中性粒细胞来源于髓样细胞谱系中的粒细胞——单核细胞系（图 2-2）。

2. 免疫细胞的分类

1）按参与的免疫应答分类：参与天然免疫的细胞主要有巨噬细胞、树突状细胞（DC）、NK 细胞、粒细胞、肥大细胞等；参与获得性免疫的细胞主要有 T 细胞、B 细胞；固有类淋巴细胞（innate-like lymphocyte cell，ILC）主要有 NKT 细胞、γδT 细胞、B1 细胞。

2）按参与的功能作用分类：主要包括表达特异性抗原受体的细胞，如 T 细胞、B 细胞；抗原呈递细胞（APC），如 DC、巨噬细胞和 B 细胞。

显然，上述分类间存在相互交叉，如 B 细胞既是淋巴细胞，又属于抗原呈递细胞；DC 既参与天然免疫，又作为抗原呈递细胞介导获得性免疫；另外，还有一类非专职的抗原呈递细胞，其往往介于免疫细胞和非免疫细胞之间，如血管内皮细胞、皮肤角质形成细胞等。

三、免疫分子

1. 按结构与类别分类

①T 细胞受体（T cell receptor，TCR）、B 细胞受体（B cell receptor，BCR）分子和抗体分子；②分化抗原（CD）；③MHC 分子；④细胞因子、趋化因子及其受体；⑤补体及其调节分子；⑥黏附分子。

2. 按功能分类

①参与免疫细胞发育和分化的分子；②参与炎症和天然免疫应答的分子；③参与抗原识别及发挥协同刺激、协同抑制作用的分子；④参与免疫细胞激活信号和抑制信号转导的分子；⑤参与免疫细胞凋亡和引起细胞裂解的分子。

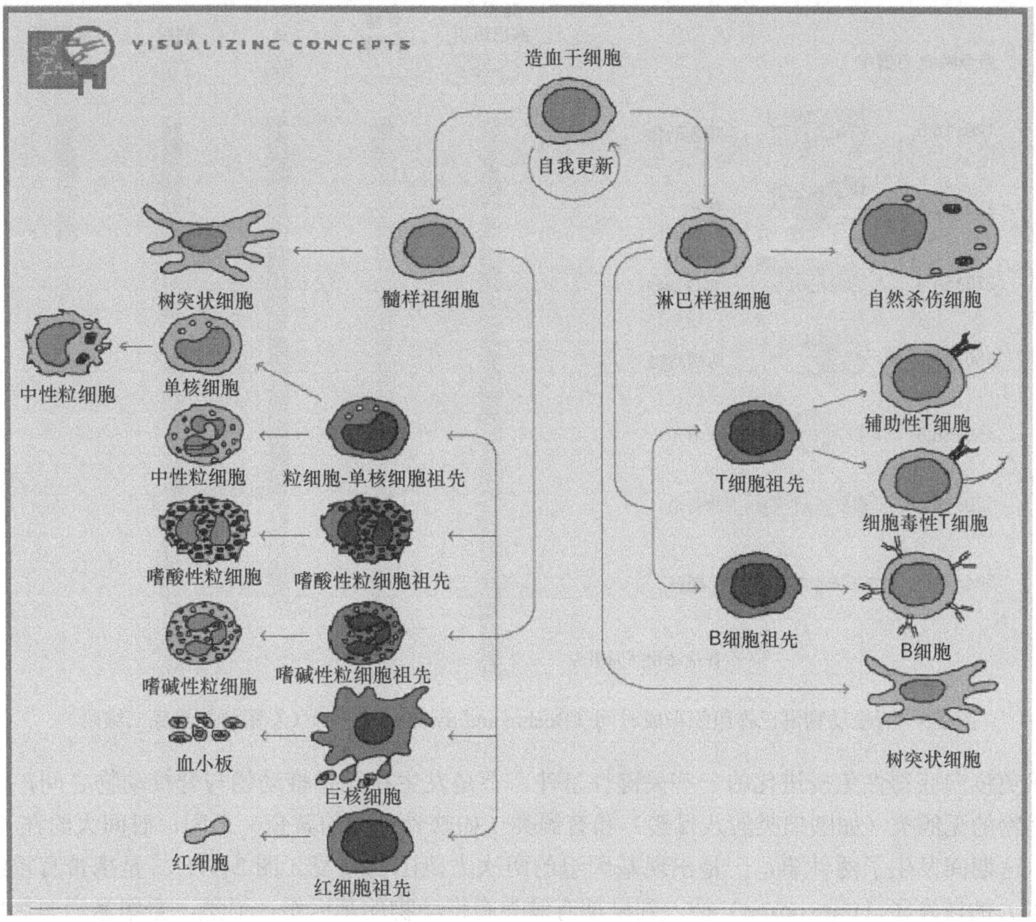

图 2-2 参与机体免疫的各种细胞（景志忠，2012）

四、免疫系统的遗传演化与系统发生

免疫系统随生物种系进化而逐步建立和完善。无脊椎动物，甚至植物已具有天然免疫系统，其免疫功能主要是吞噬细胞的吞噬作用和炎症反应；脊椎动物才进化出淋巴细胞和淋巴器官，进而发展出获得性免疫应答，这说明免疫系统的遗传演化遵循从非特异性免疫到特异性免疫的规律（图 2-3）。机体初生后即出现天然免疫，获得性免疫需待初生后接触抗原时才能产生。免疫系统的进化中，最早出现的也是非特异性免疫，而淋巴细胞启动的获得性免疫属于免疫系统进化的高级形式。物种在长期进化过程中，最早出现的免疫器官和组织并未被新出现的免疫器官和组织所代替，而是与新的、更高级的免疫器官和组织协调发挥作用。

吞噬细胞参与的天然免疫，在无脊椎动物的原虫和海绵中就已出现；NK 细胞和淋巴细胞的功能是在脊椎动物中才出现，MHC 的功能要更晚一些。在脊椎动物中，免疫球蛋白（Ig）的进化过程是：先有 IgM，后有其他类别。淋巴结的发育最晚，虽始于鸟类，但在哺乳动物时才完备。显然，没有淋巴结就难以形成生发中心，没有生发中心也就没有 Ig 的亲和性成熟和类别转换，因而也就谈不上不同类别抗体的形成。

所有脊椎动物亚门的动物都具有肠相关淋巴组织（GALT），大部分门类具有脾和胸腺，但并非所有动物都具有骨髓、淋巴结和生发中心，仅在有颌总纲（如鲨鱼、鳐等软骨鱼）后才出现可参与获得性免疫应答的 T 细胞、B 细胞的发育。物种进化过程也反映在免疫系统的功能进化中（图 2-3）。例如，软骨鱼已有胸腺、淋巴细胞，能引发特异性细胞免疫应答；鸟类则有腔上囊，出现 B 细胞，可产生特异性抗体，从而进化出体液免疫应答；哺乳动物已能产生 IgM、IgG 和 IgA；人类则可产生 5 类免疫球蛋白（IgM、IgG、IgA、IgD 和 IgE）。

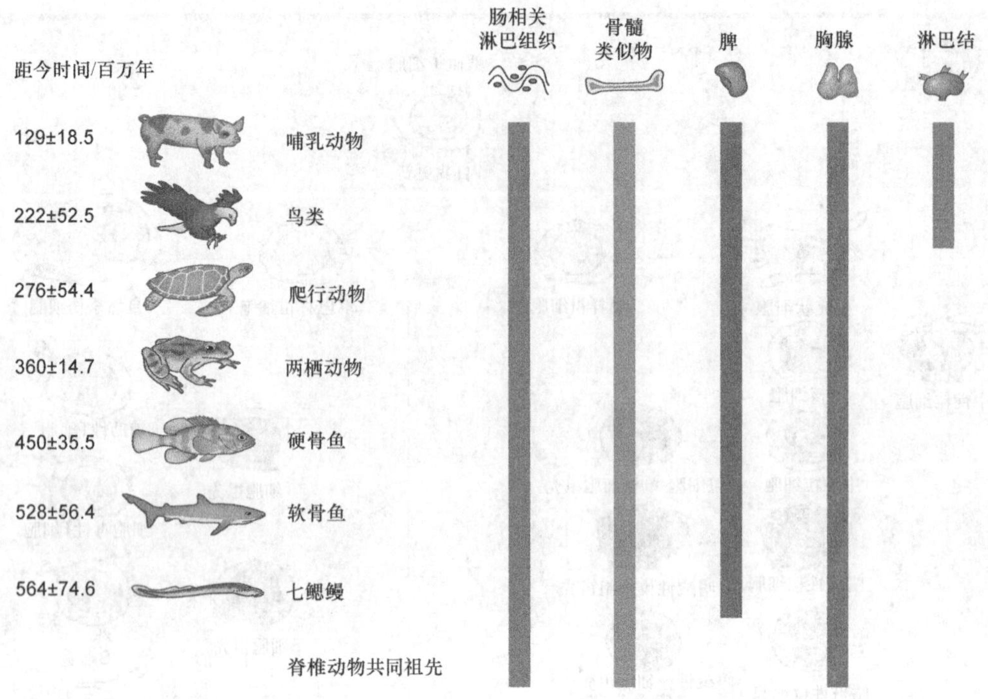

图 2-3　脊椎动物淋巴样组织形成时间（Boehm and Swann，2014）（彩图请扫封底二维码）

天然免疫向获得性免疫进化的一些关键性事件，不是发生在无脊椎动物与脊椎动物之间，而是发生在脊椎动物的无颌类（如圆口类的八目鳗）和有颌类（如软骨鱼类的鲨鱼）之间，时间大约在 4 亿 5000 万年前。这期间发生了两件事，一是出现基因组的两次大范围的重复（图 2-4）；二是携带有重组激活基因（RAG）的转座子（transposon）插入到早期有颌类脊椎动物的基因组。显然，重组激活基因的插入，造成了淋巴细胞抗原受体的多样性，由此产生了特异性免疫，可见天然免疫和获得性免疫的分界线是在脊椎动物的无颌类和有颌类之间（表 2-1）。

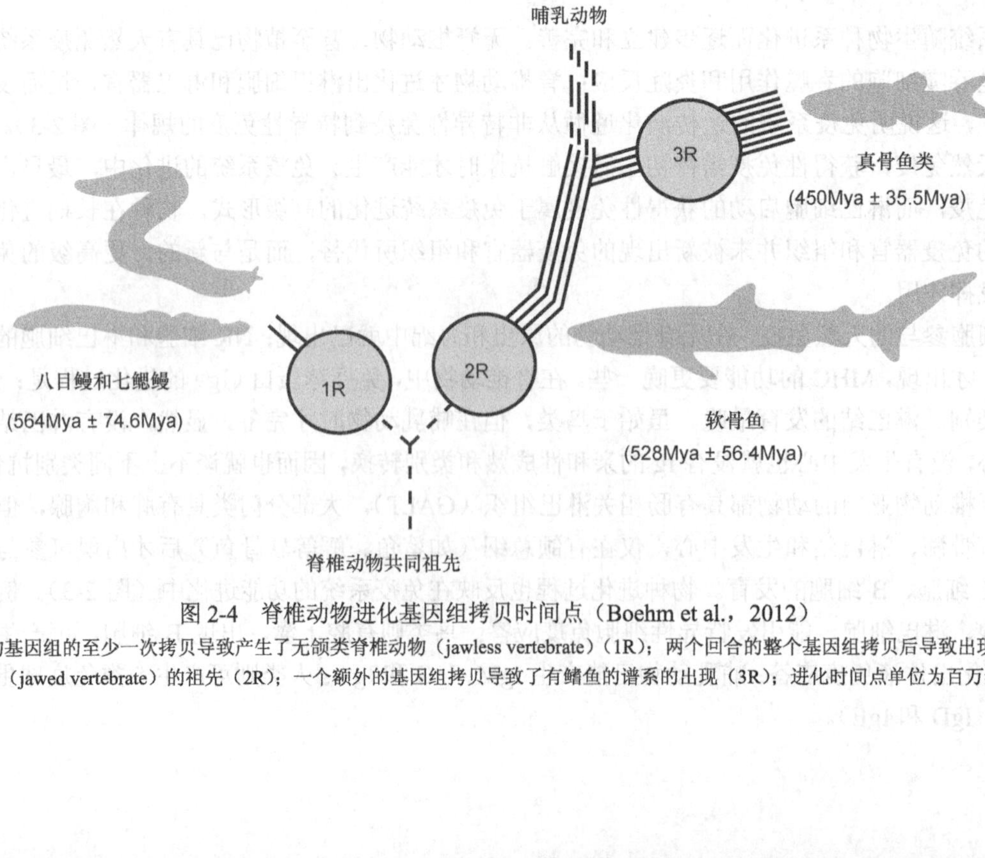

图 2-4　脊椎动物进化基因组拷贝时间点（Boehm et al.，2012）

后生动物基因组的至少一次拷贝导致产生了无颌类脊椎动物（jawless vertebrate）（1R）；两个回合的整个基因组拷贝后导致出现了有颌类脊椎动物（jawed vertebrate）的祖先（2R）；一个额外的基因组拷贝导致了有鳍鱼的谱系的出现（3R）；进化时间点单位为百万年（Mya）

表 2-1 天然免疫和获得性免疫的遗传演化过程

		天然免疫		获得性免疫			
		吞噬细胞	NK 细胞	T/B 细胞	MHC	Ab	淋巴结
无脊椎动物	原生动物	+	–	–	–	–	–
	海绵动物	+	–	–	–	–	–
	环节动物	+	–	–	–	–	–
	节肢动物	+	–	–	–	–	–
脊椎动物	无颌圆口类	+	–	–	–	–	–
	有颌软骨鱼类	+	+	+	±	IgM	–
	硬骨鱼类	+	+	+	+	IgM	–
	两栖类	+	+	+	+	2～3	–
	爬行类	+	+	+	+	3	–
	鸟类	+	+	+	+	3	±
	哺乳类	+	+	+	+	7～8	+

注：“+”代表有；“±”代表不确定；“–”代表无；数字代表 Ig 的类别

第三节 免疫系统的基本功能与特性

一、免疫系统的基本功能

1）免疫防御（immune defense）主要指抗感染，是免疫系统最重要的功能。不仅因为入侵机体的病原体种类繁多，包括细菌、病毒、真菌、支原体、寄生虫等，还因为不断有新的病原体出现，并对人类和动物造成危害。

2）免疫监视（immune surveillance）主要指识别和清除新出现的非我成分，包括肿瘤和衰老凋亡的细胞。

3）内环境稳定（homeostasis）涉及机体对自身应答的耐受和调节。调节失控引发自身免疫病和过敏性疾病。同时，免疫系统与神经内分泌系统处在一个互相平衡的网络中，共同参与机体内环境的稳定。

二、免疫系统的功能特性

（一）免疫系统的识别能力

外来抗原如病原体进入机体后，最早出现的识别和应答发生在 0～4h。在该阶段，参与免疫系统识别非我成分的是一些已存在于机体中的效应分子，如溶菌酶、C 反应蛋白、甘露糖结合凝集素、血清淀粉样蛋白、血纤蛋白原等，甚至是一些可与病原体起反应的已存抗体。然后进入早期诱导性快速应答阶段（4～96h），在抗原的动员和激发下，参与天然免疫的效应细胞，如 NK 细胞和巨噬细胞被激活，以清除感染物。96h 后，未清除的抗原进入外周淋巴器官和组织，被初始淋巴细胞识别，通过免疫细胞相互作用，发生抗原的特异性克隆扩增和效应细胞的分化，最终高效并特异性地清除感染物。在识别和清除病原体的过程中，既有天然免疫又有获得性免疫，二者既相互独立又相互依存，共同发挥了抵御病原入侵的重要功能。

1. 天然免疫的识别特点

天然免疫系统主要识别病原体相关的非蛋白质成分。这些成分统称为病原相关分子模式，主要包括：①以糖类和脂类为主的细菌胞壁成分，如脂多糖、类脂、肽聚糖、脂磷壁酸、脂阿拉伯甘露聚糖、脂蛋白和鞭毛蛋白等。②细菌胞核成分及病毒产物，非甲基化寡核苷酸 CpG DNA、dsRNA、ssRNA。③应急状态和病理条件下产生的一些成分，如热激蛋白。

模式识别受体，如 Toll 样受体（TLR）、NOD 样受体（NLR）、RIG-Ⅰ样受体（RLR）、甘露糖凝集素受体、清道夫受体等是这些 PAMP 相应的识别结构，主要激活参与炎症反应的免疫细胞，分泌多种促炎症细胞因子。

2. 获得性免疫的识别特点

获得性免疫系统主要通过淋巴细胞识别病原体相关的蛋白质成分。淋巴细胞通过表面抗原受体 TCR 和 BCR 进行识别。BCR 主要为 IgM，其分泌形式是相应 IgM 的抗体。由于类型转换的发生，还会产生抗原特异的 IgG、IgA 和 IgE。

T、B 细胞对抗原的识别采取不同的方式。B 细胞通过 BCR 直接识别完整的抗原分子，该分子可以处于游离状态，也可以表达在细胞表面。而 T 细胞只能依靠 TCR 识别 APC 表面由 MHC 呈递的蛋白质抗原片段，称为肽-MHC 复合物（pMHC）。

（二）免疫系统的反应能力

1. 参与反应的各种受体

免疫系统对病原体抗原的识别主要通过受体来实现，这一识别过程涉及受体分子的胞外区和配体（抗原成分）的专一性连接（ligation），受体胞内区则负责抗原识别的信号转导（signal transduction），由此引起免疫细胞的激活和一系列反应的产生。参与反应的主要受体如下。

1）抗原识别受体（antigen recognition receptor）：所有非我成分原则上都可以作为抗原被识别而启动免疫应答。根据抗原的不同，可分为天然免疫中识别 PAMP 的模式识别受体（PRR），以及获得性免疫中识别蛋白质抗原的淋巴细胞受体 TCR 和 BCR。

2）共刺激信号受体（co-stimulate signal receptor）：不具有抗原特异性，通常分布在 TCR 和 BCR 附近，起辅佐分子的作用。当淋巴细胞与其他细胞发生相互作用时，该辅佐分子向 TCR 或 BCR 附近聚集，形成免疫突触，并与相应配体结合，为免疫细胞提供激活或抑制信号。据此可分为启动激活信号转导的协同刺激受体（为 T、B 细胞激活提供第二信号）和启动抑制信号转导的抑制性受体。

3）细胞因子和趋化因子受体（cytokine receptor，chemokine receptor）：该受体种类众多，各受体与配体（细胞因子和趋化因子）的结合具有高度的专一性，但不具有抗原特异性。因此，该受体既活跃在天然免疫中，又积极参与获得性免疫应答，是免疫细胞间及免疫细胞与其他细胞间发生相互作用的重要介质，在免疫细胞的成熟、激活、分化和行使效应功能中发挥重要作用。

4）Fc 受体（Fc receptor）：不同类别的免疫球蛋白（IgG、IgE、IgA）重链的 Fc 段可以与相应的 Fc 受体（FcR）结合，传递各种信号，参与多种免疫细胞介导的效应作用或参与免疫调节。

5）其他相关受体。

补体受体（complement receptor，CR）：包括 CR1、CR2、CR3、CR4 和 CR5 等，分别表达于红细胞、B 细胞、单核/巨噬细胞、嗜酸性粒细胞和中性粒细胞，与相应补体活性片段结合后介导各种生物学效应。

归巢受体（homing receptor）：使淋巴细胞在外周淋巴器官和组织中能停留在特定部位的受体，能和某些小血管内皮细胞表面的血管地址素相结合。

凋亡受体（apoptosis receptor or death receptor）：包括识别 FasL 的 Fas、识别 TNF 的 TNFR、识别 DR4/DR5 的 TRAIL 等。

细胞内受体（intracellular receptor）：包括表达在细胞内体膜表面的 Toll 样受体和识别进入胞质中 PAMP 成分的 NOD 样受体和 RIG-Ⅰ样受体等。

2. 受体分子启动的信号转导和基因的转录激活

所有受体分子和配体相互连接后启动信号转导，使免疫细胞激活、免疫应答有效进行。通过信号转导，细胞外信号被转换成胞内的生化事件，引起基因的转录激活和产物表达。在信号转导过程中，涉及多种蛋白激酶和蛋白磷酸酶、转录因子与衔接蛋白及不同的信号途径。

3. 淋巴细胞的克隆性扩增和特异性免疫应答

天然免疫和获得性免疫又称非特异性免疫和特异性免疫，免疫应答有无抗原特异性是区分这两类免疫的重要标志。特异性来源于抗原对受体结构丰富多样的淋巴细胞克隆的选择。区分的本质在于是否有受体库的发育，以及出现带有各种受体结构的淋巴细胞克隆库。

（三）免疫系统的自我感知和反馈调节能力

自我调节是免疫系统不同于其他系统的一个重要特征，调节的前提是对自身应答的强度及其效应具有自我感知能力。

1. 感知元件和网络

早在 20 世纪初，Paul Egrlich 就提出了有关抗体产生的侧链理论，生动地设想了免疫系统可以从量上感知抗原并启动相应的特异性应答。MacFarlane Burnet 继承了 Egrlich 的抗原选择理论，形成了克隆选择学说，即抗原能够对淋巴细胞克隆进行选择。在此基础上，Niels Jerne 提出了独特型网络学说，这一网络可以实施正向调节（诱导抗原特异性克隆扩增），也可以进行负向调节（诱导抗独特型抗体）。

2. 天然免疫中的感知

（1）危险因素的感知与清除

Charls Jenaway 和 Polly Matzinger 等就天然免疫中可能存在的感知途径和相应机制提出了新的理论，包括 PAMP-PRR 系统的危险模式途径。启动天然免疫应答的不仅有病原微生物所展示的非我抗原，还包括一些不良的危险信号。免疫系统能够以不同方式感知并清除以 PAMP 为主的感染因素，以及非感染的自我成分和非我成分。

（2）感知和清除方式

Toll 样受体（TLR）、NOD 样受体（NLR）和 RIG-Ⅰ样受体（RLR）从不同层面对病原体、非我成分及自我成分进行感知和识别。TLR 针对细胞表面和细胞内内体的 PAMP 分为两类，而 NLR 和 RLR 则直接感知进入胞质中的各种非我和自我成分。这三类受体在识别相应的配体后，必然启动信号转导，形成三个不同层面的信号途径，从细胞外到细胞内，从胞质基质到细胞器内，组成了“三位一体”的感知和清除途径。

（3）感知的反馈调节

TLR 介导的信号途径一般受细胞内一系列抑制性分子的控制，补体活性由补体蛋白调节，共信号分子有激发性和抑制性之别，它们均参与免疫细胞的正向和负向调节。另外，这一调控还包括蛋白编码基因在转录、表达和加工修饰等一系列事件中的有序交替和相互制约。

（四）免疫系统的记忆能力

免疫系统还有一个重要特性，是再次遇到初次致敏抗原时，会出现一个二次增强性应答，包括体液免疫和细胞免疫。这一应答由长寿命的记忆性 B 淋巴细胞承担，该细胞的形成和维持是产生免疫记忆的关键。

参考文献

曹雪涛. 2009. 免疫学前言进展[M]. 北京：人民卫生出版社.

龚非力. 2009. 医学免疫学[M]. 3 版. 北京：科学出版社.

景志忠. 2012. TOLL 样受体与天然免疫[M]. 兰州：兰州大学出版社.

舒红兵. 2009. 抗病毒天然免疫[M]. 北京：科学出版社.

周光炎. 2007. 免疫学原理[M]. 上海: 上海科学技术出版社.
Boehm T, Iwanami N, Hess I. 2012. Evolution of the immune system in the lower vertebrates[J]. Annu Rev Genomics Hum Genet, 13: 127-149.
Boehm T, Swann J B. 2014. Origin and evolution of adaptive immunity[J]. Annu Rev Anim Biosci, 2: 259-283.
Boehm T. 2012. Evolution of vertebrate immunity[J]. Curr Biol, 22(17): R722-R732.
Kasamatsu J. 2013. Evolution of innate and adaptive immune systems in jawless vertebrates[J]. Microbiol Immunol, 57: 1-12.

第三章　天然分子免疫学的形成与发展

第一节　天然免疫学发展概况

哺乳动物的免疫系统可分为天然和获得性免疫两种类型。获得性免疫具有特异性的特征，是由基因重排赋予抗原特异性受体的巨大淋巴细胞库，通过克隆选择发展而来，这种机制可以使宿主产生特异性免疫和免疫学记忆。然而，特异性的克隆扩增及分化为机体防御的效应细胞，需要一定的时间才能起作用。因此，初期的获得性免疫系统不能介导对侵入病原的反应。为了诱导对所遭遇病原的反应，机体需具备天然的、非获得性的防御能力，形成预设的屏障，以抵抗传染病的发生。

一、天然免疫与天然免疫学的概念

天然免疫（innate immunity or natural immunity）是指机体在长期种系发育与进化过程中逐渐形成的一种先天性免疫防御功能，是宿主抵御病原微生物入侵的第一道防线，并能启动和参与获得性免疫应答。

天然免疫学（innate immunology）是指专门研究天然免疫系统结构和功能及作用机制的一个免疫学分支学科，与获得性免疫学相辅相成，共同组成了免疫学学科。

二、天然免疫的基本特征

1）形成于机体系统发育的早期，出现在宿主抗感染应答的初始阶段。

2）以抗原非特异性的方式识别和清除各种病原体。

3）发生在所有个体和所有时间段，在病原入侵之前已存在。抗感染是天然免疫的最基本功能，还参与区分和清除体内多种“有害”成分，包括代谢产物、凋亡细胞及发生了变化的自身成分（altered self），同时参与免疫应答有关的多种生理和病理过程。

三、天然免疫与获得性免疫的主要区别

免疫应答有无抗原特异性，是区分天然免疫和获得性免疫的重要标志。此外，一种特定病原微生物反复入侵宿主并不改变机体的天然免疫应答模式，但获得性免疫应答不断改善和增强，其能力在适应的经历中“获得”，可产生针对特定病原微生物的“记忆”效应，并且能预防其致病的发生（表 3-1）。

表 3-1　天然免疫与获得性免疫主要特点的比较

特点	天然免疫	获得性免疫
参与的免疫细胞类型	巨噬细胞、DC、NK 细胞和中性粒细胞及上皮细胞等	T 细胞、B 细胞、DC
应答的抗原类型	PAMP/MAPM/DAMP	非我蛋白抗原
免疫应答特点	先天具有，非特异性，应答早，速度快，有记忆性免疫	后天获得，特异性，速度缓慢，记忆性免疫明显
应答的免疫分子	炎症因子、细胞因子、补体等	抗体
抗原受体	PRR，相对较少（10^2）	TCR/BCR，数量极大（10^{14}～10^{18}）
抗原受体编码基因	由胚系基因直接编码	由胚系基因通过基因重排和体细胞突变形成
系统发育中的阶段	早期阶段，所有后生动物均存在	后期阶段，仅在脊椎动物
重组酶基因	无	有

第二节　参与天然免疫的细胞与其功能特征

一、参与天然免疫应答的细胞与功能

参与天然免疫应答的细胞包括单核/巨噬细胞、中性粒细胞、NK 细胞、树突状细胞（DC）及固有类淋巴细胞的 NKT 细胞、γδ T 细胞和 B1 细胞等。

（一）单核/巨噬细胞

单核/巨噬细胞也称为单个核吞噬细胞系统，是指血液中的单核细胞（monocyte，MC）及组织中的巨噬细胞（macrophage）。单核/巨噬细胞具有很强的吞噬能力，在获得性免疫和天然免疫中均发挥重要作用。

1. 单核/巨噬细胞的分化成熟及组织分布

单核/巨噬细胞均来源于骨髓干细胞，发育成单核细胞后，进入血液分布于各种器官、组织，并具有不同的命名。例如，骨髓中的破骨细胞（osteoclast）、肝中的库普弗细胞（Kupffer's cell）、肺中的尘细胞（alveolar dust cell）、结缔组织中的组织细胞（histiocyte）及神经组织中的小胶质细胞（microglia）等，这些细胞平常多处于静息状态，但均具有吞噬、趋化及增殖潜能，发生炎症时即变为巨噬细胞。成熟的巨噬细胞表达多种表面分子，其中受体多达数十种，如免疫球蛋白的 Fc 受体、补体受体和各种模式识别受体等，并通过这些表面分子介导其生物学效应。单核/巨噬细胞表达的抗原分子有 MHC Ⅰ类、MHC Ⅱ类分子和黏附分子等，其中 CD14 分子是成熟巨噬细胞较为特异的表面标志，用于细胞表型的鉴定。

单核/巨噬细胞是白细胞中最大的细胞，形态呈圆形或椭圆形，有伪足样突起，胞核为卵圆形或马蹄形，胞质内常含有吞噬物，如细菌、变性红细胞、坏死的细胞碎片或脂滴等。活化的巨噬细胞有 M1 型和 M2 型两种形式，其中 M1 型即为经典的炎症表型，其特征是产生大量的促炎症细胞因子，如 IL-1β、IL-6 和 TNF-α 及 Th1 型细胞因子 IL-12 与活性氮自由基等；M2 型是一种致耐受性表型，大量产生抗炎症细胞因子，如 IL-10、TGF-β、抗寄生虫性应答反应与嗜酸性粒细胞活化趋化因子及组织修复相关分子等。

2. 巨噬细胞的生物学功能

巨噬细胞能参与非特异性免疫和特异性免疫。在特异性免疫中，主要发挥免疫调节和抗原呈递功能；在非特异性免疫中，主要通过吞噬作用杀灭和清除病原体及非我成分，并介导炎症反应。巨噬细胞生物学功能的具体表现如下。

（1）趋化性

巨噬细胞表面表达多种趋化因子受体，在相应趋化因子的作用下，呈阿米巴样定向移动，穿越毛细血管内皮间隙而向炎症病灶部位聚集，发挥生物学功能。

（2）吞噬作用

巨噬细胞可借助其表面模式识别受体，如 TLR 识别病原相关模式分子（PAMP），从而有效吞噬病原微生物，也可通过不同的机制吞噬不溶性颗粒抗原和内源性物质（如损伤或死亡的宿主细胞、细胞碎片等）。巨噬细胞首先在某些趋化因子的作用下向炎症病灶或抗原侵入的部位移动，然后与抗原发生黏附，并伸出伪足包围被黏附的抗原，继而伪足融合、内陷，形成吞噬体（phagosome），吞噬体再与溶酶体融合形成吞噬溶酶体（phagolysome），溶酶体中溶菌酶和蛋白酶等可水解、消化病原体等异物，最后通过胞吐作用（exocytosis）而清除裂解后形成的小分子物质，或通过复杂的加工过程将其呈递给 T 细胞。

（3）抗原处理和呈递

巨噬细胞属于专职 APC，其通过吞噬、胞饮（pinocytosis）及受体介导的胞吞作用（receptor mediated endocytosis）等方式摄取抗原。进入胞内的抗原被加工、处理后，以抗原肽-MHC Ⅱ类分子复合物形式表

达于巨噬细胞表面，递呈给 CD4^{+} T 细胞。

（4）抗微生物作用

静息态的巨噬细胞其细胞毒杀伤作用微弱。LPS 和某些细胞因子（IFN-γ）可激活巨噬细胞，从而有效增强其杀伤肿瘤和病毒感染细胞的功能，其机制主要为：模式识别受体和调理性受体表达增加；胞内溶酶体数目、各种水解酶浓度显著增加；细胞毒性细胞因子（TNT-α）分泌增加（图 3-1）。

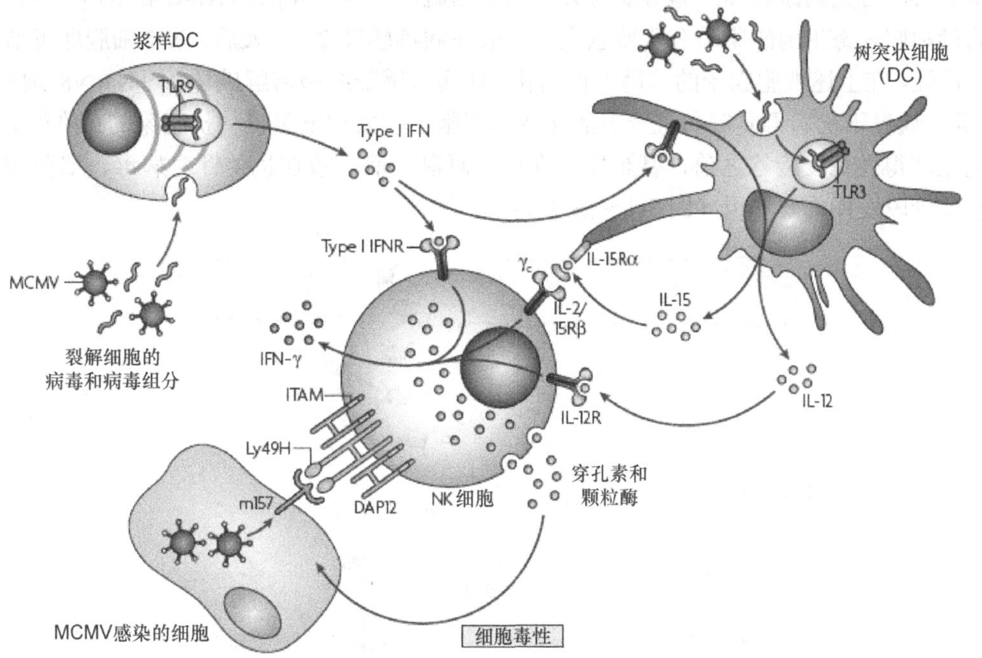

图 3-1 DC 和 NK 细胞的天然抗病毒作用（以 MCMV 为例）（景志忠，2012）

（5）分泌功能

活化的巨噬细胞具有活跃的分泌功能，能产生多种酶类（如溶酶体酶、溶菌酶、过氧化物酶等）、细胞因子（IL-1、IL-6、IL-12、IFN-γ、GM-CSF 和 TGF-β）、补体成分（C1～C9、B 因子、P 因子等）、凝血因子（凝血酶原、纤溶酶原、纤溶酶原激活物等）、反应性氧中间物、反应性氮中间物、防御素及其他生物活性物质等。

（6）免疫调节作用

巨噬细胞可对免疫应答发挥正、负调节作用。巨噬细胞促进免疫应答的机制主要是：摄取、加工处理、呈递抗原，并启动免疫应答；分泌多种具有免疫增强作用的细胞因子，促进免疫细胞的活化、增殖、分化和产生免疫效应分子。抑制免疫应答的机制主要是：过度活化的巨噬细胞可转变为抑制性的巨噬细胞，通过分泌前列腺素、TGF-β、活性氧分子等抑制性因子，抑制免疫细胞活化、增殖或直接杀伤靶细胞。

（7）促炎症作用

巨噬细胞通过趋化作用、吞噬作用及分泌功能等，在炎症反应发生、发展中发挥重要作用。特别是巨噬细胞可分泌多种炎症细胞因子，具有明显的致炎症效应。

（二）自然杀伤细胞

1. 自然杀伤细胞的来源和一般特征

自然杀伤（NK）细胞是一种属于淋巴细胞谱系的细胞群。NK 细胞具有细胞毒性效应，无需抗原预先致敏，就能自发地杀伤靶细胞。由于 NK 细胞不表达 T、B 细胞特有的表面标志如 TCR、BCR、CD4 和 CD8 分子，因此有裸细胞（null cell）之称。NK 细胞来源于骨髓干细胞，存在骨髓和胸腺两条分化、成熟途径。NK 细胞主要分布于外周血，占淋巴细胞总数的 5%～10%。

2. 自然杀伤细胞的生物学功能

NK 细胞的主要功能是参与获得性免疫的细胞免疫应答，在肿瘤免疫、抗病毒感染中均起重要作用。同时，在天然免疫中是重要的效应细胞。NK 细胞生物学功能的具体表现如下。

（1）抗感染作用

病毒感染后，首先刺激吞噬细胞等非特异性免疫细胞产生 IFN-α/β、TNF-α 和 IL-12 等，这些细胞因子对控制病毒和胞内寄生菌感染具有重要意义。一般在病毒感染 2～3 天后，NK 细胞即可通过趋化作用聚集在感染病灶，在上述细胞因子的作用下被活化，使病毒感染细胞溶解破坏；同时，NK 细胞分泌 IFN-γ 和 TNF-α 等，通过干扰病毒复制和进一步活化吞噬细胞，扩大和增强机体抗感染的免疫能力。NK 细胞的作用发生在获得性免疫应答之前，甚至发生在病毒复制之前，故在机体针对病毒、细菌和寄生虫的抗感染免疫早期阶段发挥重要作用（图 3-1～图 3-3）。

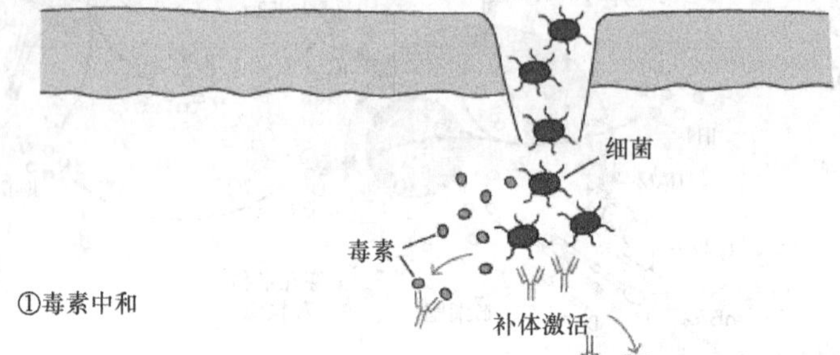

图 3-2 机体免疫相关细胞和分子的天然抗细菌作用（景志忠，2012）

（2）抗肿瘤作用

NK 细胞的杀瘤谱较广，可通过与肿瘤细胞的密切接触而直接杀伤同系、同种及异种瘤细胞，也可通过 ADCC（antibody-dependent cell-mediated cytotoxicity，ADCC）效应杀伤被特异性 IgG 包被的瘤细胞。

（3）免疫调节作用

NK 细胞可释放 IFN-γ、TNF-α 和 GM-CSF 等细胞因子，对机体免疫功能进行调节，增强机体早期抗感染的免疫能力和免疫监视作用。感染早期，NK 细胞早于活化的 T 细胞产生 IFN-γ，从而诱导巨噬细胞活化并产生一氧化氮（NO）、自由氧基等效应分子。另外，NK 细胞功能也可受某些细胞因子调控。

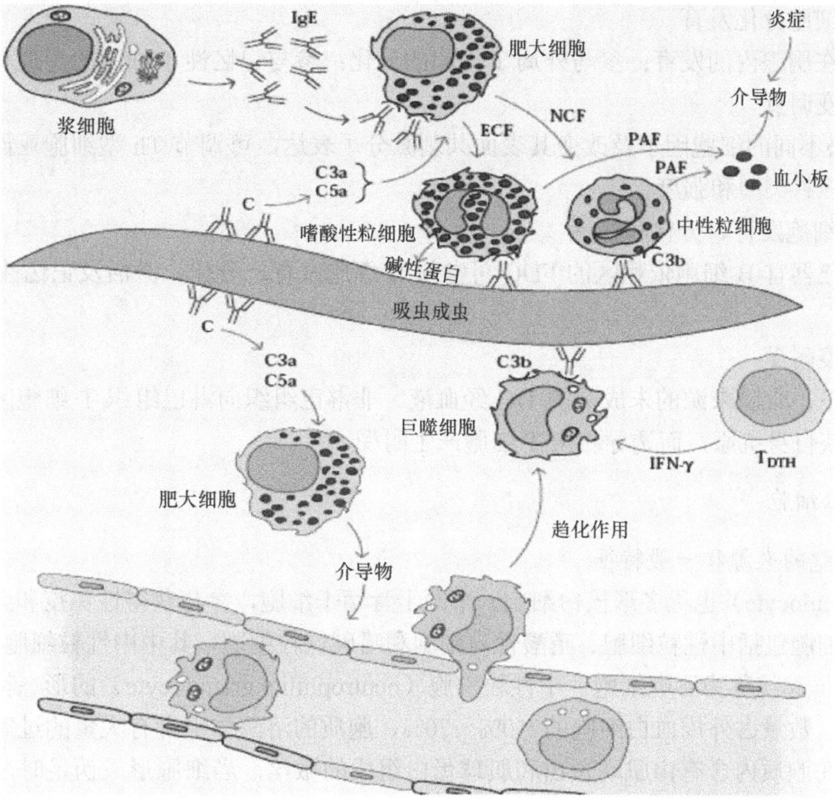

图 3-3　机体免疫相关细胞和分子的天然抗寄生虫作用（景志忠，2012）

（三）树突状细胞

1. 树突状细胞的来源和一般特征

树突状细胞（DC）的胞质内无溶酶体，胞核形状不规则，其他细胞器也很少见，其表面组成型表达 Flt3 受体（DC 的共同表面标志）、抗原呈递分子（MHCⅠ类、MHCⅡ类分子和 CD1 分子）、协同刺激分子（B7-1、B7-2）和 CD40 分子。

人树突状细胞起源于造血干细胞，有两条来源途径：①髓样干细胞在 GM-CSF 刺激下分化为髓样 DC（myeloid dendritic cell，mDC），也称 DC1，与单核细胞和粒细胞有共同的前体细胞。②来源于淋巴样干细胞，称为淋巴样 DC（lymophiod dendritic cell，lDC）或浆细胞样 DC（plasmacytoid DC，pDC），即 DC2，与 T 细胞和 NK 细胞有共同的前体细胞。来源于骨髓或胸腺的 mDC 和 pDC 均为未成熟 DC，摄取抗原后转变为成熟 DC。

2. 树突状细胞的生物学功能

DC 是已知功能最强大的 APC，能摄取、加工处理和呈递抗原，也是唯一能激活初始 T 细胞的 APC，是获得性免疫应答的启动者。同时，DC 能诱导免疫耐受、调节 T 细胞介导的免疫应答类型，在天然免疫中作为效应细胞抵抗微生物感染，因此，DC 成为连接天然免疫和获得性免疫的桥梁，在机体免疫应答中发挥重要的调节作用。DC 生物学功能的具体表现如下。

（1）抗原呈递作用

DC 通过受体介导的内吞作用、吞饮作用和吞噬作用捕获可溶性抗原，然后对其加工处理，最终呈递给 T 细胞。

（2）激活初始 T 细胞

DC 是体内激活初始 T 细胞的最重要的 APC，它既能提供初始 T 细胞活化的抗原刺激信号，又能提供共刺激信号。

（3）参与T细胞分化发育

参与T细胞在胸腺内的发育；参与外周T细胞的分化；参与记忆性T细胞的形成和维持。

（4）参与免疫调节

DC通过分泌不同的细胞因子及改变其表面共刺激分子表达，可调节Th型细胞亚群分化、发育，并影响获得性免疫应答类型和强度。

（5）参与B细胞发育、分化和激活

位于外周淋巴器官B细胞依赖区的FDC可参与B细胞发育、分化、激活及记忆性B细胞的形成和维持。

（6）诱导免疫耐受

在静息状态下，骨髓来源的未成熟的DC经血液、非淋巴组织向淋巴组织T细胞区迁移，在迁移过程中DC不断捕获自身抗原，而诱导相应T细胞产生耐受。

（四）中性粒细胞

1. 中性粒细胞的来源和一般特征

粒细胞（granulocyte）也称多形核白细胞，来源于骨髓干细胞，参与获得性免疫和天然免疫，在炎症中发挥作用。粒细胞包括中性粒细胞、嗜酸性粒细胞和嗜碱性粒细胞，其中中性粒细胞的吞噬能力很强，与单核/巨噬细胞一起统称为吞噬细胞。中性粒细胞（neutrophilic granulocyte）的形态特点是核分叶和胞质中含中性颗粒，数量占外周血白细胞的50%～70%，胞质的溶酶体中含有大量的过氧化物酶、溶菌酶和各种水解酶。在胞质内含有由肌动蛋白和肌球蛋白组成的微丝，当细胞形成伪足时，伪足膜下的微丝呈网状聚合或分散状态的交替运动。胞质中的微管是细胞定向性游走的结构。成熟的中性粒细胞表面可表达多种识别受体，如趋化因子受体、LPS的受体CD14、甘露糖受体、清道夫受体及IgG的Fc受体、补体受体CR3和CR4等。这些结构特征保证了中性粒细胞具有变形、定向运动、吞噬与消化微生物等异物的能力（图3-2，图3-3）。

2. 中性粒细胞的生物学功能

中性粒细胞具有募集和迁移、识别病原、吞噬、杀菌和清除等多种生物学功能。中性粒细胞的吞噬能力很强，其识别和吞噬病原体的过程与单核/巨噬细胞相似，所不同的是其通过胞质颗粒中的酶来完成。例如，感染发生时，中性粒细胞首先到达炎症部位，6h左右数量可达高峰，约增加10倍以上。中性粒细胞在急性炎症、化脓性炎症和炎症早期的血液中明显增多，在炎症灶区有较多的中性粒细胞的浸润，是临床诊断的重要指标。

（五）类淋巴细胞

淋巴细胞的一个主要特征是出现受体基因的重排并产生数量极大的受体库，而每一个淋巴细胞或淋巴细胞克隆仅表达一种抗原特异性受体。但是也有一些淋巴细胞亚群，其受体多样性极为有限，仅由若干共同的基因片段重排而产生，而且这些细胞亚群往往活跃于体内特定部位，对抗原的识别和活化一般不涉及克隆选择和克隆扩增，此类细胞包括NKT细胞、γδT细胞和B1细胞，统称为固有类淋巴细胞（innate-like lymphocyte cell）。

1. NKT细胞及其一般功能特征

NKT细胞是一群细胞表面既有T细胞谱系标志（αβTCR和CD3），又表达NK细胞受体（NKR如人类CD56和小鼠NK1.1）的固有类淋巴细胞。NKT细胞主要来源于肝、骨髓和胸腺组织，其前体细胞来源于$CD4^+CD8^+$双阳性胸腺细胞，主要在胸腺内发育。

NKT细胞的TCR缺乏多样性，抗原识别谱较窄，主要针对CD1分子所呈递的脂类或微生物细胞壁糖脂类成分，其激活过程涉及多种免疫细胞间复杂的相互作用，尤其是NKT细胞和APC的相互活化。

NKT 细胞被脂质激活后产生 IL-4 和 IFN-γ。

2. γδT 细胞及其一般功能特征

γδT 细胞主要分布于皮肤、小肠、肺及生殖器官等的黏膜及皮下组织，是构成表皮内淋巴细胞和黏膜组织上皮内淋巴细胞的主要成分之一，其 TCR 由 γ 和 δ 链组成，识别抗原无需 MHC 分子的辅佐。

成熟的 γδT 细胞也主要表达多样性受限制的 TCR 及 CD2、CD3、CD5、CD7、CD11b、CD16、CD25、CD28 和 CD45 等细胞表面分子，现认为外周血、脾及淋巴结中的 γδT 细胞的表型为 $TCR\gamma9^{+}/\delta2^{+}$ $CD4^{-}$ $CD8^{-}$（双阴性细胞），而在黏膜上皮组织中的表型为 TCR 非 $\gamma9^{+}/\delta1^{+}$ $CD4^{-}$ $CD8^{\pm}$。外周血的 γδT 细胞识别抗原的范围广泛，能监视多种细菌、原虫的侵入或感染后的宿主细胞。病原体或损伤组织的某些抗原能够被 γδT 细胞直接识别而迅速启动细胞免疫反应，这个抗原识别过程不需抗原呈递细胞对抗原进行加工处理。另外，γδT 细胞还有直接的抗感染、抗肿瘤及维持皮肤稳态和促进组织修复等与炎症反应相关的作用。

3. B1 细胞及其一般功能特征

B 淋巴细胞的共同表面标志为 CD11b。B 淋巴细胞根据产生抗体时是否需要 T 淋巴细胞协助和是否表达 CD5，分为 B1、B2 两个亚群，其中 B1 细胞为非 T 淋巴细胞依赖细胞，即 $CD5^{+}$ B 细胞，主要识别非蛋白质抗原，属于固有类淋巴细胞，参与天然免疫；B2 细胞为 T 淋巴细胞依赖细胞，即 $CD5^{-}$ B 细胞，主要识别蛋白质抗原，属于经典的抗体分泌 B 细胞。近年研究发现，机体还存在一类具有免疫调节功能的 B 细胞亚群，即 B10 细胞，可通过分泌 IL-10 或 TGF-β 参与炎症免疫负向调控，抑制 T 细胞介导的过敏性反应。

B1 细胞是个体发育中出现较早的“原始”B 细胞，其介导的免疫应答仅产生低亲和力的 IgM 抗体，不产生记忆细胞。B1 细胞的 BCR 多为 IgM，少数为 IgD，属于具有自我更新能力的长寿 B 细胞。B1 细胞在小鼠和人类中占 B 细胞总数的 5%，但在家兔则是 B 细胞的主要亚群。在人类，B1 细胞主要存在于胸腺腔、腹膜腔和黏膜组织中，由于 B1 细胞的 BCR 缺乏多样性，其识别的抗原主要为某些细菌表面共有的多糖抗原，如脂多糖，肠道菌群的表面磷酰胆碱，以及变性的自身抗原如变性的红细胞、变性的 Ig 等，B1 细胞分泌的天然抗体可保护婴儿抵抗细菌感染。

二、参与天然免疫的识别分子

（一）参与天然免疫的病原体或损伤相关分子模式

1. 病原体抗原的特点

病毒、细菌、支原体、真菌和原虫等各种病原微生物和寄生虫进入体内，属于进化距离很远的外来生物感染，机体通常迅速产生强烈的免疫反应。但是进化距离远的低等生物的抗原结构相对简单，天然免疫所需要应对的非我成分也较单一。在这种情况下，人和高等动物的不同个体及同一个体在不同时期，通常可借助大致相同的方式，对同一类病原体发生有效的免疫应答。

2. 病原体或损伤相关分子模式

病原体的结构成分，一般统称为病原相关分子模式（PAMP）。以模式相称，意味着这种结构组成成分相对单一，可纳入为数不多的结构类型；同时意味着这些结构成分有共性，系多种病原体所共有。另外，还意味着这种结构成分是病原体赖以生存的、变化较少的主要成分，如病毒的双链 RNA、细菌的脂多糖等，因而病原体很难逃脱机体的天然免疫作用（表 3-2）。同时，还有机体自身细胞所释放的来自受损或坏死组织的成分，亦指损伤相关分子模式（damage associated molecular pattern，DAMP），即内源性危险信号。

PAMP 主要有两类（图 3-4）：①以糖类和脂类为主的细菌胞壁成分，如脂多糖、肽聚糖、脂磷壁酸、甘露糖、类脂、脂蛋白和鞭毛蛋白等。②病毒及细菌核酸成分及其衍生物，如非甲基化寡核苷酸 CpG DNA、dsRNA 和 ssRNA 等。

表 3-2 抗原与病原体相关分子模式概念间的比较

免疫类型	引发因素	免疫原性	反应原性	识别分子	识别受体	活化的细胞
天然免疫	免疫原-IIMP（PAMP/DAMP）（～10^3）	有	无	模式识别分子（CRP/ MBL）	模式识别受体（TLR）（～10^2）	巨噬细胞、DC、粒细胞
获得性免疫	免疫原-抗原（≥10^{12}）	有	有	抗体	BCR/TCR（10^{14}～10^{18}）	T/B 淋巴细胞

注：CRP. C 反应蛋白；MBL. 甘露糖结合凝集素；IIMP. 天然免疫分子模式

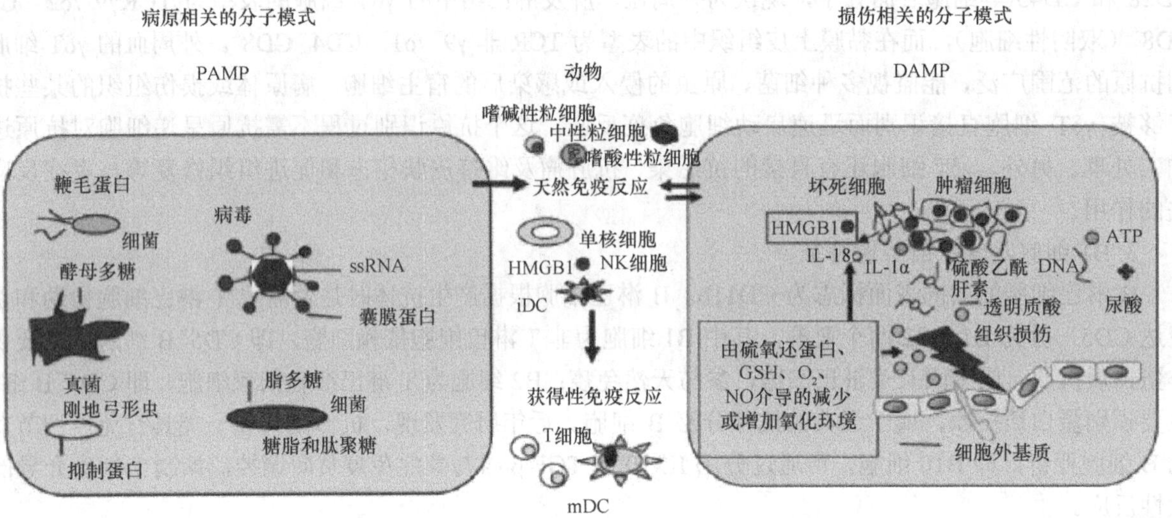

图 3-4 天然免疫应答的配体类型与成分示意图

（二）参与天然免疫的模式识别受体

模式识别受体（PRR）由有限数量的胚系基因编码，为组成型表达，进化上十分保守，能识别各种病原体及其他非我成分，并引起快速免疫应答，对生物体的生存具有十分重要的作用（Buckley and Rast, 2015）（表 3-3）。

表 3-3 机体的模式识别受体及其配体类型

PRR 类型	定位	实例	PAMP/DAMP 配体
		1. 细胞的受体	
TLR	DC、吞噬细胞、B 细胞、内皮细胞和其他许多细胞的细胞质膜和内体膜	TLR 1～TLR 9	包括细菌的 LPS、肽聚糖及病毒核酸等多种微生物的分子
NLR	吞噬细胞、上皮细胞及其他细胞的胞质	NOD1/2 NALP 家族（炎症小体）	细菌细胞壁的肽聚糖、鞭毛蛋白、胞壁酰二肽、LPS；尿酸盐结晶；损伤细胞的产物
RLR	吞噬细胞和其他细胞的胞质	RIG-Ⅰ和 MAD-5	病毒的 RNA
C 型凝集素样受体	吞噬细胞、DC、内皮细胞的质膜	甘露糖受体	末端具有甘露糖和果糖的细菌表面的碳水化合物
		Dectin	出现在真菌细胞壁上的葡聚糖
清道夫受体	吞噬细胞的质膜	CD36	微生物的二酰甘油
N-甲酰甲硫氨酰肽受体	吞噬细胞的质膜	FPR 和 FPRL-1	含有 *N*-甲酰甲硫氨酸残基的多肽
		2. 体液中的受体	
五聚体蛋白	血浆	C 反应蛋白	微生物的磷酸胆碱和磷脂酰乙醇胺（脑磷脂）
胶原凝集素（collectin）、聚蔗糖（ficolin）	血浆	甘露糖结合凝集素	末端具有甘露糖和果糖的碳水化合物
	Alveoli	表面活性蛋白 SP-A 和 SP-B	多种微生物的结构
	血浆	聚蔗糖	革兰氏阳性菌细胞壁的乙酰葡萄糖胺和脂磷酸壁酸成分
补体	血浆	C3	微生物表面成分
天然抗体	血浆	IgM	细菌膜和凋亡细胞膜的磷酸胆碱

1. 机体细胞的模式识别受体

细胞的模式识别受体包括细胞膜、细胞器膜表面的受体和细胞质中模式识别受体（表 3-3）。细胞膜系统表面的受体分子与相应配体的专一性结合，并传递识别信号是其最基本的功能。信号转导将放大抗病原体感染的效应，使活跃在炎症反应中的免疫细胞活化，并通过相应基因的转录激活产生、分泌多种促炎症细胞因子。

（1）Toll 样受体及其他模式识别受体

这类受体是识别 PAMP 最为重要的一类，包括 4 个相互作用的受体家族，即 Toll 样受体家族（TLR）、NOD 样受体家族（NLR）、RIG-Ⅰ样受体家族（RLR）和识别 DNA 的受体 DAI 等，共同构成识别病原体的“三位一体”防御体系。其中 TLR 是主要的细胞膜、内体膜表面受体，其他的为细胞内基质中的模式识别受体。该类受体是本书介绍的重点，详见其他章节。

（2）甘露糖受体（mannose receptor，MR）

这类受体主要是表达在巨噬细胞表面的单链跨膜分子，其胞外段包括两个结构：一是 8 个 C 型凝集素结构域的连续排列，负责配体的内吞转运；二是远膜端富含半胱氨酸的凝集素结构域，识别硫酸化的糖类偶联物。

（3）清道夫受体（scavenger receptor，SR）

这类受体分为多种类型，主要有 SRA 和 SRB。

SRA 为三聚体缠绕的糖蛋白跨膜分子，各带有 5 个不同的结构域。其中胶原样结构域可结合修饰过的脂蛋白，并由富含赖氨酸的分子束组成携带正电荷的结合槽，接纳带负电荷的配体，包括多聚核糖核苷酸（如 poly G）、多糖（如 LPS）和阴离子磷脂等。SRA 中的Ⅰ和Ⅱ型分子由同一基因经不同剪接作用而形成，有 1～8 个外显子，但仅Ⅰ型分子 C 端有一个由 110 个氨基酸组成的富含半胱氨酸结构域。

SRB 中的一个主要成员为 CD36，表达于血小板、单核/巨噬细胞及内皮细胞。其配体为血小板反应蛋白、胶原蛋白、磷脂及氧化型低密度脂蛋白。

（4）*N*-甲酰甲硫氨酰肽受体（*N*-fomylmethionine-peptide receptor）

甲酰甲硫氨酸参与细菌蛋白的合成，因而相应的 *N*-甲酰甲硫氨酰肽属于 PAMP，识别受体为七次跨膜受体家族成员，表达于巨噬细胞和中性粒细胞。该家族还包括识别趋化因子特别是 IL-8 的受体。

2. 机体体液中的模式识别分子

模式识别分子（pattern-recognition molecule，PRM）又称为模式识别受体的游离形式（表 3-3），在识别抗原的同时具有效应功能，参与炎症反应和对病原体的清除。

（1）五聚体蛋白（pentraxin）

由 5 个分子相聚合而成，结构高度保守。五聚体蛋白识别 PAMP 成分中的磷酸胆碱，并可结合多种分子；还可作为调理素，介导巨噬细胞对细菌的吞噬；参与补体的激活，促使补体分子沉积于凋亡细胞表面。

（2）甘露糖结合凝集素（mannose-binding lectin，MBL）

一种进化上保守、可循环的宿主防御蛋白，由多个同源三聚体连接而成。甘露糖结合凝集素专一性识别各种病原体，如革兰氏阳性菌、革兰氏阴性菌、酵母、寄生虫和病毒表面的碳水化合物，还可识别凋亡细胞、游离的 DNA 和各种自身相关抗原。

（3）脂多糖识别蛋白

通过识别脂多糖分子上的生物反应成分类脂 A 并形成复合体来增强对 LPS 的敏感性，使低浓度的 LPS 也能通过 TLR4 信号途径激发效应细胞而清除病原体。

（4）天然抗体

体内循环性天然抗体所引发的快速免疫应答，也是天然免疫应答的一个方面。抗体可以由天然免疫之后的获得性免疫产生，也可以由活跃于天然免疫中的 B1 细胞亚群产生。产生的抗体主要是针对 TI 抗原（T-independent antigen，TI-Ag）的IgM。B1细胞及抗TI抗体参与了对入侵病原体的快速应答，启动补体途径裂解病原体。由于PAMP是病原体的共同结构，因此某一病原体感染后诱导的IgM抗体，也可全部或部分地对新入侵的病原体起反应。

三、参与天然免疫的效应分子

（一）抗菌蛋白和抗菌肽

抗菌蛋白和抗菌肽广泛地存在于各种动物，从白蚁、果蝇、家蚕到人类，甚至植物中也有，目前已发现400多种，主要包括有防御素、溶菌酶、杀菌肽等。

1. 防御素（defensin）

防御素是由29～35个氨基酸组成的阳离子肽，借助2～3个二硫键，形成由α螺旋、β片层和肽环组成的三维立体结构。防御素杀伤的细菌谱很广，包括金黄色葡萄球菌、肺炎球菌、大肠杆菌、绿脓假单胞杆菌和嗜血流感杆菌，而且可在几分钟内见效。其作用机制是，吞噬细胞摄入病原微生物之后，带有防御素的胞质颗粒，通过与细胞膜融合，将高浓度的防御素释放到细菌周围，前者可以插入细菌胞壁形成孔洞，使细菌因胞壁损伤而死亡。

2. 溶菌酶（lysozyme）

溶菌酶因具有溶菌活性而得名。根据作用对象分为细菌胞壁溶菌酶和真菌胞壁溶菌酶。动物中的溶菌酶以鸡蛋清中的含量最高，是溶菌酶的代表。溶菌酶可直接作用于革兰氏阳性菌胞壁裸露的肽聚糖。肽聚糖由三种成分共同构成立体网状结构，即*N*-乙酰葡萄糖胺和*N*-乙酰胞壁酸交替出现的骨架，与胞壁酸相连的氨基酸侧链，以及连接侧链的甘氨酸交连桥。溶菌酶可以在*N*-乙酰葡萄糖胺和*N*-乙酰胞壁酸之间将骨架切断，使肽聚糖分子解离，损伤细菌和真菌胞壁。

3. 杀菌肽（cecropin）

又名天蚕素，是由35～39个氨基酸组成的双链结构。水溶性的一条链可以穿透细菌细胞膜，并在膜上打孔，使细菌死亡；另一条链为疏水性。杀菌肽可对革兰氏阳性菌外膜和革兰氏阴性菌内膜起作用。

（二）细胞因子

细胞因子（cytokine，CK）是由免疫细胞或非免疫细胞分泌产生的可溶性的、有生物活性的小分子蛋白质，能影响自身和其他细胞的功能和特征。

1. 细胞因子的共同特性

细胞因子一般为糖蛋白，分子质量大小为 10～25kDa。多数细胞因子以单体形式存在，少数以二聚体、三聚体或四聚体的形式发挥生物学效应。细胞因子主要参与调节机体的免疫应答、造血功能和炎症反应等，种类虽然很多，但具有共同特性。

1）通常以旁分泌（paracrine）或自分泌（autocrine）形式作用于临近细胞或细胞因子产生细胞，在局部以高浓度短暂地发挥作用。

2）细胞因子与存在于细胞表面的高亲和力受体结合后，通过受体介导信号转导高效能地行使调节和效应功能。

3）一种细胞因子可由多种细胞在不同条件下产生。

4）一种细胞因子可对多种类型的细胞发挥多效作用，即多效性（pleiotropism）。

5）细胞因子以网络调控形式发挥相互作用。

2. 细胞因子的分类（详见附录Ⅰ、Ⅱ）

（1）白介素家族

白介素（interleukin，IL）开始被命名于1979年，包括淋巴细胞、单核细胞及其他非单个核细胞产生的细胞因子，在细胞间相互作用、免疫调节、造血及炎症过程中起重要作用。白介素已发现了IL-1～IL-37。

（2）干扰素家族

最初因发现被病毒感染的细胞能产生一种物质，其可干扰另一种病毒的感染和复制，所以将该物质命名为干扰素（interferon，IFN）。根据来源和结构，干扰素可分为IFN-α、IFN-β、IFN-ω、IFN-λ和IFN-γ等，它们分别主要由白细胞、成纤维细胞和活化 T 细胞所产生，一般均具有抗病毒、抗肿瘤和免疫调节等生物学功能。

IFN-α和IFN-β又称Ⅰ型干扰素，但二者在血清学上完全不同，其中IFN-α包含20多种结构相关的多肽，每一种多肽由不同的基因编码，天然的IFN-α常常是这些分子的混合物。IFN-β的空间结构与IL-4相似。

IFN-γ又称免疫干扰素或Ⅱ型干扰素，其分子是同源二聚体，由两个亚单位结合而成，分子中没有二硫键。

IFN-ω和IFN-λ又称Ⅲ干扰素，其功能与Ⅰ型干扰素相似。

（3）集落刺激因子家族

集落刺激因子（colony-stimulating factor，CSF）根据其刺激造血干细胞或不同分化阶段的造血祖细胞在半固体培养基中形成不同的细胞集落的特性，可分为粒细胞集落刺激因子（G-CSF）、巨噬细胞集落刺激因子（M-CSF）、粒细胞-巨噬细胞集落刺激因子（GM-CSF）、多重集落刺激因子（Multi-CSF）、红细胞生成素（erythropoietin，EPO）和血小板生成素（thrombopoietin，TPO）等，不仅能刺激不同发育阶段造血干细胞和祖细胞的增殖和分化，有的还能促进成熟细胞的功能。

（4）肿瘤坏死因子家族

肿瘤坏死因子（tumor necrosis factor，TNF）因最初发现能造成肿瘤组织坏死而得名。根据产生来源和结构不同，可分为TNF-α、TNF-β（LT-α）和LT-β三类。TNF-α由单核巨噬细胞产生，LT-α又名淋巴毒素（lymphotoxin，LT），由活化T细胞产生，属于分泌型肿瘤坏死因子，而LT-β是膜型淋巴毒素。LT和TNF的三级结构相似，皆属同源三聚体，除具有杀伤肿瘤细胞作用外，还有免疫调节，参与发热和炎症的发生的功能。

（5）趋化因子家族

趋化因子（chemokine）包括：CXC型（又称α趋化因子），主要是促进中性粒细胞的游走和趋化；CC型（又称β趋化因子），主要作用于单核细胞和淋巴细胞；C型（又称γ趋化因子），由胸腺细胞和活化的CD8 T细胞产生，可诱导T细胞和骨髓细胞趋化，对单核细胞无作用；CX3C型（又称δ趋化因子），主要成员是Fractalkine。游离型的Fractalkine行使趋化细胞的功能，而膜结合型的Fractalkine则介导表达CX_3CR1受体与表达Fractalkine的单核细胞、T细胞、NK细胞等细胞间的黏附，并传递活化信号。

（6）其他细胞因子

如转化生长因子（TGF-β）、表皮生长因子（EGF）、血小板衍生生长因子（PDGF）、成纤维生长因子（FGF）、胰岛素样生长因子（IGF）和血管内皮生长因子（VEGF）等。

3. 细胞因子的功能

细胞因子作为细胞间的信使分子，主要是通过和靶细胞上的受体相结合来产生特定的生物学效应。虽然很多细胞都可以分泌细胞因子，但其中主要的是在免疫应答中起关键性作用的T细胞和巨噬细胞。它们分泌的细胞因子参与细胞免疫、体液免疫、炎症反应、细胞增殖分化和损伤修复等重要生理学过程，目前已提出了Th1、Th2、Th3、Th17和Treg的概念，分别与细胞免疫、体液免疫、免疫抑制和炎症反应相关。

（三）补体

补体是一组血浆蛋白质，约有20种，对热不稳定，56℃处理30min可灭活。补体主要是协助抗体清除病原体，但同时可作为识别PAMP的成分和重要的效应分子，在天然免疫中发挥重要作用。

在自然状态，补体成分以无活性的酶原形式存在，多种特异性和非特异性的免疫学机制可使酶原分解为一个有活性的大片段和一个小片段，大片段通常可结合在病原体和细胞表面，使后者裂解或加速其清除，小片段离开细胞表面，介导炎症反应。

（四）胞内杀菌物

巨噬细胞和中性粒细胞吞噬病原体后迅速被激活，在吞噬溶酶体中产生一系列的杀菌物质，并分泌到细胞外。主要有活性氧中间物、氧依赖性杀菌和一氧化氮（NO）相关杀菌等途径。

四、天然免疫的生物学功能特征

（一）天然免疫防御屏障的组成与作用

在天然免疫中，阻止病原体入侵或及时清除入侵病原体防止其扩散，是由机体的防御性屏障完成的，它包括结构性屏障和功能性屏障两大类，具体由以下屏障组成。

1. 组织结构屏障

指防止病原体入侵的物理屏障和解剖学屏障，是机体抗感染的第一道防线。主要由机体外表面的皮肤及内表面的呼吸道、消化道和泌尿生殖道黏膜的上皮组成。绝大多数微生物不能穿透完整的健康皮肤和黏膜。

皮肤包括表皮和真皮。表皮外层为已死亡的表皮细胞，带有防水的角蛋白。其下方的真皮由结缔组织组成，带有血管、毛囊、汗腺和皮脂腺，后者分泌油性的皮脂，皮脂含乳酸和脂肪酸，使皮肤表面形成一个 pH 为 3～5 的酸性环境，抑制大部分微生物的生长。

结膜、消化道、呼吸道和生殖道的黏膜表面由黏膜层及下方的结缔组织层构成。一般体内表面的黏膜不仅能为病原微生物筑起一道物理屏障，而且能分泌含有效杀灭病原体的天然免疫分子的黏液，给机体内表面覆盖一层“防护膜”。其中起屏障作用的成分，一是唾液、泪液和黏膜分泌物，它们可洗去入侵物，并以其携带的抗菌肽和抗病毒物质清除病原体。二是黏膜上皮细胞，它可分泌黏液和抗菌肽，并捕获病原体。另外，下呼吸道和胃肠道的黏膜还覆盖着纤毛，有清除微生物的作用。最后，非致病性微生物可在黏膜表面上皮细胞形成菌落，作为其正常菌群竞争性地抑制病原体的生长。

2. 生理屏障

温度（体温和发热）对病原体生长有抑制作用，并具有增强免疫细胞效应的功能；胃酸可杀死大部分入侵微生物；溶菌酶可分解细菌胞壁的肽聚糖；血清中的补体也参与病原的裂解。

3. 生物学屏障

吞噬细胞的胞吞和吞噬是细胞摄入胞外物质的主要方式。

1）胞吞（endocytosis）指胞外组织液中的大分子被细胞摄入，其方式有两种，分别为胞饮（pinocytosis）和受体介导的胞吞。前者为直接吞入可溶性大分子，后者为选择性地吞入受体-大分子复合物。随后，携带有大分子的胞吞小泡相互融合而进入内体（endosome）。内体中的酸性物质使大分子和受体分子解离，后者再循环至细胞表面，而带有游离大分子的内体则和来自高尔基体的初级溶酶体（lysosome）融合成为次级溶酶体。溶酶体中的蛋白酶、核酸酶、脂酶和其他水解酶，将进入其中的抗原大分子分解成为肽、核苷酸和单糖，并排出胞外。

2）吞噬（phagocytosis）指细胞摄入颗粒性抗原，包括完整的细菌。此类吞噬通常只能由专一化的吞噬细胞，如血液中的单核细胞、中性粒细胞和组织中的巨噬细胞执行。病原微生物被 PRR 识别而黏附在单核/巨噬细胞表面，诱导后者形成伪足将抗原包绕起来，伪足融合，病原体被摄入细胞内形成吞噬体（phagosome）。然后吞噬体向细胞内部运动，与溶酶体融合形成吞噬溶酶体（phagolysosome）。吞噬细胞可启动多种途径，包括产生活性氧中间物杀伤病原体，也可通过溶酶体酶对病原体进行消化。最后，细菌分解物通过胞吐（exocytosis）作用被清除到胞外。

（二）天然免疫的效应机制

炎症是针对各种感染和组织损伤的一种生理性应答。主要有三个作用：将效应分子和效应细胞输送到感染部位，增强第一道防御线对入侵病原体的杀伤能力；提供一个生理屏障，防止感染扩散；加速损伤组织的修复。

1. 炎症介质

参与炎症反应的介质主要包括趋化因子、细胞因子、血浆酶介质和脂类炎症介质，其中血浆酶介质包括激肽系统、凝血系统、纤溶系统和补体系统 4 个酶系统。

2. 炎症反应

炎症反应包括急性和慢性两类。急性过程通常启动迅速，持续时间短，并可引起全身性的应答。慢性过程常见于持续感染性疾病，往往引发病理性后果。

（1）局部炎症反应

用红、肿、热、痛和功能丧失等来描述局部急性炎症反应。在发生感染或组织损伤数分钟后，激肽系统、凝血系统和纤溶系统开始激活，在缓激肽和血纤肽的直接作用下，血管扩张和通透性增加，液体逸出，引起红肿和疼痛。同时，肥大细胞释放组胺，引起血管的进一步扩张和平滑肌的收缩。在血管通透性改变数小时后，血管内壁的内皮细胞被激活而表达黏附分子如选择素和整合素，引起循环中白细胞黏附在血管壁内侧，并通过内皮细胞间隙向炎症部位游走。中性粒细胞可吞噬病原体和释放促炎症介质，这些介质包括多种能使巨噬细胞迁移到炎症部位的趋化因子。巨噬细胞一旦到达炎症部位，即可参与吞噬病原体和分泌各种参与炎症反应的介质和细胞因子。

大量的炎症细胞集聚在病原体入侵的部位，可有效地吞噬病原体，但细胞所释放的炎症介质和具有裂解活性的酶类，也可损伤正常细胞和组织。而且，完成病原体吞噬的细胞也可死亡形成脓液。

（2）全身性急性反应

发热是全身性炎症反应的特点。发热并不是由细菌成分引起，而主要是由参与炎症反应的细胞因子如 TNF-α、IL-1 和 IL-6 引起的。应该说发热本身并非坏事，因为它可抑制病原体的增殖和增强对病原体的免疫应答。同时，机体迅速合成激素如糖皮质激素，白细胞数增加，肝产生大量的急性炎症蛋白，其中的 C 反应蛋白可增加 1000 倍。另外，革兰氏阴性菌感染后，因巨噬细胞大量释放 TNF-α 而出现脓毒症，引起血管通透性增大而导致大量血浆外渗，引起脓毒性休克，出现弥漫性血管内凝血和血栓，导致全身性器官衰竭。

第三节　天然分子免疫学理论的形成与发展

一、天然免疫分子的发现与概念的形成

随着人们对机体免疫防御系统不但由骨髓源的白细胞承担，而且依靠由上皮细胞、成纤维细胞和神经元等许多细胞类型和分子机制共同构成的一个协同网络的普遍认同，使现代免疫学产生了明显的革命性改变。Elie Metchnikoff 最早在一个世纪前就提出了天然免疫系统的概念，但长期以来天然免疫学研究被人们所忽视，天然免疫学特别是天然分子免疫学发展缓慢，使获得性免疫成为免疫学研究的核心和主导，人们对天然免疫的认知一直处在解剖学物理屏障和生理学屏障及天然免疫细胞参与的炎症反应的细胞水平。然而，1996 年 Jules Hoffmann 等在研究果蝇诱导的对烟曲霉（*Aspergillus fumigatus*）产生的有效免疫反应时发现需要 Toll 蛋白参与，这使人们意识到天然免疫功能可作为对病原体的监视器，其识别的靶标可能是微生物的保守分子模式。由此表明，1989 年 Charlie Janeway 在获得性免疫系统的 SNSD 模式基础上提出的模式识别和天然免疫的概念是科学的和具有前瞻性的。他将涉及天然免疫的受体称为模式识别受体（PRR），识别的靶标分子的结构称为病原相关分子模式（PAMP）。然而，不但在致病病原体中，

而且在非致病病原体中也发现了这种分子模式，后将其定义为微生物相关分子模式（microorganism-associated molecular pattern，MAMP）可能更确切。MAMP 是由微生物产生的，宿主一般没有，提示 MAMP 是天然免疫区别自我和非我的靶标，而且 MAMP 是微生物存活的最本质的且在已知的微生物中是其结构的保守成分，它使天然免疫的有限数量的 PRR 均能对微生物产生应答。后来，免疫学家又提出了损伤相关分子模式（damage-associated molecular pattern，DAMP）的概念，特指机体自身细胞所释放的来自受损或坏死组织的成分及某些激活的免疫细胞等，即内源性危险信号。

目前，包括 Toll 样受体家族（TLR）、NOD 样受体家族（NLR）、RIG-Ⅰ样受体家族（RLR）和识别 DNA 的受体 DAI、cGAS 等多种 PRR 被发现，并证实其共同构成了识别病原体的“三位一体”防御体系（Buckley and Rast，2015；Dempsey and Bowie，2015）。现证实机体有许多细胞类型（包括免疫细胞和非免疫细胞）及其多种 PRR、接头分子、转录因子和细胞因子等参与机体的抗感染、抗肿瘤和免疫调节的天然免疫功能，这包括促炎症免疫反应、吞噬、凋亡、调理作用及血液凝集和补体系统激活的级联反应等。同时，这也使人们回想到早在 1922 年由 Alexander Fleming 等报道的上皮细胞能产生一种具有直接抗微生物的活性蛋白（antimicrobial protein，AMP）即溶菌酶（lysozyme）的发现，即标志着目前特指的天然免疫领域的诞生及最早的天然免疫分子的描述。这与后来发现的高等动物机体皮肤组织产生的包括防御素、cathelicidin（Gallo et al.，1994）和其他许多 AMP 及低等动物昆虫如果蝇等产生的抗真菌肽 Drosomycin，共同构成了抗微生物的巨大而复杂的防御分子网络（Gallo，2013）。

在这些天然免疫分子的功能中，TLR 和胞质 DNA 感受器发挥的天然免疫反应是昆虫、植物和动物中最古老的宿主防御机制之一，而且是发现得最早、研究得最多最深入的天然免疫分子机制，同时这些研究成果的取得也标志着天然分子免疫学理论的形成、发展和完善（Buckley and Rast，2015；Dempsey and Bowie，2015）。

二、TLR 作用机制的阐明标志着天然分子免疫学的形成

由于 TLR 信号相关分子发现最早，研究得比较系统和完善，取得的成果较大，影响深远（图 3-5，图 3-6）（O'Neill et al.，2013），现以 TLR 及其配体、接头分子、转录因子等的发现过程和作用机制为重点，介绍天然分子免疫学理论的形成和发展历程。

（一）Toll/IL-1R/TIR/TLR 的发现及其功能鉴定

天然免疫受体的这个观点可追溯到 1989 年，Charles Janeway 推测 PRR 识别微生物产物与机体天然免疫和获得性免疫有关（Janeway，1989）。IL-1R 是鉴定的 TLR 相关的第一个分子。IL-1 是 20 世纪 80 年代发现的一个多功能的促炎症细胞因子，在 T 细胞激活、致热源性及炎症急性阶段反应激活等方面发挥作用（Dinarello，1991）。1988 年编码 IL-1R 的基因被克隆，但没有预测到与信号转导机制相关的序列线索，在胞质结构域也没有可识别的基序（Sims et al.，1988）。1991 年对该分子研究表明，其与黑腹果蝇的一种蛋白——Toll 蛋白的胞质结构域同源（Gay and Keith，1991），但那时只知道 Toll 蛋白的功能仅与胚胎发育背腹轴的极化有关（Anderson et al.，1985）。

显然，果蝇背腹轴极化涉及一种被称为 Dorsal 的蛋白，它与转录因子的核因子-κB（NF-κB）家族的其他成员具有一个共同的 REL 同源性结构域（Steward，1987）。在那时，NF-κB 是在 B 细胞中鉴定的通过革兰氏阴性菌（G^-）细胞壁组分 LPS（炎症和感染的主要成分）激活的第一个因子（Sen and Baltimore，1986）。在免疫和炎症中有相当数量的基因能通过 NF-κB 被调节，而且发现 IL-1 激活 NF-κB 信号（Baeuerle and Henkel，1994）。这提示，相同的高效的信号转导机制均可被用在果蝇的发育及哺乳动物的促炎症信号转导中。因此，具有高度相似性的蛋白 Toll 和 IL-1R1 在不同生物中具有重要的 NF-κB 依赖的作用，这证明 Toll 和 IL-1R1 对 NF-κB 信号转导具有共同的关键作用（Heguy et al.，1992）。

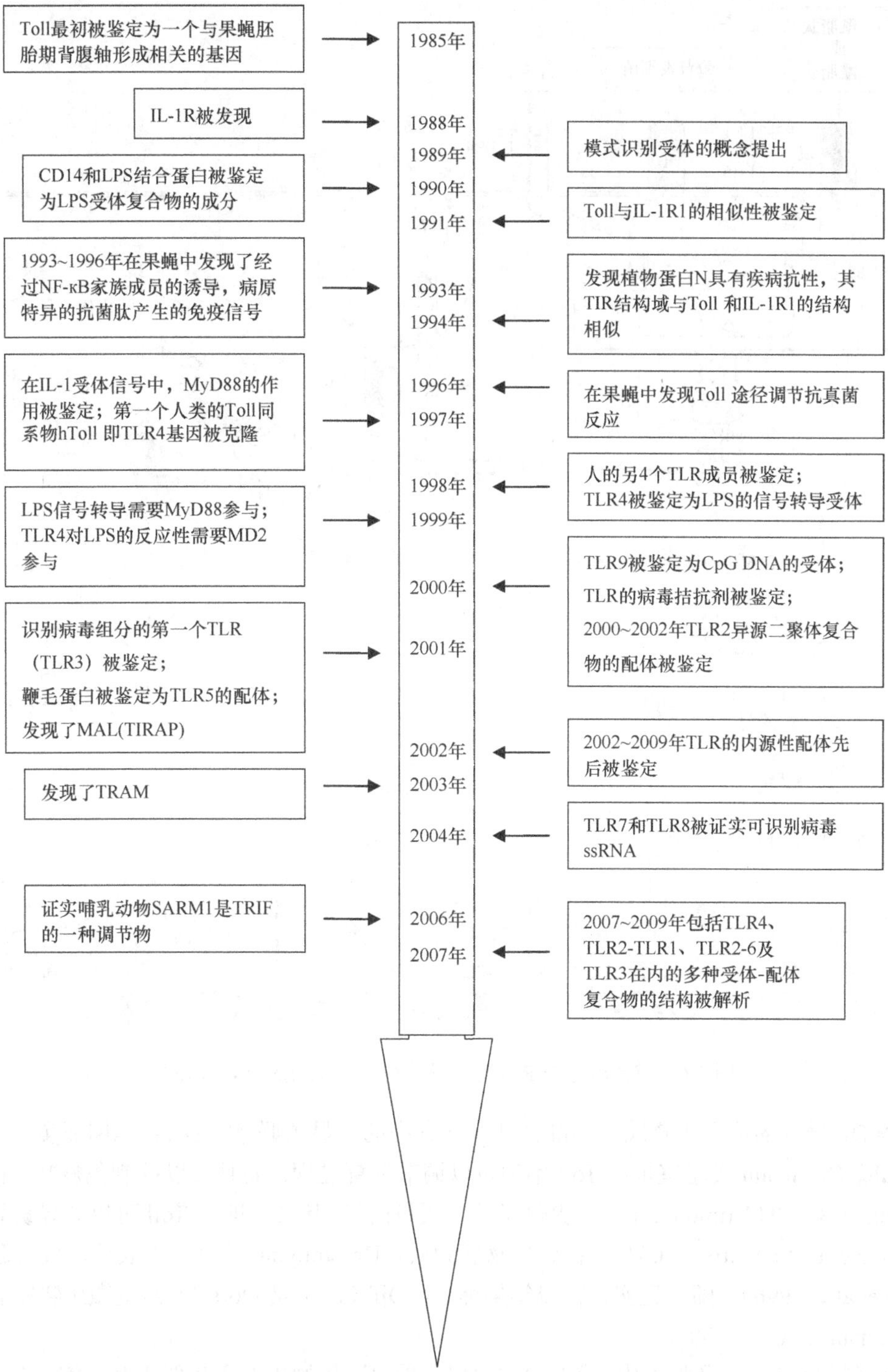

图 3-5 哺乳动物 TLR 及其信号转导途径研究历程（O'Neill et al.，2013）

1994 年，在 TLR 研究领域中鉴定了一种对烟草花叶病毒有抗性的植物蛋白即 N 蛋白（Whitham et al.，1994），发现 N 蛋白的氨基端结构域与 Toll 和 IL-1R 的胞质结构域相似，这提示保守的结构域与植物和动物这两个独立王国的宿主抗性相关。这个保守的结构域被称为 Toll-IL-1 抗性（Toll-IL-1-resistence，TIR）结构域。此外，1993 年 Michael Levine 等发现黑腹果蝇 NF-κB 家族的另一个成员 Dif，在果蝇幼虫脂肪体被细菌感染或损伤后，能从胞质转位到核内（Ip et al.，1993），这证明 Dif 能结合到编码抗微生物肽即天蚕抗菌肽基因启动子的一个κB 样序列上，而且显示 Dif 是通过组成型活化 Toll 的突变体——$Toll^{10b}$ 而发挥作用。

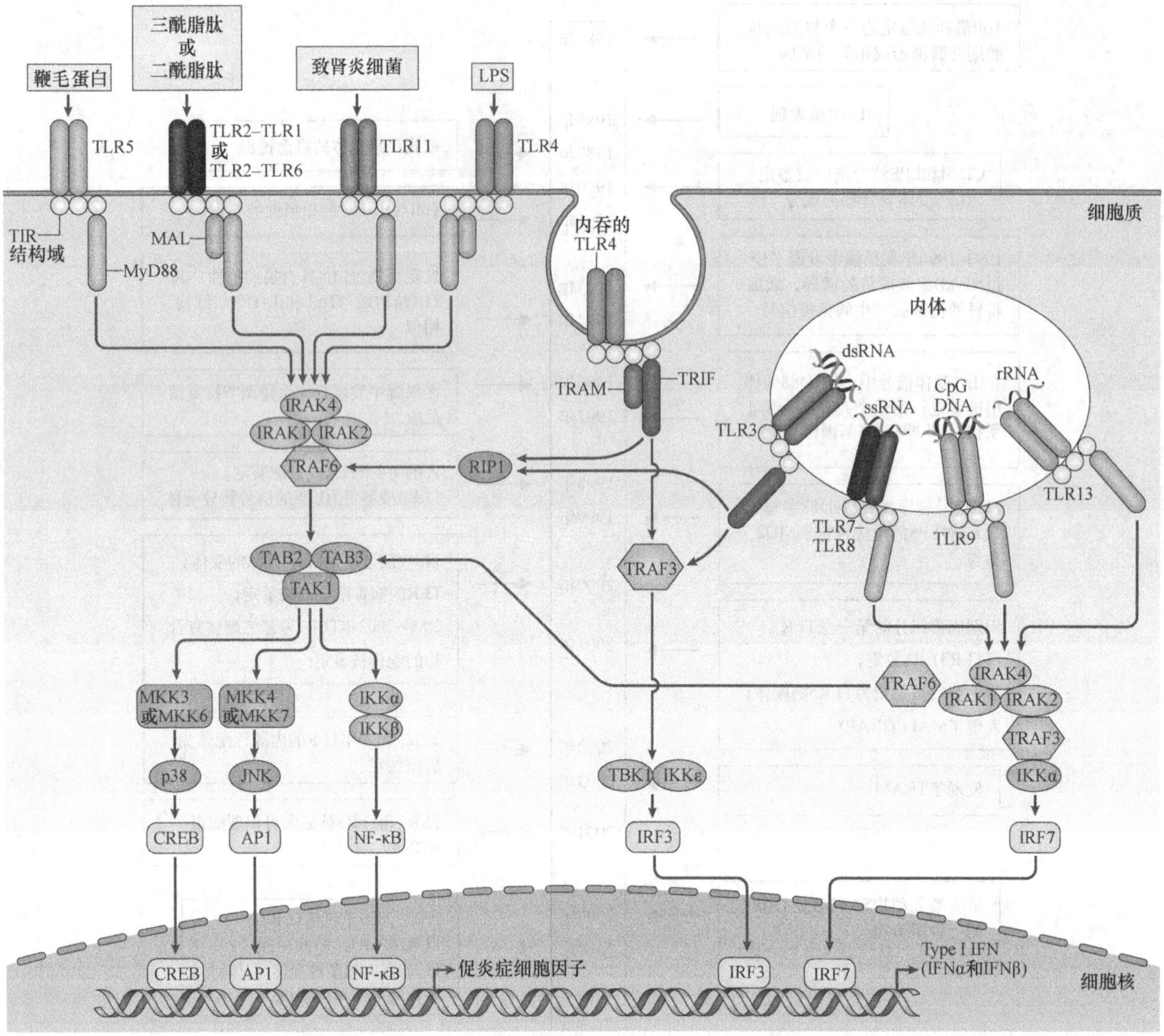

图 3-6 哺乳动物 TLR 信号转导途径（O'Neill et al.，2013）

根据依赖 Dif 诱导的抗微生物肽与 Toll 突变体间存在的明显关联，以及结合早期证实的 Toll 和 Dorsal 间的关系，Jules Hoffmann 实验室推测 Toll 不但可以调节发育过程，而且可以控制免疫基因的表达。1996 年由 Hoffmann 实验室的 Bruno Lemaitre 提供了这个假设的确切证据，即由 Toll 可以介导诱导果蝇产生抗真菌肽 Drosomycin（Lemaitre，2004）。在微生物感染后，Drosomycin 的确上调表达，接着激活了 Toll 途径（Lemaitre et al.，1996）。随后证实，在成年果蝇中，Dif（而不是 Dorsal）是抗微生物肽表达的主要调节物（Rutschmann et al.，2000）。

早在 1994 年的 PubMed 数据库中，哺乳动物的相关蛋白比果蝇 Toll 更相似于 IL-1R1（Sims and Dower，1994）。哺乳动物的这些相关蛋白预测含有 TIR 结构域及富含亮氨酸重复，这与 Toll 相似，而与缺乏免疫球蛋白结构域的 IL-1R1 不同。在 1997 年，哺乳动物的 Toll 同系物中的一种 hToll，被 Ruslan Medzhitov 和 Janeway 克隆和研究。他们研究显示，转染 CD4-hToll 嵌合蛋白的人单核细胞导致了 NF-κB 的激活及依赖 NF-κB 信号的包括 CD80 的基因表达（Rock et al.，1998）。CD80 是经过 CD28 为 T 细胞提供共刺激信号的一种蛋白，这个十分重要的发现，第一次将天然免疫和获得性免疫联系在一起，即抗原呈递细胞的先天性 hToll 信号转导与 CD80 的表达和 T 细胞的激活有关。hToll 的这个标志性功能的发现，满足了 Janeway 推断 PRR 的标准，这为将天然免疫和获得性免疫联系在一起提供了重要的证据。

在 1998 年，5 种哺乳动物的 Toll 同系物被发现，并命名为 Toll 样受体（Toll-like receptor，TLR），其中包括 hToll，后再被统一命名为 TLR4。由于在当时还没有哺乳动物 TLR 功能的介绍，但在果蝇中仅知 Toll 的功能与天然免疫有关，于是人们推测 TLR 可能也参与天然免疫，是 PRR 理想的候选者，而且 LPS 可能是被 TLR 感知的候选 PAMP，并能激活 NF-κB 信号。该研究报道后的十多年来，激励和引导了国际多个团队从事 PRR 的发现和研究工作，因此 Janeway 对 TLR 的研究贡献是举世公认的，具有里程碑意义。目前哺乳动物的 TLR 家族已发现和鉴定了 13 个成员的信号途径（Andrade et al.，2013；Buckley and Rast，2015；Dempsey and Bowie，2015）。

（二）LPS 受体的发现及其发挥作用的结构基础

脂多糖（LPS）是革兰氏阴性菌诱导败血症的不确定致病因子，然而这个致病因子的致病机制研究是一个具有挑战性的工作。由于任何已知不同菌株的多糖具有多样性，其发挥作用是否需要受体，受体是否都相同，往往因其在结构上的异源性，以及不可能纯化到同源物而放弃研究。脂质 A 是 LPS 的脂质部分，1954 年初次报道具有炎症活性，但其准确结构在 1983 年之前还没有得到正确认识（Strain et al.，1983）。由于人工合成的脂质 A 排除了不纯的问题，比天然的 LPS 更容易发挥作用。1985 年人工合成得到脂质 A，为确定以前报道的内毒素活性是否是由 LPS 介导产生的，或简单地由生物学污染造成的提供了一个重要手段。

1960～1965 年，Jackson 实验室的 C3H/HeJ 系小鼠发生了一个自发性突变，它具有对 LPS 毒性的抗性。这种抗性的遗传基础是由单一常染色体基因即 Lps^{d} 基因控制的，1984 年该基因被定位在小鼠的 4 号染色体上。

早在 20 世纪 80 年代初，在血清中已发现了 LPS 的结合蛋白（LBP），1986 年证实 LPS 具有激活 NF-κB 的能力，随后证实 LPS 也能激活 p38 丝裂原激活的蛋白激酶（MAPK）（Han et al.，1993）。同时，已证实 p38 MAPK 也能被 IL-1 激活，这提示 LPS 的受体相似于 IL-1R1。

1990 年鉴定了一种 18～25kDa 的 LPS 结合蛋白，它是 LPS 的共受体髓样分化因子 2（MD2），但没有进一步开展相关研究工作。不久后研究便证实，LBP 与 CD14 一起作用能起始 LPS 信号转导，并且 CD14 能增加细胞对 LPS 的敏感性，高达 1000～10 000 倍（Wright et al.，1990；Schumann et al.，1990）。那时认为，CD14 是一种糖基磷脂酰肌醇锚定蛋白［glycosylphosphatidylinositol（GPI）-anchored protein］，能经过 GPI 锚定而起始信号转导，或直接激活一种蛋白激酶（Lee et al.，1993）。后证明 CD14 并不是一种信号转导受体，它作为一种可溶性的、跨膜形式的成分能够介导 LPS 反应，这导致了 CD14 作为一个相关的信号传导物而被全面研究。

1997 年，免疫学者终于鉴定 TLR4 是 LPS 真正的受体（Medzhitov et al.，1997）。一年后 Yang 等发现，一种 TLR 的表达赋予了细胞对内毒素制品的反应性，这证实了 TLR 是真正的 PRR，而将 TLR2 鉴定为 LPS 的受体是错误的（Yang et al.，1998）。Craig Gerard 依据已知 TLR 的染色体定位，认为 Lps^{d} 基因可能编码 TLR4（Gerard，1998）。1998 年 Bruce Beutler 团队克隆了 Lps^{d} 基因，确定 Lps^{d} 是 TLR4（Poltorak et al.，1998），不久后 Danielle Malo 团队也证实 Lps^{d} 是事实上的 TLR4（Qureshi et al.，1999）。1999 年 Shizuo Akira 等证明敲除 TLR4 的小鼠不能对 LPS 产生反应，这进一步表明 TLR4 是 LPS 的信号转导受体（Hoshino et al.，1999）。

然而不久发现，TLR4 缺乏结合 LPS 的活性，不清楚其作为 LPS 的受体是如何发挥功能的，直到 1999 年证实 MD2 能赋予 LPS 对 TLR4 的反应性（Shimazu et al.，1999）。最初认为 MD2 是 TLR4 的一种伴侣蛋白，但 2001 年证实可溶性（胞外的）形式的 MD2 具有 TLR4 的共受体功能，这提示 MD2-LPS 复合物是 TLR4 的基本配体（Schromm et al.，2001）。2009 年证实，TLR4-MD2 复合物与 LPS 突变体的共晶体化结构结合在脂质 A 结合的口袋中（Park et al.，2009），并显示 TLR4-MD2 二聚体可能是 LPS 受体的基本信号转导单位。Umeharu Ohto 等发现，用小鼠和人 TLR4-MD2 复合物的共晶体化结构结合一种合成的脂质 A 前体——脂质 IVa，证实 MD2 携带着结合的配体，发生一个诱导性构象变化，产生一个“m”状的复合物，这对 LPS 活性发挥而言是一个基本过程（Ohto et al.，2012）。从此，革兰氏阴性致病菌诱导的败血症休克、LPS 的识别机制，以及 TLR4 作为一种 PRR 的作用在分子水平得到了清楚的理解。

（三）TLR 的配体发现及其结构特征

由于已确定 TLR4 与识别 LPS 有关，因此对多种微生物产物作为其他 TLR 的可能配体进行了大量研究。现已证实人类有 10 种 TLR、小鼠有 12 种 TLR 与机体模式识别的天然免疫有关（Kawai and Akira，2009）。自 1999 年开始，Akira 等建立了多种 TLR 和接头分子敲除的小鼠，为每个 TLR 的特异性配体及其识别机制研究提供了无价的有力工具。

TLR2 感知细菌的脂多肽：TLR2 与 TLR1 的异源二聚体识别三酰脂肽，TLR2 与 TLR6 的异源二聚体识别二酰脂肽，2007 年这两个二聚体的结构最终得到明确（Jin et al.，2007；Kang et al.，2009）。同时证实，TLR2 能识别来自多种病原的广泛多样的其他非脂多肽的 PAMP（Kawai and Akira，2009）。

2001 年证实 TLR5 可感知细菌的鞭毛蛋白，后进一步证实其也能调节针对肠道细菌的天然和获得性免疫反应（Hayashi et al.，2001；Uematsu et al.，2006，2008；Yoon et al.，2012）。虽然 TLR10 与 TLR1 的受体序列最相似，而且可以与 TLR2 形成异源二聚体，但其作用还未明确。小鼠 TLR11 显示可感知尿道病原菌的成分，并且与小鼠的 TLR12 协同能结合刚地弓形虫的肌动蛋白（Yarovinsky et al.，2005；Andrade et al.，2013；Koblansky et al .，2013）。小鼠 TLR13 最近被证实可识别细菌的核糖体 RNA（Hidmark et al.，2012；Oldenburg et al.，2012）。

2000 年发现病毒蛋白对抗 TLR4 信号转导，同时证实呼吸道合胞体病毒的融合蛋白通过 TLR4 介导免疫反应（Kurt-Jones et al.，2000），这提示 TLR 配体均可来源于病毒和细菌。2001 年证实 TLR3 识别病毒的一种主要成分——dsRNA，并介导激活 NF-κB 和Ⅰ型干扰素（IFN-Ⅰ）信号转导途径（Alexopoulou et al.，2001；Liu et al.，2008；Jin and Lee，2008）（图 3-6）。

TLR9 是另外一个在抗病毒反应中使人纠结的受体。2000 年 TLR9 被鉴定为富含 CpG 的低甲基化的 DNA 基序的受体（Hemmi et al.，2000），这种 DNA 基序在细菌基因组中含量高而在脊椎动物中含量很低。后来也证实，TLR9 能对疱疹病毒的 DNA 反应（Krug et al.，2004a，2004b）。2002 年，TLR7 由于能感知可刺激抗病毒反应的、人工合成的咪喹莫特（imiquimod），而被鉴定为另外一个抗病毒受体（Hemmi et al.，2002）。2004 年 TLR7 及与其相关的受体——TLR8 均被证实能感知单链的病毒 RNA（ssRNA）（Diebold et al.，2004；Heil et al.，2004；Lund et al.，2004）。

2002～2005 年，发现宿主核酸在某些情况下可作为 TLR9、TLR7 和 TLR8 的配体而发挥作用（Leadbetter et al.，2002；Lau et al.，2005；Means et al.，2005；Vollmer et al.，2005）。近年来发现，其他 TLR 也具有识别内源性配体的能力。这些研究表明，TLR 可作为一个受体家族针对病原感染或组织损伤的危险信号而起始天然免疫和炎症反应。

（四）TLR 接头分子的发现及其信号转导途径的阐明

1997 年发现了一种能起始识别而参与髓样细胞分化的蛋白——髓样分化初次反应蛋白 88（myeloid differentiation primary-response protein 88，MyD88），其含有一个 TIR 结构域，并证实能结合到 IL-1R 而引起通过 NF-κB 途径的信号转导（Wesche et al.，1997；Muzio et al.，1997），这提示在 MyD88 信号转导中涉及同源性的 TIR 与含 TIR 结构域受体的相互作用。MyD88 也含有一个与一种蛋白激酶——IL-1R 相关激酶Ⅰ（IRAK1）的死亡结构域相互作用的相同的结构域，接着先后发现了其他 IRAK。IRAK1 被证实与 TNF 受体相关因子 6（TRAF6）相互作用，激活 NF-κB 途径。随后证实，NF-κB、p38 MAPK 和 JUN 氨基端激酶（JNK）的信号转导发生在 TRAF6 的下游，而且已明确涉及在这些信号转导途径中的激酶级联反应、接头蛋白和泛素化反应。后进一步证实，相同的信号都能诱导 TLR2、TLR5、TLR7 和 TLR9 下游的激活，这与其均依赖于 MyD88 信号途径的观点相一致（O'Neill and Bowie，2007）。

在发现细胞膜 TLR 家族成员的同时，也认识到了来自细胞内内体中的某些 TLR 信号。最初，认为 CpG DNA 定位在招募 MyD88 的溶酶体区室中（Ahmad-Nejad et al.，2002），随后证实 TLR3、TLR7 和 TLR9 都定位在胞内内体中（Nishiya and DeFranco，2004），而且发现 CpG DNA 诱导了 TLR9 从细胞内质网运输到内吞溶酶体以实现信号转导（Latz et al.，2007）。接着，干扰素调节因子 7（interferon-regulatory factor 7，IRF7）被鉴定为一个重要的 MyD88 依赖的转录调节物，其在内体 TLR7 和 TLR9 信号的下游，发挥诱导Ⅰ型干扰素（IFN-Ⅰ）基因表达的作用（Kawai et al.，2004；Honda et al.，2005）（图 3-6）。

MyD88 接头样蛋白（MAL 或 TIRAP）是被发现的另外一个 TIR 接头蛋白（Horng et al.，2001）。2001 年用 MyD88 缺陷小鼠证实，其能诱导通过 IRF3 的 IFN-Ⅰ反应，以及 TLR4 下游的 NF-κB 活化和 DC 活化的延迟，说明这是 MyD88 独立的反应（Kaisho et al.，2001；Kawai et al.，2001），提示 MyD88 独立的信号转导能被 TLR 的下游激活。然而，MAL 并未显示发挥了 MyD88 独立的作用，但表明是连接 MyD88 到 TLR4 的一个桥梁接头（Horng et al.，2002；Yamamoto et al.，2002；Kagan and Medzhitov，2006）。相反，在 2002 年和 2003 年鉴定的第三个 TIR 接头分子——含 TIR 结构域的接头蛋白能诱导 IFN-β（TRIF，也称 TICAM1），显示参与了 MyD88 独立的 TLR4 途径及 TLR3 途径（Yamamoto et al.，2002，2003a；Oshiumi et al.，2003；Hoebe et al.，2003）。接着发现了第四个 TIR 接头分子——TRIF 相关接头分子（TRAM，也称 TICAM2），显示具有连接 TRIF 到 TLR4 的功能（Fitzgerald et al.，2003；Oshiumi et al.，2003；Yamamoto et al.，2003b）。因此，表明在 TLR 家族中 TLR4 是具有最复杂信号转导机制的一个成员，它既可以通过 MAL-MyD88 途径诱导 NF-κB 信号转导，又可以通过 TRAM-TRIF 途径诱导 IRF3 信号转导。TRAM-TRIF 途径能够被 TLR4、TLR7 和 TLR9 的下游活化，这说明通过 TLR 的不同信号转导，其亚细胞定位是很重要的（图 3-6）。

2006 年，第五个 TIR 接头分子——sterile-α and armadillo-motif-containingprotein 1（SARM1）显示能抑制 TRIF（Carty et al.，2006）。此外，由于 SARM1 在进化上是最保守的 TIR 接头分子，认为它可能还有其他功能，有趣的是最近发现，SARM1 能控制小鼠和果蝇轴突退化（Osterloh et al.，2012）。参与 PI3K 的 B 细胞接头分子（BCAP，也称 PIK3AP1）是被发现的第六个接头蛋白，其由 B 细胞产生，含有一个与 TIR 结构域相关的结构域，证实其能通过 TLR 调节 B 细胞活化（Troutman et al.，2012；Ni et al.，2012）。除 BCAP 外，十多年来还鉴定了大量的 TLR 的负向调节物，其能抑制 TLR 天然免疫反应的过度活化，以防止损伤宿主，这表明了 TLR 调节的重要性。

三、DNA 感受器作用机制的阐明标志着天然分子免疫学的日趋完善

（一）胞质 DNA 感受器信号转导途径的发现与确定

1. 非依赖 TLR9 的胞质 DNA 感受器的发现

TLR9 是 2000 年发现的监测 DNA 的第一个 PRR，它主要负责识别 CpG DNA（Hemmi et al.，2000），分别经过 NF-κB、IRF7 来诱导细胞因子和 IFN-Ⅰ的产生（O'Neill et al.，2013）。随后在多种细胞类型中发现，还存在非依赖 TLR9 的诱导细胞因子和 IFN-Ⅰ产生的识别 DNA 的胞质感受器（Paludan and Bowie，2013）。

2. TBK1-IRF3 信号转导途径的发现

TBK1（TANK-binding kinase）是 2006 年鉴定的对合成的 dsDNA［poly（dA-dT）］应答而诱导 IFN-β 产生的必需分子（Ishii et al.，2006）（图 3-7）。在激活上游 PRR 信号转导后，TBK1 直接磷酸化 IRF3，导致 IFN-β 产生。由此建立了对合成的 DNA（Stetson and Medzhitov，2006）到 DNA 病毒其他形式的胞质 DNA 应答及对 DNA 疫苗免疫应答（Keating et al.，2011）的 TBK1-IRF3 信号转导轴，并在 2006 年发现了多种直接结合胞质 DNA 及经过 TBK1 和 IRF3 信号转导途径诱导 IFN-Ⅰ产生的 DNA 感受器。

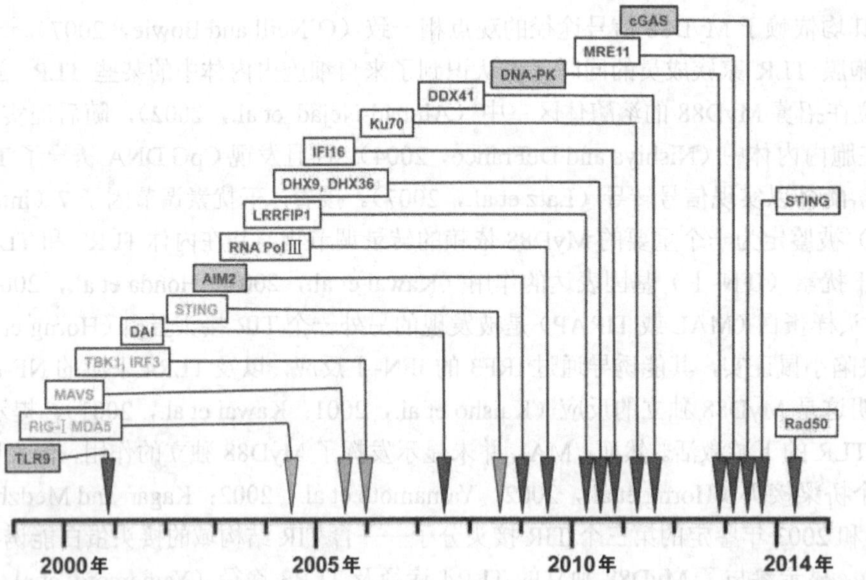

图 3-7 胞质 DNA 感受器和相关信号转导分子发现的时间点（Dempsey and Bowie，2015）（彩图请扫封底二维码）
红色表示 DNA 感受器；绿色表示关键信号转导蛋白；橙色表示 RNA 感受器；灰色框表示某些 DNA 感受器在敲除小鼠证实对 DNA-和（或）DNA-病毒具有反应作用

3. 首次发现与鉴定的胞质 DNA 受体——DAI

2007 年报道了第一个胞质 DNA 受体——DAI（DNA-dependent activator of IRF）（Takaoka et al.，2007）。DAI（或 ZBP-1）由可诱导的 IFN 基因编码，其能上调 IFN-Ⅰ的表达。DAI 敲除鼠 L929 细胞能降低由 HSV-1 刺激的 IFN-β 产生，而随后的研究发现在成纤维细胞中 DAI 能针对 CMV 诱导 IFN-Ⅰ和细胞死亡反应（DeFilippis et al.，2010；Upton et al.，2012）。然而，在巨噬细胞中，DAI 对 DNA 没有作用。但对 DNA 免疫的体内反应是依赖 TBK1，而非依赖 DAI 的（Ishii et al.，2008）。这说明还存在其他未鉴定的胞质 DNA 感受器，特别是骨髓源细胞。

2009 年，发现 RIG-Ⅰ和 MAVS 与 DNA 感受途径有关（Ablasser et al.，2009；Chiu et al.，2009）。RNA 聚合酶Ⅲ（RNA pol Ⅲ）能转录富含 AT 的 dsDNA，如 poly（dA-dT）为一个含 5′端三磷酸的部分 RNA，其能被 RIG-Ⅰ识别，导致产生 IFN-β（Ablasser et al.，2009；Chiu et al.，2009）。这就解释了 MAVS 涉及某些 DNA 反应（Ishii et al.，2006），并且在人的一些细胞类型中能对 poly（dA-dT）反应。因此，说明 DAI 的作用具有细胞类型特异性，RNA pol Ⅲ-RIG-Ⅰ途径仅能监测富含 AT 的 dsDNA，同时应清楚还存在其他识别胞质 DNA 的 PRR。

（二）多种胞质 DNA 感受器的发现及其信号转导途径

自 2009 年来，至少发现了十多种蛋白质为胞质 DNA 感受器：AIM2、IFI16、LRRFIP1、DHX9、DHX36、DDX41、Ku70、DNA-PK、MRE11、cGAS、STING 和 Rad50（图 3-7，图 3-8）。

1. PYHIN 蛋白家族 DNA 感受器

AIM2 和 IFI16 是含 pyrin 和 HIN200（pyrin and HIN200，PYHIN）结构域蛋白，其能直接结合到 DNA，并分别介导炎症小体和转录因子的激活。2010 年用 siRNA 筛选鉴定了 LRRFIP1，确认其是巨噬细胞对单核李氏杆菌或 dsDNA 应答诱导 IFN-β 基因必需的（Yang，2010）。LRRFIP1 不是 NF-κB 和 IRF3 激活必需的，而是促进共激活物 β-catenin 磷酸化，经过 IRF3 导致 p300 招募到 IFN-β 增强体。由于 LRRFIP1 能与 dsDNA 免疫共沉淀，因此认为其是一个 DNA 感受器，但还没有得到可直接结合 DNA 的结论。事实上，LRRFIP1 也具有由 dsRNA 刺激诱导 IFN-β 产生的作用。

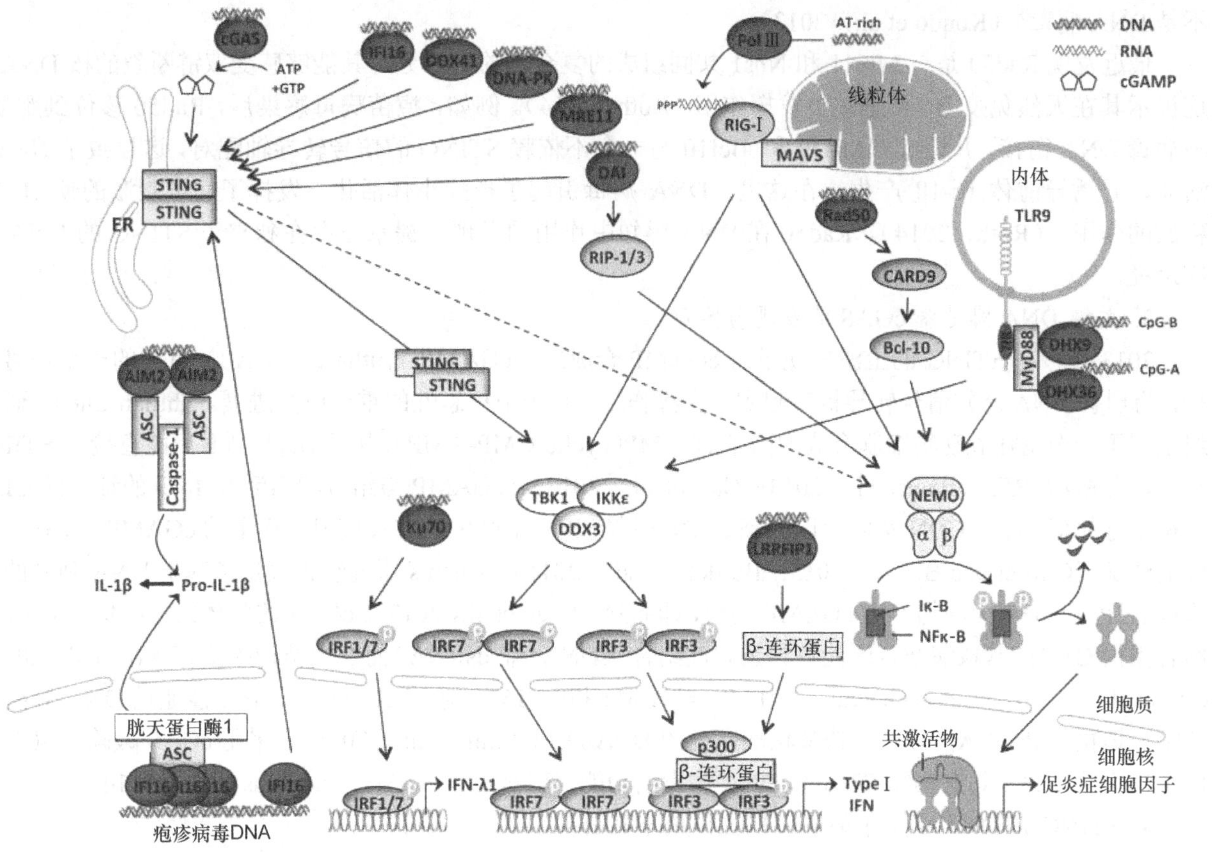

图 3-8　胞质 DNA 感受器及其信号转导途径（Dempsey and Bowie，2015）

2. DEAD/H-盒解螺旋酶 DNA 感受器

许多 DEAD/H-盒解螺旋酶，如 RIG-Ⅰ和 MDA5 具有感知天然核酸的作用，但只有 DHX9 和 DHX36 蛋白被认为具有感知胞质 DNA 的功能。DHX36 能应答 CpG-A DNA，与 IFN-α 的产生和 IRF7 的核移位有关。DHX9 能应答 CpG-B DNA，与 TNF-β 和 IL-6 的产生及 NF-κB 的激活有关（Kim et al.，2010）。另研究发现，在敲低 TLR9 的细胞中完全废除了 CpG DNA 依赖的反应（Kim et al.，2010），这说明 DHX9 和 DHX36 在 pDC 中可能需要 TLR9 信号途径，而不是自身作为 DNA 感受器。在 mDC 中，由于通过 shRNA 敲低的 DHX9 在针对 poly（I：C）、流感病毒和呼肠孤病毒反应而产生 IFN-Ⅰ和促炎症细胞因子中需要 DHX9，因此 DHX9 也被认为是一种 dsRNA 感受器（Zhang et al.，2011）。DHX9 被证实通过其 dsRNA 结合结构域结合 poly（I：C），并通过 MAVS 激活 NF-κB 和 IRF3（Zhang et al.，2011）。

Yong-Jun Liu’s 研究组筛选了与天然免疫有关的 59 个其他 DExD/H 家族成员，2011 年鉴定 DDX41 结合 DNA，并证明与 STING 和 TBK1 有关，具有 DNA 感受器的功能（Zhang et al.，2011）。后证实 DDX41 能直接与细菌的 CDN、c-di-GMP 和 c-di-AMP 结合（Parvatiyar et al.，2012）。基于 DDX41 结合 CDN，证实其能经过 STING、TBK1 和 IRF3 诱导 IFN-Ⅰ反应（Parvatiyar et al.，2012）。

DNA 依赖的蛋白激酶（DNA dependent protein kinase，DNA-PK）是由 Ku70、Ku80 和催化亚基 DNA-PKcs 组成的异源蛋白复合物。其中 Ku70 已知主要与 DNA 的修复过程有关，2011 年发现其能监测胞质中大于 500bp 片段的 dsDNA，经过 IRF1 和 IRF7 的活化激发 IFN-Ⅲ而不是 IFN-Ⅰ的产生（Zhang et al.，2011），后证实 Ku70 可作为一种 DNA 感受器。在 Ku70 证实可作为一种 DNA 感受器一年后，DNA-PK 复合物在成纤维细胞中被鉴定为具有特殊作用的一种 DNA 感受器，其能感受胞质中的 DNA，并经过 STING-TBK1-IRF3 轴诱导 IFN-Ⅰ产生（Ferguson et al.，2012）。

Mre11 是发现的另外一种 DNA 损伤感受器蛋白，其介导 STING 依赖的针对胞质 dsDNA 的反应（而不是 DNA 病毒）（Kondo et al.，2013）。

最近发现 Rad50 是与 Mre11 和 Nbs1 共同组成的复合物的一部分，其能够感受双链断裂的核 DNA，这提示其在天然免疫 DNA 感知中发挥作用（Roth，2014）。例如，痘苗病毒感染后，Rad50 移位到胞质，与病毒 DNA 衔接，并通过 CARD9 和 Bcl10 与一个不依赖 STING 的信号转导轴配对，这导致了 NF-κB 活化，并诱导前体 IL-1β 产生。在这里，DNA 病毒引起了炎症小体活化，发挥了病毒刺激的使 IL-1B 释放的作用。（Roth，2014）。Rad50 在 DNA 感知中作用的发现，提示还存在独立于 STING 的 DNA 反应途径。

3. 关键 DNA 感受器 cGAS 的发现与鉴定

2013 年，在 STING 的上游发现了与 cGAMP 合成酶（cGAMP synthase，cGAS）有关的一个信号途径，为理解 DNA 感知信号转导机制起到了支撑作用，是一个标志性的重要研究进展。Zhijian Chen's 研究组鉴定了一个由哺乳动物细胞合成的因子 cGAMP（cyclic-GMP-AMP），其经 DNA 刺激后能直接与 STING 结合，并激活 IRF3（Wu et al.，2013；Gao et al.，2013）。cGAMP 与结合和激活 STING 的细菌的 CDN 结构十分相似，提示 CDN 实际上以依赖 STING 刺激 IFN-Ⅰ产生的方式模拟了宿主的 cGAMP，以利于细菌的清除（Gurtler and Bowie，2013；Burdette et al.，2011）。Chen's 研究组也鉴定了基于 DNA 刺激的细胞以 ATP 和 GTP 为底物产生 cGAMP 的酶，即 cGAS（Sun et al.，2013）。cGAS 的整体结构相似于 dsRNA 结合蛋白 OAS1，其核酸结合区能特异亲和性结合 dsDNA（非 dsRNA）而发生结构改变（Civril et al.，2013；Gao et al.，2013；Kranzusch et al.，2013）。与 AIM2 和 IFI16 识别 DNA 一样，cGAS 能通过 DNA 磷酸骨架唯一地接触 dsDNA，导致不依赖核酸序列的 DNA 感知（Cai et al.，2014）。采用 cGAS 敲除小鼠在体内也证实了 cGAS 具有感知 DNA 和 DNA 病毒的功能（Li et al.，2013；Schoggins et al.，2014）。

4. STING 在 DNA 识别中的中心地位作用与机制

2008 年发现了一个新的信号接头蛋白 STING（也称为 MITA、MPYS 和 ERIS）（Jin et al.，2008；Ishikawa and Barber，2008；Zhong et al.，2008；Sun et al.，2009）。STING 在 DNA 和 HSV-1 病毒诱导的 IFN-β 产生中是必需的，并且证实敲除 STING 的小鼠其对 DNA 病毒反应的能力被损伤（Ishikawa et al.，2009）。已知 STING 对病毒性和细菌性病原、自身免疫性疾病中的自身 DNA 及 DNA 免疫佐剂具有反应的功能（Burdette and Vance，2013）。现已明确 STING 的作用机制是直接与 TBK1 衔接而指导 IRF3 激活（Tanaka and Chen，2012；Abe and Barber，2014）（图 3-8）。在 DNA 识别途径中，STING 直接识别细菌的第二信使——环二核苷酸（cyclic dinucleotide，CDN）单磷酸二鸟苷（diguanylate monophosphate，c-di-GMP）（Burdette et al.，2011），并诱导 IFN-Ⅰ反应，是作为接头分子的另外一个功能。截至目前已证实，天然和获得性免疫的许多生理性、病理性反应均与 STING 有关，并且其作为天然免疫接头分子在体内防护和危害过程中发挥中心地位作用。

四、PRR 自我与非我识别机制的阐明标志着天然分子免疫学理论的产生

Charlie Janeway 于 1989 年提出了天然免疫自我-非我识别模式，他认为机体天然免疫（非特异性免疫）细胞成分，是一套在遗传学上可编码的、可从进化的角度上来识别非我成分的系统。机体为区别自我与非我，天然免疫系统可辨别“感染非我”和“非感染非我”，即 PAMP 和 MAMP，相对应的识别受体称为模式识别受体（PRR）。现已证明，PAMP 是对病原体生存极为本质和保守的结构，因此通过机体胚系编码的有限数量的基因就能完成有效识别。1994 年 Polly Matzinger 提出了危险模式理论，她认为，是危险信号而不是简单的非我成分启动了免疫应答。当机体组织的正常细胞处于危险境地时，如感染、应激、损伤、坏死等，可向天然免疫相关细胞发出“危险”和“预警”信号，从而活化局部的效应细胞。近年来，学术界又提出了损伤相关分子模式 DAMP 的概念，即机体自身细胞所释放的来自受损或坏死组织的成分及某些激活的免疫细胞等。近十多年来，已发现 Toll 样受体（TLR）、RIG 样受体（RLR）、NOD 样受体（NLR）和胞质 DNA 感受器等多组与天然免疫密切相关的受体家族，均与自我和非我模式识别关系

密切，但其具体识别机制各不相同，这就构成了机体的“三位一体”的天然免疫防御系统，同时标志着天然分子免疫学理论的形成与完善。

参 考 文 献

景志忠. 2012. TOLL 样受体与天然免疫[M]. 兰州: 兰州大学出版社.

Abe T, Barber G N. 2014. Cytosolic-DNA-mediated, STING-dependent proinflammatory gene induction necessitates canonical NF-kappaB activation through TBK1[J]. J Virol, 88(10): 5328-5341.

Ablasser A, Bauernfeind F, Hartmann G, et al. 2009. RIG-Ⅰ-dependent sensing of poly(dA: dT)through the induction of an RNA polymerase Ⅲ-transcribed RNA intermediate[J]. Nat Immunol, 10(10): 1065-1072.

Ahmad-Nejad P, Häcker H, Rutz M, et al. 2002. Bacterial CpG-DNA and lipopolysaccharides activate Toll-like receptors at distinct cellular compartments[J]. Eur J Immunol, 32(7): 1958-1968.

Alexopoulou L, Holt A C, Medzhitov R, et al. 2001. Recognition of double-stranded RNA and activation of NF-κB by Toll-like receptor 3[J]. Nature, 413(6857): 732-738.

Anderson K V, Jürgens G, Nüsslein-Volhard C. 1985. Establishment of dorsal-ventral polarity in the *Drosophila embryo*: genetic studies on the role of the Toll gene product[J]. Cell, 42(3): 779-789.

Andrade W A, Souza Mdo C, Ramos-Martinez E, et al. 2013. Combined action of nucleic acid-sensing Toll-like receptors and TLR11/TLR12 heterodimers imparts resistance to *Toxoplasma gondii* in mice[J]. Cell Host Microbe, 13: 42-53.

Baeuerle P A, Henkel T. 1994. Function and activation of NF-κB in the immune system[J]. Annu Rev Immunol, 12: 141-179.

Buckley K M, Rast J P. 2015. Diversity of animal immune receptors and the origins of recognition complexity in the deuterostomes[J]. Dev Comp Immunol, 49: 179-189.

Burdette D L, Monroe K M, Sotelo-Troha K, et al. 2011. STING is a direct innate immune sensor of cyclic di-GMP[J]. Nature, 478(7370): 515-518.

Burdette D L, Vance R E. 2013. STING and the innate immune response to nucleic acids in the cytosol[J]. Nat Immunol, 14(1): 19-26.

Cai X, Chiu Y H, Chen Z J. 2014. The cGAS-cGAMP-STING pathway of cytosolic DNA sensing and signaling[J]. Mol Cell, 54(2): 289-296.

Carty M, Goodbody R, Schröder M, et al. 2006. The human adaptor SARM negatively regulates adaptor protein TRIF-dependent Toll-like receptor signaling[J]. Nat Immunol, 7(10): 1074-1081.

Chiu Y H, Macmillan J B, Chen Z J. 2009. RNA polymerase Ⅲ detects cytosolic DNA and induces type Ⅰ interferons through the RIG-Ⅰ pathway[J]. Cell, 138(3): 576-591.

Civril F, Deimling T, de Oliveira Mann C C, et al. 2013. Structural mechanism of cytosolic DNA sensing by cGAS[J]. Nature, 498(7454): 332-337.

Dempsey A, Bowie A G. 2015. Innate immune recognition of DNA: a recent history[J]. Virology, 479-480: 146-152.

Diebold S S, Kaisho T, Hemmi H, et al. 2004. Innate antiviral responses by means of TLR7-mediated recognition of single-stranded RNA[J]. Science, 303(5663): 1529-1531.

Dinarello C A. 1991. Interleukin-1 and interleukin-1 antagonism[J]. Blood, 77(8): 1627-1652.

Ferguson B J, Mansur D S, Peters N E, et al. 2012. DNA-PK is a DNA sensor for IRF-3-dependent innate immunity[J]. Elife, 1: e00047.

Fitzgerald K A, Rowe D C, Barnes B J, et al. 2003. LPS-TLR4 signaling to IRF-3/7 and NF-κB involves the toll adapters TRAM and TRIF[J]. J Exp Med, 198(7): 1043-1055.

Gallo R L. 2013. The birth of innate immunity[J]. Exp Dermatol, 22(8): 517.

Gallo R L, Ono M, Povsic T, et al. 1994. Syndecans, cell surface heparan sulfate proteoglycans, are induced by a proline-rich antimicrobial peptide from wounds[J]. Proc Natl Acad Sci USA, 91(23): 11 035-11 039.

Gao D, Wu J, Wu Y T, et al. 2013. Cyclic GMP-AMP synthase is an innate immune sensor of HIV and other retroviruses[J]. Science, 341(6148): 903-906.

Gay N J, Keith F J. 1991. Drosophila Toll and IL-1 receptor[J]. Nature, 351: 355-356.

Gerard C. 1998. Bacterial infection. For whom the bell tolls[J]. Nature, 395(6699): 217-219.

Gurtler C, Bowie A G. 2013. Innate immune detection of microbial nucleic acids[J]. Trends Microbiol, 21(8): 413-420.

Han J, Lee J D, Tobias P S, et al. 1993. Endotoxin induces rapid protein tyrosine phosphorylation in 70Z/3 cells expressing CD14[J]. J Biol Chem, 268(33): 25 009-25 014.

Hayashi F, Smith K D, Ozinsky A, et al. 2001. The innate immune response to bacterial flagellin is mediated by Toll-like receptor 5[J]. Nature, 410(6832): 1099-1103.

Heguy A, Baldari C T, Macchia G, et al. 1992. Amino acids conserved in interleukin-1 receptors(IL-1Rs)and the *Drosophila* toll protein are essential for IL-1R signal transduction[J]. J Biol Chem, 267: 2605-2609.

Heil F, Hemmi H, Hochrein H, et al. 2004. Species-specific recognition of single-stranded RNA via Toll-like receptor 7 and 8[J]. Science, 303(5663): 1526-1529.

Hemmi H, Kaisho T, Takeuchi O, et al. 2002. Small anti-viral compounds activate immune cells via the TLR7 MyD88-dependent signaling pathway[J]. Nat Immunol, 3(2): 196-200.

Hemmi H, Takeuchi O, Kawai T, et al. 2000. A toll-like receptor recognizes bacterial DNA[J]. Nature, 408(6813): 740-745.

Hidmark A, von Saint Paul A, Dalpke A H. 2012. Cutting edge: TLR13 is a receptor for bacterial RNA[J]. J Immunol, 189(6): 2717-2721.

Hoebe K, Du X, Georgel P, et al. 2003. Identification of Lps2 as a key transducer of MyD88-independent TIR signaling[J]. Nature, 424: 743-748.

Honda K, Ohba Y, Yanai H, et al. 2005. Spatiotemporal regulation of MyD88-IRF-7 signalling for robust type-Ⅰ interferon induction[J]. Nature, 434(7036): 1035-1040.

Horng T, Barton G M, Medzhitov R. 2001. TIRAP: an adapter molecule in the Toll signaling pathway[J]. Nature Immunol, 2(9): 835-841.

Horng T, Barton G M, Flavell R A. 2002. The adaptor molecule TIRAP provides signalling specificity for Toll-like receptors[J]. Nature, 420(6913): 329-333.

Hoshino K, Takeuchi O, Kawai T, et al. 1999. Cutting edge: Toll-like receptor 4(TLR4)-deficient mice are hyporesponsive to lipopolysaccharide: evidence for TLR4 as the Lps gene product[J]. J Immunol, 162(7): 3749-3752.

Ip Y T, Reach M, Engstrom Y, et al. 1993. Dif, a dorsal-related gene that mediates an immune response in *Drosophila*[J]. Cell, 75(4): 753-763.

Ishii K J, Coban C, Kato H, et al. 2006. A toll-like receptor-independent antiviral response induced by double-stranded B-form DNA[J]. Nat Immunol, 7(1): 40-48.

Ishii K J, Kawagoe T, Koyama S, et al. 2008. TANK-binding kinase-1 delineates innate and adaptive immune responses to DNA vaccines[J]. Nature, 451(7179): 725-729.

Ishikawa H, Barber G N. 2008. STING is an endoplasmic reticulum adaptor that facilitates innate immune signalling[J]. Nature, 455(7213): 674-678.

Ishikawa H, Ma Z, Barber G N. 2009. STING regulates intracellular DNA mediated, type Ⅰ interferon dependent innate immunity[J]. Nature, 461(7265): 788-792.

Janeway C A Jr. 1989. Approaching the asymptote? Evolution and revolution in immunology[J]. Cold Spring Harb Symp Quant Biol, 54(1): 1-13.

Jin L, Waterman P M, Jonscher K R, et al. 2008. MPYS, a novel membrane tetraspanner, is associated with major histocompatibility complex class Ⅱ and mediates transduction of apoptotic signals[J]. Mol Cell Biol, 28(16): 5014-5026.

Jin M S, Kim S E, Heo J Y, et al. 2007. Crystal structure of the TLR1-TLR2 heterodimer induced by binding of a tri-acylated lipopeptide[J]. Cell, 130(6): 1071-1082.

Jin M S, Lee J O. 2008. Structures of the toll-like receptor family and its ligand complexes[J]. Immunity, 29(2): 182-191.

Kagan J C, Medzhitov R. 2006. Phosphoinositide-mediated adaptor recruitment controls Toll-like receptor signaling[J]. Cell, 125(5): 943-955.

Kaisho T, Takeuchi O, Kawai T, et al. 2001. Endotoxin-induced maturation of MyD88-deficient dendritic cells[J]. J Immunol, 166(9): 5688-5694.

Kang J Y, Nan X, Jin M S, et al. 2009. Recognition of lipopeptide patterns by Toll-like receptor 2-Toll-like receptor 6 heterodimer[J]. Immunity, 31(6): 873-884.

Kawai T, Akira S. 2009. The roles of TLRs, RLRs and NLRs in pathogen recognition[J]. Int Immunol, 21(4): 317-337.

Kawai T, Sato S, Ishii K J, et al. 2004. Interferon-α induction through Toll-like receptors involves a direct interaction of IRF7 with MyD88 and TRAF6[J]. Nat Immunol, 5(10): 1061-1068.

Kawai T, Takeuchi O, Fujita T, et al. 2001. Lipopolysaccharide stimulates the MyD88-independent pathway and results in activation of IFN-regulatory factor 3 and the expression of a subset of lipopolysaccharide- inducible genes[J]. J Immunol, 167(10): 5887-5894.

Keating S E, Baran M, Bowie A G. 2011. Cytosolic DNA sensors regulating type Ⅰ interferon induction[J]. Trends Immunol, 32(12): 574-581.

Kim T, Pazhoor S, Bao M, et al. 2010. Aspartate-glutamate-alanine- histidine box motif(DEAH)/RNA helicase A helicases sense microbial DNA in human plasmacytoid dendritic cells[J]. Proc Natl Acad Sci USA, 107(34): 15 181-15 186.

Koblansky A A, Jankovic D, Oh H, et al. 2013. Recognition of profilin by Toll-like receptor 12 is critical for host resistance to *Toxoplasma gondii*[J]. Immunity, 38(1): 119-130.

Kondo T, Kobayashi J, Saitoh T, et al. 2013. DNA damage sensor MRE11 recognizes cytosolic doublestranded DNA and induces type Ⅰ interferon by regulating STING trafficking[J]. Proc Natl Acad Sci USA, 110(8): 2969-2974.

Kranzusch P J, Lee A S, Berger J M, et al. 2013. Structure of human cGAS reveals a conserved family of second-messenger enzymes in innate immunity[J]. Cell Rep, 3(5): 1362-1368.

Krug A, French A R, Barchet W, et al. 2004a. TLR9-dependent recognition of MCMV by IPC and DC generates coordinated cytokine responses that activate antiviral NK cell function[J]. Immunity, 21(1): 107-119.

Krug A, Luker G D, Barchet W, et al. 2004b. Herpes simplex virus type 1 activates murine natural interferon-producing cells through toll-like receptor 9[J]. Blood, 103(4): 1433-1437.

Kurt-Jones E A, Popova L, Kwinn L, et al. 2000. Pattern recognition receptors TLR4 and CD14 mediate response to respiratory syncytial virus[J]. Nat Immunol, 1(5): 398-401.

Latz E, Schoenemeyer A, Visintin A, et al. 2004. TLR9 signals after translocating from the ER to CpG DNA in the lysosome[J]. Nat Immunol, 5(2): 190-198.

Lau C M, Broughton C, Tabor A S, et al. 2005. RNA-associated autoantigens activate B cells by combined B cell antigen receptor/Toll-like receptor 7 engagement[J]. J Exp Med, 202(9): 1171-1177.

Leadbetter E A, Rifkin I R, Hohlbaum A M, et al. 2002. Chromatin-IgG complexes activate B cells by dual engagement of IgM and Toll-like receptors[J]. Nature, 416(6881): 603-607.

Lee J D, Kravchenko V, Kirkland T N, et al. 1993. Glycosyl-phosphatidylinositol-anchored or integral membrane forms of CD14 mediate identical cellular responses to endotoxin[J]. Proc Natl Acad Sci USA, 90(21): 9930-9934.

Lemaitre B, Nicolas E, Michaut L, et al. 1996. The dorsoventral regulatory gene cassette spätzle/Toll/cactus controls the potent antifungal response in *Drosophila* adults[J]. Cell, 86(6): 973-983.

Lemaitre B. 2004. The road to Toll[J]. Nat Rev Immunol, 4(7): 521-527.

Li T, Chen J, Cristea I M. 2013. Human cytomegalovirus tegument protein pUL83 inhibits IFI16-mediated DNA sensing for immune evasion[J]. Cell Host Microbe, 14(5): 591-599.

Liu L, Botos I, Wang Y, et al. 2008. Structural basis of toll-like receptor 3 signaling with double-stranded RNA[J]. Science, 320(5874): 379-381.

Lund J M, Alexopoulou L, Sato A, et al. 2004. Recognition of single-stranded RNA viruses by Toll-like receptor 7[J]. Proc Natl Acad Sci USA, 101(15): 5598-5603.

Means T K, Latz E, Hayashi F, et al. 2005. Human lupus autoantibody-DNA complexes activate DCs through cooperation of CD32 and TLR9[J]. J Clin Invest, 115(2): 407-417.

Medzhitov R, Preston-Hurlburt P, Janeway C A Jr. 1997. A human homologue of the *Drosophila* Toll protein signals activation of adaptive immunity[J]. Nature, 388(6640): 394-397.

Muzio M, Ni J, Feng P, et al. 1997. IRAK(Pelle)family member IRAK-2 and MyD88 as proximal mediators of IL-1 signaling[J]. Science, 278(5343): 1612-1615.

Ni M, MacFarlane A W, Toft M, et al. 2012. B-cell adaptor for PI3K(BCAP)negatively regulates Toll-like receptor signaling through activation of PI3K[J]. Proc Natl Acad Sci USA, 109: 267-272.

Nishiya T, DeFranco A L. 2004. Ligand-regulated chimeric receptor approach reveals distinctive subcellular localization and signaling properties of the Toll-like receptors[J]. J Biol Chem, 279(18): 19 008-19 017.

O'Neill L A, Bowie A G. 2007. The family of five: TIR-domain-containing adaptors in Toll-like receptor signalling[J]. Nat Rev Immunol, 7(5): 353-364.

O'Neill L A, Golenbock D, Bowie A G. 2013. The history of toll-like receptors- redefining innate immunity[J]. Nat Rev Immunol, 13(6): 453-460.

Ohto U, Fukase K, Miyake K, et al. 2012. Structural basis of species-specific endotoxin sensing by innate immune receptor TLR4/MD-2[J]. Proc Natl Acad Sci USA, 109(19): 7421-7426.

Oldenburg M, Krüger A, Ferstl R, et al. 2012. TLR13 recognizes bacterial 23S rRNA devoid of erythromycin resistance-forming modification[J]. Science, 337(6098): 1111-1115.

Oshiumi H, Matsumoto M, Funami K, et al. 2003a. TICAM-1, an adaptor molecule that participates in Toll-like receptor 3-mediated interferon-β induction[J]. Nat Immunol, 4(2): 161-167.

Oshiumi H, Sasai M, Shida K, et al. 2003b. TIR-containing adapter molecule(TICAM)-2, a bridging adapter recruiting to toll-like receptor 4 TICAM-1 that induces interferon-β[J]. J Biol Chem, 278: 49 751-49 762.

Osterloh J M, Yang J, Rooney T M, et al. 2012. Sarm/Sarm1 is required for activation of an injury-induced axon death pathway[J]. Science, 337(6093): 481-484.

Paludan S R, Bowie A G. 2013. Immune sensing of DNA[J]. Immunity, 38(5): 870-880.

Park B S, Song D H, Kim H M, et al. 2009. The structural basis of lipopolysaccharide recognition by the TLR4-MD-2 complex[J]. Nature, 458(7242): 1191-1195.

Parvatiyar K, Zhang Z, Teles R M, et al. 2012. The helicase DDX41 recognizes the bacterial secondary messengers cyclic di-GMP

and cyclic di-AMP to activate a type Ⅰ interferon immune response[J]. Nat Immunol, 13(12): 1155-1161.
Poltorak A, He X, Smirnova I, et al. 1998. Defective LPS signaling in C3H/HeJ and C57BL/10ScCr mice: mutations in Tlr4 gene[J]. Science, 282(5396): 2085-2088.
Qureshi S T, Larivière L, Leveque G, et al. 1999. Endotoxin-tolerant mice have mutations in Toll-like receptor 4(Tlr4)[J]. J Exp Med, 189(4): 615-625.
Rock F L, Hardiman G, Timans J C, et al. 1998. A family of human receptors structurally related to *Drosophila* Toll[J]. Proc Natl Acad Sci USA, 95(2): 588-593.
Roth S, Rottach A, Lotz-Havla A S, et al. 2014. Rad50/Card9 interactions link cytosolic DNA sensing to IL-1beta production[J]. Nat Immunol, 15(6): 538-545.
Rutschmann S, Jung A C, Hetru C, et al. 2000. The Rel protein DIF mediates the antifungal but not the antibacterial host defense in *Drosophila*[J]. Immunity, 12(5): 569-580.
Schromm A B, Lien E, Henneke P, et al. 2001. Molecular genetic analysis of an endotoxin nonresponder mutant cell line: a point mutation in a conserved region of MD-2 abolishes endotoxin-induced signaling[J]. J Exp Med, 194: 79-88.
Schumann R R, Leong S R, Flaggs G W, et al. 1990. Structure and function of lipopolysaccharide binding protein[J]. Science, 249: 1429-1431.
Sen R, Baltimore D. 1986. Inducibility of κ immunoglobulin enhancer-binding protein Nf-κB by a posttranslational mechanism[J]. Cell, 47(6): 921-928.
Shimazu R, Akashi S, Ogata H, et al. 1999. MD-2, a molecule that confers lipopolysaccharide responsiveness on Toll-like receptor 4[J]. J Exp Med, 189(11): 1777-1782.
Sims J E, Dower S K. 1994. Interleukin-1 receptors[J]. Eur Cytokine Netw, 5(6): 539-546.
Sims J E, March C J, Cosman D, et al.1988. cDNA expression cloning of the IL-1 receptor, a member of the immunoglobulin superfamily[J]. Science, 241(4865): 585-589.
Stetson D B, Medzhitov R. 2006. Recognition of cytosolic DNA activates an IRF3- dependent innate immune response[J]. Immunity, 24(1): 93-103.
Steward R. 1987. Dorsal, an embryonic polarity gene in *Drosophila*, is homologous to the vertebrate proto-oncogene, c-rel[J]. Science, 238(4827): 692-694.
Strain S M, Fesik S W, Armitage I M. 1983. Characterization of lipopolysaccharide from a heptoseless mutant of *Escherichia coli* by carbon 13 nuclear magnetic resonance[J]. J Biol Chem, 258(5): 2906-2910.
Sun L, Wu J, Du F, et al. 2013. Cyclic GMP-AMP synthase is a cytosolic DNA sensor that activates the type Ⅰ interferon pathway[J]. Science, 339(6121): 786-791.
Sun W, Li Y, Chen H, et al. 2009. ERIS, an endoplasmic reticulum IFN stimulator, activates innate immune signaling through dimerization[J]. Proc Natl Acad Sci USA, 106(21): 8653-8658.
Takaoka A, Wang Z, Choi M K, et al. 2007. DAI(DLM-1/ZBP1)is a cytosolic DNA sensor and an activator of innate immune response[J]. Nature, 448(7152): 501-505.
Tanaka Y, Chen Z J. 2012. STING specifies IRF3 phosphorylation by TBK1 in the cytosolic DNA signaling pathway[J]. Sci Signal, 5(214): ra20.
Troutman T D, Hu W, Fulenchek S, et al. 2012. Role for B-cell adapter for PI3K(BCAP)as a signaling adapter linking Toll-like receptors(TLRs)to serine/threonine kinases PI3K/Akt[J]. Proc Natl Acad Sci USA, 109(1): 273-278.
Uematsu S, Fujimoto K, Jang M H, et al. 2008. Regulation of humoral and cellular gut immunity by lamina propria dendritic cells expressing Toll-like receptor 5[J]. Nat Immunol, 9(7): 769-776.
Uematsu S, Jang M H, Chevrier N, et al. 2006. Detection of pathogenic intestinal bacteria by Toll-like receptor 5 on intestinal CD11c+ lamina propria cells[J]. Nat Immunol, 7(8): 868-874.
Upton J W, Kaiser W J, Mocarski E S. 2012. DAI/ZBP1/DLM-1 complexes with RIP3 to mediate virus-induced programmed necrosis that is targeted by murine cytomegalovirus vIRA[J]. Cell Host Microbe, 11(3): 290-297.
Vollmer J, Tluk S, Schmitz C, et al. 2005. Immune stimulation mediated by autoantigen binding sites within small nuclear RNAs involves Toll-like receptors 7 and 8[J]. J Exp Med, 202(11): 1575-1585.
Wesche H, Henzel W J, Shillinglaw W, et al. 1997. MyD88: an adapter that recruits IRAK to the IL-1 receptor complex[J]. Immunity, 7(6): 837-847.
Whitham S, Dinesh-Kumar S P, Choi D, et al. 1994. The product of the tobacco mosaic virus resistance gene N: similarity to toll and the interleukin-1 receptor[J]. Cell, 78(6): 1101-1115.
Wright S D, Ramos R A, Tobias P S, et al. 1990. CD14, a receptor for complexes of lipopolysaccharide(LPS)and LPS binding protein[J]. Science, 249(4975): 1431-1433.
Wu J, Sun L, Chen X, et al. 2013. Cyclic GMP-AMP is an endogenous second messenger in innate immune signaling by cytosolic DNA[J]. Science, 339(6121): 826-830.
Yamamoto M, Sato S, Hemmi H, et al. 2002a. Essential role for TIRAP in activation of the signalling cascade shared by TLR2 and

TLR4[J]. Nature, 420(6913): 324-329.

Yamamoto M, Sato S, Hemmi H, et al. 2003a. Role of adaptor TRIF in the MyD88-independent toll-like receptor signaling pathway[J]. Science, 301(5633): 640-643.

Yamamoto M, Sato S, Hemmi H, et al. 2003b. TRAM is specifically involved in the Toll-like receptor 4-mediated MyD88-independent signaling pathway[J]. Nature Immunol, 4: 1144-1150.

Yamamoto M, Sato S, Mori K, et al. 2002b. Cutting edge: a novel Toll/IL-1 receptor domain-containing adapter that preferentially activates the IFN-β promoter in the Toll-like receptor signaling[J]. J Immunol, 169: 6668-6672.

Yang P. 2010. The cytosolic nucleic acid sensor LRRFIP1 mediates the production of type Ⅰ interferon via a beta-catenin-dependent pathway[J]. Nat Immunol, 11(6): 487-494.

Yang R B, Mark M R, Gray A, et al. 1998. Toll-like receptor-2 mediates lipopolysaccharide-induced cellular signalling[J]. Nature, 395(6699): 284-288.

Yarovinsky F, Zhang D, Andersen J F, et al. 2005. TLR11 activation of dendritic cells by a protozoan profilin-like protein[J]. Science, 308(5728): 1626-1629.

Yoon S I, Kurnasov O, Natarajan V, et al. 2012. Structural basis of TLR5-flagellin recognition and signaling[J]. Science, 335(6070): 859-864.

Zhang X, Brann T W, Zhou M, et al. 2011a. Cutting edge: Ku70 is a novel cytosolic DNA sensor that induces type Ⅲ rather than type Ⅰ IFN[J]. J Immunol, 186(8): 4541-4545.

Zhang Z, Yuan B, Bao M, et al. 2011c. The helicase DDX41 senses intracellular DNA mediated by the adaptor STING in dendritic cells[J]. Nat Immunol, 12(10): 959-965.

Zhang Z, Yuan B, Lu N, et al. 2011b. DHX9 pairs with IPS-1 to sense double-stranded RNA in myeloid dendritic cells[J]. J Immunol, 187(9): 4501-4508.

Zhong B, Yang Y, Li S, et al. 2008. The adaptor protein MITA links virus-sensing receptors to IRF3 transcription factor activation[J]. Immunity, 29(4): 538-550.

第二篇　机体模式识别与免疫的分子基础

第四章 病原相关分子模式与天然免疫识别

第一节 概 述

一、病原相关分子模式的发现与概念的提出

一个世纪前，Elie Metchnikoff 通过观察巨噬细胞吞噬外源病原分子的实验，发现生物体具有通过细胞免疫来清除外源病原分子的能力。因此，他认为在人类的体内也具有相同的细胞免疫功能，也因在细胞免疫方面的卓越贡献获得了 1908 年的诺贝尔生理学或医学奖（Hoebe et al.，2005）。近年来，在天然免疫方面的两个重要的发现极大地促进了免疫学的发展。一个是 1996 年在果蝇体内发现一种可以识别真菌的跨膜蛋白“Toll”分子（Lemaitre et al.，1996）。另外一个则是 1998 年在小鼠体内发现的可以识别革兰氏阴性菌 LPS 的 TLR4 分子。这些重要模式识别受体（PRR）的发现，说明昆虫和哺乳动物识别病原分子的受体是十分相似的（Poltorak et al.，1998）。随后发现和鉴定了 TLR 家族的其他成员及 RLR 家族、NLR 家族和识别 DNA 的胞质受体家族等成员，为机体抗细菌、病毒、真菌和寄生虫感染的天然免疫研究指明了方向。

由于 TLR 等 PRR 可以表达在 B 细胞、T 细胞等免疫细胞中，也可以表达在内皮细胞、上皮细胞、皮肤角质细胞、或纤维细胞和癌症细胞等非免疫细胞中，说明 PRR 可以直接调节天然免疫和获得性免疫、炎症性疾病及癌症细胞等细胞的反应（Miller et al.，2008；Liu et al.，2010；Ospelt et al.，2010；Szajnik et al.，2010）。同时，由于 PRR 细胞定位及自身结构的差异，不同的 PRR 能特异地识别不同的病原相关分子模式或危险相关分子模式（pathogen/danger-associated molecular pattern，PAMP/DAMP），即配体，并调节天然与获得性免疫反应以限制和清除入侵的病原微生物和机体自身释放的 PAMP/DAMP（表 4-1，图 4-1～图 4-5）（景志忠，2012）。

表 4-1 TLR 表达的细胞类型及其识别的 PAMP/DAMP（Chang，2010；景志忠，2012）

TLR 家族	表达的细胞类型	外源性 PAMP/DAMP	内源性 PAMP/DAMP
TLR1	髓样细胞、T 细胞、B 细胞、NK 细胞、内皮细胞、上皮细胞、角质细胞	与 TLR2 共同作用识别细菌的三酰脂肽	未发现
TLR2	髓样细胞、T 细胞、B 细胞、NK 细胞、内皮细胞、上皮细胞、角质细胞	革兰氏阳性菌的肽聚糖；分枝杆菌 BCG、LTA、GXM 及其他真菌的支原体脂肽的 LAM；钩端螺旋体和其他螺旋体的 LPS	热激蛋白 70、60、96，HMGB1
TLR3	髓样细胞、T 细胞、NK 细胞、内皮细胞、上皮细胞、角质细胞、神经元细胞	dsRNA；ssRNA	自身 dsRNA
TLR4	髓样细胞、T 细胞、NK 细胞、内皮细胞、上皮细胞、角质细胞、肥大细胞	结核分枝杆菌；LPS；呼吸道合胞体病毒；纤粘连蛋白；肝素磷酸盐；紫杉醇；脂磷酸蛋白；肽聚糖；RSV 融合蛋白；囊膜蛋白；依赖于胆固醇的细胞溶素；磷酰胆碱；多糖；表面蛋白；热激蛋白 60	热激蛋白 60、70；β-防御素 2；纤维蛋白原；玻璃酸；类肝素；脂肪酸；表面活性蛋白 A
TLR5	髓样细胞、T 细胞、NK 细胞、内皮细胞、上皮细胞、角质细胞	革兰氏阴、阳性菌的鞭毛蛋白	
TLR6	髓样细胞、T 细胞、B 细胞、NK 细胞、内皮细胞、上皮细胞、角质细胞	与 TLR2 结合形成异二聚体以识别支原体二酰脂肽；革兰氏阳性菌的脂蛋白；真菌细胞壁的酵母多糖	
TLR7	髓样细胞、T 细胞、B 细胞、NK 细胞、内皮细胞	ssRNA；罗唑利宾；咪唑喹啉	自身 ssRNA
TLR8	髓样细胞、NK 细胞、内皮细胞	ssRNA；咪唑喹啉	自身 ssRNA
TLR9	髓样细胞、T 细胞、B 细胞、NK 细胞、内皮细胞、上皮细胞、角质细胞	未甲基化的 CpG 基序；疟原虫色素	自身 DNA
TLR10	髓样细胞、T 细胞、B 细胞、NK 细胞、内皮细胞、上皮细胞	未确定	

续表

TLR 家族	表达的细胞类型	外源性 PAMP/DAMP	内源性 PAMP/DAMP
TLR11		类纤维蛋白分子，尿道致病性杆菌	
TLR13		病原体 23S rRNA	

注：CpG. 非甲基化的胞苷鸟苷（cytidine-phosphate-quanosine）；GXM. 葡萄糖醛酸木糖（glucuronoxylomannan）；HSP. 热激蛋白；LAM. lipoarabinomannan；LPS. 脂多糖；LTA. 脂胞壁酸（lipoteichoic acid）；BCG. 卡介苗（bacillus Calmette-Guerin）；OSP. 外膜蛋白（outer surface protein）

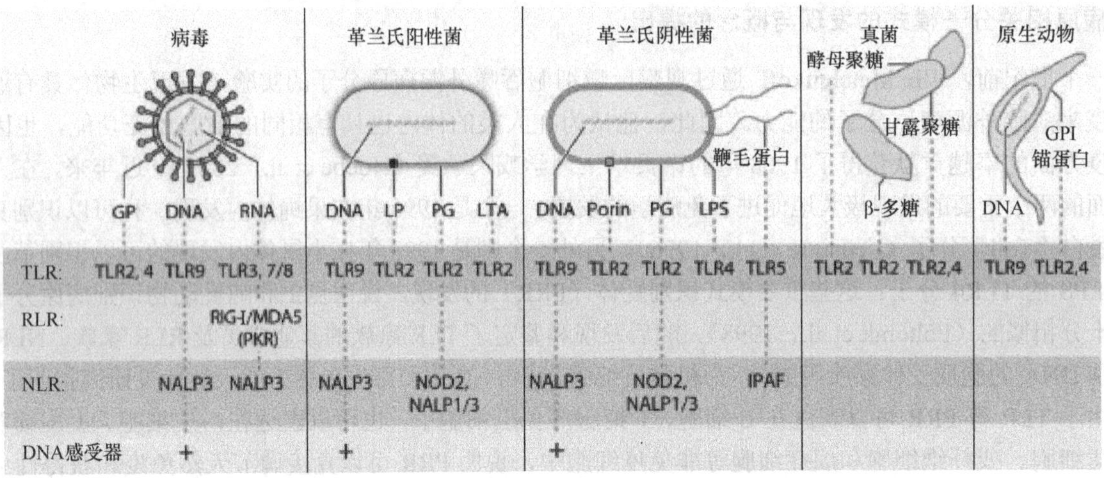

图 4-1 不同病原的主要 PAMP 类型及其识别的 PRR

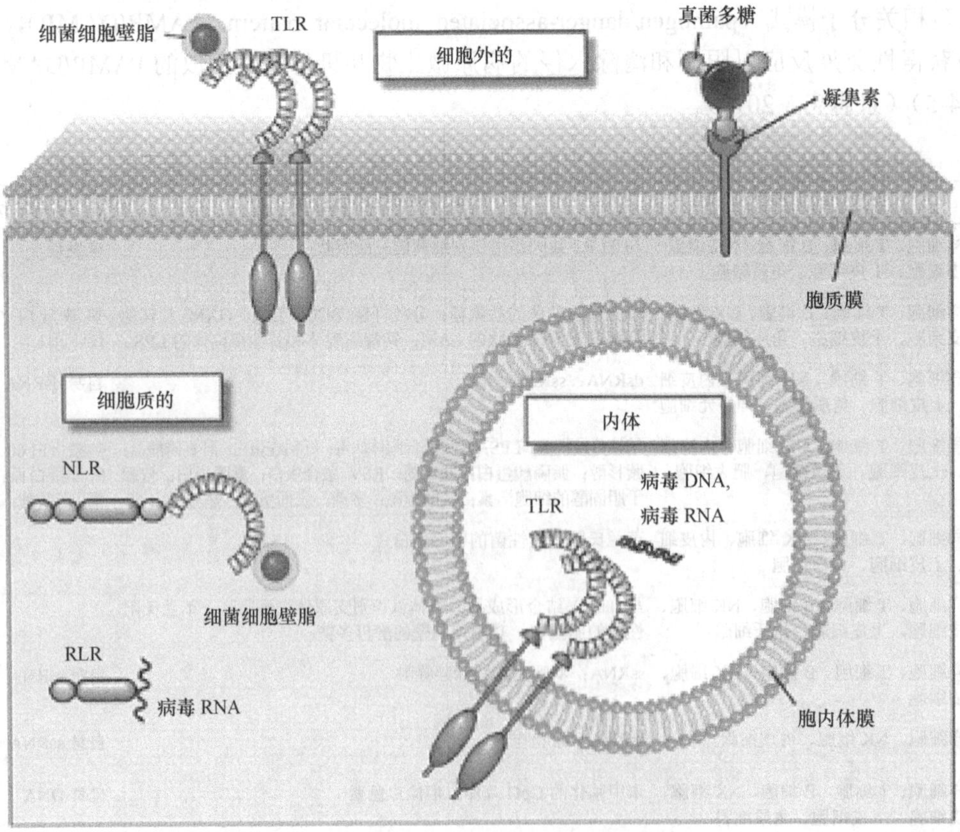

图 4-2 模式识别受体的亚细胞定位与病原成分识别的“三位一体”性

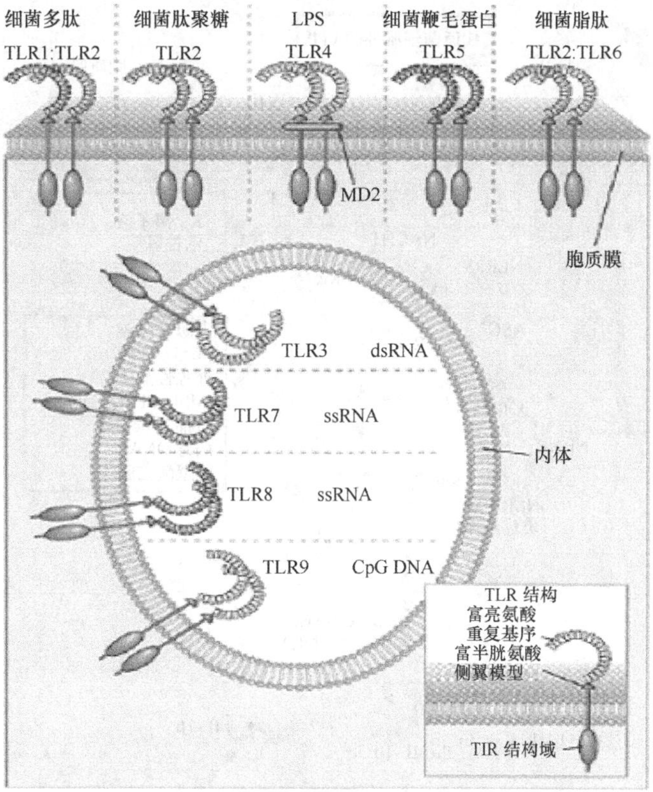

图 4-3　TLR 的亚细胞定位及其识别的 PAMP 类别

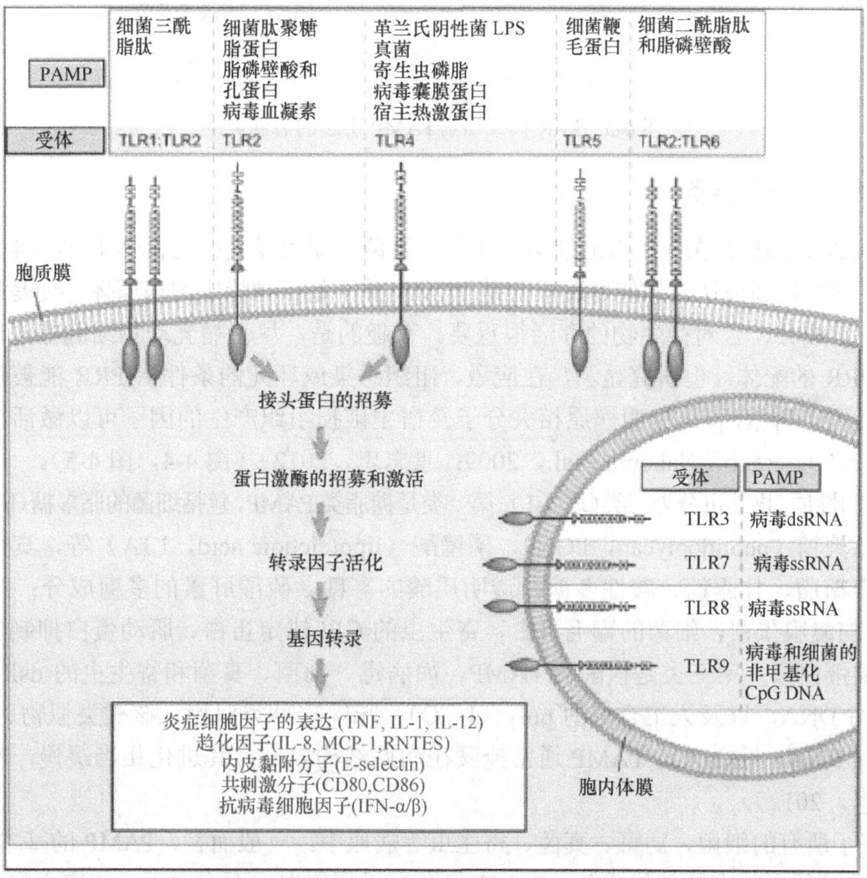

图 4-4　TLR 的 PAMP 识别及其天然免疫效应

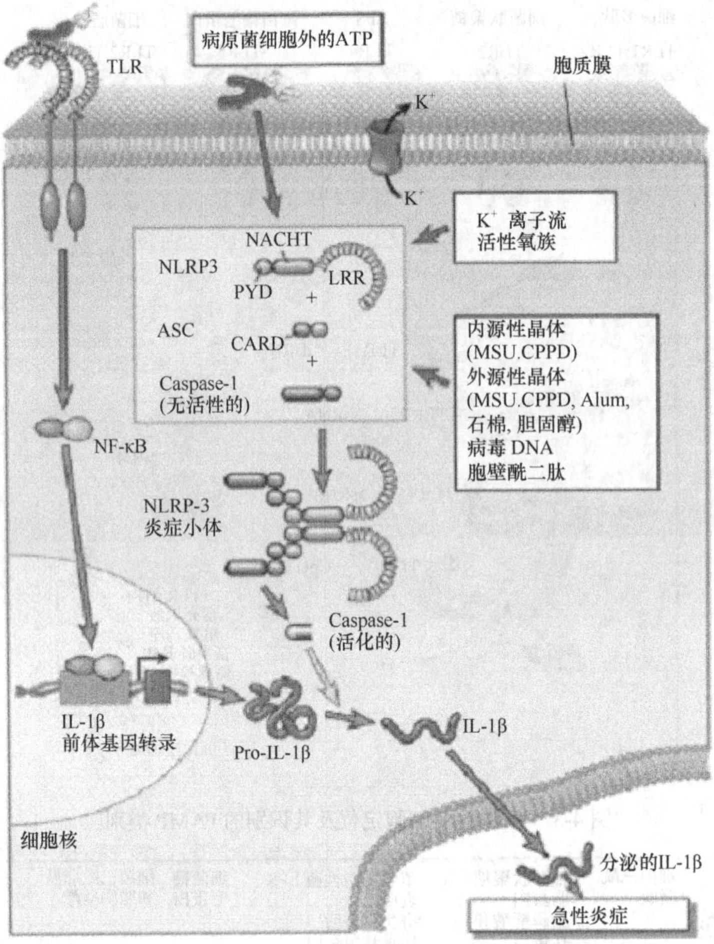

图 4-5 PRR 模式识别 PAMP 引起的急性炎症

二、PAMP 的基本特征与类型

现证实 PAMP/DAMP 存在于所有的细菌、病毒、真菌、原虫及受损的机体中（图 4-1）。尽管 PAMP 的概念已在免疫学中得到公认，但值得注意的是 PAMP 并不是一种特定的病原体，而是病原体结构上或功能上共有的关键成分，且对微生物的存活很重要。有趣的是，尽管哺乳动物细胞在生理条件下一般不能轻易地产生 PRR 的配体，但研究显示，在应激、组织感染或坏死的条件下 PRR 能被那些即将死亡的细胞产生的刺激因子所激活，这说明病原相关分子及宿主破损组织产生的因子可以激活机体的炎症反应（O'Neill et al.，2009；Rakoff-Nahoum et al.，2009；景志忠，2012）（图 4-4，图 4-5）。

根据 PAMP 的性质，将其可分为三类（表 4-1）：第一类是糖脂类 PAMP，包括细菌的脂多糖（lipopolysaccharide，LPS）、脂肽、肽聚糖（peptidoglycan，PGN）、磷壁酸（lipoteichoic acid，LTA）等，真菌的酵母多糖、磷酸化的甘露聚糖脂、甘露糖、酸性多糖、透明质酸的寡糖、硫酸肝素的多糖成分；第二类是蛋白类 PAMP，如病毒的囊膜蛋白，细菌的鞭毛蛋白，寄生虫的 GPI 锚定蛋白、肌动蛋白抑制蛋白，真菌的纤粘连蛋白、纤维蛋白原；第三类是核酸类 PAMP，如病毒、细菌、真菌和寄生虫的 dsRNA、ssRNA 和非甲基化的 CpG DNA，以及人工合成的 poly（I：C）、咪唑喹啉类似物、核酸类似物、短的干扰 RNA（short interfering RNA，siRNA）。PAMP 通常掩藏在病原结构内部，其进化相当缓慢，对病原的生存至关重要（景志忠，2012）。

PAMP 存在于所有的细菌、病毒、真菌、寄生虫等病原中。一般而言，PAMP 的基本特征如下。

1）PAMP 是病原所特有的结构成分：PAMP 仅存在于病原中，而宿主无，与宿主自身抗原的分子结构截然不同。因此，PRR 识别 PAMP 是天然免疫系统区分“自我”与“非我”的分子基础。

2）PAMP 是病原生存和其具致病性必不可少的结构成分：PAMP 在分子组成和构型上保守并且决定病原的生存或致病性。PAMP 突变或缺失往往导致病原死亡或显著降低其对外界环境的适应性。

3）PAMP 是宿主广泛特异性识别病原的分子基础：PAMP 是一类或一群特定病原及其产物共有的非特异性、高度保守的结构成分，宿主可通过有限的几类自身编码的 PRR 来识别很多种类的病原。某些 PRR 可以识别多种 PAMP，而另一些 PRR 通过协同作用识别不同病原特异的 PAMP。理论上认为，已知的 PRR 能绰绰有余地特异性识别任何类型的病原。

4）PAMP 是某一类病原的“分子标志”：对于宿主，PAMP 不仅仅是病原感染的信号，还可通过宿主对其的识别确定是哪类病原的感染，从而使宿主的天然免疫应答更加有效，并具有针对性。

三、DAMP 的基本概念、特征与类型

机体经过长期进化，能够感知病原入侵和自身组织损伤，并启动相应防御机制清除病原并修复组织损伤。目前，Polly Matzinger 等将机体所识别的危险信号（danger signal），如组织损伤、应激和癌症等致病因子统称为危险相关分子模式（DAMP），根据其来源可分为两类。

1）外源性的 DAMP：即病原 PAMP，包括核酸类 PAMP、蛋白类 PAMP、糖脂类 PAMP 等。PRR 通过识别外源性危险信号，不仅精确地区分“自我”与“非我”，而且激活获得性免疫反应。

2）内源性的 DAMP：即警报素（alarmin），当宿主收到危险信号，如细胞应急、组织损伤、非生理性细胞死亡等因素的刺激会释放或产生一系列结构和功能多样的蛋白质、核酸及其代谢产物，在宿主防御反应和组织修复中发挥重要作用。

警报素的来源与特性：①由非凋亡细胞快速释放；②由激活免疫细胞，特别是 APC 通过特殊分泌系统或内质网-高尔基体分泌途径释放；③如同 PAMP，警报素也被宿主的 PRR 所识别，直接或间接激活天然免疫和获得性免疫反应；④警报素通过修复由直接损伤或炎症反应引起的损伤而维持内环境稳定；⑤警报素除具启动机体组织的修复功能外，PRR 过度的激活可引发病理性的炎症反应与自身免疫。已发现的警报素如下。

1）蛋白类警报素：高迁移率类蛋白 B1（high-mobility group box 1 protein，HMGB1）、热激蛋白（heat shock protein，HSP）、钙相关结合蛋白（calgranulin）、透明质酸（hyaluronic acid）、补体（complement）、防御素（defensin）、抗菌肽（cathelicidin）、组蛋白（histone）、核仁磷蛋白（nucleophosmin，NPM）等。

2）非蛋白类警报素：RNA、DNA、ATP（adenosine triphosphate）、ADP、腺苷（adenosine）、尿酸（uric acid）、硫酸肝素（heparin sulfate）、反应性氧族（reactive oxygen specie，ROS）等。

显然，病原和危险相关分子的产生及被 PRR 识别，不是一个静态的过程，而是随着病原的感染、致病和修复过程发生变化的（图 4-2，图 4-3）。同时由于各种病原的病原学特征和生物学过程千差万别，很难一概而论。因此，PAMP/DAMP 的产生和识别需与其入侵、增殖和传播的生物学过程结合起来考虑，现依据 PAMP/DAMP 的主要产生来源和类别，分病毒、细菌、真菌和寄生虫感染及组织损伤、癌变和应激等方面，探讨其分子结构特征和模式识别的天然免疫。

第二节　病毒相关模式分子结构特征与天然免疫识别

病毒是一类结构简单的专性细胞内寄生物，并非严格意义上的独立生命体。成熟的病毒粒子由基因组核酸和衣壳蛋白构成，有些病毒还包括囊膜和刺突。病毒在其整个生命周期中，需利用宿主细胞的能量代谢和蛋白质翻译系统合成自身所需要的物质，并装配成子代病毒粒子，经释放后再次感染邻近细胞，周而复始地繁衍生息，表现出它特有的生命形式（韦平和秦爱建，2008；刘光清，2014）。

一、病毒感染的生命过程与特征

（一）病毒的入侵过程与特点

病毒为了成功感染宿主细胞，首先必须通过特定的受体吸附于宿主细胞膜上，随后经历膜融合或内吞、囊泡的融合或运输和脱壳等多种细胞过程，最终将病毒基因组成功地输送到特定的亚细胞位点，启动自我复制。病毒和细胞受体的作用机制复杂且多样，这也就决定了病毒入侵细胞的途径具多样性。根据病毒入侵细胞的分子机制和脱壳部位，大致可分为核酸直接注入式、膜融合式和内吞式三种入侵途径（韦平和秦爱建，2008；刘光清，2014）。除此之外，还有比较特别的入侵方式，如家蚕质多角体病毒是以完整病毒粒子的形式穿过细胞膜入侵细胞。

核酸直接注入的入侵方式较为少见。一些无囊膜病毒与细胞受体结合后，衣壳蛋白的空间构象发生改变，导致原本致密的病毒衣壳出现孔道，或者位于病毒衣壳内部的亲水或疏水结构域暴露于衣壳表面，并插入细胞膜，导致胞膜出现孔道或局部破裂，这些方式使得病毒核酸能够直接穿过细胞膜进入细胞质。以脊髓灰质炎病毒为例，一旦病毒与受体 Pvr 或 CD155 结合，衣壳将转变为 135S 的中间体，且位于衣壳内部的 VP4 蛋白和 VP1 蛋白的 N 段插入细胞膜，形成一个孔，允许核酸直接进入胞质。

膜融合的入侵方式主要发生在有囊膜的病毒，如疱疹病毒、呼吸道合胞体病毒、登革热病毒和 HIV 等，这些病毒通过囊膜上的整合蛋白与细胞表面受体结合，并诱导该蛋白质构象改变，随后启动膜融合蛋白构象改变，致使原先埋藏的融合肽得以暴露，从而导致病毒囊膜与细胞膜发生融合，囊膜内的核衣壳被释放到胞质中。例如，a 疱疹病毒依赖糖蛋白 gB 和 gD 与细胞受体的相互作用，诱导病毒囊膜与细胞膜的融合。此外，对有些囊膜病毒而言，与细胞膜的融合还需要共受体的参与，如 HIV-1 首先与 gp120 和 CD4 受体蛋白结合，然后进一步与 CC5 或 CXCR4 等趋化因子受体作用，从而引发 gp-41 介导的 HIV-1 囊膜与细胞膜的融合。

内吞方式是大多数病毒所采用的入胞途径。病毒首先通过细胞受体吸附于细胞表面，被周围细胞膜逐渐包围，随后细胞膜内陷，最后与胞膜解离形成细胞内的独立小泡——“内吞泡”。内吞泡进入细胞后，泡膜上的离子通道蛋白等不断将 H^+转入内吞泡内，使泡内呈酸性环境，从而导致病毒蛋白构象发生变化，并介导病毒和泡膜之间形成孔道，允许病毒基因组释放到细胞质中。内吞途径为病毒的增殖性感染提供了许多条件：①内吞泡的形成，避免了病毒与胞质中成分的接触，从而延缓了细胞的免疫监视功能；②内吞摄取和膜泡运输能够克服胞质中肌动蛋白网的阻碍，有利于携带病毒由细胞边缘到达核周围；③内吞泡逐渐成熟过程中，病毒通过感受内体中 pH 和氧化还原环境的改变而确定其位置，并选择穿透内体和脱壳的时机。根据参与内吞的分子不同，可将其分为四大类：网格蛋白依赖型内吞途径、膜穴样凹陷依赖型内吞途径、巨胞饮途径及网格蛋白或小窝蛋白非依赖型内吞途径。其中有些病毒可以有几种不同的内吞途径。

塞姆利基森林脑炎病毒、水泡性口炎病毒和口蹄疫病毒等均通过网格蛋白依赖型内吞途径入侵宿主细胞。病毒配体首先识别并结合细胞膜受体，激活某些蛋白激酶，使膜受体上的入胞基序磷酸化，且暴露出结合素 2 的结合部位。随后结合素 2 与受体、网格蛋白结合，使得受体-配体复合物逐渐向胞质侧凹陷，并形成囊泡状。最后在 GTP 酶发动蛋白Ⅱ的水解作用下，实现了囊泡与细胞膜的脱离。

猴病毒 40 等多瘤病毒可经膜穴样凹陷依赖型内吞途径入侵宿主细胞。病毒首先与细胞表面特异性受体结合，并促使受体聚集成簇，进而诱发某些蛋白激酶活化，致使小窝蛋白 1 磷酸化，并触发一系列信号转导，诱发膜穴样内陷和囊泡的形成。发动蛋白Ⅱ在膜穴样囊泡的颈部水解 GTP，引起颈部缢缩，最终使膜穴样囊泡脱离细胞膜。

痘病毒、埃博拉病毒和腺病毒等经巨胞饮途径入侵细胞。病毒直接或间接地结合于细胞表面受体，受体活化后，可激活细胞内一系列信号通路，如 Rac1-Pak1、PI3K-Akt、Arf6 和 Rab 等通路，并促使细胞质内的肌动蛋白发生瞬时性聚合和重构，细胞膜上出现大量不规则褶皱。褶皱进一步折叠、凹陷，形成巨胞饮泡。最后在肌球蛋白、CtBP1/Bars 或发动蛋白Ⅱ等蛋白质的作用下，包裹病毒和其他大分子的巨胞饮泡与细胞膜脱离。

流感病毒和仙台病毒以无包被泡的形式入胞，它们通过网格蛋白和小窝蛋白非依赖型内吞途径入侵细胞。在 LCMV 和人乳头瘤病毒入胞时，不需要网格蛋白、小窝蛋白和动力蛋白的参与，但前者依赖胆固醇，而后者需要肌动蛋白的聚合，但其不具有巨胞饮的特征。有报道称白介素-2 受体（IL-2R）可能是这一途径最具特征的标记分子，且需要 Rac1 和 Pak1 蛋白的参与，但其具体的入胞机制仍不清楚。

（二）病毒的增殖过程与特点

病毒侵入细胞后，以各种形式将核酸运到细胞核内或合适的胞质部位，并开始病毒的增殖过程。此时，细胞在病毒遗传信息的控制下，合成病毒的各种组成成分及所需要的酶类，包括病毒复制和参与核苷酸代谢所涉及的酶等。新合成的核酸基因组和结构蛋白在感染细胞内装配成完整的病毒粒子，再通过糖基化、蛋白酶切等修饰作用完成病毒粒子的成熟过程，随后经多种途径释放到细胞外（韦平和秦爱建，2008；刘光清，2014）。

1. 病毒基因组复制转录的机制与特点

病毒核酸的复制是病毒将遗传物质由亲代传给子代的过程，该过程与病毒的基因组结构特点密切相关。不同病毒的基因组结构是不一样的，其结构特征具有以下特点：不同病毒之间其基因组相差很大；病毒基因组只含有一种核酸，DNA 或 RNA；多数 RNA 病毒的基因组是由不分段的 RNA 分子组成的，但也有少量 RNA 病毒的基因组是分段的，如流感病毒的基因组 RNA 就是由 8 条分段的 RNA 分子构成；病毒基因组的大部分序列均编码蛋白质，仅一小部分不被翻译，如 5′端和 3′端的非编码区；病毒基因组中功能相关的蛋白质的基因往往聚集在基因组的一个或几个特定的部位，形成一个功能单位或转录单元；除痘病毒、反转录病毒外，所有病毒基因组都是单倍体，即每个基因在病毒颗粒中只出现一次。病毒基因组结构的多样性，导致了其基因组复制机制的复杂性（韦平和秦爱建，2008；刘光清，2014）。

（1）双链 DNA 病毒基因组的复制与转录

双链 DNA 病毒包括痘病毒、腺病毒和疱疹病毒，其中痘病毒转录 mRNA 的依赖 DNA 的 RNA 聚合酶存在于病毒粒子的类核体（核心），转录出的早期 mRNA 合成胸苷激酶、DNA 聚合酶和 DNA 酶等基因组复制所需的酶，以及包含在成熟病毒粒子中的一些蛋白质，但病毒结构蛋白大多是晚期 mRNA 的翻译产物。而腺病毒和疱疹病毒均是利用宿主细胞的转录酶，腺病毒和乳多孔病毒是在胞核内转录 mRNA，产生的 mRNA 随后进入胞质，并在核糖体结合，形成聚核糖体，翻译早期蛋白和晚期蛋白。早期蛋白是基因组复制所需的一些酶类和少量的非结构蛋白，而晚期蛋白是组成病毒的结构蛋白，晚期蛋白产生于 DNA 复制之后。上述病毒的基因组都是以半保留的方式进行复制，即子代 DNA 双链中一条来自母代原来的链，一条是由母代链通过碱基互补配对新合成的链。

（2）单链 DNA 病毒基因组的复制与转录

单链 DNA 病毒，如细小病毒，借助于依赖 DNA 的 DNA 聚合酶由单链母代 DNA 复制出单链 DNA（负链），新合成的双链 DNA 中间体再按半保留方式复制出又一对双链 DNA。其中含有母代 DNA 的新合成双链 DNA 中的负链又可作为模板，复制出新的单链子代核酸；而不含母代 DNA 的新合成双链 DNA 只能作为转录 mRNA 的模板，不能继续复制新的双链 DNA。

（3）双链 DNA 反转录病毒基因组的复制与转录

双链 DNA 反转录病毒，如乙型肝炎病毒，其基因组 DNA 由两条 DNA 链形成一个松弛的双链环形结构，其中较短正链呈半环状，而较长负链呈完整环状。复制时首先在 DNA 聚合酶作用下，以负链 DNA 为模板，延长正链形成完整的共价闭环双链DNA，再以负链为模板，在细胞核内转录出前体基因组mRNA。该 mRNA 被转运到细胞质后，既可编码 DNA 聚合酶蛋白，又可参与病毒核衣壳包装。在包装的核衣壳中，mRNA 经反转录形成负链 DNA，同时 RNA 被 RNase H 降解，随后以负链 DNA 为模板合成正链 DNA。

（4）双链 RNA 病毒基因组的复制与转录

双链 RNA 病毒能够不对称地转录出 mRNA，如呼肠孤病毒，其基因组由 10 段双链 RNA 组成，外包被双层衣壳。外层衣壳被内体消化后，成为具有复制转录活性的核心，包括内层衣壳、双链 RNA 和依赖 RNA 的 RNA 聚合酶，随后转录出 5′端加帽的 mRNA。mRNA 释放到细胞质后，大多可直接用来翻译蛋白质，另一些则被新合成的病毒蛋白重新包裹，形成新的子代病毒前体，并以其中的 mRNA 为模板合成互补的 RNA 链，结果形成新的双链 RNA。

（5）正链 RNA 病毒基因组的复制与转录

正链 RNA 病毒，如小 RNA 病毒和披膜病毒，其基因组 RNA 可以直接发挥 mRNA 的作用，同时是合成负链 RNA 的模板，负链 RNA 又可作为模板，大量合成新的子代 RNA。正链 RNA 病毒的基因组 RNA 中含有一个或多个可读框，每个可读框都编码一个多聚蛋白，通过翻译后自身蛋白酶的剪接加工可形成多个结构蛋白或非结构蛋白，其中非结构蛋白主要就是蛋白酶和核酸转录或复制所需的聚合酶。

（6）负链 RNA 病毒基因组的复制与转录

负链 RNA 病毒中，除了水泡性口炎病毒、仙台病毒、伊波拉病毒和博尔纳病病毒 4 种病毒科的基因组为单股负链 RNA 外，很多负链 RNA 病毒，如流感病毒和布尼亚病毒等均是分节段的，其每个节段 mRNA 可以独立复制转录。负链 RNA 病毒的基因组 RNA 不能直接行使 mRNA 的功能。病毒粒子依赖自身携带的 RNA 聚合酶，以基因组负链 RNA 为模板，复制出正链 RNA，后者呈现 mRNA 的作用，翻译病毒蛋白。同时正链 RNA 可作为模板复制出新的子代负链 RNA。

（7）单链 RNA 反转录病毒基因组的复制与转录

单链 RNA 反转录病毒包括白血病病毒、劳斯肉瘤病毒和人 T 细胞白血病病毒等，在其复制过程中，通过反转录酶催化，基因组 RNA 反转录成双链 DNA 中间体，在病毒整合酶的作用下双链 DNA 整合到宿主细胞的基因组中，并同细胞 DNA 一起复制转录。在一定条件下，借助宿主细胞的 RNA 聚合酶转录出完整的子代 RNA ，经可变剪接形成不同的 mRNA 后转运出核。mRNA 出核后，一部分参与翻译病毒蛋白，一部分直接参与子代病毒的包装。

2. 病毒 mRNA 的翻译

病毒 mRNA 合成后，必须要用宿主的细胞体系将其翻译成蛋白质。然而，若要使细胞翻译体系能有效地识别和翻译病毒 mRNA，大多数病毒 mRNA 还需经过以下几种重要的加工过程：前体 mRNA 5′端的鸟苷酸甲基化（加帽），前体 mRNA 3′端多聚腺苷酸化（加尾），以及病毒转录产物的剪接和编辑。其中 mRNA 5′端加帽、3′端加尾对增加 mRNA 的稳定性和提高其翻译效率具有重要作用。此外，少数病毒也采取其他的方式，如小 RNA 病毒 RNA 的 5′端共价结合病毒蛋白 VPg，并通过 RNA 上的内部核糖位点结合核糖体，启动蛋白质翻译；黄病毒的 3′端无 poly（A）结构，而折叠成一种稳定的颈环结构。随后，在细胞核里合成且经加工修饰的 mRNA 输出到细胞质中，并结合于胞质内的核糖体上，编码出具有病毒信息的酶（DNA 或 RNA 聚合酶），以及参与调控 RNA 加工过程的蛋白质。这些调节蛋白不仅可调控病毒基因的时空表达，还可抑制宿主细胞 mRNA 及蛋白质的加工合成，以利于病毒的增殖。例如，流感病毒的 NS1 蛋白通过抑制宿主细胞 mRNA 的多聚腺苷酸化和剪接，使得细胞前体 mRNA 无法加工成成熟的 mRNA；单纯疱疹病毒的早期蛋白 ICP27 同样也抑制细胞前体 mRNA 的剪接；腺病毒则直接抑制细胞 mRNA 的出核；小 RNA 病毒的早期蛋白则能够破坏细胞 mRNA 的帽子结构，使其无法与核糖体结合，从而抑制细胞蛋白的合成。病毒早期翻译的这些聚合酶，在病毒晚期转录和翻译中极其重要。在 RNA 聚合酶的作用下，母代病毒和子代病毒再一次转录出 mRNA，或正链 RNA 病毒的基因组直接呈现 mRNA 的作用。mRNA 结合于核糖体上，进一步编码出晚期蛋白，包括病毒的结构蛋白和病毒编码的其他调控蛋白，后者主要参与调节病毒自身成分合成的过程（韦平和秦爱建，2008；刘光清，2014）。

3. 病毒的装配、成熟与释放

病毒增殖的最后一步是病毒的装配、成熟与释放。新合成的病毒核酸和病毒蛋白在宿主细胞内的特定部位自我装配，其中大多数 DNA 病毒在细胞核内组装，而 RNA 病毒和痘病毒类在细胞质内装配。病毒粒子的装配有以下两种方式：一些病毒先形成病毒空衣壳，然后病毒核酸被特异性识别后，经壳体上的分子马达或通道蛋白包装进入衣壳内形成完整病毒颗粒，如肠道病毒、噬菌体和腺病毒等；其他病毒，包括脊髓灰质炎病毒、流感病毒和烟草花叶病毒等则是核酸直接与病毒衣壳蛋白识别并结合，且不同构象的蛋白亚基之间特异性识别，并逐渐组装成完整的核衣壳。囊膜病毒还需要在装配好的核衣壳外包裹一层囊膜。这些病毒是通过出芽的方式，利用细胞内的膜结构获得囊膜。例如，反转录病毒、副黏病毒和披膜病毒等利用胞质膜出芽获得囊膜；疱疹病毒利用核膜获得囊膜；黄病毒和一些冠状病毒利用内质网膜获得囊膜；布尼亚病毒和部分冠状病毒利用高尔基体膜出芽获得囊膜。病毒组装完成后还需经过额外的成熟过程才能具有感染性，这一过程涉及病毒结构和活性的改变，其中包括糖基化、蛋白酶切等修饰行为。病毒一旦成熟，将按照其自身的特定方式释放。无囊膜病毒主要是通过裂解宿主细胞释放出大量子代病毒；而囊膜病毒的释放通常与获得囊膜的出芽过程相偶联。总体来说，温和的出芽机制能保证病毒与宿主细胞建立长期稳定的关系（韦平和秦爱建，2008；刘光清，2014）。

（三）病毒的传播过程与特点

病毒要感染宿主，首先要通过特定途径侵入与外界环境接触的宿主细胞，如呼吸道途径、消化道途径、泌尿生殖道途径及经眼或皮肤等部位侵入。随后病毒在局部复制、增殖，并进一步扩散到机体的其他组织和器官。病毒在宿主体内的传播可分为局部传播、血源性传播和神经传播。有些侵入的病毒在局部增殖、复制达到一定量时，开始向邻近细胞扩散，但其感染仅局限在同一器官或组织，这称为局部传播。其中鼻病毒、流感病毒和冠状病毒等感染呼吸道的病毒都呈现局部传播。某些局部感染的病毒能够直接经毛细血管进入血液，或感染内皮细胞后不断向血液中释放病毒，从而造成血源性传播。另外，经针头注射或蚊虫叮咬等方式也可将病毒注入血液而造成血源性传播。当病毒进入血液后，便形成病毒血症，此时病毒能够传播到机体内的各个组织器官，如乙型肝炎病毒和 HIV 均经该方式在机体内传播。还有一些病毒具有感染神经细胞的特性，即病毒的嗜神经组织性。这些病毒在局部感染后，经感染部位的神经末梢侵入神经细胞，并通过突触进行神经细胞之间的传播，这种方式称为神经传播。狂犬病毒和疱疹病毒等病毒的致病性主要依赖于神经传播。总之，病毒入侵何种组织及经何种途径进行传播与病毒的组织嗜性密切相关。

病毒从宿主体内释放后再感染新宿主的过程称为病毒的传播。它可以分为垂直传播和水平传播两大类。垂直传播即病毒由亲代到子代之间的纵向传播方式，它主要包括经胎盘传播（HIV、伪狂犬病毒等）、经卵传播（禽腺病毒、禽白血病病毒等）、经产道传播（疱疹病毒等）三种途径（韦平和秦爱建，2008；刘光清，2014）；水平传播即病毒在个体之间或群体之间的横向传播方式，它包括直接接触传播和间接接触传播两种方式。前者是指不需要任何外界因素的参与，病毒经感染宿主与易感宿主直接接触而传播，如狂犬病毒经咬伤而感染。后者是指病毒经传播媒介感染易感宿主的传播方式，传播媒介可以是生物，也可以是非生物，大多数病毒如流感病毒、口蹄疫病毒等都是以间接接触为主要的传播途径。

二、病毒相关分子模式与结构特征

（一）病毒核酸相关分子模式与结构特征

由于细菌和真菌等微生物的细胞壁成分，如糖蛋白、脂多糖是其主要的特异成分，在宿主细胞上没有，因此机体的 PRR 能容易识别这些外源 PAMP/DAMP，以实现自我和非我的区别。然而病毒是一类依赖宿主细胞存活的微生物，只有侵入细胞内才能复制和增殖。病毒核酸是其进入细胞内的主要的 PAMP/DAMP，而且在复制、转录中产生了大量的不同形式的核酸成分（DNA 或 RNA，单链或双链，长的或短的），但其结构与宿主的很相似（表 4-2，表 4-3，图 4-3，图 4-4，图 4-6，图 4-7）（景志忠等，2011；景志忠，2012；Schlee and Hartmann，2016）。因此机体 PRR 如何区别自我和非我的不同核酸形式十分关键。

表 4-2　病毒核酸类型及其模式识别受体（景志忠等，2011）

模式识别受体		病毒核酸类型	合成的核酸类似物
TLR	TLR3	dsRNA	poly（I：C）
			siRNA
	TLR7/8	ssRNA	咪唑喹啉类，ORN
	TLR9	CpG DNA	ODN
RLR	RIG-Ⅰ	5′ppp-dsRNA（短的）	体外转录的 RNA
			poly（I：C）（≈1kb）
	MDA5	dsRNA（长的）	poly（I：C）（≈2kb）
	LGP2	dsRNA	poly（I：C）
DNA 感受器	DAI	dsDNA（B 型）	poly（dA-dT）
	AIM2	dsDNA	
NLR	NOD2	5′ppp-RNA	
	NALP3	dsRNA，dsDNA，ssRNA	咪唑喹啉类，poly（I：C），ssRNA40

表 4-3　非我特征的病原 RNA 配体结构与天然免疫识别（Schlee and Hartmann，2016）

结构	识别结构的特征	受体或效应分子	来源
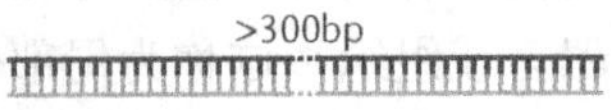	dsRNA >300bp	TLR3，MDA5，OAS1 和 PKR	dsRNA 病毒，（+）ssRNA 病毒和 dsDNA 病毒，如 HSV-1
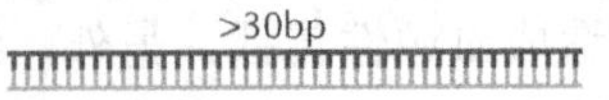	dsRNA >30bp	TLR3；OAS1 和 PKR（经过 RIG-Ⅰ）	dsRNA 病毒，（+）ssRNA 病毒和 dsDNA 病毒，如 HSV-1
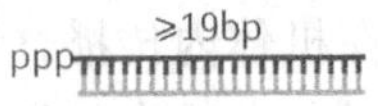	5′ppp 或 5′pp 加钝端碱基配对的 RNA ≥19bp	RIG-Ⅰ	dsRNA 病毒，（+）ssRNA 病毒，（−）ssRNA 病毒和胞内菌
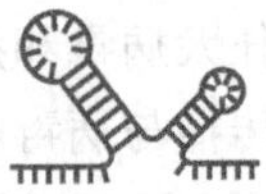	5′ppp 加具有结构的 ssRNA ≥47nt	PKR	（−）ssRNA 病毒
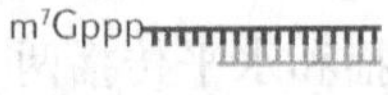	5′帽子加未配对的 ssRNA ≥5nt	IFIT1	具有不完全 5′ 端帽子结构的病毒
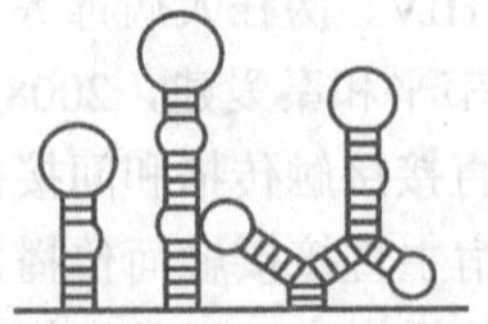	长的具有明显二级结构的 RNA	MDA5 和 ADAR1	未修饰的内源性的和病毒的 RNA
...UGUGUGUGU...　...UUUUUUUUUUU...	poly（U）和富含 GU 的 RNA	TLR7 和 TLR8	未修饰的内源性的、病毒的和细菌的 RNA
...CG...　...UA...	CpG 二核苷酸 RNA，富含 UpA 二核苷酸 RNA	未知	病毒的 mRNA

1）DNA 核酸：①dsDNA；②ssDNA。

2）RNA 核酸：①dsRNA；②ssRNA。

这些病毒核酸成分被机体识别的序列组成、大小、结构及相应受体总结在表 4-2～表 4-6，图 4-6，图 4-7（Schlee and Hartmann，2016）。

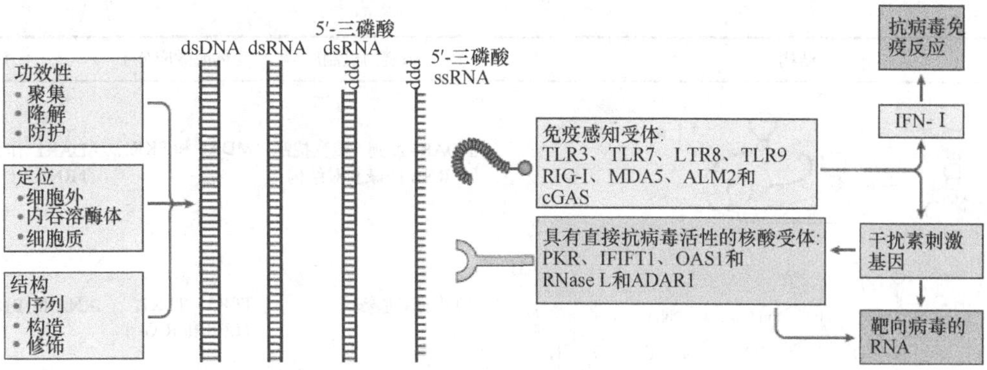

图 4-6　病原核酸的自我与非我识别原则（Schlee and Hartmann，2016）

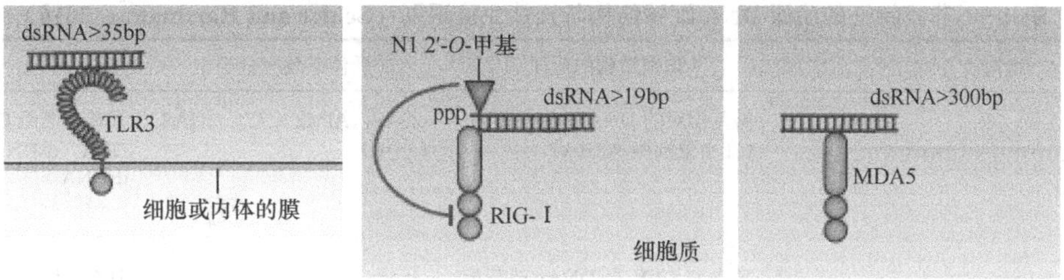

图 4-7　病原 dsRNA 的天然免疫感知（Schlee and Hartmann，2016）

表 4-4　内源性 RNA 的结构与病毒逃避机制（Schlee and Hartmann，2016）

结构	逃避的机制	受体或效应分子	病毒
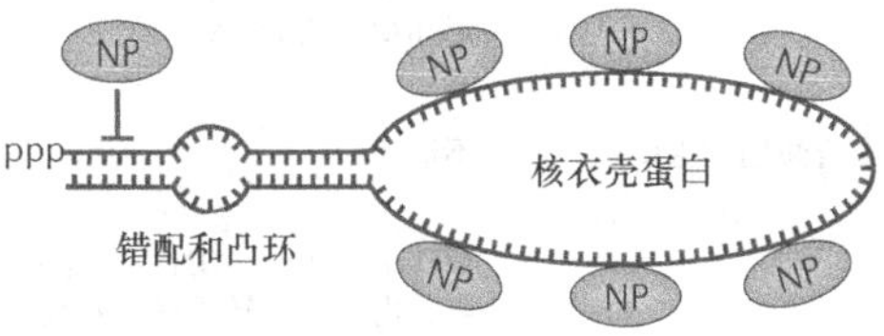	NP 阻止配对结构的形成；锅柄结构处的错配将配对 RNA 结构减到最小	RIG- I，PKR，OAS1，MDA5 和 TLR3	(−) ssRNA 病毒
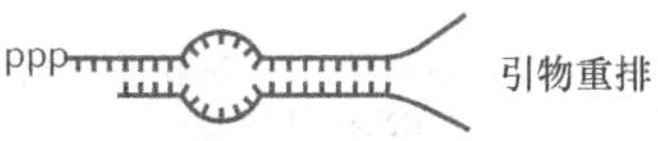	复制的重排机制产生 5′端突出结构	RIG- I	沙粒病毒［(−) ssRNA 病毒］和塔卡里伯病毒
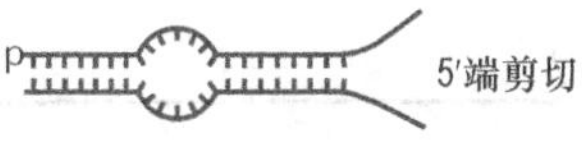	复制后的 5′端的切割导致除去 5′ppp	RIG- I	本扬病毒［(−) ssRNA 病毒］；汉坦病毒、内罗毕病毒和博尔纳病毒[(−)ssRNA 病毒]；Borna 病病毒
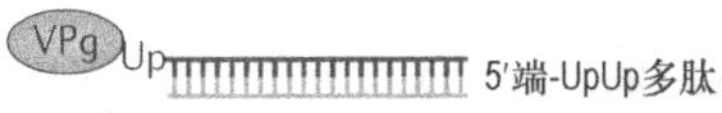	5′端 VPg-pUpU 引导的 RNA 转录，废除了 dsRNA 和 ssRNA 的自由 5′ppp	RIG- I 和 IFIT1	微小核糖核酸病毒［(+) ssRNA 病毒］
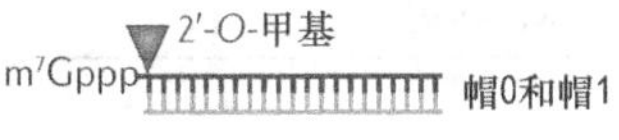	m7G 加帽减少了 RIG- I 活化；N1 2′-*O*-甲基化废除了 RIG- I 活化	RIG- I	除甲病毒［(+) ssRNA］和微小核糖核酸病毒外的许多病毒，其能产生帽子 1 结构（病毒编码的加帽酶或帽子抢夺机制）
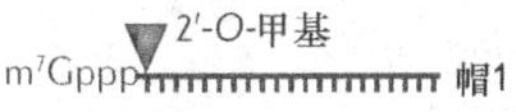	N1 2′-*O*-甲基化废除了 IFIT1 活化	IFIT1	除甲病毒［(+) ssRNA］和微小核糖核酸病毒外的许多病毒
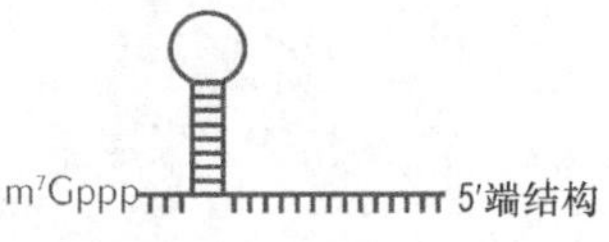	5′端结构废除了 IFIT1 结合	IFIT1	甲病毒［(+) ssRNA］

续表

结构	逃避的机制	受体或效应分子	病毒
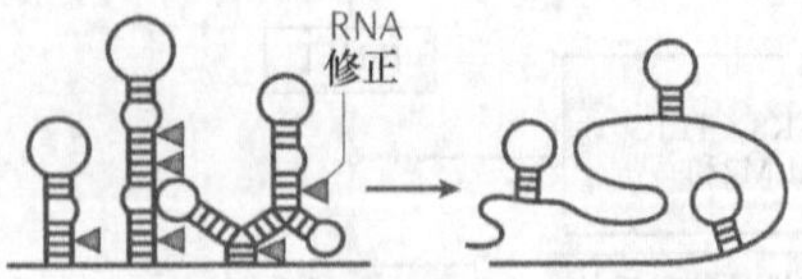	ADAR1 A 到 I 转变扰乱了 RNA 的碱基对结构	MDA5 和 PKR	ADAR1 作为病毒和宿主的 RNA
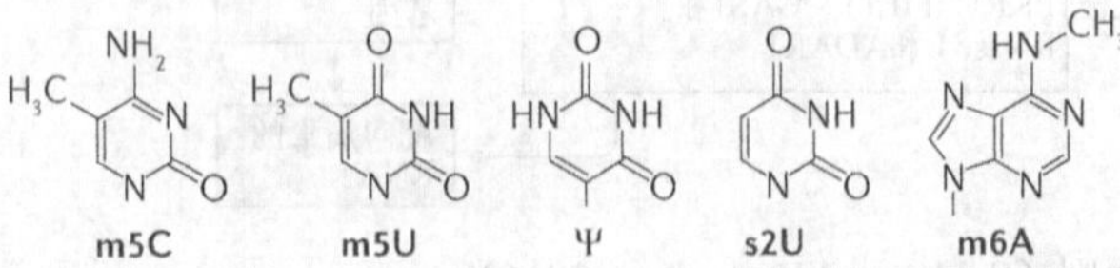	额外的碱基修饰	TLR3，TLR7，TLR8 和 RIG- Ⅰ	tRNA 和 rRNA 被高度修饰

表 4-5 非我特征的病原 DNA 配体结构与天然免疫识别（Schlee and Hartmann，2016）

结构	识别结构的特征	受体或效应分子	来源
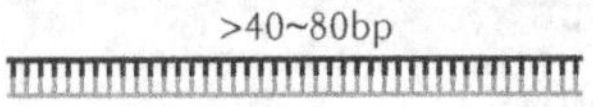	碱基配对的 DNA ≥40～80bp（在小鼠细胞≥25bp）	cGAS，AIM2（人）；cGAS（小鼠）	真核基因组 DNA，细菌质粒 DNA，dsDNA 病毒和慢病毒 dsDNA
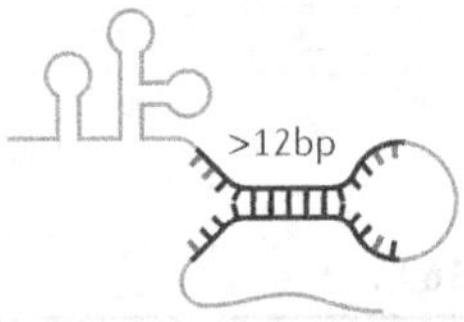	富含 G 的 Y 型 DNA：碱基配对的 DNA ≥12bp+未配对的 G 在靠近 ssDNA（G 显示为浅色）	cGAS	具有二级结构的长 ssDNA：慢病毒、内源性反转录病毒和反转录因子的反转录产物（cDNA）
...CG..	富含 CpG 的 DNA，CpG 甲基化阻断了 TLR9 识别	TLR9	细菌源的未甲基化的 DNA；病毒和宿主的 DNA
...ATATATATATATATATATATATATATATA..	富含 AT 的 ssDNA	RNA 聚合酶Ⅲ和 RIG- Ⅰ	不清楚
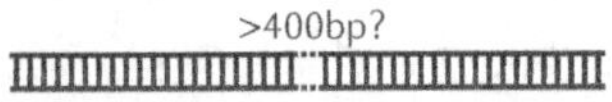	长 DNA-RNA 杂合体	cGAS	反转录产物的 cDNA 与慢病毒、内源性反转录病毒和反转录因子的 RNA 模板杂合子
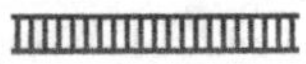	短 DNA-RNA 杂合体	TLR9	RNA 转录物+DNA 模板的杂合体（RNase H 缺乏）

表 4-6 PRR 识别的病毒种类（景志忠等，2011；景志忠，2012）

模式识别受体（PRR）	病原（pathogen）
TLR3	呼肠孤病毒（reovirus） 脑心肌炎病毒（encephalomyocarditis virus，EMCV） 西尼罗病毒（west nile virus，WNV） 呼吸道合胞体病毒（respiratory syncytial virus，RSV）
TLR7/8	咪喹莫特（imiquimod，R-837） 瑞喹莫德（resiquimod，R-838） 罗唑利宾（loxoribine） 人免疫缺陷性病毒（human immunodeficiency virus，HIV） 水泡性口炎病毒（vesicular stomatitis virus，VSV） 甲型流感病毒（influenza A virus，IAV） 仙台病毒（Sendai virus，SeV） 柯萨奇病毒（Coxsackie B virus，CBV） 登革热病毒（Dengue virus，DENV）

续表

模式识别受体（PRR）	病原（pathogen）
TLR9	鼠细胞巨化病毒（mouse cytomegalovirus，MCMV） 单纯疱疹病毒（herpes simplex virus，HSV）
RIG-Ⅰ	甲型流感病毒（RIG-Ⅰ influenza A virus，IAV） 水泡性口炎病毒（vesicular stomatitis virus，VSV） 新城疫病毒（Newcastle disease virus，NDV） 仙台病毒（Sendai virus，SeV） 日本脑炎病毒（Japanese encephalitis virus，JEV） 丙型肝炎病毒（hepatitis C virus，HCV） 西尼罗病毒（west nile virus，WNV） 呼肠孤病毒（reovirus） 登革热病毒（Dengue virus，DENV） 呼吸道合胞体病毒（respiratory syncytial virus，RSV）
MDA5	脑心肌炎病毒（encephalomyocarditis virus，EMCV） Theiler's 脑脊髓炎病毒（Theiler's encephalomyelitis virus，TMEV） 门戈病毒（Mengo virus） 鼠诺沃克病毒-1（murine norovirus-1，MNV-1） 鼠肝炎病毒（murine hepatitis virus，MHV） 呼肠孤病毒（reovirus） 登革热病毒（Dengue virus，DENV） 西尼罗病毒（west nile virus，WNV）
NOD2	呼吸道合胞体病毒（respiratory syncytial virus，RSV）
NLRP3	甲型流感病毒（influenza A virus，IAV） 反转录病毒（adenovirus，AV） 痘苗病毒安卡拉株（modified vaccinia virus ankara strain，MVA） 仙台病毒（Sendai virus，SeV）
DAI	单纯疱疹病毒-1（herpes simplex virus-1，HSV-1）
AIM2	痘苗病毒（vaccinia virus，VV） 鼠细胞巨化病毒（mouse cytomegalovirus，MCMV）

（二）病毒蛋白的分子模式与结构特征

由于病毒种类多种多样，粒子结构千差万别，其核心在于基因组编码的蛋白质及生物学过程不同。病毒编码蛋白主要有结构蛋白和非结构蛋白，前者主要是病毒粒子结构的组成成分，多与宿主的模式识别效应相关，主要有囊膜蛋白（E 蛋白）、融合蛋白（F 蛋白）、表面蛋白（S 蛋白）、基质蛋白（M 蛋白）、核衣壳/核心蛋白（N/C 蛋白）和纤突蛋白（G 蛋白）等；后者主要是与病毒复制、转录相关的一些酶类，可参与天然免疫的调节，主要有 NS 家族。现以黄病毒为主要代表介绍与 PAMP/DAMP 相关的蛋白分子（韦平和秦爱建，2008；刘光清，2014）。

1. 囊膜蛋白（E 蛋白）

囊膜蛋白（E 蛋白）是黄病毒成熟病毒粒子表面的主要细胞膜蛋白，也是病毒的主要保护性抗原蛋白，能诱导感染机体产生中和抗体和免疫保护。E 蛋白是一种糖蛋白，全长包含 493 个氨基酸残基，有 2 个糖基化位点，即 Asn-309 和 Asn-470，但 Asn-470 在 C 端的疏水区，故糖基化主要在 Asn-309。E 蛋白含有黄病毒的血凝蛋白及中和抗原表位，可能是某些宿主细胞表面受体的配体，当它与细胞受体结合时，可使细胞感染。同时，它也可能是一种膜融合蛋白，可诱导病毒粒子的囊膜与细胞膜融合，促使病毒粒子进入细胞而引起感染。

2. 基质蛋白（M蛋白）

prM蛋白是M蛋白的前体蛋白，在病毒成熟过程中prM蛋白参与囊膜糖蛋白E蛋白的转运，使其形成正确的三维结构。prM蛋白有多个糖基化位点（Asn-X-Ser/Thr），其中3个位于M蛋白没有同源的区段，且相互靠近，即Asn-13、Asn-29和Asn-51。另外还有Asn-145，这一区段与M蛋白是共同的，但该区段是疏水的，可能插入到双层类脂膜内，难以糖基化。在病毒的包装过程中，M蛋白的C端可能与E蛋白和核衣壳特异性地相互作用，并形成病毒粒子的表面结构。

3. 核衣壳/核心蛋白（N/C蛋白）

核衣壳蛋白呈碱性，在120个氨基酸中23%～25%是Arg或Lys，黄病毒的碱性氨基酸分布在多肽序列的全长中，而甲病毒的则集中在N端1/2处。衣壳蛋白最保守的区段位于第38～55位。衣壳蛋白的基本功能是为病毒基因组提供一个保护性的屏障。

4. 表面蛋白（S蛋白）

S蛋白是一种糖蛋白，构成冠状病毒包膜上的突起部分，由1400～1800个氨基酸组成。N端部分形成一个球状结构域，C端部分形成一个穿膜的棒状结构。S蛋白在与M蛋白相互作用的同时，能被有效地包装到病毒包膜中，与病毒包膜的形成、出芽等过程密切相关。

5. 融合蛋白（F蛋白）

融合蛋白是副黏病毒的重要毒力蛋白和保护性抗原，属于Ⅰ型膜整合蛋白，由540～580个氨基酸组成，N端为信号肽，C端为跨膜区，其之间为两个高度疏水的重复区，两个区域间隔约250个氨基酸。融合蛋白以纤突形式呈现于囊膜外，由3条F蛋白单体绞合而成。F蛋白能介导病毒囊膜与靶细胞膜融合，进而使病毒进入细胞质，脱去核衣壳进行复制，是病毒感染的必需蛋白。

6. 纤突蛋白（G蛋白）

G蛋白也是一种糖蛋白，构成病毒表面的突起，是病毒与细胞受体结合的部位，参与病毒的吸附及内吞过程。成熟蛋白由505个氨基酸组成，形成胞外区、跨膜区和胞内区，该分子与病毒的感染和毒力直接相关。狂犬病毒G蛋白参与决定病毒毒力的强弱，已明确其第333位氨基酸是决定毒力的关键氨基酸位点，其第109～203位氨基酸是一个与乙酰胆碱受体作用的一个结构域，这可能是狂犬病毒具有神经嗜性的决定因素之一。

三、病毒感染与机体模式识别效应

病毒入侵宿主细胞后，细胞中的模式识别受体（PRR）通过识别入侵病毒的病原相关分子模式（PAMP），包括病毒核酸、脂蛋白、脂多糖等，进而引起天然免疫信号通路的活化，并激发Ⅰ型干扰素（IFN-Ⅰ）和一些炎症细胞因子（IL-1β）的产生，以抵抗病毒的入侵（Kawai and Akira，2011）。到目前为止，抗病毒天然免疫信号通路主要分为四大类：TLR（Toll-like receptor）介导的信号通路；RLR（RIG-Ⅰ-like receptor）介导的信号通路；NLR（NOD-like receptor）介导的信号通路及细胞质中DNA受体介导的信号通路（Seth et al.，2006；何小兵等，2011；景志忠等，2011）。

（一）病毒源PAMP与TLR的模式识别效应

在已发现的13种TLR中，TLR3、TLR7、TLR8和TLR9主要识别病毒的核酸组分。这些受体都定位于细胞内膜结构上，包括内质网、内体、溶酶体和内溶酶体，而只有内部呈酸性环境的内体上的TLR才能被病毒核酸刺激活化（Blasius and Beutler，2010）。其中，表达于普通树突状细胞（cDC）的TLR3主要识别双链RNA；而表达于浆样树突状细胞（pDC）的TLR7、TLR8和TLR9主要是单链RNA及富含CpG的DNA的识别受体。然而定位在细胞膜上的TLR2和TLR4主要负责识别病毒的包膜蛋白。例如，TLR4能够识别小鼠乳腺肿瘤病毒的包膜蛋白且被激活，同时加强了入侵受体CD71的表达，并促进了病毒的入侵；TLR2也能被牛痘病毒、麻疹病毒、人巨细胞病毒和单纯疱疹病毒等病毒的蛋白组分激活，并诱导Ⅰ型IFN和炎症细胞因子的产生（Akira and Hemmi，2003）。TLR被激活后，依赖其TIR（Toll-IL-1）受体结构域招募特定的接头蛋白，如TRIF和MyD88（图4-8，图4-9）（Chen and Jiang，2013）。TLR3

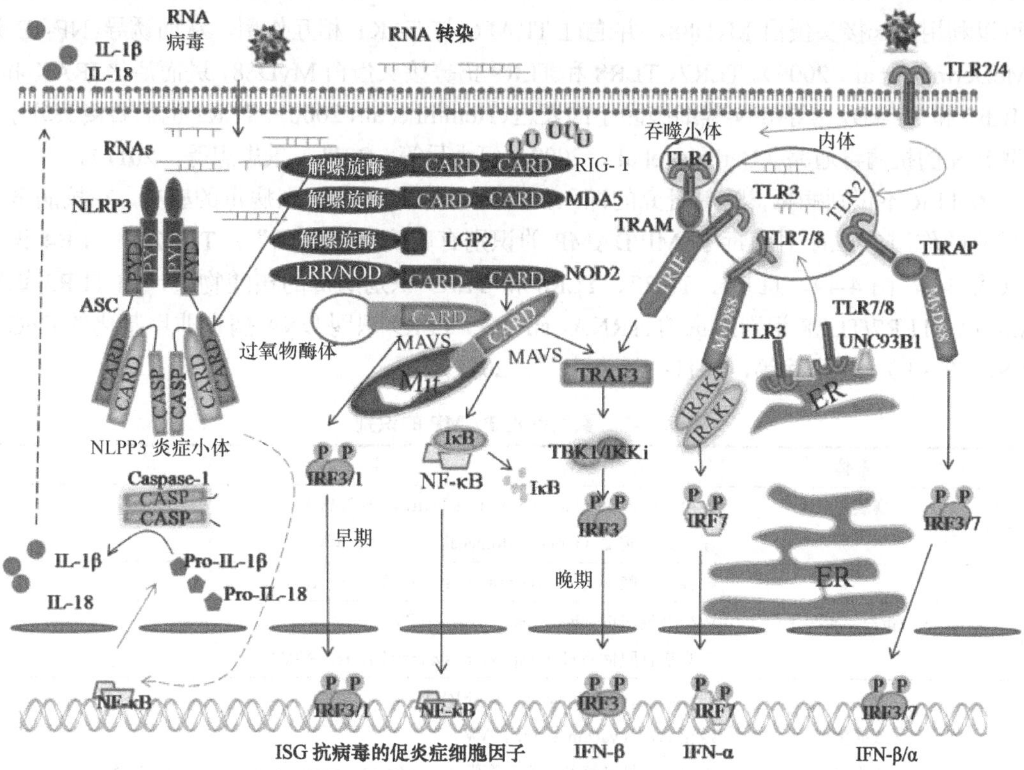

图4-8　RNA病毒介导的天然免疫信号通路活化（Sun and Jiang，2013）（彩图请扫封底二维码）

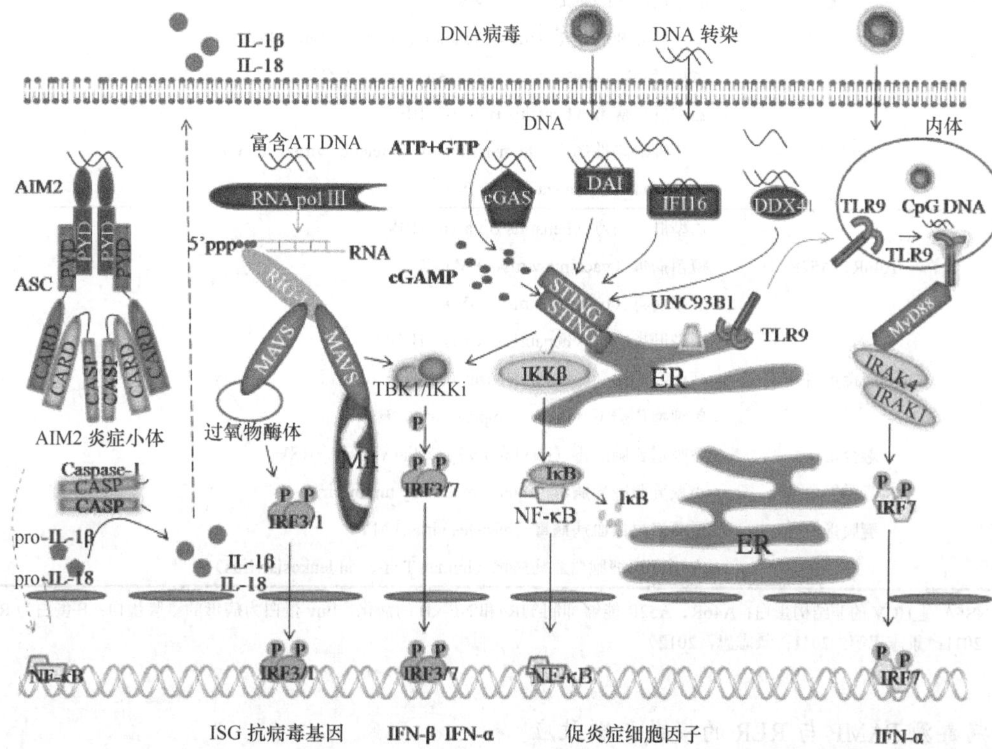

图4-9　DNA病毒介导的天然免疫信号通路活化（Sun and Jiang，2013）（彩图请扫封底二维码）

被双链RNA激活后，招募唯一的接头蛋白TRIF。TRIF被激活后，一方面，通过活化IKK激酶复合体而激活NF-κB，引起IL-8等细胞因子的产生；另一方面，通过激活TBK1或IKKi而引起IRF3和IRF7的活化，并诱导Ⅰ型IFN的产生（Nasirudeen et al.，2011）。TLR4不仅能利用TRIF激活TBK1，从而引起IRF3活化；还可以利用另一接头蛋白MyD88，并通过TRAF6与TAK1相互作用，从而诱导NF-κB通路活化（Palsson-McDermott et al.，2009）。TLR7、TLR8和TLR9招募接头蛋白MyD88，进而活化IRAK和TRAF6，最终激活IRF7和NF-κB，诱导IFN等细胞因子的表达（Hemmi et al.，2000）。TLR2也需要接头分子MyD88，并诱导Ⅰ型IFN的抗病毒通路（Barbalat et al.，2009；何小兵等，2011；景志忠等，2011）。

最初认为TLR不识别病毒，随着研究的深入，人们发现TLR可识别病毒的感染，在抗病毒天然免疫中发挥着重要的作用。TLR对病毒PAMP/DAMP的识别有明确的“分工”：TLR2和TLR4识别病毒的囊膜蛋白（表4-7，图4-4），TLR3、TLR7、TLR8和TLR9识别病毒的核酸物质，如TLR3识别病毒的dsRNA、siRNA，TLR7/TLR8识别病毒的ssRNA、siRNA，TLR9识别DNA病毒非甲基化的CpG基序（表4-3，图4-8，图4-9）（何小兵等，2011；景志忠等，2011）。

表4-7 囊膜病毒PAMP的识别

TLR	配体	病毒	宿主
TLR2/CD14	囊膜蛋白	人巨细胞病毒（human cytomegalovirus，HCMV）	人
		鼠巨细胞病毒（mouse cytomegalovirus，MCMV）	小鼠
TLR2/1		呼吸道合胞体病毒（respiratory syncytial virus，RSV）	
TLR2/6	核心蛋白、NS3蛋白	丙型肝炎病毒（hepatitis C virus，HCV）	
		呼吸道合胞体病毒（respiratory syncytial virus，RSV）	
TLR2	衣壳蛋白	EB病毒（epstein barr virus，EBV）	
	衣壳蛋白	痘苗病毒（vaccinia virus，VV）	
	衣壳蛋白	淋巴细胞性脉络丛脑膜炎病毒（lymphocytic choriomeningitis virus，LCMV）	
	病毒蛋白	单纯疱疹病毒（herpes simplex virus，HSV）	
	血凝蛋白	麻疹病毒（measles virus，MV）	人、小鼠
	囊膜蛋白	小鼠乳腺肿瘤病毒（mouse mammary tumor virus，MMTV）	小鼠
		水痘带状疱疹病毒（varicella zoster virus，VZV）	
		乙型肝炎病毒（hepatitis B virus，HBV）	
	gp120	人免疫缺陷性病毒（human immunodeficiency virus，HIV）	
		流感病毒（influenza virus，IV）	
TLR4		乙型肝炎病毒（hepatitis B virus，HBV）	
	A46R、A52R	痘苗病毒（vaccinia virus，VV）	
		麻疹病毒（measles virus，MV）	
	NS5A	丙型肝炎病毒（hepatitis C virus，HCV）	
	病毒蛋白	柯萨奇病毒（coxsacki B virus）	
		单纯疱疹病毒（herpes simplex virus，HSV）	
	融合蛋白	呼吸道合胞病毒（respiratory syncytial viruses，RSV）	人、小鼠
	囊膜蛋白	小鼠乳腺肿瘤病毒（mouse mammary tumor virus）	小鼠
	囊膜蛋白	鼠莫洛尼白血病病毒（measles virus，MV）	小鼠
		人T淋巴细胞白血病病毒（human T visceral leukosis virus）	

注：NS3、NS5A是HCV的非结构蛋白；A46R、A52R能够抑制TIR和NF-κB的活化；Env蛋白为病毒的囊膜蛋白；F蛋白为RSV的融合蛋白（何小兵等，2011；景志忠等，2011；景志忠，2012）

（二）病毒源PAMP与RLR的模式识别效应

RIG-Ⅰ样解旋酶受体家族包括三个成员：RIG-Ⅰ、MDA5和LGP2，它们都分布于胞质内（Komuro and

Horvath，2006；Takeuchi and Akira，2008）。当病毒在细胞内复制大量 RNA 时，RIG-Ⅰ和 MDA5 依赖其解旋酶 Helicase 结构域识别这些病毒 RNA，并经其 CARD 招募下游分子激活免疫信号通路。然而 LGP2 缺少 CARD，可以识别并结合病毒 RNA，但无法激活下游信号通路。因此，LGP2 对 RLR 信号通路起到负调控作用（Komuro and Horvath，2006）。RIG-Ⅰ和 MDA5 识别病毒的机制不同，前者主要识别负链 RNA 病毒，如狂犬病毒和流感病毒等；而后者主要识别小 RNA 病毒，如脑心肌炎病毒等。此外，RIG-Ⅰ偏向于识别短链 RNA，而 MDA5 更倾向于识别长链 RNA（Kato et al.，2008）。RIG-Ⅰ/MDA5 识别入侵病毒的 RNA 后，激活下游的接头蛋白 MAVS，MAVS 招募 TRAF3 或 TRAF6 形成功能复合体，进而招募并激活激酶 TBK1/IKKi 或 IKK。TBK1/IKKi 对 IRF3 或 IRF7 进行磷酸化活化修饰，启动Ⅰ型 IFN 的表达；而 IKK 通过活化 NF-κB，诱导大量炎症细胞因子的表达，如 IL-8 等（表 4-3，表 4-4，表 4-6，图 4-7，图 4-8）（Kumar et al.，2006；Sun and Jiang，2013）。

（三）病毒源 PAMP 与 NLR 的模式识别效应

NLR 受体是炎症小体的重要组分，且炎症小体对 IL-1β 的加工至关重要。NLR 受体分为 NOD、NLRP 和 IPAF 亚家族，其中 NLRP3 研究得最为清楚（Schroder and Tschopp，2010）。NLRP3 在胞内病毒的刺激下，激活重要的接头蛋白 ASC，随后招募 caspase-1 形成炎症小体，促进 IL-1β 前体发生剪切和活化，并分泌到胞外（表 4-2，图 4-5，图 4-8）（Sun and Jiang，2013）。此外，NLR 也参与调控Ⅰ型 IFN 信号通路，如位于线粒体外膜的 NOD5 可通过作用于 MAVS 抑制 RIG-Ⅰ-MAVS-IFN-β/NF-κB 通路（Moore et al.，2008）；而 NOD2 可结合病毒单链 RNA，且通过接头蛋白 MAVS 活化 IRF3，诱导Ⅰ型 IFN 的表达（Sabbah et al.，2009）。

（四）病毒源 PAMP 与 DNA 胞质受体的模式识别效应

AIM2 是 HIN200 家族成员，作为胞内 DNA 受体能够识别细胞内的核酸，并招募接头蛋白 ASC 等形成炎症小体，活化 caspase-1 从而催化细胞内 IL-1β 和 IL-18 前体剪切为成熟形式的 IL-1β 和 IL-18（表 4-2，表 4-5，表 4-6，图 4-5，图 4-9）（Sun and Jiang，2013）。HIN200 家族另一成员 IFI16 在细胞核和细胞质中均有分布，它识别双链 DNA 后，招募接头蛋白 STING，激活 TBK1-IRF3-IFN-β 信号通路。DAI/ZBP1 作为 DNA 受体，识别 DNA 后也可诱导Ⅰ型 IFN 的产生（图 4-9）。在树突状细胞中，DDX41 既能结合 DNA，又能结合接头蛋白 STING，并激活 TBK1、IRF3 和 IFN-β。细胞内的 cGAS 与病毒 DNA 接触后，可催化第二信使 cGAMP 的合成，cGAMP 被接头蛋白 STING 所识别，随后招募 TBK1 等形成功能型复合体，并激活下游转录因子 IRF3 等，最终加大Ⅰ型 IFN 和炎症细胞因子的表达（表 4-2，表 4-5，图 4-6，图 4-9）。总之，STING 虽不是 DNA 受体，但在 DNA 病毒引发的天然免疫信号通路中起着核心作用。

总之，在病毒感染宿主过程中，病毒含有或释放多种不同形式的分子结构模式，可诱导激活机体不同的模式识别受体，进而产生不同的抗病毒天然免疫效应。而且，不同的通路之间又可相互联系形成复杂的模式识别与天然免疫网络，建立“三位一体”的天然免疫防御屏障，以降低病毒对机体的危害。

第三节　细菌相关模式分子结构特征与天然免疫识别

自然界中遍布各种各样的致病细菌，不断给人类及其他宿主动物的健康带来威胁。在漫长的生物进化过程中，病原细菌入侵和攻击宿主的方式不断建立并逐步完善，通过阻断宿主细胞的重要生理过程来促进感染，进而导致各种疾病的发生。例如，细菌能够向宿主细胞注入各种毒素和效应蛋白，并依赖复杂的机制来阻断和控制宿主细胞的信号传导通路，抑制宿主的免疫防御反应，进而促进细菌增殖感染。此外，宿主为了抵抗病原细菌的感染，获得了强大的免疫系统，包括天然免疫系统和获得性免疫系统，其在监测病原细菌及抑制病原细菌在宿主体内复制和感染的过程中发挥重要作用。

近年来，人们逐渐意识到天然免疫系统抵御细菌入侵也具有特异性，该系统通过机体自身的特异性模式识别受体（PRR）来识别细菌独有的结构保守的病原相关分子模式（PAMP），招募特异性接头蛋白，激活一系列级联信号传导，发挥免疫防御作用。细胞膜受体家族 Toll 样受体（TLR）和胞质受体家族 NOD 样受体（NLR）就属于这类 PRR，其在宿主细胞抗细菌感染的天然免疫反应中发挥着重要的作用。

一、细菌的主要结构、成分与增殖特点

细菌细胞均具有细胞壁、细胞膜、细胞质、核体等基本结构。同时有一些特殊结构，如荚膜、芽孢、鞭毛和菌毛等，作为细菌生命活动的重要组成部分（陆承平，2001）。

（一）基本结构与成分

1. 细胞壁

细胞壁在细菌细胞的外围，是一层坚韧且具有一定弹性的膜。用革兰氏（Gram）染色法染色，可分为革兰氏阳性菌和革兰氏阴性菌两大类（图 4-10）（Akira et al.，2006）。革兰氏阳性菌的细胞壁较厚，其化学成分主要是肽聚糖，占 40%～90%。此外，还有磷壁酸、多糖、蛋白质等。革兰氏阴性菌的细胞壁较薄，其结构和成分较复杂，由外膜和周质间隙组成。外膜由脂多糖、磷脂、蛋白质和脂蛋白等复合构成，周质间隙是一层薄的肽聚糖，仅占 10%～20%（陆承平，2001）。

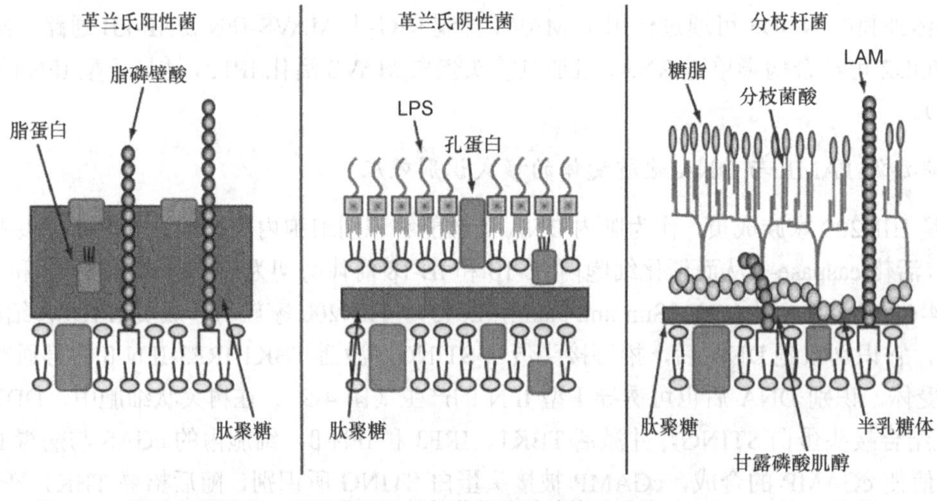

图 4-10　革兰氏阳性菌、阴性菌和分枝杆菌细胞壁结构及成分（Akira et al.，2006）

2. 细胞膜

细胞膜又称细胞质膜，位于细胞壁内面，包围在细胞质的外面，是一层富有弹性的半透性薄膜。细胞膜的主要成分是磷脂和蛋白质，其结构类似于真核细胞膜的液态镶嵌模型。细胞膜受到损伤，细菌将死亡。

3. 核体

细菌为原核生物，其基因组 DNA 无核膜包裹，分布在细胞质内，故称为核体。核体常被细胞质中大量的 RNA 掩盖，以特殊的 Feulgen 法染色，核体一般位于细胞质中心或边缘区，呈球形、哑铃状、带状和网状等形态。细菌核体是一个共价闭合、环状的大型双链 DNA 分子，约含 10^6 个碱基对。细菌的 DNA 无蛋白质结合，能形成超螺旋结构。

4. 细胞质

细胞质通常是由细胞膜包围的除核体以外的所有物质，是一种无色透明的均质的黏稠胶体，主要成分是水、蛋白质、脂类、多糖类、核糖核酸和少量的无机盐。细胞质是细菌进行营养物质代谢及合成核酸和蛋白质的场所，在细胞质内含有各种酶系统，还有核糖体、质粒、包涵体等内含物（陆承平，2001）。

（二）特殊结构与成分

1. 荚膜

某些细菌在其生活过程中可在细胞壁的外周产生一种黏液样的物质，包围整个菌体，称为荚膜。多数细菌的荚膜主要含多糖类，少数的细菌主要含多肽类，也有极少数细菌两者都有。

2. S 层

S 层 S 为 surface 之意，是某些细菌的一种特殊的表层结构，它完整地包裹菌体，由单一的蛋白亚单位组成，规则排列，呈类晶格结构，如嗜水气单胞菌，其 S 层覆盖了 LPS，但菌毛可从晶格的孔隙中伸出。S 层是一种最简单的生物膜，其功能除作为分子筛和离子通道外，还具有类似荚膜的保护屏障作用。在产气单胞菌等还发现其 S 层是一层黏附素，可介导细菌对宿主细胞的黏附及细菌内化进入巨噬细胞等。

3. 鞭毛

多数弧菌、螺菌，许多杆菌，个别球菌的菌体表面长出一至数十根弯曲的丝状物，即鞭毛。鞭毛的成分是蛋白质，由鞭毛蛋白组成，其与动物的肌动蛋白相似，具有收缩性，是细菌的运动器官。鞭毛也与细菌的致病性有关。例如，霍乱弧菌等能通过鞭毛运动穿过小肠黏膜表面的黏液层，黏附于肠黏膜上皮细胞，进而产生毒素而致病。

4. 菌毛

大多数革兰氏阴性菌和少数革兰氏阳性菌的菌体上生长有一种较短的毛发状的细丝，称为菌毛，其比鞭毛更细更短，数量更多。菌毛是一种空心的蛋白质管，由菌毛素组成，每根菌毛由 1000 多个菌毛素形成。

5. 芽孢

某些革兰氏阳性菌在一定的环境条件下，可在菌体内形成一个圆形或卵圆形的休眠体，称为芽孢。未形成芽孢的菌体称为繁殖体或营养体，老龄芽孢能脱离原菌体独立存在，称为游离芽孢。芽孢结构多层且致密，各种理化因子不易透入。芽孢含水量少，蛋白质受热不易变性。芽孢内含有一种特有的吡啶二羧酸（DPA），与钙结合形成的复合物能提高芽孢的耐热性和抗氧化能力。同时，其含有一种酸溶性芽孢小蛋白（SASP），与芽孢芯髓内的 DNA 紧密结合，使之免受辐射、干燥、高温等破坏，在萌发时则作为碳源和能源。

（三）细菌的增殖特点

1. 细菌定植

病原细菌在宿主体内持续存在或增殖、扩散的过程即感染。细菌感染的第一步就是在宿主体内定植，实现定植的前提是细菌黏附在宿主消化道、呼吸道、泌尿生殖道及眼结膜处，以免被肠蠕动、黏液分泌、呼吸道纤毛运动所清除。这种黏附作用主要依靠细菌的结构成分，主要是革兰氏阴性菌的菌毛，其次是非菌毛黏附素如外膜蛋白（OMP），以及革兰氏阳性菌的脂磷壁酸（LTA）等。同时，病原细菌黏附在细胞或组织表面后，必须克服机体局部的防御机制，特别是要干扰或逃避局部的吞噬作用及抗体介导的免疫反应作用才能建立感染。其中某些细菌如结核杆菌、单核李氏杆菌、衣原体等胞内寄生菌及大肠杆菌、沙门氏菌等胞外寄生菌的内化作用，为其提供了一个小环境和庇护所（陆承平，2001）。

2. 细菌增殖

细菌在体内的增殖能力是其成功感染的关键，且对其致病性尤为重要。细菌以二等分分裂法进行无性繁殖，其具有高效的生物合成过程（基因组 DNA 复制、转录、翻译和组装），如大肠杆菌及许多其他病原细菌在适宜条件下，分裂一次仅需 20min。铁是许多细菌生长所必需的，但在宿主体内无游离铁存在，细菌能通过其获铁系统生产和利用载铁体，或直接利用宿主的含铁化合物，如血红转铁蛋白、乳铁蛋白等，为其生长提供所需铁（陆承平，2001）。

3. 细菌传播

细菌能分泌一些胞外蛋白酶，其具有多种致病作用，如激活外毒素、灭活补体等，有的蛋白酶本身就是外毒素。此外，这些蛋白酶的主要功能是作用于组织基质或细胞膜，造成宿主细胞损伤，增加其通透性，而有利于其在体内扩散。另外，一些病原细菌在繁殖过程中还能产生内毒素，对宿主细胞产生毒性（陆承平，2001）。

二、细菌源 PAMP 与分子结构特征

细菌源 PAMP 包括脂多糖、脂蛋白、脂质及核酸（DNA 和 RNA）等多种成分（图 4-3，图 4-4，图 4-11），除核酸的 PAMP 与病毒的相似外，细菌其他 PAMP 的组成、结构与天然免疫识别具有特殊性，因此重点介绍以下细菌结构成分。

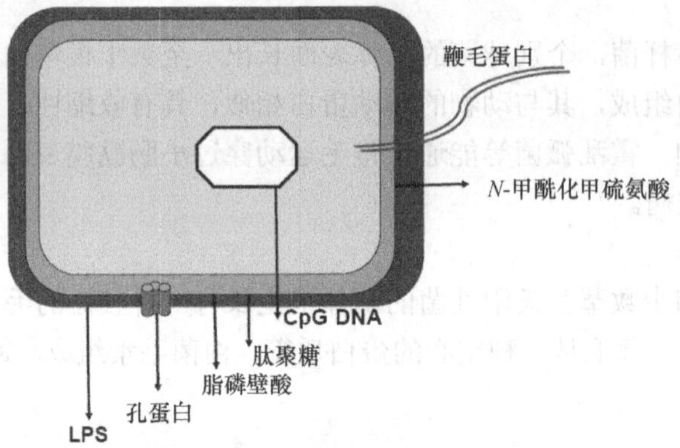

图 4-11 细菌的主要结构与成分

1. 脂多糖

脂多糖（lipopolysaccharide，LPS）系革兰氏阴性菌所特有，位于外壁层的最表面，由类脂 A（lipid A）、核心多糖和侧链多糖三部分组成（图 4-12）。类脂 A 是一种结合有多种长链脂肪酸的氨基葡萄糖聚二糖链，是内毒素的主要毒性成分，发挥多种生物学效应（图 4-13）。各种革兰氏阴性菌类脂 A 的结构十分相似，

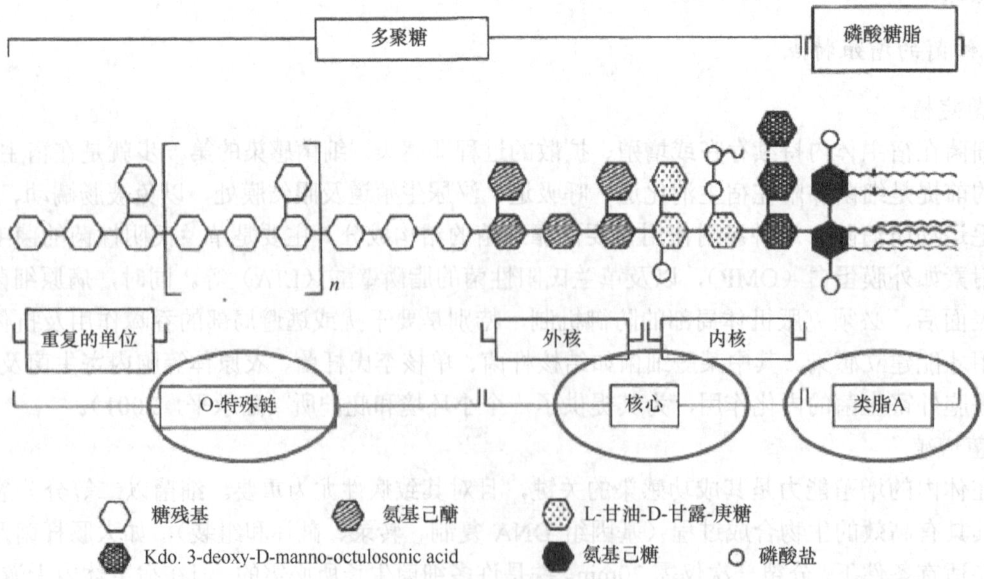

图 4-12 LPS 的分子结构特征

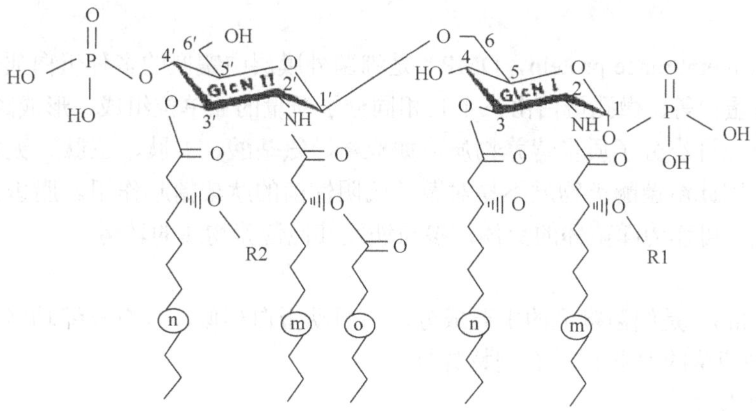

图 4-13　类脂 A 的分子结构特征

无种属特异性。核心多糖位于类脂 A 的外层，由葡萄糖、半乳糖等组成，与类脂 A 共价结合，其具有属特异性。侧链多糖在 LPS 的最外侧，即菌体（O 抗原），是由 3～5 个低聚糖单位重复构成的多糖链，其中单糖的种类、位置和构型均不同，具有种、型特异性。

2. 肽聚糖

肽聚糖（peptidoglycan）是细菌细胞壁所特有的物质。革兰氏阳性菌细胞壁的肽聚糖是由聚糖链支架、四肽侧链和五肽交联桥三部分组成的复杂聚合物(图 4-14)。聚糖链支架由 *N*-乙酰葡萄糖胺(*N*-acetylmuramic acid）和 *N*-乙酰胞壁酸（*N*-acetylglucosamine）通过 β-1,4 糖苷键交替连接组成。四肽侧链依次由丙氨酸、谷氨酸、赖氨酸和丙氨酸（L-D-L-D）所组成，均连接于胞壁酸。五肽交联桥由 5 个甘氨酸组成，交联于相邻两条聚糖链支架的四肽侧链上第一条第 3 位赖氨酸及第二条第 4 位丙氨酸之间，构成了十分坚韧的三维立体结构。

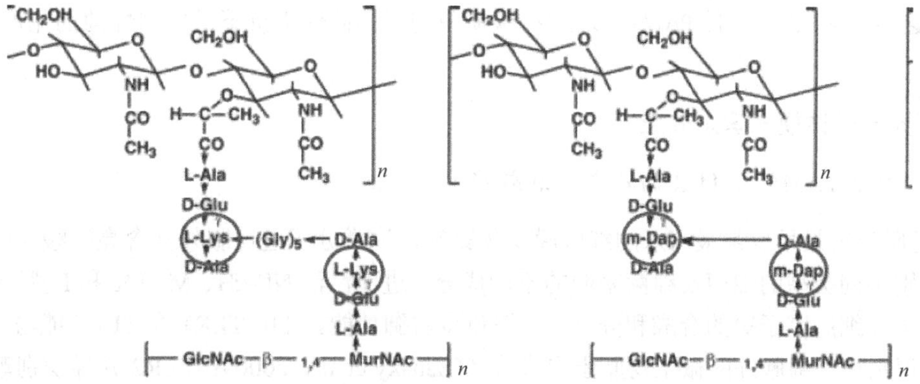

赖氨酸型肽聚糖(**Lys-type PGN**)　　二氨基庚二酸型肽聚糖(**Dap-type PGN**)

图 4-14　肽聚糖的分子结构特征

3. 胞壁酸

胞壁酸（teichoic acid）是一种由核糖醇或甘油残基经磷酸二酯键相互连接而成的多聚物，并带有一些氨基酸或糖。约 30 个以上的胞壁酸分子组成长链，穿插于肽聚糖层中。有的长链一端与肽聚糖上的胞壁酸以共价键相连，另一端游离于细胞壁外，称为壁磷壁酸（wall teichoic acid）。有的长链一端与细胞膜外层的糖脂以共价键相连，另一端穿过肽聚糖层到达细胞壁表面，称为膜磷壁酸（membrane teichoic acid），又称脂磷壁酸（lipoteichoic acid，LTA）。磷壁酸是革兰氏阳性菌特有的成分，是特异的表面抗原。

4. 外膜蛋白

外膜蛋白（outer membrance protein，OMP）是细菌外膜层中镶嵌的多种蛋白质的统称。主要外膜蛋白包括微孔蛋白及脂蛋白等。微孔蛋白由三个具相同分子质量的亚单位组成，形成跨越外膜的微小孔道，起分子筛的作用，仅允许小分子质量营养物质，如双糖、氨基酸、二肽、三肽、无机盐等通过，大分子质量物质不能通过，因此溶菌酶类物质不易对革兰氏阴性菌的肽聚糖起作用。脂蛋白的作用是使外膜层与肽聚糖牢固地连接，可作为噬菌体的受体，参与铁及其他营养物质的转运。

5. 鞭毛蛋白

鞭毛蛋白（flagellin）是细菌鞭毛的主要成分，与肌动蛋白相似，具有收缩功能和抗原性，称为鞭毛抗原或H抗原，不同细菌的H抗原具有型特异性。

6. 甘露庚糖二磷酸盐

HBP（D-glycero-β-D-manno-heptose1，7-bisphosphate）是来源于革兰氏阴性菌的一种单糖，是在多种细菌中保守而不存在于真核细胞中的一种成分，能通过激活信号分子TIFA（TRAF interacting protein with FHA domain-containing protein A）驱动NF-κB而介导炎症反应。与奈瑟球菌不同，包括大肠杆菌在内的其他革兰氏阴性菌不释放HBP，但大肠杆菌等多种细菌的细胞裂解物能激活293T细胞的NF-κB，且其效应依赖于HBP。在缺乏PRR接头分子MyD88和TRIF的THP1单核细胞，大肠杆菌的内吞和降解导致了HBP介导的IL-6产生增强。在哺乳动物细胞株中，奈瑟氏菌ADP-庚糖生物合成途径产生和排出的一种代谢产物能激活NF-κB，现认为HBP是一种促炎症代谢产物，但其诱导NF-κB激活的过程慢于胞外PAMP，提示HBP首先需通过吞噬进入胞质中才能使NF-κB激活而诱导细胞因子产生。这说明细菌只有在吞噬溶酶体中裂解才能释放HBP，并促进不依赖主要PRR途径的炎症。

HBP能导致TIFA的保守氨基酸Thr-9的磷酸化，而使其在溶酶体中寡聚化，促进了与接头分子TRAF6的结合、E3泛素连接酶活性的诱导，以及对经过TAK1、IκBβ和IκBγ激酶活化的经典NF-κB途径的刺激。总之，这显示HBP是一种PAMP，通过在胞质中的感知而促进抗革兰氏阴性菌的免疫（Gaudet et al.，2015）。

三、细菌感染与机体模式识别效应

（一）细菌源PAMP与TLR的模式识别效应

TLR是研究得最早也是最深入的细胞膜受体家族，这类分子通过胞外富含亮氨酸（LRR）结构域直接结合并识别不同类型的细菌及细菌来源的不同成分，进而激活NF-κB、MAPK和I型干扰素信号通路，引发一系列炎症细胞因子等的合成和分泌，发挥免疫防御功能。其中TLR1和TLR6能与TLR2形成复合受体，主要识别宿主细胞外的微生物脂蛋白成分（Ozinsky et al.，2000）；TLR2介导识别革兰氏阳性菌胞壁成分，如肽聚糖、磷壁酸、三酰脂蛋白等；TLR4通过与CD14和MD2形成三聚体介导识别革兰氏阴性菌脂多糖（LPS）（Hoshino et al.，1999）；TLR5识别革兰氏阳性和阴性菌的鞭毛蛋白（Smith et al.，2003）；TLR9主要识别内体中病原菌DNA的非甲基化CpG基序（Hemmi et al.，2000）。在TLR家族中，TLR1、TLR2、TLR4、TLR5、TLR6、TLR9、TLR11主要识别革兰氏阳性菌和革兰氏阴性菌的PAMP，其中TLR2识别革兰氏阳性菌胞壁成分如PGN、LTA、脂蛋白等，TLR4通过与CD14、MD2或RP105协同识别革兰氏阴性菌的LPS，TLR1或TLR6与TLR2协同识别细菌的PGN、LTA、脂蛋白、甘露糖等，TLR5识别有鞭毛细菌的鞭毛蛋白，TLR9识别细菌非甲基化的CpG DNA，TLR11识别感染泌尿系统的大肠杆菌8NU菌株（表4-5，表4-8，图4-4，图4-10，图4-15）（Akira et al.，2006；Kumar et al.，2009；Yoneyama et al.，2010；Kawai et al.，2010；何小兵等，2011）。由此可见，不仅细菌细胞壁成分能激活机体产生天然免疫反应，细菌的DNA也能激活机体产生天然免疫反应。

表 4-8　TLR 对细菌 PAMP 的识别

TLR	辅助受体	配体
TLR1/TLR2	TLR1/TLR2 异源二聚体	脂蛋白、三酰脂肽（细菌和支原体），外部脂肽（伯氏疏螺旋体）
TLR2	CD36，RP105	PGN、LTA（革兰氏阳性菌）、脂蛋白（革兰氏阳性菌、分枝杆菌和支原体），甘露聚糖（分枝杆菌），二酰脂肽（支原体）、孔蛋白（奈瑟球菌），非典型的 LPS（问号钩端螺旋体、齿龈紫色单胞菌和幽门螺杆菌）
TLR4	MD2，CD14，LBP，RP105	LPS（革兰氏阴性菌）
TLR5		鞭毛蛋白（鞭毛菌和钩端螺旋体）
TLR6/TLR2	TLR6/TLR2 异源二聚体	脂蛋白（革兰氏阳性菌、分枝杆菌和支原体），LTA（链球菌）、PGN（革兰氏阳性菌），二酰脂肽（细菌和支原体）
TLR9		非甲基化的 CpG DNA（细菌）
TLR10		?
TLR11（小鼠）		大肠杆菌 8NU 菌株（尿道菌）
TLR12（小鼠）		?
TLR13（小鼠）		?

注：MD2. 髓样分化蛋白 2（myeloid differentiation protein 2）；LBP. LPS 结合蛋白（LPS binding protein）（Kumar et al.，2009；Yoneyama et al.，2010；何小兵等，2011）；?为未知

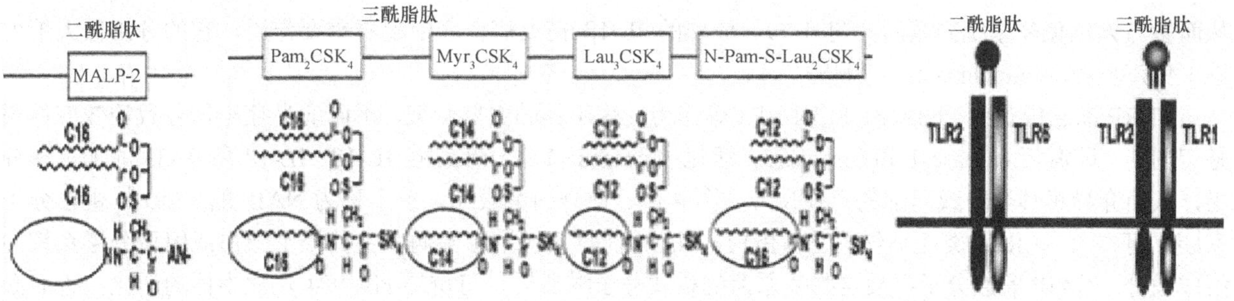

图 4-15　二酰脂肽、三酰脂肽的结构及其识别的异二聚体的形成（Akira and Takeda，2004）

此外研究表明，许多革兰氏阴性致病菌，包括肠致病性大肠杆菌（EPEC）、沙门氏菌、鼠疫和嗜肺军团菌等可利用特殊的分泌系统向宿主细胞中注入细菌产生的效应蛋白，这些蛋白质可通过对靶蛋白的修饰来干扰宿主细胞的正常生理功能，从而促进病原菌的感染（Bhavsar et al.，2007）。其中经常被细菌毒力蛋白攻击的重要细胞信号转导通路和关键分子包括调节免疫炎症反应的 NF-κB 和 MAPK 通路，以及调控蛋白质降解和许多信号通路中涉及的泛素化通路。例如，以志贺氏痢疾杆菌为代表的 OspF，为一类具有磷酸化苏氨酸裂合酶活性的效应蛋白，它们能够修饰活化形式的 MAPK，并导致其不可逆的失活，从而阻断 MAPK 通路及其下游的免疫反应（Li et al.，2007）。肠致病性大肠杆菌的Ⅲ型分泌系统效应蛋白 NleE 具有全新的甲基转移酶活性，可以特异性地修饰宿主 NF-κB 信号通路中用于结合 K-63 泛素链的 TAB2/3 分子。NleE 直接作用于 TAB2/3 的锌指（NZF）结构域，对其螯合锌离子的一个半胱氨酸进行甲基化修饰，进而导致锌离子的离去，使它们失去同 K-63 泛素链结合的能力。失去泛素链的 TAB2/3 无法介导 TAK1 激酶的活化，从而彻底阻断了 NF-κB 介导的天然免疫炎症信号通路。肠致病性大肠杆菌的效应蛋白 Cif 和伯克霍尔德氏菌的 CHBP 具有谷氨酰胺脱氨酶活性，可直接修饰宿主细胞的泛素蛋白，进而干扰细胞中的泛素化通路，并阻断蛋白质降解，以及影响那些依赖于泛素化修饰的生理活动（Zhang et al.，2012）。

（二）细菌源 PAMP 与 NLR 的模式识别效应

NOD 样受体（NLR）是一类新发现的核苷酸结合寡聚域样受体，广泛存在于宿主的细胞质内，它们能够识别侵入细胞的病原菌及其组分，诱发天然免疫反应。NLR 的基本结构有三个功能区域，即亮氨酸

富集重复区（LRR）、核酸结合区（NBS）和 caspase 活化与募集区（CARD）。NLR 家族成员繁多，被分为 5 类：①NLRA，包括 CIITA，含酸性结构域；②NLRB，包括 NAIP，含杆状病毒抑制重复结构域；③NLRC，包括 NOD1/2、NLR3/5，含 CARD；④NLRP，包括 NLRP1～NLRP14，含 pyrin 结构域；⑤NLRX，其他无很强同源性的 NLR 家族成员。其中 NOD1 和 NOD2 最有代表性。

NOD1 主要识别进入细胞质中的革兰氏阴性菌肽聚糖（PGN）的天然配体结构，为含有一个三肽基序侧链的胞壁肽，肽侧链末端氨基酸是二氨基庚二酸（DAP），该结构在少数革兰氏阳性菌（单核李氏杆菌）中也有少量存在。NOD2 主要识别侵入胞质中的病原菌 PGN 衍生胞壁肽结构的胞壁酰二肽（MDP），该结构存在于所有革兰氏阳性和阴性菌的 PNG 中。当病菌感染细胞，胞质内出现 PAMP 时，NOD1/2 通过 LRR 功能域识别并结合相应的配体，进而诱导 NOD1/2 单体发生自身寡聚化形成 NOD 三聚体，随后通过 CARD-CARD 的相互作用，招募和活化下游的效应分子 RIP2。活化的 RIP2 激活 TAK1，TAK1 活化后分别激活 NF-κB、MAPK 等信号传递途径，最终启动促炎症因子 TNF-α、IL-1β 等基因的转录和表达，介导炎症反应或细胞凋亡，从而抵抗病原菌的感染。

NLR 家族蛋白直接识别结合胞质内的致病菌成分后，还可以组装成炎症小体多蛋白复合物，其包括 NLR、胞内接头蛋白 ASC 和促炎症因子 caspase。炎症小体是 caspase-1 活化所必需的反应平台，激活的 caspase-1 进一步调控几种白介素（IL-1β、IL-18 和 IL-33）前体的加工及活化，使其成熟并且分泌到胞外，从而参与天然免疫系统的激活（图 4-5）。成熟的 IL-1β 在炎症反应中起着重要作用，它的分泌极大地促进了免疫反应（Franchi et al.，2006）。

NLRP 家族成员中，NLRP1 和 NLRP3 等作为炎症小体的主要骨架，不同的炎症小体导致的效应结果是相同的，即激活 caspase-1 和 caspase-5，活化的 caspase-1 进一步调控 IL-1β、IL-18 和 IL-33 的加工和分泌，从而介导机体全身或局部的炎症反应（图 4-8）。此外研究表明，一个称为 NAIP 的 NOD 样蛋白分子家族，可作为 NLRC4 炎症小体的受体蛋白，NAIP 能直接识别源于病原菌的鞭毛蛋白或Ⅲ型分泌系统的组成成分。NAIP 家族分子在被这些病原菌的模式分子激活后，可诱导 NLRC4 炎症小体的活化，进而激活 caspase-1 和巨噬细胞的炎症反应（Zhao et al.，2011）。

近年来研究证实，NLR 家族中某些成员在炎症刺激下可抑制 NF-κB、IL-1β 的活化，从而表现出抗炎作用，这对维持机体稳态极其重要。NLRP2 能够通过与 ASC 的相互作用，抑制 IκB 的激活，从而抑制 NF-κB 信号转导通路；FAS 相关因子能够和 NLRP3 相互作用，随后干扰 ASC 与 NF-κB 活化相关因子的募集与活化，抑制 PYPAF-NF-κB 信号通路；NLRP7 可以通过抑制 pro-cspase-1 和前体 IL-1β 的激活过程，抑制 ASC 介导的 IL-1β 的释放，从而抑制炎症反应过程；NLRP10 能够抑制由高剂量 caspase-1 诱导的 ASC-caspase-1 复合体或截断 LRR 的 CARD12 诱导的 IL-1β 的释放，其中 ASC 是 NLRP10 的直接靶点；NLRP12 可通过与 IRAK1 相互作用来阻断 TLR 信号通路，并抑制 IRAK1 的高度磷酸化，从而抑制 NF-κB 的活化，并抑制促炎症因子和趋化因子的表达，减弱炎症反应。有研究表明，结核分枝杆菌和齿龈红棕色单胞菌等感染均可导致 NLRP12 的减少，并且 NLRP12 在结核感染中对 IL-6 等因子的表达起负调节作用，这说明 NLRP12 在 TLR 和细胞因子引发的炎症反应中可能发挥负调节功能。总之，NLR 家族蛋白对宿主的天然免疫系统来说至关重要，其突变不仅在细菌感染和炎症反应中起重要作用，还与自身免疫疾病的发生密切相关。

在宿主抵抗病原菌感染的机制中，TLR 和 NLR 家族蛋白分别从胞外、胞内两个层面保护宿主细胞抵抗病原菌的感染。目前，关于 TLR 识别配体及激活下游信号通路机制的研究已取得了较大进展，而对于胞内 NLR 受体的研究则相对较少。然而，由于 NLR 的活化能够调控免疫激活作用极强的 IL-1β 的分泌，且可导致炎症细胞死亡，在自身免疫疾病和病原菌感染性疾病中具有重要作用，因此，仍需进一步明确 NLR 在天然免疫系统中的相关作用。

第四节　寄生虫相关模式分子结构特征与天然免疫识别

寄生生活是许多生物所采取的一种生活方式，在这一关系中包括寄生虫和宿主两个方面，其中寄生虫暂时地或长期地寄生在宿主的体内或体表，并从宿主获取其所需要的营养物质，甚至给宿主带来不同程度的危害，导致宿主发病或死亡。病原寄生虫包括原虫、蠕虫和蜘蛛昆虫三大类，一般属于单细胞或多细胞的无脊椎真核生物，生活史复杂，寄生方式多样，除原虫外其他虫体结构复杂，代谢或分泌产物较多，与宿主互作明显与病毒、细菌不同。在寄生虫与宿主的模式识别与天然免疫中，由于诸多方面的复杂因素，目前对寄生虫特别是蠕虫和蜘蛛昆虫的研究较少，本节重点对寄生原虫和蠕虫相关模式分子、结构特征与天然免疫识别进行介绍（表 4-9，图 4-16，图 4-17）。

表 4-9　TLR 对病原 PAMP 的识别

病原	配体	TLR	辅助受体
细菌	三酰脂肽、脂蛋白	TLR1/2	
	脂蛋白、LTA、PGN、孔蛋白、非典型的 LPS	TLR2	
	PGN、LTA、二酰脂肽	TLR2/6	CD36、RP105
	LPS	TLR4	MD2、CD14、LBP、RP105
	鞭毛蛋白	TLR5	
	ssRNA	TLR7	
	非甲基化的 CpG DNA、dsDNA	TLR9	
	三酰脂肽	TLR2/10	
	?（大肠杆菌 8NU 菌株）	TLR11	
病毒	结构与非结构蛋白	TLR2	
	结构与非结构蛋白	TLR4	CD14
	dsRNA、poly（I：C）、siRNA	TLR3	
	ssRNA、siRNA、R837、R848、loxoribine	TLR7	CD14
	ssRNA、siRNA、R848、DNA	TLR8	CD14
	非甲基化的 CpG DNA、dsDNA	TLR9	CD14
	?（VSV）	TLR13	
真菌	酵母多糖（酿酒酵母），菌丝（粗球孢子菌、烟曲霉），分生孢子和 PLM（白念珠菌），Yps3p（荚膜组织胞浆菌），β-葡聚糖（荚膜组织胞浆菌、卡氏肺孢子虫）、甘露聚糖、分生孢子和 GXM（新生隐球菌），酵母多糖（酿酒酵母），菌丝（烟曲霉）	TLR2/6	Dectin-1
		TLR4	CD14、Dectin-1
	RNA（白念珠菌）	TLR7	
	非甲基化的 CpG DNA（烟曲霉）	TLR9	
寄生虫	tGPI（克氏锥虫）	TLR2/6	CD14
	tGPI、不饱和烷基酰基甘油、Tc52（克氏锥虫），黏蛋白（锥虫），LPPG（溶组织内阿米巴虫），LPG、SIR2RP1（利什曼原虫），GPI、GIPL（刚地弓形虫、恶性疟原虫和利什曼原虫），β-葡聚糖（卡氏肺孢子虫），不饱和烷基酰基甘油	TLR2	CD14、CD36、RP105
	dsRNA（曼氏血吸虫虫卵）	TLR3	
	LPPG（溶组织内阿米巴虫），P8 PGLC、LPG（利什曼原虫），GPI、GIPL（利什曼原虫、克氏锥虫和恶性疟原虫），多糖（曼氏血吸虫），GPI（刚地弓形虫）	TLR4	MD2、CD14、CD1d、RP105
	ssRNA（克氏锥虫）	TLR7	
	非甲基化的 CpG DNA（克氏锥虫、牛巴贝斯虫和布氏锥虫），富含 AT 的 DNA、恶性疟原虫色素（?）（恶性疟原虫）	TLR9	
	PFTG（刚地弓形虫）	TLR11	

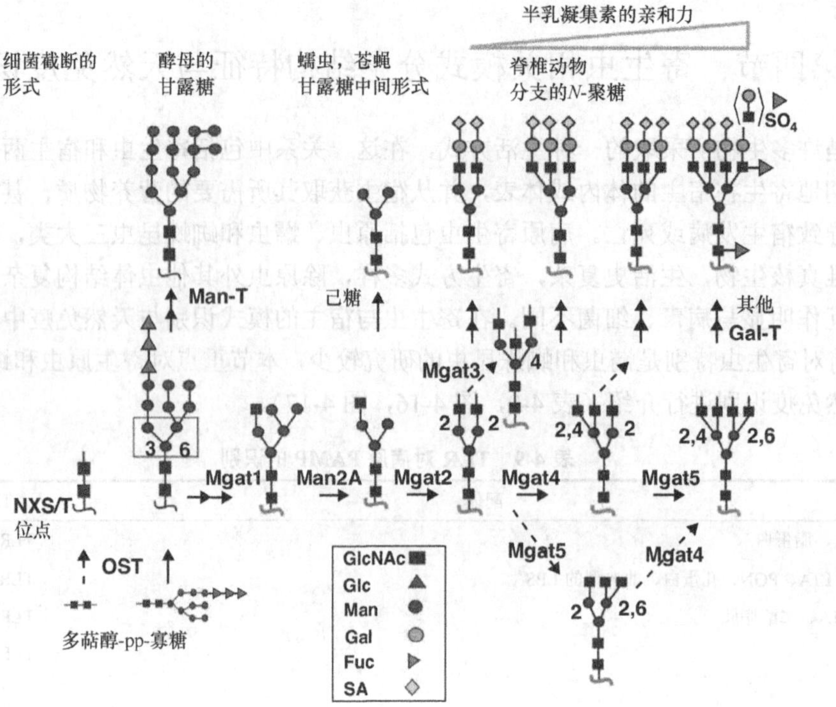

图 4-16　*N*-聚糖的演变过程、类型与亲和性（Boscher et al.，2011）（彩图请扫封底二维码）

OST 代表寡糖基转移酶（oligosaccharyl transferase）；Mgat 代表内侧高尔基体的 *N*-乙酰葡萄糖胺转移酶（medial Golgi *N*-acetylglucosaminyl transferases）；Gal 代表半乳凝集素（galectin）

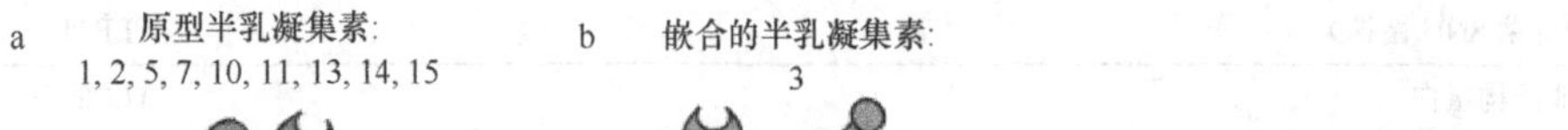

图 4-17　半乳凝集素的组合类型和与配体结合的方式（Boscher et al.，2011）（彩图请扫封底二维码）

半乳凝集素具有糖类活性结构域（carbohydrate reactive domain，CRD），能在细胞表面与糖蛋白和糖脂互作形成一个复杂的结构；a. 原型半乳凝集素 Gal 1、Gal 2、Gal 5、Gal 7、Gal 10、Gal 11、Gal 13、Gal 14 和 Gal 15 具有一个 CRD，并能二聚体化形成细胞表面复杂结构；b. 嵌合型的 Gal 3 含有一个 CRD 和与其寡聚化相关的非凝集素的 N 端结构域；c. 与原型半乳凝集素相似，串联重复的半乳凝集素 Gal 4、Gal 6、Gal 8、Gal 9 和 Gal 12 具有两个 CRD，并形成一个复杂的结构

一、寄生虫的主要类型、生活史与增殖特点

（一）寄生虫的类型

寄生虫的类型主要包括原虫、蠕虫和蜘蛛昆虫三大类，其中蠕虫为多细胞生物，包括线虫、吸虫和绦虫等；原虫为单细胞生物，包括鞭毛虫如锥虫，孢子虫如球虫，梨形虫如泰勒虫及微孢子虫等（孔繁瑶，1997）。

（二）寄生虫的入侵途径与生活史特点

有些寄生虫的发育过程很复杂，不同的发育阶段寄生在不同的宿主，如被幼虫和成虫分别寄生的不同的宿主即中间宿主和终末宿主，有的寄生虫甚至需要3种宿主，形成了复杂的寄生生活史。

大多数蠕虫一般寄生在宿主的消化道、呼吸道和泌尿系统中，少数蠕虫寄生在肌肉、肝、肺和大脑等实质器官，以虫卵或幼虫的形式随宿主的排泄物或分泌物等散布到自然界，再感染其中间或终末宿主。一般寄生于血液中的原虫和蠕虫，常通过吸血的节肢动物传播。大多数寄生在生殖道中的寄生虫通过交配传播。另外，很多外寄生虫通过褥草、衣服或日常用品等传播，或借助动物与动物（人与人）的皮肤接触传播。

寄生虫能否感染宿主主要取决于以下几方面：存在特异适合的宿主，处于感染阶段的幼虫，适合的感染途径等。例如，猪感染蛔虫，首先在动物的环境中需存在猪蛔虫，若是鸡蛔虫或猫蛔虫，那自然不存在感染的可能性。另外，自然中还必须有处于感染阶段的虫卵，即初排的一个受精卵经过一定时间的发育形成幼虫（在卵壳内），再经过一次蜕皮而最终进入感染阶段，在此之前的虫卵对猪没有感染力。同时，若猪能够接触这种虫卵并经口服进入小肠，猪自然被感染。

寄生虫进入宿主体内之后，能否建立寄生生活，也需视情况而定。有时一种寄生虫进入一个非特异性的宿主体内后，可以生活一段时间，最后终因环境不适而死亡。有些寄生虫侵入其特异宿主体内，也并非都能建立寄生生活。寄生虫通常还要被动地或主动地经历或长或短的移行，到达其特异的寄生部位即其专门嗜好的居住场所（组织和器官特异性）；同时要经历一系列的发育阶段，然后在其寄生的部位发育成熟。在这些过程中，一些虫体可能失去生存的机会，如猪蛔虫的移行途径比较复杂。感染性虫卵在小肠中孵化出幼虫，后钻入肠壁血管，随血流到达肝。此后经心脏转入肺，在那里蜕皮两次后，由细支气管上行，经气管和咽，重新返回小肠，再经一次蜕皮后发育为成虫。

有的寄生虫要完成其寄生生活，需更换宿主，如血液原虫类。泰勒虫的子孢子随蜱的唾液进入牛体内后，先在网状内皮细胞进行复分裂繁殖，即由单核虫体经过生长和核分裂而成为一个多核的大裂殖体，后再裂解为多个单核的大裂殖子，如此反复完成无性世代繁殖。这种大裂殖子在分裂过程中，分化形成另一种多核体即小裂殖体，其裂解之后的小裂殖子进入红细胞，即形成配子体。配子体不再进行分裂繁殖，其只有在转入蜱体后再进行另一阶段的发育。

寄生虫在进入宿主体内后，均需经历或长或短，或复杂或简单的移行和发育过程，最终到达其寄生部位，确立其寄生生活。在这个过程中，寄生虫所遭遇的最大挑战是宿主的抵抗力。这种抵抗力包括预存的抗体、机械性的阻挡，以及宿主生理性的和天然免疫性的细胞和分子的作用等。总之，寄生虫在进入宿主体内以后，仍需不断地调整自己，以适应宿主环境，才能最终完成其寄生生活史（孔繁瑶，1997）。

（三）寄生虫的发育、形态结构与增殖特点

1. 原虫的发育、形态结构与增殖特点

寄生虫的发育、增殖与病毒和细菌有巨大的差别，且更复杂得多（孔繁瑶，1997）。原虫是单细胞动物，能由一个细胞进行和完成生命活动的全部功能，大多寄生在宿主的腔道、体液、组织和细胞内。原虫一般大小为 1～30μm，基本结构有细胞核和细胞质，外包表膜，能不断更新。多数原虫，其常由外膜

和微管或原纤维组成表膜复合体而保持原虫的完整性，并参与摄食、排泄、运动、感觉等生理活动。细胞质内含有具各种特殊生理功能的细胞器（如线粒体、内质网、核蛋白体、高尔基体、溶酶体、伸缩泡等）和均匀透明的基质。原虫细胞核由核膜、核质、核仁和染色质构成，与原虫的生理核繁殖有关。寄生性原虫都是专性寄生虫，对宿主有一定的选择性。

原虫的繁殖方式有无性和有性繁殖两种。其中无性繁殖包括二分裂、出芽生殖、内出芽生殖和裂殖生殖等。有性繁殖包括接合生殖和配子生殖。寄生原虫的发育生活史各不相同，如球虫在一个宿主体内进行生长繁殖，以直接方式侵入宿主体内；另外一些原虫，如血孢子虫需要两种宿主，其中一种既是其发育的终末宿主，又是其传播媒介——传播者。

2. 蠕虫的发育、形态结构与增殖特点

蠕虫有吸虫、绦虫和线虫三大类，由于其形态、生理和发育生活史差别较大，现以吸虫和绦虫为代表介绍如下。

（1）吸虫的发育、形态结构与增殖特点

虫体多呈背腹扁平，为叶状、舌状、近似圆形或圆柱状，只有血吸虫为线状。虫体大小相差悬殊，小的仅有 0.3mm，大的可达 75mm 以上。在虫体前端有口吸盘，用以固着在宿主组织；有的吸虫有腹吸盘，只起固着作用。吸虫无表皮，体壁由皮层和肌层组成，也称皮肌囊。虫体无体腔，囊内含有大量的网状组织，各系统的器官位居其中。皮层从外向内包括外质膜、基质和基质膜三层。皮层借助一些通道与深埋肌层的皮层细胞相连。外质膜为单位膜，上有微绒毛，外质膜的外面被有颗粒层外衣，成分为黏多糖或糖蛋白，具有抗宿主消化液及保护虫体作用。基质内含线粒体和分泌小体。分泌小体的崩解产物可能提供或部分提供酸性黏多糖，可形成新的外质膜，以代替宿主抗体损伤的部分。皮层还有体棘和感受器，体棘由结晶蛋白所组成，位于基质膜之上；感受器为一种小囊，位于基质中，向外伸出纤毛，向内与神经末梢连接。

吸虫生殖系统发达，除分体吸虫外，皆雌雄同体。雄性生殖器官包括睾丸、输出管、输精管、储精囊、射精管、雄茎、雄茎囊和前列腺等。雌性生殖器官有卵巢、输卵管、授精囊、卵模、梅氏腺、卵黄腺和子宫等，从卵巢发出的管即输卵管，先与授精囊相接，在此汇合的劳氏管，开口于虫体背面。卵由卵巢排出后，与授精囊的精子相遇而受精；由卵黄腺分泌的卵黄颗粒，经卵黄管与卵相遇进入卵模；梅氏腺的分泌物与卵黄颗粒凝聚在卵模中，结合形成卵壳。虫卵经过子宫瓣进入子宫。成熟的虫卵通过生殖孔排出体外。

寄生于体内的吸虫的生活史比较复杂，其主要特征是需更换一种或两种中间宿主。第一中间宿主为淡水螺或陆地螺，第二中间宿主多为鱼、蛙、螺或昆虫等。发育过程经历了虫卵、毛蚴、胞蚴、雷蚴、尾蚴和囊蚴阶段。囊蚴通过其附着物或第二中间宿主进入终末宿主的消化道内，囊蚴的囊壁被胃肠的消化液溶解，幼虫破囊而出，经移行，到达寄生部位，发育为成虫（孔繁瑶，1997）。

（2）绦虫的发育、形态结构与增殖特点

绦虫虫体呈带状、扁平，大小在数毫米至 10m 以上。虫体分为头节、颈和链体三部分。头节为吸着器官，颈节较纤细，链体的节片系由此向后生出。链体由节片组成，数目数个至数千个。节片根据发育程度可分为三类：幼节、成节和孕节。幼节逐渐发育成长，至生殖器官发育完成就成为“成熟节片”，即成节；至最后子宫内充满虫卵则形成“孕卵节片”，即孕节。因此，最老的节片距头节最远，老的节片逐节或逐段从虫体后端脱离，新的节片不断形成。

绦虫体壁的最外层是皮层，其覆盖着链体的各个节片，其下是肌肉系统，由皮下肌层和实质肌组成。皮下肌层的外层为环肌，内层为纵肌。纵肌较强，贯穿整个链体，在节片成熟后逐渐萎缩退化，导致最后端孕节经常能自动从链体脱落。

绦虫除个别虫种外，均为雌雄同体，其生殖器官特别发达，其链体就是由一连串的生殖器官构成的。每个节片中都具有雄性和雌性生殖系统。生殖器官发育是从紧接颈节的幼节开始的，最初节片尚未出现雌、雄性别特征，继后逐渐发育。先发育出现雄性生殖系统后，待雌性生殖系统发育完成，即形成成节。

绦虫的生活史较复杂，除个别寄生在人类和啮齿类动物的绦虫可以不需要中间宿主外，寄生在家畜的都需要一种或两种中间宿主才能完成其整个生活史。绦虫在终末宿主体内多为自体受精。精子经阴道进入授精囊，在那里或输卵管中受精。受精的虫卵为球形，经分裂成为大、中、小裂球三种细胞。大裂球产生胚层，小裂球经多次分裂形成原肠胚，中裂球变成胚膜包围着原肠胚，最后原肠胚变成六钩蚴胚，即六钩蚴，至此虫卵才成熟。六钩蚴被中间宿主吞食后，立即钻入组织，当到达目的地后，即发育进入具有某种特征的中绦期。中绦期大致有以下类型：体为实心结构的有原尾蚴和实尾蚴；体为囊状结构的有囊尾蚴和似囊尾蚴。实尾蚴、似囊尾蚴和囊尾蚴被终末宿主吞食后，在胃肠内经消化液作用，蚴体逸出，头节外翻，并用附着器吸着肠壁，发育为成虫（孔繁瑶，1997）。

二、寄生虫的主要 PAMP、分子结构与功能特征

病原寄生虫一般属于单细胞或多细胞的无脊椎真核生物，生活史复杂，寄生方式多样，虫体表面结构复杂，组成成分多，代谢或分泌产物较多，能在广泛的动物宿主和人群中建立稳定的宿主与寄生关系。在抗感染免疫中，宿主天然免疫系统通过识别自我与非我，成为机体抵抗寄生虫入侵的第一道防线（Dos-Santos et al.，2016）。

寄生虫虫体表面结构复杂，组成成分多，在寄生虫入侵过程中能代谢或分泌较多的不同产物，导致机体对病原的识别和免疫更加复杂。同时，由于对寄生虫特别是蠕虫 PAMP 的研究较少，这里重点介绍原虫的 PAMP，其他 PAMP 可参考病毒、细菌和真菌（表 4-9，图 4-3，图 4-4，图 4-16～图 4-18）（Boscher et al.，2011；Dos-Santos et al.，2016）。

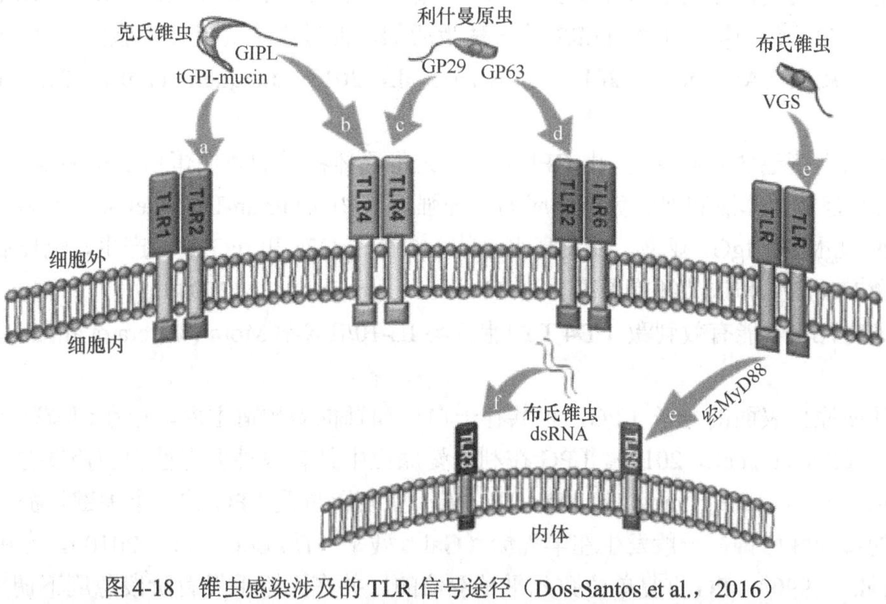

图 4-18　锥虫感染涉及的 TLR 信号途径（Dos-Santos et al.，2016）

a. tGPI-黏液素在 DC 和巨噬细胞中活化 TLR2，并导致 TNF-α、IL-12 和 NO 的产生；b. 在克氏锥虫（*Trypanosoma cruzi*）感染时，其 GIPL 能活化巨噬细胞的 TLR4 而增加 IL-2 产生，反过来 IL-2 产生活化 NK 和 B 细胞分泌 Ig；c. 利什曼原虫 GP29 是 TLR4 一种激活剂，TLR4 的活化能刺激 TNF-α和 IL-12 的产生；d. GP63 是由 GPI 锚定的一种来自利什曼原虫体前鞭毛的金属蛋白酶；e. 布氏锥虫（*T. brucei*）的 VSG 能活化巨噬细胞的经过 MyD88 的 TLR9 途径，增加 TNF、NO 和 IL-12 的产生；f. 布氏锥虫的 dsRNA 是经过 IRF3 途径活化 T 细胞中 TLR3 的一种重要激活剂

1. GPI 锚定的糖结合物

GPI 锚定的糖结合物是寄生虫虫体表面的主要 PAMP，它包括多种组分，具有相似结构与功能特征。利什曼原虫虫体表面浓密地包裹着一层由糖基磷脂酰肌醇（glycosylphosphatidylinositol，GPI）锚定的糖

结合物，其包括脂磷酸聚糖（lipophosphoglycan，LPG）、蛋白磷酸聚糖（proteophosphoglycan，PPG）、糖基磷脂酰肌醇（GPI）脂（glycosylinositolphospholipid，GIPL）和糖蛋白 63（glycoprotein 63，GP63）（Turco，2003；Cummings and Turco，2009），所有这些分子为寄生虫持续存在于宿主中提供一个保护屏障（Dos-Santos et al.，2016）。

糖基磷脂酰肌醇（GPI）膜锚定蛋白能显著影响真核生物细胞的多种生物学属性。克氏锥虫（*Trypanosoma cruzi*）的 GPI 膜锚定蛋白的生物学属性包括：能通过宿主巨噬细胞引起促炎症细胞因子和 NO 的合成等能力（Basso，2013；Teixeira et al.，2011），这与革兰氏阴性菌 LPS 的多方面属性相似（Campos et al.，2001；Ferguson，1999）。克氏锥虫的表面含有多种多样的糖基磷脂酰肌醇（GPI）脂（GIPL），包括锚定糖蛋白和含同一 GPI 结构的多糖（Oliveira et al.，2004）。之前证实，在宿主巨噬细胞上的克氏锥虫的 GPI 锚定蛋白具有免疫刺激和调节作用（Ropert and Gazzinelli，2000）。克氏锥虫的 GIPL 能够刺激或抑制宿主源不同细胞类型的免疫反应。例如，用宿主免疫细胞研究表明，克氏锥虫的 GIPL 能通过含神经酰胺组分来调节 T 淋巴细胞和巨噬细胞，而聚糖链能激活 NK 细胞和诱导抗体产生（Junqueira et al.，2012；Previato et al.，2004）。此外，对于体内促炎症反应和体外活化 NF-κB，通过克氏锥虫 GIPL 活化 TLR4 是关键。研究表明，TLR4 突变体小鼠不能控制克氏锥虫的复制，并表现出早期发病（Oliveira et al.，2004）。在感染时通过 GPI 活化 TLR4 能导致巨噬细胞 IL-12 产生增加，这种 IL-12 产生增加引起 NK 细胞活化，并刺激 B 细胞的 Ig 分泌增加（Gravina et al.，2013）。另外，当通过 LPS 刺激时，克氏锥虫表面源的纯化 GIPL 能够抑制巨噬细胞和 DC 的活化。

出现在鞭毛体表面的 GIPL-神经酰胺能激活与 TLR2 和 TLR9 相关的依赖 MyD88 的反应。克氏锥虫感染能导致天然有缺陷的巨噬细胞 TLR4 信号转导的正常反应，说明寄生虫 GIPL-神经酰胺能被哺乳动物的 TLR 在体内识别（Tarleton，2007）。克氏锥虫所有发育阶段的膜含有大量的通过 GPI 锚定的黏液素样糖蛋白，它能富集苏氨酸和寡聚糖如 *N*-葡聚糖和半乳糖（Freitas-Junior et al.，1998）。tGPI-黏液素是一种强促炎症分子，作为 DC 和巨噬细胞 TLR2 的一种激活剂，促进产生促炎症细胞因子（TNF-α和 IL-12）和 NO 而起始炎症反应（Abel et al.，2014；Gravina et al.，2013；Junqueira et al.，2012；Previato et al.，2004）。

研究克氏锥虫无鞭毛体表面发现，由 GPI 锚定的无鞭毛体特异的表面蛋白（amastigote-specific surface protein 4，SSP4）是宿主体液和细胞免疫反应的一种强调节物（Moran-Utrera et al.，2012）。SSP4 能够诱导低水平的 IgA、IgM 和 IgG3 亚型，以及高水平的 IgG1、IgG2a 和 IgG3b 的产生，免疫后的小鼠巨噬细胞能在体外刺激 NO 产生和调节细胞因子表达（Ramos-Ligonio et al.，2004）。

在慢性感染时，SSP4 能有效刺激 CD4 T 细胞分泌 IL-10/IFN-γ（Moran-Utrera et al.，2012；Flores-Garcia et al.，2011）。

存在于利什曼原虫表面的分子 LPG，也共存于白蛉和脊椎动物宿主内，但在调节宿主免疫功能方面发挥不同的作用（Franco et al.，2012）。LPG 在利什曼原虫中具有虫种多态性和调控发育阶段作用。磷酸聚糖（phosphoglycan repeating unit [Gal-Man-P]，PG）重复单位是 LPG 的一个关键特征，存在虫种、虫株和发育阶段的特异性修饰，一般发生在半乳糖（Gal）残基（Dobson et al.，2010）。在虫体后期发育过程中（Sacks et al.，1990），PG 重复单位数几乎是双倍的，并在无鞭毛发育阶段急剧下调（Moody et al.，1993）。因此，在感染哺乳动物时，LPG 的作用仅限于入侵的初始和感染建立阶段。最近证实，LPG 是在人类 DC 中诱导 IL-12 产生的主要 PAMP（Favila et al.，2015）。

2. 反式唾液酸酶

寄生虫能产生逃避宿主免疫反应的策略，这种策略能使寄生虫产生抵抗力，并导致成功感染宿主（Dos-Santos et al.，2016）。克氏锥虫含有一种反式唾液酸酶（trans-sialidase），其能从宿主糖结合物转移唾液酸到寄生虫细胞表面黏液素样分子的末端 β-galactopyranosyl 残基上。这种酶与寄生虫存活在哺乳动物宿主中的许多过程，如入侵、逃避、细胞分化及调节宿主免疫反应有关。其中一种机制是在 T 细胞表面通过掺入 sialyl 残基，来诱导这些细胞的促凋亡效应而调节免疫反应（Freire-de-Lima et al.，2015）。布氏锥虫（*Trypanosoma brucei*）在其表面包裹有浓密的具多拷贝的单一 VSG，这种 VSG 能被宿主免疫系统识别，导致产生有效的体液反应。为逃避系统性的免疫识别，布氏锥虫产生了一种抗原变异系统，其在表面 VSG 外层发生频繁的改变，能使寄生虫逃避免疫系统的识别和体液应答（Cnops et al.，2015）。利什曼原虫（*Leishmania* sp.）也具有多种机制来抑制巨噬细胞活性。寄生虫能改变信号转导途径、促进细胞因子如 IL-1、TNF-α和 IL-12 表达的降低，减少一氧化氮和反应性氧族，以及减少抗原呈递而逃避宿主的免疫（Gregory and Olivier，2005）。

反式唾液酸酶家族成员 GP82 和 GP90 是出现在发育后期鞭毛型锥虫（metacyclic trypomastigote，MT）发育阶段特异的分子，但 GP82 和 GP90 表现出不同的作用：在宿主细胞 GP82 诱导 Ca^{2+}浓度瞬时增加，并能诱导肌动蛋白细胞骨架破裂而导致寄生虫泡化的发生和宿主细胞的损害，而 GP90 结合宿主细胞不需要 Ca^{2+}的信号转导，并与寄生虫的损害能力无关（Bayer-Santos et al.，2013）。

3. 肌动蛋白抑制蛋白

弓形虫肌动蛋白抑制蛋白（profilin）是唯一被认定作为 TLR11 受体的配体。profilin 是一类普遍存在的小分子蛋白，具有结合肌动蛋白的活性，被认为与寄生虫的运动与入侵有关。研究表明，弓形虫的 profilin 可以激活 DC 的 TLR11，从而启动抗弓形虫的天然免疫应答，即 TLR11 通过识别弓形虫 profilin，而不是直接与活的寄生虫相互作用来感知病原体（Yarovinsky et al.，2006）。除了诱导宿主细胞的 IL-12 合成外，在弓形虫的入侵过程中也需要 profilin，这说明 profilin 在寄生虫-宿主相互作用中存在双重作用。profilin 不是一种分泌分子，而是在速殖子细胞质内表达（图 4-19）。

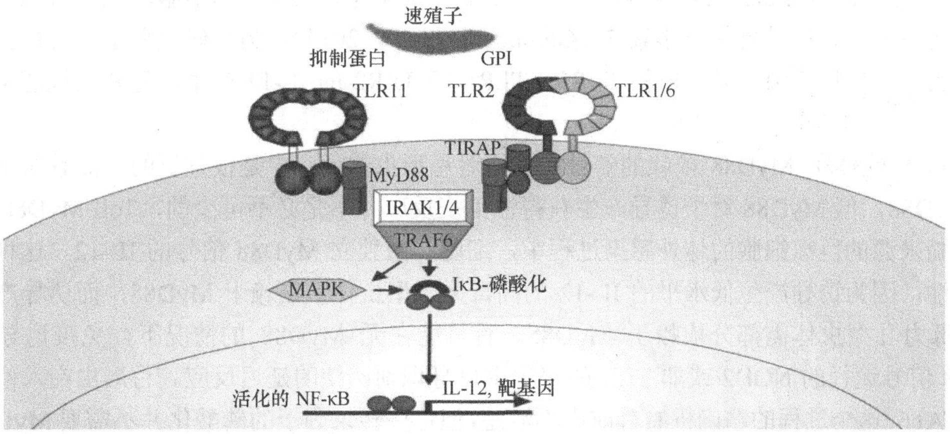

图 4-19　TLR 识别寄生性原虫的信号转导途径

三、寄生虫感染过程中涉及的天然免疫识别

机体的多种免疫细胞表面或细胞内分布有 PRR，PRR 可通过模式识别作用识别多种寄生虫的结构组分和代谢产物，促使机体的免疫系统对这些“异己”做出特异性免疫应答反应，并决定特异性免疫的应答类型，这一作用主要是通过非特异性免疫细胞接受不同的病原相关分子模式（PAMP）刺激后，表达不同的细胞因子谱并驱动淋巴细胞分化来实现的。不同种类寄生虫入侵宿主时，它们所含有的保守分子能与抗原呈递细胞作用，并被其 PRR 特异性识别。这些 PRR 包括 TLR、C 型凝集素（C-TL）和 NOD 样受体（Dos-Santos et al.，2016）。其中，TLR 在识别 PAMP 方面起到重要作用（Liehl and Mota，2012）。

在已发现的哺乳动物的 13 个 TLR 中，TLR1～TLR4、TLR6、TLR7、TLR9、TLR11、TLR12 均与识别病原寄生虫有关。其中 TLR1、TLR2、TLR4、TLR6、TLR11、TLR12 主要识别病原寄生虫的虫体成分和分泌成分，如恶性疟原虫、刚地弓形虫、利什曼原虫及克氏锥虫的糖基磷脂酰肌醇（GPI）锚定蛋白、糖基肌醇磷脂（GIPL）锚定蛋白和鼠刚地弓形虫的肌动蛋白抑制蛋白 profilin（profilin-like protein，PFTG）等；TLR3 主要识别病原寄生虫的 dsRNA，如曼氏血吸虫虫卵的 dsRNA；TLR7 识别克氏锥虫的 ssRNA；TLR9 主要识别病原寄生虫的 DNA，如克氏锥虫、牛巴贝斯虫和布氏锥虫基因组非甲基化的 CpG DNA 等（Kawai and Akira，2011；Liehl and Mota，2012）。当病原寄生虫感染时，TLR 通过识别 PAMP，活化依赖于 MyD88 和 TRIF 的信号转导通路，募集、激活单核/巨噬细胞、自然杀伤细胞、中性粒细胞，以及诱导 IFN、炎症因子、趋化因子等的表达和 DC 的成熟，发挥天然抗寄生虫免疫作用。

Toll 样受体及其配体的早期研究主要聚焦于细菌和病毒分子，如脂多糖和核酸的识别，但很快就发现 TLR 在对原虫的识别中也起着关键作用，可以激发宿主对这类病原体的免疫作用。当不同寄生虫入侵时，机体可通过 TLR 感知并调节 TLR 的表达与功能，以达到适度启动天然免疫并协调获得性免疫的目的（图 4-18）（Dos-Santos et al.，2016）。

另外大量研究发现，在寄生虫感染中，TLR-MyD88 通路是宿主发挥抗感染免疫的主要机制。除了 TLR3 外，所有的 TLR 都可触发 TLR-MyD88 依赖途径（Covert et al.，2005）。

TLR2 和 MyD88 在宿主抗弓形虫感染的保护机制中起重要作用。在抗弓形虫感染中，宿主主要通过 TLR-MyD88 信号通路激活天然免疫系统，介导 IL-12 和 INF-γ 高水平的产生（Torres et al.，2013）。这两种细胞因子在抗感染免疫中发挥着重要作用。弓形虫的一个相对分子质量为 18 000 的亲环素蛋白（cy-clophilin）通过 TLR 途径激发宿主分泌 IL-12。现已证明 TLR2、TLR4 和 TLR11 参与了这一识别过程（图 4-19）。其中 TLR11 在这一过程中起主要作用，弓形虫肌动蛋白抑制蛋白（profilin）是唯一被认定作为 TLR11 受体的配体。弓形虫的糖基磷酰肌醇（GPI）及 GPI 锚定蛋白，如主要表面抗原（SAG1）等皆为 TLR 的配体。弓形虫的 GPI 能够激活 TLR2 和 TLR4 介导人类巨噬细胞产生 TNF-α，从而诱导合成金属蛋白酶-9 及下调胞外乳糖凝集素-3（Gerondakis et al.，2014）。另有研究显示，弓形虫感染造成肠道损伤后，肠道共生性细菌介导了依赖 TLR9、TLR4 和 TLR2 的 IL-12 产生，但其在抗感染免疫中发挥的作用有限。

虽然 Toll 样受体和 MyD88 依赖的信号在宿主对弓形虫的反应中是很重要的，而且对于控制寄生虫来说需要 MyD88，但 MyD88 对于诱导产生获得性免疫反应并不是必不可少的，Toll-MyD88 并不是唯一途径。在骨髓来源的巨噬细胞的体外感染过程中，细胞产生独立 MyD88 信号的 IL-12。这种作用具有寄生虫株特异性，因为诱导产生低水平的 IL-12 的高毒力Ⅰ型虫体不依赖于 MyD88，而诱导产生高水平的 IL-12 的低毒力Ⅱ型虫体需部分依赖于 MyD88。有可能在无 MyD88 的情况下，免疫诱导是由未参与 TLR-MyD88 信号途径的 NOD2 或非 TLR 的寄生虫自身识别诱使的延迟反应。弓形虫在入侵过程中激活 STAT3 和 STAT6，这个过程的精确机制目前尚不清楚，但这些转录因子的磷酸化并不需要 MyD88（Henneke and Golenbock，2001；Horng et al.，2001）。MyD88 基因敲除小鼠对弓形虫的易感性实验表明，TLR 不仅识别寄生虫，而且该接头分子通过 IL-1 和 IL-18 等参与了信号传导。然而，缺乏能产生有生物活性的 IL-1 和 IL-18 的 IL-1β 转化酶（ICE）的小鼠，表现出正常的抗感染。这有力地表明，在抗弓形虫感染中需要 TLR 信号本身的参与。

研究证实，疟原虫在肝中的复制与 IFN-Ⅰ反应有关。研究发现疟原虫的 RNA 作为一种新的 PAMP 经过胞质模式识别受体 Mda5，激活 IFN-Ⅰ反应。在肝细胞中通过胞质 RNA 感受器相关接头分子 MAVS，以及转录因子 IRF3 和 IRF7 启动这种反应，并通过肝细胞以 IFN-α/β 依赖的方式被放大，这个信号转导途径与免疫细胞介导的对肝阶段的抗疟原虫感染的宿主抗性非常关键（Liehl et al.，2014）（图 4-20）。

四、不同类型寄生虫的模式识别与天然免疫

1. 疟原虫

在疟疾感染过程中，TLR2 能够识别恶性疟原虫的磷脂酰肌醇（PI），引发促炎症反应。TLR2 能够形成同型二聚体来发挥作用，同时能和 TLR1 形成异二聚体而发挥作用。TLR4 在恶性疟疾感染过程中也可

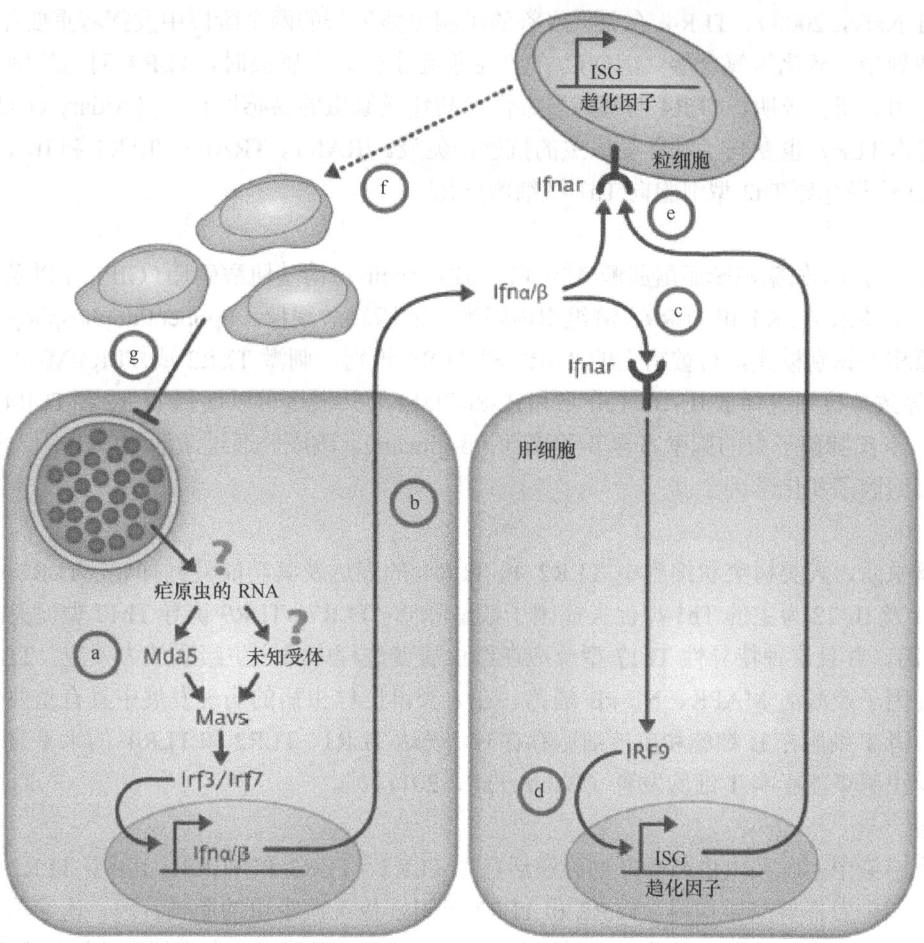

图 4-20　疟原虫感染后在肝中发生事件的顺序（Liehl et al.，2014）

a. 肝细胞被疟原虫 RNA 经过胞质 RNA 感受器 Mda5 和其他未知的受体、Mavs 及转录因子 Irf3 和 Irf7 所激发，诱导 IFN-Ⅰ反应；b. IFN-Ⅰ被释放到细胞外环境；c. IFN-Ⅰ结合肝细胞表面的 Ifnar，以自分泌和旁分泌的方式放大反应；d. Ifnar 活化导致 ISG（包括趋化因子）转录的上调，并在整个肝放大反应；e. 从活化的肝细胞释放 IFN 和趋化因子；f. 指挥天然免疫细胞到感染的肝细胞，g. 以消除寄生虫的感染

识别疟原虫的糖基磷脂酰肌醇（GPI），引发炎症反应。疟原虫色素（hemozoin，HZ）是 TLR9 的一个非 DNA 配体（non-DNA ligand），能激发宿主的天然免疫应答，导致细胞因子和化学因子的释放，并上调协同刺激分子。疟色素的致炎症还与 NALP3 炎症体相关，类似于 TLR9 或 NOD 样受体的 NALP3 为识别疟色素的模式识别受体（Coban et al.，2005）。还有研究表明，在致死型约氏疟原虫感染早期，TLR9 是介导小鼠 DC 活化的重要模式识别受体。疟原虫的红内期裂殖体或可溶性裂殖体提取物可以通过 TLR9 依赖性途径激活浆样树突状细胞（pDC）。疟原虫色素也是 TLR9 的一种激动剂。在疟疾感染过程中，红内期保护性免疫应答需要 $CD4^+$ T 细胞和抗体的共同参与，Th1-Th2 型免疫应答的连续活化是确保保护性免疫效应发挥的关键。其中在感染早期，Th1 细胞免疫应答的有效建立明显影响着感染进程和最终结局。活化初始 T 细胞的 DC，决定着疟疾感染过程中 Th 细胞免疫应答的形式和效应强度（Langhorne et al.，2004）。细胞内的 Th1-Th2 平衡关系着寄生虫在宿主内的命运。Th1 型免疫应答与原生动物寄生虫的清除有关，而 Th2 型免疫应答与不受控制的寄生虫生长有关。疟原虫和弓形虫激动蛋白结合蛋白高度同源，推断小鼠 TLR11 能够感知疟原虫激动蛋白结合蛋白而诱导下游促炎症因子的表达。在利什曼原虫感染中，宿主保护性免疫的产生依赖于 TLR 的激活，其中诱导产生关键性促炎症因子主要受 TLR2、TLR4 和 TLR9 的调节。早期研究发现，TLR2、TLR3 通过诱导 IRAK1 的活化参与识别利什曼原虫前鞭毛体。随后证实利什曼原虫可抑制 TLR2 介导的 p38 MAPK 活化，引起 IL-12 下调和 IL-10 上调，最终引起疾病的发生

（Chandra and Naik，2008）。TLR4 在免疫应答的控制虫体生长的两个阶段中发挥着重要作用，即 TLR4 可通过调节诱导型一氧化氮氧合酶（iNOS）的产生杀死虫体。在感染时，TLR4 对巨噬细胞中寄生虫存活率有降低作用。研究表明，TLR4 的基因多态性与利什曼原虫的易感性有关（Ajdary et al.，2011）。另外，又有报道称 TLR7 也参与了利什曼原虫的抗感染免疫。IRAK1、TRAF6、TAK1 和 IKK 参与 TLR2/4-MyD88-NF-κB 途径介导 Th2 型细胞向 Th1 型细胞分化。

2. 锥虫

锥虫产生的分子，如糖基磷脂酰肌醇-黏蛋白（tGPI-mucin）、糖基肌醇磷脂（GIPL），以及基因组 DNA，能够分别活化 TLR2、TLR4 和 TLR9。溶组织内阿米巴的脂磷酸聚糖（lipopeptidophosphoglycan，LPPG）为该虫的病原相关识别模式，可被宿主的 TLR2 和 TLR4 识别，刺激 TLR2 或 TLR4/MD2 的过表达，激活 NF-κB，并导致单核细胞释放 IL-10、TNF-α和 IL-8，CD14 的共表达可以增强 TLR2 和 TLR4 的作用（Amin et al.，2012）。卡氏肺孢子虫的胞壁富含 β-葡聚糖（β-glucan），该成分通过激活 NF-κB 引发肺泡巨噬细胞释放促炎症细胞因子和化学因子。

3. 丝虫

当感染丝虫后，人类树突状细胞中 TLR2 和 TLR4 的表达及其功能受到抑制。TLR2 介导产生的以 INF-γ、TNF-α 及 IL-12 为主的 Th1 型促炎症因子数量降低；TLR7、TLR9 诱导 Th17 型促炎症因子 IL-17、IL-23 表达升高，并且这种特异性 Th17 型反应在丝虫病变进程中将产生级联放大效应。TLR2、TLR9 介导产生促炎症因子及激活 MAPK、NF-κB 通路，在人类淋巴丝虫病的病理发展中具有重要作用。另外，淋巴丝虫病患者 T 细胞在 B 细胞和单核细胞存在时，表达 TLR1、TLR2 和 TLR4 的水平显著低于未感染者，这提示丝虫感染能影响 T 细胞发育（Babu et al.，2011）。

4. 血吸虫

在血吸虫感染中，血吸虫虫源性产物可激活宿主 TLR2、TLR3 和 TLR4。其中，TLR2 和 TLR4 在调节 Th1-Th2 平衡中发挥着重要作用。TLR2 和 TLR3 可识别曼氏血吸虫的脂类片段，诱导单核细胞来源的 DC 产生 Th2 偏移。这种效应主要是通过下调脂多糖（LPS），刺激 DC 产生促炎症因子及 Th1 型相关因子来实现的（Vanhoutte et al.，2007）。溶血磷酸甘油酯可通过 TLR2 激活 DC，导致应答向 Th2 和调节性 T 细胞发育偏移。血吸虫虫卵能激活 TLR2 但不激活 TLR4，这些虫卵的 dsRNA 能激活 TLR3。曼氏血吸虫分泌的 Sm16 在侵入皮肤时对 LPS 和外源性 TLR3 配体诱导产生细胞因子中发挥着强大的抑制作用。另外，血吸虫虫源性分子，尤其是 TLR4 配体和某些糖蛋白可产生免疫抑制作用及下调 Th1 型反应，介导 LPS 诱导的免疫应答向 Th2 偏移。例如，曼氏血吸虫可溶性虫卵可抑制 CpG，聚肌胞［poly（I：C）］、透明质酸和 LPS 诱导产生 IL-12 的能力或抑制 DC 表面 CD80、CD86 和 MHCⅡ类分子的表达上调，也阻止 LPS 诱导下调其他基因的表达（Brannstrom et al.，2009）。

血吸虫感染也可诱导宿主体内 Treg 的产生，感染曼氏血吸虫 4 周后，小鼠肠系膜淋巴结内 Foxp3$^+$ Treg 显著升高。曼氏血吸虫虫卵抗原单独免疫实验动物同样能够产生明显的 Foxp3$^+$ Treg 反应。曼氏血吸虫提取物溶血性磷脂酰丝氨酸分子通过 DC 表面的 TLR2，可有效诱导分泌 IL-10 的 Treg 产生，抑制宿主的保护性免疫。在可溶性虫卵抗原（SEA）的刺激下，CD4$^+$ CD25$^+$ Treg 对效应 T 细胞具有抑制作用，且对 Th1 型细胞因子（INF-γ 和 IL-2）的抑制作用更为明显。华支睾吸虫慢性感染期 Foxp3$^+$ Treg 比例持续增高，且免疫抑制性细胞因子 TGF-β 的表达增加。多房棘球绦虫通过调节宿主体内 CD4$^+$ T 细胞向 Th1/Th2 型免疫反应极化来躲避宿主免疫系统的攻击。

5. 其他蠕虫

除 Toll 样受体以外，调节性 T 细胞（Treg）在维持蠕虫感染期间宿主的保护性免疫与免疫病理损伤之间的动态平衡中发挥重要作用。Treg 通过下调免疫反应水平，使蠕虫在宿主体内长期持续感染，为维持带虫状态提供了条件。此外，Treg 通过抑制效应 T 细胞活性，使宿主体内变态反应和自身免疫紊乱等异常免疫反应的发生概率降低。当 Treg 过度增加时，宿主的免疫保护能力受到抑制，可导致蠕虫大量繁殖，从而造成宿主死亡（Maizels and Yazdanbakhsh，2003）。

第五节　危险相关模式分子结构特征与天然免疫识别

机体经过长期进化，能够感知病原入侵和自身组织损伤，并启动相应防御机制清除病原并修复损伤组织。目前，Polly Matzinger 等将机体所识别的危险信号（danger signal）如组织损伤、应激和癌症等致病因子统称为危险相关分子模式（DAMP），这里介绍的 DAMP 不包括外源性的 DAMP，即病原 PAMP。

研究发现，TLR 不仅与病原感染引起的天然免疫密切相关，与机体针对组织损伤的炎症反应也密切相关，其对应激、识别损伤组织释放的内源性分子可发挥重要的作用。早在 2000 年，研究人员就发现 HSP60 作为内源性分子能够激活 TLR4，进而诱导细胞因子的释放。同年发现来源于坏死细胞的内源性分子以 TLR2 依赖的方式诱导了炎症因子与组织损伤修复基因的表达及 DC 的成熟。随后发现了 HSP70、gp96、HSP22、HSP72、HMGB1，以及胞内基质分子或片段，如二聚糖（biglycan）、韧黏素 C（tenascin-C，FBG）、多能聚糖（versican）、透明质酸、硫酸乙酰肝素等。

研究表明，大部分的 TLR 参与识别警报素，如 TLR1～TLR4、TLR6～TLR9。其中 TLR1 与 TLR2 协同识别 β-防御素 3（β-defensin-3）；TLR2 识别的警报素种类较多，如 HMGB1、HMGB1 与核小体复合物（HMGB1-nucleosome complexe）、HSP、gp96、透明质酸、表面活性蛋白 A/D（surfactant protein A，D）、嗜酸性粒细胞来源的神经毒素（eosinophil- derived neurotoxin）、抗磷脂抗体（antiphospholipid antibodies）、中性粒细胞弹性蛋白酶（neutrophil elastase）等；TLR4 识别的警报素种类也较多，如 HMGB1、HSP、gp96、韧黏素 C、纤维蛋白原（fibrinogen）、表面活性蛋白 A/D、抗磷脂抗体、纤连蛋白（fibronectin EDA）、乳铁蛋白（lactoferrin）、中性粒细胞弹性蛋白酶、二聚糖、透明质酸、硫酸乙酰肝素、血清淀粉样蛋白 A（serum amyloid A）、氧化的低密度脂蛋白（oxidised LDL）、饱和脂肪酸（saturated fatty acid）等；TLR6 识别多聚糖；TLR3 识别 mRNA；TLR7 和 TLR8 识别 ssRNA、抗磷脂抗体、血管肌球蛋白（cardiac myosin）等；TLR9 识别 DNA、HMGB1、IgG 与染色质复合物等。

一、机体主要的 DAMP 及其分子结构特征与天然免疫识别

（一）HMGB1

HMGB1 是一种丰富的低分子质量非组蛋白，该蛋白质分子高度保守，因在凝胶电泳中具有较高的迁移率而得名。HMGB1 表达于各种细胞的细胞核内，其功能非常复杂，在细胞核内为重要结构蛋白，具有稳定细胞核、协助基因转录及调节甾体受体活性的作用；在细胞外可能与炎症发展，细胞增殖分化，肿瘤发生、发展有关。大量的研究发现，HMGB1 等介质通过 TLR，特别是 TLR4 不仅能介导脓毒性炎症反应，而且在组织损伤引起的炎症反应中具有重要作用。

人们起初认为 HMGB1 是一种 DNA 结合蛋白，存在于绝大部分真核细胞细胞核中，但后来发现在炎症过程中其可以释放到细胞外，是晚期释放的一种炎症介质。失血性休克患者入院时（<伤后 6h）和伤后 24h，血清 HMGB1 浓度均高于健康人群；大鼠在失血性休克 2h 时，其血清 HMGB1 浓度也得到相同结果，这些大鼠给予 HMGB1 抗体治疗后，24h 内的存活率明显提高，循环中 IL-6、IL-10 浓度降低，肠道淋巴结细胞移位减轻。双侧股骨骨折、TLR4 野生型小鼠给予 HMGB1 中和抗体治疗后，发现其血清 IL-6、IL-10 水平较给予免疫球蛋白小鼠降低，血清谷丙转氨酶水平降低，肠黏膜及肝 NF-κB 活化程度减轻，但多克隆 HMGB1 抗体对 TLR4 突变小鼠没有保护作用，甚至在损伤后 1h 出现短暂的 HMGB1 水平增高。以上结果均表明，损伤后 HMGB1 可能作为 TLR4 的上游物质，通过与其结合发挥调节免疫的作用。

损伤条件下，内外源性炎症物质（细菌内毒素、TNF-α 或 INF-γ）均可主动刺激体内单核/巨噬细胞分泌 HMGB1，损伤或坏死的细胞则被动释放 HMGB1，介导机体的天然或获得性免疫反应。研究发现，氧化应激过程中产生的过氧化氢可上调单核/巨噬细胞 HMGB1 的蛋白质表达，通过与核输入蛋白结合促

进HMGB1由胞核向胞质转位。以前的研究认为，HMGB1通过与高度聚糖化作用终产物受体结合，介导了轴突的生长和平滑肌细胞的迁移过程，而在人全血细胞和巨噬细胞中，给予RAGE抗体并不影响HMGB1介导的IL-8和TNF-α的释放，而TLR4抗体则呈剂量依赖性减少IL-8和TNF-α的释放，表明在人全血细胞和巨噬细胞中，HMGB1主要通过与TLR4结合，活化MyD88依赖的信号转导途径，导致NF-κB活化，促使炎症发生。后来通过荧光共振能量转移检测发现，正常状态下HMGB1位于细胞核和细胞质，TLR2和TLR4位于胞质和胞膜表面，5min的共孵育即表现出HMGB1与TLR2或TLR4的结合并表达于细胞表面。免疫共沉淀方法也证实在巨噬细胞样细胞株RAW264.7中，HMGB1刺激早期即与TLR4发生结合。以上研究均表明，创伤后HMGB1通过与TLR4结合介导了炎症反应的发生。

（二）HSP

热激蛋白家族（heat shock protein family，HSP）是可被热休克诱导表达的一类结构高度保守的蛋白质，是维持细胞生命活动所必需的蛋白质。缺血缺氧、感染等多种应激因素都可诱导HSP表达。正常状态下，真核生物的HSP60大部分位于线粒体内（70%～80%），小部分位于胞质中。在某些条件下，HSP60可异常分布到细胞膜中甚至大量流出胞外，如HSP60可异常出现在缺氧的心肌细胞膜和热应激的内皮细胞膜上。将人HSP60与小鼠或人巨噬细胞、上皮细胞或平滑肌细胞进行孵育，发现其有明显上调IL-6、IL-12、IL-15、黏附分子和TNF-α等的致炎作用。创伤时，细胞坏死后释放的HSP60或在应激条件下表达于细胞表面的自身HSP60，通过IL-12和IL-15诱导Th1型免疫反应。人HSP60刺激小鼠骨髓来源巨噬细胞，其呈剂量和时间依赖性分泌TNF-α，而TLR4缺陷小鼠C3H/HeJ的上述作用消失。内毒素介导的NO合成过程是TLR4依赖的，而实验发现HSP60和内毒素同样具有TLR4依赖的合成NO的能力，同样可介导天然免疫反应的跨膜信号途径。目前HSP60作为TLR4的内源性配体，引起了人们的重视，人们开始怀疑HSP60刺激TLR4的作用与内毒素污染有关，而后应用多黏菌素B中和脂多糖并未减轻HSP60的激活作用，从而排除了这种可能。

（三）透明质酸

透明质酸是细胞外基质的一种结构元件，同时是细菌表面的一种常见成分。损伤时，透明质酸可迅速降解为小分子质量的寡糖，其可进一步发挥生物学作用。利用基因序列分析发现，人类内皮细胞加入20μg/mL小分子质量的透明质酸后，IL-8的基因表达可增加56倍。在小鼠腹腔内注射小分子质量的透明质酸100μg 2h，血清中与IL-8相关的角化蛋白和巨噬细胞炎症蛋白水平分别上调7倍和6倍。用TLR4抗体预处理人类内皮细胞或TLR4基因突变小鼠，则上调作用明显被抑制，同时发现，透明质酸通过TLR4介导的作用与脂多糖无关，透明质酸降解片段可通过内皮细胞的TLR4启动天然免疫细胞识别损伤信号。研究发现，通过对在小鼠背部皮下注射细菌培养载体和液氮冻伤模型观察发现，无菌性损伤后局部皮肤释放的MIP-2明显增多，且围绕细菌培养载体分布更加明显，此作用与透明质酸有关。损伤时，透明质酸触发炎症反应需要TLR4、MD2和CD44复合物共同介导，其中MD2可增加TLR4和CD44的结合，缺少这两者透明质酸则无法发挥其作用，CD44主要增加透明质酸和TLR4之间的稳定性，但抑制CD44仅部分阻断透明质酸介导的上调MIP-2的作用。透明质酸作为一种内源性信号，通过与TLR4及相关因子的结合，诱导炎症因子的产生。

（四）硫酸乙酰肝素

硫酸乙酰肝素（HS）是一类呈电负性的线性多糖，在生物体内与核心蛋白连接形成硫酸乙酰肝素蛋白聚糖结构，存在于所有动物组织的细胞膜及胞外基质中。炎症或细胞损伤时，HS迅速从细胞膜、细胞外基质和活化的DC表面脱落，也可从迁移的肿瘤细胞表面脱落，形成一种可溶性HS片段，而在健康组织均未发现此片段产生。未分解的普通肝素不促进树突状细胞成熟，HS分解的碎片则可刺激鼠类TLR4

促进树突状细胞成熟（表现为共刺激蛋白表达、T 淋巴细胞激活），进而刺激 T 细胞发生免疫反应，TLR4 缺陷的小鼠或应用 TLR4 拮抗剂却未观察到树突状细胞的成熟。HS 片段可作为 TLR4 的内源性识别分子，通过激活免疫细胞等监视体内的损伤，植物或高等进化脊椎动物可通过此途径识别组织损伤的信号。

（五）纤维蛋白原

众所周知，炎症、损伤和自身免疫性疾病均与血管外纤维蛋白有关。血管外纤维蛋白沉积是炎症反应早期并持续存在的标志，当局部发生炎症时，损伤细胞的产物刺激内皮细胞收缩，使纤维蛋白原和血浆有关成分从血管间隙游离到血管外，经凝血酶水解产生纤维蛋白，从而促进白细胞黏附和细胞因子的分泌。实验发现，纤维蛋白原可刺激巨噬细胞趋化因子的分泌，将巨噬细胞样细胞株 RAW264.7 以纤维蛋白原刺激 6h，发现有 4 种蛋白质的基因表达明显上调：巨噬细胞炎性蛋白-1α、MIP-1β、MIP-2 和单核细胞趋化蛋白 1。同样的结果也出现在人 U937 和 THP-1 细胞系中，而在 TLR4 缺陷小鼠的巨噬细胞中未发现 MIP-1 有明显变化，表明纤维蛋白原的这种免疫调节作用也是 TLR4 依赖的。

二、皮肤组织在危险相关天然免疫中的作用

皮肤与外界有广泛的接触，是机体抵御外界生物、物理及化学等因素对机体损害的第一道防线。皮肤的免疫细胞通过模式识别受体（PRR）识别病原相关分子模式（PAMP），对入侵的微生物做出迅速反应，通过信号转导级联效应引起效应分子的表达，最终启动天然免疫和获得性免疫反应，有效对抗病原微生物感染和组织损伤。

Toll 样受体（TLR）是一类重要的模式识别受体，同时是联系天然免疫和获得性免疫的桥梁。TLR 不仅与一些感染性皮肤病的发病有关，还与非感染皮肤病，如紫外线辐射损伤、皮肤肿瘤等危险相关天然免疫密切相关。

（一）皮肤组织中 TLR 的表达与天然免疫识别效应

表皮中有 3 种主要的细胞参与对微生物的免疫应答，分别是角质形成细胞、抗原呈递细胞和黑色素细胞；在真皮免疫应答中成纤维细胞、真皮树突状细胞和淋巴细胞占主导作用。不同细胞的 TLR 表达也不相同，这些细胞表达的 TLR 与皮肤的免疫功能相关。角质形成细胞表达 TLR1～TLR6、TLR9 和 TLR10，激活不同的 TLR 角质形成细胞产生的免疫反应不同。激活 TLR3～TLR5 及 TLR9，可使角质形成细胞产生 TNF-α、IL-10 及趋化因子（CCL2 和 CCL20），而激活 TLR3 和 TLR5 可使趋化因子 CCL27 产生增加，促进记忆性 T 细胞募集至皮肤。朗格汉斯细胞高表达 TLR2，中度表达 TLR3、TLR4、TLR8 和 TLR10，低表达甚至不表达 TLR1、TLR5～TLR7 和 TLR9，朗格汉斯细胞的抗病毒活性与 TLR3 的激活相关。黑色素细胞表达 TLR1～TLR4、TLR6、TLR7 和 TLR9，其中 TLR2～TLR4、TLR7 和 TLR9 的表达水平较高，相应的配体与黑色素细胞表达的 TLR 结合后可激活 NF-κB 的核转录活性，导致一些炎症因子（IL-8、IL-6）及趋化因子（CCL2、CCL3、CCL5）的产生（Rivas and Ullrich，1992；Yawalkar et al.，1996）。人真皮成纤维细胞表达 TLR1～TLR9，激活其表达的 TLR2～TLR5 及 TLR9 产生趋化因子 CXCL9、CXCL10 和 CXCL11，这些趋化因子可招募 T 淋巴细胞和自然杀伤细胞，最终促进 Th1 型免疫应答反应，这些发现提示人真皮成纤维细胞表达的 TLR 与皮肤 Thl 型免疫应答相关。真皮树突状细胞可表达 TLR1～TLR4、TLR6、TLR8 和 TLR10，非成熟的骨髓来源树突状细胞主要表达 TLR1～TLR3，而激活 TLR 可使细胞向成熟分化，进而从皮肤迁移至引流淋巴结，将抗原呈递给 T 淋巴细胞，诱导细胞介导的免疫应答的发生。肥大细胞可表达除 TLR8 外的所有 TLR，激活 TLR3 可使肥大细胞产生 I 型干扰素；另外激活 TLR2 和 TLR4 后，肥大细胞可产生炎症因子 IL-1β、TNFα、IL-4～IL-6 及 IL-13（Applequist et al.，2002）。

（二）TLR 在机体免疫耐受中的作用

Toll 信号在某些情况下也能促进机体自身耐受，从而阻止或者延迟自身免疫性疾病的进程。TLR3 能

够诱导小肠黏膜损伤。小鼠被分别注射 TLR2～TLR4 对应的配体，结果表明只有 TLR3 配体 poly（I：C）能诱导严重的特异性小肠黏膜损伤。poly（I：C）能诱导小肠上皮细胞（IEC）产生大量 IL-15，IL-15 能诱导小肠上皮内淋巴细胞（IEL）表达 NK1.1，并增强其对 IEC 的杀伤能力。TLR 信号可以通过 NKG2D 介导自身免疫损伤。NKG2D 能够识别介导 TLR3 信号诱导的小肠黏膜损伤。Toll 样受体与 NK 细胞受体是天然免疫当中最重要的两类受体。体外实验表明，TLR 信号能诱导单核细胞或者肌细胞上调一些 NK 细胞活化性受体配体的表达。TLR3 信号不仅能通过 IEC 分泌的 IL-15 上调 NK 细胞活化性受体 NKGZD 在 $CD8\alpha^+$ IEL 上的表达，还能够直接作用于 IEC，诱导其表达 NKG2D 的配体 Rae1。TLR 信号不仅能破坏自身耐受，越来越多的报道认为 Toll 样受体还在调节免疫耐受、抑制自身免疫性疾病发生、发展方面具有重要作用。

首先，Toll 样受体可通过诱导促炎症性因子产生破坏自身耐受。TLR 信号能导致下游 NF-κB、AP-1 及 IRF3/7 等转录因子活化，并诱导大量炎症细胞因子和趋化因子产生，这些炎症因子被认为在自身免疫性疾病发生或者恶化过程中起重要作用。例如，在 Toll 样受体相关糖尿病和结肠炎模型中，IL-12 等炎症因子起重要作用（Kobayashi et al.，2003；Zipris et al.，2005）。有证据表明，TLR3、TLR7 和 TLR8 的配体能够诱导 IFN-α 的产生，并且通过 IFN-α 诱导胰岛细胞上调 MHC-Ⅰ类分子，从而加速糖尿病发病。但是，TLR4 和 TLR9 没有这种效果。

其次，Toll 样受体通过影响 DC 功能破坏自身耐受（Steinman et al.，2003）。DC 表面表达多种 Toll 样受体，因而来自于病原微生物或者自身的各种 TLR 配体能给 DC 提供其成熟所需要的活化信号。Toll 样受体作用于 DC，不只是诱导 DC 分泌细胞因子和上调共刺激性分子，还能增强 DC 的内吞作用和噬菌作用（West et al.，2004；Watts et al.，2007）。由于 TLR 信号能影响 DC 的成熟及抗原呈递作用，被认为是一种重要的免疫佐剂受体。不仅如此，DC 被 TLR 信号活化后还能呈递自身抗原给 T 细胞，从而破坏自身耐受和诱导自身免疫反应。

再次，Toll 样受体通过活化 B 细胞破坏自身耐受。在 mRNA 水平上，人类 B 细胞表达很高水平的 TLR1、TLR6、TLR9 和 TLR10，中等水平的 TLR7 及较低水平的 TLR2 和 TLR4（Hornung et al.，2002）。TLR 信号活化 B 细胞后不仅能够促使 B 细胞增殖和分化，还能诱导抗体转换类别（Peng，2005）。另外，TLR 信号能诱导 B 细胞分泌促炎症细胞因子，如 IL-6。

最后，Toll 样受体通过抑制调节性 T 细胞的功能来破坏自身耐受。TLR 信号对调节性 T 细胞的抑制作用通过两个方面起作用。一方面，由于 TLR 信号能诱导 DC 产生大量细胞因子，这些细胞因子有可能对调节性 T 细胞的功能产生影响（Pasare and Medzhitov，2003）。另一方面，调节性 T 细胞本身也可能表达 Toll 样受体，在调节性 T 细胞上能够检测到 TLR1～TLR8 的表达（Caramalho et al.，2003）。

三、天然免疫在组织损伤中的作用

1. 肝损伤

肝是机体与各类抗原接触的重要防线之一。正常情况下，肝对人体需要的各种营养成分及人体代谢产物常形成免疫耐受，偶尔发生免疫应答；而对各种感染性物质，可通过天然免疫或获得性免疫反应清除。Toll 样受体 TLR1～TLR10 的 mRNA 在肝都能检测到，并且 Toll 样受体功能相关基因 *ICAMI*、*CD14*、*MyD88*、*LY96*、*TRIF*、*TICAMZ*、*TIRAP*、*CD83*、*SOCSI*、*NFAIP3*、*TOLLIP*、*IRAKI*、*IRAKZ*、*IRAK4* 和 *TRAF6* 等在肝也都有表达。肝表达的各种 Toll 样受体与各种微生物分子结合，传导胞外信号激活各种免疫细胞，分泌大量的促炎症细胞因子，如 TNF-α、IL-10、IL-12、IFN-γ 等，还可产生活性氧和活性氮，增强杀菌功能，广泛参与肝的生理病理过程。肝细胞参与肝的代谢和解毒过程，主要表达 TLR2～TLR4、TLR7 和 TLR9。LPS、TNF-α、脂蛋白和 IL-1β 的刺激都可以活化 NF-κB 信号途径。上调肝细胞上 TLR2 的表达，TLR4 的表达没有变化，这说明肝细胞在炎症状态下对 TLR2 信号通路的刺激反应增强。而肝细胞表达低水平的 TLR4，可能帮助维持肝免疫系统对 LPS 的低反应性（Vasselon and Detmers，2002；Cho

et al.，2004）。

一些 Toll 样受体的配基可通过直接作用于肝星形细胞引起肝纤维化的发生。活化的人肝星形细胞表达 TLR4 和 CD14，LPS 刺激后 IKK/NF-κB 和 JNK 信号被活化，分泌促炎症细胞因子。活化的鼠星形细胞表达 TLR4、CD14 和低水平的 TLR2，ERK 磷酸化水平上升，分泌 IL-6、TGF-β1 和 MCP-1，这些因子的产生能促进肝纤维化的发生（Cho et al.，2004）。肝的树突状细胞表达 TLR2～TLR4 和 TLR9 等，对 LPS、肽聚糖（peptidoglyean）、poly（I：C）和 CpG ODN 的刺激都能产生免疫应答，诱导 IL-12 和 TNF-α 的产生；而且刺激后细胞表面能检测到共刺激分子 CD40、CD80 和 CD86 的表达。另外，TLR2/4 mRNA 的表达在急性出血坏死性胰腺炎导致的肝损伤的发病、发展中起重要作用。

2. 胃损伤

胃部损伤也会动员体内的免疫分子。幽门螺杆菌（*Hecicobacter pylori*）感染可导致胃黏膜受损，引起机体发生特异性的体液免疫及细胞免疫。人类胃上皮细胞 AGS 可组成型表 TLR4，而幽门螺杆菌感染可诱导 TLR4 的基因转录。I 型幽门螺杆菌可增加糖基化 TLR4 的水平，而Ⅱ型幽门螺杆菌没有这种作用，这说明细胞毒素相关蛋白（cytotoxin-associated protein A，CagA）可上调 TLR4 的表达，进而促进胃癌的发生（Ajdary et al.，2011）。TLR2 可协同 TLR4 增加幽门螺杆菌感染后 iNOS 和 NO 的表达，幽门螺杆菌 LPS 可上调 TLR2 的表达并激活其下游 NF-κB 信号转导通路，而给予 TLR4 siRNA 干扰后，TLR2 表达下降，NF-κB 信号转导通路的活化被抑制。这说明，TLR2 的诱导可能来自 TLR4 与幽门螺杆菌 LPS 的交互作用。在胃黏膜受损前后，TLR 的分布亦可出现变化。有研究人员报道在无幽门螺杆菌感染时，TLR4 主要在胃体表达，而感染后则在胃窦、胃体高度表达。TLR4 在幽门螺杆菌感染前后均分布于胃上皮的顶端和基底外侧，而 TLR5、TLR9 在感染前分布与 TLR4 相似，但在感染后只出现于基底外侧，可见 TLR5、TLR9 的亚细胞分布并非是静止的，而是一个似乎由幽门螺杆菌感染所调节的动态过程。

此外，TLR4 通过诱导表达环氧酶-2（cyclooxygenase-2，COX-2）和前列腺素 E2（prostaglandin E2，PGE2）对酒精诱导的胃黏膜损伤起保护作用。TLR4 可促进酒精性肝病的发生，但并不是通过 MyD88 信号通路发挥作用。TLR4 不仅能通过内毒素 LPS 参与肝缺血-再灌注损伤（ischemia/reperfusion injury，I/RI），还能通过其内源性配体热敏感蛋白分子使巨噬细胞活性增高，释放 TNF-α。

3. 肠黏膜损伤

当发生坏死性小肠结肠炎时，肠黏膜 TLR4 表达可增加，进一步给予低氧刺激后，TLR4 mRNA 和蛋白质表达增加，坏死性小肠结肠炎病情恶化。细胞黏附蛋白 FAK 在调节细胞凋亡、迁移、增殖方面起着重要作用，它与 MyD88 之间存在交互作用，Leaphart 等发现在坏死性小肠结肠炎的恶化过程中，TLR4 可促进 FAK 的磷酸化，导致细胞凋亡增加，细胞增殖和迁移能力降低，从而诱导细胞损伤，破坏肠道的修复机制。TLR4 通过 MyD88 信号通路对急性肠损伤起着重要作用。DSS 诱导的结肠炎中，Mindin mRNA 表达增加，NF-κB 信号转导通路激活，而其中起介导作用的为 TLR9，这提示了 TLR 不仅自身可发挥固有免疫反应作用，还能间接地帮助其他具有天然免疫反应功能的物质协同促进结肠炎的发生、发展。

4. 胰腺损伤

急性出血坏死性胰腺炎（AHNP）起病急剧、发展迅速、并发症多、死亡率高。研究提示，多种促炎症细胞因子（包括 TNF-α、IE-6、iNOS 等）介导的全身炎症反应综合征（SIRS）可能在其发生中起重要作用。

四、天然免疫在抗肿瘤中的作用

近来发现，TLR 不仅在免疫细胞上表达，还在多种肿瘤细胞上有广泛表达。越来越多的证据表明，绝大多数恶性肿瘤细胞表达不同的 TLR，提示 TLR 在慢性炎症的致瘤机制中发挥重要作用。

小鼠细胞系 MC26（结肠）、4T1（乳腺）、RM1（前列腺）、B16（黑色素瘤）和 LLC1（肺）上存在多种 TLR 的表达。在人细胞系 HCT15 和 SW620（结肠）、MCF7（乳腺）、UACC-62（黑色素瘤）及

MDA-MB435(乳腺)也发现有多种 TLR 的表达。TLR 几乎表达于人各种肿瘤组织中，如胃癌细胞有 TLR2、TLR4、TLR5 和 TLR9 的表达，结直肠癌细胞有 TLR2～TLR5 和 TLR9 的表达，卵巢癌中细胞有 TLR2～TLR5 的表达，宫颈癌细胞有 TLR3～TLR5 和 TLR9 的表达，肺癌细胞有 TLR2～TLR4 和 TLR9 的表达，前列腺癌细胞有 TLR4、TLR9 的表达，黑素瘤细胞有 TLR2～TLR4 的表达，乳腺癌细胞有 TLR2～TLR4 和 TLR9 的表达，肝癌细胞有 TLR2～TLR4、TLR6 和 TLR9 的表达，喉癌细胞有 TLR2～TLR4 的表达。总之，TLR 广泛表达于各类肿瘤组织中，尤其 TLR4 更具有广谱和高表达性。

TLR 受体对肿瘤免疫有着重要的作用，越来越多的证据表明，TLR 的变异与肿瘤的高发率有关；TLR4 的变异与前列腺癌的发生有关；TLR4 和 TLR10 的变异与鼻咽癌的发生有关；胃癌的发生与 TLR4 的单聚化有关。不同肿瘤细胞上表达的 TLR 不同，可能与不同来源的肿瘤有关。肿瘤细胞上 TLR 信号可能会对肿瘤的发生、发展产生影响。肿瘤细胞上 TLR4 信号通过活化 NF-κB，增加 TNF-α、IL-6、IL-8、VEGF 和巨噬细胞集落刺激因子的表达，促进细胞的增殖和耐受顺铂诱导的细胞凋亡。在消化系统肿瘤细胞中，临床病理结果显示 TLR4 不仅在幽门螺杆菌 HP 阳性的胃癌组织中高表达，在 HP 阳性的胃上皮化及形态异常组织中也呈高水平表达，而且中和 TLR4 信号可显著抑制胃癌细胞系的增殖。人肺癌细胞系上 TLR4 激活能够通过 p38 MAPK 依赖的方式促进免疫抑制性因子 TGF-β、VEGF 和 IL-8 的分泌(He et al.，2007)。TLR4 还可通过活化 NF-κB 来上调炎症因子 COX-2 和前列腺素 E2 的表达，最终导致正常胃上皮细胞发生癌变。TLR4 对结肠癌的促进作用依赖于 COX-2 及 PGE2 的表达和 EGFR（epidermal growth factor receptor）信号的活化。TLR4 信号通过 β1-整合素介导的细胞黏附促进了结肠癌到肝的转移（Wang et al.，2008）。

卵巢癌细胞可能通过 TLR4-MyD88 信号通路激活 NF-κB，诱导致炎症细胞因子产生，促进肿瘤生长。另有研究表明，TLR4 活化还可诱导一些抗凋亡蛋白的表达，如 XIAP（caspase-3 和 caspase-9 的主要抑制物）和磷酸化 Akt，来促进卵巢癌细胞的存活（Kelly et al.，2006）。研究发现，肺癌细胞上 TLR7 和 TLR8 信号激活了 NF-κB，从而上调抗凋亡蛋白 Bcl-2 的表达，增加了肿瘤的凋亡抵抗（Cherfils-Vicini et al.，2010）。

TLR9 信号激活通过增加 MMP13 的表达，增加了乳腺癌细胞的侵袭性。TLR2 信号通路通过 NF-κB 分泌相关细胞因子，从而增强乳腺癌细胞的侵袭能力。乳腺癌细胞上 TLR4 的活化，上调了 β-整连蛋白的表达，增加了肿瘤的侵袭能力（Xie et al.，2009）。肿瘤细胞 TLR4 活化后释放的一些细胞因子，可作用于髓系来源的抑制性细胞及浆细胞样 DC（pDC）而发挥免疫抑制作用。肿瘤细胞释放的透明质酸（hyaluronic acid，HA）能通过结合单核细胞表面的 TLR4 和 CD44 来而上调 MyD88 通路中的负调控因子 IRAK-M，从而使肿瘤部位浸润的单核细胞失活。

除此之外，免疫细胞在组织损伤及肿瘤发生时也发挥一定的作用，如多形粒细胞（polymorphonuclear leukocyte，PMN）是血液中数目最多的白细胞。PMN 的主要生物学功能有分泌、趋化、吞噬、黏附及杀伤等。当组织损伤时，PMN 能迅速从血液循环中迁移到损伤或感染部位，发挥抗炎效应。PMN 不仅在抗感染免疫中有重要作用，在抗肿瘤免疫中也不可或缺。PMN 能从血液循环中游出，迁移至肿瘤周边。这一过程是 PMN 与血管内皮细胞相互作用的结果，受多种分子机制调节，如黏附分子、前炎症介质等多种细胞因子。游走到肿瘤周边的 PMN 可以释放一系列细胞毒性介质，如活性氧、一氧化氮、溶酶体及 IL-1、TNF 等细胞因子杀伤肿瘤细胞。

参考文献

何小兵，房永祥，贾怀杰，等. 2011. Toll 样受体介导的先天性抗病毒免疫反应研究进展[J]. 细胞与分子免疫学，27(6): 709-712.

景志忠. 2012. TOLL 样受体与天然免疫[M]. 兰州：兰州大学出版社.

景志忠，何小兵，房永祥，等. 2011. 机体识别病毒核酸的几种分子模式及途径[J]. 畜牧兽医学报，42(3): 311-322.

孔繁瑶. 1997. 家畜寄生虫学[M]. 2 版. 北京：中国农业大学出版社.

刘光清. 2014. 动物病毒反向遗传学[M]. 2 版. 北京：科学出版社.

陆承平. 2001. 兽医微生物学[M]. 3 版. 北京：中国农业出版社.

孙文香，蒋争凡. 2013. 病毒感染引发天然免疫细胞信号转导研究进展[J]. 中国细胞生物学学报, 35(5): 563-573.

韦平，秦爱建. 2008. 重要动物病毒分子生物学[M]. 3 版. 北京：科学出版社.

Abel L C, Ferreira L R, Cunha Navarro I, et al. 2014. Induction of IL-12 production in human peripheral monocytes by *Trypanosoma cruzi* is mediated by glycosylphosphatidylinositol-anchored mucin-like glycoproteins and potentiated by IFN-g and CD40/CD40L interactions[J]. Mediat Inflamm, 345659.

Ajdary S, Ghamilouie M M, Alimohammadian M H, et al. 2011. Toll-like receptor 4 polymorphisms predispose to cutaneous leishmaniasis[J]. Microbes Infect, 13(3): 226-231.

Akira S, Hemmi H. 2003. Recognition of pathogen-associated molecular patterns by TLR family[J]. Immunol Lett, 85(2): 85-95.

Akira S, Takeda K. 2004. Toll-like receptor signalling[J]. Nat Rev Immunol, 4(7): 499-511.

Aksoy E, Vanden Berghe W, Detienne S, et al. 2005. Inhibition of phosphoinositide 3-kinase enhances TRIF-dependent NF-kappa B activation and IFN-beta synthesis downstream of Toll-like receptor 3 and 4[J]. Eur J Immunol, 35(7): 2200-2209.

Amin D N, Vodnala S K, Masocha W, et al. 2012. Distinct Toll-like receptor signals regulate cerebral parasite load and interferon alpha/beta and tumor necrosis factor alpha-dependent T-cell infiltration in the brains of *Trypanosoma brucei*-infected mice[J]. J Infect Dis, 205(2): 320-332.

Applequist S E, Wallin R P, Ljunggren H G. 2002. Variable expression of Toll-like receptor in murine innate and adaptive immune cell lines[J]. Int Immunol, 14(9): 1065-1074.

Babu S, Anuradha R, Kumar N P, et al. 2011. Filarial lymphatic pathology reflects augmented toll-like receptor-mediated, mitogen-activated protein kinase-mediated proinflammatory cytokine production[J]. Infect Immun, 79(11): 4600-4608.

Barbalat R, Lau L, Locksley R M, et al. 2009. Toll-like receptor 2 on inflammatory monocytes induces type Ⅰ interferon in response to viral but not bacterial ligands[J]. Nat Immunol, 10(11): 1200-1207.

Basso B.2013. Modulation of immune response in experimental Chagas disease[J]. World J Exp Med, 3(1): 1e10.

Bayer-Santos E, Cunha-e-Silva N L, Yoshida N, et al. 2013. Expression and cellular trafficking of GP82 and GP90 glycoproteins during *Trypanosoma cruzi* metacyclogenesis[J]. Parasites Vectors, 6: 127.

Bhavsar A P, Guttman J A, Finlay B B. 2007. Manipulation of host-cell pathways by bacterial pathogens[J]. Nature, 449(7164): 827-834.

Blasius A L, Beutler B. 2010. Intracellular toll-like receptors[J]. Immunity, 32(3): 305-315.

Boscher C, Dennis J W, Nabi I R. 2011. Glycosylation, galectins and cellular signaling[J]. Current Opinion in Cell Biology, 23: 383-392.

Brannstrom K, Sellin M E, Holmfeldt P, et al. 2009. The *Schistosoma mansoni* protein Sm16/SmSLP/SmSPO-1 assembles into a nine-subunit oligomer with potential to inhibit Toll-like receptor signaling[J]. Infect Immun, 77(3): 1144-1154.

Bulut Y, Faure E, Thomas L, et al. 2001. Cooperation of Toll-like receptor 2 and 6 for cellular activation by soluble tuberculosis factor and *Borrelia burgdorferi* outer surface protein A lipoprotein: role of Toll-interacting protein and IL-1 receptor signaling molecules in Toll-like receptor 2 signaling[J]. J Immunol, 167(2): 987-994.

Campos M A, Almeida I C, Takeuchi O. 2001. Activation of Toll-like receptor-2 by glycosylphosphatidylinositol anchors from a protozoan parasite[J]. J Immunol, 167(1): 416e423.

Caramalho I, Lopes-Carvalho T, Ostler D, et al. 2003. Regulatory T cells selectively express toll-like receptors and are activated by lipopolysaccharide[J]. J Exp Med, 197(4): 403-411.

Chandra D, Naik S. 2008. Leishmania donovani infection down-regulates TLR2-stimulated IL-12p40 and activates IL-10 in cells of macrophage/monocytic lineage by modulating MAPK pathways through a contact-dependent mechanism[J]. Clin Exp Immunol, 154(2): 224-234.

Chen H, Jiang Z. 2013. The essential adaptors of innate immune signaling[J]. Protein Cell, 4(1): 27-39.

Cherfils-Vicini J, Platonova S, Gillard M, et al. 2010. Triggering of TLR7 and TLR8 expressed by human lung cancer cells induces cell survival and chemoresistance[J]. J Clin Invest, 120(4): 1285-1297.

Cho K, Pham T N, Crivello S D, et al. 2004. Involvement of CD14 and toll-like receptor 4 in the acute phase response of serum amyloid A proteins and serum amyloid P component in the liver after burn injury[J]. Shock, 21(2): 144-150.

Cnops J, Magez S, De Trez C. 2015. Escape mechanisms of African trypanosomes: why trypanosomosis is keeping us awake[J]. Parasitology, 142(3): 417e427.

Coban C, Ishii K J, Kawai T, et al. 2005. Toll-like receptor 9 mediates innate immune activation by the malaria pigment hemozoin[J]. J Exp Med, 201(1): 19-25.

Covert M W, Leung T H, Gaston J E, et al. 2005. Achieving stability of lipopolysaccharide-induced NF-kappaB activation[J]. Science, 309(5742): 1854-1857.

Cummings R, Turco S. 2009. Parasitic infections. *In*: Varki A C R, Esko J D. Essentials of Glycobiology[M]. 2nd ed. New York: Cold Spring Harbor Laboratory Press: 553-565.

Dobson D E, Kamhawi S, Lawyer P, et al. 2010. Leishmania major survival in selective *Phlebotomus papatasi* sand fly vector requires a specific SCG-encoded lipophosphoglycan galactosylation pattern[J]. PLoS Pathogens, 6: e1001185.

Dobson D E, Mengeling B J, Cilmi S, et al. 2003. Identification of genes encoding arabinosyltransferases(SCA)mediating developmental modifications of lipophosphoglycan required for sand fly transmission of leishmania major[J]. J Biol Chem, 278: 28 840-28 848.

Dos-Santos A L A, Carvalho-Kelly L F, Dick C F, et al. 2016. Innate immunomodulation to trypanosomatid parasite infections[J]. Experimental Parasitology, 167: 67e75.

Favila M A, Geraci N S, Jayakumar A, et al. 2015. Differential impact of LPG-and PG-deficient leishmania major mutants on the immune response of human dendritic cells[J]. PLoS Neglected Tropical Diseases, 9(12): e0004238

Ferguson M A. 1999. The structure, biosynthesis and functions of glycosylphosphatidylinositol anchors, and the contributions of trypanosome research[J]. J Cell Sci, 112: 2799e2809.

Flores-García Y, Rosales-Encina J L, Rosales-García V H, et al. 2013. $CD4^+$ $CD25^+$ $FOXP3^+$ Treg cells induced by rSSP4 derived from *T. cruzi* amastigotes increase parasitemia in an experimental Chagas disease model[J]. Biomed Res Int, ID 632436, 10.

Franchi L, Amer A, Body-Malapel M, et al. 2006. Cytosolic flagellin requires Ipaf for activation of caspase-1 and interleukin 1beta in salmonella-infected macrophages[J]. Nat Immunol, 7(6): 576-582.

Franco L H, Beverley S M, Zamboni D S. 2012. Innate immune activation and subversion of mammalian functions by leishmania lipophosphoglycan[J]. J Parasitol Res, (2): 165126.

Freire-de-Lima L, Fonseca L M, Oeltmann T. 2015. The trans-sialidase, the major *Trypanosoma cruzi* virulence factor: three decades of studies[J]. Glycobiology, 25(11): 1142.

Freitas-Junior L H, Briones M R, Schenkman S. 1998. Two distinct groups of mucin-like genes are differentially expressed in the developmental stages of *Trypanosoma cruzi*[J]. Mol Biochem Parasitol, 93(1): 101e114.

Gaudet R G, Sintsova A, Buckwalter C M, et al. 2015. Cytosolic detection of the bacterial metabolite HBP activates TIFA-dependent innate immunity[J]. Science, 348: 1251-1255.

Gerondakis S, Fulford T S, Messina N L, et al. 2014. NF-kappaB control of T cell development[J]. Nat Immunol, 15(1): 15-25.

Gravina H D, Antonelli L, Gazzinelli R T, et al. 2013. Differential use of TLR2 and TLR9 in the regulation of immune responses during the infection with *Trypanosoma cruzi*[J]. PLoS ONE, 8(5): 63100.

Gregory D J, Olivier M. 2005. Subversion of host cell signalling by the protozoan parasite Leishmania[J]. Parasitology, 130(s1): 27-35.

He W, Liu Q, Wang L, et al. 2007. TLR4 signaling promotes immune escape of human lung cancer cells by inducing immunosuppressive cytokines and apoptosis resistance[J]. Mol Immunol, 44(11): 2850-2859.

Hemmi H, Takeuchi O, Kawai T, et al. 2000. A Toll-like receptor recognizes bacterial DNA[J]. Nature, 408(6813): 740-745.

Henneke P, Golenbock D T. 2001. TIRAP: how Toll receptors fraternize[J]. Nat Immunol, 2(9): 828-830.

Horng T, Barton G M, Medzhitov R. 2001. TIRAP: an adapter molecule in the Toll signaling pathway[J]. Nat Immunol, 2(9): 835-841.

Hornung V, Rothenfusser S, Britsch S, et al. 2002. Quantitative expression of toll-like receptor 1-10 mRNA in cellular subsets of human peripheral blood mononuclear cells and sensitivity to CpG oligodeoxynucleotides[J]. J Immunol, 168(9): 4531-4537.

Hoshino K, Takeuchi O, Kawai T, et al. 1999. Cutting edge: Toll-like receptor 4(TLR4)-deficient mice are hyporesponsive to lipopolysaccharide: evidence for TLR4 as the Lps gene product[J]. J Immunol, 162(7): 3749-3752.

Jiang Z, Mak T W, Sen G, et al. 2004. Toll-like receptor 3-mediated activation of NF-kappaB and IRF3 diverges at Toll-IL-1 receptor domain-containing adapter inducing IFN-beta[J]. Proc Natl Acad Sci USA, 101(10): 3533-3538.

Junqueira C, Guerrero A T, Galv-ao-Filho B, et al. 2012. *Trypanosoma cruzi* adjuvants potentiate T cell-mediated immunity induced by a NY-ESO-1 based antitumor vaccine[J]. PLoS ONE, 7(5): e36245.

Kato H, Takeuchi O, Mikamo-Satoh E, et al. 2008. Length-dependent recognition of double-stranded ribonucleic acids by retinoic acid-inducible gene- I and melanoma differentiation-associated gene 5[J]. J Exp Med, 205(7): 1601-1610.

Kawai T, Akira S. 2011. Toll-like receptors and their crosstalk with other innate receptors in infection and immunity[J]. Immunity, 34(5): 637-650.

Kelly M G, Alvero A B, Chen R, et al. 2006. TLR-4 signaling promotes tumor growth and paclitaxel chemoresistance in ovarian cancer[J]. Cancer Res, 66(7): 3859-3868.

Kobayashi M, Kweon M N, Kuwata H, et al. 2003. Toll-like receptor-dependent production of IL-12p40 causes chronic enterocolitis in myeloid cell-specific Stat3-deficient mice[J]. J Clin Invest, 111(9): 1297-1308.

Komuro A, Horvath C M. 2006. RNA- and virus-independent inhibition of antiviral signaling by RNA helicase LGP2[J]. J Virol, 80(24): 12 332-12 342.

Kumar H, Kawai T, Kato H, et al. 2006. Essential role of IPS-1 in innate immune responses against RNA viruses[J]. J Exp Med,

203(7): 1795-1803.

Langhorne J, Albano F R, Hensmann M, et al. 2004. Dendritic cells, pro-inflammatory responses, and antigen presentation in a rodent malaria infection[J]. Immunol Rev, 201: 35-47.

Li H, Xu H, Zhou Y, et al. 2007. The phosphothreonine lyase activity of a bacterial type III effector family[J]. Science, 315(5814): 1000-1003.

Li S, Strelow A, Fontana E J, et al. 2002. IRAK-4: a novel member of the IRAK family with the properties of an IRAK-kinase[J]. Proc Natl Acad Sci USA, 99(8): 5567-5572.

Liehl P, Mota M M. 2012. Innate recognition of malarial parasites by mammalian hosts[J]. Int J Parasitol, 42(6): 557-566.

Liehl P, Zuzarte-Luís V, Chan J, et al. 2014. Host-cell sensors for *Plasmodium* activate innate immunity against liver-stage infection[J]. Nat Med, 20(1): 47-53.

Maizels R M, Yazdanbakhsh M. 2003. Immune regulation by helminth parasites: cellular and molecular mechanisms[J]. Nat Rev Immunol, 3(9): 733-744.

Moody S F, Handman E, McConville M J, et al. 1993. The structure of *Leishmania major* amastigote lipophosphoglycan[J]. J Biol Chem, 268: 18 457-18 466.

Moore C B, Bergstralh D T, Duncan J A, et al. 2008. NLRX1 is a regulator of mitochondrial antiviral immunity[J]. Nature, 451(7178): 573-577.

Moran-Utrera Y, Lopez-Monteon A, Rosales-Encina J L, et al. 2012. *Trypanosoma cruzi* SSP4 amastigote protein induces expression of immunoregulatory and immunosuppressive molecules in peripheral blood mononuclear cells[J]. J Trop Med, 829139.

Nasirudeen A M, Wong H H, Thien P, et al. 2011. RIG-Ⅰ, MDA5 and TLR3 synergistically play an important role in restriction of dengue virus infection[J]. PLoS Negl Trop Dis, 5(1): e926.

Oliveira A C, Peixoto J R, Arruda L B. 2004. Expression of functional TLR4 confers proinflammatory responsiveness to *Trypanosoma cruzi* glycoinositolphospholipids and higher resistance to infection with *T. cruzi*[J]. J Immunol, 173(9): 5688e5696.

Ozinsky A, Smith K D, Hume D, et al. 2000. Co-operative induction of pro-inflammatory signaling by Toll-like receptors[J]. J Endotoxin Res, 6(5): 393-396.

Palsson-McDermott E M, Doyle S L, McGettrick A F, et al. 2009. TAG, a splice variant of the adaptor TRAM, negatively regulates the adaptor MyD88-independent TLR4 pathway[J]. Nat Immunol, 10(6): 579-586.

Pasare C, Medzhitov R. 2003. Toll pathway-dependent blockade of $CD4^{+}CD25^{+}$ T cell-mediated suppression by dendritic cells[J]. Science, 299(5609): 1033-1036.

Peng S L. 2005. Signaling in B cells via Toll-like receptors[J]. Curr Opin Immunol, 17(3): 230-236.

Previato J O, Wait R, Jones C, et al. 2004. Glycoinositolphospholipid from *Trypanosoma cruzi*: structure, biosynthesis and immunobiology[J]. Adv Parasitol, 56: 1e41.

Ramos-Ligonio A, Lopez-Monteon A, Talamas-Rohana P, et al. 2004. Recombinant SSP4 protein from *Trypanosoma cruzi* amastigotes regulates nitric oxide production by macrophages[J]. Parasite Immunol, 26(10): 409e418.

Rivas J M, Ullrich S E. 1992. Systemic suppression of delayed-type hypersensitivity by supernatants from UV-irradiated keratinocytes. An essential role for keratinocyte-derived IL-10[J]. J Immunol, 149(12): 3865-3871.

Ropert C, Gazzinelli R T. 2000. Signaling of immune system cells by glycosylphosphatidylinositol(GPI)anchor and related structures derived from parasitic protozoa[J]. Curr Opin Microbiol, 3(4): 395e403.

Sabbah A, Chang T H, Harnack R, et al. 2009. Activation of innate immune antiviral responses by Nod2[J]. Nat Immunol, 10(10): 1073-1080.

Sacks D L, Brodin T N, Turco S J. 1990. Developmental modification of the lipophosphoglycan from *Leishmania major* promastigotes during metacyclogenesis[J]. Mol Biochem Parasitol, 42: 225-233.

Sasai M, Yamamoto M. 2013. Pathogen recognition receptors: ligands and signaling pathways by Toll-like receptors[J]. Int Rev Immunol, 32(2): 116-133.

Schlee M, Hartmann G. 2016. Discriminating self from non-self in nucleic acid sensing[J]. Nature Reviews Immunology, 16: 566-580.

Schroder K, Tschopp J. 2010. The inflammasomes[J]. Cell, 140(6): 821-832.

Seth R B, Sun L, Chen Z J. 2006. Antiviral innate immunity pathways[J]. Cell Res, 16(2): 141-147.

Sharma S, tenOever B R, Grandvaux N, et al. 2003. Triggering the interferon antiviral response through an IKK-related pathway[J]. Science, 300(5622): 1148-1151.

Smith K D, Andersen-Nissen E, Hayashi F, et al. 2003. Toll-like receptor 5 recognizes a conserved site on flagellin required for protofilament formation and bacterial motility[J]. Nat Immunol, 4(12): 1247-1253.

Steinman R M, Hawiger D, Nussenzweig M C. 2003. Tolerogenic dendritic cells[J]. Annu Rev Immunol, 21: 685-711.

Sun H, Jiang Z. 2013. Progress in antiviral innate immunity[J]. Scientia Sinica Vitae, 43(10): 815.

Suzuki N, Suzuki S, Duncan G S, et al. 2002. Severe impairment of interleukin-1 and Toll-like receptor signalling in mice lacking

IRAK-4[J]. Nature, 416(6882): 750-756.
Takeuchi O, Akira S. 2008. MDA5/RIG-Ⅰ and virus recognition[J]. Curr Opin Immunol, 20(1): 17-22.
Tarleton R L. 2007. Immune system recognition of *Trypanosoma cruzi*[J]. Curr Opin Immunol, 19(4): 430e434.
Teixeira A R, Hecht M M, Guimaro M C. 2011. Pathogenesis of chagas' disease: parasite persistence and autoimmunity[J]. Clin Microbiol Rev, 24(3): 592e630.
Torres M, Guiton R, Lacroix-Lamande S, et al. 2013. MyD88 is crucial for the development of a protective CNS immune response to *Toxoplasma gondii* infection[J]. J Neuroinflammation, 10(1): 19.
Turco S J. 2003. Trypanosomatid surface and secreted carbohydrates[J]. Molecular Medical Parasitology, 225-240.
Vanhoutte F, Breuilh L, Fontaine J, et al. 2007. Toll-like receptor(TLR)2 and TLR3 sensing is required for dendritic cell activation, but dispensable to control *Schistosoma mansoni* infection and pathology[J]. Microbes Infect, 9(14-15): 1606-1613.
Vasselon T, Detmers P A. 2002. Toll receptors: a central element in innate immune responses[J]. Infect Immun, 70(3): 1033-1041.
Wang L, Liu Q, Sun Q, et al. 2008. TLR4 signaling in cancer cells promotes chemoattraction of immature dendritic cells via autocrine CCL20[J]. Biochem Biophys Res Commun, 366(3): 852-856.
Watts C, Zaru R, Prescott A R, et al. 2007. Proximal effects of Toll-like receptor activation in dendritic cells[J]. Curr Opin Immunol, 19(1): 73-78.
West A P, Koblansky A A, Ghosh S. 2006. Recognition and signaling by toll-like receptors[J]. Annu Rev Cell Dev Biol, 22: 409-437.
West M A, Wallin R P, Matthews S P, et al. 2004. Enhanced dendritic cell antigen capture via toll-like receptor-induced actin remodeling[J]. Science, 305(5687): 1153-1157.
Xie W, Wang Y, Huang Y, et al. 2009. Toll-like receptor 2 mediates invasion via activating NF-kappaB in MDA-MB-231 breast cancer cells[J]. Biochem Biophys Res Commun, 379(4): 1027-1032.
Yarovinsky F, Kanzler H, Hieny S, et al. 2006. Toll-like receptor recognition regulates immunodominance in an antimicrobial $CD4^+$ T cell response[J]. Immunity, 25(4): 655-664.
Yawalkar N, Limat A, Brand C U, et al. 1996. Constitutive expression of both subunits of interleukin-12 in human keratinocytes[J]. J Invest Dermatol, 106(1): 80-83.
Zhang L, Ding X, Cui J, et al. 2012. Cysteine methylation disrupts ubiquitin-chain sensing in NF-kappaB activation[J]. Nature, 481(7380): 204-208.
Zhao Y, Yang J, Shi J, et al. 2011. The NLRC4 inflammasome receptors for bacterial flagellin and type Ⅲ secretion apparatus[J]. Nature, 477(7366): 596-600.
Zipris D, Lien E, Xie J X, et al. 2005. TLR activation synergizes with Kilham rat virus infection to induce diabetes in BBDR rats[J]. J Immunol, 174(1): 131-142.

第五章　天然免疫 PRR 的分子结构与模式识别机制

天然免疫系统是生物在进化过程中形成的一种古老而保守的防御体系，是机体抵御病原微生物感染和有害物质入侵的第一道防线。天然免疫系统的树突状细胞、巨噬细胞等抗原呈递细胞（antigen-presenting cell，APC）及天然免疫细胞，如 NK 细胞、粒细胞等通过自身表达的模式识别受体（pattern recognition receptor，PRR）识别病毒、细菌等病原的保守结构成分，即病原相关分子模式（pathogen-associated molecular pattern，PAMP），进而激活一系列信号转导通路，诱导干扰素、炎症因子、趋化因子及下游效应蛋白的表达，启动天然免疫反应，发挥抗感染作用。此外，PRR 还能通过上调 APC 表面 MHC 分子和共刺激分子的表达促进 DC 的成熟，诱导机体发生获得性免疫反应。因此，本章内容主要介绍天然免疫 PRR 的分子结构与模式识别机制。

第一节　TLR 家族的分子结构与模式识别机制

Toll 样受体（TLR）作为一类在进化上高度保守而古老的天然免疫受体家族，是机体天然免疫系统重要的模式识别受体（PRR）家族之一，属于 I 型跨膜受体蛋白，广泛存在于植物、昆虫、线虫和脊椎动物。TLR 通过识别病原（病毒、细菌、真菌和寄生虫）的病原相关分子模式（PAMP），启动细胞内依赖髓样分化因子 88（myeloid differentiation factor 88，MyD88）或 TIR 衔接蛋白（Toll/IL-1 receptor domain containing adaptor protein，TRIF）的信号转导通路，诱导 I 型干扰素（interferon，IFN）、炎症因子（inflammatory cytokine）、趋化因子（chemokine）和共刺激分子（co-stimulatory molecule）的释放和表达，以及树突状细胞（dendritic cell，DC）的成熟，并诱导获得性免疫的建立，从而发挥天然免疫防御作用（Leulier and Lemaitre，2008；Barton and Kagan，2009；Kumar et al.，2009；Kawai and Akira，2010，2011；Broz and Monack，2013；O'Neill et al.，2013；Kawasaki and Kawai，2014；Gay et al.，2014；Chattopadhyay and Sen，2014；Janssens et al.，2014；Ohto et al.，2014；Pandey et al.，2014；Ashour，2015；De Nardo，2015；Di Gioia and Zanoni，2015；Rosadini and Kagan，2015；Hennessy and McKernan，2016；Leifer and Medvedev，2016；Liu and Ding，2016；Majer et al.，2016；Miyake et al.，2016；Pelka et al.，2016；Shah et al.，2016；Gao and Li，2017；Tan and Kagan，2017）。

一、果蝇的 Toll 蛋白

（一）Toll 受体的发现

1980 年，德国科学家 Christiane Nüsslein-Volhard 等在研究果蝇胚胎发育时克隆到一个基因，当该基因突变后果蝇的体节排列发生头尾混乱，将其命名为 *Toll* 基因，该基因决定着果蝇背腹侧的分化，编码果蝇胚胎发育过程中必需的蛋白质成分（Nüsslein-Volhard et al.，1980；Belvin and Anderson，1996）。1988 年，Hashimoto 等测定 *Toll* 基因编码的蛋白质的结构时发现，它是一种富含亮氨酸重复基序（leucine-repeat motif，LRR motif）的跨膜蛋白，在果蝇的成年个体和胚胎中均有表达，且生化属性一致（Hashimoto et al.，1988）。1991 年，Gay 等发现 Toll 蛋白的胞外区与含有亮氨酸富集基序的糖蛋白相似，而胞内区则和人的白介素 1 受体（interleukin-1 receptor，IL-1R）高度同源，并将其命名为 TIR 结构域（Toll/IL-1 receptor domain）（Gay，1991；Heguy et al.，1992）。此外，果蝇 Toll 蛋白的胞内区首先招募接头蛋白分子 Pelle（与 IL-1R 受体下游的接头蛋白 IRAK 同源），随后磷酸化 Cactus（IκB 同源蛋白），释放出 Dorsal（NF-κB 同源蛋白）

进入细胞核调控基因的表达，这一过程与IL-1R信号通路激活NF-κB的过程极为相似，说明Toll和IL-1R在信号转导上可能具有相似的功能与性质，这就提示了Toll蛋白可能和免疫有关（Liu et al.，1997；Shen and Manley，1998；Drier et al.，1999；Moncrieffe et al.，2008）。可是，当时人们只注意研究Toll蛋白与发育的关系，并没有人注意Toll蛋白在免疫应答方面的功能。直到1996年，Jules A. Hoffmann等研究发现，当果蝇被真菌或细菌感染后，Toll的激活突变体能持续表达抗真菌肽drosomycin，而Toll或Pelle缺失突变体则不能表达，促使病原在体内大量繁殖而导致果蝇死亡（Lemaitre et al.，1996；Lemaitre，2004）。他们分析后由此得出结论：Toll蛋白在识别病原微生物、激活天然免疫反应中发挥了重要作用，这一研究真正明确了Toll蛋白作为PRR的天然免疫学意义（Baeuerle and Henkel，1994；Schneider et al.，1994；Hoffmann and Reichhart，2002；Casanova et al.，2011；Valanne et al.，2011；Imler，2014；Lindsay and Wasserman，2014；Clemmons et al.，2015；Wang et al.，2015c）。此外，Hoffmann等的研究发现首次证实了以“病原模式识别理论”为基础的天然免疫PRR存在于无脊椎动物中，开创了天然免疫学领域新的研究方向（Imler and Hoffmann，2000；Hoffmann and Reichhart，2002；Casanova et al.，2011；Valanne et al.，2011；Imler，2014；Lindsay and Wasserman，2014；Clemmons et al.，2015；Wang et al.，2015c）。

（二）Toll受体家族及其分子结构

到目前为止，已在果蝇基因组中共鉴定9个编码Toll蛋白的基因，包括Toll受体，即Toll1（Eldon et al.，1994；Mitcham et al.，1996；Luo and Zheng，2000；Tauszig et al.，2000；Seppo et al.，2003）。Toll受体家族不同成员识别不同病原，并具有启动抗感染反应的生物学功能，其中Toll2参与对细菌的免疫应答，Toll1、Toll5和Toll9参与对真菌的免疫应答（Eldon et al.，1994；Mitcham et al.，1996；Levashina et al.，1998；Luo and Zheng，2000；Tauszig et al.，2000；Seppo et al.，2003）。Toll受体家族属于Ⅰ型跨膜蛋白，由胞外区、跨膜区和胞内区构成。其中胞外区富含亮氨酸重复基序和半胱氨酸基序（半胱氨酸残基形成链内二硫键），胞内区是与IL-1R高度同源的TIR结构域，主要招募Toll信号通路下游分子MyD88（Hashimoto et al.，1988；Imler and Hoffmann，2001）。果蝇Toll受体家族的TIR结构域比较保守，但其胞外区存在较大的差异。除Toll9外，其余Toll受体家族成员在其胞外区都有2个富含半胱氨酸基序的侧链，而在Toll9受体和哺乳动物TLR的胞外区侧翼只有C-侧基序（Imler and Hoffmann，2001）。

（三）Toll受体家族的天然免疫学功能

果蝇作为一种重要的实验模式生物，和其他昆虫一样不具备哺乳动物的获得性免疫系统，却具有以抗微生物肽、抗病毒因子、凝集素、溶菌酶及蛋白酶抑制剂等多种活性因子，配合多种功能血细胞形成的一个开放的、完整的天然免疫防御体系。对以果蝇为代表的昆虫天然免疫的研究，展示了昆虫的免疫系统主要包括体液免疫和细胞免疫两大系统，体液免疫和细胞免疫都起始于对外源物质的识别。PRR在识别反应中发挥关键作用，目前在昆虫等无脊椎动物中发现了多种PRR，主要包括肽聚糖识别蛋白（peptidoglycan recognition protein，PGRP）、革兰氏阴性菌结合蛋白（Gram negative bacteria binding proton，GNBP）、凝集素和含硫脂蛋白，其中PGRP和GNBP是果蝇的两类主要PRR。

果蝇的Toll受体是位于细胞膜表面的膜型受体，Toll受体不是直接的PRR，而是下游信号通路的中枢，Toll受体主要介导果蝇对真菌和革兰氏阳性菌的天然免疫反应。PGRP-SA、PGRP-SD、GNBP-1和GNBP-3是Toll受体通路的上游PRR，其中PGRP-SA、PGRP-SD、GNBP-1主要识别革兰氏阳性菌的赖氨酸型肽聚糖（lysine-type peptidoglycan，Lys-type PGN），而GNBP-3主要识别真菌的β-1,3葡聚糖（β-1,3 glucan）（Werner et al.，2000，2003；Christophides et al.，2002；Gotta et al.，2002；Leulier et al.，2003；Dziarski，2004）。赖氨酸型肽聚糖和β-1,3葡聚糖作为PAMP，分别与PGRP-SA、PGRP-SD、GNBP-1和GNBP-3的功能结构域相互作用，作用于Toll受体信号通路的上游信号分子Spätzle的前体Pro-Spätzle，激活蛋白酶的水解作用，从而裂解出有功能活性的Spätzle，后与Toll受体的功能结构域相互作用，激活

Toll 受体信号通路（Lee et al.，1996；Weber et al.，2007；Pili-Floury et al.，2004；Kim and Kim，2005；Buchon et al.，2009；Mishima et al.，2009）。因此，Toll 受体信号通路的信号分子包括 Toll、Tubed、MyD88、Pelle、Cactus、Dorsal/DIF 共同形成 Toll 通路，最终释放转录因子 Dorsal/DIF 进入细胞核，调控 drosomycin 等抗菌肽基因的表达。

二、哺乳动物的 TLR

（一）TLR 的发现与家族成员

1996 年，Sims 首次发现了人的 TLR，即 TLR1，其胞内区与 IL-1R 和果蝇的 Toll 同源，但是该受体并不激活 NF-κB（Mitcham et al.，1996）。后来的研究表明，TLR1 需与 TLR2 形成异源二聚体才能激活信号转导通路（Ozinsky et al.，2000）。1997 年，Janeway 等克隆了人的 TLR4，TLR4 形成二聚体激活 NF-κB 和辅助刺激因子 CD80 与 CD86，首次证明了人的天然免疫反应激活的第二信号是启动获得性免疫的基础（Medzhitov et al.，1997）。然而，他们认为与果蝇 Toll 受体类似，人的 TLR 并不直接识别病原，而是依赖于病原感染诱导一系列蛋白酶加工后的多肽产物。很多实验室试图找到 TLR4 识别的配体，均以失败告终，后来才明确 TLR4 在 MD2 和 CD14 的辅助下识别 LPS。直到 1998 年，Bruce A. Beutler 实验室利用图位克隆技术发现 C3H/HeJ 小鼠 TLR4 的基因发生突变，不能识别 LPS，因此对 LPS 处理不敏感（Watson et al.，1978；Poltorak et al.，1998；Yang et al.，1998；Shimazu et al.，1999）。Beutler 教授的工作首次证实了模式识别受体 TLR 直接识别病原微生物的 PAMP，进一步发展了 Janeway 的假说：PRR 直接识别 PAMP 是启动天然免疫的第一步，也是获得性免疫反应的基础；另外一个启示则是 TLR 与配体的识别必须通过基因失活来证实。2007 年，Kim 等结晶了 TLR4-MD2-LPS 复合物，直接从结构上证明了 TLR4 识别 LPS（Kim et al.，2007）。

迄今为止，在哺乳动物中至少已发现了 13 个 TLR（TLR1～TLR13），其中 TLR1～TLR9 较保守，在人类和小鼠中均有表达，TLR10 仅表达于人类，而 TLR11～TLR13 只表达于小鼠体内（图 5-1）（Kumar et al.，2009；Kawai and Akira，2010，2011；Broz and Monack，2013；O'Neill et al.，2013；Kawasaki and Kawai，2014；Lester and Li，2014；Leifer and Medvedev，2016；Liu and Ding，2016；Shah et al.，2016；Gao and Li，2017；Tan and Kagan，2017）。此外，TLR1～TLR10 均表达于猪、牛和羊，而在鸡体内发现了 TLR1A、B、C，TLR2A、B，TLR3，TLR4，TLR7A、B，TLR8，TLR15 及 TLR21 共 13 个 TLR，还有 4 种伪基因（Kumar et al.，2009；Kawai and Akira，2010，2011；Broz and Monack，2013；O'Neill et al.，2013；Kawasaki and Kawai，2014；Leifer and Medvedev，2016；Liu and Ding，2016；Shah et al.，2016；Gao and Li，2017；Tan and Kagan，2017）。

（二）TLR 的组织表达

TLR 广泛表达于多种组织和细胞，不仅表达于各种免疫细胞上，还大量表达于天然免疫防御第一道防线的各种上皮和内皮细胞上等，如胃肠上皮、呼吸道上皮、泌尿生殖道上皮及血管内皮等（Kumar et al.，2009；Kawai and Akira，2010，2011；Broz and Monack，2013；O'Neill et al.，2013；Kawasaki and Kawai，2014；Leifer and Medvedev，2016；Liu and Ding，2016；Shah et al.，2016；Gao and Li，2017；Tan and Kagan，2017）。尽管 TLR 在免疫系统广泛分布，但不同的 TLR 在不同细胞的表达水平不尽相同。单核/巨噬细胞和中性粒细胞是表达 TLR 种类最多的细胞，表达除 TLR3 外的所有 TLR；在 B 淋巴细胞上的表达也较为丰富，但无 TLR3 及 TLR8；嗜酸性粒细胞表达 TLR1、TLR4、TLR7、TLR9 和 TLR10；而 T 淋巴细胞只表达 TLR1 及 TLR4，是否表达 TLR3 存在异议（Iwasaki and Medzhitov，2004；Akira et al.，2006；Vercammen et al.，2008；Mogensen，2009）。有趣的是，TLR3 表达在中枢神经系统，如神经元、星形角质细胞和小角质细胞，这反映了 TLR3 在神经系统中的特殊功能。TLR 在 DC 的分布较为复杂，并在某

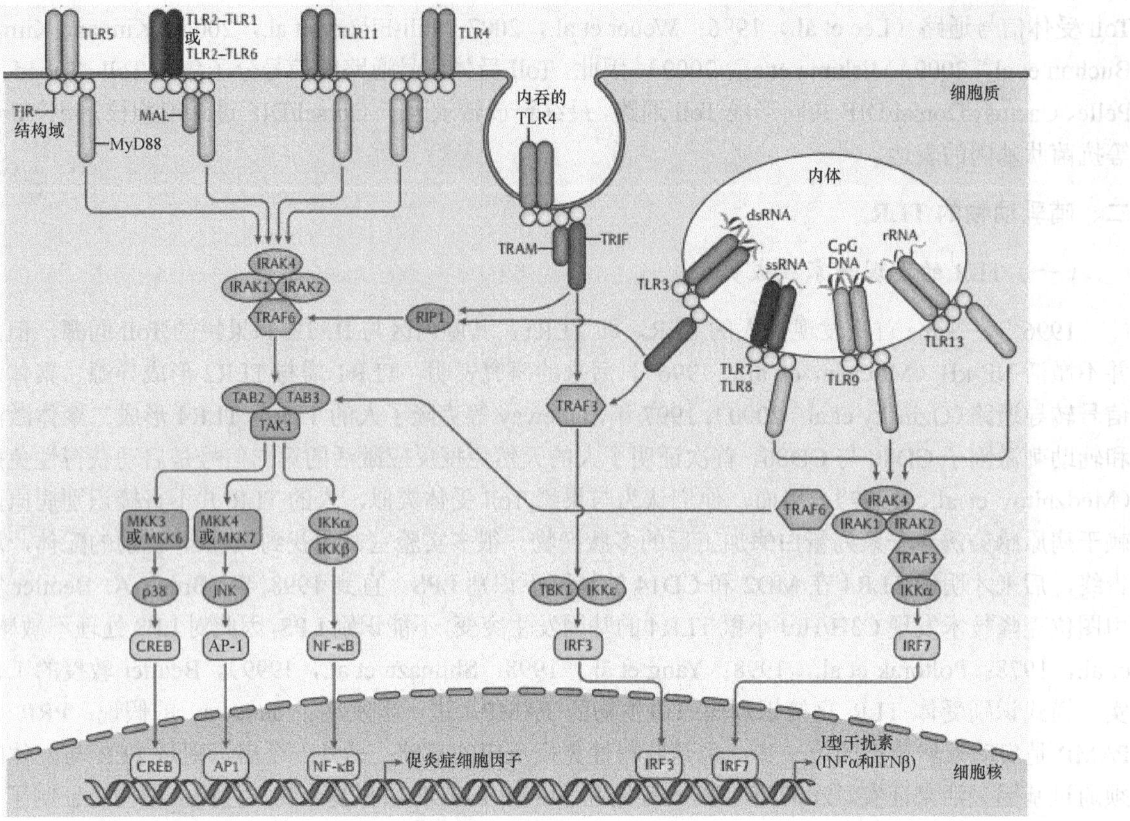

图 5-1　TLR 及其介导的信号通路（O'Neill et al.，2013）

种程度反映了 DC 亚群相应的功能（Iwasaki and Medzhitov，2004；Akira et al.，2006；Vercammen et al.，2008；Mogensen，2009）。人浆样 DC（plasmacytoid DC，pDC）是近年来受关注的一类特殊的细胞群，仅表达 TLR7 和 TLR9，而鼠源的 pDC 表达 TLR7～TLR9。DNA 和 RNA 病毒能诱导 pDC 分泌大量的 I 型 IFN，pDC 不表达 TLR2、TLR4、TLR5，对细菌的 PAMP 如 LPS、PGN、鞭毛蛋白无反应，而表达 TLR3 的 $CD11c^+$人髓系 DC 或单核/巨噬细胞却能识别细菌的 PAMP（Lund et al.，2004；Diebold et al.，2004；Xagorari and Chlichlia，2008）。

（三）TLR 的分类与定位

根据 TLR 在细胞内定位的不同，可将其分为两个亚家族，即位于细胞膜的 TLR1、TLR2、TLR4～TLR6、TLR10，以及位于胞内细胞器膜（如细胞内体、溶酶体或内质网膜）的 TLR3、TLR7～TLR9 与小鼠的 TLR11～TLR13（Matsumoto et al.，2009；Kumar et al.，2009；Brennan and Bowie，2010；Blasius et al.，2010；Kawai and Akira，2010）。虽然 TLR3 被划分为定位于细胞内体膜，然而 TLR3 的亚细胞定位还依赖细胞种属。在髓样 DC（myeloid DC，mDC）、巨噬细胞和转染了 TLR3 的人 HeLa 与胚胎肾细胞（HEK293）中，TLR3 表达于内体膜；在上皮细胞中，TLR3 表达在细胞膜；在成纤维细胞和鼠的 B 细胞系 Ba/F3 中，TLR3 位于囊泡膜。TLR3 依赖细胞种属的特性反映了不同细胞在病原感染后依赖 TLR3 诱导 I 型干扰素的途径不同。根据氨基酸序列和基因结构差异，TLR 家族可分为 5 个亚家族：TLR2、TLR3、TLR4、TLR5 和 TLR9 亚家族（Takeda et al.，2003；Kumar et al.，2009；Brennan and Bowie，2010；Blasius et al.，2010；Kawai and Akira，2010）。其中 TLR2 亚家族包括 TLR1、TLR2、TLR6 和 TLR10；TLR9 亚家族包括 TLR7、TLR8 和 TLR9；TLR3、TLR4 和 TLR5 各自形成独立的亚家族。在 TLR2 亚家族中，TLR1 和 TLR6 在染色体上的位置毗邻，具有的相同基因结构和 69.3%的相似性，尤其是它们的结构域，二者的氨基酸序列相似性高，高度保守且二者的基因组结构极为相似，均含有一个外显子，串联排列在同一条染色体上，因此推测 TLR1 和 TLR6 是一个拷贝在进化过程中因为个体差异而形成了两种蛋白质。TLR2 的基因含有 2 个外显子，但编码序列位于第 2 个外显子中。TLR9 亚家族的三个成员均由 2 个外显子编码，TLR7 和 TLR8 基因结构相似，在核苷酸序列有 42.3%的一致性，氨基酸序列的相似性也高达 72.7%，也具有相似的基因组结构，均位于 X 染色体上。TLR4 和 TLR5 的基因分别含有 4 个和 5 个外显子，而 TLR3 的基因结构较为特殊，共有 5 个外显子，但其氨基酸序列由第 2～5 个外显子编码。基因组结构的分析结果也支持上述亚家族分类方式。基因作图研究表明，家族成员的编码基因分布于整个基因组中，如人 TLR1 和 TLR6 的基因位于 4 号染色体邻近 $4p^{14}$ 的座位，TLR2 和 TLR3 的基因分别位于 $4q^{32}$ 和 $4q^{35}$ 处，TLR4 和 TLR5 的基因分别定位于 9 号染色体的 $9q^{32\text{-}33}$ 和 1 号染色体的 $9q^{33.3}$ 处，TLR7 和 TLR8 串联排列于 X 染色体的 Xp^{22} 处，而 TLR9 的基因位于 3 号染色体的 $3p^{21.3}$ 处（Rock et al.，1998；Takeuchi et al.，1999；Chuang and Ulevitch，2000，2001；Du et al.，2000；Kimbrell and Beutler，2001；Takeda et al.，2003）。

（四）TLR 的分子结构

1. TLR 的基本分子结构

TLR 属于 I 型跨膜蛋白受体，由胞外区、跨膜区和胞内区三部分组成（Albiger et al.，2007；Liu et al.，2008；Kumar et al.，2009；Beutler，2009；Kawai and Akira，2010，2011；Broz and Monack，2013；O'Neill et al.，2013；Tanji et al.，2013；Kawasaki and Kawai，2014；Leifer and Medvedev，2016；Liu and Ding，2016；Pelka et al.，2016；Shah et al.，2016；Zhang et al.，2016；Gao and Li，2017；Tan and Kagan，2017）。其中胞外区为病原结合结构域（pathogen binding ectodomain，ECD），是由 19～25 个串联的富含亮氨酸重复基序（leucine-rich repeat motif，LRR）和 2～4 个保守的半胱氨酸结构形成的亮氨酸结构域，在空间结构上具有由环（loop）连接的一个 α 螺旋和一个 β 折叠链，整个 LRR 形成了一个高度保守的马蹄形空间结构，其中亮氨酸在三维空间的一侧排列形成疏水界面。该区域为序列多变的 Ig 样结构域，这种结构可以增强蛋白质之间的黏附，与 PAMP 的识别和结合有关。研究显示，存在于不同物种的多种含 LRR 的 TLR 都参与宿主对病原体的防御反应，其空间结构发生细微变化就会影响 TLR 对 PAMP 的识别。跨膜区（transmembrane，TM）是富含半胱氨酸的区域，一般认为跨膜结构域决定 TLR 分子的亚细胞定位。胞内区为 TIR 结构域（Toll/ IL-1 receptor domain），包括三段保守盒序列，分别称为 box1、box2、box3，由约 200 个氨基酸残基组成，其与白介素-1 受体（interleukin-1 receptor，IL-1R）家族的胞内区高度同源，故称为 TIR（Toll/IL-1R）结构域，负责与细胞内含有 TIR 结构域的接头蛋白分子相互作用，起始下游信号级联反应。TIR 是与下游蛋白激酶相互作用的关键部位，也是 TLR 信号转导的核心元件，这一区域关键位点的突变或序列缺失将阻断信号向下游传递。从进化角度看，LRR 具有长度的多样性，是为了适应 PAMP 的变化而进行的相应进化，而 TIR 结构域在不同种 TLR 之间相当保守，使不同种 TLR 之间介导相似的信号通路。

2. TLR3 的分子结构

TLR3 由 904 个氨基酸残基组成，具有典型的 TLR 家族的分子结构特点：ECD、TM、TIR 结构域（Sandor and Buc，2005；Gay and Gangloff，2007；Bella et al.，2008；Jin and Lee，2008a，2008b；Carpenter and O'Neill，2009；Botos et al.，2011；Kang and Lee，2011；Manavalan et al.，2011；Sahoo et al.，2012）。TLR3 的 ECD 由 23 个经典的和 2 个非经典的 LRR 基序组成，是已知的含 LRR 基序最多的蛋白质。其中 17 个经典基序是由 24 个氨基酸残基组成的重复序列，序列为：$XL^{2}XXL^{5}XL^{7}XXN^{10}NL^{12}XXXXF^{20}XXL^{23}X$，其中 X 代表任意氨基酸；L 代表疏水氨基酸，包括亮氨酸、异亮氨酸、缬氨酸、甲硫氨酸和苯丙氨酸，多数为亮氨酸；N 代表天冬氨酸；F 代表保守的苯丙氨酸。ECD 的整体是一个马蹄形的右手螺旋结构，螺线管的内径约为 42Å，外径约为 90Å，管壁的厚度约为 35Å（Bell et al.，2005；Choe et al.，2005；Sun et al.，2006；Ranjith-Kumar et al.，2007；Vercammen et al.，2008；Kang and Lee，2011）（图 5-2）。

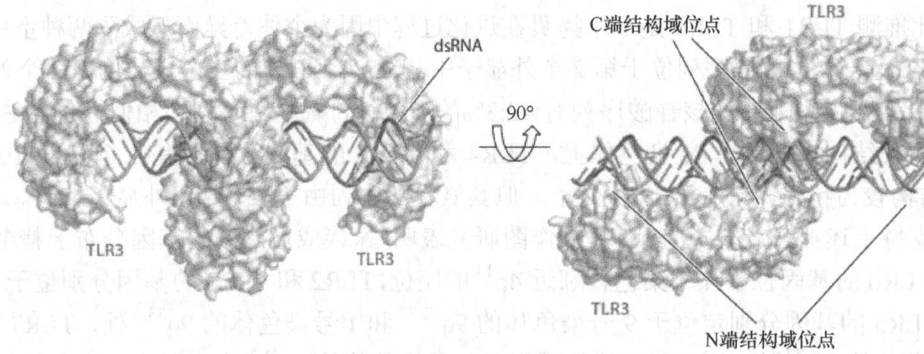

图 5-2 TLR3 的分子结构（Kang and Lee，2011）（彩图请扫封底二维码）

TLR3 的 N 端和 C 端各有一个不规则的由 LRR 基序形成的帽子结构域（cap region），N 端的帽子结构域之后依次是 23 个 LRR 基序，后一个 LRR 基序依次盖在前一个 LRR 基序上。螺线管的凹面（concave surface）由 25 个平行的 β 折叠组成，形成了一个扭转 270° 的高度弯曲的环，其中 23 个来自经典的 LRR 基序，剩余的 2 个分别位于两端的帽子结构域，这是所有 TLR 的一个标志性特点。每一个 β 折叠的表面积大致相同，为 4026Å^2。N 端的帽子（N-terminal capping，LRR-NT）结构域基序由第 27～51 位的半胱氨酸残基通过二硫键形成的发卡环构成。其中 Ala35、Leu40、Leu42、Val45 和 Leu49 朝向于 LRR1 的疏水核，而其他的氨基酸残基形成一个亲水核。LRR12 和 LRR20 的氨基酸残基数目比其他的 LRR 多。LRR12 为 33 个，其中若干个氨基酸残基形成结构上不规则的突出的环，称为 loop1，loop1 富含氨基酸，在不同的物种中构成环的氨基酸残基数目不一样；LRR20 为 32 个，含有 loop2，loop2 比 loop1 更加保守。因此，在外观上 LRR12 和 LRR20 各携带一个附着点，形成一个较浅的沟槽。LRR2、LRR5、LRR7、LRR12 和 LRR15 上各有 7 个保守的均朝向分子内部的疏水残基，形成大的紧凑的疏水核，和第 10 位的天冬氨酸残基与前面的 LRR 基序形成大量的氢键以稳定 LRR。凸面（convex surface）的二级结构相对多变，包括 4 个 α 螺旋、7 个 β 螺旋、2 个 β 折叠和一系列长度不同的 loop。由于 LRR8、LRR12、LRR14、LRR18 和 LRR20 的不规则排列，TLR3 的 ECD 表面产生了一块平坦的表面，这和其他含有 LRR 结构域蛋白横穿螺旋线管的转角结构不同。这块相对平坦的表面是整个结构域中最大的一块平面，可能更有利于 TLR3 和 dsRNA 的结合。C 端的帽子（C-terminal capping，LRR-CT）结构域由于末端的二硫键而变得更加紧凑。LRR-CT 末端通过 7 个氨基酸残基锚定在细胞器的膜上，使 TLR3 ECD 具有相对固定的结构。TLR3 的 ECD 高度糖基化，其表面由于经 *N*-连接的碳水化合物的修饰而变得不规则，已知的 11 个糖基化修饰中包括 1 个第一位 β 连接的 G1cNAc 和 10 个第二位 β 连接的 G1cNAc。尽管表面糖基化很普遍，但 TLR3 ECD 的表面依然有两个无糖的补丁区，有利于配体的识别、结合及受体的寡聚化。一个由 Arg65、Lys89、Lys117、Lys137、Lys139、Lys145、Lys147 和 Lys163 组成，另一个由 Lys331、Lys335、Lys394、Lys416、Lys418、Lys467、Lys489 和 Lys493 组成。TLR3 的跨膜结构域是一个单一的 α 螺旋（Bell et al.，2005；Choe et al.，2005；Sun et al.，2006；Ranjith-Kumar et al.，2007）。胞内区包括两部分：胞质链接区（cytoplasmic linker，CYT）和 TIR 结构域（Bell et al.，2005；Choe et al.，2005；Sandor and Buc，2005；Sun et al.，2006；Gay and Gangloff，2007；Ranjith-Kumar et al.，2007；Bella et al.，2008；Jin and Lee，2008a，2008b；Vercammen et al.，2008；Carpenter and O'Neill，2009；Botos et al.，2011；Kang and Lee，2011；Manavalan et al.，2011；Sahoo et al.，2012）。CYT 位于氨基酸残基的第 730～756 位，包含一个保守的基序。在 TLR3 中，CYT 决定了 TLR3 的定位。Arg740 和 Val741 在人源 TLR3 的亚细胞定位中起决定性作用，缺失 CYT 的 TLR3 突变体将直接分布在细胞膜上。同时，位于 CYT 内的 Phe732、Tyr733、Leu742 和 Gly743 也是 TLR3 诱导激活 NF-κB 和 IFN-β 所必需的位点。这些位点在人、鼠和其他物种中均高度保守。TIR 结构域的二级结构是一个被 5 个 α 螺旋包围着的 5 条链的 β 折叠。α 螺旋和 β 折叠之间由 BB 环（connecting β-strand B with α-helix B）连接。几乎所有的 TLR 在 BB 环中都有一个高度保守的脯氨酸残基。但是，TLR3 的丙氨酸发生突变将直接影响 TLR3 与下游接头分子 TRIF 的结合（Oshiumi et al.，2003）。

（五）TLR 的转运调节机制

亚细胞定位对 TLR3、TLR7/TLR8、TLR9 和 TLR13 的功能十分重要，只有内部呈酸性环境细胞的内体膜表面的 TLR 可被病毒核酸物质刺激而活化（Matsumoto et al.，2003；Barton and Kagan，2009；Chaturvedi and Pierce，2009；Triantafilou and Triantafilou，2010；Triantafilou et al.，2011；He et al.，2013；Kagan and Barton，2014；Lee and Barton，2014；Leifer and Medvedev，2016；Majer et al.，2016）。显然，TLR 从内质网（ER）上被合成后转运到内体上。通过对 TLR9 糖基化修饰的分析发现，内体上的 TLR9 在 ER 上合成后穿越了高尔基体，而且 TLR3 和 TLR7 也有相似的定位及转运途径。这表明细胞内的 TLR 当受到病毒等病原刺激时，通过经典分泌系统转运到内体或溶酶体（Wang et al.，2006；Saitoh and Miyake，2009；Lee et al.，2012；Di Gioia and Zanoni，2015）。

TLR 的高效转运还赖于几种伴侣分子的协助，gp96 是热激蛋白家族成员，缺失 gp96 的巨噬细胞在 TLR7 及 TLR9 配体的刺激下无反应（图 5-3）（Vabulas et al.，2002a，2002b；Harding，2007；Yang et al.，2007；Blasius and Beutler，2010；Liu et al.，2010；Brooks et al.，2012；Anas et al.，2016）。ER 的转运调节分子 PRAT4A 能够帮助 TLR7 和 TLR9 从内质网上转运至内体，但对 TLR3 的转运是非必需的（Takahashi et al.，2007）。2006 年 Tabeta 等利用正向遗传筛选方法，筛选到一个 3d 突变，丧失了由 TLR3、TLR7 和 TLR9 核酸配体刺激引起的免疫信号通路的活化，后来鉴定这一表型是由 *Unc93b1* 基因突变引起（Tabeta et al.，2006）。该基因表达 12 次跨膜内质网蛋白 UNC93B1，通过跨膜区与 TLR3、TLR7 和 TLR9 相互作用，帮助 TLR 离开内质网，但过量表达 UNC93B1 增强了 TLR7 和 TLR9 从内质网到内体的转运（Casrouge et al.，2006；Brinkmann et al.，2007；Kim et al.，2008；Fukui et al.，2009，2011；Itoh et al.，2011；Pifer et al.，2011；Crane et al.，2012；Lee et al.，2013；Pohar et al.，2013；Tatematsu et al.，2015）。此外，TLR7 和 TLR9 竞争性与 UNC93B1 结合，在自然条件下，UNC93B1 与 TLR9 结合相对于与 TLR7 结合更紧密，导致 TLR9 比 TLR7 信号通路的活化强很多，但是过量表达 TLR9 的确抑制了 TLR7 信号通路（Casrouge et al.，2006；Brinkmann et al.，2007；Kim et al.，2008；Fukui et al.，2009，2011；Itoh et al.，2011；Pifer et al.，2011；Crane et al.，2012；Lee et al.，2013；Pohar et al.，2013；Tatematsu et al.，2015）。这种结合偏好性是由 UNC93B1 的 N 端所介导的，Unc93b1 的 N 端缺失突变使其与 TLR7 结合更紧密（Nickerson et al.，2010）。而对于 TLR3 来说，UNC93B1 的野生型和缺失掉 N 端截短体都表现出相似的转运效率（Brinkmann et al.，2007；Pohar et al.，2013）。所以，当 TLR 受到相应刺激物刺激时，UNC93B1 参与 TLR 从内质网到内体的转运，并且在一定程度上影响转运效率。TLR7 和 TLR9 被运到内体后，位于内体内部的肽段被多种蛋白酶剪切（Asagiri et al.，2008；Ewald et al.，2008；Matsumoto et al.，2008；Park et al.，2008；Peter et al.，2009；Sepulveda et al.，2009；Kasperkovitz et al.，2010；Ewald and Barton，2011；De Zoete et al.，2011；Garcia-Cattaneo et al.，2012；Qi et al.，2012；Hipp et al.，2013；Kanno et al.，2013；Onji et al.，2013；Toscano et al.，2013；Sinha et al.，2016）。TLR9 发生剪切后才能招募 MyD88，起始免疫信号转导。另外，在浆样树突状细胞中，接头蛋白 3（AP3）将这些 TLR 转运到溶酶体相关膜泡上，致使 TLR 招募干扰素调节因子 IFR7 并介导 I 型干扰素的产生（Blasius et al.，2010；Sasai et al.，2010；Chiang et al.，2012；Bao and Liu，2013）。然而，人们没有检测到 TLR3 被蛋白酶剪切修饰，推断剪切后的 TLR7 和 TLR9 与全长的 TLR3 结构相似。

三、TLR 对病原 PAMP 的模式识别机制

（一）TLR 识别 PAMP 的类型

由于 TLR 细胞定位的不同及自身结构的差异，不同的 TLR 能特异地识别不同的 PAMP，并调节天

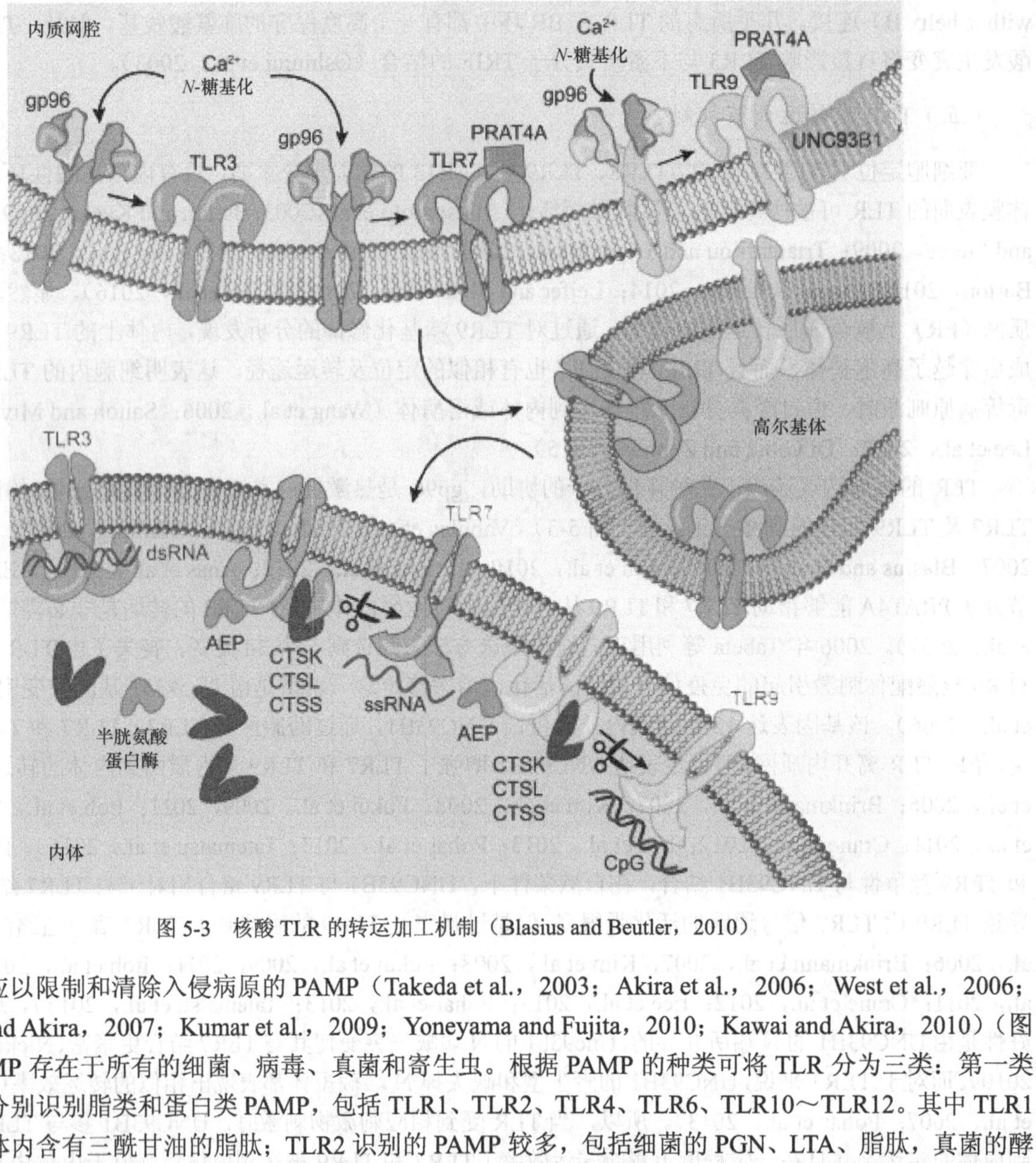

图 5-3 核酸 TLR 的转运加工机制（Blasius and Beutler，2010）

然免疫反应以限制和清除入侵病原的 PAMP（Takeda et al.，2003；Akira et al.，2006；West et al.，2006；Uematus and Akira，2007；Kumar et al.，2009；Yoneyama and Fujita，2010；Kawai and Akira，2010）（图 5-4）。PAMP 存在于所有的细菌、病毒、真菌和寄生虫。根据 PAMP 的种类可将 TLR 分为三类：第一类和第二类分别识别脂类和蛋白类 PAMP，包括 TLR1、TLR2、TLR4、TLR6、TLR10～TLR12。其中 TLR1 识别细菌体内含有三酰甘油的脂肽；TLR2 识别的 PAMP 较多，包括细菌的 PGN、LTA、脂肽，真菌的酵母多糖、磷酸化的甘露聚糖脂，病毒的囊膜蛋白和原虫的 GPI 锚定蛋白；TLR4 主要识别细菌的 LPS，病毒的囊膜蛋白，真菌的甘露糖、酸性多糖；TLR11 识别感染泌尿系统的大肠杆菌 8NU 菌株的组分和鼠刚地弓形虫的肌动蛋白抑制蛋白（*Toxoplasma gondii* profilin-like protein，TgPRF）；TLR12 单独识别或与 TLR11 形成异源二聚体识别 TgPRF 和恶性疟原虫的肌动蛋白抑制蛋白（*Plasmodium falciparum* profilin-like protein，PfPRF）；第三类识别核酸类 PAMP，如 TLR3、TLR7～TLR9 和 TLR13。TLR3 主要识别 poly（I: C）、病毒 dsRNA 和 siRNA；TLR7 和 TLR8 主要识别咪唑喹啉类似物和合成的核酸类似物，病毒和细菌的 ssRNA 和 siRNA；TLR9 主要识别包括细菌、原虫和 DNA 病毒的非甲基化的 CpG 基序及疟原虫色素；TLR13 识别细菌来源的 23S 核糖体 RNA（23S ribosomal RNA，23S rRNA）和水泡性口炎病毒（vesicular stomatitis virus，VSV）。

（二）TLR 对细菌 PAMP 的识别机制

如前所述，在 TLR 家族中，TLR1、TLR2、TLR4～TLR6、TLR9、TLR11 主要识别革兰氏阳性菌和革兰氏阴性菌的 PAMP。其中 TLR2 识别革兰氏阳性菌胞壁成分如 PGN、LTA、脂蛋白等；TLR4 与 CD14、

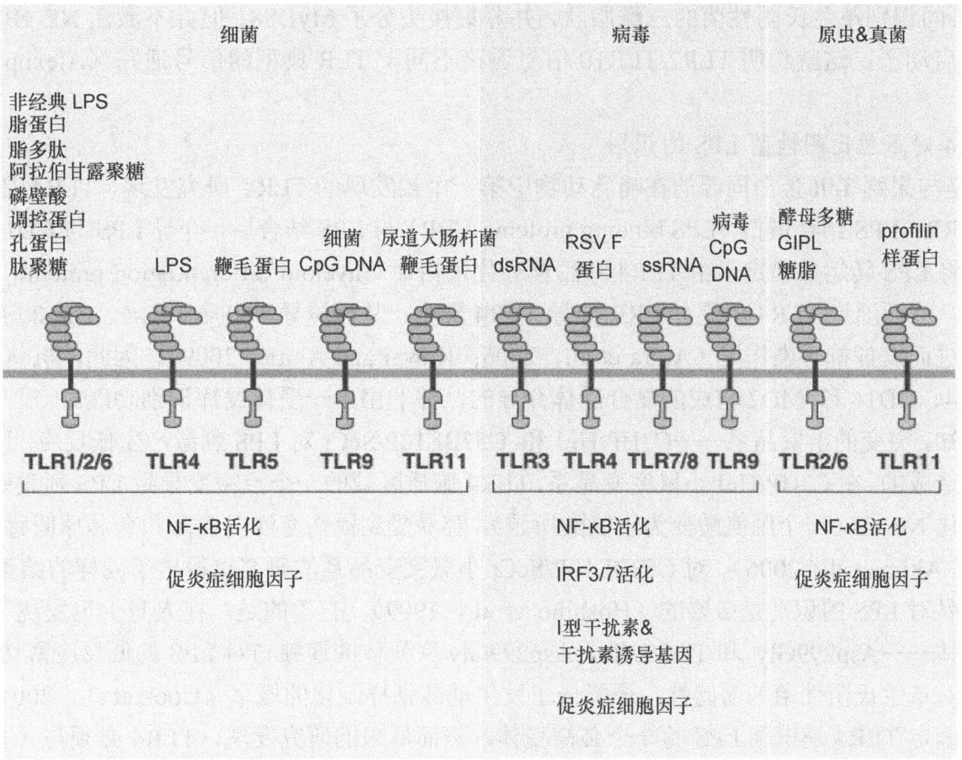

图 5-4　TLR 识别的病原及其配体（West et al.，2006）

MD2 或 RP105 协同识别革兰氏阴性菌 LPS；TLR1 或 TLR6 与 TLR2 协同识别细菌的 PGN、LTA、脂蛋白、甘露糖等；TLR5 识别鞭毛细菌的鞭毛蛋白；TLR9 识别细菌非甲基化的 CpG DNA；TLR11 识别感染泌尿系统的大肠杆菌 8NU 菌株的鞭毛蛋白；TLR13 识别细菌的 23S rRNA（Takeda et al.，2003；Akira et al.，2006；Uematus and Akira，2007；Kumar et al.，2009；Yoneyama and Fujita，2010；Kawai and Akira，2010）。由此可见，不仅细菌细胞壁成分能激活机体产生天然免疫反应，细菌核酸也能激活机体产生天然免疫反应。

1. TLR2 与 TLR1 或 TLR6 的协同识别

TLR2 是 TLR 家族中功能较多、识别谱最广的受体之一，TLR2 单独或分别与 TLR1、TLR6 和 TLR10 协同识别革兰氏阳性菌的 PGN、LTA，革兰氏阴性菌、革兰氏阳性菌、分枝杆菌和螺旋菌的脂蛋白及分枝杆菌的甘露聚糖脂等。在体内和体外应用 TLR2$^{-/-}$小鼠和 TLR2 表达细胞系发现，TLR2 对细胞识别细菌 PGN、LTA、脂蛋白等必不可少，并且 TLR2 也可与 TLR1 或 TLR6 形成二聚体识别细菌和支原体的脂蛋白（Yang et al.，1998；Kirschning et al.，1998；Heine et al.，1999；Takeuchi et al.，1999，2001，2002；Hirschfeld et al.，2000；Echchannaoui et al.，2002）。Cook 研究发现，人 TLR2 的基因（Arg753Gln）的连锁与对多种细菌脂蛋白低反应及革兰氏阳性菌感染引起的休克，尤其是葡萄球菌感染引起的休克密不可分，而这种现象主要出现于高加索地区（Cook et al.，2004）。为什么 TLR2 具有广泛的识别谱呢？这可能是因为 TLR2 与结构相关的 TLR1、TLR6 或 TLR10 形成异源二聚体而增加了其识别谱。研究证实，用支原体的二酰脂肽（diacyl lipopeptide）刺激来源于 TLR6$^{-/-}$小鼠的巨噬细胞后不分泌炎症细胞因子，而用革兰氏阴性菌的三酰脂肽（triacyl lipopeptide）刺激来源于 TLR6$^{-/-}$小鼠的巨噬细胞后能分泌大量的炎症细胞因子；相反，二酰脂肽刺激来源于 TLR1$^{-/-}$小鼠的巨噬细胞后分泌大量的炎症细胞因子，用革兰阴性菌的三酰脂肽刺激来源于 TLR1$^{-/-}$小鼠的巨噬细胞后却不分泌炎症细胞因子（Takeuchi et al.，2001，2002）。这就说明 TLR2 与 TLR1 协同识别三酰脂肽，而 TLR2 与 TLR6 协同识别二酰脂肽。此外，TLR2 与 TLR1 协同识别伯氏疏螺旋体的外部脂肽，而 TLR2 与 TLR6 协同识别细菌的 LTA。进一步研究证实，TLR2

与 TLR10 协同识别革兰氏阴性菌的三酰脂肽，并募集接头分子 MyD88，但并不激活 NF-κB、IL-4、IL-8 或 IFN-β 的启动子，这就说明 TLR2/TLR10 信号通路不同于 TLR 典型的信号通路（Alexopoulou et al.，2002）。

2. TLR4 对革兰氏阴性菌 LPS 的识别

TLR4 是与果蝇 Toll 蛋白同源的在哺乳动物中第一个被发现的 TLR。研究发现，TLR4 是革兰氏阴性菌 LPS 的 PRR：LPS 结合蛋白（LPS binding protein，LBP）与 LPS 结合后，介导 LPS 与 CD14 相互作用，并由 CD14 将 LPS 转运并锚定于由 TLR4 和髓样分化蛋白 2（myeloid differentiation protein，MD2）构成的复合受体，然后通过 TLR4 的胞外 LRR 介导 TLR4 聚合，从而诱导 TNF-α、IL-6、IL-12 等炎症细胞因子的分泌，进而发挥抗感染作用（Akira et al.，2006；Kawai and Akira，2009）。因此，机体对 LPS 的识别是由 TLR4、CD14 和 MD2 构成的复合受体介导的，并非由单一受体发挥识别功能。

众所周知，突变的小鼠品系——C3HP/HeJ 和 C57BL10P/ScCr 对 LPS 刺激产生低反应，这是由 TLR4 的基因突变造成的。在 C3HP/HeJ 小鼠突变品系，TLR4 胞质区域的一个点突变导致 LPS 刺激引起的 TLR4 信号无法活化 NF-κB（一个脯氨酸变为组氨酸所致），容易受到鼠伤寒沙门氏菌和奈瑟球菌感染（Hoshino et al.，1999；Akira et al.，2006）。对 C57BL10P/ScCr 小鼠突变品系的研究也得出了同样的结论：TLR4 是长期存在的且对 LPS 的识别是必要的（Hoshino et al.，1999）。有趣的是，在人身上也发现了两个 TLR4 的基因突变体——Asp299Gly 和 Thr399Ile。Asp299Gly 突变体的连锁与对 LPS 的低反应密切相关，不仅增加了人体对革兰氏阴性菌的易感性，还降低了发生动脉粥样硬化的概率（Cook et al.，2004）。

虽然已确定 TLR4 是识别 LPS 的一个必需受体，然而后来的研究发现，TLR4 必须与 CD14 和 MD2 或 RP105 协同才能识别革兰氏阴性菌的 LPS。CD14 是一种糖基磷脂酰肌醇（GPI）锚定分子，在单核细胞、巨噬细胞和中性粒细胞中优先表达。$CD14^{-/-}$小鼠对 LPS 的反应性降低，这证明 CD14 对识别 LPS 起关键作用（Miyake et al.，2000）。也有研究发现，CD11b/CD18（也称为 Mac-1）参与识别 LPS，LPS 不能诱导 $CD11b/PCD18^{-/-}$小鼠产生环氧酶 2（COX22）和释放 IL-12。MD2 与 TLR4 在胞外部分协同识别 LPS，其中 MD2 增强 TLR4 对 LPS 的反应。Moore 等用 LPS 刺激 Ba/F3 细胞系时发现，Ba/F3 细胞系对 LPS 的刺激无反应，而转染了 TLR4 和 MD2 的 Ba/F3 细胞系对 LPS 的刺激发生反应（Moore et al.，2000）。这就说明，MD2 与 TLR4 协同识别 LPS，并非 TLR4 单独识别 LPS。Moore 等进一步发现，RP105 仅表达于 B 细胞，有 TLR 胞外区结构上相关的 LRR，来源于 $RP105^{-/-}$小鼠的 B 细胞对 LPS 的反应性显著降低（Moore et al.，2000）。这说明 TLR4 对 LPS 的识别是与 B 细胞中 RP105 紧密相关的，也说明识别 LPS 的受体是复合受体。TLR4-MD2 大量表达于小鼠腹膜巨噬细胞，而在 B 细胞中并未发现（Moore et al.，2000）。从 RP105 和 MD2 具不同的表达方式推测，LPS 的识别复合受体类型在 B 细胞和巨噬细胞中各不相同。RP105 和 MD2 在不同细胞中的相同作用，以及 TLR4 与 CD14 和 MD2 或 RP105 构成的复合受体反映了 TLR 在天然和获得性免疫反应中功能的复杂性和统一性。

3. TLR5 对鞭毛蛋白的识别

鞭毛蛋白是细菌鞭毛的主要结构蛋白，是许多病原微生物的运动器官，是机体天然免疫的有效激活剂。对沙门氏菌鞭毛蛋白晶体结构分析发现，鞭毛蛋白由 N 端和 C 端的α螺旋链（D0）、中心的α螺旋链（D1）和中心高变区的β折叠（D2 和 D3）构成（Yonekura et al.，2003），TLR5 能特异性识别不同细菌的鞭毛蛋白相对保守的恒定区（D1）。TLR5 表达于上皮细胞、单核细胞、幼稚 DC，但主要表达于肠上皮细胞，能够在第一时间识别侵入肠上皮细胞的细菌鞭毛蛋白，同时也表达于肺，在抵御细菌进入呼吸道的过程中发挥重要的作用（Hayashi et al.，2001）。

小鼠 TLR5 的基因位于 1 号染色体的末端区域，该位置是沙门氏菌易感相关区。在感染沙门氏菌的 MOLF/Ei 小鼠中，TLR5 mRNA 的表达降低，说明 TLR5 识别沙门氏菌的一些成分（Sebastiani et al.，2000）。Hayashi 等发现，革兰氏阳性菌和革兰氏阴性菌的培养上清可激活表达人 TLR5 的 CHO 细胞，同时通过提纯的单纯李氏杆菌培养上清发现，鞭毛蛋白是 TLR5 的配体（Wyant et al.，1999；Hayashi et al.，2001）。

李氏杆菌的鞭毛蛋白在不产鞭毛蛋白的大肠杆菌的异位表达，能引起 TLR5 表达的上调，不产生鞭毛蛋白的单核李氏杆菌并不能通过 TLR5 激活细胞，这充分说明鞭毛蛋白是 TLR5 的配体（Yamamotoa and Akira，2005）。调查发现，大于 10%的人群具有能导致产生 TLR5 配体连接的一种终止蛋白（$TLR5^{392STOP}$）的突变，这种 $TLR5^{392STOP}$ 终止蛋白作为一个拮抗受体导致 TLR5 介导的信号转导通路的终止及易感嗜肺军团菌性肺炎，而含有鞭毛蛋白的幽门螺杆菌和空肠弯曲杆菌并不能诱导机体产生炎症细胞因子，因而能逃避机体针对鞭毛蛋白产生的免疫反应（Hawn et al.，2003；Andersen-Nissen et al.，2005）。

4. TLR9 对细菌 CpG DNA 的识别

2000 年 12 月，日本大坂大学的研究人员发现，TLR9 能够识别主要存在于细菌中而高等生物 DNA 中少见的特殊序列——CpG 重复基序（CpG repeats motif）；同时，在以裸露的 DNA 为基础制备的疫苗中，CpG 基序可刺激机体获得性免疫系统针对疫苗产生反应（Hemmi et al.，2000；Krieg，2002；Ohto et al.，2015）。这说明细菌 DNA 中由于存在非甲基化 CpG 基序才具有免疫刺激活性，也进一步证实了两大免疫系统间的联系。众所周知，脊椎动物基因组 DNA 中 CpG 基序的出现率降低且高度甲基化，因此它不具备免疫刺激活性，合成的包含非甲基化 CpG 基序的寡脱氧核苷酸（ODN），即 CpG ODN 也具有免疫刺激活性，其能刺激免疫细胞产生炎症细胞因子，同时能诱导有效的 Th1 型免疫反应和共刺激分子的上调，保护动物免受感染和免疫紊乱（Wagner，2002；Ahmad-Nejad et al.，2002；Latz et al.，2003）。因此 CpG DNA 能作为各种抵抗传染病、癌症和过敏症的疫苗和免疫佐剂。TLR9 表达于 pDC 和 B 细胞的内体区室内，因此细菌 DNA 必须被运送到细胞的内体区室内，其酸性环境（pH=5.5～6.5）能导致双股 DNA 降解成多个含有 CpG 基序的单股 DNA，后被 TLR9 识别，从而发挥免疫防御作用，然而内体区室内的酸性环境能被氯喹或氯喹类似物所破坏（Hacker et al.，1998；Rutz et al.，2004；Barton et al.，2006）。这说明 TLR9 在监测和识别未甲基化的 CpG DNA 中起关键作用，并通过这种限制性表达来区分自我和非我，从而避免发生自身免疫性疾病。研究发现，卡介苗中含有免疫刺激序列 CpG DNA，其能够增强抗肿瘤活性，也能诱导人 PBMC 产生大量的 IFN-α、IFN-β 和 IFN-γ；同时发现，用 CpG DNA 刺激 $TLR9^{-/-}$ 小鼠时，B 细胞增殖、巨噬细胞分泌炎症细胞因子和 DC 成熟等细胞反应均消失（Tokunaga et al.，1999；Hemmi et al.，2000；Krieg，2002）。体内研究发现，只有 TLR9 对 CpG DNA 发生反应，而其他 TLR 未曾观察到这种现象。CpG DNA 能够活化胞内的信号传递分子，如 NF-κB、JNK 和 IRAK 等，而在 $TLR9^{-/-}$ 小鼠中的活性降低（Hemmi et al.，2000；Krieg，2002）。因此，$TLR9^{-/-}$ 小鼠对 CpG DNA 诱导的致死性休克综合征的感染有抵抗力。

5. TLR7 和 TLR8 对细菌 ssRNA 的识别

TLR7 和 TLR8 主要识别细菌的 ssRNA（Hornung et al.，2005；Eberle et al.，2009；Mancuso et al.，2009；Petzke et al.，2009；Gantier et al.，2010；Biondo et al.，2011；Bourgeois et al.，2011；Cervantes et al.，2011，2012，2013；Love et al.，2014；Eigenbrod et al.，2015；Krüger et al.，2015；Oosting et al.，2016）。研究发现，TLR7 和 TLR8 识别大肠杆菌、B 型链球菌、结核分枝杆菌、幽门螺杆菌和伯氏疏螺旋体等细菌的 ssRNA。大肠杆菌的 RNA 能够激活稳定表达 TLR7 和 TLR8 的 HEK293 细胞，而结核分枝杆菌、幽门螺杆菌感染 THP-1 细胞后上调了 TLR8 的转录与表达。尽管如此，TLR7 主要识别 B 型链球菌、乳酸乳球菌（*Lactococcus lactis*）、结核分枝杆菌、白喉棒状杆菌（*Corynebacterium diphtheriae*）、金黄色葡萄球菌、肺炎链球菌、化脓链球菌、粪肠球菌（*Enterococcus faecalis*）、大肠杆菌、沙门氏菌、单核李氏杆菌和伯氏疏螺旋体等细菌的 ssRNA，而 TLR8 主要识别结核分枝杆菌、幽门螺杆菌和伯氏疏螺旋体等细菌的 ssRNA。此外，细菌的核糖体 RNA（ribosomal RNA，rRNA）和转运 RNA（transfer RNA，tRNA）通过被 TLR7 识别诱导了大量 IFN-α 的分泌。

6. 其他 TLR 的抗细菌作用

如前所述，目前已鉴定了至少 13 种 TLR，其中 TLR1～TLR9 是人类与小鼠所共有的，TLR10 似乎只在人类中有功能，而 TLR11～TLR13 为小鼠所特有（Thompson and Locarnini，2007）。TLR10 是人 TLR

家族中已发现的最后一个 TLR，优先表达于脾、淋巴结、胸腺、扁桃体等淋巴组织的免疫细胞中。系统进化分析表明，人的 TLR10 与 TLR1 和 TLR6 具有相关性，氨基酸的同源性分别为 50%和 49%（Guan et al.，2010）。因此推测，人的 TLR10 和其他 TLR 一样都具有识别 PAMP 的功能，同时与人的 TLR1 和 TLR6 一样有可能作为复合受体而发挥免疫防御作用。最近研究发现，虽然 TLR10 与 TLR2 形成的异源二聚体可识别三酰脂肽，然而它们胞内的信号通路不同于 TLR2 与 TLR1 或 TLR2 与 TLR6 信号通路（Guan et al.，2010）。

小鼠的 TLR 不同于人的有 3 个，即 TLR11、TLR12、TLR13。TLR11 主要表达于膀胱的上皮细胞，介导识别感染泌尿系统的一些病原微生物，如大肠杆菌 8NU 菌株（UPEC）（Takeda and Akrira，2005），但识别的确切 PAMP 尚不清楚。最近发现，TLR11 定位于内体，UNC93B1 参与调节其从内质网转运到内体，并且识别肠型鼠伤寒沙门氏菌（*Salmonella enterica* subsp. *enterica* serovar *Typhimurium*）和 UPEC 的鞭毛蛋白，这就解释了 TLR5$^{-/-}$小鼠依然能够抵御鼠伤寒沙门氏菌感染的原因（Zhang et al.，2004；Mathur et al.，2012；Shi et al.，2012）。此外，TLR13 是定位于内体的核酸识别受体，主要识别细菌的 RNA（Shi et al.，2009；Deshmukh et al.，2011；Bordon，2012；Hidmark et al.，2012；Li and Chen，2012；Oldenburg et al.，2012；Hochrein and Kirschning，2013；Signorino et al.，2014；Song et al.，2015；Fieber et al.，2015；Wang et al.，2016）。研究发现，TLR13 识别化脓链球菌的 ssRNA，进而通过巨噬细胞与 cDC 的 MyD88 活化 NF-κB，诱导细胞因子的释放。最近发现，TLR13 识别细菌保守的含 CGGAAAGACC 的 23S rRNA。该序列是大环内酯类、林肯酰胺及链霉素类（MLS）抗生素（包括红霉素）的结合位点，然而从临床分离的耐红霉素金黄色葡萄球菌的 23S rRNA 和带甲基化腺苷或鸟苷的合成寡核苷酸不能激活 TLR13。因此，该研究结果发现了一个 TLR13 的天然配体，以及一种引发抗生素耐药性的具体机制。该机制通过避免 TLR13 介导的识别，作为细菌强有力的免疫逃避策略。

（三）TLR 对病毒 PAMP 的识别机制

最初认为 TLR 不识别病毒，随着研究的深入，人们发现 TLR 可识别病毒的感染，在抗病毒天然免疫中发挥着重要的作用。TLR 对病毒 PAMP 的识别有明确的分工：TLR2 和 TLR4 识别病毒的囊膜蛋白；TLR3、TLR7/8、TLR9 识别病毒的核酸物质，如 TLR3 识别病毒的 dsRNA、siRNA，TLR7/8 识别病毒的 ssRNA 和 siRNA，TLR9 识别 DNA 病毒非甲基化的 CpG 基序（Finberg and Kurt-Jones，2004；Thompson and Akiko，2008；Xagorari and Chlichlia，2008；Yoneyama and Fujita，2010；Rathinam and Fitzgerald，2011；Nan et al.，2014；Chow et al.，2015；Horner，2015；Sparrer and Gack，2015；Beachboard and Horner，2016；Heaton et al.，2016；Luecke and Paludan，2016；Shah et al.，2016）。

1. TLR2、TLR4 对囊膜病毒的识别

最初认为，TLR 家族中的 TLR3、TLR7～TLR9 可识别病毒核酸发挥抗病毒天然免疫作用。众所周知，病毒能够通过改变基因组来逃避机体免疫系统的识别，这样 TLR 就很难或不可能识别已变异的病毒，TLR 只有通过识别病毒非变异的特征结构才能清除病毒。随着研究的深入，人们发现 TLR2、TLR4 不仅识别细菌、真菌和某些原生动物的 PAMP，而且通过识别病毒的囊膜蛋白发挥抗病毒天然免疫反应（Finberg and Kurt-Jones，2004；Thompson and Akiko，2008；Xagorari and Chlichlia，2008；Yoneyama and Fujita，2010；Rathinam and Fitzgerald，2011；Nan et al.，2014；Chow et al.，2015；Horner，2015；Sparrer and Gack，2015；Beachboard and Horner，2016；Heaton et al.，2016；Luecke and Paludan，2016；Shah et al.，2016）。病毒囊膜蛋白作为 TLR 识别的 PAMP，是除病毒核酸外的一类很重要的识别形式，囊膜蛋白在病毒入侵宿主细胞时起着很重要的作用。病毒在感染细胞的初始阶段其囊膜蛋白就被 TLR2、TLR4 所识别，相对病毒基因的表达和（或）复制要早些，因此可更早地引发机体的抗病毒免疫反应。

（1）TLR2 对囊膜病毒的识别

TLR2 是 TLR 家族中进行功能研究较多的受体之一，也是 TLR 家族中识别配体种类最多的 TLR，除参与炎症信号传导，介导天然抗感染免疫外，还与 TLR1 或 TLR6 协同识别革兰氏阳性菌、革兰氏阴性

菌、真菌、螺旋体及支原体等多种病原微生物的 PAMP，在多种病原微生物所致的急慢性感染中均具有重要作用，因而 TLR2 被认为是中枢性 PRR。后来的研究发现，TLR2 还识别麻疹病毒（measles virus，MV）、人巨细胞病毒（human cytomegalovirus，HCMV）、痘苗病毒（vaccinia virus，VACV）、呼吸道合胞体病毒（respiratory syncytial virus，RSV）等囊膜病毒（图 5-5）（Finberg and Kurt-Jones，2004；Thompson and Akiko，2008；Xagorari and Chlichlia，2008；Yoneyama and Fujita，2010；Rathinam and Fitzgerald，2011；Nan et al.，2014；Chow et al.，2015；Horner，2015；Sparrer and Gack，2015；Beachboard and Horner，2016；Heaton et al.，2016；Luecke and Paludan，2016；Shah et al.，2016）。

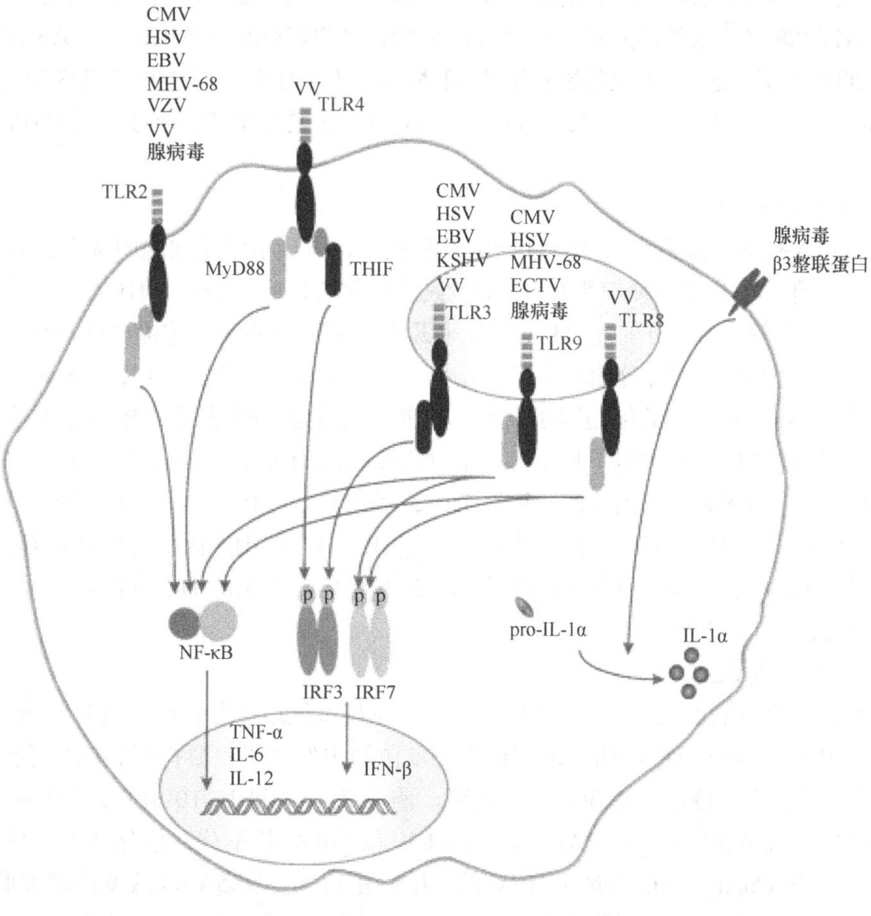

图 5-5　TLR 对病毒的天然免疫识别（Rathinam and Fitzgerald，2011）

Ⅰ. TLR2 对 MV 的识别

野生型 MV 的血凝蛋白（hemagglutinin，HA）能通过 TLR2 激活小鼠和人的单核细胞。野生型 MV 的 HA 以 TLR2 依赖的方式激活人单核细胞，诱导 NF-κB 活化和促进 IL-6 等炎症因子的分泌，同时上调细胞表面 MV 受体 CD150 的表达，而组织培养的疫苗株（HA 序列的一个氨基酸发生了改变）不能通过 TLR2 活化 NF-κB，诱导炎症细胞因子分泌，这说明野生型 MV 可能通过活化 TLR2 信号通路，不仅介导免疫反应，而且有利于病毒的扩散和致病性；尽管组织培养的疫苗株不能刺激 TLR2，但疫苗株比野生株更能触发先天性免疫应答。这是因为当人单核细胞的 TLR2 活化时，野生型 MV 的受体 CD150 被上调，而疫苗 MV 株则利用 CD46 作为入胞受体（Finberg and Kurt-Jones，2004；Xagorari and Chlichlia，2008；Thompson and Akiko，2008）。

Ⅱ. TLR2 对 CMV 的识别

CMV 结构非常复杂，含 12 种以上囊膜糖蛋白，TLR2 通过识别 CMV 的囊膜糖蛋白 B 和 H，活化

NF-κB和诱导炎症细胞因子分泌，介导抗病毒天然免疫反应。Compton等证实，HCMV能以TLR2和CD14依赖的方式活化NF-κB，诱导炎症细胞因子IL-6和IL-8的分泌（Compton et al.，2003）。紫外线灭活的HCMV不能使$TLR2^{-/-}$和$CD14^{-/-}$鼠来源细胞的NF-κB活化，也不能诱导IL-6、IL-8等炎症因子的分泌；同时，HCMV的一种可溶性的囊膜糖蛋白B以TLR2依赖的方式诱导活化NF-κB和IRF3，诱导IFN-β和炎症细胞因子分泌，使细胞处于抗病毒状态。Szomolanyi-Tsuda等用MCMV感染$TLR2^{-/-}$小鼠，4天后脾和肝的病毒载量上升、NK细胞数量减少、IL-18和IFN-α的分泌减少（Szomolanyi-Tsuda et al.，2006）。这说明MCMV不能活化$TLR2^{-/-}$鼠来源的NK细胞，TLR2的表达与MCMV早期感染密切相关，NK细胞在MCMV感染早期的疾病控制中起着重要作用。Zhou等发现，LCMV能感染中枢神经系统的小胶质细胞，以TLR2-MyD88/Mal依赖的方式活化小胶质细胞，产生趋化因子MCP-1、RANTES和TNF-α，并以MyD88 依赖的方式引起感染的小胶质细胞TLR2、MHC Ⅰ、MHC Ⅱ、CD40和CD86的上调，而$TLR2^{-/-}$、$MyD88^{-/-}$和$Mal^{-/-}$小鼠则无上述反应（Zhou et al.，2008）。这说明TLR2通过识别CMV，激活抗病毒天然免疫反应。

Ⅲ. TLR2对HSV的识别

HSV-1是dsDNA病毒，能引起人散发性的脑炎和失明，导致小胶质细胞的凋亡。用HSV-1和HSV-2刺激$HEK293^{TLR2}$、野生型腹腔巨噬细胞和$TLR2^{-/-}$鼠来源腹腔巨噬细胞时，$HEK293^{TLR2}$和野生型腹腔巨噬细胞分泌IL-6、IL-8等炎症因子，而$TLR2^{-/-}$鼠来源腹腔巨噬细胞无细胞因子的产生。值得注意的是，5×10^9 PFU的活病毒就能致死大部分的野生型成年鼠，用同样的剂量攻击$TLR2^{-/-}$鼠时，却有很低的死亡率。同时检测两组鼠血清和脑中的细胞因子发现，$TLR2^{-/-}$鼠的血清和脑中细胞因子要明显低于野生型鼠的水平，并且野生型鼠的血管有大量单核细胞浸润（Finberg and Kurt-Jones，2004）。在HSV引起的脑炎模型中发现，TLR2调节HSV引起的疾病，并且$TLR2^{-/-}$鼠能抵抗HSV-1间质角膜炎疾病的加重（Finberg and Kurt-Jones，2004）。这说明，HSV-1和HSV-2通过TLR2诱导的细胞因子与发病率和死亡率密切相关。DC通过TLR2和TLR9对HSV-1双识别，通过TLR2诱导骨髓来源的DC分泌IL-6和IL-12，对HSV-1产生免疫应答（Sato et al.，2006）。

Ⅳ. TLR2 对HCV的识别

HCV是肝炎的主要致病因素之一，通过刺激宿主的免疫系统造成肝持续性炎症反应。研究表明，TLR2活化在HCV感染引起肝炎症反应和病毒逃避宿主免疫监视中发挥了重要作用。HCV的NS3蛋白和核心蛋白通过TLR2激活巨噬细胞的天然免疫信号通路，诱导TNF-α和IL-10分泌，介导抗病毒免疫反应。HCV的NS3蛋白和核心蛋白能引起IRAK、p38、ERK和c-JNK磷酸化，活化AP1，使IκB降解，活化NF-κB，介导炎症反应（Chang et al.，2007）。HCV的非结构蛋白5A（NS5A）能改变巨噬细胞的TLR-MyD88信号通路。Abe等发现，多种5A基因亚型均能与MyD88结合，阻止MyD88募集IRAK，影响细胞因子的生成，进而逃避宿主的免疫反应（Abe et al.，2007）。

Ⅴ. TLR2对HBV的识别

HBV感染是引起肝炎的主要原因之一，而TLR在乙型肝炎的发生、发展中扮演了一个重要的角色。HBV感染与TLR2表达水平降低的关系密切，尤其与坏死炎症的反应程度密切相关。HBeAg阳性的慢性乙肝患者外周血$CD14^+$细胞和活检肝组织中TLR2的表达水平明显低于HBeAg阴性患者和健康人。实时定量PCR和FCM也证实了，HBV慢性感染患者外周血单核淋巴细胞的TLR2表达水平显著下降。体外用重组HBV杆状病毒和G1896A突变质粒转染Huh-7、HepG2和PH5CH8细胞株，均能产生针对IL-1和TLR2配体的反应，导致NF-κB活化。Visvanathan等研究表明，HBeAg能抑制$CD14^+$细胞TLR2的表达水平，下调外周血单核细胞表面TLR2水平，引起细胞因子TNF-α、p38激酶磷酸化显著减少；HBeAg不存在时TLR2的表达上调，这可能是HBV持续感染的重要因素之一（Visvanathan et al.，2007）。

Ⅵ. TLR2对HIV的识别

Thibault等对48位HIV感染者和21位健康人进行流式细胞分析时发现，HIV gp120蛋白引起了HIV

感染者单核细胞的 TLR2 表达水平增加，而 TLR2 的活化导致了病毒复制和 TNF-α生成增加；同时，TLR2 能活化静息状态初始的和记忆型 $CD4^+$ T 细胞获得效应性表型，增加了对 HIVX4 和 R5 两亚型病毒感染的敏感性（Thibault et al.，2007）。因此推测，HIV 的衍生产物引起静止的 $CD4^+$ T 细胞表达 TLR2，从而诱导了静息的和记忆型 $CD4^+$ T 细胞效应表型的获得，导致了病毒复制的加速、免疫的失调和 AIDS 的产生。这就揭示了，TLR2 在 HIV 感染时的持续性免疫反应和病毒复制中扮演了重要角色。

Ⅶ. TLR2 对其他囊膜病毒的识别

由于 MMTV 的囊膜蛋白（Env）能通过 TLR2 激活免疫细胞，在机体抗疱疹病毒感染中 TLR2 发挥了一定的保护性作用。Gaudreault 等发现，野生型和 UV 灭活的 EB 病毒（Epstein barr virus，EBV）通过 TLR2 活化人单核细胞的 NF-κB，诱导 MCP-1 的释放（Gaudreault et al.，2007）。VZV 通过 TLR2 依赖的方式活化人单核细胞的 NF-κB，诱导产生 IL-6，发挥抗病毒免疫应答，而这种免疫应答具有种属特异性。Martinez 等发现，TLR2-MyD88 信号通路对 NK 细胞的激活和在体内对 VACV 的抑制起关键性作用（Martinez et al.，2010a，2010b）。Murawski 发现，RSV 能以 TLR2 和 TLR1/TLR6 协同依赖的方式诱导炎症细胞因子和趋化因子的分泌，以抵御 RSV 在体内的感染（Murawski et al.，2009）。

（2）TLR4 对囊膜病毒的识别

最初认为 TLR4 仅识别细菌的 LPS，但后来的研究发现 TLR4 也识别病毒的囊膜蛋白，诱导细胞因子的分泌，介导炎症反应以抑制病毒的复制、扩散，但不能诱导 I 型 IFN 的释放。这提示 TLR4 虽然不能介导特异的抗病毒免疫反应，但在清除病毒的感染中起重要作用。

Ⅰ. TLR4 对 RSV 的识别

RSV 的 F 蛋白（fusion protein，F protein）是活化 TLR4 的病毒成分，并以 TLR4 和 CD14 依赖的方式诱导 NF-κB 活化和炎症细胞因子的分泌。Kurt-Jones 和 Haynes 等研究发现，与野生型小鼠相比，$TLR4^{-/-}$ 小鼠表现出低水平 NK 细胞和 $CD14^+$细胞及 IL-12，RSV 在 $TLR4^{-/-}$小鼠中的复制量更多且持续时间感染更长，表明 TLR4 在清除 RSV 感染中起重要作用（Kurt-Jones et al.，2000；Haynes et al.，2001）。Haeberle 等发现，活 RSV 和灭活 RSV 均能以依赖 TLR4 的途径活化 NF-κB，诱导炎症细胞因子的分泌，而 RSV 并不能活化 $TLR4^{-/-}$小鼠的 NF-κB，这说明 TLR4 介导抗病毒作用（Haeberle et al.，2002）。Monick 等发现，RSV 感染上调 TLR4 的表达，引起呼吸道上皮细胞对 LPS 的敏感性增加，进而影响了呼吸道的炎症反应（Monick et al.，2003）。

Ⅱ. TLR4 对 MMTV 的识别

MMTV 也可激活 TLR4，其囊膜蛋白是病毒活化 TLR4 的主要成分。Rassa 等首次通过免疫共沉淀发现，MMTV 囊膜蛋白（Env）可与 TLR4 相互作用，说明 MMTV 的囊膜蛋白是病毒活化 TLR4 的主要成分（Rassa et al.，2002）。MMTV 可引起 C3H/HeN 小鼠 B 细胞活化，但不能引起 $TLR4^{-/-}$的 C3H/HeN 小鼠 B 细胞活化；紫外线灭活的 MMTV 并不引起 B 细胞活化，用 2,2′-二硫代二吡啶和齐多夫定治疗的小鼠不引起 B 细胞活化，注射 MMTV 的 C3H/HeN 小鼠淋巴细胞中可检测到 NF-κB 的活性增加，而正常 C3H/HeN 小鼠无此变化（Otten et al.，2002）。Burzyn 等研究显示，MMTV 活化树突状细胞表面的 TLR4，可提高它的入胞受体 CD71 的表达，说明 MMTV 与 TLR4 的相互作用有利于病毒进入细胞，扰乱机体的抗病毒效应（Burzyn et al.，2004）。这说明一方面机体能抑制病毒在体内的复制和散播，另一方面病毒在一定程度上也能逃避 TLR 的识别（Boo and Yang，2010）。

Ⅲ. TLR4 对 HBV 的识别

HBV 感染是肝细胞肝炎的主要原因之一，而 TLR 在乙型肝炎的发生、发展中扮演了重要的角色。Isogawa 等将 TLR4 配体 LPS 经静脉注射到 HBV 转基因小鼠时发现，LPS 可以在 24h 内通过 IFN-α/β 依赖的途径在肝单核细胞内对 HBV 复制产生抑制（Isogawa et al.，2005）。这表明 TLR4 的配体可以在病毒复制水平诱导产生抗病毒细胞因子，为慢性乙型肝炎的治疗提供新策略。

Ⅳ. TLR4 对 VACV 的识别

Bowie 等研究表明，VACV 通过模仿 MyD88 依赖的 IL-1、TLR4 和 IL-18 信号转导通路中起负反馈作用的短链 MyD88，阻滞了 NF-κB 活化后的免疫效应，从而躲避免疫系统对其的清除作用，但非 MyD88 依赖的信号通路不受影响，提示病毒可通过影响启动天然免疫相关 TLR 等的信号转导途径而降低对病毒的反应，甚至处于无反应的状态（Bowie et al.，2000）。VACV 编码的 A46R 和 A52R 蛋白能与接头蛋白分子及下游的 IRAK2、TRAF6 结合而干扰 TLR 信号转导通路（Mogensen and Paludan，2005）。这说明，一方面宿主通过免疫应答抑制病毒复制和散播，另一方面病毒影响宿主的免疫应答效应。

Ⅴ. TLR4 对 HCV 的识别

Machida 等发现，HCV 感染 B 细胞时 TLR4 的表达显著上调；同时，HCV 感染组的外周血单核细胞 TLR4 的表达水平也高于健康组。当用 LPS 刺激 B 细胞后，IFN-β 和 IL-6 的分泌水平显著增加；通过 RNA 干扰抑制 TLR4 的表达后，HCV 不能诱导细胞因子分泌（Machida et al.，2006）。这说明 HCV 通过 TLR4 诱导 IFN-β 和 IL-6 释放。HCV 非结构蛋白 5A（NS5A）可上调肝细胞和 B 细胞 TLR4 的表达，这种上调作用是通过活化肝细胞和 B 细胞 TLR4 的基因启动子来实现的。这表明 HCV 感染直接上调了 B 细胞 TLR4 的表达，由此产生了抗病毒免疫应答。后来的实验发现，TLR4 也识别柯萨奇病毒 4（CBV4）、人 T 淋巴细胞白血病病毒、鼠莫洛尼白血病病毒等并发挥抗病毒免疫反应（Xagorari and Chlichlia，2008）。

2. TLR 对病毒核酸的识别

在 TLR 家族中，TLR1、TLR2、TLR4～TLR6 主要表达于细胞表面，负责对细菌、真菌细胞壁成分 PAMP 的识别，而 TLR3、TLR7～TLR9 主要表达于细胞内体中，主要识别经过自噬或内吞作用形成的胞质囊泡内的病毒核酸成分，在抗病毒免疫中发挥重要作用。细胞内体中的 TLR 需要一种内质网蛋白——UNC93B，负责递送其到内体区室内（Kawai and Akira，2007，2008，2009，2010；Kim et al.，2008）。通过 TLR 信号的传递，再经过 NF-κB 通路共同诱导促炎症细胞因子如 IL-6 和 TNF 的产生，但是内体中的 TLR 除诱导促炎症细胞因子外，还特异性地激活Ⅰ型 IFN 的产生（Kawai and Akira，2007，2008，2009，2010；Thompson and Locarnini，2007；Kim et al.，2008）。

（1）TLR3 对双链 RNA 病毒核酸的识别

TLR3 能识别 dsRNA 病毒的基因组 dsRNA，如呼肠孤病毒（reovirus，RV），也可识别 ssRNA 病毒或 DNA 病毒复制或转录的中间产物 dsRNA，如西尼罗河病毒（west nile virus，WNV）、呼吸道合胞体病毒（respiratory syncytial virus，RSV）、脑心肌炎病毒（encephalomyocarditis virus，EMCV）、Semlikis 森林病毒（semliki forest virus）和甲型流感病毒（influenza A virus，IAV），也能对鼠巨细胞病毒（mouse cytomegalovirus，MCMV）和单纯疱疹病毒（herpes simplex virus，HSV）等 DNA 病毒的感染具有抵抗作用（Alexopoulou et al.，2001；Tabeta et al.，2004；Edelmann et al.，2004；Wang et al.，2004；Schröder and Bowie，2005；Rudd et al.，2006；Zhang et al.，2007；O'Neill and Bowie，2010；Matsumoto et al.，2011）。此外，dsRNA 的合成类似物 poly（I：C）也可被 TLR3 所识别（Yoneyama and Fujita，2010）。研究显示，siRNA 也以一种序列非依赖的方式结合 TLR3，并刺激 IFN-γ 和 IL-12 的产生（Pirher et al.，2008）。

Alexopoulou 等首次证实了 TLR3 可识别 dsRNA（Alexopoulou et al.，2001）。当用模拟病毒 dsRNA 序列的 poly（I：C）刺激野生型小鼠时，能诱导高水平Ⅰ型 IFN 的分泌和共刺激分子的表达；而 $TLR3^{-/-}$ 小鼠对其的反应性显著降低。MCMV 通过 TLR3 诱导 IFN-Ⅰ的分泌，有助于机体建立局部的抗病毒状态，以限制病毒在感染部位的复制，而 $TLR3^{-/-}$ 小鼠降低了对 MCMV、VSV、淋巴细胞性脉络从脑膜炎病毒（lymphocytic choriomeningitis virus，LCMV）和 RV 的易感性（Tabeta et al.，2004）。HSV-1 通过 TLR3 诱导 $CD8^+$ T 细胞产生了大量的Ⅰ型 IFN 和炎症细胞因子（Davey et al.，2010）。WNV 通过 TLR3 诱导了炎症细胞因子的释放，导致血脑屏障的通透性改变，使 WNV 进入中枢神经系统，引起严重的临床症状，而 $TLR3^{-/-}$ 小鼠能够抵抗 WNV 的感染（Wang et al.，2004）。然而，关于 TLR3 抗病毒的生理学功能仍存在争议。例如，对 $TLR3^{-/-}$ 小鼠的研究表明，TLR3 对 MCMV、VSV、LCMV 及 RV 感染引起的 T 细胞免疫没有作用。甚至还有研究显示，TLR3 对 IAV 和 WNV 的增殖和致病性具有促进作用（Tabeta et al.，2004；Zhang et al.，2007）。TLR3 的这些不同作用反映了其在天然和获得性免疫反应中功能的复杂性（Pirher et al.，2008）。

（2）TLR7 和 TLR8 对单链 RNA 病毒核酸的识别

在识别病原微生物核酸的 TLR 家族成员中，TLR7 和 TLR8 具有很高的同源性，是 TLR 家族中重要成员。pDC 中大量表达 TLR7、TLR8，并成为 pDC 中识别病毒核酸的主要模式识别受体。在静息状态下，它们主要定位于内质网，在受到病原体刺激后，可转运到内体膜上以识别相应的 PAMP（Yoneyama and Fujita，2010）。TLR7 和 TLR8 不仅能识别一些人工合成的具有抗病毒和抗肿瘤作用的小分子化合物，如 Imiquimod（R837，S26308）、Resiquimod（R848，S28463）等咪唑喹啉类似物（imidazoquinoline）和 7-烯丙基-8-氧-鸟苷酸（loxoribine）、7-硫-8-氧-鸟苷酸（TOG）等鸟苷酸衍生物，而且能识别病毒的 ssRNA。R837 与 R848 通过 TLR7 活化 pDC、单核/巨噬细胞分泌包括Ⅰ型 IFN、TNF-α 和 IL-12 等在内的多种细胞因子，介导天然免疫和获得性免疫，发挥抗病毒作用（Lund et al.，2004；Agrawal and Kandimalla，2007）。2002 年，Hemmi 等在体外用 R837 和 R848 分别刺激小鼠 DC 和巨噬细胞，可诱导其产生 IL-12 和 TNF-α，同时 DC 共刺激分子 CD40、CD80、CD86 和 MHCⅠ及 MHCⅡ类分子上调；而 TLR7 缺陷鼠来源的巨噬细胞和 DC 则丧失对 R848 与 R837 的反应，DC 共刺激分子 CD40、CD80、CD86 和 MHCⅠ及 MHCⅡ类分子未见上调；体外转染实验表明，R848 以剂量依赖的方式诱导 TLR7 cDNA 与 NF-κB 荧光酶报告质粒共转染的 HEK293 细胞 NF-κB 的活化（Hemmi et al.，2000）。这说明 R837 与 R848 通过 TLR7 和 TLR8 活化各种免疫细胞，介导天然和获得性免疫反应，发挥抗病毒作用。后来研究发现，R837 能活化人 TLR7（hTLR7）和鼠 TLR7（mTLR7），R848 能活化 hTLR7 和 hTLR8。由于 mTLR8 对 R848 没有反应，认为 mTLR8 可能是个假基因或识别其他配体。最近证实，用 R848 和 poly（T）ODN 联合刺激，可诱导 mTLR8 的活化，同时 R837 能诱导猪 TLR7（pTLR7）和 pTLR8 的活化（Gorden et al.，2006；Sang et al.，2008；Zhang et al.，2008；Zhu et al.，2008；Uenishi and Shinkai，2009；Martinez et al.，2010a，2010b；Darfour-Oduro et al.，2016）。Lee 等发现，Loxoribine、TOG 等能够诱导鼠脾细胞和巨噬细胞产生 IL-6、IL-12 及Ⅰ和Ⅱ型干扰素，也能上调 DC 共刺激分子及 MHCⅠ和 MHCⅡ类分子的表达；同时用 TOG 刺激 TLR7 cDNA 转染的 HEK293 细胞可活化 NF-κB，但刺激其他 TLR 分子转染的 HEK293 细胞并不能活化 NF-κB（Lee et al.，2003）。这说明 Loxoribine 和 TOG 能通过 TLR7 活化各种免疫细胞，诱导 IFN-Ⅰ、TNF-α、IL-12 和其他细胞因子的释放，发挥抗病毒作用，也提示 TLR7 和 TLR8 可识别病毒的 ssRNA。此外，TLR7/8 也识别特定的 siRNA。由 TLR7/8 识别 ssRNA 除依赖于特异的核酸序列外，还受核酸修饰的影响。与未修饰 ssRNA 相比，修饰的 ssRNA 刺激 pDC 产生的细胞因子更少（Bauer et al.，2008）。

在人类，TLR7 主要表达在 pDC，并与强烈表达的 IFN-α 相关，而 TLR8 主要表达在髓样 DC（myeroid DC，mDC）和单核细胞上。由于 TLR7 和 TLR8 都表达在细胞内的内体区室内，只有内体降解病毒粒子以暴露病毒 ssRNA 后，其才能被 TLR7/8 识别。而且在 pDC 中，病毒 ssRNA 通过溶酶体的自噬使其转运到溶酶体后被 TLR7 识别。TLR7/8 限制性表达模式可以解释其区分自我和非我 RNA 的机制（Kariko et al.，2005；Delgado et al.，2008）。然而，由于纯化的 mRNA、poly（U）ORN 及 siRNA 等非病毒 RNA，也能诱导 TLR7 依赖的免疫刺激活性，因此在某些特殊情况下细胞的 RNA 也能够被 TLR7/8 所识别。TLR7/8 自我与非我区分的另外一个解释是配体 RNA 的修饰，如在自我的 RNA 通常可见到 5-甲基胞苷和 2-*O*-甲基基团。现证实在 ORN 上的这些修饰赋予其具免疫刺激活性的抗性。然而，在感染细胞中观察到病毒的 RNA 也含有这些修饰，以及纯化的自我 mRNA 也能诱导 TLR7 介导的信号，提示 RNA 的结构或修饰可能是 TLR7/8 自我与非我区分的一个次要因素（Kariko et al.，2005；Delgado et al.，2008）。

研究证实，ssRNA 病毒为 TLR7/8 的天然配体，如Ⅰ型人类免疫缺陷病毒（human immunodeficiency virus，HIV-1）、流感病毒（influenza virus，IV）、仙台病毒（Sendai virus，SeV）、登革热病毒（Dengue virus，DENV）、VSV、新城疫病毒（Newcastle disease virus，NDV）和丙型肝炎病毒（hepatitis C virus，HCV）

等（Lee et al.，2003；Heil et al.，2004；Kato et al.，2005；Triantafilou et al.，2005a，2005b；Wang et al.，2006；Cervantes-Barragan et al.，2007；Zhang et al.，2008，2009；Davidson et al.，2011；Kane et al.，2011；Rodríguez-Pulido et al.，2011；Borrego et al.，2015）。Lund 等发现，用 VSV 和 IV 体外感染野生型小鼠来源的pDC时其高水平分泌IFN-α和IL-12，而TLR7$^{-/-}$小鼠来源的pDC则丧失对VSV的反应，这说明ssRNA病毒以TLR7依赖的方式活化pDC，pDC可能识别病毒ssRNA的某些特异性序列和结构成分（Lund et al.，2004）。随后 Heil 等证实，将人工合成的一段富含 GU 的来源于 HIV U5 区 ssRNA 免疫刺激的 RNA 寡聚核苷酸（RNA40）及来源于 IV 的 poly（U）RNA 与阳离子脂质体（DOTAP）混合，然后用 DOTAP-RNA 刺激人的外周血单核细胞（PBMC）、pDC 和 mDC，均产生 IFN-α 和 TNF-α，同时用 RNA40 刺激小鼠 pDC 和巨噬细胞，也分泌大量的 IL-6、IL-12p40、IFN-α、TNF-α（Heil et al.，2004）。此外，DOTAP-RNA 刺激 TLR7$^{-/-}$的小鼠 pDC 时，其表面的共刺激分子 CD40、CD86、CD69 的表达明显下调，而刺激 TLR3$^{-/-}$pDC、TLR9$^{-/-}$小鼠的 pDC，共刺激分子 CD40 的表达未见上调；同时转染了 hTLR2、TLR3、TLR9 的 HEK293 细胞对 Pam3Cys、dsRNA、poly（I：C）和 CpG DNA 的刺激有反应，而对 RNA40 无反应，这说明 RNA40 是 HIV 的免疫刺激序列和保守成分。人工合成的源于 HIV U5 区 ssRNA 的一段富含 GU 的 RNA 寡聚核苷酸（RNA40），以及源于 IV 的 poly（U）RNA 分别是其免疫刺激序列和保守成分。Diebold 等分别用活的 IV、灭活 IV 和聚乙烯亚胺（PEI）浓缩的 IV ssRNA 刺激野生型小鼠源的 pDC，均能诱导其产生 IFN-α、TNF-α，但不能诱导 MyD88$^{-/-}$和 TLR7$^{-/-}$小鼠源的 pDC 产生 IFN-α、TNF-α（Diebold et al.，2004）。Zhang 等也证实，从 HCV 基因组中筛选的 ORN 通过 TLR7 激活源于人的 pDC，诱导了大量的 IFN-α 产生（Zhang et al.，2009）。Zhang 同时发现，源于口蹄疫病毒（foot and mouth disease virus，FMDV）基因组的一段富含 GU 的 ORN3.1 通过 poTLR7 激活猪 PBMC，分泌了大量的 IFN-α 和 IL-12；同时用 FMDV RNA 也能激活 HEK293 pTLR7 细胞株，诱导 NF-κB 的核转移和细胞因子的产生，说明 pTLR7 能介导 FMDV 这种 ssRNA 病毒的免疫激活，也说明 TLR7/8 对 ssRNA 病毒的识别在不同物种间和不同病毒间具有广泛性（Zhang et al.，2008；Rodríguez-Pulido et al.，2011；Borrego et al.，2015）。

（3）TLR9 对 DNA 病毒核酸的识别

TLR9 识别细菌、病毒、真菌和一些原生动物非甲基化的 CpG DNA 基序。CpG DNA 基序首先在细菌 DNA 中被发现，后来发现 HSV-1、HSV-2、MCMV、ADV 等多种 DNA 病毒的基因组也富含 CpG DNA 基序，它们通过 TLR9-MyD88 依赖的方式诱导 pDC 分泌大量的炎症细胞因子（Lund et al.，2004；Hochrein et al.，2004；Krug et al.，2004；Delale et al.，2005；Zhu et al.，2007；Guggemoos et al.，2008；Samuelsson et al.，2008；Yu et al.，2011；Nordstrom and Eriksson，2012；Zauner and Nadal，2012）。其中 HSV-1、HSV-2 的 CpG DNA 基序特异性诱导 pDC 释放 IFN-α，说明 pDC 是介导 TLR9 依赖性应答的关键细胞。在 pDC 中，合成的几种 ODN 类型的激活剂可激活 TLR9 介导的信号。含 CpG ODN 的磷硫酰化骨架，即 B/K 型 ODN 能够通过炎症细胞因子的产生刺激 B 细胞的活化，并适度诱导 IFN-α 的产生（Akira et al.，2006；Uematsu and Akira et al.，2006，2007）。相反，A/D 型 ODN 在其两末端含有一个磷硫酰化磷酸二酯骨架重复序列，能够强烈诱导产生 IFN-α，但诱导 B 细胞激活能力较弱。C 型 ODN 含有一个混合的结构，如磷硫酰化的重复序列，能够同时诱导 IFN-α 的产生和 B 细胞的激活。其活性上的这种差异，可以由其在细胞区室上的不同定位来解释。A/D 型 ODN 优先保留在 pDC 的早期内体中，与下游信号成分如 MyD88 和 IRF7 形成一个复合物，结果强烈诱导 IFN-α 的产生；而 B/K 型 ODN 优先转位于晚期内体中，其诱导炎症细胞因子产生而不是 IFN-α。因此，具有不同免疫调节特性的几种 ODN，可应用于治疗传染病和癌症等不同的目的（Honda et al.，2005；Brennan and Bowie，2010）。最近报道证实，起始 TLR9 介导的信号传递需要 TLR9 ECD 的蛋白水解产物（Asagiri et al.，2008；Ewald et al.，2008；Matsumoto et al.，2008；Park et al.，2008；Peter et al.，2009；Sepulveda et al.，2009；Kasperkovitz et al.，2010；Ewald and Barton，2011；De Zoete et al.，2011；Garcia-Cattaneo et al.，2012；Qi et al.，2012；Hipp et al.，2013；Kanno et al.，2013；Onji et al.，2013；Toscano et al.，2013；Sinha et al.，2016）。在内吞溶酶体，TLR9 ECD

被溶酶体蛋白酶——组织蛋白酶，在其弯曲环的 LRR14 和 LRR15 间酶切，形成含有 TM 和 TIR 结构域的 C 端片段，与 MyD88 结合后形成一个功能性信号复合物。尽管全长的和加工后的 TLR9 均能结合配体，但只有后者才能进行下游信号的转导，这可能是防止 TLR9 识别自身核苷酸的一种策略。Lund 等发现，纯化的 HSV-2 DNA 能刺激野生型小鼠源的 pDC 产生 IFN-α，而 HSV-2 DNA 不能诱导 $TLR9^{-/-}$小鼠分泌 IFN-α，$TLR9^{-/-}$小鼠比野生型小鼠具有较高的病毒滴度和死亡率，这说明 TLR9 在抗 DNA 病毒的免疫应答中具有重要作用（Lund et al.，2004）。pDC 对 HSV-2 识别并不需要 HSV-2 的复制，活的和紫外线灭活的 HSV-2 均能诱导 pDC 分泌 I 型 IFN，不能诱导巨噬细胞分泌 I 型 IFN，但能诱导 TNF-α 的分泌（Lund et al.，2004；Hochrein et al.，2004）。Krug 等发现，$MyD88^{-/-}$和 $TLR9^{-/-}$小鼠能够抵御和抑制 HSV-1 的感染与复制，这可能是由于 TNF-α 的释放是依赖 TLR9-MyD88 信号通路的，而 IFN-I 的释放是不依赖 TLR9-MyD88 信号通路的（Krug et al.，2004）。

（四）TLR 对真菌 PAMP 的识别机制

近年来，随着免疫功能受损患者的日趋增多，真菌病的发病率日益增高，一些严重的侵袭性真菌病，如念珠菌病、烟曲霉病、马内菲青霉病、隐球菌病等若不及时诊治可迅速致死，已成为严重威胁免疫受损患者的感染性疾病之一。TLR 作为宿主天然免疫系统最重要的 PRR 之一，通过识别病原真菌的 PAMP，活化信号转导通路，募集、激活单核/巨噬细胞、自然杀伤细胞、中性粒细胞及诱导 IFN、炎症因子、趋化因子等的释放，来发挥抗真菌天然免疫反应。

目前，在哺乳动物已发现的 13 个 TLR 中，至少 TLR2～TLR4、TLR6、TLR7 和 TLR9 与宿主对病原真菌的识别有关（Romani，2004，2011；Bourgeois et al.，2010；Leibund Gut-Landmann et al.，2012；Cunha et al.，2012）。其中 TLR2、TLR4、TLR6 主要识别真菌的细胞壁成分，如壳多糖（chitin）、β-葡聚糖（β-glucan）、甘露聚糖（mannan）、蛋白类和糖脂类等，而 TLR3、TLR7 和 TLR9 主要参与识别病原真菌的核酸物质，如 dsRNA、ssRNA、CpG DNA。随着 TLR 识别细菌和病毒的天然免疫机制研究取得巨大进步，其在宿主抵御病原真菌感染的天然免疫过程中的重要作用日益受到重视，并取得了较大的进展。TLR 作为天然免疫系统最重要的 PRR 之一，了解其对病原真菌的天然免疫识别，将有助于深入理解天然免疫在抵抗真菌感染中的作用，同时对其介导的信号转导通路进行调控将有可能成为一种很有前景的针对病原真菌感染的治疗策略，对认识临床真菌病发病机制及免疫调节与治疗具有重要意义。

1. TLR 识别真菌的 PAMP

在发现哺乳动物的 TLR 之前，Jules A. Hoffmann 等发现果蝇 Toll 的基因具有抗真菌感染的重要功能（Lemaitre et al.，1996）。$Toll^{-/-}$果蝇容易受到真菌感染，野生型果蝇却能抵抗真菌感染。随着研究的深入，发现哺乳动物也存在果蝇 Toll 的基因同源物，即 TLR 也参与抵抗病原真菌感染的天然免疫。其中 TLR 家族中的 TLR2、TLR4 和 TLR6 主要识别位于真菌细胞表面或细胞壁的 PAMP，而 TLR3、TLR7 和 TLR9 主要识别病原真菌的核酸成分（Romani，2004，2011；Bourgeois et al.，2010；Cunha et al.，2012；Leibund Gut-Landmann et al.，2012；Wüthrich et al.，2012）。目前，大部分研究集中在白念珠菌和烟曲霉，而对其他病原真菌如新生隐球菌、副球孢子菌、组织胞质菌、根毛霉菌等，以及它们刺激 TLR 并参与天然免疫反应机制的研究尚处于起步阶段；同时真菌细胞壁的构成成分非常复杂，不仅其 β-葡聚糖、甘露聚糖和核酸等是 TLR 识别的 PAMP，其他多种成分也可能是 TLR 可识别的潜在 PAMP（Romani，2004，2011；Bourgeois et al.，2010；Cunha et al.，2012；Leibund Gut-Landmann et al.，2012；Wüthrich et al.，2012）。

2. TLR 对常见病原真菌的识别

（1）TLR 对白念珠菌感染的识别

白念珠菌是临床上重要的念珠菌病的主要致病菌，因其具有极高的感染率与致死率，以及易产生耐药性而备受关注。白念珠菌以孢子的形式定植在口腔，致病时孢子转化为菌丝。白念珠菌细胞壁的壳多糖、β-葡聚糖、甘露聚糖、蛋白质和磷脂甘露聚糖（phospholipomannan，PLM）及核酸等可作为 PAMP

而被 TLR 识别。其中 TLR2 和 TLR4 主要参与抗白念珠菌感染的免疫反应。在研究 TLR 和 IL-1R 抵抗白念珠菌感染的作用时发现，$MyD88^{-/-}$小鼠对白念珠菌表现出高度的易感，这可能是 MyD88 缺陷导致作为接头分子的 TLR 的信号转导通路中断，从而提高了机体对白念珠菌的易感性（Bellocchio et al.，2004；Bourgeois et al.，2010；Netea and Marodi，2010）。白念珠菌在 $TLR4^{-/-}$小鼠内的生长速度要明显快于野生型小鼠，病灶周围中性粒细胞的募集也出现障碍，并对白念珠菌的易感性增加，其巨噬细胞的趋化因子 KC 和抑制蛋白 MIP2 的表达水平下降，但 TNF-α 和 IL-1β 的分泌水平未受影响（Netea et al.，2002）。这说明 TLR4 可能主要通过释放趋化因子和中性粒细胞发挥抗真菌感染作用。当用白念珠菌菌丝全身感染 $TLR4^{-/-}$小鼠时，其存活的时间要长于全身感染的野生型小鼠，这表明了 TLR4 与白念珠菌相互作用的复杂性（Romani，2004，2011）。

研究发现，来源于白念珠菌表面的 PLM 通过 TLR2 刺激 DC 和巨噬细胞分泌 TNF-α、IL-1β 和 IL-10，导致 Th2 和 Treg 细胞的分化（Netea et al.，2002，2004；Romani，2004，2011；Cunha et al.，2012）。与野生型小鼠相比，$TLR2^{-/-}$小鼠增加了对白念珠菌的抵抗力；同时 $TLR2^{-/-}$小鼠的 TNF-α、IL-1β 等炎症因子的分泌水平正常，但对免疫反应有负调节作用的 IL-10 和 $CD4^{+}$ $CD25^{+}$调节性 T 细胞的水平明显减少，从而引起 IFN-γ 和 IL-12 分泌的增加（Netea et al.，2002；Romani，2004，2011；Villamon et al.，2004；Sutmuller et al.，2006；Cunha et al.，2012）。因此，虽然 TLR2 介导对白念珠菌的识别，然而会导致 IL-10 的分泌和 Th2 与 Treg 细胞的分化，抑制机体的免疫反应，从而使白念球菌逃避机体对其的免疫反应。尽管如此，体内研究表明，TLR2 在抵抗病原真菌的感染中扮演了重要的角色。相对于野生型小鼠，$TLR2^{-/-}$小鼠产生低水平的 TNF-α 和趋化因子，对弥散性的白念珠菌更加易感；同时用不致死剂量白念珠菌感染的 $TLR2^{-/-}$小鼠对第二次感染白念珠菌菌丝无免疫保护力（Bellocchio et al.，2004）。虽然减毒的白念珠菌诱导 $TLR2^{-/-}$小鼠产生抗体的滴度低于野生型小鼠，但其与野生型小鼠一样能抵抗强毒的白念珠菌的感染。Villamon 等发现，与野生型相比，虽然 $TLR2^{-/-}$小鼠的巨噬细胞分泌 TNF-α 和 MIP2 的能力降低，募集的中性粒细胞减少，生存能力下降，但能够启动针对白念珠菌的天然和获得性免疫反应，这说明 TLR2 可能主要通过 TNF-α 和 IL-1β 发挥抗真菌作用（Romani，2004，2011；Villamon et al.，2004；Cunha et al.，2012）。对于这种现象，研究人员认为实验材料的不同（基因缺陷鼠模型、真菌菌株等）、分离制备 PAMP 过程中的可能污染，以及人和鼠 TLR 在功能及分布上的特异性，可能是造成目前研究结果出现偏差的原因之一。

正常的白念珠菌以依赖 TLR2 和 TLR4 的方式激活 NF-κB，而用抗真菌药处理的白念珠菌仅以依赖 TLR2 的方式激活 NF-κB（Roeder and Gazzinelli，2004）。这表明抗真菌药除具有直接的药效外，还可能引起 PAMP 的隐蔽或暴露而导致 TLR2 介导的巨噬细胞激活的增强。Van der Graaf 等发现，只有白念珠菌的孢子才能被 TLR4 识别，菌丝并不能激活 TLR4 通路而介导 INF-γ 的分泌，且菌丝被 TLR2 识别后可诱导 IL-10 的分泌而部分地抑制炎症反应（Van der Graaf et al.，2006）。因此推断，在体内白念珠菌从芽生孢子相转化为菌丝相，然后通过 TLR2 引起 IL-10 与 $CD4^{+}$ $CD25^{+}$调节性 T 细胞的活化，进而逃避 TLR4 识别而致病。也有研究证明，用白念珠菌的孢子悬液刺激口腔黏膜上皮后，TLR2 和 TLR4 的 mRNA 表达上调，这提示白念珠菌孢子在口腔念珠菌病的发病过程中有一定作用，但 TLR2 和 TLR4 在白念珠菌孢子相和菌丝相的表达差异及具体作用尚不清楚（Zhang et al.，2004）。除 TLR2 和 TLR4 外，也有研究显示白念珠菌感染 $TLR6^{-/-}$小鼠时，INF-γ 分泌增加而 IL-10 分泌明显减少，这与 $TLR2^{-/-}$小鼠经白念珠菌刺激后的免疫反应极其相似，因此推测这种现象与 TLR6 和 TLR2 组成的复合体有关（Romani，2004，2011；Cunha et al.，2012）。此外，TLR7 和 TLR9 也识别白念珠菌的核酸物质（Biondo et al.，2011；Bourgeois et al.，2011；Kasperkovitz et al.，2011）。由于白色念珠菌能刺激 cDC 分泌 I 型 IFN，而 $TLR7^{-/-}$ cDC 不分泌 I 型 IFN，并且这一过程需要 cDC 对白念珠菌的吞噬。因此，TLR7 通过识别白念珠菌的 RNA 诱导了 I 型 IFN 的分泌，从而发挥抗真菌感染作用。最近发现，TLR1 的 3 个位点（R80T、S248N、I602S）的多态性（single nucleotide polymorphism，SNP），TLR4 的 1 个位点（D299G/T399I）的 SNP 导致其功能的损伤，引起细胞因子分泌的减少及对白念珠菌血症的易感性（Bochud et al.，2008；Plantinga et al.，

2012)。由此可见，TLR2、TLR4、TLR6、TLR7 和 TLR9 对白念珠菌的识别作用在机体抗感染中发挥了重要作用。

（2）TLR 对烟曲霉感染的识别

烟曲霉的分生孢子和菌丝都能刺激 TLR2 来诱导细胞因子，但只有分生孢子通过 TLR4 诱导 TNF-α 和 IL-1β 的分泌（Netea et al.，2002，2003）。然而，Wang 等发现烟曲霉菌丝能上调 T、B 细胞和单核细胞 TNF-α、IL-1β 和 IL-6 mRNA 的表达；同时用抗体封闭 TLR4 和 CD14 后，烟曲霉菌丝刺激人单核细胞后 TNF-α 表达下调，而用抗体封闭 TLR2 后并不影响烟曲霉菌丝诱导单核细胞分泌炎症因子（Wang et al.，2001）。这说明烟曲霉的菌丝而非分生孢子以依赖 TLR4 和 CD14 的方式诱导血单核细胞释放炎症因子，TLR4 和 CD14 可能共同参与了宿主细胞对烟曲霉的防御反应。用烟曲霉孢子攻击 $TLR2^{-/-}$ 小鼠的肺巨噬细胞，TNF-α 的分泌量明显低于野生型小鼠，表现出更为严重的呼吸性窘迫症状和较高的病原负荷，这说明 TLR2 在防御烟曲霉感染中起着重要作用（Balloy et al.，2005）。Mambula 等发现，烟曲霉的分生孢子和菌丝以依赖 TLR2-MyD88 的方式诱导了人和鼠细胞 TNF-α 的分泌，而烟曲霉的菌丝和分生孢子诱导 $TLR4^{-/-}$ 小鼠分泌 TNF-α 的量与野生型小鼠相比并无变化（Mambula et al.，2002）。有趣的是，TLR2 和 TLR4 在宿主识别致病性和非致病性烟曲霉的分生孢子、菌丝时均起了关键作用（Meier et al.，2003）。这说明烟曲霉的致病特异性与天然免疫系统对其的识别机制无关。也有研究表明，烟曲霉的菌丝可以通过 TLR2 和 TLR4 激活机体的中性粒细胞和 DC 引发炎症反应。TLR2 能诱导未成熟 DC 的成熟及 IL-12 的分泌，但在 $TLR2^{-/-}$ 小鼠，这种功能可被 TLR4 所代替；而 TLR4 诱导成熟的 DC 分泌 IL-6，但这种功能不能被 TLR2 所代替。当 TLR2 和 TLR4 中的任何一种缺乏时，IL-6 和 IL-12 的分泌变化不大，但 TLR2 和 TLR4 都缺乏时可严重阻碍其合成（Zhao et al.，2008）。因此推测，当 TLR4 信号中断时，烟曲霉菌丝可单独以依赖 TLR2 的方式增强 IL-10 的分泌。这提示一方面烟曲霉的不同成分、表型、感染途径可由不同的 TLR 识别而引起机体的不同反应，另一方面烟曲霉的两种表型的相互转换可能是其一种逃避机制。

Bellocchio 等发现，$MyD88^{-/-}$ 小鼠对烟曲霉和白念珠菌的易感性增强、Th1 型反应发生缺陷、中性粒细胞吞噬活性受损，这说明 MyD88 的信号转导对抗这两种真菌的天然免疫反应至关重要（Bellocchio et al.，2004；Cunha et al.，2012）。然而，$MyD88^{-/-}$ 小鼠能在烟曲霉感染中存活，这提示可能还存在非依赖于 MyD88 的信号转导通路；还发现，与野生型小鼠相比，$MyD88^{-/-}$ 小鼠的巨噬细胞在烟曲霉的分生孢子和菌丝感染中，其吞噬、杀伤和分泌炎症因子的能力未受影响，而在白念珠菌的感染中，其吞噬和胞内杀伤能力下降，并且炎症因子 TNF-α 的分泌也下降。产生这种不同机制的原因有待进一步研究探索（Bellocchio et al.，2004；Cunha et al.，2012）。Dubourdeau 等用烟曲霉的分生孢子刺激小鼠时发现，烟曲霉能活化 MAPK 通路，诱导 TNF-α、IL-1α、IL-6 等炎症因子的分泌，而用烟曲霉的分生孢子刺激 $TLR2^{-/-}$ 和 $TLR4^{-/-}$ 小鼠时，MAPK 通路未受影响（Dubourdeau et al.，2006）。这说明烟曲霉的孢子引发的天然免疫反应可能是由其他 PRR 介导的，而与 TLR2 和 TLR4 无关。最近发现，烟曲霉刺激 $TLR1^{-/-}$ 和 $TLR6^{-/-}$ 小鼠的 BMDM，诱导了少量的 IL-12p40、IL-6、CXCL2 和 TNF-α 的分泌，持续增加烟曲霉的负荷及上调了鼠 TLR2/1、TLR2/6 和人 TLR2/1 的表达，但未诱导人 TLR2/6 的表达（Rubino et al.，2012）。这说明宿主的 TLR2/1、TLR2/6 对烟曲霉的天然识别具有种属特异性。Rubino 等用烟曲霉的 DNA 刺激鼠和人的 DC 发现，TLR9 可识别烟曲霉的非甲基化的 CpG DNA，诱导 TNF-α 的分泌，这种现象可被甲基化酶抑制，但 TLR9 是如何与胞外烟曲霉 DNA 相互作用的，还有待进一步研究（Rubino et al.，2008）。最近发现，TLR3 通过识别烟曲霉的 dsRNA 活化 DC，然后活化的 DC 激活 MHC Ⅰ类分子限制性的记忆性 $CD8^+$ T 细胞，而 $TLR3^{-/-}$ 小鼠或人表现出对烟曲霉的易感，也能检测到记忆性 $CD8^+$ T 细胞的激活（Carvalho et al.，2012）。

（3）TLR 对新生隐球菌感染的识别

新生隐球菌是隐球菌病的主要致病菌，TLR 可识别其荚膜多糖的主要成分——葡萄糖醛氧化甘露聚糖（glucuronoxylomannan，GXM）。GXM 作为新生隐球菌的保护性抗原在抵抗机体免疫杀伤中可通过两种机制发挥作用：一是 GXM 与细胞表面的 TLR4 和 CD14 结合，干扰中性粒细胞向感染部位的游走；二是 GXM 通过结合 TLR4，上调巨噬细胞表面的凋亡相关因子配体 FasL，诱导表达凋亡相关因子 Fas 的 T 细胞和其他免疫细胞的凋亡（Ellerbroek et al.，2004；Monari et al.，2005）。体外研究显示，TLR4 和 CD14 可与新生隐球菌的 GXM 结合，介导单核细胞、巨噬细胞对 GXM 进行内化、吞噬（Ferreira et al.，2007）。与野生型相比，MyD88$^{-/-}$小鼠对经静脉和鼻腔途径感染的新生隐球菌的敏感性提高，存活能力下降，血清和肺部的 GXM 浓度较高，大脑和肺部的 TNF-α、IL-1 等炎症因子的变化不大；经鼻腔感染 TLR2$^{-/-}$小鼠的致死率较高，但对 TLR4$^{-/-}$小鼠影响不大，这说明在新生隐球菌感染中 TLR 可能没有诱导炎症因子的分泌。

（4）TLR 对双相型真菌感染的识别

研究发现，野生型小鼠 DC 表面 TLR2 的表达上调可促进 TNF-α、IL-12 和 IL-10 等炎症因子的分泌，表现出对巴西副球孢子菌的易感性，而 TLR2$^{-/-}$小鼠对巴西副球孢子菌表现出一定的抵抗性，炎症因子 IL-10 分泌减少（Loures et al.，2009）。这说明 TLR2 介导的 IL-10 分泌增加是小鼠对巴西副球孢子菌易感的一个重要因素。相反，一种 KM^{+}的甘露糖凝集素可通过 TLR2 促进感染巴西副球孢子菌小鼠的 IL-12 起到保护性的作用。由此可见，TLR2 在宿主抗巴西副球孢子菌感染中发挥了多重作用。Aravalli 等首次发现，荚膜组织胞质菌表面蛋白 Yps3p 是小神经胶质细胞 TLR2 的配体，可以启动 TLR2 的信号通路，激活 NF-κB 的核转移，从而介导机体的抗感染免疫（Aravalli et al.，2008）。马内菲青霉菌通过上调巨噬细胞表面 TLR2、TLR4 及 Dectin-1 的表达激活细胞的分泌和杀伤功能（Carlos et al.，2009）。

（5）TLR 对其他病原真菌的识别

DC 相关性 C 型植物血凝素-1（dendritic cell associated C-type lectin-1，Dectin-1）是近年来颇受关注的一种非 Toll 样的 PRR，属于 NK 细胞受体样 C 型凝集素家族，是一种Ⅱ型跨膜受体蛋白，由胞外区的 C 型凝集素结构域和胞内区的基于酪氨酸的免疫受体活化基序（immunoreceptor tyrosine-based activation motif，ITAM）组成（Drummond and Brown，2011；Vautier et al.，2012）。Dectin-1 与 TLR2 通过对真菌细胞壁 β-葡聚糖的协同识别，参与免疫效应细胞的吞噬及杀伤过程，诱导机体产生一系列的细胞因子及趋化因子，从而参与机体防御真菌的天然免疫反应，但在某些情况下也可能引起自身免疫病的发生。研究表明，TLR2 与 Dectin-1 通过募集酪氨酸蛋白激酶——Syk 协同识别酵母多糖，诱导了强烈的炎症反应，同时 TLR2 和 TLR6 组成的异源二聚体协同识别酵母多糖（Gantner et al.，2003）。尽管 TLR2 与 Dectin-1 可识别生长过程中白念珠菌的 β-葡聚糖，然而不能识别生长过程中的菌丝（Takahara et al.，2004；Wüthrich et al.，2012）。用致病性粗球孢子菌的菌丝小球攻击野生型和 TLR2$^{-/-}$、TLR4$^{-/-}$及 MyD88$^{-/-}$小鼠的腹膜巨噬细胞时发现，腹膜巨噬细胞的 TNF-α、IL-6、MIP-2 分泌与 TLR2 和 MyD88 密切相关，而与 TLR4 无关（Viriyakosol et al.，2005）。这说明 TLR2 与 Dectin-1 协同识别作用在粗球孢子菌感染的天然免疫过程中发挥重要作用。

综上所述，TLR 不仅识别病毒、细菌和原生动物寄生虫，还识别病原真菌。在 TLR 家族中，TLR1～TLR4、TLR6、TLR7 和 TLR9 主要参与宿主对病原真菌的天然免疫识别。其中 TLR1、TLR2、TLR4 和 TLR6 主要识别病原真菌的壳聚糖、葡聚糖、甘露聚糖、蛋白类和糖脂类等，而 TLR3、TLR7 和 TLR9 主要识别病原真菌的核酸物质。目前，参与宿主对病原真菌天然免疫的 TLR 与其配体的相互作用、重要接头蛋白 MyD88 的上下游转导机制、炎症因子释放的调控及抗真菌感染效应是当前研究的热点，但对病原真菌的菌体、菌丝和其他组分如何被 TLR 识别，并且它们引发的免疫反应有何区别，TLR 在抗真菌感染与免疫逃避中的双重角色，宿主 TLR 与病原真菌的易感性关系，宿主细胞内的 TLR 与其他 PRR 如 NLR、CLR 间的交流（cross-talk），以及 TLR 如何区分共生真菌与病原真菌等有待进一步研究。

（五）TLR 对寄生虫 PAMP 的识别机制

病原寄生虫是无脊椎单细胞或多细胞真核生物，生活史复杂，抗原成分多，能在广泛的动物宿主和人群中建立稳定的宿主与寄生关系。以疟原虫和弓形虫等感染为代表的寄生虫病，是世界性的公共卫生问题，其发病率、致残率和死亡率高，严重影响社会、经济发展和人类健康，尤其在发展中国家尤为猖獗。在长期的进化及与宿主的相互作用过程中，一方面病原寄生虫为了长期存活于宿主体内，适应性地进化出了一系列的手段来干扰宿主的天然和获得性免疫；另一方面宿主通过各种防御策略，尤其是通过 TLR 及其他 PRR 构成的“三位一体”的模式识别系统，识别病原寄生虫的各种 PAMP，启动机体的抗寄生虫天然免疫防御效应，防止病原寄生虫的入侵、感染和致病，维持机体内环境稳态。在宿主严阵以待的模式识别和天然免疫体系中，TLR 及其信号转导通路在机体抵抗病原寄生虫的感染中扮演了关键而复杂的角色。在已发现的哺乳动物的 13 个 TLR 中，TLR1～TLR4、TLR6、TLR7、TLR9、TLR11、TLR12 与对病原寄生虫（主要包括原虫和蠕虫）的识别有关（Gazzinelli and Denkers，2006；Lopes et al.，2007；Pifer and Yarovinsky，2011；Hunter and Sibley，2012；Liehl and Mota，2012；Reinhard et al.，2012；Singh et al.，2012；Gazzinelli et al.，2014；Yarovinsky，2014；Zamboni and Lima-Junior，2015）（图 5-6）。其中 TLR1、TLR2、TLR4、TLR6、TLR11、TLR12 主要识别病原寄生虫的虫体结构成分及分泌成分，TLR3、TLR7 和 TLR9 主要识别病原寄生虫的核酸成分。

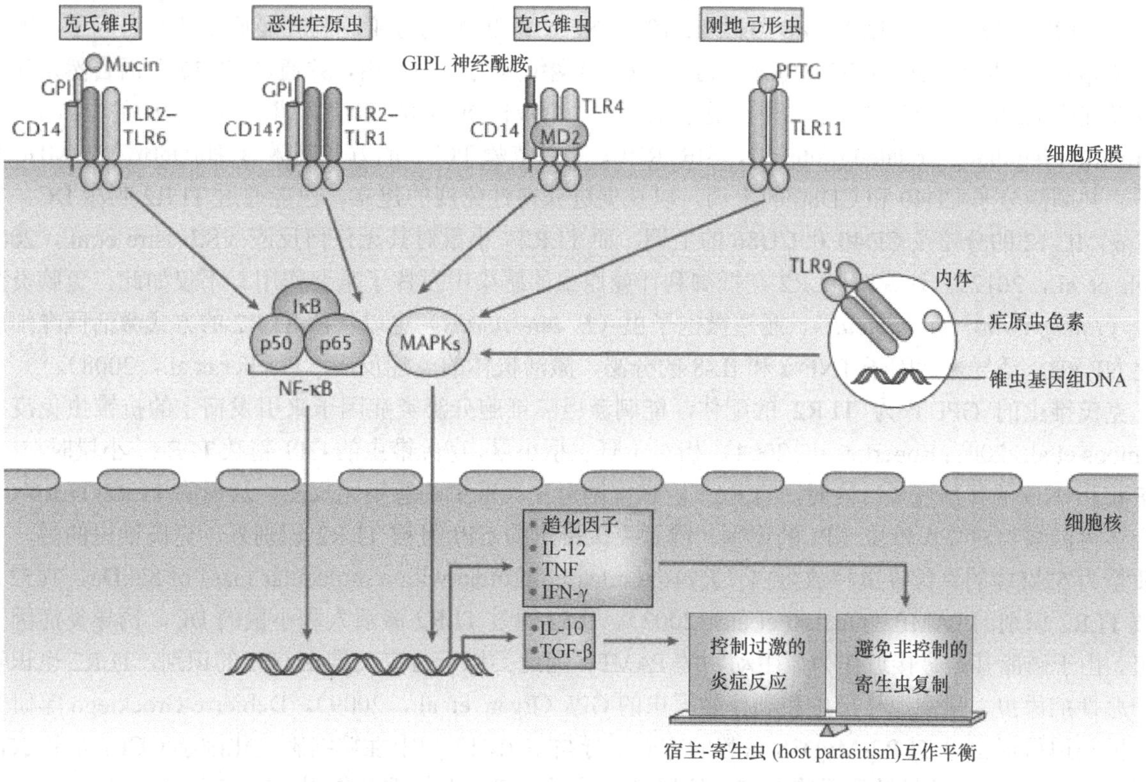

图 5-6　TLR 对寄生虫的天然免疫识别（Gazzinelli and Denkers，2006）

TLR1、TLR2、TLR4、TLR6、TLR11、TLR12 主要识别病原寄生虫的虫体成分和分泌成分，如恶性疟原虫、刚地弓形虫、利什曼原虫及克氏锥虫的糖基磷脂酰肌醇（glycosylphosphatidylinositol，GPI）锚定蛋白、糖基肌醇磷脂（glycoinositolphospholipid，GIPL）锚定蛋白和鼠刚地弓形虫的肌动蛋白抑制蛋白 profilin（profilin-like protein，PFTG）等；TLR3 主要识别病原寄生虫的 dsRNA，如曼氏血吸虫（*S. mansoni*）虫卵的 dsRNA；TLR7 识别克氏锥虫的 ssRNA；TLR9 主要识别病原寄生虫的 DNA，如克氏锥虫、牛巴贝斯虫和布氏锥虫基因组非甲基化的 CpG DNA 等（Gazzinelli and Denkers，2006；Lopes et al.，2007；Pifer and Yarovinsky，2011；Hunter and Sibley，2012；Liehl and Mota，2012；Reinhard et al.，2012；Singh et al.，2012；Gazzinelli et al.，2014；Yarovinsky，2014；Zamboni and Lima-Junior，2015）。因此，当病原

寄生虫感染时，TLR 通过识别的 PAMP，活化依赖于 MyD88 和 TRIF 的信号转导通路，募集、激活单核/巨噬细胞、自然杀伤细胞、中性粒细胞，以及诱导 IFN、炎症因子、趋化因子等的表达和 DC 的成熟，发挥天然抗寄生虫免疫作用。

1. TLR2 对病原寄生虫的识别

一般而言，TLR2 单独或与 TLR6 以异源二聚体的形式识别病原寄生虫的 PAMP。研究发现，$MyD88^{-/-}$小鼠对鼠伯氏疟原虫、布氏锥虫、鼠刚地弓形虫和利什曼原虫高度易感，表现为 Th1 型细胞因子 IFN-γ和 IL-12 分泌的减少、患寄生虫血症率增加和死亡率的升高等；同时 $MyD88^{-/-}$小鼠的 DC 感染鼠刚地弓形虫时也表现为 IL-12 分泌的减少与 Th1 细胞的缺陷（Egan et al.，2009；Hou et al.，2011），这说明 DC 的 TLR 介导的天然免疫反应的激活及 Th1 细胞的活化对机体抵御原虫的感染至关重要。TLR2 与 DC 相关 C 型植物血凝素-1（dendritic cell associated C-type lectin-1，Dectin-1）协同识别卡氏肺孢子虫胞壁的β-葡聚糖，活化 NF-κB，诱导肺泡巨噬细胞分泌 MIP-2、TNF-α、IL-12，而卡氏肺孢子虫的β-葡聚糖也能刺激 $TLR4^{-/-}$巨噬细胞产生 TNF-α（Lebron et al.，2003；Steele et al.，2003）。因此，TLR2 在对卡氏肺孢子虫的天然免疫中发挥重要作用（Maldonado-Bernal et al.，2005）。溶组织内阿米巴虫的脂肽磷酸多糖（lipopeptidophosphoglycan，LPPG）作为 TLR2 和 TLR4 的 PAMP 而被识别，其通过激活单核细胞，上调 TLR2、TLR4 的表达，活化 NF-κB 导致 IL-10、TNF-α 和 IL-8 的分泌。利什曼原虫的毒力因子，即脂磷聚糖（lipophosphoglycan，LPG）可介导宿主单核/巨噬细胞的内吞作用，并通过 TLR2 激活自然杀伤细胞和巨噬细胞（Becker et al.，2003）。利什曼原虫的另一个蛋白质，即沉默信息调节因子 2 相关蛋白 1（silent information regulator 2 related protein 1，SIR2RP1）能以依赖 TLR2 的方式刺激 B 细胞的增殖，MHCⅡ类分子、共刺激分子 CD40 和 CD86 的上调，以及促进获得性免疫的建立，也能通过 TLR2 刺激 DC，导致 TNF-α、IL-12 的分泌及 CD40 和 CD86 的上调，而 $TLR2^{-/-}$小鼠对其无任何反应（Silvestre et al.，2009；Singh et al.，2012）。这说明 TLR2 在抵御利什曼原虫的感染中发挥了重要作用。不仅如此，兔脑炎微孢子虫（*Encephalitozoon cuniculi*）、肠道微孢子虫（*E. intestinalis*）也以依赖 TLR2 的方式激活巨噬细胞，活化 NF-κB，诱导炎症因子 TNF-α 和 IL-8 的分泌，激活机体的炎症反应（Fischer et al.，2008）。

克氏锥虫的 GPI 作为 TLR2 的配体，能刺激巨噬细胞分泌炎症因子来引发宿主的抗锥虫免疫反应（Campos et al.，2001；Ropert et al.，2004）。相对于野生型小鼠，克氏锥虫的 GPI 刺激 $TLR2^{-/-}$小鼠时，IL-12、TNF-α 和 NO 的释放减少；同时，$TLR6^{-/-}$巨噬细胞对克氏锥虫的感染无反应，这说明 TLR2-TLR6-CD14 复合体可能参与对克氏锥虫 GPI 的识别。除了克氏锥虫的 GPI 可被 TLR2 识别外，克氏锥虫的另一个分子质量为 52kDa 的克氏锥虫释放蛋白（*T. cruzi*-released protein with a molecular mass of 52kDa，Tc52）也是被 TLR2 识别的 PAMP（Ouaissi et al.，2002）。Tc52 通过 TLR2 激活人和小鼠的 DC，诱导炎症因子的分泌。由于磷脂基是最接近作为原生动物的 PAMP，因此类似于对克氏锥虫 GPI 的识别，TLR2 也识别来源于恶性疟原虫、鼠刚地弓形虫和利什曼原虫的 GPI（Egan et al.，2009）。Debierre-Grockiego 等研究显示，鼠刚地弓形虫以 TLR2-MyD88 依赖的方式诱导宿主 IL-12 和中性粒细胞趋化因子 CCL2 的释放，这说明 TLR2-MyD88 信号转导通路在宿主抗鼠刚地弓形虫感染中起重要作用（Debierre-Grockiego et al.，2003）。

TLR2 不仅识别原虫的 PAMP，也识别蠕虫的 PAMP。Reyes 等发现，牛带绦虫囊尾蚴（*Taenia crassiceps*）感染 $TLR2^{-/-}$小鼠及其脾细胞后，在血清和细胞上清中均未检测到炎症因子，而且 $TLR2^{-/-}$小鼠及其脾细胞对牛带绦虫囊尾蚴更加易感（Reyes et al.，2011）。此外，$TLR2^{-/-}$小鼠趋向于 Th2 型免疫反应，而野生型小鼠趋向于 Th1 型免疫反应（Reyes et al.，2011）。这说明 TLR2 及其介导的信号通路参与对牛带绦虫囊尾蚴的天然免疫识别，介导 Th1 型炎症因子的分泌及限制牛带绦虫囊尾蚴的感染。曼氏血吸虫虫卵通过 TLR2 上调小鼠 mDC 的共刺激分子 CD40 和 CD86，以及细胞因子 IFN-β、TNF-α、IL-12 等的表达（Trottein et al.，2004）。此外，曼氏血吸虫成虫和虫卵的溶血性磷酸甘油酯（lysophosphatidylserine，lyso-PS）与 TLR2 相互作用，可诱导 DC 的分化，促进 T 细胞分泌 IL-4 和 IL-10；成虫及虫卵分泌的可溶性虫卵抗原

SEA也可上调多发性硬化患者DC和B细胞TLR2的表达，增强TGF-β和IL-10的产生（Van der Kleij et al.，2002；Correale and Farez，2009）。因此，曼氏血吸虫的虫体分子通过TLR2介导的信号途径对DC和B细胞进行了有效调节，导致IL-10的分泌，抑制机体的免疫状态，从而逃避机体的免疫识别。值得注意的是，曼氏血吸虫虫卵的dsRNA能以依赖和非依赖TLR3-MyD88的信号途径激活DC，导致Ⅰ型IFN和干扰素刺激基因（IFN stimulated gene，ISG）的表达（Aksoy et al.，2005）。

2. TLR4对病原寄生虫的识别

不仅TLR2识别溶组织内阿米巴虫的LPPG，TLR4也识别溶组织内阿米巴虫的LPPG。溶组织内阿米巴虫的LPPG通过刺激单核细胞，上调TLR4/MD2的表达，活化NF-κB的核转移，导致炎症因子IL-10、TNF-α和IL-8的分泌（Zariffard et al.，2004）。TLR4不仅通过识别鼠刚地弓形虫的GIPL激活鼠巨噬细胞，活化NF-κB，诱导TNF-α和趋化因子的表达，而且识别源于恶性疟原虫、鼠刚地弓形虫和利什曼原虫的GPI（Egan et al.，2009）。有趣的是，利什曼原虫的LPG可激活TLR4，诱导IFN-α/β的分泌，增强一氧化氮合成酶（NOS）早期表达并合成NO，从而促进利什曼原虫的死亡（Fischer et al.，2008；Singh et al.，2012），这证明了TLR4介导机体对原虫的天然免疫反应。感染阴道毛滴虫的妇女，其阴道分泌物通过TLR4刺激细胞产生TNF-α（Zariffard et al.，2004）。克氏锥虫的GIPL作为TLR4和CD1d复合受体的配体，引发宿主的抗锥虫炎症反应（Campos et al.，2001；Fischer et al.，2008）。曼氏血吸虫不同成熟期的活幼虫或其可溶性制备物中的多糖，以TLR4/CD14-MyD88信号途径刺激巨噬细胞分泌IL-6、IL-12p40和IL-10等细胞因子（Jenkins et al.，2005）。

3. TLR9对病原寄生虫的识别

TLR9不仅识别细菌、病毒和真菌非甲基化的CpG DNA，还识别病原寄生虫非甲基化的CpG DNA。利什曼原虫以依赖TLR9的方式诱导IFN-α/β和IL-12的产生，TLR9不仅对于mDC分泌IL-12必不可少，其对于自然杀伤细胞产生IFN-γ及其杀伤作用也必不可少（Liese et al.，2008；Gupta et al.，2015）。来源于利什曼原虫、牛巴贝斯虫、克氏锥虫和布氏锥虫的DNA以依赖TLR9的方式激活巨噬细胞与DC，诱导机体的抗寄生虫炎症反应；同时来源于克氏锥虫的富含CpG基序的基因组DNA作为TLR9的配体，以依赖TLR9的方式激活抗原呈递细胞分泌细胞因子，而感染克氏锥虫的$TLR9^{-/-}$小鼠表现出患寄生虫血症率和死亡率升高（Shimosato et al.，2005；Harris et al.，2006；Ropert et al.，2008；Abou Fakher et al.，2009；Gallego et al.，2011），这说明TLR9在机体抵御克氏锥虫感染中扮演了重要的角色。

疟原虫基因组中富含AT的DNA，其中也包含少量的CpG基序，具有免疫刺激活性。富含AT的DNA，如5′-TATAATTTTTACCAACTAGC-3′，能激活TLR9信号通路（Shimosato et al.，2005）。因此认为，源于疟原虫基因组的具有这两种特征（富含AT和少量的CpG基序）的DNA序列能激活TLR9。有趣的是，除DNA外，恶性疟原虫的消化宿主的血红蛋白代谢产物疟原虫色素（hemozoin，HZ），能通过TLR9激活巨噬细胞和DC分泌Ⅰ型IFN、炎症因子和趋化因子。纯化的天然恶性疟原虫的HZ能激活野生型小鼠的脾细胞、巨噬细胞和BMDC高水平表达炎症因子、趋化因子及NO，并上调CD40和CD86及促进mDC的成熟；同时，抗疟药物氯喹能阻断HZ引发的炎症反应，并且HZ不能刺激$TLR9^{-/-}$或$MyD88^{-/-}$小鼠的细胞提高TNF-α和MCP-1等细胞因子及协同刺激分子的表达（Coban et al.，2005，2010）。应用ELISA和圆二色谱测定显示，HZ能阻断重组的TLR9蛋白与恶性疟原虫粗提物的结合，并当在重组的TLR9中加入HZ后，TLR9的构象发生变化，表明TLR9与疟原虫色素发生了结合，并具有结构特异性（Coban et al.，2005，2010）。

尽管如此，一些学者对这一结论表示质疑。Parroche和Griffith等用HZ体外刺激骨髓源DC，培养上清中IL-6和TNF-α的表达量并未增加（Parroche et al.，2007；Griffith et al.，2009）。由于疟原虫色素有很强的非特异性结合其他物质的能力，因此认为HZ可能结合了疟原虫染色体DNA，DNA酶处理不能使DNA完全降解，是HZ结合的DNA刺激了TLR9，而HZ如同阳性脂质体仅作为载体将疟原虫DNA运输到内体，然后被内体的TLR9所识别（Parroche et al.，2007；Griffith et al.，2009）。因此，后续的研究应阐明 TLR9 在识别疟原虫组分中的具体作用。有趣的是，TLR9$^{-/-}$小鼠在一定程度上能够抵抗致死剂量的约氏疟原虫的感染，这说明 TLR9 可能是疟原虫逃避机体免疫反应的靶点（Hisaeda et al.，2008）。

4. TLR11 对病原寄生虫的识别

人 TLR11 的基因存在一个终止区而无任何生物学功能，鼠的 TLR11 不仅识别感染泌尿系统的大肠杆菌 8NU 菌株，还识别病原寄生虫。目前发现鼠 TLR11 识别鼠刚地弓形虫的 profilin。因此，弓形虫的 PFTG 是目前唯一被认定作为 TLR11 配体的分子。PFTG 不仅是 TLR11 的配体，还是 CD4^{+} T 细胞的免疫优势抗原，其免疫原性完全依赖于 TLR11-MyD88 信号通路。宿主的 DC 通过 TLR11 和 MHC Ⅱ类分子协同识别 PFTG，然后呈递给 CD4^{+}T 细胞，从而诱导了机体的天然与获得性免疫（Kucera et al.，2010）。

早期的研究发现，用低毒力的弓形虫 ME49 虫株腹腔注射感染小鼠，导致 MyD88$^{-/-}$小鼠快速死亡。死亡率与高负荷寄生虫量及低水平的 IL-12 和 IFN-γ 密切相关（Egan et al.，2009；Liehl and Mota，2012）。MyD88 不仅在宿主抵抗腹腔注射弓形虫的感染中起作用，而且在口腔感染引发的抗感染免疫中起着重要作用。Egan 等发现，MyD88$^{-/-}$小鼠在口腔感染弓形虫 2 周内死亡，在感染早期，IFN-γ 的产生、中性粒细胞的活化和肠黏膜 p47 GTP 酶即 IFN-γ 诱导的鸟苷三磷酸酶（interferon gamma induced GTPase，IGTP）的活化均依赖于 MyD88（Yarovinsky et al.，2006；Egan et al.，2009）。虽然 TLR2/TLR4-MyD88 信号通路在宿主抗鼠刚地弓形虫感染的保护机制中起重要作用，然而证据表明控制弓形虫免疫反应的并非 TLR2/4。Yarovinsky 等发现，通过超声裂解并高速离心后获得的鼠刚地弓形虫速殖子可溶性裂解液（STAg）能够以依赖 MyD88 的方式刺激 DC 分泌 IL-12（Yarovinsky et al.，2005）。然后通过生化分析发现，是存在于 STAg 中的一个相对分子质量为 18 000 的普遍存在的小分子肌动蛋白连接蛋白，即 PFTG 以剂量依赖的方式激活 TLR11-NF-κB 信号通路，诱导了 IL-12 和 IFN-γ 的分泌，而 TLR11$^{-/-}$小鼠的 DC 和 MyD88$^{-/-}$ DC 并不对 STAg 和重组的 PFTG 发生免疫反应，并且对鼠刚地弓形虫感染高度易感。这说明鼠的 TLR11 识别鼠刚地弓形虫的 PFTG，发挥抗弓形虫感染的免疫反应（Yarovinsky et al.，2005，2006，2008）。除通过 TLR11 诱导宿主细胞分泌 IL-12 和 IFN-γ 外，PFTG 在弓形虫的入侵过程中也发挥了重要功能，这揭示了 PFTG 在弓形虫与宿主互作中的双重作用（Egan et al.，2009）。有趣的是，虽然小球隐孢子虫和艾美耳球虫的 PFTG 也能诱导 IL-12 的分泌，然而恶性疟原虫的 PFTG 却有很微弱的诱导 IL-12 产生的能力（Yarovinsky et al.，2005，2008）。

最近发现，感染鼠刚地弓形虫的 pDC 通过 TLR11 诱导了 IL-12 的分泌，以及将抗原呈递给初始化的幼稚 CD4^{+} T 细胞（Melo et al.，2010；Pifer et al.，2011）。这一重要发现揭示了 pDC 在机体对非病毒病原的获得性免疫反应中的重要角色。进一步的研究发现，TLR3$^{-/-}$、TLR7$^{-/-}$或 TLR9$^{-/-}$小鼠或 DC 未表现出对鼠刚地弓形虫易感性增加，但分别用 TLR3、TLR7、TLR9 相应的激活剂刺激秀丽隐杆线虫的 Unc-93 同源基因 B1（Unc-93 homolog B1，UNC93B1）缺失小鼠的 DC 时，IL-12 的分泌减少，以及对鼠刚地弓形虫高度易感（Melo et al.，2010；Pifer et al.，2011），这说明核酸识别 TLR（包括 TLR3、TLR7、TLR8、TLR9）可能在抵抗鼠刚地弓形虫的感染中也扮演着重要的角色（Denkers，2010；Jiang et al.，2010；Caetano et al.，2011）。虽然 TLR11 表达于细胞表面，但研究发现其与 UNC93B1 相偶联，并定位于内体，这说明 UNC93B1 不仅调节 TLR3、TLR7～TLR9 的转运，也通过对 TLR11 转运的调节，使 TLR11 感知鼠刚地弓形虫的 PFTG，以便使机体建立抗病原寄生虫感染的天然免疫状态。

第二节　RLR 家族的分子结构与模式识别机制

RIG-Ⅰ样受体（RIG-like receptor，RLR）是一类新发现的 PRR，主要识别细胞质中的病毒 RNA，诱导干扰素和炎症因子的产生，对抗病毒天然免疫的建立起着至关重要的作用。RLR 属于含有 DExD/H 特征结构域的 RNA 解旋酶家族，包括维甲酸诱导基因-Ⅰ（retinoic acid-induced gene Ⅰ，RIG-Ⅰ）、黑色素瘤分化相关基因 5（melanoma differentiation-associated gene，MDA5）和遗传学和生理学实验室 2（laboratory of genetics and physiology-2，LGP2）三个家族成员。

一、RLR 的发现

1997 年，我国上海瑞金医院血液病研究所的研究人员从人急性早幼粒白血病（acute promyelocytic leukemia，APL）NB4 细胞株中首次克隆到 RIG-Ⅰ的基因（GenBank：AF038963）（Liu et al.，2000）。由于当时发现 APL 细胞经全反式维甲酸诱导后该基因表达水平明显上调，因此得名（Liu et al.，2000）。在 MCF-7 细胞中，RIG-Ⅰ也可以由 IFN-γ 诱导表达，并上调干扰素刺激基因 *ISG15* 的表达。随后在猪体内发现它作为解旋酶（命名为 RHIV-1），在猪繁殖与受呼吸综合征病毒（porcine reproductive and respiratory syndrome virus，PRRSV）后感染上调（Zhang et al.，2000）。尽管如此，并未对该基因的结构与功能进行深入研究。2004 年，Yoneyama 等利用由 IFN-β 上游调控元件 ISRE 调节的萤光素酶报告基因系统，通过基因筛选方法，将人 K562 细胞的 cDNA 文库转染 L929 细胞，用 poly（I：C）刺激后，从 $1×10^5$ 个 cDNA 中筛选到一个阳性克隆，即 RIG-Ⅰ；同时发现该基因在多种细胞中能被不同刺激物诱导表达，参与抗病毒天然免疫（Yoneyama et al.，2004）。因此，首次证实了 RIG-Ⅰ能够识别细胞质中的病毒 RNA，并诱导Ⅰ型 IFN 的产生。随后对其结构、功能和机制等进行了系统性研究，目前已成为天然免疫学领域的热点之一。

MDA5 最初是从蛋白酶 C 激活的复合物密执毒素（mezerein，MEZ）诱导骨髓细胞系表达的基因中克隆得到的，主要由 IFN 和 MEZ 诱导表达，具有 dsRNA 依赖的 ATP 酶活性，能够抑制黑色素瘤细胞的生长和增殖（Kang et al.，2002，2004）。MDA5 过表达不能诱导 IRF3/7 的激活和 IFN 的表达，只有当 DExD/H box RNA 解旋酶结构域结合 dsRNA 后，MDA5 才被激活。MDA5 主要识别小 RNA 病毒科的长 dsRNA，而 RIG-Ⅰ主要识别病毒的短 dsRNA，因此其识别病毒的分工完全不同。

LGP2 是 RLR 家族中的第三个成员，缺少两个串联重复的半胱天冬酶级联活化与招募结构域（caspase activation and recruitment domain，CARD），无法与下游蛋白质作用结合进行信号传导，成为宿主抗病毒天然免疫反应的负调节因子（Rothenfusser et al.，2005；Venkataraman et al.，2007；Pippig et al.，2009）。LGP2 可与 dsRNA 相结合，并且这种结合不依赖于 5′三磷酸盐，但关于 LGP2 具体识别哪些病毒及在抗病毒免疫通路中发挥何种功能，仍有待进一步研究验证。

二、RLR 的定位与表达

RLR 的表达谱十分广泛，几乎在所有的组织与细胞中均低量表达，但主要在非髓系细胞中发挥抗病毒作用，如成纤维细胞、巨噬细胞和 cDC 中（Yoneyama et al.，2004；Kato et al.，2005；Yoneyama and Fujita，2008，2009）。在病毒和干扰素的刺激下，RLR 的表达会迅速上调。RLR 主要识别细胞内病毒感染与复制过程中产生的 RNA，是抗病毒天然免疫信号通路中重要的病毒 RNA 识别受体（Yoneyama et al.，2004；Gee et al.，2008；Yoneyama and Fujita，2008，2009；Takahasi et al.，2009；Loo and Gale，2011；Goubau et al.，2013；Schlee，2013；Reikine et al.，2014；Reikine et al.，2014；McFadden et al.，2016）。RIG-Ⅰ定位在 9q12，位于 D9S1955 和 SHGC-56591 之间，由 18 个外显子与 17 个内含子组成，其 cDNA 全长约 3.0kb；MDA5 定位于 2q24，LGP2 定位于 17q21.2（Yoneyama et al.，2004；Yoneyama and Fujita，2008，2009）。

三、RLR 的分子结构

RLR 属于含有 DExD/H box 保守结构域的 RNA 解旋酶家族，具有相似的分子结构，但 RIG-Ⅰ和 MDA5 更为相近。RIG-Ⅰ和 MDA5 的 DExD/H box 为 DExD，而 LGP2 的 DExD/H box 为 DExH。RLR 含有三个基本结构域，即 N 端的 CARD 为效应结构域，由 1 个或 2 个线性排列的 CARD 串联而成，为半胱天冬酶级联活化与招募结构域，负责向下游传递信号，而 LGP2 缺失 CARD；中间为含 DExD/H 的 RNA 解旋酶结构域，包含 9 个短的 ATP 结合基序和解旋酶 TAS 基序：Q、Ⅰ、Ⅰa、Ⅰb、Ⅱ～Ⅵ 9 个短的基序，其中基序Ⅰ、Ⅱ又分别称为 Walker A、B 模体；C 端是调节结构域（C-terminal regulatory domain，RD），包括 RNA 结合结构域（RNA-binding domain）和抑制结构域（repressor domain），负责识别 RNA，并调控 RIG-Ⅰ下游信号（Gee et al.，2008；Takahasi et al.，2009；Loo and Gale，2011；Schmidt et al.，2012；Goubau et al.，2013；Schlee，2013；Reikine et al.，2014；Reikine et al.，2014；Liu et al.，2015；McFadden et al.，2016）（图 5-7）。RIG-Ⅰ的 CARD、解旋酶结构域及 RD 与 MDA5 的相应结构域之间的同源性分别为 23%、35%和 30%，而 RIG-Ⅰ的解旋酶结构域及 RD 与 LGP2 的相应结构域之间的同源性分别为 31%和 29%（Yoneyama et al.，2004；Yoneyama and Fujita，2009；Reikine et al.，2014）。此外，MDA5 的解旋酶结构域及 RD 与 LGP2 的相应结构域之间的同源性则分别为 41%和 34%（Yoneyama et al.，2004；Yoneyama and Fujita，2008，2009；Takahasi et al.，2009；Reikine et al.，2014；McFadden et al.，2016）。在 RLR 中，对 RIG-Ⅰ的研究较为详细。

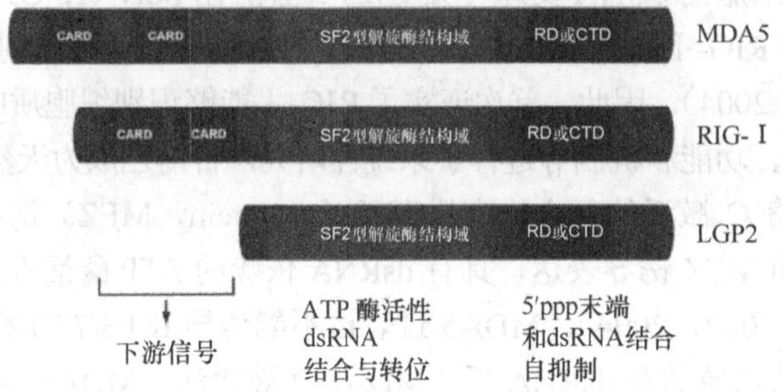

图 5-7　RLR 的分子结构（Schmidt et al.，2012）

（一）RIG-Ⅰ

RIG-Ⅰ又名 DDX58（DEAD box polypeptide 58），由 925 个氨基酸残基组成，其氨基酸残基的第 1～242 位为两个 CARD，主要结合下游的接头蛋白，可以持续激活下游信号通路，包括转录因子 NF-κB、IRF3、IRF7 和 AP1，并诱导 IFN 的表达。其中 CARD 缺失突变体无法响应病毒感染而诱导Ⅰ型干扰素产生；第 243～734 位为 RIG-Ⅰ的 DExD box，其中第 270～276 位为 ATP 结合的关键位点；第 272～734 位为解螺旋酶结构域；第 735～925 位为 RIG-Ⅰ的 RD，是 RIG-Ⅰ的 RNA 结合结构域和抑制结构域；第 792～925 位与 RD 交叠的部分为 C 端结构域（C-terminal domain，CTD），具有识别 RNA 及抑制信号等功能（Yoneyama et al.，2004，2005；Pichlmair et al.，2006；Saito et al.，2007；Gee et al.，2008；Yoneyama and Fujita，2008，2009；Takahasi et al.，2009；Loo and Gale，2011；Goubau et al.，2013；Schlee，2013；Reikine et al.，2014；McFadden et al.，2016）（图 5-8）。

RIG-Ⅰ的晶体结构解析仅仅在 CTD 的结构有所进展（Hornung et al.，2006；Pichlmair et al.，2006；Cui et al.，2008；Yoneyama and Fujita，2008；Schmidt et al.，2009；Lu et al.，2010，2011；Wang et al.，2010a，2010b；Civril et al.，2011；Jiang et al.，2011；Jiang and Chen，2011；Luo et al.，2011；Ferrage et al.，2012；Kolakofsky et al.，2012；Leung and Amarasinghe，2012；Berke et al.，2013；Civril and Hopfner，2014；Deimling et al.，2014；Peisley et al.，2014；Rawling and Pyle，2014；Xu et al.，2014；Jureka et al.，2015；Yin et al.，2015；Weber，2015；Devarkar et al.，2016）。解旋酶的 RNA 结合结构域是 RIG-Ⅰ识别与结合 RNA 的区域，CTD 的晶体结构显示，RIG-Ⅰ通过 CTD 与 dsRNA 结合，尽管相对于全长 RIG-Ⅰ蛋白其结合力要差一些。CTD 的核心区是一个由 6 条反向平行的 β 链（β3～β8）形成的 β 折叠，核心折叠上方是另一个反向平行的 β 折叠（β1、β2、β9 形成），折叠侧面是 α1 和 α2 螺旋，中心 β 折叠的末端连接两个 α 螺旋（α3 和 α4），紧接着是 C 端的一段无规卷曲结构。CTD 的天然构象通过二级结构表面残基的疏水作用来维持。整个 CTD 的表面有一道和核心 β 折叠平行的裂痕，裂痕的一侧是两个 α 螺旋（α2 和 α3），另一侧是 β5 和 β6 之间的一个结构较为灵活的环，与裂痕相反的一面是酸性区域。也有晶体结构

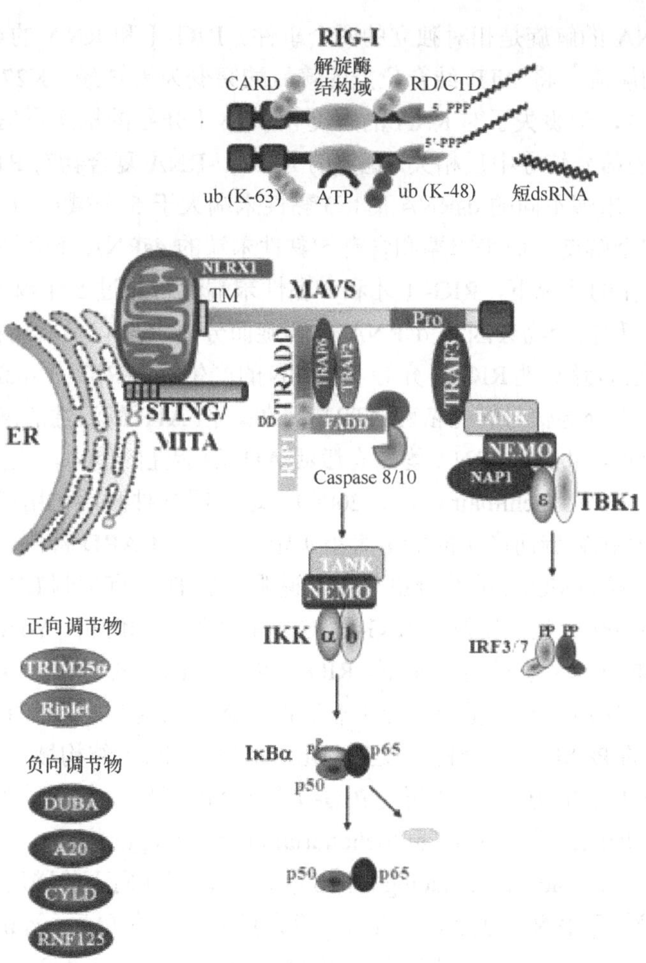

图 5-8　RIG-Ⅰ介导的天然免疫信号通路（Nakhaei et al.，2009）

显示，氨基酸残基第 802～925 位的晶体结构像一片三叶草，包括两个由 4 条链形成的 β 折叠（β1、β2、β9、β19 和 β5、β6、β7、β8）和一个由 2 条链形成的反向平行的 β 折叠，这三个 β 折叠通过小的螺旋结构连接。整个 RD 形成带有一个含凹面与凸起侧面的平坦结构。这两种结构表明 CTD 的表面需要螯合 Zn^{2+}，Zn^{2+}有可能参与维持 CTD 的整体性。RD 的裂痕部位是 RIG-Ⅰ和配体结合的部位，RIG-Ⅰ通过裂痕两侧的氨基酸残基识别 dsRNA 和 ssRNA。氨基酸残基包括裂痕一侧 β6 的 Lys858 和 Lys861，β7 的 Asp872、Trp873 和 Ile875，α2 的 Ile889 和 Glu890，β5 和 β6 之间的 Phe853 和 Phe856，以及裂痕另一侧的 Ile826 和 Tyr879，参与对 dsRNA 的识别。其中 Lys858 和 Lys861 在三个 RLR 家族中为非保守氨基酸，可能决定识别不同的病毒 RNA。参与识别 ssRNA 的氨基酸残基除了上述位点外，还包括 β6 的 Ala860，β7 的 Gly874、His876 和 Val877，β4 的 Tyr831，β3 和 β4 之间的 Glu827 和 His830，C 端 α3 和 α4 的 Ser906、Trp908 和 Lys915，以及裂痕另一侧的 Tyr831、Trp873、Gly874、Ile887、Lys888、Lys907 和 Trp908。其中 His830、Ile875 和 Lys888 是 RIG-Ⅰ识别 ssRNA 的关键位点。

此外，RD 介导 RIG-Ⅰ分子的二聚化。通常情况下，RIG-Ⅰ以单体的形式存在，而一旦加入配体，RIG-Ⅰ分子二聚化形成二聚体。RD 缺失的 RIG-Ⅰ突变体则不会因为配体的加入而有任何改变。RD 自身则可以与 RIG-Ⅰ分子发生一样的变化，这说明 RIG-Ⅰ的二聚化是通过 RD 的二聚化来实现的。RIG-Ⅰ识别 RNA，介导下游信号转导的分子机制由受体自身与配体共同决定。第一，RIG-Ⅰ的配体由 RNA 的结构决定，与 RNA 的末端无关。dsRNA-DNA 杂合体、dsRNA 和 5′ppp 均与 RIG-Ⅰ结合。第二，dsRNA 和 5′ppp 竞争性地与 RIG-Ⅰ结合的现象表明，二者的 RIG-Ⅰ结合区域是一致的。第三，RIG-Ⅰ和 RNA

的结合与 RIG-Ⅰ对 dsRNA 的解旋是相对独立的两个事件。RIG-Ⅰ和 RNA 的结合与 ATP 无关，但 ATP 的水解参与了 dsRNA 的解旋。将 ATP 结合位点的赖氨酸突变为丙氨酸（K270A）后，突变体仍可以与 dsRNA 和 5′ppp RNA 结合，但丧失了对 RNA 的解旋和 RIG-Ⅰ介导的抗病毒信号转导功能。第四，解旋酶的功能在 RIG-Ⅰ介导的信号转导中反相关。稳定的 RIG-Ⅰ-RNA 复合物对 RIG-Ⅰ介导的信号通路激活至关重要。当 RIG-Ⅰ结合末端不同的 dsRNA 时，3′黏性末端大于 5 个碱基的 dsRNA 被解旋，末端超过 15 个碱基的 dsRNA 被完全解旋，而平末端和含有 5′黏性末端的 dsRNA 不会被解旋。因此，只有在缺少 ATP，仅有 AMP-PNP 存在的情况下，RIG-Ⅰ才和 3′黏性末端含有超过 5 个碱基的 dsRNA 形成稳定的复合物，一旦加入 ATP，这种复合物会因为 dsRNA 的解旋而分离。只有平末端和具 5′黏性末端的 dsRNA 具有激活Ⅰ型干扰素的能力，这说明 RIG-Ⅰ介导Ⅰ型 IFN 的产生需要 RIG-Ⅰ-dsRNA 或 RIG-Ⅰ-5′ppp RNA 稳定复合物。第五，RIG-Ⅰ介导信号转导依赖 ATP 酶活性，但 ATP 酶活性的激活不足以诱导 IFN-β 的表达。含 5′黏性末端的 dsRNA 和 5′ppp RNA 均具有激活 ATP 酶活性的能力，而含 3′末端的 dsRNA 激活能力较差（Hornung et al.，2006；Pichlmair et al.，2006）。这说明这种激活作用可能与 RIG-Ⅰ和 RNA 的亲和力相关，或由 dsRNA 拮抗解旋而产生的能量大小决定。第六，CARD 抑制 RNA 和 RIG-Ⅰ的结合。缺失 CARD 的 RIG-Ⅰ突变体和 dsRNA 的结合更有效，说明 CARD 具有抑制 RD 的作用。

因此，根据积累各种生化实验证据及对 RIG-Ⅰ C 端晶体结构的解析，Yoneyama 等提出了 RIG-Ⅰ识别 RNA 后介导信号转导的模型：在静息状态下，RIG-Ⅰ以单体的形式存在，CARD、ATPase 和 RNA 解旋酶结构域被其 C 端的 RD 所掩蔽，蛋白质处于非活性状态。当病毒感染宿主细胞产生 PAMP，RIG-Ⅰ的 CTD 识别并结合相应的 PAMP，整个构象发生变化，暴露 ATPase 结构域，ATPase 结构域结合并水解 ATP，使 RIG-Ⅰ亲和 PAMP 的能力加强，从而使 RIG-Ⅰ的 CARD 活化，与下游含 CARD 的接头蛋白 VISA（virus-induced signaling adaptor）［MAVS（mitochondrial antiviral signaling）、IPS-1（interferon-β promoter stimulator 1）或 Cardif（CARD adaptor inducing IFN-β）］相互作用并向下传递信号，激活转录因子 NF-κB、IRF3、IRF7 和 AP1，诱导Ⅰ型 IFN 的表达，引发抗病毒天然免疫应答（Yoneyama et al.，2004；Hirata et al.，2007；Takahasi et al.，2008；Yoneyama and Fujita，2008，2009；Schmidt et al.，2009，2012）（图 5-9）。

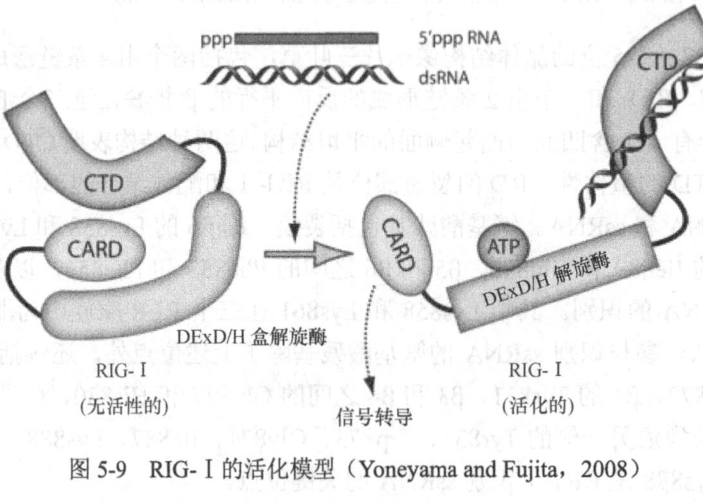

图 5-9 RIG-Ⅰ的活化模型（Yoneyama and Fujita，2008）

（二）MDA5

MDA5 又名 IF1H1，由 1025 个氨基酸残基组成。MDA5 与 RIG-Ⅰ具有较高的同源性，MDA5 的 N 端也含有两个 CARD，位于前 200 个氨基酸残基之内，中部为 DExD 解旋酶结构域，位于氨基酸残基的第 325～833 位，氨基酸残基的第 332～426 位是 ATP 结合位点，C 端为 RD（Yoneyama et al.，2005）。也有观点认为，MDA5 没有 RD，因为其 C 端并不抑制病毒诱导的Ⅰ型干扰素的表达，因此缺乏自我调节功能。到目前为止，MDA5 识别病毒 RNA 与激活的机制还不清楚，需要晶体结构上的直接证据（Hornung et al.，2006；Loo et al.，2008；Takahasi et al.，2009；Chiang et al.，2014；Reikine et al.，2014；Yoneyama et al.，2015；Luecke and Paludan，2016）。此外，对 RIG-Ⅰ$^{-/-}$和 MDA5$^{-/-}$小鼠的研究表明，RIG-Ⅰ和 MDA5 分别介导不同类型的病毒诱发的信号转导，暗示 MDA5 与 RIG-Ⅰ存在不同的病毒识别谱（Loo et al.，2008；Chiang et al.，2014；Yoneyama et al.，2015；Luecke and Paludan，2016）。

通过对 MDA5 的 CTD 晶体结构分析发现，CTD 的核心区是一个由 4 条反向平行的 β 链（β5、β6、β7、β8）形成的靠近 C 端的 β 折叠，核心折叠上方是另一个由 4 条反向平行的 β 链（β1、β2、β9、β10）形成的靠近 N 端的 β 折叠，中心 β 折叠的末端连接两个 α 螺旋（α1 和 α2），紧接着是 C 端的一段无规卷曲（Yoneyama and Fujita，2008；Li et al.，2009a，2009b；Takahasi et al.，2009；Jiang and Chen，2011；Berke et al.，2012，2013；Berke and Modis，2012；Leung and Amarasinghe，2012；Wu et al.，2013；Bruns et al.，2015；del Toro Duany et al.，2015；Luecke and Paludan，2016）。4 个保守的半胱氨酸残基 Cys907、Cys910、Cys962 和 Cys964 位于 β1-β2 和 β6-β7 形成的环中，给 Zn^{2+}提供了 4 个表面螯合点。因此，Zn^{2+}也参与维持 MDA5 CTD 的整体性。β8-β9 和 β9 与 C 螺旋形成的两个环中的 Lys983、Arg985、Lys1001 和 Lys1002 是识别 dsRNA 的关键位点。其中 Lys983 和 Lys1002 分别结合 dsRNA 一条链的第 9 和 2、3 碱基，Arg985 和 Lys1001 分别结合 dsRNA 另一条链的第 8 和 5 碱基。MDA5 的 CARD 与启动抗病毒信号级联反应有密切联系。与 RIG-Ⅰ类似，MDA5 信号传递也依赖于 CARD-CARD 之间的相互作用，即与下游接头分子 VISA N 端的 CARD 相互作用，VISA 的 C 端跨膜区可将 VISA 与线粒体外膜联系起来，使 MDA5 信号聚集于线粒体膜，传递下游信号，进而诱导 IRF3、IRF7 和 NF-κB 的激活。MDA5 的 DExD/H 解旋酶结构域有 6 个高度保守基序，即 Motif Ⅰ～Motif Ⅵ（Balachandran et al.，2004）。MDA5 含有 2 个 RecA 样球状域，球状域 1 包含 Motif Ⅰ～Motif Ⅲ，球状域 2 存在 Motif Ⅳ～Motif Ⅵ。Motif Ⅰ和 Motif Ⅱ也分别被称为 Walker A 和 Bmotif，该基序对与 ATP 结合及其水解必不可少。Motif Ⅲ涉及形成 CARD DExD/H 解旋酶结构域及与 RD 之间的联系。Motif Ⅳ和 Motif Ⅴ与 RNA 的结合中发挥重要作用，而 Motif Ⅴ和 Motif Ⅵ与 RNA 的结合有关。MDA5 的 Motif Ⅰ或 Motif Ⅲ突变型都不足以破坏其固有的抗病毒应答能力，甚至与野生型相比活性增强。同时，MDA5 过表达能诱导 IFN-β 的含量增加和基础抗病毒免疫应答增强，该应答是由 STAT2 依赖的Ⅰ型 IFN 信号转导调控的。Motif Ⅱ和 Motif Ⅳ的突变与 Motif Ⅴ和 Motif Ⅵ的删除均能导致 MDA5 对病毒应答无活性，Motif Ⅵ点突变能阻止 ATP 水解，但并不影响其信号转导能力。RIG-Ⅰ任何一个 Motif 突变均可以导致其功能降低，相反 MDA5 没有一个 Motif 突变型能对 MDA5 对病毒应答产生决定性的负向调节。MDA5 的 C 端存在 RD，具有结合 RNA 的重要功能，但其既不刺激又不阻碍 IFN-β 启动子的表达。MDA5 的 C 端不存在 RIG-Ⅰ和 LGP2 的 C 端所包含的结合 5′ppp RNA 的基础 RNA 结合袋，这被认为是 MDA5 与 RIG-Ⅰ识别不同病毒的主要原因。连续比较发现，MDA5 由于缺乏关键残基，C 端整体结构可能趋于保守，没有发现 RIG-Ⅰ的 C 端自动调节功能域（Balachandran et al.，2004）。

（三）LGP2

在 RLR 家族中，RIG-Ⅰ和 MDA5 均作为天然免疫反应的正调控因子。而第三个成员 LGP2，又名 DHX58（DExH box polypeptide 58），由于 LGP2 的 N 端缺少两个 CARD，无法与下游接头蛋白相互作用而进行信号转导，成为宿主抗病毒天然免疫反应的负调节因子。LGP2 全长包含 678 个氨基酸，氨基酸残基第 18～170 位是 DExH box 解旋酶区域，第 446、467、471、473 位是 ATP 结合域，C 端具有一个 RD（Murali et al.，2008；Yoneyama and Fujita，2008；Pippig et al.，2009；Takahasi et al.，2009；Leung and Amarasinghe，2012；Berke et al.，2012；Berke and Modis，2012；Luecke and Paludan，2016）。LGP2 与 MDA5、RIG-Ⅰ的解旋酶域分别具有 31%和 41%同源性，研究发现 LGP2 负调控 RLR 信号通路（Rothenfusser et al.，2005；Komuro and Horvath，2006；Venkataraman et al.，2007；Li et al.，2009a，2009b；Pippig et al.，2009；Moresco and Beutler，2010；Berke and Modis，2012；Childs et al.，2013；Bruns et al.，2013，2014；Bruns and Horvath，2014；Deddouche et al.，2014；Rodriguez et al.，2014；Zhu et al.，2014）。首先，LGP2 通过与 RIG-Ⅰ的 RD 作用，抑制 RIG-Ⅰ活性，如破坏同型 CARD-解旋酶结构域-C 端相互作用从而阻止 RIG-Ⅰ自联；其次，LGP2 通过隔离 RNA 底物或破坏 MAVS 信号复合体间接抑制 RLR 信号通路；最后，LGP2 的 CTD 与 dsRNA（不依赖于 5′ppp）竞争 RIG-Ⅰ的结合位点，调控 RLR 的信号通路；同时，功能完全的 LGP2 可以与 MDA5 共同识别 dsRNA，以增强 MDA5 介导的信号转导。

RLR 的结构显示三者 C 端均含有 CTD 叠加在 RIG-Ⅰ RD 的结构部分，空间构象通过二级结构表面的疏水作用力来维持（Hornung et al.，2006；Pichlmair et al.，2006；Cui et al.，2008；Yoneyama and Fujita，2008；Li et al.，2009a，2009b；Schmidt et al.，2009；Takahasi et al.，2009；Lu et al.，2010，2011；Wang et al.，2010a，2010b；Civril et al.，2011；Jiang et al.，2011；Luo et al.，2011；Ferrage et al.，2012；Jiang and Chen，2011；Kolakofsky et al.，2012；Leung and Amarasinghe，2012；Berke et al.，2012，2013；Berke and Modis，2012；Wu et al.，2013；Civril and Hopfner，2014；Deimling et al.，2014；Peisley et al.，2014；Rawling and Pyle，2014；Xu et al.，2014；Bruns et al.，2015；del Toro Duany et al.，2015；Jureka et al.，2015；Yin et al.，2015；Weber，2015；Devarkar et al.，2016；Luecke and Paludan，2016）。CTD 以 5′三磷酸的方式结合病毒 RNA，活化 RIG-Ⅰ的 ATP 酶，诱导 RNA 依赖的二聚化。CTD 含有一组保守的和 Zn^{+}结合相关的半胱氨酸，构成 CTD 的锌指结构域，其与 GDP/GTP 变换因子 Rab 样 GTP 酶相关，这提示该序列对 RLR 的功能至关重要。其中 RIG-Ⅰ的 Cys810、Cys813、Cys864 和 Cys869 在这三个分子中高度保守，Cys829 和 Cys841 只在不同种属的 RIG-Ⅰ中保守，Cys818 在 MDA5 中保守。MDA5 的 RD 没有抑制功能，同时 MDA5 的 CTD 结合 dsRNA 的能力较弱，如 MDA5 和 poly（I：C）的结合能力较弱。RIG-Ⅰ用于识别非我 RNA 的 Lys858 只在 LGP2 中保守，而 MDA5 没有这个位点。此外，RIG-Ⅰ和 LGP2 的 CTD 正电荷沟底部的一个保守赖氨酸（Lys851）是 dsRNA 和 5′ppp RNA 识别位点，而在 MDA5 中此位点被半胱氨酸所取代导致不能结合 5′ppp RNA，同时与 dsRNA 的亲和力降低。因此，CTD 可能使 RIG-Ⅰ、MDA5 和 LGP2 在识别配体 RNA 的能力上有所不同，也可能决定了 RIG-Ⅰ、MDA5 和 LGP2 对病毒识别的特异性。综上所述，由于 RIG-Ⅰ和 MDA5 的结构较为一致，因此其在整个信号通路中的作用也相似，而 LGP2 由于缺失 CARD 导致其功能不同。

四、RLR 的天然免疫模式识别机制

（一）RLR 对病毒的模式识别

RIG-Ⅰ和 MDA5 能够分别识别不同的病毒，其中 RIG-Ⅰ主要识别丙型肝炎病毒属、副黏病毒科、正黏病毒科和棒状病毒科等正链或负链 RNA 病毒，如丙型肝炎病毒（HCV）、仙台病毒（SeV）、新城疫病毒（NDV）、呼吸道合胞体病毒（RSV）及流感病毒（IAV）；而 MDA5 主要识别小 RNA 病毒科病毒，如 EMCV（Yoneyama et al.，2004，2015；Kato et al.，2005，2006，2008；Gitlin et al.，2006；Yoneyama and Fujita，2008，2009；Wang et al.，2010a，2010b；Ramos and Gale，2011；Davis et al.，2012；Schmidt et al.，2012；Zinzula and Tramontano，2013；Liu et al.，2015）（图 5-10）。也有些病毒被两个受体均识别，如西尼罗河病毒（WNV）、登革热病毒（DENV）（Yoneyama et al.，2004；Kato et al.，2005，2006，2008；Gitlin et al.，2006；Yoneyama and Fujita，2008，2009；Wang et al.，2010a，2010b；Schmidt et al.，2012；Nikonov et al.，2013；Liu et al.，2015）。RIG-Ⅰ或 MDA5 缺陷小鼠都对 RNA 病毒感染更敏感。RIG-Ⅰ最早被发现结合双链 RNA，在人工合成 poly（I：C）刺激下产生Ⅰ型 IFN。随后的研究表明，RIG-Ⅰ更倾向于识别含有 5′端三磷酸化尾巴的 RNA，5′端三磷酸化的病毒单链 RNA 也激活 RIG-Ⅰ信号通路，完全去除 5′端三磷酸化尾后彻底阻止了 RIG-Ⅰ信号通路的活化（Hornung et al.，2006；Pichlmair et al.，2006；Schlee et al.，2007，2009a，2009b；Schlee and Hartmann，2010；Goubau et al.，2014）。Pichlmair 等在研究流感病毒基因组 RNA 引发的 RIG-Ⅰ依赖的抗病毒信号通路时也发现，5′端至少含有一个磷酸基团修饰才能引发 RIG-Ⅰ的激活，完全激活则需要三磷酸化修饰（Pichlmair et al.，2006）。然而后来研究发现，

人工合成的 5′ppp RNA 不能激活 RIG-Ⅰ信号通路，这种人工合成的 RNA 不含有任何互补序列或多聚核苷酸基序，单独的 5′端三磷酸化不能完全决定 RIG-Ⅰ对异源 RNA 的识别。化学合成的含有 5′端三磷酸化，并至少具 20 个碱基的双链 RNA 是 RIG-Ⅰ的最佳配体。很多实验室报道 RNA 的序列组成也影响 RIG-Ⅰ的抗病毒信号通路。RIG-Ⅰ识别含有 poly（U）/（UC）基序的 HCV 基因组 RNA，缺失 poly（U）/（UC）基序的 HCV 基因组 RNA 完全丧失激活 RIG-Ⅰ依赖的Ⅰ型干扰素的产生（Saito et al.，2008；Uzri and Gehrke，2009；Schnell et al.，2012；Kell et al.，2015）。2009 年，两个实验小组报道 RIG-Ⅰ可以识别经 RNA 聚合酶Ⅲ（RNA pol Ⅲ）以 dAdT DNA 为模板转录的 5′ppp poly（AU）-RNA。这一发现支持了 RIG-Ⅰ可识别 5′端三磷酸化的 PAMP RNA，并且 RIG-Ⅰ很有可能依赖于 RNA pol Ⅲ介导 DNA 病原微生物引起的免疫反应（Ablasser et al.，2009；Cao，2009；Chiu et al.，2009；O'Neill，2009；Bauernfeind et al.，2010；Rehwinkel and Reis e Sousa，2010；Graczyk et al.，2015）。所以 RIG-Ⅰ可识别含 5′端三磷酸化，并且带有双链结构或多聚核苷的一定序列长度的 RNA PAMP。经 RNA 酶 L 剪切的 RNA 产物也能刺激诱导 RIG-Ⅰ或 MDA5 依赖的Ⅰ型 IFN 的产生，RNA 酶 L 通过切割病毒基因组 RNA 产生 RLR 的底物，可能起到扩大抗病毒效应的作用（Malathi et al.，2007，2010；Chakrabarti et al.，2011；Banerjee et al.，2014；Oshiumi et al.，2016）。RNA 酶 L 消化产生的 RNA 一般小于 200nt，并且不含有 5′端三磷酸化修饰，然而这种情况下产生的 RNA 的结构及序列组成还不清楚。MDA5 更倾向于识别长的 dsRNA，细胞被 EMCV 或 VACV 感染产生具有高度有序结构的 RNA，包含 ssRNA、dsRNA 等结构，能被 MDA5 识别，MDA5 识别网状分叉的 RNA 结构，而不是线性的 RNA。

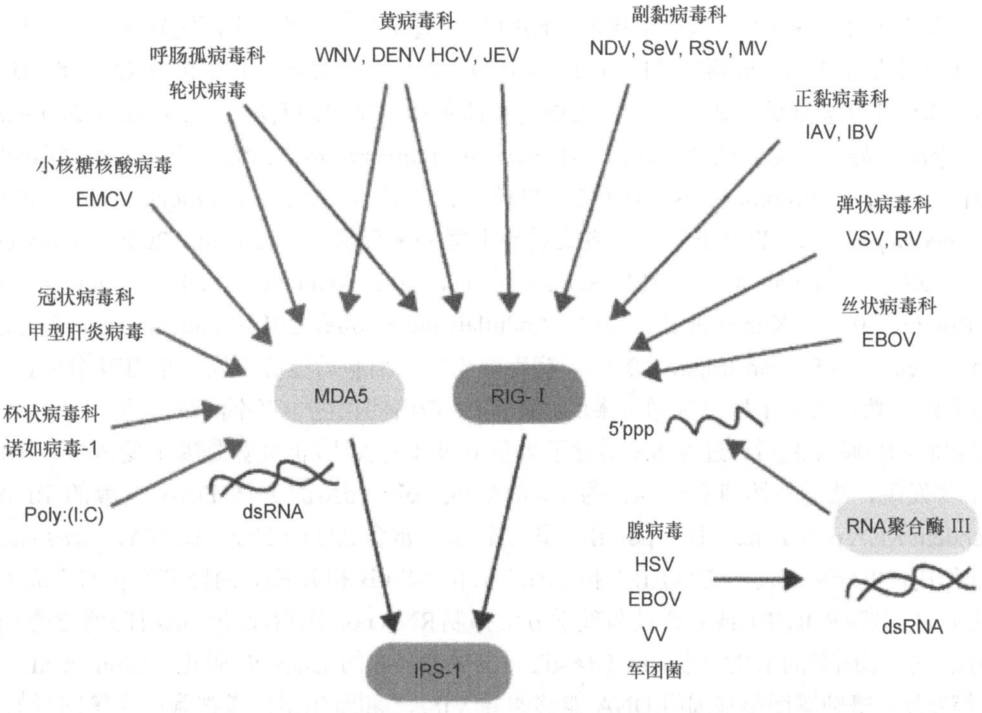

图 5-10 RLR 对病原的天然免疫识别（Ramos and Gale，2011）

通过结构分析，RIG-Ⅰ的 CARD 和 RD 介导 RIG-Ⅰ的自我活化调节（Yoneyama and Fujita，2008，2009；Yoneyama et al.，2004，2015）。在静息状态下，RIG-Ⅰ处于关闭状态，此时 CARD 与 RD 相互作用使 RIG-Ⅰ被扣留；当受到免疫刺激时，CARD 摆脱 RD 的抑制，舒展打开招募下游信号分子。研究发现，RIG-Ⅰ的第 802～925 氨基酸残基带正电荷能结合带负电荷的 5′ppp ssRNA，RNA 结合后 RIG-Ⅰ蛋白结构改变，CARD 打开，进而招募下游分子激活免疫信号通路。与结构研究相一致，RIG-Ⅰ的 RD 缺失突变使其处于持续性激活状态，CARD 缺失突变则对病毒或 RNA 引发的免疫活化起到显性负抑制效应。

Yoneyama 等报道 MDA5 则不存在这种自我调节机制，野生型 MDA5 即能诱导持续性激活（Yoneyama and Fujita，2008，2009；Yoneyama et al.，2004，2015）。目前，人们对 LGP2 功能的研究争议颇大，有研究发现 LGP2 缺陷小鼠严重减弱了 RIG-Ⅰ和 MDA5 介导的病毒或 poly（I：C）引起的免疫信号活化，表明 LGP2 作为 RLR 信号通路的一个辅助因子。然而在外源实验中，LGP2 对 RLR 信号通路起到负调控作用（Saito et al.，2007；Murali et al.，2008；Yoneyama and Fujita，2008；Pippig et al.，2009；Takahasi et al.，2009；Moresco and Beutler，2010；Leung and Amarasinghe，2012；Berke et al.，2012；Berke and Modis，2012；Luecke and Paludan，2016）。目前，人们对于 RLR 为何能结合 RNA 仍然没有研究清楚，RLR 没有典型的 RNA 结合结构域，也许还需要更多的研究来阐释这一问题。

（二）RLR 对细菌的天然免疫模式识别

众所周知，病毒 RNA 可以激活 RIG-Ⅰ通路，与此相似的是，有些细菌 RNA 也含有 RIG-Ⅰ配体结构，即 5′三磷酸二级结构。但是，从大肠杆菌中分离出来的 RNA 只能诱导促炎症细胞因子而不能诱导 IFN-β。Li 等探究了共生菌 RNA 是否通过 RIG-Ⅰ-MAVS 通路诱导 IFN-β 的表达。提取小鼠粪便中 RNA 并转染 HEK293 细胞，发现其可激活 IFN-β，但用碱性磷酸酶 SAP（可去除 5′ppp 或使双链 RNA 降解）处理后这种作用减弱；转染小鼠排泄物中 RNA 至野生型 HEK293 细胞，发现细胞内干扰素通路被激活，而对照鼠肝的 RNA 却没有此现象产生（Li et al.，2011），这提示 5′ppp 和 dsRNA 片段是小鼠排泄物 RNA 激活 RIG-Ⅰ必需的。此外，Li 等分别提取抗生素治疗小鼠和无菌小鼠排泄物中 RNA，发现这两种情况下 RNA 量明显低于正常排泄物中 RNA 量，即使采用等量 RNA，抗生素处理后小鼠排泄物的 RNA 也丧失了干扰素诱导活性，说明共生菌 RNA 在激活干扰素通路中起着重要作用。进一步研究发现，骨髓源巨噬细胞中细菌诱导的干扰素量呈 VISA 依赖性（Li et al.，2011）。以上结果提示，共生菌 RNA 可作 RIG-Ⅰ配体并可通过 VISA 激活干扰素通路。研究发现，大量的细菌包括土拉弗朗西丝菌（*Francisella tularensis*）、弗氏志贺菌（*Shigella flexneri*）、结核分枝杆菌（*Mycobacteria tuberculosis*）、流产布氏杆菌（*Brucella abortu*）、B 型链球菌（group B streptococcus，GBS）、单核李氏杆菌（*Listeria monocytogenes*）和嗜肺军团菌（*Legionella pneumophila*）以 TLR 非依赖的方式诱导Ⅰ型 IFN 分泌（Opitz et al.，2006；Henry et al.，2007；Monroe et al.，2009；Abdullah et al.，2012；Schmidt et al.，2012；Witte et al.，2012；Hagmann et al.，2013；Gürtler and Bowie，2013； Kumar et al.，2013；Abdullah and Knolle，2014；Patel and García-Sastre，2014；Storek and Monack，2015；Panstruga，2016）。病毒感染宿主细胞后能够引发Ⅰ型 IFN 分泌，进而抑制病毒的复制与增殖，然而关于Ⅰ型 IFN 在抵御细菌感染中扮演的角色一直不清楚。随后发现，嗜肺军团菌感染肺上皮细胞和巨噬细胞后通过 VISA 诱导了大量 IFN-β 的表达，但究竟是哪个受体参与识别一直存在争议。Chiu 等发现，嗜肺军团菌富含 AT 的 dsDNA 或 poly（dA-dT）被 DNA 依赖的 RNA 聚合酶Ⅲ（DNA-dependent RNA polymerase Ⅲ，pol Ⅲ）识别转录成富含 AU 的 5′ppp dsRNA，激活 RIG-Ⅰ使之与 STING 相互作用，再分别通过 FADD/RIP1 和 TBK1 活化 NF-κB 和 IRF3，调控 IFN-β 的生成（Chiu et al.，2009）。通过 RNAi 敲除 POL3RF 或者通过药理学方法抑制 RNA pol Ⅲ后，poly(dA-dT)诱导的 5′ppp dsRNA 产生被抑制，嗜肺军团菌的 DNA 或 poly（dA-dT）诱导 IFN-β 的生成也被阻止（Chiu et al.，2009）。然而 Monroe 等发现，嗜肺军团菌基因组 DNA 能够诱导 $VISA^{-/-}$和野生型巨噬细胞产生等同量的 IFN，因此认为 VISA 并不参与嗜肺军团菌基因组 DNA 诱导 IFN（Monroe et al.，2009）。尽管如此，他们都认为 RIG-Ⅰ和 MDA5 直接参与识别嗜肺军团菌的 RNA，这是因为嗜肺军团菌的 RNA 并不能诱导 $VISA^{-/-}$巨噬细胞表达 IFN，为 RIG-Ⅰ识别细菌 RNA 提供了直接的证据。

弗氏志贺菌是顽固痢疾的病原菌，能够感染结肠上皮的巨噬细胞并导致其快速凋亡，而在结肠的上皮细胞内复制但不引起其凋亡。IFN-γ 在抑制和清除弗氏志贺菌的感染中起了重要的作用，而 IFN-γ 的抗感染作用依赖于 RIG-Ⅰ的信号转导（Jehl et al.，2012）。研究发现，RIG-Ⅰ-$VISA^{-/-}$ MEF 不能有效抑制 IFN-γ 依赖的抑制和清除弗氏志贺菌的感染与复制，同时抑制 RNA pol Ⅲ的活性后 IFN-γ 抑制和清除弗氏志贺菌的能力降低。这也表明了 RIG-Ⅰ也通过 RNA pol Ⅲ识别弗氏志贺菌的 DNA 来诱导 IFN-γ 的释放，进而抑制和清除弗氏志贺菌的感染，同时说明了 RIG-Ⅰ在抵御细菌感染中的重要作用。Abdullah 等发现，单核李氏杆菌源的核酸通过识别 RIG-Ⅰ后激活 IFN-β 的生成（Abdullah et al.，2012；Abdullah and Knolle，2014）。其中富含 AT 的 dsDNA 被 RNA pol Ⅲ识别转录成富含 AU 的 5′ppp dsRNA 后激活 RIG-Ⅰ，使之与 STING 相互作用，再分别通过 FADD/RIP1 和 TBK1 活化 NF-κB 和 IRF3，调控 IFN-β 的生成；RNA 则直接被 RIG-Ⅰ识别后诱导 IFN-β 的释放。此外，单核李氏杆菌源的核酸以 RIG-Ⅰ-CARD9 依赖的方式诱导 IL-1β 的产生和炎症小体（inflammasome）的激活（Poeck et al.，2010；Roth and Ruland，2013）。Hagmann 等进一步研究发现，在人单核细胞、上皮细胞和肝细胞，单核李氏杆菌或其来源的 5′ppp RNA 能够诱导Ⅰ型 IFN 分泌。其中在上皮细胞和肝细胞，单核李氏杆菌或其来源的 5′ppp RNA 通过 RIG-Ⅰ-VISA 诱导了Ⅰ型 IFN 和 CXCL10 的表达，单核李氏杆菌的 DNA 却不能诱导Ⅰ型 IFN 和 CXCL10 的表达（Gürtler and Bowie，2013；Hagmann et al.，2013）。单核李氏杆菌的 RNA 不能刺激 RIG-Ⅰ-VISA$^{-/-}$上皮细胞分泌Ⅰ型 IFN，却能刺激 RIG-Ⅰ-VISA$^{-/-}$单核细胞分泌Ⅰ型 IFN；相反，单核李氏杆菌的 RNA 不能刺激 STING$^{-/-}$单核细胞分泌Ⅰ型 IFN，却能刺激 STING$^{-/-}$上皮细胞分泌Ⅰ型 IFN（Gürtler and Bowie，2013；Hagmann et al.，2013）。这说明在免疫细胞中，其他 RNA 识别受体与 STING 参与对单核李氏杆菌 RNA 的识别，而在非免疫细胞，RIG-Ⅰ-VISA 参与对单核李氏杆菌 RNA 的识别。此外，Schmolke 等发现，RIG-Ⅰ通过识别肠型鼠伤寒沙门氏菌（*Salmonella enterica* serovar typhimurium）的 mRNA 诱导了 IFN-β 的生成（Broz et al.，2012；Schmolke et al.，2014）。在非吞噬细胞，RIG-Ⅰ识别鼠伤寒沙门氏菌的 mRNA 诱导 IFN-β 的生成，而在吞噬细胞，TLR 通过识别鼠伤寒沙门氏菌的 mRNA 诱导 IFN-β 的分泌。也有研究发现，幽门螺杆菌（*Helicobacter pylori*）的 RNA 能够激活过表达 RIG-Ⅰ的 293T 细胞，导致 IFN-β mRNA 转录的上调（Rad et al.，2009）。有趣的是，牙周膜成纤维细胞（human periodontal ligament fibroblast，PDLF）的 RIG-Ⅰ也能识别核梭杆菌（*Fusobacterium nucleatum*）及其 RNA 导致 NF-κB 的激活，而敲降 RIG-Ⅰ后不能激活 NF-κB（Lee and Tan，2014）。由此可见，RIG-Ⅰ不仅识别病毒的 RNA，也通过 RNA pol Ⅲ识别细菌的 DNA 及直接识别细菌的 RNA，这说明了 RIG-Ⅰ的功能多样性。

第三节　NLR 家族的分子结构与模式识别机制

NOD 样受体［nucleotide-binding oligomerzation（NOD）domain-like receptor，NLR］是一类含有核苷酸结合寡聚域（NOD）的蛋白质家族，广泛存在于人类的细胞质内。NLR 在进化水平上高度保守，人类 NLR 家族大概有 23 个成员，小鼠至少有 34 个成员。NLR 在分子结构上类似于植物中的抗病因子 R 蛋白与凋亡蛋白酶激活因子（APAF-1），是一类位于胞质内的 PRR，通过识别 PAMP 或由宿主自身产生的警报素，一方面诱导 NF-κB、IRF3 等转录因子的转录，促进炎症因子及 IFN 的产生，另一方面招募接头蛋白 ASC（apoptosis-associated speck-like protein containing a CARD）和效应分子半胱天冬蛋白酶前体 pro-caspase-1 共同形成炎症复合体，即炎症小体（inflammasome），进而调控 IL-1β、IL-18 和 IL-33 的成熟与分泌，发挥抗感染的天然免疫应答作用。

一、NLR 的分子结构

NLR 又称为 CATERPILLEP（CARD，transcription enhancer，purine binding，pyrin，lots of leucine repeat）或 NACHT-LRR（NAIP，CIITA，HER-E，TP-1，leucine-rich repeat）。NLR 由三个不同的结构域组成，分别为 C 端的亮氨酸重复序列（LRR）、中间的核苷酸结合寡聚化区域（也称 NACHT 区或 NOD 区），以及 N 端的效应结构域（Chamaillard et al.，2003；Inohara and Nuñez，2003；Tschopp et al.，2003；Inohara et al.，2005；Kufer et al.，2005；Franchi et al.，2006；Meylan et al.，2006；Kanneganti et al.，2007；Ye and Ting，2008；Chen et al.，2009；Lupfer and Kanneganti，2013；Qi and Innes，2013；Caruso et al.，2014；Griebel et al.，2014；Lechtenberg et al.，2014；Motta et al.，2015；Bentham et al.，2016；Kim et al.，2016；Kong et al.，2016）（图 5-11）。NLR 的 C 端为 LRR，是一个与 TLR 胞外区相同、含 20～29 个氨基酸残基序列的结构区，为病原或细胞内物质蛋白质-蛋白质或蛋白质-糖/脂的相互作用提供支架，许多具有分化功能的蛋白质均有这种结构，在感应和识别 PAMP 或其他配体上发挥重要作用；NLR 分子中间结构域为 NLR 各成员共有的特征性结构域，称为 NACHT 或 NOD 结构域，是仅存在于 NLR 家族成员中的一种结构域，NACHT 的名称由以下相关分子缩写词前端 1、2 个字母拼接而来：NAIP、C 域 TA、HET-ETPl，在 PAMP 刺激过程中起调节蛋白质自身寡聚化的作用，也是信号转导所必需的（Kanneganti，2010；Davis et al.，2011；Kersse et al.，2011；Jacobs and Damania，2012；Krishnaswamy et al.，2013；Wen et al.，2013a，2013b；Gurung and Kanneganti，2016）。NACHT 区包括 7 个不同的基序，其中有 ATP/GTP 酶获得性 P 环和 Mg^{2+} 结合区。NACHT 区与凋亡蛋白酶激活因子（APAF-1）的核酸结合区——与核酸结合的 ARC 区（NB-ARC）具有同源性。NLR 分子的 N 端为效应结构域，是一个多变的区域，其结构域包括 CARD、热蛋白结构域（pyrin domain，PYD）、酸性转录结构域（acidic transactivation domain）和杆状病毒抑制（baculovirus inhibitor，BIR）结构域，其中 CARD 和 PYD 属于死亡结构域超家族，通过亲和力与其他蛋白质的 CARD 或 PYD 相互作用，主要参与炎症反应和细胞凋亡（Martinon and Tschopp，2005；Werts et al.，2006；Kanneganti et al.，2007；Park et al.，2007；Ting et al.，2008；Proell et al.，2013；Kao et al.，2015；Lo et al.，2015）。BIR 结构域是调节细胞凋亡的抑制因子，被称为神经元凋亡抑制蛋白（neuronal apoptosis inhibitor protein，NAIP）。另外，某些 NLR 分子的 LRR 结构域和 NACHT 结构域中间还可能有一个 NACHT 相关结构域（NACHT-associated domain，NAD）。

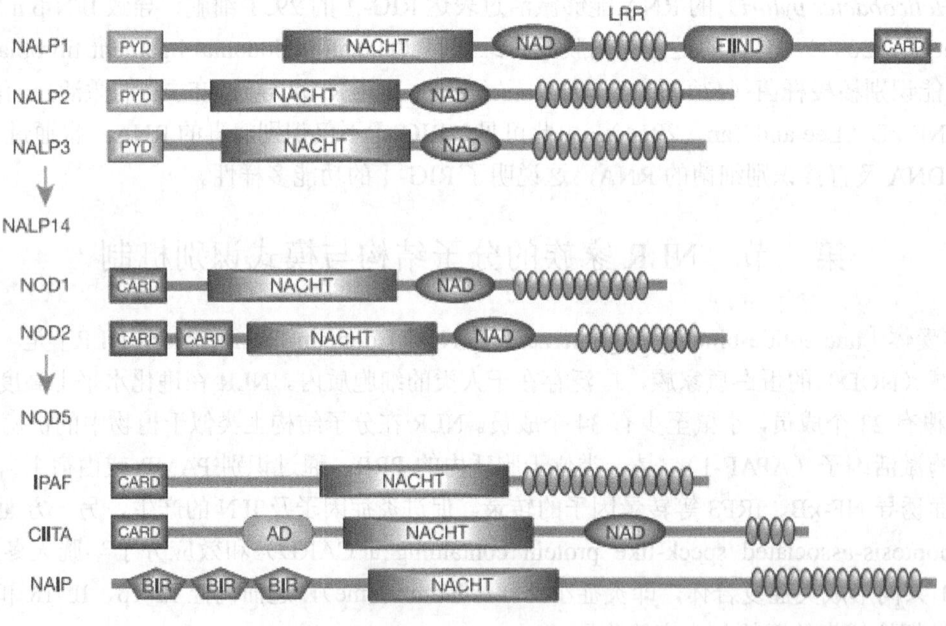

图 5-11　NLR 家族的分类及其分子结构（Meylan et al.，2006）（彩图请扫封底二维码）

二、NLR 的分类

依据 N 端结构域的不同，可将 NLR 分为 5 个亚家族，其中 4 个亚家族的 N 端分别含有 CARD、PYD、BIR 和 AD，第五个亚家族的 N 端不含有明显的结构域（Tschopp et al.，2003；Franchi et al.，2006a，2006b；Meylan et al.，2006；Kanneganti et al.，2007；Ting et al.，2008；Ye and Ting，2008；Lupfer and Kanneganti，2013；Qi and Innes，2013；Barbé et al.，2014；Griebel et al.，2014；Lechtenberg et al.，2014；Motta et al.，2015；Bentham et al.，2016；Kim et al.，2016；Kong et al.，2016）（图 5-11）。第一类 NLRA，结构域的组成为 AD-NOD-NAD-LRR，成员包括 CIITA（class Ⅱ transactivator）；第二类 NLRB，结构域的组成为

BIR3x-NOD-NAD-LRR，成员包括 NAIP；第三类 NLRC，结构域的组成为 CARD-NOD-NAD-LRR，成员包括 NOD1、NOD2、NLRC3～NLRC5；第四类 NLRP，又称为 NALP，结构域的组成为 PYD-NOD-NAD-LRR，成员包括 NLRP1～NLRP14；第五类 NLRX，结构域的组成为 X-NOD-NAD-LRR，成员包括 NLRX1。

（一）CIITA 亚家族

CIITA 亚家族含有 2 个 CARD 和 1 个主要组织相容性复合体（MHC）Ⅱ类分子反式激活蛋白 CIITA 的酸性结构域（acidic domain，AD），在 MHC 域类基因转录过程中充当一种共激活蛋白（Martin et al.，1997；Spilianakis et al.，2000；Nagarajan et al.，2002；Tschopp et al.，2003；Kanneganti et al.，2007；Ting et al.，2008；Barbé et al.，2014；Griebel et al.，2014；Lechtenberg et al.，2014；Motta et al.，2015；Bentham et al.，2016；Kim et al.，2016；Kong et al.，2016）。

（二）NAIP 亚家族

NAIP 不具有 CARD 或 PYD，其 N 端含有 3 个被称为杆状病毒凋亡抑制重复序列的结构域（BIR），它们能抑制 Caspases 的活性（Tschopp et al.，2003；Kanneganti et al.，2007；Ting et al.，2008；Barbé et al.，2014；Griebel et al.，2014；Lechtenberg et al.，2014；Motta et al.，2015；Bentham et al.，2016；Kim et al.，2016；Kong et al.，2016）。

（三）NOD 亚家族

NOD 成员又称 NBS（nucleotide-binding site and leucine-rich repeat）或 CATERPILLAR 蛋白家族，共有 5 个成员，NOD1～NOD5，NOD1 和 NOD2 因与凋亡调节子 APAF-1 存在结构同源性而得到确认。NOD1～NOD4 分子 N 端含有 CARD，而 NOD5 可能不存在 CARD（Tschopp et al.，2003；Kanneganti et al.，2007；Ting et al.，2008；Barbé et al.，2014；Griebel et al.，2014；Lechtenberg et al.，2014；Motta et al.，2015；Bentham et al.，2016；Kim et al.，2016；Kong et al.，2016）。

（四）NLRP 亚家族

NLRP 包括 14 个成员，是 NLR 蛋白中的一大亚家族。其 N 端含有一个 PYD，比较特殊的是 NLRP1 分子的 LRR 残基后还有一个附加区 F 域 ND（function to find）及形成 C 端延伸的 CARD。NLRP1 是家族中唯一一个具有 C 端 FIIND-CARD 结构的分子。有趣的是，单独的 FIIND-CARD 可构成一个被称为 CARDINAL 的接头蛋白分子（Tschopp et al.，2003；Kanneganti et al.，2007；Ting et al.，2008；Barbé et al.，2014；Griebel et al.，2014；Lechtenberg et al.，2014；Motta et al.，2015；Bentham et al.，2016；Kim et al.，2016；Kong et al.，2016）。

（五）IPAF 亚家族

IPAF 含有一个 N 端 CARD、一个中心 NACHT 和一个 C 端 LRR，但它缺少 NAD，因此与 NOD1 和 NOD2 不同（Tschopp et al.，2003；Kanneganti et al.，2007；Ting et al.，2008；Barbé et al.，2014；Griebel et al.，2014；Lechtenberg et al.，2014；Motta et al.，2015；Bentham et al.，2016；Kim et al.，2016；Kong et al.，2016）。但是，IPAF 与 caspase-1 及多种 CARD 蛋白有关，还能激活 caspase-1 过度表达，表明 IPAF 参与了炎症过程。

三、NLR 对病原的模式识别

（一）NOD1

NOD1 蛋白分布于全身各种组织细胞，可识别 PGN。此外，NOD1 还可识别胞外微生物，如铜绿色假单胞菌和幽门螺杆菌（Viala et al.，2004；Travassos et al.，2005）。研究显示，NOD1$^{-/-}$小鼠更容易感染幽门螺杆菌，与野生型小鼠相比其死亡率明显增高。人类 NOD1 的基因多态性与哮喘和特异性湿疹的发病率及 IgE 水平升高有着密切联系（Holt and Sly，2002）。NOD1 介导的对皮肤和黏膜表面细菌产物的识别可能影响 Th2 细胞的极化和 IgE 的浓度（Thirumala et al.，2007）。Opitz 等研究得出 siRNA 导致 NOD1 的基因沉默，可使肺炎衣原体感染诱导的 IL-8 释放显著减少，并且在高度表达 NOD1 及 NOD2 的 HEK293 细胞内，肺炎衣原体感染诱导的 NF-κB 活化显著增强，故认为 NOD1 在抗肺炎衣原体感染的炎症反应中可能起重要作用（Opitz et al.，2005）。NOD1 突变导致疾病的机制并不十分清楚，Geddes 等认为 NOD1 突变导致的特异性疾病是 NF-κB 活化增强的结果，致使一些调节亚型丧失（Geddes et al.，2009）。

（二）NOD2

NOD2 又称 CARD15、NLRC2，其主要分布于上皮细胞和抗原呈递细胞，作为细菌细胞壁成分的胞内感受器，其识别的最小基序为胞壁酰二肽（muramyl dipeptide，MDP），通过 NF-κB 途径激活下游的炎症介质和促炎症因子，从而介导炎症反应。研究证实，肺炎链球菌通过 NOD2 受体诱导 NF-κB 活化，在肺组织中参与抗肺炎链球菌感染的免疫防御反应（Opitz et al.，2004）。此外，有研究发现转染 NOD2 正常基因及 NOD2 突变基因（3020insC）的肠上皮细胞株 Caco2，用鼠伤寒沙门氏菌感染，结果发现转染正常 NOD2 基因的细胞其胞内细菌数量明显少于转染 NOD2 突变基因的细胞，提示 NOD2 还可以阻止鼠伤寒沙门氏菌的入侵，并且还能使上皮细胞产生防御反应（Stephen et al.，2003）。除与炎症有关外，近来发现 NOD2 还与一些恶性疾病有关，包括早发型乳腺癌、非霍奇金淋巴瘤、黑色素瘤和肺癌及移植后排斥反应等（Geddes et al.，2009）。

迄今为止，至少发现 58 种疾病发生相关性 NOD2 突变或致病性 NOD2 突变。NOD2 突变所致的疾病主要有：①克罗恩病（Crohn’s disease，CD），是一种病因不明的小肠炎症性疾病。2001 年，在 CD 患者中用连锁分析和连锁不平衡图谱鉴定出敏感性 NOD2 的基因多态性。NOD2 的基因位于 16q12，可诱导 NF-κB 激活、介导细胞凋亡及影响肠道先天性防御因子，如小肠潘氏细胞防御素的表达（Kobayashi et al.，2005）。在 CD 患者中 NOD2 的多态性主要有三种，即 Arg702Trp、Gly908Arg 的两种错义突变和 Leu1007FsinsC 的移码突变，在 NOD2 的 LRR 区域里或附近（Borzutzky et al.，2010）。因此，能影响配体的结合，使 NOD2 不能识别胞壁酰二肽、NF-κB 活性降低、肠黏膜控制细菌感染的反应丧失，从而诱发异常强烈的炎症反应。但许多有 NOD2 突变的患者仍然保持健康，甚至在前 10～15 年无症状直至发病，因此推断可能由其他因素导致本病的发生，或许是与 NOD2 突变有关联的基因或环境因素（Carneiro et al.，2007）。②Blau（BS）综合征，一种常染色体显性遗传病，临床上主要表现为不依赖病原微生物刺激的无菌性炎症反应，包括肉芽肿性关节炎、葡萄膜炎和皮疹。迄今为止，发现 NOD2 的 4 种错义突变与该病的发生有关，位于 NACHT 编码区域的 R334Q 和 R334W 及 L469F 与 E383，其突变可使 NOD2 的功能放大，在缺乏病原刺激下机体免疫系统异常持续性激活（Borzutzky et al.，2010）。③早发型肉瘤（EOS）表现为不同器官的肉芽肿，特别是关节、眼睛和皮肤，因其与 BS 表现特征几乎相同，故认为 BS 和 EOS 属同一种疾病（Brodsky and Monak，2009）。EOS 与 NOD2 中 R334W 的突变有关，可放大 NOD2 的功能，但其他的肉芽肿性炎症，如成人肉瘤病和 Wegener’s 肉芽肿均与 NOD2 无关。

（三）炎症小体

2002 年 Tschopp 等第一次提出了“炎症小体”的概念，认为其是一种存在于病原感染细胞胞质中的、能介导炎症性 caspase 活化的大分子蛋白复合物（Martinon et al.，2002）。其中 NLR 炎症小体是多蛋白复合物，包括 NLR、胞内接头蛋白分子 ASC 和前炎症 pro-caspase，能够作为“分子平台”或“信号平台”通过 ASC 募集 pro-caspase-1，pro-caspase-1 经过自剪切作用水解为 p35 和 p10，p35 再被剪切为 CARD 和 p20，两个 p20 和两个 p10 结合构成具有活性的 caspase-1，然后对 pro-IL-1β、pro-IL-18 及 pro-IL-33 作用，产生成熟的具有生物学活性的 IL-1β、IL-18 及 IL-33，发挥抗感染天然免疫作用（Martinon et al.，2002；Lamkanfi and Dixit，2009，2014；Schroder and Tschopp，2010；Davis et al.，2011；Latz et al.，2013；Guo et al.，2015；Man and Kanneganti，2015；Vanaja et al.，2015；Broz and Dixit，2016；Rathinam and Fitzgerald，2016；Sharma and Kanneganti，2016）（图 5-12）。炎症小体发挥作用需要双重信号的刺激：第一信号称为预刺激信号，由 TLR 或其他 PRR 介导，通过活化 NF-κB 和 MAPK 信号通路而上调炎症小体分子及 pro-IL-1β 和 pro-IL-18 的表达；第二信号又称活化信号，即 ATP、ROS 等 PAMP 或 DAMP 诱导 NLR 等 PRR 的寡聚化及构象变化，进而募集 ASC，活化 caspase-1（Martinon et al.，2002；Lamkanfi and Dixit，2009，2014；Schroder and Tschopp，2010；Latz et al.，2013；Guo et al.，2015；Man and Kanneganti，2015；Vanaja et al.，2015；Broz and Dixit，2016；He et al.，2016a，2016b；Rathinam and Fitzgerald，2016；Sharma and Kanneganti，2016）。目前，已鉴定出多种不同的 NLR 炎症小体，其中研究比较清楚的 NLR 炎症小体有 NLRP1～NLRP3、NLRC4、NLRP6、NLRP7、NLRP12（Barbé et al.，2014；Guo et al.，2015；Man and Kanneganti，2015；Vanaja et al.，2015；Broz and Dixit，2016；He et al.，2016a，2016b；Rathinam and Fitzgerald，2016；Sharma and Kanneganti，2016）（图 5-13）。

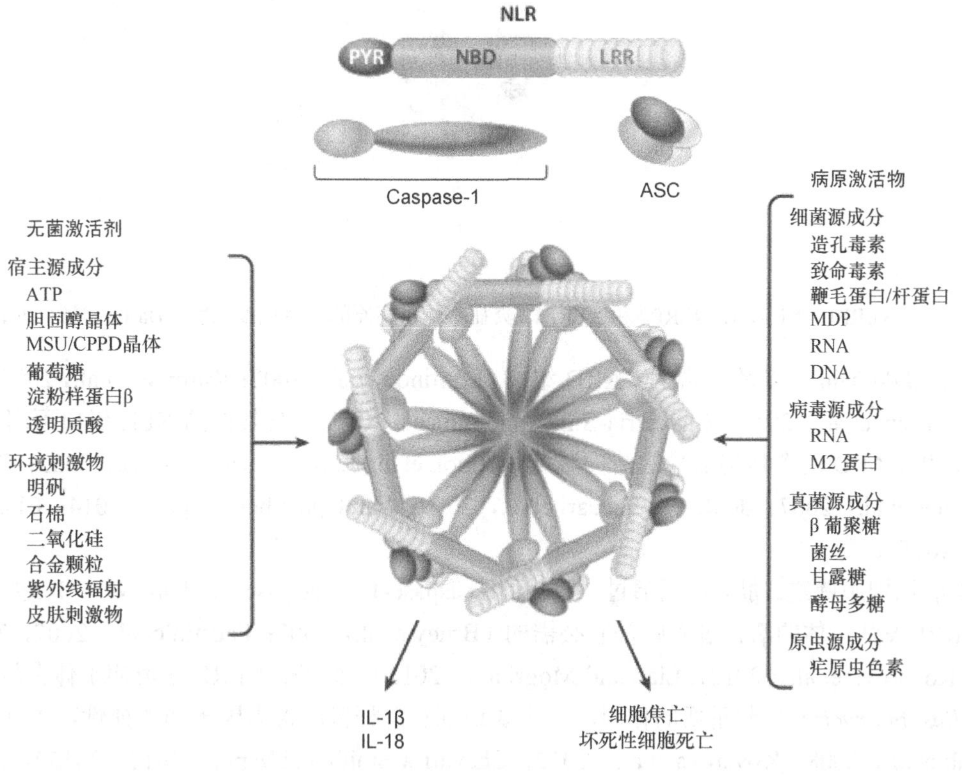

图 5-12　NLR 对病原的天然免疫识别及其炎症小体的组装与活化（Davis et al.，2011）（彩图请扫封底二维码）

1. NALP1 炎症小体

NLRP1 炎症小体是第一个被报道的可激活 caspase-1 的炎症小体，也是第一个被鉴定的 NLRP 亚家族成员（Martinon et al.，2002）。NLRP1 不仅能够与 ASC、caspase-1 组装炎症小体，还可以诱导凋亡小体的形成（Martinon et al.，2002；Lamkanfi and Dixit，2009，2014；Schroder and Tschopp，2010；Latz et al.，2013；Guo et al.，2015；Man and Kanneganti，2015；Vanaja et al.，2015；Broz and Dixit，2016；He et al.，2016a，2016b；Rathinam and Fitzgerald，2016；Sharma and Kanneganti，2016）。人类只有一种 *Nlrp1* 基因，而小鼠则有 3 种，分别为 *Nlrp1*a、*Nlrp1*b、*Nlrp1*c。NLRP1 是一种具有复合结构域的蛋白质，其由 N 端的 pyrin 结构域（PYD）、中间的 NBD、数个 LRR 元件串联排列的 LRR 结构域和 FIIND

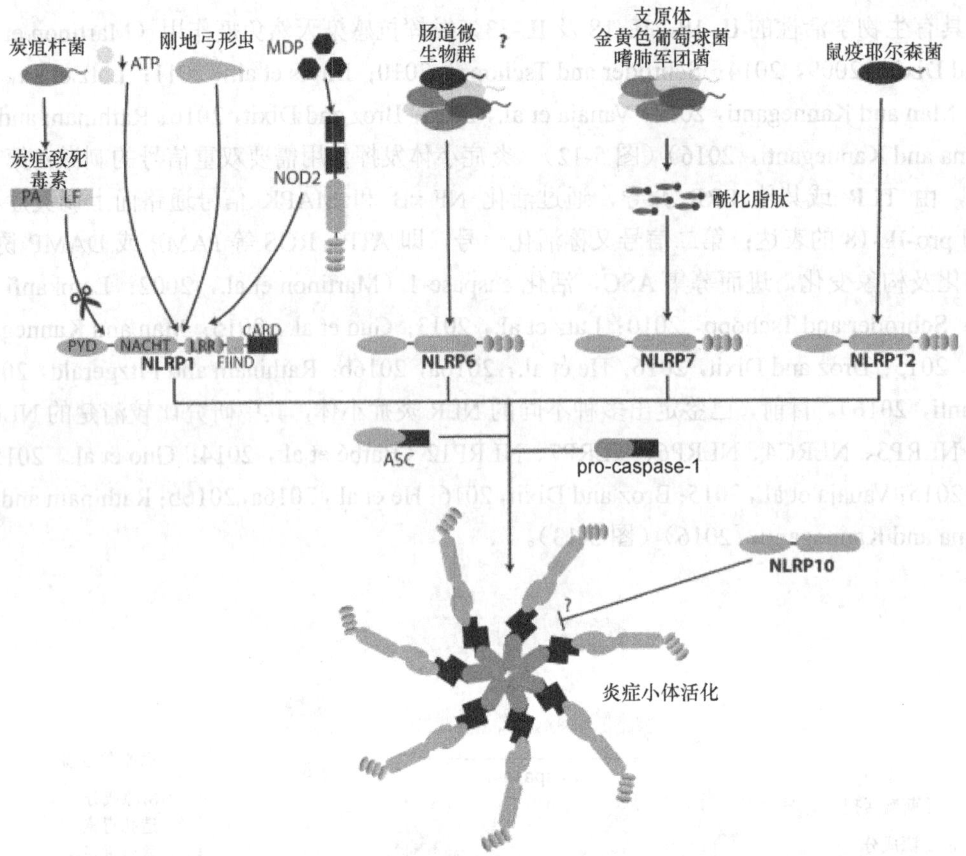

图 5-13 NLRP1、NLRP6、NLRP7 和 NLRP12 炎症小体对病原的天然免疫识别（Barbé et al.，2014）

（function-to-find domain），以及 C 端的 CARD 组成（Martinon et al.，2002；Kummer et al.，2007；D'Osualdo et al.，2011；Frew et al.，2012；Chavarria-Smith and Vance，2015）。与其他的 NLR 蛋白不同，NLRP1 蛋白具有 pyrin 和 CARD 两个传递信号的结构域（Martinon et al.，2002；Tschopp et al.，2003；Faustin et al.，2007；Kummer et al.，2007；de Rivero Vaccari et al.，2009；Van Opdenbosch et al.，2014；Chavarria-Smith and Vance，2015）。

NLRP1 能识别胞壁酰二肽，进而通过 ASC 活化 caspase-1 和 caspase-5，形成 NLRP1 炎症小体，但是 ASC 在 NLRP1 炎症小体的活化过程中是非必需的（Bruey et al.，2007；Faustin et al.，2007，2009；Hsu et al.，2008；Kovarova et al.，2012；Liao and Mogridge，2013）。此外，NLRP1b 炎症小体在机体抵抗炭疽杆菌（*Bacillus anthracis*）中起重要的作用，它主要识别炭疽杆菌的毒力因子如致死性毒素（lethal toxin，LeTx）（Fink et al.，2008；Kovarova et al.，2012；Chavarria-Smith and Vance，2013，2015）。LeTx 的保护抗原 PA 能与细胞膜上的受体结合，负责在细胞膜上穿孔形成一个通道，有利于炭疽杆菌的锌金属蛋白酶 LF 进入细胞质，通过剪切 MAPKK 而抑制其介导的信号通路。最初认为 NLRP1b 能直接识别进入细胞质的 LF，但随后研究发现炭疽杆菌 LF 的活性对识别 NLRP1b 及对 caspase-1 的活化是必需的，并且 LF 能切除 NLRP1b 蛋白靠近 N 端的肽段，但 NLRP1b 的基因敲除小鼠源的巨噬细胞丧失了对 LeTx 的免疫反应，包括 caspase-1 的激活、IL-1β 的分泌及细胞死亡（Frew et al.，2012；Finger et al.，2012；Levandowski et al.，2013；Chavarria-Smith and Vance，2013，2015）。进一步研究发现，炭疽杆菌的 LF 不仅通过剪切 NLRP1b 蛋白靠近 N 端的肽段而使其活化，还能剪切对 LF 无反应的 NLRP1b 变异体（Finger et al.，2012；Frew et al.，2012；Chavarria-Smith and Vance，2013，2015；Levandowski et al.，2013；Guey et al.，2014；Van Opdenbosch et al.，2014）。但是，仅仅对 LF 有反应的 NLRP1b 变异体能通过 FIIND 发生自加工或蛋白酶切过程，此过程对 NLRP1b 炎症小体的激活必不可少（Finger et al.，2012；Frew et al.，2012；

Chavarria-Smith and Vance，2013，2015；Levandowski et al.，2013；Guey et al.，2014；Van Opdenbosch et al.，2014）。这说明保护性抗原 PA 负责在细胞膜上穿孔形成一个通道，有利于锌金属蛋白酶 LF 进入细胞质，LF 对胞内有自抑制作用的 NLRP1b 的 N 端肽段进行剪切，促使其发生构象变化与寡聚化，进一步通过活化 ASC 和 caspase-1 形成 NLRP1b 炎症小体。刚地弓形虫（*Toxoplasma gondii*）也能激活 NLRP1b 炎症小体，但没有发现 NLRP1b 的剪切物，这说明 NLRP1b 自加工或蛋白剪切过程对 NLRP1b 炎症小体的活化是非必需的，也进一步说明人类只有一个 NLRP1 蛋白，NLRP1 炎症小体的活化及介导的天然免疫反应与刚地弓形虫的感染密切相关（Witola et al.，2011；Chavarria-Smith and Vance，2013，2015；Cavailles et al.，2014；Cirelli et al.，2014；Ewald et al.，2014；Gorfu et al.，2014）。

2. NLRP2 炎症小体

NLRP2 是一个胞质蛋白质，属于 NLR 家族成员，能通过其 N 端的 PYD 与 ASC 相互作用，进而激活 caspase-1，诱导 IL-1β 的产生及抑制 NF-κB 信号通路的活化，而 RNAi 敲降单核细胞胞内 NLRP2 的表达水平则可明显减少 LPS 诱导的 IL-1β 分泌（Grenier et al.，2002；Bruey et al.，2004；Conti et al.，2005；D'Osualdo et al.，2011）。但是，关于 NLRP2 是否参与介导炎症小体的组装并不清楚。随后研究发现，NLRP2 能够募集关键接头分子 ASC 蛋白、炎症性 caspase-1 形成一个新的功能炎症小体（Minkiewicz et al.，2013）。ATP 刺激人的星形胶质细胞，能检测到 NLRP2、ASC、caspase-1 的表达，炎症小体的组装及 caspase-1 的活化和 IL-1β 的产生，而 Pannexin 1 抑制物 probenecid 和 P2X7 受体抑制物 BBG 能抑制 ATP 诱导的 NLRP12 炎症小体的激活，靶向 NLRP2 的 siRNA 也能降低 ATP 诱导的 caspase-1 的活化及 IL-1β 的产生（Minkiewicz et al.，2013）。由此可见，NLRP12 也通过募集 ASC、pro-caspase-1 形成炎症小体，然后在炎症小体内活化 pro-caspase-1，产生具有酶活性的 caspase-1，激活的 caspase-1 对 pro-IL-1β 和 pro-IL-18 的前体进行加工，使其成熟并分泌到细胞外，发挥抗感染天然免疫作用。

3. NALP3 炎症小体

NLRP3 属于 NLR 家族成员，由 N 端的 PYD、中间的 NACHT 结构域和 C 端的 LRR 结构域组成（Latz et al.，2013；Lechtenberg et al.，2014；Elliott and Sutterwala，2015；Lu and Wu，2015；He et al.，2016a，2016b；Oroz et al.，2016）。当配体被 NLRP3 的 LRR 结构域识别并结合后，通过 NACHT 结构域发生自身的二聚化，进而通过 N 端的 PYD 与同样含有 PYD 的 ASC 分子相互作用，然后进一步募集 pro-caspase-1 形成炎症小体。但是，由于 NLRP3 缺少 CARD，不能直接募集 pro-caspase-1，因此需要先通过其 PYD 与 ASC 结合来募集 pro-caspase-1 形成炎症小体，激活 caspase-1，然后成熟的 caspase-1 剪切炎症因子 pro-IL-1β、pro-IL-18 和 pro-IL-33，从而产生具有活性的 IL-1β、IL-18 和 IL-33。

NLRP3 不仅识别细菌、病毒及真菌等病原体的 PAMP，还能识别机体内自身产生的"危险信号"。病原来源的 LPS、类脂 A、脂磷壁酸、脂蛋白、MDP、穿孔素和核酸物质能被 NLRP3 识别并激活其介导的炎症小体组装；宿主细胞受到损伤而发生坏死时所释放的 ATP 和尿酸盐结晶，一些代谢产物包括淀粉样蛋白及氧化型低密度脂蛋白均能通过激活 NLRP3 炎症小体引起机体炎症反应（Hornung et al.，2008；Latz et al.，2013；Henao-Mejia et al.，2014；Sha et al.，2014；Elliott and Sutterwala，2015；He et al.，2016a，2016b；Oroz et al.，2016）。此外，胆固醇、铝佐剂、硅石和石棉等晶体类分子及蜂毒和生物纳米材料也能引起 NLRP3 炎症小体的激活（Latz et al.，2013；Henao-Mejia et al.，2014；Sha et al.，2014；Elliott and Sutterwala，2015；He et al.，2016a，2016b；Oroz et al.，2016）。

4. NLRC4 炎症小体

NLRC4 是 2001 年被鉴定的 NLR 家族成员之一，当鼠伤寒沙门氏菌（*S. typhimurium*）感染宿主细胞后，NLRC4 能够与 pro-caspase-1 相互作用，引起 caspase-1 的蛋白剪切及其介导的"细胞死亡"（Poyet et al.，2001；Mariathasan et al.，2004；Miao et al.，2006，2008，2010；Franchi et al.，2010a，2010b；Hu et al.，2013a，2013b，2015）。NLRC4 由 N 端的 CARD、中间的 NBD 和 C 端的 LRR 结构域组成。由于其自身具有 CARD，NLRC4 可以直接与 pro-caspase-1 的 CARD 结合，所以其自身的活化可以不依赖于关键

接头蛋白分子 ASC 的存在（Poyet et al.，2001；Mariathasan et al.，2004；Gong and Shao，2012；Qu et al.，2012；Broz and Dixit，2016）。NLRC4 炎症小体主要在抵御胞内细菌感染的天然免疫反应中发挥着作用。当鼠沙门氏菌、嗜肺军团菌（*L. pneumophila*）、绿脓杆菌（*Pseudomonas aeruginosa*）、志贺氏菌（*S. flexneri*）等细菌感染巨噬细胞时，NLRC4 炎症小体的组装对 caspase-1 的活化起着关键性的作用（Mariathasan et al.，2004；Franchi et al.，2006a，2006b；Miao et al.，2006，2008，2010；Lamkanfi and Dixit，2009；Arlehamn et al.，2010；Schroder and Tschopp，2010；Arlehamn and Petrilli，2011；Abdelaziz et al.，2011）。研究认为，细菌的鞭毛蛋白、T3SS 和Ⅳ型分泌系统（type Ⅳ secretion system，T4SS）能够激活 NLRC4 炎症小体（Zhao，2011；Rayamajhi et al.，2013；Yang et al.，2013，2014；Tenthorey et al.，2014；Zhao and Shao，2015）。但是，NLRC4 并不与细菌配体直接相互作用，而 NAIP 是 NLRC4 上游的 PRR，通过识别细菌配体后与 NLRC4 互作并促使其寡聚化，进而激活 NLRC4 炎症小体（Kofoed and Vance，2011；Zhao，2011；Rayamajhi et al.，2013；Yang et al.，2013，2014；Tenthorey et al.，2014；Zhao and Shao，2015）。人类基因组仅表达 3 种 NAIP，能识别细菌的鞭毛蛋白和分泌系统的针状蛋白（needle protein）（Yang et al.，2013，2014；Kortmann et al.，2015）。但是，小鼠基因组编码 7 个 NAIP 成员，其中 NAIP1 和 NAIP2 分别识别 T3SS 的针状蛋白与棒状蛋白，而 NAIP5 和 NAIP6 识别鞭毛蛋白（Kofoed and Vance，2011；Zhao，2011；Gong and Shao，2012；Rayamajhi et al.，2013；Yang et al.，2013，2014；Tenthorey et al.，2014；Zhao and Shao，2015）。其中 NAIP5 能感受嗜肺军团菌鞭毛蛋白的 C 端区域，激活 NLRC4 炎症小体，进而通过激活 caspase-1 限制巨噬细胞胞内嗜肺军团菌的复制，但是 NAIP5 并不参与沙门氏菌对 NLRC4 炎症小体的活化（Kofoed and Vance，2011；Zhao，2011；Gong and Shao，2012；Rayamajhi et al.，2013；Yang et al.，2013，2014；Tenthorey et al.，2014；Zhao and Shao，2015）。NLRC4 炎症小体通过调控 IL-1β 和 IL-18 的分泌、细菌的降解、caspase-1 依赖的细胞焦亡等过程来调控宿主的免疫反应。当宿主感染急性沙门氏菌时，中性粒细胞的 NLRC4 炎症小体会组装并促进 IL-1β 的分泌，但不会引发细胞焦亡的发生（von Moltke et al.，2012；Chen et al.，2014；Man et al.，2014；Sellin et al.，2014）。

5. NLRP6 炎症小体

NLRP6 是 NLR 家族成员之一，能够与 ASC 和 caspase-1 相互作用组装炎症小体，诱导 IL-1β 和 IL-18 的分泌，进而调控肠道健康与稳态（Elinav et al.，2011）。起初研究发现，在 293T 细胞或 COS-7L 细胞中共表达 NLRP6、ASC 和 pro-caspase-1，能够引起 ASC 斑点体结构的形成，caspase-1 的活化及 IL-18 的分泌（Grenier et al.，2002）。随后研究发现，NLRP6、ASC 或 caspase-1 基因敲除小鼠的血清中 IL-18 显著降低，而 CCL5（RANTES）分泌升高，并表现出对 DSS（dextran sodium sulfate）或 AOM（azoxymethane）诱发的肠炎和结肠炎引起的肿瘤发生易感（Chen et al.，2011；Elinav et al.，2011；Kempster et al.，2011；Normand et al.，2011；Saleh and Trinchieri，2011；Henao-Mejia et al.，2012；Huber et al.，2012；Hu et al.，2013）。此外，肠道微生物的代谢产物以依赖 NLRP6-ASC-caspase-1 信号轴的方式诱导 IL-18 的分泌及抗微生物多肽的合成，进而促进肠道的黏膜免疫反应，然而 IL-18 的缺失导致肠道共生菌的生态失调（commensal dysbiosis）（Chen et al.，2011；Kempster et al.，2011；Normand et al.，2011；Saleh and Trinchieri，2011；Henao-Mejia et al.，2012；Huber et al.，2012；Hu et al.，2013；Wlodarska et al.，2014；Levy et al.，2015；Man et al.，2015）。因此，NLRP6 炎症小体在调控肠道微生物的平衡中发挥重要作用。有趣的是，NLRP6 还能作为负调节因子，调控单核李氏杆菌、大肠杆菌和鼠伤寒沙门氏菌感染巨噬细胞后诱导 NF-κB 和 MAPK 信号通路的活化，以及 TNF-α和 IL-6 的表达，继而调节杯状细胞分泌黏蛋白（Anand et al.，2012；Wlodarska et al.，2014；Levy et al.，2015；Wang et al.，2015c）。

6. NLRP7 炎症小体

NLRP7 由 N 端的 PYD、中间的 NACHT 结构域和 C 端的 LRR 结构域组成（Grenier et al.，2002；Ratsimandresy et al.，2013；Barbé et al.，2014）。当配体被 NLRP7 的 LRR 结构域识别并结合后，通过 NACHT 结构域发生自身的二聚化，进而通过 N 端的 PYD 与同样含有 PYD 的 ASC 分子相互作用，然后进一步募集 pro-caspase-1 形成炎症小体（Ratsimandresy et al.，2013；Barbé et al.，2014）。2005 年，NLRP7 作为炎症小体信号通路的负调节因子第一次被鉴定（Kinoshita et al.，2005）。LPS 刺激 293T 细胞或 THP1 细胞后，NLRP7 通过其 N 端的 PYD 抑制 caspase-1 介导的 IL-1β 分泌。然而，细菌的酰化脂肽能够诱导 NLRP6 与 ASC 和 pro-caspase-1 形成炎症小体（Khare et al.，2012）。研究发现，siRNA 敲降或突变巨噬细胞的 NLRP7 或 ASC，导致单核李氏杆菌、支原体、金黄色葡萄球菌或嗜肺军团菌诱导的 IL-1β 分泌减少，而过表达 NLRP7 则能与 ASC 和 caspase-1 形成炎症小体，诱导 IL-1β 和 IL-18 的分泌，抑制细菌的增殖（Murdoch et al.，2006；Messaed et al.，2011；Khare et al.，2012；Radian et al.，2013，2015）。

7. NLRP12 炎症小体

NLRP12 是 2002 年发现的 NLR 家族成员之一，也由 N 端的 PYD、中间的 NACHT 结构域和 C 端的 LRR 结构域组成（Grenier et al.，2002；Williams et al.，2003，2005；Pinheiro et al.，2011；Ratsimandresy et al.，2013；Barbé et al.，2014）。最早研究发现，当病原感染后，NLRP12 发生自我寡聚化，然后以 ASC 和 caspase-1 依赖的方式诱导 IL-1β 和 IL-18 的分泌（Grenier et al.，2002；Pinheiro et al.，2011）。此外，与 NLRP6 类似，NLRP12、ASC 或 caspase-1 基因敲除小鼠的血清中 IL-18 显著降低，而 CCL5 分泌升高，也表现出对 DSS 或 AOM 诱发的肠炎和结肠炎引起的肿瘤发生易感（Zaki et al.，2011，2014；Allen et al.，2012；Sharma and Jha，2016）。研究发现，鼠疫杆菌（*Yersinia pestis*）感染能诱导 NLRP12 炎症小体的组装及 IL-18 的分泌，对清除其感染至关重要（Vladimer et al.，2012）。但是，NLRP12 的基因敲除小鼠对鼠疫杆菌比较敏感，感染后死亡率升高、细菌载量增多和体内 IL-1β 和 IL-18 的水平明显减少（Vladimer et al.，2012）。此外，疟原虫感染宿主细胞后诱导的 NLRP12 炎症小体激活在抵御细菌的感染中也具有重要作用（Ataide et al.，2014）。因此，NLRP7-ASC-caspase-1 介导的炎症小体信号通路在抵御病原感染的天然免疫反应中扮演了重要的角色，但其详细的分子激活机制有待进一步研究。

第四节　ALR 家族的分子结构与模式识别机制

DNA 病毒入侵宿主细胞后，释放 DNA 产物，内体内的富含 CpG 的 DNA 被 TLR9 识别，并诱发免疫反应，产生炎症因子或 I 型干扰素，而细胞质中的 DNA 物质由细胞质中的 DNA 识别受体感应。最近，人们在寻找细胞胞质抗病毒天然免疫 DNA 受体研究方面取得了很大进展。其中 AIM2（absent in melanoma 2）、IFI16（gamma-interferon-inducible protein 16）和 IFIX/PYHIN1（PYHIN family member 1）是随后发现的 3 个 DNA 识别受体，均属于 PYHIN（pyrin and HIN domain-containing protein）家族或 HIN200/IFI200（hematopoietic interferon-inducible nuclear antigen with 200 amino acid repeats domain）家族，能够识别病原的 DNA，分别介导 IL-1β 或（和）IFN-β 的产生。此外，人的 PYHIN 家族还包括髓样细胞核分化抗原（myeloid cell nuclear differentiation antigen，MNDA）和 POP3（pyrin domain only protein 3），以及小鼠的 PYHIN 蛋白家族包括 14 个成员，如 p202（p202a/p202b）、p203、p204（IFI16）、p205（IFI205a）、p206、p207（PYHIN-A）、p208（PYR-RV1/Pydc3）、p209（IFIX/PYHIN1）、p210（AIM2）、p211（MNDA/IFI205b）、p212［Mndal（MNDA-like）/PYHIN3］、p213（PYR-A/Pydc4）和 p214。由于人的 5 个 PYHIN 蛋白和小鼠的 14 个 PYHIN 蛋白的 C 端均含有识别和结合 dsDNA 的 HIN200 结构域（除了 p208 和 p213 含有 PYD 但不含有 HIN200 结构域），以及在其 N 端还有一个能与其他蛋白质相互作用的热蛋白结构域（也称为 DAPIN 或 PAAD 结构域）（除了 p202a 和 p202b 含有 HIN200 结构域但不含有 PYD）而共同组成了 AIM2 样受体家族（AIM2-like receptor，ALR）。其中 HIN200 结构域含有 LXCXE 基序，有 A、B 和 C 三种亚型。AIM2 和 p210 仅含有 C 型 HIN200 结构域，IFI16、p202 和 p204 含有 A 和 B 型 HIN200 结构域，IFIX、MNDA、p205、p211 和 p212 仅含有 A 型 HIN200 结构域，p203、p206、p207、p209 和 p214 仅含有 B 型 HIN200 结构域。AIM2、POP3、p202 和 p206 主要定位于细胞质中，而其余 ALR 成员由于含有核定位序列（nuclear localisation sequence，NLS）主要定位于细胞核中。但是，当细胞受到 DNA 刺激后，定位于细胞核的 ALR

成员会从细胞核迁移到细胞质而发生重定位。

一、AIM2 的分子结构与模式识别机制

AIM2 是 Deyoung 等于 1997 年利用消减 cDNA 文库从黑色素瘤细胞株中鉴定出来的基因，由于它在黑色素瘤中缺失，因此被命名为黑素瘤缺乏因子 2（absent in melanoma 2，AIM2）。AIM2 主要在脾、小肠、外周血粒细胞及睾丸中表达（DeYoung et al.，1997）。人 AIM2 分子由 337 个氨基酸残基组成，具有 PYHIN 家族蛋白分子的典型结构特点，即 N 端为高度螺旋的热蛋白 PYD（第 1～137 位氨基酸），C 端为含有 200 个氨基酸的 HIN200 结构域（第 138～337 位氨基酸）；小鼠的 p210 与人 AIM2 同源，编码 354 个氨基酸，C 端是含 198 个氨基酸（第 144～341 位氨基酸）的 HIN200 结构域（Choubey et al.，2010；Schattgen and Fitzgerald，2011；Connolly and Bowie，2014；Shaw and Liu，2014；Man et al.，2015，2016；Morrone et al.，2015；Choubey，2016；Gray et al.，2016）（图 5-14）。HIN200 家族成员作为基因簇均定位于 1q21～1q23，而人 *AIM2* 基因定位于 1q22。PYD 属于进化上高度保守的死亡结构域（death domain，DD）蛋白超家族，含有这些结构域的蛋白质分子之间能够相互作用形成高分子复合物，激活半胱天蛋白酶（caspase）和转录因子等多种效应蛋白，在天然免疫、炎症反应、细胞分化和凋亡及癌症等过程中发挥重要作用；HIN200 结构域含有两个相邻的寡核苷酸/寡糖结合（oligonucleotide/oligosaccharide-binding fold，OB）结构域，该结构域与识别 DNA 相关，具有这种结构特征的蛋白质与 DNA 复制、重组、修复及端粒保持等过程有关（Cresswell et al.，2005；Stehlik，2007）。早期研究认为，AIM2 是一种肿瘤抑制因子，AIM2 的过表达不仅可逆转黑素瘤的肿瘤表型和延迟小鼠纤维原细胞的增殖，以及在结肠癌、胃癌、子宫内膜癌和乳腺癌等多种肿瘤中都存在变异或失活情况，还能抑制肿瘤细胞的生长（DeYoung et al.，1997；Harada et al.，2001；Chen et al，2006）。

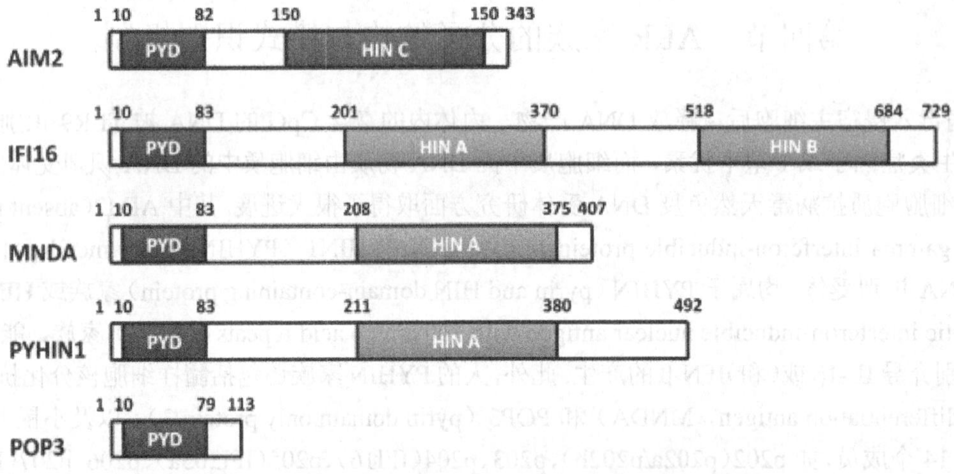

图 5-14 ALR 家族的分子结构（Connolly and Bowie，2014）

2009 年，4 个研究组独立地报道了 AIM2 作为胞质 DNA 识别受体，通过识别病原的 DNA，参与 AIM2 炎症小体的组装与活化，进而诱导 IL-1β 和 IL-18 的释放（Burckstummer et al.，2009；Fernandes-Alnemri et al.，2009；Hornung et al.，2009；Roberts et al.，2009）。AIM2 炎症小体由 AIM2、凋亡相关斑点样蛋白（apoptosis-associated speck-like protein containing a CARD，ASC）和半胱氨酸蛋白水解酶-1 前体（pro-caspase-1）组成，其组装始于 AIM2 感应 dsDNA 的刺激，AIM2 蛋白构象变化而解除自我抑制，然后通过其 HIN200 结构域与长度大于 80bp 的 dsDNA 结合后引起 AIM2 的寡聚化，AIM2 分子间以 dsDNA 长度依赖性的方式低聚化，引起自身的二聚化及形成丝状样的寡聚体（filament），然后通过其 N 端的 PYD 与 ASC 的 PYD 相互作用，引起 ASC 朊蛋白样寡聚化，激活的朊蛋白样 ASC 多聚体（prion-like aggregation）

随后通过其 C 端的半胱氨酸蛋白酶招募结构域 CARD 招募同样含有 CARD 的 pro-caspase-1，进而形成 AIM2 炎症小体，该炎症小体作为信号体（signalosome）或信号平台（signaling platform）促使 pro-caspase-1 实现自我剪切形成活化 caspase-1，活化的 caspase-1 活性被激活，一方面促使 pro-IL-1β 和 pro-IL-18 剪切、加工和成熟，进而诱导 IL-1β 和 IL-18 的高水平分泌，另一方面发生“细胞焦亡”（pyroptosis）的细胞死亡，从而介导机体的抗病毒天然免疫反应或者细胞焦亡等生理过程（Burckstummer et al.，2009；Fernandes-Alnemri et al.，2009；Hornung et al.，2009；Roberts et al.，2009；Schattgen and Fitzgerald，2011；Cridland et al.，2012；Brunette et al.，2012；Jin et al.，2012，2013；Connolly and Bowie，2014；Lu et al.，2014a，2014b；Shaw and Liu，2014；Hou and Niu，2015；Kayagaki et al.，2015；Man and Kanneganti，2015；Man et al.，2015，2016；Morrone et al.，2015；Shi et al.，2015；Gray et al.，2016）（图 5-15）。然而，人的 AIM2 不仅能够通过炎症小体诱导 IL-1β 和 IL-18 的分泌与细胞焦亡，还能通过 STING-TBK1-IRF3 信号通路诱导 I 型 IFN 的释放。但是，小鼠 AIM2 只能通过炎症小体诱导 IL-1β 和 IL-18 的分泌与细胞焦亡，因此 AIM2 的功能具有种属特异性，有待进一步的研究。此外，在非激活状态下，AIM2 通过 HIN 结构域与 PYD 之间的偶联，抑制自身的活化，使自身处于自抑制状态，同时 PYD 与 HIN 结构域偶联的区域恰恰是 AIM2 的 PYD 与 ASC 的 PYD 相互作用的位点，同时遮蔽了 HIN 结构域结合 DNA 的表面（Jin et al.，2012，2013；Cai et al.，2014，2016；Cai and Chen，2014；Lu et al.，2014a，2014b；Shaw and Liu，2014；Hou and Niu，2015）。

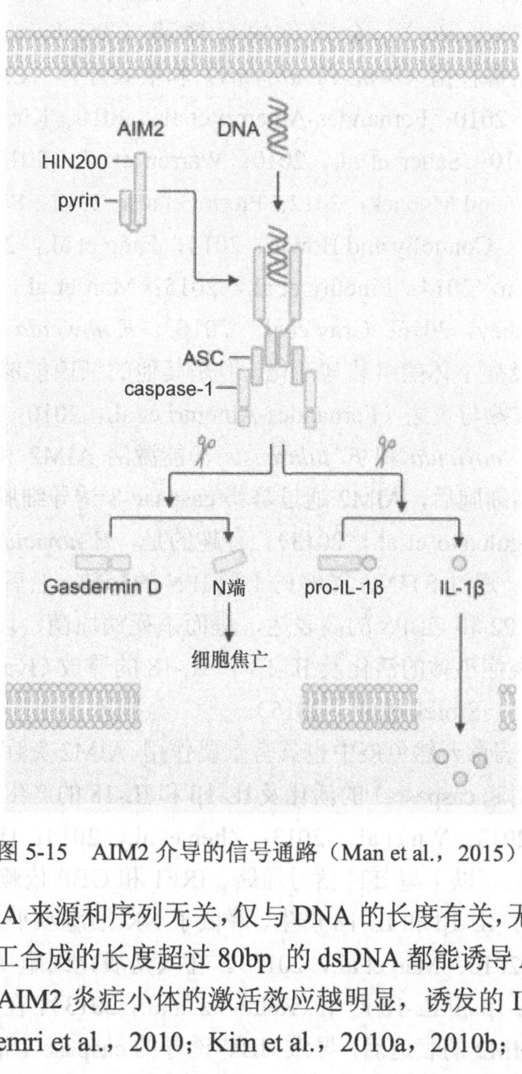

图 5-15 AIM2 介导的信号通路（Man et al.，2015）

AIM2 结合的 DNA 与 DNA 来源和序列无关，仅与 DNA 的长度有关，无论细菌 dsDNA、病毒 dsDNA，还是哺乳动物 dsDNA，甚至人工合成的长度超过 80bp 的 dsDNA 都能诱导 AIM2 炎症小体的组装与活化，并且 dsDNA 的长度越长，对 AIM2 炎症小体的激活效应越明显，诱发的 IL-1β 和 IL-18 分泌及天然免疫反应就越强烈（Fernandes-Alnemri et al.，2010；Kim et al.，2010a，2010b；Jones et al.，2010；Rathinam et al.，2010；Sauer et al.，2010；Warren et al.，2010；Dombrowski et al.，2011；Choubey，2012；Jin et al.，2012，2013；Zhang et al.，2013；Cai et al.，2014；Lu et al.，2014a，2014b；Hou and Niu，2015；Meunier et al.，2015）。但是，AIM2 并不结合 ssDNA，并且只有 dsDNA 可以诱导 AIM2 的寡聚化，引起 AIM2 炎症小体的组装与活化，以及 IL-1β 和 IL-18 的成熟与表达（Schattgen and Fitzgerald，2011；Cridland，2012；Brunette et al.，2012；Connolly and Bowie，2014；Shaw and Liu，2014；Morrone et al.，2015；Gray et al.，2016）。尽管 AIM2 在 caspase-1 的激活和细胞死亡过程中发挥着非常关键的作用，但其对 dsDNA 病毒诱导的Ⅰ型 IFN 的产生几乎没有影响（Mariathasan et al.，2005；Henry et al.，2007；Tsuchiya et al.，2010；Ge et al.，2012；Saiga et al.，2012；Fang et al.，2014），当 DNA 或者 VACV 刺激 AIM2 缺陷小鼠的巨噬细胞时，不能活化 pro-caspase-1，以及 IL- 1β 和 IL- 18 的成熟与表达。有趣的是，当 AIM2 的表达被调低后，DNA 诱导Ⅰ型 IFN 的产生没有被抑制，反而起增强作用。这种作用被认为可以增强细胞的存活能力，而不是炎症小体信号通路与 DNA 病毒诱导Ⅰ型 IFN 信号通路的重叠（Mariathasan et al.，2005；Henry et al.，2007；Tsuchiya et al.，2010；Duan et al.，2011；Brunette et al.，2012；Ge et al.，2012；Saiga et al.，2012；Connolly and Bowie，2014；Fang et al.，2014；Shaw and Liu，2014；Gray et al.，2016）。因此，AIM2 炎症小体被认为是防御一些绕过天然免疫系统的 DNA 病毒的另一道防线。

越来越多的证据表明，AIM2 在抵御病毒、细菌、真菌和原虫的感染中发挥了重要的作用。研究发现，AIM2 炎症小体在抵御病原细菌，如土拉弗朗西斯菌（*Francisella tularensis*）、单核李氏杆菌（*Listeria monocytogenes*）、嗜肺军团菌（*Legionella pneumophila*）、肺炎链球菌（*Streptococcus pneumonia*）、牙龈卟啉单胞菌（*Porphyromonas gingivalis*）、金黄色葡萄球菌（*Staphylococcus aureus*）、牛分枝杆菌（*Mycobacterium bovis*）、流产布鲁杆菌（*Brucella abortus*）和鼠衣原体（*Chlamydia muridarum*）的感染中具有重要作用（Choubey et al.，2010；Fernandes-Alnemri et al.，2010；Kim et al.，2010a，2010b；Jones et al.，2010；Rathinam et al.，2010；Sauer et al.，2010；Warren et al.，2010；Wu et al.，2010；Schattgen and Fitzgerald，2011；Belhocine and Monack，2012；Pierini et al.，2012；Saiga et al.，2012，2015；Gomes et al.，2013；Yang et al.，2013；Connolly and Bowie，2014；Fang et al.，2014；Hanamsagar et al.，2014；Park et al.，2014；Shaw and Liu，2014；Finethy et al.，2015；Man et al.，2015；Morrone et al.，2015；Wassermann et al.，2015；Choubey，2016；Gray et al.，2016）。*F. novicida* 和 *F. tularensis* 感染小鼠巨噬细胞和 DC 后，能够诱导 AIM2 炎症小体的组装与活化，但是其他的细菌能够诱导 AIM2 和其他炎症小体的活化，以及 IL-1β 和 IL-18 的成熟与表达（Fernandes-Alnemri et al.，2010；Jones et al.，2010；Rathinam et al.，2010）。在 THP1 细胞，*F. novicida* 和 *F. tularensis* 却能激活 AIM2 和 NLRP3 炎症小体的活化，而 *Francisella* 感染 caspase-1 缺陷细胞后，AIM2 通过募集 caspase-8 诱导细胞凋亡的发生（Atianand et al.，2011；Pierini et al.，2012；Sagulenko et al.，2013）。有趣的是，*F. novicida* 感染小鼠巨噬细胞后被 DNA 识别受体 cGAS 和 IFI204 识别，通过 STING 能够诱Ⅰ型 IFN 的释放，然后通过Ⅰ型 IFN 信号通路诱导了 IRF1 的活化，引起 ISG 中 GBP2 和 GBP5 的高表达，进而杀死病原菌，以及 DNA 的进一步释放，高浓度的 DNA 最终促进了 AIM2 炎症小体的活化及 IL-1β 和 IL-18 的释放（Ivashkiv and Donlin，2014；Man et al.，2015；Meunier et al.，2015；Storek et al.，2015）。

此外，AIM2 炎症小体在抗病毒天然免疫中也具有重要作用。AIM2 炎症小体能够识别 MCMV、VACV、HBV 和 HPV 的基因组 DNA，引起 caspase-1 的活化及 IL-1β 和 IL-18 的产生（Hornung et al.，2009；Rathinam et al.，2010；Reinholz et al.，2013；Wu et al.，2013；Zhen et al.，2014；Han et al.，2015；Lupfer et al.，2015）。MCMV 感染巨噬细胞后，以Ⅰ型 IFN 信号通路、IRF1 和 GBP 依赖的方式诱导 AIM2 炎症小体活化，而 AIM2 缺陷细胞却减少了 IL-1β 和 IL-18 产生、降低了 NK 细胞水平及提高了病毒的滴度（Hornung et al.，2009；Rathinam et al.，2010；Man et al.，2015）。在人角质化细胞（keratinocytes），HPV 以 AIM2 炎症小体依赖的方式诱导了 IL-1β 和 IL-18 产生（Reinholz et al.，2013）。在人肾小球系膜细胞（glomerular mesangial cell），siRNA 敲降 AIM2 的表达后，导致 HBV 诱导的 caspase-1 活化及 IL-1β 和 IL-18 的产生显

著降低（Wu et al.，2013；Zhen et al.，2014；Han et al.，2015）。AIM2 在抵御真菌和原虫的感染中发挥了重要的作用。研究发现，烟曲霉（*Aspergillus fumigatus*）感染小鼠 BMDC 后能够诱导 AIM2 炎症小体的激活，而 AIM2、ASC 或 caspase-1 缺陷小鼠对烟曲霉菌高度易感（Karki et al.，2015）。AIM2 能够直接识别烟曲霉和疟原虫（*Plasmodium berghei*）的基因组 DNA，进而诱导 AIM2 炎症小体的组装、活化，以及 IL-1β 和 IL-18 的释放（Kalantari et al.，2014）。

二、IFI16 的分子结构与模式识别机制

IFI16 是 ALR 家族另一个成员，小鼠的同源蛋白为 p204，其基因通过 mRNA 选择性剪切可编码 3 种类型的 IFI16 蛋白，即 IFI16A、IFI16B 和 IFI16C（Johnstone et al.，1998；Johnstone and Trapani，1999；Choubey et al.，2008；Li et al.，2012a）。其中 IFI16B 型分子作为其主要形式，主要表达在人类的上皮细胞、内皮细胞、成纤维细胞、巨噬细胞及 T 细胞中，并都有较为广泛的分布（Johnstone et al.，1998；Choubey et al.，2008；Li et al.，2012b）。IFI16 分子由 729 个氨基酸组成，其 N 端为 PYD（第 6～84 位氨基酸），同时含有一段核定位序列（NLS）（第 124～145 位氨基酸），C 端存在 HIN200A（第 192～393 位氨基酸）和 HIN200B（第 515～710 位氨基酸）2 个结构域（Choubey et al.，2008；Schattgen and Fitzgerald，2011；Cridland et al.，2012；Connolly and Bowie，2014；Shaw and Liu，2014）（图 5-14）。其中 C 端 HIN200 结构域存在 2 个 OB 折叠区，参与对 DNA 的识别和结合。HIN200A 利用环绕连接区域表面带有的正电荷，表现出对 ssDNA 具有高亲和力，而 HIN200 利用 OB1 的 L34 环、环绕连接区域的 α1 和 α2 螺旋、OB2 的 L32 环及 β4 与 β4 折叠构成的区域，表现出对 dsDNA 具有高亲和力，但是 HIN200A 能够促进 HIN200B 对 dsDNA 的亲和性，并且 HIN200B 结构域对 DNA 的亲和力明显弱于 AIM2，因此在一定程度上可以解释 IFI16 存在 2 个 HIN200 结构域的现象（Choubey et al.，2010；Schattgen and Fitzgerald，2011；Cridland et al.，2012；Connolly and Bowie，2014；Shaw and Liu，2014；Diner et al.，2015a，2015b，2015c）。HIN200A 和 HIN200B 结构域被富含丝氨酸-苏氨酸-脯氨酸（S/T/P）的空格区域间隔开来，该空格区在 IFI16 mRNA 选择性剪切下，可编码 1～3 个高度保守的富含 56 个氨基酸的 S/T/P 结构域（第 387～499 位氨基酸），从而形成 IFI16 的 3 种类型蛋白质（Johnstone et al.，1998）。此外，不同于 AIM2，IFI16 的 HIN200 结构域既可识别 dsDNA，又可识别 ssDNA（Dawson and Trapani，1995；Diner et al.，2015a，2015b，2015c）。IFI16 是一种核质穿梭蛋白，在稳态的情况下主要位于细胞核，而当受到 DNA 刺激后，IFI16 能够从细胞核迁移至细胞质中。由于它这种特殊的定位，决定了它可以识别细胞质内和细胞核内的 DNA（Dell'Oste et al.，2015）。IFI16 分子 NLS 序列即由氨基酸序列第 96～100 位构成模体 1（motif1/NLS1）和氨基酸序列第 127～138 位构成模体 2（motif2/NLS2）（Li et al.，2012a，2012b）。motif1 或 motif2 的缺失导致 IFI16 分子在 U2OS 细胞胞质内聚集增多。同野生型相比，NLS1 或 NLS2 的突变导致定位于核内的 IFI16 表达量减少。研究发现，发生于 NLS 模体上的若干赖氨酸位点乙酰化亦导致 IFI16 分子在胞质内的分布增多，但是组蛋白乙酰化酶抑制剂 trichostatin A 能够阻止这种效应（Li et al.，2012a，2012b）。因此，IFI16 分子在细胞核和细胞质的共同分布，提示其既可作为胞核 DNA 识别受体，又可作为胞质 DNA 识别受体。

一方面 IFI16 识别 DNA，通过 PYD 引起自身的二聚化及寡聚化，形成朊病毒样丝状体，然后通过招募关键的接头蛋白分子 STING 活化 TBK1/IKKi，然后磷酸化激活 IRF3 和 IRF7，促使其发生核转移，进而诱导 I 型 IFN 的产生（Choubey et al.，2010；Goubau et al.，2010；Unterholzner et al.，2010；Schattgen and Fitzgerald，2011；Brunette et al.，2012；Cridland et al.，2012；Li et al.，2012a，2012b；Jin et al.，2012；Veeranki and Choubey，2012；Connolly and Bowie，2014；Jakobsen and Paludan，2014；Morrone et al.，2014；Shaw and Liu，2014；Diner et al.，2015a，2015b，2015c；Gray et al.，2016）（图 5-16）。起初发现，VACV 的非富含 AT 的 70bp 的 dsDNA 能以非依赖于 TLR9、DAI 和 RNA 聚合酶Ⅲ，却依赖 STING-TBK1-IRF3 信号通路的方式刺激 THP-1 细胞产生 I 型 IFN（Unterholzner et al.，2010，2013；Schattgen and Fitzgerald，2011；Veeranki and Choubey，2012；Horan et al.，2013；Connolly and Bowie，

2014；Jakobsen and Paludan，2014；Morrone et al.，2014；Shaw and Liu，2014）。然后通过分析 THP-1 细胞裂解液中与生物素固定 70bp VACV 的 dsDNA 结合蛋白，鉴定为 HIN200 蛋白家族成员 IFI16，并且其也能结合 70bp 的 ssDNA。相应地，RNAi 敲降 IFI16 或 p204 的表达则抑制 DNA 和 HSV-1 刺激 THP-1、RAW264.7、MEF、PBMC、BMDM 和 DC 引起的 IRF3 和 NF-κB 的活化，以及 I 型 IFN 的产生（Unterholzner et al.，2010；Duan et al.，2011；Kis-Toth et al.，2011；Conrady，2012；Søby et al.，2012；Orzalli et al.，2013；Horan et al.，2013）。随后发现，IFI16 主要定位在细胞核中，细胞质中也存在 IFI16，因此 IFI16 既能在细胞核内感应 HSV-1、CMV、KSHV 及单核李氏杆菌的 DNA，又能感应细胞质中转染的 DNA 或细胞质 DNA 病毒及 HIV 的复制产物（Kerur et al.，2011；Veeranki and Conrady，2012；Li et al.，2012a，2012b；Søby et al.，2012；Johnson et al.，2013；Horan et al.，2013；Gugliesi et al.，2013；Orzalli et al.，2013；Singh et al.，2013；Monroe et al.，2014；Thompson et al.，2014；Diner et al.，2015a，2015b，2015c；Lo Cigno et al.，2015；Stratmann et al.，2015；Komatsu et al.，2016；Roy et al.，2016）。进一步研究发现，IFI16 含有保守的核定位序列（NLS），在淋巴细胞中，IFI16 的 NLS 序列上第 99 和 128 位赖氨酸被乙酰化酶 p300 和 HDAC 修饰并发生乙酰化，促使 IFI16 从细胞核迁移至细胞质中，但是乙酰化修饰如何抑制 IFI16 入核的分子机制还不清楚（Conrady，2012；Li et al.，2012a，2012b；Ansari et al.，2013；Johnson et al.，2013；Dutta et al.，2015；Iqbal et al.，2016）。值得注意的是，RNAi 敲降 IFI16 后，DNA 诱导的 I 型 IFN 的产生只是受到部分抑制，但 STING 缺失导致 DNA 诱导的 I 型 IFN 的产生被完全抑制，这说明还存在其他的 DNA 识别受体通过 STING 诱导 I 型 IFN 的产生（Conrady，2012；Li et al.，2012a，2012b；Johnson et al.，2013；Ansari et al.，2013；Dutta et al.，2015；Iqbal et al.，2016）。但是，关于具备哪些特征的 dsDNA 能与 IFI16 相互作用，以及细胞受到 DNA 或者 DNA 病毒感染后，IFI16 如何招募 STING，如何活化 STING，活化的 STING 如何激活下游信号转导的机制目前还不是很明确。

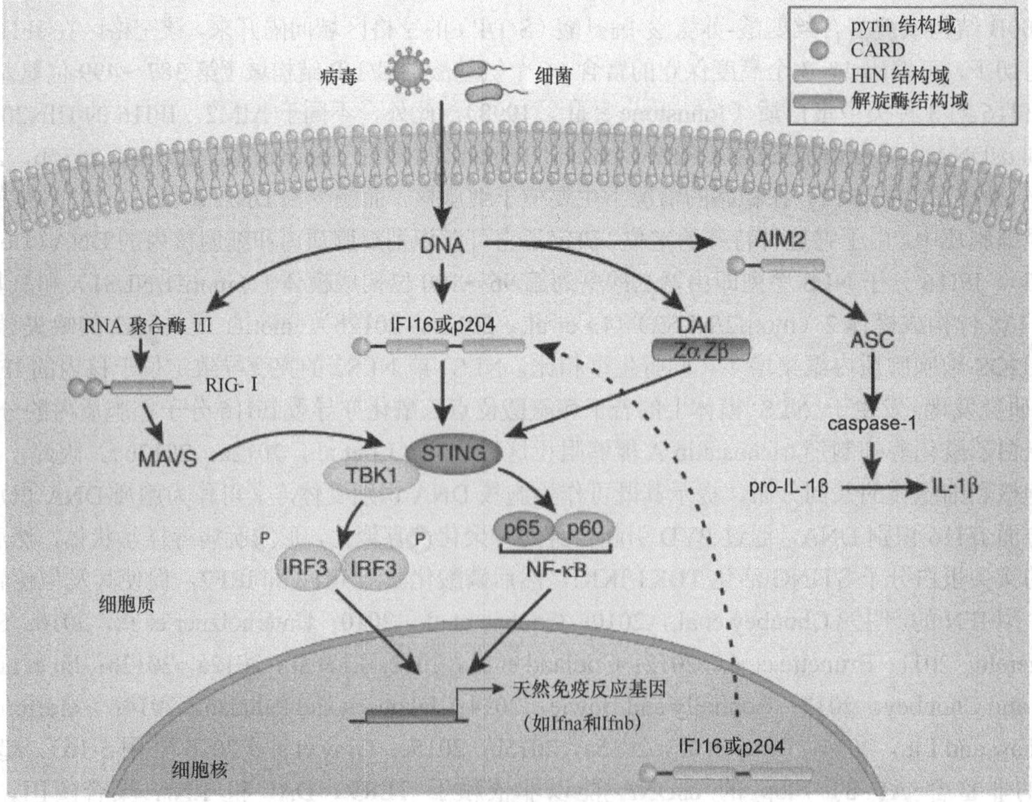

图 5-16 IFI16/p204 介导的天然免疫识别及其信号通路（Goubau et al.，2010）

另一方面 IFI16 识别 DNA 后，通过募集 ASC 和 pro-caspase-1 组装炎症小体，然后通过活化 caspase-1 介导 IL-1β 和 IL-18 的表达与分泌及细胞焦亡（Choubey et al.，2010；Goubau et al.，2010；Unterholzner et al.，2010；Schattgen and Fitzgerald，2011；Brunette et al.，2012；Cridland et al.，2012；Li et al.，2012a，2012b；Jin et al.，2012；Veeranki and Choubey，2012；Connolly and Bowie，2014；Jakobsen and Paludan，2014；Morrone et al.，2014；Shaw and Liu，2014；Diner et al.，2015；Gray et al.，2016）（图 5-16）。研究发现，卡波济肉瘤相关疱疹病毒（Kaposi's sarcoma-associated herpesvirus，KSHV）、EB 病毒（Epstein-Barr virus，EBV）或 HIV 感染内皮细胞、成纤维细胞或 B 细胞和 T 细胞等特定类型细胞后，IFI16 在细胞核内通过识别病毒 DNA 激活炎症小体，进而诱导 IL-1β 和 IL-18 的表达与分泌或细胞焦亡（Kerur et al.，2011；Ansari et al.，2013；Orzalli et al.，2013；Singh et al.，2013；Doitsh et al.，2014；Morrone et al.，2014）。此外，HSV-1 感染人成纤维细胞时，也能激活 IFI16 炎症小体（Johnson et al.，2013；Horan et al.，2013；Orzalli et al.，2013；Diner et al.，2015）。类似于 AIM2 炎症小体的激活，IFI16 通过 HIN200 结构域识别并结合大于 150bp 的 dsDNA 后，通过 PYD 引起自身的二聚化及寡聚化，形成朊病毒样丝状体，然后通过 PYD-PYD 相互作用募集关键接头蛋白分子 ASC，ASC 通过 CARD-CARD 相互作用招募 pro-caspase-1 分子并组装由 IFI16、ASC 和 pro-caspase-1 构成的 IFI16 炎症小体，激活 caspase-1 分子，继而诱导 pro-IL-1β 和 pro-IL-18 分子的成熟、剪切，以及 IL-1β 和 IL-18 的分泌与细胞焦亡（Unterholzner et al.，2010；Schattgen and Fitzgerald，2011；Brunette et al.，2012；Cridland et al.，2012；Li et al.，2012a，2012b；Jin et al.，2012；Veeranki and Choubey，2012；Jakobsen et al.，2013；Jakobsen and Paludan，2014；Connolly and Bowie，2014；Doitsh et al.，2014；Morrone et al.，2014，2015；Shaw and Liu，2014；Diner et al.，2015a，2015b，2015c；Stratmann et al.，2015；Gray et al.，2016）。尽管如此，关于 IFI16-ASC-pro-caspase-1 炎症小体信号通路目前还有亟待解决的问题，如 IFI16 介导的炎症小体信号通路和 STING-TBK1-IRF3-IFN 信号通路的选择由什么来决定，是否只与 IFI16 所在细胞的类型与分布及感染的病毒有关，IFI16 的二聚化及多聚化对炎症小体的形成是否有易化作用等。

三、IFIX 的分子结构与模式识别机制

IFIX 也称 PYHIN1 或 p209，属于 PYHIN 或 HIN200/IFI200 家族蛋白，是 ALR 中的第三个成员（Schattgen and Fitzgerald，2011；Connolly and Bowie，2014；Shaw and Liu，2014）。由于 mRNA 可变剪切，IFIX 基因可能编码 α1、α2、β1、β2、γ1 和 γ2 6 种形式的 IFIX 蛋白，其 N 端均含有 PYD 和核定位序列（NLS），因此定位于细胞核中（Schattgen and Fitzgerald，2011；Connolly and Bowie，2014；Shaw and Liu，2014）（图 5-14）。但是，与 α1、β1、γ1 相比，α2、β2、γ2 在其 N 端存在 9 个氨基酸的缺失（Ding et al.，2004）。此外，α1、α2、β1、β2 形式的 IFIX 分子含有 HIN200 结构域，但 γ1 和 γ2 形式的 IFIX 分子并不含有此结构域（Ding et al.，2004）。

早期研究发现，IFIX 作为肿瘤抑制因子，通过失活癌基因表达蛋白 HDM2 的活性，促进 p53 反应基因蛋白，如细胞周期蛋白依赖性激酶抑制蛋白 p21CIP1（cyclin dependent kinase inhibitor）的活化与稳定，导致 CDK2 激酶活性的降低和癌细胞分裂周期被抑制（Ding et al.，2004，2006）。此外，IFIX 还能通过降解组蛋白脱乙酰酶 1（histone deacetylase 1，HDAC1）促进丝氨酸蛋白酶抑制蛋白 maspin 的转录与表达，进而降低癌基因的转移（Yamaguchi et al.，2008）。进一步研究发现，在小鼠的 RAW264.7 和巨噬细胞，IFIX 能够增强 LPS 诱导的 IFN-β 和 NO 释放，而 siRNA 敲降 IFIX 并不影响 MyD88-IRAK4-MAPK 信号通路介导的 TNF-α、IL-6、IL-10 和前列腺素 E2（prostaglandin E2）的表达，但严重降低了 TRIF-TRAF6-TBK1-NF-κB 信号通路介导的 IFN-β 和 NO 的表达，以及 STAT1 和 IRF1 的活化（Haque et al.，2014）。然而，早期对 IFIX 在抗病毒天然免疫方面的研究较少。最近研究证实，IFIX 可作为识别病毒 DNA 的模式识别受体，介导机体的抗病毒天然免疫（Diner et al.，2015a，2015b，2015c）。IFIX 可与早幼粒细胞白血病（promyelocytic leukaemia，PML）核体成分相互作用而抑制 HSV-1 的复制，这提示该相互作用可诱

发宿主细胞的抗病毒天然免疫反应。在病毒感染时，PML 核体能在病毒核苷酸位点附近重组，并将降解、重组的病毒添加为核体新组分。因此，PML 对 IFIX 的招募聚集为 IFIX 识别并结合病毒 DNA 提供了条件。为确定 IFIX 参与结合病毒 dsDNA 的结构域，构建只含 PYD（氨基酸序列为第 1～100 位）的 IFIX-PY 缺失突变体和只含 HIN200 结构域（氨基酸序列为第 200～492 位）的 IFIX-HIN 缺失突变体，然后应用 EMSA 发现 IFIX 的 HIN200 结构域能够结合 dsDNA。IFIX-GFP 和 IFI16-GFP 分别与 Cy3-VACA DNA 共转染 HEK293 细胞后发现，IFIX-GFP 和 IFI16-GFP 分别与 Cy3-VACA DNA 共定位于细胞质中，并且能够诱导 IFN-β mRNA 的转录。此外，定位于细胞核的 IFIX 也能够识别细胞核内 HSV-1 的基因组 DNA。因此，IFIX 可能是胞质或胞核 DNA 识别受体。

四、POP3 的分子结构与模式识别机制

POP（pyrin-only protein）是一类仅含有 PYD，但不含 CARD 的调节分子。POP 能够与上游的 PRR 竞争性地结合 ASC，进而抑制炎症小体的组装与活化，从而调控 ASC 介导的炎症小体信号通路（Johnston et al.，2007；Stehlik and Dorfleutner，2007；Taniguchi and Sagara，2007；Hassan and Amer，2011；Brunette et al.，2012；Cridland et al.，2012；Le and Harton，2013；Tsuchiya and Hara，2014；Dorfleutner et al.，2015；Jin and Xiao，2015；Matusiak，2015；Broz and Dixit，2016；Gray et al.，2016；Hoss et al.，2016）。目前，POP 主要包括宿主编码的 POP1～POP3、POP4/NLRP2P 及病毒编码的 POP 类似物 vPOP（viral-encoded POP）(Brunette et al.，2012；Cridland et al.，2012；Le and Harton，2013；Tsuchiya and Hara，2014；Dorfleutner et al.，2015；Matusiak et al.，2015；Broz and Dixit，2016；Gray et al.，2016）。其中 POP3 是 ALR 家族成员之一，属于 IFN 诱导基因，主要参与调节 AIM2 和 IFI16 介导的抗感染天然免疫反应。POP3 由 *PYDC32* 基因编码的 113 个氨基酸组成，与 AIM2 的 PYD 序列相似性为 61%，但与 NLRP3 和 ASC 的 PYD 没有相似性（Jin et al.，2012，2013；Connolly and Bowie，2014；Khare et al.，2014；Hoss et al.，2016）（图 5-14）。

研究发现，POP3 不仅与 AIM2 和 IFI16 共同定位于 poly（dA-dT）刺激与 MVA、CMV 和 KSHV 感染的人巨噬细胞，而且通过干扰 AIM2、IFI16 与 ASC 的相互作用，阻止 ASC 斑点的形成，以及 AIM2-IFI16 炎症小体的组装，进而抑制 IL-1β 和 IL-18 的分泌（Jin et al.，2012，2013；Le and Harton，2013；Khare et al.，2014；Hoss et al.，2016），但是并不与 ASC 或 NLRP3 相互作用。此外，由α1 和α2 螺旋形成的电荷曲面与α5 和α6 螺旋的基本氨基酸残基在 POP3 与 AIM2 中是高度保守的，但是 POP3 的 PYD 仅含有 5 条α螺旋，而 AIM2 或 DD 家族蛋白的 PYD 却含有 6 条α螺旋（Jin et al.，2012，2013；Khare et al.，2014；Hoss et al.，2016）。因此，POP3 主要通过与 ASC 竞争性地结合 ALR 家族中 DNA 识别受体，阻止 ASC 介导的炎症小体信号通路，进而调节 IL-1β和 IL-18 的分泌。

五、其他 ALR 家族成员的分子结构与模式识别机制

除以上的 ALR 家族成员外，其他的 ALR 家族成员分子如 p202、p203、p207、p211、p212 和 p213 也可能参与介导 DNA 诱导的抗病毒天然免疫反应。例如，小鼠 p202 编码 446 个氨基酸，包括 p202a、p202b 和 p202c，其中 p202c 是假基因，而 p202a 和 p202b 的差异仅有 7 个氨基酸，但功能一样（Wang et al.，1999；Schattgen and Fitzgerald，2011）。p202 缺乏 PYHIN 家族 N 端的 PYD，但其 C 端含有 HIN200A（第 46～243 位氨基酸）和 HIN200B（第 244～441 位氨基酸）结构域，一方面能够与 AIM2/p210 竞争性地结合 DNA，另一方面能够与 AIM2 的 HIN200 结构域结合，阻止 AIM2 的 PYD 与 ASC 的 PYD 相互作用，进而抑制 AIM2 炎症小体的组装和活化，以及 caspase-1 的激活（Roberts et al.，2009；Panchanathan et al.，2010，2011；Schattgen and Fitzgerald，2011；Li et al.，2013c，2014；Yin et al.，2013；Connolly and Bowie，2014；Shaw and Liu，2014）。此外，p202、p203、p207 和 p213 通过募集关键接头分子 STING 诱导 Ⅰ 型 IFN 的分泌，而 p211 和 p212 通过募集 ASC 与 pro-caspase-1 组装炎症小体并活化，进而诱导 IL-1β 和 IL-18

的分泌（Brunette et al.，2012；Cridland et al.，2012）。p205 能够诱导 ASC 的表达，进而促进 AIM2 炎症小体的组装、活化，以及 caspase-1 的自我剪切与 IL-1β 和 IL-18 的分泌（Ghosh et al.，2013）。

第五节　OLR 家族的分子结构与模式识别机制

寡聚腺苷酸合成酶样受体家族［oligoadenylate synthase (OAS)-like receptor，OLR］是一类新的胞质核酸识别受体家族，能够通过识别病原的双链核酸产生第二信使，进而介导机体的抗感染天然免疫反应。目前，OLR 家族主要包括识别 dsRNA 的 2′-5′寡聚腺苷酸合成酶（2′-5′-oligoadenylate synthase，OAS）和识别 dsDNA 的环鸟苷酸-腺苷酸合成酶[cyclic guanosine monophosphate-adenosine monophosphate（cGAMP）synthase，cGAS]。OAS 和 cGAS 属于核苷酸转移酶（nucleotidyltransferase，NTase）家族成员，其他 NTase 成员包括 DNA 聚合酶，以及细菌的腺苷酸环化酶（diadenylate cyclase，DAC）和鸟苷酸环化酶（digdenylate cyclase，DGC）。其中 OAS 作为宿主限制因子（host restriction factor，HRF）或干扰素诱导基因（interferon-stimulated gene，ISG），在 dsRNA 刺激下，以 ATP 为底物催化合成第二信使 2′-5′连接的寡聚腺苷酸（oligoadenylate），激活核糖核酸酶 L（ribonuclease L，Rnase L），剪切和降解病毒或宿主的 RNA，进而抑制蛋白质合成与病毒复制，通过这种方式 OAS-RNase L 组成了抗病毒天然免疫反应的 RNA 降解通路；cGAS 在 dsDNA 刺激下，以 ATP 和 GTP 为底物催化合成第二信使 2′-3′与 2′-5′连接的环化二核苷酸（cyclic GMP-AMP，cGAMP），被 STING（stimulator of interferon genes）识别并结合后，一方面主要通过激活 TBK1/IKKi 来促进 IRF3 磷酸化和二聚化，另一方面通过激活 IKK 来促进 NF-κB 磷酸化，磷酸化的 IRF3 和 NF-κB 进入细胞核诱导Ⅰ型 IFN 和炎症因子的转录与表达，最终引起宿主抗感染天然免疫反应的发生。虽然 OAS 和 cGAS 的功能不同，但其具有类似的结构与合成酶特征，能被双链核酸激活并催化合成 2′-5′连接的第二信使。因此，cGAS 与 OAS 共同组成了新的 OLR 受体家族。

一、OAS 的分子结构与模式识别机制

人类 OAS 蛋白家族包括 4 个不同的基因型，即 OAS1、OAS2、OAS3 和 OASL（OAS-like protein），位于 12 号染色体上（Chebath et al.，1987；Schroder et al.，1992；Hovnanian et al.，1998；Sadler and Williams，2008；Kristiansen et al.，2010，2011；Drappier and Michiels，2015）。OAS 在生理状态下均为基础水平表达，在受到干扰素刺激后才大量表达，而 OASL 可以在病毒感染的情况下直接表达，其他三个基因只有在受干扰素刺激后才会表达。OAS 蛋白 N 端为 β 折叠结构域，包含 5 个反向平行的 β 折叠，C 端为 α 螺旋结构域，这两个结构域由短链多肽相连（Hartmann et al.，2003；Kristiansen et al.，2011）。一个 OAS 的基因可以通过不同的剪切方式表达出数量不同的大小各异的高度同源的蛋白质产物（Kristiansen et al.，2010，2011；Choi et al.，2015；Drappier and Michiels，2015）。OAS1 有 2 种剪切形式（小鼠有 8 种剪切形式，分别编码 mOas1a、mOas1c、mOas1e、mOas1g、mOas1b、mOas1d、mOas1f 和 mOas1h 8 个不同分子质量的蛋白质），能够分别编码 p40 和 p46 蛋白，其 C 端分别为 18 个和 54 个氨基酸残基；OAS2 有 4 种剪切形式，能够分别编码 p69 和 p71 蛋白；OAS3 只有 1 种剪切形式，编码 p100 蛋白（Hovnanian et al.，1998；Eskildsen et al.，2002；Bonnevie-Nielsen et al.，2005；Kristiansen et al.，2011；Choi et al.，2015；Drappier and Michiels，2015；Zhu et al.，2015）（图 5-17）。这些蛋白质高度同源，其中 OAS1、OAS2 和 OAS3 分别含有 1 个、2 个、3 个 OAS 结构域。但是，OASL 也含有 1 个 OAS 结构域，有 3 种剪切形式，能够分别编码 p30（OASLa）、p59（OASLb）和 OASLd 蛋白（Bonnevie-Nielsen et al.，2005；Sadler and Williams，2008；Kristiansen et al.，2011；Choi et al.，2015；Donovan et al.，2015；Zhu et al.，2015）。

每一种 OAS 蛋白似乎有不同的表达与诱导方式及生物学功能。OAS1 和 OAS2 的 OAS 结构域的一个三肽基序介导寡聚化，因此 OAS1 和 OAS2 的催化活性体分别是四聚体和二聚体。这个三肽基序在 OAS3 和 OASL 的 OAS 结构域中是不保守的，因此它们的催化活性体是单聚体。OAS 单体的寡聚化影响它们

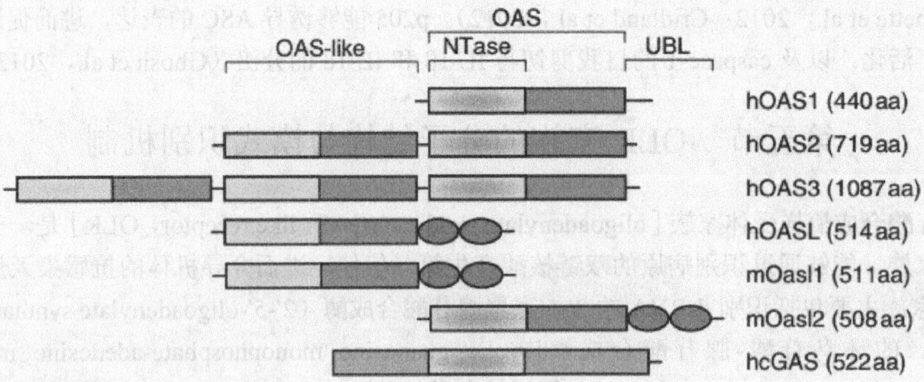

图 5-17　OAS 家族的分子结构（Zhu et al.，2015）

aa. 氨基酸

的加工过程，其中 OAS1 和 OAS2 能分别合成 2′-5′连接的三聚体和四聚体，而 OAS3 合成 2′-5′连接的二聚体，并且 2′-5′连接的二聚体并不能有效激活 RNase L。OAS1、OAS2 和 OAS3 具有核酸合成酶活性，能够识别病毒的 dsRNA，催化合成 2′-5′连接的寡聚腺苷酸，其作为第二信使激活 RNase L 并促使其发生二聚化，进而剪切和降解病毒或宿主的 RNA，抑制宿主蛋白质合成、细胞凋亡及病毒复制，而 OASL 仅有抗病毒活性，能够正向调节 RIG-Ⅰ介导的抗病毒天然免疫信号通路（Dong et al.，1994；Ghosh et al.，1997；Castelli et al.，1998a，1998b；Player and Torrence，1998；Lin et al.，2009；Courtney et al.，2012；

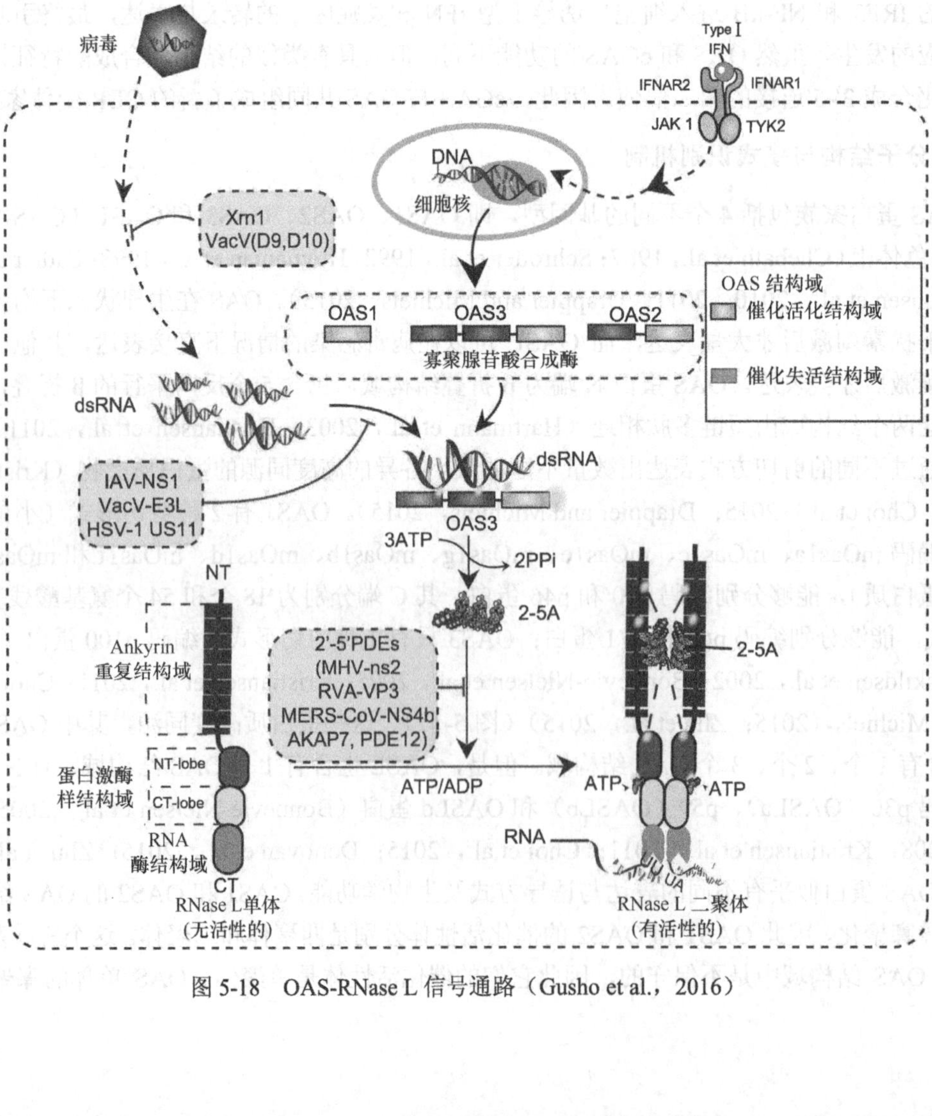

图 5-18　OAS-RNase L 信号通路（Gusho et al.，2016）

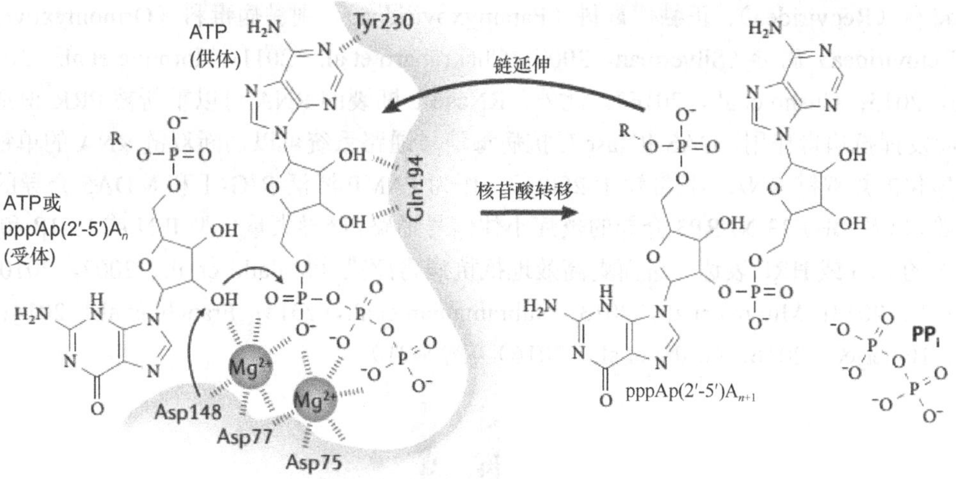

图 5-19 2′-5′ oligoadenylate 的合成机制（Hornung et al.，2014）

Han et al.，2014；Huang et al.，2014；Ibsen et al.，2014；Gusho et al.，2016）（图 5-18，图 5-19）。因此，OAS1、OAS2 和 OAS3 与 cGAS 共同组成了新的 OLR 受体家族。OAS 蛋白属于模板非依赖的聚合酶家族，如 poly（A）聚合酶，它们都具有双叶型的催化中心及转运供体（donor）核苷酸三磷酸，与受体（acceptor）核苷的 2′-OH 或 3′-OH 链接，进而形成寡聚体或多聚体（Hartmann et al.，2003；Xiong and Steitz，2006）。OAS 的受体是 ATP 的 2′-OH，在 A 型 dsRNA（A-form RNA）刺激下，OAS 催化合成了线性的 2′-5′连接的寡聚腺苷酸（Hartmann et al.，2003；Xiong and Steitz，2006；Hornung et al.，2014；Lohöfener et al.，2015）（图 5-20）。

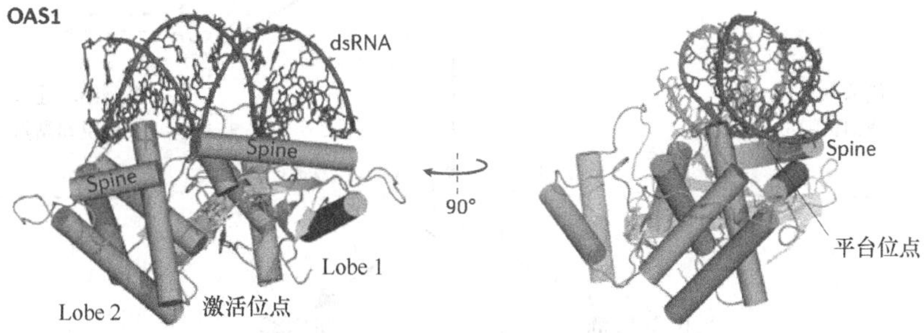

图 5-20 OAS1 的晶体结构模型（Hornung et al.，2014）（彩图请扫封底二维码）

2′-5′连接的寡聚腺苷酸依赖的 RNase L 是一由 741 个氨基酸组成的蛋白酶，包括 N 端的 ANK 重复结构域（ankyrin repeat domain，ARD）、蛋白激酶样（protein kinase-like，PKL）结构域或蛋白激酶同源（protein kinase homology，PKH）结构域及 C 端的核糖核酸酶（ribonuclease，RNASE）结构域（Liang et al.，2006；Chakrabarti et al.，2011；Brennan-Laun et al.，2014；Drappier and Michiels，2015；Gusho et al.，2016）。其中 ARD 包括 8 个完整的 ANK 重复序列和 1 个不完全的 ANK 重复序列；PKL 或 PKH 结构域类似于 Mnk1/2，含有 DFD 序列，但不包含保守的 DFG 基序，并且 PKL 结构域由 N 端的短叶折叠（N-lobe）与 C 端的大叶折叠（C-lobe）的双叶型折叠（bi-lobal fold）构成；RNASE 结构域是 PKL 延伸的刚性突出，与 IRE1 高度同源，具有催化酶活性（Dong et al.，2001；Chakrabarti et al.，2011；Gusho et al.，2016）。RNase L 通过其 ARD 和 PKL 结构域的 N-lobe 结合 2′-5′连接的寡聚腺苷酸，引起自身的二聚化而被激活，具有活性的 RNase L 二聚体剪切并降解细胞与病毒 ssRNA 富含 U 的区域，如 UU、UA、UG 或 UC 二核苷酸（Floyd-Smith et al.，1981；Wreschner et al.，1981；Dong et al.，2001；Chakrabarti et al.，2011；Cooper et al.，2014；Gusho et al.，2016）。研究发现，OAS-RNase L 抗病毒信号通路系统能够抑制大量病毒的复制，尤其是单股正链 RNA 病毒，如微小 RNA 病毒（picornavirus），黄病毒（flavivirus）、a 病毒（alphavirus）

及呼肠孤病毒科（Reoviridea）、正黏病毒科（Paramyxoviridea）、副黏病毒科（Orthomyxoviridea）、反转录病毒科（Retoviridea）病毒（Silverman，2007；Chakrabarti et al.，2011；Hornung et al.，2014；Drappier and Michiels，2015；Gusho et al.，2016）。此外，RNase L 断裂的 RNA 可以重新被 PRR 识别，通过增加 IFN 的产生而发挥抗病毒作用。OAS-RNase L 抗病毒信号通路系统可以切断双链 RNA 的单链部分，其产物为含 3′磷酸化的短双链 RNA（长度短于 200nt），作为 PAMP 激活 RIG-Ⅰ和 MDA5 介导的抗病毒天然免疫信号通路，以及 DHX33-NLRP3 介导的炎症小体信号通路，诱导大量Ⅰ型 IFN 或 IL-1β 和 IL-18 产生，有效刺激更多的 ISG 或 HRF 表达，进而更高效地抵抗病毒感染（Malathi et al.，2007，2010；Li et al.，2008；Liu et al.，2013；Mitoma et al.，2013；Subramanian et al.，2013；Franchi et al.，2014；Chakrabarti et al.，2015；Banerjee，2016；Gusho et al.，2016）（图 5-21）。

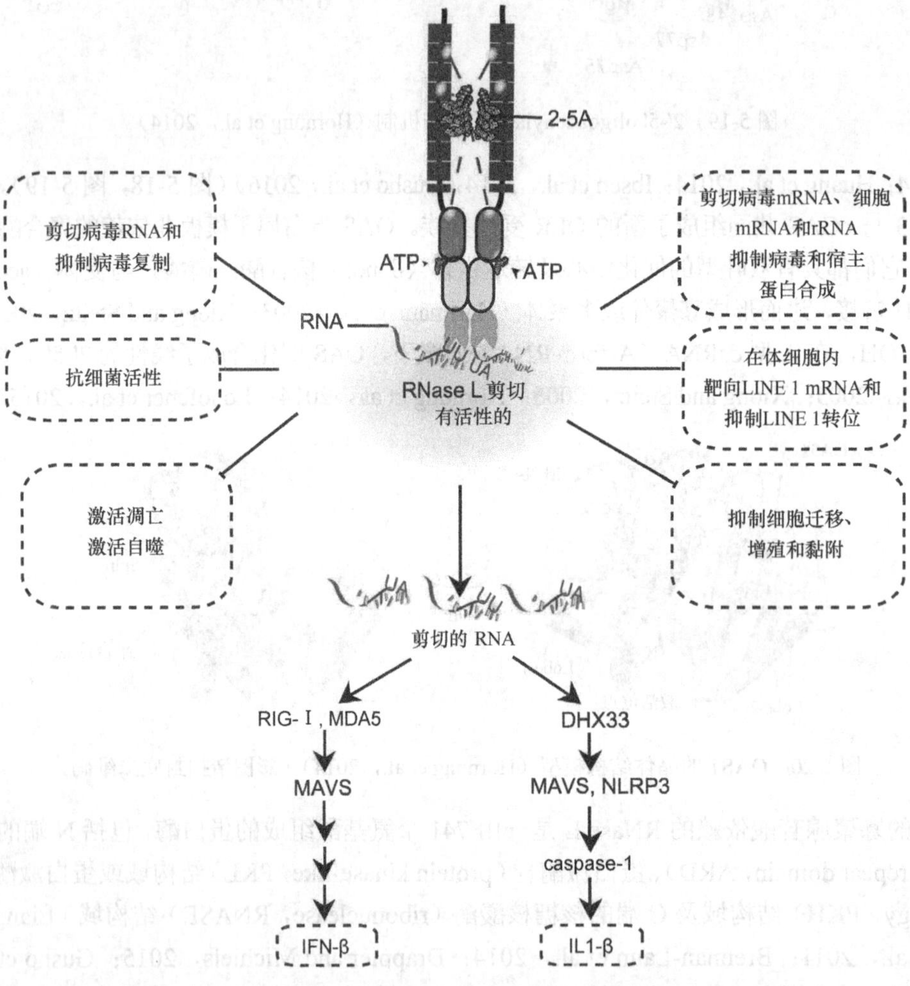

图 5-21　RNase L 在抗病毒天然免疫反应中的作用（Gusho et al.，2016）

二、cGAS 的分子结构与模式识别机制

cGAS 是在哺乳动物细胞中发现的一种新型的核酸转移酶，属于 OLR 受体家族，通过识别 DNA 并能产生一种内源性的环化二核苷酸 cGAMP 来激活 STING，一方面通过激活 TBK1/IKKi 而促进 IRF3 磷酸化及二聚化，另一方面通过激活 IKK 而促进 NF-κB 磷酸化，磷酸化的 IRF3 和 NF-κB 进入细胞核诱导Ⅰ型 IFN 和炎症因子的转录与表达，最终引起宿主抗感染天然免疫反应的发生。

1. cGAS 的发现与鉴定

2012 年，John J. Mekalanos 实验室在霍乱弧菌（*Vibrio cholerae*）中发现了一种参与其致病性的新型结构的 CDN，即环化的 GMP-AMP（cGAMP），由一种二核苷酸环化酶 DncV（dinucleotide cyclase）催化寡核苷酸 ATP 和 GTP 之间形成两个 3′-5′磷酸二酯键，并且这种酶与 OAS 类似，都属于核酸转移酶家族（Davies et al.，2012；Ming et al.，2014；Kato et al.，2015；Ren et al.，2015）。随后，Zhijian J. Chen 实验室运用生化纯化技术和重建策略发现，当 DNA 刺激或 DNA 病毒感染哺乳动物细胞时，在细胞质中能产生具有热抗性的第二信使 cGAMP，其结构与功能类似于 cdG（c-di-GMP）和 cdA（c-di-AMP），能够结合并激活 STING-IRF3 信号通路，进而诱导 I 型 IFN 的释放（Wu et al.，2013）。结合纳米液相色谱-定量质谱（nano-liquid chromatography-quantitative mass spectrometry，nano-LC-MS）和经典的蛋白质生物化学纯化方法，鉴定出一种在 DNA 存在情况下能催化 cGAMP 合成的酶，其由一段未知的鼠源基因 *E330026A19* 编码（人源基因为 *C6orf150/MB21D1*），命名为 cGAMP 合成酶，即 cGAS（Schoggins et al.，2011；Sun et al.，2013）。研究发现，cGAS 含有一个保守基序，此基序均存在于 NTase 家族所有成员，其他 NTase 成员包括 DAC、DGC、OAS 和 DNA 聚合酶（Atianand and Fitzgerald，2013；Danilchanka and Mekalanos，2013；Kalia et al.，2013；Xiao and Fitzgerald，2013；Bhat and Fitzgerald，2014；Cai et al.，2014；Hornung et al.，2014；Mansur et al.，2014；Orzalli and Knipe，2014；Shu et al.，2014；Wu and Chen，2014；Zhu et al.，2015；Ablasser and Gulen，2016；Beachboard and Horner，2016；Chan and Gack，2016；Chen et al.，2016；Christensen and Paludan，2016；Gao et al.，2016；Luecke and Paludan，2016；Tao et al.，2016；Xia et al.，2016）（图 5-17）。在 DNA 存在的情况下，cGAS 经催化形成的 cGAMP 能够激活 STING，诱导 I 型 IFN 的产生，继而发挥抗感染天然免疫反应（Ablasser et al.，2013；Diner et al.，2013；Gao et al.，2013；Sun et al.，2013；Zhang et al.，2013，2014）。此外，运用 RNAi 敲降 L929 细胞的 cGAS，导致其应对胞质 DNA 病毒的反应被大大削弱，产生 IFN-β 的能力受到严重抑制，而重塑 cGAS 的表达又可以恢复 IFN-β 的产生。对 STING 的敲除实验表明，在 STING 缺陷的情况下，表达 cGAS 或者直接将 cGAMP 导入细胞质，都不能有效激活 IFN-β 的产生，由此确定了 cGAS 在 STING 依赖的 DNA 感受通路中的关键作用。随后，DNA 转染［HA-DNA、大肠杆菌 DNA、ISD、poly（dA-dT）］或 DNA 病毒（HAV-1、VACV、HSV-1）感染后，cGAS 基因敲除小鼠的细胞，包括成纤维细胞、巨噬细胞、DC 等在内的多种细胞类型均不能产生 IFN-α、IFN-β、炎症因子和 ISG；同时 cGAS 缺陷型小鼠对 HSV-1 的感染更加敏感，死亡率更高（Schoggins et al.，2011，2014；Li et al.，2013a）。随着研究的进一步深入，与野生型小鼠相比，HSV-1 感染 cGAS 基因敲除小鼠的血清中几乎检测不到 I 型 IFN 的分泌，并且 cGAS 基因敲除小鼠的脑组织中，病毒的滴度相对于野生型更高（Schoggins et al.，2011，2014；Li et al.，2013a）。此外，cGAS 诱导产生的 IFN-β 数量级远高于其他 DNA 识别受体诱导的 IFN-β 数量级（Schoggins et al.，2011，2014；Li et al.，2013a）。因此，cGAS 被认为是一个“真正的”胞质 DNA 识别受体。

2. cGAS 的分子结构与活化机制

人的 cGAS 是一个含有 522 个氨基酸残基的 60ku 蛋白分子，由 N 端的非保守结构域、中间的核苷酸转移酶（nucleotidyltransferase，NTase）结构域及 C 端的 Mab21（male abnormal 21）结构域构成（Sun et al.，2013；Cai et al.，2014；Wu and Chen，2014）。其中 N 端结构域包含 160 个氨基酸残基（第 1～160 位 aa），此结构域对蛋白酶敏感，且是非结构化的不保守的结构域，含有一个 DNA 结合区，能够结合 ISD，但此结构域缺失并不影响 cGAS 的活性及 IFN 的产生；中间是一个具有蛋白酶抗性、保守的 NTase 结构域（第 161～382 位 aa），而第 161～212 位 aa 也具有与 DNA 结合能力，能够结合 ISD；C 端为 Mab21 结构域（第 382～522 位 aa），与中间的 NTase 结构域共同构成了催化结构域，与 OAS1 高度同源（Civril et al.，2013；Donovan et al.，2013；Gao et al.，2013a，2013b；Kato et al.，2013；Kranzusch et al.，2013；Kranzusch and Vance，2013；Li et al.，2013b；Sun et al.，2013；Zhang et al.，2013，2014a，2014b；Cai et al.，2014；Shu et al.，2014）。cGAS 的催化结构域能够结合微克级的 ISD，对 ISD 的亲和力约是 10uM，而采用 ITC（isothermal titration calorimetry）测定方法发现，cGAS 的催化结构域对 ISD 的亲和力约是 20uM（Li et al.，2013b）。但是，全长的 cGAS 对 ISD 的亲和力约是 90nM，而对 ssRNA 的亲和力约是 1.5uM

(Kranzusch et al.，2013)。在 dsDNA 刺激下，全长的 cGAS 及其催化结构域能催化 cGAMP 的合成，不依赖 dsDNA 序列，但是依赖 dsDNA 的长度，至少其长度要大于 20bp（Li et al.，2013b）。cGAS 能够通过其锌指结构直接结合 dsDNA，特异性地以 ATP 和 GTP 为底物，催化产生通过 2′-3′磷酸二酯键连接合成的第二信使 2′-3′ cGAMP（Ablasser et al.，2013a，2013b；Civril et al.，2013；Donovan et al.，2013；Gao et al.，2013a，2013b；Kato et al.，2013；Kranzusch et al.，2013；Kranzusch and Vance，2013；Li et al.，2013b；Sun et al.，2013；Zhang et al.，2013，2014a，2014b；Cai et al.，2014；Shu et al.，2014；Hornung et al.，2014；Lohöfener et al.，2015）。其中 1 分子的受体（acceptor）GMP 通过 2′-OH 与 1 分子的供体（donor）AMP 的 5′端磷酸基（phosphate）连接，形成 2′-5′磷酸二酯键连接，而另 1 分子的受体 AMP 通过 3′-OH 与 1 分子的供体 GMP 的 5′端磷酸基（phosphate）连接，形成 3′-5′磷酸二酯键连接，最终 2 分子的 GMP 与 2 分子的 AMP 通过 2′-3′磷酸二酯键连接合成第二信使 2′-3′ cGAMP（图 5-22）。虽然 STING 是识别来源于细菌的 CDN，如 3′-5′ c-di-AMP、3′-5′ c-di-GMP 和 3′-3′cGAMP，以及哺乳动物 cGAS 产生的 2′-3′ cGAMP 的直接受体，但是 STING 对不同类型 cGAMP 的亲和力存在差异。例如，hSTING（R232）结合 2′-3′ cGAMP 的亲和力要高于结合细菌 3′-5′ cGAMP，大约是 STING 结合 3′-5′ cdG 或者 3′-5′ cGAMP 的 300 倍（Kranzusch et al.，2013；Kranzusch and Vance，2013；Zhang et al.，2013，2014a，2014b）。

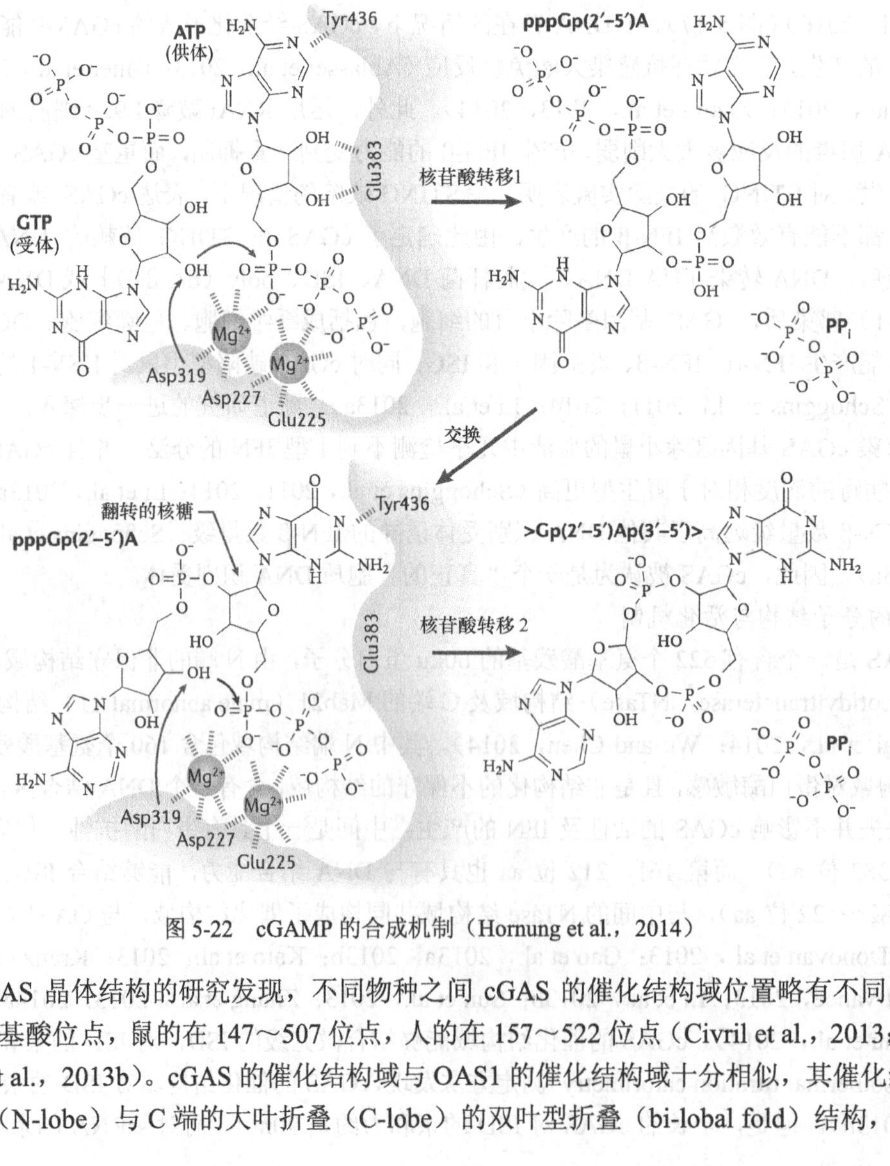

图 5-22 cGAMP 的合成机制（Hornung et al.，2014）

通过对 cGAS 晶体结构的研究发现，不同物种之间 cGAS 的催化结构域位置略有不同，其中猪的在第 135～497 氨基酸位点，鼠的在 147～507 位点，人的在 157～522 位点（Civril et al.，2013；Kranzusch et al.，2013；Li et al.，2013b）。cGAS 的催化结构域与 OAS1 的催化结构域十分相似，其催化结构域具有 N 端的短叶折叠（N-lobe）与 C 端的大叶折叠（C-lobe）的双叶型折叠（bi-lobal fold）结构，但是在 cGAS

的 His390 和 Cys404 之间含有一个特殊的锌指连接结构环（zinc-binding loop/zinc-thumb）（Civril et al.，2013；Donovan et al.，2013；Gao et al.，2013a，2013b；Kato et al.，2013；Kranzusch et al.，2013；Kranzusch and Vance，2013；Li et al.，2013b；Hornung et al.，2014）（图 5-23）。其中 N-lobe 包含经典的 NTase 折叠，具有一定的可变性，而 C-lobe 包含高度保守的紧密的 5 个螺旋束（five-helix bundle）。cGAS 的活性位点位于 N-lobe 与 C-lobe 组成的深沟槽中，其中 3 个催化残基 Glu225、Asp227 和 Asp319 的突变导致其催化活性的丧失（Li et al.，2013b；Shu et al.，2014）。当 dsDNA 缺失时，cGAS 处于自抑制状态，因此 cGAS 的环二核苷酸合成酶活性依赖于 dsDNA、Mg^{2+}或 Mn^{2+}及 ATP 和 GTP 的存在（Civril et al.，2013；Donovan et al.，2013；Gao et al.，2013；Li et al.，2013b）。由于 cGAS 是沿着 DNA 小沟的糖-磷酸骨架相互作用，因此确定了 cGAS 与 dsDNA 的相互作用是 dsDNA 序列非依赖性的（Li et al.，2013b；Shu et al.，2014）。

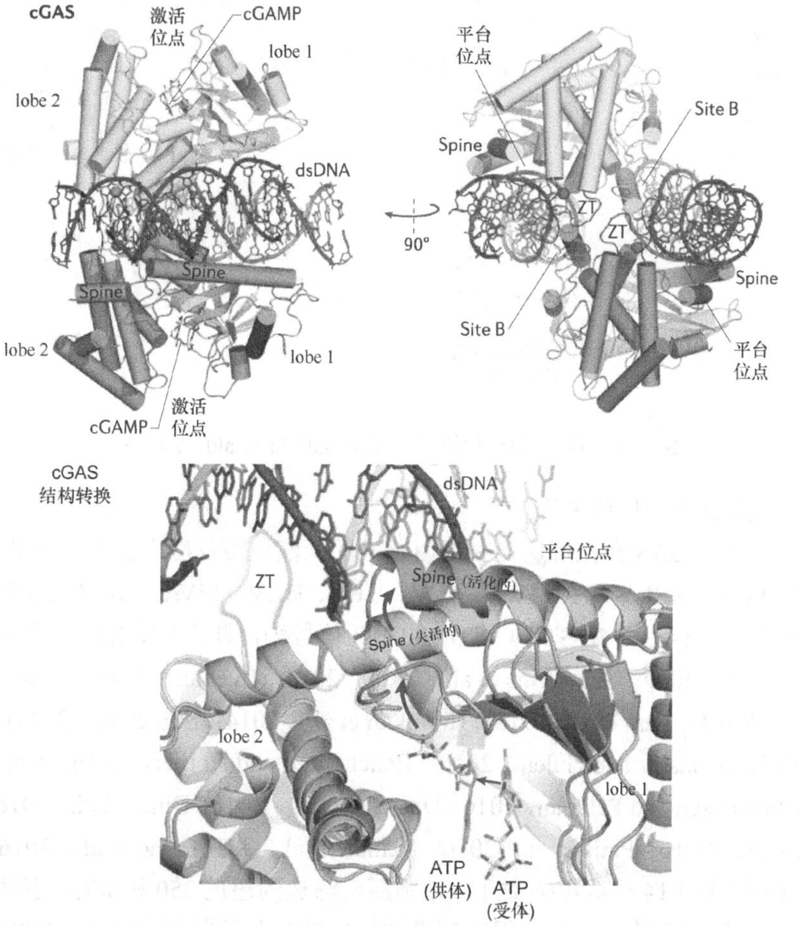

图 5-23　cGAS 的晶体结构模型（Hornung et al.，2014）（彩图请扫封底二维码）

起初的研究认为，类似于 dsRNA 激活 OAS1，cGAS 与 dsRNA 以 1∶1 的比例相结合，但是随后的研究发现纯化分离出来的 cGAS 单聚体不具有催化功能，当 dsDNA 与其结合时，引起 cGAS 构象变化，2 个 cGAS 蛋白相互交联形成一个二聚体，与 2 个 dsDNA 可以形成 2∶2 的复合体，使 cGAS 活化（Civril et al.，2013；Gao et al.，2013a，2013b；Li et al.，2013b；Zhang et al.，2013，2014a，2014b；Bhat and Fitzgerald，2014；Hornung et al.，2014；Shu et al.，2014）（图 5-24）。在此过程中，带有正电荷的 2 个氨基酸残基位点或平台对复合体的形成和 cGAS 的活化至关重要，其中位点 A 在 cGAS 引起 dsDNA 的构象变化中发挥作用，位点 B 主要在 cGAS 二聚体结合 dsDNA 的过程中起作用，这种相互作用不仅限制了 cGAS 结构的可变性，还促进了寡聚化及提高了稳定性。其中小鼠 cGAS 与 18bp 的核苷酸序列之间的接触面（buried surface area）在位点 A 约为 1500 $Å^2$，而在位点 B 为 800～900 $Å^2$，它们之间的总接触面约为 35%，而这种接触结合主要是通过广泛的静电作用与氢键连接，这是因为位点 A 和 B 带有正电荷，dsDNA 带有负电荷，位点 A 和 B 的突变则阻止了这种作用及 IRF3 的磷酸化与寡聚化（Li et al.，2013b；Hornung et al.，2014；Shu et al.，2014；Zhang et al.，2014）。因此，dsDNA 结合位点 A 和 B 及二聚化对 cGAS 的活化与其介导的信号通路必不可少。

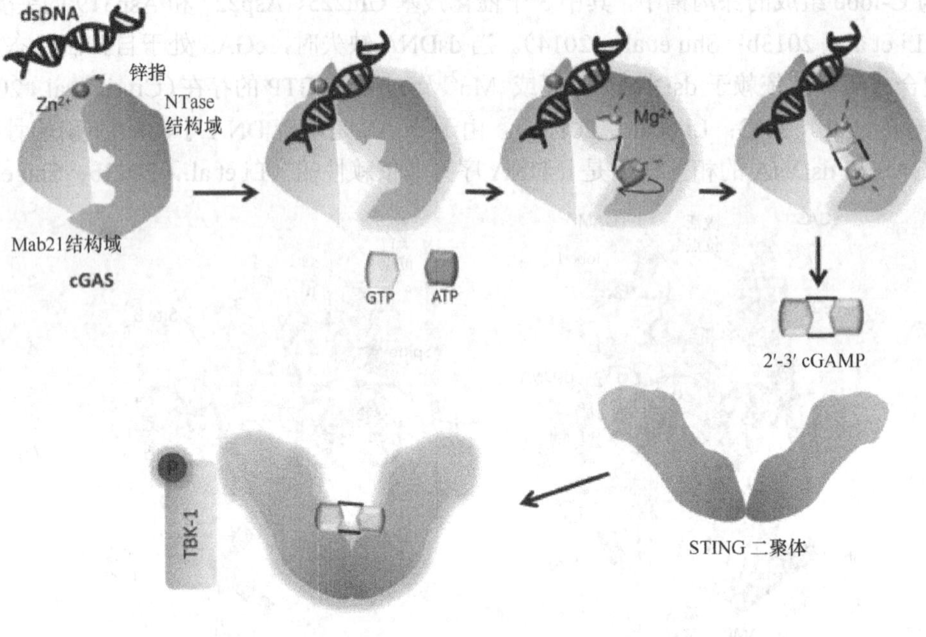

图 5-24　cGAS 的活化模型（Bhat and Fitzgerald，2014）

3. cGAS 在抗感染天然免疫反应中的作用

体内外实验模型表明，cGAS 在抵御病毒和细菌感染的天然免疫反应中扮演了重要角色。大量的 DNA 病毒，如 HSV-1、MHV68、KSHV、HCMV、VACV、HPV、HBV、MVA、ADV 及反转录病毒 HIV、SIV 和 MLV 能够通过激活 cGAS-cGAMP-STING-TBK1-IRF3 信号轴，诱导Ⅰ型 IFN 的产生，发挥抗病毒天然免疫作用（Ishikawa et al.，2009；Schoggins et al.，2011，2014；Li et al.，2013a；Sun et al.，2013；Cai et al.，2014；Dai et al.，2014；Lam et al.，2014；Mankan et al.，2014；Shu et al.，2014；Sunthamala et al.，2014；Ma et al.，2015；Ablasser and Gulen，2016；Beachboard and Horner，2016；Chan and Gack，2016；Chen et al.，2016；Christensen and Paludan，2016；Dansako et al.，2016；Diner et al.，2016；He et al.，2016a，2016b；Ma and Damania，2016；Paijo et al.，2016；Reinert et al.，2016；Tao et al.，2016；Xia et al.，2016）（图 5-25）。Schoggins 等使用 14 种病毒感染几株细胞后，筛选到超过 350 种 ISG，其中 47 种 ISG 能够抑制一种或者多种病毒感染，25 种 ISG 能够提高病毒的侵染性，并且发现 cGAS 在体内外能够有效控制多种病毒感染（Schoggins et al.，2011，2014）。此外，cGAS 能够识别 ADV 的入侵，而敲除 cGAS、TBK1、STING 都能抑制 ADV 感染引发的抗病毒天然免疫反应，并且由Ⅰ型 IFN 引发的干扰素通路的活化也受到抑制，其中包括 JAK-STAT 信号通路中 STAT1/2 的磷酸化程度降低，以及干扰素诱导基因 IFN-β、ISG15 和 ISG54 的表达下调，由此表明了 cGAS 在胞内 ADV 的识别过程和随后的干扰素信号级联反应中的重要作用（Lam et al.，2014；Lam and Falck-Pedersen，2014；Anghelina et al.，2016）。

Li 等研究发现，野生型的小鼠在感染 HSV 后，其血清中 IFN-α 和 IFN-β 在 8h 左右达到最高值，而感染同样剂量 HSV 的 $cGAS^{-/-}$小鼠其血清中的 IFN 含量比野生型小鼠明显降低，并在 3 天后出现共济失调和瘫痪等症状，随后便发生死亡，而野生型小鼠直到第 6 天才开始出现相同症状（Schoggins et al.，2011，2014；Li et al.，2013a）。同时，在感染的第 3 天，所有 $cGAS^{-/-}$小鼠的大脑都能检测出高水平的 HSV 滴度，但是野生型的基本检测不到（Li et al.，2013a）。此外，$cGAS^{-/-}$或 $STING^{-/-}$小鼠的肺成纤维细胞、BMDM、

Flt3L 诱导的 DC 在应对 DNA 模拟物或者 DNA 病毒时都表现出低应答的情况，不能有效产生 IFN（Li et al.，2013a）。有趣的是，HSV-1 感染引起细胞应激，导致线粒体 DNA 的释放，进而通过 cGAS-cGAMP-STING-TBK1-IRF3 信号轴，诱导 I 型 IFN 的产生，发挥抗病毒天然免疫作用（Rongvaux et al.，2014；White et al.，2014；West et al.，2015）。进一步研究发现，HIV 感染 THP-1，后能够通过 cGAS-cGAMP-STING-TBK1-IRF3 信号轴诱导 I 型 IFN 和 CXCL10 产生来控制病情（Gao et al.，2013a，2013b；Lahaye et al.，2013；Bridgeman et al.，2015；Gentili et al.，2015；Gulen and Ablasser，2015；Herzner et al.，2015；Schoggins，2015）。但是，RNAi 敲降 cGAS 或 STING 的表达能强烈抑制 IFN-β 和 CXCL10 的产生及 IRF3 的活化，而在小鼠及人的细胞系中，敲除或敲低 cGAS 的表达能阻断机体免疫系统针对 HIV、SIV 或 MLV 诱导的 I 型 IFN 产生。在人的 DC，HIV-1 编码的衣壳蛋白能够靶向抑制 cGAS 对其 cDNA 的识别，而 HIV-2 复制产生的 cDNA 能够形成富含非配对鸟苷酸的短的 Y 型 dsDNA，能够被 cGAS 识别，并诱导 I 型 IFN 的产生及 T 细胞的激活（Chiang and Gack，2015；Herzner et al.，2015）。并且，HIV 的 cDNA 还能被 PQBP1（polyglutamine binding protein）识别，然后通过 cGAS-cGAMP-STING-TBK1-IRF3 信号轴诱导 I 型 IFN 的产生（Yoh et al.，2015）。

cGAS 在抵御胞内细菌感染的天然免疫反应中也发挥了重要作用（Ishikawa et al.，2009；Schoggins et al.，2011，2014；Li et al.，2013a；Sun et al.，2013；Cai et al.，2014；Dai et al.，2014；Lam et al.，2014；Mankan et al.，2014；Shu et al.，2014；Sunthamala et al.，2014；Ma et al.，2015；Ablasser and Gulen，2016；Beachboard and Horner，2016；Chan and Gack，2016；Chen et al.，2016；Christensen and Paludan，2016；Dansako et al.，2016；Diner et al.，2016；He et al.，2016a，2016b；Ma and Damania，2016；Paijo et al.，2016；Reinert et al.，2016；Tao et al.，2016；Xia et al.，2016）（图 5-25，图 5-26）。牛分枝杆菌（*Mycobacterium tuberculosis*，Mtb）能够感染巨噬细胞，然后通过自身的分泌系统 ESX-1、ESAT-6 或 CFP-10 递送 DNA 到细胞质中，被 cGAS 识别后诱导了 I 型 IFN 的产生（Manzanillo et al.，2012；Collins et al.，2015；Majlessi and Brosch，2015；Stamm et al.，2015；Wassermann et al.，2015；Watson et al.，2015）。土拉弗朗西斯菌（*Francisella tularensis*）是另一个胞内菌，也能够以 cGAS-cGAMP-STING-TBK1-IRF3 信号轴依赖的方式

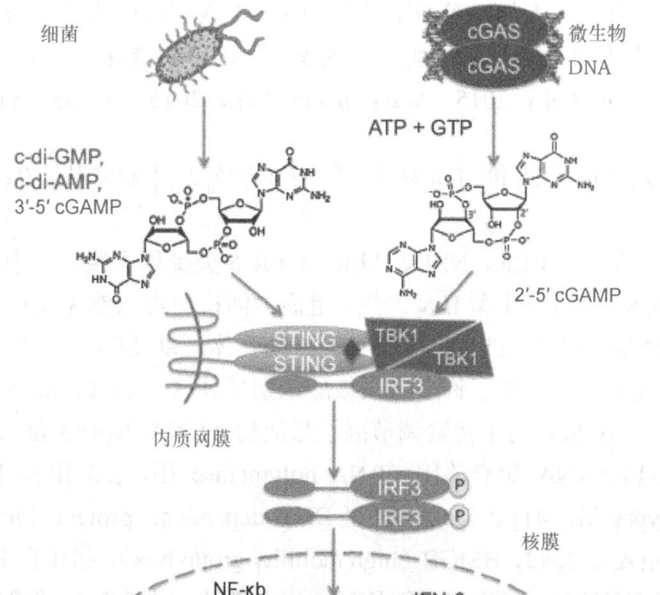

图 5-25 病原 DNA 诱导的 cGAS-cGAMP-STING 信号通路（Shu et al.，2014）

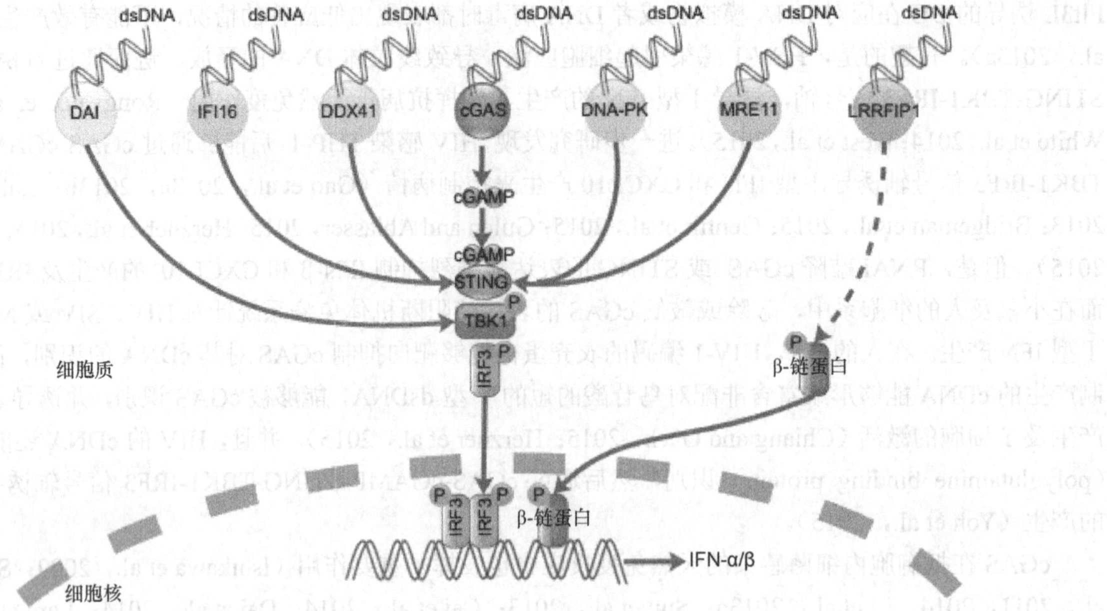

图 5-26 DNA 识别受体介导的抗病毒天然免疫信号通路（Yu et al.，2016）

诱导Ⅰ型 IFN 的产生（Storek et al.，2015）。此外，土拉弗朗西斯菌还能被 AIM2 识别，并诱导了炎症小体的组装、激活和 IL-1β、IL-18 的释放及细胞焦亡的发生（Man et al.，2015）。但是，cGAS-cGAMP-STING-TBK1-IRF3 信号轴能够抑制 AIM2 炎症小体介导的信号通路，并且 STING 敲除小鼠对土拉弗朗西斯菌的感染具有更强的抵抗力（Man et al.，2015；Storek et al.，2015）。此外，cGAS 还能够识别嗜肺军团菌（*Legionella*）、单核李氏杆菌（*Listeria*）、志贺氏菌（*Shigella*）、衣原体（*Chlamydia*）、奈瑟球菌（*Neisseria*）、B 组链球菌（group B streptococcus）（Hansen et al.，2014；Zhang et al.，2014a，2014b；Watson et al.，2015；Ablasser and Gulen，2016；Andrade et al.，2016a，2016b；Chen et al.，2016；Xia et al.，2016）。尽管如此，在人的巨噬细胞系 THP-1，单核李氏杆菌感染诱导的Ⅰ型 IFN 产生依赖于 cGAS 对 DNA 的识别，但是在小鼠巨噬细胞，单核李氏杆菌感染诱导的Ⅰ型 IFN 产生则依赖于 STING 对细菌 CDN 的感应（Collins et al.，2015；Wassermann et al.，2015；Watson et al.，2015）。

第六节　其他 PRR 的分子结构与模式识别机制

目前，PRR 主要包括 TLR、RLR、NLR、ALR、OLR 5 类受体家族，其中大部分受体家族成员能够通过识别病原的 DNA 或 RNA 诱导Ⅰ型 IFN 产生，进而激活抗病毒天然免疫反应。针对 RNA 及 DNA 的识别受体包括定位于内体的 TLR3、TLR7～TLR9 等跨膜受体，以及包括 RLR、NLR、ALR、OLR 在内的 RNA 或 DNA 受体。此外，还发现了许多胞质核酸识别受体（cytosolic nucleic acid-sensing PRR），包括 DNA 识别受体，如 DNA 依赖的干扰素调节因子激活物（DNA-dependent activator of IFN-regulatory factor，DAI/ZBP1/DML-1）、RNA 聚合酶Ⅲ（RNA polymerase Ⅲ，pol Ⅲ）、DExD/H 解旋酶家族成员 DDX41[DEAD-box polypeptide 41]、DNA-PK（DNA-dependent protein kinase）、MRE11（meiotic recombination 11 homolog A）、Sox2、HMGB（high mobility group box）、组蛋白 H2B（histone H2B），RNA 识别受体，如 DDX3、DDX19A、DHX15、DHX33，以及能够识别 DNA 和 RNA 的 RNA 相关蛋白 55（RNA-associated protein 55，LSm14A/RAP55）、富含亮氨酸重复序列的互作蛋白 1［leucine-rich repeat（in flightless Ⅰ）interacting protein-1，LRRIFIP1］、DHX9（DExD/H-box helicase 9）、DDX1-DDX21-DHX36 复合体、DHX29-RIG-Ⅰ复合体、DDX60-RIG-Ⅰ复合体等，目前 PRR 家族仍在不断壮大之中。

一、DAI 的分子结构与模式识别机制

2007 年，Taniguchi 等研究发现胞质蛋白 DLM-1/ZBP-1 能感知胞质 DNA 并能够调节Ⅰ型 IFN 的天然免疫反应，将其命名为 DAI（Takaoka et al.，2007；Yu et al.，2016）（图 5-26）。因此，DAI 是第一个被报道的胞质 DNA 识别受体，可以识别 Z 型 DNA 和 B 型 DNA，通过 STING 激活 IRF3/IRF7 来诱导Ⅰ型 IFN 的产生。DAI 分别由两个 Z-DNA 结构域（即 Za 和 Zb）、DNA 结构域 3（D3）和信号转导结构域（signaling domain，SD）4 个结构域组成，其中 Za、Zb 和 D3 结构域与 DNA 识别有关，SD 含有多个丝/苏氨酸磷酸化位点，与信号的转导过程有关。DAI 与左螺旋的 Z-DNA 具有高亲和力，并且它与 RNA 编辑酶 ADAR1（adenosine deaminase acting on RNase 1）和痘苗病毒 E3L 蛋白具有相似的 Zα 结构域（Takaoka et al.，2007）。因此，DAI 通过其 N 端的 DNA 结构域识别胞质的 B 型 dsDNA 后，C 端的 SD 招募 STING、TBK1 和 IRF3 形成复合物，诱导Ⅰ型 IFN 的产生。

DAI 表达的组织特异性在人和小鼠中存在种属差异，人源 DAI 主要在小肠、淋巴结、扁桃体、骨髓和脾中高表达，在胸腺、肺、肝和胰腺中低表达，而鼠源 DAI 在肺、肝和脾中有较高的表达水平，DAI 在人和小鼠的脑组织及骨骼肌中均不表达。此外，DAI 表达在多种细胞类型中，尤其是在 L929 细胞中的表达量高，并能与 dsDNA 共定位，但不表达在 MEF、BMDC 和 BMDM（Chi and Flavell，2007；Takaoka et al.，2007；Ishii et al.，2008；Takaoka and Taniguchi，2008；Wang et al.，2008）。在小鼠 L929 细胞中过表达 DAI，能增强由 poly（dA-dT）、poly（dG-dC）、大肠杆菌 DNA 和哺乳动物 CT-DNA 诱导的 TBK1 和 IRF3 的活化，以及Ⅰ型 IFN 的产生。但是，RNAi 敲降 DAI 的表达影响以上多种胞质 dsDNA 及 HSV-1 感染引起的 TBK1、IRF3/IRF7 和 NF-κB 的活化，以及Ⅰ型 IFN 的产生（Chi and Flavell，2007；Takaoka et al.，2007；Ishii et al.，2008；Takaoka and Taniguchi，2008；Wang et al.，2008；Lladser et al.，2011）。此外，HSV-1、MHV-68、HCMV、PRV、HBV、HIV-1，以及嗜肺军团菌、大肠杆菌、单核性李氏杆菌和 *S. flexneri* 以 DAI 为模式识别受体，通过一种需要 STING 的机制激活 TBK1，进而磷酸化 IRF3，导致 IFN-β 转录（DeFilippis et al.，2010；Hayashi et al.，2010；Xie et al.，2010；Furr et al.，2011；Chen et al.，2012；Pham et al.，2013；Wang et al.，2015a，2015b）。但是，DAI 介导 DNA 诱导 IFN-β 产生具有细胞特异性，并且在 DAI 缺陷型小鼠、MEF 和单核细胞能够对 poly（dA-dT）、DNA 疫苗和 DNA 病毒的刺激产生正常反应，且与野生型小鼠表现出同等强度的免疫反应，这说明细胞中还存在其他应答 DNA 刺激的 DNA 识别受体，反映了机体对病原感染的免疫应答的复杂性（Chi and Flavell，2007；Takaoka et al.，2007；Ishii et al.，2008；Lippmann et al.，2008；Takaoka and Shinohara，2008；Takaoka and Taniguchi，2008；Wang et al.，2008；Yanai et al.，2009；Lladser et al.，2011；Pham et al.，2013；Hirvinen et al.，2016）。进一步研究发现，DAI 介导的信号通路依赖 STING 而不依赖 VISA，可以激活 TBK1/IKKi、磷酸化激活 DDX3 和 IRF3，促使 IFN-β 转录，而 IFN-β 的合成与分泌刺激 JAK/STAT 通路表达 ISG，进而调控 DAI 的表达（Chi and Flavell，2007；Takaoka et al.，2007；Ishii et al.，2008；Wang et al.，2008；Lladser et al.，2011；Zhang et al.，2013a，2013b）。最近研究发现，DAI 能够识别 IAV 的基因组 RNA，然后一方面通过 RHIM［receptor interacting protein（RIP）homotypic interaction motif］结构域招募 RIP1 和 RIP3，激活 IKK 复合物和 TBK1/IKKi，诱导 IRF3 和 NF-κB 的活化，以及Ⅰ型 IFN 的产生；另一方面通过 RHIM 结构域与 RIP3 相互作用，诱导病毒感染的细胞凋亡，进而抑制病毒的复制（Kaiser et al.，2008；Rebsamen et al.，2009；Upton et al.，2010，2012；Welz and Pasparakis，2012；Thapa et al.，2016）。

二、RNA pol Ⅲ的分子结构与模式识别机制

RNA 聚合酶Ⅲ是另一个胞质 DNA 识别受体，能识别胞内富含 AT 的 dsDNA。RNA pol Ⅲ由多个基因编码，经典理论认为 RNA 聚合酶Ⅲ能识别基因中一些高度保守的特异序列，即 RNA 聚合酶Ⅲ的启动子序列来启动基因的转录，介导包括 5S RNA、tRNA、7SLRNA 和 U6SnRNA 在内的一些小的稳定的 RNA

的合成，并参与 RNA 的加工过程。RNA 聚合酶Ⅲ还可介导基因启动子非依赖 poly（dA-dT）的转录。在 ATP 和 UTP 存在的情况下，RNA 聚合酶 Ⅲ以病毒或细菌富含 AT 的 dsDNA 为模板，将其转录成一种 poly（rA-rU）的 5′ppp dsRNA 分子的中间产物，然后被 RNA 识别受体 RIG-Ⅰ所识别，招募下游接头蛋白分子分子 VISA，分别通过 STING-TBK1/IKKi 和 FADD-RIP1 信号通路诱导 IRF3/7 和 NF-κB 的活化，进而调控Ⅰ型 IFN 的产生，发挥抗病毒天然免疫作用（Ablasser et al.，2009；Cao，2009；Chiu et al.，2009；O'Neill，2009；Bauernfeind et al.，2010；Rehwinkel and Reis e Sousa，2010；Yu et al.，2016）（图 5-26）。相应地，经 RNAi 敲除 POL3RF（RNA 聚合酶Ⅲ的一个组分）或者通过药理学方法抑制 RNA 聚合酶Ⅲ后，poly（dA-dT）诱导的 5′ppp dsRNA 产生被抑制，外源性 DNA 诱导的 IFN-β 生成也被阻碍，使细胞对 HSV-1、腺病毒及嗜肺军团菌的感染变得敏感（Ablasser et al.，2009；Cao，2009；Chiu et al.，2009；O'Neill，2009；Bauernfeind et al.，2010；Melchjorsen et al.，2010；Rehwinkel and Reis e Sousa，2010）。

但是，在小鼠 VISA 基因敲除胚胎成纤维细胞 MEF 和骨髓源巨噬细胞 BMDM 中，poly（dA-dT）、poly（dI-dC）、CT-DNA 和 ISD 也会激活一条非依赖于 RNA pol Ⅲ-RIG-Ⅰ-VISA-STING 信号轴但可产生Ⅰ型 IFN 的通路，表明细胞内还至少存在一种新的 DNA 识别受体，介导病毒感染引发的信号转导（Ishikawa and Barber，2008，2011；Ablasser et al.，2009；Ishikawa et al.，2009；Melchjorsen et al.，2010；Unterholzner et al.，2010；Valentine and Smith，2010；Barber，2011；Unterholzner，2013；Graczyk et al.，2015）。虽然 RNA 聚合酶Ⅲ是胞质 dsDNA 的识别受体，但其介导的信号转导通路是否是广谱的、在时空上如何被调控、是否还有其他分子参与，以及 RNA 聚合酶Ⅲ如何区分自身与外源 DNA，是否对 DNA 病毒或细菌感染的靶细胞中 DNA 同样有反应等问题还有待于进一步研究。RNA 聚合酶Ⅲ所参与的胞质 DNA 识别只存在于人的细胞中，在小鼠的细胞中并不存在这种识别机制，同时 RNA 聚合酶Ⅲ发挥作用具有时间和组织特异性，从 RNA 聚合酶Ⅲ发挥作用机制的角度考虑，这种现象是由种属特异性引起的，还是由使用的 DNA 与所用细胞的匹配性所引起的，目前也不清楚。

三、DDX41 的分子结构与模式识别机制

DDX41 是由 Yong-Jun Liu 实验室于 2011 年鉴定的 DNA 识别受体，属于 DexD/H 框解旋酶超家族，主要表达在 DC 和单核细胞中，能通过激活 STING-IRF3 信号轴介导宿主的抗病毒天然免疫反应。DDX41 通过 DEADc 结构域直接结合 B 型或 Z 型 dsDNA 及 CDN，然后招募定位于内质网膜上的 STING 及 TBK1，STING 与 TBK1 从内质网经高尔基体转移到细胞核周质区的点状膜结构上，TBK1 进而磷酸化 IRF3 和 IRF7，活化的 IRF3 和 IRF7 进入细胞核，结合到 IFN-β 启动子上，诱导Ⅰ型 IFN 和 IFN 刺激基因的转录与表达（Barber，2011；Zhang et al.，2011a，2011b，2011c，2011d，2013a，2013b；Bowie，2012；Parvatiyar et al.，2012；Fullam and Schröder et al.，2013；Zhu et al.，2014；Lee et al.，2015；Quynh et al.，2015；Jiang et al.，2016；Omura et al.，2016；Yu et al.，2016）（图 5-26，图 5-27）。研究发现，RNAi 敲降小鼠 D2SC 细胞 DDX41 的表达，poly（dA-dT）、poly（dG-dC）或 HSV-1 诱导的Ⅰ型 IFN 和炎症因子的产生明显减少，但对 poly（dA-dT）诱导的 IL-1β 的激活没有影响，以及对 poly（I：C）和 IAV 诱导的Ⅰ型 IFN 和炎症因子的产生没有影响（Zhang et al.，2011a，2011b，2011c，2011d，2013a，2013b；Parvatiyar et al.，2012）。此外，DDX41 通过与 poly（dA-dT）和 poly（dG-dC）相互作用，激活了 STING-TBK1-IRF3 信号通路。进一步发现，表达于小鼠 D2SC 细胞、BMDM 和人 PBMC 的 DDX41 能与细菌的环二核苷酸 c-di-AMP 及 c-di-GMP 直接结合，然后通过 STING-TBK1-IRF3 信号轴诱导机体的抗感染天然免疫反应（Bowie，2012；Parvatiyar et al.，2012；Lee et al.，2015；Jiang et al.，2016；Omura et al.，2016）。最近研究发现，E3 泛素连接酶 TRIM21 能通过其 SPRY-PRY 结构域与 DDX41 相互作用，介导 DDX41 发生 K-48 位连接的泛素化，导致 DDX41 降解，从而抑制胞质 DNA 或 DNA 病毒引起的抗病毒天然免疫反应（Zhang et al.，2011a，2011b，2011c，2011d，2013a，2013b；Cai and Wang，2013；Yang et al.，2013）。

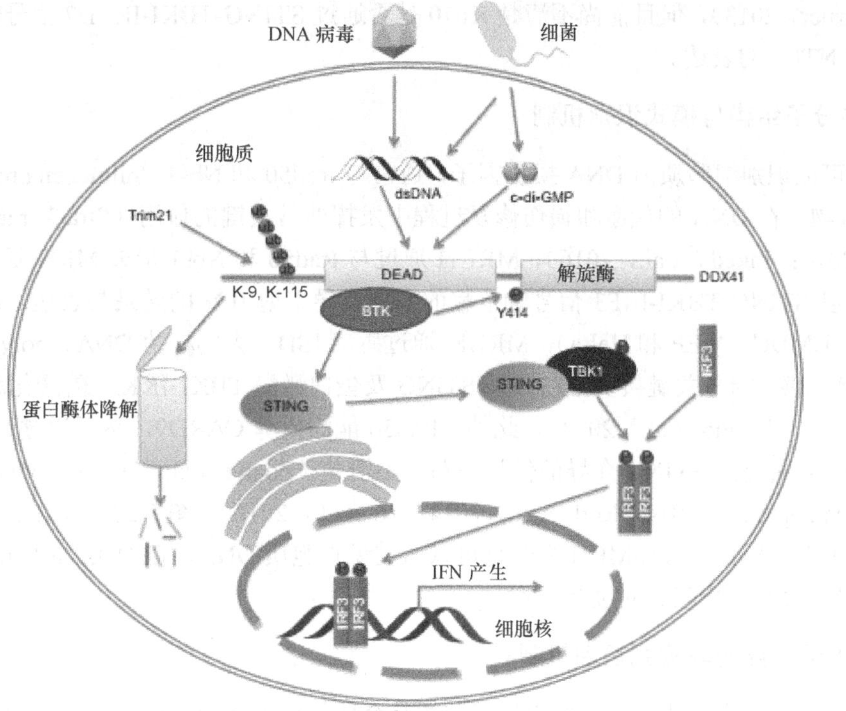

图 5-27　DDX41 介导的抗病毒天然免疫信号通路（Jiang et al.，2016）

四、DNA-PK 的分子结构与模式识别机制

DNA-PK 是定位于细胞质中的 PI3 样（phosphoinositide-3-like，PI3-like）激酶相关蛋白激酶家族成员，可快速地被激活并对 DNA 损伤发生反应（Kim et al.，1999；Karpova et al.，2002；Falck et al.，2005；Stetson and Medzhitov，2006；Cheng et al.，2007；Lieber，2010；Weitzman et al.，2010；Brzostek-Racine et al.，2011；Kong et al.，2011）。DNA-PK 是一个异三聚体蛋白复合物，由催化亚基 DNA-PKcs、Ku70 和 Ku80（又称为 Ku86）三个亚基构成（Falck et al.，2005；Stetson and Medzhitov，2006；Cheng et al.，2007；Kong et al.，2011）。Ku70-Ku80 异源二聚体与双链断裂 DNA（doublestr and break，DSB）有高度亲和力，可以募集 DNA-PKcs 到受损伤的部位，参与 DNA 的修复（Falck et al.，2005；Stetson and Medzhitov，2006；Cheng et al.，2007；Lieber，2010）。DNA 病毒感染细胞后可以诱导和调节 DNA 损伤应答，DNA 损伤可以诱导 I 型 IFN 的产生（Kim et al.，1999；Karpova et al.，2002；Falck et al.，2005；Stetson and Medzhitov，2006；Cheng et al.，2007；Weitzman et al.，2010；Brzostek-Racine et al.，2011；Kong et al.，2011），这说明病毒感染、DNA 损伤与天然免疫应答存在一定的联系。最近发现，DNA-PK 是 DNA 识别受体，能够识别并结合细胞质中的 DNA，通过 STING-TBKI-IRF3 信号轴依赖的方式诱导 I 型 IFN、炎症因子和趋化因子基因的转录与表达。在小鼠和人成纤维细胞，DNA-PK 通过识别转染入细胞质中 DNA，如 VACV 的 DNA、大肠杆菌 DNA、poly（dA-dT）和 ISD，以及 DNA 病毒，如 MVA（VACV strain modified virus Ankara）和 HSV-1 的感染，招募关键接头蛋白分子 STING 及蛋白激酶 TBK1/IKKi 和 IKK，磷酸化激活 IRF3 和 NF-κB，进而诱导 I 型 IFN、炎症因子如 IL-6、趋化因子如 Cxcl10、Ccl4、Ccl5 的基因，以及干扰素刺激基因 *ISG54* 的转录与表达，进而发挥抗病毒天然免疫作用（Moll et al.，1999；Zhang et al.，2011；Ferguson et al.，2012；Unterholzner，2013）。相应地，DNA 和 DNA 病毒感染却不能诱导 DNA-PK 基因敲除小鼠和 MEF 发生此效应，并且表现出对 MVA 和 HSV-1 感染高度易感（Zhang et al.，2011a，2011b，2011c，2011d；Ferguson et al.，2012；Unterholzner，2013）。有趣的是，在 HEK293、HeLa、RD 细胞、BMDM 和 DC，Ku70 能够单独作为 DNA 识别受体与 DNA 结合，通过激活转录因子 IRF1 和 IRF7，诱导Ⅲ型 IFN（主要是 IFN-lambda1）和 RANTES 的表达（Zhang et al.，2011a，2011b，2011c，2011d；Ferguson et al.，

2012；Unterholzner，2013），但目前尚不清楚 Ku70 是否通过 STING-TBKI-IRF1/7 信号轴依赖的方式诱导Ⅲ型 IFN 和 RANTES 的表达。

五、MRE11 的分子结构与模式识别机制

MRE11 也可以识别细胞质内 DNA 损伤因子，通常与 Rad50 和 Nbs1（nijmegen breakage syndrome 1）组成 MRN 复合物，在 DNA 的代谢和损伤修复过程中发挥非常关键的作用（Stracker and Petrini，2011；Shibata et al.，2014；Takeda et al.，2016）。MRE11 通过与 Rad50 和 Nbs1 形成 MRN 复合物结合细胞质中的 DNA，进而以 STING-TBKI-IRF3 信号轴依赖的方式诱导Ⅰ型 IFN 的转录与表达。研究发现，在小鼠和人的细胞中（BMDC、MEF 和 HeLa），MRE11 通过感应 ISD、大肠杆菌 DNA、poly（dA-dT）、HSV-1 和单核李氏杆菌刺激，招募关键接头蛋白分子 STING 及蛋白激酶 TBK1/IKKi，磷酸化激活 IRF3，进而诱导Ⅰ型 IFN 的产生（Kondo et al.，2013）。此外，Rad50 能够招募 CARD9，然后通过激活 NF-κB 而促进 IL-1β 的分泌，但是否通过 STING 介导的信号通路尚不清楚（Zhang et al.，2012；Roth and Ruland，2013；Bowie，2014；Meng et al.，2014；Roth et al.，2014；Yu et al.，2016）（图 5-26）。因此，类似于 DNA-PK，MRE11 与 Rad50 和 Nbs1 组成的 MRN 复合物可以通过识别胞质 DNA，在 DNA 的损伤应答过程及 DNA 病毒诱导的天然免疫反应中发挥重要的作用。

六、LSm14A 的分子结构与模式识别机制

LSm14A 属于 LSm 家族成员，主要定位于胞质复合体的加工体上（processing body），但也有少量的 LSm14A 定位于过氧化物酶体、线粒体与内质网上，参与 RNA 的加工与成熟。LSm14A 既能结合 poly（I：C）和病毒 RNA，又能结合 poly（dA-dT）和病毒 DNA（Li et al.，2012，2015；Wen et al.，2013a，2013b；Liu et al.，2016）。一方面，在 RNA 病毒如 SeV、VSV 和 NDV 或 poly（I：C）刺激下，LSm14A 识别并结合细胞质中的 dsRNA，然后 LSm14A 从胞质复合体的加工体移位至过氧化物酶体，与 VISA 相互作用并招募 STING，激活 TBK1/IKKi 和 IKK 引起下游转录因子 IRF3/7 和 NF-κB 的活化，促进Ⅰ型 IFN 的释放（Li et al.，2012a；Yu et al.，2016）（图 5-26）。另一方面，在 DNA 病毒如 HSV-1 或 poly（dA-dT）刺激下，LSm14A 识别并结合细胞质中的 dsDNA，然后 LSm14A 从胞质复合体的加工体移位至过氧化物酶体，直接与 STING 相互作用，激活 TBK1/IKKi 和 IKK 引起下游转录因子 IRF3/7 和 NF-κB 的活化，促进Ⅰ型 IFN 的释放（Li et al.，2012；Yu et al.，2016）（图 5-26）。研究发现，过表达 LSm14A 能显著提高 SeV 和 poly（I：C）或 HSV-1 和 poly（dA-dT）诱导的 IFN-β 启动子、ISRE 和 NF-κB 调控元件的激活。相应地，内源性 *LSm14A* 基因敲降或敲除，可显著降低 SeV 和 poly（I：C）或 HSV-1 和 poly（dA-dT）诱导的 IFN-β 启动子、ISRE 和 NF-κB 调控元件的激活（Li et al.，2012b；Liu et al.，2016）。进一步研究发现，HSV-1 的 DNA（60bp 和 120bp 的 DNA）、VACV 的 DNA（70bp 和 90bp 的 DNA）和 ISD 能够刺激 DC 而不是巨噬细胞和 MEF 高表达 LSm14A，诱导 IFN-α、IFN-β 和 IL-6 的转录与表达（Li et al.，2012a；Liu et al.，2016），但敲除 *LSm14A* 基因的 DC 和小鼠则完全没有这些效应，并且 *LSm14A* 基因敲除小鼠表现出对 HSV-1、MHV68 和 VSV 高度易感（Li et al.，2012a；Liu et al.，2016）。此外，LSm14A 参与 STING mRNA 前体（pre-mRNA）的加工剪切和蛋白质表达水平的维持，以及 cGAMP 诱导的获得性免疫反应，而 *LSm14A* 基因敲除则损伤这些效应（Li et al.，2012b；Liu et al.，2016）。

七、Lrrfip1 的分子结构与模式识别机制

Lrrfip1 也是新鉴定的胞质 DNA 识别受体，属于钙结合微丝蛋白家族成员，由 N 端的未知结构域、中间包含 87 个氨基酸残基的卷曲螺旋结构域及 C 端的核酸结合结构域构成（Yang et al.，2010；Nguyen and Modis，2013）。Lrrfip1 最初是作为一种能够与富含亮氨酸重复序列的 Fli-Ⅰ（凝胶溶素家族中的一员）的同系物相互作用的蛋白质被鉴定，对果蝇胚胎发育和肌细胞生成具有重要作用（Liu and Yin，1998）。

随后发现，定位于细胞质中的核酸结合蛋白 Lrrfip1 不仅是一种新胞质 RNA 识别受体，还是一种新胞质 DNA 识别受体，能够直接结合 dsRNA 人工合成类似物 poly（I：C），以及富含 AT 和 GC 的 dsDNA（Yang et al.，2010；Nguyen and Modis，2013；Yu et al.，2016）（图 5-26）。在巨噬细胞中，Lrrfip1 能够识别并结合单核李氏杆菌的 DNA 或 VSV，然后与下游的 β-连环蛋白相互作用，激活的 β-连环蛋白与转录因子 IRF3 的 C 端结合，经由 IRF3 把乙酰基转移酶 p300 招募到 IFN-β 的增强子序列，形成一个 IFN 基因表达增强复合体，从而促进 IFN 特别是 IFN-β 的产生，而用单核李氏杆菌的 DNA 刺激 siRNA 敲降的 Lrrfip1 表达的细胞时，IFN-β 的分泌减少。值得注意的是，LRRFIP1-β-连环蛋白途径并不影响 PRR 激发的 IRF3 和 NF-κB 活化，因此 LRRFIP1 与其下游的 β-连环蛋白组成了一条由 IRF3 介导的产生 Ⅰ 型干扰素的共激活途径。由此可见，该研究发现了一条不同于经典模式的、由胞内核酸识别分子 Lrrfip1 及其下游信号分子组成的识别病原核酸及触发 Ⅰ 型 IFN 产生的新型分子途径，为深入认识免疫系统如何抗御病原感染的机制和设计抗感染免疫药物提供了新的靶点和思路。

八、RNA 解旋酶家族的分子结构与模式识别机制

近年来，RNA 解旋酶家族分子因能识别病毒的 RNA 或 DNA 而成为抗病毒天然免疫研究领域的热点。迄今为止，在真核细胞中共筛选出 60 个解旋酶分子，其中 DDX1、DDX3、DDX5、DHX9、DHX15、DDX17、DDX19A、DDX21、DDX24、DHX29、DHX30、DHX33、DHX36、DDX56、DDX60，以及 RIG-Ⅰ、MDA5、LGP2、DDX41 等分子参与机体的抗病毒天然免疫反应（Fullam and Schröder，2013；Ahmad and Hur，2015）（图 5-28）。Yong-Jun Liu 实验室研究发现，人的 pDC 不仅表达 TLR7 和 TLR9，还能表达 DHX9 和 DHX36（Kim et al.，2010a）。其中 DHX9 利用 DUF 结构域识别 B 型 CpG DNA，通过 HA2（helicase-associated 2）结构域和 DUF 结构域招募关键接头分子 MyD88，然后活化 NF-κB 转录因子，诱导 TNF-α和 IL-6 的产生，而 DHX36 通过 DEAH 结构域识别 A 型 CpG DNA，通过自身的 HA2 结构域和 DUF 结构域招募关键接头分子 MyD88，活化 IRF7 转录因子，诱导了 IFN-α的产生。此外，他们实验室还报道，在 D2SC 及 BMDC 中，DDX21 的 PKR 结构域分别与 DDX1 的 SPRY 结构域及 DHX36 的 C-HA2-DUF 结构域结合，在细胞质内形成一个功能复合体（Zhang et al.，2011c）。当细胞受到 poly（I：C）或 dsRNA 刺激后，DDX1 的解旋酶 A 结构域与 poly（I：C）结合，DDX21 的 PRK 结构域和 DHX36 的 HA2-DUF 结构域一起与 TRIF 的 TIR 结构域结合并激活 IRF3 和 NF-κB，介导 Ⅰ 型 IFN 和炎症因子的产生。此外，DHX36 还能作为辅助分子，参与 RIG-Ⅰ-VISA-STING-IRF3 信号轴介导的抗病毒天然免疫反应（Yoo et al.，2014）。DHX9 也能作为胞质 RNA 识别受体，感应病毒的 dsRNA（Zhang et al.，2011c，2011d）。在 D2SC 及 BMDC 中，DHX9 的 DSRM 结构域与 poly（I：C）结合后，通过自身的 Helic C 结构域、HA2 结构域及 DUF 结构域与接头蛋白分子 VISA 的 CARD 结合，激活 VISA 的活性，进而诱导下游 IRF3 和 NF-κB p65 的活化，介导 Ⅰ 型 IFN 和炎症因子的产生。DHX15 作为胞质 RNA 识别受体，能够通过 C 端的解旋酶结构域与 poly（I：C）或病毒的 dsRNA 结合，然后通过 N 端的 DExDc 结构域与 VISA 相互作用，激活 IRF3、NF-κB 和 MAPK，诱导 IFN-β、IL-6 和 TNF-α的分泌（Lu et al.，2014；Mosallanejad et al.，2014）。此外，DHX15 还能与 NLRP6 协同识别病毒的 dsRNA，介导 Ⅰ 型与Ⅲ型 IFN 及 ISG 的表达，发挥抗病毒天然免疫作用（Wang et al.，2015a）。DHX19A 和 DHX33 也能分别作为胞质 RNA 识别受体，识别 poly（I：C）及病毒或细菌的 dsRNA，然后激活 NLRP3 炎症小体的组装与活化，进而介导 IL-18 和 IL-1β 的分泌（Brodsky，2013；Mitoma et al.，2013；Li et al.，2015a）。此外，在 D2SC 及 BMDC 中，DHX33 还能通过 HELICc 结构域结合 poly（I：C）并与 VISA 相互作用，激活 IRF3、NF-κB 和 MAPK，诱导 Ⅰ 型 IFN、IL-6 和 TNF-α的分泌（Liu et al.，2014）。进一步研究发现，DDX3、DHX29 和 DDX60 能够分别作为 RIG-Ⅰ 的辅助分子，参与 RIG-Ⅰ-VISA-STING-IRF3 信号轴介导的抗病毒天然免疫反应（Soulat et al.，2008；Mulhern and Bowie，2010；Oshiumi et al.，2010，2015；Miyashita et al.，2011；Schröder，2011；Sugimoto et al.，2014；Grünvogel et al.，2015；Valiente-Echeverría et al.，2015）。

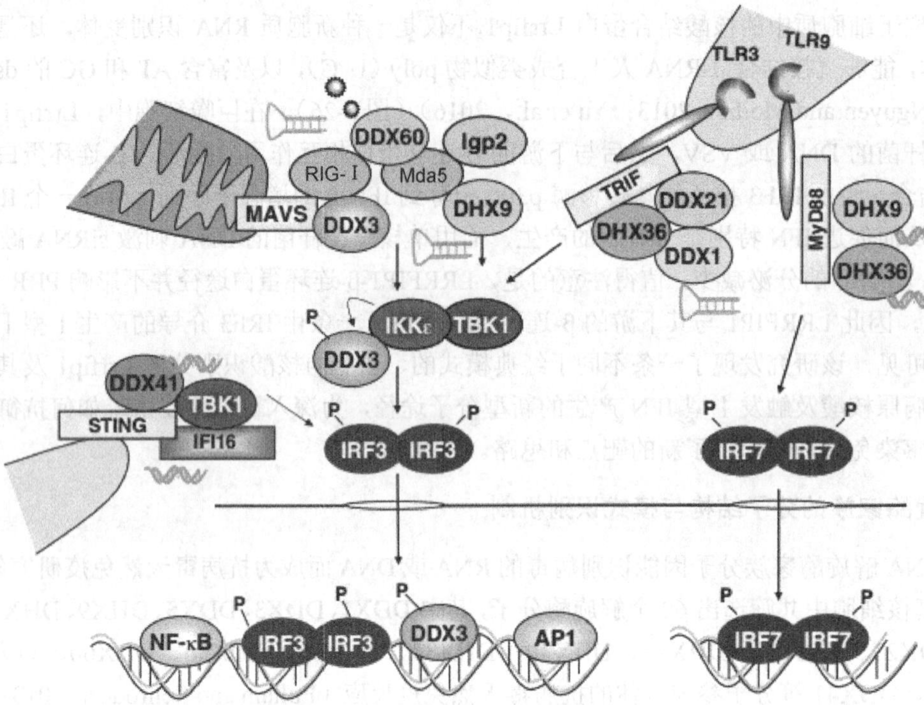

图 5-28 RNA 解旋酶介导的信号转导通路与抗病毒天然免疫（Fullam and Schröder，2013）

九、IFIT1 的分子结构与模式识别机制

2010 年，Pichlmair 等研究发现，IFIT1（interferon-induced protein with tetratricopeptide repeats 1）能识别病毒来源的 5′ppp RNA，发挥抗病毒作用。5′ppp 是病毒 RNA 被 RIG-Ⅰ识别的结构基础（图 5-29）（Daffis et al.，2010；Ablasser and Hornung，2011；Pichlmair et al.，2011；Abbas et al.，2013；Diamond，2014；Hyde and Diamond，2015）。此外，利用亲和蛋白质组学技术发现 IFIT1 能特异性与 5′ppp RNA 以纳摩尔级亲和力相互结合，并与 IFIT 家族的其他成员相互结合形成庞大的蛋白复合体，最终介导对病毒侵袭的抵抗作用。

十、其他核酸识别受体的分子结构与模式识别机制

2009 年，Tadatsugu Taniguchi 研究小组发现了 HMGB 家族中的 HMGB1、HMGB2 和 HMGB3 能够作为胞质核酸识别受体来识别病原的核酸，诱导Ⅰ型 IFN、IL-6 和 RANTES 的表达（Yanai et al.，2009a，2009b，2011，2012；Bianchi and Celona，2010；Stros，2010；Castiglioni et al.，2011；Yanai and Taniguchi，2014）。其中 HMGB1 和 HMGB3 识别病原的 DNA 和 RNA，而 HMGB2 仅能识别病原的 RNA，但用 RNAi 敲降或敲除小鼠 MEF 细胞的 HMGB 时，损伤转录因子 IRF3 和 NF-κB 的激活、降低Ⅰ型 IFN、IL-6 和 RANTES 的转录与表达及 TLR3、TLR7、TLR8 和 AIM2 炎症小体的活化，而不影响 LPS 诱导的细胞因子的产生。Sox2 是由 Zu-sen Fan 研究小组于 2015 年新发现的仅表达于中性粒细胞的胞质 DNA 识别受体，能够识别单核李氏杆菌和汉氏巴尔通体（*Bartonella henselae*）的 DNA，然后激活转录因子 NF-κB 和 AP1，诱导炎症因子 TNF-α、IL-6 和 IL-1β 的分泌（图 5-30）（Kugelberg，2015；Mankan and Hornung，2015；Xia et al.，2015；Yu et al.，2016）。Sox2 属于 Sox 转录因子家族［sry-related high-mobility group（HMG）box］，含有高度保守的 DNA 结合结构域，即 HMG box 结构域，能通过 HMG box 结构域以序列依赖的方式识别并结合单核李氏杆菌的（C/T）（A/T）TTGT（T/C）ATGCAAAT 基因组 DNA 基序，引起自身二聚化，招募并促进信号分子 TAB2 与 TAK1 的二聚化及形成复合体，活化 IKK 和 MKK 信号复合体，诱导下

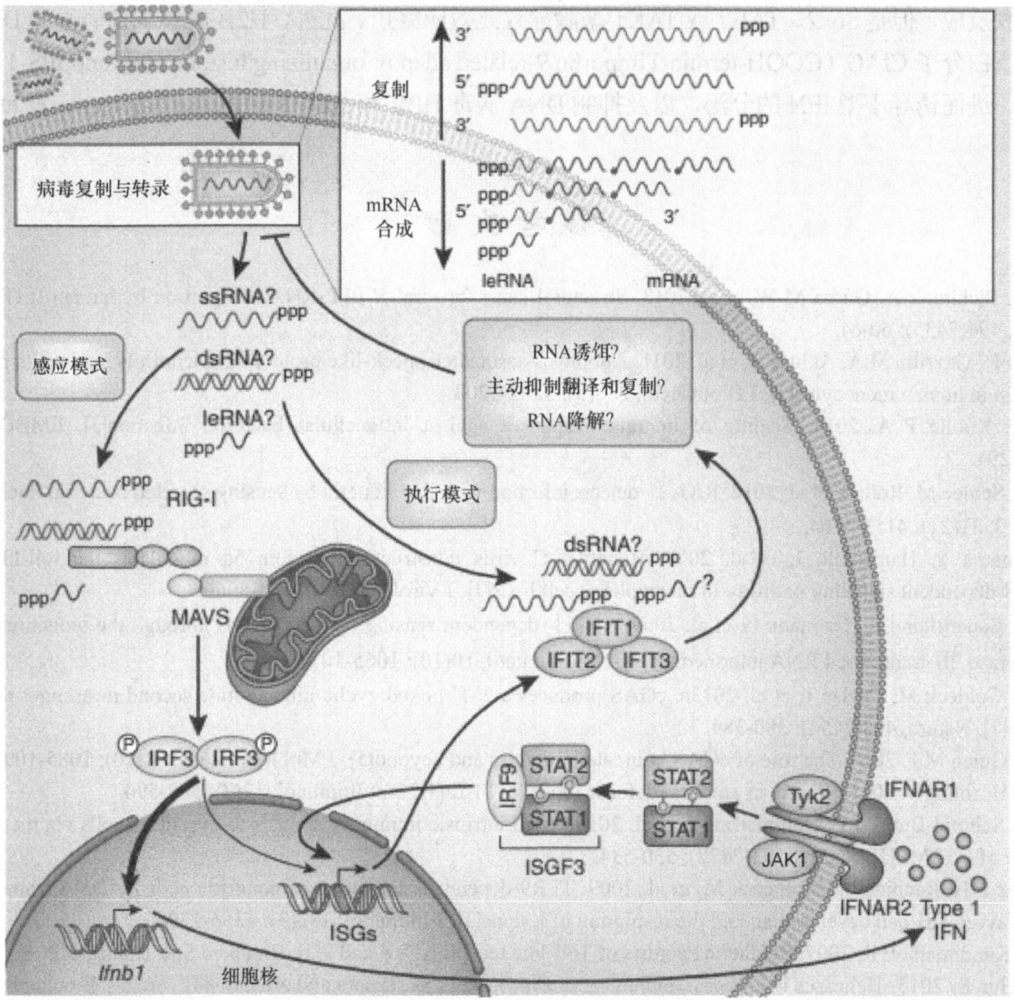

图 5-29 IFIT1 介导的抗病毒天然免疫信号通路（Ablasser and Hornung，2011）（彩图请扫封底二维码）

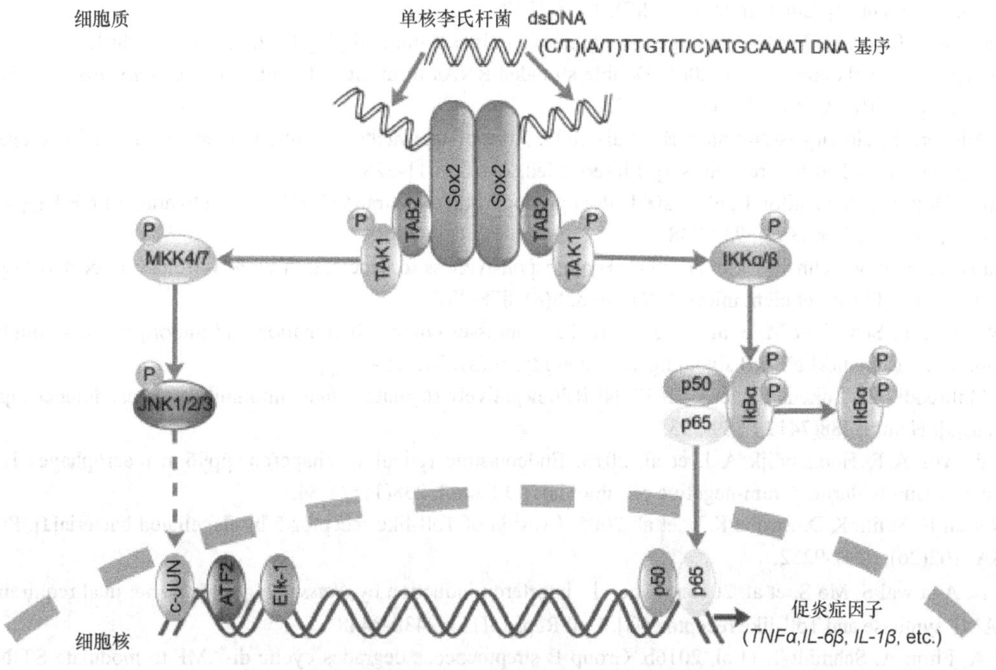

图 5-30 Sox2 介导的信号转导通路与抗病毒天然免疫（Yu et al.，2016）

游信号级联反应，但是 Sox2、TAB2 或 TAK1 敲除导致此效应终止。此外，H2B 能够识别病原的 DNA，通过招募接头蛋白分子 CIAO（COOH-terminal importin 9-related adaptor organizing histone H2B and IPS-1）与 VISA 相互作用，进而诱导Ⅰ型 IFN 的分泌，以及抑制 DNA 病毒 HPV 和 ADV5 的复制（Kobiyama et al.，2010，2013）。

参考文献

Abbas Y M, Pichlmair A, Górna M W, et al. 2013. Structural basis for viral 5'-PPP-RNA recognition by human IFIT proteins[J]. Nature, 494(7435): 60-64.

Abdelaziz D H, Gavrilin M A, Akhter A, et al. 2011. Apoptosis-associated speck-like protein(ASC)controls *Legionella pneumophila* infection in human monocytes[J]. J Biol Chem, 286(5): 3203-3208.

Abdullah Z, Knolle P A. 2014. Scaling of immune responses against intracellular bacterial infection[J]. EMBO J, 33(20): 2283-2294.

Abdullah Z, Schlee M, Roth S, et al. 2012. RIG-Ⅰ detects infection with live Listeria by sensing secreted bacterial nucleic acids[J]. EMBO J, 31(21): 4153-4164.

Abe T, Kaname Y, Hamamoto I, et al. 2007. Hepatitis C virus nonstructural protein 5a modulates the toll-like receptor-MyD88-dependent signaling pathway in macrophage cell lines[J]. J Virol, 81(17): 8953-8966.

Ablasser A, Bauernfeind F, Hartmann G, et al. 2009. RIG-Ⅰ-dependent sensing of poly(dA: dT)through the induction of an RNA polymerase Ⅲ-transcribed RNA intermediate[J]. Nat Immunol, 10(10): 1065-1072.

Ablasser A, Goldeck M, Cavlar T, et al. 2013a. cGAS produces a 2′-5′-linked cyclic dinucleotide second messenger that activates STING[J]. Nature, 498(7454): 380-384.

Ablasser A, Gulen M F. 2016. The role of cGAS in innate immunity and beyond[J]. J Mol Med(Berl), 94(10): 1085-1093.

Ablasser A, Hornung V. 2011. Where, in antiviral defense, does IFIT1 fit[J]? Nat Immunol, 12(7): 588-590.

Ablasser A, Schmid-Burgk J L, Hemmerling I, et al. 2013b. Cell intrinsic immunity spreads to bystander cells via the intercellular transfer of cGAMP[J]. Nature, 503(7477): 530-534.

Abou Fakher F H, Rachinel N, Klimczak M, et al. 2009. TLR9-dependent activation of dendritic cells by DNA from Leishmania major favors Th1 cell development and the resolution of lesions[J]. J Immunol, 182(3): 1386-1396.

Agrawal S, Kandimalla E R. 2007. Synthetic agonists of Toll-like receptors 7, 8 and 9[J]. Biochem Soc Trans, 35(Pt 6): 1461-1467.

Ahmad S, Hur S. 2015. Helicases in antiviral immunity: dual properties as sensors and effectors[J]. Trends Biochem Sci, 40(10): 576-585.

Ahmad-Nejad P, Hacker H, Rutz M, et al. 2002. Bacterial CpG-DNA and lipopolysaccharides activate Toll-like receptors at distinct cellular compartments[J]. Eur J Immunol, 32(7): 1958-1968.

Akira S, Uematsu S, Takeuchi O. 2006. Pathogen recognition and innate immunity[J]. Cell, 124(4): 783-801.

Aksoy E, Zouain C S, Vanhoutte F, et al. 2005. Double stranded RNAs from the helminth parasite *Schistosoma* activates TLR3 in dendritic cells[J]. J Biol Chem, 280(1): 277-283.

Albiger B, Dahlberg S, Henriques-Normark B, et al. 2007. Role of the innate immune system in host defence against bacterial infection focus on the Toll-like receptors[J]. J Intern Med, 261(6): 511-528.

Alexopoulou L, Holt A C, Medzhitov R, et al. 2001. Recognition of double-stranded RNA and activation of NF-kappaB by Toll-like receptor 3[J]. Nature, 413(6857): 732-738.

Alexopoulou L, Thomas V, Schnare M, et al. 2002. Hyporesponsiveness to vaccination with Borrelia burgdorferi OspA in humans and in TLR1- and TLR2-deficient mice[J]. Nat Med, 8(8): 878-884.

Allen I C, Wilson J E, Schneider M, et al. 2012. NLRP12 suppresses colon inflammation and tumorigenesis through the negative regulation of noncanonical NF-κB signaling[J]. Immunity, 36(5): 742-754.

Anand P K, Malireddi P K, Lukens J R, et al. 2012. NLRP6 negatively regulates innate immunity and host defence against bacterial pathogens[J]. Nature, 488(7411): 389-393.

Anas A A, de Vos A F, Hoogendijk A J, et al. 2016. Endoplasmic reticulum chaperone gp96 in macrophages is essential for protective immunity during Gram-negative pneumonia[J]. J Pathol, 238(1): 74-84.

Andersen-Nissen E, Smith K D, Strobe K L, et al. 2005. Evasion of Toll-like receptor 5 by flagellated bacteria[J]. Proc Natl Acad Sci USA, 102(26): 9247-9252.

Andrade W A, Agarwal S, Mo S, et al. 2016a. Type Ⅰ interferon induction by *Neisseria gonorrhoeae*: dual requirement of cyclic GMP-AMP synthase and Toll-like receptor 4[J]. Cell Rep, 15(11): 2438-2448 .

Andrade W A, Firon A, Schmidt T, et al. 2016b. Group B streptococcus degrades cyclic-di-AMP to modulate STING-dependent type Ⅰ interferon production[J]. Cell Host Microbe, 20(1): 49-59.

Anghelina D, Lam E, Falck-Pedersen E. 2016. Diminished innate antiviral response to adenovirus vectors in cGAS/STING-deficient mice minimally impacts adaptive immunity[J]. J Virol, 90(13): 5915-5927.

Ansari M A, Singh V V, Dutta S, et al. 2013. Constitutive interferon-inducible protein 16-inflammasome activation during Epstein-Barr virus latency Ⅰ, Ⅱ, and Ⅲ in B and epithelial cells[J]. J Virol, 87(15): 8606-8623.

Aravalli R N, Hu S, Woods J P, et al. 2008. Histoplasma capsulatum yeast phase-specific protein Yps3p induces Toll-like receptor 2 signaling[J]. J Neuroinflammation, 5: 30.

Arlehamn C S, Evans T J. 2011. Pseudomonas aeruginosa pilin activates the inflammasome[J]. Cell Microbiol, 13(3): 388-401.

Arlehamn C S, Petrilli V, Gross O, et al. 2010. The role of potassium in inflammasome activation by bacteria[J]. J Biol Chem, 285(14): 10 508-10 518.

Asagiri M, Hirai T, Kunigami T, et al. 2008. Cathepsin K-dependent Toll-like receptor 9 signaling revealed in experimental arthritis[J]. Science, 319(5863): 624-627.

Ashour D S. 2015. Toll-like receptor signaling in parasitic infections[J]. Expert Rev Clin Immunol, 11(6): 771-780.

Ataide M A, Andrade W A, Zamboni D S, et al. 2014. Malaria-induced NLRP12/NLRP3-dependent caspase-1 activation mediates inflammation and hypersensitivity to bacterial superinfection[J]. PLoS Pathog, 10(1): e1003885.

Atianand M K, Duffy E B, Shah A, et al. 2011. *Francisella tularensis* reveals a disparity between human and mouse NLRP3 inflammasome activation[J]. J Biol Chem, 286(45): 39 033-39 042.

Atianand M K, Fitzgerald K A. 2013. Molecular basis of DNA recognition in the immune system[J]. J Immunol, 190(5): 1911-1918.

Baeuerle P A, Henkel T. 1994. Function and activation of NF-kappa B in the immune system[J]. Annu Rev Immunol, 12: 141-179.

Balachandran S, Thomas E, Barber G N, et al. 2004. A FADD-dependent innate immune mechanism in mammalian cells[J]. Nature, 432(7015): 401-405.

Balloy V, Si-Tahar M, Takeuchi O, et al. 2005. Involvement of Toll-Like receptor in experimental invasive pulmonary Aspergillosis[J]. Infect Immun, 73(9): 5420-5425.

Banerjee S. 2016. RNase L and the NLRP3-inflammasome: an old merchant in a new trade[J]. Cytokine Growth Factor Rev, 29: 63-70.

Banerjee S, Chakrabarti A, Jha B K, et al. 2014. Cell-type-specific effects of RNase L on viral induction of beta interferon[J]. M Bio, 5(2): e00856.

Bao M, Liu Y J. 2013. Regulation of TLR7/9 signaling in plasmacytoid dendritic cells[J]. Protein Cell, 4(1): 40-52.

Barbé F, Douglas T, Saleh M. 2014. Advances in Nod-like receptors(NLR)biology[J]. Cytokine Growth F R, 25(6): 681-697.

Barber G N. 2011. Cytoplasmic DNA innate immune pathways[J]. Immunol Rev, 243(1): 99-108.

Barber G N. 2011. STING-dependent signaling[J]. Nat Immunol, 12: 929-930.

Barton G M, Kagan J C. 2009. A cell biological view of Toll-like receptor function regulation through compartmentalization[J]. Nat Rev Immunol, 9(8): 535-542.

Barton G M, Kagan J C, Medzhitov R. 2006. Intracellular localization of Toll-like receptor 9 prevents recognition of self DNA but facilitates access to viral DNA[J]. Nat Immunol, 7(1): 49-56.

Bauer S, Pigisch S, Hangel D, et al. 2008. Recognition of nucleic acid and nucleic acid analogs by Toll-like receptors 7, 8 and 9[J]. Immunobiology, 213(3-4): 315-328.

Bauernfeind F, Ablasser A, Kim S, et al. 2010. An unexpected role for RNA in the recognition of DNA by the innate immune system[J]. RNA Biol, 7(2): 151-157.

Beachboard D C, Horner S M. 2016. Innate immune evasion strategies of DNA and RNA viruses[J]. Curr Opin Microbiol, 32: 113-119.

Becker I, Salaiza N, Aguirre M, et al. 2003. Leishmania lipophosphoglycan(LPG)activates NK cells through Toll-like receptor-2[J]. Mol Biochem Parasitol, 130(2): 65-74.

Belhocine K, Monack D M. 2012. *Francisella* infection triggers activation of the AIM2 inflammasome in murine dendritic cells[J]. Cell Microbiol, 14(1): 71-80.

Bell J K, Botos I, Hall P R, et al. 2005. The molecular structure of the Toll-like receptor 3 ligand-binding domain[J]. Proc Natl Acad Sci USA, 102(31): 10 976-10 980.

Bella J, Hindle K L, McEwan P A, et al. 2008. The leucine-rich repeat structure[J]. Cell Mol Life Sci, 65(15): 2307-2333.

Bellocchio S, Montagnoli C, Bozza S, et al. 2004. The contribution of the Toll-like/IL-1 receptor superfamily to innate and adaptive immunity to fungal pathogens *in vivo*[J]. J Immunol, 172(5): 3059-3069.

Belvin M P, Anderson K V. 1996. A conserved signaling pathway the *Drosophila* toll-dorsal pathway[J]. Ann Rev Cell Dev Biol, 12: 393-416.

Bentham A, Burdett H, Anderson P A, et al. 2016. Animal NLRs provide structural insights into plant NLR function[J]. Ann Bot, pii: mcw171.

Berke I C, Li Y, Modis Y. 2013. Structural basis of innate immune recognition of viral RNA[J]. Cell Microbiol, 15(3): 386-394.
Berke I C, Modis Y. 2012. MDA5 cooperatively forms dimers and ATP-sensitive filaments upon binding double-stranded RNA[J]. EMBO J, 31(7): 1714-1726.
Berke I C, Yu X, Modis Y, et al. 2012. MDA5 assembles into a polar helical filament on dsRNA[J]. Proc Natl Acad Sci USA, 109(45): 18 437-18 441.
Beutler B A. 2009. TLRs and innate immunity[J]. Blood, 113(7): 1399-1407.
Bhat N, Fitzgerald K A. 2014. Recognition of cytosolic DNA by cGAS and other STING-dependent sensors[J]. Eur J Immunol, 44(3): 634-640.
Bianchi M E, Celona B. 2010. Ancient news: HMGBs are universal sentinels[J]. J Mol Cell Biol, 2(3): 116-117.
Biondo C, Signorino G, Costa A, et al. 2011. Recognition of yeast nucleic acids triggers a host-protective type Ⅰ interferon response[J]. Eur J Immunol, 41(7): 1969-1979.
Blasius A L, Arnold C N, Georgel P, et al. 2010. Slc15a4, AP-3, and Hermansky-Pudlak syndrome proteins are required for Toll-like receptor signaling in plasmacytoid dendritic cells[J]. Proc Natl Acad Sci USA, 107(46): 19 973-19 978.
Blasius A L, Beutler B. 2010. Intracellular toll-like receptors[J]. Immunity, 32(3): 305-315.
Bochud P Y, Chien J W, Marr K A, et al. 2008. Toll-like receptor 4 polymorphisms and aspergillosis in stem-cell transplantation[J]. N Engl J Med, 359(17): 1766-1777.
Bonnevie-Nielsen V, Field L L, Lu S, et al. 2005. Variation in antiviral 2′, 5′-oligoadenylate synthetase(2'-5' OAS)enzyme activity is controlled by a single-nucleotide polymorphism at a splice acceptor site in the OAS1 gene[J]. Am J Hum Genet, 76(4): 623-633.
Boo K H, Yang J S. 2010. Intrinsic cellular defenses against virus infection by antiviral type Ⅰ interferon[J]. Yonsei Med J, 51(1): 9-17.
Bordon Y. 2012. Innate immunity: TLR13, unlucky, but just for some[J]. Nat Rev Immunol, 12(9): 618-619.
Borrego B, Rodríguez-Pulido M, Revilla C, et al. 2015. Synthetic RNAs mimicking structural domains in the foot-and-mouth disease virus genome elicit a broad innate immune response in porcine cells Triggered by RIG-Ⅰ and TLR activation[J]. Viruses, 7(7): 3954-3973.
Borzutzky A, Fried A, Chou J, et al. 2010. NOD2-associated diseases bridging innate immunity and autoinflammation[J]. Clin Immunol, 134(3): 251-261.
Botos I, Segal D M, Davies D R. 2011. The structural biology of Toll-like receptors[J]. Structure, 19(4): 447-459.
Bourgeois C, Majer O, Frohner I E, et al. 2010. Fungal attacks on mammalian hosts pathogen elimination requires sensing and tasting[J]. Curr Opin Microbiol, 13(4): 401-408.
Bourgeois C, Majer O, Frohner I E, et al. 2011. Conventional dendritic cells mount a type Ⅰ IFN response against *Candida* spp. requiring novel phagosomal TLR7-mediated IFN-beta signaling[J]. J Immunol, 186(5): 3104-3112.
Bowie A G. 2012. Innate sensing of bacterial cyclic dinucleotides: more than just STING[J]. Nat Immunol, 13(12): 1137-1139.
Bowie A G. 2014. Rad50 and CARD9, missing links in cytosolic DNA-stimulated inflammation[J]. Nat Immunol, 15(6): 534-536.
Bowie A, Kiss Toth E, Symons J A, et al. 2000. A46R and a52R from vaccinia virus are antagonists of host IL-1 and toll-like receptor signaling[J]. Proc Natl Acad Sci USA, 97(18): 10 162-10 167.
Brennan K, Bowie A G. 2010. Activation of host pattern recognition receptors by viruses[J]. Curr Opin Microbiol, 13(4): 502-507.
Brennan-Laun S E, Ezelle H J, Li X L, et al. 2014. RNase-L control of cellular mRNAs: roles in biologic functions and mechanisms of substrate targeting[J]. J Interferon Cytokine Res, 34(4): 275-288.
Bridgeman A, Maelfait J, Davenne T, et al. 2015. Viruses transfer the antiviral second messenger cGAMP between cells[J]. Science, 349(6253): 1228-1232.
Brinkmann M M, Spooner E, Hoebe K, et al. 2007. The interaction between the ER membrane protein UNC93B and TLR3, 7, and 9 is crucial for TLR signaling[J]. J Cell Biol, 177(2): 265-275.
Brodsky I E. 2013. RNA helicase DHX33 puts a new twist on NLRP3 inflammasome activation[J]. Immunity, 39(1): 94-96.
Brodsky I E, Monack D. 2009. NLR-mediated control of inflammasome assembly in the host response against bacterial pathogens[J]. Semin Immuncol, 21(4): 199-207.
Brooks J C, Sun W, Chiosis G, et al. 2012. Heat shock protein gp96 regulates Toll-like receptor 9 proteolytic processing and conformational stability[J]. Biochem Biophys Res Commun, 421(4): 780-784.
Broz P, Dixit V M. 2016. Inflammasomes mechanism of assembly, regulation and signalling[J]. Nat Rev Immunol, 16(7): 407-420.
Broz P, Monack D M. 2013. Newly described pattern recognition receptors team up against intracellular pathogens[J]. Nat Rev Immunol, 13(8): 551-565.
Broz P, Ohlson M B, Monack D M. 2012. Innate immune response to *Salmonella typhimurium*, a model enteric pathogen[J]. Gut Microbes, 3(2): 62-70.
Bruey J M, Bruey-Sedano N, Luciano F, et al. 2007. Bcl-2 and Bcl-XL regulate proinflammatory caspase-1 activation by interaction

with NALP1[J]. Cell, 129(1): 45-56.

Bruey J M, Bruey-Sedano N, Newman R, et al. 2004. PAN1/NALP2/PYPAF2, an inducible inflammatory mediator that regulates NF-kappaB and caspase-1 activation in macrophages[J]. J Biol Chem, 279(50): 51 897-51 907.

Brunette R L, Young J M, Whitley D G, et al. 2012. Extensive evolutionary and functional diversity among mammalian AIM2-like receptors[J]. J Exp Med, 209(11): 1969-1983.

Bruns A M, Horvath C M. 2014. Antiviral RNA recognition and assembly by RLR family innate immune sensors[J]. Cytokine Growth Factor Rev, 25(5): 507-512.

Bruns A M, Horvath C M. 2015. LGP2 synergy with MDA5 in RLR-mediated RNA recognition and antiviral signaling[J]. Cytokine, 74(2): 198-206.

Bruns A M, Leser G P, Lamb R A, et al. 2014. The innate immune sensor LGP2 activates antiviral signaling by regulating MDA5-RNA interaction and filament assembly[J]. Mol Cell, 55(5): 771-781.

Bruns A M, Pollpeter D, Hadizadeh N, et al. 2013. ATP hydrolysis enhances RNA recognition and antiviral signal transduction by the innate immune sensor, laboratory of genetics and physiology 2(LGP2)[J]. J Biol Chem, 288(2): 938-946.

Brzostek-Racine S, Gordon C, Van Scoy S, et al. 2011. The DNA damage response induces IFN[J]. J Immunol, 187(10): 5336-5345.

Buchon N, Poidevin M, Kwon H M, et al. 2009. A single modular serine protease integrates signals from pattern-recognition receptors upstream of the *Drosophila* Toll pathway[J]. Proc Natl Acad Sci USA, 106(30): 12 442-12 447.

Burckstummer T, Baumann C, Bluml S, et al. 2009. An orthogonal proteomic-genomic screen identifies AIM2 as a cytoplasmic DNA sensor for the inflammasome[J]. Nat Immunol, 10(3): 266-272.

Burzyn D, Rassa J C, Kim D, et al. 2004. Toll-like receptor 4-dependent activation of dendritic cells by a retrovirus[J]. J Virol, 78(2): 576-584.

Caetano B C, Carmo B B, Melo M B, et al. 2011. Requirement of UNC93B1 reveals a critical role for TLR7 in host resistance to primary infection with *Trypanosoma cruzi*[J]. J Immunol, 187(4): 1903-1911.

Cai X, Chen J, Xu H, et al. 2014. Prion-like polymerization underlies signal transduction in antiviral immune defense and inflammasome activation[J]. Cell, 156(6): 1207-1222.

Cai X, Chen Z J. 2014. Prion-like polymerization as a signaling mechanism[J]. Trends Immunol, 35(12): 622-630.

Cai X, Chiu Y H, Chen Z J. 2014. The cGAS-cGAMP-STING pathway of cytosolic DNA sensing and signaling[J]. Mol Cell, 54(2): 289-296.

Cai X, Xu H, Chen Z J. 2016. Prion-like polymerization in immunity and inflammation[J]. Cold Spring Harb Perspect Biol, pii: a023580.

Cai Z, Wang J. 2013. TRIM dsDNA sensor to restrict innate immune response[J]. Cell Mol Immunol, 10(3): 193-195.

Campos M A, Almeida I C, Takeuchi O, et al. 2001. Activation of Toll-like receptor-2 by glycosylphosphatidylinositol anchors from a protozoan parasite[J]. J Immunol, 167(1): 416-423.

Cao X. 2009. New DNA-sensing pathway feeds RIG-Ⅰ with RNA[J]. Nat Immunol, 10(10): 1049-1051.

Carlos I Z, Sassá M F, da Graoa Sgarbi D B, et al. 2009. Current research on the immune response to experimental sporotrichosis[J]. Mycopathologia, 168(1): 1-10.

Carneiro L A, Travassos L H, Girardin S E. 2007. Nod-like receptors in innate immunity and inflammatory diseases[J]. Ann Med, 39(8): 581-593.

Carpenter S, O'Neill L A. 2009. Recent insights into the structure of Toll-like receptors and post-translational modifications of their associated signalling proteins[J]. Biochem J, 422(1): 1-10.

Caruso R, Warner N, Inohara N, et al. 2014. NOD1 and NOD2 signaling, host defense, and inflammatory disease[J]. Immunity, 41(6): 898-908.

Carvalho A, De Luca A, Bozza S, et al. 2012. TLR3 essentially promotes protective class Ⅰ- restricted memory $CD8^+$ T-cell responses to *Aspergillus fumigatus* in hematopoietic transplanted patients[J]. Blood, 119(4): 967-977.

Casanova J L, Abel L, Quintana-Murci L. 2011. Human TLRs and IL-1Rs in host defense natural insights from evolutionary, epidemiological, and clinical genetics[J]. Annu Rev Immunol, 29: 447-491.

Casrouge A, Zhang S Y, Eidenschenk C, et al. 2006. Herpes simplex virus encephalitis in human UNC-93B deficiency[J]. Science, 314(5797): 308-312.

Castelli J C, Wood K A, Youle R J. 1998b. The 2-5A system in viral infection and apoptosis[J]. Biomed Pharmacother, 52(9): 386-390.

Castelli J C, Hassel B A, Maran A, et al. 1998a. The role of 2′-5′ oligoadenylateactivated ribonuclease L in apoptosis[J]. Cell Death Differ, 5(4): 313-320.

Castiglioni A, Canti V, Rovere-Querini P, et al. 2011. High-mobility group box 1(HMGB1)as a master regulator of innate immunity[J]. Cell Tissue Res, 343(1): 189-199.

Cavailles P, Flori P, Papapietro O, et al. 2014. A highly conserved Toxo1 haplotype directs resistance to toxoplasmosis and its associated caspase-1 dependent killing of parasite and host macrophage[J]. PLoS Pathog, 10(4): e1004005.

Cervantes J L, Dunham-Ems S M, La Vake C J, et al. 2011. Phagosomal signaling by *Borrelia burgdorferi* in human monocytes involves Toll-like receptor(TLR)2 and TLR8 cooperativity and TLR8-mediated induction of IFN-beta[J]. Proc Natl Acad Sci USA, 108(9): 3683-3688.

Cervantes J L, La Vake C J, Weinerman B, et al. 2013. Human TLR8 is activated upon recognition of *Borrelia burgdorferi* RNA in the phagosome of human monocytes[J]. J Leukoc Biol, 94(6): 1231-1241.

Cervantes J L, Weinerman B, Basole C, et al. 2012. TLR8: the forgotten relative revindicated[J]. Cell Mol Immunol, 9(6): 434-438.

Cervantes-Barragan L, Zust R, Weber F, et al. 2007. Control of coronavirus infection through plasmacytoid dendritic-cell-derived type Ⅰ interferon[J]. Blood, 109(3): 1131-1137.

Chakrabarti A, Banerjee S, Franchi L, et al. 2015. RNase L activates the NLRP3 inflammasome during viral infections[J]. Cell Host Microbe, 17(4): 466-477.

Chakrabarti A, Jha B K, Silverman R H. 2011. New insights into the role of RNase L in innate immunity[J]. J Interferon Cytokine Res, 31(1): 49-57.

Chamaillard M, Girardin S E, Viala J, et al. 2003. Nods, Nalps and Naip intracellular regulators of bacterial-induced inflammation[J]. Cell Microbiol, 5(9): 581-592.

Chan Y K, Gack M U. 2016. Viral evasion of intracellular DNA and RNA sensing[J]. Nat Rev Microbiol, 14(6): 360-373.

Chang S, Dolganiuc A, Szabo G. 2007. Toll-like receptors 1 and 6 are involved in TLR2-mediated macrophage activation by hepatitis C virus core and NS3 proteins[J]. J Leukoc Biol, 82(3): 479-487.

Chattopadhyay S, Sen G C. 2014. Tyrosine phosphorylation in Toll-like receptor signaling[J]. Cytokine Growth Factor Rev, 25(5): 533-541.

Chaturvedi A, Pierce S K. 2009. How location governs toll-like receptor signaling[J]. Traffic, 10(6): 621-628.

Chavarria-Smith J, Vance R E. 2013. Direct proteolytic cleavage of NLRP1B is necessary and sufficient for inflammasome activation by anthrax lethal factor[J]. PLoS Pathog, 9(6): e1003452.

Chavarría-Smith J, Vance R E. 2015. The NLRP1 inflammasomes[J]. Immunol Rev, 265(1): 22-34.

Chebath J, Benech P, Revel M, et al. 1987. Constitutive expression of(2′-5′)oligo A synthetase confers resistance to picornavirus infection[J]. Nature, 330(6148): 587-588.

Chen G Y, Liu M, Wang F, et al. 2011. A functional role for Nlrp6 in intestinal inflammation and tumorigenesis[J]. J Immunol, 186(12): 7187-7194.

Chen G, Shaw M H, Kim Y G, et al. 2009. NOD-like receptors role in innate immunity and inflammatory disease[J]. Annu Rev Pathol, 4: 365-398.

Chen I F, Ou-Yang F, Hung J Y, et al. 2006. AIM2 suppresses human breast cancer cell proliferation *in vitro* and mammary tumor growth in a mouse model[J]. Mol Cancer Ther, 5(1): 1-7.

Chen K W, Groß C J, Sotomayor F V, et al. 2014. The neutrophil NLRC4 inflammasome selectively promotes IL-1β maturation without pyroptosis during acute *Salmonella* challenge[J]. Cell Rep, 8(2): 570-582.

Chen Q Y, Liu Y H, Li J H, et al. 2012. DNA-dependent activator of interferon-regulatory factors inhibits hepatitis B virus replication[J]. World J Gastroenterol, 18(22): 2850-2858.

Chen Q, Sun L, Chen Z J. 2016. Regulation and function of the cGAS-STING pathway of cytosolic DNA sensing[J]. Nat Immunol, 17(10): 1142-1149.

Cheng G F, Zhong J, Josan C H, et al. 2007. Double-stranded DNA and double-stranded RNA induce a common antiviral signaling pathway in human cells[J]. Proc Natl Acad Sci USA, 104(21): 9035- 9040.

Chi H, Flavell R A. 2007. Immunology: sensing the enemy within[J]. Nature, 448(7152): 423-424.

Chiang C Y, Engel A, Opaluch A M, et al. 2012. Cofactors required for TLR7- and TLR9-dependent innate immune responses[J]. Cell Host Microbe, 11(3): 306-318.

Chiang J J, Davis M E, Gack M U. 2014. Regulation of RIG- Ⅰ -like receptor signaling by host and viral proteins[J]. Cytokine Growth Factor Rev, 25(5): 491-505.

Chiang J J, Gack M U. 2015. Reading the fine print: sequence-specific activation of cGAS[J]. Nat Immunol, 16(10): 1009-1010.

Childs K S, Randall R E, Goodbourn S. 2013. LGP2 plays a critical role in sensitizing mda-5 to activation by double-stranded RNA[J]. PLoS ONE, 8(5): e64202.

Chiu Y H, MacMillan J B, Chen Z J. 2009. RNA polymerase Ⅲ detects cytosolic DNA and induces type Ⅰ interferons through the RIG- Ⅰ pathway[J]. Cell, 138(3): 576-591.

Choe J, Kelker M S, Wilson I A. 2005. Crystal structure of human toll-like receptor 3(TLR3)ectodomain[J]. Science, 309(5734): 581-585.

Choi U Y, Kang J S, Hwang Y S, et al. 2015. Oligoadenylate synthase-like(OASL)proteins: dual functions and associations with diseases[J]. Exp Mol Med, 47: e144.

Choubey D. 2012. DNA-responsive inflammasomes and their regulators in autoimmunity[J]. Clin Immunol, 142(3): 223-231.

Choubey D. 2016. Absent in melanoma 2 proteins in the development of cancer[J]. Cell Mol Life Sci, 73(23): 4383-4395.

Choubey D, Deka R, Ho S M. 2008. Interferon-inducible IFI16 protein in human cancers and autoimmune diseases[J]. Front Biosci, 13(1): 598-608.

Choubey D, Duan X, Dickerson E, et al. 2010. Interferon inducible p200-family proteins as novel sensors of cytoplasmic DNA: role in inflammation and autoimmunity[J]. Interferon Cytokine Res, 30(6): 371-380.

Chow J, Franz K M, Kagan J C. 2015. PRRs are watching you: localization of innate sensing and signaling regulators[J]. Virology, 479-480: 104-109.

Christensen M H, Paludan S R. 2016. Viral evasion of DNA-stimulated innate immune responses[J]. Cell Mol Immunol, doi: 10.1038/cmi.2016.06.

Christophides G K, Zdobnov E, Barillas-Mury C, et al. 2002. Immunity-related genes and gene families in *Anopheles gambiae*[J]. Science, 298(5591): 159-165.

Chuang T H, Ulevitch R J. 2000. Cloning and characterization of a sub-family of human Toll-like receptors: hTLR7, hTLR8 and hTLR9[J]. Eur Cytokine Netw, 11(3): 372-378.

Chuang T H, Ulevitch R J. 2001. Identification of hTLR10: a novel human Toll-like receptor preferentially expressed in immune cells[J]. Biochim Biophys Acta, 1518(1-2): 157-161.

Cirelli K M, Gorfu G, Hassan M A, et al. 2014. Inflammasome sensor NLRP1 controls rat macrophage susceptibility to *Toxoplasma gondii*[J]. PLoS Pathog, 10(3): e1003927.

Civril F, Bennett M, Moldt M, et al. 2011. The RIG-Ⅰ ATPase domain structure reveals insights into ATP-dependent antiviral signalling[J]. EMBO Rep, 12(11): 1127-1134.

Civril F, Deimling T, de Oliveira Mann C C, et al. 2013. Structural mechanism of cytosolic DNA sensing by cGAS[J]. Nature, 498(7454): 332-337.

Civril F, Hopfner K P. 2014. Crystallization of mouse RIG-Ⅰ ATPase domain: in situ proteolysis[J]. Methods Mol Biol, 1169: 27-35.

Clemmons A W, Lindsay S A, Wasserman S A. 2015. An effector Peptide family required for *Drosophila* Toll-mediated immunity[J]. PLoS Pathog, 11(4): e1004876.

Coban C, Igari Y, Yagi M, et al. 2010. Immunogenicity of whole parasite vaccines against plasmodium falciparum involves malarial hemozoin and host TLR9[J]. Cell Host Microbe, 7(1): 50-61.

Coban C, Ishii K J, Kawai T, et al. 2005. Toll-like receptor 9 mediates innate immune activation by the malaria pigment hemozoin[J]. J Exp Med, 201(1): 19-25.

Collins A C, Cai H, Li T, et al. 2015. Cyclic GMP-AMP synthase is an innate immune DNA sensor for mycobacterium tuberculosis[J]. Cell Host Microbe, 17(6): 820-828.

Compton T, Kurt Jones E A, Boehme K W, et al. 2003. Human cytomegalovirus activates inflammatory cytokine responses via CD14 and Toll-like receptor 2[J]. J Virol, 77(8): 4588-4596.

Connolly D J, Bowie A G. 2014. The emerging role of human PYHIN proteins in innate immunity: implications for health and disease[J]. Biochem Pharmacol, 92(3): 405-414.

Conti B J, Davis B K, Zhang J, et al. 2005. CATERPILLER 16.2(CLR16.2), a novel NBD/LRR family member that negatively regulates T cell function[J]. J Biol Chem, 280(18): 18 375-18 385.

Cook D N, Pisetsky D S, Schwartz D A. 2004. Toll-like receptors in the pathogenesis of human disease[J]. Nat Immunol, 5(10): 975-979.

Cooper D A, Jha B K, Silverman R H, et al. 2014. Ribonuclease L and metal-ion-independent endoribonuclease cleavage sites in host and viral RNAs[J]. Nucleic Acids Res, 42(8): 5202-5216.

Correale J, Farez M. 2009. Helminth antigens modulate immune responses in cells from multiple sclerosis patients through TLR2-dependent mechanisms[J]. J Immunol, 183(9): 5999-6012.

Courtney S C, Di H, Stockman B M, et al. 2012. Identification of novel host cell binding partners of Oas1b, the protein conferring resistance to flavivirus-induced disease in mice[J]. J Virol, 86(15): 7953-7963.

Crane M J, Gaddi P J, Salazar-Mather T P. 2012. UNC93B1 mediates innate inflammation and antiviral defense in the liver during acute murine cytomegalovirus infection[J]. PLoS ONE, 7(6): e39161.

Cresswell K S, Clarke C J, Jackson J T, et al. 2005. Biochemical and growth regulatory activities of the HIN-200 family member and putative tumor suppressor protein, AIM2[J]. Biochem Biophys Res Commun, 326(2): 417-424.

Cridland J A, Curley E Z, Wykes M N, et al. 2012. The mammalian PYHIN gene family: phylogeny, evolution and expression[J]. BMC Evol Biol, 12: 140.

Cui S, Eisenächer K, Kirchhofer A, et al. 2008. The C-terminal regulatory domain is the RNA 5'-triphosphate sensor of RIG-Ⅰ[J]. Mol Cell, 29(2): 169-179.

Cunha C, Carvalho A, Esposito A, et al. 2012. DAMP signaling in fungal infections and diseases[J]. Front Immunol, 3: 286.
D'Osualdo A, Weichenberger C X, Wagner R N, et al. 2011. CARD8 and NLRP1 undergo autoproteolytic processing through a ZU5-like domain[J]. PLoS ONE, 6(11): e27396.
Daffis S, Szretter K J, Schriewer J, et al. 2010. 2′-O methylation of the viral mRNA cap evades host restriction by IFIT family members[J]. Nature, 468(7322): 452-456.
Dai P, Wang W, Cao H, et al. 2014. Modified vaccinia virus Ankara triggers type Ⅰ IFN production in murine conventionaldendritic cells via a cGAS/STING-mediated cytosolic DNA-sensing pathway[J]. PLoS Pathog, 10(4): e1003989.
Danilchanka O, Mekalanos J J. 2013. Cyclic dinucleotides and the innate immune response[J]. Cell, 154(5): 962-970.
Dansako H, Ueda Y, Okumura N, et al. 2016. The cyclic GMP-AMP synthetase-STING signaling pathway is required for both the innate immune response against HBV and the suppression of HBV assembly[J]. FEBS J, 283(1): 144-156.
Darfour-Oduro K A, Megens H J, Roca A, et al. 2016. Evidence for adaptation of porcine Toll-like receptors[J]. Immunogenetics, 68(3): 179-189.
Davey G M, Wojtasiak M, Proietto A I, et al. 2010. Cutting edge: priming of CD8 T cell immunity to herpes simplex virus type 1 requires cognate TLR3 expression *in vivo*[J]. J Immunol, 184(5): 2243-2246.
Davidson S, Kaiko G, Loh Z, et al. 2011. Plasmacytoid dendritic cells promote host defense against acute pneumovirus infection via the TLR7-MyD88-dependent signaling pathway[J]. J Immunol, 186(10): 5938-5948.
Davies B W, Bogard R W, Young T S, et al. 2012. Coordinated regulation of accessory genetic elements produces cyclic di-nucleotides for *V. cholerae* virulence[J]. Cell, 149(2): 358-370.
Davis B K, Wen H, Ting J P. 2011. The inflammasome NLRs in immunity, inflammation, and associated diseases[J]. Annu Rev Immunol, 29: 707-735.
Davis W G, Bowzard J B, Sharma S D, et al. 2012. The 3′ untranslated regions of influenza genomic sequences are 5'PPP-independent ligands for RIG-Ⅰ[J]. PLoS ONE, 7(3): e32661.
Dawson M J, Trapani J A. 1995. The interferon-inducible autoantigen, IFI16: localization to the nucleolus and identification of a DNA binding domain[J]. Biochem Biophys Res Commun, 214(1): 152-162.
De Nardo D. 2015. Toll-like receptors: activation, signalling and transcriptional modulation[J]. Cytokine, 74(2): 181-189.
De Rivero Vaccari J P, Lotocki G, Alonso O F, et al. 2009. Therapeutic neutralization of the NLRP1 inflammasome reduces the innate immune response and improves histopathology after traumatic brain injury[J]. J Cereb Blood Flow Metab, 29(7): 1251-1261.
De Zoete M R, Bouwman L I, Keestra A M, et al. 2011. Cleavage and activation of a Toll-like receptor by microbial proteases[J]. Proc Natl Acad Sci USA, 108(12): 4968-4973.
Debierre-Grockiego F, Azzouz N, Schmidt J, et al. 2003. Roles of glycosylphosphatidylinositols of *Toxoplasma gondii*. Induction of tumor necrosis factor-alpha production in macrophages[J]. J Biol Chem, 278(35): 32 987-32 993.
Deddouche S, Goubau D, Rehwinkel J, et al. 2014. Identification of an LGP2-associated MDA5 agonist in picornavirus-infected cells[J]. Elife, 3: e01535.
DeFilippis V R, Alvarado D, Sali T, et al. 2010. Human cytomegalovirus induces the interferon response via the DNA sensor ZBP1[J]. J Virol, 84(1): 585-598.
Deimling T, Cui S, Lammens K, et al. 2014. Crystal and solution structure of the human RIG-Ⅰ SF2 domain[J]. Acta Crystallogr F Struct Biol Commun, 70(Pt 8): 1027-1031.
del Toro Duany Y, Wu B, Hur S. 2015. MDA5-filament, dynamics and disease[J]. Curr Opin Virol, 12: 20-25.
Delale T, Paquin A, Asselin-Paturel C, et al. 2005. MyD88-dependent and-independent murine cytomegalovirus sensing for IFN-alpha release and initiation of immune responses *in vivo*[J]. J Immunol, 175(10): 6723-6732.
Delgado M A, Elmaoued R A, Davis A S, et al. 2008. Toll-like receptors control autophagy[J]. EMBO J, 27(7): 1110-1121.
Dell'Oste V, Gatti D, Giorgio A G, et al. 2015. The interferon-inducible DNA-sensor protein IFI16: a key player in the antiviral response[J]. New Microbiol, 38(1): 5-20.
Denkers E Y. 2010. Toll-like receptor initiated host defense against *Toxoplasma gondii*[J]. J Biomed Biotechnol, (1): 737125.
Deshmukh S D, Kremer B, Freudenberg M, et al. 2011. Macrophages recognize streptococci through bacterial single-stranded RNA[J]. EMBO Rep, 12(1): 71-76.
Devarkar S C, Wang C, Miller M T, et al. 2016. Structural basis for m7G recognition and 2′-O-methyl discrimination in capped RNAs by the innate immune receptor RIG-Ⅰ[J]. Proc Natl Acad Sci USA, 113(3): 596-601.
DeYoung K L, Ray M E, Su Y A, et al. 1997. Cloning a novel member of the human interferon-inducible gene family associated with control of tumorigenicity in a model of human melanoma[J]. Oncogene, 15(4): 453-457.
Di Gioia M, Zanoni I. 2015. Toll-like receptor co-receptors as master regulators of the immune response[J]. Mol Immunol, 63(2): 143-152.
Diamond M S. 2014. IFIT1: a dual sensor and effector molecule that detects non-2′-O methylated viral RNA and inhibits its

translation[J]. Cytokine Growth Factor Rev, 25(5): 543-550.

Diebold S S, Kaisho T, Hemmi H, et al. 2004. Innate antiviral responses by means of TLR7-mediated recognition of single-stranded RNA[J]. Science, 303(5663): 1529-1531.

Diner B A, Li T, Greco T M, et al. 2015a. The functional interactome of PYHIN immune regulators reveals IFIX is a sensor of viral DNA[J]. Mol Syst Biol, 11(1): 787.

Diner B A, Lum K K, Cristea I M. 2015c. The emerging role of nuclear viral DNA sensors[J]. J Biol Chem, 290(44): 26 412-26 421.

Diner B A, Lum K K, Javitt A, et al. 2015b. Interactions of the antiviral factor IFI16 mediate immune signaling and herpes simplex virus-1 immunosuppression[J]. Mol Cell Proteomics, 14(9): 2341-2356.

Diner B A, Lum K K, Toettcher J E, et al. 2016. Viral DNA sensors IFI16 and cyclic GMP-AMP synthase possess distinct functions in regulating viral gene expression, immune defenses, and apoptotic responses during herpesvirus infection[J]. MBIO, 7(6): e01553-01556.

Diner E J, Burdette D L, Wilson S C, et al. 2013. The innate immune DNA sensor cGAS produces a noncanonical cyclic dinucleotide that activates human STING[J]. Cell Rep, 3(5): 1355-1361.

Ding Y, Lee J F, Lu H, et al. 2006. Interferon-inducible protein IFIXalpha1 functions as a negative regulator of HDM2[J]. Mol Cell Biol, 26(5): 1979-1996.

Ding Y, Wang L, Su L K, et al. 2004. Antitumor activity of IFIX, a novel interferon-inducible HIN-200 gene, in breast cancer[J]. Oncogene, 23(26): 4556-4566.

Doitsh G, Galloway N L, Geng X, et al. 2014. Cell death by pyroptosis drives CD4 T-cell depletion in HIV-1 infection[J]. Nature, 505(7484): 509-514.

Dombrowski Y, Peric M, Koglin S, et al. 2011. Cytosolic DNA triggers inflammasome activation in keratinocytes in psoriatic lesions[J]. Sci Transl Med, 3(82): 82ra83.

Dong B, Niwa M, Walter P, et al. 2001. Basis for regulated RNA cleavage by functional analysis of RNase L and Ire1p[J]. RNA, 7(3): 361-373.

Dong B, Xu L, Zhou A, et al. 1994. Intrinsic molecular activities of the interferon-induced 2-5A-dependent RNase[J]. J Biol Chem, 269(19): 14 153-14 158.

Donovan J, Dufner M, Korennykh A. 2013. Structural basis for cytosolic double-stranded RNA surveillance by human oligoadenylate synthetase 1[J]. Proc Natl Acad Sci USA, 110(5): 1652-1657.

Donovan J, Whitney G, Rath S, et al. 2015. Structural mechanism of sensing long dsRNA via a noncatalytic domain in human oligoadenylate synthetase 3[J]. Proc Natl Acad Sci USA, 112(13): 3949-3954.

Dorfleutner A, Chu L, Stehlik C. 2015. Inhibiting the inflammasome: one domain at a time[J]. Immunol Rev, 265(1): 205-216.

Drappier M, Michiels T. 2015. Inhibition of the OAS/RNase L pathway by viruses[J]. Curr Opin Virol, 15: 19-26.

Drier E A, Huang L H, Steward R. 1999. Nuclear import of the *Drosophila* Rel protein Dorsal is regulated by phosphorylation[J]. Genes Dev, 13(5): 556-568.

Drummond R A, Brown G D. 2011. The role of Dectin-1 in the host defence against fungal infections[J]. Curr Opin Microbiol, 14(4): 392-399.

Du X, Poltorak A, Wei Y, et al. 2000. Three novel mammalian Toll-like receptors: gene structure, expression, and evolution[J]. Eur Cytokine Netw, 11(3): 362-371.

Duan X, Ponomareva L, Veeranki S, et al. 2011. Differential roles for the interferon-inducible IFI16 and AIM2 innate immune sensors for cytosolic DNA in cellular senescence of human fibroblasts[J]. Mol Cancer Res, 9(5): 589-602.

Dubourdeau M, Athman R, Balloy V, et al. 2006. Aspergillus fumigatus induces innate immune responses in alveolar macrophages through the MAPK pathway independently of TLR2 and TLR4[J]. J Immunol, 177(6): 3994-4001.

Dutta D, Dutta S, Veettil M V, et al. 2015. BRCA1 regulates ifi16 mediated nuclear innate sensing of herpes viral dna and subsequent induction of the innate inflammasome and interferon-β responses[J]. PLoS Pathog, 11(6): e1005030.

Dziarski R. 2004. Peptidoglycan recognition proteins(PGRPs)[J]. Mol Immunol, 40(12): 877-886.

Eberle F, Sirin M, Binder M, et al. 2009. Bacterial RNA is recognized by different sets of immunoreceptors[J]. Eur J Immunol, 39(9): 2537-2547.

Echchannaoui H, Frei K, Schnell C, et al. 2002. Toll-like receptor 2-deficient mice are highly susceptible to *Streptococcus pneumoniae* meningitis because of reduced bacterial clearing and enhanced inflammation[J]. J Infect Dis, 186(6): 798-806.

Edelmann K H, Burns R S, Alexopoulou L, et al. 2004. Does Toll-like receptor 3 play a biological role in virus infections[J]. Virology, 322(2): 231-238.

Egan C E, Sukhumavasi W, Butcher B A, et al. 2009. Functional aspects of Toll-like receptor/MyD88 signalling during protozoan infection focus on *Toxoplasma gondii*[J]. Clin Exp Immunol, 156(1): 17-24.

Eigenbrod T, Pelka K, Latz E, et al. 2015. TLR8 senses bacterial RNA in human monocytes and plays a nonredundant role for recognition of streptococcus pyogenes[J]. J Immunol, 195(3): 1092-1099.

Eldon E, Kooyer S, D'Evelyn D, et al. 1994. The *Drosophila* 18 wheeler is required for morphogenesis and has striking similarities to Toll[J]. Development, 120(4): 885-899.

Elinav E, Strowing T, Kau A L, et al. 2011. NLRP6 inflammasome regulates colonic microbial ecology and risk for colitis[J]. Cell, 145(5): 745-757.

Ellerbroek P M, Ulfman L H, Hoepelman A I, et al. 2004. Cryptococcal glucuronoxylomannan interferes with neutrophil rolling on the endothelium[J]. Cell Microbiol, 6(6): 581-592.

Elliott E I, Sutterwala F S. 2015. Initiation and perpetuation of NLRP3 inflammasome activation and assembly[J]. Immunol Rev, 265(1): 35-52.

Errett J S, Gale M. 2015. Emerging complexity and new roles for the RIG-Ⅰ-like receptors in innate antiviral immunity[J]. Virol Sin, 30(3): 163-173.

Eskildsen S, Hartmann R, Kjeldgaard N O, et al. 2002. Gene structure of the murine 2'-5'-oligoadenylate synthetase family[J]. Cell Mol Life Sci, 59(7): 1212-1222.

Ewald S E, Barton G M. 2011. Nucleic acid sensing Toll-like receptors in autoimmunity[J]. Curr Opin Immunol, 23(1): 3-9.

Ewald S E, Chavarria-Smith J, Boothroyd J C. 2014. NLRP1 is an inflammasome sensor for *Toxoplasma gondii*[J]. Infect Immun, 82(1): 460-468.

Ewald S E, Lee B L, Lau L, et al. 2008. The ectodomain of Toll-like receptor 9 is cleaved to generate a functional receptor[J]. Nature, 456(7222): 658-662.

Falck J, Coates J, Jackson S P. 2005. Conserved modes of recruitment of ATM, ATR and DNA-PKcs to sites of DNA damage[J]. Nature, 434(7033): 605-611.

Fang R, Hara H, Sakai S, et al. 2014. Type Ⅰ interferon signaling regulates activation of the absent in melanoma 2 inflammasome during *Streptococcus pneumoniae* infection[J]. Infect Immun, 82(6): 2310-2317.

Faustin B, Chen Y, Zhai D, et al. 2009. Mechanism of Bcl-2 and Bcl-X(L)inhibition of NLRP1 inflammasome loop domain-dependent suppression of ATP binding and oligomerization[J]. Proc Natl Acad Sci USA, 106(10): 3935-3940.

Faustin B, Lartigue L, Bruey J M, et al. 2007. Reconstituted NALP1 inflammasome reveals two-step mechanism of caspase-1 activation[J]. Mol Cell, 25(5): 713-724.

Ferguson B J, Mansur D S, Peters N E, et al. 2012. DNA-PK is a DNA sensor for IRF-3-dependent innate immunity[J]. Elife, 1: e00047.

Fernandes-Alnemri T, Yu J W, Datta P, et al. 2009. AIM2 activates the inflammasome and cell death in response to cytoplasmic DNA[J]. Nature, 458(7237): 509-513.

Fernandes-Alnemri T, Yu J W, Juliana C, et al. 2010. The AIM2 inflammasome is critical for innate immunity to *Francisella tularensis*[J]. Nat Immunol, 11(5): 385-393.

Ferrage F, Dutta K, Nistal-Villán E, et al. 2012. Structure and dynamics of the second CARD of human RIG-Ⅰ provide mechanistic insights into regulation of RIG-Ⅰ activation[J]. Structure, 20(12): 2048-2061.

Ferreira K S, Bastos K R, Russo M, et al. 2007. Interaction between *Paracoccidioides brasiliensis* and pulmonary dendritic cells induces interleukin-10 production and Toll-like receptor-2 expression possible mechanisms of susceptibility[J]. J Clini Invest, 196(7): 1108-1115.

Fieber C, Janos M, Koestler T, et al. 2015. Innate immune response to *Streptococcus pyogenes* depends on the combined activation of TLR13 and TLR2[J]. PLoS ONE, 10(3): e0119727.

Finberg R W, Kurt-Jones E A. 2004. Viruses and Toll-like receptors[J]. Microb Infect, 6(15): 1356-1360.

Finethy R, Jorgensen I, Haldar A K, et al. 2015. Guanylate binding proteins enable rapid activation of canonical and noncanonical inflammasomes in chlamydia-infected macrophages[J]. Infect Immun, 83(12): 4740-4749.

Finger J N, Lich J D, Dare L C, et al. 2012. Autolytic proteolysis within the function to find domain(FIIND)is required for NLRP1 inflammasome activity[J]. J Biol Chem, 287(30): 25 030-25 037.

Fink S L, Bergsbaken T, Cookson B T. 2008. Anthrax lethal toxin and *Salmonella* elicit the common cell death pathway of caspase-1-dependent pyroptosis via distinct mechanisms[J]. Proc Natl Acad Sci USA, 105(11): 4312-4317.

Fischer J, Suire C, Hale-Donze H. 2008. Toll-like receptor 2 recognition of the Microsporidia *Encephalitozoon* spp. induces nuclear translocation of NF-κB and subsequent inflammatory responses[J]. Infect Immun, 76(10): 4737-4744.

Floyd-Smith G, Slattery E, Lengyel P. 1981. Interferon action: RNA cleavage pattern of a(2′-5′)oligoadenylate-dependent endonuclease[J]. Science, 12(4498): 1030-1032.

Franchi L, Amer A, Body-Malapel M, et al. 2006a. Cytosolic flagellin requires Ipaf for activation of caspase-1 and interleukin 1beta in salmonella-infected macrophages[J]. Nat Immunol, 7(6): 576-582.

Franchi L, Eigenbrod T, Munoz-Planillo R, et al. 2014. Cytosolic double-stranded RNA activates the NLRP3 inflammasome via MAVS-induced membrane permeabilization and K^+ efflux[J]. J Immunol, 193(8): 4214-4222.

Franchi L, McDonald C, Kanneganti T D, et al. 2006b. Nucleotide binding oligomerization domain-like receptors intracellular

pattern recognition molecules for pathogen detection and host defense[J]. J Immunol, 177(6): 3507-3513.
Frew B C, Joag V R, Mogridge J. 2012. Proteolytic processing of Nlrp1B is required for inflammasome activity[J]. PLoS Pathog, 8(4): e1002659.
Fukui R, Saitoh S, Kanno A, et al. 2011. Unc93B1 restricts systemic lethal inflammation by orchestrating Toll-like receptor 7 and 9 trafficking[J]. Immunity, 35(1): 69-81.
Fukui R, Saitoh S, Matsumoto F, et al. 2009. Unc93B1 biases Toll-like receptor responses to nucleic acid in dendritic cells toward DNA- but against RNA-sensing[J]. J Exp Med, 206(6): 1339-1350.
Fullam A, Schröder M. 2013. DExD/H-box RNA helicases as mediators of anti-viral innate immunity and essential host factors for viral replication[J]. Biochim Biophys Acta, 1829(8): 854-865.
Furr S R, Chauhan V S, Moerdyk-Schauwecker M J, et al. 2011. A role for DNA-dependent activator of interferon regulatory factor in the recognition of herpes simplex virus type 1 by glial cells[J]. J Neuroinflammation, 8: 99.
Gallego C, Golenbock D, Gomez M A, et al. 2011. Toll-like receptors participate in macrophage activation and intracellular control of Leishmania(Viannia)panamensis[J]. Infect Immun, 79(7): 2871-2879.
Gantier M P, Irving A T, Kaparakis-Liaskos M, et al. 2010. Genetic modulation of TLR8 response following bacterial phagocytosis[J]. Hum Mutat, 31(9): 1069-1079.
Gantner B N, Simmons R M, Canavera S J, et al. 2003. Collaborative induction of inflammatory responses by dectin-1 and toll-like receptor 2[J]. J Exp Med, 197(7): 1107-1117.
Gao D, Li W. 2017. Structures and recognition modes of Toll-like receptors[J]. Proteins, 85(1): 3-9.
Gao D, Wu J, Wu Y T, et al. 2013a. Cyclic GMP-AMP synthase is an innate immune sensor of HIV and other retroviruses[J]. Science, 341(6148): 903-906.
Gao J, Tao J, Liang W, et al. 2016. Cyclic (di) nucleotides: the common language shared by microbead host[J]. Curr Opin Microbiol, 30: 79-87.
Gao P, Ascano M, Zillinger T, et al. 2013b. Structure-function analysis of STING activation by c[G(2′, 5′)pA(3′, 5′)p] and targeting by antiviral DMXAA[J]. Cell, 154(4): 748-762.
Garcia-Cattaneo A, Gobert F X, Müller M, et al. 2012. Cleavage of Toll-like receptor 3 by cathepsins B and H is essential for signaling[J]. Proc Natl Acad Sci USA, 109(23): 9053-9058.
Gaudreault E, Fiola S, Olivier M, et al. 2007. Epstein-Barr virus induces MCP-1 secretion by human monocytes via TLR2[J]. J Virol, 81(15): 8016-8024.
Gay N J. 1991. *Drosophila* Toll and IL-1 receptor[J]. Nature, 351(6325): 355-356.
Gay N J, Gangloff M. 2007. Structure and function of Toll receptors and their ligands[J]. Annu Rev Biochem, 76: 141-165.
Gay N J, Symmons M F, Gangloff M, et al. 2014. Assembly and localization of Toll-like receptor signalling complexes[J]. Nat Rev Immunol, 14(8): 546-558.
Gazzinelli R T, Denkers E Y. 2006. Protozoan encounters with Toll-like receptor signalling pathways implications for host parasitism[J]. Nat Rev Immunol, 6(12): 895-906.
Gazzinelli R T, Mendonça-Neto R, Lilue J, et al. 2014. Innate resistance against *Toxoplasma gondii*: an evolutionary tale of mice, cats, and men[J]. Cell Host Microbe, 15(2): 132-138.
Ge J, Gong Y N, Xu Y, et al. 2012. Preventing bacterial DNA release and absent in melanoma 2 inflammasome activation by a *Legionella* effector functioning in membrane trafficking[J]. Proc Natl Acad Sci USA, 109(16): 6193-6198.
Geddes K, Magalhães J G, Girardin S E. 2009. Unleashing the therapeutic potential of NOD-like receptors[J]. Nat Rev Drug Discov, 8(6): 465-479.
Gee P, Chua P K, Gevorkyan J, et al. 2008. Essential role of the N-terminal domain in the regulation of RIG-Ⅰ ATPase activity[J]. J Biol Chem, 283(14): 9488-9496.
Gentili M, Kowal J, Tkach M, et al. 2015. Transmission of innate immune signaling by packaging of cGAMP in viral particles[J]. Science, 349(6253): 1232-1236.
Ghosh A, Sarkar S N, Guo W D, et al. 1997. Enzymatic activity of 2′-5′-oligoadenylate synthetase is impaired by specific mutations that affect oligomerization of the protein[J]. J Biol Chem, 272(52): 33 220-33 226.
Ghosh S, Carpenter S S, Fitzgerald K. 2013. The PYHIN family member IFI205 regulates immune signaling via transcriptional regulation of the inflammasome adapter ASC(P1280)[J]. J Immunol, 190(116): 18.
Gitlin L, Barchet W, Gilfilan S, et al. 2006. Essential role of mda-5 in type Ⅰ IFN responses to polyriboinosinic: polyribocytidylic acid and encephalomyocarditis picornavirus[J]. Proc Natl Acad Sci USA, 103(22): 8459-8464.
Gomes M T, Campos P C, Oliveira F S, et al. 2013. Critical role of ASC inflammasomes and bacterial type Ⅳ secretion system in caspase-1 activation and host innate resistance to *Brucella abortus* infection[J]. J Immunol, 190(7): 3629-3638.
Gong Y N, Shao F. 2012. Sensing bacterial infections by NAIP receptors in NLRC4 inflammasome activation[J]. Protein Cell, 3(2): 98-105.

Gorden K K, Qiu X X, Binsfeld C C, et al. 2006. Cutting edge: activation of murine TLR8 by a combination of imidazoquinolineimmune response modifiers and polyT oligodeoxynucleotides[J]. J Immunol, 177(10): 6584-6587.

Gorfu G, Cirelli K M, Melo M B, et al. 2014. Dual role for inflammasome sensors NLRP1 and NLRP3 in murine resistance to *Toxoplasma gondii*[J]. Mbio, 5(1): e01117.

Gottar M, Gobert V, Michel T, et al. 2002. The *Drosophila* immune response against Gram-negative bacteria is mediated by a peptidoglycan recognition protein[J]. Nature, 416(6881): 640-644.

Goubau D, Deddouche S, Reis e Sousa C. 2013. Cytosolic sensing of viruses[J]. Immunity, 38(5): 855-869.

Goubau D, Rehwinkel J, Reis e Sousa C. 2010. PYHIN proteins: center stage in DNA sensing[J]. Nat Immunol, 11(11): 984-986.

Goubau D, Schlee M, Deddouche S, et al. 2014. Antiviral immunity via RIG- I -mediated recognition of RNA bearing 5′-diphosphates[J]. Nature, 514(7522): 372-375.

Graczyk D, White R J, Ryan K M. 2015. Involvement of RNA polymerase III in immune responses[J]. Mol Cell Biol, 35(10): 1848-1859.

Gray E E, Winship D, Snyder J M, et al. 2016. The AIM2-like receptors are dispensable for the interferon response to intracellular DNA[J]. Immunity, 45(2): 255-266.

Grenier J M, Wang L, Manji G A, et al. 2002. Functional screening of five PYPAF family members identifies PYPAF5 as a novel regulator of NF-kappaB and caspase-1[J]. FEBS Lett, 530(1-3): 73-78.

Griebel T, Maekawa T, Parker J E. 2014. NOD-like receptor cooperativity in effector-triggered immunity[J]. Trends Immunol, 35(11): 562-570.

Griffith J W, Sun T, McIntosh M T, et al. 2009. Pure hemozoin is inflammatory *in vivo* and activates the NALP3 inflammasome via release of uric acid[J]. J Immunol, 183(8): 5208-5220.

Grünvogel O, Esser-Nobis K, Reustle A, et al. 2015. DDX60L is an interferon-stimulated gene product restricting hepatitis C virus replication in cell culture[J]. J Virol, 89(20): 10 548-10 568.

Guan Y, Ranoa D R, Jiang S, et al. 2010. Human TLRs 10 and 1 share common mechanisms of innate immune sensing but not signaling[J]. J Immunol, 184(9): 5094-5103.

Guey B, Bodnar M, Manié S N, et al. 2014. Caspase-1 autoproteolysis is differentially required for NLRP1b and NLRP3 inflammasome function[J]. Proc Natl Acad Sci USA, 111(48): 17 254-17 259.

Guggemoos S, Hangel D, Hamm S, et al. 2008. TLR9 contributes to antiviral immunity during gammaherpesvirus infection[J]. J Immunol, 180(1): 438-443.

Gugliesi F, Bawadekar M, De Andrea M, et al. 2013. Nuclear DNA sensor IFI16 as circulating protein in autoimmune diseases is a signal of damage that impairs endothelial cells through high-affinity membrane binding[J]. PLoS ONE, 8(5): e63045.

Gulen M F, Ablasser A. 2015. Inside job: viruses transfer cGAMP between cells[J]. Cell Host Microbe, 18(3): 263-265.

Guo H, Callaway J B, Ting J P. 2015. Inflammasomes mechanism of action, role in disease, and therapeutics[J]. Nat Med, 21(7): 677-687.

Gupta C L, Akhtar S, Waye A, et al. 2015. Cross talk between Leishmania donovani CpG DNA and Toll-like receptor 9: an immunoinformatics approach[J]. Biochem Biophys Res Commun, 459(3): 424-429.

Gürtler C, Bowie A G. 2013. Innate immune detection of microbial nucleic acids[J]. Trends Microbiol, 21(8): 413-420.

Gurung P, Kanneganti T D. 2016. Immune responses against protozoan parasites: a focus on the emerging role of Nod-like receptors[J]. Cell Mol Life Sci, 73(16): 3035-3051.

Gusho E, Baskar D, Banerjee S. 2016. New advances in our understanding of the 'unique' RNase L in host pathogen interaction andimmune signaling[J]. Cytokine, S1043-4666(16): 30 456-30 462.

Hacker H, Mischak H, Miethke T, et al. 1998. CpG-DNA-specific activation of antigen-presenting cells requires stress kinase activity and is preceded by non-specific endocytosis and endosomal maturation[J]. EMBO J, 17(21): 6230-6240.

Haeberle H A, Takizawa R, Casola A, et al. 2002. Respiratory syncytial virus-induced activation of nuclear factor-kappab in the lung involves alveolar macrophages and toll-like receptor 4-dependent pathways[J]. J Infect Dis, 186(9): 1199-1206.

Hagmann C A, Herzner A M, Abdullah Z, et al. 2013. RIG- I detects triphosphorylated RNA of *Listeria monocytogenes* during infection in non-immune cells[J]. PLoS ONE, 8(4): e62872.

Han Y, Chen Z, Hou R, et al. 2015. Expression of AIM2 is correlated with increased inflammation in chronic hepatitis B patients[J]. Virol J, 12: 129.

Han Y, Donovan J, Rath S, et al. 2014. Structure of human RNase L reveals the basis for regulated RNA decay in the IFN response[J]. Science, 343(6176): 1244-1248.

Hanamsagar R, Aldrich A, Kielian T. 2014. Critical role for the AIM2 inflammasome during acute CNS bacterial infection[J]. J Neurochem, 129(4): 704-711.

Hansen K, Prabakaran T, Laustsen A, et al. 2014. Listeria monocytogenes induces IFNb expression through an IFI16-, cGAS- and STING-dependent pathway[J]. EMBO J, 33(15): 1654-1666.

Haque A, Koide N, Odkhuu E, et al. 2014. Mouse pyrin and HIN domain family member 1(pyhin1)protein positively regulates LPS-induced IFN-β and NO production in macrophages[J]. Innate Immun, 20(1): 40-48.

Harada M, Li Y F, EI-Gamil M, et al. 2001. Melanoma-reactive $CD8^+$ T cells recognize a novel tumor antigen expressed in a wide variety of tumor types[J]. J Immunother, 24(4): 323-333.

Harding C V. 2007. gp96 leads the way for Toll-like receptors[J]. Immunity, 26(2): 141-143.

Harris T H, Cooney N M, Mansfield J M, et al. 2006. Signal transduction, gene transcription, and cytokine production triggered in macrophages by exposure to trypanosome DNA[J]. Infect Immunol, 74(8): 4530-4537.

Hartmann R, Justesen J, Sarkar S N, et al. 2003. Crystal structure of the 2′-specific and double-stranded RNA-activated interferon-induced antiviral protein 2′-5′-oligoadenylate synthetase[J]. Mol Cell, 12(5): 1173-1185.

Hartmann R, Walko G, Justesen J. 2001. Inhibition of 2′-5′ oligoadenylate synthetase by divalent metal ions[J]. FEBS Lett, 507(1): 54-58.

Hashimoto C, Hudson K L, Anderson K V. 1988. The Toll gene of *Drosophila*, required for dorsal-ventral embryonic polarity, appears to encode a transmembrane protein[J]. Cell, 52(2): 269-279.

Hassan H, Amer A O. 2011. Cell intrinsic roles of apoptosis-associated speck-like protein in regulating innate and adaptive immune responses[J]. The Scientific World J, 11: 2418-2423.

Hawn T R, Verbon A, Lettinga K D, et al. 2003. Acommon dominant TLR5 stop codon polymorphismabolishes flagellin signaling and is associated with susceptibility to legionnaires' disease[J]. J Exp Med, 198(10): 1563-1572.

Hayashi F, Smith K D, Ozinsky A, et al. 2001. The innate immune response to bacterial flagellin is mediated by Toll-like receptor 5[J]. Nature, 410(6832): 1099-1103.

Hayashi T, Nishitsuji H, Takamori A, et al. 2010. DNA-dependent activator of IFN-regulatory factors enhances the transcription of HIV-1 through NF-κB[J]. Microbes Infect, 12(12-13): 937-947.

Haynes L M, Moore D D, Kurt-Jones E A, et al. 2001. Involvement of Toll-like receptor 4 in innate immunity to respiratory syncytial virus[J]. J Virol, 75(22): 10 730-10 737.

He J, Hao R, Liu D, et al. 2016a. Inhibition of hepatitis B virus replication by activation of the cGAS-STING pathway[J]. J Gen Virol, 97(12): 3368-3378.

He X, Jia H, Jing Z, et al. 2013. Recognition of pathogen-associated nucleic acids by endosomal nucleic acid-sensing Toll-like receptors[J]. Acta Biochim Biophys Sin(Shanghai), 45(4): 241-258.

He Y, Hara H, Núñez G. 2016b. Mechanism and regulation of NLRP3 inflammasome activation[J]. Trends Biochem Sci, 41(12): 1012-1021.

Heaton S M, Borg N A, Dixit V M. 2016. Ubiquitin in the activation and attenuation of innate antiviral immunity[J]. J Exp Med, 213(1): 1-13.

Heguy A, Baldari C T, Macchia G, et al. 1992. Amino acids conserved in IL-1 receptors and the *Drosophila* Toll protein are essential for IL-1R signal transduction[J]. J Biol Chem, 267(4): 2605-2609.

Heil F, Hemmi H, Hochrein H, et al. 2004. Species-specific recognition of single-stranded RNA via toll-like receptor 7 and 8[J]. Science, 303(5663): 1481-1482.

Heine H, Delude R L, Monks B G, et al. 1999. Bacterial lipopolysaccharide induces expression of the stress response genes hop and H411[J]. J Biol Chem, 274(30): 21 049-21 055.

Hemmi H, Takeuchi O, Kawai T, et al. 2000. A Toll-like receptor recognizes bacterial DNA[J]. Nature, 408(6813): 740-745.

Henao-Mejia J, Elinav E, Jin C, et al. 2012. Inflammasome mediated dysbiosis regulates progression of NAFLD and obesity[J]. Nature, 482(7384): 179-185.

Henao-Mejia J, Elinav E, Thaiss C A, et al. 2014. Inflammasomes and metabolic disease[J]. Annu Rev Physiol, 76: 57-78.

Hennessy C, McKernan D P. 2016. Epigenetics and innate immunity: the 'unTolld' story[J]. Immunol Cell Biol, 94(7): 631-639.

Henry T, Brotcke A, Weiss D S, et al. 2007. Type Ⅰ interferon signaling is required for activation of the inflammasome during *Francisella* infection[J]. J Exp Med, 204(5): 987-994.

Herzner A M, Hagmann C A, Goldeck M, et al. 2015. Sequence-specific activation of the DNA sensor cGAS by Y-form DNA structures as found in primary HIV-1 cDNA[J]. Nat Immunol, 16(10): 1025-1033.

Hidmark A, von Saint Paul A, Dalpke A H. 2012. Cutting edge: TLR13 is a receptor for bacterial RNA[J]. J Immunol, 189(6): 2717-2721.

Hipp M M, Shepherd D, Gileadi U, et al. 2013. Processing of human toll-like receptor 7 by furin-like proprotein convertases is required for its accumulation and activity in endosomes[J]. Immunity, 39(4): 711-721.

Hirata Y, Broquet A H, Menchén L, et al. 2007. Activation of innate immune defense mechanisms by signaling through RIG-Ⅰ/IPS-1 in intestinal epithelial cells[J]. J Immunol, 179(8): 5425-5432.

Hirschfeld M, Ma Y, Weis J H, et al. 2000. Cutting edge: repurification of lipopolysaccharide eliminates signaling through both human and murine Toll-like receptor 2[J]. J Immunol, 165(2): 618-622.

Hirvinen M, Capasso C, Guse K, et al. 2016. Expression of DAI by an oncolytic vaccinia virus boosts the immunogenicity of the

virus and enhances antitumor immunity[J]. Mol Ther Oncolytics, 3: 16002.
Hisaeda H, Tetsutani K, Imai T, et al. 2008. Malaria parasites require TLR9 signaling for immune evasion by activating regulatory T cells[J]. J Immunol, 180(4): 2496-2503.
Hochrein H, Kirschning C J. 2013. Bacteria evade immune recognition via TLR13 and binding of their 23S rRNA by MLS antibiotics by the same mechanisms[J]. Oncoimmunology, 2(3): e23141.
Hochrein H, Schlatter B, O'Keeffe M, et al. 2004. Herpes simplex virus type-1 induces IFN-alpha production via Toll-like receptor 9-dependent and -independent pathways[J]. Proc Natl Acad Sci USA, 101(31): 11 416-11 421.
Hoffmann J A, Reichhart J M. 2002. *Drosophila* innate immunity: an evolutionary perspective[J]. Nat Immunol, 3(2): 121-126.
Holt P G, Sly P D. 2002. Interactions between respiratory tract infections and atopy in the aetiology of asthma[J]. Eur Respir J, 19(5): 538-545.
Honda K, Ohba Y, Yanai H, et al. 2005. Spatiotemporal regulation of MyD88-IRF-7 signalling for robust type-Ⅰ interferon induction[J]. Nature, 434(7036): 1035-1040.
Horan K A, Hansen K, Jakobsen M R, et al. 2013. Proteasomal degradation of herpes simplex virus capsids in macrophages releases DNA to the cytosol for recognition by DNA sensors[J]. J Immunol, 190(5): 2311-2319.
Horner S M. 2015. Insights into antiviral innate immunity revealed by studying hepatitis C virus[J]. Cytokine, 74(2): 190-197.
Hornung V, Ablasser A, Charrel-Dennis M, et al. 2009. AIM2 recognizes cytosolic dsDNA and forms a caspase-1-activating inflammasome with ASC[J]. Nature, 458(7237): 514-518.
Hornung V, Bauernfeind F, Halle A, et al. 2008. Silica crystals and aluminum salts activate the NALP3 inflammasome through phagosomal destabilization[J]. Nat Immunol, 9(8): 847-856.
Hornung V, Ellegast J, Kim S, et al. 2006. 5′-triphosphate RNA is the ligand for RIG-Ⅰ[J]. Science, 314(5801): 994-997.
Hornung V, Guenthner-Biller M, Bourquin C, et al. 2005. Sequence-specific potent induction of IFN-alpha by short interfering RNA in plasmacytoid dendritic cells through TLR7[J]. Nat Med, 11(3): 263-270.
Hornung V, Hartmann R, Ablasser A, et al. 2014. OAS proteins and cGAS: unifying concepts in sensing and responding to cytosolic nucleic acids[J]. Nat Rev Immunol, 14(8): 521-528.
Hoshino K, Takeuchi O, Kawai T, et al. 1999. Cutting edge: Toll-like receptor 4(TLR4)-deficient mice are hyporesponsive to lipopolysaccharide: evidence for T LR4 as the Lps hene product[J]. J Immunol, 162(7): 3749-3752.
Hoss F, Rodriguez-Alcazar J F, Latz E. 2016. Assembly and regulation of ASC specks[J]. Cell Mol Life Sci, 74(7): 1211.
Hou B, Benson A, Kuzmich L, et al. 2011. Critical coordination of innate immune defense against *Toxoplasma gondii* by dendritic cells responding via their Toll-like receptors[J]. Proc Natl Acad Sci USA, 108(1): 278-283.
Hou X, Niu X. 2015. The NMR solution structure of AIM2 PYD domain from *Mus musculus* reveals a distinct alpha2-alpha3 helix conformation from its human homologues[J]. Biochem Biophys Res Commun, 461(2): 396-400.
Hovnanian A, Rebouillat D, Mattei M G, et al. 1998. The human 2′, 5′-oligoadenylate synthetase locus is composed of three distinct genes clustered on chromosome 12q24.2 encoding the 100-, 69-, and 40-kDa forms[J]. Genomics, 52(3): 267-277.
Hsu L C, Ali S R, McGillivray S, et al. 2008. A NOD2-NALP1 complex mediates caspase-1-dependent IL-1beta secretion in response to *Bacillus anthracis* infection and muramyl dipeptide[J]. Proc Natl Acad Sci USA, 105(22): 7803-7808.
Hu B, Elinav E, Huber S, et al. 2013a. Microbiota-induced activation of epithelial IL-6 signaling links inflammasome-driven inflammation with transmissible cancer[J]. Proc Natl Acad Sci USA, 110(24): 9862-9867.
Hu Z, Yan C, Liu P, et al. 2013b. Crystal structure of NLRC4 reveals its autoinhibition mechanism[J]. Science, 341(6142): 172-175.
Hu Z, Zhou Q, Zhang C, et al. 2015. Structural and biochemical basis for induced self-propagation of NLRC4[J]. Science, 350(6259): 399-404.
Huang H, Zeqiraj E, Dong B, et al. 2014. Dimeric structure of pseudokinase RNase L bound to 2-5A reveals a basis for interferon induced antiviral activity[J]. Mol Cell, 53(2): 221-234.
Huber S, Gagliani N, Zenewicz L A, et al. 2012. IL-22BP is regulated by the inflammasome and modulates tumorigenesis in the intestine[J]. Nature, 491(7423): 259-263.
Hunter C A, Sibley L D. 2012. Modulation of innate immunity by *Toxoplasma gondii* virulence effectors[J]. Nat Rev Microbiol, 10(11): 766-778.
Imler J L. 2014. Overview of *Drosophila* immunity: a historical perspective[J]. Dev Comp Immunol, 42(1): 3-15.
Hyde J L, Diamond M S. 2015. Innate immune restriction and antagonism of viral RNA lacking 2′-O methylation[J]. Virology, 479-480: 66-74.
Ibsen M S, Gad H H, Thavachelvam K, et al. 2014. The 2′-5′ oligoadenylate synthetase 3(OAS3)enzyme potently synthesizes the 2'-5' oligoadenylates required for RNase L activation[J]. J Virol, 88(24): 14 222-14 231.
Imler J L, Hoffmann J A. 2000. Toll and Toll-like proteins: an ancient family of receptors signaling infection[J]. Rev Immunogenet, 2(3): 294-304.
Imler J L, Hoffmann J A. 2001. Toll receptors in innate immunity[J]. Trends Cell Biol, 11(7): 304-311.
Inohara N, Nuñez G. 2003. NODs intracellular proteins involved in inflammation and apoptosis[J]. Nat Rev Immunol, 3(5):

371-382.

Inohara, Chamaillard, McDonald C, et al. 2005. NOD-LRR proteins role in host-microbial interactions and inflammatory disease[J]. Annu Rev Biochem, 74: 355-383.

Iqbal J, Ansari M A, Kumar B, et al. 2016. H2B-IFI16 recognition of nuclear herpesviral genome induces cytoplasmic interferon-β responses[J]. PLoS Pathog, 12(10): e1005967.

Ishii K J, Kawagoe T, Koyama S, et al. 2008. TANK-binding kinase-1 delineates innate and adaptive immune responses to DNA vaccines[J]. Nature, 451(7179): 725-729.

Ishikawa H, Ma Z, Barber G N. 2009. STING regulates intracellular DNA-mediated, type Ⅰ interferon-dependent innate immunity[J]. Nature, 461(7265): 788-792.

Ishikawa H, Barber G N. 2008. STING is an endoplasmic reticulum adaptor that facilitates innate immune signalling[J]. Nature, 455(7213): 674-678.

Ishikawa H, Barber G N. 2011. The STING pathway and regulation of innate immune signaling in response to DNA pathogens[J]. Cell Mol Life Sci, 68(7): 1157-1165.

Isogawa M, Robek M D, Furuichi Y, et al. 2005. Toll-like receptor signaling inhibits hepatitis B virus replication *in vivo*[J]. J Virol, 79(11): 7269-7272.

Itoh H, Tatematsu M, Watanabe A, et al. 2011. UNC93B1 physically associates with human TLR8 and regulates TLR8-mediated signaling[J]. PLoS ONE, 6(12): e28500.

Ivashkiv L B, Donlin L T. 2014. Regulation of type Ⅰ interferon responses[J]. Nat Rev Immunol, 14(1): 36-49.

Iwasaki A, Medzhitov R. 2004. Toll-like receptor control of the adaptive immune responses[J]. Nat Immunol, 5(10): 987-995.

Jacobs S R, Damania B. 2012. NLRs, inflammasomes, and viral infection[J]. J Leukoc Biol, 92(3): 469-477.

Jakobsen M R, Bak R O, Andersen A, et al. 2013. IFI16 senses DNA forms of the lentiviral replication cycle and controls HIV-1 replication[J]. Proc Natl Acad Sci USA, 110(48): E4571-4580.

Jakobsen M R, Paludan S R. 2014. IFI16: at the interphase between innate DNA sensing and genome regulation[J]. Cytokine Growth Factor Rev, 25(6): 649-655.

Janssens S, Pulendran B, Lambrecht B N. 2014. Emerging functions of the unfolded protein response in immunity[J]. Nat Immunol, 15(10): 910-919.

Jehl S P, Nogueira C V, Zhang X, et al. 2012. IFNγ inhibits the cytosolic replication of *Shigella flexneri* via the cytoplasmic RNA sensor RIG-Ⅰ[J]. PLoS Pathog, 8(8): e1002809.

Jenkins S J, Hewitson J P, Bernard F S, et al. 2005. Schistosome larvae stimulate macrophage cytokine production through TLR4 dependent and independent pathways[J]. Int Immunol, 17(11): 1409-1418.

Jiang F, Ramanathan A, Miller M T, et al. 2011. Structural basis of RNA recognition and activation by innate immune receptor RIG-Ⅰ[J]. Nature, 479(7373): 423-427.

Jiang Q X, Chen Z J. 2011. Structural insights into the activation of RIG-Ⅰ, a nanosensor for viral RNAs[J]. EMBO Rep, 13(1): 7-8.

Jiang Y Y, Xue X Y, Chen X P, et al. 2010. Hemozoin from *Schistosoma japonicum* does not affect murine myeloid dendritic cell function[J]. Parasitol Res, 106(3): 653-659.

Jiang Y, Zhu Y, Liu Z J, et al. 2016. The emerging roles of the DDX41 protein in immunity and diseases[J]. Protein Cell, doi: 10.1007/s13238-016-0303-4.

Jin M S, Lee J O. 2008a. Structures of the Toll-like receptor family and its ligand complexes[J]. Immunity, 29(2): 182-191.

Jin M S, Lee J O. 2008b. Structures of TLR-ligand complexes[J]. Curr Opin Immunol, 20(4): 414-419.

Jin T, Perry A, Jiang J, et al. 2012. Structures of the HIN domain: DNA complexes reveal ligand binding and activation mechanisms of the AIM2 inflammasome and IFI16 receptor[J]. Immunity, 36(4): 561-571.

Jin T, Perry A, Smith P, et al. 2013. Structure of the absent in melanoma 2(AIM2)pyrin domain provides insights into the mechanisms of AIM2 autoinhibition and inflammasome assembly[J]. J Biol Chem, 288(19): 13 225-13 235.

Jin T, Xiao T S. 2015. Activation and assembly of the inflammasomes through conserved protein domain families[J]. Apoptosis, 20(2): 151-156.

Johnson K E, Chikoti L, Chandran B. 2013. Herpes simplex virus 1 infection induces activation and subsequent inhibition of the IFI16 and NLRP3 inflammasomes[J]. J Virol, 87(9): 5005-5018.

Johnston J B, Rahman M M, McFadden G. 2007. Strategies that modulate inflammasomes: insights from host-pathogen interactions[J]. Semin Immunopathol, 29(3): 261-274.

Johnstone R W, Kershaw M H, Trapani J A. 1998. Isotypic variants of the interferon-inducible transcriptional repressor IFI16 arise through differential mRNA splicing[J]. Biochemistry, 37(34): 11 924-11 931.

Johnstone R W, Trapani J A. 1999. Transcription and growth regulatory functions of the HIN-200 family of proteins[J]. Mol Cell Biol, 19(9): 5833-5838.

Jones J W, Kayagaki N, Broz P, et al. 2010. Absent in melanoma 2 is required for innate immune recognition of *Francisella tularensis*[J]. Proc Natl Acad Sci USA, 107(21): 9771-9776.

Jureka A S, Kleinpeter A B, Cornilescu G, et al. 2015. Structural basis for a novel interaction between the NS1 protein derived from the 1918 influenza virus and RIG- I [J]. Structure, 23(11): 2001-2010.

Kagan J C, Barton G M. 2014. Emerging principles governing signal transduction by pattern- recognition receptors[J]. Cold Spring Harb Perspect Biol, 7(3): a016253.

Kaiser W J, Upton J W, Mocarski E S. 2008. Receptor-interacting protein homotypic interaction motif-dependent control of NF-kappa B activation via the DNA-dependent activator of IFN regulatory factors[J]. J Immunol, 181(9): 6427-6434.

Kalantari P, DeOliveira R B, Chan J, et al. 2014. Dual engagement of the NLRP3 and AIM2 inflammasomes by plasmodium-derived hemozoin and DNA during malaria[J]. Cell Rep, 6(1): 196-210.

Kalia D, Merey G, Nakayama S, et al. 2013. Nucleotide, c-di-GMP, c-di-AMP, cGMP, cAMP, (p)ppGpp signaling in bacteria and implications in pathogenesis[J]. Chem Soc Rev, 42(1): 305-341.

Kane M, Case L K, Wang C, et al. 2011. Innate immune sensing of retroviral infection via Toll-like receptor 7 occurs upon viral entry[J]. Immunity, 35(1): 135-145.

Kang D C, Gopalkrishnan R V, Lin L, et al. 2004. Expression analysis and genomic characterization of human melanoma differentiation associated gene-5, mda-5: a novel type I interferon responsive apoptosis inducing gene[J]. Oncogene, 23(9): 1789-1800.

Kang D C, Gopalkrishnan R V, Wu Q, et al. 2002. mda-5: an interferon-inducible putative RNA helicase with double-stranded RNA-dependent ATPase activity and melanoma growth-suppressive properties[J]. Proc Natl Acad Sci USA, 99(2): 637-642.

Kang J Y, Lee J O. 2011. Structural biology of the Toll-like receptor family[J]. Annu Rev Biochem, 80: 917-941.

Kanneganti T D. 2010. Central roles of NLRs and inflammasomes in viral infection[J]. Nat Rev Immunol, 10(10): 688-698.

Kanneganti T D, Lamkanfi M, Núñez G. 2007. Intracellular NOD-like receptors in host defense and disease[J]. Immunity, 27(4): 549-559.

Kanno A, Yamamoto C, Onji M, et al. 2013. Essential role for Toll-like receptor 7(TLR7)-unique cysteines in an intramolecular disulfide bond, proteolytic cleavage and RNA sensing[J]. Int Immunol, 25(7): 413-422.

Kao W P, Yang C Y, Su T W, et al. 2015. The versatile roles of CARDs in regulating apoptosis, inflammation, and NF-κB signaling[J]. Apoptosis, 20(2): 174-195.

Kariko K, Buckstein M, Ni H, et al. 2005. Suppression of RNA recognition by Toll-like receptors the impact of nucleoside modification and the evolutionary origin of RNA[J]. Immunity, 23(2): 165-175.

Karki R, Man S M, Malireddi R K, et al. 2015. Concerted activation of the AIM2 and NLRP3 inflammasomes orchestrates host protection against *Aspergillus* infection[J]. Cell Host Microbe, 17(3): 357-368.

Karpova A Y, Trost M, Murray J M, et al. 2002. Interferon regulatory factor-3 is an in vivo target of DNA-PK[J]. Proc Natl Acad Sci USA, 99(5): 2818-2823.

Kasperkovitz P V, Cardenas M L, Vyas J M. 2010. TLR9 is actively recruited to *Aspergillus fumigatus* phagosomes and requires the *N*-terminal proteolytic cleavage domain for proper intracellular trafficking[J]. J Immunol, 185(12): 7614-7622.

Kasperkovitz P V, Khan N S, Tam J M, et al. 2011. Toll-like receptor 9 modulates macrophage antifungal effector function during innate recognition of *Candida albicans* and *Saccharomyces cerevisiae*[J]. Infect Immun, 79(12): 4858-4867.

Kato H, Sato S, Yoneyama M, et al. 2005. Cell type specific involvement of RIG- I in antiviral response[J]. Immunity, 23(1): 19-28.

Kato H, Takeuchi O, Mikamo-Satoh E, et al. 2008. Length-dependent recognition of double-stranded ribonucleic acids by retinoic acid-inducible gene- I and melanoma differentiation-associated gene 5[J]. J Exp Med, 205(7): 1601-1610.

Kato K, Ishii R, Goto E, et al. 2013. Structural and functional analyses of DNA-sensing and immune activation by human cGAS[J]. PLoS ONE, 8(10): e76983.

Kato K, Ishii R, Hirano S, et al. 2015. Structural basis for the catalytic mechanism of DncV, bacterial homolog of cyclic GMP-AMP synthase[J]. Structure, 23(5): 843-850.

Kawai T, Akira S. 2007. Signaling to NF-kappaB by Toll-like receptors[J]. Trends Mol Med, 13(11): 460-469.

Kawai T, Akira S. 2008. Toll-like receptor and RIG- I -like receptor signaling[J]. Ann N Y Acad Sci, 1143: 1-20.

Kawai T, Akira S. 2009. The roles of TLRs, RLRs and NLRs in pathogen recognition[J]. Int Immunol, 21(4): 317-337.

Kawai T, Akira S. 2010. The role of pattern-recognition receptors in innate immunity: update on Toll-like receptors[J]. Nat Immunol, 11(5): 373-384.

Kawai T, Akira S. 2011. Toll-like receptors and their crosstalk with other innate receptors in infection and immunity[J]. Immunity, 34(5): 637-650.

Kawasaki T, Kawai T. 2014. Toll-like receptor signaling pathways[J]. Front Immunol, 5: 461.

Kayagaki N, Stowe I B, Lee B L, et al. 2015. Caspase-11 cleaves gasdermin D for noncanonical inflammasome signaling[J]. Nature,

526(7575): 666-671.

Kell A, Stoddard M, Li H, et al. 2015. Pathogen-associated molecular pattern recognition of hepatitis C virus transmitted/founder variants by RIG-Ⅰ is dependent on U-Core length[J]. J Virol, 89(21): 11 056-11 068.

Kempster S L, Belteki G, Forhead A J, et al. 2011. Developmental control of the Nlrp6 inflammasome and a substrate, IL-18, in mammalian intestine[J]. Am J Physiol Gastrointest Liver Physiol, 300(2): G253-263.

Kersse K, Bertrand M J, Lamkanfi M, et al. 2011. NOD-like receptors and the innate immune system: coping with danger, damage and death[J]. Cytokine Growth Factor Rev, 22(5-6): 257-276.

Kerur N, Veettil M V, Sharma-Walia N, et al. 2011. IFI16 acts as a nuclear pathogen sensor to induce the inflammasome in response to Kaposi Sarcoma associated herpesvirus infection[J]. Cell Host Microbe, 9(5): 363-375.

Khare S, Dorfleutner A, Bryan N B, et al. 2012. An NLRP7-containing inflammasome mediates recognition of microbial lipopeptides in human macrophages[J]. Immunity, 36(3): 464-476.

Khare S, Ratsimandresy R A, de Almeida L, et al. 2014. The PYRIN domain-only protein POP3 inhibits ALR inflammasomes and regulates responses to infection with DNA viruses[J]. Nat Immunol, 15(4): 343-353.

Kim H M, Park B S, Kim J I, et al. 2007. Crystal structure of the TLR4-MD-2 complex with bound endotoxin antagonist Eritoran[J]. Cell, 130(5): 906-917.

Kim S, Bauernfeind F, Ablasser A, et al. 2010a. *Listeria monocytogenes* is sensed by the NLRP3 and AIM2 inflammasome[J]. Eur J Immunol, 40(6): 1545-1551.

Kim T, Kim T Y, Song Y H, et al. 1999. Activation of interferon regulatory factor 3 in response to DNA-damaging agents[J]. J Biol Chem, 274(43): 30 686-30 689.

Kim T, Kim Y J. 2005. Overview of innate immunity in *Drosophila*[J]. J Biochem Mol Biol, 38(2): 121-127.

Kim T, Pazhoor S, Bao M, et al. 2010b. Aspartate-glutamate-alanine-histidine box motif(DEAH)/RNA helicase A helicases sense microbial DNA in human plasmacytoid dendritic cells[J]. Proc Natl Acad Sci USA, 107(34): 15 181-15 186.

Kim Y K, Shin J S, Nahm M H. 2016. NOD-like receptors in infection, immunity, and diseases[J]. Yonsei Med J, 57(1): 5-14.

Kim Y M, Brinkmann M M, Paquet M E, et al. 2008. UNC93B1 delivers nucleotide-sensing Toll-like receptors to endolysosomes[J]. Nature, 452(7184): 234-238.

Kimbrell D A, Beutler B. 2001. The evolution and genetics of innate immunity[J]. Nat Rev Genet, 2(4): 256-267.

Kinoshita T, Wang Y, Hasegawa M, et al. 2005. PYPAF3, a PYRIN containing APAF-1-like protein, is a feedback regulator of caspase-1-dependent interleukin-1beta secretion[J]. J Biol Chem, 280(23): 21 720-21 725.

Kirschning C J, Wesche H, Merrill A T, et al. 1998. Human Toll-like receptor 2 confers responsiveness to bacterial lipopolysaccharide[J]. J Exp Med, 188(11): 2091-2097.

Kis-Toth K, Szanto A, Thai T H, et al. 2011. Cytosolic DNA-activated human dendritic cells are potent activators of the adaptive immune response[J]. J Immunol, 187(3): 1222-1234.

Kobayashi K S, Chamaillard M, Ogura Y, et al. 2005. Nod2-dependent regulation of innate and adaptive immunity in the intestinal tract[J]. Science, 307(5710): 731-734.

Kobiyama K, Kawashima A, Jounai N, et al. 2013. Role of extrachromosomal histone H2B on recognition of DNA viruses and cell damage[J]. Front Genet, 4: 91.

Kobiyama K, Takeshita F, Jounai N, et al. 2010. Extrachromosomal histone H2B mediates innate antiviral immune responses induced by intracellular double-stranded DNA[J]. J Virol, 84(2): 822-832.

Kofoed E M, Vance R E. 2011. Innate immune recognition of bacterial ligands by NAIPs determines inflammasome specificity[J]. Nature, 477(7366): 592-595.

Kolakofsky D, Kowalinski E, Cusack S. 2012. A structure-based model of RIG-Ⅰ activation[J]. RNA, 18(12): 2118-2127.

Komatsu T, Nagata K, Wodrich H. 2016. The role of nuclear antiviral factors against invading dna viruses: the immediate fate of incoming viral genomes[J]. Viruses, 8(10): pii: E290.

Komuro A, Horvath C M. 2006. RNA- and virus-independent inhibition of antiviral signaling by RNA helicase LGP2[J]. J Virol, 80(24): 12 332-12 342.

Kondo T, Kobayashi J, Saitoh T, et al. 2013. DNA damage sensor MRE11 recognizes cytosolic double-stranded DNA and induces type Ⅰ interferon by regulating STING trafficking[J]. Proc Natl Acad Sci USA, 110(8): 2969-2974.

Kong X, Shen Y, Jiang N, et al. 2011. Emerging roles of DNA-PK besides DNA repair[J]. Cell Signal, 23(8): 1273-1280.

Kong X, Yuan Z, Cheng J. 2016. The function of NOD-like receptors in central nervous system diseases[J]. J Neurosci Res, doi: 10.1002/jnr.24004.

Kortmann J, Brubaker S W, Monack D M. 2015. Cutting edge inflammasome activation in primary human macrophages is dependent on flagellin[J]. J Immunol, 195(3): 815-819.

Kovarova M, Hesker P R, Jania L, et al. 2012. NLRP1-dependent pyroptosis leads to acute lung injury and morbidity in mice[J]. J Immunol, 189(4): 2006-2016.

Kranzusch P J, Lee A S, Berger J M, et al. 2013. Structure of human cGAS reveals a conserved family of second-messenger enzymes in innate immunity[J]. Cell Rep, 3(5): 1362-1368.

Kranzusch P J, Vance R E. 2013. cGAS dimerization entangles DNA recognition[J]. Immunity, 39(6): 992-994.

Krieg A M. 2002. CpG motifs in bacterial DNA and their immune effects[J]. Annu Rev Immunol, 20: 709-760.

Krishnaswamy J K, Chu T, Eisenbarth S C. 2013. Beyond pattern recognition: NOD-like receptors in dendritic cells[J]. Trends Immunol, 34(5): 224-233.

Kristiansen H, Gad H H, Eskildsen-Larsen S, et al. 2011. The oligoadenylate synthetase family: an ancient protein family with multiple antiviral activities[J]. J Interferon Cytokine Res, 31(1): 41-47.

Kristiansen H, Scherer C A, McVean M, et al. 2010. Extracellular 2′-5′ oligoadenylate synthetase stimulates RNase L-independent antiviral activity: a novel mechanism of virus-induced innate immunity[J]. J Virol, 84(22): 11 898-11 904.

Krug A, Luker G D, Barchet W, et al. 2004. Herpes simplex virus type 1 activates murine natural interferon-producing cells through Toll-like receptor 9[J]. Blood, 103(4): 1433-1437.

Krüger A, Oldenburg M, Chebrolu C, et al. 2015. Human TLR8 senses UR/URR motifs in bacterial and mitochondrial RNA[J]. EMBO Rep, 16(12): 1656-1663.

Kucera K, Koblansky A A, Saunders L P, et al. 2010. Structure based analysis of *Toxoplasma gondii* profilin a parasite specific motif is required for recognition by Toll-like receptor 11[J]. J Mol Biol, 403(4): 616-629.

Kufer T A, Fritz J H, Philpott D J. 2005. NACHT-LRR proteins(NLRs)in bacterial infection and immunity[J]. Trends Microbiol, 13(8): 381-388.

Kugelberg E. 2015. Neutrophils: new sensor of bacterial DNA[J]. Nat Rev Immunol, 15(4): 200-201.

Kumar H, Kawai T, Akira S. 2009. Toll-like receptors and innate immunity[J]. Biochem Biophys Res Commun, 388(4): 621-625.

Kumar S, Ingle H, Prasad D V, et al. 2013. Recognition of bacterial infection by innate immune sensors[J]. Crit Rev Microbiol, 39(3): 229-246.

Kummer J A, Broekhuizen R, Everett H, et al. 2007. Inflammasome components NALP 1 and 3 show distinct but separate expression profiles in human tissues suggesting a site-specific role in the inflammatory response[J]. J Histochem Cytochem, 55(5): 443-452.

Kurt-Jones E A, Popova L, Kwinn L, et al. 2000. Pattern recognition receptors TLR4 and CD14 mediate response to respiratory syncytial virus[J]. Nat Immunol, 1(5): 398-401.

Lahaye X, Satoh T, Gentili M, et al. 2013. The capsids of HIV-1 and HIV-2 determine immune detection of the viral cDNA by the innate sensor cGAS in dendritic cells[J]. Immunity, 39(6): 1132-1142.

Lam E, Stein S, Falck-Pedersen E. 2014. Adenovirus detection by the cGAS/STING/TBK1 DNA sensing cascade[J]. J Virol, 88(2): 974-981.

Lamkanfi M, Dixit V M. 2009. Inflammasomes guardians of cytosolic sanctity[J]. Immunol Rev, 227(1): 95-105.

Lamkanfi M, Dixit V M. 2014. Mechanisms and functions of inflammasomes[J]. Cell, 157(5): 1013-1022.

Latz E, Monks B, Pitha P M, et al. 2003. LPS-TLR4 signaling to IRF-3/7 and NF-kappaB involves the toll adapters TRAM and TRIF[J]. J Exp Med, 198(7): 1043-1055.

Latz E, Xiao T S, Stutz A. 2013. Activation and regulation of the inflammasomes[J]. Nat Rev Immunol, 13(6): 397-411.

Le H T, Harton J A. 2013. Pyrin- and CARD-only proteins as regulators of NLR functions[J]. Front Immunol, 4: 275.

Lebron F, Vassallo R, Puri V, et al. 2003. Pneumocystis carinii cell wall beta-glucans initiate macrophage inflammatory responses through NF-kappaB activation[J]. J Biol Chem, 278(27): 25 001-25 008.

Lechtenberg B C, Mace P D, Riedl S J. 2014. Structural mechanisms in NLR inflammasome signaling[J]. Curr Opin Struct Biol, 29: 17-25.

Lee B L, Barton G M. 2014. Trafficking of endosomal Toll-like receptors[J]. Trends Cell Biol, 24(6): 360-369.

Lee B L, Moon J E, Shu J H, et al. 2013. UNC93B1 mediates differential trafficking of endosomal TLRs[J]. Elife, 2: e00291.

Lee C C, Avalos A M, Ploegh H L. 2012. Accessory molecules for Toll-like receptors and their function[J]. Nat Rev Immunol, 12(3): 168-179.

Lee J, Chuang T H, Redecke V, et al. 2003. Molecular basis for the immunostimulatory activity of guanine nucleoside analogs: activation of Toll-like receptor 7[J]. Proc Nail Aead Sci USA, 100(11): 6646-6651.

Lee K G, Kim S S, Kui L, et al. 2015. Bruton's tyrosine kinase phosphorylates DDX41 and activates its binding of dsDNA and STING to initiate type 1 interferon response[J]. Cell Rep, 10(7): 1055-1065.

Lee P, Tan K S. 2014. Fusobacterium nucleatum activates the immune response through retinoic acid-inducible gene Ⅰ[J]. J Dent Res, 93(2): 162-168.

Lee W J, Lee J D, Kravchenko V V, et al. 1996. Purification and molecular cloning of an inducible gram-negative bacteria binding protein from the silkworm, *Bombyx mori*[J]. Proc Natl Acad Sci USA, 93(15): 7888-7893.

Leibund Gut-Landmann S, Wuethrich M, Hohl T M. 2012. Immunity to fungi[J]. Curr Opin Microbiol, 24(4): 449-458.

Leifer C A, Medvedev A E. 2016. Molecular mechanisms of regulation of Toll-like receptor signaling[J]. J Leukoc Biol, 100(5):

927-941.
Lemaitre B. 2004. The road to Toll[J]. Nat Rev Immunol, 4(7): 521-527.
Lemaitre B, Nicolas E, Michaut L, et al. 1996. The dorsoventral regulatory gene cassette spatzle/Toll/cactus controls the potent antifungal response in *Drosophila* adults[J]. Cell, 86(6): 973-983.
Lester S N, Li K. 2014. Toll-like receptors in antiviral innate immunity[J]. J Mol Biol, 426(6): 1246-1264.
Leulier F, Lemaitre B. 2008. Toll-like receptors-taking an evolutionary approach[J]. Nat Rev Genet, 9(3): 165-178.
Leulier F, Parquet C, Pili-Floury S, et al. 2003. The *Drosophila* immune system detects bacteria through specific peptidoglycan recognition[J]. Nat Immunol, 4(5): 478-484.
Leung D W, Amarasinghe G K. 2012. Structural insights into RNA recognition and activation of RIG-Ⅰ-like receptors[J]. Curr Opin Struct Biol, 22(3): 297-303.
Levandowski C B, Mailloux C M, Ferrara T M, et al. 2013. NLRP1 haplotypes associated with vitiligo and autoimmunity increase interleukin-1beta processing via the NLRP1 inflammasome[J]. Proc Natl Acad Sci USA, 110(8): 2952-2956.
Levashina E A, Ohresser S, Lemaitre B, et al. 1998. Two distinct pathways can control expression of the gene encoding the *Drosophila* antimicrobial peptide metchnikowin[J]. J Mol Biol, 278(3): 515-527.
Levy M, Thaiss C A, Zeevi D, et al. 2015. Microbiota-modulated metabolites shape the intestinal microenvironment by regulating NLRP6 inflammasome signaling[J]. Cell, 163(6): 1428-1443.
Li H, Wang J, Wang J, et al. 2014. Structural mechanism of DNA recognition by the p202 HINa domain: insights into the inhibition of Aim2-mediated inflammatory signalling[J]. Acta Crystallogr F Struct Biol Commun, 70(Pt 1): 21-29.
Li H, Wang Z X, Wu J W. 2013c. Comparative purification and characterization of two HIN domains, hematopoietic interferon-inducible nuclear antigens with a 200-amino-acid repeat, in murine AIM2-like receptors[J]. Biosci Biotechnol Biochem, 77(11): 2283-2287.
Li J, Hu L, Liu Y, et al. 2015a. DDX19A senses viral RNA and mediates NLRP3-dependent inflammasome activation[J]. J Immunol, 195(12): 5732-5749.
Li T, Diner B A, Chen J, et al. 2012a. Acetylation modulates cellular distribution and DNA sensing ability of interferon-inducible protein IFI16[J]. Proc Natl Acad Sci USA, 109(26): 10 558-10 563.
Li X D, Chen Z J. 2012. Sequence specific detection of bacterial 23S ribosomal RNA by TLR13[J]. Elife, 1: e00102.
Li X D, Chiu Y H, Ismail A S, et al. 2011. Mitochondrial antiviral signaling protein(MAVS)monitors commensal bacteria and induces an immune response that prevents experimental colitis[J]. Proc Natl Acad Sci USA, 108(42): 17 390-17 395.
Li X D, Wu J, Gao D, et al. 2013a. Pivotal roles of cGAS-cGAMP signaling in antiviral defense and immune adjuvant effects[J]. Science, 341(6152): 1390-1394.
Li X L, Ezelle H J, Kang T J, et al. 2008. An essential role for the antiviral endoribonuclease, RNase-L, in antibacterial immunity[J]. Proc Natl Acad Sci USA, 105(52): 20 816-20 821.
Li X, Lu C, Stewart M, et al. 2009a. Structural basis of double-stranded RNA recognition by the RIG-Ⅰ like receptor MDA5[J]. Arch Biochem Biophys, 488(1): 23-33.
Li X, Ranjith-Kumar C T, Brooks M T, et al. 2009b. The RIG-Ⅰ-like receptor LGP2 recognizes the termini of double-stranded RNA[J]. J Biol Chem, 284(20): 13 881-13 891.
Li X, Shu C, Yi G, et al. 2013b. Cyclic GMP-AMP synthase is activated by double-stranded DNA-induced oligomerization[J]. Immunity, 39(6): 1019-1031.
Li Y, Chen R, Zhou Q, et al. 2012b. LSm14A is a processing body associated sensor of viral nucleic acids that initiates cellular antiviral response in the early phase of viral infection[J]. Proc Natl Acad Sci USA, 109(29): 11 770-11 775.
Li Z, Chen R, Zhao J, et al. 2015b. LSM14A inhibits porcine reproductive and respiratory syndrome virus(PRRSV)replication by activating IFN-β signaling pathway in Marc-145[J]. Mol Cell Biochem, 399(1-2): 247-256.
Liang S L, Quirk D, Zhou A. 2006. RNase L: its biological roles and regulation[J]. IUBMB Life, 58(9): 508-514.
Liao K C, Mogridge J. 2013. Activation of the Nlrp1b inflammasome by reduction of cytosolic ATP[J]. Infect Immun, 81(2): 570-579.
Lieber M R. 2010. The mechanism of double-strand DNA break repair by the nonhomologous DNA end-joining pathway[J]. Annu Rev Biochem, 79: 181-211.
Liehl P, Mota M M. 2012. Innate recognition of malarial parasites by mammalian hosts[J]. Int J Parasitol, 42(6): 557-566.
Liese J, Schleicher U, Bogdan C. 2008. The innate immune response against *Leishmania* parasites[J]. Immunobiology, 213(3-4): 377-387.
Lin R J, Yu H P, Chang B L, et al. 2009. Distinct antiviral roles for human 2′, 5′-oligoadenylate synthetase family members against dengue virus infection[J]. J Immunol, 183(12): 8035-8043.
Lindsay S A, Wasserman S A. 2014. Conventional and non-conventional *Drosophila* Toll signaling[J]. Dev Comp Immunol, 42(1): 16-24.

Lippmann J, Rothenburg S, Deigendesch N, et al. 2008. IFNβ responses induced by intracellular bacteria or cytosolic DNA in different human cells do not require ZBP1(DLM-1/DAI)[J]. Cell Microbiol, 10(12): 2579-2588.

Liu B, Yang Y, Qiu Z, et al. 2010. Folding of Toll-like receptors by the HSP90 paralogue gp96 requires a substrate-specific cochaperone[J]. Nat Commun, 1: 79.

Liu L, Botos I, Wang Y, et al. 2008. Structural basis of Toll-like receptor 3 signaling with double-stranded RNA[J]. Science, 320(5874): 379-381.

Liu Q, Ding J L. 2016. The molecular mechanisms of TLR-signaling cooperation in cytokine regulation[J]. Immunol Cell Biol, 94(6): 538-542.

Liu T T, Yang Q, Li M, et al. 2016. LSm14A plays a critical role in antiviral immune responses by regulating MITA level in a cell-specific manner[J]. J Immunol, 196(12): 5101-5111.

Liu T X, Zhang J W, Tao J, et al. 2000. Gene expression networks underlying retinoic acid-induced differentiation of acute promyelocytic leukemia cells[J]. Blood, 96(4): 1496-1504.

Liu X, Wang Q, Pan Y, et al. 2015. Sensing and responding to cytosolic viruses invasions: an orchestra of kaleidoscopic ubiquitinations[J]. Cytokine Growth Factor Rev, 26(3): 379-387.

Liu Y T, Yin H L. 1998. Identification of the binding partners for flightless Ⅰ, a novel protein bridging the leucine-rich repeat and the gelsolin super families[J]. J Biol Chem, 273(14): 7920-7927.

Liu Y, Lu N, Yuan B, et al. 2014. The interaction between the helicase DHX33 and IPS-1 as a novel pathway to sense double-stranded RNA and RNA viruses in myeloid dendritic cells[J]. Cell Mol Immunol, 11(1): 49-57.

Liu Z P, Galindo R L, Wasserman S A. 1997. A role for CKⅡ phosphorylation of the Cactus PEST domain in dorsoventral patterning of the *Drosophila* embryo[J]. Genes Dev, 11(24): 3413-3422.

Lladser A, Mougiakakos D, Tufvesson H, et al. 2011. DAI(DLM-1/ZBP1)as a genetic adjuvant for DNA vaccines that promotes effective antitumor CTL immunity[J]. Mol Ther, 19(3): 594-601.

Lo Cigno I, De Andrea M, Borgogna C, et al. 2015. The nuclear dna sensor ifi16 acts as a restriction factor for human papillomavirus replication through epigenetic modifications of the viral promoters[J]. J Virol, 89(15): 7506-7520.

Lo Y C, Lin S C, Yang C Y, et al. 2015. Tandem DEDs and CARDs suggest novel mechanisms of signaling complex assembly[J]. Apoptosis, 20(2): 124-135.

Lohöfener J, Steinke N, Kay-Fedorov P, et al. 2015. The activation mechanism of 2′-5′-oligoadenylate synthetase gives new insights into OAS/cGAS triggers of innate immunity[J]. Structure, 23(5): 851-862.

Loo Y M, Fornek J, Crochet N, et al. 2008. Distinct RIG-Ⅰ and MDA5 signaling by RNA viruses in innate immunity[J]. J Virol, 82(1): 335-345.

Loo Y M, Gale M Jr. 2011. Immune signaling by RIG-Ⅰ-like receptors[J]. Immunity, 34(5): 680-692.

Lopes M F, Guillermo L V, Silva E M. 2007. Decoding caspase signaling in host immunity to the protozoan *Trypanosoma cruzi*[J]. Trends Immunol, 28(8): 366-372.

Loures F V, Pina A, Felonato M, et al. 2009. TLR2 is a negative regulator of Th17 cells and tissue pathology in a pulmonary model of fungal infection[J]. J Immunol, 183(2): 1279-1290.

Love A C, Schwartz I, Petzke M M. 2014. Borrelia burgdorferi RNA induces type Ⅰ and Ⅲ interferons via Toll-like receptor 7 andcontributes to production of NF-κB-dependent cytokines. Infect Immun, 82(6): 2405-2416.

Lu A, Kabaleeswaran V, Fu T, et al. 2014a. Crystal structure of the F27G AIM2 PYD mutant and similarities of its selfassociation to DED/DED interactions[J]. J Mol Biol, 426(7): 1420-1427.

Lu A, Magupalli V G, Ruan J, et al. 2014b. Unified polymerization mechanism for the assembly of ASC-dependent inflammasomes[J]. Cell, 156(6): 1193-1206.

Lu A, Wu H. 2015. Structural mechanisms of inflammasome assembly[J]. FEBS J, 282(3): 435-444.

Lu C, Ranjith-Kumar C T, Hao L, et al. 2011. Crystal structure of RIG-Ⅰ C-terminal domain bound to blunt-ended double-strand RNA without 5′ triphosphate[J]. Nucleic Acids Res, 39(4): 1565-1575.

Lu C, Xu H, Ranjith-Kumar C T, et al. 2010. The structural basis of 5′ triphosphate double-stranded RNA recognition by RIG-Ⅰ C-terminal domain[J]. Structure, 18(8): 1032-1043.

Lu H, Lu N, Weng L, et al. 2014. DHX15 senses double-stranded RNA in myeloid dendritic cells[J]. J Immunol, 193(3): 1364-1372.

Luecke S, Paludan S R. 2016. Molecular requirements for sensing of intracellular microbial nucleic acids by the innate immune system[J]. Cytokine, pii: S1043-4666(16)30543-9.

Lund J M, Alexoponlon L, Sato A, et al. 2004. Recognition of single-stranded RNA viruses by Toll-like receptor 7[J]. Proc Natl Acad Sci USA, 101(15): 5598-5603.

Luo C, Zheng L. 2000. Independent evolution of Toll and related genes in insects and mammals[J]. Immunogenetics, 51(2): 92-98.

Luo D, Ding S C, Vela A, et al. 2011. Structural insights into RNA recognition by RIG-Ⅰ[J]. Cell, 147(2): 409-422.

Lupfer C, Kanneganti T D. 2013. The expanding role of NLRs in antiviral immunity[J]. Immunol Rev, 255(1): 13-24.
Lupfer C, Malik A, Kanneganti T D. 2015. Inflammasome control of viral infection[J]. Curr Opin Virol, 12: 38-46.
Ma Z, Damania B. 2016. The cGAS-STING defense pathway and its counteraction by viruses[J]. Cell Host Microbe, 19(2): 150-158.
Ma Z, Jacobs S R, West J A, et al. 2015. Modulation of the cGAS-STING DNA sensing pathway by gammaherpesviruses[J]. Proc Natl Acad Sci USA, 112(31): E4306-E4315.
Machida K, Cheng K T, Sung V M, et al. 2006. Hepatitis C virus induces Toll-like receptor 4 expression, leading to enhanced production of beta interferon and interleukin-6[J]. J Virol, 80(2): 866-874.
Majer O, Liu B, Barton G M. 2016. Nucleic acid-sensing TLRs: trafficking and regulation[J]. Curr Opin Immunol, 44: 26-33.
Majlessi L, Brosch R. 2015. Mycobacterium tuberculosis meets the cytosol: the role of cGAS in anti-mycobacterial immunity[J]. Cell Host Microbe, 17(6): 733-735.
Malathi K, Dong B, Gale M Jr, et al. 2007. Small self-RNA generated by RNase L amplifies antiviral innate immunity[J]. Nature, 448(7155): 816-819.
Malathi K, Saito T, Crochet N, et al. 2010. RNase L releases a small RNA from HCV RNA that refolds into a potent PAMP[J]. RNA, 16(11): 2108-2119.
Maldonado-Bernal C, Kirschning C J, Rosenstein Y, et al. 2005. The innate immune response to *Entamoeba histolytica* lipopeptidophosphoglycan is mediated by Toll-like receptors 2 and 4[J]. Parasite Immunol, 27(4): 127-137.
Mambula S S, Sau K, Henneke P, et al. 2002. Toll-like receptor(TLR)signaling in response to *Aspergillus fumigatus*[J]. J Biol Chem, 277(42): 39 320-39 326.
Man S M, Ekpenyong A, Tourlomousis P, et al. 2014. Actin polymerization as a key innate immune effector mechanism to control Salmonella infection[J]. Proc Natl Acad Sci USA, 111(49): 17 588-17 593.
Man S M, Kanneganti T D. 2015. Regulation of inflammasome activation[J]. Immunol Rev, 265(1): 6-21.
Man S M, Karki R, Kanneganti T D. 2016a. AIM2 inflammasome in infection, cancer, and autoimmunity: role in DNA sensing, inflammation, and innate immunity[J]. Eur J Immunol, 46(2): 269-280.
Man S M, Karki R, Kanneganti T D. 2016b. DNA-sensing inflammasomes: regulation of bacterial host defense and the gut microbiota[J]. Pathog Dis, 74(4): ftw028.
Man S M, Karki R, Malireddi R K, et al. 2015. The transcription factor IRF1 and guanylate-binding proteins target activation of the AIM2 inflammasome by *Francisella* infection[J]. Nat Immunol, 16(5): 467-475.
Manavalan B, Basith S, Choi S. 2011. Similar structures but different roles-an updated perspective on TLR structures[J]. Front Physiol, 2: 41.
Mancuso G, Gambuzza M, Midiri A, et al. 2009. Bacterial recognition by TLR7 in the lysosomes of conventional dendritic cells[J]. Nat Immunol, 10(6): 587-594.
Mankan A K, Hornung V. 2015. Sox2 as a servant of two masters[J]. Nat Immunol, 16(4): 335-336.
Mankan A K, Schmidt T, Chauhan D, et al. 2014. Cytosolic RNA: DNA hybrids activate the cGAS-STING axis[J]. EMBO J, 33(24): 2937-2946.
Mansur D S, Smith G L, Ferguson B J. 2014. Intracellular sensing of viral DNA by the innate immune system[J]. Microbes Infect, 16(12): 1002-1012.
Manzanillo P S, Shiloh M U, Portnoy D A, et al. 2012. Mycobacterium tuberculosis activates the DNA-dependent cytosolic surveillance pathway within macrophages[J]. Cell Host Microbe, 11(5): 469-480.
Mariathasan S, Newton K, Monack D M, et al. 2004. Differential activation of the inflammasome by caspase-1 adaptors ASC and Ipaf[J]. Nature, 430(6996): 213-218.
Mariathasan S, Weiss D S, Dixit V M, et al. 2005. Innate immunity against *Francisella tularensis* is dependent on the ASC/caspase-1 axis[J]. J Exp Med, 202(8): 1043-1049.
Martin B K, Chin K C, Olsen J C, et al. 1997. Induction of MHC class Ⅰ expression by the MHC class Ⅱ transactivator CIITA[J]. Immunity, 6(5): 591-600.
Martinez J, Huang X, Yang Y. 2010a. Direct TLR2 signaling is critical for NK cell activation and function in response to vaccinia viral infection[J]. PLoS Pathog, 6(3): e1000811.
Martinez J, Huang X, Yang Y. 2010b. Toll-like receptor 8-mediated activation of murine plasmacytoid dendritic cells by vaccinia viral DNA[J]. Proc Natl Acad Sci USA, 107(14): 6442-6447.
Martinon F, Burns K, Tschopp J. 2002. The inflammasome a molecular platform triggering activation of inflammatory caspases and processing of proIL-beta[J]. Mol Cell, 10(2): 417-426.
Martinon F, Tschopp J. 2005. NLRs join TLRs as innate sensors of pathogens[J]. Trends Immunol, 26(8): 447-454.
Mathews R J, Sprakes M B, McDermott M F. 2008. NOD-like receptors and inflammation[J]. Arthritis Res Ther, 10(6): 228.
Mathur R, Oh H, Zhang D, et al. 2012. A mouse model of *Salmonella typhi* infection[J]. Cell, 151(3): 590-602.
Matsumoto F, Saitoh S, Fukui R, et al. 2008. Cathepsins are required for Toll-like receptor 9 responses[J]. Biochem Biophys Res

Commun, 367(3): 693-699.
Matsumoto M, Funami K, Tanabe M, et al. 2003. Subcellular localization of Toll-like receptor 3 in human dendritic cells[J]. J Immunol, 171(6): 3154-3162.
Matsumoto M, Oshiumi H, Seya T. 2011. Antiviral responses induced by the TLR3 pathway[J]. Rev Med Virol, 21(2): 67-77.
Matusiak M, Van Opdenbosch N, Lamkanfi M. 2015. CARD- and pyrin-only proteins regulating inflammasome activation and immunity[J]. Immunol Rev, 265(1): 217-230.
McFadden M J, Gokhale N S, Horner S M. 2016. Protect this house: cytosolic sensing of viruses[J]. Curr Opin Virol, 22: 36-43.
Medzhitov R, Preston-Hurlburt P, Janeway C A Jr. 1997. A human homologue of the *Drosophila* Toll protein signals activation of adaptive immunity[J]. Nature, 388(6640): 394-397.
Meier A, Kirschning C J, Nikolaus T, et al. 2003. Toll-like receptor(TLR)2 and TLR4 are essential for *Aspergillus*-induced activation of murine macrophages[J]. Cell Microbiol, 5(8): 561-570.
Melchjorsen J, Rintahaka J, Søby S, et al. 2010. Early innate recognition of herpes simplex virus in human primary macrophages is mediated via the MDA5/MAVS-dependent and MDA5/MAVS/RNA polymerase Ⅲ-independent pathways[J]. J Virol, 84(21): 11 350-11 358.
Melo M B, Kasperkovitz P, Cerny A, et al. 2010. UNC93B1 mediates host resistance to infection with *Toxoplasma gondii*[J]. PLoS Pathog, 6(8): e1001071.
Meng J, Liu X, Cao X. 2014. A new cytosolic DNA-recognition pathway for DNA-induced inflammatory responses[J]. Cell Mol Immunol, 11(6): 506-509.
Messaed C, Akoury E, Djuric U, et al. 2011. NLRP7, a nucleotide oligomerization domain-like receptor protein, is required for normal cytokine secretion and co-localizes with Golgi and the microtubule-organizing center[J]. J Biol Chem, 286(50): 43 313-43 323.
Meunier E, Wallet P, Dreier R F, et al. 2015. Guanylate-binding proteins promote activation of the AIM2 inflammasome during infection with *Francisella novicida*[J]. Nat Immunol, 16(5): 476-484.
Meylan E, Tschopp J, Karin M. 2006. Intracellular pattern recognition receptors in the host response[J]. Nature, 442(7098): 39-44.
Miao E A, Alpuche-Aranda C M, Dors M, et al. 2006. Cytoplasmic flagellin activates caspase-1 and secretion of interleukin 1β via Ipaf[J]. Nat Immunol, 7(6): 569-575.
Miao E A, Ernst R K, Dors M, et al. 2008. Pseudomonas aeruginosa activates caspase 1 through Ipaf[J]. Proc Natl Acad Sci USA, 105(7): 2562-2567.
Miao E A, Mao D P, Yudkovsky N, et al. 2010. Innate immune detection of the type Ⅲ secretion apparatus through the NLRC4 inflammasome[J]. Proc Natl Acad Sci USA, 107(7): 3076-3080.
Ming Z, Wang W, Xie Y, et al. 2014. Crystal structure of the novel di-nucleotide cyclase from *Vibrio cholerae*(DncV)responsible for synthesizing a hybrid cyclic GMP-AMP[J]. Cell Res, 24(10): 1270-1273.
Minkiewicz J, de Rivero Vaccari J P, Keane R W. 2013. Human astrocytes express a novel NLRP2 inflammasome[J]. Glia, 61(7): 1113-1121.
Mishima Y, Quintin J, Aimanianda V, et al. 2009. The N-terminal domain of *Drosophila* Gram-negative binding protein 3(GNBP3)defines a novel family of fungal pattern recognition receptors[J]. J Biol Chem, 284(42): 28 687-28 697.
Mitcham J L, Parnet P, Bonnert T P, et al. 1996. T1/ST2 signaling establishes it as a member of an expanding interleukin-1 receptor family[J]. J Biol Chem, 271(10): 5777-5783.
Mitoma H, Hanabuchi S, Kim T, et al. 2013. The DHX33 RNA helicase senses cytosolic RNA and activates the NLRP3 inflammasome[J]. Immunity, 39(1): 123-135.
Miyake K, Shibata T, Ohto U, et al. 2016. Emerging roles of the processing of nucleic acids and Toll-like receptors in innate immune responses to nucleic acids[J]. J Leukoc Biol, doi: 10.1189/jlb.4MR0316-108R.
Miyake K, Shimazu R, Ogta H, et al. 2000. Cutting edge: cell surface expression and lipopolysaccharide signaling via the Toll-like receptor 4-MD-2 complex on mouse peritoneal macrophages[J]. J Immunol, 164(7): 3471-3475.
Miyashita M, Oshiumi H, Matsumoto M, et al. 2011. DDX60, a DEXD/H box helicase, is a novel antiviral factor promoting RIG-Ⅰ-like receptor-mediated signaling[J]. Mol Cell Biol, 31(18): 3802-3819.
Mogensen T H. 2009. Pathogen recognition and inflammatory signaling in innate immune defenses[J]. Clin Microbiol Rev, 22(2): 240-273.
Mogensen T H, Paludan S R. 2005. Reading the viral signature by Toll-like receptors and other pattern recognition receptors[J]. J Mol Med, 83(3): 180-192.
Moll U, Lau R, Sypes M A, et al. 1999. DNA-PK, the DNA-activated protein kinase, is differentially expressed in normal and malignant human tissues[J]. Oncogene, 18(20): 3114-3126.
Monari C, Pericolini E, Bistoni G, et al. 2005. Cryptococcus neoformans capsular glucuronoxylomannan induces expression of Fas ligand in macrophages[J]. J Immunol, 174(6): 3461-3468.

Moncrieffe M C, Grossmann J G, Gay N J. 2008. Assembly of oligomeric death domain complexes during Toll receptor signaling[J]. J Biol Chem, 283(48): 33 447-33 454.

Monick M M, Yarovinsky T O, Powers L S, et al. 2003. Respiratory syncytial virus up-regulates TLR4 and sensitizes airway epithelial cells to endotoxin[J]. J Biol Chem, 278(52): 53 035-53 044.

Monroe K M, McWhirter S M, Vance R E. 2009. Identification of host cytosolic sensors and bacterial factors regulating the type Ⅰ interferon response to *Legionella pneumophila*[J]. PLoS Pathog, 5(11): e1000665.

Monroe K M, Yang Z, Johnson J R, et al. 2014. IFI16 DNA sensor is required for death of lymphoid CD4 T cells abortively infected with HIV[J]. Science, 343(6169): 428-432.

Moore K J, Andeson L P, Ingalls R R, et al. 2000. Divergent response to LPS and bacteria in CD14-deficient murine macrophages[J]. J Immunol, 165(8): 4272-4280.

Moresco E M, Beutler B. 2010. LGP2: positive about viral sensing[J]. Proc Natl Acad Sci USA, 107(4): 1261-1262.

Morrone S R, Matyszewski M, Yu X, et al. 2015. Assembly-driven activation of the AIM2 foreign-dsDNA sensor provides a polymerization template for downstream ASC[J]. Nat Commun, 6: 7827.

Morrone S R, Wang T, Constantoulakis L M, et al. 2014. Cooperative assembly of IFI16 filaments on dsDNA provides insights into host defense strategy[J]. Proc Natl Acad Sci USA, 111(1): 62-71.

Mosallanejad K, Sekine Y, Ishikura-Kinoshita S, et al. 2014. The DEAH-box RNA helicase DHX15 activates NF-κB and MAPK signaling downstream of MAVS during antiviral responses[J]. Sci Signal, 7(323): ra40.

Motta V, Soares F, Sun T, et al. 2015. NOD-like receptors: versatile cytosolic sentinels[J]. Physiol Rev, 95(1): 149-178.

Mulhern O, Bowie A G. 2010. Unexpected roles for DEAD-box protein 3 in viral RNA sensing pathways[J]. Eur J Immunol, 40(4): 933-935.

Murali A, Li X, Ranjith-Kumar C T, et al. 2008. Structure and function of LGP2, a DEX(D/H)helicase that regulates the innate immunity response[J]. J Biol Chem, 283(23): 15 825-15 833.

Murawski M R, Bowen G N, Cerny A M, et al. 2009. Respiratory syncytial virus activates innate immunity through Toll-like receptor 2[J]. J Virol, 83(3): 1492-1500.

Murdoch S, Djuric U, Mazhar B, et al. 2006. Mutations in NALP7 cause recurrent hydatidiform moles and reproductive wastage in humans[J]. Nat Genet, 38(3): 300-302.

Nagarajan U M, Bushey A, Boss J M. 2002. Modulation of gene expression by the MHC class Ⅱ transactivator[J]. J Immunol, 169(9): 5078-5088.

Nan Y, Nan G, Zhang Y J. 2014. Interferon induction by RNA viruses and antagonism by viral pathogens[J]. Viruses, 6(12): 4999-5027.

Netea M G, Marodi L. 2010. Innate immune mechanisms for recognition and uptake of *Candida* species[J]. Trends Immunol, 31(9): 346-353.

Netea M G, Sutmuller R, Hermann C V, et al. 2004. Toll-like receptor 2 suppresses immunity against *Candida albicans* through induction of IL-10 and regulatory T cells[J]. J Immunol, 172(6): 3712-3718.

Netea M G, Van Der Graaf C A, Vonk A G, et al. 2002. The role of toll-like receptor(TLR)2 and TLR4 in the host defense against disseminated Candidiasis[J]. J Infect Dis, 185(10): 1483-1489.

Netea M G, Warris A, Van der Meer J W, et al. 2003. Aspergillus fumigatus evades immune recognition during germination through loss of toll-like receptor-4-mediated signal transduction[J]. J Infect Dis, 188(2): 320-326.

Nguyen J B, Modis Y. 2013. Crystal structure of the dimeric coiled-coil domain of the cytosolic nucleic acid sensor LRRFIP1[J]. J Struct Biol, 181(1): 82-88.

Nickerson K M, Christensen S R, Shupe J, et al. 2010. TLR9 regulates TLR7- and MyD88-dependent autoantibody production and disease in a murine model of lupus[J]. J Immunol, 184(4): 1840-1848.

Nikonov A, Mölder T, Sikut R, et al. 2013. RIG-Ⅰ and MDA-5 detection of viral RNA-dependent RNA polymerase activity restricts positive-strand RNA virus replication[J]. PLoS Pathog, 9(9): e1003610.

Nordstrom I, Eriksson K. 2012. HHV-6B induces IFN-lambda1 responses in cord plasmacytoid dendritic cells through TLR9[J]. PLoS ONE, 7(6): e38683.

Normand S, Delanoye-Crespin A, Bressenot A, et al. 2011. Nod-like receptor pyrin domain-containing protein 6(NLRP6)controls epithelial self-renewal and colorectal carcinogenesis upon injury[J]. Proc Natl Acad Sci USA, 108(23): 9601-9606.

Nüsslein-Volhard C, Lohs-Schardin M, Sander K, et al. 1980. A dorso-ventral shift of embryonic primordia in a new maternal-effect mutant of *Drosophila*[J]. Nature, 283(5746): 474-476.

Ohto U, Shibata T, Tanji H, et al. 2015. Structural basis of CpG and inhibitory DNA recognition by Toll-like receptor 9[J]. Nature, 520(7549): 702-705.

Ohto U, Tanji H, Shimizu T. 2014. Structure and function of toll-like receptor 8[J]. Microbes Infect, 16(4): 273-282.

Oldenburg M, Krueger A, Ferstl R, et al. 2012. TLR13 recognizes bacterial 23S rRNA devoid of erythromycin resistance-forming

modification[J]. Science, 337(6098): 1111-1115.
Omura H, Oikawa D, Nakane T, et al. 2016. Structural and functional analysis of DDX41: a bispecific immune receptor for DNA and cyclic dinucleotide[J]. Sci Rep, 6: 34756.
O'Neill L A. 2009. DNA makes RNA makes innate immunity[J]. Cell, 138(3): 428-430.
O'Neill L A, Bowie A G. 2010. Sensing and signaling in antiviral innate immunity[J]. Curr Biol, 20(7): R328-333.
O'Neill L A, Golenbock D, Bowie A G. 2013. The history of Toll-like receptors-redefining innate immunity[J]. Nat Rev Immunol, 13(6): 453-460.
Onji M, Kanno A, Saitoh S, et al. 2013. An essential role for the *N*-terminal fragment of Toll-like receptor 9 in DNA sensing[J]. Nat Commun, 4: 1949.
Oosting M, Buffen K, van der Meer J W, et al. 2016. Innate immunity networks during infection with *Borrelia burgdorferi*[J]. Crit Rev Microbiol, 42(2): 233-244.
Opitz B, Forster S, Hocke A C, et al. 2005. Nod1-mediated endothelial cell activation by *Chlamydophila pneumoniae*[J]. Circ Res, 96(3): 319-326.
Opitz B, Puschel A, Schmeck B, et al. 2004. Nucleotide-binding oligomerization domain proteins are innate immune receptors for internalized *Streptococcus pneumoniae*[J]. J Biol Chem, 279(35): 36 426-36 432.
Opitz B, Vinzing M, van Laak V, et al. 2006. Legionella pneumophila induces IFNbeta in lung epithelial cells via IPS-1 and IRF3, which also control bacterial replication[J]. J Biol Chem, 281(47): 36 173-36 179.
Oroz J, Barrera-Vilarmau S, Alfonso C, et al. 2016. ASC pyrin domain self-associates and binds NLRP3 protein using equivalent binding interfaces[J]. J Biol Chem, 291(37): 19 487-19 501.
Orzalli M H, Conwell S E, Berrios C, et al. 2013. Nuclear interferon-inducible protein 16 promotes silencing of herpesviral and transfected DNA[J]. Proc Natl Acad Sci USA, 110(47): E4492-4501.
Orzalli M H, Knipe D M. 2014. Cellular sensing of viral DNA and viral evasion mechanisms[J]. Annu Rev Microbiol, 68: 477-492.
Oshiumi H, Mifsud E J, Daito T. 2016. Links between recognition and degradation of cytoplasmic viral RNA in innate immune response[J]. Rev Med Virol, 26(2): 90-101.
Oshiumi H, Miyashita M, Okamoto M, et al. 2015. DDX60 is involved in RIG-Ⅰ-dependent and independent antiviral responses, and its function is attenuated by virus-induced EGFR activation[J]. Cell Rep, 11(8): 1193-1207.
Oshiumi H, Sakai K, Matsumoto M, et al. 2010. DEAD/H BOX 3(DDX3)helicase binds the RIG-Ⅰ adaptor IPS-1 to up-regulate IFN-beta-inducing potential[J]. Eur J Immunol, 40(4): 940-948.
Oshiumi H, Matsumoto M, Funami K, et al. 2003. TICAM-1, an adaptor molecule that participates in Toll-like receptor 3-mediated interferon-beta induction[J]. Nat Immunol, 4(2): 161-167.
Otten I A, Finke D, Acha Orbea H. 2002. Can MMTV exploit TLR4[J] ? Trends Microbiol, 10(7): 303-305.
Ouaissi A, Guilvard E, Delneste Y, et al. 2002. The *Trypanosoma cruzi* Tc52-released protein induces human dendritic cell maturation, signals via Toll-like receptor 2, and confers protection against lethal infection[J]. J Immunol, 168(12): 6366-6374.
Ozinsky A, Underhill D M, Fontenot J D, et al. 2000. The repertoire for pattern recognition of pathogens by the innate immune system is defined by cooperation between Toll-like receptors[J]. Proc Natl Acad Sci USA, 97(25): 13 766-13 771.
Paijo J, Doring M, Spanier J, et al. 2016. cGAS senses human cytomegalovirus and induces type Ⅰ interferon responses in human monocyte-derived cells[J]. PLoS Pathog, 12(4): e1005546.
Panchanathan R, Duan X, Arumugam M, et al. 2011. Cell type and gender-dependent differential regulation of the p202 and Aim2 proteins: implications for the regulation of innate immune responses in SLE[J]. Mol Immunol, 49(1-2): 273-280.
Panchanathan R, Duan X, Shen H, et al. 2010. Aim2 deficiency stimulates the expression of IFN-inducible Ifi202, a lupus susceptibility murine gene within the Nba2 autoimmune susceptibility locus[J]. J Immunol, 185(12): 7385-7393.
Pandey S, Kawai T, Akira S. 2014. Microbial sensing by Toll-like receptors and intracellular nucleic acid sensors[J]. Cold Spring Harb Perspect Biol, 7(1): a016246.
Panstruga R. 2006. Bacterial RNA - a new MAMP on the block[J]? New Phytol, 209(2): 458-460.
Park B, Brinkmann M M, Spooner E, et al. 2008. Proteolytic cleavage in an endolysosomal compartment is required for activation of Toll-like receptor 9[J]. Nat Immunol, 9(12): 1407-1414.
Park E, Na H S, Song Y R, et al. 2014. Activation of NLRP3 and AIM2 inflammasomes by *Porphyromonas gingivalis* infection[J]. Infect Immun, 82(1): 112-123.
Park H H, Lo Y C, Lin S C, et al. 2007. The death domain superfamily in intracellular signaling of apoptosis and inflammation[J]. Annu Rev Immunol, 25: 561-586.
Parroche P, Lauw F N, Goutagny N, et al. 2007. Malaria hemozoin is immunologically inert but radically enhances innate responses by presenting malaria DNA to Toll-like receptor 9[J]. Proc Natl Acad Sci USA, 104(6): 1919-1924.
Parvatiyar K, Zhang Z, Teles R M, et al. 2012. The helicase DDX41 recognizes the bacterial secondary messengers cyclic di-GMP and cyclic di-AMP to activate a type Ⅰ interferon immune response[J]. Nat Immunol, 13(12): 1155-1161.

Patel J R, García-Sastre A. 2014. Activation and regulation of pathogen sensor RIG-Ⅰ[J]. Cytokine Growth Factor Rev, 25(5): 513-523.

Peisley A, Wu B, Xu H, et al. 2014. Structural basis for ubiquitin-mediated antiviral signal activation by RIG-Ⅰ[J]. Nature, 509(7498): 110-114.

Pelka K, Shibata T, Miyake K, et al. 2016. Nucleic acid-sensing TLRs and autoimmunity: novel insights from structural and cell biology[J]. Immunol Rev, 269(1): 60-75.

Peter M E, Kubarenko A V, Weber A N, et al. 2009. Identification of an N-terminal recognition site in TLR9 that contributes to CpG-DNA-mediated receptor activation[J]. J Immunol, 182(12): 7690-7697.

Petzke M M, Brooks A, Krupna M A, et al. 2009. Recognition of *Borrelia burgdorferi*, the Lyme disease spirochete, by TLR7 and TLR9 induces a type Ⅰ IFN response by human immune cells[J]. J Immunol, 183(8): 5279-5292.

Pham T H, Kwon K M, Kim Y E, et al. 2013. DNA sensing-independent inhibition of herpes simplex virus 1 replication by DAI/ZBP1[J]. J Virol, 87(6): 3076-3086.

Pichlmair A, Lassnig C, Eberle C A, et al. 2011. IFIT1 is an antiviral protein that recognizes 5′-triphosphate RNA[J]. Nat Immuno, 12(7): 624-630.

Pichlmair A, Schulz O, Tan C P, et al. 2006. RIG-Ⅰ-mediated antiviral responses to single-stranded RNA bearing 5′-phosphates[J]. Science, 314(5801): 997-1001.

Pierini R, Juruj C, Perret M, et al. 2012. AIM2/ASC triggers caspase-8-dependent apoptosis in *Francisella*-infected caspase-1-deficient macrophages[J]. Cell Death Differ, 19(10): 1709-1721.

Pifer R, Benson A, Sturge C R, et al. 2011. UNC93B1 is essential for TLR11 activation and IL-12-dependent host resistance to *Toxoplasma gondii*[J]. J Biol Chem, 286(5): 3307-3314.

Pifer R, Yarovinsky F. 2011. Innate responses to *Toxoplasma gondii* in mice and humans[J]. Trends Parasitol, 27(9): 388-393.

Pili-Floury S, Leulier F, Takahashi K, et al. 2004. *In vivo* RNA interference analysis reveals an unexpected role for GNBP1 in the defense against Gram-positive bacterial infection in *Drosophila* adults[J]. J Biol Chem, 279(13): 12 848-12 853.

Pinheiro A S, Eibl C, Ekman-Vural Z, et al. 2011. The NLRP12 pyrin domain structure, dynamics, and functional insights[J]. J Mol Biol, 413(4): 790-803.

Pippig D A, Hellmuth J C, Cui S, et al. 2009. The regulatory domain of the RIG-Ⅰ family ATPase LGP2 senses double-stranded RNA[J]. Nucleic Acids Res, 37(6): 2014-2025.

Pirher N, Ivicak K, Pohar J, et al. 2008. A second binding site for double-stranded RNA in TLR3 and consequences for interferon activation[J]. Nat Struct Mol Biol, 15(7): 761-763.

Plantinga T S, Johnson M D, Scott W K, et al. 2012. Toll-like receptor 1 polymorphisms increase susceptibility to candidemia[J]. J Infect Dis, 205(6): 934-943.

Player M R, Torrence P F. 1998. The 2-5A system: modulation of viral and cellular processes through acceleration of RNA degradation[J]. Pharmacol Ther, 78(2): 55-113.

Poeck H, Bscheider M, Gross O, et al. 2010. Recognition of RNA virus by RIG-Ⅰ results in activation of CARD9 and inflammasome signaling for interleukin 1 beta production[J]. Nat Immunol, 11(1): 63-69.

Pohar J, Pirher N, Benčina M, et al. 2013. The role of UNC93B1 protein in surface localization of TLR3 receptor and in cell priming to nucleicacid agonists[J]. J Biol Chem, 288(1): 442-454.

Poltorak A, He X, Smirnova I, et al. 1998. Defective LPS signaling in C3H/HeJ and C57BL/10ScCr mice mutations in Tlr4 gene[J]. Science, 282(5396): 2085-2088.

Poyet J L, Srinivasula S M, Tnani M, et al. 2001. Identification of Ipaf, a human caspase-1-activating protein related to Apaf-1[J]. J Biol Chem, 276(30): 28 309-28 313.

Proell M, Gerlic M, Mace P D, et al. 2013. The CARD plays a critical role in ASC foci formation and inflammasome signalling[J]. Biochem J, 49(3): 613-621.

Qi D, Innes R W. 2013. Recent advances in plant NLR structure, function, localization, and signaling[J]. Front Immunol, 4: 348.

Qi R, Singh D, Kao C C. 2012. Proteolytic processing regulates Toll-like receptor 3 stability and endosomal localization[J]. J Biol Chem, 287(39): 32 617-32 629.

Qu Y, Misaghi S, Izrael-Tomasevic A, et al. 2012. Phosphorylation of NLRC4 is critical for inflammasome activation[J]. Nature, 490(7421): 539-542.

Quynh N T, Hikima J, Kim Y R, et al. 2015. The cytosolic sensor, DDX41, activates antiviral and inflammatory immunity in response to stimulation with double-stranded DNA adherent cells of the olive flounder, *Paralichthys olivaceus*[J]. Fish Shellfish Immunol, 44(2): 576-583.

Rad R, Ballhorn W, Voland P, et al. 2009. Extracellular and intracellular pattern recognition receptors cooperate in the recognition of *Helicobacter pylori*[J]. Gastroenterology, 136(7): 2247-2257.

Radian A D, de Almeida L, Dorfleutner A, et al. 2013. NLRP7 and related inflammasome activating pattern recognition receptors

and their function in host defense and disease[J]. Microbes Infect, 15(8-9): 630-639.
Radian A D, Khare S, Chu L H, et al. 2015. ATP binding by NLRP7 is required for inflammasome activation in response to bacterial lipopeptides[J]. Mol Immunol, 67(2 Pt B): 294-302.
Ramos H J, Gale M J. 2011. RIG-Ⅰ like receptors and their signaling crosstalk in the regulation of antiviral immunity[J]. Curr Opin Virol, 1(3): 167-176.
Ranjith-Kumar C T, Miller W, Xiong J, et al. 2007. Biochemical and functional analyses of the human Toll-like receptor 3 ectodomain[J]. J Biol Chem, 282(10): 7668-7678.
Rassa J C, Meyers J L, Zhang Y, et al. 2002. Murine retroviruses activate B cells via interaction with Toll-like receptor 4[J]. Proc Natl Acad Sci USA, 99(4): 2281-2286.
Rathinam V A, Fitzgerald K A. 2011. Innate immune sensing of DNA viruses[J]. Virology, 411(2): 153-162.
Rathinam V A, Fitzgerald K A. 2016. Inflammasome complexes emerging mechanisms and effector functions[J]. Cell, 165(4): 792-800.
Rathinam V A, Jiang Z, Waggoner S N, et al. 2010. The AIM2 inflammasome is essential for host defense against cytosolic bacteria and DNA viruses[J]. Nat Immunol, 11(5): 395-402.
Ratsimandresy R A, Dorfleutner A, Stehlik C. 2013. An update on PYRIN domain-containing pattern recognition receptors[J]. Front Immunol, 4: 440.
Rawling D C, Pyle A M. 2014. Parts, assembly and operation of the RIG-Ⅰ family of motors[J]. Curr Opin Struct Biol, 25: 25-33.
Rayamajhi M, Zak D E, Chavarria-Smith J, et al. 2013. Cutting edge mouse NAIP1 detects the type Ⅲ secretion system needle protein[J]. J Immunol, 191(8): 3986-3989.
Rebsamen M, Heinz L X, Meylan E, et al. 2009. DAI/ZBP1 recruits RIP1 and RIP3 through RIP homotypic interaction motifs to activate NF-kappaB[J]. EMBO Rep, 10(8): 916-922.
Rehwinkel J, Reis e Sousa C. 2010. RIGorous detection: exposing virus through rna sensing[J]. Science, 327(5963): 284-286.
Reikine S, Nguyen J B, Modis Y. 2014. Pattern recognition and signaling mechanisms of RIG-Ⅰ and MDA5[J]. Front Immunol, 5: 342.
Reinert L S, Lopušná K, Winther H, et al. 2016. Sensing of HSV-1 by the cGAS-STING pathway in microglia orchestrates antiviral defence in the CNS[J]. Nat Commun, 7: 13348.
Reinhard K, Huber M, Lohoff M, et al. 2012. The role of NF-κB activation during protection against Leishmania infection[J]. Int J Med Microbiol, 302(4-5): 230-235.
Reinholz M, Kawakami Y, Salzer S, et al. 2013. HPV16 activates the AIM2 inflammasome in keratinocytes[J]. Arch Dermatol Res, 305(8): 723-732.
Ren A, Wang X C, Kellenberger C A, et al. 2015. Structural basis for molecular discrimination by a 3′,3′-cGAMP sensing riboswitch[J]. Cell Rep, 11(1): 1-12.
Reyes J L, González1 M I, Ledesma-Soto Y, et al. 2011. TLR2 mediates immunity to experimental Cysticercosis[J]. Int J Biol Sci, 7(9): 1323-1333.
Roberts T L, Idris A, Dunn J A, et al. 2009. HIN-200 proteins regulate caspase activation in response to foreign cytoplasmic DNA[J]. Science, 323(5917): 1057-1060.
Rock F L, Hardiman G, Timans J C, et al. 1998. A family of human receptors structurally related to *Drosophila* Toll[J]. Proc Natl Acad Sci USA, 95(2): 588-593.
Rodriguez K R, Bruns A M, Horvath C M. 2014. MDA5 and LGP2: accomplices and antagonists of antiviral signal transduction[J]. J Virol, 88(15): 8194-8200.
Rodríguez-Pulido M, Borrego B, Sobrino F, et al. 2011. RNA structural domains in noncoding regions of the foot-and-mouth disease virus genome trigger innate immunity in porcine cells and mice[J]. J Virol, 85(13): 6492-6501.
Roeder A, Kirschning C J, Schaller M, et al. 2004. Induction of nuclear factor-kappaB and c-Jun/activator protein-1 via toll-like receptor 2 in macrophages by antimycotic-treated *Candida albicans*[J]. J Infect Dis, 190(7): 1318-1326.
Romani L. 2004. Immunity to fungal infections[J]. Nat Rev Immunol, 4(1): 1-23.
Romani L. 2011. Immunity to fungal infections[J]. Nat Rev Immunol, 11(4): 275-288.
Rongvaux A, Jackson R, Harman C C, et al. 2014. Apoptotic caspases prevent the induction of type Ⅰ interferons by mitochondrial DNA[J]. Cell, 159(7): 1563-1577.
Ropert C, Franklin B S, Gazzinelli R T, et al. 2008. Role of TLRs/MyD88 in host resistance and pathogenesis during protozoan infection: lessons from malaria[J]. Semin Immunopathol, 30(1): 41-51.
Ropert C, Gazzinelli R T. 2004. Regulatory role of Toll-like receptor 2 during infection with *Trypanosoma cruzi*[J]. J Endotoxin Res, 10(6): 425-430.
Rosadini C V, Kagan J C. 2015. Microbial strategies for antagonizing Toll-like-receptor signal transduction[J]. Curr Opin Immunol, 32: 61-70.

Roth S, Rottach A, Lotz-Havla A S, et al. 2014. Rad50-CARD9 interactions link cytosolic DNA sensing to IL-1β production[J]. Nat Immunol, 15(6): 538-545.

Roth S, Ruland J. 2013. Caspase recruitment domain-containing protein 9 signaling in innate immunity and inflammation[J]. Trends Immunol, 34(6): 243-250.

Rothenfusser S, Goutagny N, DiPerna G, et al. 2005. The RNA helicase Lgp2 inhibits TLR2 independent sensing of viral rep lication by retinoic acid-inducible gene-Ⅰ[J]. J Immunol, 175(8): 5260-5268.

Rubino I, Coste A, Le Roy D, et al. 2008. Toll-like receptor 9-dependent immune activation by unmethylated CpG motifs in *Aspergillus fumigatus* DNA[J]. Infect Immun, 76(5): 2123-2129.

Rubino I, Coste A, Le Roy D, et al. 2012. Species-specific recognition of *Aspergillus fumigatus* by Toll-like receptor 1 and Toll-like receptor 6[J]. J Clin Invest, 205(6): 944-954.

Rudd B D, Smit J J, Flavell R A, et al. 2006. Deletion of TLR3 alters the pulmonary immune environment and mucus production during respiratory syncytial virus infection[J]. J Immunol, 176(3): 1937-1942.

Rutz M, Metzger J, Gellert T, et al. 2004. Toll-like receptor 9 binds single-stranded CpG-DNA in a sequence- and pH-dependent manner[J]. Eur J Immunol, 34(9): 2541-2550.

Sadler A J, Williams B R. 2008. Interferon-inducible antiviral effectors[J]. Nat Rev Immunol, 8(7): 559-568.

Sagulenko V, Thygesen S J, Sester D P, et al. 2013. AIM2 and NLRP3 inflammasomes activate both apoptotic and pyroptotic death pathways via ASC[J]. Cell Death Differ, 20(9): 1149-1160.

Sahoo B R, Basu M, Swain B, et al. 2012. Structural insights of rohu TLR3, its binding site analysis with fish reovirus dsRNA, poly I: C and zebrafish TRIF[J]. Int J Biol Macromol, 51(4): 531-543.

Saiga H, Kitada S, Shimada Y, et al. 2012. Critical role of AIM2 in *Mycobacterium tuberculosis* infection[J]. Int Immunol, 24(10): 637-644.

Saiga H, Nieuwenhuizen N, Gengenbacher M, et al. 2015. The recombinant BCG ΔureC: : hly vaccine targets the AIM2 inflammasome to induce autophagy and inflammation[J]. J Infect Dis, 211(11): 1831-1841.

Saito T, Hirai R, Loo Y M, et al. 2007. Regulation of innate antiviral defenses through a shared repressor domain in RIG-Ⅰ and LGP2[J]. Proc Natl Acad Sci USA, 104(2): 582-587.

Saito T, Owen D M, Jiang F, et al. 2008. Innate immunity induced by composition-dependent RIG-Ⅰ recognition of hepatitis C virus RNA[J]. Nature, 454(7203): 523-527.

Saitoh S, Miyake K. 2009. Regulatory molecules required for nucleotide-sensing Toll-like receptors[J]. Immunol Rev, 227(1): 32-43.

Saleh M, Trinchieri G. 2011. Innate immune mechanisms of colitis and colitis associated colorectal cancer[J]. Nat Rev Immunol, 11(1): 9-20.

Samuelsson C, Hausmann J, Lauterbach H, et al. 2008. Survival of lethal poxvirus infection in mice depends on TLR9, and therapeutic vaccination provides protection[J]. J Clin Invest, 118(5): 1776-1784.

Sandor F, Buc M. 2005. Review Toll-like receptors. I. Structure, function and their ligands[J]. Folia Biol(Praha), 51(5): 148-157.

Sang Y, Yang J, Ross C R, et al. 2008. Molecular identification and functional expression of porcine Toll-like receptor(TLR)3 and TLR7[J]. Vet Immunol Immunopathol, 125(1-2): 162-167.

Sasai M, Linehan M M, Iwasaki A. 2010. Bifurcation of Toll-like receptor 9 signaling by adaptor protein 3[J]. Science, 329(5998): 1530-1534.

Sato A, Linehan M M, Iwasaki A. 2006. Dual recognition of herpes simplex viruses by TLR2 and TLR9 in dendritic cells[J]. Proc Natl Acad Sci USA, 103(46): 17 343-17 348.

Sauer J D, Witte C E, Zemansky J, et al. 2010. *Listeria monocytogenes* triggers AIM2-mediated pyroptosis upon infrequent bacteriolysis in the macrophage cytosol[J]. Cell Host Microbe, 7(5): 412-419.

Schattgen S A, Fitzgerald K A. 2011. The PYHIN protein family as mediators of host defenses[J]. Immunol Rev, 243(1): 109-118.

Schlee M. 2013. Master sensors of pathogenic RNA- RIG-Ⅰ like receptors[J]. Immunobiology, 218(11): 1322-1335.

Schlee M, Barchet W, Hornung V, et al. 2007. Beyond double-stranded RNA-type Ⅰ IFN induction by 3pRNA and other viral nucleic acids[J]. Curr Top Microbiol Immunol, 316: 207-230.

Schlee M, Hartmann G. 2010. The chase for the RIG-Ⅰ ligand-recent advances[J]. Mol Ther, 18(7): 1254-1262.

Schlee M, Hartmann E, Coch C, et al. 2009a. Approaching the RNA ligand for RIG-Ⅰ[J]? Immunol Rev, 227(1): 66-74.

Schlee M, Roth A, Hornung V, et al. 2009b. Recognition of 5′ triphosphate by RIG-Ⅰ helicase requires short blunt double-stranded RNA as contained in panhandle of negative-strand virus[J]. Immunity, 31(1): 25-34.

Schmidt A, Rothenfusser S, Hopfner K P. 2012. Sensing of viral nucleic acids by RIG-Ⅰ: from translocation to translation[J]. Eur J Cell Biol, 91(1): 78-85.

Schmidt A, Schwerd T, Hamm W, et al. 2009. 5′-triphosphate RNA requires base-paired structures to activate antiviral signaling via RIG-Ⅰ[J]. Proc Natl Acad Sci USA, 106(29): 12 067-12 072.

Schmolke M, Patel J R, de Castro E, et al. 2014. RIG-Ⅰ detects mRNA of intracellular *Salmonella enterica* serovar typhimurium during bacterial infection[J]. MBIO, 5(2): e01006.

Schneider D S, Jin Y, Morisato D, et al. 1994. A processed form of the Spatzle protein defines dorsal-ventral polarity in the *Drosophila* embryo[J]. Development, 120(5): 1243-1250.

Schnell G, Loo Y M, Marcotrigiano J, et al. 2012. Uridine composition of the poly-U/UC tract of HCV RNA defines non-self recognition by RIG-Ⅰ[J]. PLoS Pathog, 8(8): e1002839.

Schoggins J W. 2015. IMMUNOLOGY. Viruses carry antiviral cargo[J]. Science, 349(6253): 1166-1167.

Schoggins J W, Macduff D A, Imanaka N, et al. 2014. Pan-viral specificity of IFN-induced genes reveals new roles for cGAS in innate immunity[J]. Nature, 505(7485): 691-695.

Schoggins J W, Wilson S J, Panis M, et al. 2011. A diverse range of gene products are effectors of the type Ⅰ interferon antiviral response[J]. Nature, 472(7344): 481-485.

Schroder H C, Suhadolnik R J, Pfleiderer W, et al. 1992. 2′-5′ oligoadenylate and intracellular immunity against retrovirus infection[J]. Int J Biochem, 24(1): 55-63.

Schroder K, Tschopp J. 2010. The inflammasomes[J]. Cell, 140(6): 821-832.

Schröder M. 2011. Viruses and the human DEAD-box helicase DDX3: inhibition or exploitation[J]? Biochem Soc Trans, 39(2): 679-683.

Schröder M, Bowie A G. 2005. TLR3 in antiviral immunity: key player or bystander[J]? Trends Immunol, 26(9): 462-468.

Sebastiani G, Leveque G, Lariviere L, et al. 2000. Cloning and characterization of the murine Toll-like receptor 5(Tlr5)gene: sequence and mRNA expression studies in *Salmonella*-susceptible MOLF/Ei mice[J]. Genomics, 64(3): 230-240.

Sellin M E, Müller A A, Felmy B, et al. 2014. Epithelium-intrinsic NAIP/NLRC4 inflammasome drives infected enterocyte expulsion to restrict *Salmonella* replication in the intestinal mucosa[J]. Cell Host Microbe, 16(2): 237-248.

Seppo A, Matani P, Sharrow M, et al. 2003. Induction of neuron-specific glycosylation by Tollo/Toll-8, a *Drosophila* Toll-like receptorexpressed in non-neural cells[J]. Development, 130(7): 1439-1448.

Sepulveda F E, Maschalidi S, Colisson R, et al. 2009. Critical role for asparagine endopeptidase in endocytic Toll-like receptor signaling in dendritic cells[J]. Immunity, 31(5): 737-748.

Sha W, Mitoma H, Hanabuchi S, et al. 2014. Human NLRP3 inflammasome senses multiple types of bacterial RNAs[J]. Proc Natl Acad Sci USA, 111(45): 16 059-16 064.

Shah M, Anwar M A, Kim J H, et al. 2016. Advances in antiviral therapies targeting Toll-like receptors[J]. Expert Opin Inv Drug, 25(4): 437-453.

Sharma D, Kanneganti T D. 2016. The cell biology of inflammasomes mechanisms of inflammasome activation and regulation[J]. J Cell Biol, 213(6): 617-629.

Shaw N, Liu Z J. 2014. Role of the HIN domain in regulation of innate immune responses[J]. Mol Cell Biol, 34(1): 2-15.

Shen B H, Manley J L. 1998. Phosphorylation modulates direct interaction between the Toll receptor, Pelle kinase and Tube[J]. Development, 125(23): 4719-4728.

Shi J, Zhao Y, Wang K, et al. 2015. Cleavage of GSDMD by inflammatory caspases determines pyroptotic cell death[J]. Nature, 526(7575): 660-665.

Shi Z, Cai Z, Wen S, et al. 2009. Transcriptional regulation of the novel Toll-like receptor Tlr13[J]. J Biol Chem, 284(31): 20 540-20 547.

Shi Z, Cai Z, Yu J, et al. 2012. Toll-like receptor 11(TLR11)prevents *Salmonella* penetration into the murine Peyer patches[J]. J Biol Chem, 287(52): 43 417-43 423.

Shibata A, Moiani D, Arvai A S, et al. 2014. DNA double-strand break repair pathway choice is directed by distinct MRE11 nuclease activities[J]. Mol Cell, 53(1): 7-18.

Shimazu R, Akashi S, Ogata H, et al. 1999. MD-2, a molecule that confers lipopolysaccharide responsiveness on Toll-like receptor 4[J]. J Exp Med, 189(11): 1777-1782.

Shimosato T, Kitazawa H, Katoh S, et al. 2005. Augmentation of T(H)-1 type response by immunoactive AT oligonucleotide from lactic acid bacteria via Toll-like receptor 9 signaling[J]. Biochem Biophys Res Commun, 326(4): 782-787.

Shravanthi G V, Mukherjee R M, Reddy P B, et al. 2014. HBV induce cytosolic DNA sensor cGAS but suppress IRF3 to prevent generation of antiviral defense mechanism in infected cell[J]. J Clin Exp Hepatol, 5(2): S4.

Shu C, Li X, Li P. 2014. The mechanism of double-stranded DNA sensing through the cGAS-STING pathway[J]. Cytokine Growth Factor Rev, 25(6): 641-648.

Signorino G, Mohammadi N, Patanè F, et al. 2014. Role of Toll-like receptor 13 in innate immune recognition of group B streptococci[J]. Infect Immun, 82(12): 5013-5022.

Silverman R H. 2007. Viral encounters with 2′, 5′-oligoadenylate synthetase and RNase L during the interferon antiviral response[J]. J Virol, 81(23): 12 720-12 729.

Silvestre R, Silva A M, Cordeiro-da-Silva A, et al. 2009. The contribution of Toll-like receptor 2 to the innate recognition of a *Leishmania infantum* silent information regulator 2 protein[J]. Immunology, 128(4): 484-499.

Singh R K, Srivastava A, Singh N. 2012. Toll-like receptor signaling: a perspective to develop vaccine against leishmaniasis[J]. Microbiol Res, 167(8): 445-451.

Singh V V, Kerur N, Bottero V, et al. 2013. Kaposi's sarcoma-associated herpesvirus latency in endothelial and B cells activates interferon-inducible protein 16-mediated inflammasomes[J]. J Virol, 87(8): 4417-4431.

Sinha S S, Cameron J, Brooks J C, et al. 2016. Complex negative regulation of TLR9 by multiple proteolytic cleavage events[J]. J Immunol, 197(4): 1343-1352.

Søby S, Laursen R R, Ostergaard L, et al. 2012. HSV-1-induced chemokine expression via IFI16-dependent and IFI16-independent pathways in human monocyte-derived macrophages[J]. Herpesviridae, 3(1): 6.

Song W, Wang J, Han Z, et al. 2015. Structural basis for specific recognition of single-stranded RNA by Toll-like receptor 13[J]. Nat Struct Mol Biol, 22(10): 782-787.

Soulat D, Bürckstümmer T, Westermayer S, et al. 2008. The DEAD-box helicase DDX3X is a critical component of the TANK-binding kinase 1-dependent innate immune response[J]. EMBO J, 27(15): 2135-2146.

Sparrer K M, Gack M U. 2015. Intracellular detection of viral nucleic acids[J]. Curr Opin Microbiol, 26: 1-9.

Spilianakis C, Papamatheakis J, Kretsovali A. 2000. Acetylation by PCAF enhances CIITA nuclear accumulation and transactivation of major histocompatibility complex class Ⅱ genes[J]. Mol Cell Biol, 20(22): 8489-8498.

Stamm C E, Collins A C, Shiloh M U. 2015. Sensing of *Mycobacterium tuberculosis* and consequences to both host and bacillus[J]. Immunol Rev, 264(1): 204-219.

Steele C, Marrero L, Swain S, et al. 2003. Alveolar macrophage-mediated killing of *Pneumocystis carinii* f. sp. *muris* involves molecular recognition by the Dectin-1 beta-glucan receptor[J]. J Exp Med, 198(11): 1677-1688.

Stehlik C. 2007. The PYRIN domain in signal transduction[J]. Curr Protein Pept Sci, 8(3): 293-310.

Stehlik C, Dorfleutner A. 2007. COPs and POPs: modulators of inflammasome activity[J]. J Immunol, 179(12): 7993-7998.

Stephen E G, Ivo G B, Jerome V, et al. 2003. Nod2 is a general sensor of peptidoglycan through muramyl dipeptide(MDP) detection[J]. J Biol Chem, 278(11): 8869-8872.

Stetson D B, Medzhitov R. 2006. Recognition of cytosolic DNA activates an IRF3-dependent innate immune response[J]. Immunity, 24(1): 93-103.

Storek K M, Gertsvolf N A, Ohlson M B, et al. 2015. cGAS and Ifi204 cooperate to produce type Ⅰ IFNs in response to *Francisella* infection[J]. J Immunol, 194(7): 3236-3245.

Storek K M, Monack D M. 2015. Bacterial recognition pathways that lead to inflammasome activation[J]. Immunol Rev, 265(1): 112-129.

Stracker T H, Petrini J H J. 2011. The MRE11 complex: starting from the ends[J]. Nat Rev Mol Cell Biol, 12(2): 90-103.

Stratmann S, Morrone S, van Oijen A M, et al. 2015. The innate immune sensor IFI16 recognizes foreign DNA in the nucleus by scanning along the duplex[J]. Elife, 4: e11721.

Stros M. 2010. HMGB proteins: interactions with DNA and chromatin[J]. Biochim Biophys Acta, 1799(1-2): 101-113.

Subramanian N, Natarajan K, Clatworthy M R, et al. 2013. The adaptor MAVS promotes NLRP3 mitochondrial localization and inflammasome activation[J]. Cell, 153(2): 348-361.

Sugimoto N, Mitoma H, Kim T, et al. 2014. Helicase proteins DHX29 and RIG-Ⅰ co-sense cytosolic nucleic acids in the human airway system[J]. Proc Natl Acad Sci USA, 111(21): 7747-7752.

Sun J, Duffy K E, Ranjith-Kumar C T, et al. 2006. Structural and functional analyses of the human Toll-like receptor 3. Role of glycosylation[J]. J Biol Chem, 281(16): 11 144-11 151.

Sun L, Wu J, Du F, et al. 2013. Cyclic GMP-AMP synthase is a cytosolic DNA sensor that activates the type Ⅰ interferon pathway[J]. Science, 339(6121): 786-791.

Sunthamala N, Thierry F, Teissier S, et al. 2014. E2 proteins of high risk human papillomaviruses down-modulate STING and IFN-kappa transcription in keratinocytes[J]. PLoS ONE, 9(3): e91473.

Sutmuller R P, den Brok M H, Kramer M, et al. 2006. Toll-like receptor 2 controls expansion and function of regulatory T cells[J]. J Clin Invest, 116(2): 485-494.

Szomolanyi-Tsuda E, Liang X, Welsh R M, et al. 2006. Role for TLR2 in NK cell- mediated control of murine cytomegalovirus *in vivo*[J]. J Virol, 80(9): 4286-4291.

Tabeta K, Georgel P, Janssen E, et al. 2004. Toll-like receptors 9 and 3 as essential components of innate immune defense against mouse cytomegalovirus infection[J]. Proc Natl Acad Sci USA, 101(10): 3516-3521.

Tabeta K, Hoebe K, Janssen E M, et al. 2006. The Unc93b1 mutation 3d disrupts exogenous antigen presentation and signaling via Toll-like receptors 3, 7 and 9[J]. Nat Immunol, 7(2): 156-164.

Takahara K, Yashima Y, Omatsu Y, et al. 2004. Functional comparison of the mouse DC-SIGN, SIGNR1, SIGNR3 and Langerin,

C-type lectins[J]. Int Immunol, 16(6): 819-829.
Takahashi K, Shibata T, Akashi-Takamura S, et al. 2007. A protein associated with Toll-like receptor(TLR)4(PRAT4A)is required for TLR-dependent immune responses[J]. J Exp Med, 204(12): 2963-2976.
Takahasi K, Kumeta H, Tsuduki N, et al. 2009. Solution structures of cytosolic RNA sensor MDA5 and LGP2 C-terminal domains: identification of the RNA recognition loop in RIG-Ⅰ-like receptors[J]. J Biol Chem, 284(26): 17 465-17 474.
Takahasi K, Yoneyama M, Nishihori T, et al. 2008. Nonself RNA-sensing mechanism of RIG-Ⅰ helicase and activation of antiviral immune responses[J]. Mol Cell, 29(4): 428-440.
Takaoka A, Shinohara S. 2008. DNA sensors in innate immune system[J]. Uirusu, 58(1): 37-46.
Takaoka A, Taniguchi T. 2008. Cytosolic DNA recognition for triggering innate immune responses[J]. Adv Drug Deliv Rev, 60(7): 847-857.
Takaoka A, Wang Z, Choi M K, et al. 2007. DAI(DLM-1/ZBP1)is a cytosolic DNA sensor and an activator of innate immune response[J]. Nature, 448(7152): 501-505.
Takeda K, Akira S. 2005. Toll-like receptors in innate immunity[J]. Int Immunol, 17(1): 1-14.
Takeda K, Kaisho T, Akira S. 2003. Toll-like receptors[J]. Annu Rev Immunol, 21: 335-376.
Takeda S, Hoa N N, Sasanuma H. 2016. The role of the Mre11-Rad50-Nbs1 complex in double-strand break repair-facts and myths[J]. J Radiat Res, 57 Suppl 1: i25-i32.
Takeuchi O, Horiuchi T, Hoshino K, et al. 2002. Cutting edge: role of TLR1 in mediating immune response to microbial lipoproteins[J]. J Immunol, 169(1): 10-14.
Takeuchi O, Kawai T, Muhlradt P F, et al. 2001. Discrimination of bacterial lipoproteins by Toll-like receptor 6[J]. Int Immunol, 13(7): 933-940.
Takeuchi O, Kawai T, Sanjo H, et al. 1999. TLR6: a novel member of an expanding toll-like receptor family[J]. Gene, 231(1-2): 59-65.
Tan Y, Kagan J C. 2017. Microbe-inducible trafficking pathways that control Toll-like receptor signaling[J]. Traffic, 18(1): 6-17.
Taniguchi S, Sagara J. 2007. Regulatory molecules involved in inflammasome formation with special reference to a key mediator protein, ASC[J]. Semin Immunopathol, 29(3): 231-238.
Tanji H, Ohto U, Shibata T, et al. 2013. Structural reorganization of the Toll-like receptor 8 dimer induced by agonistic ligands[J]. Science, 339(6126): 1426-1429.
Tao J, Zhou X, Jiang Z. 2016. cGAS-cGAMP-STING: the three musketeers of cytosolic DNA sensing and signaling[J]. IUBMB Life, 68(11): 858-870.
Tatematsu M, Funami K, Ishii N, et al. 2015. LRRC59 regulates trafficking of nucleic acid-sensing TLRs from the endoplasmic reticulum via association with UNC93B1[J]. J Immunol, 195(10): 4933-4942.
Tauszig S, Jouanguy E, Hoffmann J A, et al. 2000. Toll-related receptors and the control of antimicrobial peptide expression in *Drosophila*[J]. Proc Natl Acad Sci USA, 97(19): 10 520-10 525.
Tenthorey J L, Kofoed E M, Daugherty M D, et al. 2014. Molecular basis for specific recognition of bacterial ligands by NAIP/NLRC4 inflammasomes[J]. Mol Cell, 54(1): 17-29.
Thapa R J, Ingram J P, Ragan K B, et al. 2016. DAI senses influenza A virus genomic RNA and activates RIPK3-dependent cell death[J]. Cell Host Microbe, 20(5): 674-681.
Thibault S, Tardif M R, Barat C, et al. 2007. TLR2 signaling renders quiescent naive and memory $CD4^+$ T cells more susceptible to productive infection with X4 and R5 HIV-type 1[J]. J Immunol, 179(7): 4357-4366.
Thirumala D K, Mohamed L, Gabriel N. 2007. Intracellular NOD-like receptors in host defense and disease[J]. Immunity, 27(4): 549-559.
Thompson A J, Locarnini S A. 2007. Toll-like receptors, RIG-Ⅰ-like RNA helicases and the antiviral innate immune response[J]. Immunol Cell Biol, 85(6): 435-445.
Thompson J M, Akiko I. 2008. Toll-like receptors regulation of viral infection and disease[J]. Adv Drug Deliv Rev, 60(7): 786-794.
Thompson M R, Sharma S, Atianand M, et al. 2014. Interferon γ-inducible protein(IFI)16 transcriptionally regulates type i interferons and other interferon-stimulated genes and controls the interferon response to both DNA and RNA viruses[J]. J Biol Chem, 289(34): 23 568-23 581.
Ting J P, Lovering R C, Alnemri E S, et al. 2008. The NLR gene family a standard nomenclature[J]. Immunity, 28(3): 285-287.
Tokunaga T, Yamamoto T, Yamamoto S. 1999. How BCG led to the discovery of immunostimulatory DNA[J]. Jpn J Infect Dis, 52(1): 1-11.
Toscano F, Estornes Y, Virard F, et al. 2013. Cleaved/associated TLR3 represents the primary form of the signaling receptor[J]. J Immunol, 190(2): 764-773.
Travassos L H, Carneiro L A, Girardin S E, et al. 2005. Nod1 participates in the innate immune response to *Pseudomonas aeruginosa*[J]. J Biol Chem, 280(44): 36 714-36 718.

Triantafilou K, Orthopoulos G, Vakakis E, et al. 2005a. Human cardiac inflammatory responses triggered by Coxsackie B viruses are mainly Toll-like receptor(TLR)8-dependent[J]. Cell Microbiol, 7(8): 1117-1126.

Triantafilou K, Vakakis E, Orthopoulos G, et al. 2005b. TLR8 and TLR7 are involved in the host's immune response to human parechovirus 1[J]. Eur J Immunol, 35(8): 2416-2423.

Triantafilou M, Lepper P M, Olden R, et al. 2011. Location, location, location: is membrane partitioning everything when it comes to innate immune activation[J]? Mediators Inflamm, (2): 186093.

Triantafilou M, Triantafilou K. 2010. Membrane partitioning: is location everything when it comes to endotoxin recognition[J]? Subcell Biochem, 53: 173-184.

Trottein F, Pavelka N, Vizzardelli C, et al. 2004. A type Ⅰ IFN-dependent pathway induced by *Schistosoma mansoni* eggs in mouse myeloid dendritic cells generates an inflammatory signature[J]. J Immunol, 172(5): 3011-3017.

Tschopp J, Martinon F, Burns K. 2003. NALPs a novel protein family involved in inflammation[J]. Nat Rev Mol Cell Biol, 4(2): 95-104.

Tsuchiya K, Hara H, Kawamura I, et al. 2010. Involvement of absent in melanoma 2 in inflammasome activation in macrophages infected with *Listeria monocytogenes*[J]. J Immunol, 185(2): 1186-1195.

Tsuchiya K, Hara H. 2014. The inflammasome and its regulation[J]. Crit Rev Immunol, 34(1): 41-80.

Uematsu S, Akira S. 2007. Toll-like receptors and type Ⅰ interferons[J]. J Biol Chem, 282(21): 15 319-15 323.

Uenishi H, Shinkai H. 2009. Porcine Toll-like receptors: the front line of pathogen monitoring and possible implications for disease resistance[J]. Dev Comp Immunol, 33(3): 353-361.

Unterholzner L. 2013. The interferon response to intracellular DNA: why so many receptors[J]? Immunobiology, 218(11): 1312-1321.

Unterholzner L, Keating S E, Baran M, et al. 2010. IFI16 is an innate immune sensor for intracellular DNA[J]. Nat Immunol, 11(11): 997-1004.

Upton J W, Kaiser W J, Mocarski E S. 2010. Virus inhibition of RIP3-dependent necrosis[J]. Cell Host Microbe, 7(4): 302-313.

Upton J W, Kaiser W J, Mocarski E S. 2012. DAI/ZBP1/DLM-1 complexes with RIP3 to mediate virus-induced programmed necrosis that is targeted by murine cytomegalovirus vIRA[J]. Cell Host Microbe, 11(3): 290-297.

Uzri D, Gehrke L. 2009. Nucleotide sequences and modifications that determine RIG-Ⅰ/RNA binding and signaling activities[J]. J Virol, 83(9): 4174-4184.

Vabulas R M, Braedel S, Hilf N, et al. 2002a. The endoplasmic reticulum-resident heat shock protein Gp96 activates dendritic cells via the Toll-like receptor 2/4 pathway. J Biol Chem, 277(23): 20 847-20 853.

Vabulas R M, Wagner H, Schild H. 2002b. Heat shock proteins as ligands of Toll-like receptors[J]. Curr Top Microbiol Immunol, 270: 169-184.

Valanne S, Wang J H, Rämet M. 2011. The *Drosophila* Toll signaling pathway[J]. J Immunol, 186(2): 649-656.

Valentine R, Smith G L. 2010. Inhibition of the RNA polymerase Ⅲ-mediated dsDNA-sensing pathway of innate immunity by vaccinia virus protein E3[J]. J Gen Virol, 91(Pt 9): 2221-2229.

Valiente-Echeverría F, Hermoso M A, Soto-Rifo R. 2015. RNA helicase DDX3: at the crossroad of viral replication and antiviral immunity[J]. Rev Med Virol, 25(5): 286-299.

Van der Graaf C A, Netea M G, Verschueren I, et al. 2006. Differential cytokine production and Toll-like receptor signaling pathways by *Candida albicans* blast oconidia and hyphae[J]. J Clin Invest, 116(6): 1642-1650.

Van der Kleij D, Latz E, Brouwers J F, et al. 2002. A novel host-parasite lipid cross-talk. Schistosomal lyso-phosphatidylserine activates toll-like receptor 2 and affects immune polarization[J]. J Biol Chem, 277(50): 48 122-48 129.

Van Opdenbosch N, Gurung P, Vande Walle L, et al. 2014. Activation of the NLRP1b inflammasome independently of ASC-mediated caspase-1 autoproteolysis and speck formation[J]. Nat Commun, 5: 3209.

Vanaja S K, Rathinam V A, Fitzgerald K A. 2015. Mechanisms of inflammasome activation recent advances and novel insights[J]. Trends Cell Biol, 25(5): 308-315.

Vautier S, MacCallum D M, Brown G D. 2012. C-type lectin receptors and cytokines in fungal immunity[J]. Cytokine, 58(1): 89-99.

Veeranki S, Choubey D. 2012. Interferon-inducible p200-family protein IFI16, an innate immune sensor for cytosolic and nuclear double-stranded DNA: regulation of subcellular localization[J]. Mol Immunol, 49(4): 567-571.

Venkataraman T, Valdes M, Elsby R, et al. 2007. Loss of DExD/H box RNA helicase LGP2 manifests disparate antiviral responses[J]. J Immunol, 178(10): 6444-6455.

Vercammen E, Staal J, Beyaert R. 2008. Sensing of viral infection and activation of innate immunity by toll-like receptor 3[J]. Clin Microbiol Rev, 21(1): 13-25.

Viala J, Chaput C, Boneca I G, et al. 2004. Nod1 responds to peptidoglycan delivered by the *Helicobacter pylori* cag pathogenicity island[J]. Nat Immunol, 5(11): 371-382.

Villamon E, Gozalbo D, Roig P, et al. 2004. Toll-like receptor-2 is essential in murine defenses against *Candida albicans* infections[J]. Microbes Infect, 6(1): 1-7.

Viriyakosol S, Fierer J, Brown G D, et al. 2005. Innate immunity to the pathogenic fungus *Coccidioides posadasiiis* dependent on Toll-like receptor 2 and dectin-1[J]. Infect Immun, 73(3): 1553-1560.

Visvanathan K, Skinner N A, Thompson A J, et al. 2007. Regulation of Toll- like receptor-2 expression in chronic hepatitis B by the precore protein[J]. Hepatology, 45(1): 102-110.

Vladimer G I, Weng D, Paquette S W, et al. 2012. The NLRP12 inflammasome recognizes *Yersinia pestis*[J]. Immunity, 37(1): 96-107.

von Moltke J, Trinidad N J, Moayeri M, et al. 2012. Rapid induction of inflammatory lipid mediators by the inflammasome *in vivo*[J]. Nature, 490(7418): 107-111.

Wagner H. 2002. Interactions between bacterial CpG-DNA and TLR9 bridge innate and adaptive immunity[J]. Curr Opin Microbiol, 5(1): 62-69.

Wang H, Chatterjee G, Meyer J J, et al. 1999. Characteristics of three homologous 202 genes(Ifi202a, Ifi202b, and Ifi202c)from the murine interferon-activatable gene 200 cluster[J]. Genomics, 60(3): 281-294.

Wang J E, Warris A, Ellingsen E A, et al. 2001. Involvement of CD14 and Toll-like receptors in activation of human monocytes by *Aspergillus fumigatus* hyphae[J]. Infect Immun, 69(4): 2402-2406.

Wang J P, Cerny A, Asher D R, et al. 2010a. MDA5 and MAVS mediate type Ⅰ interferon responses to coxsackie B virus[J]. J Virol, 84(1): 254-260.

Wang J P, Liu P, Latz E, et al. 2006. Flavivirus activation of plasmacytoid dendritic cells delineates key elements of TLR7 signaling beyond endosomal recognition[J]. J Immunol, 177(10): 7114-7121.

Wang J, Chai J, Wang H. 2016. Structure of the mouse Toll-like receptor 13 ectodomain in complex with a conserved sequence from bacterial 23S ribosomal RNA[J]. FEBS J, 283(9): 1631-1635.

Wang J, Shao Y, Bennett T A, et al. 2006c. The functional effects of physical interactions among Toll-like receptors 7, 8, and 9[J]. J Biol Chem, 281(49): 37 427-37 434.

Wang P H, Weng S P, He J G. 2015c. Nucleic acid-induced antiviral immunity in invertebrates: an evolutionary perspective[J]. Dev Comp Immunol, 48(2): 291-296.

Wang P, Zhu S, Yang L, et al. 2015a. Nlrp6 regulates intestinal antiviral innate immunity[J]. Science, 350(6262): 826-830.

Wang Q, Li S, Huang H, et al. 2015b. Effect of the cytoplasmic DNA sensor DAI on replication of hepatitis B virus[J]. Zhonghua Gan Zang Bing Za Zhi, 23(12): 934-938.

Wang T, Town T, Alexopoulou L, et al. 2004. Toll-like receptor 3 mediates west nile virus entry into the brain causing lethal encephalitis[J]. Nat Med, 10(12): 1366-1373.

Wang Y, Ludwig J, Schuberth C, et al. 2010b. Structural and functional insights into 5′-ppp RNA pattern recognition by the innate immune receptor RIG-Ⅰ[J]. Nat Struct Mol Biol, 17(7): 781-787.

Wang Z, Choi M K, Ban T, et al. 2008. Regulation of innate immune responses by DAI(DLM-1/ZBP1)and other DNA-sensing molecules[J]. Proc Natl Acad Sci USA, 105(14): 5477-5482.

Warren S E, Armstrong A, Hamilton M K, et al. 2010. Cutting edge: cytosolic bacterial DNA activates the inflammasome via Aim2[J]. J Immunol, 185(2): 818-821.

Wassermann R, Gulen M F, Sala C, et al. 2015. *Mycobacterium tuberculosis* differentially activates cGAS- and inflammasome-dependent intracellular immune responses through ESX-1[J]. Cell Host Microbe, 17(6): 799-810.

Watson J, Kelly K, Largen M, et al. 1978. The genetic mapping of a defective LPS response gene in C3H/HeJ mice[J]. J Immunol, 120(2): 422-424.

Watson R O, Bell S L, MacDuff D A, et al. 2015. The cytosolic sensor cGAS detects mycobacterium tuberculosis DNA to induce type Ⅰ interferons and activate autophagy[J]. Cell Host Microbe, 17(6): 811-819.

Weber A N, Gangloff M, Moncrieffe M C, et al. 2007. Role of the Spätzle pro-domain in the generation of an active Toll receptor ligand[J]. J Biol Chem, 282(18): 13 522-13 531.

Weber F. 2015. The catcher in the RIG-Ⅰ[J]. Cytokine, 76(1): 38-41.

Weitzman M D, Lilley C E, Chaurushiya M S. 2010. Genomes in conflict: maintaining genome integrity during virus infection[J]. Annu Rev Microbiol, 64: 61-81.

Welz P S, Pasparakis M. 2012. A way to DAI[J]. Cell Host Microbe, 11(3): 223-225.

Wen G, Zhang Y, Zhang X, et al. 2013a. Functional characterization of porcine LSm14A in IFN-β induction[J]. Vet Immunol Immunopathol, 155(1-2): 110-116.

Wen H, Miao E A, Ting J P. 2013b. Mechanisms of NOD-like receptor-associated inflammasome activation[J]. Immunity, 39(3): 432-441.

Werner T, Borge-Renberg K, Mellroth P, et al. 2003. Functional diversity of the Drosophila PGRP-LC gene cluster in the response to lipopolysaccharide and peptidoglycan[J]. J Biol Chem, 278(29): 26 319-26 322.

Werner T, Liu G, Kang D, et al. 2000. A family of peptidoglycan recognition proteins in the fruit fly *Drosophila melanogaster*[J]. Proc Natl Acad Sci USA, 97(25): 13 772-13 777.

Werts C, Girardin S E, Philpott D J. 2006. TIR, CARD and PYRIN three domains for an antimicrobial triad[J]. Cell Death Differ, 13(5): 798-815.

West A P, Khoury-Hanold W, Staron M, et al. 2015. Mitochondrial DNA stress primes the antiviral innate immune response[J]. Nature, 520(7548): 553-557.

West A P, Koblansky A A, Ghosh S. 2006. Recognition and signaling by Toll-like receptors[J]. Annu Rev Cell Dev Biol, 22: 409-437.

White M J, McArthur K, Metcalf D, et al. 2014. Apoptotic caspases suppress mtDNA-induced STING-mediated type Ⅰ IFN production[J]. Cell, 159(7): 1549-1562.

Williams K L, Lich J D, Duncan J A. 2005. The CATERPILLER protein monarch-1 is an antagonist of toll-like receptor-, tumor necrosis factor-, and mycobacterium tuberculosis-induced pro-inflammatory signals[J]. J Biol Chem, 280(48): 39 914-39 924.

Williams K L, Taxman D J, Linhoff M W, et al. 2003. Cutting edge: Monarch-1: a pyrin/nucleotide-binding domain/leucine-rich repeat protein that controls classical and nonclassical MHC class Ⅰ genes[J]. J Immunol, 170(11): 5354-5358.

Witola W H, Mui E, Hargrave A, et al. 2011. NALP1 influences susceptibility to human congenital toxoplasmosis, proinflammatory cytokine response, and fate of *Toxoplasma gondii* infected monocytic cells[J]. Infect Immun, 79(2): 756-766.

Witte C E, Archer K A, Rae C S, et al. 2012. Innate immune pathways triggered by *Listeria monocytogenes* and their role in the induction of cell-mediated immunity[J]. Adv Immunol, 113: 135-156.

Wlodarska M, Thaiss C A, Nowarski R, et al. 2014. NLRP6 inflammasome orchestrates the colonic host-microbial interface by regulating goblet cell mucus secretion[J]. Cell, 156(5): 1045-1059.

Wreschner D H, McCauley J W, Skehel J J, et al. 1981. Interferon action-sequence specificity of the ppp(A20p)nA-dependent ribonuclease[J]. Nature, 289(5796): 414-417.

Wu B, Peisley A, Richards C, et al. 2013a. Structural basis for dsRNA recognition, filament formation, and antiviral signal activation by MDA5[J]. Cell, 152(1-2): 276-289.

Wu D L, Xu G H, Lu S M, et al. 2013b. Correlation of AIM2 expression in peripheral blood mononuclear cells from humans with acute and chronic hepatitis B[J]. Hum Immunol, 74(5): 514-521.

Wu J, Chen Z J. 2014. Innate immune sensing and signaling of cytosolic nucleic acids[J]. Annu Rev Immunol, 32: 461-88.

Wu J, Fernandes-Alnemri T, Alnemri E S. 2010. Involvement of the AIM2, NLRC4, and NLRP3 inflammasomes in caspase-1 activation by *Listeria monocytogenes*[J]. J Clin Immunol, 30(5): 693-702.

Wu J, Sun L, Chen X, et al. 2013c. Cyclic GMP-AMP is an endogenous second messenger in innate immune signaling by cytosolic DNA[J]. Science, 339(6121): 826-830.

Wüthrich M, Deepe G S Jr, Klein B. 2012. Adaptive immunity to fungi[J]. Annu Rev Immunol, 30: 115-148.

Wyant T L, Tanner M K, Sztein M B. 1999. Salmonella typhi flagella are potent inducers of proinfla- mmatory cytokine secretion by human monocytes[J]. Infect Immun, 67(7): 3619-3624.

Xagorari A, Chlichlia K. 2008. Toll-like receptors and viruses: induction of innate antiviral immune responses[J]. Open Microbiol J, 2: 49-59.

Xia P, Wang S, Gao P, et al. 2016. DNA sensor cGAS-mediated immune recognition[J]. Protein Cell, 7(11): 777-791.

Xia P, Wang S, Ye B, et al. 2015. Sox2 functions as a sequence-specific DNA sensor in neutrophils to initiate innate immunity against microbial infection[J]. Nat Immunol, 16(4): 366-375.

Xiao T S, Fitzgerald K A. 2013. The cGAS-STING pathway for DNA sensing[J]. Mol Cell, 51(2): 135-139.

Xie L, Fang L, Wang D, et al. 2010. Molecular cloning and functional characterization of porcine DNA -dependent activator of IFN-regulatory factors(DAI)[J]. Dev Comp Immunol, 34(3): 293-299.

Xiong Y, Steitz T A. 2006. A story with a good ending: tRNA 3′-end maturation by CCA-adding enzymes[J]. Curr Opin Struct Biol, 16(1): 12-17.

Xu H, He X, Zheng H, et al. 2014. Structural basis for the prion-like MAVS filaments in antiviral innate immunity[J]. Elife, 3: e01489.

Yamaguchi H, Ding Y, Lee J F, et al. 2008. Interferon inducible protein IFIXalpha inhibits cell invasion by up regulating the metastasis suppressor maspin[J]. Mol Carcinog, 47(10): 739-743.

Yamamotoa M, Akira S. 2005. Mechanisms of innate immune responses mediated by Toll-like receptors[J]. Clin Appl Immunol Rev, 5(3): 167-183.

Yanai H, Ban T, Taniguchi T. 2011. Essential role of high-mobility group box proteins in nucleic acid-mediated innate immune responses[J]. J Intern Med, 270(4): 301-308.

Yanai H, Ban T, Taniguchi T. 2012. High-mobility group box family of proteins: ligand and sensor for innate immunity[J]. Trends Immunol, 33(12): 633-640.

Yanai H, Ban T, Wang Z, et al. 2009a. HMGB proteins function as universal sentinels for nucleic-acid-mediated innate immune responses[J]. Nature, 462(7269): 99-103.

Yanai H, Savitsky D, Tamura T, et al. 2009b. Regulation of the cytosolic DNA-sensing system in innate immunity: a current view[J]. Curr Opin Immunol, 21(1): 17-22.

Yanai H, Taniguchi T. 2014. Nucleic acid sensing and beyond: virtues and vices of high-mobility group box 1[J]. J Intern Med, 276(5): 444-453.

Yang B, Wang J, Sun B. 2013a. Trim21: a novel negative regulator in DNA sensor signaling[J]. Cell Mol Immunol, 10(3): 190-192.

Yang J, Xu H, Shao F. 2014. Immunological function of familial mediterranean fever disease protein pyrin[J]. Sci China Life Sci, 57(12): 1156-1161.

Yang J, Zhao Y, Shi J, et al. 2013b. Human NAIP and mouse NAIP1 recognize bacterial type Ⅲ secretion needle protein for inflammasome activation[J]. Proc Natl Acad Sci USA, 110(35): 14 408-14 413.

Yang P, An H, Liu X, et al. 2010. The cytosolic nucleic acid sensor LRRFIP1 mediates the production of type Ⅰ interferon via a [beta]-catenin-dependent pathway[J]. Nat Immunol, 11(6): 487-494.

Yang R B, Mark M R, Gray A, et al. 1998. Toll-like receptor-2 mediates lipopolysaccharide-induced cellular signalling[J]. Nature, 395(6699): 284-288.

Yang Y, Liu B, Dai J, et al. 2007. Heat shock protein gp96 is a master chaperone for toll-like receptors and is important in the innate function of macrophages[J]. Immunity, 26(2): 215-226.

Yang Y, Zhou X, Kouadir M, et al. 2013c. The AIM2 inflammasome is involved in macrophage activation during infection with virulent *Mycobacterium bovis* strain[J]. J Infect Dis, 208(11): 1849-1858.

Yarovinsky F. 2014. Innate immunity to *Toxoplasma gondii* infection[J]. Nat Rev Immunol, 14(2): 109-121.

Yarovinsky F, Hieny S, Sher A. 2008. Recognition of *Toxoplasma gondii* by TLR11 prevents parasite-induced immunopathology[J]. J Immunol, 181(12): 8478-8484.

Yarovinsky F, Kanzler H, Hieny S, et al. 2006. Toll-like receptor recognition regulates immunodominance in an antimicrobial $CD4^+$ T cell response[J]. Immunity, 25(4): 655-664.

Yarovinsky F, Zhang D, Andersen J F, et al. 2005. TLR11 activation of dendritic cells by a protozoan profilin-like protein[J]. Science, 308(5728): 1626-1629.

Ye Z, Ting J P. 2008. NLR, the nucleotide-binding domain leucine-rich repeat containing gene family[J]. Curr Opin Immunol, 20(1): 3-9.

Yin Q, Fu T M, Li J, et al. 2015. Structural biology of innate immunity[J]. Annu Rev Immunol, 33: 393-416.

Yin Q, Sester D P, Tian Y, et al. 2013. Molecular mechanism for p202-mediated specific inhibition of AIM2 inflammasome activation[J]. Cell Rep, 4(2): 327-339.

Yoh S M, Schneider M, Seifried J, et al. 2015. PQBP1 is a proximal sensor of the cGAS-dependent innate response to HIV-1[J]. Cell, 161(6): 1293-1305.

Yonekura K, Maki-Yonekura S, Namba K. 2003. Complete atomic model of the bacterial flagellar filament by electron cryomicroscopy[J]. Nature, 424(6949): 643-650.

Yoneyama M, Fujita T. 2008. Structural mechanism of RNA recognition by the RIG-Ⅰ-like receptors[J]. Immunity, 29(2): 178-181.

Yoneyama M, Fujita T. 2009. RNA recognition and signal transduction by RIG-Ⅰ-like receptors[J]. Immunol Rev, 227(1): 54-65.

Yoneyama M, Fujita T. 2010. Recognition of viral nucleic acids in innate immunity[J]. Rev Med Virol, 20(1): 4- 22.

Yoneyama M, Kikuchi M, Matsumoto K, et al. 2005. Shared and unique functions of the DExD/H-box helicases RIG-Ⅰ, MDA5, and LGP2 in antiviral innate immunity[J]. J Immunol, 175(5): 2851-2858.

Yoneyama M, Kikuchi M, Natsukawa T, et al. 2004. The RNA helicase RIG-Ⅰ has an essential function in double-stranded RNA induced innate antiviral responses[J]. Nat Immunol, 5(7): 730-737.

Yoneyama M, Onomoto K, Jogi M, et al. 2015. Viral RNA detection by RIG-Ⅰ-like receptors[J]. Curr Opin Immunol, 32: 48-53.

Yoo J S, Takahasi K, Ng C S, et al. 2014. DHX36 enhances RIG-Ⅰ signaling by facilitating PKR- mediated antiviral stress granuleformation[J]. PLoS Pathog, 10(3): e1004012.

Yu H R, Huang H C, Kuo H C, et al. 2011. IFN-α production by human mononuclear cells infected with varicella-zoster virus through TLR9-dependent and -independent pathways[J]. Cell Mol Immunol, 8(2): 181-188.

Yu Z, Chen T, Cao X. 2016. Neutrophil sensing of cytoplasmic, pathogenic DNA in a cGAS-STING- independent manner[J]. Cell Mol Immunol, 13(4): 411-414.

Zaki M H, Man S M, Vogel P, et al. 2014. *Salmonella* exploits NLRP12-dependent innate immune signaling to suppress host defenses during infection[J]. Proc Natl Acad Sci USA, 111(1): 385-390.

Zaki M H, Vogel P, Malireddi R K, et al. 2011. The NOD-like receptor NLRP12 attenuates colon inflammation and tumorigenesis[J]. Cancer Cell, 20(5): 649-660.

Zamboni D S, Lima-Junior D S. 2015. Inflammasomes in host response to protozoan parasites[J]. Immunol Rev, 265(1): 156-171.

Zariffard M R, Harwani S, Novak R M, et al. 2004. Trichomonas vaginalis infection activates cells through Toll-like receptor 4[J]. Clin Immunol, 111(1): 103-107.

Zauner L, Nadal D. 2012. Understanding TLR9 action in Epstein-Barr virus infection[J]. Front Biosci(Landmark Ed), 17: 1219-1231.

Zhang D, Zhang G, Hayden M S, et al. 2004a. A Toll-like receptor that prevents infection by uropathogenic bacteria[J]. Science, 303(5663): 1522-1526.

Zhang J, Xin X, Chen Q, et al. 2012. Oligomannurarate sulfate sensitizes cancer cells to doxorubicin by inhibiting atypical activation of NF-κB via targeting of Mre11[J]. Int J Cancer, 130(2): 467-477.

Zhang S Y, Jouanguy E, Ugolini S, et al. 2007. TLR3 deficiency in patients with herpes simplex encephalitis[J]. Science, 317(5844): 1522-1527.

Zhang S, Li J, Jia X, et al. 2004b. The expression of toll-like receptor 2 and 4 mRNA in local tissues of model oropharyngeal candidasis in mice[J]. J Huazhong Univ Sci Technol Med Sci, 24(6): 639-641.

Zhang W, Cai Y, Xu W, et al. 2013c. AIM2 facilitates the apoptotic DNA-induced systemic lupus erythematosus via arbitrating macrophage functional maturation[J]. J Clin Immunol, 33(5): 925-937.

Zhang W, Zhou Q, Xu W, et al. 2013a. DNA-dependent activator of interferon-regulatory factors(DAI)promotes lupus nephritis by activating the calcium pathway[J]. J Biol Chem, 288(19): 13 534-13 550.

Zhang X, Brann T W, Zhou M, et al. 2011a. Cutting edge: Ku70 is a novel cytosolic DNA sensor that induces type Ⅲ rather than type Ⅰ IFN[J]. J Immunol, 186(8): 4541-4545.

Zhang X, Shi H, Wu J, et al. 2013d. Cyclic GMP-AMP containing mixed phosphodiester linkages is an endogenous high-affinity ligand for STING[J]. Mol Cell, 51(2): 226-235.

Zhang X, Wang C, Schook L B, et al. 2000. An RNA helicase, RHIV-1, induced by porcine reproductive and respiratory syndrome virus(PRRSV)is mapped on porcine chromosome 10q13[J]. Microb Pathog, 28(5): 267-278.

Zhang X, Wu J, Du F, et al. 2014a. The cytosolic DNA sensor cGAS forms an oligomeric complex with DNA and undergoes switch-like conformational changes in the activation loop[J]. Cell Rep, 6(3): 421-430.

Zhang Y L, Guo Y J, Li B, et al. 2009. Hepatitis C virus single-stranded RNA induces innate immunity via Toll-like receptor 7[J]. J Hepatol, 51(1): 29-38.

Zhang Y, Guo Y, Lv K, et al. 2008. Molecular cloning and functional characterization of porcine toll-like receptor 7 involved in recognition of single-stranded RNA virus/ssRNA[J]. Mol Immunol, 45(4): 1184-1190.

Zhang Y, Yeruva L, Marinov A, et al. 2014b. The DNA sensor, cyclic GMP-AMP synthase, is essential for induction of IFN-beta during *Chlamydia trachomatis* infection[J]. J Immunol, 193(5): 2394-2404.

Zhang Z Q, Yuan B, Bao M S, et al. 2011b. The helicase DDX41 senses intracellular DNA mediated by the adaptor STING in dendritic cells[J]. Nat Immunol, 12(10): 959-965.

Zhang Z, Bao M, Lu N, et al. 2013b. The E3 ubiquitin ligase TRIM21 negatively regulates the innate immune response to intracellular double-stranded DNA[J]. Nat Immunol, 14(2): 172-178.

Zhang Z, Kim T, Bao M, et al. 2011c. DDX1, DDX21, and DHX36 helicases form a complex with the adaptor molecule TRIF to sense dsRNA in dendritic cells[J]. Immunity, 34(6): 866-878.

Zhang Z, Ohto U, Shibata T, et al. 2016. Structural analysis reveals that Toll-like receptor 7 is a dual receptor for guanosine and single-stranded RNA[J]. Immunity, 45(4): 737-748.

Zhang Z, Yuan B, Lu N, et al. 2011d. DHX9 pairs with IPS-1 to sense double-stranded RNA in myeloid dendritic cells[J]. J Immunol, 187(9): 4501-4508.

Zhao J, Wu X Y. 2008. Triggering of Toll-like receptors 2 and 4 by *Aspergillus fumigatus* conidia in immortalized human corneal epithelial cells to induce inflammatory cytokines[J]. Chin Med J(Engl), 121(5): 450-454.

Zhao Y. 2011. The NLRC4 inflammasome receptors for bacterial flagellin and type Ⅲ secretion apparatus[J]. Nature, 477(7366): 596-600.

Zhao Y, Shao F. 2015. The NAIP-NLRC4 inflammasome in innate immune detection of bacterial flagellin and type Ⅲ secretion apparatus[J]. Immunol Rev, 265(1): 85-102.

Zhen J, Zhang L, Pan J, et al. 2014. AIM2 mediates inflammation-associated renal damage in hepatitis B virus associated glomerulonephritis by regulating caspase-1, IL-1beta, and IL-18[J]. Mediators Inflamm, 190860.

Zhou S, Halle A, Kurt Jones E A, et al. 2008. Lymphocytic choriomeningitis virus(LCMV)infection of CNS glial cells results in TLR2-MyD88/Mal-dependent inflammatory responses[J]. J Neuroimmunol, 194(1-2): 70-82.

Zhu J Z, Lai K, Brownile R, et al. 2008. Porcine TLR8 and TLR7 are both activated by a selective TLR7 ligand, imiquimod[J]. Mol Immunol, 45(11): 3238-3243.

Zhu J, Ghosh A, Sarkar S N. 2015. OASL-a new player in controlling antiviral innate immunity[J]. Curr Opin Virol, 12: 15-19.

Zhu J, Huang X, Yang Y. 2007. Innate immune response to adenoviral vectors is mediated by both Toll-like receptor-dependent

and-independent pathways[J]. J Virol, 81(7): 3170-3180.
Zhu X, Wang D, Zhang H, et al. 2014a. Molecular cloning and functional characterization of porcine DEAD(Asp-Glu-Ala-Asp)box polypeptide 41(DDX41)[J]. Dev Comp Immunol, 47(2): 191-196.
Zhu Z, Zhang X, Wang G, et al. 2014b. The laboratory of genetics and physiology 2: emerging insights into the controversialfunctions of this RIG-Ⅰ-like receptor[J]. Biomed Res Int, (4): 960190.
Zinzula L, Tramontano E. 2013. Strategies of highly pathogenic RNA viruses to block dsRNA detection by RIG-Ⅰ-like receptors: hide, mask, hit[J]. Antiviral Res, 100(3): 615-635.

第六章　机体模式识别受体的比较生物学

第一节　Toll 蛋白分子及其结构与功能演化

一、Toll 蛋白分子的发现

1984 年在果蝇体内发现一种蛋白质，它是果蝇胚胎发育过程中必需的蛋白质成分，该蛋白质的基因突变后果蝇的“背腹”发育不正常，由此以德文“Toll”命名（Steward et al.，1984）。该蛋白质除了可促进果蝇背腹极性的形成外，还可以识别入侵的微生物。在果蝇这类无脊椎动物体内是不存在获得性免疫系统的，但 Toll 蛋白分子受到一些微生物刺激时会产生对抗微生物的“获得性免疫”。果蝇被微生物感染时，通过 Toll 蛋白分子的识别和胞内的信号转导，合成和释放果蝇菌素和杀菌肽等物质，发挥抗真菌和抗细菌的作用，缺失 Toll 蛋白的果蝇则易受真菌的感染（Lemaitre et al.，1996）。20 世纪 90 年代中期，人们发现该蛋白质还具有受体功能，能识别入侵的病原体，使果蝇分泌多种抗微生物感染的多肽，从而清除病原体（Chervonsky et al.，1998；Medzhitov and Janeway，1998）。后来发现在从低等到高等动物体内都存在 Toll 蛋白分子的类似物。

二、Toll 蛋白的分子结构

果蝇 Toll 的基因可编码一个富含亮氨酸基序（leucine-repeat motif，LRR motif）的跨膜蛋白，该蛋白质在果蝇的成年个体和胚胎中均有表达，且生化属性一致。序列分析显示，Toll 的胞外区与含有亮氨酸富集基序的糖蛋白相似，如糖蛋白 1β；而胞内部分与人的白介素 1 受体（interleukin-1 receptor，IL-1R）高度同源，并将其命名为 TIR 结构域（Toll/IL-1 receptor domain）。对 TIR 结构域的研究发现，Toll 和 IL-1R 在信号转导上可能具有相似的功能（图 6-1～图 6-4）。

三、Toll 蛋白分子的生物学功能演化

（一）果蝇 Toll 蛋白分子的生物学功能

1. 果蝇 Toll 蛋白分子在发育中的功能

关于昆虫 TLR 功能的许多知识都来源于对黑腹果蝇（*Drosophila melanogaster*）的研究。果蝇的基因组含有 9 个不同的 Toll 基因，对其中 3 个进行了遗传学研究。第一个 Toll 等位基因是通过大规模遗传筛选鉴定的，发现它是控制决定胚胎背腹轴发育的母系表达基因（Anderson and Nüsslein-Volhard，1984）。缺乏 Toll 活性的雌果蝇产生了背部化胚胎，而那些带有决定 Toll 功能的显性等位基因的果蝇产生了腹部化的胚胎（Anderson et al.，1985）（图 6-2a），其背腹模式发育基因编码的分子，确定与 Toll 信号通路级联反应的成分相关（Moussian and Roth，2005）。在卵子的发育中，定位在卵泡细胞腹部的一个分子启动了受精胚胎的蛋白水解级联反应。酶水解形式的 Spätzle，可作为 Toll 受体的一个配体。Toll 受体的集中激活，可导致涉及 Tube 和 DmMyD88 接头分子及 Cactus 磷酸化和 Pelle 激酶降解的细胞内途径激活。Cactus 与 NF-κB 家族转录因子 Dorsal 生理性的相互作用，使其保留在细胞质中。Cactus 的降解允许 Dorsal 分子进入胞核，在那里调节涉及背腹部区域化的多个基因表达。在早期背腹模型发育中，Toll 途径的作用可能在具完全变态发育的昆虫中是特别的（Roth，2003）。

Toll 除与果蝇发育有关外，还具有重要的合子（zygotic）功能。缺乏 Toll 活性的合子可引起致死，即使存活的个体也显示出短粗样的表型（Gerttula et al.，1988；Letsou et al.，1991）。这些表型的起源目

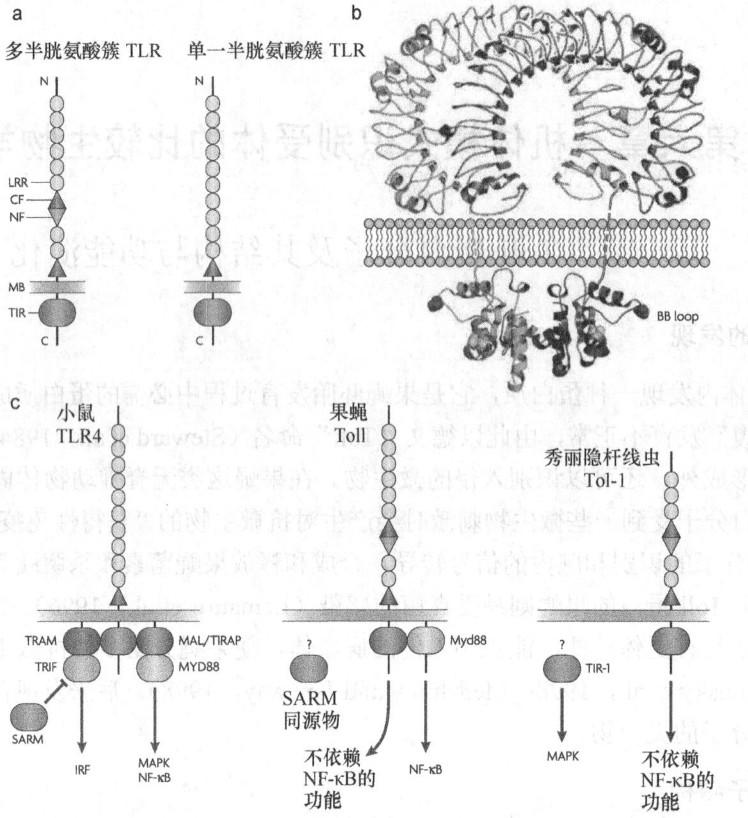

图 6-1 TLR 及其下游信号转导途径（Leulier and Lemaitre，2008）（彩图请扫封底二维码）

a. TLR 的分子标签；TLR 都具有一个 N 端（N）为胞外富亮氨酸重复（LRR）基序、一个 C 端（C）为胞内 Toll/IL-1 受体（TIR）结构域，以及一个单次跨膜结构域的基本结构。依据 TLR 胞外区的变化，存在两种类型的 TLR：多半胱氨酸簇 TLR（mccTLR）和单一半胱氨酸簇 TLR（sccTLR）；两种类型的 TLR 在其 LRR 的 C 端（CF motif）都出现一个半胱氨酸簇，它紧靠质膜（MB），而只有 mccTLR 在邻近 LRR 的 N 端（NF motif）含有两个或更多的 CF motif 和另外的半胱氨酸簇。b. 依据人 TLR3 胞外区和人 TLR2 TIR 结构域建立的 TLR 结构示意图；TLR 的胞外区构成一个马蹄形的螺线管，和胞内区形成紧压的球状物；TIR 结构域的 BB loop 位点对 TLR 和许多胞内信号接头的 TIR-TIR 间同型相互作用是关键的。c. TLR 信号不是唯一依靠胞质内的 TIR 接头。鼠 TLR4 通过接头 TRAM 和 TRIF 激发干扰素反应因子（IRF）转录因子的激活，诱导有丝分裂原激活的蛋白激酶（MAPK）级联反应，以及通过接头 Mal（也称 TIRAP）和 MyD88 激活核转录因子 NF-κB 信号；接头分子 SARM 是 TRIF129 的一个负调节物

前还不清楚，然而缺乏 Tube 和 Pelle 分子，而不是 Spätzle 分子的果蝇，出现了相似的表型，提示这种效应是通过细胞内 Toll 途径介导的，而不涉及 Toll 配体——Spätzle。

Toll 分子也是器官形成的一个直接调节器。丧失 Toll 的个体出现肌肉发育残缺（Halfon et al.，1995）。Spätzle、Tube 和 Pelle 的突变体胚胎也出现了相似的表型，提示 Toll 信号级联反应包括控制肌肉发育的细胞外配体（Halfon and Keshishian，1998）。在 Toll 突变体胚胎也发现了运动神经元缺损（Halfon et al.，1995；Rose et al.，1997）。因此，Toll 在肌肉组织中的动态表达，调节了运动神经元突触的启动，并控制神经系统的发育（表 6-1）（Rose et al.，1997；景志忠，2012）。在心脏形成的第二阶段，Toll 在成心肌细胞的正确排列和迁移中也起重要作用（Wang et al.，2005），提示在发育中 Toll 也具有促进细胞与细胞间相互作用和黏附的功能。细胞的黏附功能，通常暗示其含有具 LRR 的蛋白质。在培养的果蝇细胞中，Toll 的过表达能促进细胞的集聚（Keith and Gay，1990）。Toll 在细胞黏附中的作用，进一步表明其具有复杂的时空表达模式特征（Gerttula et al.，1988）。

2. 果蝇 Toll 蛋白分子在免疫中的作用

果蝇 Toll 蛋白是 TLR 家族中被鉴定的第一个与免疫有关的分子。当人工控制细胞内 Toll 信号途径成分及诱发 Spätzle 分子突变后，在一些真菌和革兰氏阳性细菌感染时能显著降低果蝇的存活率（Rutschmann et al.，2002；Tauszig-Delamasure，et al.，2002）（图 6-3a）。果蝇通过其脂肪体（fat body）表达的包括

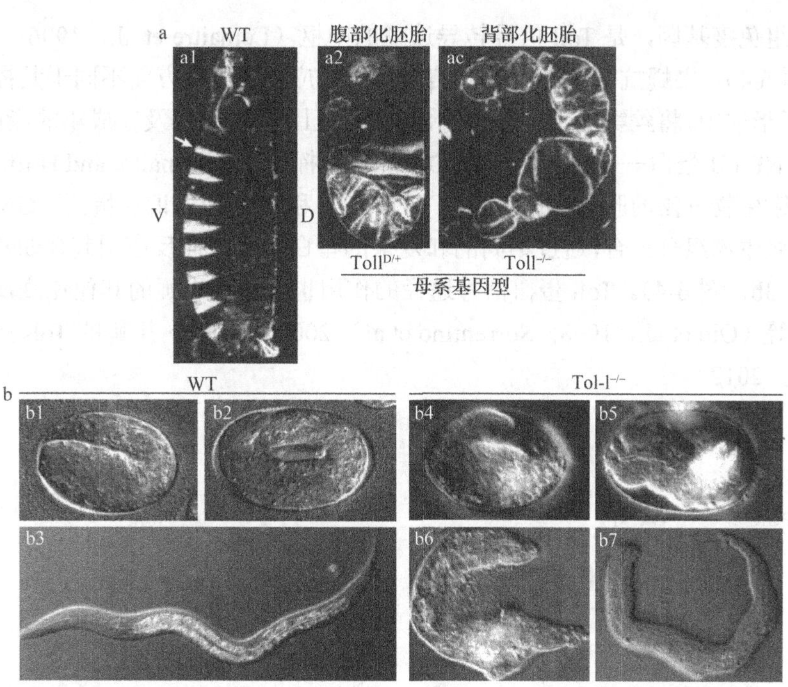

图 6-2　Toll 在发育中的功能（Leulier and Lemaitre，2008）（彩图请扫封底二维码）

a. 果蝇的 Toll 对其胚胎母系决定背腹轴发育是必需的；野生型雌性果蝇（WT）一期幼虫表皮的暗视野成像（a1），它显示一个正常的背腹发育模式，而对照一个 Toll 显性功能突变的杂合子雌性果蝇产生了腹部化胚胎(a2)，而一个 Toll 隐性功能突变的纯合子雌性果蝇产生了背部化的胚胎(a3)，特征性的差异是在腹部的表皮出现了节段带状排列的浓密的短猪鬃样物（箭头所指）（a1）；b. 在秀丽隐杆线虫发育中 Tol-1 是最关键的，见 b1、b2、b4、b5 的胚胎说明图，而无效 Tol-1 突变虫体的幼虫的致死现象见 b3、b6、b7；与野生型的胚胎（b1 和 b2）相比，Tol-1 突变虫体的胚胎发育停止了（b4、b5）；与野生型幼虫（b3）相比，虽然突变型最后也发育成幼虫，但比较小且畸形（b6、b7）；D. 背部，V. 腹部

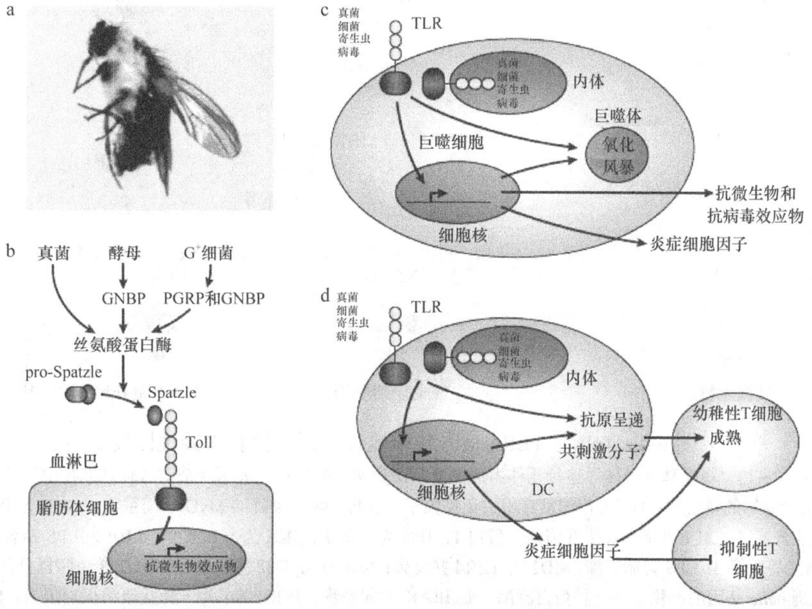

图 6-3　Toll 在免疫中的功能（Leulier and Lemaitre，2008）（彩图请扫封底二维码）

a. Toll 突变体果蝇被昆虫病原微生物真菌感染的状态，在果蝇的体表明显可见正在生长的真菌菌丝，而野生型果蝇对其感染有抗性；b. 果蝇的 Toll 能针对真菌、酵母或革兰氏阳性菌的感染激活其抗微生物反应，在果蝇的一个重要免疫反应组织——脂肪体（fat body）中 Toll 途径能激发一系列包括编码抗微生物肽的靶基因的表达，真菌、酵母和细菌是通过其分泌的肽聚糖识别蛋白（PGRP）和葡聚糖识别蛋白（GNBP）在果蝇的血淋巴中被感知的，随后的微生物识别、丝氨酸蛋白酶级联反应导致 Toll 配体-Spätzle 的成熟；c. 脊椎动物的 TLR 是其天然免疫防御系统最关键的组成部分，表达在巨噬细胞上的 TLR 直接识别来自包括真菌、细菌、寄生虫或病毒等在内的各种微生物的产物，TLR 信号通过增强吞噬，诱导抗微生物因子、促炎症因子等多种措施起始急性炎症反应；d. 脊椎动物的 TLR 也具有激活获得性免疫应答的功能，在树突状细胞 TLR 信号能通过共刺激分子的诱导、MHC 复合物分子的上调和促炎症因子的分泌，使其成熟变为有效的抗原呈递细胞，成熟的树突状细胞再激活幼稚性 T 细胞

抗微生物多肽的一组免疫基因，是 Toll 信号转导途径的中枢（Lemaitre et al.，1996；De Gregorio et al.，2002）（图 6-3b，图 6-4）。果蝇抗微生物的 Toll 信号级联反应，有两个方面不同于其控制背腹部发育的信号转导途径：在卵子形成中，将丝氨酸蛋白酶作为 Spätzle 的上游分子，以及在成年的脂肪体（adult fat body）中通过使用不同的 NF-κB 蛋白——Dif（而不是 Dorsal）发挥作用（Lemaitre and Hoffmann，2007）。在血淋巴中，首先通过微生物分泌的肽聚糖识别蛋白（PGRP）和 β-葡聚糖识别蛋白（GNBP）感知其感染，随后这些蛋白质与微生物组分结合，通过不同的和复杂的蛋白水解级联反应引起 Spätzle 的激活（Ferrandon et al.，2004）（图 6-3b，图 6-4）。Toll 蛋白信号途径的作用也表现在果蝇的其他免疫反应方面，如调节血细胞的增殖和密度等（Qiu et al.，1998；Sorrentino et al.，2002）。因此，果蝇的 Toll 蛋白是一个经典的多功能分子（景志忠，2012）。

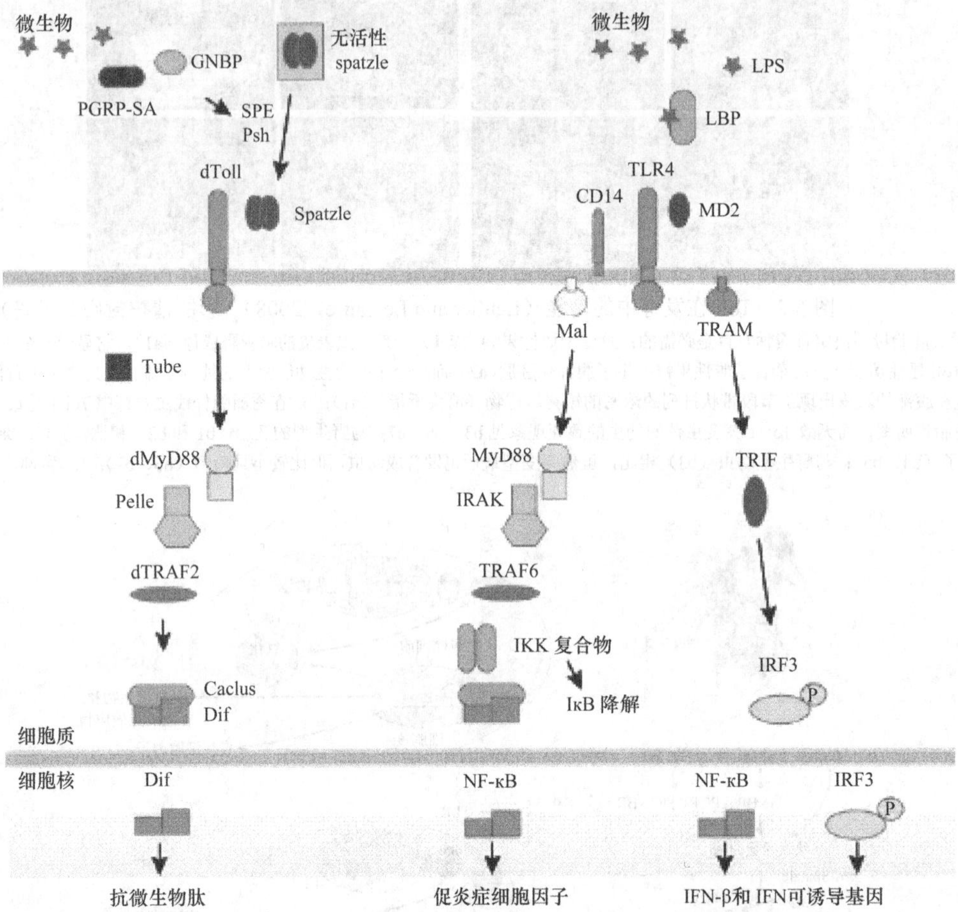

图 6-4 Toll 与 TLR4 信号转导途径的保守性和差异性比较

果蝇 Toll（左边）和人 Toll（右边）样受体信号转导途径元件组成的概括图说明：颜色相同表示两个信号转导途径中元件的遗传进化或功能是保守的；CD14 是一种由 PI-聚糖修饰的膜蛋白；Dif 为背部发育相关免疫因子；dMyD88 为果蝇的 MyD88 同系物；dToll 为果蝇 Toll 样受体；dTRAF2 为果蝇的 TNF 受体相关因子 2；GNBP1 为革兰氏阴性菌结合蛋白 1；IFN 为干扰素；IKK 为 IκB 激酶；LBP 为 LPS 结合蛋白；IRAK 为 IL-1 受体相关激酶；IRF3 为干扰素应答因子 3；LPS 为脂多糖；MD2 为 TLR4 共受体；Mal 为 MyD88 接头分子；MyD88 为髓样分化初次反应蛋白 88；NF-κB 为核因子 κB；Pelle 为果蝇 *pelle* 基因的产物——一种蛋白激酶，是 IRAK 的同系物；PGRP-SA 为一种肽聚糖识别蛋白；SPE 为 Spätzle 加工的酶；P 为磷酸化的 IRF3；Psh 为果蝇的一种丝氨酸蛋白酶；TLR4 为 Toll 样受体 4；TRAF6 为 TNF 受体相关因子 6；TRAM 为 TRIF 相关接头分子；TRIF 为含可诱导 IFN-β 的接头蛋白的 TIR 结构域

3. 果蝇 Toll 蛋白其他分子的作用

与 Toll 分子相似，果蝇的 Toll5～Toll9 及 Toll2 均具有胚胎动态表达模式，提示其在发育中具有重要功能（Kambris et al.，2002）。从遗传上已证实了 Toll2 和 Toll8 在胚胎发育中的功能（景志忠，2012）（表 6-1）。Toll2 的突变，能引起幼虫的发育期和成虫的早期死亡。在细胞培养中，Toll2 的诱导表达能促进

表 6-1 缺失 Toll 样受体基因的功能分析（景志忠，2012）

基因	物种	功能缺失后的表型
Toll	黑腹果蝇	胚胎的背腹化；运动神经元数量的缺乏；不合适的肌肉发育模式；不合适的运动神经元突触形成；不完全的背部脉管形成（胚胎的）；循环细胞数量的减少；抗微生物基因调节的缺陷（成年）；幼虫的发育缺陷；蛹阶段发育的缺陷
Toll2（18 wheeler）	黑腹果蝇	形态发育缺陷；上皮形态形成缺陷
Toll8（Tollo）	黑腹果蝇	神经特异性的糖基化缺失
Toll5A	伊蚊	对真菌易感（成年）
Tol-1	秀丽隐杆线虫	胚胎的致死现象；逃避病原的缺陷（成年）
TLR1	小鼠	三酰脂肽反应缺陷
TLR2	小鼠	脂肽反应缺陷
TLR3	小鼠	dsRNA 反应缺陷
TLR4	小鼠	脂多肽反应缺陷
TLR5	小鼠	细菌鞭毛蛋白反应缺陷
TLR6	小鼠	二酰脂肽反应缺陷
TLR7	小鼠	ssRNA 反应缺陷
TLR9	小鼠	细菌源 DNA 反应缺陷；病毒源 DNA 反应缺陷
TLR11	小鼠	对尿道病原菌易感；刚地弓形虫的肌动蛋白样蛋白反应缺陷
TLR3	人类	单纯疱疹病毒性脑炎

快速而强烈的细胞集聚，提示其具有作为细胞黏附分子功能，并有利于细胞的运动（Eldon et al. 1994）。同样，Toll2 突变体胚胎能出现唾液腺内陷缺损，类似于缺乏 Rho 途径成分的胚胎（Kolesnikov and Beckendorf，2007），而且 Toll2 突变体卵巢的卵泡细胞显示出迁移的延迟（Kleve et al.，2006）。因此，在上皮细胞表达的 Toll2 同时具有黏附和传导信号功能。在胚胎神经系统中，Toll8 功能的丧失能废除其特异的糖基化模式。Toll5（又称 Tehao）和 Toll9 是果蝇的另外两个与免疫功能相关的 TLR 分子（Seppo et al.，2003；Aoki et al.，2007）。总之，果蝇 Toll 蛋白在发育中具有广泛的作用，而在控制免疫反应方面的作用相对有限（景志忠，2012）。

（二）其他昆虫 Toll 蛋白分子的功能

对鳞翅目、双翅目、鞘翅目和膜翅目的基因组测序分析发现，昆虫具有 5～12 个 Toll（*Apis mellifera* 和 *Aedes aegypti*）（Rubin et al.，2000；Christophides et al.，2002；Evans et al.，2006；Cheng et al.，2007；Waterhouse et al.，2007；Zou et al.，2007）（表 6-2）。尽管 Toll 具有多样性，但序列的高度相似性提示昆虫 Toll 的进化不是很快。昆虫的 Toll 分为三个家族：Toll1 家族，由 Toll1/5 和 Toll3/4 亚家族组成；Toll2 家族由 Toll2/7、Toll6、Toll8 和 Toll10/11 亚家族组成；Toll3 家族仅由 Toll9 组成（Kanzok et al.，2004）。Toll9 明显不同于昆虫的其他 Toll，仅是一种 sccTLR 结构，在果蝇中仅表达在发育的造血系统和成虫的消化道（Kambris et al.，2002；Chintapalli et al.，2007）。在双翅目昆虫中发现存在可变数目的 Toll1/5 和 Toll9 亚家族成员，说明在果蝇和蚊子遗传分离后的 2.5 亿年前发生了特异基因的扩展。果蝇 Toll 家族成员在其他双翅目中也是保守的（景志忠，2012）（表 6-1）。RNAi 干扰埃及伊蚊（*A. aegypti*）的 Toll5A 及其配体 Spz1C 后，增加了其对致病性真菌——白僵菌（*Beauveria bassiana*）感染的敏感性（Shin et al.，2006）。此外，埃及伊蚊的 Toll1A 和 Toll5B 都能被随后的真菌感染所诱导，并依赖 Rel1 而表达（Shin et al.，2006）。双翅目昆虫中 Toll1/5 和 Toll9 亚家族成员的特异性扩展，反映了病原给予的选择性压力，并导致了生物的进化（Waterhouse et al.，2007）。

表 6-2 代表性物种的 TLR 成员（景志忠，2012）

门	亚门	纲	目	通用名	科学名	LR 数目（含伪基因）
脊索动物	脊椎动物	哺乳动物	灵长类	人	人类 *Homo sapiens*	10（1）；TLR1～TLR10（TLR11）
脊索动物	脊椎动物	哺乳动物	啮齿类	小鼠	小鼠 *Mus musculus*	12（1）；TLR1～TLR13（TLR10）
脊索动物	脊椎动物	哺乳动物	啮齿类	大鼠	褐鼠 *Rattus norvegicus*	10；TLR1～TLR7、TLR9、TLR10、TLR13
脊索动物	脊椎动物	哺乳动物	肉食类	犬	家犬 *Canis familiaris*	10（2）；TLR1～TLR10（TLR11、TLR12）
脊索动物	脊椎动物	哺乳动物	肉食类	猫	家猫 *Felis catus*	9；TLR1～TLR9
脊索动物	脊椎动物	哺乳动物	偶蹄类	牛	牛 *Bos taurus*	10；TLR1～TLR10
脊索动物	脊椎动物	哺乳动物	有袋类	负鼠	家短尾负鼠 *Monodelphis domesticus*	11；TLR1～TLR12
脊索动物	脊椎动物	鸟类	鸡形目	鸡	原鸡 *Gallus gallus*	13（4）；TLR1a、TLR1b、TLR1c，TLR2a、TLR2b，TLR3，TLR4，TLR7a、TLR7b，TLR8，TLR15，TLR21
脊索动物	脊椎动物	两栖动物	无尾类	蟾蜍	热带蟾蜍 *Xenopus tropicalis*	19；TLR1a、TLR1b、TLR1c，TLR2～TLR5，TLR7～TLR9，TLR11，TLR13，TLR14a、TLR14b、TLR14c、TLR14d，TLR16，TLR21，TLR22
脊索动物	脊椎动物	条鳍鱼	鲤形目	斑马鱼	斑马鱼 *Danio rerio*	17；TLR1～TLR3，TLR4a、TLR4b，TLR5a、TLR5b，TLR7，TLR8a、TLR8b，TLR9，TLR18，TLR20a、TLR20b，TLR22
脊索动物	脊椎动物	条鳍鱼	鲤形目	日本河鲀	红鳍多纪鲀 *Takifugu rubripes*	12（1）；TLR1～TLR3，TLR5，TLR7～TLR9，TLR14，TLR21～TLR23 [TLR5S]
脊索动物	脊椎动物	条鳍鱼	鲤形目	绿斑河鲀	墨绿凹鼻鲀 *Tetraodon nigroviridis*	10；TLR1a、TLR1b，TLR2，TLR3，TLR5，TLR8，TLR9，TLR21～TLR23
脊索动物	尾索动物	海鞘	局腮目	—	独居海鞘 *Ciona savignyi*	7～19
脊索动物	尾索动物	海鞘	局腮目	—	玻璃海鞘 *Ciona intestinalis*	3
脊索动物	头索动物	—	—	文昌鱼	佛罗里达文昌鱼 *Branchiostoma floridae*	42
脊皮动物	游在亚门	海胆	海胆	紫海胆	紫色海胆 *Strongylocentrotus purpuratus*	222
节肢动物	六足亚门	昆虫	膜翅类	蜜蜂	蜜蜂 *Apis mellifera*	5；Toll1，Toll2，Toll6，Toll8，Toll10
节肢动物	六足亚门	昆虫	甲虫类	面粉甲虫	赤拟谷盗 *Tribolium castaneum*	9；Toll1～Toll4，Toll6～Toll10
节肢动物	六足亚门	昆虫	鳞翅类	蚕	家蚕 *Bombyx mori*	11（2）；Toll2a、Toll2b，Toll3～Toll11
节肢动物	六足亚门	昆虫	双翅类	果蝇	黑腹果蝇 *Drosophila melanogaster*	9；Toll1～Toll9
节肢动物	六足亚门	昆虫	双翅类	蚊子	冈比亚按蚊 *Anopheles gambiae*	10；Toll1A、Toll1B，Toll5A、Toll5B，Toll6-1
节肢动物	六足亚门	昆虫	双翅类	蚊子	埃及伊蚊 *Aedes aegypti*	12；Toll1A、Toll1B，Toll4，Toll5A、Toll5B，Toll6～Toll8，Toll9A、Toll9B，Toll10，Toll11
线形动物		胞管肾纲	小杆科	线虫	秀丽新杆线虫 *Caenorhabditis elegans*	1；Tol-1

（三）秀丽隐杆线虫 Toll 蛋白分子的功能

在秀丽隐杆线虫只鉴定到一个 Toll 基因 *tol-1*（Pujol et al.，2001）。Tol-1 是一个 mccTLR，但它与节肢动物的 Toll 较远。Tol-1 的功能似乎是主要参与线虫的发育（功能失去可导致高比例胚胎的致死），而没有控制免疫反应的重要作用（Pujol et al.，2001；景志忠，2012）（表 6-2，图 6-2b），但其确切的分子功能仍没有搞清楚。令人惊讶的是，一个删除 TIR 区的下效基因 *tol-1*（hypomorphic tol-1）突变体发育而成的个体是健康的，且具有繁殖能力，仅显示出弱的幼虫致死性（Pujol et al.，2001），这提示 TIR 区很可能与胚胎发育无关，该蛋白质分子在细胞表面可能与其发挥正确的黏附功能有关。此外，下效基因 *tol-1* 突变体，虽然其他化学感受行为正常，但对致病细菌的逃避行为缺乏识别。然而后来研究发现，肠道沙门氏菌能够侵入下效基因 *tol-1* 突变体的咽部，并能减少该突变体线虫的寿命（Tenor and Aballay，2008），以及限制成虫在神经元表达 Tol-1（Pujol et al.，2001）。神经元感知途径功能的发挥与 Tol-1 的功能密切相关。Tol-1 免疫功能的缺失，主要与秀丽隐杆线虫基因组中缺失 NF-κB 因子相关。然而，一个含接头的 TIR——TIR-1，与人类和果蝇的 SARM 相似，并以不依赖 Tol-1 的方式控制 MAPK 信号转导途径（Couillault et al.，2004；Liberati et al.，2004；Chuang and Bargmann，2005；景志忠，2012）（图 6-1c）。

第二节　Toll 样受体的比较生物学

一、Toll 样受体分子的基因起源及其演化特征

（一）TLR 分子的发现

Toll 蛋白最早是在果蝇体内发现的，是果蝇胚胎发育过程中调节其背腹部体轴发育必需的组成成分。20 世纪 90 年代中期，人们发现 Toll 蛋白还具有受体功能，能感知入侵的病原体，并且在识别的基础上能分泌多种抗微生物感染的多肽，以清除病原体。由于果蝇不具备获得性免疫系统，因此由 Toll 蛋白介导的天然免疫就特别重要，Toll 样受体（Toll receptor）由此得名。1997 年 Janeway 等首次发现与果蝇 Toll 同源的人 Toll，即 Toll 样受体蛋白（TLR），并命名为 TLR4。随后在 10 多年的研究中，已发现脊椎动物中存在十多种 TLR 分子，并基本明确了其基因的分子起源、遗传演化关系及作用机制。

（二）TLR 分子基因的起源

对不同生物的基因组研究表明，除非动物门的生物外，绝大部分生物都含有 TLR 的基因（表 6-2）。按照新的动物门分类将原口动物分为两个主要的谱系——脱皮动物（ecdysozoan）和冠轮动物（lophotrochozoan），前者包括线虫和节肢动物类，后者包括软体动物、环节动物和扁形动物。人们推测在特定的动物门，如扁形动物已失去 TLR 的基因（Philippe et al.，2005）（图 6-5，图 6-6），这可能是由于扁形蠕虫谱系具特殊的进化史，它能确保生物急剧发育和生理学的简单化。

由于刺胞动物是两侧对称动物超门的姐妹群（sister group of the superphylum bilateria），它能够揭示动物的早期进化（图 6-5）。首先，在海葵（*Nematostella vectensis*）的基因组中出现了一个 TLR 基因（Putnam et al.，2007），而在其他刺胞动物如水螅或珊瑚（*Acropora millepora*）中没有发现（Miller et al.，2007；Sullivan et al.，2007）。然而，在水螅或珊瑚的基因组中，已出现了不含 LRR 的短的胞外区的 TIR 受体。对这些序列进一步比较发现，TIR 区序列群含有与其他动物 TLR 类似的 TIR 区，而不是细胞内 TIR 区的接头分子，因此认为 TIR 受体是 TLR 的相关分子形式（Zheng et al.，2005；Miller et al.，2007）。同样，在海绵动物中没有发现真正的 TLR 基因，但鉴定了一个 TLR 相关基因（Wiens et al.，2005，2007）。由此表明，真后生动物（eumetazoan）祖先的 TLR 起源早于 6 亿年前，比两栖动物和刺胞动物门的遗传分离还要早。在刺胞动物门的多个分支物种和海绵动物中都发现了 TLR 相关分子，说明所有动物门的共同祖先早在 7 亿年就已出现了 TLR 相关基因（图 6-5）。总之，缺少胞外区 LRR 的这些分子的存在，揭示了 TLR 的最初进化与含跨膜区的胞质中一个 TIR 区相关，随后再获得胞外 LRR 结构，最后形成其完整结构的 TLR（Beutler，2004）。

（三）TLR 与 Toll 的遗传演化与生物学关系

黑腹果蝇基因组能编码具 9 个 Toll 样受体同系物成员（dmToll1～dmToll9）的一个小家族（Tauszig et al.，2000），其中 8 个是 mccTLR 类型，一个即 dmToll9 是 sccTLR 类型。在果蝇的这些受体中，只有 dmToll9 最后被确定具有免疫反应的部分功能。有证据表明，dmToll9 能诱导抗微生物肽的表达（Ooi et al.，2002）。由于功能缺失 Toll9 的突变体仍具有有效的免疫反应（Narbonne-Reveau et al.，2011），因此对上述结论仍有争论。同样，一些证据支持 dmToll7 在针对病毒感染的反应中具有激活自噬作用的功能（Nakamoto et al.，

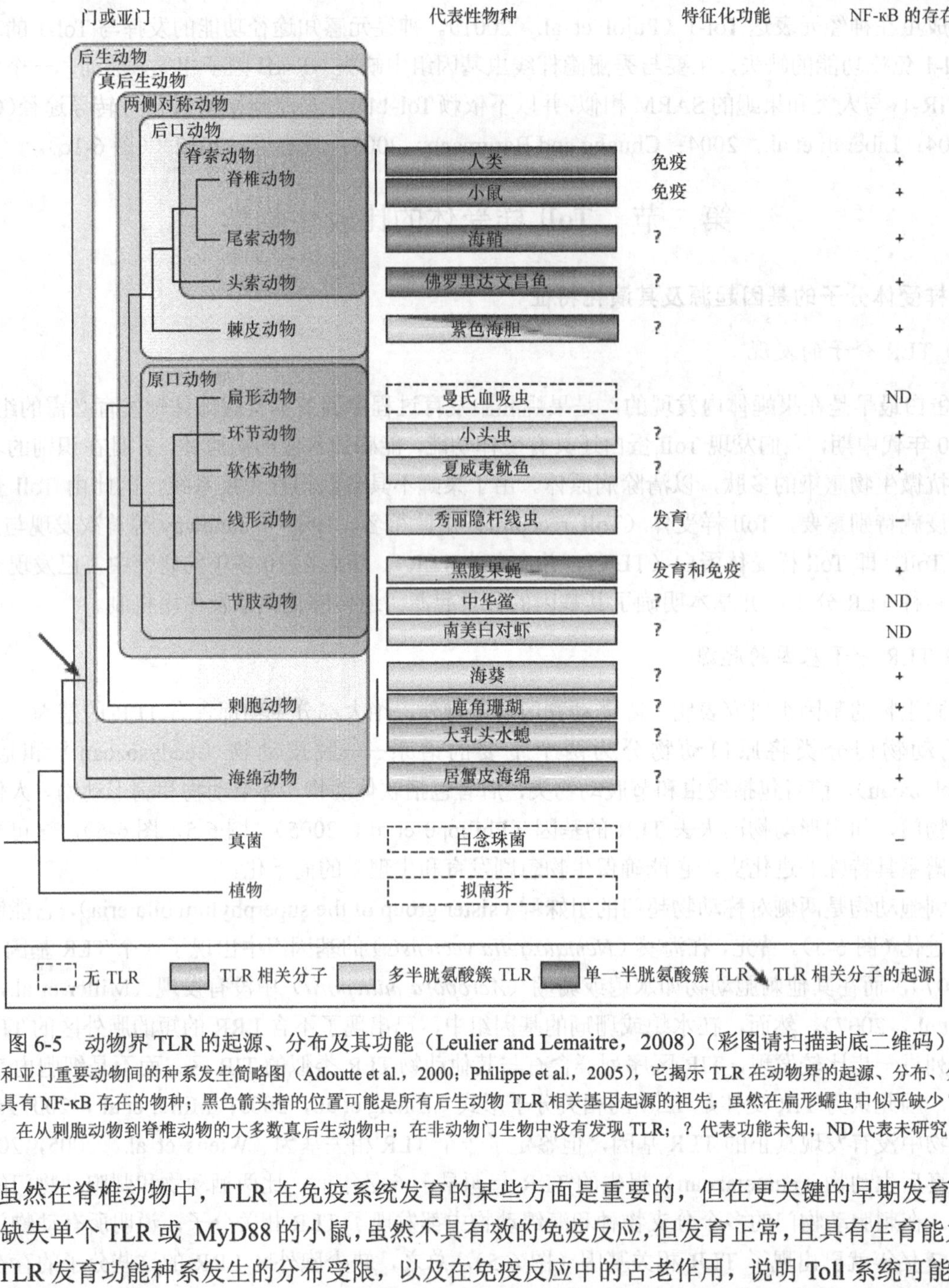

图 6-5 动物界 TLR 的起源、分布及其功能（Leulier and Lemaitre，2008）（彩图请扫描封底二维码）

后生动物门和亚门重要动物间的种系发生简略图（Adoutte et al.，2000；Philippe et al.，2005），它揭示 TLR 在动物界的起源、分布、分子类型、特征性功能及具有 NF-κB 存在的物种；黑色箭头指的位置可能是所有后生动物 TLR 相关基因起源的祖先；虽然在扁形蠕虫中似乎缺少 TLR，但出现在从刺胞动物到脊椎动物的大多数真后生动物中；在非动物门生物中没有发现 TLR；? 代表功能未知；ND 代表未研究

2012）。虽然在脊椎动物中，TLR 在免疫系统发育的某些方面是重要的，但在更关键的早期发育中的作用不明显。缺失单个 TLR 或 MyD88 的小鼠，虽然不具有效的免疫反应，但发育正常，且具有生育能力（Akira，2000）。TLR 发育功能种系发生的分布受限，以及在免疫反应中的古老作用，说明 Toll 系统可能直接共适应到双翅目昆虫谱系中。

果蝇 Toll 与脊椎动物 TLR 可区别的另一个特征是其识别病原和激活信号的机制不同。在哺乳动物中，当 PAMP 直接结合到二聚体化的胞外 TLR 结构域的 LRR 区（Bell et al.，2005；Kang and Lee，2011；Yoon et al.，2012），或者如 TLR4 结合到 LRR 区和其他共因子相互作用的界面时（Kim et al.，2007；Ohto et al.，2012），TLR 的信号转导被启动。相反，果蝇 Toll 的配体是 Spätzle 蛋白，它能结合到 Toll 导致蛋白酶裂解级联反应。这种裂解是由多种蛋白酶介导的，是通过识别微生物因子或胚胎的模式遗迹（embryonic patterning cue）而被激活（Valanne et al.，2011）。在果蝇中，对病原的直接识别是由 PGRP 或 GNBP 介导的，抗微生物肽的产生是由脂肪体（fat body）下游的 Toll 信号转导引起的。循环中的可溶性免疫受体如 PGRP，可交流传递到整个机体系统性免疫反应中而发挥重要作用（Ferrandon et al.，2007）。

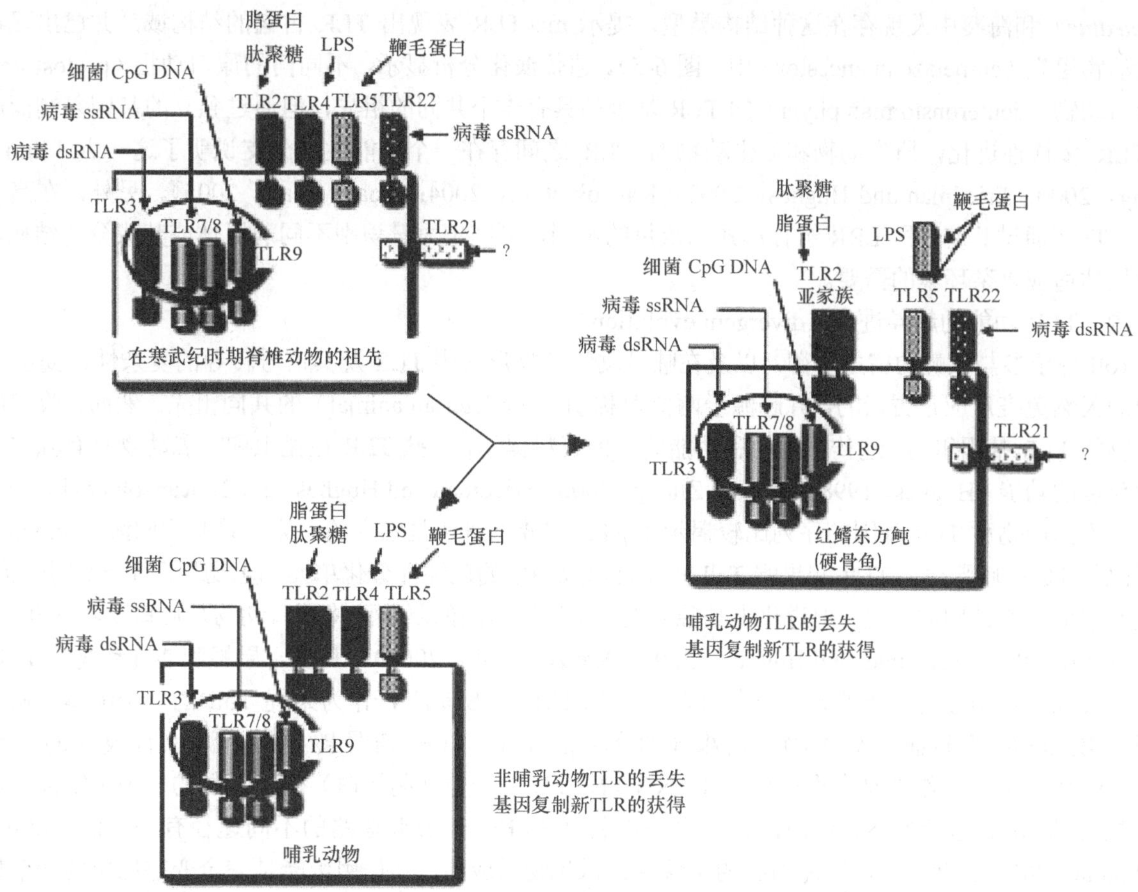

图 6-6　脊椎动物 TLR 及其演化趋异过程（景志忠，2012）

（四）TLR 生物学功能遗传演化的趋势及特征

1. TLR 生物学功能遗传演化的趋势

由于一些模式生物 TLR 功能的相关信息有限（表 6-2），要根据昆虫和脊椎动物的宿主免疫反应、昆虫和线虫的发育及细胞黏附等一些已知功能，做出任何关于 TLR 是具免疫、发育或细胞黏附功能的共同祖先分子及免疫和发育功能起源的推断，仍然都带有明显的臆测性。然而，遗传演化研究证实，TLR 基因的起源始于动物进化至 7 亿年左右。除线虫外，从人类到刺胞动物类的基因组中都存在 TLR 基因，并总是与 NF-κB 的转导激活存在相关性（图 6-5）。由于果蝇和哺乳动物中 TLR 控制的 NF-κB 信号途径具相似性，提示 TLR 和 NF-κB 起源于一个祖先，它可以追溯到 TLR 功能的起源。然而，在果蝇和秀丽隐杆线虫的发育中，TLR 不依赖于 NF-κB 激活而发挥细胞黏附作用，显然 TLR 的细胞黏附作用被忽视了，这需进一步深入研究。

2. TLR 生物学功能遗传演化的特征

（1）TLR 结构的多样性进化

对 TLR 的胞外功能区序列分析显示，其存在单一和多个半胱氨酸簇两种主要结构类型（Imler and Zheng，2004）。单一半胱氨酸簇 TLR（single cysteine cluster TLR，sccTLR）的特征是在 LRR 的 C 端（C-terminal end of LRR，CF motif）出现单一的半胱氨酸，并紧靠原生质膜（图 6-1a）。在后口动物发现的许多 TLR 都含有这样的结构域，在昆虫的 TLR 中 Toll9 就属于这种类型（图 6-5）。相反，多个半胱氨酸簇 TLR（multiple cysteine cluster TLR，mccTLR）的特征是在胞外功能区含有两个或更多的 CF 基序，以及在 LRR 的 N 端（N-terminal side of the LRR，NF motif）含有另外一个半胱氨酸（图 6-1a），这种结构有规律地存在于后口动物中。在无脊椎后口动物（脊皮动物门）的紫色海胆（*Strongylocentrotus purpuratus*）和海葵中发现存在这种结构类型，提示 mccTLR 表现出 TLR 古老的结构域，并已出现在真后生动物祖先（eumetazoan ancestor）中（图 6-5）。遗传演化分析显示，不同门的原口动物（protostomian）和后口动物（deuteronstomian phyla）的 TLR 基因都具有一个共同的祖先，但通过独立的基因复制而产生了 TLR 多样性进化，原生动物和后生动物的 TLR 之间存在一个功能性的分支说明了这一点（Luo and Zheng，2000；Friedman and Hughes，2002；Kanzok et al.，2004；Roach et al.，2005）。另外，在高等动物中，TLR 通过其胞外区 LRR 组合形式和数量的不同，可产生大量识别不同病原体或其成分的结构，以满足机体适应复杂环境的需要。

（2）TLR 功能的趋异进化（divergent evolution）

Toll 分子参与果蝇的宿主防御，以及在哺乳动物免疫反应中 TLR 及其信号转导的复杂性，提示 TLR 介导的天然免疫反应是古老的，并起源于两侧对称动物（bilaterian animal）的共同祖先。然而，收集的不同生物的 TLR 基因组的、遗传演化的和功能研究的资料提示，一些 TLR 在昆虫和哺乳动物具有独立介导天然免疫的功能（Hughes，1998；Luo and Zheng，2000；Friedman and Hughes，2002；Kanzok et al.，2004）。首先，不同门物种 TLR 基因的序列比较揭示了 TLR 家族的进化是独立的，无直系基因同源（orthology）关系。特别是在哺乳动物 TLR 和果蝇 Toll 间没有形成期望的连续性分化单元，但形成了两个不同的簇群。这表明它们具有共同的祖先，但进化上是独立的，是通过基因的复制而将原口动物与后口动物分开（Luo and Zheng，2000；Friedman and Hughes，2002；Kanzok et al.，2004）。其次，果蝇和哺乳动物的 TLR 介导的免疫间存在明显的功能差异。一个细胞因子中间物——Spätzle，作为果蝇 Toll 的一个配体，似乎与脊椎动物 TLR 直接感受微生物有着根本性的不同。在 TLR 信号转导的下游也有较大的差异：TAK1-TAB-IKK 信号组件是脊椎动物 TLR IκB（NF-κB 的一种抑制蛋白）信号上游的一个关键部分，但它在果蝇的 Toll 途径中不起作用，相反它与控制 NF-κB——Imd 通路的不同途径有关（Lemaitre and Hoffmann，2007）。此外，在果蝇 Toll 的系统性抗微生物反应中，其作用可能是完全变态昆虫的一个最近的适应性功能。因为通过比较细胞反应或涉及外源凝集素、溶菌酶和酚氧化酶的其他体液反应，除半翅类昆虫外，这样的抗微生物反应一般在不完全变态昆虫中是微弱的。两侧对称动物祖先的 mccTLR 存在一种进化模式，即在两侧对称动物谱系分化前它赋予了免疫功能，随后这些谱系独立进化，导致了 TLR 结构与功能的趋异进化（Boman and Hultmark，1987；Hultmark，1996）。

（3）TLR 功能的趋同进化（convergent evolution）

对果蝇 Toll 分子介导的体液免疫，与脊椎动物 TLR 家族介导的免疫的相似性和差异性的另外一个解释是趋同进化（convergent evolution）。TLR 介导的免疫可能独立地赋予在几种动物谱系：先在后口动物谱系，后在昆虫谱系。给予不同病原体压力的生态学因素，对免疫系统的多样性有可能具有特别重要的作用。然而，TLR 在果蝇和哺乳动物天然免疫反应中的功能可能不完全一致，这就引出了为什么在进化分离的谱系中仍保留着有限数量的功能相似的调节组件？并且这些信号组件的本质属性特别适合于其特异性生物学功能（Ausubel，2005）。另外，尽管不同物种的 TLR 和接头分子有一个共同的名称，但其信号途径可能不相同，而其介导执行的任务却是相同或相似的。在不同门物种 TLR 介导的免疫应答中，JAK-STAT、TLR-NF-κB 和 MAPK 途径均可产生快速的免疫调节，以应对外来应激反应引起的靶基因的转录，产生高效而强烈的免疫反应，使外来刺激得到控制和消除。

二、无脊椎动物 TLR 的功能及其遗传演化关系

（一）脊皮动物 TLR 的功能及其遗传演化关系

对无脊椎动物的代表——后口动物基因组进行测序，为其与脊椎动物基因组的比较提供了基础（表 6-2，图 6-5，图 6-6）。由于在脊索动物进化中，免疫反应经历了一个急剧的变化，最后导致了获得性免疫在脊椎动物谱系中的出现（5 亿年前），这对研究免疫相关基因特别有意义。紫色海胆（*S. purpuratus*）

的基因组序列再现了 TLR、NLR 和清道夫受体（scavenger receptor，SR）三类天然免疫识别蛋白的巨大扩展（Rast et al.，2006；Buckley and Rast，2015）。按照 TIR 结构域序列可将从紫色海胆中已鉴定的 222 个 TLR 基因分成两大类，其中一个是多基因家族类，由 211 个编码 sccTLR 的基因组成；另一类由 3 个 mccTLR、3 个有遗传差异的 sccTLR 和 5 个具有短的胞外区的非典型的 TLR 的基因组成（Hibino et al.，2006）。目前从紫色海胆已鉴定了 253 个 TLR 基因（包括 67 个伪基因）（Buckley and Rast，2015）。这些基因可分为具有不同进化标记和表达模式的 11 个亚家族。与脊椎动物比较，海胆的 TLR 基因超家族显然进化较快（Buckley and Rast，2012）。海胆特异的这些 TLR 似乎已被复制和改变，其序列的多样性大大超过了胞外功能区，这可能与识别的特异性相一致（Rast et al.，2006）。

相似数量的 TLR 基因也存在于海胆纲另外三个物种的基因组序列中。分析与紫色海胆密切相关的不同属的两种海胆（*Strongylocentrotus fragilis* 和 *Mesocentrotus franciscanus*）的部分基因组序列（Kober and Bernardi，2013）发现，这些海胆物种与紫色海胆分别于 500 万年和 2000 万年前由共同祖先分离（Biermann et al.，2003；Lee，2003）。其中 *S. fragilis* 基因组估计编码 280 个 TLR，*M. franciscanus* 基因组估计编码 230 个 TLR（Buckley and Rast，2012）。*Lytechinus variegatus* 是一个分离距离更远的海胆，在 5000 万年前与紫色海胆由共同祖先分离，具有一个小的但扩展的 TLR 家族，由 68 个基因组成。

在缺乏任何功能性资料的情况下，海胆的 TLR 表达模式能够暗示出其是宿主防御系统的免疫基因，而不是发育相关基因（Hibino et al.，2006）。确实，海胆的 TLR 广泛地表达在循环系统的腔胞中，而在胚胎中表达很低或不表达（Hibino et al.，2006）。有趣的是，分析编码 TIR 接头蛋白的 26 个基因，提示 TLR 接头信号蛋白也发生了一个适度的扩展。然而在紫色海胆的基因组中，其 NF-κB 信号转导成分没有被扩展（Hibino et al.，2006）。因此，在海胆的体腔细胞中，TLR 蛋白可能导致了 NF-κB 因子的激活。在缺乏获得性免疫的物种中，提示其特异性免疫反应可由 TLR 所有成员的时空性调节控制（Hibino et al.，2006）。海胆 TLR 具遗传多样性的一个解释，可归根到其具复杂的生活史，即复杂的水脉管系统、体型大（与其他无脊椎动物比较）和寿命长（超过 30 年）。一个扩展的免疫受体家族的所有成员，在监视体内共生的微生物群落中发挥中枢性的作用（Hibino et al.，2006；Pancer and Cooper，2006）。

（二）原脊索动物 TLR 的功能及其遗传演化关系

在原脊索动物（头索动物和尾索动物）中，也发生了多个 TLR 基因的扩展并具多样性。佛罗里达文昌鱼（*Branchiostoma floridae*）作为一种头索动物，在脊索动物的种系发生中占据基底位置（Delsuc et al.，2006）。以结构域为基础的搜索策略，可从文昌鱼基因组序列中鉴定出 72 个 TLR 基因（Pancer and Cooper，2006；Holland et al.，2008；Putnam et al.，2008）。虽然这些 TLR 还没有进行功能鉴定，但在对中华文昌鱼（*B. belcheri tsingtauense*）的研究中发现，TLR 在肠道、皮肤和鳃组织中表达量最高，这些组织都是免疫活动的最初位置，这说明文昌鱼也包含 TLR 基因的复杂成分（Holland et al.，2008；Putnam et al.，2008；Yuan et al.，2009）。

与海胆一样，文昌鱼基因组也需要这些基因，以满足悬浮捕食埋藏在砂子中动物的水过滤作用。然而，两种其他经过滤捕食的无脊椎后口动物——独居海鞘（*Ciona savignyi*）和玻璃海鞘（*Ciona intestinalis*）没有显示出扩展的 TLR 基因（每种只有 3～7 个 TLR 基因）。这些物种属于无脊椎其他脊索动物亚门——尾索动物，其与脊椎动物的进化程度相近（Bourlat et al.，2006）。然而，在这些物种中也发现了编码补体系统蛋白，以及编码具有识别同种异体和自我不相容反应的获得性免疫蛋白前体的基因扩展（Azumi et al. 2003；Khalturin et al.，2004）。

（三）冠轮动物 TLR 的功能及其遗传演化关系

TLR 基因家族的扩展现象不仅仅限定在无脊椎后口动物中，冠轮动物（lophotrochozoan）为其提供了另外一个例子（图 6-7）。环节动物多毛虫（*Capitella teleta*）含有 105 个编码 TLR 的基因（Davidson et al.，2008）。软体腹足动物（*Lottia gigantea*）含有 60 个编码 TLR 同系物的基因（Zhang et al.，2012）。对紫贻贝（*Mytilus edulis*）的转录组分析，鉴定了 27 个表达的 TLR 基因（Philipp et al.，2012）。然而，高 TLR 重复性并不普遍存在于整个冠轮动物中。水蛭（*Helobdella robusta*）基因组只含有 16 个编码 TLR 的基因，是 mccTLR 类别的代表（Davidson et al.，2008）。在蜕皮动物（ecdysozoan）中，TLR 基因家族成员的数量比较少。例如，水蚤（*Daphnia pulex*）基因组含有 7 个编码 TLR 的基因（McTaggart et al.，2009），虽然其功能还不清楚，但至少 2 个基因与果蝇的 Toll 同源，可能具有免疫学活性。

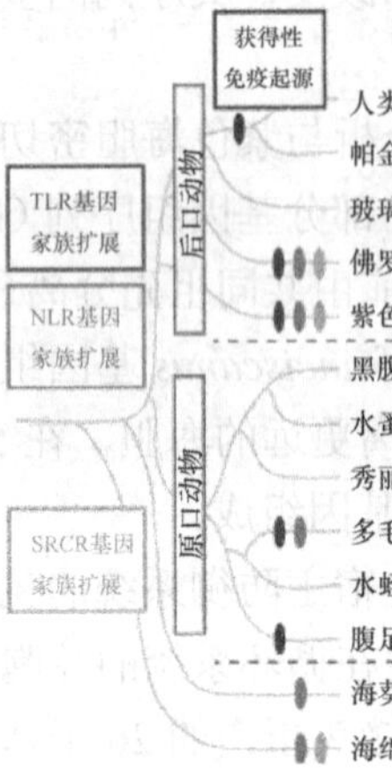

	基因组大小/Mb	免疫多样化	TLR	NLR	SRCR 结构域	SRCR 基因	PGRP	GNBP	凝集素结构域	Ig结构域
人类	3200	基于Ig适应的	10	23	100	16	6	0	142	1484
帕金虫	885	基于VLR适应的	19	34	100	27	1	0	45	754
玻璃海鞘	117		3	16	22	8	6	0	511	304
佛罗里达文昌鱼	522	PRR 多样性	72	92	497	270	18	5	1919	1611
紫色海胆	936	PRR 多样性; 185/333	253	203	1095	218	5	3	914	1932
黑腹果蝇	139	DSCAM	9	0	14	7	13	4	51	525
水蚤	197		7	2	19	7	0	11	85	542
秀丽隐杆线虫	100		1	0	3	1	0	0	331	331
多毛虫	333	PRR 多样性	105	55	113	66	7	7	587	714
水蛭	235		16	0	32	20	0	0	186	650
腹足动物	359	PRR 多样性	~60	1	123	14	7	10	322	773
海葵	357	PRR 多样性	1	42	128	66	0	0	211	1250
海绵	167	PRR 多样性	0*	135	1238	300	0	4	2	1651

图 6-7 不同物种编码免疫识别受体基因的数量及多样性策略（Buckley and Rast，2015）

蓝色代表编码 TLR 的基因家族的扩展；绿色代表编码 NLR 的基因家族的扩展；黄色代表编码 SRCR 的基因家族的扩展

（四）刺胞动物 TLR 的功能及其遗传演化关系

TLR 是古老的免疫识别受体，其同系物存在于多种基底后生动物的基因组中。刺胞动物海葵（*Nematostella vectensis*）只含具一个经典的 mccTLR 结构域结构的单一 TLR（Miller et al.，2007）。水螅（*Hydra magnipapillata*）具有一种新的 TLR 信号转导机制。水螅基因组编码 4 种补充的相互作用的跨膜蛋白，而不是典型的 TLR。其中 2 种蛋白质具有 TIR 结构域和短的胞外区（HyTRR1 和 HyTRR2），另外 2 种蛋白质具有含 LRR 的胞内结构域和短的胞质尾区（HyLRR1 和 HyLRR2）（Bosch et al.，2009）。将每一类分子的一种成分共转染到哺乳动物细胞株，能足以诱导由鞭毛蛋白激活的 NF-κB 信号转导的上调。而且，沉默水螅的 *HyTRR2* 基因，能导致抗微生物肽表达减少。这说明这些分子组合能协同转导识别病原的标志，并通过经典的 TLR 信号转导途径控制免疫反应。

珊瑚（*Acropora mellifera*）含有一种具单一 TIR 结构域的蛋白质（Miller et al.，2007），海绵（*Amphimedon queenslandica*）中含有 2 种这样的蛋白质（Gauthier et al.，2010），但所有这些蛋白质都缺乏典型的胞外 LRR 结构域结构。珊瑚 TIR 蛋白的胞外结构域含有 3 个免疫球蛋白结构域，虽然这个结构域结构类似于脊椎动物的 IL-1 受体（IL-1R），但遗传演化显示，这些差异蛋白质与两侧对称动物 TLR 的关系更密切（Zhang et al.，2010）。栉水母（*Mnemiopsis leidyi* 和 *Pleurobrachia bachei*）基因组没有发现 TLR 同系物（Ryan et al.，2013；Moroz et al.，2014）。在扁盘动物（placozoan）（*Trichoplax adhaerens*）基因组虽然发现了几个含 TIR 结构域的蛋白质，但没能鉴定到 TLR（Srivastava et al.，2008）。当这些物种被高度衍生后，基因丢失可能是其一种解释。这明显提示，TLR 信号转导是古老真后生动物免疫系统的一个组件。

（五）无脊椎动物 TLR 的遗传演化特征与趋势

为什么某些无脊椎后口动物具有巨大的 TLR 基因扩展能力呢？一种可能性是，后口动物在进化早期需要一个具高度多样性的免疫识别能力。动物与微生物的长期共存，有利于机体特异微生物识别分子的进化，这些分子有可能退废或甚至对其原始获得性免疫系统谱系进化起伤害作用。因此对这些物种的 TLR

功能的研究，能够加深对后口动物原始天然免疫系统的理解。

现有研究显示，TLR 的多样性比先前经哺乳动物和果蝇理解更广泛。在整个动物界 TLR 基因有几种趋势：第一，TLR 是一类在进化上动态变化的基因群。通过病原压力可驱动其快速进化，并在不同的动物类群中增加了其复杂的、独特的受体库。在不同物种中，编码 TLR 的基因家族不但在基因序列差异方面，而且在基因拷贝和基因删除方面变化明显。每一物种保持了独特的 TLR 补体，说明物种特异的进化压力形成了这些基因家族。虽然很难确定较远相关类群物种 TLR 基因的早期进化关系，但遗传演化分析显示 TLR 基因家族较近时期发生了基因扩展（Messier-Solek et al.，2010；Buckley and Rast，2012）。第二，sccTLR 和 mccTLR 亚型间的趋异发生在远古时期。遗传演化分析显示，这两类 TLR 是相互独立的连续的簇群（Hibino et al.，2006；Zhang et al.，2010）。海葵（*N. vectensis*）存在一个经典的 mccTLR，并缺乏 sccTLR，揭示这类分子可能是 TLR 蛋白的祖先形式。在整个无脊椎两侧对称动物中 mccTLR 绝对保守，提示这些蛋白质具有一个基本的作用，其他蛋白质在脊椎动物中可功能性补偿其丢失的功能。sccTLR 同时存在于原口动物及后口动物中的事实说明，这种 TLR 也居先趋异于这些类群。此外，虽然大多数 TLR 识别的配体仍未知，但这些受体的基因序列十分不同，且高度重复，使其能够识别结合广泛的靶标分子。

三、脊椎动物 TLR 的功能及其遗传演化关系

脊椎动物的 TLR 主要有 6 个亚家族，这与无脊椎动物不同。家族内的 TLR 能够识别病原体的模式分子。对每一个 TLR 来说，绝大多数脊椎动物都有精确进化的同源基因。但 TLR1 家族比其他家族更具有种属特异性。对哺乳动物 TLR 分子功能的研究，已揭示其在识别传染病病原中扮演重要的角色，并作为宿主防御机制的哨兵和调节器。

（一）脊椎动物 TLR 遗传演化的基本特征

脊椎动物基因组编码 8～27 个 TLR，在遗传进化上分为 6 个主要的亚家族（Roach et al.，2005；Buckley and Rast，2015）（图 6-7，图 6-8）。哺乳动物基因组约有 10 个 TLR 基因（人类 11 个，小鼠 13 个），其功能限制在免疫学方面，其配体已被鉴定，包括广泛多样的病原相关的及内源性配体等（Akira and Takeda，2004；Lewis and Obbard，2014）（图 6-8）。

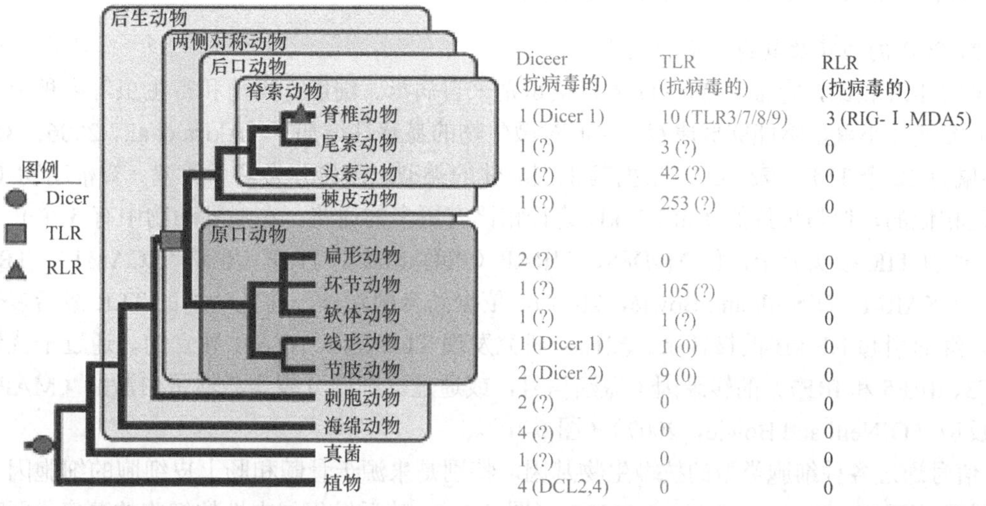

图 6-8　抗病毒相关模式识别受体的遗传演化关系（Lewis and Obbard，2014）（彩图请扫封底二维码）

数字代表基因家族数；0 代表无抗病毒基因；? 代表抗病毒功能未知；Dicer 出现在早期的真核生物中，TLR 出现在早期的两侧对称动物中，RLR 首次出现在脊椎动物中

在大多数脊椎动物基因组序列中，TLR 的重复性变化更大更明显（Lewis and Obbard，2014）（图 6-8）。硬骨鱼类作为主要脊椎动物家族的代表，均存在 TLR 基因，除个别物种外基因数量一般与哺乳动物的数量相似。例如，斑马鱼（*Danio rerio*）基因组编码 8 个 TLR，而大西洋黑线鳕（*Gadus morhua*）含有具 27 个 TLR 成员的扩展家族（Rebl et al.，2010；Star et al.，2011）。象鲨（*Callorhincus milii*）基因组编码 10 个 TLR 同系物（Venkatesh et al.，2014）。在所有的肉鳍鱼类（sarcopterygian）中，基因重复性是一致的，其代表种腔棘矛尾鱼（*Latimeria chalumnae*）基因组编码 11 个 TLR（Amemiya et al.，2013；Boudinot et al.，2014）（图 6-7）。

在无颌类脊椎动物中，TLR 基因的重复数与有颌类动物相似。海洋七鳃鳗（*Petromyzon marinus*）基因组含有 19 个 TLR 基因（Smith et al.，2013），其中 16 个 TLR 基因存在于日本七鳃鳗相关物种中（*Lethenteron japonicum*）（Kasamatsu et al.，2010）。

在两种主要的脊椎动物种系中保留有 TLR 补体（complement），其均涉及不同的但相类似的获得性免疫系统。

在基因家族数量上，若不考虑整体的同一性，脊椎动物保持了独特的 TLR 补体。虽然 6 个 TLR 亚家族的每个成员都存在于大多数物种基因组中，但特殊的 TLR 基因已被复制或丢失在某些种系动物中。例如，大西洋鳕基因组含有 TLR22 基因的 8 个拷贝，并加强了其识别核酸有关的功能（Star et al.，2011）。TLR4 在哺乳动物中是 LPS 的最基本感受器，其同系物在腔棘鱼和七鳃鳗基因组中已完全丢失。而且，虽然 TLR4 的同系物存在于两栖动物和鱼类中，但这些物种不能产生针对 LPS 的免疫反应，说明这些 TLR 同系物具有结合不同物质的能力（Smith et al.，2013；Boudinot et al.，2014）。

哺乳动物和果蝇保持了十分不同的 TLR 补体，以直接或间接地监测广泛的保守的微生物分子，说明 TLR 序列至少在一些物种内相对保守。在人类，TLR 基因家族主要经受了纯选择（purifying selection）（Mukherjee et al.，2009）。在更大范围的整个哺乳动物中比较发现，阳性选择（positive selection）的 TLR 残基是与结合配体或 TLR 二聚体化有关的序列，它反映了物种特异的进化压力（Areal et al.，2011）。在 12 个果蝇基因组中比较，虽然 Toll 类似物在另外的免疫基因的多样化选择是明显的，但其阳性选择的证据较少（Sackton et al.，2007）。因此出现一种情况，即通过一套有限的 TLR 识别小的一组保守的非我分子，不足于赋予机体抵抗广谱病原的感染而达到免疫保护。

（二）哺乳动物 TLR 的功能及其遗传演化关系

1. 小鼠 TLR 的功能及其遗传演化关系

与果蝇的 Toll 相比，脊椎动物的 TLR 直接识别来自病毒、细菌、真菌和寄生虫等多种类型微生物的产物。TLR 突变体小鼠虽然能够健康存活，但对微生物的易感性增加了（Akira et al.，2006；Beutler et al.，2006）。小鼠有 12 个 TLR（表 6-2），根据其识别配体的类型，可将分为多个类型。脊椎动物 TLR 信号传导的下游是相似的，但与果蝇的 Toll-NF-κB 途径相比有更多的通路。在哺乳动物中有 5 个介导或调节胞内 TLR 信号的 TIR 接头分子，如 MyD88、TIRAP（也称 Mal）、TRIF（也称 TICAM1）、TRAM（也称 TICAM2）和 SARM（O'Neill and Bowie，2007）。依据结合的配体，哺乳动物的 TLR 激活多个胞内信号级联反应，继而引起 NF-κB 的核转录。然而，研究发现 TLR 能以 NF-κB 独立的、通过干扰素反应因子家族（IRF3、IRF5 和 IRF7）的转录因子激活信号，或通过促细胞分裂素激活蛋白激酶（MAPK）激活其信号级联反应（O'Neill and Bowie，2007）（图 6-1c）。

TLR 信号通过各种细胞类型的抗微生物基因，特别是来源于骨髓和肠上皮细胞的细胞因子和趋化因子启动急性炎症反应（Kawai and Akira，2007）（图 6-3c），随后发生如中性粒细胞的募集、巨噬细胞的激活，从而直接杀伤微生物（Takeda and Akira，2005）。TLR 也能诱导脊椎动物特异的获得性免疫反应的激活（Pasare and Medzhitov，2004；Iwasaki and Medzhitov，2004）。TLR 信号通过共刺激分子的诱导、MHC 复合物的上调及细胞因子和趋化因子的分泌，使树突状细胞变为有效的抗原呈递细胞（APC）（图 6-3d）。

在外周组织或次级淋巴样器官细胞的这种成熟，导致获得性免疫反应主要的效应细胞——T 细胞和 B 细胞的激活。T 细胞和 B 细胞的某些亚群也表达 TLR，并能直接调节这些细胞的活性（Iwasaki and Medzhitov，2004；Sutmuller et al.，2006）。总之，TLR 的激活能够强烈诱导免疫反应，这个功能与昆虫 Toll 的免疫功能相似。然而在果蝇，Toll 的功能主要通过脂肪体（fat body）直接调节抗微生物分子的大量表达，而脊椎动物的 TLR 却控制着一个复杂的细胞因子网络。

可许多昆虫 TLR 的功能主要与发育有关，但在脊椎动物 TLR 还没有鉴定出具这种功能。然而发现，TLR 可表达在小鼠的神经元，在运动神经元突触发育的过程中，以相似于果蝇 Toll 的方式调节轴突向外生长。虽然这是一个初步的研究，但这为脊椎动物 TLR 非免疫功能的研究奠定了基础（Halfon et al.，1995；Rose et al.，1997；Ma et al.，2006；Cameron et al.，2007；Rolls et al.，2007）。

2. 人类 TLR 的功能及其遗传演化关系

在人类已发现了 10 个多态性 TLR 与多种传染病或炎症相关（Cook et al.，2004；Bochud et al.，2007）。IRAK4（编码 TLR 信号的一个重要细胞内调节物）突变的患者，肺炎球菌侵入发生了再次感染，而对照健康者无感染症状（Picard et al.，2003）。同样，通过改变 UNC93B 功能影响 TLR3、TLR7~TLR9 信号，或 TLR3 功能残缺患者，经常可发生 1 型单纯疱疹病毒性（HSV-1）脑炎，但无其他可见的免疫缺陷（Casrouge et al.，2006；Zhang et al.，2007）。小鼠似乎也具有 TLR 的这种作用，并能抵抗广谱微生物的感染。虽然对许多微生物感染人引起的保护性免疫来讲，TLR 可能是多余的，但其对特殊病原感染引起免疫保护似乎是必需的。小鼠和人类生存环境系统的内在差异，以及非依赖 TLR 的反应可解释这种不一致（Ku et al.，2005）。

（三）其他脊椎动物 TLR 的遗传演化关系

对从灵长类到有颌鱼类的脊椎动物的基因组分析发现，编码 sccTLR 的最低基因数是 10 个，可分为 TLR1、TLR3~TLR5、TLR7 和 TLR11 6 个家族，许多脊椎动物的 TLR 家族至少有 1 个成员（Roach et al.，2005）（表 6-2）。但也有特殊的情况，如墨绿凹鼻鲀（*Tetraodon nigroviridis*）和红鳍多纪鲀（*Takifugu rubripes*）缺乏 TLR4，这个分子与鱼类对内毒素的抗性有关（Berczi，1966；Iliev et al.，2005）。鸡缺乏 TLR9，这个功能由鸟类特异性的 TLR15 或其他 TLR 相关的基因所代替（表 6-2）。在日本七鳃鳗（*Lampreta japonica*）发现了 2 个 TLR14 样 sccTLR，提示 TLR 也是无颌脊椎动物免疫识别的组成部分（Ishii et al.，2007）。

重要脊椎动物谱系在 5.5 亿年前分化之前，所有 TLR 就已出现，自那以后一些谱系动物发生了 TLR 丢失。例如，猪、牛、羊、鸡 TLR 都包括 10 个基因，但在鸡，其中的 4 个基因（TLR3~TLR5 和 TLR7）定向进化同源于哺乳动物和鱼类，1 个基因（TLR21）仅与鱼类同源，3 个基因与鸟类特有的 TLR1LA、1LB 和 TLR15 基因同源。鸡缺少在大多数哺乳动物出现的许多 TLR。TLR7~TLR9 亚家族出现在鱼类和哺乳动物类，但鸡仅存在 TLR7，TLR8 是一个假基因，而且缺失了 TLR9，鸡 TLR8 和 TLR9 的功能缺陷就是基因丢失的结果。另外，来自鱼类、鸟类和哺乳动物祖先基因的 TLR1 类基因也十分同源于 TLR6 和 TLR10。此外，在鸡也发现了 TLR 进化过程中基因丢失的例外，如 TLR1 和 TLR2 分别在大约 1.47 亿年和 6500 万年前时经历了基因复制，如鸡 TLR2A 和 TLR2B 均是哺乳动物单个 TLR2 基因的定向进化同系物；鸡 TLR21 是河鲀和非洲蟾蜍 TLR21 的一个定向进化同系物；鸡 TLR15 与哺乳动物 TLR1、TLR2、TLR6、TLR10 和 TLR14 在同一进化支。除鸡缺失 TLR8、TLR9 和硬骨鱼获得 TLR5 基因外，TLR3、TLR5、TLR7~TLR9 处在同一进化支，并遵循预测的物种遗传进化树。相比较而言，在 TLR2、TLR14 和 TLR1、TLR6、TLR10 组成的进化支中，在进化过程中通常有基因获得，此进化支的 TLR 主要识别细菌性病原体，在鸡和哺乳动物一般形成功能性异二聚体（表 6-2，图 6-1a，图 6-1b）。

另外，鸡 TLR 由不同的结构组成。鸡 TLR15 在其分子 C 端含有独特的多 LRR 簇结构，但在 N 端几乎没有 LRR。鸡 TLR7 是一个剪接变异体，含 2 个跨膜区，此结构仅在哺乳动物的 TLR6 中发现。鸡 TLR 1LB 的 N 端有 TM 区，而大多数 TLR 在胞外和胞内区之间只有单个的 TM 区。以上这些现象就导致了鸡

TLR 基因的独特性。

现已发现，在所有陆生脊椎动物中都缺失了 TLR14、TLR22 和 TLR23，在大多数鱼类中缺失了 TLR4，在少数鸟类和许多哺乳动物中缺失了 TLR11~TLR13，而人类的 TLR12 是一个假基因。虽然斑马鱼的 TLR19 和热带蟾蜍（*X. tropicalis*）的 TLR16 明显含有 TLR11 和 TLR12 的祖先序列，但在其他鱼类、哺乳动物或鸡体内都没有发现这些受体的踪迹，这表明在某一时期缺失了该亚家族中的大多数成员（表 6-2）。

每个重要的脊椎动物 TLR 家族的系统发生，基本概括了其物种的遗传演化关系。序列分析证实，所有脊椎动物的 TLR 都以相同的比较慢的速度进化，说明为了保持其功能而进行了强选择（Roach et al.，2005）。TLR 的这种高度保守性与微生物不易改变的结构基序相关，而这种结构基序正是 TLR 识别的靶位。

TLR 除具有免疫功能外，还具有调节发育信号、细胞黏附等多种生物学功能。然而，现在还缺乏几个重要谱系物种，如冠轮动物（lophotrochozoan）或刺胞动物 TLR 的功能信息，还需要明确 TLR 介导免疫和 TLR 原始功能的进化脉络。因此，一个重要的挑战就是研究这些物种 TLR 的功能。此外，还需分析 TLR 在无脊椎后口动物中的功能，这有助于明确 TLR 是从什么时候开始具有直接感知和识别微生物的功能的，这可加深对后口动物原始天然免疫系统的理解。

第三节 RIG-Ⅰ样受体家族的比较生物学

一、RLR 家族的主要成员、基本结构与功能

RLR（RIG-Ⅰ-like receptor，RLR）是 RNA 病毒激发干扰素反应的关键受体家族，它由 RIG-Ⅰ（也称 DEAD box polypeptide 58，DDX58）、MDA5（也称 interferon induced with helicase C domain 1，IFIH1）和 LGP2（也称 DExH box polypeptide 58，DHX58）组成，其在近 C 端（HELICc）均含具有相同功能的特异性结合病毒 RNA 分子复制原点的 RNA 解旋酶结构域（Yoneyama et al.，2005；Venkataraman et al.，2007）。在 RIG-Ⅰ和 MDA5 蛋白 N 端，具有两个串联排列的半胱天冬酶级联活化和招募结构域（CARD），它与蛋白质-蛋白质相互作用相关，以激发经过 IRF3 和 NF-κB 活化的干扰素反应，而 LGP2 没有这个结构域（Yoneyama et al.，2004；Holm et al.，2007）。另一不同的核心结构域是包含一个具保守基序 Asp-Glu-X-Asp/His（DExD/H）的 ATP 依赖的 DExD/H 结构域，它与 ATP 依赖的 RNA 或 DNA 解链有关。与 RIG-Ⅰ/MDA5 直接相关的干扰素信号转导，现证实是由一种含 CARD 的线粒体相关蛋白，即线粒体抗病毒信号蛋白（mitochondria antiviral signaling，MAVS）控制的，并由缺少 CARD 的 LGP2 负向调控，现证实 LGP2 能干扰 RIG-Ⅰ/MDA5 与病毒 RNA 的结合过程（Kawai et al.，2005；Rothenfusser et al.，2005；Yoneyama et al.，2005；Saito et al.，2007）。

RIG-Ⅰ和 MDA5 二者显然与病毒的 PAMP 均具有交叉结合的特性，并共享相似的激活干扰素系统的信号转导途径。但它们在识别病毒的 PAMP 上存在一定的差异，其中 MDA5 优先结合长的、5′端二磷酸化或单磷酸化加帽的双链 RNA（dsRNA），而 RIG-Ⅰ高亲和力结合短的 dsRNA 或 5′端三磷酸化未加帽的单链 RNA（ssRNA）（Hornung et al.，2006，2008）。有趣的是，无论 RIG-Ⅰ还是 MDA5，都不具有经典的 RNA 结合基序。现证实在人类基因分子的 C 端（第 802～925 位 aa）含有一个锌结合结构域，它能够特异性地结合病毒源的 5′端三磷酸化的 RNA（Cui et al.，2008；Takahasi et al.，2008；Yoneyama and Fujita，2008）。RIG-Ⅰ和 MDA5 对不同病毒株感染所引起的反应的差异在于，RIG-Ⅰ对副黏病毒、正黏病毒和弹状病毒科的水泡性口炎病毒敏感，而 MDA5 对小 RNA 病毒敏感（Kato et al.，2006；Yoneyama and Fujita，2008）。某些病毒的蛋白质，如副黏病毒的 V 蛋白能与 MDA5 相互作用，病毒采用了一种措施来逃避宿主的监视。

二、RLR家族的进化与遗传演化关系

对RIG-Ⅰ的PRR分子研究主要集中在哺乳动物上，而在其他动物上研究很少。最近对紫色海胆的基因组研究发现，其含有多个推测的RIG-Ⅰ样同系物，可能存在于无脊椎动物（Hibino et al.，2006）。而且发现，MDA5可能比RIG-Ⅰ出现得更早，其结构域的排列可能通过独立的结构域嫁接方式形成，而非由单一基因的复制事件形成（Sarkar et al.，2008）。

（一）基因序列的遗传演化关系

用RIG-Ⅰ蛋白序列对脊椎动物基因组，或表达序列标签数据库进行BLAST分析发现，在有爪蟾蜍存在一个推测的全长的RIG-Ⅰ同系物，而在鸡中不存在（表6-3）。推测的蟾蜍RIG-Ⅰ长945个氨基酸，与人的一致性达43.6%，均具有一个在中间的DExD/H结构域和在C端解旋酶结构域的保守区。同时，在N端也存在很少有的同源性的CARD。在斑马鱼基因组发现了一个编码628个氨基酸蛋白的RIG-Ⅰ样基因，比哺乳动物和两栖类动物的少300个氨基酸，其位于23号染色体。虽然在N端含有一个DExD/H结构域和一个CARD，但缺乏经典的解旋酶c（HELICc）结构域。由于没有预测到RIG-Ⅰ匹配的EST，因此斑马鱼的RIG-Ⅰ蛋白是否具有功能还不能确定。在日本河鲀（Japanese pufferfish）、河鲀（tetraodon）、鳉（medaka）和棘鱼（stickleback）等EST或基因组数据库中也都没有发现RIG-Ⅰ的同系物。

表6-3　脊椎动物与非脊椎动物RIG-Ⅰ、MDA5、LGP2、DICER和eIF4A同系物间的比较（Zou et al.，2009）

基因名称	GenBank/ EST	蛋白大小	与人类的一致性/相似性/%
RIG-Ⅰ			
Human（人类）	NM_014314	925	100/100
Xenopus（非洲爪蟾）		945	43.6/64.2
Zebrafish（斑马鱼）		628	25.9/41.3
MDA5			
Human（人类）	NM_022168	1025	100/100
Chicken（鸡）	XM_422031	1285	47.8/58.8
Xenopus（非洲爪蟾）		1003	53.3/69.2
Zebrafish（斑马鱼）	XM_689032	1219	34.5/52.4
Stickleback（棘鱼）		1008	47.1/64.3
Medaka（青鳉）		987	47/65.9
Fugu（河鲀）		1000	44.7/63
Tetraodon（鲀）		1038	42.6/63
LGP2			
Human（人类）	NM_024119	678	100/100
Chicken（鸡）		588	43.6/59.1
Xenopus（非洲爪蟾）		588	46.8/61.8
Zebrafish（斑马鱼）	XM_001920601	682	40.8/62.5
Stickleback（棘鱼）		681	47.2/68.9
Medaka（青鳉）		673	47.4/66.1
Fugu（河鲀）		671	46.2/64.7
Tetraodon（鲀）		680	47.7/65.9
Dicer			
Human（人类）	NM_177438	1922	100/100
Chicken（鸡）	NM_001040465	1921	92.0/96.0
Xenopus（非洲爪蟾）		422	18.9/20.6

续表

基因名称	GenBank/ EST	蛋白大小	与人类的一致性/相似性/%
Zebrafish（斑马鱼）	XM_678382	1975	75.5/84.4
Stickleback（棘鱼）		1901	75.9/84.5
Medaka（青鳉）		1905	76.5/85.2
Fugu（河鲀）		1896	75.8/84.4
Tetraodon（鲀）		1915	75.8/85.0
Sea urchin（海胆） DICER	XM_785801	1850	41.0/60.1
Caenorhabditis elegans（秀丽隐杆线虫）DRH1	NM_068617	1037	14.2/27.5
Caenorhabditis elegans（秀丽隐杆线虫） DRH2		956	14.4/26.1
Caenorhabditis elegans（秀丽隐杆线虫） DRH3	NM_059760	1119	15.8/28.7
Caenorhabditis elegans（秀丽隐杆线虫） DCR1	NM_066360	1845	33.7/53.3
Drosophila（果蝇）DCR1	NM_079729	2249	32.0/50.1
Jewel wasp（黄蜂） DICER1	XM_001605237	1917	37.3/59.5
eIF4A			
Human（人类）eIF4	BT019879	407	100/100
Chicken（鸡）eIF4A2	NM_204549	407	90.4/96.3
Xenopus（非洲爪蟾）eIF4A	NM_001011139	406	94.8/98.5
Zebrafish（斑马鱼）eIF4A1a	NM_198366	406	89.4/96.8
Zebrafish（斑马鱼）eIF4A1b	NM_201510	406	89.2/97.1
Stickleback（棘鱼）eIF4A1		406	89.7/97.3
Medaka（青鳉）eIF4A1		405	89.7/97.3
Fugu（河鲀）eIF4A1		406	78.9/90.4
Tetraodon eIF4A1		292	55.6/64.9
Drosophila（果蝇）eIF4A	NM_164668	403	72.1/86.7
Sclerotinia sclerotiorum（核盘菌）eIF4A	XM_001594601	398	74.7/86.5
Botryotinia fuckeliana（灰葡萄孢霉） eIF4A	XM_001561331	398	74.4/86.5
无脊椎动物 RIG-Ⅰ样基因			
Sea urchin（海胆）RIG-I	XM_791516	960	26.4/47.8
Sea urchin（海胆）RIG-I	XM_001176480	823	23.8/43.2
Sea urchin（海胆）RIG-I	XM_001203626	303	11.8/19.2
Sea urchin（海胆）RIG-I	XM_775381	968	29.3/50.3
Sea urchin RNA helicase（海胆 RNA 解旋酶）	XM_792644	996	21.4/41.0
Sea urchin RNA helicase（海胆 RNA 解旋酶）	XM_001198571	480	16.1/26.4
Sea urchin RIG-Ⅰ	XM_778463	927	28.7/49.7
Sea urchin RNA helicase（海胆 RNA 解旋酶）	XM_778903	870	27.2/48.6
Sea urchin RIG-Ⅰ（海胆 RIG-Ⅰ）	XM_782035	209	10.7/14.5
Sea urchin RIG-Ⅰ（海胆 RIG-Ⅰ）	XM_777329	1051	19.9/39.7
Nematostella vectensis（海葵）RIG-Ⅰ/MDA5 样基因	XM_001636292	672	26.3/41.0
Nematostella vectensis（海葵）RIG-Ⅰ/MDA5 样基因	XM_001639190	689	25.5/41.7

与 RIG-Ⅰ不同，在鱼类、两栖类、鸟类和哺乳动物所有脊椎动物都发现了 MDA5 的同系物（表 6-3）。MDA5 由具单一拷贝的基因编码，推导的蛋白质具有相当大的范围（987～1285aa）。除了保守的 DExD/H 结构域和 HELICc 结构域外，在 N 端还有两个串联的 CARD，除斑马鱼外，所有脊椎动物的 MDA5 分子都比较保守，其中靠近 N 端的 CARD（第一个 CARD）间的差异比第二个 CARD 更大（表 6-3）。

LGP2 是一个缺乏 CARD 但具有一个 DExD/H 结构域和 HELICc 结构域的接头蛋白，其与 RIG-Ⅰ和 MDA5 蛋白的相应基序同源。它与 RIG-Ⅰ和 MDA5 竞争病毒源 RNA 的 PAMP 配体，但由于缺乏 CARD 不能与其下游信号转导的蛋白质相互作用，因此它是 RIG-Ⅰ/MDA5 直接抗病毒反应的一个负向调控物。LGP2 作为单一拷贝基因，与 MDA5 共存于脊椎动物中，但在每个物种中它与 MDA5 位于不同的染色体上。在非哺乳动物物种中，推导的 LGP2 蛋白由 588～682 个氨基酸组成，明显短于 RIG-Ⅰ和 MDA5 蛋白。LGP2 的 DExD/H 结构域和 HELICc 结构域与 MDA5 的相应结构域，比与 RIG-Ⅰ的具有更高的同源性。LGP2 的 DExD/H 结构域与 MDA5 对应结构域的一致性在 33.4%～55.3%，高于 RIG-Ⅰ蛋白（22.3%～39.8%）。同样，LGP2 的 HELICc 结构域与 MDA5 的一致性高达 47.6%～66.7%，而与 RIG-Ⅰ的仅为 31.7%～48.7%。

在海胆基因组嫁接调查中发现，编码 RIG-Ⅰ/MDA5/LGP2 的 RNA 解旋酶蛋白同系物的基因有 12 个（Hibino et al.，2006），其中一些推导的蛋白质除含 DExD/H 和 HELICc 结构域外，还含有 CARD。用人类的 MDA5 蛋白序列为诱饵，从海葵（*Nematostella vectensis*）的基因组数据库中获得了一个部分同源序列。后用这个部分序列搜索 NCBI 数据库，获得了两个毗连群（contig），其分别编码两个推断的 RIG-Ⅰ/MDA5/LGP2 同系物。这两个同系物蛋白分别为 672 个氨基酸和 689 个氨基酸长，与 LGP2 的长度相似。对其功能基序的预测发现，含有一个 DExD/H 结构域和一个 HELICc 结构域，但不含 N 端的 CARD。它与 RIG-Ⅰ的一致性为 17.4%～26.3%，与 MDA5 的一致性为 21.7%～32.4%，与 LGP2 的一致性为 25.3%～36.3%。

（二）基因同线性的遗传演化关系

通过系统分析无脊椎动物、鱼类、两栖类、鸟类和人类的基因组序列，来确认 RIG-Ⅰ、MDA5 和 LGP2 基因是否在进化上保守。在非洲蟾蜍，鉴定有 RIG-Ⅰ基因座，除 ACO1 基因外邻近 RIG-Ⅰ的基因与人的不相同（图 6-9a）。在非洲蟾蜍基因组数据库中，由于缺乏 RIG-Ⅰ基因座的上游区序列，RIG-Ⅰ与 TOPORS 基因从仍需进一步确定。在斑马鱼，RIG-Ⅰ基因位于 TOPORS 基因的下游，而人类 RIG-Ⅰ基因与 TOPORS 邻近。与斑马鱼相比，显然棘鱼基因组缺乏 RIG-Ⅰ。由于没有完整的基因组序列资料，在河鲀、鳉和鸡中未能鉴定到 RIG-Ⅰ基因。在从鱼类到人类的脊椎动物物种中，MDA5/LGP2 的基因同线性是很保守的（图 6-9b，图 6-9c）。在非洲蟾蜍、鸡和人类基因组中，以相同顺序和转录方向出现的 8 个基因，在棘鱼、河鲀和鳉中其围绕在 MDA5 的周围。在斑马鱼基因组中，很少有保守的基因具同线性，只有 4 个保守的邻居基因出现在 MDA5 基因座周围。同样，在脊椎动物进化过程中，LGP2 基因座的基因组成和排列显示出明显的保守性。

在无脊椎动物海鞘中，含有 RIG-Ⅰ/MDA5 原型同系物的两个基因座，发现在其下游存在 2 个独立的基因，编码两个 CARD 样分子。推测紫色海胆基因组也有 12 个 RIG-Ⅰ/MDA 样基因（Hibino et al.，2006），这说明其可能含有与 RIG-Ⅰ/MDA5 样基因相应的基因座。

（三）基因系统进化的遗传演化关系

现认为，RIG-Ⅰ、MDA5 和 LGP2 是通过解旋酶 C 端结合 RNA 分子的，是含一个 RNA 解旋酶 C 结构域和一个 DExD/H 结构域的密切相关蛋白，其均是 dsRNA 特异的核糖核酸内切酶（Dicer）和延伸起始因子（eIF4A）。Dicer 是 RNasepol Ⅲ家族成员能切割 dsRNA 为短的 dsRNA 片段即小干扰 RNA 能够特异性地切割互补的病毒 RNA，而 eIF4A 主要参与翻译，以及前体 mRNA 的剪切和核糖体生物合成等其他过程。系统进化分析表明，在非脊椎动物 Dicer（DRH）、RIG-Ⅰ、MDA5 和 LGP2 中，Dicer 和 eIF4A 构成了两个不同的进化分支（图 6-10）。显然，Dicer 与 RIG-Ⅰ、MDA5 和 LGP2 相关祖先的遗传距离比 eIF4A 的更远。比较 Dicer 和 eIF4A，秀丽隐杆线虫的 DRH 即 Dicer 与海胆的一些 RIG-Ⅰ/MDA 样蛋白，即脊

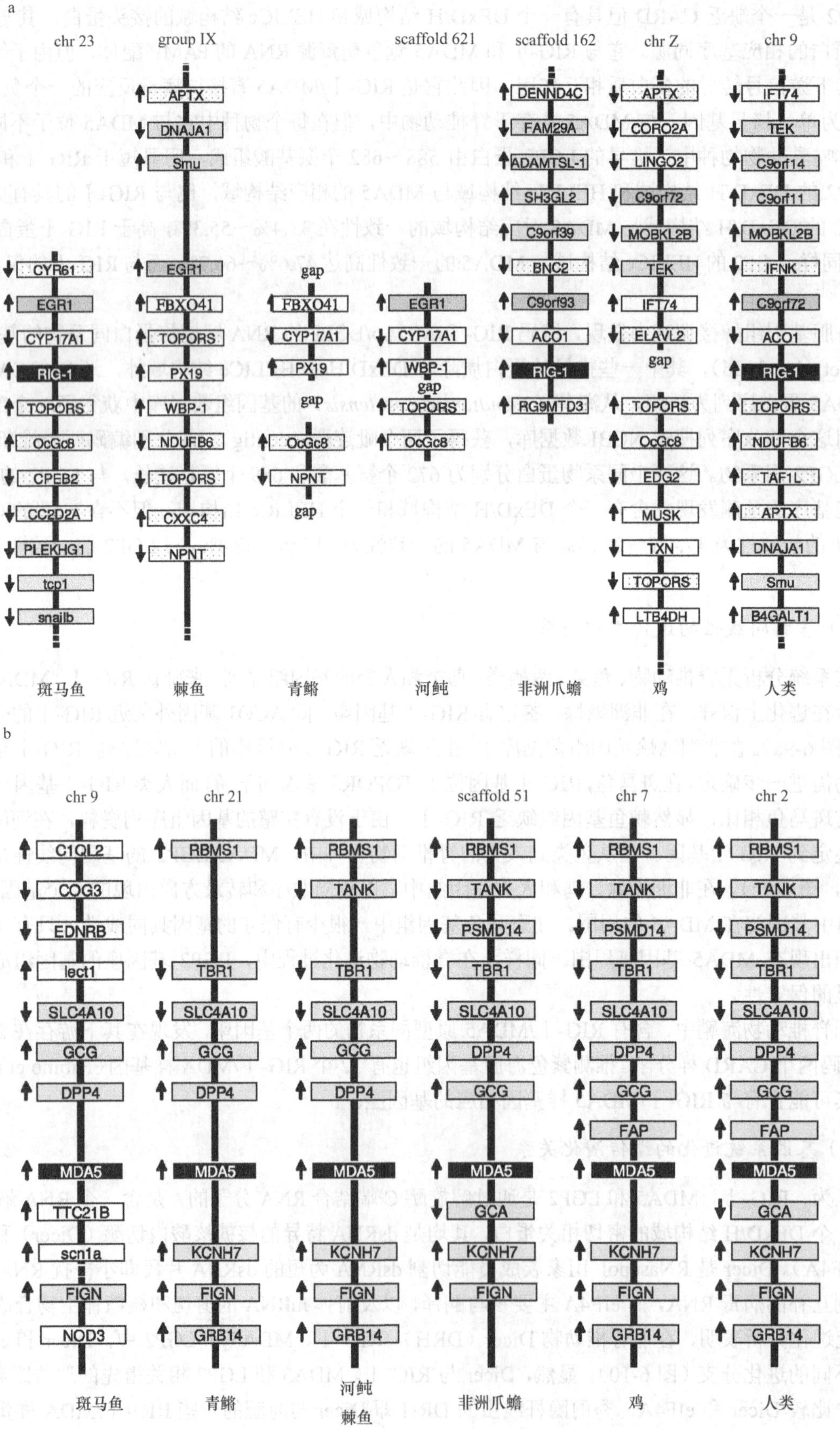
a
chr 23
group IX
scaffold 621
scaffold 162
chr Z
chr 9
CYR61
EGR1
CYP17A1
RIG-1
TOPORS
OcGc8
CPEB2
CC2D2A
PLEKHG1
tcp1
snailb
APTX
DNAJA1
Smu
EGR1
FBXO41
TOPORS
PX19
WBP-1
NDUFB6
TOPORS
CXXC4
NPNT
gap
FBXO41
CYP17A1
PX19
gap
OcGc8
NPNT
gap
EGR1
CYP17A1
WBP-1
gap
TOPORS
OcGc8
DENND4C
FAM29A
ADAMTSL-1
SH3GL2
C9orf39
BNC2
C9orf93
ACO1
RIG-1
RG9MTD3
APTX
CORO2A
LINGO2
C9orf72
MOBKL2B
TEK
IFT74
ELAVL2
gap
TOPORS
OcGc8
EDG2
MUSK
TXN
TOPORS
LTB4DH
IFT74
TEK
C9orf14
C9orf11
MOBKL2B
IFNK
C9orf72
ACO1
RIG-1
TOPORS
NDUFB6
TAF1L
APTX
DNAJA1
Smu
B4GALT1
斑马鱼
棘鱼
青鳉
河鲀
非洲爪蟾
鸡
人类
b
chr 9
chr 21
scaffold 51
chr 7
chr 2
C1QL2
COG3
EDNRB
lect1
SLC4A10
GCG
DPP4
MDA5
TTC21B
scn1a
FIGN
NOD3
RBMS1
TBR1
SLC4A10
GCG
DPP4
MDA5
KCNH7
FIGN
GRB14
RBMS1
TANK
TBR1
SLC4A10
GCG
DPP4
MDA5
KCNH7
FIGN
GRB14
RBMS1
TANK
PSMD14
TBR1
SLC4A10
DPP4
GCG
MDA5
GCA
KCNH7
FIGN
RBMS1
TANK
PSMD14
TBR1
SLC4A10
DPP4
GCG
FAP
MDA5
KCNH7
FIGN
GRB14
RBMS1
TANK
PSMD14
TBR1
SLC4A10
DPP4
GCG
FAP
MDA5
GCA
KCNH7
FIGN
GRB14
斑马鱼
青鳉
河鲀
棘鱼
非洲爪蟾
鸡
人类

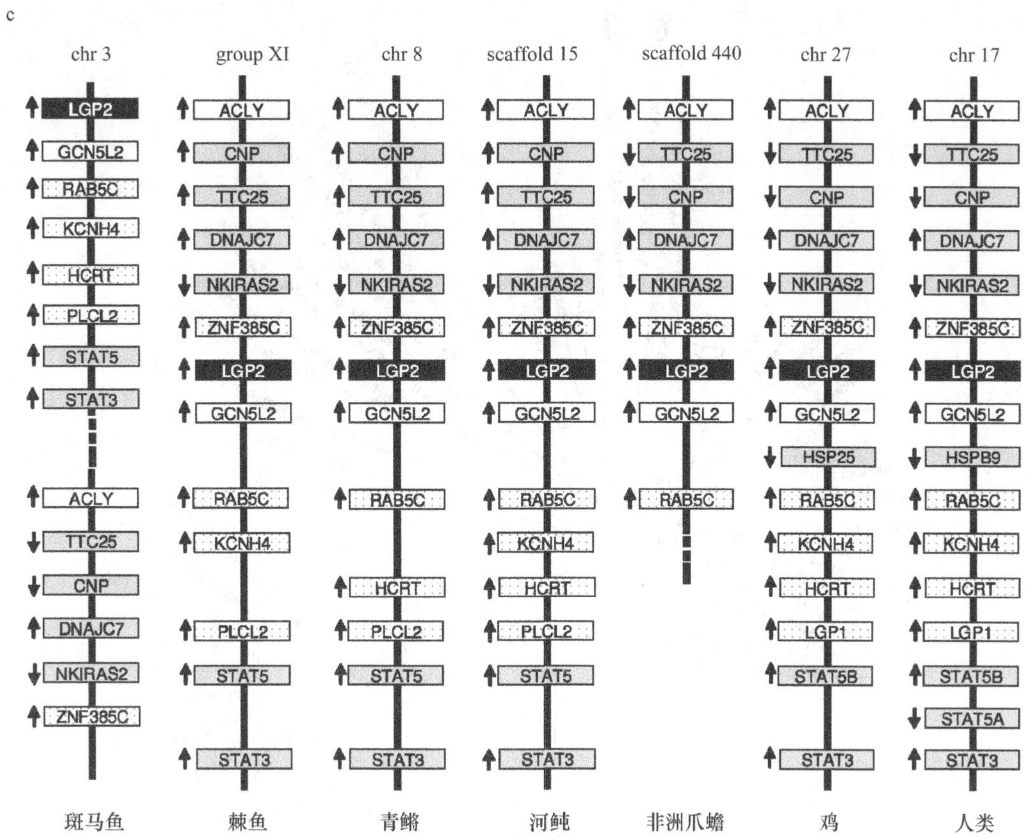

图 6-9　脊椎动物 RIG-Ⅰ（a）、MDA5（b）和 LGP2（c）的基因同线性比较分析（Zou et al.，2009）

椎动物原型的遗传距离更近。在 RIG-Ⅰ分支内部，两个 RIG-Ⅰ样同系物来自海鞘，两个来自海胆，以及来自斑马鱼、蟾蜍和哺乳动物的 RIG-Ⅰ分子，说明 RIG-Ⅰ基因已在非脊椎动物中出现。事实上，RIG-Ⅰ同系物在许多鱼类物种中缺乏，这提示 RIG-Ⅰ基因在某些鱼类谱系中已丢失。脊椎动物源的 LGP2 和 MDA5 蛋白构成了两个明显的邻近群，说明它们可能分离于一个共同的祖先，这个祖先可能是源于非脊椎动物或早期脊椎动物的一个 RIG-Ⅰ样分子。

（四）分子结构域的遗传演化关系

对 RLR 家族分子结构域分析显示，经典的解旋酶 C 结构域包括有 RIG-Ⅰ、MDA5、LGP2、Dicer 和 eIF4A 5 种 DExD/H 解旋酶类型（表 6-4，图 6-8，图 6-11）。构效分析发现，在 RIG-Ⅰ、Dicer 和 eIF4A 分子的中部证实存在负责结合和水解 ATP 的 DExD/H 盒，同样在 MDA5 和 LGP2 的相应部位也发现了细菌Ⅲ型限制酶（Res Ⅲ）的一个保守的限制性结构域，其与 RIG-Ⅰ的 DExD/H 盒有一定的同源性。除蟾蜍和斑马鱼的 RIG-Ⅰ含有单一的 CARD（对应于人的第二个 CARD）外，在 RIG-Ⅰ和 MDA5 的 N 端都含有两个 CARD。一般情况下，N 端 CARD1 的保守性比 CARD2 低。RIG-Ⅰ CARD2 的 *E* 值在 0.43～3.7，显著高于 MDA5（0.002~2.4e-18），说明不同的脊椎动物群的 CARD 结构域在遗传上明显分离。此外，鸡、蟾蜍和鱼的许多 MDA5 蛋白，其 C 端区的一个片段含有一个与 4 个半胱氨酸（C4）型的转录因子（TF）IIS 中心结构域相关的结构域（*E* 值 0.51～8.60）。人类 RIG-Ⅰ的 C 端区包含一个结构域，在遗传上其远离 C4 型锌指结构域，能结合具有锌离子的 dsRNA 和 5′三磷酸病毒 RNA（Cui et al.，2008；Saito et al.，2008）。

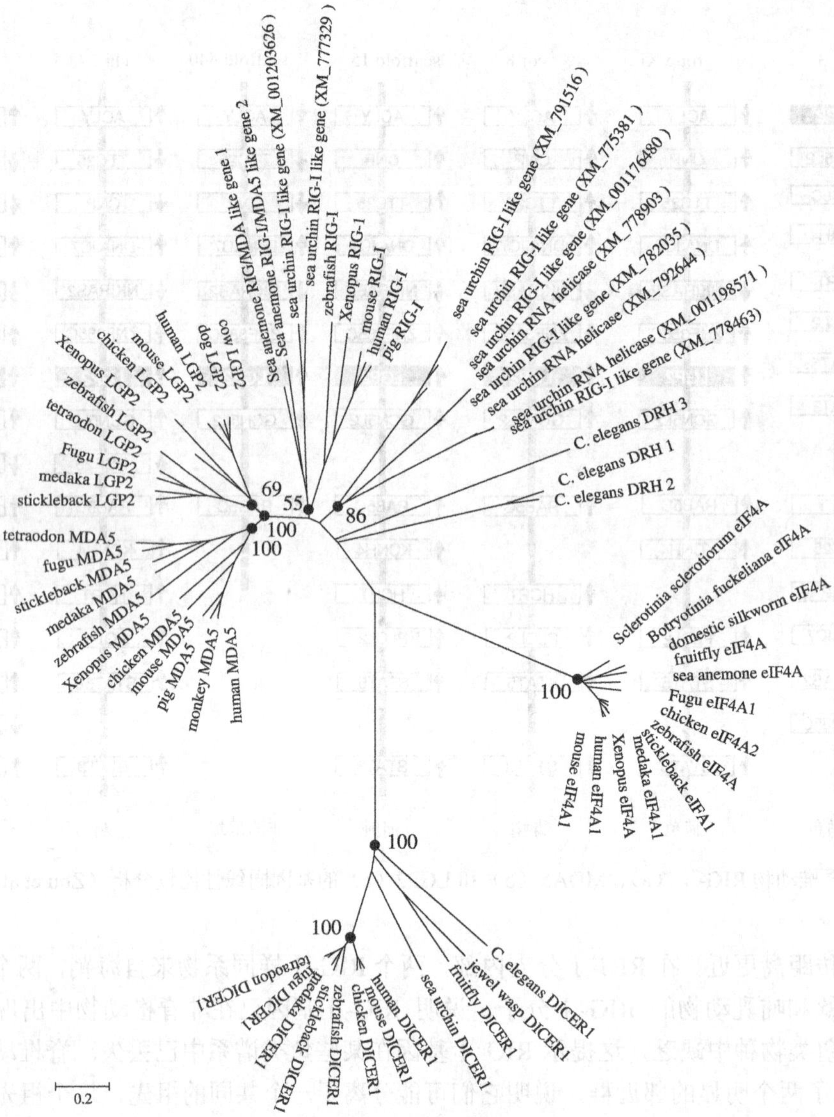

图 6-10 DExD/H 盒 RNA 解旋酶的遗传进化树分析（Zou et al.，2009）

已知或预测的 RIG-Ⅰ、MDA5、LGP2、eIF4A 和 Dicer 全长蛋白质序列的多重比对（CLUSTALW http://www.ebi.ac.uk）和遗传进化树分析（Mega3.1 软件），序列信息见表 6-3

表 6-4 RLR 家族不同物种关键结构域的预测（Zou et al.，2009）

	GenBank 获取号	CARD1	CARD2	Res Ⅲ	DExD/H	HELICc	TFIIS-C
RIG-Ⅰ							
Human（人类）	O95786	1～87	104～191（0.69）		244～420（7.1e-14）	655～734（9.2e-15）	
Xenopus（非洲爪蟾）	ENSXETP00000020202		103～189（0.43）		303～434（1.6e-10）	723～785（1.3e-13）	
Zebrafish（斑马鱼）	ENSDARP00000058175（partial）		103～186（3.7）		246～268（0.019）		
MDA5							
Human（人类）	Q9BYX4	7～97	115～200（2.4e-18）	305～493（3.2e-22）		743～826（1.1e-20）	
Chicken（鸡）	XP_422031	37～90（15）	112～198（7.8e-06）	298～485（4.8e-20）		717～800（5.6e-21）	936～944（0.51）

续表

	GenBank 获取号	CARD1	CARD2	Res Ⅲ	DExD/H	HELICc	TFIIS-C
Xenopus（非洲爪蟾）	ENSXETP00000028841	12～97（0.073）	142～198（0.002）	299～487（7.7e-20）		719～802（1.1e-21）	938～946（8.6）
Fugu（河鲀）	ENSTRUP00000003254	10～96（0.072）	110～196（3.2e-05）	300～488（6.4e-15）		711～794（1.6e-19）	930～939（1.1）
LGP2							
Human（人类）	NP_077024				4～178（1.3e-13）	392～475（3.3e-21）	
Chicken（鸡）	ENSGALP00000005315			1～116（4.3e-05）			521～532（3.7）
Xenopus（非洲爪蟾）	ENSXETP00000004920			1～173（1.5e-17）		395～478（7.8e-24）	
Fugu（河鲀）	ENSTRUP00000040150			3～172（8.5e-19）		396～477（9.3e-20）	
DICER							
Human（人类）	NP_803187				45～207（1.9e-08）	499～556（7.7e-17）	
Chicken（鸡）	NP_001035555				45～207（5.1e-10）	499～556（7.7e-17）	
Xenopus（非洲爪蟾）	ENSXETP00000050382（partial）				35～209（6.9e-06）		
Fugu（河鲀）	ENSTRUP00000014961				46～217（7.3e-06）	499～556（7.7e-17）	
eIF4A							
Human（人类）	AAV38682				56～223（2.5e-63）	291～367（1.3e-35）	
Chicken（鸡）	NP_989880				57～224（6.7e-62）	292～368（6.5e-36）	
Xenopus（非洲爪蟾）	NP_001085314				56～223（1.1e-62）	291～367（6.5e-36）	
Fugu（河鲀）	ENSTRUP00000005018				56～223（5.7e-59）	291～367（3.6e-36）	

注：每个结构域氨基酸的位置已列出，其 E 值在括号内

对结构域的进一步分析发现，DExD/H 盒和 Res Ⅲ结构域包括一个很保守的 DECH 基序。DExD/H 盒和 Res Ⅲ结构域的结构总体上很相似，在每个侧面均具有由 α 螺旋夹心化的 β 片层。除人 MDA5 Res Ⅲ结构域具有 4 个 β 链外，在人的 RIG-Ⅰ DExD/H 盒和 MDA5/LGP2 Res Ⅲ结构域都含有按相同方向排列的 6 个 β 链。相反，在所有结构域中，一些预测的 α 螺旋的变化是显著的。虽然，MDA5 TFIIS 结构域与人类 TFIIS 中心区内 C4 型锌指结构域的相似性较低，但 3D 模型显示两者具有明显的结构相似性（图 6-12）。对 RIG-Ⅰ/MDA5 蛋白 C 端区三维结构模型分析发现，在整个脊椎动物中都具有一个保守的 C4 型锌指结构域，这与对人的研究结果一致（Cui et al.，2008）。值得注意的是，4 个半胱氨酸是以紧密的物理接触方式，在结构域的表面形成一个保守的口袋而捕获锌离子。然而，半胱氨酸的排列在人的 TFIIS-C 结构域和RIG-Ⅰ/MDA5 结构域是不同的(图 6-12)。除C4 型锌指结构域外，RIG-Ⅰ的C端区和MDA5 TFIIS 结构域还含有另外一个明显的 β 链结构，以支撑 C4 型口袋形状。

三、生物学功能遗传演化趋势

在哺乳动物中，RIG-Ⅰ样解旋酶家族成员在识别病毒核酸中发挥中枢性的作用。dsRNA 是双链基因组和部分具有二级结构的单链 RNA 病毒的遗传成分，它可以在病毒复制和 RNA 代谢过程中产生，dsRNA

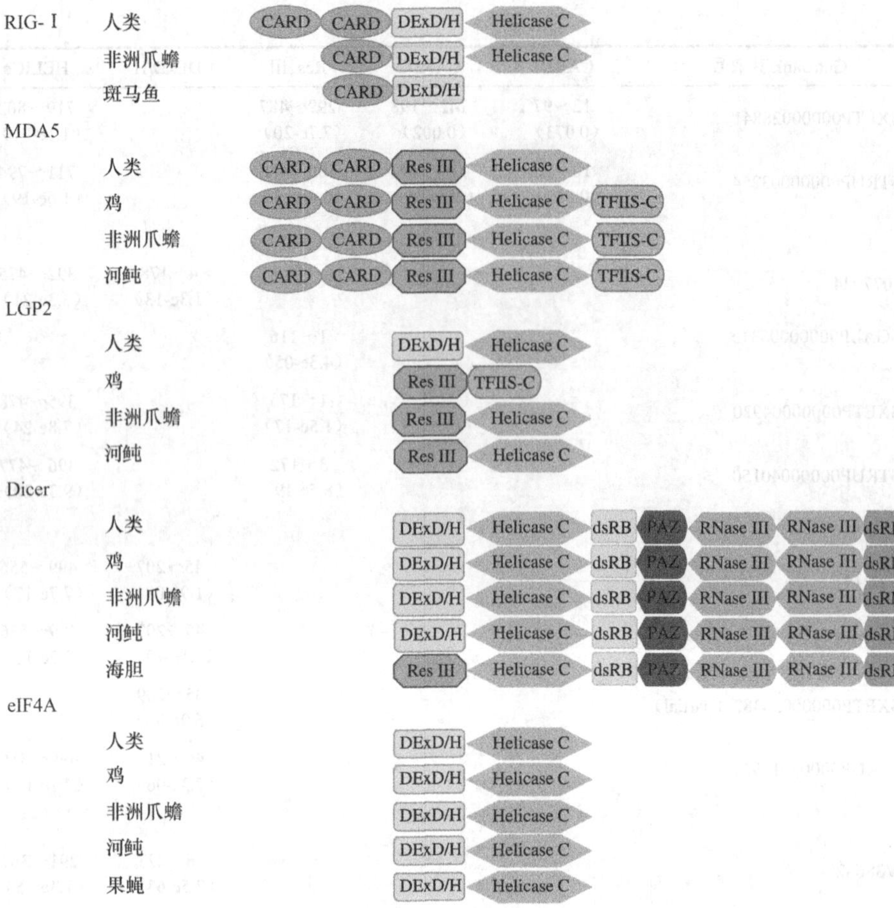

图 6-11 RIG-Ⅰ、MDA5、LGP2、Dicer 和 eIF4A 的关键功能结构域预测（Pfam HMM 软件）（Zou et al.，2009）（彩图请扫封底二维码）

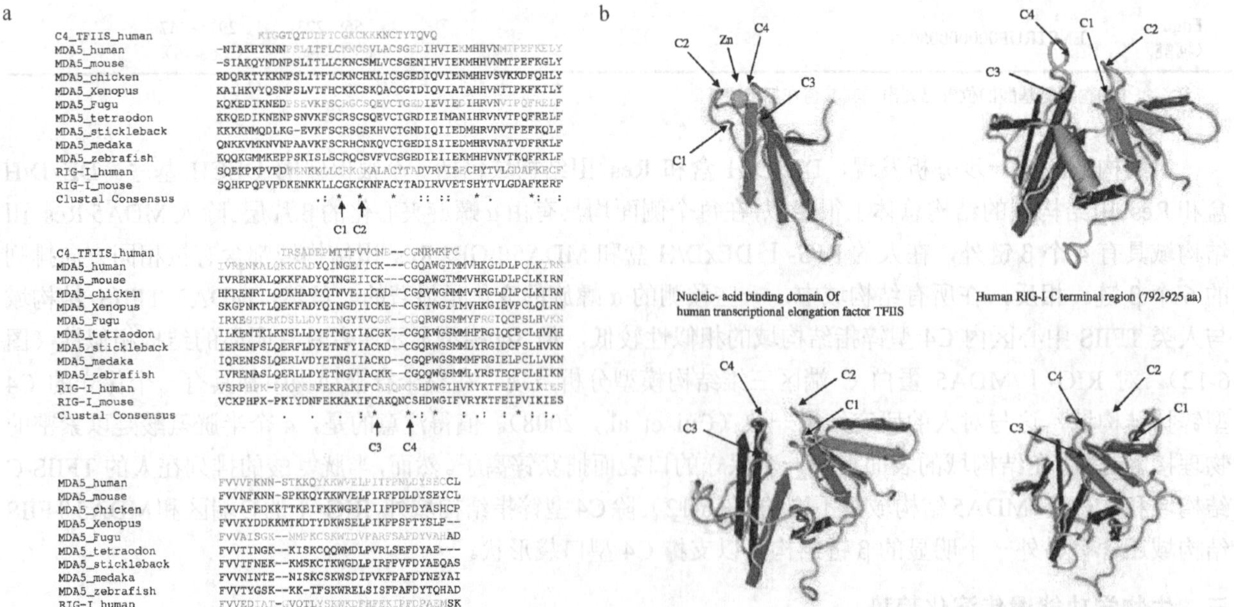

图 6-12 TFIIS 结构域的多重比对（a）和结构模型（b）（Zou et al.，2009）（彩图请扫封底二维码）

*代表相同的氨基酸；: 代表相似的氨基酸；在三维结构中半胱氨酸（C1～C4）与锌（Zn）结合有关；绿色代表螺旋；紫色或深蓝色代表链；浅蓝色代表环

的这个性质使它成为宿主 PRR 主要的初期靶标。经典的双链 RNA 结合结构域通常被一些细胞质的 PRR 如 PKR 所使用，作为监测器以感知病毒的出现。Dicer 蛋白也含有两个 dsRNA 结合结构域（dsRBD）以捕获 dsRNA 分子。现在研究证实，存在于 MDA5 但不存在于 LGP2 中的一个锌指结构域，与转录因子 TFIIS 相似，与 RIG-Ⅰ C 端区具有中度同源性。而且鉴定发现，负责原核生物限制性的一个相当保守的Ⅲ型限制酶结构域，存在于 MDA5 的中间和 LGP2 的 N 端，但在 RIG-Ⅰ分子没有预测到这个结构域。推测这两个结构域可能是与病毒 PAMP 相互作用的潜在结合结构域。

一个惊人发现是，相当保守的限制酶Ⅲ（Res Ⅲ）结构域存在于所有的 MDA5 和 LGP2 蛋白（除人类的 LGP2）。Res Ⅲ结构域在结构上与 DExD/H 结构域相似。在抗外源 DNA 生物的防御中，限制酶是原核生物 DNA 限制-修饰机制的重要组成部分（Dryden et al.，2001）。它们联合一个或两个修饰酶（DNA 甲基转移酶）保护细胞自我的 DNA 免受限制酶的切割。依据限制酶的识别序列和切割点的位置，将其分为 4 种类型。Ⅲ型限制酶识别短的 5～6bp 长的不对称 DNA 序列，并切割产生短的、单链的和含 5′突出末端的 25~27bp 下游序列。Ⅲ型限制酶含有 Res（限制）和 Mod（修饰）两个功能性的亚基，分别特异性地对未甲基化的双链外源 DNA（Res 亚基）进行酶切，并保护自我 DNA 免遭甲基化（Mod 甲基）的破坏。在 MDA5 和 LGP2 预测到的 Res Ⅲ结构域，与细菌的 Res Ⅲ结构域具有高度的同源性和相似的保守性。MDA5/LGP2 也与细菌和酵母中的 RNA 核酸内切酶 Dicer 及 Dicer 样解旋酶的 RNasepol Ⅲ结构域相似，这种解旋酶能加工 dsRNA 成 21～23nt 长的 3′突出 2nt 的小 RNA（Nicholson and Nicholson，2002；Prakash et al.，2005）。

锌指结构域能结合 DNA、RNA、蛋白质和类脂等广泛的靶标。TFIIS 的 C 端锌指结构域，现证实是结合和加工 RNA 必需的（Jeon et al.，1994）。在研究 RIG-Ⅰ、MDA5 和 LGP2 分子基因的起源和进化中发现（图 6-13），RIG-Ⅰ样基因存在于海葵和海胆基因组中，提示它们共同起源于编码不同核心结构域的

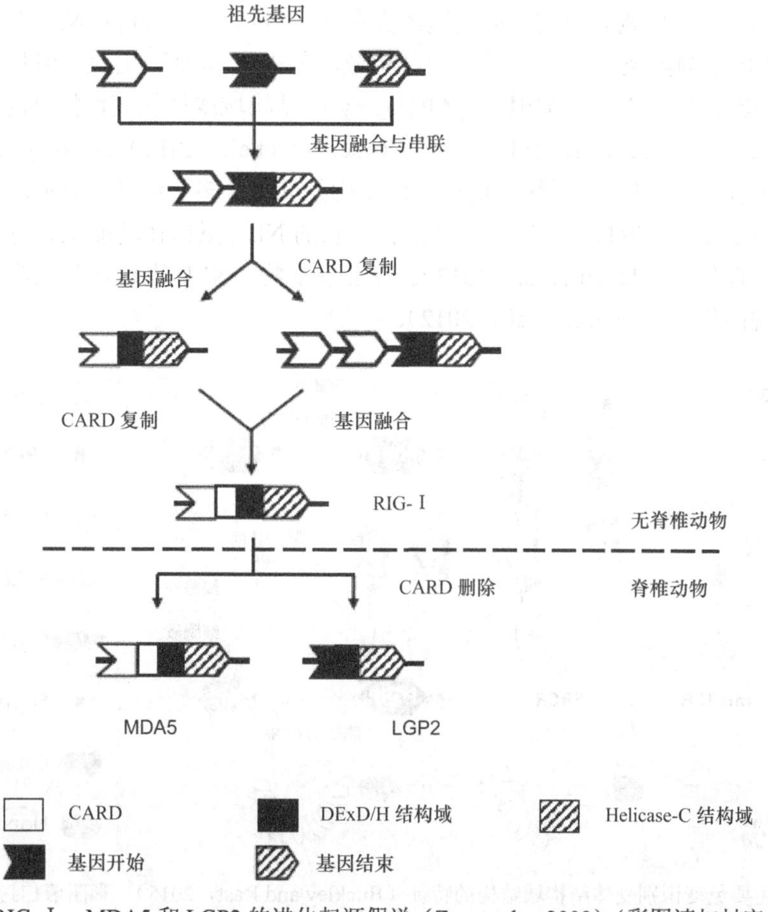

图 6-13　RIG-Ⅰ、MDA5 和 LGP2 的进化起源假说（Zou et al.，2009）（彩图请扫封底二维码）

一个共同的无脊椎动物祖先基因（Hibino et al.，2006）。在海鞘基因组中，具有 RIG-Ⅰ样基因，但无 CARD 的两个 CARD 基因的串联簇，为 RIG-Ⅰ、MDA5 和 LGP2 在进化过程中如何通过基因融合、结构域复制和结构域删除提供了有力的证据（图 6-13），支持了在进化过程中 CARD1 是通过独立的移植而不是由 CARD2 拷贝复制而来的结论（Sarkar et al.，2008）。在后口无脊椎动物如海胆中，RIG-Ⅰ/MDA5 样基因显然得到了巨大的扩展，一些有差异的分子与脊椎动物的 RIG-Ⅰ分子有着密切的遗传关系（图 6-9）。由于脊椎动物的 RIG-Ⅰ而不是 MDA5 和 LGP2 在进化关系上能与无脊椎动物的祖先归为一类，因此推测 RIG-Ⅰ比 MDA5/LGP2 出现得早（Sarkar et al.，2008）。同时，从系统进化树可知，MDA5 与 LGP2 的进化关系比与 RIG-Ⅰ更密切，提示 MDA5 和 LGP2 起源于更近的基因复制事件。但目前的研究还不能确定，为什么 RIG-Ⅰ没有在所有的硬骨鱼中被发现。尽管编码部分 RIG-Ⅰ的一个推测基因存在于斑马鱼的基因组中，并且与蟾蜍和人类的 RIG-Ⅰ基因座具有保守的基因同线性关系，但它为什么不存在于其他鱼类中尚不得而知（图 6-9a）。由于基因组数据库中序列信息的有限性，在大量的鱼类 EST 序列中没有发现 RIG-Ⅰ，这可能是功能性的 RIG-Ⅰ基因已被一些硬骨鱼物种被丢失。

第四节　其他受体家族的比较生物学

一、NOD 样受体家族（NLR）的比较生物学

（一）NLR 的基本结构、家族成员及功能特征

1. NLR 的基本结构与功能特征

NLR（NOD-like receptor）是继 TLR 后被发现的第二个具有特征性免疫识别机制的受体超家族。NLR 是一个由具特征性的三部分结构域结构组成的胞质蛋白质，包括一个中间的 NACHT 核酸结合结构域、一个 C 端串联的 LRR 结构域及一个 N 端的效应结构域，其中 N 端是变化的，但具有典型的一个死亡结构域（DD）、caspase 级联活化与招募结构域（CARD）、pyrin 结构域或杆状病毒抑制的凋亡蛋白重复（BIR）结构域（Ting and Davis，2005；Fritz et al.，2006；Robertson et al.，2012）（图 6-14）。由于在植物基因组的免疫防御功能区也存在与 NLR 信号转导途径相似结构的受体和多个组件，揭示这些结构域具有古老的免疫作用（Maekawa et al.，2011，2012）。虽然来自动物的 NLR 蛋白在功能上具有明显的相似性，但这些分子可能独立地发挥作用（Jacob et al.，2013）。在哺乳动物，NLR 表达在肠上皮组织，在调节肠道免疫反应方面发挥关键的作用（Rubino et al.，2012）。

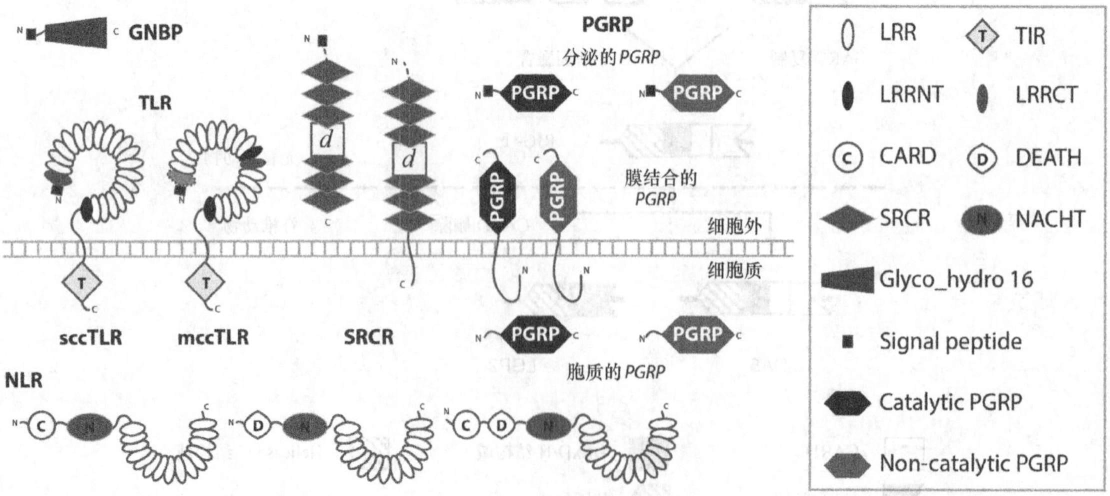

图 6-14　主要免疫识别受体结构域结构的特征（Buckley and Rast，2015）（彩图请扫封底二维码）

该图主要列举了 TLR、NLR、SRCR、PGRP 和 GNBP 结构域的结构，N 端和 C 端显示在每一种蛋白质结构上；*d* 代表含 SRCR 结构域的蛋白质

2. NLR 家族成员与基因扩展特征

哺乳动物基因组编码 20 多个 NLR 基因，其中在人类为 22 个 NLR，在小鼠为 34 个 NLR，可分为 5 个家族（图 6-7）。虽然这些 NLR 蛋白家族最初以其 NACHT 结构域定义，但在每个亚家族内也可用相同的效应结构域分类（Schroder and Tschopp，2010）。七鳃鳗基因组编码 34 个 NLR 基因，其中 3 个与哺乳动物的 NLR（NLRX1、NOD1/2 和 NLRC4）为同源基因（Smith et al.，2013）。这提示在有颌类和无颌类脊椎动物种系，NLR 家族经受了至少部分的趋异扩展。在脊椎动物内，这个家族的一个特别的扩展发生在硬骨鱼。对斑马鱼和两种河鲀的基因组分析，鉴定了一个新的硬骨鱼 NLR 家族，它由来自每个物种趋异扩展的几百个基因组成（Stein et al.，2007；Laing et al.，2008）。NLR 这个大的复杂的家族，揭示了天然免疫受体基因家族的扩展不仅仅限制在无脊椎动物中。

（二）NLR 的遗传演化与比较生物学

1. 后口动物 NLR 的遗传演化关系

与 TLR 相比，脊椎后口动物的 NLR 基因家族发生了显著的扩展（图 6-7）。在紫色海胆，编码 NLR 的基因家族包含 220 个以上成员（Hibino et al.，2006；Rast et al.，2006）。这些基因构成了 9 个亚家族，与哺乳动物系统一样高水平表达在肠道组织中。同样，在文昌鱼基因组含有 92 个基因模体，与脊椎动物 NLR 的结构域结构相似（Holland et al.，2008；Huang et al.，2008）。由于编码 NLR 的基因含有复杂的内含子/外显子结构，通常很难预测模拟，因此有可能低估了其数量。在海胆和文昌鱼，NLR 蛋白具有一个或两个 DD 或 CARD，代替了在哺乳动物 NLR 中发现的 pyrin 或 BIR 结构域（Messier-Solek et al.，2010）（图 6-14）。海胆和文昌鱼的大的 NLR 基因家族，在遗传演化上与脊椎动物的 NLR 不同，并且在这些种系中显然经受了独特的扩展（Lange et al.，2011）。

在 NLR 基因家族内的额外扩展已发生在基底部的后生动物物种中（图 6-7，图 6-14）。刺胞动物中的 *H. magnipapillata* 存在 290 个 NLR 基因模体，海葵（*N. vectensis*）存在 42 个 NLR 基因模体，海绵动物（*A. queenslandica*）存在 135 个 NLR 基因模体（Lange et al.，2011；Yuen et al.，2013）（图 6-14，图 6-15）。

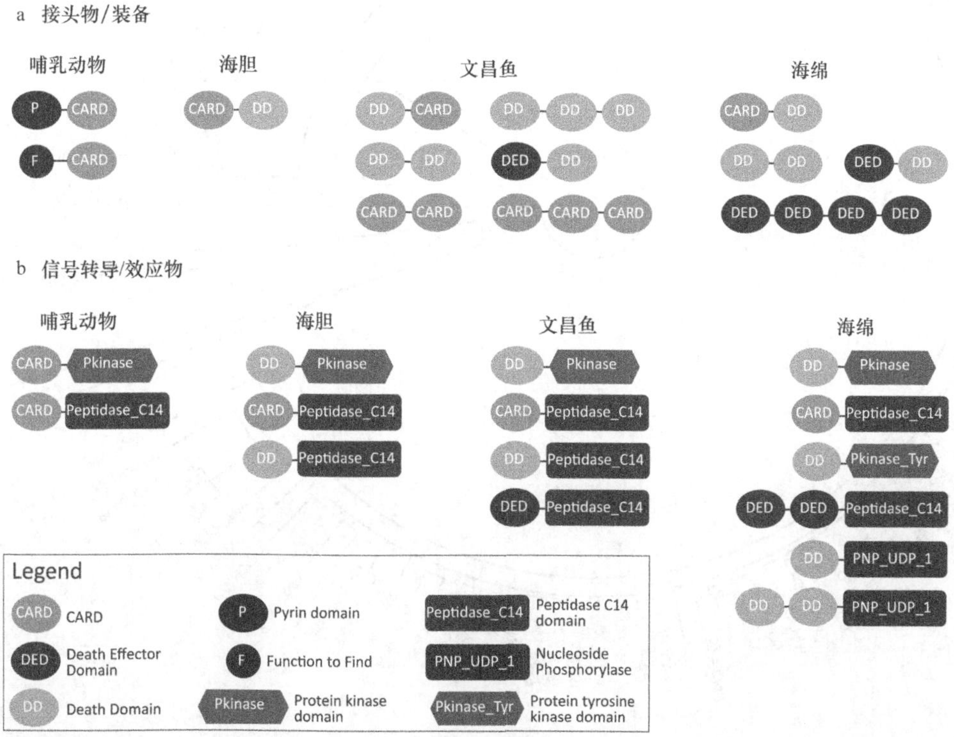

图 6-15 后口动物基因组编码的 NLR 接头及信号转导或效应蛋白的结构（Yuen et al.，2013）（彩图请扫封底二维码）

这些物种中的每个基因组序列都含有一个富集亮氨酸的 NACHT 结构域或密切相关的 NB-ARC 结构域。在水螅，NLR 蛋白缺乏富亮氨酸重复，在一些情况下其可被功能相似的三角形四肽重复（tetratricopeptide repeat，TPR）所代替。水螅 NLR 蛋白（HyNLR）的一个成员主要表达在内皮层，其通过抗微生物肽的表达可作为病原的一道坚固屏障（Bosch et al.，2009）。另外，HyNLR 也可适度上调针对 PAMP 刺激的反应。这些发现提示，趋异的这些分子在刺胞动物免疫系统中具有重要作用。

2. 原口动物 NLR 的遗传演化关系

原口动物基因组序列显示，NLR 重复性在这个种系中是高度可变的。果蝇和秀丽隐杆线虫完全缺乏 NLR 的同系物，结果导致了在所有原口动物中是缺乏 NLR 的结论，但在这个谱系最近鉴定出了一个复杂的遗传进化史（Yuen et al.，2013）（图 6-14，图 6-16）。后生动物 NLR 在遗传发生上分为两个大分支，其均由 NLR 的许多种分类群组成。环节动物多毛虫基因组含编码 55 个 NLR 成员的一个基因家族（图 6-7），其大多数成员在进化上与其他物种的 NLR 不同。有趣的是，哺乳动物 NAIP 和 NLRC5 的同系物也已被鉴定。两种不同的软体动物猫头鹰帽贝（owl limpet）（*L. gigantea*）和太平洋牡蛎（*Crassostrea gigas*）的基因组仅含有一个单一的 NLR 基因（图 6-7），而另外的双壳珍珠贝（*Pinctada fucata*）编码 45 个 NLR（Yuen et al.，2013）。在整个后生动物物种中，存在不同的 NLR 超家族，并在脊椎动物物种中得到扩展，是所有免疫识别受体中仅有的，而且惊奇的复杂性也存在于冠轮动物物种中。由于在形成哺乳动物的微生物群落时 NLR 具有明确的特征性功能，因此在其他动物门中其复杂性也可能发挥了相似的作用。

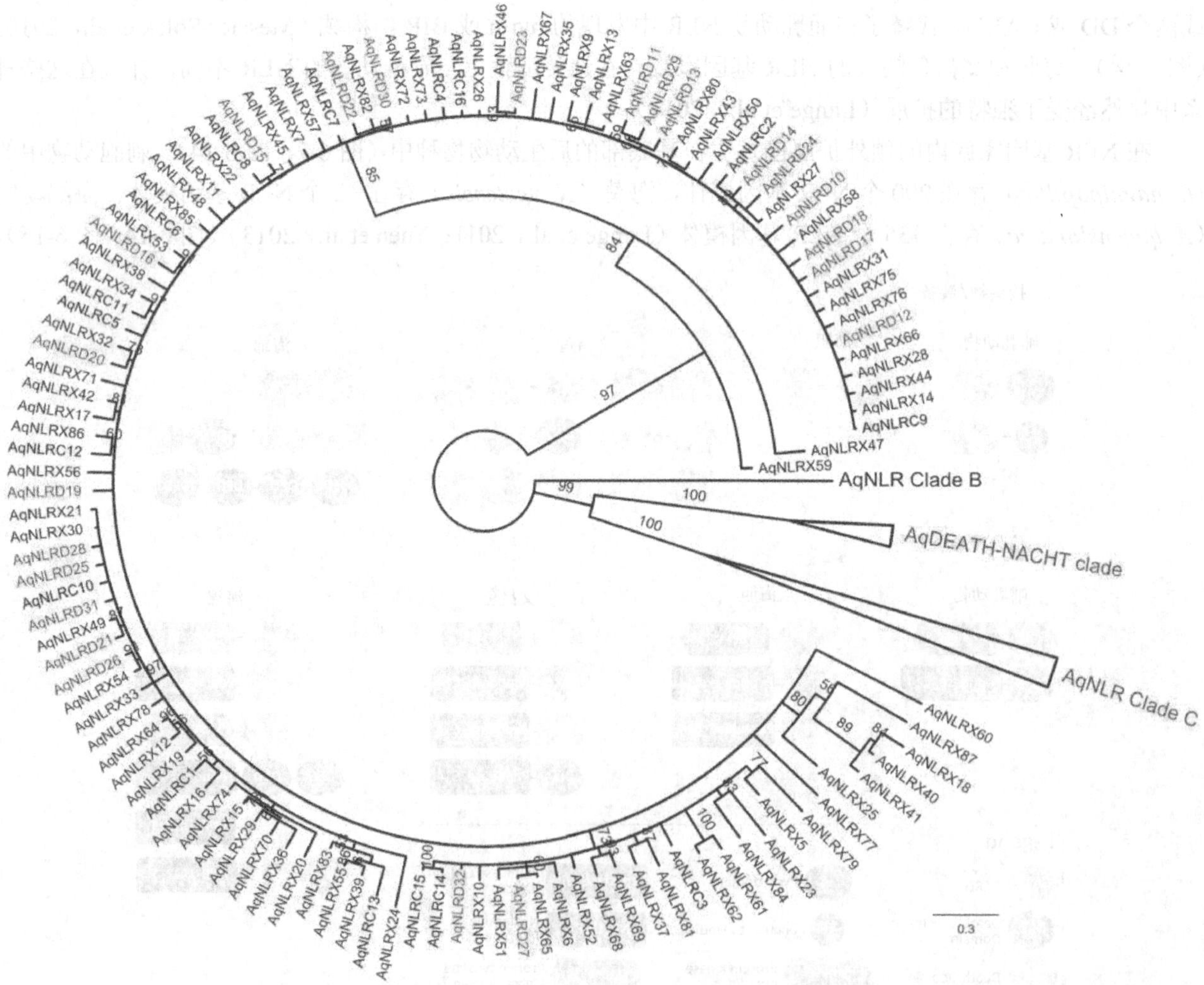

图 6-16 海绵 NLR 基因的遗传演化分析（Yuen et al.，2013）（彩图请扫封底二维码）

二、清道夫受体家族的比较生物学

（一）清道夫受体的基本结构、家族成员与功能特征

含 SRCR（scavenger-receptor cysteine rich，SRCR）结构域的分子简称清道夫受体（scavenger receptor），最初被定义为能识别和中和氧化的低密脂蛋白的膜相关受体（Buckley and Rast，2015）。已知这些蛋白质能结合广泛的配体，包括内源性蛋白及微生物标志物 LPS 和脂胞壁酸质（LTA）（Plüddemann et al.，2011）。与 TLR 和 NLR 不同，其具有特异的结构域结构。清道夫受体以其功能为基础进行定义，其为一个大的具有异源蛋白结构域结构的超家族蛋白。由于这个复杂结构，编码含 SRCR 结构域蛋白的基因很难从其基因组序列中准确被预测（图 6-7）。

在哺乳动物中，清道夫受体根据其结构域结构分为 8 类（Canton et al.，2013）。由于清道夫 I 类受体与非我识别相关，而且存在多个 SRCR 结构域，因此这里重点介绍。与鼠和牛的清道夫受体及海胆的精子活化肽受体比较，SRCR 结构域是一个短的（约 100aa）、富含半胱氨酸的蛋白元件。在人类，有 16 种 I 类清道夫受体，总计编码 81 个 SRCR 结构域。其中 CD163 由 9 个 SRCR 结构域组成，具跨膜的和可溶性的两种形式（Madsen et al.，2004）。CD163 高度表达在巨噬细胞上，除结合血红蛋白外还参与对细菌的监测（Fabriek et al.，2009）。SRCR 蛋白 CD5 是 T 细胞和 B1 细胞的标志物，与淋巴细胞选择有关，并直接与真菌病原相互作用（Vera et al.，2009）。同样，SRCR 蛋白 CD6 与 T 细胞激活有关（da Glória et al.，2014）。另外，SRCR 蛋白 DMBT1/gp340 能直接结合细菌蛋白，并由 TLR4 和 NOD2 信号转导所调节（Bikker et al.，2004；Rosenstiel et al.，2007；End et al.，2009）。七鳃鳗基因组含有相似的复杂的 SRCR 家族，27 种蛋白质总计含 100 个 SRCR 结构域（Smith et al.，2013）。

（二）清道夫受体家族的遗传演化与比较生物学

1. 后口动物清道夫受体的遗传演化关系

与 TLR 和 NLR 一样，无脊椎后口动物 SRCR 家族也发生了明显的扩展（Aruffo et al.，1997）（图 6-7）。海胆有复杂的含 SRCR 结构域的蛋白家族成员库（Pancer，2001）。这些高度不同的分泌的和跨膜的蛋白质，除 SRCR 结构域外还含有多个结构域类型，包括 von Willebrand 因子、短的一致性重复和 EGF 重复（图 6-14）。在紫色海胆中，后来从 218 个基因模体中总计鉴定了 1095 个 SRCR 结构域（Hibino et al.，2006；Rast et al.，2006）。在海胆的幼年和成年阶段，SRCR 都表达在免疫细胞中。在成年海胆，SRCR 主要表达在体腔细胞中（Pancer，2000）。在幼年海胆，SRCR 家族的一些成员表达在色素细胞，是转移的粒细胞。在针对免疫攻击时，特异 SRCR 基因的转录水平急剧改变。同样，其他棘皮动物编码 SRCR 蛋白的基因家族也显示得到了扩展。海胆（*L. variegatus*）基因组编码 1009 个 SRCR 结构域，而海星（*P. miniata*）含有 1272 个 SRCR 结构域。在文昌鱼基因组中，也存在一个相似的扩展成分，它在 270 个基因模体中编码 497 个 SRCR 结构域（图 6-7）。尾索动物（urochordate）基因组经历了一个高度的基因丢失，其编码了较少的 SRCR 蛋白。被囊动物（*C. intestinalis*）8 个基因中编码 22 个 SRCR 结构域，并且只有一个单一的 SRCR 蛋白存在于尾海鞘（*Oikopleura dioica*）基因组中（Denoeud et al.，2010）。

2. 原口动物清道夫受体的遗传演化关系

在原口动物中，含 SRCR 结构域的清道夫受体还没有搞清楚。在秀丽隐杆线虫，只有一个单一的 SRCR 蛋白，在果蝇中有 7 个。其中果蝇中的 graal（或 tequila）含有 3 个 SRCR 结构域，高水平表达在脂肪体中，并上调随后的免疫攻击，但其准确的功能未知（Munier et al.，2004）。同源性的 grail 存在于蜜蜂（*Apis mellifera*；*D. pulex*）及蚊子（*Anopheles gambiae*）中（Danielli et al.，2000；Zou et al.，2006；McTaggart et al.，2009）。虽然具重复性的含 SRCR 结构域的蛋白质显然限定在脊皮动物（ecdysozoan），但这些蛋白质的免疫作用可能是保守的。然而，冠轮动物（lophotrochozoan）基因组序列提示，SRCR 蛋白多样化家族保留在这个谱系内。猫头鹰帽贝（*L. gigantea*）基因组的 22 个基因模体，包含 108 个 SRCR 结构域，

包括含至少 25 种串联重复结构域的多种预测蛋白质。同样，环节动物多毛虫（*C. teleta*）基因组在编码的 66 个基因中含 113 个 SRCR 结构域（图 6-7）。

3. 清道夫受体的比较生物学

含 SRCR 结构域的蛋白可能具有古老的免疫功能，并存在于基底部的后生动物中。这个保守的 SRCR 结构域起源于海绵动物（*Geodia cydonium*）SRCR 蛋白的趋异进化（Pancer et al.，1997），这类膜相关的蛋白小家族主要表达在球形血细胞（spherule cell），这显然与细胞凝集有关。同样，地中海海绵（*Petrosia ficiformis*）具有一个含 SRCR 结构域的蛋白质，当共栖性蓝藻（*Symbiotic cyanobacteria*）定居在动物时可上调其表达（Steindler et al.，2007）。与无脊椎后口动物一样，海绵（*A. queenslandica*）基因组编码一个扩大的含 1238 个 SRCR 结构域的家族（图 6-7）。

与免疫球蛋白结构域一样，SRCR 结构域是多功能蛋白元件，具有不同的生物学活性。这个结构域的多样性基本序列，可使其结合广泛的配体。在脊椎动物，许多这些蛋白质具有清楚地直接结合病原标志物的免疫功能（End et al.，2009）。海胆和许多其他无脊椎动物 SRCR 的巨大多样性和表达模式，提示在整个动物界这些蛋白质具有相似的免疫学功能。

三、肽聚糖识别蛋白的比较生物学

（一）肽聚糖识别蛋白的基本结构与功能特征

PGRP（peptidoglycan recognition protein）是第一个从蚕（*Bombyx mori*）的血淋巴中被鉴定的蛋白质，其能激活酚氧化酶原（prophenoloxidase）的级联反应，并结合细菌细胞壁的一个关键成分——肽聚糖（Yoshida et al.，1996）。第一个 PGRP 基因分离自对细菌感染反应的甘蓝蛾（*Trichoplusia ni*）（Werner et al.，2000）。后来，该基因在其他昆虫、软体动物和无脊椎动物得到鉴定（Dziarski and Gupta，2006）。值得注意的是，昆虫 PGRP 的重要作用是参与免疫反应。但另外两种蜕皮动物（ecdysozoan）、甲壳动物（*D. pulex*）及线虫（*C. elegans*）基因组中缺乏这些蛋白质（图 6-7）。PGRP 结构域与噬菌体 2 型酰胺酶的序列和结构相似，一些保留了这种催化活性，并能水解肽聚糖。虽然很少一些 PGRP 含有两个 PGRP 或一个单一的 PGRP 和一个长的明显缺乏结构域结构的 N 端序列，但大多数 PGRP 由一个单一的结构域组成（图 6-14）。在整个动物界，它们是被分泌的Ⅱ型跨膜或胞内蛋白，能发挥包括监测病原和调节共生生物体间平衡在内的等多种功能（Royet et al.，2011）。

哺乳动物基因组存在 4 个编码 PGRP（PGLYRP1～PGLYRP4）的基因（Lu et al.，2006；Dziarski and Gupta，2010），这些不同蛋白质的二聚体化作用可进一步增加其多样性（Dziarski and Gupta，2010）。虽然这些蛋白质中有三种分子失去了酰胺酶活性，但具有杀菌作用。第四种蛋白即 PGLYRP2，同时具有抗菌和催化活性（Royet et al.，2011）。哺乳动物 PGRP 主要表达在胃肠道和皮肤的上皮表面。缺乏这 4 种 PGRP 同系物中任一分子的突变小鼠，对实验性诱导的肠炎更敏感，结果导致结肠的微生物菌群生态严重紊乱（Saha et al.，2010）。斑马鱼基因组编码 4 个 PGRP 同系物，都具有酰胺酶活性和杀菌特性。成年斑马鱼的 PGRP 表达在皮肤、鳃、肝、肠和胰腺组织，在调节微生物互作方面起协调作用（Li et al.，2007）。在七鳃鳗基因组鉴定了一个单一的 PGRP 结构域，但其功能还未明确（Smith et al.，2013）。因此，在脊椎动物，PGRP 小家族在机体微生物菌群形成方面发挥重要作用。

（二）肽聚糖识别蛋白的比较生物学

1. 原口动物肽聚糖识别蛋白的比较生物学

PGRP 的免疫学功能已在昆虫中进行了全面的研究。在果蝇，13 个 PGRP 基因能转录表达成 19 种蛋白质（Werner et al.，2000）。在免疫系统中，PGRP 均连接着 Toll 和 Imd 途径（Michel et al.，2001；Choe et al.，2002）。分泌的 PGRP-SA 和 PGRP-SD 蛋白结合细菌的肽聚糖，并起始蛋白水解级联反应，裂解无活性的 Spätzle 成为一个有活性的形式，以诱导 Toll 信号转导（Michel et al.，2001；Royet et al.，2011）。

跨膜的 PGRP 受体特别是 PGRP-LC，通过胞外的 PGRP 结构域感知肽聚糖，并通过与 Imd 直接作用激活一个二次信号转导（Choe et al.，2002）。而且，PGRP-LE 是一个胞内蛋白，通过激活自噬途径清除胞内病原（Yano et al.，2008）。更多的证据表明，果蝇的免疫反应受到多层次的负向调控，其中 PGRP 在这方面发挥重要作用（Paredes et al.，2011）。催化后的果蝇 PGRP 能降解肽聚糖，而阻止其激活免疫反应。PGRP-LF 也通过与 PGRP-LC 的二聚体化而负向调节免疫反应，并阻止其结合到肽聚糖（Kurata，2013）。

2. 后口动物肽聚糖识别蛋白的比较生物学

无脊椎后口动物基因组编码的一组小 PGRP 家族。紫色海胆基因组编码 5 个 PGRP 基因（PGRP1～PGRP5）（Hibino et al.，2006），其中 4 个编码含信号肽的蛋白质，且是分泌性的分子；第五个 PGRP，即 PGRP2 的结构由一个长的 N 端尾（319aa），接着一个跨膜结构域和一个预测的胞外 PGRP 结构域组成。这个结构域不含有酰胺酶活性需要的保守氨基酸，并且作为免疫识别受体在结合 PGRP 中，其发挥的功能与果蝇的 PGRP-LC 蛋白相似。3 个分泌性的 PGRP 保留了形成催化位点的残基。虽然海胆的 PGRP 还没有实验验证，但另一脊皮动物种——海星（*Asterias rubens*）的 2 个 PGRP 同系物已证实具有功能（Coteur et al.，2007）。两种蛋白质都是分泌性的能编码催化作用需要的 5 个残基。其中，PGRPS1a 表达在体腔的上皮组织，并抑制活性氧族的产生；PGRPS2a 表达在体腔细胞（coelomocyte）中，对细菌具有调理作用。

在所有的无脊椎脊索动物中，佛罗里达文昌鱼（*B. floridae*）编码一个已扩展的含 18 个 PGRP 基因的家族（Holland et al.，2008）。在其相关物种——日本文昌鱼（*B. japonicum*）鉴定出一个含 PGRP 结构域的新的蛋白质，即 PGRP-S，其编码一个在 N 端的壳聚糖结合结构域和一个在 C 端的 PGRP 结构域（Yao et al.，2012）。这个蛋白质能够水解肽聚糖，并具有杀微生物的活性。

在软体头足类动物（cephalopod）夏威夷短尾乌贼（*Euprymna scolopes*）中，PGRP 的功能特征已被鉴定，其在协调乌贼宿主与占据其发光器官的费希尔弧菌（*Vibrio fischeri*）的共栖关系中发挥重要作用（Troll et al.，2009，2010）。从夏威夷短尾乌贼中已分离到 4 种 PGRP 转录本即 EsPGRP1～EsPGRP4，均表达在发光器官中（Goodson et al.，2005）。其中 2 种蛋白质作为细胞表面受体：PGRP3 具有糖基磷脂酰肌醇（GPI）锚定区，而 PGRP4 编码 2 个跨膜区。EsPGRP2 在保持乌贼与费希尔弧菌相互关系中发挥关键作用。这种蛋白质通过隐窝上皮细胞分泌，并水解细菌的肽聚糖，使其不能被宿主感知而抑制免疫反应，以利于细菌的存活。

虽然果蝇的 PGRP 已得到很好的认识，但其他动物 PGRP 在免疫反应中的不同作用刚被逐渐理解。这个家族的蛋白质均能感知有害的病原菌，以及促进重要的共生生态平衡。在整个两侧对称动物中，虽然这些基因的重复性仅保留了相对较小的程度，但交替剪切在增加其蛋白质多样性方面发挥了重要作用。

（三）相关分子的比较生物学

革兰氏阴性菌结合蛋白（Gram-negative binding protein，GNBP）是在功能上与 PGRP 和 TLR 一致的免疫识别受体，广泛存在于包括无脊椎脊索动物在内的整个无脊椎动物中，但在脊椎动物谱系中已丢失（图 6-7）。虽然这些分子的免疫功能显示在腹足类动物蜗牛（*Biomphalaria glabrata*）（Zhang et al.，2007）和文昌鱼（Jin et al.，2012）中，但具有功能性特征的这些蛋白质几乎限定在整个昆虫中。这些蛋白质形成了一类分泌性的受体，其实际上能识别具 β-1,3 葡聚糖的真菌细胞壁或细菌的肽聚糖。与 PGRP 一样，GNBP 也最初分离自蛾（*B. mori*）中的血淋巴，该蛋白质能激活酚氧化酶原的级联反应。有 4 种果蝇基因编码 GNBP，其中 2 种即 GNBP1 和 GNBP3 的功能已被鉴定。GNBP1 是一种分泌性的蛋白质，与 PGRP-SA 一样能结合肽聚糖，并激活 Toll 途径（Wang et al.，2006）。相反，GNBP3 与凝集真菌细胞的抗真菌反应、促进黑色素化及激活 Toll 途径有关（Matskevich et al.，2010）。然而，由于 4 种 GNBP 同系物存在于海绵动物（*A. queenslandica*）基因组中，因此这个古老家族的蛋白质居先出现在两侧对称动物中。而且，编码 GNBP 同系物的小家族基因也存在于无脊椎后口动物中，其中佛罗里达文昌鱼（*B. floridae*）有 3 种 GNBP，紫色海胆（*S. purpuratus*）有 5 种（Hibino et al.，2006；Holland et al.，2008）（图 6-7），显然这些蛋白质在无脊椎动物免疫防御中发挥关键作用。

参考文献

景志忠，何小兵，房永祥，等. 2011. 机体识别病毒核酸的几种分子模式及途径[J].畜牧兽医学报, 42(3): 311-322.

景志忠. 2012. TOLL 样受体与天然免疫[M]. 兰州：兰州大学出版社.

张煜，钟波，杨艳，等. 2009. TLRs 与 RLRs 介导的细胞抗病毒反应信号转导及其调节机制[J]. 细胞生物学杂志, 31(4): 453-468.

Adoutte A, Balavoine G, Lartillot N, et al. 2000. The new animal phylogeny: reliability and implications[J]. Proc Natl Acad Sci USA, 97(9): 4453-4456.

Akira S, Takeda K. 2004. Toll-like receptor signaling[J]. Nat Rev Immunol, 4(7): 499-511.

Akira S, Uematsu S, Takeuchi O. 2006. Pathogen recognition and innate immunity[J]. Cell, 124(4): 783-801.

Akira S. 2000. Toll-like receptors: lessons from knockout mice[J]. Biochem Soc Trans, 28(5): 551-556.

Amemiya C T, Alföldi J, Lee A P, et al. 2013. The African coelacanth genome provides insights into tetrapod evolution[J]. Nature, 496(7445): 311-316.

Anderson K V, Jurgens G, Nusslein-Volhard C. 1985. Establishment of dorsal-ventral polarity in the *Drosophila* embryo: genetic studies on the role of the Toll gene product[J]. Cell, 42(3): 779-789.

Aoki K, Perlman M, Lim J M, et al. 2007. Dynamic developmental elaboration of N-linked glycan complexity in the *Drosophila melanogaster* embryo[J]. J Biol Chem, 282(12): 9127-9142.

Areal H, Abrantes J, Esteves P J. 2011. Signatures of positive selection in Toll-like receptor(TLR)genes in mammals[J]. BMC Evol Biol, 11: 368.

Aruffo A, Bowen M A, Patel D D, et al. 1997. CD6-ligand interactions: a paradigm for SRCR domain function[J]. Immunol Today, 18(10): 498-504.

Ausubel F M. 2005. Are innate immune signaling pathways in plants and animals conserved[J]. Nat Immunol, 6(10): 973-979.

Azumi K, Santis R, Tomaso A, et al. 2003. Genomic analysis of immunity in a urochordate and the emergence of the vertebrate immune system: 'waiting for Godot'[J]. Immunogenetics, 55(8): 570-581.

Bell J K, Botos I, Hall P R, et al, 2005. The molecular structure of the Toll-like receptor 3 ligand-binding domain[J]. Proc Natl Acad Sci USA, 102(31): 10 976-10 980.

Berczi I, Bertók L, Bereznai T. 1966. Comparative studies on the toxicity of *Escherichia coli* lipopolysaccharide endotoxin in various animal species[J]. Can J Microbio, 12(5): 1070-1071.

Beutler B. 2004. Innate immunity: an overview[J]. Mol Immunol, 40(12): 845-859.

Beutler B, Jiang Z F, Crozat P G K, et al. 2006. Genetic analysis of host resistance: Toll-like receptor signaling and immunity at large[J]. Annu Rev Immunol, 24: 353-389.

Biermann C H, Kessing B D, Palumbi S R. 2003. Phylogeny and development of marine model species: strongylocentrotid sea urchins[J]. Evol Dev, 5(4): 360-371.

Bikker F J, Ligtenberg A J, End C, et al. 2004. Bacteria binding by DMBT1/SAG/gp-340 is confined to the VEVLXXXXW motif in its scavenger receptor cysteine-rich domains[J]. J Biol Chem, 279(46): 47 699-47 703.

Bochud P Y, Bochud M, Telenti A, et al. 2007. Innate immunogenetics: a tool for exploring new frontiers of host defence[J]. Lancet Infect Dis, 7(8): 531-542.

Boman H G, Hultmark D. 1987. Cell-free immunity in insects[J]. Annu Rev Microbiol, 41: 103-126.

Bosch T C, Augustin R, Anton-Erxleben F, et al. 2009. Uncovering the evolutionary history of innate immunity: the simple metazoan *Hydra* uses epithelial cells for host defence[J]. Dev Comp Immunol, 33(4): 559-569.

Boudinot P, Zou J, Ota T, et al. 2014. A tetrapod-like repertoire of innate immune receptors and effectors for coelacanths[J]. J Exp Zool B Mol Dev Evol, 322(6): 415-437.

Bourlat S J, Juliusdottir T, Lowe C J, et al. 2006. Deuterostome phylogeny reveals monophyletic chordates and the new phylum Xenoturbellida[J]. Nature, 444(7115): 85-88.

Buckley K M, Rast J P. 2012. Dynamic evolution of Toll-like receptor multigene families in echinoderms[J]. Front Immunol, 3: 136.

Buckley K M, Rast J P. 2015. Diversity of animal immune receptors and the origins of recognition complexity in the deuterostomes[J]. Dev Comp Immunol, 49(1): 179-189.

Cameron J S, Alexopoulou L, Sloane J A, et al. 2007. Toll-like receptor 3 is a potent negative regulator of axonal growth in mammals[J]. J Neurosci, 27(47): 13 033-13 041.

Canton J, Neculai D, Grinstein S. 2013. Scavenger receptors in homeostasis and immunity[J]. Nat Rev Immunol, 13(9): 621-634.

Casrouge A, Zhang S Y, Eidenschenk C, et al. 2006. Herpes simplex virus encephalitis in human UNC-93B deficiency[J]. Science,

314(5797): 308-312.

Cheng T C, Zhang Y L, Liu C, et al. 2008. Identification and analysis of Toll related genes in the domesticated silkworm, *Bombyx mori*[J]. Dev Comp Immunol, 32(5): 464-475.

Chervonsky A V, Medzhitov R M, DenzinL K, et al. 1998. Subtle conformational changes induced in major histocompatibility complex class Ⅱ molecules by binding peptides[J]. Proc Natl Acad Sci USA, 95(17): 10 094-10 099.

Chintapalli V R, Wang J, Dow J A T. 2007. Using FlyAtlas to identify better *Drosophila melanogaster* models of human disease[J]. Nat Genet, 39(6): 715-720.

Choe K M, Werner T, Stöven S, et al. 2002. Requirement for a peptidoglycan recognition protein(PGRP)in relish activation and antibacterial immune responses in *Drosophila*[J]. Science, 296(5566): 359-362.

Christophides G K, Zdobnov E, Barillas-Mury C, et al. 2002. Immunity-related genes and gene families in *Anopheles gambiae*[J]. Science, 298(5591): 159-165.

Chuang C F, Bargmann C I. 2005. A Toll-interleukin 1 repeat protein at the synapse specifies asymmetric odorant receptor expression via ASK1 MAPKKK signaling[J]. Genes Dev, 19(2): 270-281.

Cook D N, Pisetsky D S, Schwartz D A. 2004. Toll-like receptors in the pathogenesis of human disease[J]. Nature Immunol, 5(10): 975-979.

Coteur G, Mellroth P, De Lefortery C, et al. 2007. Peptidoglycan recognition proteins with amidase activity in early deuterostomes(Echinodermata)[J]. Dev Comp Immunol, 31(8): 790-804.

Couillault C, Pujol N, Reboul J, et al. 2004. TLR-independent control of innate immunity in *Caenorhabditis elegans* by the TIR domain adaptor protein TIR1, an ortholog of human SARM[J]. Nature Immunol, 5(5): 488-494.

Cui S, Eisenacher K, Kirchhofer A, et al. 2008. The C-terminal regulatory domain is the RNA 5′-triphosphate sensor of RIG- Ⅰ [J]. Mol Cell, 29(2): 169-179.

da Glória V G, Martins de Araújo M, Mafalda Santos A, et al. 2014. T cell activation regulates CD6 alternative splicing by transcription dynamics and SRSF1[J]. J Immunol, 193(1): 391-399.

Danielli A, Loukeris T G, Lagueux M, et al. 2000. A modular chitin-binding protease associated with hemocytes and hemolymph in the mosquito *Anopheles gambiae*[J]. Proc Natl Acad Sci USA, 97(13): 7136-7141.

Davidson C R, Best N M, Francis J W. 2008. Toll-like receptor genes(TLRs)from *Capitella capitata* and *Helobdella robusta*(Annelida)[J]. Dev Comp Immunol, 32(6): 608-612.

De Gregorio E, Spellman P T, Zou P, et al. 2002. The Toll and Imd pathways are the major regulators of the immune response in *Drosophila*[J]. Embo J, 21: 2568-2579.

Delsuc F, Brinkmann H, Chourrout D. 2006. Tunicates and not cephalochordates are the closest living relatives of vertebrates[J]. Nature, 439(7079): 965-968.

Denoeud F, Henriet S, Mungpakdee S, et al. 2010. Plasticity of animal genome architecture unmasked by rapid evolution of a pelagic tunicate[J]. Science, 330(6009): 1381-1385.

Dryden D T, Murray N E, Rao D N. 2001. Nucleoside triphosphatedependent restriction enzymes[J]. Nucleic Acids Res, 29(18): 3728-3741.

Dziarski R, Gupta D. 2006. The peptidoglycan recognition proteins(PGRPs)[J]. Genome Biol, 7(8): 232.

Dziarski R, Gupta D. 2010. Review: mammalian peptidoglycan recognition proteins(PGRPs)in innate immunity[J]. Innate Immunol, 16(3): 168-174.

Eldon E, Kooyer S, D'Evelyn D, et al. 1994. The *Drosophila* 18 wheeler is required for morphogenesis and has striking similarities to Toll[J]. Development, 120(4): 885-899.

End C, Bikker F, Renner M, et al. 2009. DMBT1 functions as pattern-recognition molecule for poly-sulfated and polyphosphorylated ligands[J]. Eur J Immunol, 39(3): 833-842.

Evans J D, Aronstein K, Chen Y P, et al. 2006. Immune pathways and defence mechanisms in honey bees, *Apis mellifera*[J]. Insect Mol Biol, 15(5): 645-656.

Fabriek B O, van Bruggen R, Deng D M, et al. 2009. The macrophage scavenger receptor CD163 functions as an innate immune sensor for bacteria[J]. Blood, 113(4): 887-892.

Ferrandon D, Imler J L, Hetru C, et al. 2007. The *Drosophila* systemic immune response: sensing and signalling during bacterial and fungal infections[J]. Nat Rev Immunol, 7(11): 862-874.

Ferrandon D, Imler J L, Hoffmann J A. 2004. Sensing infection in *Drosophila*: Toll and beyond[J]. Semin Immunol, 16(1): 43-53.

Friedman R, Hughes A L. 2002. Molecular evolution of the NF-κB signaling system[J]. Immunogenetics, 53(10-11): 964-974.

Fritz J H, Ferrero R L, Philpott D J, et al. 2006. Nod-like proteins in immunity, inflammation and disease[J]. Nat Immunol, 7(12): 1250-1257.

Gauthier M E, Du Pasquier L, Degnan B M. 2010. The genome of the sponge *Amphimedon queenslandica* provides new perspectives into the origin of Toll-like and interleukin 1 receptor pathways[J]. Evol Dev, 12(5): 519-533.

Gerttula S, Jin Y, Anderson K V. 1988. Zygotic expression and activity of the *Drosophila* Toll gene, a gene required maternally for

embryonic dorsal-ventral pattern formation[J]. Genetics, 119(1): 123-133.
Goodson M S, Kojadinovic M, Troll J V, et al. 2005. Identifying components of the NF-kappaB pathway in the beneficial *Euprymna scolopes-Vibrio fischeri* light organ symbiosis[J]. Appl Environ Microbiol, 71(11): 6934-6946.
Halfon M S, Hashimoto C, Keshishian H. 1995. The *Drosophila* Toll gene functions zygotically and is necessary for proper motoneuron and muscle development[J]. Dev Biol, 169(1): 151-167.
Halfon M S, Keshishian H. 1998. The Toll pathway is required in the epidermis for muscle development in the *Drosophila* embryo[J]. Dev Biol, 199(1): 164-174.
Hibino T, Loza-Coll M, Messier C, et al. 2006. The immune gene repertoire encoded in the purple sea urchin genome[J]. Dev Biol, 300(1): 349-365.
Holland L Z, Albalat R, Azumi K, et al. 2008. The amphioxus genome illuminates vertebrate origins and cephalochordate biology[J]. Genome Res, 18(17): 1100-1111.
Holm G H, Zurney J, Tumilasci V, et al. 2007. Retinoic acid-inducible gene-Ⅰ and interferon beta promoter stimulator-1 augment proapoptotic responses following mammalian reovirus infection via interferon regulatory factor-3[J]. J Biol Chem, 282(30): 21 953-21 961.
Hornung V, Ellegast J, Kim S, et al. 2006. 5′-triphosphate RNA is the ligand for RIG-Ⅰ[J]. Science, 314(5801): 994-997.
Huang S, Yuan S, Guo L, et al. 2008. Genomic analysis of the immune gene repertoire of amphioxus reveals extraordinary innate complexity and diversity[J]. Genome Res, 18(7): 1112-1126.
Hughes A L. 1998. Protein phylogenies provide evidence of a radical discontinuity between arthropod and vertebrate immune systems[J]. Immunogenetics, 47(4): 283-296.
Hultmark D. 1996. Insect lysozymes[J]. Exs, 75: 87-102.
Iliev D B, Roach J C, Mackenzie S, et al. 2005. Endotoxin recognition: in fish or not in fish[J]. FEBS Lett, 579(29): 6519-6528.
Imler J L, Zheng L. 2004. Biology of Toll receptors: lessons from insects and mammals[J]. J Leukoc Biol, 75(1): 18-26.
Ishii A, Matsuo A, Sawa H, et al. 2007. Lamprey TLRs with properties distinct from those of the variable lymphocyte receptors[J]. J Immunol, 178(1): 397-406.
Iwasaki A, Medzhitov R. 2004. Toll-like receptor control of the adaptive immune responses[J]. Nature Immunol, 5(10): 987-995.
Jacob F, Vernaldi S, Maekawa T. 2013. Evolution and conservation of plant NLR functions[J]. Front Immunol, 4: 297.
Jeon C, Yoon H, Agarwal K. 1994. The transcription factor TFIIS zinc ribbon dipeptide Asp-Glu is critical for stimulation of elongation and RNA cleavage by RNA polymerase II[J]. Proc Natl Acad Sci USA, 91(19): 9106-9110.
Jin P, Zhou L, Song X, et al. 2012. Particularity and universality of a putative Gram-negative bacteria-binding protein(GNBP)gene from amphioxus(*Branchiostoma belcheri*): insights into the function and evolution of GNBP[J]. Fish Shellfish Immunol, 33(4): 835-845.
Kambris Z, Hoffmann J A, Imler J L, et al. 2002. Tissue and stage-specific expression of the Tolls in *Drosophila* embryos[J]. Gene Expr Patterns, 2(3-4): 311-317.
Kang J Y, Lee J O. 2011. Structural biology of the Toll-like receptor family[J]. Annu Rev Biochem, 80: 917-941.
Kanzok S M, Hoa N T, Bonizzoni M, et al. 2004. Origin of Toll-like receptor-mediated innate immunity[J]. J Mol Evol, 58(4): 442-448.
Kasamatsu J, Oshiumi H, Matsumoto M. 2010. Phylogenetic and expression analysis of lamprey Toll-like receptors[J]. Dev Comp Immunol, 34(8): 855-865.
Kato H, Takeuchi O, Mikamo-Satoh E, et al. 2008. Length-dependent recognition of double-stranded ribonucleic acids by retinoic acid-inducible gene-Ⅰ and melanoma differentiation-associated gene 5[J]. J Exp Med, 205(7): 1601-1610.
Kato H, Takeuchi O, Sato S, et al. 2006. Differential roles of MDA5 and RIG-Ⅰ helicases in the recognition of RNA viruses[J]. Nature, 441(7089): 101-105.
Kawai T, Akira S. 2006. TLR signaling[J]. Cell Death Differ, 13(5): 816-825.
Kawai T, Takahashi K, Sato S, et al. 2005. IPS-1, an adaptor triggering RIG-Ⅰ- and Mda5-mediated type Ⅰ interferon induction[J]. Nat Immunol, 6(10): 981-988.
Keith F J, Gay N J. 1990. The *Drosophila* membrane receptor Toll can function to promote cellular adhesion[J]. EMBO J, 9(13): 4299-4306.
Khalturin K, Panzer Z, Cooper M D, et al. 2004. Recognition strategies in the innate immune system of ancestral chordates[J]. Mol Immunol, 41(11): 1077-1087.
Kim H M, Park B S, Kim J I, et al. 2007. Crystal structure of the TLR4-MD-2 complex with bound endotoxin antagonist Eritoran[J]. Cell, 130(5): 906-917.
Kleve C D, Siler D A, Syed S K, et al. 2006. Expression of 18-wheeler in the follicle cell epithelium affects cell migration and egg morphology in *Drosophila*[J]. Dev Dyn, 235(7): 1953-1961.
Kober K M, Bernardi G. 2013. Phylogenomics of strongylocentrotid sea urchins[J]. BMC Evol Biol, 13: 88.

Kolesnikov T, Beckendorf S K. 2007. 18 wheeler regulates apical constriction of salivary gland cells via the Rho-GTPase signaling pathway[J]. Dev Biol, 307(1): 53-61.

Ku C L, Yang K, Bustamante J, et al. 2005. Inherited disorders of human Toll-like receptor signaling: immunological implications[J]. Immunol Rev, 203: 10-20.

Kurata S. 2013. Peptidoglycan recognition proteins in *Drosophila* immunity[J]. Dev Comp Immunol, 42(1): 36-41.

Laing K J, Purcell M K, Winton J R, et al. 2008. A genomic view of the NOD-like receptor family in teleost fish: identification of a novel NLR subfamily in zebrafish[J]. BMC Evol Biol, 8: 42.

Lange C, Hemmrich G, Klostermeier U C, et al. 2011. Defining the origins of the NOD-like receptor system at the base of animal evolution[J]. Mol Biol Evol, 28(5): 1687-1702.

Lee Y H. 2003. Molecular phylogenies and divergence times of sea urchin species of Strongylocentrotidae, Echinoida[J]. Mol Biol Evol, 20(8): 1211-1221.

Lemaitre B, Hoffmann J. 2007. The host defense of *Drosophila melanogaster*[J]. Ann Rev Immunol, 25: 697-743.

Lemaitre B, Nicolas E, Michaut L, et al. 1996. The dorsoventral regulatory gene cassette spatzle/Toll/cactus controls the potent antifungal response in *Drosophila* adults[J]. Cell, 86(6): 973-983.

Letsou A, Alexander S, Orth K, et al. 1991. Genetic and molecular characterization of tube, a *Drosophila* gene maternally required for embryonic dorso-ventral polarity[J]. Proc Natl Acad Sci USA, 88(3): 810-814.

Leulier F, Lemaitre B. 2008. Toll-like receptors-taking an evolutionary approach[J]. Nat Rev Genet, 9(3): 165-178.

Lewis S H, Obbard D J. 2014. Recent insights into the evolution of innate viral sensing in animals[J]. Curr Opin Microbiol, 20: 170-175.

Li X, Wang S, Qi J, et al. 2007. Zebrafish peptidoglycan recognition proteins are bactericidal amidases essential for defense against bacterial infections[J]. Immunity, 27(3): 518-529.

Liberati N T, Fitzgerald K A, Kim D H, et al. 2004. Requirement for a conserved Toll/interleukin 1 resistance domain protein in the *Caenorhabditis elegans* immune response[J]. Proc Natl Acad Sci USA, 101(17): 6593-6598.

Lu X, Wang M, Qi J, et al. 2006. Peptidoglycan recognition proteins are a new class of human bactericidal proteins[J]. J Biol Chem, 281(9): 5895-5907.

Luo C, Zheng L. 2000. Independent evolution of Toll and related genes in insects and mammals[J]. Immunogenetics, 51(2): 92-98.

Ma Y, Li J X, Chiu I, et al. 2006. Toll-like receptor 8 functions as a negative regulator of neurite outgrowth and inducer of neuronal apoptosis[J]. J Cell Biol, 175(2): 209-215.

Madsen M, Møller H J, Nielsen M J, et al. 2004. Molecular characterization of the haptoglobin hemoglobin receptor CD163. Ligand binding properties of the scavenger receptor cysteine-rich domain region[J]. J Biol Chem, 279(49): 51 561-51 567.

Maekawa T, Kracher B, Vernaldi S, et al. 2012. Conservation of NLR-triggered immunity across plant lineages[J]. Proc Natl Acad Sci USA, 109(49): 20 119-20 123.

Maekawa T, Kufer T A, Schulze-Lefert P. 2011. NLR functions in plant and animal immune systems: so far and yet so close[J]. Nat Immunol, 12(9): 817-826.

Matskevich A A, Quintin J, Ferrandon D. 2010. The *Drosophila* PRR GNBP3 assembles effector complexes involved in antifungal defenses independently of its Toll pathway activation function[J]. Eur J Immunol, 40(5): 1244-1254.

McTaggart S J, Conlon C, Colbourne J K, et al. 2009. The components of the *Daphnia* pulex immune system as revealed by complete genome sequencing[J]. BMC Genomics, 10: 175.

Medzhitov R, Janeway C A Jr. 1998. An ancient system of host defense[J]. Curr Opin Irnmunol, 10(1): 12-15.

Messier-Solek C, Buckley K M, Rast J P. 2010. Highly diversified innate receptor systems and new forms of animal immunity[J]. Semin Immunol, 22(1): 39-47.

Michel T, Reichhart J M, Hoffmann J A, et al. 2001. *Drosophila* Toll is activated by Gram-positive bacteria through a circulating peptidoglycan recognition protein[J]. Nature, 414(6865): 756-759.

Miller D J, Hemmrich G, Ball E E, et al. 2007. The innate immune repertoire in cnidaria-ancestral complexity and stochastic gene loss[J]. Genome Biol, 8(4): R59.

Moroz L L, Kocot K M, Citarella M R, et al. 2014. The ctenophore genome and the evolutionary origins of neural systems[J]. Nature, 510(7503): 109-114.

Moussian B, Roth S. 2005. Dorsoventral axis formation in the *Drosophila* embryo-shaping and transducing a morphogen gradient[J]. Curr Biol, 15: R887-R899.

Mukherjee S, Sarkar-Roy N, Wagener D K, et al. 2009. Signatures of natural selection are not uniform across genes of innate immune system, but purifying selection is the dominant signature[J]. Proc Natl Acad Sci USA, 106(17): 7073-7078.

Munier A I, Medzhitov R, Janeway C A Jr, et al. 2004. *graal*: a *Drosophila* gene coding for several mosaic serine proteases[J]. Insect Biochem Mol Biol, 34(10): 1025-1035.

Nakamoto M, Moy R H, Xu J, et al. 2012. Virus recognition by Toll-7 activates antiviral autophagy in *Drosophila*[J]. Immunity, 36(4): 658-667.

Narbonne-Reveau K, Charroux B, Royet J, et al. 2011. Lack of an antibacterial response defect in *Drosophila* Toll-9 mutant[J]. PLoS ONE, 6(2): e17470.

Nicholson R H, Nicholson A W. 2002. Molecular characterization of a mouse cDNA encoding dicer, a ribonuclease Ⅲ ortholog involved in RNA interference[J]. Mamm Genome, 13(2): 67-73.

O'Neill L A, Bowie A G. 2007. The family of five: TIR domain containing adaptors in Toll-like receptor signalling[J]. Nat Rev Immunol, 7(5): 353-364.

Ohto U, Fukase K, Miyake K, et al. 2012. Structural basis of species-specific endotoxin sensing by innate immune receptor TLR4/MD-2[J]. Proc Natl Acad Sci USA, 109(19): 7421-7426.

Ooi J Y, Yagi, Y, Hu X, et al. 2002. The *Drosophila* Toll-9 activates a constitutive antimicrobial defense[J]. EMBO Rep, 3(1): 82-87.

Pancer Z. 2000. Dynamic expression of multiple scavenger receptor cysteine-rich genes in coelomocytes of the purple sea urchin[J]. Proc Natl Acad Sci USA, 97(24): 13 156-13 161.

Pancer Z. 2001. Individual-specific repertoires of immune cells SRCR receptors in the purple sea urchin(*S. purpuratus*)[J]. Adv Exp Med Biol, 484: 31-40.

Pancer Z, Cooper M D. 2006. The evolution of adaptive immunity[J]. Annu Rev Immunol, 24: 497-518.

Pancer Z, Munkner J, Muller I, et al. 1997. A novel member of an ancient superfamily: sponge(*Geodia cydonium*, Porifera)putative protein that features scavenger receptor cysteine-rich repeats[J]. Gene, 193(2): 211-218.

Paredes J C, Welchman D P, Poidevin M, et al. 2011. Negative regulation by amidase PGRPs shapes the *Drosophila* antibacterial response and protects the fly from innocuous infection[J]. Immunity, 35(5): 770-779.

Pasare C, Medzhitov R. 2004. Toll-like receptors: linking innate and adaptive immunity[J]. Microbes Infect, 6(15): 1382-1387.

Philipp E E, Kraemer L, Melzner F, et al. 2012. Massively parallel RNA sequencing identifies a complex immune gene repertoire in the lophotrochozoan *Mytilus edulis*[J]. PLoS ONE, 7(3): e33091.

Philippe H, Lartillot N, Brinkmann H. 2005. Multigene analyses of bilaterian animals corroborate the monophyly of ecdysozoa, lophotrochozoa, and protostomia[J]. Mol Biol Evol, 22(5): 1246-1253.

Picard C, Puel A, Bonnet M, et al. 2003. Pyogenic bacterial infections in humans with IRAK4 deficiency[J]. Science, 299(5615): 2076-2079.

Plüddemann A, Mukhopadhyay S, Gordon S. 2011. Innate immunity to intracellular pathogens: macrophage receptors and responses to microbial entry[J]. Immunol Rev, 240(1): 11-24.

Prakash R, Krejci L, Van Komen S, et al. 2005. Saccharomyces cerevisiae MPH1 gene, required for homologous recombination-mediated mutation avoidance, encodes a 3′ to 5′ DNA helicase[J]. J Biol Chem, 280(9): 7854-7860.

Pujol N, Link E M, Liu L X, et al. 2001. A reverse genetic analysis of components of the Toll signaling pathway in *Caenorhabditis elegans*[J]. Curr Biol, 11(11): 809-821.

Putnam N H, Butts T, Ferrier D E, et al. 2008. The amphioxus genome and the evolution of the chordate karyotype[J]. Nature, 453(7198): 1064-1071.

Putnam N H, Srivastava M, Hellsten U, et al. 2007. Sea anemone genome reveals ancestral eumetazoan gene repertoire and genomic organization[J]. Science, 317(5834): 86-94.

Qiu P, Pan P C, Govind S. 1998. A role for the *Drosophila* Toll/Cactus pathway in larval hematopoiesis[J]. Development, 125(10): 1909-1920.

Raman C. 2002. CD5, an important regulator of lymphocyte selection[J]. Immunol Res, 26(1-3): 255-263.

Rast J P, Smith L C, Loza-Coll M, et al. 2006. Genomic insights into the immune system of the sea urchin[J]. Science, 314(5801): 952-956.

Rebl A, Goldammer T, Seyfert H M. 2010. Toll-like receptor signaling in bony fish[J]. Vet Immunol Immunopathol, 134(3-4): 139-150.

Roach J C, Glusman G, Rowen L, et al. 2005. The evolution of vertebrate Toll-like receptors[J]. Proc Natl Acad Sci USA, 102(27): 9577-9582.

Robertson S J, Rubino S J, Geddes K, et al. 2012. Examining host-microbial interactions through the lens of NOD: from plants to mammals[J]. Semin Immunol, 24(1): 9-16.

Rolls A, Shechter R, London A, et al. 2007. Toll-like receptors modulate adult hippocampal neurogenesis[J]. Nature Cell Biol, 9(9): 1081-1088.

Rose D, Zhu H, Kose H, et al. 1997. Toll, a muscle cell surface molecule, locally inhibits synaptic initiation of the RP3 motoneuron growth cone in *Drosophila*[J]. Development, 124(8): 1561-1571.

Rosenstiel P, Sina C, End C, et al. 2007. Regulation of DMBT1 via NOD2 and TLR4 in intestinal epithelial cells modulates bacterial recognition and invasion[J]. J Immunol, 178(12): 8203-8211.

Roth S. 2003. The origin of dorsoventral polarity in *Drosophila*[J]. Phil Trans R Soc Lond, 358(1436): 1317-1329.

Rothenfusser S, Goutagny N, DiPerna G, et al. 2005. The RNA helicase Lgp2 inhibits TLR-independent sensing of viral replication by retinoic acid-inducible gene-I[J]. J Immunol, 175(8): 5260-5268.

Royet J, Gupta D, Dziarski R. 2011. Peptidoglycan recognition proteins: modulators of the microbiome and inflammation[J]. Nat Rev Immunol, 11(12): 837-851.

Rubin G M, Yandell M D, Wortman J R, et al. 2000. Comparative genomics of the eukaryotes[J]. Science, 287(5461): 2204-2215.

Rubino S J, Selvanantham T, Girardin S E, et al. 2012. Nod-like receptors in the control of intestinal inflammation[J]. Curr Opin Immunol, 24(4): 398-404.

Rutschmann S, Kilinc A, Ferrandon D. 2002. Cutting edge: the Toll pathway is required for resistance to gram-positive bacterial infections in *Drosophila*[J]. J Immunol, 168(4): 1542-1546.

Ryan J F, Pang K, Schnitzler C E, et al. 2013. The genome of the ctenophore *Mnemiopsis leidyi* and its implications for cell type evolution[J]. Science, 342(6164): 1242592.

Sackton T B, Lazzaro B P, Schlenke T A, et al. 2007. Dynamic evolution of the innate immune system in *Drosophila*[J]. Nat Genet, 39(12): 1461-1468.

Saha S, Jing X, Park S Y, et al. 2010. Peptidoglycan recognition proteins protect mice from experimental colitis by promoting normal gut flora and preventing induction of interferon-gamma[J]. Cell Host Microbe, 8(2): 147-162.

Saito T, Gale M Jr. 2008. Differential recognition of double-stranded RNA by RIG-Ⅰ-like receptors in antiviral immunity[J]. J Exp Med, 205(7): 1523-1527.

Saito T, Hirai R, Loo Y M, et al. 2007. Regulation of innate antiviral defenses through a shared repressor domain in RIG-Ⅰ and LGP2[J]. Proc Natl Acad Sci USA, 104(2): 582-587.

Sarkar D, Desalle R, Fisher P B. 2008. Evolution of MDA-5/RIG-Ⅰ dependent innate immunity: independent evolution by domain grafting[J]. Proc Natl Acad Sci USA, 105(44): 17 040-17 045.

Schroder K, Tschopp J. 2010. The inflammasomes[J]. Cell, 140(6): 821-832.

Seppo A, Matani P, Sharrow M, et al. 2003. Induction of neuron-specific glycosylation by Tollo/Toll8, a *Drosophila* Toll-like receptor expressed in non-neural cells[J]. Development, 130(7): 1439-1448.

Shin S W, Bian G, Raikhel A S. 2006. A Toll receptor and a cytokine, Toll5A and Spz1C, are involved in toll antifungal immune signaling in the mosquito *Aedes aegypti*[J]. J Biol Chem, 281(51): 39 388-39 395.

Smith J J, Kuraku S, Holt C, et al. 2013. Sequencing of the sea lamprey(*Petromyzon marinus*)genome provides insights into vertebrate evolution[J]. Nat Genet, 45(4): 415-421.

Sorrentino R P, Carton Y, Govind S. 2002. Cellular immune response to parasite infection in the *Drosophila* lymph gland is developmentally regulated[J]. Dev Biol, 243(1): 65-80.

Srivastava M, Begovic E, Chapman J, et al. 2008. The *Trichoplax* genome and the nature of placozoans[J]. Nature, 454(7207): 955-960.

Star B, Nederbragt A J, Jentoft S, et al. 2011. The genome sequence of Atlantic cod reveals a unique immune system[J]. Nature, 477(7363): 207-210.

Stein C, Caccamo M, Laird G, et al. 2007. Conservation and divergence of gene families encoding components of innate immune response systems in zebrafish[J]. Genome Biol, 8(11): R251.

Steindler L, Schuster S, Ilan M, et al. 2007. Differential gene expression in a marine sponge in relation to its symbiotic state[J]. Mar Biotechnol(NY), 9(5): 543-549.

Steward R, McNally F J, Schedl P. 1984. Isolation of the dorsal locus of *Drosophila*[J]. Nature, 311(5983): 262-265.

Sullivan J C, Kalaitzidis D, Gilmore T D, et al. 2007. Rel homology domain-containing transcription factors in the cnidarians, *Nematostella vectensis*[J]. Dev Genes Evol, 217(1): 63-72.

Sutmuller R P, Morgan M E, Netea M, et al. 2006. Toll-like receptors on regulatory T cells: expanding immune regulation[J]. Trends Immunol, 27(8): 387-393.

Takahasi K, Yoneyama M, Nishihori T, et al. 2008. Nonself RNA-sensing mechanism of RIG-Ⅰ helicase and activation of antiviral immune responses[J]. Mol Cell, 29(4): 428-440.

Takeda K, Akira S. 2005. Toll-like receptors in innate immunity[J]. Int Immunol, 17(1): 1-14.

Tauszig S, Jouanguy E, Hoffmann J A, et al. 2000. Toll-related receptors and the control of antimicrobial peptide expression in *Drosophila*[J]. Proc Natl Acad Sci USA, 97(19): 10 520-10 525.

Tauszig-Delamasure S, Bilak H, Capovilla M, et al. 2001. *Drosophila* MyD88 is required for the response to fungal and Gram-positive bacterial infections[J]. Nature Immunol, 3(1): 91-97.

Tenor J L, Aballay A. 2008. A conserved Toll-like receptor is required for *Caenorhabditis elegans* innate immunity[J]. EMBO Rep, 9(1): 103-109.

Ting J P, Davis B K. 2005. CATERPILLER: a novel gene family important in immunity, cell death, and diseases[J]. Annu Rev Immunol, 23: 387-414.

Troll J V, Adin D M, Wier A M, et al. 2009. Peptidoglycan induces loss of a nuclear peptidoglycan recognition protein during host tissue development in a beneficial animal-bacterial symbiosis[J]. Cell Microbiol, 11(7): 1114-1127.

Troll J V, Bent E H, Pacquette N, et al. 2010. Taming the symbiont for coexistence: a host PGRP neutralizes a bacterial symbiont toxin[J]. Environ Microbiol, 12(8): 2190-2203.

Valanne S, Wang J H, Rämet M. 2011. The *Drosophila* Toll signaling pathway[J]. J Immunol, 186(2): 649-656.

Venkataraman T, Valdes M, Elsby R, et al. 2007. Loss of DExD/H box RNA helicase LGP2 manifests disparate antiviral responses[J]. J Immunol, 178(10): 6444-6455.

Venkatesh B, Lee A P, Ravi V, et al. 2014. Elephant shark genome provides unique insights into gnathostome evolution[J]. Nature, 505(7482): 174-179.

Vera J, Fenutría R, Cañadas O, et al. 2009. The CD5 ectodomain interacts with conserved fungal cell wall components and protects from zymosan-induced septic shock-like syndrome[J]. Proc Natl Acad Sci USA, 106(5): 1506-1511.

Wang J, Tao Y, Reim I, et al. 2005. Expression, regulation, and requirement of the Toll transmembrane protein during dorsal vessel formation in *Drosophila melanogaster*[J]. Mol Cell Biol, 25(10): 4200-4210.

Wang L, Weber A N, Atilano M L, et al. 2006. Sensing of Gram-positive bacteria in *Drosophila*: GNBP1 is needed to process and present peptidoglycan to PGRP-SA[J]. EMBO J, 25(20): 5005-5014.

Waterhouse R M, Kriventseva E V, Meister S, et al. 2007. Evolutionary dynamics of immune-related genes and pathways in disease-vector mosquitoes[J]. Science, 316(5823): 1738-1743.

Werner T, Liu G, Kang D, et al. 2000. A family of peptidoglycan recognition proteins in the fruit fly *Drosophila melanogaster*[J]. Proc Natl Acad Sci USA, 97(25): 13 772-13 777.

Wiens M, Korzhev M, Krasko A, et al. 2005. Innate immune defense of the sponge *Suberites domuncula* against bacteria involves a MyD88-dependent signaling pathway. Induction of a perforin-like molecule[J]. J Biol Chem, 280(30): 27 949-27 959.

Wiens M, Korzhev M, Perovic-Ottstadt S, et al. 2007. Toll-like receptors are part of the innate immune defense system of sponges(demospongiae: Porifera)[J]. Mol Biol Evol, 24(3): 792-804.

Yano T, Mita S, Ohmori H, et al. 2008. Autophagic control of listeria through intracellular innate immune recognition in *Drosophila*[J]. Nat Immunol, 9(8): 908-916.

Yao F, Li Z, Zhang Y, et al. 2012. A novel short peptidoglycan recognition protein in amphioxus: identification, expression and bioactivity[J]. Dev Comp Immunol, 38(2): 332-341.

Yoneyama M, Fujita T. 2008. Structural mechanism of RNA recognition by the RIG-Ⅰ-like receptors[J]. Immunity, 29(2): 178-181.

Yoneyama M, Kikuchi M, Matsumoto K, et al. 2005. Shared and unique functions of the DExD/H-box helicases RIG-Ⅰ, MDA5, and LGP2 in antiviral innate immunity[J]. J Immunol, 175(5): 2851-2858.

Yoneyama M, Kikuchi M, Natsukawa T, et al. 2004. The RNA helicase RIG-Ⅰ has an essential function in double-stranded RNA-induced innate antiviral responses[J]. Nat Immunol, 5(7): 730-737.

Yoon S I, Kurnasov O, Natarajan V, et al. 2012. Structural basis of TLR5-flagellin recognition and signaling[J]. Science, 335(6070): 859-864.

Yoshida H, Kinoshita K, Ashida M. 1996. Purification of a peptidoglycan recognition protein from hemolymph of the silkworm, *Bombyx mori*[J]. J Biol Chem, 271(23): 13 854-13 860.

Yuan S, Huang S, Zhang W, et al. 2009. An amphioxus TLR with dynamic embryonic expression pattern responses to pathogens and activates NF-kappaB pathway via MyD88[J]. Mol Immunol, 46(11-12): 2348-2356.

Yuen B, Bayes J M, Degnan S M. 2013. The characterization of sponge NLRs provides insight into the origin and evolution of this Innate immune gene family in animals[J]. Mol Biol Evol, 31(1): 106-120.

Zhang G, Fang X, Guo X, et al. 2012. The oyster genome reveals stress adaptation and complexity of shell formation[J]. Nature, 490(7418): 49-54.

Zhang Q, Zmasek C M, Godzik A. 2010. Domain architecture evolution of pattern recognition receptors[J]. Immunogenetics, 62(5): 263-272.

Zhang S M, Zeng Y, Loker E S. 2007a. Characterization of immune genes from the schistosome host snail *Biomphalaria glabrata* that encode peptidoglycan recognition proteins and gram-negative bacteria binding protein[J]. Immunogenetics, 59(11): 883-898.

Zhang S Y, Jouanguy E, Ugolini S, et al. 2007b. TLR3 deficiency in patients with herpes simplex encephalitis[J]. Science, 317(5844): 1522-1527.

Zou J, Chang M, Nie P, et al. 2009. Origin and evolution of the RIG-Ⅰ like RNA helicase gene family[J]. BMC Evol Biol, 9: 85.

Zou Z, Evans J D, Lu Z Q, et al. 2007. Comparative genomic analysis of the *Tribolium* immune system[J]. Genome Biol, 8(8): R177.

Zou Z, Lopez D L, Kanost M R, et al. 2006. Comparative analysis of serine protease-related genes in the honey bee genome: possible involvement in embryonic development and innate immunity[J]. Insect Mol Biol, 15(5): 603-614.

第三篇　机体模式识别与免疫的信号转导途径与调控机制

第七章　天然免疫模式识别受体介导的信号途径

天然免疫系统是机体抵抗病原入侵的第一道防线，通过种系编码模式识别受（pattern-recognition receptors，PRR）识别病原的病原相关分子模式（pathogen-associated molecular pattern，PAMP），激活下游一系列的信号通路，从而启动天然免疫反应。目前认为PRR主要包括Toll样受体（TLR）家族、维甲酸诱导基因Ⅰ样受体（RLR）家族、核苷酸结合寡聚化结构域样受体（NLR）家族、黑素瘤缺乏因子2（AIM2-like receptor，ALR）、寡聚腺苷酸合成酶样受体[oligoadenylate synthase（OAS）-like receptor（OLR）]家族和其他胞质核酸识别受体（cytosolic nucleic acid-sensing PRR）。病原感染宿主细胞复制的所产生中间产物及病原本身成分即构成被宿主PRR所识别的PAMP。PAMP通常是掩藏在病原结构内部的、进化相当缓慢的、对病原生存至关重要的成分。PAMP存在于所有的细菌、病毒、真菌、寄生虫等病原中。迄今为止，已定义了病原的糖脂类、蛋白类和核酸类三类PAMP。其中TLR和NLR均识别这三类PAMP，而RLR、ALR、OLR和其他胞质核酸识别受体识别病原的RNA和DNA，而CLR主要识别病原的糖脂类。由于PRR的分子结构与细胞内定位不同，其所激活的信号转导通路也不尽相同，但最终均诱导Ⅰ型IFN、炎症因子、趋化因子及抗病毒蛋白的表达，发挥抗感染作用。因此，本章主要讨论TLR、RLR、NLR、ALR、OLR和其他胞质核酸识别受体介导的天然免疫信号途径。

第一节　TLR介导的信号转导途径

Toll样受体（TLR）家族在识别病原PAMP中发挥重要作用。作为一种重要的PRR，其主要表达于DC和巨噬细胞等免疫细胞的细胞膜表面或内体膜上，构成宿主细胞抵御病原入侵的第一道分子屏障。目前认为，TLR的信号转导通路主要根据接头分子的不同分为依赖MyD88和依赖TRIF两条。大部分的TLR与特定的配体结合后，通过自身的TIR结构域募集MyD88的TIR结构域，随后通过MyD88的死亡结构域与IRAK家族蛋白分子结合成为信号转导复合物，然后该复合物继续募集并活化下游TRAF6分子，最终通过激活NF-κB、AP1、IRF等转录因子，诱导Ⅰ型IFN、炎症因子、趋化因子的释放。此外，TLR3和TLR4通过MyD88非依赖途径，即通过接头蛋白分子TRIF或者TRAM募集TRAF3和TRAF6，然后分别通过TBK1和TAK1引起NF-κB、AP1、IRF等转录因子的激活，调控Ⅰ型IFN、炎症因子、趋化因子等的分泌与表达。

一、TLR信号转导通路中的接头蛋白分子

当TLR识别病原微生物的PAMP后，发生二聚体化，进而发生构象变化，募集下游的信号接头蛋白分子。其中重要的下游信号接头蛋白分子包括髓样分化初次反应蛋白88（myeloid differentiation factor-88，MyD88）、MyD88样接头分子/包含TIR结构域的接头蛋白（MyD88 adaptor-like protein，Mal）/TIRAP（Toll/IL-1 receptor domain containing adaptor protein）、诱导β干扰素的包含TIR结构域的接头分子/包含TIR结构域的接头分子1（TIR domain-containing adaptor inducing IFN-β，TRIF）/TICAM-1（TIR domain-containing adaptor molecule 1）、TRIF相关接头分子/包含TIR结构域的接头分子2（TRIF-related adaptor molecule，TRAM）/TICAM-2（TIR domain-containing adaptor molecule 2）及包含TIR结构域的分子（sterile a and heat-armadillo motif，SARM）5种含TIR结构域的接头蛋白分子（Akira et al.，2003；O'Neill，2003；O'Neill et al.，2003a，2003b；McGettrick and O'Neill，2004；Yamamoto et al.，2004；Takeda，2005；Yamamoto and Akira，2005；O'Neill and Bowie，2007；Watters et al.，2007；Kenny and O'Neill，2008；Jenkins and Mansell，

2010；Chen and Jiang，2013；Narayanan and Park，2015）（图 7-1）。

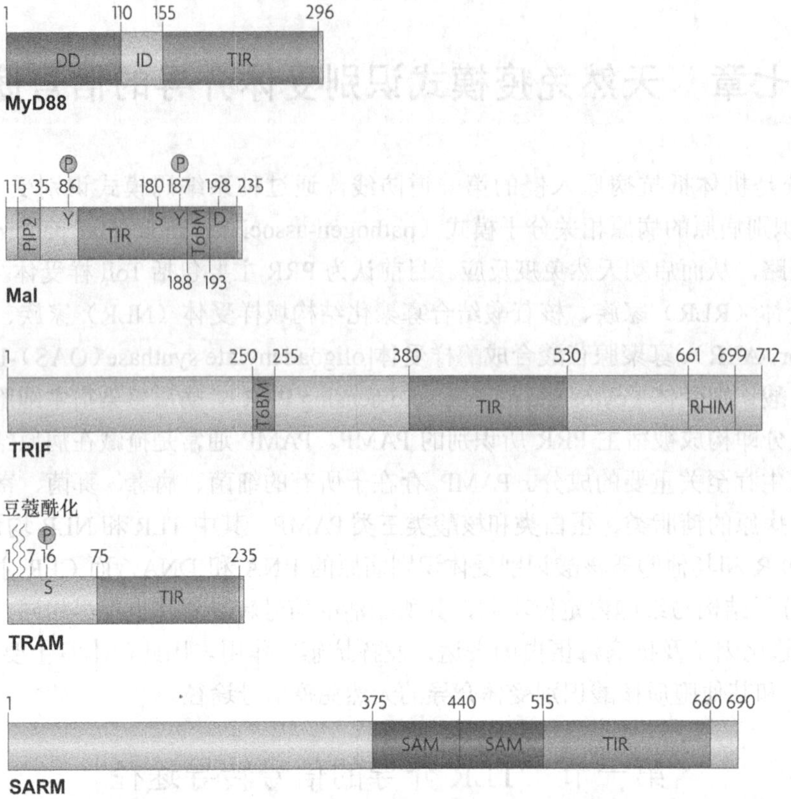

图 7-1　含 TIR 结构域的 5 种人类接头蛋白分子结构示意图（O'Neill and Bowie，2007）

（一）MyD88

MyD88 最初于 1990 年被鉴定为髓样分化初级反应蛋白（Lord et al.，1990）。在 IL-6 的刺激下，$M1D^+$ 髓系前体细胞分化为巨噬细胞的过程中，MyD88 被有效诱导。“MyD”是 myeloid differentiation 的简写，而“88”是被诱导基因的编号。直到 1997 年，MyD88 分子的功能才逐渐被揭晓。首先发现，MyD88 分子参与Ⅰ型 IL-1R 的信号通路，随后发现它在 TLR 信号通路中也有作用（Takeuchi et al.，2000；Janssens et al.，2002）。除了 TLR3 外，其他的 TLR 信号通路均通过 MyD88 信号转导（Brikos and O'Neill，2008；Jenkins and Mansell，2010；Chen and Jiang，2013；Deguine and Barton，2014）。MyD88 编码 296 个氨基酸，属于 Toll/IL-1R 家族和死亡结构域（death domain，DD）家族成员，由 N 端的 DD 结构域、中间结构域（intermediary domain，ID）和 C 端 TIR 结构域组成。其中 MyD88 N 端的死亡结构域，典型地折叠成一双包含三个 α 螺旋的束，与死亡效应结构域蛋白家族、半胱天冬酶级联活化与招募结构域蛋白家族和 pyrin 家族共同构成 DD 超家族，介导与下游白介素受体相关激酶（interleukin receptor associated kinase，IRAK）的相互作用，募集 IRAK 到受体复合体介导信号向下游传导；中间结构域介导含 DD 序列的蛋白质与蛋白质之间的相互作用；C 端 TIR 结构域包括三个保守编码框，三维结构由 5 个 α 螺旋包围着一个 5 链平行的 β 折叠组成，相互结合区是第二个编码框的一个延长环，这个环包含一个 RDxΦ1Φ2G 基序（X 代表任意氨基酸，Φ 代表疏水残基），RDG 基序高度保守，介导与其他含 TIR 结构域蛋白的相互作用（Brikos and O'Neill，2008；Jenkins and Mansell，2010；Kumar et al.，2011；Chen and Jiang，2013；Warner and Núñez，2013；Deguine and Barton，2014；Narayanan and Park，2015）。此外，MyD88 也可利用 DD-DD 和 TIR-TIR 同型结构域之间的作用形成同源二聚体。

MyD88 是一个连接 TLR/IL-1R 和下游含 DD 信号分子的接头蛋白分子。当 PAMP 刺激 TLR 后，MyD88

被招募至TLR形成复合物，自身的TIR区与IL-1R、IL-1R辅助蛋白（IL-1RAP）、TLR的TIR区发生同源性相互作用，同时它的DD区与IRAK 的DD区相互作用，从而介导上游信号向下游传导（Hatao et al.，2008；Ohnishi et al.，2009；Valkov et al.，2011；Ferrao and Wu，2012；Chen and Jiang，2013；Warner and Núñez，2013；Deguine and Barton，2014；Narayanan and Park，2015）。在IL-1β、TLR2、TLR4、TLR5、TLR7和TLR9的配体刺激下，MyD88$^{-/-}$小鼠并不产生炎症因子，这说明MyD88在IL-1R/TLR信号通路中起着关键性的作用（Häcker et al.，2000；Takeuchi et al.，2000；Hayashi et al.，2001；Hemmi et al.，2002）。进一步研究发现，在LPS刺激下，MyD88$^{-/-}$小鼠也不分泌炎症因子TNF-α和IL-6，同时MyD88$^{-/-}$小鼠对LPS诱导的败血症具有更强的抵抗力（Takeuchi et al.，2000）。此外，MyD88$^{-/-}$小鼠细胞在对TLR2、TLR4、TLR7、TLR9配体刺激的反应中，NF-κB和MAPK的激活完全丧失；而对LPS的刺激，NF-κB和MAPK的激活仍然可以发生，只是在时间上有所延迟，但IL-1或IL-18的信号通路被完全抑制（Covert et al.，2005；Jiang et al.，2006；Hou et al.，2008；von Bernuth et al.，2008）。有趣的是，MyD88$^{-/-}$小鼠细胞在TLR3配体poly（I：C）的刺激下，NF-κB和MAPK的激活及诱导的细胞因子并未受到影响，这说明还存在非依赖MyD88的信号通路（Alexopoulou et al.，2001）。

（二）Mal

在GenBank数据库中搜索与MyD88基因结构相关的分子，鉴定出第二个含有TIR结构域的分子，即Mal或TIRAP（Fitzgerald et al.，2001；Horng et al.，2001）。Mal蛋白由231个氨基酸组成，其N端含磷脂酰肌醇4,5-二磷酸（phosphatidylinositol 4,5-bisphosphate，PIP2）结合结构域，能将Mal靶向含有PIP2的细胞质膜上；C端含有TIR结构域（Fitzgerald et al.，2001；Horng et al.，2001；Nunez et al.，2007；Bernard and O'Neill，2013）。TLR2和TLR4的配体刺激MAL$^{-/-}$小鼠来源的巨噬细胞，其炎症因子的产生遭到破坏，而在TLR3、TLR5、TLR7和TLR9的配体及IL-1和IL-18的刺激下，其炎症因子的产生并没有受到影响（Horng et al.，2002；Yamamoto et al.，2002a）。因此，Mal是TLR2和TLR4的MyD88依赖信号通路中的接头蛋白分子。在TLR2和TLR4的信号通路中，MyD88和TLR并不直接相互作用，而是通过Mal介导的（Gay et al.，2011；Bernard and O'Neill，2013）。Mal作为MyD88与TLR2或TLR4的桥梁蛋白，也依赖其在细胞质膜上的定位（Nunez et al.，2007；Bernard and O'Neill，2013）。TLR4和MyD88的TIR结构域内含有较多的正电荷氨基酸，二者会相互排斥，带较多负电荷氨基酸的Mal似乎更容易与TLR2和TLR4直接结合（Xu et al.，2000；Dunne et al.，2003）。当把磷脂酶C（phospholipase C）的PIP2结合结构域构建到MyD88的N端，MAL$^{-/-}$细胞在LPS的刺激下，能恢复NF-κB的激活，从而证明Mal只是一种将MyD88带到TLR4下游的桥梁蛋白（Kagan and Medzhitov，2006；Núñez et al.，2007；Lin et al.，2012）。这说明PIP2能决定Mal是否被招募到膜上，通过调节RIP2的水平而调控Mal依赖的信号通路。

Mal序列上有一个推测的TRAF6结合结构域，而MyD88不存在这个序列，其结构的不同可能造成其功能的差异。将Mal的TRAF6结合结构域的一个关键氨基酸Glu突变为Ala后，TLR2和TLR4信号通路诱导的NF-κB活性消失，表明在TLR2和TLR4信号通路中，NF-κB激活依赖Mal与TRAF6的相互作用（Mansell et al.，2004）。Mal也能介导NF-κB亚基p65的第536位氨基酸的磷酸化，说明Mal在调节NF-κB的转录活性中也起着关键的作用（Doyle et al.，2005）。TLR2和TLR4信号通路的激活引起Mal的酪氨酸残基被BTK（brutons tyrosine kinase）磷酸化（Jefferies et al.，2003；Gray et al.，2006；Liljeroos et al.，2006；Piao et al.，2008）。酪氨酸突变实验显示，Mal的Tyr86Phe和Tyr187Phe突变体能作为LPS激活NF-κB的显性负效应抑制基因。BTK介导的Mal磷酸化，不仅在信号转导中起作用，而且是Mal被SOCS1（suppressor of cytokine signaling 1）识别并泛素化降解必需的（Kinjyo et al.，2002；Nakagawa et al.，2002；Mansell et al.，2006）。此外，Mal的C端含有一个caspase-1剪切位点，caspase-1参与Mal的剪切对NF-κB的激活必不可少（Miggin et al.，2007；Kenny and O'Neill，2008）。近年来发现一种被称为S180L的Mal剪接突变体，其能减缓疟疾、结核和肺炎球菌性肺炎的发病进程（Hawn et al.，2006；Khor et al.，2007；Cantaert et al.，2008；Castiblanco et al.，2008；Nejentsev et al.，2008；Sheedy et al.，2008）。野生型 Mal 的第 180 位氨基酸是丝氨酸，而 Mal 的剪接变体第 180 位氨基酸是亮氨酸，因此 Mal 的剪接突变体能够减弱 TLR2 和 TLR4 的信号转导强度，进而减少炎症因子的分泌，从而减轻疾病程度。

（三）TRIF

如前所述，在 $MyD88^{-/-}$小鼠来源的巨噬细胞，TLR4 配体无法诱导炎症因子的产生，但 NF-κB 和 MAPK 的激活被延迟了，这表明虽然 TLR4 介导的炎症因子的产生依赖于 MyD88，但存在非依赖 MyD88 的分子。此外，TLR4 配体能以不依赖 MyD88 的方式激活转录因子 IRF3/7 和晚期的 NF-κB，促进 IFN-β 及 ISG 如 IP-10 和 GARG16 的表达，同时 poly（I：C）通过 TLR3 介导的信号通路以非依赖 MyD88 的方式激活 IRF3 及诱导 IFN-β 的表达。这说明 TLR3 和 TLR4 都以非依赖 MyD88 的方式诱导 IFN-β 的产生，存在含 TIR 结构域的其他成员参与了非依赖 MyD88 信号途径。因此，研究者通过数据库搜索到了第三个含 TIR 结构域的蛋白质，即 TRIF（Yamamoto et al.，2002b）。这个分子也是通过酵母双杂交实验来筛选与 TLR3 相互作用的分子得到的，并命名为 TICAM-1，随后通过 TRIF 突变小鼠验证了其生理学功能（Oshiumi et al.，2003a；Yamamoto et al.，2003a）。TRIF 的基因定位于人染色体 19p13.3，由 712 个氨基酸组成，其 TIR 结构域位于中间；C 端 RIP（receptor-interacting protein）同型互作基序（RIP homotypic interaction motif，RHIM）介导与 RIP1 的相互作用；TRIF 的 N 端是与 TRAF6 结合的 T6BM 结构域，介导与 TRAF6 的相互作用（Oshiumi et al.，2003a；Yamamoto et al.，2003a；Hyun et al.，2013）。在 HEK293 细胞中转染含 TRIF 基因的表达质粒，与 MyD88 和 Mal 不同的是 TRIF 不仅能激活 NF-κB，还能激活 IFN-β（Oshiumi et al.，2003a；Yamamoto et al.，2003a）。$TRIF^{-/-}$小鼠源细胞在 TLR3 和 TLR4 配体的刺激下，其 IRF3 的激活受影响，炎症因子与 IFN 诱导基因的表达也下降。同时，在 TRIF 和 MyD88 双缺陷的巨噬细胞，LPS 刺激后无 NF-κB 活化及炎症相关基因的上调（Yamamoto et al.，2003a；Hirotani et al.，2005）。此外，研究证明小鼠 *Lps2* 基因是编码 TRIF 蛋白的基因（Hoebe et al.，2003）。突变 *Lps2* 小鼠细胞表达的 TRIF 蛋白 C 端发生移码突变，导致 TRIF 蛋白不稳定。在对 poly（I：C）刺激的反应中，*Lps2* 突变小鼠完全丧失了产生 I 型 IFN 等细胞因子的能力，且对巨细胞病毒（CMV）极易感。进一步研究发现，$TLR3^{-/-}$小鼠感染 CMV 后，其脾病毒滴度升高，血清中 IFN 和细胞因子水平下降，NK 细胞和 NKT 细胞活化减少，导致 TRIF 在 TLR3 介导的机体抵抗病毒感染中的作用降低（Tabeta et al.，2004）。在 $TRIF^{-/-}$细胞对 LPS 刺激的反应中，虽然可通过 MyD88 依赖的信号通路磷酸化 IRAK1 并激活早期的 NF-κB，但未检测到炎症因子的产生，这说明 TLR4 信号通路中炎症因子的产生，需要依赖 MyD88 和非依赖 MyD88 信号转导通路的完整性（Fitzgerald et al.，2003a，2003b；Hoebe et al.，2003；Yamamoto et al.，2003a；Hirotani et al.，2005；Jenkins and Mansell，2010）。因此，TRIF 是 TLR3 和 TLR4 介导的非依赖 MyD88 信号途径的关键接头蛋白分子。

TRIF C 端的 RHIM 结构域能够结合 RIP1，绑定 TRIF 后的 RIP1 通过同型 DD 与肿瘤坏死因子受体相关死亡结构域蛋白（TNF receptor associated death domain protein，TRADD）结合（Meylan et al.，2004；Cusson-Hermance et al.，2005；Su et al.，2006）。TRADD 作为一个起支架作用的接头蛋白绑定 E3 泛素连接酶，使 RIP1 发生第 63 位赖氨酸位点连接的多聚泛素化修饰，泛素化的 RIP1 被 TAK1-TAB2-TAB3 复合物中的泛素受体蛋白 TAB2/3 识别，并由此激活 TAK1，活化的 TAK 使 IKKα、IKKβ 发生磷酸化进而激活 NF-κB。另外，TRIF 通过 N 端的 T6BM 结构域募集 TRAF6，同样介导了 NF-κB 活化，但 TRAF6 在 TRIF 途径中的作用是有争议的（Sato et al.，2003；Gohda et al.，2004；Jiang et al.，2004）。另外，TRIF 是唯一一种可以介导细胞凋亡信号通路的接头蛋白分子（Kaiser and Offermann，2005）。虽然 TRIF 两个结构域都可以介导 NF-κB 活化，但只有 RHIM 结构域能诱导细胞凋亡。在 RHIM 结构域敲除或基因突变的小鼠中，TRIF 介导的 NF-κB 活化程度低于野生型 50%，而细胞凋亡现象完全消失。TRIF 是通过 RIP1-FADD-caspase-8 通路诱导细胞凋亡的，这是一种不依赖线粒体途径的细胞凋亡（Han et al.，2004；

Ruckdeschel et al.，2004）。由于 TRIF 不含 DD，由含 DD 的 RIP1 作为桥梁连接 TRIF 与 FADD，FADD 又通过死亡效应结构域与 caspase-8 结合。在死亡受体诱导的外源性细胞凋亡中，FADD-capase-8 起着调节作用。FADD 首先和无活性的 pro-caspase-8 结合，成为死亡诱导信号复合物的组成部分，随后死亡诱导信号复合物引起 pro-caspase-8 低聚化并催化其成为有活性的 caspase-8。caspase-8 再作用于胞质中其他 caspase，引发级联反应介导细胞凋亡。在 TLR3 介导的抵抗病毒入侵、防止病毒扩散中，依赖 TRIF/RIP1/FADD/caspase-8 的信号通路发挥重要作用（De Trez et al.，2005；Kamon et al.，2006；Maelfait and Beyaert，2008）。此外，依赖 TRIF/RIP1/FADD/caspase-8 的信号通路同样存在于 TLR4 信号通路中，其能诱导被细菌感染的巨噬细胞和 DC 的凋亡（De et al.，2005；Kamon et al.，2006；Maelfait and Beyaert，2008）。IRF3/7 作为调节 I 型 IFN 表达的关键转录因子，能在转录水平调节 I 型 IFN 的分泌，在机体抵御外来微生物入侵的天然免疫中发挥重要作用。IRF3 和 IRF7 均参与了 TLR3 介导的依赖 TRIF 的 I 型 IFN 分泌，而 TLR4 介导的 TRIF 通路中只有 IRF3 参与（Gohda et al.，2004；Jiang et al.，2004；McWhirter et al.，2004；Sasai et al.，2005）。

（四）TRAM

通过对数据库的继续搜索，发现了第四个含 TIR 结构域的接头蛋白分子，即 TRAM/TICAM-2（Bin et al.，2003；Yamamoto et al.，2003）。在 $TRAM^{-/-}$细胞中，应用过表达、结构域的缺失突变分析及与 TRIF 的相互作用，确定了 TRAM 在 TLR4 信号通路中的作用（Fitzgerald et al.，2003a，2003b；Oshiumi et al.，2003b）。TRAM 由 235 个氨基酸组成，C 端是 TIR 结构域（Bin et al.，2003；Fitzgerald et al.，2003 a，2003b；Oshiumi et al.，2003b；Yamamoto et al.，2003）。$TRAM^{-/-}$小鼠和 RNAi 实验表明，TRAM 特异地参与 TLR4 介导的 IRF3 的激活和 IFN-β 的产生，并不参与 TLR3 和其他 TLR 的信号通路。在对 LPS 的反应中，$TRAM^{-/-}$小鼠和 $TRIF^{-/-}$小鼠的表型一样，IRF3 的激活受到影响，IFN 诱导基因的表达下降。在对 TLR3 配体的反应中，TRAM 缺陷型小鼠表现正常。TRAM 在 TLR4 介导的非依赖 MyD88/依赖 TRIF 的信号通路中作为一个桥梁蛋白连接 TLR4 和 TRIF。此外，MyD88-Mal 参与 TLR4 对 LPS 的早期反应，而 TRIF-TRAM 参与 TLR4 对 LPS 的晚期反应（Covert et al.，2005；Tanimura et al.，2008）。TRAM 蛋白序列含有双向分选信号，控制 TRAM 在细胞膜和内体的转运。TRAM 的 N 端含有肉豆蔻酰化位点，能将其定位于膜上（Castrillo et al.，2001；McGettrick et al.，2006；Rowe et al.，2006；Kagan et al.，2008）。这个位点的突变，将改变 TRAM 的正常膜定位，导致 TLR4 信号通路受损。同时蛋白激酶 C-ε（protein kinase C-ε，PKC-ε）磷酸化 TRAM 的 Ser16 对其信号转导也是必需的，一旦 TRAM 的 Ser16 磷酸化被抑制或突变，能导致 LPS 激活的 TLR4 信号通路受损。

（五）SARM

SARM 是被发现的第五个含有 TIR 结构域的接头蛋白分子（Mink et al.，2001）。SARM 是一个在进化上十分保守的蛋白质，其同系物在线虫、果蝇等物种中均有描述，其中与果蝇蛋白 CG7915 同源（Belinda et al.，2008）。SARM 蛋白由 690 个氨基酸组成，含两个 SAM（sterile α motif）结构域，C 端是 TIR 结构域，N 端是 ARM（heat Armadillo repeat motif）结构域（O'Neill et al.，2003a，2003b；Jault et al.，2004；Meijer et al.，2004）。其中 SAM 结构域能形成类 α-α 右手超螺旋结构，这与其参与蛋白质-蛋白质相互作用从而促进多种蛋白复合物形成 β-连环蛋白和输入蛋白的功能，以及 Armadillo 和 HEAT 的重复序列相一致；ARM 结构域是靠近 N 端的结构域，通常是由 27 个氨基酸残基构成的短重复序列，能折叠形成 α 螺旋结构与线粒体相结合，使内生性 SARM 主要表达在线粒体上而发挥作用。

研究证实，SARM 是依赖 TRIF 信号途径的负调控分子（Carty et al.，2006；Szretter et al.，2009）。首先发现 SARM 与线虫的同系物 TIR-1 在抗真菌感染过程中具有重要的免疫调节作用（Kim and Bowie，2003；Couillault et al.，2004；Hodgkin，2004；Tanimura et al.，2008）。通过 RNA 干扰将 TIR-1 沉默，发

现其相应的抗菌因子表达下调，这证明了 SARM 的同系物 TIR-1 在线虫天然免疫中的重要地位。此外，若将 SARM 在细胞中过量表达，则 IRF3 及 NF-κB 都不能被激活，这说明 SARM 在 TLR 信号通路中扮演着负向调节的角色（Liberati et al.，2004；Chuang and Bargmann，2005；Carty et al.，2006；Szretter et al.，2009；Peng et al.，2010；Yuan et al.，2010；Sethman and Hawiger，2013）。随后发现 SARM 的过表达并不诱导 NF-κB 的激活，却能抑制 IRF3 及 NF-κB 的激活，进而特异性地抑制依赖 TRIF 的信号通路，以及转录因子与细胞因子的表达，而对依赖 TRAM、MyD88、Mal 的 TLR 信号通路及其他信号通路如 RIG-Ⅰ无影响。随后发现，在没有刺激物的条件下，SARM 与 TRIF 之间的作用微弱，但在 LPS 或 poly（I：C）的刺激下，SARM 对 TRIF 的抑制作用增强，使得 TLR 信号通路的信号转导受阻，炎症因子分泌降低，从而抑制了过强的炎症反应（Carty et al.，2006；Panneerselvam et al.，2012a，2012b）。尽管如此，也有研究认为 SARM 能够抑制 LPS 及 poly（I：C）介导的 AP1 的表达及 p38 MAPK 的磷酸化。在抗病毒天然免疫中研究发现，西尼罗河病毒感染 SARM 敲除鼠后能够增加小鼠的感染率与致死率，降低 TNF-α 的分泌水平（Szretter et al.，2009）。同时，RSV 感染后，SARM 能够抑制 TRIF 的表达，从而抑制 IFN-γ 的过度分泌，减轻病毒所引起的呼吸道炎症及 AHR，这说明 SARM 在抗病毒天然免疫中具有重要的作用（Liu et al.，2014）。在抗细菌免疫反应中，鼻炭疽杆菌感染巨噬细胞后能够上调巨噬细胞中 SARM 的表达，从而抑制 TRIF 的水平，减少了 NO 合成酶，从而使鼻炭疽杆菌在巨噬细胞中存活（Pudla et al.，2011；Baral and Utaisincharoen，2013）。

此外，SARM 在 T 细胞免疫应答过程中起促凋亡的作用（Zhang and Liu，2002；Martinou and Youle，2011；Osterloh et al.，2012；Panneerselvam et al.，2012a，2012b）。当机体受到感染，SARM 表达量在 NK 细胞或 T 淋巴细胞内会显著降低，表明 SARM 水平的降低有利于 NK 细胞或 T 淋巴细胞的增殖。当 SARM 含量显著下降时，T 淋巴细胞存活下来并显著增殖，而随后当 SARM 含量逐渐增加后，T 细胞随之逐渐死亡。细胞外信号调控激酶 ERK 磷酸化对细胞的存活、增殖和分化很重要，B 细胞淋巴瘤-2（Bcl-2）家族成员保证线粒体的整体性，而定位在线粒体的 SARM 能抑制 ERK 的磷酸化，并触发内源性的凋亡（Peng et al.，2010）。

二、Toll 样受体信号通路中的关键信号蛋白分子

在 TLR 信号转导通路中，除 TLR 信号的接头蛋白分子外，还有 IL-1 受体相关激酶（IL-1 receptor associated kinase，IRAK）、肿瘤坏死因子受体相关因子-6（TNF receptor-associated fator 6，TRAF6）、丝裂原激活的蛋白激酶（mitogen activated protein kinase，MAPK）、转化生长因子 β 激活激酶 1（TGF-β-activated kinase1，TAK1）、TAK1 结合蛋白（TAB1 和 TAB2）、IκB 激酶（IkappaB kinase，IKK）等一系列关键信号蛋白分子发挥着不可取代的作用。

（一）IRAK

TLR3 介导依赖 TRIF 的信号通路，而其他 TLR 都介导依赖 MyD88 的信号通路。当配体被相应 TLR 识别后，TLR 通过 TIR 结构域募集 MyD88，激活的 MyD88 通过 TIR 结构域又与下游的白介素受体相关激酶 IRAK 家族相互作用（West et al.，2006；Kawai and Akira，2007；Neumann et al.，2008；Yamamoto and Takeda，2010；Newton and Dixit，2012；Lim and Staudt，2013；Kawasaki and Kawai，2014；Leifer and Medvedev，2016；Mitchell et al.，2016）。IRAK 家族包括有 IRAK1、IRAK2、IRAK4 和 IRAK-M（IRAK3）等，其 N 端含有保守的死亡结构域，介导与 MyD88 死亡结构域之间的相互作用，在信号通路中起关键作用；中间部位是丝氨酸/苏氨酸激酶结构域（kinase domain，KD）（Gan and Li，2006；Neumann et al.，2008；Flannery and Bowie，2010）（图 7-2）。除 IRAK4 之外，其他三个 IRAK 都含有一个长的 C 端结构域（C-terminal domain）（Janssens and Beyaert，2003；Kollewe and Mackensen，2004）。proST 结构富含丝氨酸、脯氨酸和苏氨酸，其中 IRAK1 的磷酸化位点位于这个区域，它的这个结构域含有一个潜在的富含 PEST 氨基酸

的序列，能够促进自身的降解，而IRAK2没有这个结构（Martin and Kollewe，2001；Flannery and Bowie，2010）。激酶结构域含有一个对激酶活性非常重要的活化环，也是ATP的结合部位，因而与其催化活性相关（Meylan and Tschopp，2008；Flannery and Bowie，2010）。IRAK4既有丝氨酸/苏氨酸激酶活性，又有酪氨酸激酶活性，C端结构与信号通路中其他分子，如TRAF6和IRAK家族的其他成员结合（Ye et al.，2002；Wang et al.，2006；Kuglstatter et al.，2007；Flannery and Bowie，2010）。

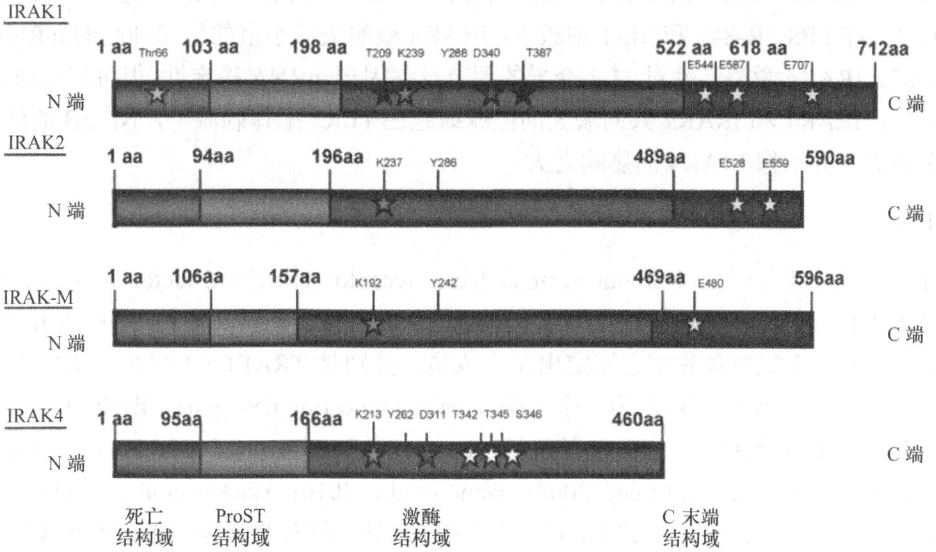

图7-2　IRAK蛋白的功能结构域（Flannery and Bowie，2010）

IRAK参与多种TIR结构域下游的信号通路，其活化的信号也不仅仅限于NF-κB、MAPK、IRF和STAT1/3。在IL-1/TLR诱导的NF-κB活化中，IRAK被磷酸化后激活TRAF6并使之泛素化（Ye et al.，2002；Janssens and Beyaert，2003；Flannery and Bowie，2010）。IRAK4首先被招募到MyD88下游并磷酸化激活IRAK1和IRAK2下游信号，引起IRAK1和IRAK2的自我磷酸化（Li et al.，2002a，2002b；Suzuki et al.，2002a，2002b；Picard et al.，2003；Lye et al.，2004）。TLR3介导的信号通路不依赖IRAK家族，而其他TLR介导的信号通路都依赖IRAK家族（Yang et al.，2005；Keating et al.，2007）。此外，TLR7和TLR9能通过依赖IRAK的信号途径活化IRF5和IRF7，IRAK1通过TRAF6使IRF5泛素化，并且参与IRF7的磷酸化（Kawai et al.，2004；Schoenemeyer et al.，2005；Uematsu et al.，2005；Balkhi et al.，2008）。IRAK1是IRAK4的直接磷酸化底物，但是IRAK4不能代替IRAK1行使功能（Sato et al.，2002；Kollewe and Mackensen，2004；Medvedev et al.，2005；Matsui et al.，2006；Wang et al.，2006；Cheng et al.，2007）。在TLR信号通路中，IRAK2比IRAK1似乎发挥更重要的作用（Matsui et al.，2006；Kawagoe et al.，2008；Jain et al.，2014）。在IRAK2$^{-/-}$巨噬细胞中，MALP-2（TLR2配体）、LPS（TLR4配体）、R-848（TLR7配体）和CpG DNA（TLR9配体）均无法诱导细胞因子的产生。因此，TLR介导的信号通路的顺利传递也依赖IRAK2的激酶活性。在依赖MyD88的信号途径中，早期IRAK1和IRAK2功能互补，位于IRAK4下游，共同参与对E3泛素连接酶TRAF6的激活。其中IRAK1很快被降解，IRAK1的降解是防止炎症反应过度的一个重要负反馈调节机制，而IRAK2继续参与维持TLR的激活反应（Sato et al.，2002；Wang et al.，2006；Cheng et al.，2007；Kawagoe et al.，2008；Kubo-Murai et al.，2008；Jain et al.，2014）。类似于IRAK1，IRAK2位于IRAK4的下游，被IRAK4磷酸化后，作用于TRAF6促使其泛素化，并激活依赖NF-κB的基因表达（Keating et al.，2007；De Nardo et al.，2009）。此外，IRAK2还与另一个TLR胞内接头分子Mal结合，而IRAK1不能（Fitzgerald et al.，2001；Kawagoe et al.，2008）。IRAK-M在TLR信号通路中是一种负调节分子，通过干扰IRAK1和TRAF6形成复合物来抑制TLR介导的信号传导（Kobayashi et al.，2002；Rosati and Martin，2003；Deng et al.，2006；Su et al.，2007；Du et al.，2014）。然而，高表达 IRAK-M 能激活 NF-κB，且在 IRAK1 基因失活细胞中表达 IRAK-M 能恢复该细胞活化 NF-κB 的功能。因此，IRAK-M 可能不仅仅是一个负调节分子。IRAK4 兼具有丝氨酸/苏氨酸激酶活性和酪氨酸激酶活性，内源性 IRAK4 以炎症因子依赖的方式与 IRAK1 及 TRAF6 相互作用并使 IRAK1 磷酸化（Li et al.，2002a，2002b）。IRAK4 基因缺陷的小鼠完全失去了对细菌和病毒攻击的反应，这说明它在天然免疫中起关键作用（Suzuki et al.，2002a，2002b）。IRAK4 激酶活性在 IL-1R 和 TLR 介导的细胞因子和趋化因子 mRNA 稳定中至关重要。在 LPS、R-848 和 IL-1 刺激下，IRAK4 激酶失活小鼠的巨噬细胞的 mRNA 稳定性降低（Kim et al.，2007）。IRAK4 激酶活性对 TLR 介导的调节炎症因子 mRNA 稳定性，很可能是通过调节 IRAK2 来完成的。然而，IRAK1 和 IRAK2 共同缺失的巨噬细胞在 TLR2 配体刺激下，NF-κB 的活化大为削弱，但并没有完全消失，并不像 IRAK4 的影响之大。

（二）TRAF

肿瘤坏死因子受体相关因子（tumour necrosis factor receptor associated factor，TRAF）家族是进化上十分保守的信号蛋白分子，在果蝇和线虫中都有同系物，能直接或间接与多种 TNF 和 IL-1/TLR/RLR 成员结合。到目前为止，在哺乳动物中已鉴定出 7 个成员，分别是 TRAF1～TRAF7。TRAF 蛋白分子主要包含 3 个结构域，从 N 端到 C 端依次为一个环指（really interesting new gene，RING-finger）结构域、一个锌指（zinc-finger）结构域和一个 TRAF 结构域（Inoue and Shinohara，2001；Bradley and Pober，2001；Chung et al.，2002，2007；Lee and Lee，2002；Wang et al.，2010；Häcker et al.，2011）。其中 TRAF 结构域是 TRAF 家族蛋白分子的特征性结构，除了 TRAF7 之外，所有的 TRAF 蛋白家族成员都包含一个 C 端 TRAF 结构域。按照结构和功能的不同，TRAF 结构域又可被分为 TRAF-N 和 TRAF-C 两部分，其中 TRAF-N 部分含有由多个 α 螺旋组成的 coiled-coil（CC）结构域，在不同 TRAF 家族成员中保守性较差，除 TRAF1 外其余分子均含有 1 个环指结构和 5 个锌指结构，环指/锌指结构区介导信号向下游传递；TRAF-C 部分序列高度保守，折叠形成一个 8 链 β-三明治结构，又称作 MATH（meprin and TRAF-homology）结构域，介导自身和上游受体或信号蛋白的相互作用（Inoue and Shinohara，2001；Bradley and Pober，2001；Chung et al.，2002，2007；Lee and Lee，2002；Wang et al.，2010；Häcker et al.，2011）。除 TRAF1 外，其余 TRAF 分子均具有 E3 泛素连接酶的功能，能催化底物发生 K-63 连接的泛素化，其酶活性依赖于 N 端的环指结构（Inoue and Shinohara，2001；Bradley and Pober，2001；Chung et al.，2002，2007；Lee and Lee，2002；Wang et al.，2010；Häcker et al.，2011）（图 7-3）。其中 TRAF2、TRAF3、TRAF5 和 TRAF6 参与 TNF 诱导的 NF-κB 和 AP1 的激活，TRAF2、TRAF3 和 TRAF6 参与 TLR 和 RLR 介导的

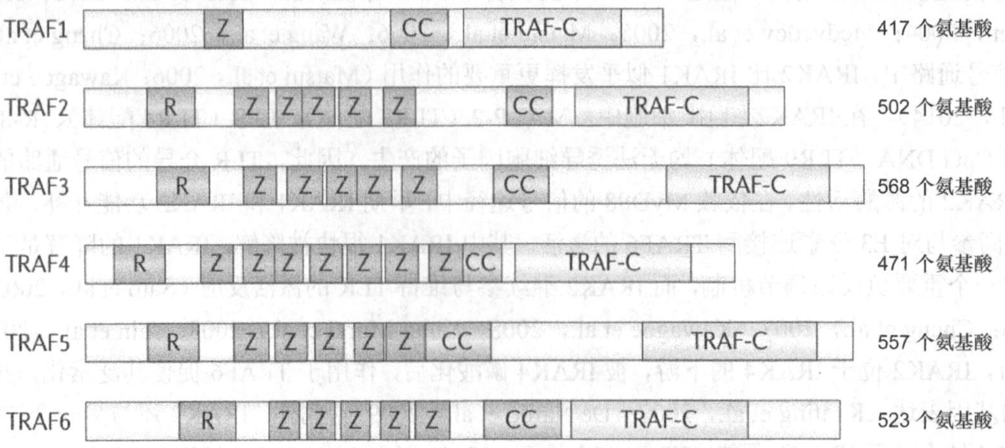

图 7-3 TRAF 蛋白分子的结构域（Häcker et al.，2011）

NF-κB、AP1 和干扰素调节因子（interferon regulatory factor，IRF）的激活，而 TRAF1 和 TRAF4 能够抑制 TLR 信号通路介导的 NF-κB 和 IFN-β 的活化。

在 TRAF 家族成员中，TRAF3 在 PRR 介导的 I 型 IFN 分泌的信号通路中扮演了十分重要的角色。在 TLR3、TLR4、TLR7、TLR9 与 RIG-I/MDA5 信号通路中，IRF3 和 IRF7 的活化均需要 TRAF3 的存在（Xu et al.，2005；Oganesyan et al.，2006；He et al.，2007；Wang et al.，2010）。在 TLR 介导的 I 型 IFN 分泌的信号通路中，TRAF3$^{-/-}$细胞在接受不同相应配体刺激的条件下都不能够产生 I 型 IFN，同时发现 TRAF3 能与 MyD88 或 TRIF 和 IRAK1 发生相互作用（Häcker et al.，2006；Oganesyan et al.，2006）。在 TLR3 和 TLR4 信号通路中，TRAF3 与 TRIF 相互作用，同时能与下游的 TBK-1 和 IKKε 相互作用，激活的 TBK-1 和 IKKε 引起 IRF3 的磷酸化，活化的 IRF3 入核，从而激活 I 型 IFN 的表达；在 TLR7 和 TLR8 信号通路中，TRAF3 与 MyD88、IRAK4、IRAK1、骨桥蛋白（OPN）和 IKKα 相互作用进而磷酸化 IRF7，从而激活 I 型 IFN 的分泌（Katherine et al.，2003；Hemmi et al.，2004；Perry et al.，2004；Honda et al.，2005，2006；Oganesyan et al.，2006）。这证明了 TRAF3 是激活 IRF3 和 IRF7 信号通路的重要分子，TRAF3 作为一个中转分子在 TLR 信号途径中起着重要作用。值得注意的是，TRAF3 与 TLR3、TLR4、TLR7、TLR9 特异配体的结合，在 IL-10 的激活中发挥着十分重要的作用。此外，在 IRAK1 缺乏情况下，当细胞受到 LPS 刺激时，IL-10 的表达量减少。因此，IRAK1-TRAF3 依赖性信号通路可能控制着 IL-10 的表达。此外，TRAF3 在 RLR 介导的 I 型 IFN 分泌的信号通路中也起着关键作用（Katherine et al.，2003；Hemmi et al.，2004；Perry et al.，2004；Honda et al.，2005a，2005b，2006；Uematsu et al.，2005；Oganesyan et al.，2006）。在 TRAF3$^{-/-}$细胞中，病毒诱导的 I 型 IFN 的表达显著降低，同时 TRAF3$^{-/-}$小鼠在病毒感染后死亡率大大增加。此外，TRAF3 能与 VISA 和 STING 相互作用形成复合体，随后 TRAF3 发生自身 K-63 连接的泛素化并被活化，其多聚泛素化链被 NEMO（NF-κB essential modulator）识别，NEMO 发生泛素化并激活，激活的 NEMO 募集 TANK 和 TBK1/IKKε 激酶复合体并促进 TBK1 和 IKKε 激活，随后 TBK1 激酶导致 IRF3 发生磷酸化，磷酸化的 IRF3 二聚化后进入细胞核，激发 IRF3 转录因子的转录活性，从而诱导 I 型 IFN 的表达，而突变 TRAF3 的 TRAF 结构域两个关键的氨基酸位点后，TRAF3 就不能与 MAVS 相互作用，在病毒感染后也无法产生 I 型 IFN（Xu et al.，2005；Honda et al.，2005a，2005b，2006；Oganesyan et al.，2006；Saha and Cheng，2006；Tseng et al.，2010；Paz et al.，2011）。这说明 TRAF3 通过将 TBK1 和 IKKε 招募到 VISA 与 STING 复合体，然后与 IRF3 相互作用并促使其磷酸化激活，活化的 IRF3 入核，从而激活 I 型 IFN 的表达。因此，TRAF3 也在 RLR 信号通路中起着重要的作用。

与其他 TRAF 家族成员不同，TRAF6 具有独特的 TRAF C 端结构，使其成为 TRAF 家族中唯一可同时参与 TNF 受体超家族和 PRR/IL-1R 超家族信号转导的成员。TRAF6 能够识别并结合 CD40 和肿瘤坏死因子相关激活诱导因子（TRANCE）受体在胞质侧的结构域，从而激活 NF-κB 和 MAPK（Hostager，2003；Kobayashi et al.，2003，2004；Miyahara et al.，2003；Matsumura et al.，2004）。在 TLR 信号通路中，TLR 与 MyD88 相互作用激活 IRAK，随后依次激活由 TRAF6 介导的 NF-κB 和 MAPK 通路。因此，TRAF6 是 TLR 信号通路的中心汇合点与关键信号分子（Deng et al.，2000；Zhang et al.，2005；Xu et al.，2006；Yamazaki et al.，2009；Yin et al.，2009；Zeng et al.，2009；Wang et al.，2010；Häcker et al.，2011）。TRAF6 结合结构域保守序列是 P-X-E-X-X-（D/E/F/W/Y），IRAK1 有三个 TRAF6 的结合基，IRAK2 有两个，IRAK-M 有一个。TRAF6 是 E3 泛素连接酶，其通过 RING-finger 结构域和 E3 泛素结合酶 Ubc13（ubiquitin-conjugation enzyme 13）、Uev1A（ubiquitin-conjugating enzyme E2 variant 1 isoform A）相互作用，一起介导 TRAF6 自身和 NEMO 的 Lys63 位连接的多聚泛素化。蛋白质 Lys63 位连接的多聚泛素化可改变蛋白质之间的相互作用和靶蛋白分子的定位。泛素化激活的 TRAF6 招募下游的蛋白激酶复合物，包括转化生长因子 β 激活激酶 1（TGF-β-activated kinase 1，TAK1）和 TAB1/2/3 蛋白（TAK1-binding protein 1/2/3），激活 TAK1 的激酶活性。此外，TRAF6 也参与 RLR 介导的信号通路，其中寡聚化的 VISA 通过其 TRAF 结合结构域募集 TRAF2 和 TRAF6 而激活 NF-κB 通路（Xu et al.，2005；Saha et al.，2006；Sun et al.，2006；Guo and Cheng，2007；Zhao et al.，2007；Liu et al.，2010；Tang and Wang，2010；Hou et al.，2011；Moresco et al.，2011；Ye and Maniatis，2011；Shi et al.，2015a；Vazquez and Horner，2015）。VISA含有两个保守的TRAF6结合位点，即153-PGENSE-158和455-PEENEY-460，以及一个TRAF2结合位点143-PVQET-147，并通过这些保守位点分别与TRAF6和TRAF2相互作用。相应地，与野生型相比，突变的VISA（E155D/E457D和Q145N）激活NF-κB的能力降低。同时在TRAF6$^{-/-}$ MEF中，VISA也不能有效激活NF-κB，这说明VISA通过TRAF6和TRAF2来激活NF-κB。尽管如此，VISA介导的NF-κB的激活并没有被完全阻断，这表明VISA还可以通过不依赖于TRAF6的途径激活NF-κB。

与TRAF6相似，TRAF2也能与E3泛素结合酶Ubc13和Uev1A相互作用，发生K-63连接的泛素化。在TRAF6$^{-/-}$细胞和小鼠中，TNF诱导的NF-κB的激活没有发生变化，而JNK的激活受到抑制，这表明TRAF2在TNF诱导的JNK活化中具有重要作用（Deng et al.，2000；Hostager et al.，2003；Shi et al.，2003；Zhang et al.，2005；Xu et al.，2006；Yamazaki et al.，2009；Yin et al.，2009；Zeng et al.，2009；Wang et al.，2010；Häcker et al.，2011）。在TRAF2和TRAF5双敲除细胞中进一步研究发现，TNF诱导的NF-κB和JNK的激活均受到抑制，这说明TRAF2和TRAF5共同调节NF-κB的激活（Ramakrishnan et al.，2004）。TRAF1蛋白分子C端的TRAF结构域与TRIF的TIR结构域相互应用（Su et al.，2006）。TRIF能诱导caspase对TRAF1切割，产生的N端产物抑制TRIF信号通路。将TRAF1的切割位点突变或加入caspase抑制剂CrmA，TRAF1抑制TRIF信号通路的能力消失。这表明TRIF诱导的TRAF1的切割对TRIF介导的信号通路是必需的。此外，在TLR配体刺激下，TRAF4与胞质中的NADPH氧化酶组分p47^{phox}结合并和TRAF6、IRAK1及TRIF相互作用，抑制TLR信号通路介导的NF-κB和IFN-β的激活（Takeshita et al.，2005）。有趣的是，TRAF3也能抑制MyD88介导的MAPK的激活（Matsuzawa et al.，2008；Tseng et al.，2010）。当定位于细胞膜的TLR4被配体刺激后，在MyD88依赖的信号途径中，cIAP蛋白通过催化TRAF3 K-48连接的泛素化促使其降解，引起TAK1的释放，最终导致MAPK的活化。若将抑制剂或RNAi作用于cIAP而干扰其抑制功能及TRAF3的降解，则TAK1不能被释放到胞质中，最终导致TAK1介导的JNK激活减弱，以及炎症因子TNF、IL-6和IL-12的分泌减少。尽管如此，当病毒感染而激活位于内体的TLR4时，TLR4通过募集接头蛋白分子TRAM和TRIF，促使TRAF3发生K-63自泛素化过程，然后通过激活IRF3而诱导Ⅰ型IFN的释放。其中cIAP1/2并不参与此过程。由此可见，由TLR4定位的不同而引起的信号通路及其免疫学效应也不尽相同。

（三）TAK1

转化生长因子β激活激酶1（TGF-β-activated kinase 1，TAK1）是MAPKKK家族的成员，最初发现是TGF-β诱导MAPK激活的关键蛋白激酶（Wang et al.，2001；Adhikari et al.，2007；Landström，2010；Chen，2012；Dai et al.，2012；Ajibade et al.，2013）。在哺乳动物中，TAK1主要参与TNFR1和IL-1R/TLR介导的信号通路，在IKK（IkappaB kinase）、JNK（c-JUN N-terminal kinase）和p38上游发挥作用。在IL-1R/TLR介导的信号通路中，TAK1主要是通过TRAF6与TRIKA1（由Ubc13和Uev1A形成的泛素结合酶）相互作用而被激活；在TNFR1介导的信号通路中，TNF-α激活TAK1的信号通路主要是通过TNFR1与RIP1和TRAF2及TRIKA1相互作用（Wang et al.，2001；Shim et al.，2005；Adhikari et al.，2007；Weston and Davis，2007）。TAB1、TAB2和TAB3是与TAK1相互作用的三个蛋白质（Wang et al.，2001；Shim et al.，2005）。其中TAB1作为TRAF2/6与TAK1之间的接头蛋白，不具有酶活性，但TGF-β、IL-1或TNF对TAK1的激活是必需的，可通过其C端的第68位氨基酸残基与TAK1的N端持续相互作用，引起TAK1的激活（Besse et al.，2007；Sorrentino et al.，2008；Yamazaki et al.，2009；Pathak et al.，2012）。TAB2和TAB3也是TRAF2/6与TAK1之间的接头蛋白，能特异地与K-63位连接泛素链相互作用，连接TAK1与经泛素化修饰的TRAF6或IRAK1（Fan et al.，2010，2011；Mao et al.，2011）。尽管TAB2和TAB3由N端的泛素共轭耦合到内质网降解结构域（coupling of ubiquitin conjugation to endoplasmic reticulum degradation，CUE）和 C 端的 NZF 泛素连接结构域[Npl4 zinc finger（NZF）ubiquitin binding domains]组成，但 K-63 连接的泛素倾向于与 C 端的 NZF 泛素连接结构域结合（Cheung and Nebreda，2004；Kanayama et al.，2004；Kulathu et al.，2009；Fan et al.，2010，2011；Mao et al.，2011）。此外，存在于 TAB2 和 TAB3 C 端的 coiled-coil 结构域与 TAK1 C 端的第 479～547 位氨基酸残基相互作用，激活 TAK1 的激酶活性（Takaesu et al.，2000；Ishitani et al.，2003）。尽管如此，TAB2 和 TAB3 并不直接激活 TAK1。激活的 TAK1 一方面增强 IKK 复合物的活性，使 NF-κB 的抑制蛋白 IκB 磷酸化，加快 IκB 的泛素化而降解，释放 NF-κB 二聚体；另一方面活化的 TAK1 磷酸化下游 MAPKK 的 MKK3/6 和 MKK4/7，激活 ERK1/2（extracellular signal-regulated kinase 1/2）、p38、JNK 等 MAPK，随后再磷酸化转录因子 AP1 以调节炎症因子的转录（Deng et al.，2000；Kanayama et al.，2004；Xia et al.，2009；Liu and Chen，2011）。$TAK1^{-/-}$小鼠在各种 TLR 配体的刺激下，不能激活 NF-κB，也丧失了产生炎症因子的能力，然而 $TAB1^{-/-}$或 $TAB2^{-/-}$纤维细胞在 IL-1/LPS 或 TNF 诱导下，正常激活 NF-κB（Komatsu et al.，2002；Sanjo et al.，2003；Sato et al.，2005；Shim et al.，2005；Jadrich et al.，2006；Inagaki et al.，2008a，2008b；Omori and Ninomiya-Tsuji，2012）。这表明，不是 TAB2 和 TAB3，而是 TAK1 在激活 NF-κB 的活性中起重要作用（Kanayama et al.，2004；Shim et al.，2005）。

（四）IKK

IκB 激酶（Ikappa B kinase，IKK）复合体是一个多亚基复合物，由 IKKα、IKKβ 及 IKKγ 或 NEMO 组成（Häcker and Karin，2006；Scheidereit，2006；Clément et al.，2008；Lo et al.，2008；Solt and May，2008；Israel，2010；Xu et al.，2011；Liu et al.，2012；Larabi et al.，2013；Liu et al.，2013；Polley et al.，2013；Tu et al.，2013；Hinz and Scheidereit，2014）。其中 IKKα 和 IKKβ 是具有激酶活性的催化亚基，IKKγ 或 NEMO 是无激酶活性的调节亚基。IKKα 和 IKKβ 高度同源，具有 70%的相似性，均含有 N 端的丝/苏氨酸蛋白激酶结构域（kinase domain，KD）、位于中间的亮氨酸“拉链”（leucine zipper，LZ）/锌指结构域，以及 C 端富含 Ser 的螺旋-环-螺旋（helix-loop-helix，HLH）（图 7-4）。KD 是 IKK 的功能结构域，KD 中的 T 环结构含两个特殊的 Ser 残基，该处被磷酸化后，KD 即表现激酶活性，可激活 IκB；LZ 和 HLH 是 IKK 形成同源和异源二聚体的基础，而将 LZ 结构和 HLH 结构去除将阻断 IKKα 和 IKKβ 形成同源或异源二聚体。IKKα 或 IKKβ 经不同信号刺激后，KD 中 T 环的 Ser 残基磷酸化，IKK 即从无活性状态转化为有活性状态，进而磷酸化 IκB，引起一系列 NF-κB 相关基因的表达；IKK 活化后，磷酸化自身 C 端富含的 Ser，使 HLH 和 KD 的相互作用减弱而最终分离，于是 IKK 变成低活性状态。IKKα 和 IKKβ 的 KD 与其他丝氨酸/苏氨酸激酶相似，ATP 结合位点的序列高度保守，其中 Ly4s4 突变可导致 IKKα 和 IKKβ 失活。$IKK\beta^{+/-}$细胞与正常细胞相比，IKK 的活性降低了 50%，而 NF-κB 的活化程度下降了 70%～80%，这说明 IKK 的活化是激活 NF-κB 途径中的限速步骤，只要 IKK 的激酶活性发生少许减弱，就会显著抑制 IκB 的降解和 NF-κB 的激活。因此，这种二聚化对 IKK 的激酶活性是必需的。此外，IKKα 也参与 TLR7 和 TLR9 信号通路中 IRF7 与 NF-κB 的激活（Uematsu et al.，2005；Hoshino et al.，2006，2010）。在生理水平上，IKKα 能与 IRF7 相互作用，并对 IRF7 进行磷酸化修饰，而 $IKK\alpha^{-/-}$小鼠来源的 pDC，TLR7 和 TLR9 信号通路中 IRF7 和 NF-κB 的激活及细胞因子的产生均受到抑制。这说明 IKKα 不仅参与 TLR7 和 TLR9 信号通路中 IRF7 的磷酸化激活，还参与了 NF-κB 的激活。

IKKγ 蛋白的 N 端含有大量的 α 螺旋和卷曲的螺旋结构，C 端含有锌指（zinc finger，ZF）和亮氨酸拉链结构，IKKγ 也能依赖其 CC 和 LZ 结构形成四聚体（Clément et al.，2008；Lo et al.，2008；Solt and May，2008；Israel，2010；Xu et al.，2011；Liu et al.，2012；Larabi et al.，2013；Liu et al.，2013；Polley et al.，2013；Tu et al.，2013；Hinz and Scheidereit，2014）。IKKγ 通过其 N 端 CC 结构域与 IKKα 和 IKKβ 蛋白 C 端的 NEMO 结合结构域（NEMO-binding domain，NBD）结合，该结构域是 IKK 复合物组装必需的。IKKγ 除在复合物的组装过程中发挥关键作用外，还作为调节亚基通过其 C 端的 ZF 结构域将 IKK 复合物

与上游激活蛋白连接起来。上游信号激活 IKK 激酶复合物，活化后的 IKK 激酶复合物再磷酸化 IκBα 分子，促使其降解，释放 NF-κB 二聚体。一些 IKK 及 NF-κB 的激活因子，如 HTLV-1 病毒的 Tax 蛋白被认为通过与 IKK 直接作用而发挥功能。

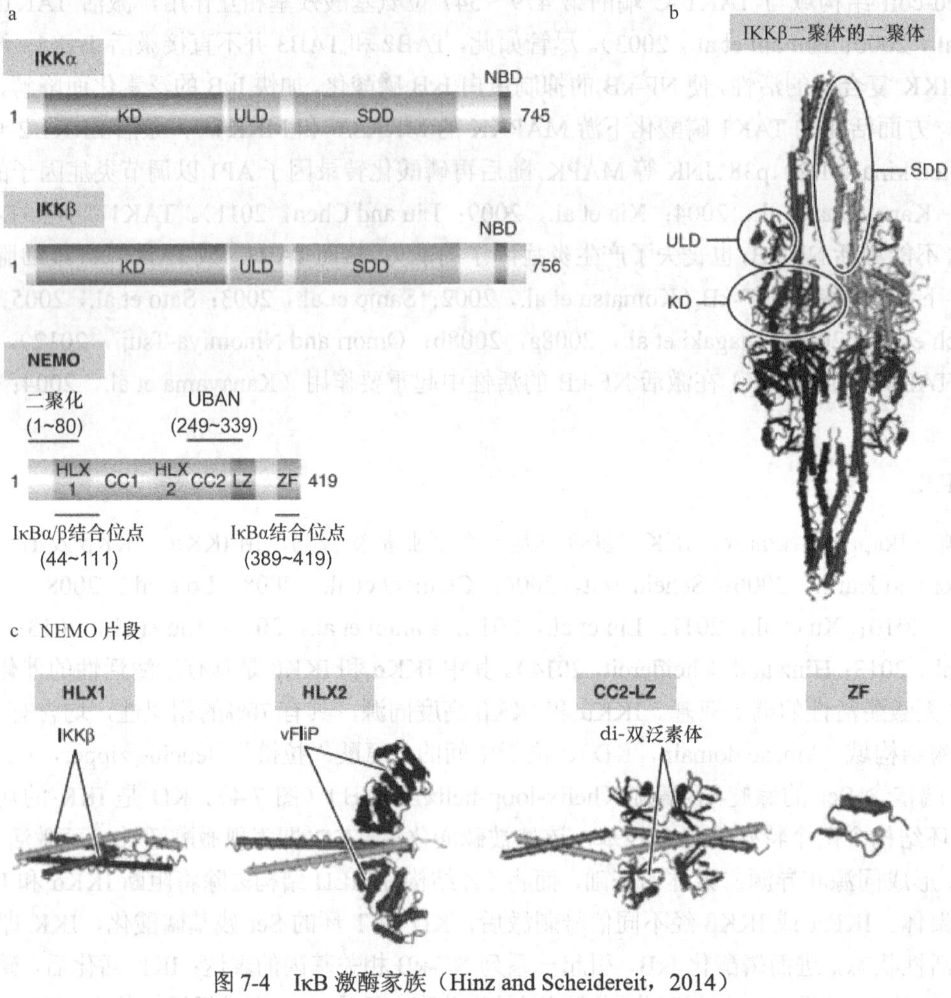

图 7-4 IκB 激酶家族（Hinz and Scheidereit，2014）

（五）IκB

在生理状态下，NF-κB 以同源或异源二聚体形式与抑制因子 IκB 结合，以非活性形式存在于细胞质中。其中 RelA：P50 异源二聚体是 NF-κB 在大多数细胞中存在的主要形式。当上游信号导致 IκB 蛋白磷酸化并降解时，NF-κB 就被释放出来并向核内迁移，激活靶基因的转录。NF-κB 抑制因子 IκB 于 1988 年被发现，目前其家族成员包括 IκBα、IκBβ、IIκBλ、IκBε、Bcl-3、NF-κB1 的前体 p105、NF-κB2 的前体 p100，以及果蝇的蛋白质 Catus 和 Relish（Tergaonkar et al.，2005；Hayden and Ghosh，2008；Oeckinghaus and Ghosh，2009；Oeckinghaus et al.，2011；Ghosh and Hayden，2012；Hinz et al.，2012；Kanarek and Ben-Neriah，2012；Liu et al.，2012；Chiba et al.，2013；MaruYama，2015；Annemann et al.，2016；Ghosh and Dass，2016）。其中 IκBα 和 IκBβ 是哺乳动物 NF-κB 活性最重要的调节物。与 p105 不同，p100 可同时作为 IκB 家族成员及 RelB 的结合分子，p100 的剪切产生活化的 RelB：p52 异源二聚体。Bcl-3 在核内与 p50 或 p52 的同源二聚体结合，能由转录抑制转变为转录激活。

IκB 家族成员的结构中均含有 5～7 个由约 30 个氨基酸残基构成的 ANK 重复序列，这个重复序列在进化上很保守，其功能是与 NF-κB 分子中的 RHD 区域发生相互作用，掩蔽 NF-κB 的核定位序列 NLS，使 NF-κB 滞留在胞质中（Tergaonkar et al.，2005；Hayden and Ghosh，2008；Oeckinghaus and Ghosh，2009；Oeckinghaus et al.，2011；Ghosh and Hayden，2012；Hinz et al.，2012；Kanarek and Ben-Neriah，2012；Chiba et al.，2013；MaruYama，2015；Annemann et al.，2016；Ghosh and Dass，2016）。当细胞受到上游刺激信号刺激时，磷酸化 IKK，活化的 IKKα 和 IKKβ 能特异地磷酸化 IκB 羧基末端的富含脯氨酸（P）、谷氨酸（E）、丝氨酸（S）及苏氨酸（T）的区域（PEST 区域），然后对 IκBα 氨基末端的第 32 和 36 位丝氨酸与 IκBβ 氨基末端的第 19 和 23 位丝氨酸进行磷酸化，IκB 的磷酸化导致其氨基端第 21 和 22 位赖氨酸残基通过 E3 泛素连接酶复合物与多个泛素分子共价结合，这种结合使 IκB 的空间构象发生变化，从而被 ATP 依赖的蛋白酶体识别并降解，泛素化的 IκB 也可以被特异的蛋白酶降解（Tergaonkar et al.，2005；Hayden and Ghosh，2008；Oeckinghaus and Ghosh，2009；Oeckinghaus et al.，2011；Ghosh and Hayden，2012；Hinz et al.，2012；Kanarek and Ben-Neriah，2012；Chiba et al.，2013；MaruYama，2015；Annemann et al.，2016；Ghosh and Dass，2016）（图 7-5）。IκB 的降解导致 NF-κB 立即从 p50-p65-IκB 异源三聚体中游离、活化，并通过核孔复合物（NPC）转入核而启动靶基因的转录。N 端和 C 端是 IκB 分子的重要功能结构部分，均有着相应的功能特性，其中 N 端是信号反应区，含有 Ser 磷酸化和泛素化位点，IκB 抑制 NF-κB 的活化与磷酸化位点中两个丝氨酸残基密切相关，而 IκB 的泛素化及其降解与泛素化位点有关（Tergaonkar et al.，2005；Hayden and Ghosh，2008；Oeckinghaus and Ghosh，2009；Oeckinghaus et al.，2011；Ghosh and Hayden，2012；Hinz et al.，2012；Kanarek and Ben-Neriah，2012；Chiba et al.，2013；MaruYama，2015；Annemann et al.，2016；Ghosh and Dass，2016）。在大部分 IκB 的 C 端含有 PEST 区，为磷酸化位点区域。PEST 序列被认为在稳定分子及抑制 NF-κB 与 DNA 结合中发挥作用。DNA 通过与 PEST 区域相互作用，可促使 NF-κB 复合物从已与之结合的 DNA 上解离出来，从而抑制 NF-κB 二聚体与 DNA 的结合（NF-κB 与 IκB 蛋白的亲和力高于其与 DNA 的亲和力），IκB 分子中的核输出序列 NES（nuclear export signal）再促使 NF-κB 重新回到细胞质中，而 IκBε 并不含有此结构区域（Tergaonkar et al.，2005；Hayden and Ghosh，2008；Oeckinghaus and Ghosh，2009；Oeckinghaus et al.，2011；Ghosh and Hayden，2012；Hinz et al.，2012；Kanarek and Ben-Neriah，2012；Chiba et al.，2013；MaruYama，2015；Annemann et al.，2016；Ghosh and Dass，2016）。

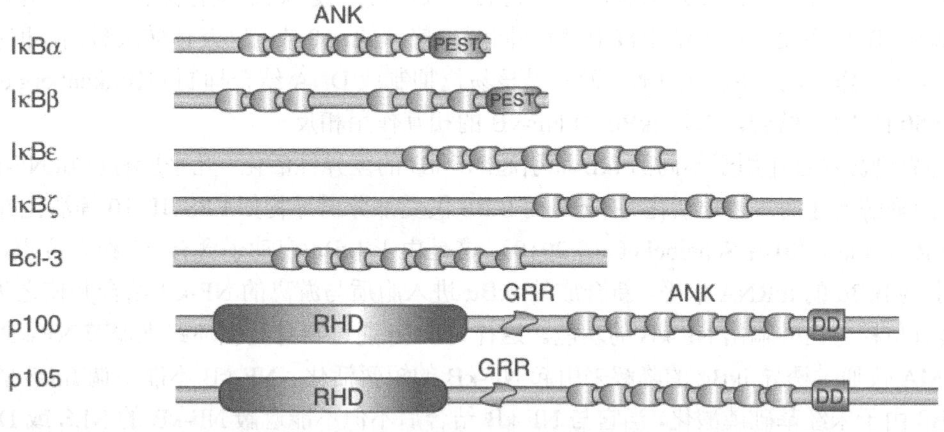

图 7-5　IκB 家族（Oeckinghaus and Ghosh，2009）

研究表明，不同的 IκB 优先抑制不同的 Rel-NF-κB 二聚体。其中 IκBα 和 IκBβ 能强烈抑制 p65-C-Rel 异源二聚体，而 IκBε 与 p65、C-Rel 各自的同源二聚体结合，Bcl3 则与 p50、p52 同源二聚体发生作用。不同组合的 Rel-NF-κB 二聚体优先与不同的 DNA 结合，因此在 IκB 水平上由于共与 Rel-NF-κB 的特异性结合而差异性调节基因的表达。此外，在核内 IκBα 抑制 NF-κB 与 DNA 结合的能力较 IκBβ 和 IκBε 要强。因此，不同的 IκB 在抑制 NF-κB 的过程中有各自独特的作用。其中 IκBα 是 IκB 家族中被最先克隆而研究得最为清楚的分子。IκBα 的 N 端是其调控 NF-κB 活性的基础，此结构域可在外界信号刺激下发生磷酸化；中间区域由 5 个 ANK 重复序列组成，是 NF-κB 的结合部位，ANK 重复序列形成弯曲重叠的 α 螺旋结构，以不连续方式与 NF-κB 分子中的 RHD C 端二聚体结构域结合，掩盖核定位信号，导致 NF-κB 的核易位受到抑制，从而保留在细胞质中；C 端则是一个 Pro-Glu-Ser-Thr 四肽结构域（Tergaonkar et al.，2005；Hayden and Ghosh，2008；Oeckinghaus and Ghosh，2009；Oeckinghaus et al.，2011；Ghosh and Hayden，2012；Hinz et al.，2012；Kanarek and Ben-Neriah，2012；Chiba et al.，2013；MaruYama，2015；Annemann et al.，2016；Ghosh and Dass，2016）。对于 C-Rel-RelA 二聚体，IκBα 与之具有高度亲和力，但与其他 Rel 蛋白亲和力低。研究发现，IκBα$^{-/-}$小鼠在出生后 7～10 天死亡，出现的各种免疫病症与 NF-κB 被过度激活的表型一致。因此，IκBα 是 NF-κB 的主要调控抑制蛋白，随着 NF-κB 的活性上升，IκBα 的表达亦被上调，随着 IκBα 表达的增多，可通过负反馈方式阻止 NF-κB 的过度活化（Oeckinghaus and Ghosh，2009；Chiba et al.，2013；MaruYama，2015；Annemann et al.，2016；Ghosh and Dass，2016）。与 IκBα 的结构类似，IκBβ 含有 ANK 重复序列，与具有 C-Rel 和 RelA 的二聚体有高度亲和力，从而使 NF-κB 滞留在细胞质中（Tam and Sen，2001；Ferreiro and Komives，2010）。但随着 NF-κB 的活性上升，IκBβ 的表达并不能得到上调，在缺少 IκBβ 时，NF-κB 持续激活可使其与 IκB 处于相对失衡，导致 IL-1、LPS 等诱导基因的持续表达（Cheng et al.，1998；Fenwick et al.，2000；Rao et al.，2010；Scheibel et al.，2010）。IκBβ 作用的独特性还不清楚。与 IκBε 一样，IκBβ 虽会被缓慢降解和重新合成，但与 IκBα 或 IκBε 的缺失不同，IκBβ 的缺失并不会引起 NF-κB 的动力学反应，IκBβ 的核质分布与转录后修饰亦显示出其独特性，IκBβ 可以与结合在 DNA 上的 NF-κB 相互作用（Hoffmann et al.，2002）。因此，IκBβ 可能在核内通过调节结合在 κB 位点上的 NF-κB 而起作用。IκB 家族成员的表达受到 NF-κB 的调控，只有 IκBβ 例外（Fenwick et al.，2000）。实验表明，IκBα$^{-/-}$小鼠中的 IκBβ 不能替代 IκBα 起作用，但在 IκBβ 基因前加上受 NF-κB 控制的 IκBα 启动子序列之后，IκBβ 就能有效地代替 IκBα 而起作用（Fenwick et al.，2000）。此外，IκBβ 在胞质中与一种 GTP 结合蛋白 κB-Ras 结合，只有当 IκBβ 与 κB-Ras 解离后才能被磷酸化而发生降解（Fenwick et al.，2000）。IκBε 与 RelA、C-Rel 的结合具有专一性，是与 RelA 发生作用的主要 IκB 蛋白，刺激转录和促进核定位（Tergaonkar et al.，2005）。与 IκBα 一样，IκBε 是以 IKK 复合物催化方式降解，并且表达被 NF-κB 调节。IκBε 主要表达于造血细胞中，它的缺失虽可以被 IκBα 进行弥补，但会引起造血细胞功能的选择性缺陷。Bcl3 主要存在于细胞核中，协同同源二聚体如 p50 或 p52 发挥转录激活，即特有的 NF-κB 三聚体与 Bcl3 相互作用，产生转录活性，而不是核易位抑制或 DNA 结合抑制（Klinkenberg et al.，2001）。Bcl3 不能与 p50 的 NLS 结合，这与 IκBα 和 NF-κB 的相互作用相反。

不同的外界刺激通过作用于不同的 IκB 而引起 NF-κB 的差异性活化。几乎所有已知 NF-κB 诱导物均能通过 IκBα 的降解迅速而短暂地活化 NF-κB，而 IκBβ 仅受部分诱导物如 LPS、IL-10 等活化并引起 NF-κB 的持续活化（Rao et al.，2010；Scheibel et al.，2010）。这是由于 IκBα 启动子含有 κB 结合位点，因而 NF-κB 的活化能够上调 IκBα 的 mRNA 水平，新合成的 IκBα 进入胞质与游离的 NF-κB 结合并使之失活。新合成的 IκBα 还具有自核内向外输出 NF-κB 的功能。这样，IκBα 通过自身反馈环路来调节 NF-κB 的活性。因此，TNF、PMA 仅通过诱导 IκBα 的降解来引起 NF-κB 的短暂活化。NF-κB 不能上调 IκBβ 的表达，并且新合成的 IκBβ 由于未经基础磷酸化，当它与 NF-κB 结合后不但不能遮蔽 NF-κB 的 NLS 或 DNA 结合域，而且能阻止 NF-κB 与 IκBα 结合，这样与未经基础磷酸化的 IκBβ 结合的 NF-κB 仍能进入核内并具有转录活性。所以，LPS、IL-1 通过诱导 IκBα 及 IκBβ 的降解来引起 NF-κB 双向的持续活化。

因此，NF-κB 活化途径的第一个共同步骤是，在 IKK 复合物的作用下，IκB 蛋白发生磷酸化；第二个步骤是泛素-蛋白酶体系统（ubiquitin-proteasome pathway，UPP）识别磷酸化的 IκB 蛋白，并促使其发生降解，随着 IκB 蛋白的降解，NF-κB 二聚体从 IκB-NF-κB 三聚体中解离出来，进而活化（Tergaonkar et al.，2005；Hayden and Ghosh，2008；Oeckinghaus and Ghosh，2009；Oeckinghaus et al.，2011；Ghosh and Hayden，2012；Hinz et al.，2012；Kanarek and Ben-Neriah，2012；Chiba et al.，2013；MaruYama，2015；

Annemann et al.，2016；Ghosh and Dass，2016）。

（六）OPN

骨桥蛋白（osteopontin，OPN）是一种与多种细胞功能有关的分泌性磷脂蛋白，它在骨骼再生、血管形成、炎症反应、Th1 型极化等多种生物学功能中都发挥十分重要的作用。在 pDC 中，OPN 的表达受到 T-bet 调控，而 T-bet 是一种介导 Th1 型分化的主要转录因子（Cao and Liu，2006；Wang and Denhardt，2008；Inoue and Shinohara，2011；Zhao et al.，2016）。当 TLR9 的配体刺激来源于 T-bet 与 OPN 双缺失小鼠的 pDC 时，Ⅰ型 IFN 的表达会受到抑制，而由 NF-κB 介导的 IL-6 的表达不受影响（Cao and Liu，2006；Wang and Denhardt，2008；Inoue and Shinohara，2011；Zhao et al.，2016）。早期的研究表明，在胞质存在的 OPN-i 为 OPN 前体蛋白，现认为 OPN-i 是一种胞内信号分子。缺失 OPN-i 的一段短序列的突变体可以诱导 pDC 产生 IFN-α，但对其他 DC 无诱导作用。此外，OPN 缺失的 pDC 在受到 TLR9 的配体刺激后，IRF7 向核内的转移受到抑制。因此可以推断，pDC 核内的 OPN 分子可能是 MyD88-IRF7 复合体的一部分。

（七）IKKε

IKKε（inhibitor of NF-κB kinase ε），又称 IKKi，是 IKK 家族的成员，最初被认定为是由 LPS 诱导的丝氨酸/苏氨酸激酶，因此被认为是机体应对细菌发生免疫所必需的（Bergmann，2006；Häcker and Karin，2006；Oshima et al.，2006；Guo and Cheng，2007；Chau et al.，2008；Gould，2011；Otani et al.，2011；Niederberger et al.，2013；Verhelst et al.，2013）。它在胸腺、脾、外周淋巴器官及富含活化 T 细胞的细胞群中表达强烈，在其他类型细胞中只有受到 LPS、TNF 和病毒的刺激后才能表达（Peters et al.，2000）。IKKε 的氨基酸序列与 IKKα 和 IKKβ 的氨基酸序列的同源性达到 52%，在 N 端的相似位置都包含一个特殊的激酶功能结构域，而在 C 端则是一个螺旋与螺旋模体，表明 IKKε 可能与 IKKα 和 IKKβ 具有类似的作用（Bergmann，2006；Häcker and Karin，2006；Oshima et al.，2006；Chau et al.，2008；Gould，2011；Otani et al.，2011；Niederberger et al.，2013；Verhelst et al.，2013；Yu et al.，2015）（图 7-6）。进一步研究发现，外源的 IKKε 诱导的信号通路只能被 PMA 及 T 细胞受体激活，并且 IKKε 只能磷酸化 IκBα 第 36 位丝氨酸，而内源性的 IKKε 激酶复合物类似于 IKKα-IKKβ-IKKγ，能够磷酸化 IκBα 第 32 及 36 位丝氨酸（Peters et al.，2000；Fitzgerald et al.，2003a，2003b）。大量体外实验证实，这种 IKKε 相关激酶的潜在靶蛋白为 IKKβ、TRAF2 及 TANK。此外，IKKε 通过磷酸化并激活 STAT1，调节Ⅰ型 IFN 受体介导的信号转导（Tenoever et al.，2007；Ng et al.，2011；Perwitasari et al.，2011；Wiesauer et al.，2015）。研究表明，IKKε 可与定位在线粒体的接头蛋白分子 STING（stimulator of interferon gene）一起定位于线粒体，表明 IKKε 与 STING 能处于同一信号通路，并且 IKKε 就是 STING 直接的下游效应物之一（Seth et al.，2005）。HCV 的非结构蛋白 NS34/A 也能与 STING 共定位于线粒体外膜，并利用自身蛋白激酶活性裂解保守的疏水跨膜结构域（transmembrane，TM）内的第 508 位半胱氨酸（Cys508），从而破坏 STING 的生物学功能，以及 MAVS 与 IKKε 之间的相互作用，从而逃避机体的天然免疫反应；如果将 HCV 的

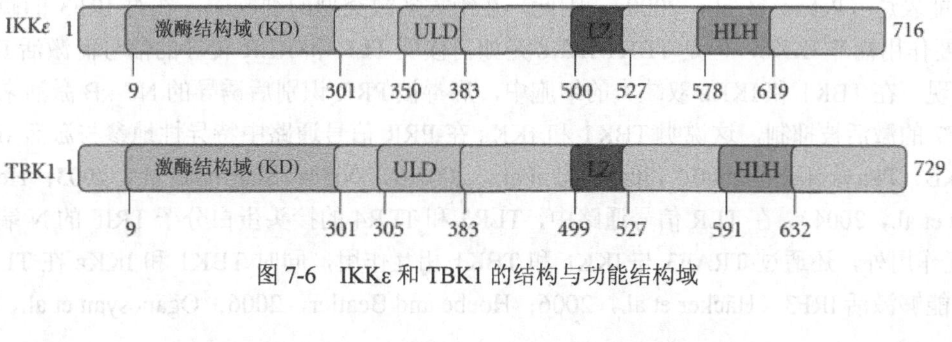

图 7-6　IKKε 和 TBK1 的结构与功能结构域

NS3/4A 上第 508 位半胱氨酸靶向残基点突变为丙氨酸，STING 不仅抵抗其裂解和亚细胞的重定位，而且在蛋白酶活性条件下与 IKKε 保持联系（Hiscott et al.，2006；Lin et al.，2006）。因此，阻断 STING 与 IKKε 之间的信号交流是 HCV 逃避天然免疫的重要手段之一，也反映出 IKKε 在天然免疫反应中的重要作用。

研究证实，IKKε 能与 NF-κB 的 p52 亚基相互作用，并且该作用能够凭借 p65 促进 p52 亚基的反式激活，但这种激活方式必须在有激酶活性的 IKKε 存在下才有效（Sharma et al.，2003；Hemmi et al.，2004；Wietek et al.，2006）。IKKε 也能通过靶向 NF-κB 激活通路上的 p65、IκBα 及 IRF 而调控依赖 IFN 的基因表达（Sharma et al.，2003；Hemmi et al.，2004；Wietek et al.，2006）。IKKε 只在 p65 存在的情况下才能诱导依赖 p52 的反式激活，因为在缺少 p65 的细胞内 IKKε 无此影响作用（Sharma et al.，2003；Hemmi et al.，2004；Wietek et al.，2006）。此外，IKKε 很大程度上能提高 p65 对 p52 反式激活的影响，证实 p65 是 p52 的 IKKε 反式激活伴侣（Sharma et al.，2003；Hemmi et al.，2004；Wietek et al.，2006）。通过与 NF-κB2 的直接相互作用，第一次将 IKKε 与 NF-κB 激活通路相连。这种相互作用具有功能重要性，因为它能够在含有 p65 的三重复合体中促进依赖 p52 基因的反式激活（Sharma et al.，2003；Hemmi et al.，2004；Wietek et al.，2006）。进一步研究发现，IKKε 可能连接 NF-κB 与 C/EBP 信号通路。在利用 LPS 处理的 $IKKε^{-/-}$ 细胞中，C/EBPΔ的活化及 C/EBP 的转录都显著降低，同时 C/EBPβ/Δ还能直接与 IKKε 的启动子结合，两者间存在精确的负反馈调节机制，这为天然免疫和炎症反应研究指明了新的方向（Kravchenko et al.，2003）。也有研究发现，果蝇的 IKKε（*Drosophila* IKKε，DmIKKε）能够直接与凋亡蛋白抑制物（*Drosophila* inhibitor of apoptosis protein，DIAPI）结合并使之磷酸化，磷酸化的 DIAPI 失去了抑制 caspases 的能力，促进了细胞凋亡（Kuranaga et al.，2006）。这一发现的重要意义在于 IKKε 可能将成为细胞命运的另一个决定者。但是，只有当 DmIKKε 过表达的量达到一定的程度时才会出现促进凋亡的表型，正常范围附近的波动不足以引起细胞活性明显的改变，表明 DmIKKε 与 DIAPI 和 caspase 相关联的主要目的可能不是影响凋亡进程（Oshima et al.，2006）。

（八）TBK1

TBK1 [TRAF family member-associated NF-κB activator（TANK)-binding kinase 1]因与 TANK 相互作用而被命名。TBK1 也被发现与 IKKα 和 IKKβ 在结构与功能上相似，故又命名为 NAK（NF-κB activating kinase），同时能与 TRAF2 相互作用而又被命名为 T2K（Bonnard et al.，2000；Tojima et al.，2000；Peters and Maniatis，2001；Gravel and Sevant，2005；Bibeau-Poirier et al.，2006）。TBK1 分子由激酶结构域（KD）、亮氨酸拉链（LZ）结构域及螺旋-环-螺旋（HLH）结构域三个结构域构成，具有丝氨酸/苏氨酸激酶活性（May et al.，2004；Guo and Cheng，2007；Weidberg and Elazar，2011；Li et al.，2012d；Helgason et al.，2013；Larabi et al.，2013；Tu et al.，2013；Zhao，2013；Yu et al.，2015；Hasan and Yan，2016）。TBK1 与 IKKε 在结构上也类似，它们的蛋白质序列的同源性为 64%（Guo and Cheng，2007；Weidberg and Elazar，2011；Helgason et al.，2013；Zhao，2013；Yu et al.，2015；Hasan and Yan，2016）。尽管 TBK1 和 IKKε 在结构上相似，但其表达分布与功能不尽相同。其中 TBK1 几乎在所有的细胞中都持续表达，而 IKKε 仅在 T 细胞、BMDM 和外周血细胞中表达，在其他类型细胞中只有受到某些因子如 LPS、TNF、病毒等的刺激后才能表达（Peters et al.，2000）。因此，在绝大多数类型的细胞中，在对 IRF3 的磷酸化修饰上 TBK1 起主要作用而非 IKKε，但是 TBK1/IKKε 是如何接受 TLR 和 RLR 转导的信号而激活 IRF3 的呢？

研究发现，在 TBK1 和 IKKε 双缺失的细胞中，病毒被 PRR 识别后诱导的 NF-κB 激活未受影响，而 IRF3 和 IRF7 的激活被抑制，这说明 TBK1 和 IKKε 在 PRR 信号通路中特异性地参与激活 IRF3 和 IRF7 而不是 NF-κB（Peters et al.，2000；Fitzgerald et al.，2003a，2003b；Sharma et al.，2003；Hemmi et al.，2004；Perry et al.，2004）。在 TLR 信号通路中，TLR3 和 TLR4 的接头蛋白分子 TRIF 的 N 端除了能够与 TRAF6 相互作用外，还通过 TRAF3 与 IKKε 和 TBK1 相互作用，同时 TBK1 和 IKKε 在 TLR3 与 TLR4 信号通路中能够激活 IRF3（Häcker et al.，2006；Hoebe and Beatler，2006；Oganesyan et al.，2006；Saha et al.，2006；Goncalves et al.，2011）。进一步研究发现，在细胞中瞬时过表达 NAP1，不仅能检测到其与 TRIF 的相互作用，还能显著增加 TBK1 激活的 IFN-β 启动子；RNAi 敲降 NAP1 后能降低 poly（I：C）诱导的 IRF3 的二聚化和 IFN-β 的产生（Häcker et al.，2006；Hoebe and Beatler，2006；Oganesyan et al.，2006；Saha et al.，2006；Goncalves et al.，2011）。因此，TBK1 通过磷酸化并激活 IRF3 而介导 TLR3 和 TLR4 的信号转导。此外，TRAF3 将 TRIF 或 VISA 连接到 TANK（TRAF family member-associated NF-κB activator）、NAP1（NAK-associated 1）及类似于 NAP1 的 TBK 接头蛋白 SINTBAD（similar to NAP1 TBK1 adaptor），参与 TBK1 及 IKKε 复合物的组装，这个复合物参与 IRF3 和 IRF7 的磷酸化，并促进 I 型 IFN 的产生（Sasai et al.，2005，2006；Gatot et al.，2007；Guo and Cheng，2007）。此外，STING 也能够在经 TBK1 及 IKKε 激酶复合物活化的 IRF3 和 IRF7 的作用下靶向激活 NF-κB（Zhong et al.，2007）。由此可见，天然免疫模式识别受体如 TLR3、TLR4、RLR 及 DDX3 和 DAI 等，识别病原 PAMP 或与配体结合后，分别通过 TRIF、TRAM-TRIF 和 VISA-STING 信号通路，激活 TBK1 和 IKKε，活化的 TBK1 和 IKKε 诱导 IRF3 与 IRF7 的磷酸化及 NF-κB 的激活，进而促进 I 型 IFN 的产生。

通过体内、体外实验证实，由 TBK1 和 IKKε 诱导的 IRF7 第 477 位丝氨酸残基及第 479 位丝氨酸残基的磷酸化均能被 KSHV 的 ORF45 所抑制，而 ORF45 并不是通过直接使 IKKε 或者 TBK1 失活来抑制 IRF7 的活性，但 ORF45 第 41 位丝氨酸及第 162 位丝氨酸能够有效地被 IKKε 和 TBK1 磷酸化（Zhu et al.，2002；Sathish et al.，2011；Liang et al.，2012）。因此 KSHV 的 ORF45 通过取代 IRF7 作为 IKKε 和 TBK1 的磷酸化底物来抑制 IRF7 的磷酸化，从而抑制其活性。此外，IKKε 和 TBK1 的另一个磷酸化底物 IRF3 的活性却不会被 ORF45 抑制，因为 ORF45 不会与 IRF3 相互作用，它的磷酸化不会受到影响（Zhu et al.，2002；Sathish et al.，2011；Liang et al.，2012）。此外，Cao 等研究发现，VSV 刺激 RAW264.7 细胞后 TBK1 在 20 余个丝/苏氨酸位点及 2 个酪氨酸位点发生了磷酸化修饰。通过突变这些磷酸化位点结合报告基因分析发现，Ser93 和 Tyrl79、Tyr185 位点可能是 TBK1 的功能性磷酸化修饰位点。通过对 TBK1 结合分子的 MS 分析发现，可能有 20 余种丝/苏氨酸蛋白激酶和近 10 种酪氨酸蛋白激酶与 TBK1 的功能相关。通过 siRNA 敲低这些蛋白激酶发现，其中的 TA03 和 c-Src 可能是最为重要的促进 TBK1 磷酸化的上游蛋白激酶。TA03 敲低或敲除后，VSV 和 HSV-1 诱导的 TBK1 的 Ser72 磷酸化水平显著下降，同时 IFN-α/β 水平显著降低，并且伴随 TBK1 激酶活性和 IRF3 磷酸化水平的降低；敲低或敲除 c-Src 的表达也可以显著抑制细胞抗病毒效应及 TBK1 的磷酸化和激酶活性。因此，磷酸化修饰是调节 TBK1 活性的重要调控机制，TA03 和 c-Src 可能是调节 TBK1 丝/苏氨酸和酪氨酸磷酸化的关键激酶，这种经典的磷酸化调节模式可能在机体抗病毒过程中发挥关键的作用。

（九）TANK

TANK（TRAF family member-associated NF-κB activator）又称 I-TRAF，是 1996 年以 TRAF3 为诱饵经酵母双杂交筛选到的与 TRAF 结合的 NF-κB 激活因子。在已知的 TRAF 蛋白家族的 6 个成员中，TANK 能与除 TRAF4 之外的所有 TRAF 蛋白分子相互作用（Bonif et al.，2006）。其中 TANK 中部的 TRAF 家族成员相互作用基序（TRAF family member-interacting motif in TANK，TIMtk）能够与 TRAF 蛋白保守的 C 端结构域相结合。在功能上，TANK 显示出对 TRAF 介导的 NF-κB 和 JNK 激活具正向和负向调控作用（Bonif et al.，2006）。在低水平表达时，TANK 协同加强 TRAF2 对 NF-κB 和 JNK 的激活；在 TANK 高水平表达时，能被 TRAF2、CD40、TNF-R1 和 TNF-R2 激活的 NF-κB 所抑制。TANK 的 N 端序列（TANK-N，第 1～190 位氨基酸）与正向调节作用相关，而 C 端序列（TANK-C，第 190～425 位氨基酸）则与负向调节相关。TANK 的 N 端序列还表现出与丝/苏氨酸激酶如 TBK1 和 IKKε 相互作用的能力，TANK-C 还能抑制信号通路上游细胞因子、受体、TRAF2 对 NF-κB 的激活，但不能直接抑制 NF-κB 自身的激活，表明 TANK 不能直接作用 NF-κB，但能调控 TRAF2 依赖的信号转导通路（Bonif et al.，2006）。TANK 蛋白与 TRAF2 的结合影响 TRAF2 自身的多聚化，并与上游受体竞争结合 TRAF 蛋白，所以 TANK 的高表达表现出对TRAF2功能的抑制。TANK与IKKγ也存在相互作用。在TNF-α的刺激下，TANK能被IKKβ磷酸化，此修饰负调控TANK对IKKγ的绑定。用RNAi敲降TANK的表达能降低p65的转录活性，并影响下游靶基因的表达。在细胞响应TNF-α信号的过程中，TANK将上游信号分子和下游的IKK、p65联系起来正向激活NF-κB，随后通过IKKβ对TANK的磷酸化结束此激活过程（Bonif et al.，2006）。此外，也有研究发现TANK通过招募细胞周期激酶PLK1（polo-like kinase 1）与IKKγ结合，并通过抑制IKKγ的泛素化负调控NF-κB关键调控激酶IKK复合体的活性（Zhang et al.，2010）。TANK也被发现与TBK1和IKKε具有相互作用，TANK作为TRAF3与TBKl-IKKε相互作用的桥梁来参与介导Ⅰ型IFN的产生（Bonif et al.，2006；Huang et al.，2015；Wang et al.，2015）。然而，通过TANK$^{-/-}$小鼠发现TANK分子并不参与Ⅰ型IFN的产生，而是一种参与TLR介导的NF-κB信号传递经典通路的负调控因子；同时发现TANK具有抑制TRAF6多聚泛素化的功能，这也可能是其负调控NF-κB信号传递经典通路的原因（Kawagoe et al.，2009；Maruyama et al.，2012；Wu et al.，2012）。

三、Toll样受体信号转导途径中的关键转录因子

关键转录因子主要包括：干扰素调节因子（interferon regulatory factor，IRF）、核转录因子（nuclear factorκB，NF-κB）、激活蛋白因子1（activator protein 1，APl）及信号传导蛋白和转录激活物（signal transducer and activator of transcription，STAT）等。

（一）IRF

干扰素调节因子是一个分布极广的转录因子家族，目前已知在哺乳动物细胞中共有9个成员，即IRF1、IRF2、IRF3、IRF4（也称LSIRF、PIP或ICSAT）、IRF5、IRF6、IRF7、IRF8（也称ICSBP）和IRF9（ISGF3γ或p48），同时在鸡上鉴定了IRF10，也发现了几个来源于病毒的IRF（viral IRF，vIRF）（Honda et al.，2006；Honda and Taniguchi，2006a，2006b；Takaoka et al.，2008；Tamura et al.，2008；Lee et al.，2009；Ikushima et al.，2013；Marsili et al.，2016）。其中IRF1、IRF3、IRF5、IRF7、IRF8参与PRR介导的信号转导与天然免疫。IRF的N端为一个保守的约由120个氨基酸组成的DNA结合结构域（DNA-binding domain，DBD），其形成了一个螺旋-转角-螺旋基序结构域，可与干扰素诱导基因（IFN-stimulated gene，ISG）启动子区的干扰素刺激反应元件（IFN-stimulated response element，ISRE）（也称IRF-E）结合。此外，IRSE也存在于多种参与免疫和肿瘤的基因的启动子上。除IRF1和IRF2外，其他IRF的C端和介导细胞因子转化生长因子（transforming growth factor-β，TGF-β）反应的SMAD（mothers against decapentaplegic homologue）转录因子家族的C端，即与MH2（mad homology 2 domains）结构域同源，为IRF相关结构域（IRF-association domain，IAD），介导IRF与同家族其他成员或其他转录因子如PU.1和STAT之间相互作用，以形成同源或异源二聚体。IRF基因敲除实验表明，IRF1、IRF3、IRF4、IRF5、IRF6、IRF7、IRF8参与了天然免疫PRR介导的信号通路。其中IRF1、IRF2、IRF4、IRF8主要与免疫细胞的发育有关，IRF1、IRF3、IRF5、IRF8调控细胞生长、存活和肿瘤的发生，而IRF3和IRF7在PRR诱导的IFN表达过程中发挥关键作用。然而，不仅IRF1、IRF5、IRF8参与PRR诱导的IFN的表达，IRF1、IRF3、IRF5、IRF8也参与PRR诱导的炎症因子的表达。因此，IRF1、IRF3、IRF5、IRF7、IRF8参与PRR诱导的IFN和炎症因子的表达与释放（Honda et al.，2006；Honda and Taniguchi，2006a，2006b；Takaoka et al.，2008；Tamura et al.，2008；Lee et al.，2009；Ikushima et al.，2013；Marsili et al.，2016）。

1. IRF1

IRF1是第一个被发现的参与Ⅰ型IFN基因激活与表达的干扰素调节因子。虽然NDV感染能通过过表达IRF1诱导内源性Ⅰ型IFN基因的表达，但NDV感染IRF1$^{-/-}$敲除的MEF，能够诱导正常水平的IFN-α和IFN-β分泌，这说明在病毒感染的成纤维细胞，IRF1对Ⅰ型IFN的表达是非必需的，也可能是IRF1调控IFN的产生存在病原及种属特异性。然而，近年来随着对IRF1功能的深入研究，发现IRF1是一个

多功能转录调节因子，参与机体天然免疫反应、炎症反应、信号转导及细胞凋亡等多种生物学过程（Lee et al.，2009；Ikushima et al.，2013；Marsili et al.，2016）。正常状态下，IRF1 位于胞质，并处于失活或仅呈低水平组成型表达；当在一定刺激条件下，IRF1 选择性地在不同细胞的天然免疫应答反应中发挥作用（Saha et al.，2009）。如果受到 IFN、TNF-α、IL-6、IL-1 和 TLR 配体的刺激后，通过接头蛋白分子 MyD88 的信号转导，IRF1 发生磷酸化并形成二聚体而被激活，从胞质转移至胞核中，激活 IFN、炎症因子和其他抗病毒蛋白的表达（Taniguchi et al.，2001）。IRF1 缺陷型小鼠的 cDC 受到 TLR9 配体的刺激后，IFN-β 分泌减少；而当用 TLR9 配体刺激 IRF1 缺陷型小鼠的 pDC 时，IFN-α 和 IFN-β 的分泌未受影响，这说明 IRF1 具有细胞特异性（Gabriele et al.，2006；Uematsu and Akira，2007）。众所周知，当机体受到 TLR 配体的刺激后会产生炎症反应。由于 IFN-γ 能够诱导 IRF1 的表达，这可能是 IRF1 对由 IFN-γ 介导的 TLR 信号通路有放大作用。因此，当 IRF1 受到 TLR 配体或 IFN-γ 的刺激表达后，被 MyD88 分子招募，随后进入核内诱导一系列基因如 IFN-β、IL-12p35、iNOS 的表达（Negishi et al.，2006）。此外，利用敲除 IRF1 的不同细胞系对 WNV 感染的差异研究，发现 IRF1 的缺失并不影响 WNV 对小鼠成纤维细胞的感染，但在巨噬细胞 IRF1 的敲除促进了病毒的增殖与复制，这进一步说明 IRF1 确实存在种属与细胞特异性（Brien et al.，2011）。进一步研究发现，HCV、WNV、NDV、YFV 等多种病毒感染 MEF 后能够显著上调 IRF1 的表达，具有很强的抗病毒活性，同时发现在人的基因组中存在 200 多个 IRF1 结合位点，这说明 IRF1 是一个关键的广谱抗病毒因子，可调控 200 多个 ISG 的表达（Schoggins et al.，2011）。

2. IRF3

IRF3 是 IFN 表达信号通路中的关键转录因子，其在抗病毒天然免疫信号通路中具有重要作用。IRF3 是由 427 个氨基酸残基组成的 55ku 的蛋白质分子。在无病毒感染或配体信号刺激下，IRF3 不与其他蛋白质分子结合，以一种非活性的单体形式在细胞质中呈组成型表达。在上游信号刺激下，IRF3 在上游激酶的激活下 C 端发生磷酸化（Hiscott，2007；Li et al.，2007；Chen and Royer，2010；Ikushima et al.，2013；Marsili et al.，2016）（图 7-7）。首先，IRF3 的丝氨酸及第 396、398 和 405 位苏氨酸发生磷酸化，构象发生改变，使其与环 AMP 应答元件结合蛋白[cyclic-AMP responsive element（CREB）-binding protein，CBP]相互作用，然后 CBP 促进 IRF3 的第 385、386 位丝氨酸或第 286 位丝氨酸发生磷酸化并形成二聚体后被激活，分子内部的自我抑制域打开，二聚化后转入细胞核，与共同活化因子如 CBP、p300、NF-κB、AP1 等结合形成增强子，显著提高病毒介导的 IFN、RANTES、IP-10、NOXA 及 ISG 基因的表达。此外，IRF3 诱导产生的 I 型 IFN 能通过自分泌的形式与细胞表面的干扰素受体结合，由 JAK-STAT 途径诱导自身及其他免疫分子活化，促进 I 型 IFN 表达。研究发现，$TBK1^{-/-}$ MEF 在 TLR3 或 TLR4 配体刺激后，IRF3 的激活、I 型 IFN 及 ISG 的产生都受到严重抑制；相反，$IKK\varepsilon^{-/-}$ MEF 受到上述刺激后，IRF3 的激活、I 型 IFN 及 ISG 的产生水平与野生型类似；然而，在 $TBK1^{-/-}$ $IKK\varepsilon^{-/-}$双敲除的 MEF 中，dsRNA 刺激后并不诱导 I 型 IFN 及 ISG 的表达（Hemmi et al.，2004；Perry et al.，2004；Takaoka and Yanai，2006；Li et al.，2007；Fish and Platanias，2014）。这说明 TBK1 是 IRF3 激活及 IFN 应答的关键信号分子，而 IKKε 在一些细胞类型中与其功能冗余。

3. IRF5

IRF5 也参与 TLR 和 RLR 的信号转导通路。类似于 IRF7，IRF5 也能与 MyD88 相互作用，但是不同于 IRF7 与 MyD88 的死亡结构域作用，IRF5 直接与 MyD88 的中心区域作用，同时 IRAK1、TRAF6、TBK1 和 IKKi 也参与 IRF5 的激活（Negishi et al.，2005；Schoenemeyer et al.，2005；Takaoka et al.，2005；Chen and Royer，2010）（图 7-7）。IRF5 与 MyD88、IRAK1、TRAF6、TBK1 和 IKKi 相互作用后引起自身的磷酸化激活，然后入核结合到炎症因子基因启动子区的 ISRE 反应元件上，增强转录活性，诱导炎症因子的表达。当用 TLR 的配体 LPS、鞭毛蛋白、poly（I：C）、ssRNA 和 CpG B 分别刺激 IRF5 缺陷的巨噬细胞时，IL-12、TNF-α、IL-6、CXCL2 等炎症因子或趋化因子的分泌受到抑制，但 IFN-α 的分泌未受影响；然而 LPS 和 PGN 刺激 IRF5 缺陷的 BMDM 和 cDC 时，分泌正常水平的炎症因子，但 poly（I：C）刺激

IRF5 缺陷的 cDC 时，炎症因子的分泌受到抑制（Negishi et al.，2005；Schoenemeyer et al.，2005；Takaoka et al.，2005；Yasuda et al.，2007；Chen et al.，2008；Balkhi et al.，2008）。此外，CpG A 有能力刺激 IRF5 缺陷脾来源的 pDC 分泌正常水平的炎症因子，但不能诱导 IRF5 缺陷骨髓来源的 pDC 分泌炎症因子，而 pDC 中 I 型 IFN 的分泌并未受影响（Negishi et al.，2005；Schoenemeyer et al.，2005；Takaoka et al.，2005；Yasuda et al.，2007；Chen et al.，2008；Balkhi et al.，2008）。进一步研究发现，IRF5 敲除的 B 细胞并未对其他的转录因子如 NF-κB、JNK、p38 及 IκBα 的激活产生影响（Negishi et al.，2005；Schoenemeyer et al.，2005；Takaoka et al.，2005）。这表明，在 TLR 信号通路 IRF5 主要参与诱导炎症因子的产生。然而，当 VSV 或 HSV-1 感染 IRF5 敲除的小鼠、MEF 和巨噬细胞时发现，虽然 MEF 的 I 型 IFN 分泌正常，但 IRF5 敲除小鼠的死亡率高于野生型小鼠 50%以上，并且血清中的 IFN-α、IFN-β 和 IL-6 明显降低，同时巨噬细胞不能分泌 I 型 IFN（Barnes et al.，2003；Yanai et al.，2007；Paun et al.，2008）。

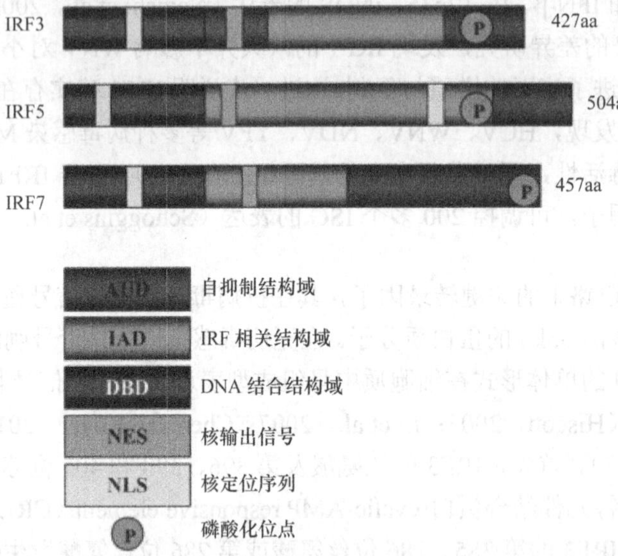

图 7-7　IRF3、IRF5 和 IRF7 的分子结构（Chen and Royer，2010）

4. IRF7

与 IRF3 的广泛性表达不同，IRF7 仅在 pDC 和 B 细胞中持续表达，在其他细胞中 IRF7 仅在受到病毒、TLR 配体或 IFN 刺激后表达量迅速升高（Honda et al.，2004，2005a，2005b，2006；Kawai et al.，2004；Kaisho and Tanaka，2008）。因此，IRF7 属于 IFN 产生的正反馈分子，参与了晚期放大的 I 型 IFN 的产生。IRF7 位于胞质区，其第 477 和 479 位丝氨酸发生磷酸化激活而使其进入核内，能够激活 IFN-β 的启动子和 IFN-α 基因（Häcker and Karin，2006；Chen and Royer，2010）（图 7-7）。由于 IRF7 主要表达在能够产生 I 型 IFN 的 pDC，而 TLR7 和 TLR9 也能够在 pDC 中大量表达。因此，当 pDC 上的 TLR7 和 TLR9 受到病毒或相应配体刺激时，通过激活依赖于 MyD88 的信号通路分泌大量的 I 型 IFN 而发挥抗病毒作用。在这种情况下，当 pDC 受到 CpG DNA 的刺激后，IRF7 与 MyD88、IRAK1、IRAK4 和 TRAF6 形成复合体而转移到核内。研究发现，在 MyD88、IRAK4 或 TRAF6 缺陷型小鼠，当受到 CpG DNA 的刺激后胞内的 IRF7 和 NF-κB 分子的激活都受到影响，导致 I 型 IFN 和炎症因子的产生也随之受到影响（Honda et al.，2004，2005a，2005b；Kawai et al.，2004；Uematsu et al.，2005；Uematsu and Akira，2007）。更为重要的是，当病毒感染 IRF7 缺陷型小鼠或 pDC 后，I 型 IFN 和炎症因子的产生被完全终止，而 IRF3 缺陷 pDC 中 I 型 IFN 和炎症因子的产生无影响（Honda et al.，2005a；Uematsu and Akira，2007）。IRAK1 的缺失会导致 IRF7 不能被够激活而造成 NF-κB 的激活受到影响。IRAK1 能够促使 IRF7 发生磷酸化作用。在 pDC 中，IRAK1 类似于一种能使 IRF7 发生磷酸化作用的激酶。研究发现，IKKα 与 IRAK1 有相类似的作用，能与 IRF7 发生作用而使其磷酸化。虽然 IKKα 与 IRAK1 的功能关系尚不清楚，但推断其作用可使 IRF7 成为活化的异源二聚体，它们会与 IRF7 的不同片段结合发生磷酸化作用（Honda et al.，2004，2005a，2005b；Gottipati et al.，2008；Ikushima et al.，2013）。在巨噬细胞、纤维原细胞和 DC 中，IRF7 能参与到胞质 RNA 识别受体 RIG-Ⅰ和 MDA5 以激活Ⅰ型 IFN 的产生，从而介导抗 RNA 病毒感染的天然免疫反应。在这个过程中，IRF7 会与 TBK1-IKKi 发生磷酸化效应。与 TLR7 和 TLR9 不同，在此过程中 RIG-Ⅰ和 MDA5 不需要 IRAK1-IKKα 而需要 TBK1-IKKi 以激活 IRF7。也有研究认为，PI3K 也参与了 pDC 中 IRF7 的激活及Ⅰ型 IFN 的产生（Guiducci et al.，2008）。总之，不论在 TLR 依赖性还是非依赖性的通路中，IRF7 都是调节Ⅰ型 IFN 产生的关键分子。

5. IRF8

IRF8 是 pDC 和其他 DC 亚群细胞中大量表达的核内转录因子。虽然 MyD88 并不募集 IRF8 与其结合，但其能与 TRAF6 相互作用（Tsujimura et al.，2004；Zhao et al.，2006）。研究发现，IRF8$^{-/-}$DC 或巨噬细胞在病毒感染或 TLR9 配体 CpG DNA 刺激下，几乎不能产生Ⅰ型 IFN 和炎症因子，NF-κB 和 MAPK 的激活也严重受损，NF-κB 对 DNA 的结合能力下降，但对 LPS 的反应正常，这暗示 IRF8 可能通过调控 NF-κB 与 DNA 的结合活性来控制Ⅰ型 IFN 和炎症因子的表达，并且在 NF-κB 的上游发挥作用（Tsujimura et al.，2004；Zhao et al.，2006）。此外，尽管 IRF8 调控Ⅰ型 IFN 表达的分子机制尚不清楚，但 IRF8 被认为参与了 DC 在病毒刺激后晚期放大的Ⅰ型 IFN 的产生。此外，IRF8 的泛素化对其行使功能非常重要（Savitsky et al.，2010）。研究还发现，在生理条件下，IRF8 能与干扰素诱导蛋白 TRIM21（也称 Ro52）相互作用，促使 TRIM21 对 IRF8 进行泛素化修饰，增强对 IL-12 的诱导（Yoshimi et al.，2009；Oke and Wahren-Herlenius，2012）。

6. IRF9

IRF9 与 IFN 诱导的 JAK-STAT 信号转导通路密切相关。IFN-α/β受体由 IFNAR1 和 IFNAR2 两个亚基组成，在静息状态下细胞的 IFN-α/β受体的两个亚基并不互相结合，而其胞质区分别与未活化的酪氨酸激酶（janus tyrosine kinase）家族成员 Tyk2 和 JAK1 结合，且 IFNAR2 同时与 STAT 家族成员的 STAT2 结合（Noon-Song et al.，2011；Stark and Darnell，2012；O'Shea et al.，2013；Villarino et al.，2015）。当细胞受到 IFN 刺激后，IFNAR1 和 IFNAR2 相互结合，构象随即发生改变，从而使其胞质区的 Tyk2 和 JAK1 互相作用并发生交叉磷酸化和活化，活化的 Tyk2 磷酸化 IFNAR1，使 STAT2 通过其 SH2 同源结构域结合到 IFNAR1 上，Tyk2 也将 STAT2 磷酸化，使之成为“锚定点”来募集 STAT1，募集到的 STAT1 的第 701 位酪氨酸残基随即也被 Tyk2 磷酸化，磷酸化的 STAT1 和 STAT2 形成异源二聚体，并与 IRF9 结合形成异源三聚体，即干扰素刺激基因因子 3（IFN-stimulated gene factor 3，ISGF3），ISGF3 转位进入细胞核后结合到 ISG 启动子调控区的干扰素刺激应答元件（IFN-stimulated regulatory element，ISRE）上，启动 ISG 的转录与表达（Lee et al.，2009；Steen and Gamero，2012；Au-Yeung et al.，2013；Ikushima et al.，2013；Marsili et al.，2016）。

（二）NF-κB

核因子 κB（nuclear factorκB，NF-κB）属于核转录因子家族，对免疫系统的调节起关键性的作用。在哺乳动物细胞中，NF-κB 蛋白家族包括 5 个成员：RelA（又称为 p65）、RelB、C-Rel、NF-κB1（p50 及其前体蛋白 p105）和 NF-κB2（p52 及其前体蛋白 p100）（Hayden and Ghosh，2004，2008；Hiscott，2007；Kawai and Akira，2007；Hayden et al.，2006a，2006b；Ghosh and Hayden，2008，2012；Lawrence，2009；Oeckinghaus and Ghosh，2009；Vallabhapurapu and Karin，2009；Gilmore and Wolenski，2012；Iwai，2012；Lan et al.，2012；Tornatore et al.，2012；Napetschnig and Wu，2013；Xu et al.，2015；Mitchell et al.，2016）（图 7-8）。这些蛋白质一般是以二聚体形式存在的，而二聚体的前体形式又是异源二聚体。这些蛋白质的共同特点是在其 N 端均含有一个高度保守的大约由 300 个氨基酸组成的 Rel 同源结构域（Rel homology domain，RHD），该结构域由两个免疫球蛋白样结构域组成，主要介导蛋白质的二聚化、与 DNA 结合及与 IκBs 蛋白的相互作用。此外，RHD 同时还含有核定位信号序列（nuclear localization signal，NLS），是 NF-κB 进入细胞核所必需的。RelA、RelB 和 C-Rel 都有一个转录活性结构域（transcriptional activation domain，TAD），而 p50 和 p52 没有 TAD。因此，p50 和 p52 依赖于与其他蛋白质因子的相互结合来正调控的。p105 和 p100 分别是 p50 和 p52 的前体分子，它们含有锚蛋白重复序列和富含甘氨酸的区域。锚蛋白重复序列能够保持蛋白质的非激活状态，而甘氨酸重复序列能够促进 p105 和 p100 的翻译后加工而生成 p50 和 p52。此外，由于 RelB 的 N 端拥有一个对转录调控起重要作用的亮氨酸拉链（leucine zipper，LZ）基序，优先异源二聚化 p100 及将其加工形成 p52，而 RelA 和 C-Rel 主要异源二聚化 p50。在生理条件下，NF-κB 以同源或异源二聚体形式与抑制因子 IκB 相结合，以无活性形式存在于细胞质中。其中 RelA：p50 异源二聚体是 NF-κB 在大多数细胞中的主要存在形式。NF-κB 抑制因子家族成员主要包括 IκBα、IκBβ、IκBγ、IκBε、Bcl-3、NF-κB1 的前体 p105、NF-κB2 的前体 p100 及果蝇蛋白 Catus 等（Tergaonkar et al.，2005；Hayden and Ghosh，2008；Ghosh and Hayden，2008，2012；Oeckinghaus and Ghosh，2009；Hinz et al.，2012；Oeckinghaus et al.，2011；Kanarek and Ben-Neriah，2012；Liu et al.，2012；Chiba et al.，2013；MaruYama，2015；Annemann et al.，2016；Ghosh and Dass，2016）。IκB 家族成员分子中都含有 5～7 个 ankyrin 重复序列，这个序列在进化上很保守，它通过与 NF-κB 的 RHD 区域相结合，掩蔽 NF-κB 的核定位序列，从而使 NF-κB 滞留在胞质中。

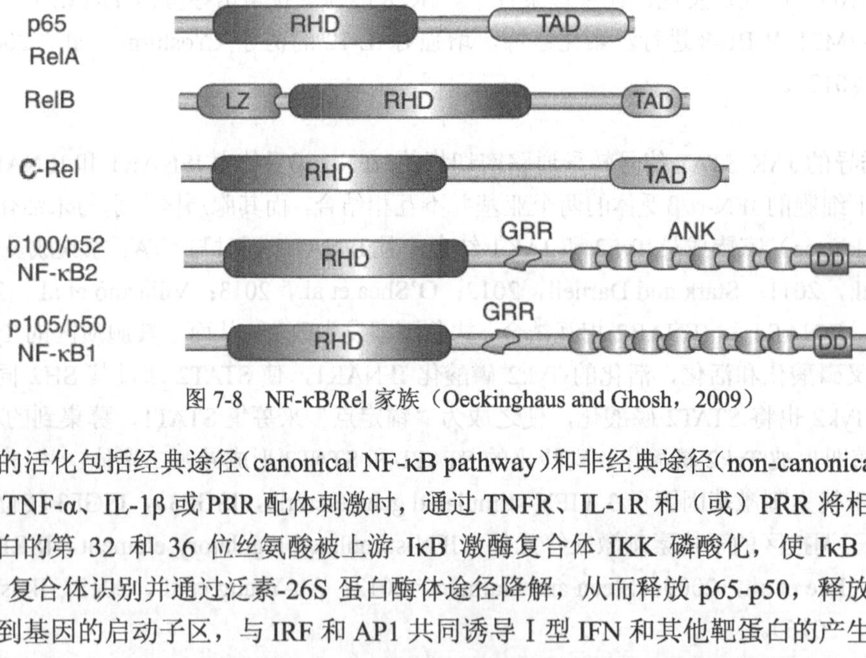

图 7-8 NF-κB/Rel 家族（Oeckinghaus and Ghosh，2009）

NF-κB 的活化包括经典途径（canonical NF-κB pathway）和非经典途径（non-canonical NF-κB pathway）。当细胞受到 TNF-α、IL-1β 或 PRR 配体刺激时，通过 TNFR、IL-1R 和（或）PRR 将相应信号传递到细胞内，IκB 蛋白的第 32 和 36 位丝氨酸被上游 IκB 激酶复合体 IKK 磷酸化，使 IκB 被 E3 泛素连接酶 SCF-b-TrCP 复合体识别并通过泛素-26S 蛋白酶体途径降解，从而释放 p65-p50，释放的 p65-p50 进入细胞核，结合到基因的启动子区，与 IRF 和 AP1 共同诱导 I 型 IFN 和其他靶蛋白的产生。因此，这种依赖于 IκB 降解的 NF-κB 激活方式也被称为 NF-κB 激活的经典途径。在 PRR 信号通路中，NF-κB 主要通过经典途径被激活（Hayden et al.，2006a，2006b；Hiscott，2007；Kawai and Akira，2007；Hayden and Ghosh，2008，2012；Ghosh and Hayden，2008，2012；Lawrence，2009；Oeckinghaus and Ghosh，2009；Vallabhapurapu and Karin，2009；Gilmore and Wolenski，2012；Iwai，2012；Lan et al.，2012；Tornatore et al.，2012；Napetschnig and Wu，2013；Xu et al.，2015；Mitchell et al.，2016）。

在 B 细胞和 T 细胞发育中，一些细胞外信号的刺激可以诱导非经典途径的激活。非经典途径由 IKK 和 NF-κB 家族的 RelB 与 p52 参与。细胞在静息状态下，p100 与 RelB 构成 NF-κB，以异源二聚体的非活性形式存在。当细胞受到 B 细胞活化因子（B cell-activating factor，BAFF）、淋巴毒素（lymphotoxin β，LTβ）、CD40L、RANKL 等刺激时，通过 BAFFR、LTβ 受体、CD40、RANK 等将相应信号传递到细胞内，上游 IκB 激酶复合体 IKK 对 p100 进行磷酸化修饰后，p100 被 E3 泛素连接酶识别并通过蛋白酶体途径被降解成 p52，与结合的 RelB 一起形成 NF-κB 的活性形式，即 p52:RelB 并入核，启动靶基因的转录与表达。这种依赖于 p100 降解而激活 NF-κB 的途径被称为 NF-κB 激活的非经典途径（Guo and Cheng，2007；Puccetti and Grohmann et al.，2007；Sun and Ley，2008；Solt and May，2008；Sun，2010，2011，2012；Razani et al.，2011；Shih et al.，2011；Gardam and Brink，2014；Hostager and Bishop，2013；Noort et al.，2015；Cildir and Low，2016）。

IκB 和 p100 的磷酸化修饰均依赖于上游的 IκB 激酶复合体 IKK，其由具有激酶活性的催化亚基 IKKα、IKKβ 及不具有激酶活性的调节亚基 NEMO/IKKγ 组成（Sun and Ley，2008；Sun，2010，2011，2012；Razani et al.，2011；Shih et al.，2011）。其中 IKKβ 是 IKK 复合体的主要催化亚基，在经典的 NF-κB 激活途径中发挥主要作用；IKKα 介导激酶 NIK（NF-κB-inducing kinase，NIK）对 p100 的磷酸化，从而参与非经典途径；NEMO 在 NF-κB 激活的经典途径中负责将 IKK 复合物的催化亚基与上游信号通路联系起来，而在 IKKα 依赖的非经典途径中则不需要。

（三）AP1

APl 是一种由几个家族成员如 ERK（extracellular signal-regulating kinase）、JNK（c-JUN N terminal kinase）、p38（p38-MAP kinase）等蛋白质分子形成的异源或同源二聚体转录因子，在 PRR 激活炎症因子的信号转导通路中起重要作用。不同家族成员组合的 AP1，其生物学效应不一样，这涉及机体的不同细胞类型、发育阶段、辅助因子的相互制约等多种因素。在 AP1 激活的信号级联反应过程中，MAPK 激酶激酶（MAPKKK/MAP3K）、MAPK 激酶（MAPKK/MAP2K）、MAPK 等 14 个激酶起了关键作用（Zhang and Dong，2005，2007；Gaestel，2006，2008；Imajo et al.，2006；Sumbayev and Yasinska，2006；Symons et al.，2006；Cook et al.，2007；Krishna and Narang，2008；Cargnello and Roux，2011；Morrison，2012；Arthur and Ley，2013；Moens and Kostenko，2013；Alexa et al.，2015；Chuang et al.，2016）。其中 MAP3K 主要由 TAK1、凋亡信号调节激酶 1（apoptosis signal-regulating kinase 1，ASK1/MAP3K5）、TPL2（tumour progression locus 2）、MLK（mixed lineage kinase）、MEKK（MEK kinases）、RAF、MOS、TAO 等蛋白家族成员组成，MAP2K 主要由 MEK、MKK、PAK1、HIPK2 等蛋白家族成员组成，而 MAPK 主要由 ERK1、ERK2、ERK3、ERK4、ERK5、ERK7、JNK1、JNK2、JNK3、p38β、p38α、p38γ、p38δ、NLK 等蛋白家族成员组成。当细胞受到 TNF-α、IL-1β 或 PRR 配体刺激时，通过 TNFR、IL-1R 或 PRR 等将相应信号传递到细胞内后引起 MAP3K 的活化，MAP3K 直接磷酸化激活 MAP2K，活化的 MAP2K 通过保守的 TxY 基序三肽段磷酸化激活 ERK1/2、p38、JNK 等 MAPK，随后再磷酸化 c-JUN 和 ATF-2，磷酸化的 c-JUN 和 ATF-2 以异源或同源二聚体的形式构成 JUN-JUN 或 JUN-ATF-2 复合体，即转录因子 AP1，进而调节炎症因子的转录与表达。

在哺乳动物细胞，MAPK 分为 ERK、JNK 和 p38 三个亚家族（Zhang and Dong，2005，2007；Gaestel，2006，2008；Imajo et al.，2006；Sumbayev and Yasinska，2006；Symons et al.，2006；Cook et al.，2007；Krishna and Narang，2008；Cargnello and Roux，2011；Morrison，2012；Arthur and Ley，2013；Moens and Kostenko，2013；Alexa et al.，2015；Chuang et al.，2016）。其中 ERK 在被激活的过程中是否通过 Thr-Glu-Tyr（TEY）基序而分为 2 个家族：含有激酶结构域的 ERK 如 ERK1、ERK2，和在 C 端的含有延伸序列的激酶结构域如 ERK5（Roux and Blenis，2004；Zhang and Dong，2005，2007；Dhanasekaran et al.，2007；Good et al.，2010；Cargnello and Roux，2011；Morrison，2012；Arthur and Ley，2013；Chuang et al.，2016）（图 7-9）。ERK1 和 ERK2 通过受体酪氨酸激酶（receptor tyrosine kinase，RTK）、G 蛋白偶联受体（G-protein-coupled receptor，GPCR）、整合素（integrin）、细胞因子受体、PRR、小 GTP 酶（small GTPase）如 Ras 和 Rap、TRAF、MAP3K 如 RAF 家族蛋白、MOS 和 TPL2、MAP2K 如 MEK1 和 MEK2 等调节细胞的增殖与分化。此外，ERK1 和 ERK2 通过转录或转录后机制调节巨噬细胞的炎症因子产生。用 ERK1 和 ERK2 高特异性抑制剂处理的细胞或 TPL-2 敲除小鼠研究发现，当 TLR 配体刺激后能够诱导 TNF、

IL-1β、IL-10 的产生，但抑制了 IL-12、IFN-β、iNOS 的分泌（Dumitru et al.，2000；Kaiser et al.，2009；Mielke et al.，2009）。这也解释了 TPL-2 敲除细胞或小鼠不仅上调了 IL-1β 的表达，而且增加了对单核李氏杆菌的易感性。研究发现，TPL-2 通过与 p105 作用，以非依赖 ERK1 和 ERK2 的方式调节 TLR4 介导的 TNF 的表达（Yang et al.，2012）。这表明了 TPL-2 不仅参与调节 MAPK 信号通路，同时以非依赖 ERK1 和 ERK2 的方式磷酸化底物蛋白而调节 TNF 的产生。

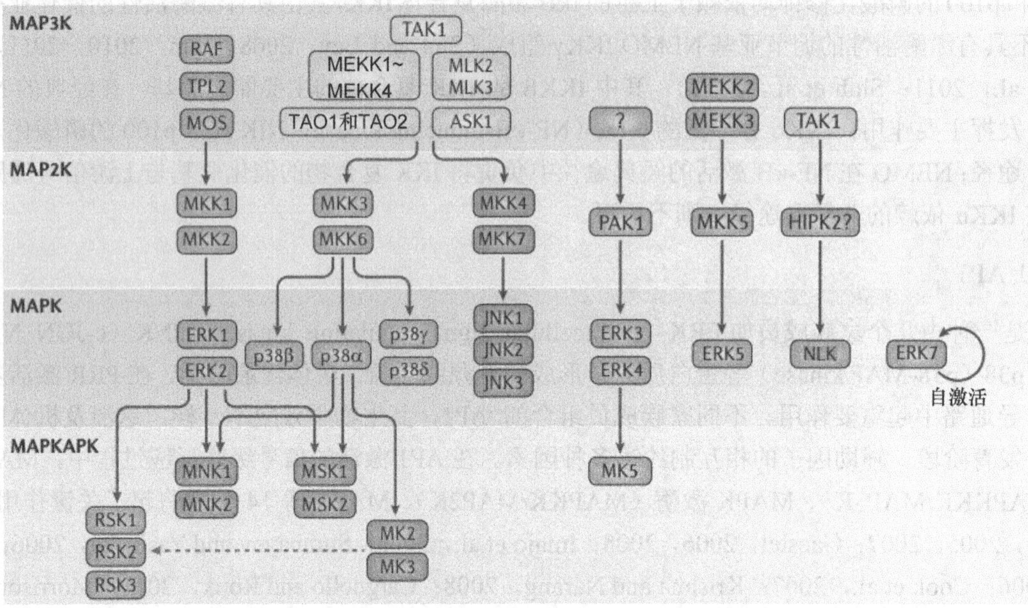

图 7-9　MAPK 介导的信号通路（Arthur and Ley，2013）

JNK 蛋白家族由 JNK1、JNK2 和 JNK3 组成，其激酶激活结构域含有双磷酸化位点 Thr-Pro-Tyr（TPY）基序（Roux and Blenis，2004；Dhanasekaran et al.，2007；Johnson and Nakamura，2007；Good et al.，2010；Cargnello and Roux，2011；Morrison，2012；Arthur and Ley，2013）（图 7-8）。众多的应激，如环境应激压力（电离辐射、热、氧化应激和 DNA 损伤）、炎症因子、生长因子均能通过 RTK、GPCR、整合素、细胞因子受体、PRR、Rho 家族中的 GTP 酶如 CDC42 和 Rac 及 TRAF 等诱导 JNK1 和 JNK2 信号通路的激活。因此，JNK 在炎症因子分泌、细胞凋亡、炎症反应和代谢中具有重要作用。MAPK 相关激酶，如 MAP3K 中的 MEKK1、MEKK4、MLK2、MLK3、ASK1、TAK1、TPL2 及 MAP2K 中的 MKK4 和 MKK7 参与了 JNK 信号通路的激活。研究发现，JNK 基因的敲除导致巨噬细胞向 M1 细胞极化发生损伤，以及趋向向具胰岛素抗性发育（Han et al.，2013）。此外，IFN-γ 或 LPS 刺激 JNK1 和 JNK2 缺陷的 BMDM 并不引起 M1 巨噬细胞相关基因表达的上调（Martinez et al.，2009）。这表明，JNK 信号在巨噬细胞中促进炎症反应，而对 JNK 信号的抑制能够治疗炎症性疾病。

p38 家族成员 p38α、p38β、p38γ、p38δ 的激酶结构域均含有 Thr-Gly-Tyr（TGY）基序（Roux and Blenis，2004；Dhanasekaran et al.，2007；Cuenda and Rousseau，2007；Johnson and Nakamura，2007；Cuadrado and Nebreda，2010；Cargnello and Roux，2011；Good et al.，2011；Morrison，2012；Arthur and Ley，2013）（图 7-9）。如同 JNK 信号通路，环境应激压力、炎症因子、生长因子均能通过 RTK、GPCR、整合素、细胞因子受体、PRR、Rho 家族中的 GTP 酶如 CDC42 和 Rac 及 TRAF 等诱导 p38 信号通路的激活。MAPK 相关激酶，如 MAP3K 中的 MEKK、MLK2、MLK3、ASK、TAK1、TAO1、TAO2，MAP2K 中的 MKK3（MAP2K3）和 MKK6（MAP2K6），以及下游激酶 MK2/3、PRAK、MSK1、MSK2 和转录因子参与了 p38 信号通路的激活。研究发现，TLR 配体刺激 p38α 抑制剂处理的细胞模型或基因敲除小鼠，减少了炎症因子分泌、降低了炎症反应及减轻了自身免疫与内毒素休克症状（Beardmore et al.，2005；O'Keefe et al.，

2007；Kang et al.，2008；Cohen，2009）。尽管如此，在髓样细胞，抑制剂处理的细胞模型或基因敲除小鼠并不能减轻或阻止 TLR 配体通过 p38β 介导的炎症因子分泌、炎症反应、自身免疫及与内毒素休克症状（Beardmore et al.，2005；O'Keefe et al.，2007；Kang et al.，2008；Cohen，2009）。此外，p38α 的功能具有细胞类型特异性，即具有激活反馈调节作用，能够下调炎症因子的产生和减轻炎症反应程度。例如，在髓样细胞，p38α 信号减轻了紫外线 B（ultraviolet B，UVB）诱导的皮肤炎症反应，而在上皮细胞，p38α 信号增强了 UVB 诱导的皮肤炎症反应。在抗体转移的风湿性细胞模型中，p38α 活化激酶 MKK3 和 MKK6 的缺陷阻止了疾病进程；相反，在抗体转移的风湿性关节炎髓样细胞模型中，p38α 的缺陷则加剧了风湿性关节炎的症状（Ananieva et al.，2008；Kim et al.，2008；Bohm et al.，2009；Guma et al.，2012）。因此推测，一方面，p38α 分别对 TAB1 的第 423 位丝氨酸和第 431 位苏氨酸及 TAB2 的第 60 位丝氨酸和第 404 位苏氨酸进行磷酸化修饰，抑制 TAK1 的活性；另一方面，p38α 通过激活丝裂原与应激蛋白激酶（mitogen-and stress-activated kinase，MSK）诱导抑制因子 IL-1RA、IL-10 与 DUSP/MKP（dual-specificity protein phosphatase）的表达，进而抑制 IL-1R 信号通路、炎症因子的产生及 p38α 和 JIN 的活性（Cheung et al.，2003；Ananieva et al.，2008；Kim et al.，2008；Mendoza et al.，2008）。此外，p38γ 和 p38δ 对 LPS 刺激肝巨噬细胞诱导 TNF 的转录必不可少，这说明 p38γ 和 p38δ 可作为治疗肝炎症性疾病的潜在靶点（Gonzalez-Teran et al.，2013）。尽管如此，p38γ 和 p38δ 的缺陷严重损伤 TLR 对 ERK1 和 ERK2 的激活（Risco et al.，2012）。

（四）STAT

病毒感染细胞后，细胞通过 PRR 介导的信号通路分泌大量的 IFN。IFN 一方面直接干扰病毒的复制，另一方面通过与 IFNR 结合激活 JAK-STAT 信号通路，诱导大量抗病毒刺激基因（ISG）的表达，通过 ISG 间接发挥抗病毒作用。在哺乳动物中，酪氨酸激酶 JAK 家族包括 4 个成员：JAK1、JAK2、JAK3 和 Tyk2；转录因子 STAT 家族有 7 个成员：STAT1、STAT2、STAT3、STAT4、STAT5a、STAT5b 和 STAT6（Lim and Cao，2006；Stepkowski et al.，2008；Ghoreschi et al.，2009；Santos and Costa-Pereira，2011；Stark and Darnell，2012；O'Shea and Plenge，2012；Wieczorek et al.，2012；Fink and Grandvaux，2013；Au-Yeung et al.，2013；O'Shea et al.，2013；Rauch et al.，2013；Reich，2013；Zhuang，2013；Böhmer and Friedrich，2014；Li and Watowich，2014；Villarino et al.，2015）。JAK1 的表达非常广泛，能够和 IFN 受体、gp130/γc 受体复合物结合。JAK1 缺陷可引起小鼠严重的综合免疫缺陷病，并因神经发育缺陷而在围产期发生死亡。类似于 JAK1，JAK2 的表达也很广谱，其主要参与 IL-3、粒细胞巨噬细胞集落刺激因子（granulocyte macrophage colony stimulating factor，GM-CSF）、血小板生成因子（thrombopoietin，Tpo）、IL-5 和 IFN-γ的信号通路，而缺失 JAK2 的小鼠由于不能生成红细胞而导致胚胎致死。JAK3 特异性地与受体γC（common γ chain）结合，JAK3 的缺失也可引起严重的综合免疫缺陷病，表现为缺失 T 细胞和 NK 细胞。Tyk2 集中参与 IFN-α/β的信号通路，缺失 Tyk2 的细胞对 I 型 IFN 的响应显著降低，但其抗病毒功能表现相对正常。

STAT1 主要参与 IFN-α/β和 IFN-γ介导的信号通路，缺失 STAT1 的小鼠表现为对微生物和病毒的感染具有高度敏感性，并且更易形成肿瘤；STAT2 的主要功能是参与 IFN-α/β的抗病毒免疫信号通路。IL-6 和其他许多细胞因子都能激活 STAT3，STAT 的缺失是胚胎致死性的，而不同体细胞 STAT3 的缺失表型各异，反映了 STAT3 生理功能的多样性。肿瘤细胞往往表达具有活性的 STAT3，所以推测 STAT3 可促进癌细胞的存活和生长。STAT4 通过响应 IL-12 影响 Th1 细胞的功能。STAT5a 和 STAT5b 的蛋白质序列具有 90%以上的相似性，其生物学功能也十分相似，STAT5a 缺失的小鼠丧失乳腺发育功能，而 STAT5b 缺失的小鼠表现为性双态发育迟缓。STAT6 主要参与由 IL-4 和 IL-13 介导的过敏性应答反应，并在 Th2 细胞的分化中发挥重要的作用。

Ⅰ型 IFN、IFN-α 和 IFN-β 与由 IFNAR1 和 IFNAR2 两条链组成的 IFNAR 复合体结合，其中 IFNAR1 的胞内部分与激酶 Tyk2 结合，IFNAR2 则与 JAK1 结合。Ⅱ型 IFN、IFN-γ 则与由 IFNGR1 和 IFNGR2 两

条链组成的 IFNGR 复合体结合，它们分别与 JAK1 和 JAK2 相互作用。Ⅲ型 IFN、IFN-λ与由 IFN-λR1 和 IL-10R2 形成的异源二聚体受体复合物结合。IFN 与受体结合后导致受体亚单位上与其自身的酪氨酸残基磷酸化，主要底物是转录因子 STAT 家族成员（Lim and Cao，2006；Schindler et al.，2007；Stepkowski et al.，2008；Ghoreschi et al.，2009；Santos and Costa-Pereira，2011；Stark and Darnell，2012；O'Shea and Plenge，2012；Wieczorek et al.，2012；Fink and Grandvaux，2013；Au-Yeung et al.，2013；O'Shea et al.，2013；Rauch et al.，2013；Reich，2013；Zhuang，2013；Böhmer and Friedrich，2014；Li and Watowich，2014；Villarino et al.，2015）。在未受病毒感染的细胞中，STAT 家族蛋白以非活性的方式存在于细胞质中。一旦位于 C 端的酪氨酸残基被磷酸化，它们就会发生二聚化并转移到细胞核中，与靶基因启动子区特异的 DNA 序列相结合。IFN-α 和 IFN-β 与 IFNAR 结合后，引起 STAT1 和 STAT2 的磷酸化。此外，在受 IFN-α 和 IFN-β 刺激的细胞中，也会导致 STAT3 和 STAT4 的磷酸化。磷酸化的 STAT1 会发生同源二聚化，但主要以磷酸化后的 STAT1 和 STAT2 组成的异源二聚体为主，然后活化的 STAT1-STAT2 异源二聚体与 IRF9 相互作用形成了一个异源三聚化转录因子复合体 ISGF3，被招募到 ISG 启动子区被称为干扰素刺激反应元件 ISRE 的 DNA 序列上，进而诱导靶基因的转录与表达。此外，Ⅰ型 IFN 还可以诱导其他类型的 STAT 复合物，如 STAT3-STAT3 和 STAT5-STAT5 同源二聚体，STAT1-STAT3 和 STAT5-CrkL 异源二聚体。在Ⅰ型 IFN 刺激下，STAT5 持续性地与 Tyk2 相互作用并被磷酸化，CrkL 通过 STAT5 的 SH2 结构域与磷酸化的 STAT5 结合，然后 STAT5-CrkL 异源二聚体入核并结合到 GAS 元件上。因此，此途径被称为非经典的Ⅰ型 IFN 诱导的信号通路。IFN-γ 与 IFNGR 结合后，导致 STAT1 的酪氨酸强烈磷酸化并形成同源二聚体，但会引起 STAT2 和 STAT3 发生少量的酪氨酸磷酸化。磷酸化的 STAT1 和 STAT3 可以分别形成同源或异源二聚体，同时 STAT1 还可以与磷酸化的 STAT2 形成异源二聚体。STAT1 和 STAT3 形成的同源或异源二聚体均可与细胞因子基因或 ISG 启动子区被称为 IFN-γ 激活元件（IFN-γ-activated sequence，GAS）的 DNA 序列结合，进而诱导靶基因的转录与表达。与Ⅰ型 IFN 类似，IFN-λ同样激活 JAK-STAT 信号通路（Kotenko et al.，2003；Sheppard et al.，2003；Savan，2014；Galani et al.，2015；Lazear et al.，2015；Odendall and Kagan，2015；Wack et al.，2015）。IFN-λ与其受体的结合刺激 JAK 的自磷酸化，尤其是 JAK1 和 Tyk2，随后 JAK 使 STAT1 和 STAT2 上的酪氨酸发生磷酸化。在某些细胞中，JAK 的自磷酸化也可以激活 STAT3、STAT4 和 STAT5。磷酸化的 STAT1 和 STAT2 形成二聚体，转移到细胞核中，与 IRF9 形成 ISGF3 复合物，该复合物结合到 ISG 启动子区的 ISRE 上，诱导 ISG 的转录与表达。

由此可见，不同的 IFN 信号通路诱导了不同 STAT 蛋白的激活，这为不同的细胞反应提供了基础。虽然 STAT1 和 STAT2 均可以结合 GAS 元件，但其各自表现出对基序内序列具特异性。因此，在 IFN-α 和 IFN-β 刺激下，主要由 ISGF3 复合体介导靶基因的转录与表达；而在 IFN-γ 刺激下，主要由 STAT1 形成的同源二聚体介导靶基因的转录与表达，并且介导的基因表达有很大的差异。这种对Ⅰ型和Ⅱ型 IFN 反应激活的 STAT 之间部分但不完全重叠，反映在这些细胞因子诱导的靶基因不完全一致。STAT1 在Ⅰ型、Ⅱ型和Ⅲ型 IFN 诱导的抗病毒信号通路中具有关键作用，它存在于与 GAS 和 ISRE 元件相结合的靶基因中，并且为Ⅰ型 IFN 信号通路中下游因子如 IRF1 的诱导表达所必需。

四、依赖 MyD88 的信号转导通路

在 TLR 家族蛋白中，除了 TLR3，其他 TLR 信号通路均依赖 MyD88 向下转导信号，激活核转录因子 IRF、NF-κB 和 MAPK，从而诱导 IFN 和炎症因子的表达。此外，TIRAP 位于 TLR2 和 TLR4 的下游，作为桥梁蛋白募集 MyD88。在 LPS 或 PGN 的刺激下，TLR2 和 TLR4 在细胞表达并与 TIRAP 相互作用，募集 MyD88 进行信号传递，导致 NF-κB 和 MAPK 的激活，诱导炎症因子的分泌。

（一）TLR2/4-TIRAP-MyD88 信号通路

LPS 或 PGN 分别被 TLR2 和 TLR4-MD2 复合体识别后，发生二聚化，然后通过其胞内区的 TIR 结构

域招募接头蛋白分子 TIRAP 和 MyD88（West et al.，2006；Kawai and Akira，2007；Neumann et al.，2008；Yamamoto and Takeda，2010；Newton and Dixit，2012；Lim and Staudt，2013；Kawasaki and Kawai，2014；Leifer and Medvedev，2016；Mitchell et al.，2016）。激活的 MyD88 又募集下游的白介素受体相关激酶 IRAK 家族成员。IRAK 家族包括 IRAK1、IRAK2、IRAK4 和 IRAK-M，其中 IRAK4 是激活依赖于 MyD88 的信号通路中不可缺少的分子。IRAK4 首先被招募到 MyD88 下游并磷酸化，随后 IRAK4 引起 IRAK1 和 IRAK2 的自我磷酸化而被激活（Lye et al.，2004；Matsui et al.，2006）。一旦 IRAK4 被磷酸化就会与 MyD88 分离，而 IRAK1 和 IRAK2 一起作用于 TRAF6，促使其发生泛素化（Ye et al.，2002；Janssens and Beyaert，2003；Keating et al.，2007；Flannery and Bowie，2010）。其中 IRAK1 很快被降解，而 IRAK2 参与维持 TLR 的激活反应。TRAF6 是 E3 泛素连接酶，它通过 RING-finger 结构域和 IRAK1、IRAK2、E2 泛素结合酶 Ubc13、Uev1A 相互作用，以及介导 TRAF6 自身和 NEMO 的 Lys63 位连接的多聚泛素化。泛素化激活的 TRAF6 以合成的 K-63 连接的泛素链作为骨架，招募下游的 TAK1、TAB1/2/3 形成蛋白激酶复合体，激活 TAK1 激酶活性（Xu et al.，2006；Yamazaki et al.，2009；Yin et al.，2009；Häcker et al.，2011）。活化的 TAK1 一方面增强 IKK 复合体的活性，引起 NF-κB 抑制蛋白 IκB 的磷酸化，促使 IκB 蛋白被泛素化降解，释放 NF-κB 二聚体；另一方面磷酸化下游 MAP2K 的 2 个成员 MKK3 和 MKK6，激活 ERK1/2、p38、JNK，激活后再磷酸化转录因子 AP1，调节炎症因子的转录与表达（Deng et al.，2000；Kanayama et al.，2004；Xia et al.，2009；Liu and Chen，2011）。

（二）TLR7、TLR8 和 TLR9 信号通路

TLR7、TLR8 和 TLR9 主要表达于 DC，其中 TLR7 和 TLR9 主要表达在 pDC，而 TLR8 主要表达在 cDC。此外，IRF7 也高表达于 pDC，IRF1 高表达于 cDC 和巨噬细胞。因此，TLR7 和 TLR9 通过 MyD88 激活转录因子 IRF7、NF-κB、MAPK，诱导Ⅰ型 IFN 和炎症因子的分泌。尽管如此，TLR8 也通过 MyD88 激活转录因子 IRF7、NF-κB、MAPK，诱导Ⅰ型 IFN 和炎症因子的分泌。

在 TLR7~TLR9 的配体刺激下，TLR 形成同源二聚体并招募接头分子 MyD88，MyD88 活化之后通过其 C 端 TIR 结构域招募并磷酸化 IRAK4，激活的 IRAK4 招募 IRAK1 和 IRAK2 形成激酶复合物，通过磷酸化使 IRAK1 和 IRAK2 活化，进而磷酸化 IRF7，激活的 IRF7 进入细胞核（West et al.，2006；Kawai and Akira，2007；Neumann et al.，2008；Yamamoto and Takeda，2010；Newton and Dixit，2012；Lim and Staudt，2013；Kawasaki and Kawai，2014；Leifer and Medvedev，2016；Mitchell et al.，2016）。此时，在 MyD88-IRF7 复合物中还有其他蛋白质分子参与，如 TRAF3 和 OPN（Uematsu et al.，2005；Hoshino et al.，2006；Häcker et al.，2006；Oganesyan et al.，2006；Shinohara et al.，2006）。一方面，MyD88、IRAK1 和 TRAF3 结合，在 OPN 和 IKKα参与下，IRAK4、IRAK1、IKKα和 IRF7 相互作用，并对 IRF7 二聚体进行磷酸化修饰，然后 IRF7 从细胞质进入细胞核，正调控Ⅰ型 IFN 的产生；另一方面，活化的 IRAK4-IRAK1 还能够招募 E3 泛素连接酶 TRAF6，活化的 TRAF6 能够催化其本身和 NEMO 发生 Lys63 位连接的多聚泛素化修饰。发生泛素化修饰的 TRAF6 会招募蛋白激酶复合体 TAK1 和 TAB1/TAB2/TAB3，激活 TAK1 激酶活性。活化后的 TAK1 一方面激活 IKK 激酶复合体的活性。磷酸化后的 IKK 随即磷酸化 IκB，促使 IκB 泛素化降解，从而释放 NF-κB 二聚体入核；另一方面 TAK1 磷酸化下游蛋白激酶 MKK3 和 MKK6，激活 ERK1/ERK2、p38、JNK 后，再磷酸化转录因子 AP1（Deng et al.，2000；Kanayama et al.，2004；Xia et al.，2009；Liu and Chen，2011）。最后，进入细胞核内的 IRF7、NF-κB 和 AP1 分别与基因组区相应的 DNA 位点结合，从而启动靶基因如Ⅰ型 IFN 和炎症因子的转录与表达（Honda et al.，2004，2005a，2005b；Kawai et al.，2004；Uematsu et al.，2005；Uematsu and Akira，2007）。

此外，TLR7、TLR8 和 TLR9 也表达于 cDC，且在相应配体的刺激下也可产生Ⅰ型 IFN，但是 cDC 和 pDC 诱导Ⅰ型 IFN 表达的调节机制有所不同（Gabriele et al.，2006；Uematsu and Akira，2007）。在 IRF1 缺陷型 cDC 中，TLR9 配体 B/K 型 CpG DNA 不诱导 IFN-β 的产生，但 IRF1 缺陷型 pDC 表现正常。TLR

配体或 IFN-γ 能够诱导 IRF1 的表达。在 $IRF1^{-/-}$cDC 中，TLR9 配体介导 IFN-γ 的产生遭到破坏，$IRF1^{-/-}$pDC 却表现正常。这说明在 cDC 中，IRF1 在受到 TLR 配体或 IFN-γ 刺激后可大量表达，并在被上游激酶激活后入核引起 IFN-β 的表达。此外，IRF5 与 MyD88 和 TRAF6 相互作用，磷酸化激活后入核，结合到编码炎症因子基因启动子区的 ISRE 上，增强转录活性。

五、依赖 TRIF 的信号转导通路

在 TLR3 和 TLR4 介导Ⅰ型 IFN 和炎症因子表达的信号通路中，TRIF 作为关键的接头分子，通过招募 TRAF6、TBK1、IKKi 等信号分子，激活 NF-κB、MAPK 和 IRF3，诱导Ⅰ型 IFN 和炎症因子的分泌。此外，TRAM 作为 TLR4 的桥梁蛋白招募 TRIF。

（一）TLR3-TRIF 信号通路

TLR3 是唯一一个只依赖 TRIF 而不依赖 MyD88 向下游传递信号的 TLR。TLR3 信号通路激活 IRF3/7、NF-κB 和 AP1，从而诱导Ⅰ型 IFN 和炎症因子的产生（West et al.，2006；Kawai and Akira，2007；Neumann et al.，2008；Yamamoto and Takeda，2010；Newton and Dixit，2012；Lim and Staudt，2013；Kawasaki and Kawai，2014；Leifer and Medvedev，2016；Mitchell et al.，2016）。在静息状态下，TLR3 与 CD14 形成异源二聚体，这种结构是 poly（I：C）与 TLR3 结合所必需的。此外，位于细胞内体上的 c-Src 酪氨酸激酶也可与 TLR3 相互作用，并促进 dsRNA 介导 TLR3 的信号转导。TRIF 的 N 端和 C 端都能独立地激活 NF-κB，N 端还能激活 IFN-β 的表达（Sato et al.，2003；Gohda et al.，2004；Han et al.，2004；Jiang et al.，2004；Keating et al.，2007）。

当病原感染细胞后，病原 dsRNA 与 TLR3 结合并发生二聚化，活化的 TLR3 通过 TIR 结构域招募 TRIF，然后 TRIF 通过 N 端结构域募集 TRAF3、NAP1、TBK1、IKKi、IRF3 并与之形成 TRIF 复合体（Katherine et al.，2003；Sato et al.，2003；Gohda et al.，2004；Jiang et al.，2004；Oganesyan et al.，2006；Sasai et al.，2006；Keating et al.，2007；De Nardo et al.，2009）。TRAF3 是一个 E3 泛素连接酶，可发生自身 K-64 的泛素化从而激活 TBK1 和 IKKi，活化的 TBK1 和 IKKi 磷酸化修饰 IRF3/7，磷酸化的 IRF3/7 发生二聚化并从细胞质入核；一方面 TRIF 通过 N 端的 TRAF 结构域与 TRAF6 相互作用，另一方面 TRIF 通过 C 端的 RHIM 结构域与 RIPI 相互作用，并通过死亡结构域结合 TRADD，从而共同作用激活下游的蛋白激酶 TAK1，活化的 TAK1 一方面激活 IKK 激酶复合体活性，磷酸化后的 IKK 随即磷酸化 IκB，促使 IκB 通过泛素-蛋白酶体途径降解，从而释放 NF-κB 二聚体入核；另一方面 TAK1 磷酸化下游蛋白激酶 MKK3 和 MKK6，激活 ERK1/2、p38、JNK 后，再磷酸化转录因子 AP1。最终，进入细胞核内的 IRF3、NF-κB 和 AP1 分别与基因组相应的 DNA 位点结合，从而启动靶基因如Ⅰ型 IFN 和炎症因子的转录与表达。此外，RIP1 也可招募 FADD，FADD 通过活化 caspase-8 或 caspase-10 也可激活 NF-κB 信号通路或起始细胞凋亡（Han et al.，2004；Ruckdeschel et al.，2004；Cusson-Hermance et al.，2005；De Trez et al.，2005；Kamon et al.，2006；Maelfait and Beyaert，2008）。研究发现，poly（I：C）诱导的 NF-κB 激活在 TRAF6 缺陷型 MEF 中被阻断，但在 TRAF6 缺陷型巨噬细胞中不受影响，说明其介导激活的过程具有细胞类型特异性。

（二）TLR4-TRAM-TRIF 信号通路

在病毒蛋白或 LPS 晚期刺激下，TLR4 在细胞表面和 TRAM 相互作用，引起 TLR4 的内化，和 TRAM 一起转运到内体，通过 TRAM-TRIF 信号通路激活 IRF3、晚期 NF-κB 和 MAPK。TRAM 通过其 N 端的十四烷基化位点定位于质膜上，被蛋白激酶 PKC-ε 磷酸化后激活 TRIF 信号通路。TRAM 的磷酸化有利于 TLR4-TRAM 复合体向内体转运（Covert et al.，2005；McGettrick et al.，2006；Rowe et al.，2006；Kagan et al.，2008；Tanimura et al.，2008）。

与 TLR3 类似，TLR4-TRAM 介导的 NF-κB 信号通路也需要 TRAF6 和 RIP1 的参与，但依赖 TRIF

的信号通路诱导Ⅰ型IFN的机制不同（Covert et al.，2005；McGettrick et al.，2006；Rowe et al.，2006；Kagan et al.，2008；Tanimura et al.，2008）。体内实验发现，LPS可以诱导小鼠细胞表达IFN-α，而在体外LPS刺激DC仅诱导IFN-β的产生，但poly（I：C）能诱导IFN-α和IFN-β的产生。此外，在TLR4信号通路中，IRF3和NF-κB亚基RelA只有相互协作才能激活ISRE。

第二节 RLR介导的信号转导途径

RIG-Ⅰ样受体（RLR）是一类定位于细胞质的PRR，属于含有DExD/H特征结构域的RNA解旋酶家族，包括RIG-Ⅰ（retinoic acid-induced gene Ⅰ）、MDA5（melanoma differentiation-associated gene）、LGP2（laboratory of genetics and physiology-2），是抗病毒天然免疫信号转导通路的重要受体，主要识别细胞质中的病毒RNA。病毒侵入宿主细胞所产生的复制中间产物dsRNA和5′ppp RNA是RLR的主要配体。当病毒入侵宿主细胞后产生的RNA PAMP被RLR所识别后，RLR通过自身的CARD（caspase activation and recruitment domain）募集同样含有CARD的接头蛋白分子，即病毒诱导的信号接头蛋白分子（virus-induced signaling adaptor，VISA）[也称为线粒体抗病毒天然免疫信号蛋白（mitochondrial antiviral signaling，MAVS）、IFN-β启动子刺激因子1（interferon-β promoter stimulator 1，IPS-1）或诱导IFN-β的CARD接头蛋白分子（CARD adaptor inducing IFN-β，Cardif）]相互作用，然后VISA募集定位于线粒体的STING及TRAF2/3/5/6、TANK、TBK1，最终引起转录因子IRF、NF-κB、AP1的活化，诱导大量的Ⅰ型IFN和炎症因子产生，从而激发机体的抗病毒天然反应。此外，近几年新发现的RNA识别受体，如DDX3、DHX9、DHX15、DHX29、DHX33、DDX60、Lsm14A等，主要识别病原的RNA，也通过关键接头蛋白分子VISA向下游传递信号，诱导Ⅰ型IFN和炎症因子的产生，对抗病毒天然免疫的建立起着至关重要的作用。因此，VISA是细胞内应答RNA病毒入侵的关键节点分子，发挥承上启下的抗微生物感染的枢纽功能。基于此，本节主要围绕着VISA介绍RLR和其他RNA识别受体介导的信号转导通路。

一、RLR关键接头分子VISA的基本结构与功能

线粒体是真核细胞至关重要的细胞器，在细胞生命周期中参与了很多关键进程，如ATP的供给、Ca^{2+}动态平衡的维持、活性氧族的产生与清除、细胞凋亡等。病原感染宿主细胞后，线粒体能够诱导多种免疫应答以清除病原感染，是机体抗感染天然免疫反应中不可或缺的一部分（Khan et al.，2015；Neumann et al.，2015；Vazquez and Horner，2015；Weinberg et al.，2015；Fang et al.，2016；Pierzchalska and Grabacka，2016；Yu and Lee，2016）。因此，线粒体在宿主细胞抗病毒天然反应中发挥重要作用，这种抗病毒天然免疫反应主要依赖于线粒体外膜上的一个接头蛋白分子，即VISA/MAVS/Cardif/IPS-1，由4个独立研究小组分别于2005年发现并命名（Kawai et al.，2005；Meylan et al.，2005；Seth et al.，2005；Xu et al.，2005；Koshiba et al.，2011）。当受到病毒刺激以后，RIG-Ⅰ构象发生改变，N端caspase招募结构域（amino-terminal caspase recruitment domain，CARD）暴露出来，并与VISA的CARD相互作用从而招募TBK1（TANK-binding kinase 1）和IKKε（IkappaB kinase）形成复合体，进而激活IRF3（interferon regulatory factor 3）或NF-κB（nuclear factor-κB）等天然免疫相关信号通路，并诱导Ⅰ型IFN和炎症因子的表达，最终参与抗病毒天然免疫反应。

（一）VISA的发现

天然免疫系统是机体抵御病原微生物侵袭的第一道防线，能够在第一时间识别入侵的病原微生物并建立行之有效的宿主防御体系。同时，了解病原微生物感染宿主细胞后天然免疫系统中起促进作用的关键蛋白分子是认识天然免疫系统的关键。RIG-Ⅰ识别病毒的RNA后，通过活化转录因子IRF3和NF-κB

诱导Ⅰ型 IFN 和炎症因子的产生，发挥抗感染天然免疫作用。尽管如此，RIG-Ⅰ介导的相关信号通路的具体调控机制仍然不是很明确，如 RIG-Ⅰ通过何种机制活化 IRF3 和 NF-κB 通路，诱导Ⅰ型 IFN 和炎症因子的表达，以及 MDA5 在抗病毒天然免疫中的功能为何与 RIG-Ⅰ存在明显差异？直到一个定位于线粒体外膜的新接头蛋白分子 VISA 被发现，才比较深刻地解析了这些疑问。2005 年，4 个独立研究小组分别发现了同一个作用于 RIG-Ⅰ/MDA5 下游的接头蛋白分子并给予其不同命名。Matsuda 小组在 2003 年发现了 25 种可以激活 NF-κB 的未知蛋白质，Xu 等研究其中 12 个的 cDNA 表达克隆时发现其中编码序号为 031N 的不仅可以诱导 NF-κB 和 ISRE 转录激活蛋白质，还能通过 CARD 与 RIG-Ⅰ和 MDA5 相互作用招募信号蛋白分子 TRAF2 和 TRAF6，诱导 IFN-β 启动子、ISRE 和 NF-κB 的转录激活，并将其命名为 VISA（Matsuda et al.，2003；Xu et al.，2005）。Seth 等利用 RIG-Ⅰ和 MDA5 的 CARD 序列，通过 BLAST 搜索发现了未鉴定的定位于线粒体的 KIAA1271 蛋白，过表达可以诱导 NF-κB 和 ISRE 的转录激活，因此将其命名为 MAVS（Seth et al.，2005）。此外，发现 MAVS 位于 RIG-Ⅰ和 MDA5 下游，其 N 端的 CARD 和 C 端的膜定位结构域对于其功能发挥至关重要。Kawai 等从小鼠 cDNA 序列中发现了一个编号为 KIAA1271 的蛋白质，可以诱导 IFN-β 启动子和 NF-κB 的转录激活，并通过 CARD 与 RIG-Ⅰ和 MDA5 相互作用，随后将其命名 IPS-1（Kawai et al.，2005）。Meylan 等通过与 Seth 相同的方法发现了一种可以与 RIG-Ⅰ和 MDA5 相互作用，并通过 CARD 招募信号激酶分子 IKKα、IKKβ 和 IKKi 至其自身 C 端，并刺激 IRF3 和 NF-κB 转录激活的新分子，即 Cardif，同时发现 Cardif 能被 HCV 的蛋白酶 NS3/4A 剪切，进而逃避其介导的抗病毒天然免疫反应（Meylan et al.，2005）。

（二）VISA 的分布与分子基本结构

VISA 基因位于 20 号染色体短臂 20p13，其 cDNA 全长约 1.6kb（Qi et al.，2007）。VISA 蛋白通过核基因组编码，分子质量约 57ku，鼠源和人源 VISA 基因相似性约 45%（Qi et al.，2007）。生理条件下，VISA 可以形成朊蛋白样的超大分子复合体（prion-like aggregate），约 600ku（Hou et al.，2011）。在人类 cDNA 文库和 EST 序列中发现，人源 VISA 的 mRNA 含有 2 个长短不同的剪接体，分子质量分别为 3.4kb 和 9.5kb（Qi et al.，2007）。VISA 几乎在所有的组织中表达，包括脑、心脏、肝脏、脾、肺、肾脏、小肠、结肠、胸腺、胎盘和外周血（Kawai et al.，2005；Xu et al.，2005）。此外，VISA 在不同细胞中也均有分布，其中在单核细胞、树突状细胞、T 细胞和肝细胞中表达量最高（Kawai et al.，2005；Seth et al.，2005；Xu et al.，2005；Qi et al.，2007）。VISA 的表达非常稳定，几乎不受外界刺激物的影响（Kawai et al.，2005；Seth et al.，2005；Xu et al.，2005；Qi et al.，2007）。

VISA 基因编码 540 个氨基酸，由 N 端 CARD（第 10～77 位 aa）、中间富含脯氨酸结构域（proline-rich region，PRR）（第 107～173 位 aa）和 C 端跨膜（transmembrane，TM）结构域（第 514～535 位 aa）3 种功能结构域组成（Kawai et al.，2005；Meylan et al.，2005；Seth et al.，2005；Xu et al.，2005；Qi et al.，2007；Scott，2009，2010；Paz et al.，2011；Vazquez and Horner，2015）（图 7-9）。其中 VISA 的 N 端 CARD 与 RIG-Ⅰ和 MDA5 的 CARD 高度同源，具有半胱天冬酶活性及 6 个 α 螺旋结构，其中 H1a、H3 和 H4 可以形成疏水正极表面，H2 与 H6 可形成亲水负极表面，介导同型 CARD 蛋白之间相互作用，如 RIG-Ⅰ或 MDA5 可以通过 CARD 与 VISA 完成同性互作，但是缺失负极表面的突变体无此作用（Seth et al.，2005；Potter et al.，2008；Scott，2009，2010；Koshiba et al.，2011）。此外，当病毒感染细胞后，VISA 通过自身的 CARD 和 TM 结构域形成朊蛋白样多聚体（prion-like aggregate）或丝状体（filament），对 IRF3 和 NF-κB 的活化及Ⅰ型 IFN 与炎症因子的诱导至关重要（Hou et al.，2011；Moresco et al.，2011；Ye and Maniatis，2011）。VISA 的 PRR 结构域含有 3 个脯氨酸结合位点和 2 个 P-X-X-P 基序。其中脯氨酸结合位点能与 TRAF2、TRAF3、TRAF5 和 TRAF6 结合，因此也称为 TRAF 作用基序（TRAF-interacting motif，TIM），而 P-X-X-P 基序则与 SH3 家族蛋白结合（Xu et al.，2005；Saha et al.，2006；Sun et al.，2006；Guo and Cheng，2007；Zhao et al.，2007；Liu et al.，2010；Tang and Wang，2010；Hou et al.，2011；Moresco et al.，2011；Ye and Maniatis，2011；Shi et al.，2015；Vazquez and Horner，2015）。尽管如此，VISA 的 PRR 结构域缺失并不影响 IFN-β 的产生，但能影响 NF-κB 的活化。Shi 等研究发现，将 VISA 的 PRR 结构域的 3 个脯氨酸结合位点分别命名为Ⅰ区、Ⅱ区和Ⅲ区，其中Ⅰ区有一个 TRAF2/3/5 结合基序 143-PVQET-147 和一个 TRAF3/6 结合基序 153-PGENSE-158，Ⅱ区也包含一个 TRAF3/6 结合基序 455-PEENEY-460（Shi et al.，2015）。当 RNA 病毒感染细胞时，Ⅲ区（第 138～152 位 aa）主要参与 VISA 介导的 TBK1/IKKi-IRF3 活化，而Ⅰ区（第 451～465 位 aa）和Ⅱ区则负责 VISA 介导的 IKK-NF-κB 激活（Shi et al.，2015）。但是，在缺乏上游刺激信号时，Ⅱ区和Ⅲ区分别被附近区域所抑制，这说明 VISA 自身存在自抑制机制，避免在非感染状态下 VISA 持续激活，对维持免疫稳态至关重要（Shi et al.，2015）。与线粒体蛋白分子如 BclxL、Bcl2 和 TOM20 类似，VISA 的 C 端 TM 结构域可以准确地将 VISA 靶向线粒体外膜（Seth et al.，2005）。研究发现，利用定位于其他膜的多肽序列置换 VISA 自身的 TM 结构域或者直接缺失 TM 结构域，均会使 VISA 由线粒体外膜重新定位于细胞质，这种异常定位导致 VISA 介导的信号通路被阻断，严重影响 VISA 激活 IRF3 和 NF-κB 的能力，提示 VISA 的线粒体定位对其作为接头蛋白分子传递信号及其介导抗病毒天然免疫反应至关重要（Koshiba et al.，2011；Shi et al.，2015）。

通过 RT-PCR 分析 HeLa 细胞 RNA 时发现，VISA 有 3 个新剪切变异体：VISAa（缺失第 2 个外显子）、VISAb（缺失第 3 个外显子）和 VISAc（缺失第 6 个外显子）（Lad et al.，2008；Scott，2009，2010；Ohta and Nishiyama，2011；Brubaker et al.，2014）。其中 VISAa 由 131 个氨基酸组成，而 VISAb 由 131 个氨基酸组成，VISAc 由 386 个氨基酸组成。由于 VISAc 缺乏 TM 结构域，因此被认为是野生型 VISA 的缺失突变体，没有信号转导活性，能够诱导 IRF3、NF-κB 和 ISRE 的转录激活；VISAa 有部分的 CARD，与野生型 VISA 的 CARD 相比，只有 39 个氨基酸一致；而 VISAb 有完整的 CARD（由 97 个氨基酸组成），但与野生型 VISA 相比缺失 PRR 和 TM 结构域。研究显示，VISAa 与 VISAb 都有假定的 CARD，但其生物学功能截然不同。VISAa 作为野生型 VISA 竞争物，能与 TRAF2、TRAF6 和 RIP1 相互作用，抑制 IFN-β 和 IL-18 转录物的激活，而 VISAb 通过结合 FADD 和 RIP1，选择性地激活 IFN-β 启动子，进而抑制 VSV 的感染。因此，有人把含有 CARD 的 VISA 剪切变异体命名为小型 VISA（miniMAVS）（Lad et al.，2008；Ohta and Nishiyama，2011；Brubaker et al.，2014；Vazquez and Horner，2015）（图 7-10）。最近研究发现，VISA 还存在完全缺失 CARD 但存在 PRR 和 TM 结构域的剪切变异体，如由 398 个氨基酸组成的被称为“截短的 VISA”（short-VISA，sVISA）（Brubaker et al.，2014；Vazquez and Horner，2015）。虽然认为 sVISA 是 VISA 介导的信号通路的负调节分子，但研究结果显示 sVISA 可能正向调控抗病毒天然免疫反应。当 RNA 病毒感染宿主细胞后，野生型 VISA 的表达量随机体抗病毒天然免疫的进程而逐渐减少，但 sVISA 的表达量和磷酸化激活的 IRF3 仍然保持不变。这是因为在 RNA 病毒感染宿主细胞期间，VISA 的 N 端第 7 和 10 位赖氨酸残基发生 K-48 连接的多聚泛素化，导致 VISA 通过泛素-蛋白酶体途径降解，而由于 sVISA 没有 CARD，即没有第 7 和 10 位赖氨酸残基，因此不会发生 K-48 连接的多聚泛素化而导致 sVISA 通过泛素-蛋白酶体途径降解（Lad et al.，2008；Castanier et al.，2012；Brubaker et al.，2014；Vazquez and Horner，2015）。

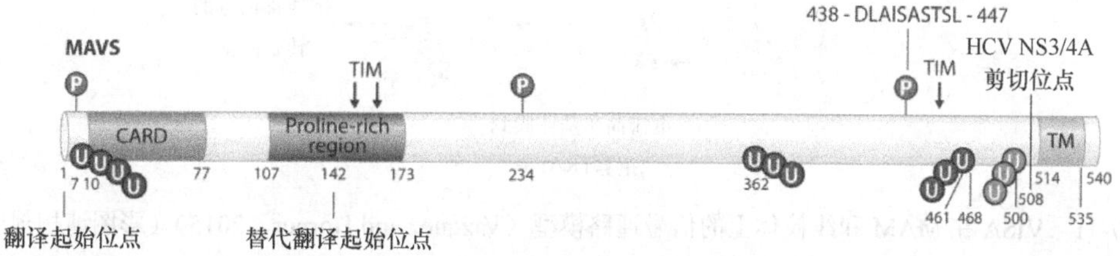

图 7-10　VISA 的分子结构（Vazquez and Horner，2015）

（三）MAVS 的亚细胞定位与功能

最初认为 VISA 定位于细胞线粒体外膜上，但随后发现线粒体外膜蛋白 Fis-1（mitochondrial fission 1）、Drp1（dynamin-related protein 1）、OPA1（optic atrophy 1）和 Mff（mitochondrial fission factor）也存在于过氧化物酶体（peroxisome），并参与调节这两种细胞器的形态（Lee et al.，2004；Cipolat et al.，2004；Koch et al.，2005；de Brito and Scorrano，2008；Gander-Babbe et al.，2008；Onoguchi et al.，2010；Kageyama et al.，2011；Koshiba et al.，2011；Cosson et al.，2012）。Fis-1 和 Mff 类似于 VISA，由 N 端的效应结构域与 C 端的跨膜结构域和短的腔内定位尾（lumenal tail）组成，因此定位于线粒体外膜的蛋白质称为"尾锚定蛋白"（tail-anchored）（Lee et al.，2004；Cipolat et al.，2004；Koch et al.，2005；de Brito and Scorrano，2008；Gander-Babbe et al.，2008；Onoguchi et al.，2010；Kageyama et al.，2011；Koshiba et al.，2011；Cosson et al.，2012）。由此推测，VISA 可能也存在于过氧化物酶体。Dixit 等研究证实，VISA 定位于过氧化物酶体上，而且过氧化物酶体和线粒体上的 VISA 对介导宿主抗病毒天然免疫反应必不可少（Seth et al.，2005，2006；Dixit et al.，2010；Sharma and Fitzgerald，2010；Horner et al.，2011；Lazarow，2011；Odendall and Kagan，2013，2015；Bordon，2014；Ding and Robek，2014；Odendall et al.，2014）。最近研究报道，VISA 也定位在连接线粒体与过氧化物酶体的线粒体相关内质网膜（mitochondria-associated endoplasmic reticulum membrane，MAM）上（图 7-11）（Tabak et al.，2008；Horner et al.，2011，2015；Pinton et al.，2011；van der Zand and Tabak，2013；Horner，2014；Bender et al.，2015）。因此，VISA 的不同亚细胞定位，提示其功能与作用机制可能存在多样性和复杂性。

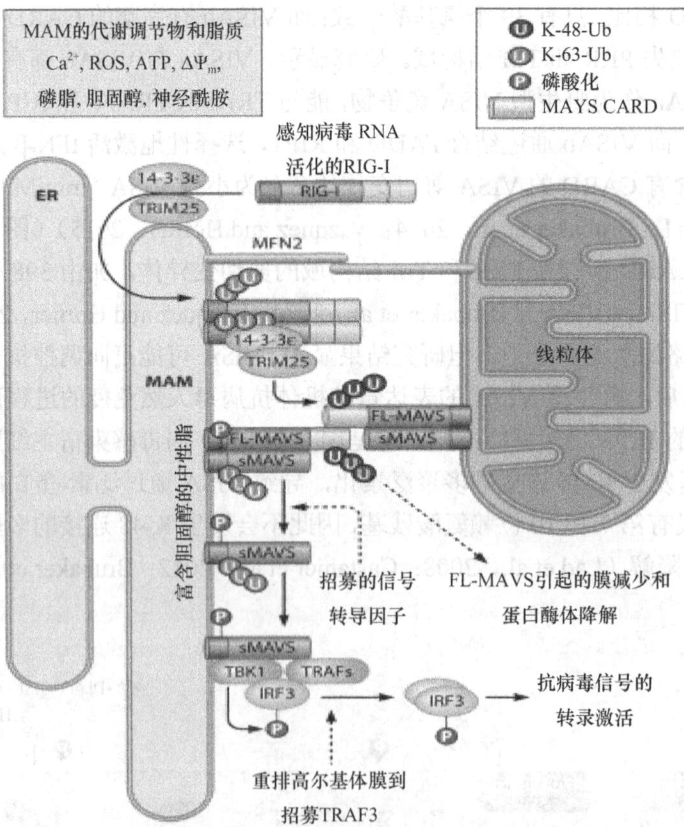

图 7-11 VISA 在 MAM 和线粒体上的信号通路模型（Vazquez and Horner，2015）（彩图请扫封底二维码）

VISA 在线粒体和过氧化物酶体等细胞器的不同定位决定了其在天然免疫调节中的特异性。Dixit 等用抗蝰蛇毒素蛋白（anti-Viperin）抗体进行检测发现，当病毒染细胞后野生型 VISA、VISA-Mito（仅定位于线粒体）、VISA-Pex（仅定位于过氧化物酶体）和 VISA-Mimic（仅定位于过氧化物酶体和线粒体）均可以诱导 Viperin 表达且呈 VISA 依赖性，VISA-Cyto（仅定位于细胞质）却不能诱导 Viperin 表达，表明 VISA 细胞器内膜定位的重要性（Seth et al.，2005；Dixit et al.，2010）。此外，动力学研究发现，病毒感染 4h 后野生型 VISA、VISA-Mimic 和 VISA-Pex 均诱导 Viperin 表达，而 VISA-Mito 却相对滞后。这表明过氧化物酶体 VISA 可以引发 ISG 快速、短暂、不稳定的表达，而线粒体 VISA 可以诱导 ISG 迟发、稳定的表达，因此野生型 VISA 可以诱发 ISG 快速、稳定的表达。进一步研究发现，过氧化物酶体上的 VISA 可通过激活转录因子 IRF1，诱导Ⅲ型 IFN 和早期 ISG 的产生，但不诱导Ⅰ型 IFN 的产生，开启早期的抗病毒天然免疫反应；而线粒体上的 VISA 主要通过激活 IRF3 诱导Ⅰ型 IFN 和晚期 ISG 的表达，属于天然免疫反应的延迟阶段（Seth et al.，2005，2006；Dixit et al.，2010；Sharma and Fitzgerald，2010；Horner et al.，2011；Lazarow，2011；Odendall and Kagan，2013，2015；Bordon，2014；Ding and Robek，2014；Odendall et al.，2014；Anggakusuma et al.，2015）。因此，这种新型抗病毒信号通路产生Ⅲ型 IFN 和 ISG 的诱导反应要早于产生Ⅰ型 IFN 的诱导反应，VISA 定位的不同导致其所激活的抗病毒天然免疫通路不同，但这两种不同抗病毒天然免疫反应的分子机制的相关联性有待于更深入的研究。尽管如此，无论是线粒体上还是过氧化物酶体上的 VISA，在抗病毒天然免疫反应中都发挥着非常关键的作用。

研究发现，VISA 也分布在连接线粒体与过氧化物酶体的线粒体相关内质网膜（MAM）上，通过自身的膜突触（synapse）连接线粒体与过氧化物酶体，并且 RIG-Ⅰ能够与定位在 MAM 上的 VISA 相互作用，招募 STING、TRAF3 和 IRF3，进而诱导 IFN-β 的产生（Li et al.，2005；Hayashi et al.，2009；Dixit et al.，2010；Horner et al.，2011；van Zuylen et al.，2012；Vazquez and Horner，2015）。这说明 MAM 对线粒体与过氧化物酶体上 VISA 的协调，对抗病毒天然免疫反应至关重要。当用 siRNA 敲降 MAM 与线粒体之间的连接分子 MFN2（mitofusin 2）和 methyl-β-cyclodextrin，以及过表达仅存在于线粒体上的负调控因子 NLRX1 时，会增加过氧化物酶体上的 VISA，减少线粒体的 VISA，增强过氧化物酶体上的 VISA 介导的 IFN-β 的产生（Li et al.，2005；Dixit et al.，2010；Horner et al.，2011）。此外，负调控因子 NLRX1 只作用于线粒体的 VISA，对 MAM 与过氧化物酶体上的 VISA 无任何作用（Moore et al.，2008；Moore and Ting，2008；Allen et al.，2011；Dixit et al.，2010；Horner et al.，2011，2015；van der Zänd and Tabak，2013；Horner，2014；Anggakusuma et al.，2015；Bender et al.，2015）。研究也发现，HCV 的蛋白酶 NS3/4A 有能力剪切定位在过氧化物酶体与 MAM 上的 VISA，阻止Ⅰ和Ⅲ型 IFN 产生，但不剪切位于线粒体上的 VISA（Breiman et al.，2005；Foy et al.，2005；Gale and Foy，2005；Li et al.，2005；Tabak et al.，2008；Dixit et al.，2010；Horner et al.，2011，2015；Ding et al.，2012；van der Zand and Tabak，2013；Horner，2014；Anggakusuma et al.，2015；Bender et al.，2015）。研究认为，在正常情况下，VISA 主要存在于线粒体上，并且与负调控因子 NLRX1 相互作用，抑制其自身活性；当病毒感染细胞后，VISA 立即通过 MAM 从线粒体转运到过氧化物酶体，进而发挥抗病毒天然免疫作用（Li et al.，2005；Moore et al.，2008；Moore and Ting，2008；Tabak et al.，2008；Allen et al.，2011；Dixit et al.，2010；Horner et al.，2011，2015；van der Zand and Tabak，2013；Horner，2014；Anggakusuma et al.，2015；Bender et al.，2015）。因此，HCV 感染宿主细胞后，一方面阻止 VISA 通过 MAM 从线粒体向氧化物酶体转运，另一方面利用自身表达的蛋白酶 NS3/4A 直接降解过氧化物酶体与 MAM 上的 VISA，进而逃避 VISA 介导的抗病毒天然免疫反应。尽管如此，VISA 的不同亚细胞定位与其功能之间的关系有待更深入的研究与解析。

二、RLR-VISA 介导的信号转导通路

（一）RLR-VISA 介导激活 NF-κB 的信号通路

如前所述，NF-κB 的激活分为经典途径与非经典途径。当上游的刺激信号传递到细胞内导致 IKK 复合体激活，磷酸化 IκB 蛋白，磷酸化的 IκB 被 E3 泛素连接酶 SCF-b-TrCP 复合体识别并通过泛素-蛋白酶

体途径降解，从而释放 p65-p50，释放的 p65-p50 进入细胞核，结合到靶基因的启动子域，与 IRF 和 AP1 共同诱导 I 型 IFN 和其他靶蛋白的产生。因此，这种依赖于 IκB 降解的 NF-κB 激活方式被称为 NF-κB 激活的经典途径。上游的刺激信号传递到细胞内，上游 IκB 激酶复合体 IKK 对 p100 进行磷酸化修饰后，p100 被 E3 泛素连接酶识别并通过蛋白酶体途径被降解成 p52，与结合在一起的 RelB 一起形成 NF-κB 的活性形式，即 p52：RelB 并入核，启动靶基因的转录与表达，这种依赖于 p100 降解而激活 NF-κB 的途径被称为 NF-κB 激活的非经典途径。因此，下面将分别从 NF-κB 激活的经典途径和非经典途径介绍 RLR 介导的信号通路对 NF-κB 的激活。

1. RLR-VISA 介导激活 NF-κB 的经典途径

RLR 招募关键接头蛋白分子 VISA 向下游传递信号，其中 VISA 的 PRR 结构域包含多个 TRAF 结合位点，VISA 通过这些结合位点与 TRAF 相互作用，进而激活 NF-κB。此外，VISA 还可以与 TRADD、FADD 和 RIP1 相互作用，激活 NF-κB。

（1）RLR-VISA-TRAF 信号通路对 NF-κB 的激活

VISA 的 PRR 结构域包含多个 TRAF 结合位点，PRR 结构域可以招募这些蛋白质形成 VISA 多聚体。VISA 含有 2 个保守 TRAF3/6 结合位点 PxExx（153aa-PGENSE-158aa 和 455aa-PEENEY-460aa）和 1 个 TRAF2/3/5 结合位点 PxQx（T/S）（143aa-PVQET-147aa），VISA 通过这些结合位点与 TRAF2、TRAF3、TRAF5 和 TRAF6 相互作用，进而激活 RLR 介导的 IRF3 和 NF-κB 的活化（Seth et al.，2005；Xu et al.，2005；Saha et al.，2006；Sun et al.，2006；Guo and Cheng，2007；Zhao et al.，2007；Zeng et al.，2009；Liu et al.，2010；Tang and Wang，2010；Hou et al.，2011；Moresco et al.，2011；Paz et al.，2011；Ye and Maniatis，2011；Konno et al.，2013；Pourcelot and Arnoult，2014；Shi et al.，2015；Vazquez and Horner，2015）（图 7-11）。一般观点认为，TRAF2、TRAF5 和 TRAF6 介导 IKK 和 NF-κB 的活化，而 TRAF3 介导 TBK1 和 IRF3 的活化。VISA 通过一个 TRAF2 结合位点及两个 TRAF6 结合位点分别与 TRAF2 和 TRAF6 相互作用（Xu et al.，2005；Moore and Ting，2008；Yoneyama and Fujita，2009；Clark et al.，2011；Li et al.，2011；Loo and Gale，2011；Wang et al.，2012a，2012b，2013c；Tanaka and Chen，2012）。相应地，分别突变这两种结合位点（E155D/E457D 和 Q145N），导致 VISA 激活 NF-κB 的能力大大降低，而三个位点同时突变后（E155D/E457D/Q145N），VISA 则完全丧失了激活 NF-κB 的能力；同时在 $TRAF6^{-/-}$ MEF 中，VISA 不能有效活化 NF-κB，这说明 VISA 通过 TRAF2 和 TRAF6 激活 NF-κB（Xu et al.，2005）。TRAF6 对 IKK 的激活依赖于 TRAF6 的寡聚化和自身 K-63 连接的泛素化，而 RIG-Ⅰ和 VISA 对 IFN-β 的活化也依赖于自身的寡聚化（Hou et al.，2011；Moresco et al.，2011；Ye and Maniatis，2011；Cai et al.，2014a；Cai and Chen，2014；He et al.，2014；Xu et al.，2014，2015；Wu and Hur，2015；Sohn and Hur，2016）。目前，VISA 寡聚化和 TRAF6 寡聚化之间的联系还不清楚，这可能是宿主放大病毒感染的信号、引发高效的天然免疫反应所采取的一种策略。此外，在 TRAF2 和 TRAF5 双敲除的细胞中，TNF 诱导的 JNK 和 NF-κB 的活化受到抑制，这说明 TRAF2 和 TRAF5 共同调控 NF-κB 的激活。Takamatsu 等研究发现，TRAF3 也有能力结合 TRAF6 的结合位点 PxExx（455-PEENEY-460aa），并且当 VISA 发生寡聚化时其 PRR 结构域的 PEENEY 基序在 IFN-β 的表达过程中具有重要作用（Takamatsu et al.，2013）。但是，最近研究发现，SeV 和 VSV 感染 TRAF2 与 TRAF5 双敲除细胞时，VISA 介导的 NF-κB 的激活有所降低，但 SeV 和 VSV 感染 TRAF6 敲除细胞时，VISA 完全丧失了激活 IRF3 和 NF-κB 及 IFN-β 表达的能力（Tang and Wang，2010；Paz et al.，2011；Liu et al.，2013，2015；Ye et al.，2014）。这说明 VSA 主要通过招募 TRAF6 介导 IKK-NF-κB 和 TBK1-IRF3 的活化及 IFN-β 的表达，其他的 TRAF 分子并不能完全取代 TRAF6 的功能，并且 TRAF2 和 TRAF5 在 VISA 介导的 IKK-NF-κB 活化过程中作为 TRAF6 的辅助分子发挥作用，而 TRAF3 不参与 VISA 介导的 NF-κB 和 IRF3 的活化。这可能是因为 VISA 通过 TRAF3 对 IRF3 的活化与细胞类型或特殊的信号通路有关。

（2）RLR-VISA-TRADD- FADD-RIP1 信号通路对 NF-κB 的激活

除了 TRAF2/5/6 外，VISA 还能与 TRADD、FADD 和 RIP1 相互作用，激活 NF-κB（Xu et al.，2005；Michallet et al.，2008；Jacobs and Coyne，2013；Pourcelot and Arnoult，2014）（图 7-11）。TRADD、FADD 和 RIP1 是一类具有死亡结构域的蛋白质，在 TNF 诱导 NF-κB 的激活过程中起着非常重要的作用。最初研究者发现，在 FADD 或 RIP1 敲除小鼠和 MEF 受到病毒感染或 dsRNA 刺激后并不产生 I 型 IFN，也不激活抗病毒基因 ISG 的表达（Balachandran et al.，2004）。这说明 FADD 和 RIP1 参与了 I 型 IFN 和 ISG 的信号通路。随后发现，FADD 和 RIP1 可与 VISA 相互作用，并且过表达的 FADD 和 RIP1 可以特异性激活 NF-κB 而非 IRF3 的靶基因，从而证明 FADD 和 RIP1 可以选择性参与到 dsRNA 诱导的 NF-κB 激活过程中（Kawai et al.，2005）。进一步研究证明，TRADD 可与 FADD、RIP1、TANK、TRAF3 相互作用，从而介导 NF-κB 和 IRF3 的激活（Ishikawa and Barber，2008）。VISA 通过与 TRAF2/5、TRADD 相互作用招募 FADD 和 RIP 形成复合体，在复合体中 TRAF2/5 催化 RIP1 发生 K-63 连接的泛素化，引起 RIP1 的激活，活化的 RIP1 通过与 TAB1/3 相互作用招募 TAK1，随后 TAK1 激活 IKK 复合物，进而激活 NF-κB（Michallet et al.，2008）。同时，VISA 通过与 FADD 相互作用招募 caspase-8 和 caspase-10，使它们发生剪切而被激活，从而进一步激活 NF-κB（Takahashi et al.，2006）。此外，VISA 可能通过与 TRAF、TANK、TRADD、FADD 和 RIP1 相互作用，参与了 IRF3 的激活，因为 FADD 和 RIP1 的 siRNA 强烈地抑制了 RIG- I 介导的 ISRE 产生（Michallet et al.，2008）。

2. RLR-VISA 介导激活 NF-κB 的非经典途径

RIG- I -VISA 可与调节 NF-κB 激活非经典途径中的蛋白激酶 NIK 相互作用，从而暗示 RLR 也可通过非经典途径激活 NF-κB，但具体机制仍待进一步研究。研究认为，病毒感染细胞后被 RLR 识别，RLR 通过 VISA 激活一系列的信号级联反应，然后经过经典或非经典途径激活 NF-κB。其中，VISA 通过与 TRAF6 或 TRADD-FADD-RIP1 相互作用，从而使 TRAF6 或 RIP1 发生 K-63 连接的泛素化，招募 TAB1-TAB2-TAK1 复合物，TAK1 磷酸化 IKK 复合物使其活化，然后磷酸化 IκB，促使 IκB 发生 K-48 连接的泛素化并降解，释放出 NF-κB（Kawai et al.，2005；Xu et al.，2005；Ishikawa and Barber，2008；Michallet et al.，2008；Jacobs and Coyne，2013）。同时，VISA 也能与 TRAF2、TRAF3 和 NIK 相互作用，通过调节 NIK/TRAF2 和 TRAF3-cIAP1-cIAP2 复合物激活 IKKα，IKKα磷酸化 p100，使 p100 剪接成 p52 或降解，形成 p52：RelB，激活的 NF-κB 进入细胞核，诱导靶基因的转录与表达（Liu et al.，2008；Mace et al.，2010；Zhou et al.，2013；Yang and Sun，2015）。

（二）RLR-VISA 介导激活 IRF 的信号通路

除了 NF-κB 外，IRF3/7 也可被 RLR 介导的信号通路所激活，这种作用主要由 TBK1/IKKε 所介导（Pourcelot and Arnoult，2014）（图 7-12）。在 TBK1 基因敲除的 MEF 中过表达 VISA 并不激活 IFN-β，这说明 TBK1 在 VISA 的下游起作用（Yoneyama and Fujita，2009；Zeng et al.，2009；Clark et al.，2011；Li et al.，2011；Loo and Gale，2011；Wang et al.，2012；Tanaka and Chen，2012）。同时在 TRAF3 敲除的 MEF 中，病毒诱导产生的 I 型 IFN 表达显著降低，并且 TRAF3 基因敲除小鼠在病毒感染后死亡率大大增加（Yoneyama and Fujita，2009；Zeng et al.，2009；Clark et al.，2011；Li et al.，2011；Loo and Gale，2011；Wang et al.，2012a，2012b，2012c；Tanaka and Chen，2012）。此外，VISA 通过 PRR 结构域中的 TIM 结构与 TRAF3 相互作用，招募下游的 TBK1 和 IKK，促进 IRF3 的活化，进而诱导 I 型 IFN 的产生（Yoneyama and Fujita，2009；Zeng et al.，2009；Clark et al.，2011；Li et al.，2011；Loo and Gale，2011；Wang et al.，2012a，2012b，2012c；Tanaka and Chen，2012）。研究发现，TANK、NAP1、SINTBAD 也可与 VISA、TRAF3 和 TBK1/IKKε 结合，进而介导 IRF3 的激活及 I 型 IFN 的表达，但是它们是功能冗余，还是在不同类型细胞中发挥不同的功能，还需要进一步研究（Yoneyama and Fujita，2009；Zeng et al.，2009；Clark et al.，2011；Li et al.，2011；Loo and Gale，2011；Wang et al.，2012a，2012b，2012c；Tanaka and Chen，2012）。进一步研究发现，VISA 能与 TRAF3 和 TRADD 相互作用，促进 RLR 介导的 IRF3 的激活（Zhao et al.，2007；Konno et al.，2009；Tang and Wang，2010；Paz et al.，2011；Liu et al.，2013，2015；Ye et al.，2014）。研究发现，SeV 和 VSV 感染 TRAF2 和 TRAF5 双敲除细胞时，VISA 介导的 NF-κB 的激活有所降低，但 SeV 和 VSV 感染 TRAF6 敲除细胞时，VISA 完全丧失了激活 IRF3 和 NF-κB 及 IFN-β 表达的能力。这说明 VSA 主要通过招募 TRAF6 介导 IKK-NF-κB 和 TBK1-IRF3 的活化及 IFN-β 的表达，其他的 TRAF 分子并不能完全取代 TRAF6 的功能，并且 TRAF2 和 TRAF5 在 VISA 介导的 IKK-NF-κB 活化过程中作为 TRAF6 的辅助分子发挥作用，而 TRAF3 不参与 VISA 介导的 NF-κB 和 IRF3 的活化。这可能是因为 VISA 通过 TRAF3 对 IRF3 的活化与细胞类型或特殊的信号通路有关。有趣的是，IKK 复合体中的调节亚基 NEMO 能与 VISA 和 TBK1 相互作用，NEMO 基因敲除细胞经病毒感染后不能激活 IRF3/7 及相应下游基因的表达，这说明 NEMO 也参与了 RLR 介导 IRF3 激活的信号通路。最近研究发现，VISA 的 C 端与 STING 的 N 端存在持续的相互作用，并以病毒依赖的方式招募 TBK1 至 VISA 形成复合体，STING 第 358 位丝氨酸被 TBK1 磷酸化后促进 IRF3 的磷酸化，从而激活 IRF3（Zhong et al，2008；Tang and Wang，2010；Paz et al.，2011；Liu et al.，2013，2015；Ye et al.，2014）。相反，内源 STING 的敲除使病毒诱导的 IRF3 的激活及 IFNB1 和其他依赖于 IRF3 的下游基因的转录受到抑制（Zhong et al，2008；Tang and Wang，2010；Paz et al.，2011；Liu et al.，2013，2015；Ye et al.，2014）。同时，虽然过表达 STING 并不能激活 NF-κB，但 STING 的敲除使 NF-κB 的激活减弱，说明 STING 有可能通过某种分子交谈机制参与了 NF-κB 的激活（Zhong et al，2008；Tang and Wang，2010；Paz et al.，2011；Liu et al.，2013，2015；Ye et al.，2014）。此外，STING 主要位于内质网上，并可以和 RIG-Ⅰ、VISA 及 TBK1 相互作用，激活 IRF 和 NF-κB 及 IFN-β（Ishikawa and Barber，2008；Ishikawa et al.，2009；Zhong et al，2008）。因此，病毒感染细胞后被 RLR 识别，RLR 与 VISA 相互作用传递信号。一方面 VISA 激活一系列的信号级联反

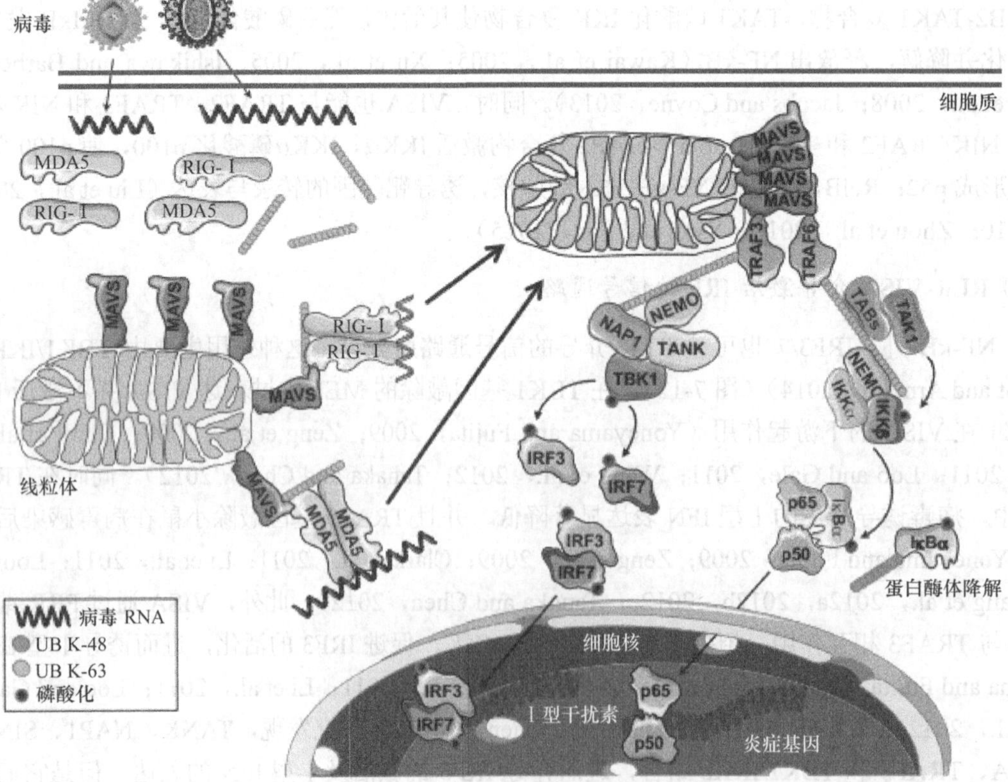

图 7-12　RLR-VISA 介导的信号通路（Pourcelot and Arnoult，2014）（彩图请扫封底二维码）

应激活NF-κB，另一方面VISA通过STING介导IRF3和IRF7激活的信号通路。VISA-STING通过与TRAF6或TRAF3相互作用，招募TBK1/IKKε和IRF3/7形成复合体，从而促进TBK1/IKKε和IRF3/7的相互作用，并使IRF3和IRF7磷酸化激活。此外，NEMO、TANK、NAP1和SINTBAD通过与复合体中的VISA、TRAF6或TRAF3、TBK1/IKKε和IRF3/7等结合，进一步促进它们之间的相互作用，从而促进IRF3和IRF7的磷酸化激活。

（三）TLR3-VISA信号通路的调节与机制

VISA可通过PRR结构域与TLR3的接头蛋白分子TRIF的TIR结构域相互作用，进而介导TLR3的信号通路。VISA可与TRAF2和TRAF6相互作用，而TRAF2和TRAF6同时参与TNF受体和TLR家族介导的信号通路。研究发现，在HEK293细胞中，用siRNA敲降VISA基因的表达后则导致poly（I：C）诱导的NF-κB、ISRE和IFN-β的活化明显受到抑制，而LPS诱导的NF-κB和ISRE活化及TNF诱导的NF-κB活化并未被抑制（Xu et al.，2005）。由此可见，VISA可能参与TLR3介导的信号通路。VISA可以与TRIF和TRAF6相互作用，且这种相互作用不易受poly（I：C）刺激的影响，同时VISA可以与TRIF、TAK1、TBK1、IRF3和IRF7相互作用。因此，VISA可能是一种支架蛋白，与TLR3介导的信号通路中多种蛋白质存在联系，并与其他蛋白质一起参与NF-κB活化过程（Xu et al.，2005）。进一步研究发现，在野生型和TRIF基因缺失小鼠过表达VISA可以激活NF-κB和ISRE的转录活性，但是用siRNA敲降VISA基因的表达后，TRIF参与介导的ISRE活化受到抑制（Xu et al.，2005）。因此，VISA在TRIF的下游，并与下游的众多信号蛋白分子相互作用。此外，在野生型与TRAF6缺失小鼠过表达VISA，引起NF-κB活化程度的减弱，但ISRE的活化并未出现明显变化，而当IRF3被突变后ISRE的活化明显受到抑制（Xu et al.，2005）。当VISA基因的表达被敲降后，过表达TRIF和TBK1 ISRE的活化均被抑制(Xu et al.，2005)。因此，VISA作用于TRIF下游但在IRF3上游。

在TLR3信号通路中，IRF3活化主要依赖于TRIF途径，TRIF不仅与TRAF6相互作用，而且与TBK1和IKKε相互作用（Xu et al.，2005）。研究显示，E3泛素连接酶TRAF3是连接TRIF与TBK1和IKKε的桥梁分子，其可介导TRIF与TBK1之间的结合，从而形成TRIF-TRAF6-TRAF3-TBK1/IKKε复合体，然后IRF3被VISA招募至TRIF复合体，并被TBK1/IKKε磷酸化从而激活IRF3。TRIF的N端和C端分别能与TRAF6及RIP1相互结合，RIP1被K-63连接的泛素化修饰后招募下游分子TAK1，形成TRAF6-RIP1-TAK1复合体，此复合体在激活NF-κB的信号通路中具有重要作用，可以增强IKK复合体的催化活性。因此，当TRIF基因缺失后VISA可能通过此途径完成信号转导，从而激活NF-κB通路。对VISA基因缺失小鼠的研究表明，依赖于RIG-Ⅰ和MDA5识别的RNA病毒感染VISA缺失的MEF、cDC和巨噬细胞，其均不诱导IRF3和NF-κB的活化及Ⅰ型IFN与炎症因子的产生，同时VISA缺失小鼠受到这些RNA病毒的攻击后死亡率大大增加，这说明VISA是RIG-Ⅰ和MDA5共同的唯一的下游接头蛋白分子，通过激活IRF3和NF-κB，诱导Ⅰ型IFN和炎症因子的表达（Kumar et al.，2006；Sun et al.，2006）。因此，关于VISA在TLR3介导的信号通路中的作用有待进一步研究。尽管如此，TLR和RLR介导的信号转导通路可能存在分子交谈（cross-talk），其通过此分子交谈机制参与调控IRF3和NF-κB的激活。

三、VISA在RLR信号通路中的调节作用与机制

（一）VISA在RLR信号通路中的调节作用

RNA病毒感染宿主细胞后，RIG-Ⅰ和MDA5识别病毒的RNA，随即其构象发生改变并暴露CARD，改变后的RIG-Ⅰ和MDA5转移到线粒体外膜并与线粒体外膜衔接蛋白VISA相互作用（Yoneyama and Fujita，2008；Li et al.，2009a；Lu et al.，2010，2011；Wang et al.，2010a，2010b，2010c；Jiang et al.，2011；Kowalinski et al.，2011；Leung and Amarasinghe，2012；Kolakofsky et al.，2012；Lee et al.，2016；

Zhao et al.，2016)。VISA 基因缺失小鼠研究表明，依赖于 RIG-Ⅰ和 MDA5 识别的 RNA 病毒（SeV、NDV、VSV 和 ECMV）感染 VISA 缺失的 MEF、cDC 和巨噬细胞，其不诱导 IRF3 和 NF-κB 的活化及Ⅰ型 IFN 和炎症因子的产生，同时 VISA 缺失小鼠受到这些 RNA 病毒的攻击后死亡率大大增加，这说明 VISA 是 RIG-Ⅰ和 MDA5 共同的唯一的下游接头蛋白分子，并通过激活 IRF3 和 NF-κB，诱导Ⅰ型 IFN 和炎症因子的表达（Kumar et al.，2006；Sun et al.，2006）。VISA 的 CARD 对自身信号的活化具有重要作用，其不仅参与 VISA 自身的寡聚化，而且通过募集下游大量的信号蛋白分子形成朊病毒样多聚体，从而激活 IRF3 信号通路（Hou et al.，2011；Moresco et al.，2011；Ye and Maniatis，2011；Cai et al.，2014a；Cai and Chen，2014；He et al.，2014；Xu et al.，2014，2015；Wu and Hur，2015；Sohn and Hur，2016）。病毒感染宿主细胞后，RIG-Ⅰ可与病毒 RNA 结合并发生 K-63 连接的多聚泛素化，K-63 连接的泛素化 RIG-Ⅰ的 CARD 便与定位于线粒体的 VISA 的 CARD 相互结合。随后，VISA 的 CARD 便形成朊病毒样多聚体，此多聚体快速将其他 VISA 分子聚集在一起，从而形成更大的朊病毒样多聚体，因此又称为 VISA 多聚体。VISA 形成多聚体是其发挥功能必需的，可以与细胞质中的很多信号蛋白分子相互作用，其中招募到 VISA 上的 TRAF3 发生 K-63 连接的泛素化，进而招募并激活蛋白激酶 TBK1 和 IKKε 对 IRF3/7 进行磷酸化活化修饰，活化的 IRF3/7 转移至细胞核，启动Ⅰ型 IFN 的产生（McWhirter et al.，2005；Oganesyan et al.，2005；Paz et al.，2009，2010；Takeuchi and Akira，2011；Chen and Jiang，2013）。另外，VISA 还可以招募 TRADD/FADD/caspase-8/caspase-10，活化 NF-κB 和 AP1 诱导炎症因子的表达（Oganesyan et al.，2005；Takahashi et al.，2006；Takeuchi and Akira，2010；Chen and Jiang，2013）。除 CARD 外，TM 结构域对 VISA 的线粒体定位及其作为接头蛋白分子传递信号意义重要。Baril 等发现 VISA 与 RIG-Ⅰ相互作用后通过其 TM 结构域介导自身的二聚化，进而激活 NF-κB 和 IRF3 信号通路（Baril et al.，2009）。Loo 等通过荧光共振能量转移（fluorescenceesonance energy transfer，FRET）技术发现，当 RIG-Ⅰ募集到 VISA 蛋白后引起 VISA 的二聚化，然后招募下游信号分子如 TRAF、TBK1 和 IKKi，通过活化转录因子 IRF3、NF-κB 和 AP1 来介导抗病毒天然免疫反应（Loo and Gale，2011）。

RIG-Ⅰ和 MDA5 的 CARD 与 VISA 的 CARD 相互作用后，VISA 能够募集大量的信号蛋白分子形成复杂的信号平台（VISA signaling platform）或信号体（VISA signalosome）或相互作用体（VISA interactome）向下游传递信号。迄今已发现，VISA 能与 30 多种蛋白质分子相互作用，而这些分子能正调或负调 VISA 介导的信号通路（Khan et al.，2015；Neumann et al.，2015；Vazquez and Horner，2015；Weinberg et al.，2015；Fang et al.，2016；Pierzchalska and Grabacka，2016；Yu and Lee，2016）（图 7-12）。这些分子主要包括抗病毒相关蛋白如 TRAF3、TRAF5、IKKi、NEMO、WDR5、IRF3、IRF7、STING 和 IFIT3（IFN-induced protein with tetratricopeptide repeat 3），炎症反应相关蛋白 NLRC5、NLRP3、NLRX1、TRAF2、TRAF5、TRAF6、TAK1 和 IKKα/β，线粒体蛋白 Mfn1/2、外膜蛋白转移酶（translocase of outer membrane 70，Tom70）和 VDAC1（voltage-dependent anion channel 1），细胞凋亡相关蛋白如 RIP1、TRADD、FADD 和 SARM1，自噬相关蛋白如 Atg5~Atg12，激酶蛋白如 IKKi、PLK1、c-Src、c-Abl 和 focal 黏附激酶，RNA 解旋酶如 DDX3、DHX15、DHX29 和 DHX33 及泛素酶如 TRIM25、PCBP2/AIP4［poly（rC）binding protein 2］、PSMA7、Smurf2、CYLD、RNF5 和 RNF125。尽管这些与 VISA 相互作用的蛋白质的免疫学意义尚不是很清楚，但已发现其中一些信号蛋白分子参与 RLR 的信号通路。

（二）VISA 在 RLR 信号通路的中枢作用

VISA 含有一个类似于 RIG-Ⅰ和 MDA5 的 CARD，对病毒诱导 IFN-β 的产生是必需的。VISA 可以与 RIG-Ⅰ-IRF3 相互作用，但 RIG-Ⅰ本身不与 IRF3 直接相互作用。当 RIG-Ⅰ、IRF3 和 VISA 共转录后，VISA 便招募 IRF3 至 RIG-Ⅰ并使两者相互作用（Seth et al.，2005；Kumar et al.，2006；Sun et al.，2006）。因此，VISA 是 RIG-Ⅰ介导 IRF3 信号通路活化必需的接头蛋白分子。RIG-Ⅰ信号通路中的许多衔接蛋白可通过结合 VISA 的不同结构域而与 VISA 发生相互作用。

1. VISA CARD 结构域的结合蛋白

VISA 的 CARD 除了与 RIG-Ⅰ和 MDA5 的 CARD 相互作用外，还能与其他信号蛋白分子如 RIG-Ⅰ-SV、DDX3、NLRX1、NLRC5、Atg5~Atg12 发生作用。RIG-Ⅰ-SV（RIG-Ⅰ splice variant）是 RIG-Ⅰ的剪切突变体，缺失 RIG-Ⅰ第一个 CARD 中的第 36～80 位 aa，因此既不能与 TRIM25 作用，又不能因被泛素化而激活（Gack et al.，2008；Liu et al.，2009）。RIG-Ⅰ-SV 能结合 RNA，也能与 RIG-Ⅰ和 VISA 相互作用，通过抑制 RIG-Ⅰ多聚化和 RIG-Ⅰ-VISA 相互作用，负调节 RIG-Ⅰ-VISA 介导的信号转导（Gack et al.，2008; Liu et al.，2009）。由于 RIG-Ⅰ-SV 不与 MDA5 相互作用，因此 RIG-Ⅰ-SV 不抑制 MDA5-VISA 介导的信号转导（Gack et al.，2008；Liu et al.，2009）。

RNA 解旋酶 DDX3，是 RLR 家族成员，组成型表达于细胞，与 VISA 部分地共定位在线粒体（Oshiumi et al.，2010）。当 DDX3 结合病毒的 RNA 后，通过自身的 C 端结构域（第 622～662 位 aa）直接与 VISA 的 CARD 相互作用，通过活化 IRF3 诱导 IFN-β 产生。但是，siRNA 敲降 DDX3 的表达能显著降低 IFN-β 的分泌，而过表达 DDX3 能显著提高 IFN-β 的产生。

NLRX1 是 NLR 家族成员，也称为 NOD9，通过 N 端结构域的定位序列定位在线粒体膜上，能够利用自身的 NACHT（NBD）结构域与 VISA 的 CARD 结合，竞争性地阻止 VISA 与上游的 RIG-Ⅰ和 MDA5 的 CARD 相互作用，抑制了 RIG-Ⅰ/MDA5-VISA 介导的信号转导（Moore et al.，2008; Arnoult et al.，2009a，2009b；Allen et al.，2011；Rebsamen et al.，2011；Soares et al.，2012；Ling et al.，2012）。尽管如此，RIG-Ⅰ识别的 RNA 病毒感染 NLRX1 缺陷的 MEF，能够诱导大量的 IFN-β 产生，但是 MDA5 识别的 ECMV 感染 NLRX1 缺陷的 MEF，IFN-β 的产生并没有发生变化（Moore et al.，2008；Arnoult et al.，2009a，2009b；Allen et al.，2011；Rebsamen et al.，2011；Soares et al.，2012；Ling et al.，2012）。有趣的是，在非感染状态下，NLRX1 缺陷能够促进 RIG-Ⅰ 与 VISA 的相互作用，但并不促进 MDA5 与 VISA 之间的作用（Moore et al.，2008；Arnoult et al.，2009a，2009b；Allen et al.，2011；Rebsamen et al.，2011；Soares et al.，2012；Ling et al.，2012）。进一步研究发现，NLRC5 通过与 RIG-Ⅰ和 MDA5 相互作用，竞争性地抑制 VISA 介导的 IKK 复合体与 NF-κB 的活化（Cui et al.，2010；Kumar et al.，2011）。尽管如此，NLRC5 作为 NLR 家族成员，病毒或细菌感染宿主细胞时，NLRC5 对诱导细胞因子产生具有重要作用。因此，后续的研究应进一步阐明 NLR 在 RLR 信号通路中的作用。此外，自噬相关基因 Atg5~Atg12 在调节自体吞噬过程中发挥关键作用（Jounai et al.，2007）。Atg5~Atg12 能直接结合 VISA 与 RIG-Ⅰ和 MDA5 的 CARD，将 VISA 与 RIG-Ⅰ和 MDA5 的 CARD 空间位置拉近，但阻断了 VISA 与 RIG-Ⅰ和 MDA5 的 CARD 的相互作用，使这种作用处于非活化状态，以减少Ⅰ型 IFN 和 ROS 的产生（Jounai et al.，2007）。

由此可见，RIG-Ⅰ-SV、DDX3、NLRX1、NLRC5、Atg5-Atg12 通过与 VISA 的 CARD 结合，阻止其与 RIG-Ⅰ、MDA5 相互作用，通过负调控信号通路的过度激活和细胞因子的持续表达，维持机体的免疫稳态。

2. VISA PRR 结构域的结合蛋白

VISA 的 PRR 结构域包含多个 TRAF 结合位点，即 TIM 和其他细胞质信号肽，PRR 结构域可以招募这些蛋白质形成 VISA 多聚体。VISA 含有 2 个保守 TRAF3/6 结合位点 PxExx（153aa-PGENSE-158aa 和 455aa-PEENEY-460aa）和 1 个 TRAF2/3/5 结合位点 PxQx（T/S）（143aa-PVQET-147aa），VISA 通过这些结合位点与 TRAF2、TRAF5 和 TRAF6 相互作用，进而激活 NF-κB，具体机制可能类似于 TLR 途径（Liu et al.，2010；Tang and Wang，2010；Hou et al.，2011；Moresco et al.，2011；Ye and Maniatis，2011；Shi et al.，2015；Vazquez and Horner，2015）。此外，VISA 也可通过 TRAF3 和 TRAF6 激活两类蛋白激酶复合体。一类是 TBK1/IKKi 或多种与 IKK 复合体相关的衔接蛋白，如 TANK、NAP1、SINTBAD（similar to NAP1 TBK1 adaptor）和 NEMO。干扰素基因刺激因子 STING（stimulator of interferon gene）是 VISA 下游衔接蛋白之一，能够结合 VISA，并通过与 TRAF3 相互作用将 TBK1 和 IKK 招募至 NEMO 从而形成 TBK1 复合体，然后 TBK1 复合体诱导 IRF3 和 IRF7 转录因子二聚化和磷酸化，并使其转位到细胞核内

结合干扰素刺激反应元件 ISRE，最终导致Ⅰ型 IFN 的表达和一系列 ISG 的产生（Oganesyan et al.，2006；Saha et al.，2006；Guo and Cheng，2007；Moore and Ting，2008；Yoneyama and Fujita，2009；Zeng et al.，2009；Loo and Gale，2011；Paz et al.，2011；Tanaka and Chen，2012；Ye et al.，2014）。尽管如此，最近研究发现 TRAF3 缺失并不影响 TBK1 复合体的形成及 IRF3 和 IRF7 的活化与Ⅰ型 IFN 的产生（Tang and Wang，2010；Paz et al.，2011；Liu et al.，2013，2015；Ye et al.，2014）。另一类 IKK 复合体则包含 IKKα、IKKβ 和 NEMO。因此，NEMO 在以上两类复合体中起重要作用（Yoneyama and Fujita，2009；Zeng et al.，2009；Loo and Gale，2011；Tanaka and Chen，2012）。研究表明，NEMO 缺失后病毒诱导的 IRF3 磷酸化受到抑制，而蛋白质组学研究发现，在病毒诱导的干扰素通路中 NEMO 与 VISA 存在必然联系，NEMO 是联系 TBK1 与 MAVS 的桥梁（Yoneyama and Fujita，2009；Zeng et al.，2009；Clark et al.，2011；Li et al.，2011；Loo and Gale，2011；Wang et al.，2012a，2012b，2012c；Tanaka and Chen，2012）。VISA 也可通过与 TRAF2/6 相互作用来活化 NF-κB，因为 TRAF6 缺失的小鼠 NF-κB 表达水平与野生型相比明显下降（Xu et al.，2005；Moore and Ting，2008；Yoneyama and Fujita，2009；Clark et al.，2011；Li et al.，2011；Loo and Gale，2011；Wang et al.，2012a，2012b，2012c；Tanaka and Chen，2012）。当表达 TRAF6、TAK1、IKKβ 突变体时，NF-κB 不能被活化，从而推测 VISA 主要通过 TRAF6-TAK1-IKK 途径激活 NF-κB 信号通路（Xu et al.，2005；Moore and Ting，2008；Yoneyama and Fujita，2009；Clark et al.，2011；Li et al.，2011；Loo and Gale，2011；Wang et al.，2012a，2012b，2012c；Tanaka and Chen，2012）。TRAF2 可以与 TRADD 复合体中 RIP1 相互作用，从而使 RIP1 具有 E3 泛素连接酶功能，并发生 K-63 连接的泛素化，进而招募下游 IKKα 和 IKKβ 至 NEMO，激活 NF-κB 信号通路（Xu et al.，2005；Moore and Ting，2008；Yoneyama and Fujita，2009；Zeng et al.，2009；Clark et al.，2011；Li et al.，2011；Loo and Gale Jr，2011；Wang et al.，2012a，2012b，2012c；Tanaka and Chen，2012）。

TRADD 是含有肿瘤坏死因子受体相关死亡结构域的蛋白质，其与 Fas 相关死亡结构 FADD 相关蛋白及受体结合蛋白 RIP1 在 RIG-Ⅰ介导的 NF-κB 通路中具有重要作用（Xu et al.，2005；Michallet et al.，2008；Jacobs and Coyne，2013）。FADD 和 RIP1 是一类具有死亡结构域的蛋白质，在 TNF 诱导 NF-κB 激活的过程中起着非常重要的作用。TRADD 也可以与 VISA、VISA 缺失 CARD 及 TM 结构域的突变体相互作用，且过表达 RIP1 会增强此作用，但其不与只包含 CRAD 的 VISA 突变体相互作用。TRADD 可以与 FADD 和 TRAF2 相互作用，且过表达 TRADD 可以激活 NF-κB 通路，而缺失 FADD 和 RIP1 后机体对病毒的易感性增强（Balachandran et al.，2004）。此外，FADD 和 RIP1 也可与 VISA 相互作用，过表达 FADD 和 RIP1 也能特异性激活 NF-κB 通路，而非 IRF3 的靶基因，从而证明 FADD 和 RIP1 可选择性参与到 dsRNA 诱导的 NF-κB 激活过程中（Kawai et al.，2005）。近年研究表明，FADD 只有在 RIP1 和 TRADD 存在的情况下才能被 VISA 招募，因为 FADD 与 VISA 之间没有直接的相互作用（Ishikawa and Barber，2008）。由此可见，TRADD、FADD 和 RIP1 是以复合体形式与 VISA 相互作用，并在 RIG-Ⅰ介导的信号通路中发挥作用。

TOM70 也被证实是 VISA 信号体重要组成部分，通过其 N 端的 TM 结构域（第 1~60 位 aa）靶向定位在线粒体外膜上，而中间的中心结构域（core domain）（第 250～608 位 aa）与 C 端的 Clamp 结构域（第 110～235 位 aa）位于胞质，是亲水性的结构域。TOM70 能通过 C 端的 Clamp 结构域（R192）与热激蛋白 90（heat shock protein 90，HSP90）的 C 端基序 EEVD 及 VISA 的 PRR 结构域特异性作用，形成了寡聚化的 MAVS-TOM70-HSP90 复合体，参与募集 TBK1/IRF3 和 IKKα/β/γ-NF-κB，导致 IRF3 和 NF-κB 的活化，进而诱导Ⅰ型 IFN 和炎症因子的产生（Young et al.，2003；Yang et al.，2006；Wu and Sha，2006；Neupert and Herrmann，2007；Pearl et al.，2008；Baril et al.，2009；Lin et al.，2010；Tang and Wang，2010）。

此外，PLK1（polo-like kinase 1）是一种含有 PBD 结构域（polo-box domain）的有丝分裂 Polo 样激酶，一方面其通过 PBD 与 VISA 的 N 端 S233 和 T234 两个磷酸化位点结合从而磷酸化 VISA；另一方面其通过 PBD 与 VISA 的 PRR 结构域的 TIM 结合，阻断 VISA 与 TRAF3 的相互作用，抑制 IRF3 和 NF-κB

的活化，阻止Ⅰ型 IFN 和炎症因子的表达，进而负调控 VISA 介导的信号转导（Cheng et al.，2003；Elia et al.，2003；Garcia-Alvarez et al.，2007；Vitour et al.，2009；Paz et al.，2011；Wang et al.，2013）。

3. VISA TM 结构域的结合蛋白

LGP2 能与 VISA 的 C 端结构域结合，竞争性阻止 VISA 与 TBK1/IKKi 的相互作用，从而抑制 RLR 介导的信号转导（Komuro and Bamming，2006）。近年研究发现，STING，也称为 MITA（mediator of IRF-3 activation）、ERIS（endoplasmic reticulum interferon stimulator）或 MPYS（plasma membrane tetraspanner），是 VISA 下游的关键衔接蛋白之一，能够与 VISA 相互作用并激活下游 NF-κB 和 IRF3 信号通路，VISA-STING 相互作用的发现是 RIG-I 在线粒体介导抗病毒天然免疫反应而发挥重要作用的理论依据。（Ishikawa and Barber，2008；Sun et al.，2008；Zhong et al.，2008；Ishikawa et al.，2009；Dixit et al.，2010；Liu et al.，2012；Ran et al.，2014）。STING 是一个广泛存在的、稳定表达的、不受刺激诱导的蛋白质分子。类似于 VISA，STING 通过 N 端的 TM 结构域定位于内质网、线粒体、过氧化物酶体和 MAM 上（Ishikawa and Barber，2008；Sun et al.，2008；Zhong et al.，2008；Ishikawa et al.，2009；Dixit et al.，2010；Liu et al.，2012；Ran et al.，2014）。Zhong 等发现，在静息状态下，STING 与 VISA 持续相互作用，STING 的 N 端与 VISA 的 C 端相互结合，使得 STING 通过 VISA 与 RLR 相互作用，并招募下游的 TBK1、IKK、IRF3 和 NF-κB，进而诱导Ⅰ型 IFN 和炎症因子的产生，实现 RLR 介导的信号通路。尽管大部分数据支持 STING 定位于内质网，但由于 MAM 处内质网与线粒体融为一体，很难明确揭示 STING 在此处的亚细胞定位（Zhong et al.，2008）。STING 既有内质网滞留信号又有线粒体定位信号，很可能 STING 与 VISA 就是在这里持续相互作用，而病毒刺激能加强这种相互作用，使 RIG-Ⅰ通过 VISA 与 STING 相互作用并在线粒体外膜形成 RIG-Ⅰ-VISA-STING 复合体。近年来对 STING 敲除小鼠模型研究发现，在 STING 基因缺陷的 MEF 中，RNA 病毒 VSV 和 SeV 的复制能力远高于野生型 MEF，而 poly（I：C）诱导Ⅰ型 IFN 的表达不受影响（Ishikawa et al.，2009）。STING 对 VSV 感染诱导的Ⅰ型 IFN 的表达具有非常大的作用，并且 STING 基因敲除小鼠对 VSV 的感染异常敏感（Ishikawa et al.，2009；Barber，2011）。因此推测，STING 参与了由 RIG-Ⅰ介导的Ⅰ型 IFN 的产生，但不参与 MDA5 介导的信号通路。进一步研究发现，STING 不仅参与了 RNA 病毒诱导的抗病毒天然免疫反应，而且在 DNA 病毒感染诱导的信号转导中更为重要（Ishikawa and Barber，2008；Ishikawa et al.，2009）。在 STING 基因敲除的 MEF、巨噬细胞、cDC 和 pDC 中，CMV 和 HSV-1 诱导Ⅰ型 IFN 的产生几乎被完全阻断（Ishikawa et al.，2009；Barber，2011）。有研究发现，RNA 病毒感染细胞后，STING 与定位于线粒体或过氧化物酶体上的 VISA 形成复合物，然后被激活的 STING 从 VISA-STING 复合体上解离，将 STAT6 和 TBK1 招募到内质网上，TBK1 磷酸化 STAT6，磷酸化的 STAT6 形成同源二聚体，进入细胞核，诱导 CCL2、CCL20 等特定趋化因子的表达，进而募集免疫细胞，启动细胞的抗病毒天然免疫反应（Chen et al.，2011；Chen and Jiang，2013）。

WDR5（WD repeat 5）是一种色氨酸-天冬氨酸重复序列蛋白，其可以甲基化组蛋白 H3 的第 4 位赖氨酸，并与 VISA 的 C 端 TM 结构域相结合（Wysocka et al.，2005）。Wang 等研究发现，生理条件下定位于细胞质的 WDR5 较细胞核多，内源性免疫共沉淀表明 WDR5 在生理条件下与 VISA 持续性相互作用，而病毒感染后细胞核中的 WDR5 减少，这表明病毒感染可将细胞核中 WDR5 转移至线粒体上，同时 VISA 与 WDR5 的相互作用呈病毒感染依赖性（Wang et al.，2010b）。与此相似的是病毒感染后 WDR5 与 TRAF3 相互作用也增强，而其与 TRAF6 却持续相互作用，但在病毒感染 12h 后这些相互作用都减弱（Wang et al.，2010b）。由此可见，病毒感染可促进 WDR5 与 VISA、TRAF3 相互作用。进一步研究发现，WDR5 被敲除，用病毒感染细胞后 IRF3、NF-κB 及 IFN-β 被抑制，但其仅抑制 RIG-Ⅰ、VISA 和 STING，而不是抑制 TBK1 介导的信号通路（Wang et al.，2010b）。敲除 WDR5 并不抑制 RIG-Ⅰ和 STING 的表达，表明 WDR5 作用于 RIG-Ⅰ和 STING 下游、TBK1 上游（Wang et al.，2010b）。过表达 WDR5 不能激活 IRF3/NF-κB 转录，但敲除 WDR5 会引起 RIG-Ⅰ和 STING 在线粒体上表达水平下调，不影响两者细胞总体水平的表达（Wang et al.，2010b）。这说明 WDR5 是招募 RIG-Ⅰ和 STING 至线粒体外膜 VISA 复合体的关键分子。

WDR5 基因敲除会影响 VISA 与 TRAF3、TRAF6 之间相互作用，但二者表达水平不随着 WDR5 的敲除呈现明显变化（Wang et al.，2010b）。由此可见，WDR5 不参与或极少参与 TRAF3 和 TRAF6 的线粒体定位，但在稳定 TRAF3 和 TRAF6 与 VISA 相互作用的环节上发挥重要作用。需要注意的是，当 WDR5 的表达受到抑制时，线粒体上 VISA 的数量也有所降低（Wang et al.，2010b）。因此，WDR5 也可能保持线粒体上 VISA 的稳定，避免其发生降解，从而对 VISA 信号复合物的装配起正调控作用。总之，WDR5 作为 VISA 信号复合物重要成员的发现，为阐明病毒诱导Ⅰ型 IFN 和炎症因子的产生，以及细胞抗病毒天然免疫反应的分子机制提供了新线索。

MFN2 是介导线粒体融合的蛋白质之一，可以通过其中心疏水结构域（hydrophobic heptad repeat 1，HR1）与 VISA 的 C 端结构域结合，阻止信号向下游分子传递，IRF3 和 NF-κB 的活化，阻止Ⅰ型 IFN 和炎症因子的表达，进而负调控 RIG-VISA 和 MDA5-VISA 介导的信号转导（Chan，2006；de Brito and Scorrano，2008；Yasukawa et al.，2009；Koshiba et al.，2011）。相反，MFN1 通过与 VISA 相互作用，促进 IFN-β 和 IL-6 的表达及抑制病毒的复制，进而正调控 RLR 介导的抗病毒天然免疫反应（Chan，2006；Castanier et al.，2010；Onoguchi et al.，2010；Koshiba et al.，2011）。

补体蛋白 gC1qR（receptor for globular head domain of complement component C1q）是广泛性表达的蛋白质，在线粒体、细胞核、细胞质和细胞膜上均有分布（Xu et al.，2009）。过表达 gC1qR 能抑制 RIG-Ⅰ和 MDA5 介导的 IRF3 与 NF-κB 的激活，进而阻止Ⅰ型 IFN 和炎症因子的表达，而 RNAi 敲降 gC1qR 的表达有相反的结果（Kawai and Akira，2007；Xu et al.，2009；Harris and Coyne，2013）。gC1qR 通过与 VISA 的 C 端结构域结合，阻断了 RIG-Ⅰ和 MDA5 与 VISA 的互作，但不影响 VISA 与下游信号蛋白分子的作用（Kawai and Akira，2007；Xu et al.，2009；Harris and Coyne，2013）。在病毒不刺激的情况下，gC1qR 与 VISA 之间的亲和力比较弱，一旦病毒刺激则引起 gC1qR 在线粒体上的聚集，并增强其与 VISA 间的亲和力，竞争性阻断 RIG-Ⅰ和 MDA5 与 VISA 的相互作用，进而抑制 RIG-Ⅰ-VISA 和 MDA5-VISA 介导的信号转导（Xu et al.，2009）。

RNF5（ring finger protein 5）是一个 E3 泛素连接酶，其 N 端有一个环指结构域（第 1～168 位 aa），C 端是 TM 结构域（第 51～180 位 aa），其通过 TM 结构域定位于线粒体和内质网（Zhong et al.，2010）。RNF5 的 N 端和 C 端结构域都可以与 VISA 的 TM 结构域结合，然后通过泛素-蛋白酶体途径将 VISA 降解。病毒感染后 RNF5 的表达水平并未发生明显变化，但 RNF5 基因被敲除后 VISA 的表达量明显降低，但降解速度比较缓慢，这表明 RNF5 并不是唯一一个参与 VISA 降解的蛋白酶。此外，病毒刺激后，RNF5 还可通过 C 端 TM 结构域与 STING 的 C 端 TM 结构域相互作用，并催化 STING 的第 150 位赖氨酸发生 K-48 连接的泛素化而降解，由此抑制 RLR 介导的信号转导。

PCBP2[poly（rC）binding protein 2] 是一个接头蛋白分子，在病毒诱导下表达上调，通过招募 HECT（homologous to the E6-associated protein carboxyl terminus）E3 泛素连接酶 AIP4（atrophin-1-interacting protein 4）并与 VISA 相互作用形成复合体，然后对 VISA 进行 K-48 连接的泛素化修饰并经蛋白酶体途径被降解，进而调节 VISA 介导的信号转导（Makeyev and Liebhaber，2002；You et al.，2009；Zhou et al.，2012）。

PSMA7 是 20S 蛋白酶体的 α4 亚基，通过蛋白酶体途径对 VISA 进行降解，进而负调 VISA 介导的信号转导（Jia et al.，2009）。尽管如此，与 PCBP2 类似，PSMA7 是否对 VISA 进行 K-48 连接的泛素化修饰并经蛋白酶体途径降解，目前尚不清楚。

IFN 刺激基因 56（IFN-stimulated gene 56，ISG56）可在 IFN 和多种病毒的刺激下产生，并与 STING 相结合，过表达 ISG56 可抑制 SeV 介导的 IRF3、NF-κB 和 IFN-β 的激活，然而 RNAi 下调内源 ISG56 的表达则引起相反的效应，竞争性免疫共沉淀实验表明 ISG56 可以破坏 STING 和 VISA/TBK1 之间的相互作用，从而负调控 VISA 介导的信号转导（Li et al.，2009b）。

A20 是一个去泛素化酶，其 N 端含有一个去泛素化结构域，即卵巢肿瘤结构域（ovarian tumor domain，

OTU)，C 端有一个泛素连接酶结构域，能通过自身的 C 端结构域抑制 RIG-Ⅰ-VISA 介导的 IRF 的激活及Ⅰ型 IFN 的表达，这说明 A20 通过 E3 泛素连接酶活性抑制 RLR 介导的信号转导（Boone et al.，2004；Wang et al.，2004；Wertz et al.，2004；Saitoh et al.，2005；Lin et al.，2006；Parvatiyar et al.，2010)。虽然 A20 能与 RIG-Ⅰ和 VISA 相互作用，但并不引起其降解，A20 是否参与降解其他信号蛋白分子目前还不清楚，有待进一步研究。

4. VISA 与其他作用蛋白

除了直接调控 VISA 的功能外，信号调节分子还能通过间接作用调节 VISA 介导的信号转导。TRIM56 是一个 E3 泛素连接酶，能通过对 STING 的第 150 位赖氨酸进行 K-63 连接的泛素化促进 STING 二聚化，进而招募 TBK1 激活Ⅰ型 IFN 的产生（Tsuchida et al.，2010)。尽管对 STING 的 K150 位泛素化研究存在争议，但 STING 的泛素化修饰对调控其介导的天然免疫信号通路显然非常重要。TRIM21 又称为 Ro52，属于 TRIM 家族成员，也是 E3 泛素连接酶，其 N 端含有一个环指结构域，C 端有一个 SPRY 结构域（Higgs et al.，2008；Yang et al.，2009)。TRIM21 通过其 C 端的 SPRY 结构域与 IRF3 相互作用，催化 IRF3 的泛素化及通过蛋白酶体途径降解。相应地，过表达 TRIM21 能抑制病毒诱导的Ⅰ型 IFN 的产生，而 RNAi 下调 TRIM21 的表达促进Ⅰ型 IFN 的产生，这说明 TRIM21 通过调节 IRF3 的表达量来负调控 RLR 介导的信号转导。

去泛素化酶 A（deubiquitinating enzyme A，DUBA）是一个含有 OTU 结构域的去泛素化酶，可选择性地降解 TRAF3 上 K-63 连接的泛素化，从而使 TRAF3 从含有 TBK1 的信号复合体上解离下来，DUBA 的过表达可抑制 RLR 介导的Ⅰ型 IFN 的表达；相反，DUBA 表达的下调有相反效应(Kayagaki et al.，2007)。肽基脯氨酰异构酶 Pin1（proly lsomerase 1）可以识别第 339 位丝氨酸磷酸化的 IRF3，并与其相互作用，引起 IRF3 构象改变并被某种 E3 泛素连接酶所识别而降解（Saitoh et al.，2006)。RBCK1（RBCC protein interacting with PKC1）属于 E3 泛素连接酶家族，其 N 端含有一个类泛素（ubiquitin-like，UBL）结构域，C 端有一个 RBR（RING-IBR-RING）结构域（Tian et al.，2007；Zhang et al.，2008b)。RBCK1 通过其 N 端的 UBL 结构域与 TAB2 的 C 端 ZNF[nuclear protein localization 4（Npl14）zinc finger]结构域相互作用，泛素化 TAB2/3 使其被蛋白酶体识别并降解，从而抑制 RLR 介导的 NF-κB 激活（Tian et al.，2007；Zhang et al.，2008b)。此外，在病毒刺激下，RBCK1 通过其 N 端与 IRF3 相互作用并促使 IRF3 泛素化降解，抑制 RLR 介导的 IRF3 的激活（Tian et al.，2007；Zhang et al.，2008b)。当 dsDNA 刺激细胞后，STING 与 Atg9a 及 LC3（microtublule-associated protein 1 light chain）共定位，以一种依赖 Atg9a 的方式从 ER 通过高尔基体转移到细胞质中呈点状分布，并与 TBK1 在点状结构里共定位（Saitoh et al.，2009，2010；Mitzel et al.，2014)。Atg9a 基因缺失将极大地提高 dsDNA 诱导的 STING 与 TBK1 在胞质点状结构上的装配，导致 IRF3 通路异常激活；若重新转入 Atg9a-GFP，Atg9a 则抑制 STING 与 TBK1 的装配，IFN-β 的表达量恢复正常（Saitoh et al.，2009，2010；Mitzel et al.，2014)。因此，Atg9a 是 dsDNA 刺激引起的天然免疫的负调节因子，通过调控 STING 与 TBK1 的装配限制天然免疫反应。SIKE（suppressor of IKKi）能抑制 RIG-Ⅰ、VISA 和 TBK1 的相互作用，也能抑制 TBK1 与 IRF3 的相互作用(Huang et al.，2005；Komuro et al.，2008)。因此，SIKE 抑制了 RIG-Ⅰ、VISA 和 TBK1 对 IRF3 和 NF-κB 的激活。在生理状况下，SIKE 与 TBK1/IKKi 相互作用，阻断了 TBK1 和上下游信号蛋白分子的相互作用，使 TBK1/IKKi 处于非活化状态。一旦病毒刺激后，SIKE 与 TBK1/IKKi 解离，TBK1/IKKi 被招募到 VISA 复合体上，并与 IRF3 相互作用，促进Ⅰ型 IFN 的表达。因此，SIKE 通过阻止 TBK1/IKKi 与 RIG-Ⅰ、VISA 及 IRF3 和 NF-κB 的相互作用，抑制 RLR 介导的信号转导。

此外，还有许多调控分子通过各种机制参与对 RLR-VISA 介导的信号通路的调控。除 TRIM21、TRIM25 和 TRIM56 外，TRIM 家族的其他成员如 TRIM4、TRIM5、TRIM9、TRIM11、TRIM13、TRIM14、TRIM32、TRIM44、TRIM59 和 TRIM68 等，通过其 E3 泛素连接酶活性，直接或间接调控 RLR-VISA 介导的信号通路（Ozato et al.，2008；Kawai and Akira，2011；Liang et al.，2011；McNab et al.，2011；Kondo et al.，2012；Zhang et al.，2012；Lee et al.，2013；Versteeg et al.，2013，2014；Yang et al.，2013；Narayan et al.，2014；Rajsbaum et al.，2014；Wynne et al.，2014；Yan et al.，2014；Zhou et al.，2014；Chang et al.，2015；Qin et al.，2016）（图 7-13）。其他 E3 泛素连接酶如 Triad3A（triad domain-containing protein 3A）、OTUB1/2（ovarian tumor domain-containing ubiquitin aldehyde binding protein 1/2）、SUMO（small ubiquitin-related modifier）、Ndifp1/Smurf1（smad ubiquitylation regulatory factor 1）、USP17（ubiquitin-specific protease 17）、细胞凋亡抑制蛋白（cellular inhibitor of apoptosis protein 1/2，cIAP1/2）也可直接或间接调控 RLR-VISA 介导的信号转导（Kubota et al.，2008；Nakhaei et al.，2009；Wang et al.，2009；Chen et al.，2010；Li et al.，2010；Mao et al.，2010；Mi et al.，2010）。进一步研究发现，其他的众多调控蛋白分子如 SHP-1（src homology phosphatase 1）、Ankrd17（ankyrin repeat protein 17）、PACT、ZAPS（zinc-finger CCCH-type antiviral protein 1）、RAVER1（ribonucleoprotein PTB binding 1）、OPA1、酪氨酸激酶（tyrosine kinase）c-Abl 与 c-Src、IFIT3（IFN-induced protein with tetratricopeptide repeat 3）、UPS-2（uncoupling protein-2）、FAK（focal adhesion kinase）、TSPAN6（tetraspanin protein 6）、UBXN1（ubiquitin regulatory X domain-containing protein）、ΔΨm（mitochondrial membrane potential）、COX5B（cytochrome C oxidase 5B）、Herc5（homologous to the E6-associated protein carboxyl terminus domain and regulator of chromosome condensation 1-like domain-containing protein 5）、NOX2（NADPH oxidase 2）、DUOX（dual oxidase）、mROS（mitochondrial reactive oxygen specie）和病毒编码蛋白也能直接或间接参与调控 RLR-VISA 介导的信号转导的稳态（Dong et al.，2010；Soucy-Faulkner et al.，2010；Wang et al.，2010；Wei et al.，2010；Gonzalez-Dosal

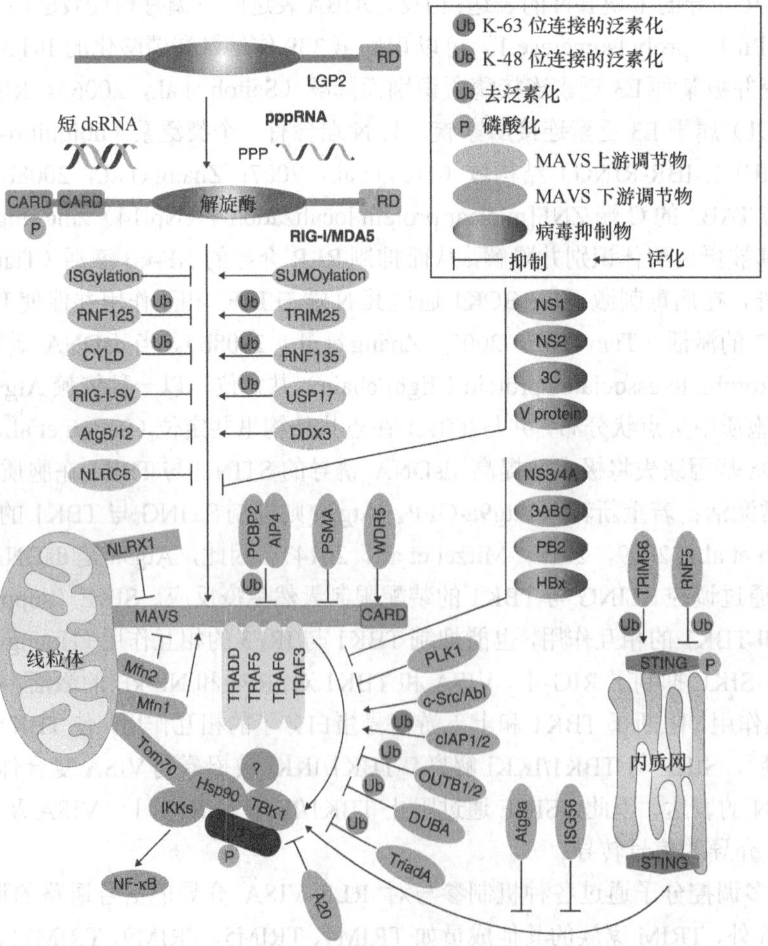

图 7-13　VISA 介导的信号通路中的调节分子（Wang et al.，2011）（彩图请扫封底二维码）

et al.，2011；Hayakawa et al.，2011；Kok et al.，2011；Koshiba et al.，2011；Liu et al.，2011；Mukherjee et al.，2011；Zhao et al.，2011；Bozym et al.，2012；Parera et al.，2012；Wang et al.，2012a，2012b；Chen et al.，2013；Wang et al.，2013；Chiang et al.，2014；Chan and Gack，2015）。

（三）VISA 对 RLR 信号途径活化的调节作用

在静息状态下，RLR 以自抑制的单体形式存在，其 CARD、ATPase 和 RNA 解旋酶结构域被其 C 端的 RD 所掩蔽，信号被关闭，蛋白质处于非活性状态。尽管如此，有观点认为 MDA5 没有 RD，因为其 C 端并不抑制病毒诱导的 I 型 IFN 的表达。目前，MDA5 识别病毒 RNA 与激活的机制还不清楚，因此需要晶体结构上的直接证据。病毒感染宿主后产生 RNA，RIG-Ⅰ和 MDA5 通过其 CTD 识别并结合相应的 RNA，构象发生变化，暴露出 ATPase 结构域。ATPase 结构域结合并水解 ATP，使得 RIG-Ⅰ和 MDA5 亲和病毒 RNA 的能力加强，从而使 RIG-Ⅰ和 MDA5 的 CARD 被释放并活化，RIG-Ⅰ和 MDA5 发生二聚化并进一步寡聚化，进而与下游含 CARD 的接头蛋白分子 VISA 相互作用并向下传递信号（Hiscott et al.，2006；Yoneyama and Fujita，2008；Li et al.，2009a，2009b；Lu et al.，2010，2011；Takeuchi and Akir，2010；Wang et al.，2010a，2010b，2010c；Kowalinski et al.，2011；Leung and Amarasinghe，2012；Kolakofsky et al.，2012；Lee et al.，2016；Zhao et al.，2016）。

RLR 具备 RNA 解旋酶活性，RIG-Ⅰ只能水解 3′突出大于 5nt 且磷酸化的 RNA，但这类 RNA 并不激活 I 型 IFN 的表达（Yoneyama et al.，2004；Saito et al.，2007；Loo and Gale，2011）。这说明 RIG-Ⅰ激活依赖于 RIG-Ⅰ-RNA 复合体的形成，而 RNA 的解旋破坏了这种结构，导致 RIG-Ⅰ无法持续活化。因此，RIG-Ⅰ的解旋酶活性与其诱导 I 型 IFN 表达的活性是独立的，但均依赖于 C 端的 RNA 结合结构域。此外，在 RNA 病毒感染或 RNA 配体刺激下，ATP 解旋酶活性对 RIG-Ⅰ和 MDA5 丝状体（filament）的形成至关重要，丝状体作为效应激活体介导下游信号的活化和转导（Hou et al.，2011；Moresco et al.，2011；Ye and Maniatis，2011；Cai et al.，2014a；Cai and Chen，2014；He et al.，2014；Xu et al.，2014，2015；Wu and Hur，2015；Sohn and Hur，2016）。尽管如此，丝状体的形成并不依赖其 CARD，同时 ATP 能促进 RIG-Ⅰ丝状体的形成，ATP 却诱导 MDA5 丝状体不稳定（Hou et al.，2011；Moresco et al.，2011；Ye and Maniatis，2011；Cai et al.，2014a；Cai and Chen，2014；He et al.，2014；Xu et al.，2014，2015；Wu and Hur，2015；Sohn and Hur，2016）。

RLR 的激活及信号的传递也需要进行修饰，其中 RIG-Ⅰ介导的信号转导受到其 CARD 和 CTD K-63 连接的泛素化修饰调控（Oshiumi et al.，2012）。TRIM25（tripartite motif protein 25）是调控 RIG-Ⅰ发生 K-63 连接的泛素化修饰的重要 E3 泛素连接酶，在细胞受到病毒感染刺激时，对 RIG-Ⅰ的 CARD 进行 K172 位赖氨酸残基的 K-63 连接的泛素化修饰，这种泛素化修饰能增强 RIG-Ⅰ与 VISA 的结合，促进 RIG-Ⅰ介导的抗病毒信号通路活化，诱导 I 型 IFN 的产生（Gack et al.，2007，2008；Castanier et al.，2010，2012；Sánchez-Aparicio et al.，2016）。但是，当 TRIM25 缺陷小鼠或细胞受到病毒感染后，I 型 IFN 产生的能力显著下降（Gack et al.，2007，2008；Shigemoto et al.，2009；Castanier et al.，2010，2012；Sánchez-Aparicio et al.，2016）。泛素连接酶环指结构域蛋白 135（ring finger protein 135，RNF135）也称为 Riplet/REUL，是另外一个泛素连接酶，能介导 RIG-Ⅰ的 CARD 发生 K-63 连接的泛素化修饰从而激活 RIG-Ⅰ（Gao et al.，2009）。但是，RNF135 能与 RIG-Ⅰ的 CTD 相互作用，但是并不与 CARD 发生作用，同时 RNF135 不对 RIG-Ⅰ的 CARD 发生 K-63 连接的泛素化修饰，但对 RIG-Ⅰ的 CTD 进行 K849 位、K851 位、K888 位、K907 位和 K909 位 5 个赖氨酸残基的 K-63 连接的泛素化修饰（Oshiumi et al.，2009）。此外，对这 5 个位点的突变则导致 RIG-Ⅰ对 RNA 结合的活性降低，同时 RNF135 缺陷小鼠或细胞在受到 RNA 或 DNA 病毒感染后 RIG-Ⅰ的活性显著降低，I 型 IFN 和炎症因子的产生能力明显下降，对病毒的易感性增加（Oshiumi et al.，2009）。因此，RNF135 对 RIG-Ⅰ结构域与位点修饰的不同有待进一步的研究。Zeng 等研究发现，游离的 K63 多聚泛素链能够活化 RIG-Ⅰ信号通路，RIG-Ⅰ的 CARD 结合泛素链

(Zeng et al., 2010)。尽管如此，K63 多聚泛素并不是泛素化修饰诱导了 RIG-Ⅰ信号通路活化，而是由于 RIG-Ⅰ与泛素链的结合激活通路本身，K63 多聚泛素链可能作为信使分子发挥功能（Zeng et al., 2010）。Kuniyoshi 等发现，MEX3C（gene-finger domain- and K homology domain-containing protein）对 RIG-Ⅰ的 CARD 进行 K99 位和 K169 位赖氨酸残基 K-63 连接的泛素化修饰，并且通过其 KH 结构域与 RNA 相互作用，增强 RIG-Ⅰ对 RNA 的识别与结合，促进 RIG-Ⅰ介导的抗病毒信号通路活化，诱导Ⅰ型 IFN 的产生（Kuniyoshi et al., 2014）。

信号蛋白分子可被磷酸化或 K63 连接的泛素化等修饰作用激活，以正调控信号通路。反之，去磷酸化与去泛素化等过程往往参与 RLR 介导的信号通路的负调节。研究发现，RIG-Ⅰ也受到去泛素化酶 CYLD（cylindromatosis）的调控，CYLD 属于泛素特异性蛋白酶家族成员，能去除多个分子的 K-63 连接的泛素链（Friedman et al., 2008；Zhang et al., 2008b）。K63 去泛素化酶 CYLD 通过与 RIG-Ⅰ的 CARD 相互作用，使 RIG-Ⅰ的 CARD 发生 K-63 连接的去泛素化，抑制 RIG-Ⅰ通路对 VISA 的招募，从而阻止 TBK-1 和 IKKi 的激活，而 CYLD 缺失细胞受到病毒感染时能表达更大量的Ⅰ型 IFN（Friedman et al., 2008；Zhang et al., 2008b）。由此可见，泛素化修饰效应对调控 RIG-Ⅰ信号通路的稳态起着非常重要的作用，而关键信号分子的降解是负调节信号通路的主要策略。RNF125，另一个泛素连接酶环指结构域蛋白，能与 UbcH8 相互作用，并通过其环指结构域与 RIG-Ⅰ的 CARD 相互作用，催化 RIG-Ⅰ的 CARD K-48 连接的泛素化并经蛋白酶体途径降解，从而负调控 RIG-Ⅰ信号通路（Arimoto et al., 2007）。因此，RNF125 过表达抑制 RIG-Ⅰ-VISA 和 MDA5-VISA 介导的信号转导及Ⅰ型 IFN 的表达，而 RNAi 下调 RNF125 的表达有相反的效应（Arimoto et al., 2007）。此外，当病毒感染或 IFN 刺激时，RNF125 的表达随之升高，这说明 RNF125 是宿主负反馈调节 RLR 介导的信号转导的一种方式（Arimoto et al., 2007）。ISG15 是 IFN 刺激下大量表达的蛋白质之一，在 ISG15 特异性的泛素激活酶 UBE1L 和泛素结合酶 UbcH8 作用下，通过共价键修饰 RIG-Ⅰ而实现对 RIG-Ⅰ的负调节作用。ISG15 能抑制 NDV 诱导的 IRF 的激活及Ⅰ型 IFN 的表达（Zhao et al., 2005；Arimoto et al., 2008；Kim et al., 2008；Skaug and Chen, 2010；Shi et al., 2010）。在 UBE1L 基因敲除的 MEF 中，病毒能诱导 RIG-Ⅰ及Ⅰ型 IFN 的表达显著提高（Zhao et al., 2005；Arimoto et al., 2008；Kim et al., 2008；Skaug and Chen, 2010；Shi et al., 2010）。以上说明，ISG15 对 RIG-Ⅰ的共价修饰能抑制 RIG-Ⅰ介导的信号转导，并与 RIG-Ⅰ依赖泛素的降解有关（Zhao et al., 2005；Arimoto et al., 2008；Kim et al., 2008；Skaug and Chen, 2010；Shi et al., 2010）。

目前，MDA5 介导下游信号转导时是否也需要泛素化或其他修饰尚不清楚。有趣的是，二羟丙酮激酶（dihydroxyacetone kinase，DAK）仅仅与 MDA5 相互作用，在静息状态下，DAK 将 MDA5 掩蔽起来使其处于非活性状态，防止 MDA5 的持续激活；而在病毒刺激下，DAK 与 MDA5 解离，从而使 MDA5 与 VISA 结合（Diao et al., 2007）。此外，DAK 只抑制 MDA5 介导的 IRF3 的激活，并不影响 NF-κB 的激活（Diao et al., 2007）。LGP2 是 RLR 家族成员，其包括 N 端的 RNA 解旋酶结构域和 C 端的 RNA 结合结构域，但没有 CARD。研究发现，LGP2 能抑制 RIG-Ⅰ和 MDA5 介导的Ⅰ型 IFN 的表达（Rothenfusser et al., 2005；Komuro and Bamming, 2006；Tang and Wang, 2009；Yoneyama and Fujita, 2009）。对 LGP2 缺陷小鼠（包括 *LGP2* 基因敲除小鼠与 Lgp2K30A/K30A 突变小鼠）的研究表明，LGP2 缺陷使得小鼠对 EMCV 易感，而对 VSV 的抵抗力增强，这说明 LGP2 对 EMCV 和 VSV 的感染分别起着正、负调控的作用。有趣的是，MDA5 识别并介导了 EMCV 所诱发的信号转导，而 RIG-Ⅰ则识别并介导 VSV 诱发的信号转导，这说明 LGP2 至少以两种不同的方式分别调节 RIG-Ⅰ和 MDA5 的活性（Yoneyama et al., 2005；Saito et al., 2007；Venkataraman et al., 2007；Pippig et al., 2009；Satoh et al., 2010）。Hopfner 研究小组解析了 LGP2 抑制结构域的晶体结构，提出了 LGP2 对 RIG-Ⅰ和 MDA5 的调节模型：首先，LGP2 是 RNA 解旋酶，有 RNA 结合结构域，通过其 C 端及 DExH 盒竞争性地结合 dsRNA，阻止了 RIG-Ⅰ对病毒 RNA 的结合，从而竞争性抑制了依赖 dsRNA 的 RIG-Ⅰ的激活；其次，LGP2 能与 RIG-Ⅰ相互作用，阻止 RIG-Ⅰ二聚化及多聚化，从而抑制 RIG-Ⅰ的激活；最后，LGP2 够作为辅助受体，可以与 MDA5 共同识别 dsRNA

以增强 MDA5 介导的信号转导（Rothenfusser et al.，2005；Komuro and Bamming，2006；Yoneyama et al.，2005；Saito et al.，2007；Venkataraman et al.，2007；Pippig et al.，2009；Tang and Wang，2009；Yoneyama and Fujita，2009；Satoh et al.，2010）。

信号蛋白分子间的相互作用是信号转导的前提，而有些信号调节分子可以通过各种机制阻断这种相互作用，从而负调 RLR 介导的信号通路。例如，在生理状态下将信号分子掩蔽起来以使其处于静息状态，在通路激活时与其他信号分子竞争性结合靶蛋白等。TBK1s 是 TBK1 的剪切体，只编码 TBK1 激酶结构域。在生理条件下，细胞仅表达 TBK1 而不表达 TBK1s，随着病毒的刺激，TBK1s 的表达量随着升高，然后 TBK1s 抑制 IRF3 的激活（Deng et al.，2008）。有趣的是，TBK1s 仅与 RIG-Ⅰ相互作用并抑制 RLR，但不抑制 VISA 和 TBK1 介导的Ⅰ型 IFN 的表达，这说明 TBK1s 与 RIG-Ⅰ之间的相互作用阻断了 RIG-Ⅰ和 VISA 的相互作用，从而抑制了 RLR 介导的信号转导。

第三节　胞质 DNA 识别受体介导的信号途径

病原感染细胞后，会释放出自身的核酸，包括 DNA 和 RNA。其中 DNA 是生物的主要遗传物质，同时是Ⅰ型 IFN 强有力的诱导物，可以激发生物体内的天然免疫系统，引起细胞的抗感染天然免疫反应。当病原感染宿主细胞后，PRR 识别细胞质中的病原 DNA，引起细胞内转录因子 IRF 和 NF-κB 的活化，进而激活Ⅰ型 IFN 和炎症因子及抗病毒基因的表达，启动早期的抗感染天然免疫反应。自第一个内体上的 DNA 识别受体 TLR9 被发现后，病原 DNA 诱导机体抗感染天然免疫研究得到了极大的扩展，一系列胞质 DNA 识别受体被陆续发现，如 DAI、IFI16、DDX41、cGAS、RNA poly Ⅲ、AIM2、IFIX、LRRFIP1、DHX9、DHX36、H2B、MRE11、HMGB、Ku70、Sox2、DNA-PK、RAGE、NLRP3。有趣的是，其中大部分的 DNA 识别受体均通过一个关键接头蛋白分子 STING（stimulator of interferon gene）[也称为 MPYS（N-terminal methionine-prolinetyrosine-serine amino acid sequence）、MITA（mediator of IRF3 activation）、ERIS（endoplasmic reticulum interferon stimulator）或 TMEM173（ transmembrane protein 173）]向下游传递信号，与其他激酶、转录因子等信号调节分子共同作用，激活Ⅰ型 IFN 和炎症因子及抗病毒基因的表达，进而参与机体抗病毒天然免疫反应。此外，STING 本身还可以作为受体，直接结合细菌与宿主产生的环二核苷酸（cyclic dinucleotide，CDN），诱导宿主的抗感染天然免疫反应。因此，STING 是细胞内应答 DNA 入侵的关键节点分子，它一方面负责接收上游 DNA 识别受体向下游传递的信号，另一方面作为支架蛋白分子负责招募下游信号蛋白分子，如 TRAF、IKK、TBK1、IKKi 及转录因子 NF-κB 和 IRF，诱导Ⅰ型 IFN 和炎症因子及抗病毒基因的表达。本节拟重点围绕着 STING 介绍 DNA 识别受体介导的信号转导通路。

一、DNA 识别受体关键接头分子 STING 的基本结构与功能

（一）STING 的发现

2008 年，Jin 等应用免疫沉淀与质谱相结合的方法（nano-LC-MS/MS）鉴定出了一个与 MHC-Ⅱ（histocompatibility complex class Ⅱ）相互作用的含有 4 个 TM 结构域与胞质信号基序-免疫受体酪氨酸抑制基序（immunoreceptor tyrosine based inhibitory motif，ITIM）的未知蛋白质（RIKEN cDNA 2610307O08），发现此蛋白质能够通过与 MHC-Ⅱ相互作用介导 ERK 的激活与细胞凋亡，后基于该分子的 N 端氨基酸残基将其命名为 MPYS（Jin et al.，2008）。随后 Ishikawa 等从人或鼠的 cDNA 表达文库中筛选出一个含有 5 个跨膜（TM）结构域的表达克隆（gi：38093659/NP_938023/2610307O08RIK），其不仅能够显著激活 IFN-β 启动子、IRF3/7 及 ISRE 调控元件的转录激活，还能引起 TBK1/IKKi 的活化及 IRF3 的二聚化，激活 IFN-β 的转录与表达，因此将其命名为 STING（Ishikawa and Barber，2008）。Zhong 等为寻找参与激活Ⅰ型 IFN 表达的蛋白质，利用表达克隆的方法从脾 cDNA 表达文库筛中选到了一个能够有效激活 IFN-β 启动子、

IRF3/7-Luc 和 ISRE-Luc 调控元件转录的未鉴定蛋白质（NM-198282），并命名为 MITA（Zhong et al.，2008；Zeng and Chen，2008）。随后 Sun 等从经 VSV 刺激的小鼠 BMDM 的 cDNA 表达文库中筛选出了一个不仅能显著激活 IFN-β 启动子及 IFN-α1、IFN-α2、IFN-α4、IFN-α8 启动子和 NF-κB 调控元件的具有 4 个 TM 结构域的蛋白质（F730319K18），其还能与 TBK1/IKKi、IRF3 相互作用介导 IFN-β 的转录与表达，因此被命名为 ERIS（Sun et al.，2009）。后证实 MPYS、STING、MITA 和 ERIS 这 4 种蛋白质分子是同一种蛋白质。

（二）STING 的组织细胞分布

人 STING 基因编码 379 个氨基酸，蛋白分子质量约为 42ku，与小鼠 STING 基因（编码 378 个氨基酸）相似性为 81%，与小鼠 STING 氨基酸一致性为 69%（Zhong et al.，2008）。此外，STING 基因序列高度保守，人 STING 基因与野猪、牛、大鼠、非洲爪蟾、果蝇、鲐鱼类的 STING 基因的相似性也非常高（Xie et al.，2010a；Sun et al.，2011；Biacchesi et al.，2012；Huang et al.，2012a，2012b；Mozzi et al.，2015）。STING 的 mRNA 长度大约为 2.4kb，广泛地表达于各种组织和器官，其高度表达在心脏、脾、肺、胎盘和外周血，中度表达在胸腺、肝、肾和小肠，低度表达在脑、骨骼肌和结肠（Zhong et al.，2008；Xie et al.，2010a；Sun et al.，2011；Biacchesi et al.，2012；Huang et al.，2012a，2012b）。STING 也广泛地表达于各种细胞，如 HEK293、A549、THP-1、U937、Raw264.7、L929、MEF、DC、巨噬细胞、上皮细胞和内皮细胞，但在 HEK293T、HeLa 和 Huh-7 细胞中表达极低（Zhong et al.，2008；Sun et al.，2008；Wu et al.，2013）。

（三）STING 的分子结构与亚细胞定位

STING 由 N 端的跨膜（transmembrane，TM）结构域（第 1～137 位 aa）（N-terminal helicase domain，NTD）和 C 端的一个球状解旋结构域（C-terminal helicase domain，CTD）（第 138～379 位 aa）组成。其中 STING 的 N 端含有多个 TM 结构域，并且在 TM 结构域前有一段信号肽序列（第 1～39 位 aa）。Ishikawa 等认为 STING 的 N 端含有 5 个 TM 结构域，N 端含有一个信号肽序列（第 1～39 位 aa），第 21～139 位氨基酸是一段富含亮氨酸的区域，静息状态下 STING 主要定位在内质网（endoplasmic reticulum，ER），且在线粒体相关的膜（mitochondria-associated membrane，MAM）上也有分布（Ishikawa and Barber，2008）。Zhong 等认为 STING 含有 4 个 TM 结构域，主要定位于线粒体（mitochondria，MT）外膜上，其中第三个 TM 结构域负责将 STING 靶向线粒体，对与 VISA 相互作用及自身的多聚化非常重要，第二个跨膜结构与第三个跨膜结构之间的部分（第 81～110 位 aa）对促进 TBK1 与 IRF3 相互作用是必需的（Zhong et al.，2008）。Jin 等研究结果与其一致又有补充，认为 STING 含有 4 个 TM 结构域，除大部分定位在线粒体上，还有少量出现在质膜上。STING 通过 TM 结构域定位在线粒体膜表面，其 C 端结构域位于细胞质中，其上含有丰富的蛋白质-蛋白质相互作用位点，包括 ITIM 结构域（能够招募抑制信号效应因子 SHP-1 和 SHIP），与 MHC-Ⅱ相互作用引起其聚合，促使 STING 发生酪氨酸磷酸化招募 SHP-1 和 SHIP，一方面抑制钙离子的动员，使细胞在生命过程中处于竞争劣势，另一方面激活胞外的 SRK 信号通路诱导细胞凋亡（Jin et al.，2008）。Sun 等也认为 STING 有 4 个 TM 结构域，但 N 端 TM 结构域前为信号肽序列，蛋白质中间含有 2 个内质网滞留序列（R76I77R78 和 R178Y179R180），对 STING 在内质网上的正确定位和蛋白质的稳定至关重要（Sun et al.，2008）。

因此目前认为，STING 通过 TM 结构域定位在内质网、过氧化物酶体、线粒体和线粒体相关的膜结构上，如第三个 TM 结构域负责将 STING 锚定在线粒体上，而 N 端的 TM 结构域还存在内质网滞留序列能将其定位在内质网上，同时认为不同的膜定位所发挥的作用也不同（图 7-14）（Ishikawa and Barber，2008；Sun et al.，2008；Zhong et al.，2008；Ishikawa et al.，2009；Dixit et al.，2010；Liu et al.，2012；Ran et al.，2014）。若 STING 定位在内质网上，其主要参与 DNA 识别受体介导的信号转导或直接作为受体识别 CDN，如环二腺苷酸（cyclic adenosine monophosphate，c-di-AMP）、环二鸟苷酸（cyclic guanosine monophosphate，c-di-GMP）和环鸟苷酸-腺苷酸（cyclic GMP-AMP，cGAMP）；若定位在线粒体和线粒体相关膜结构（MAM）上，其主要通过与 VISA 相互作用，参与 RIG-Ⅰ介导的信号转导。STING 的 CTD 含有多种信号基序，游离在细胞质中，主要负责 STING 与配体的识别，如第二信使 c-di-AMP、c-di-GMP 和 cGAMP，以及招募下游信号蛋白分子，向下游传递信号（Karaolis et al.，2007；Tamayo et al.，2007；McWhirte et al.，2009；Woodward et al.，2010；Burdette et al.，2011；Sauer et al.，2011；Jin et al.，2013；Barker et al.，2013；Danilchanka and Mekalanos，2013；Wu et al.，2013；Archer et al.，2014；Dey et al.，2015；Kobayashi et al.，2015；Gao et al.，2016）。在 STING 的 CTD 中含有一个二聚化结构域（dimerization domain，DD）（第 153～173 位 aa），DD 对向下游传递信号是必需的。在 STING 的 CTD 末端还有一个被称为羧基端尾巴的结构域（carboxy-terminal tail，CTT）（第 341～379 位 aa），CTT 的构象变化对与配体结合后向下游传递信号非常关键（图 7-14）（Ishikawa and Barber，2008；Sun et al.，2008；Bowie，2012a，2012b；Huang et al.，2012a，2012b，2012c；Ouyang et al.，2012；Shang et al.，2012；Shu et al.，2012；Tanaka and Chen，2012；Yin et al.，2012；Burdette and Vance，2013；Barber，2014；Ran et al.，2014；Zhang et al.，2014b；Liu and Wang，2016）。研究发现，无论是 STING 的 TM 结构域（第 1～230 位 aa），还是 CTD 结构域（第 173～379 位 aa），均不能有效激活 IFN-β 启动子，相反只有具有完整结构域的 STING 才能有效激活 IFN-β 启动子。此外，STING 的 CTD 结构域（第 173～379 位 aa）含有抑制结构域，能够抑制全长 STING 对 IFN-β 启动子的激活（图 7-14）（Ishikawa and Barber，2008；Sun et al.，2008；Bowie，2012a，2012b；Huang et al.，2012a，2012b，2012c；Ouyang et al.，2012；Shang et al.，2012；Shu et al.，2012；Tanaka and Chen，2012；Yin et al.，2012；Burdette and Vance et al.，2013；Ran et al.，2014；Zhang et al.，2014b；Barber，2015；Liu and Wang，2016）。这表明，STING 通过诱导Ⅰ型 IFN 产生，激活宿主的天然免疫反应。

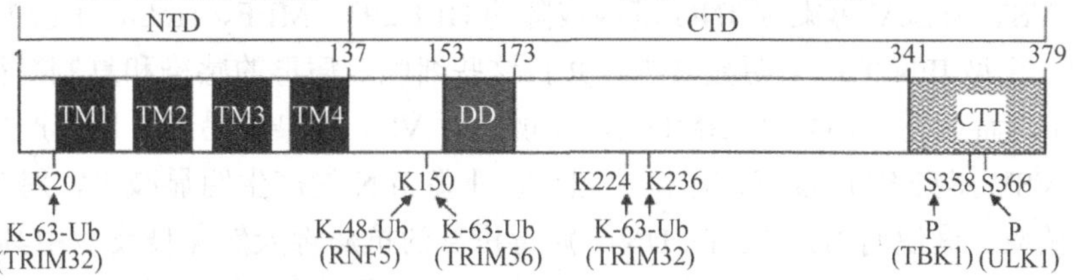

图 7-14　STING 的分子结构（Ran et al.，2014）

最近研究发现，类似于 VISA 和 ASC，DNA 或 CDN 能够诱导定位于内质网和其他膜结构上的 STING 通过自身的 TM 结构域形成朊蛋白样多聚体或丝状体，然后募集大量的信号蛋白分子，如 TRIM56、TRIM32、RNF5、TRAP（translocon-associated protein）复合体、exocyst 复合体、AMFR（autocrine motility factor receptor）、INSIG1（insulin induced gene 1）、ULK1、AMPK、ZDHHC1、iRhom2（inactive rhomboid protein 2）、TBK1/IKKi、STAT6、IRF3/7 形成复杂的信号平台（STING signaling platform）或信号体（STING signalosome）或相互作用体（STING interactome）向下游传递信号，介导Ⅰ型 IFN 的产生（Ishikawa and Barber，2008；Zhong et al.，2009；Tsuchida et al.，2010；Chen et al.，2011；Zhang et al.，2012a；Burdette and Vance et al.，2013；Konno et al.，2013；Ran et al.，2014；Shu et al.，2014；Wang et al.，2014；Barber，2014；Zhang et al.，2014b；Zhou et al.，2014；Wang et al.，2015a，2015e；Luo et al.，2016；Liu and Wang，2016）。

（四）STING 在天然免疫中的功能

STING 作为一种 IFN 刺激因子被发现，并在大量组织的多种细胞中广泛表达，提示其在天然免疫调节中具有十分重要的功能。Ishikawa 等研究发现，过表达 STING 不仅可以激活转录因子 IRF3/7 和 NF-κB，还可以激活 IFN-β 启动子，RNAi 敲降内源性表达的 STING 能抑制病毒诱导的 IRF3/7、NF-κB、ISRE 报告基因和 IFN-β 启动子的激活。此外，用各种 DNA 配体如病毒 DNA（AD5、HSV-1、HSV-2）、纯化的大肠杆菌 DNA、小牛胸腺（calf thymus，CT）DNA，以及干扰素刺激性 DNA（interferon stimulatory DNA，ISD）（为不含 CpG 的长度为 45bp 的双链寡核苷酸）、poly（dG-dC）、poly（dA-dT）、质粒 DNA 与 poly（dA）和 poly（I：C）刺激 STING 野生型和缺陷型的 MEF，发现各种 DNA 和 poly（I：C）能够刺激 STING 野生型 MEF 诱导 IFN-β 和 IL-6 的产生，而 poly（I：C）也能够刺激 STING 缺陷型 MEF 诱导 IRF3 正常入核及的 IFN-β 和 IL-6 产生，但各种 DNA 不能刺激 STING 缺陷型 MEF 产生相应反应。这说明 STING 介导 DNA 诱导 IFN-β 和 IL-6 的产生。值得注意的是，poly（dG-dC）刺激 STING 缺陷 MEF 完全丧失诱导 IFN-β 和 IL-6 的能力，而 poly（dA-dT）也只能诱导出少量的 IFN-β，这可能是因为 poly（dA-dT）通过 RIG-Ⅰ通路中不依赖 STING 的支路途径诱导。在 STING 缺陷型的巨噬细胞中转染 ISD、HSV-1 或是单核李氏杆菌，IFN-β 的产生急剧降低，但 IL-1β 的表达不受任何影响。进一步研究发现，STING 对在 GM-DC 和 pDC 中由 DNA 诱导Ⅰ型 IFN 产生也是必需的。然而，CpG DNA 和 poly（I：C）在 STING 缺陷型细胞中仍然可以诱导Ⅰ型 IFN 和 IL-1β，提示 TLR9、RLR 和 AIM2 介导的Ⅰ型 IFN 和 IL-1β 的产生独立于 STING。STING 对经 CMV、VACV（缺失 E3L 基因）和杆状病毒（baculovirus）激活Ⅰ型 IFN 的产生也是必需的。此外，相对于野生型小鼠，STING 基因敲除小鼠对 HSV-1 感染表现出高度的易感，其存活率明显低于野生型小鼠，并且 HSV-1 在缺陷小鼠脑部的病毒量更高，血清中的Ⅰ型 IFN、IL-6 和 RANTES 的表达水平显著降低（Ishikawa and Barber，2008；Ishikawa et al.，2009）。Sharma 等发现，在疟原虫感染后红细胞中可检测到疟原虫的 DNA，其经 STING-TBK1-IRF3/7 信号通路介导Ⅰ型 IFN 的产生，而 TLR9、DAI、RNA poly Ⅲ和 IFI16 等 DNA 受体并未参与其中（Erdman and Kain，2011；Sharma et al.，2011）。最近研究发现，弓形虫 DNA 能够激活 IRF3，使其二聚化，诱导 IFN-β 的产生，进而促进 ISRE 的表达。由此可见，STING 在胞内病毒 DNA、细菌 DNA 甚至寄生虫 DNA 诱导的天然免疫反应中的作用举足轻重。

Ishikawa 等用 VSV 和 SeV 感染 STING 基因敲降的 HEK293、MEF、HeLa、Huh7 及原代细胞如巨噬细胞和 DC 后发现，Ⅰ型 IFN 的产生明显减少，并且这些细胞对病毒的感染和复制变得极为易感。此外，STING 缺陷型 MEF，而不是 BMDC 和 BMDM，表现出对 VSV 感染的易感，以及产生的子代病毒更多。进一步研究发现，VSV 感染 STING 基因敲降小鼠后，Ⅰ型 IFN 的产生明显减少，对 VSV 感染更易感，而 ECMV 却无此效应。这说明 STING 在 DNA 病毒诱导的抗病毒天然免疫反应中具有普遍作用，而在 RIG-Ⅰ-VISA 介导的抗病毒信号通路中却有 RNA 病毒和细胞类型依赖性。通常情况下，在脑细胞中检测不到 STING 的表达，但神经元细胞系被 JEV 感染后能检测出 STING 的表达，而且敲除 STING 后病毒载量增加，Ⅰ型 IFN 表达下降。以上研究说明，STING 在病原 RNA 介导的Ⅰ型 IFN 产生的通路中发挥作用。由于 STING 分子中并不存在 DNA 结合结构域，STING 本身不太可能直接与 DNA 相互作用，而需要借助细胞内其他 PRR，因此 STING 主要作为信号通路的中间分子发挥作用（Ishikawa and Barber，2008；Ishikawa et al.，2009；Abe et al.，2013）。

由此可见，STING 主要介导宿主的抗感染天然免疫反应，诱导Ⅰ型 IFN 和炎症因子的产生。近几年，越来越多的实验证据证明，STING 在诱导Ⅰ型 IFN 和炎症因子的信号转导过程中发挥的作用更加重要，并且人们对 STING 在天然免疫信号通路中的作用机制有了较深的认识。

二、胞质 DNA 识别受体经 STING 介导的信号通路

TLR9 是第一个发现的能够识别 DNA 的 DNA 识别受体，位于 pDC 和 B 细胞的内体上，主要识别广泛存在于病毒、细菌、真菌和寄生虫基因组 DNA 中非甲基化的 CpG DNA，通过 MyD88 途径转导信号，激活转录因子 IRF7，进而诱导Ⅰ型 IFN 的产生。此外，小鼠的 TLR8 也位于 DC 的内体上，可以识别 VACV 基因组 DNA 中富含 AT 的序列，通过 MyD88 激活 NF-κB，发挥抗病毒天然免疫功能。尽管如此，TLR8

和 TLR9 均定位于细胞的内体上，因此无法识别细胞质中的 DNA，并且它们介导的通路都不依赖 STING。近年来，一系列胞质 DNA 识别受体被陆续发现，其中大部分的胞质 DNA 受体识别细胞质中 DNA 后通过 STING 激活 TBK1，引起 IRF3/7 和 NF-κB 的活化，进而诱导Ⅰ型 IFN 和炎症因子的产生。这些 DNA 识别受体包括 DAI（DNA-dependent activator of IFN-regulatory factor，又称 ZBP1 或 DML-1）、RNA 聚合酶Ⅲ（RNA polymerase Ⅲ，pol Ⅲ）、ALR 中的 IFI16（IFN-g inducible protein 16）、DExD/H 解旋酶家族成员 DDX41（DEAD-box polypeptide 41）、LSm14A/RAP55（RNA-associated protein 55）、DNA-PK（DNA-dependent protein kinase）、MRE11（meiotic recombination 11 homolog A）及 OLR 家中的 cGAS/MB21D/C6orf150[cyclic GMP-AMP（cGAMP）synthase]等。

（一）DAI-STING 介导的信号通路

DAI 是第一个被报道的胞质 DNA 识别受体，可以识别 Z-DNA 和富含 AT 的 B-DNA，通过 STING 激活 IRF3/7 诱导Ⅰ型 IFN 的产生。DAI 表达在多种细胞类型中，尤其在 L929 细胞中的表达量高，并能与 dsDNA 共定位，但不表达在 MEF、BMDC 和 BMDM（Takaoka et al.，2007；Chi and Flavell，2007；Ishii et al.，2008；Takaoka and Taniguchi，2008；Wang et al.，2008）。在小鼠 L929 细胞中过表达 DAI，能增强由 poly（dA-dT）、poly（dG-dC）、大肠杆菌 DNA 和 CT-DNA 诱导的 TBK1 和 IRF3 的活化及Ⅰ型 IFN 的产生，RNAi 敲降 DAI 的表达则影响以上多种胞质 dsDNA 及 HSV-1 感染引起的 TBK1、IRF3/7 和 NF-κB 的活化及Ⅰ型 IFN 的产生（Takaoka et al.，2007；Chi and Flavell，2007；Ishii et al.，2008；Wang et al.，2008；Takaoka and Taniguchi，2008；Lladser et al.，2011）。此外，HSV-1、MHV-68、HCMV、PRV、HBV、HIV-1 以 DAI 为模式识别受体，通过一种需要 STING 的机制激活 TBK1，进而磷酸化 IRF3，导致 IFN-β 转录（DeFilippis et al.，2010；Hayashi et al.，2010；Xie et al.，2010a，2010b；Furr et al.，2011；Chen et al.，2012；Pham et al.，2013；Wang et al.，2015a，2015b，2015c）。但是，DAI 介导 DNA 诱导 IFN-β 产生具有细胞特异性，并且 DAI 缺陷型小鼠、MEF 和单核细胞能够对 poly（dA-dT）、DNA 疫苗和 DNA 病毒的刺激产生正常反应，且较野生型小鼠表现出同等强度的免疫反应，这说明细胞中还存在其他应答 DNA 刺激的 DNA 识别受体，反映了机体对病原感染的免疫应答的复杂性（Takaoka et al.，2007；Chi and Flavell，2007；Ishii et al.，2008；Lippmann et al.，2008；Wang et al.，2008；Takaoka and Shinohara，2008；Takaoka and Taniguchi，2008；Yanai et al.，2009；Lladser et al.，2011；Pham et al.，2013；Hirvinen et al.，2016）。进一步研究发现，DAI 介导的信号通路依赖 STING 而不依赖 VISA，可以激活 TBK1/IKKi，磷酸化激活 DDX3 和 IRF3，促使 IFN-β 转录，而 IFN-β 的合成与分泌也刺激 JAK/STAT 通路表达 ISG，调控 DAI 的表达（Takaoka et al.，2007；Chi and Flavell，2007；Ishii et al.，2008；Wang et al.，2008；Lladser et al.，2011；Zhang et al.，2013a，2013b）。研究发现，DAI 一方面能够通过 RHIM [receptor interacting protein（RIP）homotypic interaction motif]结构域招募 RIP1 和 RIP3，激活 IKK 复合物和 TBK1/IKKi，诱导 IRF3 和 NF-κB 的活化及Ⅰ型 IFN 的产生；另一方面通过 RHIM 结构域与 RIP3 相互作用，诱导病毒感染的细胞凋亡（Kaiser et al.，2008；Rebsamen et al.，2009；Upton et al.，2010，2012；Welz and Pasparakis，2012；Thapa et al.，2013，2016），但目前尚不清楚 STING 是否参与其中。

（二）RNAP01Ⅲ-STING 介导的信号通路

RNA 聚合酶Ⅲ是一种新的 DNA 模式识别受体，能识别胞内富含 AT 的 dsDNA。在 ATP 和 UTP 存在的情况下，RNA 聚合酶Ⅲ以富含 AT 的 dsDNA 为模板，将其转录成一种 poly（rA-rU）的 5′ppp dsRNA 分子的中间产物，然后被 RIG-Ⅰ识别，招募下游接头蛋白分子分子 VISA，分别通过 STING-TBK1/IKKi 和 FADD-RIP1 信号通路诱导了 IRF3/7 和 NF-κB 的活化，进而调控Ⅰ型 IFN 的产生，发挥抗病毒天然免疫作用（Ablasser et al.，2009；Cao，2009；Chiu et al.，2009；O′Neill，2009；Bauernfeind，2010；Rehwinkel and Reis e Sousa，2010）。相应地，RNAi 敲除 POL3RF（RNA Ⅲ的一个组分）或者通过药理学方法抑制

RNAPolⅢ后，poly（dA-dT）诱导的5′ppp dsRNA 产生被抑制，外源性 DNA 诱导 IFN-β 的生成也被阻碍，使得细胞对 HSV-1、腺病毒及嗜肺军团菌（*Legionella pneumophila*）的感染变得敏感（Ablasser et al.，2009；Cao，2009；Chiu et al.，2009；O'Neill，2009；Bauernfeind et al.，2010；Melchjorsen et al.，2010；Rehwinkel and Reis e Sousa，2010）。但是，在小鼠 VISA 基因敲除胚胎成纤维细胞 MEF 和骨髓来源巨噬细胞 BMDM 中，poly（dA-dT）、poly（dI-dC）、CT-DNA 和 ISD 也会激活一条非依赖于 pol Ⅲ-RIG-Ⅰ-VISA-STING 的信号通路产生Ⅰ型 IFN，表明细胞内还至少存在着一种新的 DNA 识别受体，介导病毒感染引发的信号转导（Ablasser et al.，2009；Cavazzana et al.，2009；Ishikawa et al.，2009；Melchjorsen et al.，2010；Unterholzner et al.，2010；Valentine and Smith，2010；Barber，2011a，2011b，2011c，2014；Unterholzner，2013；Graczyk et al.，2015）。

（三）IFI16-STING 介导的信号通路

IFI16（小鼠同源物为 p204），属于 PYHIN 家族蛋白，是 ALR 中成员之一，由一个 pyrin 结构域和两个 HIN 结构域组成，定位于细胞质和细胞核中。因此，IFI16 可以识别细胞质内和细胞核中的 ssDNA 和 dsDNA，通过招募关键的接头蛋白分子 STING 活化 TBK1/IKKi，然后磷酸化激活 IRF3 和 IRF7，促使其发生核转移，进而诱导Ⅰ型 IFN 的产生（Caposio et al.，2007；Unterholzner et al.，2010；Choubey et al.，2010；Schattgen and Fitzgerald，2011；Brunette et al.，2012；Cridland et al.，2012；Li et al.，2012a；Jin et al.，2012；Veeranki and Choubey，2012；Unterholzner，2013；Connolly and Bowie，2014；Jakobsen and Paludan，2014；Morrone et al.，2014；Shaw and Liu，2014；Dell'Oste et al.，2015；Diner et al.，2015a，2015b，2015c；Knipe，2015；TDiner et al.，2015；Gray et al.，2016）。IFI16 是一种核质穿梭蛋白，在机体稳态情况下主要位于细胞核（Dell'Oste et al.，2014；Dell et al.，2014）。IFI16 的这种特殊定位决定了其可以识别细胞质和细胞核内的 DNA。这种可以识别细胞核内 HSV-1 DNA 的能力，打破了只有在细胞质内才可识别外来 DNA 的观点。起初发现，VACV 的非富含 AT 的 70bp 的 dsDNA 能以非依赖于 TLR9、DAI 和 RNA 聚合酶Ⅲ，却依赖 STING-TBK1-IRF3 信号通路的方式刺激 THP-1 细胞，诱导Ⅰ型 IFN 的产生（Unterholzner et al.，2010；Schattgen and Fitzgerald，2011；Veeranki and Choubey，2012；Unterholzner，2013；Connolly and Bowie，2014；Jakobsen and Paludan，2014；Morrone et al.，2014；Shaw and Liu，2014）。然后，通过分析 THP-1 细胞裂解液中与生物素固定 70bp 的 VACV 的 dsDNA 结合蛋白，鉴定为 HIN200 蛋白家族成员 IFI16，且其能结合 70bp 的 ssDNA。相应地，RNAi 敲降 IFI16 或 p204 的表达，抑制 DNA 或 HSV-1 刺激 THP-1、RAW264.7、MEF、PBMC、BMDM 和 DC 引起的 IRF3 和 NF-κB 的活化及Ⅰ型 IFN 的产生（Unterholzner et al.，2010；Duan et al.，2011a，2011b；Kis-Toth et al.，2011；Conrady et al.，2012；Orzalli et al.，2012，2015；Søby et al.，2012；Tamassia et al.，2012；Horan et al.，2013；Unterholzner，2013）。随后发现，IFI16 主要定位在细胞核中，细胞质中也存在 IFI16，因此 IFI16 既能在细胞核内感知 HSV-1、CMV、KSHV 的 DNA，又能感知细胞质中转染的 DNA 或细胞质 DNA 病毒及 HIV 的复制产物（Kerur et al.，2011；Veeranki et al.，2011；Conrady et al.，2012；Gariano et al.，2012；Li et al.，2012a；Orzalli et al.，2012，2015；Søby et al.，2012；Gugliesi et al.，2013；Johnson et al.，2013；Singh et al.，2013；Monroe et al.，2014；Thompson et al.，2014；Diner et al.，2015a，2015b，2015c；Lo Cigno et al.，2015；Stratmann et al.，2015；Komatsu et al.，2016；Roy et al.，2016）。进一步研究发现，IFI16 含有保守的核定位序列（NLS），在淋巴细胞中，IFI16 的 NLS 序列发生乙酰化修饰，并介导 IFI16 定位在细胞质中，但是乙酰化修饰如何抑制 IFI16 入核的分子机制还不清楚（Conrady et al.，2012；Li et al.，2012a；Johnson et al.，2014；Ansari et al.，2015；Dutta et al.，2015；Iqbal et al.，2016）。值得注意的是，RNAi 敲降 IFI16 或 p204 的表达后 DNA 诱导Ⅰ型 IFN 的产生只受到部分抑制，但 STING 缺失导致 DNA 诱导的Ⅰ型 IFN 产生被完全抑制，这说明还存在其他 DNA 识别受体通过 STING 诱导Ⅰ型 IFN 的产生（Conrady et al.，2012；Li et al.，2012a；Johnson et al.，2014；Ansari et al.，2015；Dutta et al.，2015；Iqbal et al.，2016）。

（四）DDX41-STING 介导的信号通路

DDX41 是 DexD/H 盒解旋酶超家族成员，在 DC 和单核细胞中可作为 DNA 识别受体，通过激活 STING 介导宿主的抗病毒天然免疫反应。DDX41 通过 DEADc 结构域直接结合 B 型或 Z 型 dsDNA 及 CDN，然后招募定位于内质网膜上的 STING 及 TBK1，STING 与 TBK1 从内质网经高尔基体转移到细胞核周质区的点状膜结构上，TBK1 进而磷酸化 IRF3 和 IRF7，活化的 IRF3 和 IRF7 进入细胞核，结合到 IFN-β 启动子上，诱导 I 型 IFN 和 IFN 刺激基因的转录与表达（Barber，2011a，2011b，2011c，2014；Zhang et al.，2011b，2013b；Bowie，2012a，2012b；Parvatiyar et al.，2012；Fullam and Schröder，2013；Zhu et al.，2014；Lee et al.，2015；Quynh et al.，2015；Jiang et al.，2016；Omura et al.，2016）（图 7-15）。研究发现，RNAi 敲降小鼠 D2SC 细胞 DDX41 的表达，poly（dA-dT）、poly（dG-dC）或 HSV-1 诱导的 I 型 IFN 和炎症因子的产生明显减少，但对 poly（dA-dT）诱导的 IL-1β 的激活没有影响，以及对 poly（I：C）和 IAV 诱导的 I 型 IFN 和炎症因子的产生没有影响（Zhang et al.，2011b，2013b；Parvatiyar et al.，2012）。此外，DDX41 通过与 poly（dA-dT）和 poly（dG-dC）相互作用，激活了 STING-TBK1-IRF3 信号通路。进一步研究发现，表达于小鼠的 D2SC 细胞、BMDM 和人 PBMC 的 DDX41 能与细菌的环二核苷酸 c-di-AMP 和 c-di-GMP 直接结合，然后通过 STING-TBK1-IRF3 信号通路，诱导机体的抗感染天然免疫反应（Bowie，2012a，2012b；Parvatiyar et al.，2012；Lee et al.，2015；Jiang et al.，2016；Omura et al.，2016）。最近研究发现，E3 泛素连接酶 TRIM21 能通过其 SPRY-PRY 结构域与 DDX41 相互作用，介导 DDX41 发生 K-48 连接的泛素化，导致 DDX41 降解，从而抑制胞质 DNA 或 DNA 病毒引起的抗病毒天然免疫反应（Zhang et al.，2011b，2013b；Cai and Wang，2013；Yang et al.，2013）。

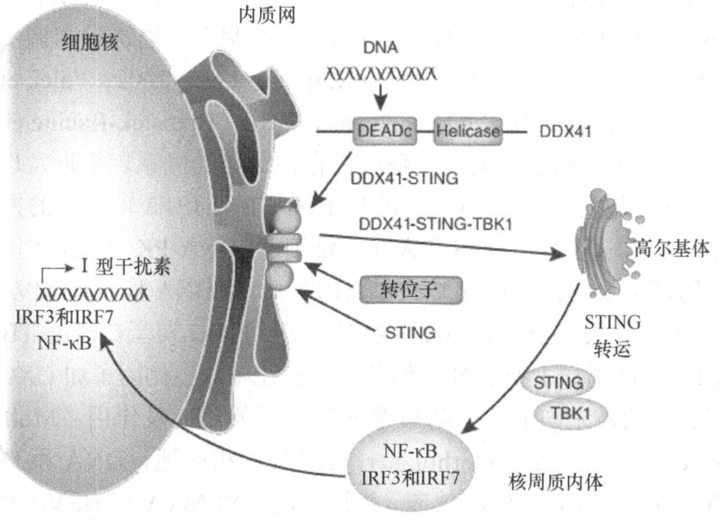

图 7-15　DDX41-STING 介导的信号通路（Barber et al.，2011）

（五）LSm14A-STING 介导的信号通路

LSm14A 是 LSm 家族成员，主要定位于胞质复合体 P-body（processing body），但也有少量的 LSm14A 定位于过氧化物酶体、线粒体与内质网，参与 RNA 的加工与成熟。LSm14A 既能结合 poly（I：C）和病毒 RNA，又能结合 poly（dA-dT）和病毒 DNA（Li et al.，2012b；Wen et al.，2013；Li et al.，2015；Liu et al.，2016）。一方面，在 RNA 病毒如 SeV、VSV 和 NDV 或 poly（I：C）刺激下，LSm14A 识别并结合细胞质中的 dsRNA，然后 LSm14A 从胞质复合体 P-body 移位至过氧化物酶体，与 VISA 相互作用并招募 STING，激活 TBK1/IKKi 和 IKK 引起下游转录因子 IRF3/7 和 NF-κB 的活化，促进 I 型 IFN 的释放（Li et al.，2012b）。另一方面，在 DNA 病毒如 HSV-1 或 poly（dA-dT）刺激下，LSm14A 识别并结合细胞质

中的 dsDNA，然后 LSm14A 从胞质复合体 P-body 移位至过氧化物酶体，直接与 STING 相互作用，激活 TBK1/IKKi 和 IKK 引起下游转录因子 IRF3/7 和 NF-κB 的活化，促进Ⅰ型 IFN 的释放（Li et al.，2012b）。研究发现，过表达 LSm14A 能显著提高 SeV 和 poly（I：C）或 HSV-1 和 poly（dA-dT）诱导 IFN-β 启动子、ISRE 和 NF-κB 调控元件的激活。相应地，敲降或敲除内源性 LSm14A 基因的表达后，可显著降低 SeV 和 poly（I：C）或 HSV-1 和 poly（dA-dT）诱导 IFN-β 启动子、ISRE 和 NF-κB 调控元件的激活（Li et al.，2012b；Liu et al.，2016）。进一步研究发现，HSV-1 的 DNA（60bp 和 120bp 的 DNA）、VACV 的 DNA（70bp 和 90bp 的 DNA）和 ISD 能够刺激 DC 而不是巨噬细胞和 MEF 高表达 LSm14A，诱导 IFN-α、IFN-β 和 IL-6 的转录与表达（Li et al.，2012b；Liu et al.，2016），但敲除 LSm14A 基因的 DC 和小鼠则完全没有这些效应，并且 LSm14A 基因敲除小鼠表现出对 HSV-1、MHV68 和 VSV 的高度易感（Li et al.，2012b；Liu et al.，2016）。此外，LSm14A 参与 STING 的 mRNA 前体（pre-mRNA）的加工剪切和蛋白质表达水平的维持及 cGAMP 诱导的获得性免疫反应，而 LSm14A 基因敲除则损伤这些效应（Li et al.，2012b；Liu et al.，2016）。

（六）DNA-PK-STING 介导的信号通路

依赖 DNA 的蛋白激酶（DNA-dependent protein kinase，DNA-PK）是定位于细胞质中的 PI3 样（phosphoinositide-3-like，PI3-like）激酶相关蛋白激酶家族成员，可快速地被激活并对 DNA 损伤发生反应（Stetson and Medzhitov，2006；Cheng et al.，2007；Lieber，2010；Weitzman et al.，2010；Brzostek-Racine et al.，2011；Kong et al.，2011）。DNA-PK 是一个异三聚体蛋白复合物，由 DNA-PKcs、Ku70 和 Ku80（又称为 Ku86）三个亚基构成（Falck et al.，2005；Stetson and Medzhitov，2006；Cheng et al.，2007；Kong et al.，2011）。Ku70-Ku80 异源二聚体与双链断裂 DNA（double strand break，DSB）有高度亲和力，可以募集 DNA-PKcs 到受损伤的部位，参与 DNA 的修复（Falck et al.，2005；Stetson and Medzhitov，2006；Cheng et al.，2007；Lieber，2010）。DNA 病毒感染细胞后可以诱导和调节 DNA 损伤应答，DNA 损伤可以诱导Ⅰ型 IFN 的产生（Kim et al.，1999；Karpova et al.，2002；Falck et al.，2005；Stetson and Medzhitov，2006；Cheng et al.，2007；Weitzman et al.，2010；Brzostek-Racine et al.，2011；Kong et al.，2011），这说明病毒感染、DNA 损伤与天然免疫应答存在一定的联系。最近发现，DNA-PK 是 DNA 识别受体，能够识别并结合细胞质中的 DNA，通过 STING-TBKI-IRF3 轴依赖的方式诱导Ⅰ型 IFN、炎症因子和趋化因子基因的转录与表达。在小鼠和人成纤维细胞，DNA-PK 通过识别转染到细胞质中的 DNA 如 VACV 的 DNA、大肠杆菌 DNA、poly（dA-dT）和 ISD，以及 DNA 病毒如 MVA（VACV strain modified virus Ankara）和 HSV-1 的感染，招募关键接头蛋白分子 STING 及蛋白激酶 TBK1/IKKi 和 IKK，磷酸化激活 IRF3 和 NF-κB，进而诱导Ⅰ型 IFN、炎症因子如 IL-6、趋化因子如 CXCl10、CCl4、CCl5 基因及干扰素刺激基因 ISG54 的转录与表达，随后发挥抗病毒天然免疫作用（Moll et al.，1999；Zhang et al.，2011a；Ferguson et al.，2012；Unterholzner，2013）。相应地，DNA 和 DNA 病毒感染却不能诱导 DNA-PK 基因敲除小鼠和 MEF 发生此效应，并且表现出对 MVA 和 HSV-1 感染的高度易感（Zhang et al.，2011a；Ferguson et al.，2012；Unterholzner，2013）。有趣的是，在 HEK293、HeLa、RD 细胞、MDM 和 DC，Ku70 能够单独作为 DNA 识别受体与 DNA 结合，通过激活转录因子 IRF1 和 IRF7，诱导Ⅲ型 IFN（主要是 IFN-lambda1）和 RANTES 的表达（Zhang et al.，2011a；Ferguson et al.，2012；Unterholzner，2013），但目前尚不清楚 Ku70 是否通过 STING-TBKI-IRF1/IRF7 轴依赖的方式诱导Ⅲ型 IFN 和 RANTES 的表达。

（七）MRE11-STING 介导的信号通路

MRE11 也可以识别细胞质内 DNA 的损伤因子，通常与 Rad50 和 Nbs1（nijmegen breakage syndrome 1）组成 MRN 复合物，在 DNA 的代谢和损伤修复过程中发挥着非常关键的作用（Stracker and Petrini，2011；Shibata et al.，2014；Takeda et al.，2016）。MRE11 通过与 Rad50 和 Nbs1 形成 MRN 复合物结合细胞质中

的 DNA，进而以 STING-TBKI-IRF3 轴依赖的方式诱导 I 型 IFN 的转录与表达。研究发现，在小鼠和人的细胞中（BMDC、MEF 和 HeLa），MRE11 通过感应 ISD、大肠杆菌 DNA 和 poly（dA-dT）及 HSV-1 和细胞增生性李氏杆菌刺激，招募关键接头蛋白分子 STING 及蛋白激酶 TBK1/IKKi，磷酸化激活 IRF3，进而诱导 I 型 IFN 的产生（Kondo et al.，2013）。此外，Rad50 能够招募 CARD9，然后通过激活 NF-κB 来促进 IL-1β 的分泌，但是否通过 STING 介导的信号通路尚不清楚（Zhang et al.，2012b；Roth and Ruland，2013；Bowie，2014；Meng et al.，2014；Roth et al.，2014）。因此，类似于 DNA-PK，MRE11 与 Rad50 和 Nbs1 组成的 MRN 复合物可以通过识别胞 DNA，在 DNA 的损伤应答过程及 DNA 病毒诱导的天然免疫反应中发挥重要的作用。

（八）cGAS-STING 介导的信号通路

cGAS 是存在于哺乳动物细胞中的核苷酸转移酶（nucleotidyltransferase，NTase）家族成员，NTase 成员也包括二腺苷酸环化酶（diadenylate cyclase，DAC）、二鸟苷酸环化酶（diguanylate cyclase，DGC）、2′-5′寡腺苷酸合成酶（2′-5′-oligoadenylate synthase，OAS）和 DNA 聚合酶。其中 cGAS 与 OAS 共同组成了新的 OLR 受体家族。在胞质 DNA 存在情况下，cGAS 通过锌指结构和带正电的沟槽表面直接结合 DNA，cGAS 的构象发生改变并促使催化位点的位置发生变化，二聚化的 cGAS 结合 2 个 DNA 分子，在 Mg^{2+} 的作用下，以 1 分子 ATP 和 1 分子 GTP 为底物，催化合成并释放 1 分子的经 2′-5′GpA 和 3′-5′ApG 连接的第二信使 2′-3′的环二核苷酸（cyclic GMP-AMP，cGAMP），然后 STING 通过其 CTD 与产生的 2′-3′cGAMP 直接结合到 STING 二聚体沟槽的表面，一个 cGAMP 分子与一个二聚化的 STING 结合，然后促使二聚化的 STING 的构象发生改变，此时的 STING 由结构比较松散的“开放”状态转变成紧密的“关闭”状态，同时由 4 个标准的 β 折叠覆盖结合沟槽上面，并把 STING 从自我抑制状态释放出来，一方面，STING 从内质网上经高尔基体迁移到细胞质内的具有点状膜结构的核周围小体（perinuclear microsome compartment）上，在核周围小体上，STING 通过其 CTT 结构域招募并活化 TBK1/IKKi，进而促使 IRF3 发生磷酸化，激活的 IRF3 结合到 IFN-β 启动子上；另一方面，STING 通过激活 IKK，促进转录因子 NF-κB 的活化，活化的 NF-κB 进入细胞核，结合到 IFN-β 启动子上，与 IRF3 一起诱导 IFN-β 和其他细胞因子的表达（Kuchta et al.，2009；Schoggins and Rice，2011；Schoggins et al.，2011，2014；Huang et al.，2012c；Yin et al.，2012；Ouyang et al.，2012；Shang et al.，2012；Shu et al.，2012；Tanaka and Chen，2012；Abe et al.，2013；Ablasser et al.，2013a；Civril et al.，2013；Diner et al.，2013；Donovan et al.，2013；Gao et al.，2013；Kranzusch et al.，2013；Kranzusch and Vance，2013；Li et al.，2013a，2013b；Sun et al.，2013；Wu et al.，2013；Zhang et al.，2013b，2014c；Abe and Barber，2014；Cai et al.，2014a；Wang et al.，2014）（图 7-16，图 7-17）。这说明 cGAS 可能不需要其他蛋白质的协助，其本身就可以独立作为一种 DNA 识别受体或者受到其他 DNA 受体如 IFI16、DDX41 的招募去结合，然后整合上游的信号并激活。因此，cGAS-cGAMP- STING-TBK1-IRF3 信号通路可能是哺乳动物细胞应对外源 DNA 侵染而进化出来的最基本的响应机制。DNA 转染[HA-DNA、大肠杆菌 DNA、ISD、poly（dA-dT）]或 DNA 病毒（HAV-1、VACV、HSV-1）感染后，cGAS 基因敲除小鼠的细胞，包括成纤维细胞、巨噬细胞、DC 等在内的多种细胞类型均不能产生 IFN-α、IFN-β、炎症因子和 ISG；同时 cGAS 缺陷型小鼠对 HSV-1 的感染更加敏感，死亡率更高（Li et al.，2013a，2013b）。随着研究的进一步深入，与野生型小鼠相比，HSV-1 感染 cGAS 基因敲除小鼠的血清中几乎检测不到 I 型 IFN 的分泌，并且 cGAS 基因敲除小鼠的脑组织中，病毒的滴度相对于野生型更高（Li et al.，2013a，2013b）。此外，cGAS 诱导产生的 IFN-β 数量级远高于其他 DNA 识别受体诱导的（Li et al.，2013a，2013b）。这些证据都证明 cGAS 可能是一个“真正的”DNA 识别受体，也是识别细胞质 DNA 及诱导宿主抗感染天然免疫反应的关键 DNA 识别受体（Beachboard and Horner，2016；Chan and Gack，2016；Chen et al.，2016；Christensen and Paludan，2016；Ma and Damania，2016；Tao et al.，2016；Xia et al.，2016；Ablasser and Gulen，2016）。

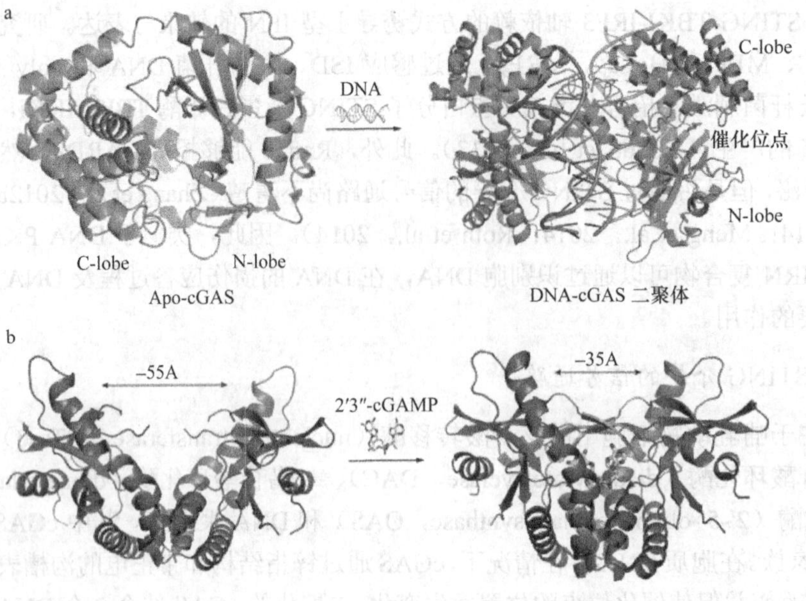

图 7-16　cGAS-STING 信号通路活化的分子结构模型（Cai et al.，2014）（彩图请扫封底二维码）

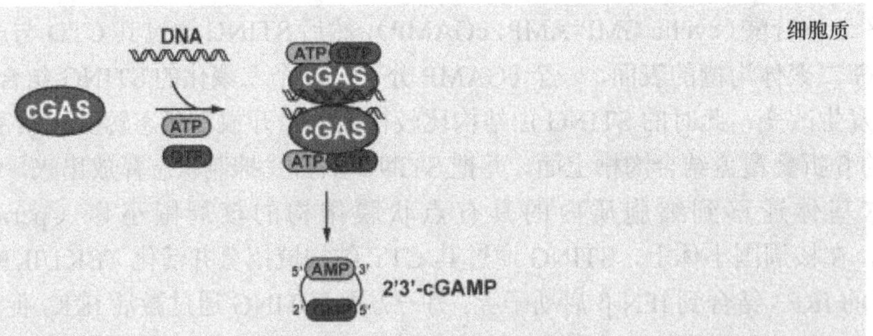

图 7-17　cGAS-STING 介导的信号通路（Cai et al.，2014）

（九）STING 介导 CDN 诱导的信号通路

除作为RIG-Ⅰ-VISA-STING-TBK1-IRF3 和 cGAS-cGAMP-STING-TBK1-IRF3 信号轴的关键接头蛋白分子外，STING 也能直接作为核酸识别受体通过其 CTD 直接识别来源于细菌的 CDN，如 3′-5′c-di-AMP、3′-5′c-di-GMP 和 3′-3′ cGAMP，以依赖于 STING-TBK1-IRF3 信号轴的方式诱导Ⅰ型 IFN 的转录与表达。CDN 是细菌合成的重要第二信使，调节细菌的许多生物学过程，如细菌的毒力、脂肪酸代谢、低磷酸盐环境的耐受、DNA 的完整性、细胞壁的代谢平衡、鞭毛的运动能力及生物膜的形成。

c-di-GMP 是最早被发现的革兰氏阴性菌广泛使用的第二信使，其是由两分子 GTP 经鸟苷酸环化酶（diguanylate cyclase，DGC）作用后通过 3′-5′磷酸二酯键形成的一种环状核酸分子，并可被磷酸二酯酶（phosphodiesterase，PDE）（EAL 或 HD-GYP domain-containing enzymes）分解为一个线性分子 pGpG 或两分子的 GMP（Richter，2002；Simm et al.，2004；Tischler and Camilli，2004；Omori and Kotera，2007；Shenoy et al.，2007；Romling and Simm，2009；Christen et al.，2010；Chen and Schaap，2012；Sondermann et al.，2012；Danilchanka and Mekalanos，2013；Kalia et al.，2013；Romling et al.，2013；Schaap，2013；Wigren et al.，2014；Cohen et al.，2015；Gao et al.，2015，2016；Orr et al.，2015）。c-di-AMP 是新发现的革兰氏阳性菌广泛使用的第二信使，其是由两分子 ATP 或 ADP 经腺苷酸环化酶（diadenylate cyclase，DAC）作用后通过 3′-5′磷酸二酯键形成的一种环状核酸分子，并可被 PDE（DHH-DHHA 或 HD domain-containing enzyme）分解为一个线性分子 pApA 或者两分子的 AMP（Richter，2002；Omori and Kotera，2007；Shenoy et al.，2007；Witte et al.，2008；Woodward et al.，2010；Corrigan et al.，2011；Luo and Helmann，2012；Bai et al.，2013；Corrigan and Grundling，2013；Danilchanka and Mekalanos，2013；Kalia et al.，2013；Schaap，2013；Mehne et al.，2013；Witte et al.，2013；Huynh et al.，2015；Gao et al.，2015，2016；Xayarath and Freitag，2015）。3′-3′ cGAMP 也是新发现的霍乱弧菌（*Vibrio cholerae*）广泛使用的第二信使，1 分子 ATP 和 1 分子 GTP 经环二核酸酶（dinucleotide cyclase）DncV 催化后通过 3′-3′磷酸二酯键连接生成 1 分子 cGAMP，并可被 PDE（V-cGAP1、V-cGAP2 和 V-cGAP3）分解为一个线性分子 pApG 或者两分子的 ApG（Richter，2002；Omori and Kotera，2007；Shenoy et al.，2007；Davies et al.，2012；Danilchanka and Mekalanos，2013；Gao et al.，2015，2016；Kellenberger et al.，2015；Kranzusch et al.，2015；Nelson et al.，2015；Hallberg et al.，2016）。2′-3′ cGAMP 是哺乳动物细胞产生的第二信使，在 DNA 存在的情况下及在 Mg^{2+}的作用下，1 分子 ATP 和 1 分子 GTP 经 cGAS 催化后通过 2′-3′ 磷酸二酯键连接合成并释放 1 分子的 2′-3′ cGAMP，并可被 PDE（ENPP1）分解为一分子 的 AMP 和一分子的 GMP（Richter，2002；Omori and Kotera，2007；Shenoy et al.，2007；Gao et al.，2013；Li et al.，2013a；Sun et al.，2013；Wu et al.，2013；Zhang et al.，2013b；Gao et al.，2015，2016；Kranzusch et al.，2015）。与结合 2′-3′ cGAMP 后 STING 介导的信号通路一样，细菌来源的 3′-5′ c-di-AMP、3′-5′ c-di-GMP 和 3′-3′ cGAMP 被 STING 识别并结合后，一方面主要通过激活 TBK1/IKKi 来促进 IRF3 磷酸化和二聚化，另一方面通过激活 IKK 来促进 NF-κB 磷酸化，磷酸化的 IRF3 和 NF-κB 进入细胞核诱导Ⅰ型 IFN 和炎症因子的转录与表达，最终引起宿主抗感染天然免疫反应的发生（Karaolis et al.，2007；McWhirter et al.，2009；Woodward et al.，2010；Burdette et al.，2011；Yin et al.，2012；Watson et al.，2012，2015；Tanaka and Chen，2012；Ablasser et al.，2013a，2013b；Barker et al.，2013；Collins et al.，2013；Danilchanka and Mekalanos，2013；Diner et al.，2013；Li et al.，2013b；Bridgeman et al.，2015；Dey and Bishai，2014；Dey et al.，2015；Gentili et al.，2015；Gulen and Ablasser，2015；Gao et al.，2015，2016）。此外，DDX41 能与细菌的 c-di-AMP 和 c-di-GMP 直接结合，然后通过 STING-TBK1-IRF3 信号通路，诱导机体的抗感染天然免疫反应（Bowie，2012；Parvatiyar et al.，2012）。有趣的是，NLRP3 也能识别细菌的 c-di-AMP 和 c-di-GMP，招募关键接头分子 ASC 促使其发生寡聚化，活化的 ASC 通过 CARD 招募 pro-caspase-1 形成炎症小体，pro-caspase-1 聚集激活自我剪切活性，形成成熟的 caspase-1（p20/p10），并进一步介导 pro-IL-1β 的剪切形成活化形式的 IL-1β，同时此过程依赖于钙离子和钾离子通道（Abdul-Sater et al.，2013；Lu et al.，2014）。因此，cGAS、STING、DDX41 和 NLRP3 对细菌 c-di-AMP 和 c-di-GMP 识别的分子机制及它们之间的关系有待进一步的研究。此外，DDX41 和 NLRP3 是否也参与对 3′-3′ cGAMP 和 2′-3′ cGAMP 的识别并诱导Ⅰ型 IFN 的产生，也有待进一步的研究。

三、STING 介导信号通路的分子基础

近年来，对 STING 在 DNA 识别受体介导的天然免疫信号转导通路中作用机制的研究取得了较大的进展。首先，STING直接作为第二信使CDN的识别受体，介导抗感染天然免疫信号通路；其次，在病原感染宿主细胞后，STING作为DNA识别受体的接头蛋白分子，接收受体传递的信号；最后，STING作为一个支架蛋白，在细胞内发生迁移，招募下游的信号蛋白分子TBK1/IKKi，激活转录因子IRF3/7和NF-κB，进而诱导Ⅰ型IFN和炎症因子的产生。虽然STING参与胞质RNA和DNA诱导的STING-TBK1-IRF3信号通路，但其所介导的信号转导的分子机制不尽相同。例如，NEMO对RNA介导的RIG-Ⅰ-VISA-STING-TBK1-IRF3信号通路必不可少，但对DNA诱导的STING参与介导的IRF3活化是非必需的（Zhong et al.，2008，2009；Tanaka and Chen，2012；Chen and Jiang，2013）。此外，STING对DC、巨噬细胞及小鼠MEF中DNA诱导的Ⅰ型IFN产生必不可少，但对转染dsRNA后细胞内Ⅰ型IFN的产生不是必需的，并且ssDNA不能通过STING诱导Ⅰ型IFN的产生（Ishikawa and Barber，2008；Zhong et al.，2008，2009；Ishikawa et al.，2009；Dixit et al.，2010；Barber et al.，2011a，2011b，2011c，2014；Aguirre et al.，2012；Nazmi et al.，2012；Ran et al.，2014）。如前所述，STING不同的膜定位所发挥的作用也是不同的：STING定位在内质网上，主要参与DNA识别受体介导的信号转导或直接作为核酸识别受体结合CDN；若定位在线粒体和线粒体相关膜结构（MAM）上，主要通过与VISA相互作用，参与RIG-Ⅰ介导的信号转导（Ishikawa and Barber，2008；Sun et al.，2008；Zhong et al.，2008；Ishikawa et al.，2009；Dixit et al.，2010；Liu et al.，2012；Ran et al.，2014）。因此，现主要介绍STING参与胞质DNA识别受体介导的Ⅰ型IFN产生的分子机制。

（一）STING作为CDN的受体

如前所述，STING也能直接作为核酸识别受体通过其CTD直接识别来源于细菌的CDN，如3′-5′ c-di-AMP、3′-5′ c-di-GMP和3′-3′ cGAMP，以依赖于STING-TBK1-IRF3信号轴的方式诱导Ⅰ型IFN的转录与表达。此外，STING能直接识别cGAS催化产生的第二信使2′-3′ cGAMP，通过激活TBK1/IKKi而促进IRF3磷酸化和二聚化，进而诱导Ⅰ型IFN。进一步研究发现，单核李氏杆菌感染Golden ticket小鼠时无法诱导Ⅰ型IFN的产生（Sauer et al.，2011）。通过基因组分析发现，由于该小鼠STING的苏氨酸突变为丙氨酸，STING不能响应CDN（Sauer et al.，2011）。体外实验证明，STING可以直接结合c-di-AMP、c-di-GMP和cGAMP。因此，STING是CDN的直接核酸识别受体。

STING的二聚化对STING的活化及向下游传递信号非常关键。Jiang等采取香豆霉素诱导化学二聚化系统，诱导STING-GryB融合蛋白发生二聚化，结果IFN-β启动子被显著激活，这表明STING的二聚化可使其自身活化进而激活下游的信号通路（Sun et al.，2009；Chen and Jiang，2013）。但是对STING的结构学研究发现，STING本身以二聚化的形式存在于细胞中，时刻等待与配体CDN结合（Kuchta et al.，2012；Schoggins and Rice，2011；Schoggins et al.，2011，2014；Huang et al.，2012a，2012b，2012c；Yin et al.，2012；Ouyang et al.，2012；Shang et al.，2012；Shu et al.，2012；Tanaka and Chen，2012；Abe et al.，2013；Ablasser et al.，2013a；Civril et al.，2013；Diner et al.，2013；Donovan et al.，2013；Gao et al.，2013；Kranzusch et al.，2013；Kranzusch and Vance，2013；Li et al.，2013a，2013b；Sun et al.，2013；Wu et al.，2013；Zhang et al.，2013a，2014c；Wang et al.，2014a，2014b）。通过对STING的CTD及CTD共结晶CDN的结构解析，发现STING以二聚体的形式存在，其单体C端末尾具有较高柔性，易于敞开。一旦结合CDN后，就形成一个“盖子”样结构域，并与其他部分形成更加稳定的“口袋”样结构，牢固地结合CDN。此外，一些可以诱导宿主细胞产生Ⅰ型IFN的化合物如DMXAA、CMA等，也通过类似的方式直接激活STING（Jameson et al.，2003；Roberts et al.，2007；Prantner et al.，2012；Cavlar et al.，2013；Conlon et al.，2013；Gao et al.，2014）。因此，对STING的C端结构域及C端结构域共结晶CDN的结构解析，有利于更好地理解STING与CDN结合并激活的分子机制。

如前所述，在非激活或“开放”状态下，STING以二聚体的形式存在，其单体C端末尾具有较高柔性，结构比较松散，易于敞开，只有一些无序的loop环覆盖在结合沟槽口，从而不能活化STING。但是，一旦胞质存在 CDN 后，能够诱导定位于内质网和其他膜结构上二聚化的 STING 形成一个“盖子”结构域，并与其他部分形成更加稳定的“口袋”结构，牢固地结合 CDN，使自身处于一个紧密的“关闭”/活化状态，然后活化的 STING 通过自身的 TM 结构域形成朊蛋白样多聚体或丝状体，募集大量的信号蛋白分子形成复杂的信号平台或信号小体或相互作用小体，引起 TBK1/IKKi 活化，促使 IRF3 发生磷酸化激活，进而诱导Ⅰ型 IFN 的产生（Burdette and Vance，2014；Ran et al.，2014；Barber，2015）（图 7-18）。例如，对晶体结构的研究显示，当 cdG 刺激 hSTING-H232 时，只能诱导 STING 处于“开放”状态，而 mSTING-R231 和 hSTINGH232 结合 2′-3′cGAMP 时，STING-cGAMP 复合物会处于一种“关闭”状态，从而有效地激活 STING（Burdette et al.，2011；Jin et al.，2011a，2011b）。因此，这可能从空间结构角度解释了为什么 CDN 不能活化 hSTING-H232，但可以活化 mSTING-R231 和 hSTING-H232 的现象。由此可见，与 VISA 和 ASC 一样，STING 的寡聚化参与介导信号体的组装，并有利于向下游传递信号。

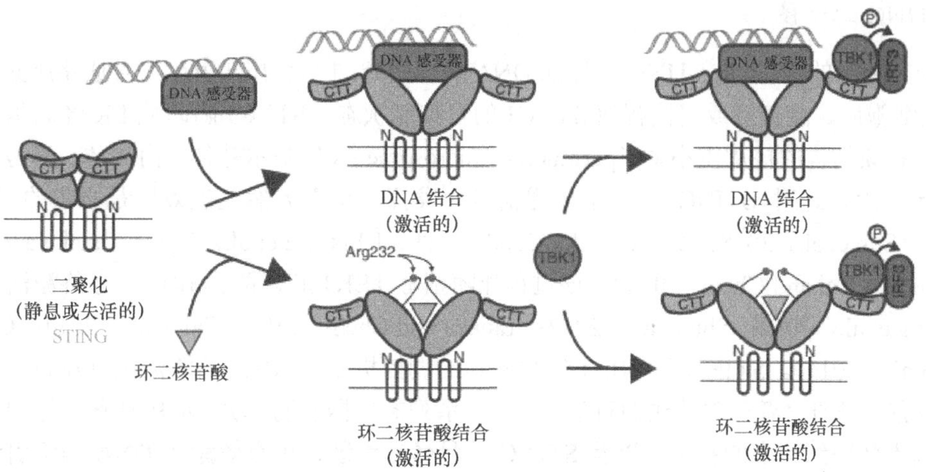

图 7-18　STING 的激活模型（Burdette and Vance，2014）

（二）STING 作为 DNA 识别受体的支架蛋白

在 RLR 介导的信号通路中，STING 作为一个支架蛋白发挥作用，VISA 通过 STING 招募 TBK1/IKKi 和 IRF3/7 形成一个信号复合物，从而促进 TBK1/IKKi 对 IRF3/7 的磷酸化激活，进而激活转录因子 IRF3/7。在胞质 DNA 识别受体介导的细胞信号转导过程中，STING 也是作为一种支架蛋白发挥功能。

DAI、RNA pol Ⅲ、IFI16、DDX41、LSm14A、DNA-PK、MRE11 和 cGAS 等胞质 DNA 识别受体识别病原的 DNA 后，STING 作为其下游的接头蛋白分子与这些受体相互作用，引起 TBK1/IKKi 的激活，然后磷酸化激活 IRF3/7，进而诱导Ⅰ型 IFN 和其他细胞因子的表达。STING 与 TBK1 和 IRF3 之间也存在相互作用，并且 STING 能够作为一种支架蛋白，介导 TBK1 和 IRF3 间的互作，并且介导对 TBK1 和 IRF3 的活化（Ishikawa and Barber，2008；Sun et al.，2008；Zhong et al.，2008，2009；Ishikawa et al.，2009；Bowie，2012a；Huang et al.，2012a，2012b，2012c；Ouyang et al.，2012；Shang et al.，2012；Shu et al.，2012；Tanaka and Chen，2012；Yin et al.，2012；Chen and Jiang，2013；Burdette and Vance，2014；Barber，2014；Ran et al.，2014；Zhang et al.，2014c；Liu and Wang，2016）。当胞质 DNA 识别受体介导的信号通路被激活后，STING 羧基端的 CTT 结构域从二聚化 STING 的凹槽内的 CTD 上解离出来，以便于招募下游的 TBK1 和 IRF3。STING 的 CTT 结构域的 40 个氨基酸残基（第 341～379 位 aa）对招募下游信号蛋白分子 TBK1 和 IRF3 及促进 TBK1 对 IRF3 磷酸化非常关键（Huang et al.，2012a，2012b，2012c；Ouyang et al.，2012；Tanaka and Chen，2012；Yin et al.，2012）。STING 作为支架蛋白，对 TBK1 和 IRF3 的招募及促进 TBK1 对 IRF3 的磷酸化是诱导Ⅰ型 IFN 表达的必要条件。STING 通过招募 TBK1 使其激活，而激活的 TBK 促使 STING 的多个丝氨酸位点磷酸化（Ser358、Ser353 和 Ser379），增强了 STING

对 IRF3 的亲和性，并刺激 TBK1 磷酸化 IRF3，从而诱导 IRF3 二聚化入核，激活下游基因的转录（Shang et al.，2012；Shu et al.，2012；Tanaka and Chen，2012；Ran et al.，2014）。STING 对 IRF3 与 TBK1 的招募与活化并非偶联在一起。STING 的 Ser366A 或 Leu374A 突变不会影响结合激活的 TBK1，但会使其丧失与 IRF3 结合的能力，从而阻止 TBK1 对 IRF3 的磷酸化。此外，缺失 CTT 结构域的 STING 突变体（第 139～344 位 aa）在 c-di-GMP 的刺激下，能够强烈地与 TBK1 相互作用，这说明 STING 还存在其他的 TBK1 结合结构域（Huang et al.，2012a，2012b，2012c；Ouyang et al.，2012；Shang et al.，2012；Shu et al.，2012）。有趣的是，STING 并不会直接通过 TBK1 激活 IRF3，因为单独的 TBK1 就能够磷酸化激活 IRF3，这可能与其他蛋白质的参与有关（Schoggins et al.，2014）。除了与 TBK1 和 IRF 相互作用外，STING 还可能与 TRAF 相互作用（Sun et al.，2009；Jin et al.，2011a，2011b；Chen and Jiang，2013）。STING 存在 TRAF 结合位点，能结合 TRAF2 和 TRAF3，但 TRAF 在 STING 介导的信号通路中的作用尚不清楚。

（三）STING 的迁移

STING 在 ER 上的定位，是 STING 介导的 DNA 病毒引起的 I 型 IFN 表达信号通路所必需的。当 DNA 或 CDN 刺激细胞后，能直接或间接解除 STING 的自抑制状态，STING 随即从 ER 经高尔基体迁移到细胞核周围具点状膜结构的核周围小体（perinuclear microsome）（如高尔基体、内涵体、囊泡、微粒体和自噬样点状体等）上，这对 STING 向下游传递信号而发挥抗病毒天然免疫效应是必需的（Ishikawa and Barber，2008；Sun et al.，2008；Zhong et al.，2008，2009；Ishikawa et al.，2009；Tanaka and Chen，2012；Cai et al.，2014a；Cai and Chen，2014）。该过程伴随招募 TBK1 和磷酸化 IRF3，最终激活下游相关基因的转录（Shang et al.，2012；Shu et al.，2012；Tanaka and Chen，2012；Cai et al.，2014；Cai and Chen，2014；Ran et al.，2014）。STING 和 TBK1 发生转移的调控机制、TBK1 的激活机制及高尔基体或核周围小体的具体功能，是研究者非常关注的科学问题。一系列的证据表明，动态的膜迁移介导的 STING 从 ER 向细胞核周围点状膜结构上的移位，以及 STING 信号体的组装，可有效激活 DNA 病毒引起的抗病毒天然免疫反应（Ishikawa et al.，2009；Saitoh et al.，2009，2010；Tanaka and Chen，2012）。第一、通过分子生物学方法给 STING 加上一个 ER 滞留信号后，STING 就不能有效地启动抗病毒天然免疫反应；第二、布雷菲德霉素 A（Brefeldin A）可以促使高尔基体复合物（Golgi apparatus）的解离，同时可以阻断 STING 的迁移过程，这说明高尔基体也参与 STING 的迁移过程；第三、在 DNA 的刺激下，STING 能与早期内体抗原 EEA1（early endosome antigen 1）和循环内体转铁蛋白受体 TFR（transferrin receptor）共定位；第四、ISD 刺激宿主细胞后，STING 与囊泡运输的 Sec5 相互作用，而 Sec5 的缺失会影响 STING 的功能，这说明囊泡参与了 STING 介导的信号转导；第五、DNA 病毒 HSV-1 感染宿主细胞后，STING 主要位于微粒体上，微粒体是由 ER、高尔基体、囊泡和运输小泡等众多细胞器组成的连续的膜复合物。因此，在 DNA 刺激情况下，STING 从 ER 迁移到高尔基体上，然后经过高尔基体迁移到细胞质内具点状膜结构的核周围小体上。总之，STING 的这种动态的膜迁移过程对其发挥抗病毒天然免疫功能非常关键。此外，在 DNA 病毒刺激情况下，TBK1 和 IRF3 同样在细胞质内具点状膜结构的核周围小体上聚集，并且这种聚集依赖于 STING 的迁移（Bowie，2012a，2012b；Tanaka and Chen，2012；Ran et al.，2014）。因此，STING 向细胞质内具点状膜结构的核周围小体上的迁移是 STING 招募 TBK1、IRF3 和其他信号分子形成 STING 信号平台或信号小体或相互作用小体，以及磷酸化 IRF3 所必需的。

Ishikawa 等首先揭示了一种 STING 激活 TBK1 的可能的分子机制（Ishikawa and Barber，2008；Ishikawa et al.，2009）。这一机制中涉及易位子（translocon）、易位子相关蛋白（translocon-associated protein，TRAP）复合体和囊泡（exocyst）复合体（Ménétret et al.，2005）。其中易位子由 SEC61α、SEC61β和 SEC61γ 3 个亚基组成，主要调控蛋白质的折叠和分泌；TRAP 复合体以四聚体形式存在，帮助翻译后蛋白质进入 ER。囊泡复合体是一个进化上保守的八聚体，促进囊泡或分泌小泡的运输，尤其对从后高尔基体（post-Golgi）向质膜的转运过程必不可少。STING 能与由 4 个亚基（α-Δ）组成的 TRAP 复合体中的成员之一 SSR2/TRAPβ 及易位子中 SEC61β相互作用，该复合物能协助 STING 翻译后从 ER 与结合核糖体上转移至内质网内腔中（Ishikawa and Barber，2008；Ishikawa et al.，2009；Luo et al.，2016）。胞内 DNA 刺激后，STING 与 TBK1 相互作用，两者以共定位的方式进行膜运输，因为易位子可与囊泡复合体相互作用，所以 STING 与 TBK1 从内质网经高尔基体最后转移到含 Sec5 的具点状膜结构（punctate structure）的核周围小体（内体、囊泡、微粒体和自噬样点状体等）上。Sec5 是囊泡复合体的成员之一，与 STING 有共定位现象（Chien et al.，2006；Ishikawa and Barber，2008；Ishikawa et al.，2009）。RNAi 敲降 Sec5 或 SEC61β 或 SSR2 的表达能够降低 STING 激活 IFN-β 启动子的能力，这提示 STING 激活 TBK1 的机制可能有多种。此外，RalB GTPase 的活化促使 Sec5 招募并激活 TBK1，进而磷酸化激活 IRF3/7，诱导 I 型 IFN 的表达，且能通过激活 STAT6 诱导 CCL2、CCL20 和 CCL26 等趋化因子的产生。STING 能与 TBK1 互作，通过 ER 或易位子与囊泡相互作用，将胞质 DNA 介导的信号转导与 TBK1 激活联系起来，通过招募和激活 TBK1，进而活化 IRF3/7 的磷酸化，诱导 I 型 IFN 的产生。

Wang 等通过免疫共沉淀和质谱鉴定方法发现了 2 个能与 STING 相互作用的蛋白质分子，即与 ER 应急反应相关的 E3 泛素连接酶（AMFR/GP78 和 INSIG1），形成一个 E3 泛素连接酶复合体（Wang et al.，2014）。AMFR 和 INSIG1 定位于 ER，是调控糖和脂代谢的关键蛋白质。在 AMFR 或 INSIG1 基因敲降或敲除的 RAW264.7、MEF 及 BMDM 细胞中，由胞质 DNA 如 poly（dA-dT）、ISD、HSV-1 的 DNA60 或 2′-3′cGAMP 刺激，或 DNA 病原如 HSV-1 和单核李氏杆菌感染引发的 STING 介导的转录因子 IRF3 的活化及抗病毒细胞因子 IFN-α4、IFN-β 和 CXCl10 的表达显著降低。与此一致的是，BMDM 细胞中 INSIG1 基因特异性敲除小鼠相比于野生型小鼠更易受到 DNA 病毒 HSV-1 的感染，血清中 IFN-α4、IFN-β 和 CXCl10 的表达显著减少。进一步研究发现，STING 通过 INSIG1 招募 AMFR，AMFR 催化 STING 的第 137 位、150、224 和 236 位赖氨酸位点发生 K-27 连接的多聚泛素化修饰。此泛素链作为分子平台招募 TBK1，将 STING 和 TBK1 经 ER 转移到核周围小体上，STING 与 TBK1 在核周围小体相互作用激活 TBK1，TBK1 进而磷酸化激活 IRF3，最终引起 I 型 IFN 的产生。

此外，当 DNA 刺激细胞后，STING 能够与自噬相关蛋白如 LC3 和 Atg9a 共定位，因为这些自噬相关蛋白是自噬体的成分，但包含 STING 的细胞核周围的点状膜结构并没有自噬体的任何特征，这表明点状膜结构可能是一种特殊的膜结构（Ishikawa et al.，2009；Saitoh et al.，2009，2010）。Ishikawa 等认为点状膜结构可能是内体溶酶体（endo/lysosome），但是当 DNA 刺激后 STING 并不定位于内体或溶酶体（Ishikawa et al.，2009）。因此将来的研究有必要阐明点状膜结构的特征，这才能更好地理解由 DNA 诱导的信号通路的分子机制。

四、胞质 DNA 受体信号通路经 STING 介导的调节机制

STING 是介导宿主抗病毒天然免疫反应非常关键的接头蛋白分子，其活性调控一直是该领域研究的热点和重点。为使 STING 介导的宿主抗病毒天然免疫反应处于适当状态，维持机体免疫稳态，许多调节分子参与调控 STING 介导的信号转导（图 7-19）（Wang et al.，2015b，2015c，2015d，2015e）。STING 活性的调控手段主要有磷酸化、泛素化及影响与下游接头蛋白的相互作用等。此外，有些病毒也会为更有利于自己生存而进化出一些阻碍 STING 介导的信号转导通路的机制。

（一）磷酸化介导的 STING 活性调节

STING 的磷酸化是调节 STING 活性的主要手段之一。磷酸化修饰现已被认为是在活化的 STING 激活 TBK1 过程中发生的。研究发现，在 ISD 刺激 L929 细胞的情况下，点状膜结构上 STING 作为一个支架蛋白招募 TBK1 和 IRF3，激活的 STING 通过招募 TBK1 使其激活，而激活的 TBK1 使人源 STING 的丝氨酸位点 Ser345、Ser358、Ser353、Ser366 和 Ser379 发生磷酸化，增强了 STING 对 IRF3 的亲和性，并刺激 TBK1 磷酸化 IRF3，从而诱导 IRF3 二聚化入核（Shang et al.，2012；Shu et al.，2012；Tanaka and

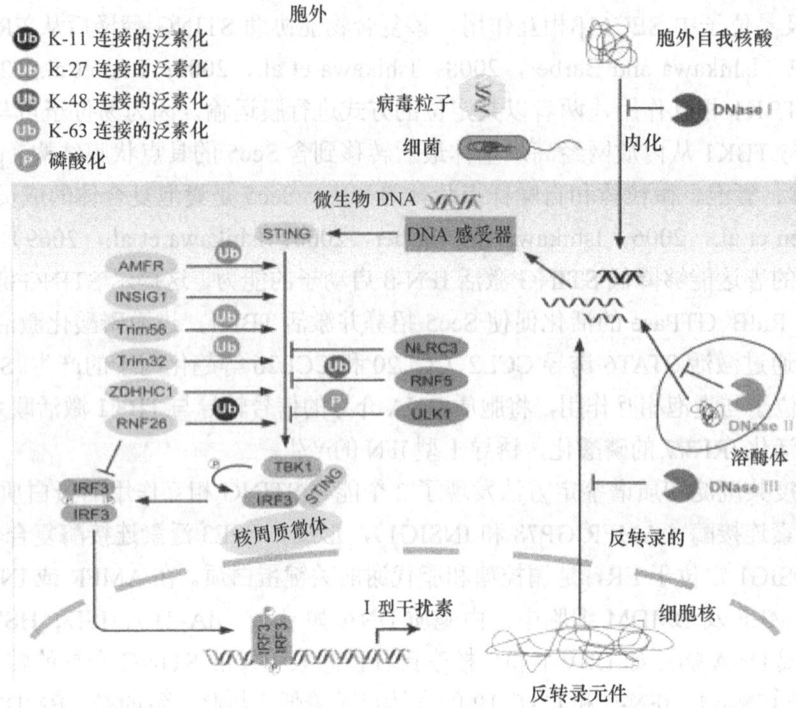

图 7-19　STING 介导的信号通路的调节机制（Wang et al.，2015a，2015b，2015c，2015d，2015e）

Chen，2012；Ran et al.，2014）。但是，STING 的 Ser366A 或 Leu374A 突变不会影响结合激活的 TBK1，但会使其丧失与 IRF3 结合的能力，从而阻止 TBK1 对 IRF3 的磷酸化激活（Shang et al.，2012；Shu et al.，2012；Tanaka and Chen，2012；Ran et al.，2014）。Zhong 等发现，在 SeV 刺激情况下，激活的 TBK1 使 STING 发生 Ser324、Ser326 和 Ser358 位的磷酸化，而 TBK1 的缺失阻断了 DNA 引起的 STING 磷酸化，但并不影响与 STING 相关的点状膜结构形成（Zhong et al.，2008，2009；Ran et al.，2014）。这说明 TBK1 对 STING 发生磷酸化是必需的，TBK1 通过竞争性地与 STING 相互作用，从而抑制被其他激酶磷酸化，但 STING 迁移与其磷酸化无关。尽管如此，Ser324、Ser326 和 Ser358 位突变的 STING 依然能被 TBK1 磷酸化，但其磷酸化程度大大低于野生型 STING。这说明 DNA 病毒感染细胞后，除 STING 的 Ser324、Ser326 和 Ser358 位被 TBK1 磷酸化外，还存在其他磷酸化位点，而 Ser324、Ser326 和 Ser358 三个位点的磷酸化对其他位点的磷酸化非常重要。

Konno 等研究发现，DNA 刺激促使部分 STING 的 C 端结构域发生 Ser366 位磷酸化，进而抑制 STING 对 IRF3 的招募，而 STING 的 Ser366 位突变（S366D）促进了 STING 与 IRF3 的结合（Konno et al.，2013）。因此认为，Ser366 位磷酸化促进了 STING 的降解，继而负调节 STING 介导的信号转导。一种自噬相关激酶，丝氨酸/苏氨酸 ULK1/ATG1（serine/threonine UNC-51-like kinase 1）特异地在 Ser366 位磷酸化 STING，而 STING 缺陷促进了 STING 介导的 IFN 的表达，但不影响 STING 介导的自噬（Konno et al.，2013）。在正常情况下，mTOR（mammalian target of rapamycin）和 AMPK（AMP-activated protein kinase）对 ULK1 进行了磷酸化修饰，导致其处于失活状态。进一步研究发现，在 DNA 刺激情况下，cGAS 催化合成的 cGAMP 在激活 STING 的同时，还可以激活 AMPK 通路，然后 ULK1 与 AMPK 解离，游离的 ULK1 在 Ser366 位特异性地磷酸化 STING，进而导致 STING 的降解（Konno et al.，2013）。其中一小部分 STING 通过溶酶体途径降解，大部分的 STING 通过除溶酶体途径以外的其他方式降解，抑制了 STING 诱导的下游 IRF3 的磷酸化，形成负反馈调节通路。最近研究发现，STING 的 Ser366 位于 CLXIS 基序（C：改变的残基；X：任意残基）中，在 Ser366 之前还存在丝氨酸簇（人源 STING 为 S353～S358，鼠源为 S354～S357）（Liu et al.，2015a）。突变的 hSTING S366A、S366C 或 S366N（mSTING S365A）导致 DNA 诱导的 IRF3 活化的抑制，但不影响 TBK1 和 IKKi 的激活，也不影响 STING 的降解，然而 hSTING S366D 仍保持了一定的活性。此外，DNA 刺激细胞后，STING 招募 TBK1，激活的 TBK1 直接磷酸化 STING 的 S366，引起 STING 招募 IRF3，进而诱导 IRF3 的活化，而 TBK1 抑制剂 BX795 能够抑制 hSTING S366 的磷酸化及 IRF3 的磷酸化激活。因此，Chen 等认为，STING 通过 TBK1 介导 IRF3 的活化过程主要涉及 8 个步骤。①cGAS 模式识别受体活化（PRR activation）：当 cGAS 识别 DNA 后发生二聚化及寡聚化，形成丝状体。②STING 接头蛋白活化（adaptor protein activation）：cGAS 丝状体招募 STING，促使其发生朊病毒样多聚化并激活。③激酶活化（kinase activation）：活化的 STING 招募并激活蛋白激酶 TBK1。④STING 接头蛋白磷酸化（adaptor protein phosphorylation）：活化的蛋白激酶 TBK1 磷酸化 STING 的保守 PLXIS 基序。⑤IRF3 的募集（IRF3 recruitment）：IRF3 通过其保守的带正电荷的表面结合磷酸化激活的 STING。⑥IRF3 磷酸化（IRF3 phosphorylation）：STING 信号活化的蛋白激酶 TBK1 磷酸化激活 IRF3。⑦IRF3 的自体二聚化（IRF3 self-association）：磷酸化的 IRF3 从 STING 信号体上解离，并通过表面的正电荷促使自身发生二聚化。⑧IRF3 二聚体和 NF-κB 二聚体从细胞质转移到细胞核中，启动 IFN-β 和其他细胞因子的转录与表达。

（二）泛素化介导的 STING 活性调节

泛素和类泛素分子广泛存在于真核细胞中，其能在 E3 泛素连接酶的作用下通过泛素化修饰信号通路中的信号分子，调控 I 型 IFN 和其他细胞因子的表达。泛素化过程主要由三种泛素相关酶催化完成，它们分别是：E1 泛素激活酶（E1 ubiquitin-activating enzyme）、E2 泛素结合酶（E2 ubiquitin-conjugating enzyme）和 E3 泛素连接酶（E3 ubiquitin ligase）。泛素分子间的不同连接方式导致泛素化有很多类型，如 K-48 连接的泛素化、K-63 连接的泛素化等。一般认为 K-48 连接的泛素化主要参与蛋白质稳定性的调节，K-63 连接的泛素化主要参与底物蛋白质活化的调节。

泛素化修饰也参与了对 STING 活性的调节。如前所述，STING 通过 INSIG1 招募 AMFR，AMFR 催化 STING 的第 137、150、224 和 236 位赖氨酸位点发生 K-27 连接的多聚泛素化修饰（Konno et al.，2013）。此泛素链作为分子平台招募 TBK1，将 STING 和 TBK1 经 ER 转移到核周围小体上，STING 与 TBK1 在核周围小体相互作用激活 TBK1，TBK1 进而磷酸化激活 IRF3，最终引起 I 型 IFN 的产生（Konno et al.，2013）。TRIM32 和 TRIM56 是 TRIM 家族中具有 E3 泛素连接酶活性的成员，能促进 STING 介导的信号通路活化（Tsuchida et al.，2010；Zhang et al.，2012a）。TRIM32 和 TRIM56 通过与 STNG 相互作用对其第 150 位赖氨酸位点进行 K-63 连接的多聚泛素化修饰，促进 STING 的二聚化并招募 TBK1，进而正调控 STING 介导的抗病毒天然免疫。此外，TRIM32 还能催化 STING 的第 20、224 和 236 位赖氨酸位点发生 K-63 连接的多聚泛素化修饰，这种修饰可促进 STING 与 TBK1 之间的相互作用（Zhang et al.，2012a）。尽管如此，Jiang 等却没有发现 TRIM32 和 TRIM56 催化 STING 发生泛素化修饰。因此推测，TRIM56 和 TRIM32 可能催化 STING 信号复合物的其他蛋白质发生泛素化修饰，进而间接调控 STING 信号通路。虽然 STING 的 Lys150 是一个重要的泛素化修饰位点，对 STING 的二聚化及招募 TBK1 具有重要的功能（Zhang et al.，2012a）。但是，当 Lys 突变为 Ala、Leu、Arg 时，STING 仍然形成二聚体，而在 STING 缺失 MEF 中重塑 K150R，在 DNA 的作用下 I 型 IFN 的表达没有明显变化（Ouyang et al.，2012；Ran et al.，2014）。Qin 等报道，E3 泛素连接酶 RNF26 定位在 ER 上，能催化 STING 发生 K-11 连接的多聚泛素化修饰（Qin et al.，2014）。有趣的是，在 DNA 病毒感染早期，RNF26 催化形成的 K-11 多聚泛素链竞争 STING 的 K-48 泛素化修饰位点，可以阻止 RNF5 引起的 STING 的降解，促进 I 型 IFN 的表达。但是，在 DNA 病毒感染晚期，RNF26 通过促进 IRF3 在溶酶体降解，抑制 I 型 IFN 的表达。

泛素化修饰不仅能正向调控 STING，还能通过泛素连接酶的介导负向调控 STING。TRIM30α 也是 TRIM 家族中具有 E3 泛素连接酶活性的成员，但是与 TRIM32 和 TRIM56 的功能相反，能够抑制 STING 介导的信号通路（Wang et al.，2015e）。TRIM30α 通过其 SPRY 结构域与 STNG 的 C 段结构域（第 136～

338位aa）结合，对STING的第275位赖氨酸位点进行K-48连接的泛素化修饰，促进STING经蛋白酶体途径降解，阻止STING向下游传递信号，抑制TBK1和IRF3的活化及Ⅰ型IFN的表达，进而负调控STING介导的抗病毒天然免疫反应。RNF5是RING指结构蛋白，也是一个E3泛素连接酶，定位于线粒体和内质网。当RNA和DNA病毒感染时，RNF5和STING的定位发生改变，RNF5通过催化线粒体上STING的Lys150发生K-48连接的泛素化修饰，促进STING被蛋白酶体降解，阻止STING向下游传递信号，抑制IRF3的活化和Ⅰ型IFN的表达，进而负调控STING介导的抗病毒天然免疫反应（Zhong et al.，2009）。

（三）STING与TBK1间相互作用的调节

除通过磷酸化与泛素化调节STING介导的信号转导外，调控分子还能调节STING与TBK1之间的相互作用。研究发现，S6K（ribosomal protein S6 kinase）是PI（3）K激酶家族成员，包括S6K1和S6K2，为mTOR下游的丝氨酸/苏氨酸激酶效应蛋白（Wang et al.，2016）。在DNA、CDN和DNA病毒的刺激下，S6K1和S6K2通过与STING相互作用，引起S6K-STING-TBK1复合物的形成，促进STING对IRF3的募集及磷酸化激活，导致Ⅰ型IFN的产生，进而诱导了STING介导的抗病毒天然免疫反应，同时增强了T细胞免疫反应和黏膜免疫。ER相关蛋白ZDHHC是棕榈酰化转移酶家族（DHHC palmitoyl transferase family）成员，其N端含有4个TM结构域，定位于ER和高尔基体（Zhou et al.，2014）。ZDHHC能够持续性地与STING相互作用，引起STING的二聚化与寡聚化，促进STING招募下游信号蛋白TBK1和IRF3，进而促进STING介导的抗病毒天然免疫反应。过表达ZDHHC可以剂量依赖的方式诱导Ⅰ型IFN的激活，RNAi下调ZDHHC的表达能够抑制DNA病毒及人工合成的病毒核酸模拟物诱导的Ⅰ型IFN的产生。在ZDHHC缺失的小鼠细胞如MEF、BMDM和DC中，HSV-1或cGAMP诱导的Ⅰ型IFN和其他细胞因子的表达水平显著降低，而RNA病毒引起的抗病毒天然免疫反应没有明显变化。与此一致的是，缺失ZDHHC的小鼠对DNA病毒引起的致死反应更加敏感，而对RNA病毒VSV引起的致死反应没有明显的差异。这表明了ZDHHC能够促进STING介导的抗病毒天然免疫反应。

ISG56可在IFN和多种病毒的刺激下产生，并与STING相结合，过表达ISG56可抑制SeV介导的IRF3、NF-κB和IFN-β的激活，然而RNAi下调内源性ISG56的表达则引起相反的效应，ISG56可以破坏STING和TBK1之间的相互作用，从而负调控STING介导的信号转导（Wacher et al.，2007；Li et al.，2009）。此外，当dsDNA刺激细胞后，STING与Atg9a及LC3共定位，以一种依赖Atg9a的方式从ER通过高尔基体转移到细胞质中成点状分布，并与TBK1在点状膜结构上共定位（Saitoh et al.，2009，2010）。Atg9a基因缺失将极大地提高dsDNA诱导的STING与TBK1在胞质点状膜结构上的装配，导致IRF3通路异常激活；若重新转入Atg9a-GFP后，Atg9a则抑制STING与TBK1的装配，IFN-β的表达量恢复正常。因此，Atg9a是dsDNA刺激天然免疫的负调节因子，通过调控STING与TBK1的装配限制STING介导的抗病毒天然免疫反应。NLR家族成员NLRC3和NLRX1负调控DNA、CDN和DNA病毒引起的由STING介导的抗病毒天然免疫反应（Mangan and Latz，2014；Zhang et al.，2014a；Dempsey，2016；Guo et al.，2016；Mar and Schoggins，2016）。其中NLRC3和NLRX1分别与STING及TBK1都相互作用，通过其NBD竞争性与STING结合，阻断DNA、CDN和DNA病毒刺激下STING向细胞核周围的点状膜结构上迁移，进而影响STING及TBK1的招募，阻断STING与TBK1的相互作用，最终抑制IRF3的活化及Ⅰ型IFN的表达。同时，与野生型细胞相比，DNA、CDN和DNA病毒能够刺激NLRC3或NLRX-1基因敲除的THP1、MEF和BMDM产生更高水平的Ⅰ型IFN和炎症因子，并且HSV-1感染NLRC3或NLRX-1基因敲除小鼠后表现出更强的抗病毒天然免疫反应及比较低的发病率和病毒载量。此外，NLRX1基因敲除的THP1、MDM、MDDC及MEF、BMDM还能增强机体的抗病毒天然免疫反应，抑制HIV的感染与复制。这表明NLR和依赖STING的DNA识别受体介导的信号通路之间存在分子交流，以调节细胞内DNA、CDN和DNA病毒诱导的抗病毒天然免疫反应。Trex1是3′修复外切核酸酶，其突变引起与IFN

相关的自身免疫病 AGS（Aicardi-Goutières syndrome）。IRF3、Ⅰ型 IFN 及核外 DNA 在 Trex1 缺陷细胞中的积累是 Trex1 缺陷型小鼠发病的必需条件。Trex1 基因敲除小鼠与 MAVS 或 STING 基因敲除小鼠杂交后，Trex1 与 MAVS 基因双敲除小鼠同 Trex1 基因敲除小鼠死于相同的自身免疫病，而 Trex1 与 STING 基因双敲除小鼠完全避免自身免疫组织受损，甚至好于 Trex1 与 IRF3 基因双敲除小鼠，这提示 Trex1 是 STING 介导抗病毒反应的必需的负调节因子（Gall et al.，2012）。

除上述 STING 活性调节方式外，还可能存在一些未被发现的方式。例如，miRNA 也能靶向调节 STING 的活性。研究发现，除 miR-24 能够靶向 STING 的 mRNA 外，miR-576-3p 也能够靶向 VISA、STING、TRAF3 的 mRNA 而调节Ⅰ型 IFN 和炎症因子的产生，维持机体的免疫稳态（Huang et al.，2012a；Yarbrough et al.，2014）。此外，STING 的剪切体调节 STING 介导的信号通路（Chen et al.，2014a）。因此，宿主细胞通过不同的调控手段相互协调，使自身的抗病毒天然免疫反应得到有效控制，保证机体的抗病毒天然免疫反应有序进行。

（四）病毒蛋白介导的 STING 活性调节

过度的天然免疫反应会引发严重的炎症反应、自身免疫病和肿瘤的发生，因此宿主为避免过度的天然免疫反应会采取一系列策略负调控 STING 介导的信号通路。此外，有些 DNA 和 RNA 病毒也会为更有利于自身生存而进化出一些阻碍 STING 介导的信号转导及其抗病毒天然免疫反应的机制。

HSV-1 感染宿主细胞后通过 cGAS-STING-IRF3 轴诱导了Ⅰ型 IFN 和炎症因子的产生，但 STING 的缺陷导致Ⅰ型 IFN 和炎症因子表达的降低，有利于 HSV-1 的感染与复制（Kalamvoki and Roizman，2014）。有趣的是，在一些特定的细胞类型及细胞微环境下，STING 有利于 HSV-1 的复制。例如，在 HEp-2 或 HeLa 细胞，野生型 HSV-1 并不诱导 STING 的降解，而 ICP0 或 ICP4 缺陷的 HSV-1 却能导致 STING 的降解。相反，在人的胚胎肺细胞，野生型或 ICP0 缺陷的 HSV-1 并不诱导 STING 的降解，但是 STING 基因缺陷则有利于其感染与复制。此外，HSV-1 编码的病毒蛋白 ICP27 能通过与 STING 和 TBK1 相互作用，阻止 STING 和 TBK1 对 IRF3 的磷酸化激活，进而抑制Ⅰ型 IFN 的产生。KSHV（Kaposi's sarcoma-associated herpesvirus）编码的 IRF1 类似物 vIRF1（viral interferon regulatory factor 1）能与 STING 相互作用，阻止 STING 招募 TBK1，抑制 TBK1 对 STING 的磷酸化，导致Ⅰ型 IFN 表达的减少，从而逃避 STING 介导的抗病毒天然免疫反应（Ma et al.，2015）。KSHV 编码的另一个蛋白质 LANA（latency associated nuclear antigen），通过与 cGAS 相互作用，阻止 cGAS 对 STING 的募集，从而阻断抗病毒天然免疫信号向下游传递（Zhang et al.，2016）。MHV68（murine gamma herpesvirus 68）的 ORF64 基因编码蛋白通过与 STING 相互作用，阻止Ⅰ型 IFN 的表达（Sun et al.，2015）。HBV（hepatitis B virus）编码的多聚酶（polymerase，pol）通过其反转录酶结构域与 STING 相互作用，导致 STING 的 K-63 连接的多聚泛素化降低，进而抑制 STING 和 TBK1 介导的 IRF3 的活化及Ⅰ型 IFN 的表达，但 pol 不影响 STING 的蛋白质水平（Liu et al.，2015b）。HPV（human papillomavirus）编码蛋白 E7 通过自身的 LXCXE 基序与 STING 结合，抑制 IRF3 的活化及Ⅰ型 IFN 的表达；相反，E7 缺陷的 HPV 却能够诱导大量Ⅰ型 IFN 的表达（Lau et al.，2015）。类似于 HPV，腺病毒（adenovirus）编码蛋白 E1A 也含有 LXCXE 基序，通过与 STING 相互作用，抑制Ⅰ型 IFN 的表达（Lam and Falck-Pedersen，2014）。

除了 DNA 病毒外，RNA 病毒编码蛋白也调节 STING 介导的信号通路及抗病毒天然免疫反应（Maringer and Fernandez-Sesma，2014）。IAV 的编码蛋白 HA 通过与 STING 相互作用，阻止 STING 的二聚化及Ⅰ型 IFN 的产生（Holm et al.，2016）。YFV（yellow fever virus）编码的非结构蛋白 NS4B 能够与 STING 共定位并通过与 STING 的结合，阻止 STING 与 TBK1 相互作用，抑制Ⅰ型 IFN 的表达（Ishikawa et al.，2009）。进一步发现，黄病毒科的 YFV、DENV 和 HCV 的 NS4B 特定结构域与 STING 的同源，能够抑制 STING 介导的Ⅰ型 IFN 的表达。因此推测 NS4B 是通过与 STING 直接相互作用来负调控Ⅰ型 IFN 的表达（Li et al.，2005；Ding et al.，2013；Nitta et al.，2013）。HCV 的 NS4B 能与 STING 共定位在 ER

和MAM上，一方面NS4B与共定位在ER上的STING相互作用，阻止STING与TBK1的结合；另一方面NS4B与共定位在MAM上的STING相互作用，阻止VISA对STING的招募，进而抑制STING介导的IRF3激活及Ⅰ型IFN产生。DENV编码的另一个蛋白质NS2B/3，能与人的STING相互作用，通过靶向STING的LRRG残基（第93～96位aa）对STING进行特异性剪切与降解，进而抑制STING介导的IRF3激活及Ⅰ型IFN产生（Aguirre et al.，2012）。但是，小鼠的STING没有LRRG残基（第93～96位aa），因此NS2B/3并不对其进行特异性剪切与降解，也不抑制小鼠STING介导的IRF3的激活及Ⅰ型IFN的产生，这在一定程度上解释了小鼠细胞对DENV的感染不易感（Yu et al.，2012）。

冠状病毒（coronavirus）编码蛋白也能靶向调节STING介导的抗病毒天然免疫反应。人类冠状病毒NL63的木瓜样蛋白酶2（papain-like protease 2，PLP2）也能调控STING介导的抗病毒天然免疫反应（Sun et al.，2012）。NL63冠状病毒编码蛋白PLP2蛋白酶除具有经典蛋白酶水解活性外，还具有DUB活性，通过其TM结构域与STING共定位在ER上并相互作用，降低STING的K-63连接的多聚泛素化活性，阻止STING的二聚化，进而干扰其与TBK1的相互作用，抑制STING介导的Ⅰ型IFN的产生。PEDV（porcine epidemic diarrhea virus）是感染猪的冠状病毒，其编码蛋白PLP2也与STING相互作用，降低STING的K-63连接的多聚泛素化活性而抑制STING抗病毒天然免疫信号的传导（Xing et al.，2013）。类似于NL63编码蛋白PLP2，SARS（severe acute respiratory syndrome）冠状病毒编码的木瓜样蛋白酶PLpro也能与STING相互作用，降低STING的K-63连接的多聚泛素化活性，阻止STING的二聚化，进而干扰其与TBK1的相互作用，抑制STING介导的Ⅰ型IFN的产生（Chen et al.，2014d）。这表明，冠状病毒的木瓜样蛋白酶PLP是一种多功能蛋白酶，其不仅能利用自身DUB活性，通过阻碍抗病毒信号通路中STING的泛素化而抑制信号的传导，而且通过阻碍STING二聚化使其失活，丧失激活Ⅰ型IFN的功能。此外，PLP功能的发挥与蛋白质的膜定位有着密不可分的关系，PLP的膜定位不仅有利于模拟病毒蛋白的真实情况，而且利于PLP与信号通路中膜相关分子发生反应，以便调控宿主的抗病毒天然免疫反应。

第四节　炎症小体介导的信号途径

炎症小体（inflammasome）是胞质内的模式识别受体（pattern recognition receptor，PRR），参与组装复杂的天然免疫信号复合体，是半胱天冬蛋白酶-1（caspase-1）活化所必需的信号反应平台，调控IL-1β、IL-18及IL-33分泌，以及一种依赖于caspase-1并被称为“细胞焦亡”（pyroptosis）的前炎症性细胞死亡的发生，进而介导宿主的抗感染天然免疫反应和维持自身稳态。炎症小体主要由胞质内的PRR、关键接头蛋白分子含CARD的凋亡相关斑点样蛋白（apoptosis-associated speck-like protein containing a caspase activating and recruitment domain，ASC）和caspase-1组成。其中PRR包括核苷酸结合寡聚化结构域样受体家族［nucleotide-binding oligomerization domain（NOD）-like receptor，NLR］、胞质识别DNA的黑素瘤缺乏因子2（absent inmelanoma-2，AIM2）样受体家族（AIM2-like receptor，ALR）及维甲酸诱导基因-Ⅰ（retinoic acid-inducible gene Ⅰ，RIG-Ⅰ）样受体家族（RIG-like receptor，RLR）。PRR是胞质内重要的模式识别受体，能感知胞内病原微生物产物及代谢性应激，起始炎症小体的组装，是构成炎症小体的核心成分。

目前已鉴定出多种不同的炎症小体，其中包括NLR家族中成员如NLRP1、NLRP2、NLRP3、NLRC4、NLRP6、NLRP7、NLRP12，ALR家族中AIM2和IFI16，RLR家族中RIG-Ⅰ，以及pyrin，但目前只有由NLRP1、NLRP3、NLRC4、AIM2和pyrin介导的炎症小体的研究比较明确。不同的炎症小体作为一种“分子平台”或“信号平台”导致相同的结果，即激活caspase-1，活化的caspase-1调控IL-1β、IL-18及IL-33的加工和分泌。当PRR识别相应PAMP后，通过关键接头蛋白分子ASC募集pro-caspase-1，pro-caspase-1经过自剪切作用水解为p35和p10，p35再被剪切为CARD和p20，两个p20和两个p10结合构成具有活性的caspase-1，然后对pro-IL-1β、pro-IL-18及pro-IL-33作用，进而产生成熟的具有生物学活性的 IL-1β、IL-18 及 IL-33（Conway et al.，2000；Fernandes-Alnemri et al.，2007；Kanneganti et al.，2007；Yu and Finlay，2008；Franchi et al.，2009a；Martinon et al.，2009；Lamkanfi and Dixit，2009，2014；Goubau et al.，2010；Schattgen and Fitzgerald，2011；Ratsimandresy et al.，2013；von Moltke et al.，2013；Latz et al.，2013；Barbé et al.，2014；Connolly and Bowie，2014；de Zoete et al.，2014；Lu et al.，2014b；Dorfleutner et al.，2015；Sborgi et al.，2015；Guo et al.，2015；Jiménez-Fernández and Lamkanfi，2015；Jin and Xiao，2015；Matusiak et al.，2015；Man and Kanneganti et al.，2015；Vanaja et al.，2016；Broz，2016；Broz and Dixit，2016；Gray et al.，2016；Hoss et al.，2016；Sharma and Kanneganti et al.，2016；Stewart and Cookson，2016；Broz and Monack，2017）。由此可见，ASC 是关键的接头蛋白分子，作为分子桥梁连接上游的受体与下游的 pro-caspase-1，在 NLR 和 ALR 介导的信号通路中起到了承前启后的作用。因此，本节拟围绕着 ASC 介绍 NLR、ALR、pyrin 和 RIG-Ⅰ通过 ASC 介导的炎症小体天然免疫信号途径。

一、炎症小体关键接头分子 ASC 的结构与功能

（一）ASC 的发现

ASC 又称为 PYCARD（PYD and containing CARD domain），是介导大多数 NLR 和 ALR 信号通路的重要接头蛋白分子。1999 年日本科学家 Masumoto 等在白血病细胞 HL-60 的细胞质中发现了一种相对分子质量为 22 000 的蛋白质，视黄酸或一些凋亡诱导剂都能使其在细胞核的周围聚集并形成中空的斑块，因此被命名为凋亡相关斑点样蛋白（Masumoto et al.，1999）。人类的 ASC 基因定位于 16 号染色体 1 区，其 cDNA 全长 588bp，编码 195 个氨基酸，分子质量为 22kDa，主要定位在单核细胞、巨噬细胞、树突状细胞、中性粒细胞和黏膜上皮细胞的细胞核（Conway et al.，2000；Masumoto et al.，2001；Fernandes-Alnemri et al.，2007；Pelegrin et al.，2008；Bryan et al.，2009；Martin et al.，2014）。ASC 基因的内含子数目在低等脊椎动物硬骨鱼中是不一样的，但是随着物种进化，ASC 基因出现了内含子丢失现象，到哺乳动物时内含子的数目渐趋稳定，ASC 基因结构也变得保守（Sun et al.，2008）。

ASC 属于死亡结构域折叠超家族（death domain fold superfamily，DDF）成员。DDF 家族蛋白是一组含有蛋白质相互作用结构域的蛋白质，因此根据其蛋白质相互作用结构域分为 4 类亚家族：热蛋白样结构域（pyrin domain，PYD）、胱天氨酸活化与募集结构域（caspase activation and recruitment domain，CARD）、死亡结构域（death domain，DD）和死亡效应结构域（death effector domain，DED）（Weber and Vincenz，2001；Lahm et al.，2003；Martinon and Tschopp，2004；Kohl and Grutter，2004；Werts et al.，2006；Stehlik and Dorfleutner，2007；Proell et al.，2013；Kao et al.，2015；Lo et al.，2015；Park et al.，2007a，2013）。DDFs 家族蛋白可以通过自身的寡聚化募集并激活与其含有同源结构域的其他蛋白，并参与多条信号通路，通过炎症反应和细胞凋亡来调节细胞存活与凋亡的平衡（Weber and Vincenz，2001；Lahm et al.，2003；Kohl and Grutter，2004；Werts and Dorfleutner，2006；Stehlik and Dorfleutner，2007；Proell et al.，2013；Kao et al.，2015；Lo et al.，2015；Park et al.，2007a，2013）。其中含 PYD 和 CARD 的蛋白质分子主要通过与其含有同源结构域的蛋白质相互作用，参与炎症小体的组装及凋亡小体/焦亡小体（apoptosome/pyroptosome）和死亡诱导信号复合物（death-induced signaling complex，DISC）的形成（Stehlik and Dorfleutner，2007；Park et al.，2013；Proell et al.，2013；Chai and Shi，2014；Kao et al.，2015；Lo et al.，2015）。目前，在人和小鼠，大约分别有 23 个和 29 个含有 PYD 的蛋白质分子，如 NLR 家族中的 NLRP1-14、ALR 家族（又称为 PYHIN 或 HIN200 蛋白家族）中的 AIM2、IFI16、PYHIN1 和 MNDA（在小鼠大约有 14 个成员）及只含有 PYD 的蛋白质 POP1-3；在人和小鼠，大约分别有 28 个和 24 个含 CARD 的蛋白质分子，包括 RIG-Ⅰ、MDA5、VISA、NLRP1（CARD7）、NLRC4、ASC、caspase-1/caspase-2/caspase-4/caspase-5/caspase-9/caspase-12、NOD1/2、RIPK2、CARD6/8/9、APAF1、nucleolar protein 3、DLG5、BinCARD、Bcl10、RAIDD、CARMA1-3、cIAP1/2、COP（www.deathdomain.org）（Reed et al.，2004；Johnston et al.，

2007；Park et al.，2007a，2013；Stehlik and Dorfleutner，2007；Taniguchi and Sagara，2007；Hassan and Amer，2011；Brunette et al.，2012；Cridland et al.，2012；Le and Harton，2013；Tsuchiya and Hara，2014；Chu et al.，2015；Dorfleutner et al.，2015；Jin and Xiao.，2015；Matusiak et al，2015；Broz and Dixit，2016；Gray et al.，2016；Hoss et al.，2016）。

（二）ASC 的分子结构组成

ASC 作为死亡结构域超家族的成员，包含两个死亡结构域，即 N 端的 PYD（寡聚结构域）（第 1～90 位 aa）与 C 端的 CARD（效应结构域）（第 91～195 位 aa）（Weber and Vincenz，2001；Lahm et al.，2003；Kohl and Grutter，2004；Werts et al.，2006；Stehlik and Dorfleutner，2007；Proell et al.，2013；Kao et al.，2015；Lo et al.，2015；Park et al.，2007a，2013）。其中 ASC 通过其 PYD 与上游 NLR 和 ALR 的 PYD 相互作用，而 ASC 通过其 CARD 与下游信号分子 caspase-1 的 CARD 相互作用，从而形成一个稳定的蛋白复合物，即炎症小体。

当病原微生物入侵宿主细胞后，ASC 发生由细胞核到细胞质的穿梭，重新分布后大量定位在细胞质中的 ASC 通过自身的 PYD 与上游受体蛋白的 PYD 结合，其 CARD 则与 caspase-1 的 CARD 相互作用，同时 ASC 单体自身又通过 PYD 发生寡聚化，最终介导 caspase-1 的活化。ASC 的 PYD 和 CARD 都具有保守的疏水性氨基酸，并且每个结构域都含有 6 条保守的 α 螺旋（Weber and Vincenz，2001；Martinon et al.，2002；Lahm et al.，2003；Kohl and Grutter，2004；Werts et al.，2006；Park et al.，2007a，2013；Stehlik and Dorfleutner，2007；Proell et al.，2013；Chu et al.，2015；Kao et al.，2015；Lo et al.，2015）。其中 PYD 的 6 条反向 α 螺旋由高度保守的疏水中心（hydrophobic core）嵌入到 Greek 的关键基序中（Greek key motif）而构成（Bertin and DiStefano，2000；Fairbrother et al.，2001；Martinon et al.，2001；Pawlowski et al.，2001；Staub et al.，2001；Weber and Vincenz，2001）。短而无序的 α3 螺旋以 α2-α3 弯曲连接，参与疏水中心的延伸，其余的 5 条 α 螺旋均参与疏水中心的形成，有利于 PYD 的稳定，因此疏水性氨基酸残基及静电表面（electrostatic surface patche）对 PYD-PYD 之间的相互作用至关重要（Hiller et al.，2003；Kersse et al.，2011a，2011b，2012c，2011d）。CARD 的 6 条反向 α 螺旋由疏水中心和可变氨基酸残基组成的外表面构成，但是这 6 条反向 α 螺旋的长度与方向是可变的，因此 CAED-CARD 之间特异性相互作用依赖于其表面可变的疏水性“口袋”（Reed et al.，2004；Kao et al.，2015；Park et al.，2007a，2013；Lo et al.，2015）。因此，ASC 通过 6 条 α 螺旋结构实现自身的寡聚化，募集并激活一些与其含有同源结构域的其他蛋白质，并在炎症反应和细胞凋亡等信号通路中发挥重要的生物学作用。

（三）ASC 斑点（ASC foci/speck）的形成机制

如前所述，炎症小体是由 PRR、ASC 和 pro-caspase-1 多种蛋白质组成的复合物，在炎症小体活化中，在一系列微生物感染及内外源性刺激物的作用下，PRR 如 NLRP3、NLRC4、AIM2 和 IFI16 构象变化而解除自我抑制，形成丝状体低聚物（filamentous oligomer），然后诱导 ASC 通过 PYD 发生寡聚化（oligomerization）或多聚化（polymerization），并形成朊病毒样蛋白的 ASC 丝状体（ASC filament），ASC 丝状体通过 ASC 的 CARD 进一步形成了一个被称为 ASC 斑点（ASC foci/speck）的单分子聚合物。ASC 斑点是 pro-caspase-1 活化为 caspase-1 的平台，ASC 通过 CARD 募集 pro-caspase-1 到 ASC 丝状体表面，组装成了炎症小体，随后具有活性的 caspase-1 对 pro-IL-1β、pro-IL-18 及 pro-IL-33 进行剪切作用，产生成熟的具有生物学活性的 IL-1β、IL-18 及 IL-33，caspase-1 还可以诱导细胞焦亡。因此，ASC 是炎症小体中连接 PRR 和 pro-caspase-1 的关键接头蛋白分子，ASC 斑点的形成对半胱天冬酶-1 的活化至关重要。

1999 年，日本科学家 Masumoto 等在白血病细胞 HL-60 中发现 ASC 分子，并将其命名为凋亡相关斑点样蛋白（Masumoto et al.，1999）。在未受刺激的细胞中，ASC 作为可溶蛋白存在于细胞质和细胞核中（Bryan et al.，2009）。细胞凋亡时，ASC 在胞质中聚集成中空的斑点状。如前所述，ASC 蛋白是炎症小体的重要接头蛋白分子，一方面募集 pro-caspase-1 到炎症小体中，另一方面 ASC 聚集形成 caspase-1 活化平台，即 ASC 斑点（Fernandes-Alnemri et al.，2007；Cheng et al.，2010）。炎症小体活化时，几乎所有的 ASC 分子都聚集到一起形成胞质中单一的大分子聚合物（single macromolecular aggregate），此过程受严格调控且聚集十分迅速，多数情况下 1 个细胞只形成 1 个 ASC 斑点（Fernandes-Alnemri et al.，2007；Cheng et al.，2010）。研究发现，caspase-1 形成二聚体包裹在球形的 ASC 斑点外周（Sanders et al.，2015）。因此，寡聚化的 NLR 或 ALR 的效应区域募集 ASC，引起 ASC 分子间紧密接触，从而诱发最初的 ASC 聚集，以此为核心形成 ASC 斑点。

ASC 斑点是 ASC 通过 CARD-CARD 或 PYD-PYD 相互作用结合而形成的一种同源寡聚物。当在 COS-7 细胞中过表达时，缺失 PYD 或 CARD 的 ASC 突变体聚集形成丝状体样聚合物，提示 PYD 和 CARD 都参与 ASC 斑点形成。由于 PYD 内的 1 个点突变（K26A）能阻止 ASC 斑点的形成，因此 PYD 在 ASC 斑点形成过程中具有重要作用（Taniguchi and Sagara，2007）。ASC 的 PYD 具有高度极性，有 2 个带正电荷和负电荷的曲面或结合位点，分别位于 PYD 的两端，其中正电荷曲面位于由 a2 和 a3 构成的曲面，而负电荷曲面位于由 a1 和 a4 构成的曲面，这为该分子与其他含有 PYD 的分子的结合和相互作用及 ASC 丝状体的组装提供驱动力（Richards et al.，2001；Liepinsh et al.，2003；Vajjhala et al.，2012；Sahillioglu et al.，2014）。此外，CARD 也是 ASC 斑点形成的关键区，因为过表达的 ASC 的 CARD 可以在 pro-caspase-1 的 CARD 的参与下形成 ASC 斑点样聚合物，并且 ASC 的 CARD 上含有斑点形成必需的氨基酸残基（Glu130、Asp134、Glu144 和 Tyr144）（Richards et al.，2001；Vajjhala et al.，2012；Hara et al.，2013；Proell et al.，2013；Dick et al.，2016；Schmidt et al.，2016）。因此，ASC 的 PYD 和 CARD 在 ASC 斑点形成过程中均有重要作用。

进一步研究发现，炎症小体受体 NLRP3 和 AIM2 可诱导 ASC 以类似于形成朊病毒样蛋白的方式聚合。在非活化的细胞，ASC 以可溶性的形式存在，其高热力学能屏障（high thermodynamic energy barrier）抑制 ASC 的自发寡聚化（Cai et al.，2014a）。但是，当配体刺激 NLRP3 或 AIM2 后引起其自身 PYD 的构象变化和自我寡聚化，NLRP3 或 AIM2 通过 PYD 与 ASC 的 PYD 结合并相互作用，促使 ASC 由高阈值变为低阈值，促进 ASC 自身通过 PYD 和 CARD 发生寡聚化及以类似于朊病毒聚合的方式发生多聚化（Cai et al.，2014a；Lu et al.，2014a，2014b；Sborgi et al.，2015）。此外，鼠伤寒沙门氏菌可以活化多个 NLR 受体，但每个细胞中只有 1 个 ASC 斑点，呈现多层的指环状结构，外层是 ASC 聚集的斑点，内层是 NLRC4 和 NLRP3，中心是活化的 caspase-1（Man et al.，2014a，2014b）。

尽管如此，ASC 斑点的形成不是 ASC 分子的无序聚集，而是形成一个非常有序的脚手架样结构，主要通过 PYD-PYD 和 CARD-CARD 之间的特异性作用形成斑点。ASC 的 PYD 有 6 个独立的螺旋状结构，接头允许 2 个结构背对背，这有助于其与多个结构相互作用，特异性同源作用就是依靠 PYD 上异种电荷间的背对背聚合作用，其可能的压缩组装机制是：一方面螺旋 H1 和 H4 在一个表面，螺旋 H2 和 H3 在另一个表面相互作用；另一方面是螺旋 H4 与 H4、H5 环在一个表面，而 H5、H6 环在另一个表面；螺旋 H3 在一个表面，而 H1、H2、H3、H4 环在另一个表面相互作用（Richards et al.，2001；Liepinsh et al.，2003；de Alba，2009；Vajjhala et al.，2012；Sahillioglu et al.，2014）。研究发现，ASC 能够沿着微管运输到达 ASC 斑点形成的位置，这是由于一种参与微管稳定和伸长的微管蛋白，即末端结合蛋白（end-binding protein 1，EB1）表达的下调影响 ASC 斑点的形成（Balci-Peynircioglu et al.，2008；Wang et al.，2012）。此外，游离的 ASC 分子可通过自由扩散到达 ASC 斑点形成区（Balci-Peynircioglu et al.，2008；Cheng et al.，2010；Wang et al.，2012）。

（四）ASC 参与炎症小体的组装

ASC 作为关键的接头蛋白分子，是炎症小体的主要组成部分。ASC 含有的 PYD 和 CARD，通过自身的寡聚化来募集上游的受体蛋白和下游的 caspase-1，从而形成一个稳定的超分子蛋白复合物，即炎症小体。炎症小体是一类由胞内受体、ASC 衔接蛋白和炎症相关的 caspase-1 组成的相对分子质量超过 700 000 的多蛋白复合物，在抗感染的天然免疫反应中具有重要作用。目前，炎症小体大致包括 NLR 家族中的成员如 NLRP1、NLRP2、NLRP3、NLRC4、NLRP6、NLRP7、NLRP12，ALR 家族中的 AIM2、IFI16 及 pyrin 和 RLR 家族中的 RIG-Ⅰ，其中对 NLRP1、NLRP3、NLRC4、pyrin、AIM2 炎症小体研究得较为清楚。在不同的炎症小体中，ASC 的作用不尽相同。但是 NLRP3 炎症小体、pyrin 炎症小体和 AIM2 炎症小体的构成必须有 ASC 的参与，而 NLRP1 炎症小体和 NLRC4 炎症小体的组成过程中，ASC 可能并不是必需的（Mariathasan et al.，2004；Faustin et al.，2007；Schroder and Tschopp，2010）。由于 NLRP1 和 NLRC4 都具有 CARD，它们自身能通过 CARD-CARD 相互作用与 pro-caspase-1 结合。研究发现，在小鼠巨噬细胞中，由 NLRP1b 介导的 caspase-1 的激活不需要 ASC，但 ASC 能够增强此过程（Mariathasan et al.，2004；Nour et al.，2009；Broz et al.，2011a，2016；Jin et al.，2013a，2013b；Ponomareva et al.，2013；Guey et al.，2014；Van Opdenbosch et al.，2014）。此外，NLRC4 炎症小体介导的 caspase-1 的激活及 IL-1β 和 IL-18 的成熟也依赖 ASC，但由其介导的细胞凋亡并不需要 ASC（Mariathasan et al.，2004；Nour et al.，2009；Broz et al.，2011，2016；Jin et al.，2013a，2013b；Ponomareva et al.，2013；Guey et al.，2014；Van Opdenbosch et al.，2014）。

目前，关于炎症小体的结构与组装的详细过程与机制还不是很清楚，但鉴于炎症小体和凋亡小体的功能相关性，推测炎症小体在组装过程中也可能形成类似的轮状结构。研究发现，鞭毛蛋白诱导的 NAIP5-NLRC4-ASC 炎症小体和 PrgJ-NAIP2-NLRC4-ASC 炎症小体是一个轮状或圆盘式的结构，其中 12 条辐射状结构能够连接不同的启动子，然后轮状结构发生 90°旋转形成铰链，同时伴随 NLRC4 的激活（Halff et al.，2012；Hu et al.，2013b，2015；Diebolder et al.，2015；Zhang et al.，2015；Broz and Dixit，2016）（图 7-20）。这种构象引起新的寡聚化表面形成，有利于与下一个启动子的相互作用，进而促进 NLRC4 持续寡聚化。有趣的是，在寡聚化过程中，大部分的 NAIP 分子解离下来，只有一分子的 NAIP 参与其中。因此，当配体激活 NAIP 后，NAIP 招募 NLRC4 引起构象的改变介导 NLRC4 的持续寡聚化，进而募集下游的 ASC 和 caspase-1（Cai et al.，2014a；Lu et al.，2014a，2014b；Sborgi et al.，2015）。进一步研究发现，ASC 也能通过 PYD 发生寡聚化并形成 ASC 丝状体，而 ASC 的 CARD 位于 ASC 丝状体表面募集 pro-caspase-1，然后 ASC 丝状体通过 ASC 的 CARD 进一步形成一个 ASC 斑点单分子聚合物，但 ASC 斑点的形成与 NAIP-NLRC4 激活无关（de Alba，2009；Hu et al.，2013b；Proell et al.，2013；Hara et al.，2014；Cai et al.，2014a，2014b；Cai and Chen，2014；Lu et al.，2014a，2014b；Sborgi et al.，2015；Dick et al.，2016；Hoss et al.，2016；Hu and Chai，2016b；Schmidt et al.，2016；Sohn and Hur，2016）。令人惊奇的是，caspase-1 也能通过其自身的 CARD 形成丝状体，这对 caspase-1 的活化至关重要（Cai et al.，2014a；Lu et al.，2014a，2014b；Sborgi et al.，2015）。研究发现，鼠伤寒沙门氏菌感染小鼠 BMDM 后，ASC 由细胞核转移至细胞质，形成直径 1～2μm 的斑点，称为“ASC 焦点/斑点”（ASC foci/speck），然后 pro-caspase-1 通过 CARD-CARD 相互作用被招募至 ASC 斑点，促进了 ASC/caspase-1 焦点的形成，最终引起 pro-IL-1β 和 pro-IL-18 等的切割（Masumoto et al.，1999；de Alba，2009；Hu et al.，2013b；Proell et al.，2013；Hara et al.，2014；Cai et al.，2014a；Cai and Chen，2014；Lu et al.，2014a，2014b；Sborgi et al.，2015；Dick et al.，2016；Hoss et al.，2016；Hu and Chai，2016b；Schmidt et al.，2016；Sohn and Hur，2016）。因此认为，ASC 斑点位置能够代表 caspase-1 激活和细胞因子加工的发生部位，但 ASC 斑点的具体功能及机制还有待于进一步研究。

（五）ASC 参与的细胞凋亡

Masumoto 等研究发现，在 HEK293T 细胞中大量表达的 ASC 能导致依赖于 caspase 的细胞凋亡发生，而用反义核酸抑制 ASC 基因表达时，凋亡现象有所减弱，这说明 ASC 在 caspase 诱导的细胞凋亡过程中发挥重要作用（Masumoto et al.，2003）。此外，在 p53-Bax 介导的线粒体凋亡途径中，ASC 作为接头蛋

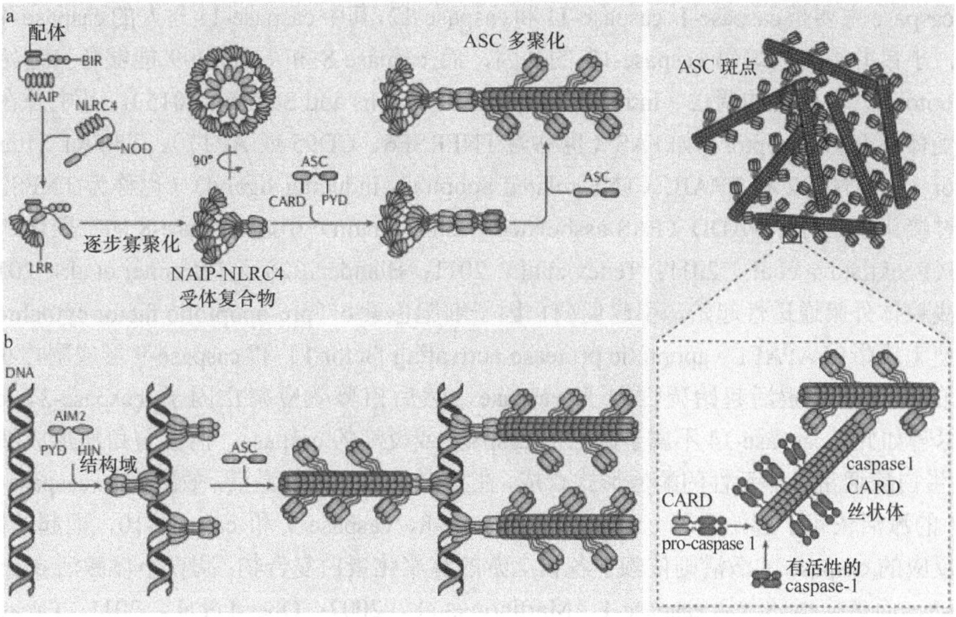

图 7-20　炎症小体的组装机制（Broz and Dixit，2016）（彩图请扫封底二维码）

白分子与促凋亡分子 Bax 共定位于线粒体并能直接相互作用（Ohtsuka et al.，2004）。在细胞凋亡过程中，ASC 与 Bax 作用，促使 Bax 转移至线粒体，引起线粒体膜电位显著下降和细胞色素 c 释放，导致 caspase-2、caspase-3 和 caspase-9 的激活，最终诱导细胞凋亡。但是，siRNA 敲降 ASC 的表达后，细胞的凋亡现象明显减轻，Bax 向线粒体的转移过程被抑制，说明 ASC 对 Bax 转移至线粒体的过程必不可少。此外，DNA 损伤或 p53 都能诱导 ASC 的表达，然后通过 p53-Bax 途径调控线粒体凋亡通路。进一步发现，TNF 和 Fas 的配体也能诱导 ASC 的表达，ASC 的持续高水平表达能够增强细胞凋亡；siRNA 敲降 ASC 的表达后，由 TNF 引起的细胞凋亡也被部分抑制，这说明除线粒体凋亡途径外，ASC 还参与死亡受体介导的细胞凋亡途径（Ohtsuka et al.，2004）。

二、炎症小体关键蛋白酶 caspase 的结构与功能

（一）caspase 的分子结构与家族成员

caspase 是一类与细胞凋亡和炎症反应密切相关的蛋白酶，其中“c”代表半胱氨酸蛋白酶，“aspase”是指能特异地将肽链从天冬氨酸残基之后切断，因此被称为“天冬氨酸特异性半胱氨酸蛋白酶”。caspase 的表达谱比较广泛，在大部分的组织、器官的免疫或非免疫细胞均有表达。caspase 包含 C 端的由一个大亚基和一个小亚基构成的蛋白酶效应结构域，其中 caspase-1、caspase-2、caspase-4、caspase-5、caspase-9、caspase-11 和 caspase-12 的 N 端含有 CARD，而 caspase-8 和 caspase-10 的 N 端则是 DED（LeBlanc and Saleh，2009；Yazdi et al.，2010；McIlwain et al.，2013；Rodrigue-Gervais and Saleh，2013；Chai and Shi，2014；Creagh，2014；Man and Kanneganti，2015）。caspase 广泛参与细胞内许多生物学事件，包括细胞增殖、分化、凋亡、细胞因子产生及天然免疫等（LeBlanc and Saleh，2009；Yazdi et al.，2010；McIlwain et al.，2013；Rodrigue-Gervais and Saleh，2013；Chai and Shi，2014；Creagh，2014；Man and Kanneganti，2015）。

根据功能的不同，将其分为凋亡性 caspase（apoptotic caspase）与炎症性 caspase（inflammatory caspase）两大类，其中参与细胞凋亡的有起始因子 caspase-2、caspase-8，caspase-9 和 caspase-10，效应因子 caspase-3、caspase-6 和 caspase-7；参与炎症反应的有 caspase-1、caspase-4、caspase-5、caspase-12（Latz et al.，2013；Lamkanfi and Dixit，2014；Man and Kanneganti et al.，2015；Stowe et al.，2015）。除 caspase-12 外，其余炎症性 caspase 通过炎症小体促进 IL-1β、IL-18 和 IL-33 等炎症因子的成熟和分泌，以及细胞焦亡的发生。

小鼠炎症性caspase主要是caspase-1、caspase-11和caspase-12，其中caspase-11与人的caspase-4和caspase-5同源。但是，小鼠并不含有编码 caspase-10 的基因，而 caspase-8 和 caspase-9 能够各自起始外在的凋亡（extrinsic apoptosis）和内在的凋亡（intrinsic apoptosis）（Fuchs and Steller，2015）。其中外在的凋亡信号主要由死亡受体（death receptor）如 FAS（也称为 TNFRSF6、CD95 或 APT1）、TNFR1（tumour necrosis factor receptor 1）、TNFR2 和 TRAIL（TNF-related apoptosis-inducing ligand）（也称为 TNFSF10）介导，死亡受体通过接头蛋白分子 FADD（FAS-associated death domain）引起 caspase-8 的二聚化，进而导致凋亡级联反应（Feoktistova et al.，2011；Tenev et al.，2011；Blander，2014；Brenner et al.，2015）；内在的凋亡信号由线粒体外膜通透性起始，引起促凋亡因子细胞色素 c（pro-apoptotic factor cytochrome c）的释放，进而促使胞质蛋白 APAF1（apoptotic protease-activating factor 1）和 caspase-9 形成凋亡小体。因此，外在或内在的凋亡信号激活起始凋亡因子 caspase，然后招募效应凋亡因子 caspase-3、caspase-6 和 caspase-7。尽管如此，caspase-14 不属于凋亡的 caspase 或炎症的 caspase，而参与角质形成细胞的分化。caspase 家族蛋白酶通常以非活性的酶原形式合成，在特定条件下才能激活。效应因子 caspase-3、caspase-6 和 caspase-7 的激活依赖于起始因子 caspase-2、caspase-8、caspase-9 和 caspase-10，而起始因子 caspase 及参与炎症反应的 caspase 的激活则依赖于各自上游的寡聚化蛋白复合物：凋亡小体激活 caspase-9，DISC 激活 caspase-8，而炎症小体激活 caspase-1（Martinon et al.，2002；Oberst et al.，2011；Creagh，2014）。

（二）caspase 的功能

1. caspase 与炎症小体

目前，caspase-1 是 caspase 家族中研究得较为透彻的蛋白酶，其在炎症小体中被激活，然后介导 IL-1β 和 IL-18 的成熟与产生。炎症小体主要包括 NLRP1、NLRP2、NLRP3、NLRC4、NLRP6、NLRP7、NLRP12、pyrin、AIM2、IFI16、IFIX 和 RIG-Ⅰ，其中对 NLRP1、NLRP3、NLRC4、pyrin 和 AIM2 炎症小体研究得较为清楚（Latz et al.，2013；Chavarria-Smith and Vance，2015；Dorfleutner et al.，2015；Guo et al.，2015；Jiménez-Fernández and Lamkanfi，2015；Jin and Xiao，2015；Man and Kanneganti，2015；Matusiak et al.，2015；Sborgi et al.，2015；Vanaja et al.，2015；Broz，2016；Broz and Dixit，2016；Gray et al.，2016；Hoss et al.，2016；Rathinam and Fitzgerald，2016；Sharma and Kanneganti，2016）。caspase-1 组成的炎症小体在抗感染天然免疫、组织修复、肿瘤抑制、代谢调节、自身免疫病和细胞生存中均发挥了主要作用。caspase-1 发现于 1989 年，是单核细胞特异性的 pro-IL-1β 转化酶（monocyte specific pre-interleukin 1β convertase），被命名为 ICE（IL-1β-converting enzyme），与秀丽隐线杆虫参与细胞凋亡的 CED3 基因的同源性为 28%。通常情况下，caspase-1 在胞质内以无活性的酶原形式（pro-caspase-1）存在，当细胞受到 PAMP 刺激后，PRR 通过 ASC 募集 pro-caspase-1 组装成炎症小体，然后 pro-caspase-1 经过自剪切作用水解为 p35 和 p10，p35 再被剪切为 CARD 和 p20，两个 p20 和两个 p10 结合构成具有活性的 caspase-1，然后剪切 pro-IL-1β 和 pro-IL-18，进而产生成熟的 IL-1β 和 IL-18，释放到胞外参与机体的抗感染天然免疫反应。此外，caspase-1 还能诱导“细胞焦亡”，导致病原微生物再次被释放及识别（Baroja-Mazo et al.，2014）。最近发现，caspase-4、caspase-5 和 caspase-11 也参与非经典炎症小体信号通路。例如，caspase-1 基因缺失小鼠品系也缺失 caspase-11 基因的表达（Kang et al.，2010；Kayagaki et al.，2011）。进一步研究发现，当革兰氏阴性菌或 LPS 刺激细胞后，NLRP3 炎症小体通过与 caspase-4、caspase-5 和 caspase-11 相互作用，引起 caspase-1 的激活，进而促进了 caspase-1 对 IL-1β 和 IL-18 的加工；同时，caspase-4、caspase-5 和 caspase-11 以非依赖 caspase-1 的方式诱导了“细胞焦亡”的发生及 IL-1α和 HMGB1（high-mobility group box 1）的释放（Kayagaki et al.，2011；Sander et al.，2011；Gurung et al.，2012，2014；Rathinam et al.，2012a，2012b；Hagar et al.，2013；Kayagaki et al.，2013；Casson et al.，2013，2015；Lukens et al.，2013；Knodler et al.，2014；Baker et al.，2015；Ruhl and Broz，2015；Schmid-Burgk et al.，2015；Broz，2016）。

2. caspase 与细胞焦亡

除了组装炎症小体外，炎症性 caspase 还能诱导非依赖于 IL-1β 和 IL-18 的“细胞焦亡”，导致细胞内的病原微生物再次被释放及识别。2001 年，Cookson 等第一次将沙门氏菌通过依赖 caspase-1 的方式诱导的促炎症细胞程序性死亡（pro-inflammatory programmed cell death）称为“细胞焦亡”，以区别非炎症的细胞凋亡（Cookson and Brennan，2001）。其中“pyro”表示火或热，“ptosis”表示促炎症细胞程序性死亡，细胞焦亡以细胞膜破裂、细胞内容物释放（包括线粒体内容物的释放）、细胞肿胀、膜联蛋白 V（annexin V）和 TUNEL 染色、染色质凝聚和 DNA 呈梯状为特征。caspase-1 诱导的巨噬细胞焦亡，促使巨噬细胞内的胞内菌释出，然后中性粒细胞内吞释放的细菌，通过 ROS 途径杀死细菌（Miao et al.，2010a，2010b；Aachoui et al.，2013；Hagar et al.，2013；Kayagaki et al.，2013；Knodler et al.，2014；Pilla et al.，2014；Sellin et al.，2014；Jorgensen and Miao，2015；Storek and Monack，2015）。有趣的是，中性粒细胞能够抵抗自身“细胞焦亡”的发生，以便清除巨噬细胞焦亡释放的病原（Miao et al.，2010a，2010b；Chen et al.，2014b，2014c）。caspase-11 也能介导“细胞焦亡”的发生，以保护机体免受伯克氏菌（*Burkholderia thailandensis*）感染（Aachoui et al.，2013）。鼠伤寒沙门氏菌（*Salmonella enterica* subsp）感染上皮细胞后，NAIP-NLRC4 炎症小体通过 caspase-1 介导“细胞焦亡”的发生，以降低上皮细胞内的细菌负担（Knodler et al.，2014；Sellin et al.，2014）。此外，caspase-4 通过介导人肠单层细胞的“细胞焦亡”，清除鼠伤寒沙门氏菌的感染（Knodler et al.，2014）。在另一个感染模型中，相对于野生型小鼠，caspase-1 和 caspase-11 基因缺陷小鼠对土拉弗朗西斯菌（*Francisella tularensis* subsp）异常易感，这说明“细胞焦亡”和炎症小体介导的 IL-1β 和 IL-18 产生对控制弗朗西斯菌的感染同等重要（Mariathasan et al.，2005）。进一步研究发现，HIV 感染也能引起 caspase-1 介导的“细胞焦亡”，导致 $CD4^+$ T 的静态消耗，促使慢性炎症反应和免疫缺陷的发生（Doitsh et al.，2014）。研究发现，caspase-1、caspase-4、caspase-5 和 caspase-11 能够在 Asp276 和 Asp275 位直接剪切人和小鼠的 gasdermin D（GSDMD），产生一个 N 端酶切产物（N-terminal cleavage product，GSDMD-NT），GSDMD-NT 结合磷脂酰肌醇磷酸酶（phosphatidylinositol phosphates）、磷脂酰丝氨酸（phosphatidylserine）或心磷脂（cardiolipin）发生寡聚化，导致细胞膜或细菌膜上形成一个孔洞，促使“细胞焦亡”的发生及 IL-1β 和 IL-18 的释放，进而引起天然免疫反应的放大（Agard et al.，2010；Kayagaki et al.，2015；Shi et al.，2015）。其中 caspase-1 通过经典炎症小体（canonical inflammasome）酶切 GSDMD，诱导“细胞焦亡”的发生；caspase-4、caspase-5 和 caspase-11 则通过非经典 NLRP3 炎症小体（non-canonical NLRP3 inflammasome）酶切 GSDMD，诱导“细胞焦亡”的发生（Agard et al.，2010；Kayagaki et al.，2015；Shi et al.，2015）。进一步研究发现，相对于野生型小鼠，GSDMD 缺陷小鼠对 LPS 诱导的败血症的敏感性降低，这就说明“细胞焦亡”可能参与内毒素血症的病理过程（Agard et al.，2010；Kayagaki et al.，2015；Shi et al.，2015）。

caspase-1 和 caspase-11 以非诱导 IL-1β 和 IL-18 表达的方式避免大肠癌的发生。研究发现，NLRP3 炎症小体通过 caspase-1 的激活与 IL-18 的释放，阻止大肠肿瘤与转移癌的产生，而 NLRC4 炎症小体通过抑制结肠隐窝（colonic crypt）细胞的增殖，阻止癌症的发生（Allen et al.，2010；Hu et al.，2010；Zaki et al.，2010；Dupaul-Chicoine et al.，2015）。但是，在阻止大肠肿瘤发生的过程中，目前尚不清楚 NLRP3 和 NLRC4 是如何通过 caspase-1 导致依赖和非依赖 IL-18 的效应。进一步研究发现，caspase-11 能够抑制葡聚糖硫酸钠导致的小鼠肠炎的发生，但 caspase-11 的缺陷引起了 IL-1β 和 IL-18 的降低，这就说明 caspase-11 引起的“细胞焦亡”及病理效应与 IL-1β 和 IL-18 释放是独立的两条信号通路（Demon et al.，2014；Oficjalska et al.，2014；Williams et al.，2014）。

3. caspase 与 LPS 识别

一般认为，TLR4 是 LPS 公认的模式识别受体。但是，caspase-4、caspase-5 和 caspase-11 能通过自身的 CARD 直接结合 LPS 和脂质 A，然而并不结合 MDP（muramyl dipeptide）和 Pam3CSK4（Pam3Cys-Ser-Lys4-trihydrochloride）。研究发现，当 LPS 转染到细胞质或细菌感染细胞释放出 LPS 后，caspase-11 能通

过识别 LPS 发生寡聚化，然后诱导 IL-1α、IL-1β 和 IL-18 的分泌及“细胞焦亡”的发生（Aachoui et al.，2013；Hagar et al.，2013；Kayagaki et al.，2013；Shi et al.，2015）。此外，caspase-11 对大肠杆菌、柠檬酸杆菌及霍乱弧菌等众多革兰氏阴性病原菌的 LPS 引发的机体免疫反应至关重要（Aachoui et al.，2013；Hagar et al.，2013；Kayagaki et al.，2013；Shi et al.，2015）。caspase-11 的激活以不依赖于 caspase-1 的方式导致“细胞焦亡”，但 IL-1β、IL-18 的成熟和分泌则依赖于 caspase-1。进一步研究发现，当 LPS 刺激人的单核/巨噬细胞、单核细胞、角质细胞或上皮细胞时，caspase-4 能诱导 IL-1α、IL-1β 及“细胞焦亡”的产生，并且沙门氏菌和嗜肺军团菌也能够激活 caspase-1 和 caspase-4（Casson et al.，2015；Baker et al.，2015；Shi et al.，2015；Schmid-Burgk et al.，2015）。这表明，炎症性 caspase 中的一些成员是 LPS 的识别受体，拓展了人们对 caspase 功能的认识。

4. caspase-12 的结构与功能

caspase-12 也属于炎症性 caspase 家族成员，高度表达于大多数的组织器官中（Nakagawa and Yuan，2000；Kalai et al.，2003）。早期研究发现，caspase-12 主要定位于 ER，并且在 ER 应激信号下被激活（Nakagawa et al.，2000）。人的基因组编码一个全长的 caspase-12 蛋白，即 caspase-12L（也称为祖先的或活化形式）；跨越 8 个外显子的剪接变异体 caspase-12 蛋白，即 caspase-12S（也称为衍生的或灭活形式），是该基因第 4 个外显子的第 125 位氨基酸存在一个 TGA 终止密码子，而小鼠和大鼠基因组仅编码一个全长的 caspase-12（Fischer et al.，2002；Saleh et al.，2004）。通过对人基因组分析发现，约 1%的非洲人存在 caspase-12L 等位基因，1.7%～12.5%的亚洲人存在 caspase-12L 等位基因，但 caspase-12L 纯合子的比例很低（Xue et al.，2006；Kachapati et al.，2006；Ferwerda et al.，2009；Yavari et al.，2012）。研究表明，caspase-12L 不仅能负调节炎症反应和 caspase-1 的活性，还能抵抗细菌感染引起的内毒素休克。与表达 caspase-12S 的人群比较，LPS 能够刺激来源于非洲人群的血细胞分泌少量的 IL-1β 和粒细胞-巨噬细胞集落刺激因子，但没有发现 caspase-12S 与细胞因子产生间的相关性（Saleh et al.，2004，2006）。此外，在研究非洲-美洲人群与风湿性关节炎间的关系时发现，caspase-12L 纯合子与关节狭窄具有相关性（Ferwerda et al.，2009）。尽管如此，caspase-12 剪接变异体与白念珠菌（*Candida albicans*）和群体性肺炎（community-acquired pneumonia）引起的败血症没有相关性（Rosentul et al.，2012；Chen et al.，2014c；Marshall et al.，2014）。在非洲人群中，疟疾有利于 caspase-12L 发挥功能，但出现明显差异的原因尚不清楚（McCall et al.，2010）。因此认为，caspase-12 在许多人群中的丢失可能与 10 万年前出现的自然选择有关（Xue et al.，2006）。与此观点一致的是，caspase-12 在欧洲人群中的丢失与动物驯养和人畜共患传染病无关（Hervella et al.，2012）。

研究发现，大鼠 caspase-12 能够剪接自身，但不能诱导 caspase-1、caspase-3、caspase-4、caspase-5、caspase-8 和 caspase-9、凋亡底物 PARP（poly ADP-ribose polymerase）和 caspase 激活的 DNA 酶抑制物（inhibitor of caspase-activated Dnase，ICAD/DFFA）及 pro-IL-1β、pro-IL-18 与 β 淀粉样前体蛋白（amyloid-β precursor protein）产生（Roy et al.，2008）。但是，全长或催化失活形式的 caspase-12 能与 caspase-1 和 caspase-5 相互作用，阻止 TLR 配体诱导巨噬细胞中 caspase-1 的活性及 IL-1β、IL-18 和 IFN-γ 的释放（Saleh et al.，2006；Roy et al.，2008）；同时，HEK293T 细胞过表达的 caspase-12 能够抑制 MDP 诱导的 NF-κB 激活（LeBlanc et al.，2008）。此外，在 NOD2-RIP2 复合物中，caspase-12 能取代 E3 泛素连接酶 TRAF6 与 RIP2 相互作用（LeBlanc et al.，2008）。因此，caspase-12 可能是炎症性 caspase 的负调节因子，以调控机体的 caspase-1 活性和炎症反应。

5. caspase-8 的功能

caspase-8 属于凋亡性 caspase 家族成员，主要参与细胞凋亡，也参与调节机体的炎症反应。caspase-8 不仅参与激活 NF-κB 信号通路，还能以介导的 caspase-1 依赖或不依赖炎症小体的方式直接或间接酶切 pro-IL-1β 和 pro-IL-18。尽管如此，caspase-8 主要负调节炎症反应，包括抑制炎症小体的激活、IFN 反应及炎症性坏死。

（1）caspase-8 调节 NF-κB 信号

caspase-8 参与调节 NF-κB 信号通路。研究发现，2 个患者 caspase-8 的 p18 亚基的精氨酸突变为色氨酸后，严重损伤了 T 细胞、B 细胞和 NK 细胞的凋亡，以及降低了 $CD4^+$ T 细胞的比例，但是 T 细胞和 B 细胞的总水平正常（Chun et al.，2002）。此外，患者还表现出了一系列的临床症状，如脾和淋巴结肿大，湿疹，易患复发性 HSV 感染和肺炎，以及淋巴细胞、NK 细胞缺陷和对免疫接种应答很低（Chun et al.，2002；Su et al.，2005）。在小鼠巨噬细胞和 B 细胞，caspase-8 对 NF-κB 信号通路的激活及炎症因子的产生必不可少。与野生型或 RIPK3 缺陷巨噬细胞比较，鼠伤寒沙门氏菌、柠檬酸杆菌或大肠杆菌感染或 LPS、Pam3CSK4、poly（I：C）与 MDP 不能刺激 caspase-8 和 RIPK3 双缺失小鼠巨噬细胞诱导 pro-IL-1β、IL-6 和 TNF（Lemmers et al.，2007；Man et al.，2013；Allam et al.，2014；Gurung et al.，2014）。此外，caspase-8 的蛋白接头分子 FADD 对 NF-κB 信号通路的激活也必不可少，这是因为 caspase-8 或 FADD 基因的缺失能引起小鼠胚胎的死亡，而其表型能被 RIPK3 基因缺陷所拯救（Allam et al.，2014；Gurung et al.，2014）。但是，LPS 刺激 caspase-8 基因缺陷的 B 细胞时，表现为 p65 磷酸化和核转移的损伤，以及 IL-6、TNF、IFN-β 和 CXCL10 表达的降低（Lemmers et al.，2007；Kaiser et al.，2011；Oberst et al.，2011；Dillon et al.，2012）。

尽管如此，目前学术界对 caspase-8 参与调节 NF-κB 信号通路的分子机制尚未达成一致。研究发现，caspase-8 及其催化活性结构域对 NF-κB 信号通路的激活必不可少，然而也有研究认为 caspase-8 的 DED 对 NF-κB 信号通路的活化至关重要（Su et al.，2005；Ando et al.，2013）。有趣的是，pro-caspase-8 有利于 TNFR1 诱导的 NF-κB 活化，而活化的 caspase-8 通过 NIK 抑制 TNFR1 诱导的 NF-κB 活化（Hu et al.，2000）。此外，caspase-8 还靶向剪切 FLIPL（cellular FLICE inhibitory protein L）产生 N 端的 p43 片段和 C 端的 p12 片段，然后 p43 片段、TRAF2 和 caspase-8 形成了一个三元复合体，进而激活 NF-κB 信号通路，诱导炎症因子的表达（Kataoka and Tschopp，2004）。

（2）caspase-8 直接酶切 IL-1β

caspase-8 通过对 pro-IL-1β 的剪切促使其产生成熟的 IL-1β，从而介导炎症反应。研究发现，重组的 caspase-8 能直接剪切人与小鼠 pro-IL-1β 的 Asp117 位点，这个位点也是 caspase-1 的靶向位点，但 caspase-3、caspase-7、caspase-8 和 caspase-9 的催化结构域并不能被剪切（Maelfait et al.，2008；Luthi et al.，2009；Vince et al.，2012）。caspase-8 能与不同的分子结合组装成一个大分子复合体（macromolecular complexe），进而介导 pro-IL-1β 的剪切。此外，C 型凝集素受体（C-type lectin receptor，CLR）之一，Dectin-1（又称为 CLEC7A）能识别真菌或分枝杆菌，通过募集接头蛋白分子 SYK，促进了 CARD9-Bcl-10-MALT1（mucosa-associated lymphoid tissue lymphoma translocation protein 1）复合体的形成，进而招募关键接头蛋白分子 ASC 及 caspase-8 形成所谓的“非经典 caspase-8 炎症小体”（non-canonical caspase 8 inflammasome），直接剪切 pro-IL-1β（Gringhuis et al.，2012）。由于该复合体中并不包含炎症性 caspase，因此不能定义为炎症小体。

在巨噬细胞，对凋亡蛋白抑制物（inhibitor of apoptosis protein，IAP）的抑制能促进 caspase-8 对 pro-IL-1β 的直接剪切。对 XIAP/BIRC4（X-linked IAP）、cIAP1/BIRC2 和 cIAP2/ BIRC3 基因缺失或通过应用 SMAC/DIABLO（second mitochondrial-derived activator of caspase）类似物抑制 IAP，能够导致 LPS 以依赖 RIPK3 的方式通过 caspase-8 和 caspase-1-NLRP3 炎症小体介导 IL-1β 的分泌（Labbe et al.，2011；Vince et al.，2012；Yabal et al.，2014）。进一步研究发现，cIAP1 和 cIAP2 缺陷的 BMDM 不能激活 NLRP3 炎症小体，而 XIAP 的缺陷的 BMDM 则以依赖 RIPK3-caspase-1 或 RIPK3-caspase-8 的方式促进 LPS 诱导的 IL-1β 释放（Moriwaki et al.，2015）。此外，包含 caspase-8、pro-IL-1β、RIPK1、RIPK3 和 FADD 的 pro-IL-1β 加工处理复合体，通过 TLR 的接头蛋白分子 TRIF 的 RHIM（C-terminal receptor-interacting protein homotypic interaction motif）诱导信号传递，进而驱动 caspase-8 对 pro-IL-1β 的加工处理过程（Maelfait et al.，2008；Moriwaki et al.，2015）。

在ER应激反应条件下，caspase-1和caspase-8也能促进IL-1β的成熟。在人与小鼠细胞，NLRP3炎症小体能对ER应激发生反应，并以依赖caspase-1的方式诱导IL-1β的成熟（Menu et al.，2012；Lebeaupin et al.，2015）。减毒的流产布鲁氏菌（*Brucella abortus*）感染能引起ER应激反应，进而通过NLRP3诱导caspase-2的激活，然后caspase-2介导BID（BH3-interacting domain death agonist）的激活和线粒体DNA的释放，最终导致caspase-1的激活及IL-1β的成熟（Bronner et al.，2015）。在LPS预处理的BMDC或BMDM，凋亡化学治疗剂阿霉素（doxorubicin）通过降低cIAP1活性诱导的ER应激反应促进caspase-8介导的IL-1β产生，这暗示cIAP1可能是caspase-8介导IL-1β产生途径的抑制剂（Antonopoulos et al.，2013；England et al.，2014；Shenderov et al.，2014）。因此，凋亡化学治疗剂能导致线粒体功能的失调和诱导SMAC的释放，然后SMAC结合并抑制cIAP，进而阻止IAP介导的RIPK3降解，以及caspase-8介导的IL-1β产生途径的抑制。但是，目前不清楚ER应激反应是否通过直接降低IAP的表达水平导致IL-1β的产生，然而RIPK3能部分参与TRIF-caspase-8介导的信号通路。此外，TLR7-MyD88信号通路能够诱导FAS和FASL的表达，然后FASL-FAS通过caspase-8酶切IL-1β和IL-18，促进caspase-8和FADD介导的IL-1β和IL-18产生（Bossaller et al.，2012；Uchiyama et al.，2013）。

（3）caspase-8介导caspase-1酶切IL-1β

caspase-8不仅通过直接对pro-IL-1β剪切促使其产生成熟的IL-1β，而且通过激活caspase-1间接地对pro-IL-1β进行剪切并促使IL-1β成熟。应用超分辨技术（super resolution）和激光共聚焦显微镜（confocal microscopy）研究发现，当鼠伤寒沙门氏菌、柠檬酸杆菌和烟曲霉感染巨噬细胞或DC时，caspase-8不仅能与炎症小体中ASC或caspase-1相互作用，形成“斑点体”，并且NLRC4-ASC或NLRP3-ASC通过同心环结构（concentric ring）促进了caspase-8与caspase-1相互作用，导致caspase-1的活化（Man et al.，2013，2014a，2014b；Gurung et al.，2014；Karki et al.，2015）。此外，体外重组的caspase-8能对caspase-1进行剪切激活，炎症小体激活物LPS、ATP及病原如柠檬酸杆菌、鼠疫杆菌和烟曲霉刺激后，激活的caspase-1又对pro-IL-1β和pro-IL-18剪切（Gurung et al.，2014；Philip et al.，2014；Weng et al.，2014；Karki et al.，2015）。进一步研究发现，耶尔森菌感染宿主细胞后，caspase-8通过激活caspase-1招募RIPK1、RIPK3、TRIF和FADD，进而驱动了caspase-1对pro-IL-1β的加工处理过程（Philip et al.，2014；Weng et al.，2014）。因此，在经典的炎症小体激活中，caspase-8引起了caspase-1的活化，激活的caspase-1进而对pro-IL-1β和pro-IL-18酶切，产生具有生物学活性的炎症因子IL-1β和IL-18。

（4）caspase-8抑制炎症小体与炎症反应

有趣的是，caspase-8还能抑制炎症小体的激活和炎症反应。研究发现，caspase-8缺陷小鼠患有慢性炎症和自身免疫病，而敲除MyD88则降低了NF-κB的核转移、炎症因子的分泌水平及缓解这些炎症症状（Kang et al.，2013）。此外，小鼠DC caspase-8基因的敲除，导致NLRP3炎症小体的组装，以及LPS或Pam3CSK4通过招募RIPK1、RIPK3、MLKL和丝氨酸/苏氨酸蛋白磷酸酶PGAM5来诱导大量IL-18释放（Kang et al.，2013）。这表明，LPS对DC的刺激，促进了caspase-8和FADD的相互作用，进而抑制RIPK1-RIPK3复合体的组装及下游效应分子如MLKL的功能，最终抑制NLRP3炎症小体的活化。

（5）caspase-8抑制细胞坏死

caspase-8能够通过剪切RIPK1、RIPK3和CYLD移去RIPK1的泛素化链，从而抑制其介导的细胞程序性死亡即炎症形式的“坏死”，间接抑制炎症反应。研究发现，在caspase-8条件性缺陷或FADD缺陷小鼠，其肠上皮表现为自发性回肠炎（spontaneous ileitis）、结肠炎、帕内特细胞（Paneth cell）和杯状细胞（goblet cell）损失及粒细胞浸润、$CD4^+$迁移到固有层和炎症反应标志物上调；同时细胞坏死抑制物necrostatin 1能够抑制TNF诱导的小鼠死亡及肠组织损伤（Gunther et al.，2011；Welz et al.，2011；Weinlich et al.，2013）。此外，caspase-8能够抑制RIPK3介导的细胞“坏死”和免疫细胞浸润，而RIPK3基因的敲除也能抑制上述病理变化（Welz et al.，2011）。

6. 凋亡性 caspase 抑制Ⅰ型 IFN 的功能

凋亡性 caspase 能够抑制Ⅰ型 IFN 介导的天然免疫反应。研究发现，DNA 刺激 caspase-8 缺陷小鼠来源的角质形成细胞和 BMDC，TBK1 和 IRF3 活化异常，引起 IFN-β 和 ISG 的大量表达，导致严重的皮肤炎症（Kovalenko et al.，2009；Cuda et al.，2014）。此外，RIPK1 能被 RIG-Ⅰ的关键接头蛋白分子 VISA 募集到线粒体，引起其发生多聚泛素化，进而驱动 IRF3 介导的Ⅰ型 IFN 的表达（Rajput et al.，2011）。尽管如此，caspase-8 能够通过剪切泛素化的 RIPK1 来抑制 RIG-Ⅰ的活性（Rajput et al.，2011）。相反，RNA 病毒如 SeV、VSV 及 poly（I：C）却能强烈激活 IRF3 介导的Ⅰ型 IFN 的分泌（Rajput et al.，2011）。进一步研究发现，caspase-3、caspase-7 和 caspase-9 通过剪切 cGAS、cGAS 调节物和线粒体 DNA 而抑制 cGAS-STING-TBK1-IRF3 信号通路介导的Ⅰ型 IFN 和抗病毒蛋白的表达（Rongvaux et al.，2014；White et al.，2014）。线粒体 DNA 结合 DNA 识别受体后通过 ASC 引起 caspase-1 的活化，进而激活炎症小体介导的 pro-IL-1β 和 pro-IL-18 的剪切及成熟 IL-1β 与 IL-18 的产生。例如，凋亡细胞释放的线粒体 DNA 能被 cGAS 炎症小体所识别，进而诱导炎症因子的分泌（Shimada et al.，2012）。因此，凋亡性 caspase 能够抑制线粒体 DNA 诱导炎症因子分泌。

7. caspase 与细胞自主性免疫

细胞自主性免疫（cell-autonomous immunity）对宿主抵御感染至关重要，其中 caspase 和细胞骨架（cytoskeleton）扮演了重要角色。研究发现，caspase-1 一方面通过 NLRC4 炎症小体诱导细胞囊泡的形成，另一方面通过剪切 caspase-7 促进自噬小体（phagosome）与包含嗜肺军团菌（*L. pneumophila*）的囊泡融合，进而抑制其复制；同时，caspase-4、caspase-5 和 caspase-11 也能够抑制嗜肺军团菌在巨噬细胞中的复制（Lamkanfi et al.，2008；Akhter et al.，2009；Mostowy and Shenoy，2015）。caspase-11 能够通过磷酸化肌动蛋白连接蛋白（actin-binding protein）cofilin 引起激动蛋白的寡聚化（polymerization），促使溶酶体（lysosome）与包含嗜肺军团菌的囊泡融合，进而抑制了嗜肺军团菌的复制（Akhter et al.，2012）。此外，caspase-11 的 CARD 与肌动蛋白互作蛋白（actin-interacting protein 1，AIP/DAB2IP）的 C 端螺旋状结构域 WD40 相互作用，进而促使 cofilin 介导的肌动蛋白去寡聚化（depolymerization）（Li et al.，2007）。在鼠伤寒沙门氏菌感染的巨噬细胞，NLRC4-caspase-1 信号通路限制了额外细菌的移动与摄取，增加了活性氧（reactive oxygen species）的产生（Man et al.，2014a，2014b）。相反，鼠伤寒沙门氏菌感染 caspase-1 缺陷细胞后，导致其发生“细胞焦亡”和对 caspase-3、caspase-7、caspase-8、caspase-9 及“细胞焦亡”底物 PARP 的酶切（Pierini et al.，2012；Puri et al.，2012；Sagulenko et al.，2013）。因此，在特定细菌感染细胞的过程中，caspase-1 驱动了“细胞焦亡”与“细胞凋亡”形式的“细胞死亡”。

三、炎症小体经 ASC 介导的信号通路

如前所述，在相应配体或信号的刺激下，NLR 家族中的成员如 NLRP1、NLRP2、NLRP3、NLRC4、NLRP6、NLRP7、NLRP12，pyrin（TRIM20），ALR 家族中的 AIM2、IFI16、IFIX 及 RLR 家族中的 RIG-Ⅰ被激活并发生二聚化，形成丝状体，然后通过 N 端的 PYD 或 CARD 与关键接头蛋白分子 ASC 的 PYD 或 CARD 相互作用，导致 ASC 发生寡聚化并形成 ASC 朊病毒样蛋白的丝状体，进而激活的 ASC 通过 CARD 募集 pro-caspase-1，从而形成一个高分子蛋白复合体或“分子平台”，即炎症小体（Chavarria-Smith and Vance，2015；Dorfleutner et al.，2015；Sborgi et al.，2015；Guo et al.，2015；Jiménez-Fernández and Lamkanfi，2015；Jin and Xiao，2015；Matusiak et al.，2015；Vanaja Broz，2016；Broz and Dixit，2016；Gray et al.，2016；Hoss et al.，2016；Latz et al.，2016；Man and Kanneganti，2016；Rathinam and Fitzgerald，2016；Sharma and Kanneganti，2016；Stewart and Cookson，2016）。在炎症小体内活化 pro-caspase-1，产生具有酶活性的 caspase-1，激活的 caspase-1 对 pro-IL-1β 和 pro-IL-18 的前体进行加工，使其成熟并分泌到细胞外，发挥天然免疫作用。因此，ASC 是关键的接头蛋白分子，作为分子桥梁连接上游的受体与下游的 caspase-1，在 NLR、ALR、pyrin 和 RIG-Ⅰ介导的炎症小体信号通路中起承前启后的作用。研究认

为，炎症小体发挥作用需要双重信号的刺激：第一信号被称为预刺激信号，由TLR或其他PRR介导，通过活化NF-κB和MAPK信号通路而上调炎症小体中心分子及pro-IL-1β和pro-IL-18的表达；第二信号又称活化信号，即ATP、ROS等PAMP或DAMP，诱导NLR等PRR的寡聚化及构象变化，进而募集ASC，活化caspase-1（Mayor et al.，2007；Hornung et al.，2008；Bauernfeind et al.，2009；Franchi et al.，2009a，2009b，2014；Netea et al.，2009；Schroder and Tschopp，2010；Compan et al.，2012；Dowling and O'Neill，2012；Schroder et al.，2012；Juliana et al.，2012；Fernandes-Alnemri et al.，2013；He et al.，2013a，2013b，2016b；Latz et al.，2013；Lopez-Castejon et al.，2013；Munoz-Planillo et al.，2013；Py et al.，2013；Zhong et al.，2013，2016；Allam et al.，2014；Ghonime et al.，2014；Gurung et al.，2014；Sha et al.，2014；Sutterwala et al.，2014；Man and Kanneganti et al.，2015；Vigano et al.，2015；Stewart and Cookson，2016；Yu and Lee，2016）（图7-21）。有趣的是，研究发现在革兰氏阴性菌感染中，细菌可通过活化TRIF介导Ⅰ型IFN的产生而活化小鼠的caspase-11或人类的caspase-4和caspase-5，活化的caspase随后与组装好的NLRP3炎症小体协同调节caspase-1的活化，并导致caspase-1非依赖性的细胞死亡，这被称为炎症小体活化的第三信号（Kayagaki et al.，2011；Rathinam et al.，2012a；Broderick and Hoffman，2012；Baroja-Mazo et al.，2014；Franklin et al.，2014；Stewart and Cookson，2016）。现围绕着ASC着重介绍NLR、ALR、pyrin和RIG-Ⅰ通过ASC介导的经典炎症小体信号通路。

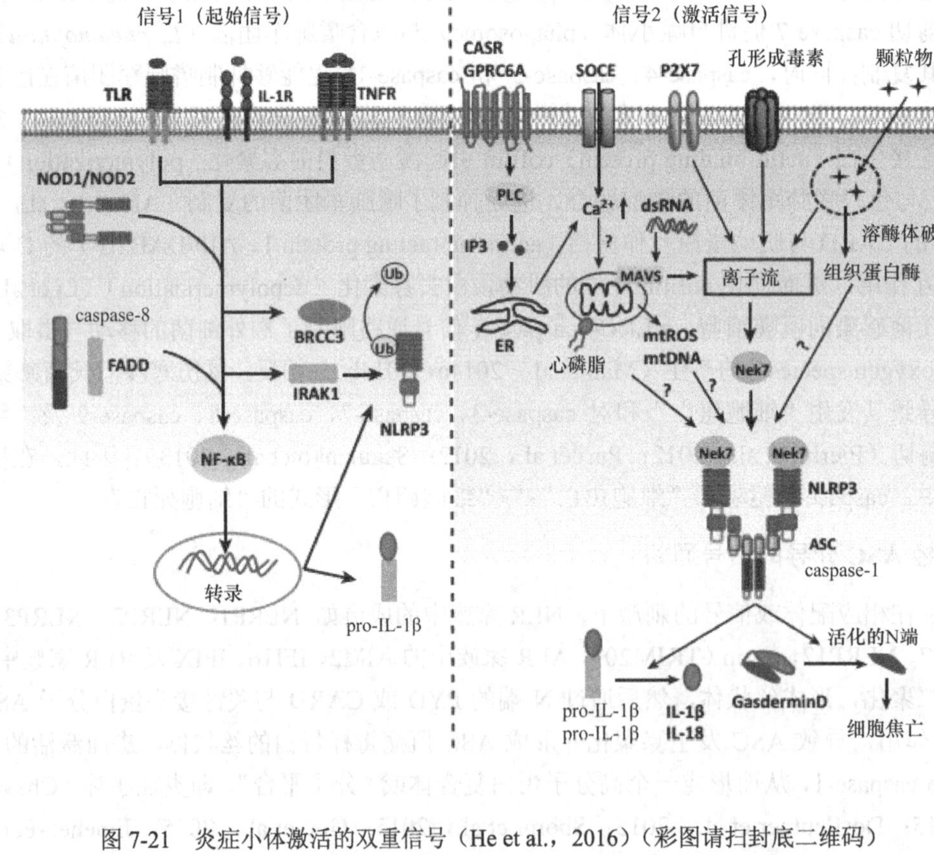

图7-21　炎症小体激活的双重信号（He et al.，2016）（彩图请扫封底二维码）

（一）NLRP1-ASC介导的炎症小体信号通路

2002年，Tschopp等第一次提出了“炎症小体”的概念，认为其是一种存在于病原感染细胞胞质中的、能介导炎症性caspase活化的大分子蛋白复合物（Martinon et al.，2002）。其中NLRP1炎症小体是第一个被报道的可激活caspase-1的炎症小体，也是第一个被鉴定的NLRP亚家族成员。NLRP1（也称为NALP1/CARD7/NAC/DEFCAP）不仅能够与ASC、caspase-1组装炎症小体，还可以诱导凋亡小体的形成

(Chavarria-Smith and Vance，2015；Dorfleutner et al.，2015；Sborgi et al.，2015；Guo et al.，2015；Jiménez-Fernández and Lamkanfi，2015；Jin and Xiao，2015；Man and Kanneganti，2015；Matusiak et al.，2015；Vanaja et al.，2015；Broz，2016；Broz and Dixit，2016；Gray et al.，2016；Hoss et al.，2016；Latz et al.，2016；Rathinam and Fitzgerald，2016；Sharma and Kanneganti，2016)。因此，NLRP1 在炎症反应与细胞凋亡中均具有非常重要的免疫功能。人类只有一种 *Nlrp1* 基因，而小鼠则有 3 种，分别为 *Nlrp1a*、*Nlrp1b*、*Nlrp1c*。NLRP1 是一种具有复合结构域的蛋白质，其由 N 端的 pyrin 结构域（PYD），中间的 NBD，数个 LRR 元件串联排列的 LRR 结构域和 FIIND（function-to-find domain），以及 C 端的 CARD 组成（Martinon et al.，2002；Kummer et al.，2007；Tinel et al.，2007；D'Osualdo et al.，2011；Frew et al.，2012；Chavarria-Smith and Vance，2015）。与其他的 NLR 蛋白不同，NLRP1 蛋白具有 pyrin 和 CARD 两个传递信号的结构域，而小鼠的 NLRP1a 缺少 N 端的 pyrin 结构域，NLRP1b 缺少 pyrin 结构域和 NBD，NLRP1c 则缺少 PYD、NBD 和 LRR 结构域（Martinon et al.，2002；Tschopp et al.，2003；Faustin et al.，2007；Kummer et al.，2007；Vaccari et al.，2009；Van Opdenbosch et al.，2014；Chavarria-Smith and Vance，2015）。NLRP1b 在 18 个不同近交小鼠品系中有 5 个等位基因变异体，其中 2 个等位基因与易感表型相关，另外 3 个等位基因与抗性表型相关（Martinon et al.，2002；Boyden and Dietrich，2006；Kummer et al.，2007）。Balb/c 和 129S1 小鼠来源的巨噬细胞仅产生具有功能的 NLRP1b，缺乏 *Nlrp1a* 和 *Nlrp1c* 基因的 mRNA，而 C57BL/6 和 SJL/J 小鼠却表达具有功能的 NLRP1a 和 NLRP1c（Martinon et al.，2002；Boyden and Dietrich，2006；Kummer et al.，2007；Chavarria-Smith and Vance，2015）。

NLPR1 能与 ASC、CARD8、pro-caspase-5 及 pro-caspase-1 形成多蛋白复合体。研究发现，当配体刺激后，活化的 NLPR1 通过其 N 端的 PYD 与同样含有 PYD 的关键接头蛋白分子 ASC 以同型相互作用的方式而结合，而其 C 端的 CARD 能募集含 CARD 的 pro-caspase-1；同时 C 端 CARD 通过 CARD-CARD 同型相互作用而募集含 CARD 的 pro-caspase-5，最终形成一种相对分子质量超过 700 000 的胞内大分子蛋白复合物，称为 NLRP1 炎症小体，为炎症性 caspase 的活化提供一个"分子平台"，负责将 pro-caspase-1 和 pro-caspase-5 紧密靠近而活化（Martinon et al.，2002；Tschopp et al.，2003；Agostini et al.，2004；Boyden and Dietrich，2006；Faustin et al.，2007，2009；Kummer et al.，2007；Vaccari et al.，2009；D'Osualdo et al.，2011；Finger et al.，2012；Frew et al.，2012；Van Opdenbosch et al.，2014；Chavarria-Smith and Vance，2015）。活化的 caspase-1 和 caspase-5 能酶切炎症因子前体 pro-IL-1β、pro-IL-18 和 pro-IL-33 第 116 位天冬氨酸（Asp116）下游的肽链，从而产生具有活性的 IL-1β、IL-18 和 IL-33。

虽然 ASC 不是 NLRP1 和 NLRP1b 炎症小体活化的必需组分，但 ASC 能促进 NLRP1 介导的 caspase-1 的活化。NLRP1 能识别胞壁酰二肽（muramyl dipeptide，MDP），进而通过 ASC 活化 caspase-1 和 caspase-5，形成 NLRP1 炎症小体，但是 ASC 在 NLRP1 炎症小体的活化过程中是非必需的（Bruey et al.，2007；Faustin et al.，2007，2009；Hsu et al.，2008；Kovarova et al.，2012；Liao and Mogridge，2013）。同时，ATP 能够诱导 NLRP1 寡聚化，进而募集和活化 caspase-1（Ali et al.，2011；Kovarova et al.，2012；Liao and Mogridge，2013）。此外，NLRP1b 炎症小体在机体抵抗炭疽杆菌（*Bacillus anthracis*）感染中起到重要的作用，它主要识别炭疽杆菌的毒力因子如致死性毒素（lethal toxin，LeTx）（Fink et al.，2008；Kovarova et al.，2012；Chavarria-Smith and Vance，2013，2015）。LeTx 是一种 A/B 毒素，主要由保护性抗原（protective antigen，PA）、细胞结合蛋白（cell-binding protein，CBP）、浮肿因子（oedema factor，OF）和致死因子（lethal factor，LF）4 种亚基构成（Boyden and Dietrich，2006；Broz and Dixit，2016）。LeTx 的保护性抗原 PA 能与细胞膜上的受体结合，负责在细胞膜上穿孔形成一个通道，有利于炭疽杆菌的锌金属蛋白酶 LF 进入细胞质，通过剪切 MAPK 激酶（mitogen-activated protein kinase kinase，MAPKK）而抑制其介导的信号通路。最初认为 NLRP1b 能直接识别进入细胞质的 LF，但随后研究发现炭疽杆菌 LF 的金属蛋白酶活性对识别 NLRP1b 及 caspase-1 活化是必需的，并且 LF 能切除 NLRP1b 蛋白靠近 N 端的肽段，但 NLRP1b 基因敲除小鼠源的巨噬细胞丧失了对 LeTx 的免疫反应，包括 caspase-1 的激活、IL-1β 的分泌及细胞死亡（Klimpel et al.，1994；Fink et al.，2008；Wickliffe et al.，2008；Newman et al.，2009；Moayeri et al.，2010，2012；Terra et al.，2010；Ali et al.，2011；D'Osualdo et al.，2011；Thomas et al.，2011；Frew et al.，2012；Finger et al.，2012；Hellmich et al.，2012；Levinsohn et al.，2012；Levandowski et al.，2013；Chavarria-Smith and Vance，2013，2015）。进一步研究发现，炭疽杆菌的 LF 不仅能剪切 NLRP1b 蛋白靠近 N 端的肽段而使其活化，还能剪切对 LF 无反应的 NLRP1b 变异体（Masters et al.，2012；Chavarria-Smith and Vance，2013，2015；Levandowski et al.，2013；Jin et al.，2013a；Guey et al.，2014；Van Opdenbosch et al.，2014）。但是，仅仅对 LF 有反应的 NLRP1b 变异体能通过 FIIND 发生自加工或蛋白质酶切过程，此过程对 NLRP1b 炎症小体的激活必不可少（Fink et al.，2008；Wickliffe et al.，2008；Newman et al.，2009；Terra et al.，2010；Thomas et al.，2011；Frew et al.，2012；Finger et al.，2012；Hellmich et al.，2012；Levinsohn et al.，2012；Levandowski et al.，2013；Chavarria-Smith and Vance，2013）。这说明保护性抗原 PA 负责在细胞膜上穿孔形成一个通道，有利于锌金属蛋白酶 LF 进入细胞质，LF 对胞内具自抑制作用（intramolecular autoinhibition）的 NLRP1b 的 N 端肽段进行剪切，促使其发生构象变化与寡聚化，进一步通过活化 ASC 和 caspase-1 形成 NLRP1b 炎症小体。刚地弓形虫（*Toxoplasma gondii*）也能激活 NLRP1b 炎症小体，但没有发现 NLRP1b 的剪切物，这说明 NLRP1b 自加工或蛋白质剪切过程对 NLRP1b 炎症小体的活化是非必需的，也进一步说明人类只有一个 NLRP1 蛋白，NLRP1 炎症小体的活化及其介导的天然免疫反应与刚地弓形虫的感染密切相关（Witola et al.，2011；Chavarria-Smith and Vance，2013，2015；Cavailles et al.，2014；Cirelli et al.，2014；Ewald et al.，2014；Gorfu et al.，2014）。有趣的是，研究发现，当小鼠 NLRP1a 基因发生 Q593P 突变时，会造成 NLRP1a 的组成型激活，从而导致 caspase-1 过度活化和 IL-1β 过量分泌，以及造血祖细胞的死亡，该小鼠会在 3～5 个月时死于由淋巴细胞性脉络丛脑膜炎病毒（lymphocytic choriomeningitis virus，LCMV）感染引起的系统性中性粒细胞炎症反应。

（二）NLRP2-ASC 介导的炎症小体信号通路

NLRP2（也称为 NALP2、NBS1、PAN1 或 PYPAF2）是一个胞质蛋白质，属于 NLR 家族成员。最初研究发现，NLRP2 能通过其 N 端的 PYD 与 ASC 相互作用，进而激活 caspase-1 诱导的 IL-1β 的产生及抑制 NF-κB 信号通路的活化，而 RNAi 敲降单核细胞胞内 NLRP2 的表达水平则可明显减少 LPS 诱导的 IL-1β 分泌（Grenier et al.，2002；Reed et al.，2003；Agostini et al.，2004；Bruey et al.，2004；Conti et al.，2005；D'Osualdo et al.，2011）。尽管如此，随后发现 NLRP2 能够通过激活 NF-κB 信号通路，诱导病理性的慢性炎症疾病如穆-韦综合征（Muckle-Wells syndrome）（Grenier et al.，2002；Reed et al.，2003；Agostini et al.，2004；Bruey et al.，2004；Conti et al.，2005；D'Osualdo et al.，2011）。但是，关于 NLRP2 是否参与介导炎症小体的组装并不清楚。最近，Minkiewicz 等研究发现，NLRP2 能够募集关键接头分子 ASC、炎症性 caspase-1 形成一个新的功能炎症小体（Minkiewicz et al.，2013）。ATP 刺激人的星形胶质细胞，能检测到 NLRP2、ASC、caspase-1 的表达，炎症小体的组装，以及 caspase-1 的活化和 IL-1β 的产生，而 Pannexin 1 抑制物 probenecid 和 P2X7 受体抑制物 BBG（brilliant blue G）却能抑制 ATP 诱导的 NLRP12 炎症小体的激活，靶向 NLRP2 的 siRNA 也能降低 ATP 诱导的 caspasc-1 的活化及 IL-1β 的产生（Minkicwicz et al.，2013）。由此可见，NLRP12 也通过募集 ASC、pro-caspase-1 形成炎症小体，然后在炎症小体内活化 pro-caspase-1，产生具有酶活性的 caspase-1，激活的 caspase-1 对 pro-IL-1β 和 pro-IL-18 的前体进行加工，使其成熟并分泌到细胞外，发挥抗感染天然免疫作用。

（三）NLRP3-ASC 介导的炎症小体信号通路

NLRP3（也称为 NALP3、CIAS1、CLR1.1、Cryopyrin 或 Pypaf1）属于 NLR 家族成员，其介导的炎症小体是目前研究最多但也是机制最不清楚的一种。NLRP3 起初是因其功能编码基因的突变引起发生自身炎症的 cryopyrin 相关周期性综合征[Cryopyrinopathies/autoinflammatory cryopyrin-associated periodic syndromes（CAPS）]而被鉴定（Hoffman et al.，2001；Masters et al.，2009）。NLRP3 由 N 端的 PYD，中间的 NACHT 结构域和 C 端的 LRR 结构域组成（Proell et al.，2013；Lechtenberg et al.，2014；Lu and Wu，2015；Hu and Chai，2016）。当配体被 NLRP3 的 LRR 结构域识别并结合后，通过 NACHT 结构域发生自身的二聚化，进而通过 N 端的 PYD 与同样含有 PYD 的 ASC 分子相互作用，然后进一步募集 pro-caspase-1 形成炎症小体（Petrilli et al.，2005；Latz et al.，2013；Sutterwala et al.，2014；Elliott and Sutterwala，2015；He et al.，2016b；Oroz et al.，2016）。但是，由于 NLRP3 缺少 CARD，不能直接募集 pro-caspase-1，因此需要先通过其 PYD 与 ASC 结合来募集 pro-caspase-1 形成炎症小体而激活 caspase-1，然后成熟的 caspase-1 剪切炎症因子 pro-IL-1β、pro-IL-18 和 pro-IL-33，从而产生具有活性的 IL-1β、IL-18 和 IL-33（Oroz et al.，2005；Latz et al.，2013；Sutterwala et al.，2014；Elliott and Sutterwala，2015；He et al.，2016b）。

NLRP3 不仅能识别细菌、病毒及真菌等病原体的 PAMP，还能识别机体内自身产生的“危险信号”。例如，病原来源的 LPS、类脂 A、脂磷壁酸、脂蛋白、MDP、穿孔素（pore-forming toxin）、RNA、DNA 及 RNA：DNA 杂合体能被 NLRP3 识别并激活其介导的炎症小体；宿主细胞受到损伤而发生坏死时所释放的 ATP 和尿酸盐结晶，一些代谢产物包括淀粉样蛋白及氧化型低密度脂蛋白均能通过激活 NLRP3 炎症小体而引起机体炎症反应（Oroz et al.，2005；Henao-Mejia et al.，2014；Sha et al.，2014；Sutterwala，2014；Elliott and Sutterwala，2015；He et al.，2016b）。此外，胆固醇、铝佐剂、硅石和石棉等晶体类分子及蜂毒和生物纳米材料也能引起 NLRP3 炎症小体的激活（Henao-Mejia et al.，2014；Sha et al.，2014；Sutterwala et al.，2014；Elliott and Sutterwala，2015；He et al.，2016b）。虽然 NLRP3 炎症小体能被多种内源或者外源的刺激而活化，但目前还没有实验证据表明配体分子能直接与 NLRP3 结合。尽管如此，目前普遍认为巨噬细胞的 NLRP3 炎症小体激活需要两个信号，即双信号模型（two-step model/process）：第一信号（signal one），也称为初始步骤（priming step/stimuli），需要激活转录因子 NF-κB，从而提高 IL-1β 和 NLRP3 蛋白的表达水平以达到激活阈值，如能够激活 IL-1R1、TLR、NOD2、TNFR 介导的信号通路的配体（如 LPS、TNF），但是 ASC 及 caspase-1 对 pro-IL-18 剪切并不需要 NF-κB 的激活（图 7-21）。尽管初始信号的快速启动与新蛋白分子的转录翻译对 caspase-1 的激活必不可少，但仍需要 MyD88、IRAK1、IRAK4、RIPK1、FADD 与蛋白酶体依赖的 ERK 活化，此过程涉及转录翻译后修饰：①BRCC3 介导 NLRP3 的去泛素化（BRCC3-mediated NLRP3 deubiquitination）；②LUBAC 介导 ASC 的泛素化（LUBAC-mediated ASC ubiquitination）；③SYK-和 JNK 依赖的 ASC 磷酸化（SYK- and JNK-dependent ASC phosphorylation）；④其他的蛋白质修饰如 SUMO 化（SUMOylation）、乙酰化（acetylation）、琥珀酰化（succinylation）、豆蔻酰化（myristoylation）和甲基化修饰（methylation）（Deribe et al.，2010；Schroder and Tschopp，2010；Hernandez-Cuellar et al.，2012；Juliana et al.，2012；Mishra et al.，2012；Shi et al.，2012；Hara et al.，2013；Latz et al.，2013；Lopez-Castejon et al.，2013；Py et al.，2013；Barbé et al.，2014；Cohen，2014；Hofer and Wenz，2014；Mowen and David，2014；Heaton et al.，2015；Man and Kanneganti，2015；Hu and Sun，2016；Cao，2016；Liu et al.，2016a；Yang et al.，2016）。第二信号（signal two），也称为第二步骤（second step/activation），需要上述的危险信号如 PAMP 或 DAMP，促使 NLRP3 组装炎症小体、IL-1β 和 IL-18 的释放及细胞焦亡的发生。虽然 NLRP3 蛋白表达量的提高有利于炎症小体的激活，但短暂地刺激 TLR 在不引起 NLRP3 表达水平提高的情况下，ATP 也能激活 NLRP3 炎症小体，因此其具体的分子机制需要进一步阐明（Juliana et al.，2012）。

虽然 NLRP3 能够识别多种外来病原与内在的危险信号，但其真正的激活机制目前尚不明确，但普遍认为 NLRP3 能感受这些危险信号所引起的机体细胞某种特定因子改变的分子事件。因此，关于 NLRP3 炎症小体的激活机制，目前主要有以下几种假说或模型：①离子流模型（the ion flux model），包括细胞内钾离子外流（K^+ efflux）和细胞外钙离子内流（an increase in intracellular calcium/Ca^{2+} signaling）；②线粒体功能紊乱模型（mitochondrial-associated dysfunction model），包括线粒体产生的活性氧族（mitochondrial reactive oxygen species，ROS）、氧化的线粒体 DNA（oxidized mitochondrial DNA，mtDNA）

及心磷脂在线粒体内外膜的移位（translocation of cardiolipin from the inner to the outer mitochondrial membrane）；③溶酶体破裂模型（the lysosome rupture/destabilization model）；④膜穿孔模型（membrane pores model）（Hornung et al.，2008；Schroder and Tschopp，2010；Zhou et al.，2011；Lee et al.，2012；Murakami et al.，2012；Shimada et al.，2012；Iyer et al.，2013；Latz et al.，2013；Misawa et al.，2013；Munoz-Planillo et al.，2013；Ratsimandresy et al.，2013；Sutterwala et al.，2014；Elliott and Sutterwala，2015；Man and Kanneganti et al.，2015；Broz and Dixit，2016；Yu and Lee，2016；He et al.，2016b）。尽管如此，目前还没有一种通用的机制来解释 NLRP3 的激活，因为以上几种假说或模型并不是在所有 NLRP3 的激活情况中都会出现，并且这几种假说有时会同时发生。

在离子流模型中，K^+外流和细胞内低 K^+是 NLRP3 激活所必需的上游信号。当 ATP、尼日利亚菌素（Nigericin）和其他颗粒物刺激细胞后，细胞内的 K^+浓度由 140mmol/L 降到 90mmol/L 时，NLRP3 炎症小体的组装和 caspase-1 的募集能够自发产生，但更高浓度 K^+能抑制 NLRP3 炎症小体的激活，却不能抑制 AIM2 或 NLRC4 炎症小体的激活（Ruhl and Broz，2015；Yang et al.，2015；He et al.，2016b；Shi et al.，2016）。吞噬溶酶体在低 pH 时释放大量的钠，引起细胞内渗透压增高，进而导致大量的水被动内流，稀释细胞内 K^+浓度，当 K^+浓度低于 90mmol/L 时激活 NLRP3 炎症小体；而通过增加细胞外 K^+浓度或者抑制 K^+外流，可以抑制 NLRP3 炎症小体的激活，可以阻断白念珠菌、石棉、二氧化硅和 ATP 诱导的 IL-1β 产生（Compan et al.，2012；Munoz-Planillo et al.，2013；Ruhl and Broz，2015；He et al.，2016b；Shi et al.，2016；Yang et al.，2016）。此外，穿孔素如尼日利亚菌素能够在细胞膜表面形成 K^+通道，而 IAV 的 M2 蛋白能够促使 H^+由高尔基体向细胞质运输（Qu et al.，2011；Schorn et al.，2011；Munoz-Planillo et al.，2013；Ruhl and Broz，2015；Yang et al.，2016）。进一步研究发现，当 ATP、尼日利亚毒素（Nigericin）和其他颗粒物刺激细胞后，引起胞外的 Ca^{2+}内流和线粒体贮存 Ca^{2+}的释放，导致 NLRP3 炎症小体的激活，而应用 Ca^{2+}螯合剂 BAPT-AM、药物抑制剂或 siRNA 作用于内质网的 Ca^{2+}释放通道（Ca^{2+}-release channel）受体 IP3R（inositol 1,4,5-trisphosphate receptor）后，降低了磷脂酶 C（phospholipase C，PLC）介导的磷脂酰肌醇 4,5-二磷酸（phosphatidylinositol 4,5-bisphosphate，PIP2）的剪切产物 IP3 的水平，进而阻止通过 Ca^{2+}识别受体（calcium-sensing receptor，CASR）诱导的 Ca^{2+}内流和线粒体贮存 Ca^{2+}的释放，从而抑制 NLRP3 炎症小体激活（Brough et al.，2003；Feldmeyer et al.，2007；Chu et al.，2009；Lee et al.，2012；Murakami et al.，2012；Abdul-Sater et al.，2013；Huang et al.，2013；Triantafilou et al.，2013）。研究发现，当 LPS 刺激单核细胞诱导 ATP 释放时，ATP 与细胞膜表面的腺苷三磷酸-配体门控离子通道 P2X7 受体（adenosine triphosphate-ligand-gated ion channel P2X7 receptor，ATP-P2X7R）结合后，P2X7 受体被活化，从而打开其控制的离子通道，使 K^+外流，Ca^{2+}内流，以及线粒体 Ca^{2+}释放，并招募细胞膜上缝隙连接半通道泛连接蛋白-1（pannexin-1，panx-1），在细胞膜上形成小孔，进而使微生物的配体分子如 LPS 等进入细胞质而被 NLRP3 识别，从而激活 NLRP3 炎症小体（Yang et al.，2015a）。

在线粒体功能紊乱模型（mitochondrial-associated dysfunction model）中，线粒体产生 ROS 的释放被视为是细胞应激诱导的警报，能够激活 NLRP3 炎症小体。ATP、尿酸、石棉、二氧化硅、明矾等通过激活还原型辅酶Ⅱ（β-Nicotinamide adenine dinucleotide 2′-phosphate，NADPH）氧化酶系统触发巨噬细胞和中性粒细胞的吞噬作用而产生 ROS，进而促进 NLRP3 炎症小体的激活（Hornung et al.，2008；Dostert et al.，2008；Schroder and Tschopp，2010；Zhou et al.，2011；Shimada et al.，2012；Iyer et al.，2013；Latz et al.，2013；Misawa et al.，2013；Ratsimandresy et al.，2013；Lawlor and Vince，2014；Sutterwala et al.，2014；Zoete et al.，2014；Elliott and Sutterwala，2015；Man and Kanneganti et al.，2015；Broz and Dixit，2016；He et al.，2016；Yu and Lee，2016）。此外，抑制还原型辅酶Ⅱ氧化酶依赖的 ROS 后发现，白念珠菌依赖的 IL-1β 分泌以剂量依赖的方式减少（Dostert et al.，2008；Hornung et al.，2008；Gross et al.，2009；van Bruggen et al.，2010）。尽管如此，缺乏 NADPH 氧化酶的人 PBMC 和巨噬细胞却表现出正常 NLRP3 炎症小体的激活活性（Latz，2010；van Bruggen et al.，2010），因此认为 ROS 主要在 NLRP3 炎

症小体活化中起第一信号作用（Harris et al.，2011；Nakahira et al.，2011；Zhou et al.，2011；Iyer et al.，2013；Latz et al.，2013；Misawa et al.，2013；Ratsimandresy et al.，2013）。进一步研究发现，在氧化应激下（oxidative stress），ROS 的产生能够被硫氧还蛋白（thioedoxin，TRX）及其结合蛋白（TRX-interacting protein，TXNIP）识别，然后引起 NLRP3 炎症小体的激活（Zhou et al.，2010）。此外，在 NLRP3 炎症小体的激活过程中，线粒体占据着重要位置，mtDNA 的释放、NLRP3 向线粒体的转位、线粒体内膜上的心磷脂（cardiolipin）都可以激活 NLRP3 炎症小体（Bauernfeind et al.，2011；Harris et al.，2011；Nakahira et al.，2011；Zhou et al.，2011；Lamkanfi et al.，2012；Shimada et al.，2012；Iyer et al.，2013；Latz et al.，2013；Misawa et al.，2013；Ratsimandresy et al.，2013）。

在溶酶体破裂模型中，细胞吞噬结晶如石棉、二氧化硅、明矾后，会引起溶酶体膜的破坏，导致组织蛋白酶 B（cathepsin B）进入细胞质，促进 NLRP3 炎症小体的激活（Hornung et al.，2008；Chu et al.，2009；Ichinohe et al.，2010；Barlan et al.，2011a，2011b；Rintahaka et al.，2011；Lamkanfi et al.，2012）。但是，组织蛋白酶 B 抑制剂 CA-074-Me 能抑制这种效应（Hornung et al.，2008；Chu et al.，2009；Newman et al.，2009；Ichinohe et al.，2010；Barlan et al.，2011a，2011b；Rintahaka et al.，2011）。然而，组织蛋白酶 B 基因缺陷细胞却表现出了正常或部分损伤的 NLRP3 炎症小体激活。此外，亲溶酶体剂（lysosomotropic agent）亮氨酸-亮氨酸-O-甲酯（Leu-Leu-O-methyl ester）能够引起 K^+外流及 NLRP3 炎症小体的激活（Dostert et al.，2008；Halle et al.，2008；Hornung et al.，2008；Newman et al.，2009；Ichinohe et al.，2010；Orlowski et al.，2015）。

由于 NLRP3 炎症小体的重要性，对其调控的研究一直是人们关注的焦点。研究发现，CD36 可以通过调控配体由溶解型向微粒型转变，从而促进 NLRP3 炎症小体的激活（Sheedy et al.，2013）。另外 PKR（RNA-dependent protein kinase）、GBP5（guanylate-binding protein 5）、Rac1、DRP1 等分子在 NLRP3 炎症小体的激活中发挥着重要作用（Inoue et al.，2012；Lu et al.，2012；Shenoy et al.，2012；He et al.，2013a，2013b；Fowler et al.，2014；Meunier et al.，2014；Wang et al.，2014）。此外，多巴胺（dopamine）诱导产生的 cAMP 可以直接结合 NLRP3，通过泛素连接酶 MARCH7 促进 NLRP3 的泛素化降解（Yan et al.，2015）。最近研究发现，NIMA 激酶家族中的 NEK7（NIMA-related kinase 7）在 ATP、尼日利亚菌素、尿酸、明矾诱导的 NLRP3 炎症小体的激活过程中具有重要作用，但在 AIM2 炎症小体和 NLRC4 炎症小体的激活中是非必需的（O'Regan and Fry，2009；Salem et al.，2010；Fry et al.，2012；He et al.，2016b；Schmid-Burgk et al.，2016；Shi et al.，2016）。在 K^+外流信号下游，NEK7 通过其催化结构域与 NLRP3 的 LRR 结构域相互作用，引起 NLRP3 的寡聚化及丝状体的形成、ASC 斑点体的形成和 caspase-1 的活化，而 NEK7 基因缺陷则导致 IL-1β 分泌和免疫细胞招募的减少（Salem et al.，2010；Fry et al.，2012；He et al.，2016a；Schmid-Burgk et al.，2016；Shi et al.，2016）。

（四）NLRC4-ASC 介导的炎症小体信号通路

NLRC4（又被称为 IPAF、NOD27、CLAN 或 CLR16.1）是 2001 年被鉴定的 NLR 家族成员之一，主要表达于造血组织和细胞（Poyet et al.，2001）。当鼠伤寒沙门氏杆菌（*S. typhimurium*）感染宿主细胞后，NLRC4 能够与 pro-caspase-1 相互作用，引起 caspase-1 的蛋白质剪切及其介导的“细胞死亡”（Poyet et al.，2001；Mariathasan et al.，2004；Franchi et al.，2006；Miao et al.，2006，2008，2010）。NLRC4 由 N 端的 CARD、中间的 NBD 和 C 端的 LRR 结构域组成。由于其自身具有 CARD，NLRC4 可以直接与 pro-caspase-1 的 CARD 结合，所以其自身的活化可以不依赖于关键接头蛋白分子 ASC 的存在（Poyet et al.，2001；Mariathasan et al.，2004；Qu et al.，2012；Gong and Shao，2012）。但是，当缺失 ASC 时，caspase-1 的活化及 IL-1β 的分泌都会减弱，说明 ASC 对 NLRC4 炎症小体的激活非常重要（Mariathasan et al.，2004）。当缺失 LRR 结构域时，NLRC4 可以直接激活 caspase-1，提示 LRR 结构域可能扮演着抑制 NLRC4 炎症小体活化的角色（Mariathasan et al.，2004）。最近研究发现，在非激活状态下，NLRC4 的翼螺旋结构域

（winged-helix domain）能够与 NBD 协同稳定 NLRC4 的状态，而 LRR 结构域则通过空间位阻（steric hindrance）抑制其发生寡聚化（Tenthorey et al.，2014）。但是，当细菌的鞭毛蛋白或Ⅲ型分泌系统（type Ⅲ secretion system，T3SS）的 rod 蛋白刺激分别被 NAIP（apoptosis inhibitor protein）中的 NAIP5 或 NAIP2 识别后，能以 NAIP5 或 NAIP2 为信号平台引起 NLRC4 的自我寡聚化，促使 NLRC4 炎症小体的组装遵循多米诺反应（domino-like reaction）（Miao et al.，2010a，2010b；Zhao et al.，2011；Gong and Shao，2012；Yang et al.，2013；Rayamajhi et al.，2013；Tenthorey et al.，2014；Lage et al.，2014；Zhao and Shao，2015）。然后，鞭毛蛋白-NAIP5-NLRC4-ASC 炎症小体和 PrgJ-NAIP2-NLRC4-ASC 炎症小体呈现一个轮状或圆盘式的结构（wheel- or disc-like structure），其中 12 条辐射状结构能够连接不同的启动子，然后轮状结构发生 90°旋转形成铰链，同时伴随 NLRC4 炎症小体的激活（Kofoed and Vance，2011；Zhao et al.，2011；Gong and Shao，2012；Rayamajhi et al.，2013；Tenthorey et al.，2014；Diebolder et al.，2015；Hu et al.，2015；Zhao and Shao，2015；Zhang et al.，2015）。这种构象引起新的寡聚化表面形成，有利于与下一个启动子的相互作用，进而促进 NLRC4 持续寡聚化。

NLRC4 炎症小体主要在抵御胞内细菌感染的天然免疫反应中发挥着作用。当机体受到如鼠沙门氏杆菌、嗜肺军团菌（*L. pneumophila*）、绿脓杆菌（*Pseudomonas aeruginosa*）、志贺氏菌（*S. flexneri*）等细菌感染时，巨噬细胞中 NLRC4 炎症小体的组装对 caspase-1 的活化起着关键性的作用（Mariathasan et al.，2004；Amer et al.，2006；Franchi et al.，2006；Miao et al.，2006，2008，2010a，2010b；Lamkanfi et al.，2007；Sutterwala et al.，2007；Suzuki et al.，2007；Arlehamn et al.，2010；Schroder and Tschopp，2010；Abdelaziz et al.，2011；Arleham and Evans，2011）。研究认为，细菌的鞭毛蛋白、T3SS 和Ⅳ型分泌系统（type Ⅳ secretion system，T4SS）能够激活 NLRC4 炎症小体（Franchi et al.，2006；Miao et al.，2006，2008，2010a，2010b；Molofsky et al.，2006；Ren et al.，2006；Zhao et al.，2011；Yang et al.，2013；Rayamajhi et al.，2013；Tenthorey et al.，2014）。其中 T3SS 和 T4SS 的分子针状结构或亚基可以将效应蛋白注射到宿主细胞的胞质中，在细菌感染中发挥重要作用的蛋白质可以通过Ⅲ型分泌系统（如沙门氏菌）或Ⅳ型分泌系统（如嗜肺军团菌）注入宿主细胞中，进而活化 NLRC4 炎症小体（Miao et al.，2006，2008，2010a，2010b；Zhao et al.，2011；Gong and Shao，2012；Yang et al.，2013；Rayamajhi et al.，2013；Tenthorey et al.，2014；Zhao and Shao，2015）。然而，NLRC4 并不与细菌配体直接相互作用。因此，为感受不同细菌的鞭毛蛋白，NLRC4 必须和 NLR 家族的其他成员 NAIP 相互协调。NAIP 作为 NLRC4 的上游的 PRR，通过识别细菌配体后与 NLRC4 互作并促使其寡聚化，进而激活 NLRC4 炎症小体（Kofoed and Vance，2011；Zhao et al.，2011；Yang et al.，2013；Rayamajhi et al.，2013；Tenthorey et al.，2014）。人类基因组仅表达一种 NAIP，能识别细菌的鞭毛蛋白和分泌系统的针状蛋白（needle protein）（Endrizzi et al.，2000；Yang et al.，2013；Kortmann et al.，2015）。然而，最近在人单核细胞源的巨噬细胞发现了另外 2 个 NAIP 蛋白，能识别沙门氏菌的的鞭毛蛋白（Kortmann et al.，2015）。但是，小鼠基因组编码 7 个 NAIP 成员，其中 NAIP1 和 NAIP2 分别识别 T3SS 的针状蛋白与 rod 蛋白，而 NAIP5 和 NAIP6 识别鞭毛蛋白（Endrizzi et al.，2000；Kofoed and Vance，2011；Zhao et al.，2011；Gong and Shao，2012；Yang et al.，2013；Rayamajhi et al.，2013；Tenthorey et al.，2014；Zhao and Shao，2015）。其中 NAIP5 能感受嗜肺军团菌鞭毛蛋白的 C 端区域，激活 NLRC4 炎症小体，进而通过激活 caspase-1 限制巨噬细胞中嗜肺军团杆菌的复制，但是 NAIP5 并不参与沙门氏菌对 NLRC4 炎症小体的活化（Amer et al.，2006；Lamkanfi et al.，2007；Lightfield et al.，2008，2011；Akhter et al.，2009；Kofoed and Vance，2011；Zhao et al.，2011；Gong and Shao，2012；Halff et al.，2012；Yang et al.，2013；Rayamajhi et al.，2013；Tenthorey et al.，2014；Zhao and Shao，2015）。目前认为，NAIP 是通过其 C 端的 LRR 结构域识别不同的配体，但最近研究发现，NAIP 识别配体的特异性并不取决于其 LRR 结构域，而是取决于其 NOD（Tenthorey et al.，2014）。此外，NLRC4 炎症小体通过调控 IL-1β 和 IL-18 的分泌、细菌的降解、caspase-1 依赖的细胞焦亡等调控宿主的免疫反应。当宿主感染急性沙门氏菌时，中性粒细胞中 NLRC4 炎症小体会组装并促进 IL-1β 的分泌，但不会引发细胞焦亡的

发生（von Moltke et al.，2012；Chen et al.，2014b；Man et al.，2014b；Sellin et al.，2014）。嗜肺军团菌感染宿主后，只能在巨噬细胞特定的液泡中复制，依赖 NLRC4 的 cspase-1 活化可促进含细菌的液泡与裂解小体结合，抑制嗜肺军团菌的复制，但其抑制嗜肺军团菌的生长是依赖于其表面的鞭毛蛋白和宿主细胞内 caspase-7 的活性，而不依赖于 IL-1β 和 IL-18 的分泌（Amer et al.，2006；Lightfield et al.，2008；Akhter et al.，2009）。

（五）NLRP6-ASC 介导的炎症小体信号通路

NLRP6，也被称为 NALP6、PAN3、PYPAF5 或 CLR11.4，是 NLR 家族成员之一，能够与 ASC 和 caspase-1 相互作用，组装炎症小体，诱导 IL-1β 和 IL-18 的分泌，进而调控肠道健康与稳态（Elinav et al.，2011）。起初研究发现，在 293T 细胞或 COS-7L 细胞中共表达 NLRP6、ASC 和 pro-caspase-1 能够引起 ASC 斑点体结构的形成，caspase-1 的活化及 IL-18 的分泌（Grenier et al.，2002）。随后研究发现，NLRP6、ASC 或 caspase-1 基因敲除小鼠的血清中 IL-18 显著降低，而 CCL5（RANTES）分泌升高，并表现出对 DSS（dextran sodium sulfate）或 AOM（azoxymethane）诱发的肠炎和结肠炎引起的肿瘤发生的易感（Chen et al.，2011；Elinav et al.，2011；Normand et al.，2011；Kempster et al.，2011；Saleh and Trinchieri，2011；Henao-Mejia et al.，2012；Huber et al.，2012；Hu et al.，2013a，2013b）。此外，肠道微生物的代谢产物以依赖 NLRP6-ASC-caspase-1 信号轴的方式诱导 IL-18 的分泌及抗微生物多肽的合成，进而促进肠道的黏膜免疫反应，然而 IL-18 的缺失导致肠道共生菌的生态失调（commensal dysbiosis）（Dupaul-Chicoine et al.，2010；Chen et al.，2011；Normand et al.，2011；Kempster et al.，2011；Saleh and Trinchieri，2011；Henao-Mejia et al.，2012；Huber et al.，2012；Hu et al.，2013a，2013b；Man et al.，2014b；Wlodarska et al.，2014；Levy et al.，2015；Nowarski et al.，2015）。因此，NLRP6 炎症小体在调控肠道微生物的平衡中发挥重要作用。然而，有研究发现，NLRP6 作为负调节因子，调控单核李氏杆菌、大肠杆菌和鼠伤寒沙门氏菌感染巨噬细胞诱导的 NF-κB 和 MAPK 信号通路的活化及 TNF-α和 IL-6 的表达，继而调节杯状细胞分泌黏蛋白（Anand et al.，2012；Wlodarska et al.，2014；Levy et al.，2015；Wang et al.，2015）。

（六）NLRP7-ASC 介导的炎症小体信号通路

NLRP7（也称为 NALP7、PAN7、PYPAF3、NOD12、CLR19.4 或 HYDM）属于 NLR 家族成员之一，由 N 端的 PYD，中间的 NACHT 结构域和 C 端的 LRR 结构域组成（Grenier et al.，2002；Ratsimandresy et al.，2013；Barbé et al.，2014）。当配体被 NLRP7 的 LRR 结构域识别并结合后，通过 NACHT 结构域发生自身的二聚化，进而通过 N 端的 PYD 与同样含有 PYD 的 ASC 分子相互作用，然后进一步募集 pro-caspase-1 形成炎症小体（Ratsimandresy et al.，2013；Barbé et al.，2014）。2005 年，NLRP7 作为炎症小体信号通路的负调节因子而第一次被鉴定（Kinoshita et al.，2005）。LPS 刺激 293T 细胞或 THP-1 细胞后，NLRP7 通过其 N 端的 PYD 抑制 caspase-1 介导的 IL-1β 的分泌（Kinoshita et al.，2005）。然而，细菌的酰化脂肽（acylated lipopeptide）能够诱导 NLRP6 与 ASC 和 pro-caspase-1 形成炎症小体（Khare et al.，2012）。研究发现，siRNA 敲降或突变巨噬细胞的 NLRP7 或 ASC，导致单核李氏杆菌、支原体、金黄色葡萄球菌或嗜肺军团菌诱导的 IL-1β 分泌减少，而过表达 NLRP7 则能与 ASC 和 caspase-1 形成大分子复合体的炎症小体，诱导 IL-1β 和 IL-18 的分泌，抑制细菌的增殖（Murdoch et al.，2006；Messaed et al.，2011；Khare et al.，2012；Radian et al.，2013，2015）。

（七）NLRP12-ASC 介导的炎症小体信号通路

NLRP12（也称为 NALP12、PYPAF7、RNO2、PAN6、CLR19.3 或 Monarch-1）是于 2002 年发现的 NLR 家族成员之一，也由 N 端的 PYD，中间的 NACHT 结构域和 C 端的 LRR 结构域组成（Grenier et al.，2002；Williams et al.，2003，2005；Pinheiro et al.，2011；Ratsimandresy et al.，2013；Barbé et al.，2014）。

最早研究发现，当病原感染后，NLRP12 发生自我寡聚化，然后以依赖 ASC 和 caspase-1 的方式诱导 IL-1β 和 IL-18 的分泌（Grenier et al.，2002；Pinheiro et al.，2011）。此外，与 NLRP6 类似，NLRP12、ASC 或 caspase-1 基因敲除小鼠的血清中 IL-18 显著降低，而 CCL5 分泌升高，也表现出对 DSS 或 AOM 诱发的肠炎和结肠炎引起的肿瘤发生的易感（Zaki et al.，2011，2014；Allen et al.，2012；Sharma and Jha，2016）。研究发现，鼠疫杆菌（*Yersinia pestis*）感染能诱导 NLRP12 炎症小体的组装及 IL-18 的分泌，对清除其感染至关重要（Vladimer et al.，2012）。但是，NLRP12 基因敲除小鼠对鼠疫杆菌比较敏感，感染后死亡率升高、细菌载量增多和体内 IL-1β 和 IL-18 的水平明显减少（Vladimer et al.，2012）。此外，疟原虫感染宿主细胞后诱导的 NLRP12 炎症小体的激活在抵御细菌感染中也具有重要作用（Ataide et al.，2014）。因此，NLRP7-ASC-caspase-1 介导的炎症小体信号通路在抵御病原感染的天然免疫反应中扮演了重要的角色，但其详细的分子激活机制有待进一步研究。

（八）pyrin-ASC 介导的炎症小体信号通路

pyrin，也称为 marenostrin 或 TRIM20（tripartite motif 20），属于 TRIM 家族成员，由 MEFV 基因编码，其 N 端的 RING 被 PYD 所取代（Xu et al.，2014；Yang et al.，2014；Kimura et al.，2015）。pyrin 蛋白由 N 端的 PYD，中间的 B-box 结构域和 coiled-coil 结构域组成（Weinert et al.，2009；Xu et al.，2014；Yang et al.，2014；Kimura et al.，2015）。与小鼠的 pyrin 不同，人 pyrin 的 C 端还包含 B30.2/rfp/SPRY 结构域，其突变能够引起最常见的遗传性炎症性疾病，即家族性地中海热（familial Mediterranean fever，FMF），其机制可能与 pyrin 基因靶向断裂增强了机体对内毒素的易感和提高了 caspase-1 的活性及 IL-1β 的释放有关（Chae et al.，2003，2006，2011；Weinert et al.，2009；Hesker et al.，2012；Xu et al.，2014；Yang et al.，2014；Masters et al.，2016）。动物实验还证明，pyrin 中 PYD 与 ASC 中 PYD 相互作用，从而阻止 ASC 的招募及炎症小体的形成（Chae et al.，2003，2006，2011；Hesker et al.，2012）。因此认为 pyrin 为负调节因子，参与调节其他炎症小体的组装或 IL-1β 的释放。随后的研究表明，pyrin 作为一种炎症小体形成蛋白（inflammasome-forming protein）能够识别多种病原菌和毒素，对机体 Rho 家族小 G 蛋白进行修饰和失活，进而结合 ASC，并募集 pro-caspase-1，从而引起巨噬细胞炎症小体的组装和 caspase-1 的激活，启动抗细菌天然免疫炎症反应（Yu et al.，2006，2007；Seshadri et al.，2007；Chae et al.，2011；Xu et al.，2014；Yang et al.，2014；Masters et al.，2016）。研究发现，pyrin 能够识别细菌毒素如艰难梭菌（*Clostridium difficile*）毒素 TcdB 和肉毒杆菌（*Clostridium botulinum*）毒素 C3，以及效应蛋白如副溶血性弧菌（*Vibrio parahaemolyticus*）的 VopS、*Histophilus somni* 的 IbpA 和 *Burkholderia cenocepacia* 对宿主 Rho GTPase 家族成员 Switch Ⅰ结构域进行修饰与失活如 Rho 糖基化（glycosylation）、FIC 结构域腺苷酰化（adenylylation）和 ADP 核糖基化（ribosylation），进而介导炎症小体的组装与激活（Dumas et al.，2014；Xu et al.，2014；Yang et al.，2014；Masters et al.，2016）。此外，百日咳（pertussis）毒素能够通过自身的 ADP 核糖转移酶（ADP-ribosyltransferase）活性促进 pyrin 炎症小体的激活（Dumas et al.，2014；Xu et al.，2014；Yang et al.，2014；Masters et al.，2016）。由此可见，细菌毒素对 Rho 蛋白的修饰和失活是诸多病原菌为控制宿主细胞骨架和抑制吞噬经常采用的机制，这些细菌毒素都修饰Rho蛋白上的Switch Ⅰ区域，但采用的化学基团并不完全一样，说明 pyrin 蛋白并不直接识别修饰基团本身，而是感知修饰导致的失活，但直接引起 pyrin 蛋白激活的因子还有待进一步研究。此外，关于 Rho 蛋白修饰的中间和最终过程与 pyrin 炎症小体激活的关系目前也不清楚。由于 Rho 蛋白修饰与细胞的分裂和迁移有关，因此推测 pyrin 炎症小体的激活与细胞生理变化过程密切相关（Cordero et al.，2006；Sheahan and Shatchell，2007；Waite et al.，2009；Worby et al.，2009；Yarbrough et al.，2009；Aktories，2011；Mattoo et al.，2011；Flannagan et al.，2012；Hasegawa et al.，2012；Rosales-Reyes et al.，2012；Dumas et al.，2014；Xu et al.，2014；Yang et al.，2014；Kim et al.，2015；Masters et al.，2016）。最近研究发现，pyrin 通过靶向磷酸化 14-3-3 蛋白，有利于两者结合，而去磷酸化则降低了对 14-3-3 蛋白的结合能力（Masters et al.，2016）。此外，

在没有外源性配体的情况下，14-3-3蛋白磷酸化位点的突变能够激活pyrin炎症小体的组装与活化（Masters et al.，2016）。

（九）AIM2-ASC介导的炎症小体信号通路

AIM2（absent in melanoma 2）是一种新发现的能够感知细胞质中病原DNA的PRR，主要定位于细胞质，为HIN 200/IFI200（hematopoietic interferon-inducible nuclear antigen with 200 amino acid repeats domain）家族成员，也属于PYHIN（pyrin domain and HIN domain-containing）家族，与干扰素-γ-诱导蛋白16（IFN-γ inducible protein 16，IFI 16/P204）、髓样细胞核分化抗原（myeloid cell nuclear differentiation antigen，MNDA）、γ干扰素诱导蛋白X（pyrin and HIN domain family member，IFIX/PYHIN1）、POP3（pyrin domain only protein 3）及小鼠的13个HIN200蛋白家族成员共同组成了AIM2样受体家族（AIM2-like receptors family，ALR）（Schattgen and Fitzgerald，2011；Cridland et al.，2012；Brunette et al.，2012；Connolly and Bowie，2014；Shaw and Liu，2014；Gray et al.，2016）。AIM2是第一个被鉴定的能形成炎症小体的非NLR家族蛋白，其由配体多个结合位点聚集而形成（Schattgen and Fitzgerald，2011；Cridland et al.，2012；Brunette et al.，2012；Connolly and Bowie，2014；Shaw and Liu，2014；Gray et al.，2016）。AIM2具有两个特征性结构域，即C端的HIN结构域和N端的PYD，其中C端的HIN结构域含有2个寡糖结合结构域（oligosaccharide-binding domain，OB），其第165位氨基酸负责对dsDNA的识别与结合，而N端的PYD是效应结构域，能够与下游ASC的PYD相互作用，招募pro-caspase-1，并且激活caspase-1和NF-κB（Burckstummer et al.，2009；Fernandes-Alnemri et al.，2009；Hornung et al.，2009；Roberts et al.，2009；Schattgen and Fitzgerald，2011；Cridland et al.，2012；Brunette et al.，2012；Connolly and Bowie，2014；Shaw and Liu，2014；Man and Kanneganti，2015；Man et al.，2015a，2015b；Gray et al.，2016）。

AIM2炎症小体由AIM2、ASC和pro-caspase-1组成，其组装始于AIM2识别dsDNA的刺激，AIM2蛋白构象变化而解除自我抑制，然后通过其HIN200结构域与长度大于80bp的dsDNA结合后引起AIM2的寡聚化，AIM2分子间以dsDNA长度依赖性的方式低聚化，引起自身的二聚化及形成丝状样的寡聚体，然后通过其N端的PYD与关键接头蛋白分子ASC的PYD相互作用，导致ASC的朊蛋白样寡聚化，随后激活的朊蛋白样ASC多聚体（prion-like aggregate）通过其C端的半胱天冬酶级联活化与招募结构域CARD招募同样含有CARD的pro-caspase-1，进而形成炎症小体，该炎症小体作为信号体（signalosome）或信号平台（signaling platform）激活caspase-1、NF-κB和AP1，一方面促使pro-IL-18和pro-IL-1β的前体成熟和分泌，诱导IL-18和IL-1β的高水平分泌；另一方面产生“pyroptosis”形式的细胞死亡，从而介导天然免疫反应或者细胞焦亡等生理过程（Burckstummer et al.，2009；Fernandes-Alnemri et al.，2009；Hornung et al.，2009；Roberts et al.，2009；Schattgen and Fitzgerald，2011；Cridland et al.，2012；Brunette et al.，2012；Jin et al.，2012，2013b；Connolly and Bowie，2014；Lu et al.，2014a，2014b；Shaw and Liu，2014；Hou and Niu，2015；Kayagaki et al.，2015；Man and Kanneganti，2015；Man et al.，2015a，2015b；Morrone et al.，2015；Shi et al.，2015；Gray et al.，2016）。此外，在非激活状态下，AIM2通过HIN结构域与PYD之间的偶联，抑制AIM2的活化，使AIM2处于自抑制状态，同时PYD与HIN结构域偶联的区域恰恰是AIM2的PYD与ASC的PYD相互作用的位点（Jin et al.，2012，2013；Cai et al.，2014a；Lu et al.，2014a，2014b；Shaw and Liu，2014；Hou and Niu，2015）。并且，AIM2结合的DNA与DNA的来源和序列无关，无论细菌dsDNA、病毒dsDNA，还是哺乳动物dsDNA，甚至人工合成的dsDNA都可通过诱导AIM2炎症小体的激活，发挥抗感染天然免疫反应。但是，AIM2并不结合ssDNA，并且只有dsDNA可以诱导AIM2发生寡聚化（Schattgen and Fitzgerald，2011；Cridland et al.，2012；Brunette et al.，2012；Connolly and Bowie，2014；Shaw and Liu，2014；Morrone et al.，2015；Gray et al.，2016）。尽管AIM2在caspase-1激活和细胞死亡过程中发挥着非常关键的作用，但是对dsDNA病毒诱导的Ⅰ型IFN的产生几乎没有影响（Mariathasan et al.，2005；Henry et al.，2007；Tsuchiya et al.，2010；Ge et al.，2012；

Saiga et al.，2012；Fang et al.，2014）。有趣的是，当AIM2的表达量被调低后，DNA诱导的Ⅰ型IFN的产生没有被抑制，反而具有增强作用。这种作用被认为可以增强细胞的存活能力，而不是炎症小体信号通路与DNA病毒诱导的Ⅰ型IFN信号通路的交叉（Mariathasan et al.，2005；Henry et al.，2007；Tsuchiya et al.，2010；Brunette et al.，2012；Ge et al.，2012；Saiga et al.，2012；Connolly and Bowie，2014；Fang et al.，2014；Shaw and Liu，2014；Gray et al.，2016）。因此，AIM2炎症小体是防御一些绕过天然免疫系统的DNA病毒的另一道防线。

（十）IFI16-ASC介导的炎症小体信号通路

IFI16是ALR家族的成员之一，小鼠同源蛋白为p204，主要定位于细胞核和细胞质，其基因通过mRNA选择性剪切可编码3种类型的IFI16蛋白，即IFI16A、IFI16B和IFI16C，其中IFI16B型分子作为其主要表达形式（Choubey et al.，2008；Li et al.，2012）。IFI16分子的C端存在HIN200 A和HIN200B 2个结构域，N端为PYD。其中C端 HIN200结构域存在2个OB折叠区，参与对DNA的识别和结合，但IFI16分子的HIN200B结构域对DNA的亲和力明显弱于AIM2，因此在一定程度上可以解释IFI16存在2个HIN200结构域的现象（Choubey et al.，2010；Cridland et al.，2012；TDiner et al.，2015）。此外，不同于AIM2，IFI16的HIN200结构域既可识别dsDNA，又可识别ssDNA（TDiner et al.，2015）。

一方面IFI16识别DNA，通过招募关键的接头蛋白分子STING活化TBK1/IKKi，然后磷酸化激活IRF3和IRF7，促使其发生核转移，进而诱导Ⅰ型IFN的产生；另一方面IFI16识别DNA后，通过募集ASC和pro-caspase-1组装炎症小体，然后活化caspase-1介导 IL-1β和IL-18的表达和分泌（Unterholzner et al.，2010；Choubey et al.，2010；Schattgen and Fitzgerald，2011；Brunette et al.，2012；Cridland et al.，2012；Li et al.，2012；Jin et al.，2012；Veeranki and Choubey，2012；Connolly and Bowie，2014；Jakobsen and Paludan，2014；Morrone et al.，2014；Shaw and Liu，2014；TDiner et al.，2015；Gray et al.，2016）。研究发现，卡波济肉瘤相关疱疹病毒（Kaposi's sarcoma-associated herpesvirus，KSHV）或EB病毒（Epstein-Barr virus，EBV）感染内皮细胞、成纤维细胞或B细胞等特定类型的细胞后，IFI16在细胞核内通过识别病毒DNA激活炎症小体（Kerur et al.，2011；Ansari et al.，2013；Orzalli et al.，2013；Singh et al.，2013）。此外，单纯疱疹病毒-1（Herpes simplex virus-1，HSV-1）感染人成纤维细胞时，也能激活IFI16炎症小体（Johnson et al.，2013；Horan et al.，2013；Orzalli et al.，2013；Diner et al.，2015）。与AIM2炎症小体的激活类似，IFI16通过HIN200结构域识别并结合dsDNA后，引起自身的二聚化及寡聚化，形成朊病毒样丝状体，然后通过 PYD-PYD 相互作用募集关键接头蛋白分子 ASC，ASC 通过 CARD-CARD 相互作用招募pro-caspase-1分子并组装成由IFI16、ASC和pro-caspase-1构成的IFI16炎症小体，激活caspase-1分子，继而诱导pro-IL-1β和pro-IL-18分子的成熟、剪切，以及IL-1β和IL-18 的分泌。

（十一）RIG-Ⅰ-ASC介导的炎症小体信号通路

RIG-Ⅰ作为病原RNA的感受器，在识别细菌或病毒5′ppp的RNA后，不仅可以通过关键接头蛋白分子VISA诱导Ⅰ型IFN的产生，还能与ASC形成不依赖NLRP3的炎症小体，诱导caspase-1的活化及IL-1β的释放（Kim and Yoo，2008；Rintahaka et al.，2008；Poeck et al.，2010；Chen and Ichinohe，2010；Kanneganti，2010；Poeck and Ruland，2012）。但是，MDA5没有能力结合ASC并诱导caspase-1的活化（Rintahaka et al.，2008；Poeck et al.，2010；Chen and Ichinohe，2010；Poeck and Ruland，2012）。最近研究发现，RIG-Ⅰ-VISA信号轴在RIG-Ⅰ炎症小体的形成中具有重要作用。流感病毒（influenza A virus，IAV）感染人的NHBE细胞（human bronchial epithelial cell）后，不仅诱导了依赖RIG-Ⅰ的NLRP3炎症小体的初始信号激活，而且直接诱导了RIG-Ⅰ炎症小体的组装与激活（Allen et al.，2009；Thomas et al.，2009；Poeck et al.，2010；Chen and Ichinohe，2010；Pothlichet et al.，2013；Weber-Gerlach and Weber，2016）。此外，病毒感染宿主细胞被RIG-Ⅰ识别后，VISA通过形成朊病毒样寡聚体（prion-like oligomer）

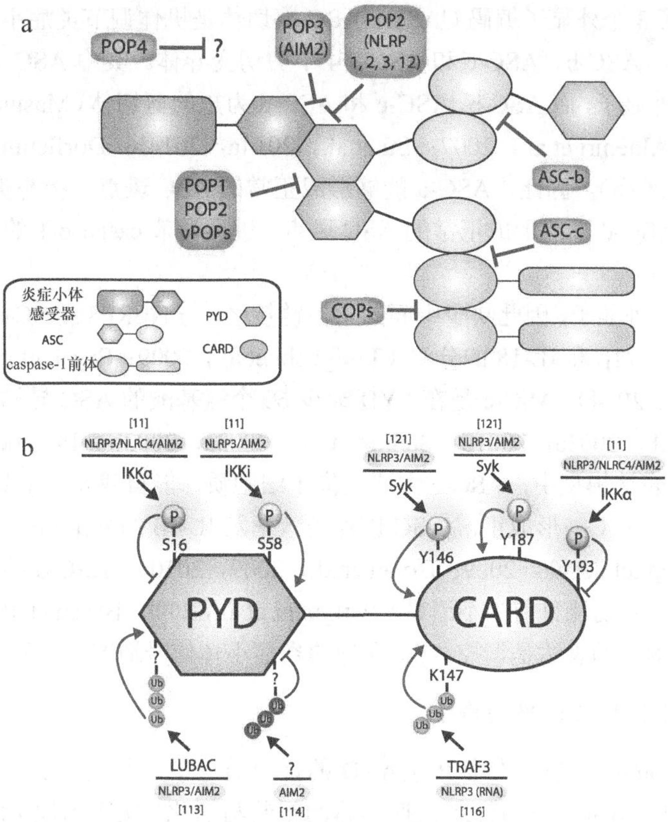

图 7-22　ASC 介导的炎症小体信号通路的调节机制（Hoss et al.，2016）（彩图请扫封底二维码）

募集 NLRP3 到线粒体或上调 NLRP3 的表达，引起 NLRP3 炎症小体初始信号的激活，然后引起线粒体膜的损伤，进而激活 NLRP3 炎症小体（Huang et al.，2013；Lawrence et al.，2013；Park et al.，2013；Subramanian et al.，2013；Lupfer et al.，2015）。进一步研究发现，5′ppp 的 RNA 刺激人类新生儿单核细胞（human neonatal monocyte）后诱导了较弱的炎症小体活化和 IL-1β 分泌，而刺激成年人 PBMC 后却诱导了强烈的炎症小体活化和 IL-1β 分泌，这说明 RIG-Ⅰ炎症小体的组装与激活与细胞的类型、分布，以及感染的病毒密切相关（Huang et al.，2013；Lupfer et al.，2015）。然而，有关 RIG-Ⅰ-ASC-caspase-1 介导的炎症小体信号通路的分子机制还有待进一步研究。

四、炎症小体信号通路经 ASC 介导的调节机制

宿主在受到微生物感染或创伤后，ASC 介导的炎症小体信号通路被活化，产生 IL-1β 和 IL-18 等促炎症因子并介导炎症反应，但是炎症反应在清除微生物感染的同时会导致组织损伤，所以机体需及时进行负反馈调节，抑制促炎症因子过度产生，这对其维持内环境稳定尤为重要。ASC 介导的炎症小体的活化是 IL-1β 和 IL-18 成熟的关键步骤，因此机体通过产生一系列针对 ASC 介导的炎症小体信号通路的调节分子来抑制其过度活化，避免造成机体组织与细胞损伤，维持内环境稳态（图 7-22）（Hoss et al.，2016）。

（一）ASC 剪切体对炎症小体信号通路的调节

炎症小体的中心分子含有 PYCARD 区，因而那些含有 PYCARD 的蛋白质分子能够在很大程度上竞争性结合这些分子，使炎症小体信号传递受到抑制（Masumoto et al.，1999；Conway et al.，2000；Fernandes-Alnemri et al.，2007；Lu et al.，2014a，2014b；Dorfleutner et al.，2015；Sborgi et al.，2015；Hoss et al.，2016）。ASC 的 PYCARD 由 3 个外显子组成，其中第 1 个外显子编码 PYD，第 2 个外显子编

码中间的柔性链接区，第 3 个外显子编码 CARD。ASC 剪切体是机体调节炎症小体信号通路的机制之一，主要包括 ASC（ASC-a）、ASC-b、ASC-c 和 ASC-d 4 个剪切变异体。其中 ASC-a 代表经典序列，为全长的 ASC 蛋白，包含 3 个外显子，而 ASC-b、ASC-c 和 ASC-d 为短的剪切体（Masumoto et al.，1999；Conway et al.，2000；Fernandes-Alnemri et al.，2007；Lu et al.，2014a，2014b；Dorfleutner et al.，2015；Sborgi et al.，2015；Hoss et al.，2016）。因此，ASC-a 能够形成正常的 ASC 斑点，参与炎症小体的组装与活化，但是 ASC-b、ASC-c 和 ASC-d 不能形成正常的 ASC 斑点，进而调节 caspase-1 的活化及 IL-1β 和 IL-18 的分泌。

ASC-b 不含有第 2 个外显子，因此缺少中间的柔性链接区，与 NLRP3、ASC-a 共表达时能干扰 ASC-a 形成正常的 ASC 斑点及 IL-1β 和 IL-18 的分泌（Taniguchi et al.，2009；Bryan et al.，2009，2010；Dowling et al.，2014；Martin et al.，2014）。ASC-c 是在 PYD 缺少 60 个氨基酸的 ASC 异构体，参与 PYDα螺旋 3～6 的组装（Masumoto et al.，2001a，2001b；Stehlik et al.，2003a，2003b；Taniguchi et al.，2009；Bryan et al.，2009，2010）。在过表达模型中，ASC-c 主要定位于细胞质，能自我发生多聚化形成丝状体，但能与 caspase-1 共定位，并降低 ASC-a 形成正常 ASC 斑点的效率及 IL-1β 的分泌水平（Masumoto et al.，2001；Stehlik et al.，2003；Taniguchi et al.，2009；Bryan et al.，2009，2010）。ASC-d 的起始 35 个氨基酸与无相关性的 69 个氨基酸融合，其功能目前尚不清楚（Taniguchi et al.，2009；Bryan et al.，2010；Lu et al.，2014a，2014b）。因此，ASC 异构体的表达是调控 ASC 介导的炎症小体信号通路的一种方式。

（二）POP 对炎症小体信号通路的调节

POP（pyrin-only proteins）是一类含 PYCARD 的蛋白质分子，其只有 PYD，不含 CARD，能够与上游的 PRR 竞争性地结合 ASC，进而抑制炎症小体的组装与活化，从而调控 ASC 介导的炎症小体信号通路（Johnston et al.，2007；Stehlik and Dorfleutner，2007；Taniguchi and Sagara，2007；Hassan and Amer，2011；Brunette et al.，2012；Cridland et al.，2012；Le and Harton，2013；Tsuchiya and Hara，2014；Dorfleutner et al.，2015；Jin and Xiao et al.，2015；Matusiak et al.，2015；Broz and Dixit，2016；Gray et al.，2016；Hoss et al.，2016）。目前，POP 主要包括宿主编码的 POP1、POP2、POP3、POP4，以及病毒编码的 POP 类似物 vPOP（viral-encoded POP）（Brunette et al.，2012；Cridland et al.，2012；Le and Harton，2013；Tsuchiya and Hara，2014；Dorfleutner et al.，2015；Matusiak et al.，2015；Broz and Dixit，2016；Gray et al.，2016）。

1. POP1

POP1 也称 ASC2，由 PYDC 基因编码的 189 个氨基酸组成，与 ASC 的 PYD 序列相似性为 88%（一致性为 64%）（Pawlowski et al.，2001；Stehlik et al.，2003a，2003b，2003c；Natarajan et al.，2006；Espejo and Patarroya，2006；de Almeida et al.，2015；Shimada et al.，2015；Hoss et al.，2016）。POP1 单独不形成聚合物，但其能通过自身α2 和α3 螺旋形成正电荷曲面（electrostatic potential surface patch，EPSP），与 ASC 的 PYD 的α1 和α4 螺旋形成的负电荷曲面（EPSP）相互作用，并定位于 ASC 斑点内（Natarajan et al.，2006；Espejo and Patarroya，2006；Srimathi et al.，2008；Hoss et al.，2016）。但是，POP1 并不与 NLRP3 的 PYD 相互作用，这说明 POP1 能够特异性地与 ASC 以依赖 PYD 的方式结合而干扰 ASC 丝状体的组装，进而抑制炎症小体中心分子与其结合，从而调节 ASC 介导的炎症小体信号通路（Srimathi et al.，2008）。然而也有研究发现，POP1 并不抑制 NLRP3-ASC-pro-caspase-1 信号轴介导的 IL-1β 的分泌，而过表达的 POP1 则诱导自身与 ASC 的 PYD 发生磷酸化，进而促进 IL-1β 的分泌（Stehlik et al.，2003a，2003b，2003c；Moriya et al.，2005；Fernandes-Alnemri et al.，2007；Srimathi et al.，2008；Verhelst et al.，2013；de Almeida et al.，2015）。因此，POP1 在调节 ASC 介导的炎症小体信号通路中的作用有待进一步研究。

2. POP2

POP2 由 PYDC2 基因编码的 97 个氨基酸组成，与 ASC 和 NLRP3 的 PYD 序列相似性为 40%，而与

NLRP2 和 NLRP7 的 PYD 序列相似性为分别为 69%和 50%（Bedoya et al.，2007；Dorfleutner et al.，2007a，2007b；Srimathi et al.，2008；Atianand，2011；Atianand et al.，2011；Le and Harton，2013；Khare et al.，2014；Hoss et al.，2016）。POP2 能分别与 NLRP2、NLRP3、NLRP7 及 ASC 相互作用，阻止 ASC 斑点与炎症小体的组装、caspase-1 的活化及 IL-1β 的成熟（Arnold et al.，2006；Bedoya et al.，2007；Dorfleutner et al.，2007a，2007b；Srimathi et al.，2008；Pinheiro et al.，2010；Atianand，2011；Atianand et al.，2011；Le and Harton，2013）。此外，POP2 的α1 螺旋及其第 6、8 和 6 位的氨基酸残基对 PYD-PYD 的相互作用和抑制炎症小体的活化至关重要，这是因为其通过α1 和α4 螺旋形成的负电荷曲面与 ASC 或 NLRP3 的 PYD 的α2 和α3 螺旋形成的正电荷曲面相互作用，进而抑制炎症小体的活化（Hiller et al.，2003；Liepinsh et al.，2003；Arnold et al.，2006；Bedoya et al.，2007；Dorfleutner et al.，2007；Srimathi et al.，2008；Atianand，2011；Atianand et al.，2011；Pinheiro et al.，2011；Eibl et al.，2012；Le and Harton，2013；Khare et al.，2014）。然而，与 POP1 相比，POP2 与 ASC 的结合明显弱于 POP1，而能与 NLR 家族中 NLRP2、NLRP3 和 NLRP7 的 PYD 紧密结合（Hiller et al.，2003；Liepinsh et al.，2003；Arnold et al.，2006；Bedoya et al.，2007；Dorfleutner et al.，2007a，2007b；Srimathi et al.，2008；Atianand，2011；Atianand et al.，2011；Pinheiro et al.，2011；Eibl et al.，2012；Le and Harton，2013）。

3. POP3

POP3 由 PYDC32 基因编码的 113 个氨基酸组成，与 AIM2 的 PYD 序列相似性为 61%，但与 NLRP3 和 ASC 的 PYD 没有相似性（Jin et al.，2012，2013a，2013b；Khare et al.，2014；Krishnaswamy et al.，2014；Hoss et al.，2016）。研究发现，POP3 不仅与 AIM2 和 IFI16 共同定位于 poly（dA-dT）刺激与 MVA 和 KSHV 感染的人巨噬细胞，而且还通过干扰 AIM2、IFI16 与 ASC 的相互作用，阻止 ASC 斑点的形成及炎症小体的组装，进而抑制 IL-1β 和 IL-18 的分泌（Jin et al.，2012，2013a，2013b；Le and Harton，2013；Khare et al.，2014；Hoss et al.，2016）。此外，由α1 和α2 螺旋形成的电荷曲面与α5 及α6 螺旋的基本氨基酸残基在 POP3 与 AIM2 中是高度保守的（Jin et al.，2012，2013a，2013b；Khare et al.，2014；Hoss et al.，2016）。因此，POP3 主要通过与 ASC 竞争性地结合 ALR 家族中 DNA 受体，阻止 ASC 介导的炎症小体信号通路，进而调节 IL-1β 和 IL-18 的分泌。

4. POP4

POP4 由 NLRP2P 基因编码的 45 个氨基酸组成，与 POP2 的氨基酸一致性为 80%，主要负调节由 TLR 配体刺激活化的 NF-κB 活性及 IL-6 和 TNF 的转录（Inohara and Núñẽz，2003；Porter et al.，2014；Dorfleutner et al.，2015；Matusiak et al，2015）。尽管如此，POP4 是否参与调节 ASC 介导的炎症小体信号通路，目前尚不清楚。

5. vPOP

DNA 病毒也能编码含 PYD 的 POP 类似物，如痘病毒家族中的黏液瘤病毒（myxoma virus，MV）编码的 M013、肖普纤维瘤病毒（Shope fibroma virus，SFV）编码的 gp013L、猪痘病毒（swinepox virus，SPV）编码的 SPV14L、Yaba 样病病毒（Yaba-like disease virus，YLDV）编码的 ORF18L 及驼鹿痘病毒（mule deer poxvirus，MDV）编码的 DPV83gp024，均被称为 vPOP（Lee et al.，2001；Afonso et al.，2002；Willer et al.，2003；Johnston et al.，2005；Dorfleutner et al.，2007a，2007b；Rahman and McFadden，2011；Lu et al.，2016）。其中 M013 和 gp013L 能够与 ASC 的 PYD 以 PYD-PYD 的方式结合，进而抑制 NLRP3-ASC-pro-caspase-1 炎症小体的组装与活化，抑制 IL-1β 和 IL-18 的分泌（Johnston et al.，2005；Dorfleutner et al.，2007a，2007b；Rahman and McFadden，2011；Lu et al.，2016）。此外，M013 还能够直接与胞内转录因子 NF-κB 的 p105 亚基相结合，阻止 RelA/p65 入核，抑制 NLR 和 TLR 介导的 IL-1β 与 IL-18 等炎症因子的产生（Barrett et al.，2001；Seet et al.，2003；Johnston et al.，2005；Dorfleutner et al.，2007a，2007b；Rahman et al.，2009；Rahman and McFadden，2011；Lu et al.，2016）。

（三）COP 对炎症小体信号通路的调节

COP（CARD-only protein）也是一类含有 PYCARD 的蛋白质分子，但只有 CARD，不含 PYD，能与 ASC 竞争性地结合 pro-caspase-1，抑制炎症小体的组装与活化，从而调控 ASC 介导的炎症小体信号通路（Johnston et al.，2007；Stehlik and Dorfleutner，2007；Taniguchi and Sagara，2007；Hassan and Amer，2011；Brunette et al.，2012；Cridland et al.，2012；Le and Harton，2013；Tsuchiya and Hara，2014；Dorfleutner et al.，2015；Jin and Xiao.，2015；Matusiak et al，2015；Broz and Dixit，2016；Gray et al.，2016；Hoss et al.，2016）。目前，COP 家族主要包括 COP1/CARD16/Pseudo-IL-1β-converting enzyme（ICE）、CARD17/INCA（inhibitory CARD）、CARD18/Iceberg、CARD8、caspase-12 和 caspase-12S 等分子。

1. CARD16

CARD16 有两个剪切体，其中长的剪切体编码 197 个氨基酸，而短的剪切体编码 97 个氨基酸，第 1～91 位氨基酸构成了 CARD（Druilhe et al.，2001；Lee et al.，2001；Kersse et al.，2011a，2011b，2011c；Karasawa et al.，2015）。目前只鉴定了短的剪切体，其与 pro-caspase-1 的 CARD 的氨基酸一致性为 92%，其中第 1~91 位氨基酸与 pro-caspase-1 的 CARD 的氨基酸一致性达到 97%（Druilhe et al.，2001；Lee et al.，2001；Kersse et al.，2011；Karasawa et al.，2015）。CARD16 能够自我二聚化，以及结合 pro-caspase-1 和 RIP2 的 CARD，抑制 pro-caspase-1 和 RIP2 介导的 IL-1β 的释放（Druilhe et al.，2001；Lee et al.，2001；Kersse et al.，2011a，2011b，2011c；Karasawa et al.，2015）。有趣的是，过表达的 CARD16 能够与 caspase-1 丝状体和 ASC 斑点共定位，促进 IL-1β 的产生（Druilhe et al.，2001；Lee et al.，2001；Kersse et al.，2011a，2011b，2011c；Karasawa et al.，2015）。因此，CARD16 在 ASC 介导的炎症小体信号通路中的调节作用还有待进一步研究。

2. CARD17

CARD17 编码 110 个氨基酸残基，与 pro-caspase-1 的 CARD 的氨基酸一致性为 81%（Humke et al.，2000；Lamkanfi et al.，2004；Kersse et al.，2011a，2011b，2011c；Karasawa et al.，2015；Lu et al.，2016）。CARD16 通过与 pro-caspase-1 的 CARD 结合，阻止 caspase-1-CARD 丝状体的多聚化，进而抑制 NLRP3 炎症小体的组装、活化及 L-1β 的分泌，但是 CARD17 不干扰 ASC-CARD 丝状体的形成（Humke et al.，2000；Lamkanfi et al.，2004；Kersse et al.，2011a，2011b，2011c；Karasawa et al.，2015；Lu et al.，2016）。

3. CARD18

CARD18 编码 110 个氨基酸残基，与 pro-caspase-1 的 CARD 的氨基酸一致性为 52%。CARD18 能够与 ASC 竞争性地结合 pro-caspase-1 的 CARD，抑制 caspase-1-CARD 丝状体的形成及 IL-1β 的分泌，从而调控 ASC 介导的炎症小体信号通路（Druilhe et al.，2001；Lu et al.，2016）。但是，CARD18 并不参与抑制 NLRP3 炎症小体的组装、活化及 IL-1β 的分泌（Qin et al.，1999；Druilhe et al.，2001；Lu et al.，2016）。

4. CARD8

CARD8 是一个在 CARD 上游含有 FIIND 结构域的 COP 家族成员，其中 NLRP1 也含有 FIIND（Lamkanfi and Dixit，2014；Matusiak et al，2015）。CARD8 一方面促进 NLRP3 炎症小体介导的 L-1β 的分泌，另一方面能与 caspase-1 的 CARD 相互作用，抑制 caspase-1 介导的 IL-1β 的释放（Bouchier-Hayes et al.，2001；Razmara et al.，2002；Agostini et al.，2004；Bagnall et al.，2008；von Kampen et al.，2010）。因此，CARD8 在 ASC 介导的炎症小体信号通路中的调节功能还有待进一步阐明。

（四）ASC 翻译后修饰对炎症小体信号通路的调节

蛋白质的翻译后修饰（post-translational modification，PTM）通过共价结合的方式连接磷酸酶、泛素化酶、甲基化酶及乙酰化酶与靶蛋白，进而调控靶蛋白的活性、稳定性和折叠。PTM 主要包括磷酸化（phosphorylation）、泛素化（ubiquitylation）、SUMO 化（SUMOylation）、甲基化（methylation）、乙酰化（acetylation）、琥珀酰化（succinylation）和豆蔻酰化（myristoylation）（Deribe et al.，2010；Latz et al.，

2013；Cohen，2014；Hofer and Wenz，2014；Mowen and David，2014；Heaton et al.，2015；Man and Kanneganti，2015；Hu and Sun，2016；Cao，2016；Liu et al.，2016a；Yang et al.，2016）。当病原感染宿主细胞后，PTM 通过调节 PRR、接头蛋白分子、信号蛋白分子的活性，核转移及相互作用来调控机体的天然免疫反应。在炎症小体激活过程中，Syk（c-JUN N-terminal kinase）和 JNK（spleen tyrosine kinase）如分子开关一般，通过磷酸化修饰控制 ASC 分子沿微管移动至斑点形成的位置；而泛素化系统是另一套分子开关，调控 ASC 斑点的形成和降解。

1. ASC 的磷酸化/去磷酸化

磷酸酶参与控制 PRR、接头蛋白分子、信号蛋白分子的磷酸化/去磷酸化是调控天然免疫反应的基本机制（Gross et al.，2009；Park et al.，2011；Arthur and Ley，2013；Hara et al.，2013；Clark，2014；Christian et al.，2016）。例如，酪氨酸磷酸酶抑制剂 AG126 和正钒酸钠（sodium orthovanadate）可诱导 ASC 斑点形成、caspase-1 活化和 IL-1β 成熟，提示酪氨酸磷酸化可能会调控 ASC 斑点形成或炎症小体活化（Gross et al.，2009；Ghonime et al.，2012）。此外，TNF 能够诱导 ASC 分子的 PYD 结构域发生磷酸化（Gross et al.，2009；Hara et al.，2013）。进一步研究发现，在 NLRP3 和 AIM2 炎症小体活化中，ASC 的磷酸化发生在 Syk 和 JNK 的下游，因为 Syk 或 JNK 缺失及其抑制剂可以减弱由 NLRP3 和 AIM2 激动剂诱导的 ASC 寡聚化和斑点形成，以及 caspase-1 活化和 IL-18 分泌，但不影响 ASC 和 NLRP3 的相互作用（Gross et al.，2009；Hara et al.，2013；Lin et al.，2015）。因此，在炎症小体的活化过程中，ASC 的磷酸化需要 Syk 和 JNK 的参与，并且人 ASC 的 CARD 上的 Tyr146 和 Tyr187（小鼠 ASC 的 CARD 上的 Tyr144）是 ASC 斑点形成的一个重要磷酸化位点，能被 Syk 直接磷酸化（Gross et al.，2009；Hara et al.，2013；Lin et al.，2015）。尽管 Syk 和 JNK 对 ASC 分子的磷酸化在调节 ASC 斑点形成和炎症小体介导的天然免疫应答中具有重要作用，但是 ASC 磷酸化和 ASC 斑点形成的分子机制尚不清楚。在 HEK293 细胞转染系统中，Syk 和 JNK 的过表达可引起 ASC 的磷酸化，但几乎不引起 ASC 斑点形成，这表明 Syk 和 JNK 下游 ASC 的磷酸化不足以引起 ASC 斑点形成（Franchi et al.，2006；Miao et al.，2006；Case et al.，2009）。尽管 Y144F 突变会极大地影响 ASC 斑点的形成，但 ASC 突变体仍能够二聚化/寡聚化，并且在巨噬细胞的炎症小体活化过程中，ASC 与位于细胞核或其周围磷酸化的 JNK 结合在一起（Franchi et al.，2006；Miao et al.，2006；Case et al.，2009）。因此推测，依赖于 Syk 和 JNK 的 ASC 的磷酸化可空间调控 ASC 斑点的形成，磷酸化并不诱导 ASC 的二聚化或寡聚化。

ASC 聚集可能被一种未知的胞质内因子抑制，而 ASC 的磷酸化可以解除这种抑制作用，同时这也解释了为什么 NLRC4 能够直接与 pro-caspase-1 通过 CARD-CARD 作用，形成 NLRC4 炎症小体（Lu et al.，2012；Qu et al.，2012，2016；He et al.，2013a，2013b；Suzuki et al.，2014）。此外，在 BMDC 中，NLRP3 炎症小体的组装与活化并不需要 Syk 的活性，并且 Syk 缺陷不影响 NLRP3 炎症小体的组装与活化（Hara et al.，2013；He et al.，2014；Lin et al.，2015）。因此，ASC 的磷酸化机制和它在 ASC 斑点形成中的作用及其依赖细胞类型的特性仍需进一步研究，但是 ASC 的磷酸化作为控制炎症小体活性的一个靶标，有非常重要的潜在应用价值。进一步研究发现，BTK（Bruton's tyrosine kinase）能够通过自身的激酶结构域（kinase domain）分别与 NLRP3 和 ASC 相互作用，引起 ASC 的磷酸化，进而促进 NLRP3 炎症小体的组装与活化，但不促进 AIM2 炎症小体的活化（Laudisi et al.，2014；Ito et al.，2015）。

ASC 的磷酸化能促进炎症小体的活化，而其他信号蛋白分子的磷酸化则能抑制炎症小体的激活。研究发现，IKKα 作为负调控因子，通过磷酸化 ASC 的 CARD 的 Ser193 和 PYD 的 Ser16，增强与 ASC 之间相互作用，抑制 ASC 由细胞核向胞质转移，从而阻止 NLRP3、AIM2、NLRC4 炎症小体的活化（Lawrence et al.，2005；Hacker and Karin，2006；Zhu et al.，2007；Li et al.，2013；Xiao et al.，2013；Verhelst et al.，2013；Martin et al.，2014；Okada et al.，2014）。但是，ASC 的 CARD Ser193 和 PYD Ser16 的突变则促进 AIM2、NLRC4 炎症小体的活化（Lawrence et al.，2005；Hacker and Karin，2006；Zhu et al.，2007；Li et al.，2013；Xiao et al.，2013；Verhelst et al.，2013；Martin et al.，2014）。此外，当 LPS 刺激细胞后，

IKKi 与 ASC 相互作用并使其 Ser58 发生磷酸化及 IKKα 去磷酸化，引起 IKKα-ASC 复合体的解离，促进 ASC 从胞核转移至核周质（perinuclear area），导致炎症小体的组装与活化（Lawrence et al.，2005；Hacker and Karin，2006；Zhu et al.，2007；Li et al.，2013；Xiao et al.，2013；Verhelst et al.，2013；Martin et al.，2014）。但是，丝氨酸/苏氨酸（serine/threonine）磷酸酶 PP2A（protein phosphatase 2A）仅仅去磷酸化 NLRP3 炎症小体信号通路中的 IKKα，而对 AIM2 炎症小体信号通路中的 IKKα 没有任何作用（Hacker and Karin，2006；Martin et al.，2014）。

2. ASC 的泛素化/去泛素化

泛素化/去泛素化是一种蛋白质翻译后修饰的多功能和动态过程，能够调节蛋白质的降解、转运和信号特性，在维持细胞稳态中起重要作用（Hochstrasser，2009；Komander and Rape，2012；Shimizu et al.，2015）。泛素化的类型包括 K-63、K-48、K-6、K-11、K-27、K-29、K-33、Met 连接的多聚泛素化和单泛素化。不同的泛素化修饰对底物蛋白的作用不同，包括活化、失活和降解等（Hochstrasser，2009；Komander and Rape，2012；Rieser et al.，2013；Rodgers et al.，2014；Shimizu et al.，2015）。研究发现，poly（dA-dT）刺激巨噬细胞 THP-1 引起 AIM2 炎症小体的活化，导致 ASC 的 K-63 连接的聚泛素化修饰，然后与自噬接头蛋白 p62 相互作用，促进 ASC 斑点、AIM2 炎症小体与自噬溶酶体结合，进而被自噬降解，但不通过蛋白酶体途径降解（Harris et al.，2011；Mizushima et al.，2011；Matsumoto et al.，2012；Shi et al.，2012；Saitoh and Akira，2016）。然而，线性泛素化是否参与 ASC 修饰有待进一步研究，这是因为 ASC 的线性泛素化有益于 AIM2 炎症小体的活化。因此，泛素化介导的自噬途径是负调控 ASC 斑点和炎症小体复合物诱导的炎症反应的一种机制。此外，由 HOIL-1L（heme-oxidized IRP2 ubiquitin ligase-1）、HOIP（HOIL-1-interacting protein）和 SHARPIN（SHANK-associated RH domain interactor）构成的泛素连接酶复合体 LUBAC（linear ubiquitin chain assembly complex）通过泛素化修饰 ASC 而促进 ASC 介导的炎症小体的激活（Harris et al.，2011；Matsumoto et al.，2012；Rieser et al.，2013；Rodgers et al.，2014）。相反，NLRP3 和 AIM2 的配体刺激 HOIL-1L 基因缺陷 BMDM 时，IL-1β 的产生显著减少，但 NLRC4 炎症小体和 NF-κB 的活化不受影响（Matsumoto et al.，2012；Rieser et al.，2013；Rodgers et al.，2014）。同时，HOIL-1L 的多重结构域，如 HOIP 结构域、泛素结合酶结构域和泛素连接酶结构域对 ASC 的泛素化、ASC 斑点的形成、pro-caspase-1 的剪切及 NLRP3 炎症小体的活化和 IL-1β 的分泌必不可少（Harris et al.，2011；Matsumoto et al.，2012；Rieser et al.，2013；Rodgers et al.，2014）。由此可见，LUBAC 直接泛素化 ASC，而不是 NLRP3 和 AIM2。进一步研究发现，K-63 连接的 ASC 泛素化对 RNA 病毒如 VSV 和 IAV 感染细胞后 ASC 斑点形成起关键作用。VISA 既是 RIG-Ⅰ与下游效应蛋白 STING、TBK1、IKK 等的连接桥梁，又在控制炎症反应中起重要作用。当 VSV 激活 NLRP3 后，VISA 通过募集 E3 连接酶 TRAF3 到 ASC 上，促使 ASC 分子 Lys174 发生 K-63 连接的多聚泛素化，诱导 ASC 的斑点形成及 IL-1β 的分泌（Saha et al.，2006；Park et al.，2013；Subramanian et al.，2013；Guan et al.，2015）。但是，VISA-TRAF3-ASC 只是作为 RNA 病毒引起 ASC 斑点形成的一个信号级联反应，是调控 NLRP3 炎症小体或 RIG-Ⅰ炎症小体活性的新途径，并不参与 AIM2 和 NLRC4 炎症小体信号通路（Saha et al.，2006；Park et al.，2013；Subramanian et al.，2013；Guan et al.，2015）。去泛素化酶（deubiquitinase enzyme，DUB）可以移去蛋白质上的泛素基团，在蛋白质运输、基因转录和信号通路中起调控作用。在鼠和人的巨噬细胞模型中，DUB 抑制剂能破坏 NLRP3 炎症小体中 ASC 的寡聚化和 ASC 斑点的形成，从而阻断 caspase-1 活化及随后的 IL-1β 成熟与分泌（Juliana et al.，2012；Lopez-Castejon et al.，2013；Py et al.，2013）。但是，DUB 抑制剂的调控作用发生在炎症小体组装的上游，目前尚不清楚具体是影响 NLRP3 的寡聚化、NLRP3-ASC 的相互作用，还是 ASC 的聚集。

总之，ASC 在炎症小体组装之前发生一系列的泛素化修饰，其中 K-63 连接的多聚泛素化可能既对 ASC 斑点形成起促进作用，又与 ASC 斑点通过自噬途径降解有关。因此，泛素化系统作为分子开关调控炎症应答，是细胞体内复杂而精准的调控系统之一。

（五）离子通道对炎症小体信号通路的调节

在 NLRP3 炎症小体激活的离子通道模型中，细胞内钾离子外流（K^+ efflux）和细胞外钙离子内流（Ca^{2+} signaling）能够诱导 ASC 斑点的形成（Latz et al.，2013；Munoz-Planillo et al.，2013；Sutterwala et al.，2014；Broz and Dixit，2016；He et al.，2016b；Yu and Lee，2016）。研究发现，细胞内 K^+消耗剂可诱导 ASC 斑点的形成，而增加细胞外 K^+浓度（30～60mmol/L）可抑制由 LPS 诱导的 ASC 斑点形成（Mariathasan et al.，2006；Fernandes-Alnemri et al.，2007；Petrilli et al.，2007；Dostert et al.，2008；Bauernfeind et al.，2009；Harder et al.，2009；Gross et al.，2009；Cassel et al.，2010；Riteau et al.，2010；Schorn et al.，2011；Munoz-Planillo et al.，2013）。但是，由于 K^+外流参与了 NLRP3 炎症小体的活化，ASC 斑点的形成也可能是由 K^+外流介导的 NLRP3 炎症小体活化所引起的（Mariathasan et al.，2006；Fernandes-Alnemri et al.，2007；Petrilli et al.，2007；Dostert et al.，2008；Bauernfeind et al.，2009；Harder et al.，2009；Gross et al.，2009；Cassel et al.，2010；Riteau et al.，2010；Schorn et al.，2011；Munoz-Planillo et al.，2013）。此外，鞭毛蛋白、沙门氏菌和单核李氏杆菌诱导的 caspase-1 蛋白水解的活性在高 K^+水平（20mmol/L）下不受影响，且不伴随细胞内 K^+的外流而下降（Mariathasan et al.，2006；Fernandes-Alnemri et al.，2007；Petrilli et al.，2007；Dostert et al.，2008；Bauernfeind et al.，2009；Harder et al.，2009；Gross et al.，2009；Cassel et al.，2010；Riteau et al.，2010；Schorn et al.，2011；Munoz-Planillo et al.，2013）。因此，无法判断是否是 K^+外流直接诱导 ASC 斑点形成。尽管细胞外高浓度 K^+（130～140mmol/L）能抑制多种炎症小体诱导的 caspase-1 的活化，但是胞外高浓度 K^+可能引起的毒性作用也与此效应有关。体外纯化的 ASC 蛋白形成的 ASC 斑点可完全被生理浓度的 K^+（125～150mmol/L）所抑制，这直接证明了 ASC 的自我装配能够被生理浓度的 K^+抑制。因此，ASC 装配中 K^+浓度依赖性的抑制作用可能是阻止 ASC 斑点自发性形成的一种机制。此外，ASC 可以在低渗条件下不依赖 NLRP3 而形成斑点，但这种斑点的形成既不能活化 caspase-1，又不能导致"细胞焦亡"（Compan et al.，2015）。在低渗条件下 ASC 的活化受瞬时受体电位辣椒素 2（TRPV2）离子通道介导的信号调控（Compan et al.，2015）。ASC 受刺激后先是迅速形成一些小的斑点，最终聚集形成一个大的斑点（Compan et al.，2015）。大斑点的形成依赖于 NLRP3，并最终成为 caspase-1 活化的信号平台（Compan et al.，2015）。在低渗条件下，15min 后 ASC 就会发生寡聚化，随后在 25min 可检测到活化的 caspase-1 和成熟的 IL-1β（Compan et al.，2015）。因此，低渗条件下，RVD 和 TAK1 磷酸化激活 TRPV2 通道，诱导 ASC 斑点形成。

（六）自噬对炎症小体信号通路的调节

自噬是细胞利用溶酶体降解自身受损的蛋白质或细胞器，并将分解产物进行循环再利用的过程。自噬过程与免疫反应中的抗原呈递、炎症因子分泌、细胞死亡等密切相关。研究发现，自噬抑制 NLRP3 炎症小体的活化。自噬相关基因 Atg16L1（autophagy-related gene 16-like 1）缺陷时，细胞对 LPS 及其他炎症小体活化信号的刺激更加敏感，引起 caspase-1 的活化，导致 IL-1β 和 IL-18 分泌增多（Harris et al.，2011；Rathinam et al.，2012；Martins et al.，2015；Cadwell，2016；Saitoh and Akira，2016）。因此认为，自噬负调炎症小体信号通路的机制，一方面可能是自噬能通过清除功能受损的线粒体抑制 ROS 及线粒体 DNA 的释放，进而抑制炎症小体的活化；另一方面自噬可能直接通过降解炎症小体的成分，导致 IL-1β 和 IL-18 分泌的降低。最近研究发现，自噬蛋白 LC3B 和 beclin1 缺陷小鼠能够产生大量依赖 caspase-1 的炎症因子，以及 LPS 刺激后死亡率增高（Nakahira et al.，2011；Saitoh and Akira，2016）。此外，poly（dA-dT）刺激巨噬细胞 THP-1 引起 AIM2 或 NLRP3 炎症小体的活化，导致 ASC 发生 K-63 连接的多聚泛素化修饰，然后与自噬接头蛋白 p62 相互作用，促进 AIM2 炎症小体、NLRP3 炎症小体、ASC 斑点及 IL-1β 前体与自噬溶酶体结合，进而被自噬降解，但不是通过蛋白酶体途径降解（Mizushima et al.，2011；Matsumoto et al.，2012；Shi et al.，2012；；Saitoh and Akira，2016）。因此，泛素化介导的自噬途径是负调控 ASC 斑点和炎症小体复合物诱导的炎症反应的一种机制。但是，自噬作用也可以正向调节 IL-1β 的分泌，其过程可能与自噬调节因子 Atg5 及与哺乳动物高尔基体同源的重组堆积蛋白 GRASP55（GORASP2）或 Rab8a 有关（Dupont et al.，2011；Saitoh and Akira，2016）。

（七）miRNA 对炎症小体信号通路的调节

miRNA（microRNA）是一类内生的、长度为 20～24 个核苷酸的小 RNA，其介导的转录后调控在基因表达的控制中发挥重要的作用。miRNA 除可靶向调节 MyD88、TRIF、VISA 和 STING 介导的信号通路外，也可调节 ASC 介导的炎症小体信号通路。研究发现，miR-223 能够靶向 NLRP3 的 3′-UTR，从而阻止 NLRP3 蛋白表达增加，抑制炎症小体的激活，进而抑制 IL-1β 的产生（Bauernfeind et al.，2012；Haneklaus et al.，2012；Yang et al.，2015b）；同时发现 EBV 编码的 miR-BART15，其功能类似于 miR-223，可控制炎症反应，进而有利于 EBV 在 B 细胞中复制（Bauernfeind et al.，2012；Haneklaus et al.，2012；Yang et al.，2015b）。此外，还发现感染 EBV 的 B 细胞外泌体（exosome）来源的 miR-BART15 能够靶向正常 B 细胞的 NLRP3，抑制炎症小体的激活和 IL-1β 的产生，从而降低机体抗 EBV 应答的强度（Bauernfeind et al.，2012；Haneklaus et al.，2012；Yang et al.，2015b）。Bauernfeind 等也发现，miR-223 通过靶向 NLRP3 的 3′-UTR 调控 NLRP3 炎症小体的活性及 IL-1β 和 IL-18 的产生，进而调节炎症反应（Bauernfeind et al.，2012；Haneklaus et al.，2012；Yang et al.，2015b）。此外，除了负调控 NLR 与炎症小体之外，miRNA 还参与 NLR 与炎症小体的激活。例如，miR-133a-1 通过抑制线粒体解偶联蛋白 2（mitochondrial uncoupling protein 2，UCP2）的表达，促进 caspase-1 p10 和 IL-1β p17 的剪切（Bauernfeind et al.，2012；Haneklaus et al.，2012；Yang et al.，2015b）。然而，miR-133a-1 并不影响 NLRP3 和 ASC 的表达，这说明 miR-133a-1 能够调节其他 NLR 炎症小体的活性（Bauernfeind et al.，2012；Haneklaus et al.，2012；Yang et al.，2015b）。目前，可能还有很多其他 miRNA 参与 NLR 信号转导通路的调控，但此方面的研究还有待进一步深入。

（八）其他宿主分子对炎症小体信号通路的调节

在 AIM2 和 NLRP3 炎症小体中，Nrf2（nuclear factor E2-related Factor-2）在胞质中 ASC 聚集区域，可直接促进 ASC 斑点形成，而在 NLRC4 炎性小体中不起作用（Zhao et al.，2014）。同时，Nrf2 在线粒体 ROS 介导的 NLRP3 炎症小体激活中起作用，这提示 Nrf2 可能通过对一些未知因子进行转录调控来调节 ASC 斑点的聚集（Zhao et al.，2014）。因此，Nrf2 可能对 caspase-1 的上游信号分子起作用，而不直接对 caspase-1 起作用。此外，NO 可作为一种免疫调节分子抑制 ASC 的形成、caspase-1 的活化及 IL-1β 的分泌，而 iNOS 缺陷或者用药物抑制 NO 生成的小鼠增强了依赖 NLRP3 炎症小体的 IL-1β 和 IL-18 的生成，且 LPS 诱导的脓毒症的死亡率增加了（Mishra et al.，2012）。有趣的是，pyrin 能够通过自身的 PYD 与 ASC 的 PYD 相互作用，从而阻止 ASC 的招募、炎症小体的组装及 caspase-1 的活化（Kimura et al.，2015）。进一步研究发现，NLRP10/PYNOD 含有 PYD 和 NACHT 结构域，但缺少 LRR 结构域，是 NLR 家族中成员，能够通过自身的 NACHT 结构域在自身寡聚化后与 ASC 结合，抑制 pro-caspase-1 的募集及活化，从而抑制 IL-1β 的产生（Stehlik and Dorfleutner，2007）。鸟苷酸结合蛋白（guanylate-binding protein，GBP）是由 IFN 诱导的鸟苷酸结合蛋白酶（IFN-inducible GTPase），通过诱导 NLRP3 和 ASC 的寡聚化，促进 NLRP3 炎症小体的组装（Shenoy et al.，2012；Pilla et al.，2014；Meunier et al.，2014，2015；Man and Kanneganti，2015；Kravets et al.，2016）。有些细菌可以在转录水平对炎症小体进行调节，如嗜肺军团菌能够抑制炎症小体复合物中接头蛋白 ASC mRNA 及炎症小体中心分子 NLRC4 mRNA 的产生，从而抑制其形成，导致促炎症因子水平降低（Abdelaziz et al.，2011）。

第五节　NLR介导的天然免疫信号转导途径

NOD1 和 NOD2 是 NLR 家族中成员，能招募含丝氨酸/苏氨酸激酶的受体互作蛋白 2（receptor interacting protein 2，RIP2）作为接头蛋白分子，激活转录因子 MAPK（mitogen-activated protein kinase）和 NF-κB 信号通路，引起炎症因子的释放，进而诱导机体的抗感染天然免疫反应。因此，本节围绕着关键接头蛋白分子 RIP2 重点介绍 NOD1 和 NOD2 通过 RIP2 介导的抗感染天然免疫信号通路。

一、NLR关键接头分子RIP2的结构与功能

（一）RIP的家族成员与分子结构

RIP2/RIPK2 属于 RIP 蛋白激酶家族[RIP-like interacting caspase-like apoptosis-regulatory protein（CLARP）kinase（RICK）or CARDIAK family]，其包括 7 个家族成员，在其 N 端均含一个同源的激酶结构域（homologous kinase domain，KD）（Zhang et al.，2010；Caruso et al.，2014；Philpott et al.，2014；Humphries et al.，2015；Silke et al.，2015）。其中 RIP1 除含 N 端的 KD 外，还包括中间的中间结构域（intermediate domain，ID）和 RIP 同源互作基序（RIP homotypic interaction motif，RHIM）及 C 端的死亡结构域（death domain，DD）；RIP2 由 N 端的 KD，中间的 ID（缺少 RHIM）及 C 端的 CARD 构成；RIP3 包含 N 端的 KD，中间的 RHIM（缺少 ID）及 C 端的特殊序列；RIP4 和 RIP5 由 N 端的 KD，中间的 ID 及 C 端的 ankyrin 结构域（ankyrin domain）构成；RIP6 和 RIP7 在其 N 端除含 KD 外，还包括 LRR（leucine-rich repeat region）结构域、ankyrin 结构域及 Roc 结构域和 COR 结构域，中间的 WD 结构域及 C 端的特殊序列（Zhang et al.，2010；Caruso et al.，2014；Philpott et al.，2014；Humphries et al.，2015；Silke et al.，2015）（图 7-23）。

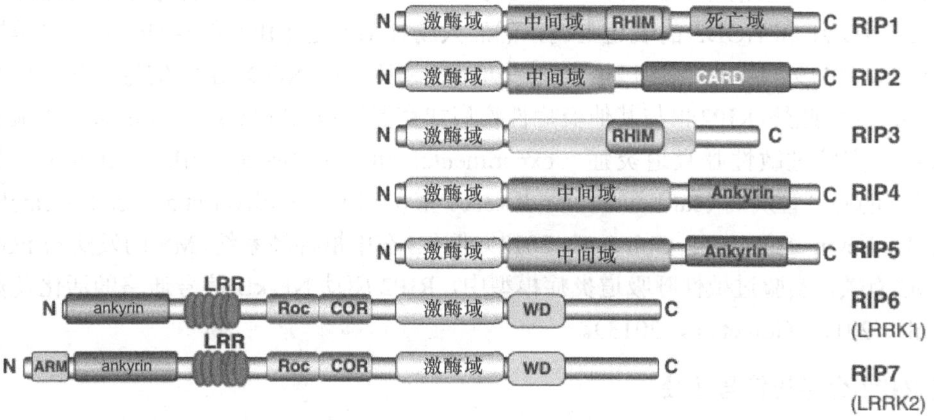

图 7-23　RIP 家族蛋白的分子结构（Humphries et al.，2015）（彩图请扫封底二维码）

（二）RIP家族成员的功能

目前，RIP1、RIP2 和 RIP3 在炎症反应和细胞凋亡中的作用比较明确，而 RIP4～RIP7 的生物学功能尚不清楚。RIP1 单独参与 TNF 信号通路介导的炎症反应和细胞凋亡（Hsu et al.，1995，2002；Kreuz et al.，2004；Ea et al.，2006；Declercq et al.，2009；Feoktistova et al.，2011）；RIP3 和 RIP1 主要参与细胞坏死、TLR3 与 TLR4 介导的信号通路、RIG-Ⅰ与 DAI 及 NLRP3 炎症小体介导的信号通路（Khan et al.，2014；Orozco et al.，2014；Kaiser et al.，2014；Berger et al.，2014；Rickard et al.，2014；Dillon et al.，2014；Wu et al.，2014；Remijsen et al.，2014；Wang et al.，2014；Yabal et al.，2014；Wong et al.，2014；Li et al.，2014；Newton et al.，2004，2014；Newton，2015）；RIP4 能与 PKC 相互作用，促进 NF-κB 的活化，以

及参与角质形成细胞的分化（keratinocyte differentiation）和皮肤炎症（cutaneous inflammation）（Bhr et al.，2000；Holland et al.，2002；Meylan et al.，2002，2004；Rountree et al.，2010；Philpott et al.，2014；Humphries et al.，2015；Silke et al.，2015）；RIP5 主要介导细胞凋亡（Zha et al.，2004；Philpott et al.，2014；Humphries et al.，2015；Silke et al.，2015）；RIP6 和 RIP7 也称为 LRR 激酶 1（leucine-rich repeat kinase 1，LRRK1）和 LRR 激酶 2（LRRK2），可能与帕金森病（Parkinson's disease）有关，但具体的生物学功能还不完全清楚（Gandhi et al.，2009；Seol，2010；Philpott et al.，2014；Humphries et al.，2015；Silke et al.，2015）。

RIP2 主要参与 NOD1 和 NOD2 介导的 MAPK 和 NF-κB 信号通路的活化，导致炎症因子的释放，进而诱导抗感染天然免疫炎症反应。RIP2 包含 N 端的 KD、中间的 ID 和 C 端的 CARD（Carneiro et al.，2007；Zhang et al.，2010；Kersse et al.，2011a，2011c；Jun et al.，2013；Caruso et al.，2014；Philpott et al.，2014；Humphries et al.，2015；Silke et al.，2015）。研究发现，RIP2 的 KD 对 NF-κB 信号通路的激活是非必需的，但对 RIP2 的稳定性和 MAPK 信号通路中 p38、ERK（extracellular signal-regulated protein kinase）和 JNK（c-JUN N-terminal kinase）激活是必需的（Windheim et al.，2007；Nembrini et al.，2009）。但是研究发现，细菌的 PGN 如 iE-DAP（γ-D-glutamyl-meso-diaminopimelic acid）和 MDP（MurNAc-L-Ala-D-isoGln for muramyl dipeptide）或单核李氏杆菌刺激 RIP2 基因缺失小鼠时，导致炎症因子释放的减少，但并不影响 TLR 介导的信号通路（Girardin et al.，2001；Chin et al.，2002；Kobayashi et al.，2002；Park et al.，2007；Pandey et al.，2009；Magalhaes et al.，2011）。因此，RIP2 作为关键的接头蛋白分子，在 NOD1 和 NOD2 介导的 MAPK 和 NF-κB 信号通路中具有重要作用。

虽然 NOD-RIP2 介导的信号通路与控制肠道炎症反应密切相关，但 RIP2 在诱导呼吸道的黏膜免疫中具有重要作用。在 RIP2 基因敲除的肺炎小鼠模型中，炎症因子的表达降低、中性粒细胞浸润减少及大肠杆菌和肺炎衣原体（*Chlamydophila pneumoniae*）的荷载量增加（Shimada et al.，2009；Balamayooran et al.，2011）。然而，RIP2 介导的清除细菌的免疫反应对机体也有损害。例如，病毒感染细胞后诱导Ⅰ型 IFN 大量产生，引起 NOD1 和 NOD2 的表达上调，然后大肠杆菌通过 RIP2 介导的信号通路诱导过度的炎症反应（Kim et al.，2011）。因此，在细菌继发感染的临床病例中，NOD-RIP2 信号通路介导的炎症反应增加了发病率与死亡率。此外，RIP2 也与其他炎症性疾病如克罗恩病（Crohn's disease）多发性硬化病（multiple sclerosis，MS）、实验过敏性呼吸道炎症（experimental allergic airway inflammation）、动脉粥样硬化（atherosclerosis）的心血管疾病（cardiovascular disease）密切相关（Schrijver et al.，2001；Satoh et al.，2005；Shaw et al.，2011；Levin et al.，2011；Goh et al.，2013）。例如，在中枢神经系统，MS 的发病与 PGN-NOD-RIP2 信号轴激活 DC 有关。实验过敏性呼吸道炎症模型中，RIP2 驱动 NF-κB 信号通路的活化及炎症因子的产生（Levin et al.，2011；Goh et al.，2013）。

二、NLR 经 RIP2 介导的信号途径

NOD1/2 是 NLR 家族中成员，通过 CARD 招募同样含 CARD 的 RIP2，激活 NF-κB 和 MAPK 信号通路，引起炎症因子的释放，进而诱导机体的抗感染天然免疫炎症反应。在 MAPK 信号通路中，RIP2 通过招募 CARD9 而被激活。

（一）NOD1/2-RIP2 介导的 NF-κB 信号通路

在非刺激情况下，NOD1/2 在胞质内通过自我抑制的方式处于失活状态，但当其 C 端的 LRR 结构域与细菌成分 iE-DAP 或 MDP 结合后，诱导自身的寡聚化并迅速形成寡聚体，然后通过 CARD-CARD 方式与 RIP2 相互作用，同时 RIP2 被多种 E3 泛素连接酶如 cIAP1（cellular inhibitor of apoptosis protein 1）、cIAP2、XIAP（X-linked inhibitor of apoptosis protein）、TRAF2（tumor necrosis factor receptor-associated factor 2）、TRAF5、TRAF6 及 LUBAC（linear-chain ubiquitin assembly complex）泛素化修饰，引起 RIP2 的 K-63 连

接的多聚泛素化和NEMO的线性泛素化并聚集，激活的RIP2进一步募集TAK1/NR2C2（TGF-β-activated kinase 1）-TAB2（TAK1-binding protein 2）-TAB3复合体，形成一个大的信号复合体，招募由IKKα、IKKβ和NEMO/IKKγ组成的NF-κB激酶复合物抑制剂（inhibitor of NF-κB kinase complex，IKK），形成一个更大的信号体，作为信号平台通过蛋白酶的磷酸化和泛素化降解NF-κB的抑制剂（inhibitor of NF-κB-α，IκBα），使NF-κB与其抑制剂分离，导致NF-κB的激活（Cooney et al.，2010；Travassos et al.，2010；Kersse et al.，2011a，2011c；Magalhaes et al.，2011；Mo et al.，2012；Grimes et al.，2012；Rubino et al.，2012；Caruso et al.，2014；Irving et al.，2014；Philpott et al.，2014）。由于TNF、IL-1β和TLR介导的信号通路也能激活NF-κB，目前还不清楚NOD的激活是如何引起特异的NF-κB介导的天然免疫反应。但依赖NOD2的NF-κB调节因子NEMO/IKKγ聚集引起一个特异的K-285连接的泛素化，而TNF介导的信号通路引起K-399连接的泛素化（Abbott et al.，2004，2007；Tokunaga et al.，2009）。

（二）NOD1/2-RIP2介导的MAPK信号通路

NOD1/2-RIP2信号轴的另一个级联反应是MAPK信号通路的激活。在非刺激情况下，NOD1/2在胞质内通过自我抑制的方式处于失活状态，但当其C端的LRR结构域与细菌成分iE-DAP或MDP结合后，诱导自身的寡聚化并迅速形成寡聚体，然后通过CARD-CARD方式与RIP2相互作用，同时RIP2的K209位被含HECT结构域的E3泛素连接酶ITCH泛素化修饰，引起RIP2的K-63连接的多聚泛素化并聚集，激活的RIP2进一步募集CARD9和MEKK4形成信号复合体，引起ERK1/2、JNK和p38的活化（Girardin et al.，2001；Gross et al.，2006；Clark et al.，2008；Hsu et al.，2008；Ruland，2008；Hara and Saito，2009；Tao et al.，2009；Lecat et al.，2010；Kersse et al.，2011a；Magalhaes et al.，2011；Roth and Ruland et al.，2013；Tigno-Aranjuez et al.，2013；Caruso et al.，2014；Kao et al.，2015；Lo et al.，2015）。研究发现，用MDP刺激野生型而不是NOD2基因敲除的巨噬细胞，能引起p38 MAPK和细胞外信号调节激酶（extracellular-signal-regulated kinase）的激活；NOD1的激活也能导致JNK的激活（Kobayashi et al.，2002；Pauleau and Murray，2003）。此外，MDP、单核李氏杆菌和poly（I：C）刺激CARD基因缺失的巨噬细胞和小鼠时，并不影响poly（I：C）-TLR及NF-κB信号通路的激活，但ERK1/2、JNK和p38的活化，TNF-α和IL-6的分泌及细菌的清除发生严重障碍（Hsu et al.，2009）。有趣的是，NOD2和pro-caspase-1结合能诱导IL-1β的分泌（Strober et al.，2006；Kersse et al.，2011b）。由于caspase-1是pro-IL-1β前体加工为成熟的IL-1β所必需的，因此NOD2可能通过CARD-CARD互作方式结合pro-caspase-1，并把它转变为有剪切活性的caspase-1。

三、RIP2介导的NLR信号途径的调节

（一）NOD剪切体

NOD2内源性抑制剪切体NOD2-S，是NOD2的转录剪接异构体（缺乏第3个外显子）编码的一个截短的NOD2蛋白，含有一个完整的CARD1和截短的由54个氨基酸残基组成的CARD2（Rosenstiel et al.，2006）。NOD2-S能与NOD2和RIP2的CARD相互作用，从而抑制NOD2-RIP2信号体（NODosome）的组装，进而抑制其介导的NF-κB的活化，以及IL-1β和IL-8的成熟和分泌（Rosenstiel et al.，2006）。此外，NOD2的mRNA可以通过多种形式进行选择性剪接，短的NOD2及与NOD2-S相似的一种异构体NOD-190，不具有生物学活性且对MDP无应答，并且也不能拮抗野生型NOD2的活性（Kramer et al.，2010）。进一步研究发现，NOD2的第3个剪切体NOD2-C2含不完整的CARD，以不依赖于MDP激活的方式，但与MDP-NOD2信号轴竞争性地激活NF-κB信号通路（Kramer et al.，2010）。因此，NOD2转录产物的选择性剪接产物也是一类含有CARD的COP蛋白分子，可能是改变或下调识别细菌NOD2活性的一种潜在调节机制。

（二）CARD

CARD6也是一类只含CARD的COP蛋白分子。在生理条件下，CARD6能够与NOD1和RIP2相互作用，通过和NOD1竞争与RIP2的结合来影响 NOD1的信号转导（Stehlik et al.，2003; Mariathasan et al.，2004; Saleh et al.，2004，2006; Dufner et al.，2006）。此外，CARD8、CARD12和CARD16（COP/Pseudo-ICE）能以CARD-CARD互作方式与 NOD1及NOD2结合，影响NOD的信号转导，继而抑制 NOD1/2-RIP2信号轴介导的NF-κB信号通路的激活和IL-1β的成熟与产生（Druilhe et al.，2001; Green and Melino，2001; Lamkanfi et al.，2004；Mariathasan et al.，2004；von Kampen et al.，2010；Kersse et al.，2011b，2011c；Heymann et al.，2014）。

（三）RIP2的泛素化/磷酸化修饰

当NOD1或NOD2通过CARD-CARD方式与RIP2互作时，RIP2被多种E3泛素连接酶如cIAP1、cIAP2、XIAP、TRAF2、TRAF5、TRAF6及LUBAC泛素化修饰，引起RIP2的K-63连接的多聚泛素化和NEMO的线性泛素化并聚集，进而通过信号级联反应导致NF-κB的激活（Yang et al.，2007；Hasegawa et al.，2008；Bertrand et al.，2009；Krieg et al.，2009；Haas et al.，2009；Cooney et al.，2010；Travassos et al.，2010；Kersse et al.，2011a；Magalhaes et al.，2011；Damgaard et al.，2012，2013；Tigno-Aranjuez et al.，2013；Ver Heul et al.，2013；Irving et al.，2014；Philpott et al.，2014；Zeissig et al.，2015）。RIP2的K209位能被含有HECT结构域的E3泛素连接酶ITCH泛素化修饰，引起RIP2的K-63连接的多聚泛素化并聚集，激活的RIP2进一步募集CARD9和MEKK4形成信号复合体，引起ERK1/2、JNK和p38的活化，同时负调节RIP2介导的NF-κB信号通路激活（Hasegawa et al.，2008; Tao et al.，2009）。Pellino3，另一个E3泛素连接酶，通过与XIAP、LUBAC协同直接多聚泛素化和线性泛素化RIP2的K63位，进而激活NOD2-RIP2介导的NF-κB信号通路（Yang et al.，2013；Moynagh，2014）。A20是一个具有泛素化与去泛素化活性的泛素酶，与E3泛素连接酶ITCH协同促进NOD-RIP2信号轴介导的MAPK的活化，同时通过去泛素化NOD的正向调节分子RIP2、TRAF2、TRAF6和NEMO而抑制NOD-RIP2信号轴介导的NF-κB信号通路激活（Lee et al.，2000；Wertz et al.，2004；Hitotsumatsu et al.，2008；Shembade et al.，2008；Coornaert et al.，2009；Harhaj and Dixit，2011；Wertz et al.，2015）。此外，其他的E3泛素连接酶如TRAF4、RNF31/ HOIP、RNF34、OTULIN、USP8、TRIM27也能调节NOD-RIP2介导的NF-κB和MAPK信号通路（McDonald et al.，2005；Marinis et al.，2011，2012；Damgaard et al.，2012，2013；Zurek al.，2012；Fiil et al.，2013；Warner et al.，2014；Zhang et al.，2014）。

磷酸酶也参与调控NOD-RIP2介导的信号通路。例如，肌醇磷酸酶（inositol phosphatase）SHP-1通过干扰XIAP与RIP2的相互作用而抑制NOD2-RIP2介导的信号通路（Conde et al.，2012）。

（四）自噬对RIP2介导的信号通路调节

自噬相关蛋白分子Atg16L1（autophagy-related gene 16-like 1）通过干扰RIP2的多聚泛素化来抑制NOD对RIP2的招募，进而损伤下游的信号转导（Cooney et al.，2010; Homer et al.，2010，2012; Travassos et al.，2010；Sorbara et al.，2013；Irving et al.，2014）。相反，Atg16L1缺陷则导致NOD-RIP2介导的信号通路的过度激活，引起了克罗恩病的发生（Cooney et al.，2010；Travassos et al.，2010；Sorbara et al.，2013；Irving et al.，2014；Cadwell，2016）。因此，可通过靶向抑制RIP2的活性来控制肠道炎症疾病的发生。

（五）caspase对RIP2介导的信号通路调节

caspase也能够调节NOD-RIP2介导的信号通路。研究发现，caspases-12通过与RIP2相互作用而抑制NOD-RIP2介导的信号通路的激活，引起炎症因子、趋化因子和抗微生物多肽的减少，减轻对肠道病原菌的炎症反应（Saleh et al.，2004，2006；LeBlanc et al.，2008；Heymann et al.，2014）。此外，pro-caspase-1 的变异体通过自身的 CARD 与 RIP2 的 CARD 相互作用，导致 NF-κB 信号通路的激活及炎症反应（Saleh et al.，2004，2006；LeBlanc et al.，2008；Heymann et al.，2014；Cadwell，2016）。

（六）其他宿主分子对 RIP2 介导的信号通路调节

TRIP，一个含有 LIM 结构域的蛋白质分子，能够与 RIP2 相互作用，促进 NOD1- RIP2 介导的信号通路的激活（Li et al.，2005）。此外，在非刺激状态下，MAP3K 和 MEKK4 与 RIP2 结合在一起，而 MDP 的刺激，引起了 MEKK4 与 RIP2 的解离，促进了 NOD2 与 RIP2 相互作用，进而诱导 NOD2-RIP2 介导的 MAPK 信号通路的激活（Clark et al.，2008）。进一步研究发现，其他的宿主蛋白分子如 FRMPD2（PDZ-domain-containing 2）、Erbin、AAMP（angio associated migratory cell protein）、CD147、RIG-Ⅰ、DUOX2、RAC1、ARHGEF7/PAK3BP、CDC42（cell division cycle 42）、RHOA、CENTB1（GTPase-activating protein centaurin-b1）、GRIM-19 也能调节 NOD2-RIP2 介导的信号通路（Barnich et al.，2005；McDonald et al.，2005；Kufer et al.，2006；Yamamoto-Furusho et al.，2006；Bustelo et al.，2007；Legrand-Poels et al.，2007；Eitel et al.，2008；Fukazawa et al.，2008；Bielig et al.，2009；Lipinski et al.，2009；Stenzel et al.，2009；Morosky et al.，2011；Lee et al.，2012；Zhao et al.，2012；Keestra et al.，2013）。

参考文献

Aachoui Y, Leaf I A, Hagar J A, et al. 2013. Caspase-11 protects against bacteria that escape the vacuole[J]. Science, 339(6122): 975-978.

Abbott D W, Wilkins A, Asara J M, et al. 2004. The Crohn's disease protein, NOD2, requires RIP2 in order to induce ubiquitinylation of a novel site on NEMO[J]. Curr Biol, 14(24): 2217-2227.

Abbott D W, Yang Y, Hutti J E, et al. 2007. Coordinated regulation of Toll-like receptor and NOD2 signaling by K63-linked polyubiquitin chains[J]. Mol Cell Biol, 27(17): 6012-6025.

Abdelaziz D H, Gavrilin M A, Akhter A, et al. 2011. Apoptosis-associatedspeck-like protein(ASC)controls *Legionella pneumophila* infection in human monocytes[J]. J Biol Chem, 286(5): 3203-3208.

Abdul-Sater A A, Tattoli I, Jin L, et al. 2013. Cyclic-di-GMP and cyclic-di-AMP activate the NLRP3 inflammasome[J]. EMBO Rep, 14(10): 900-906.

Abe T, Barber G N. 2014. Cytosolic-DNA-mediated, STING-dependen proinflammatory gene induction necessitates canonical NF-κB activation through TBK1[J]. J Virol, 88(10): 5328-5341.

Abe T, Harashima A, Xia T, et al. 2013. STING recognition of cytoplasmic DNA instigates cellular defense[J]. Mol Cell, 50(1): 5-15.

Ablasser A, Bauernfeind F, Hartmann G, et al. 2009. RIG-Ⅰ-dependent sensing of poly(dA: dT)through the induction of an RNA polymerase Ⅲ-transcribed RNA intermediate[J]. Nat Immunol, 10(10): 1065-1072.

Ablasser A, Goldeck M, Cavlar T, et al. 2013a. cGAS produces a 2′-5′-linked cyclic dinucleotide second messenger that activates STING[J]. Nature, 498(7454): 380-384.

Ablasser A, Gulen M F. 2016. The role of cGAS in innate immunity and beyond[J]. J Mol Med(Berl), 94(10): 1085-1093.

Ablasser A, Schmid-Burgk J L, Hemmerling I, et al. 2013b. Cell intrinsic immunity spreads to bystander cells via the intercellular transfer of cGAMP[J]. Nature, 503(7477): 530-534.

Adhikari A, Xu M, Chen Z J. 2007. Ubiquitin-mediated activation of TAK1 and IKK[J]. Oncogene, 26(22): 3214-3226.

Afonso C L, Delhon G, Tulman E R, et al. 2005. Genome of deerpox virus[J]. J Virol, 79(2): 966-977.

Afonso C L, Tulman E R, Lu Z, et al. 2002. The genome of swinepox virus[J]. J Virol, 76(2): 783-790.

Agard N J, Maltby D, Wells J A. 2010. Inflammatory stimuli regulate caspase substrate profiles[J]. Mol Cell Proteom, 9(5): 880-893.

Agostini L, Martinon F, Burns K, et al. 2004. NALP3 forms an IL-1beta-processing inflammasome with increased activity in muckle-wells autoinflammatory disorder[J]. Immunity, 20(3): 319-325.

Aguirre S, Maestre A M, Pagni S, et al. 2012. DENV inhibits type Ⅰ IFN production in infected cells by cleaving human STING[J]. PLoS Pathog, 8(10): e1002934.

Ajibade A A, Wang H Y, Wang R F. 2013. Cell type-specific function of TAK1 in innate immune signaling[J]. Trends Immunol, 34(7): 307-316.

Akhter A, Caution K, Abu Khweek A, et al. 2012. Caspase-11 promotes the fusion of phagosomes harboring pathogenic bacteria with lysosomes by modulating actin polymerization[J]. Immunity, 37(1): 35-47.

Akhter A, Gavrilin M A, Frantz L, et al. 2009. Caspase-7 activation by the Nlrc4/Ipaf inflammasome restricts *Legionella pneumophila* infection[J]. PLoS Pathog, 5(4): e1000361.

Akira S, Yamamoto M, Takeda K. 2003. Role of adapters in Toll-like receptor signalling[J]. Biochem Soc Trans, 31(Pt 3): 637-642.

Aktories K. 2011. Bacterial protein toxins that modify host regulatory GTPases[J]. Nat Rev Microbiol, 9(7): 487-498.

Alexa A, Gógl G, Glatz G, et al. 2015. Structural assembly of the signaling competent ERK2-RSK1 heterodimeric protein kinase complex[J]. Proc Natl Acad Sci USA, 112(9): 2711-2716.

Alexopoulou L, Holt A C, Medzhitov R, et al. 2001. Recognition of doublestranded RNA and activation of NF-kappaB by Toll-like receptor 3[J]. Nature, 413(6857): 732-738.

Ali S R, Timmer A M, Bilgrami S, et al. 2011. Anthrax toxin induces macrophage death by p38 MAPK inhibition but leads to inflammasome activation via ATP leakage[J]. Immunity, 35(1): 34-44.

Allam R, Lawlor K E, Yu E C, et al. 2014. Mitochondrial apoptosis is dispensable for NLRP3 inflammasome activation but non-apoptotic caspase-8 is required for inflammasome priming[J]. EMBO Rep, 15(9): 982-990.

Allen I C, Moore C B, Schneider M, et al. 2011. NLRX1 protein attenuates inflammatory responses to infection by interfering with the RIG-Ⅰ-MAVS and TRAF6-NF-κB signaling pathways[J]. Immunity, 34(6): 854-865.

Allen I C, Scull M A, Moore C B, et al. 2009. The NLRP3 inflammasome mediates *in vivo* innate immunity to influenza A virus through recognition of viral RNA[J]. Immunity, 30(4): 556-565.

Allen I C, TeKippe E M, Woodford R M, et al. 2010. The NLRP3 inflammasome functions as a negative regulator of tumorigenesis during colitis associated cancer[J]. J Exp Med, 207(5): 1045-1056.

Allen I C, Wilson J E, Schneider M, et al. 2012. NLRP12 suppresses colon inflammation and tumorigenesis through the negative regulation of noncanonical NF-JB signaling[J]. Immunity, 36(5): 742-754.

Amer A, Franchi L, Kanneganti T D, et al. 2006. Regulation of *Legionella* phagosome maturation and infection through flagellin and host Ipaf[J]. J Biol Chem, 281(46): 35 217-35 223.

An H, Hou J, Zhou J, et al. 2008. Phosphatase SHP-1 promotes TLR- and RIG-Ⅰ-activated production of type Ⅰ interferon by inhibiting the kinase IRAK1[J]. Nat Immunol, 9(5): 542-550.

Anand P K, Malireddi R K S, Lukens J R, et al. 2012. NLRP6 negatively regulates innate immunity and host defence against bacterial pathogens[J]. Nature, 488(7411): 389-393.

Ananieva O, Darragh J, Johansen C, et al. 2008. The kinases MSK1 and MSK2 act as negative regulators of Toll-like receptor signaling[J]. Nat Immunol, 9(9): 1028-1036.

Ando M, Kawazu M, Ueno T, et al. 2013. Cancer-associated missense mutations of caspase-8 activate nuclear factor-κB signaling[J]. Cancer Sci, 104(8): 1002-1008.

Anggakusuma, Frentzen A, Gurlevik E, et al. 2015. Control of hepatitis C virus replication in mouse liver derived cells by MAVS-dependent production of type Ⅰ and type Ⅲ interferons[J]. J Virol, 89(7): 3833-3845.

Annemann M, Plaza-Sirvent C, Schuster M, et al. 2016. Atypical IκB proteins in immune cell differentiation and function[J]. Immunol Lett, 171: 26-35.

Ansari M A, Dutta S, Veettil M V, et al. 2015. Herpesvirus genome recognition induced acetylation of nuclear IFI16 is essential for its cytoplasmic translocation, inflammasome and IFN-β responses[J]. PLoS Pathog, 11(7): e1005019.

Ansari M A, Singh V V, Dutta S, et al. 2013. Constitutive interferon-inducible protein 16-inflammasome activation during Epstein-Barr virus latency Ⅰ, Ⅱ, and Ⅲ in B and epithelial cells[J]. J Virol, 87(15): 8606-8623.

Antonopoulos C, El Sanadi C, Kaiser W J, et al. 2013. Proapoptotic chemotherapeutic drugs induce noncanonical processing and release of IL-1β via caspase-8 in dendritic cells[J]. J Immunol, 191(9): 4789-4803.

Archer K A, Durack J, Portnoy D A. 2014. STING-dependent type Ⅰ IFN production inhibits cell-mediated immunity to *Listeria monocytogenes*[J]. PLoS Pathog, 10(1): e1003861.

Arimoto K, Konishi H, Shimotohno K. 2008. UbcH8 regulates ubiquitin and ISG15 conjugation to RIG-Ⅰ[J]. Mol Immunol, 45(4): 1078-1084.

Arimoto K, Takahashi H, Hishiki T, et al. 2007. Negative regulation of the RIG-Ⅰ signaling by the ubiquitin ligase RNF125[J]. Proc Natl Acad Sci USA, 104: 7500-7505.

Arlehamn C S, Evans T J. 2011. Pseudomonas aeruginosa pilin activates the inflammasome[J]. Cell Microbiol, 13(3): 388-401.

Arlehamn C S, Petrilli V, Gross O, et al. 2010. The role of potassium in inflammasome activation by bacteria[J]. J Biol Chem, 285(14): 10 508-10 518.

Arnold K, Bordoli L, Kopp J, et al. 2006. The SWISS-MODEL workspace: a web-based environment for protein structure homology modelling[J]. Bioinformatics, 22(2): 195-201.

Arnoult D, Carneiro L, Tattoli I, et al. 2009a. The role of mitochondria in cellular defense against microbial infection[J]. Semin Immunol, 21(4): 223-232.

Arnoult D, Soares F, Tattoli I, et al. 2009b. An N-terminal addressing sequence targets NLRX1 to the mitochondrial matrix[J]. J Cell Sci, 122(Pt 17): 3161-3168.

Arnoult D, Soares F, Tattoli I, et al. 2011. Mitochondria in innate immunity[J]. EMBO Rep, 12(9): 901-910.

Arthur J S, Ley S C. 2013. Mitogen-activated protein kinases in innate immunity[J]. Nat Rev Immunol, 13(9): 679-692.

Ataide M A, Andrade W A, Zamboni D S, et al. 2014. Malaria-induced NLRP12/NLRP3-dependent caspase-1 activation mediates inflammation and hypersensitivity to bacterial superinfection[J]. PLoS Pathog, 10(1): e1003885.

Atianand M K, Fitzgerald K A. 2013. Molecular basis of DNA recognition in the immune system[J]. J Immunol, 190(5): 1911-1918.

Atianand M K, Fuchs T, Harton J A. 2011b. Recent evolution of the NF-kappaB and inflammasome regulating protein POP2 in primates[J]. BMC Evol Biol, 11: 56.

Atianand M K, Harton J A. 2011a. Uncoupling of Pyrin-only protein 2(POP2)-mediated dual regulation of NF-κB and the inflammasome[J]. J Biol Chem, 286(47): 40 536-40 547.

Au-Yeung N, Mandhana R, Horvath C M. 2013. Transcriptional regulation by STAT1 and STAT2 in the interferon JAK-STAT pathway[J]. JAKSTAT, 2(3): e23931.

Bagnall R D, Roberts R G, Mirza M M, et al. 2008. Novel isoforms of the CARD8(TUCAN)gene evade a nonsense mutation[J]. Eur J Hum Genet, 16(5): 619-625.

Bai Y, Yang J, Eisele L E, et al. 2013. Two DHH subfamily 1 proteins in *Streptococcus pneumoniae* possess cyclic di-AMP phosphodiesterase activity and affect bacterial growth and virulence[J]. J Bacteriol, 195(22): 5123-5132.

Baker P J, Boucher D, Bierschenk D, et al. 2015. NLRP3 inflammasome activation downstream of cytoplasmic LPS recognition by both caspase-4 and caspase-5[J]. Eur J Immunol, 45(10): 2918-2926.

Balachandran S, Thomas E, Barber G N. 2004. A FADD-dependent innate immune mechanism in mammalian cells[J] Nature, 432(7015): 401-405.

Balamayooran T, Batra S, Balamayooran G, et al. 2011. Receptor-interacting protein 2 controls pulmonary host defense to *Escherichia coli* infection via the regulation of interleukin-17A[J]. Infect Immun, 79(11): 4588-4599.

Balci-Peynircioglu B, Waite A L, Schaner P, et al. 2008. Expression of ASC in renal tissues of familial mediterranean fever patients with amyloidosis: postulating a role for ASC in AA type amyloid deposition[J]. Exp Biol Med, 233(11): 1324-1333.

Balkhi M Y, Fitzgerald K A, Pitha P M. 2008. Functional regulation of MyD88-activated interferon regulatory factor 5 by K63-linked polyubiquitination[J]. Mol Cell Biol, 28(24): 7296-7308.

Bandyopadhyay S, Lane T, Venugopal R, et al. 2013. MicroRNA-133a-1 regulates inflammasome activation through uncoupling protein-2[J]. Biochem Biophys Res Commun, 439(3): 407-412.

Baral P, Utaisincharoen P. 2013. Sterile-α-and armadillo motif-containing protein inhibits the TRIF-dependent downregulation of signal regulatory protein α to interfere with intracellular bacterial elimination in *Burkholderia pseudomallei*-infected mouse macrophages[J]. Infect Immun, 81(9): 3463-3471.

Barbé F, Douglas T, Saleh M. 2014. Advances in Nod-like receptors(NLR)biology[J]. Cytokine Growth Factor Rev, 25(6): 681-697.

Barber G N. 2011a. Innate immune DNA sensing pathways: STING, AIMII and the regulation of interferon production and inflammatory responses[J]. Curr Opin Immunol, 23(1): 10-20.

Barber G N. 2011b. Cytoplasmic DNA innate immune pathways[J]. Immunol Rev, 243(1): 99-108.

Barber G N. 2011c. STING-dependent signaling[J]. Nat Immunol, 12(10): 929-930.

Barber G N. 2014. STING-dependent cytosolic DNA sensing pathways[J]. Trends Immunol, 35(2): 88-93.

Baril M, Racine M E, Penin F, et al. 2009. MAVS dimer is a crucial signaling component of innate immunity and the target of hepatitis C virus NS3/4A protease[J]. J Virol, 83(3): 1299-1311.

Barker J R, Koestler B J, Carpenter V K, et al. 2013. STING-dependent recognition of cyclic di-AMP mediates type I interferon responses during *Chlamydia trachomatis* infection[J]. MBio, 4: e00018-e13.

Barlan A U, Danthi P, Wiethoff C M. 2011b. Lysosomal localization and mechanism of membrane penetration influence nonenveloped virus activation of the NLRP3 inflammasome[J]. Virology, 412(2): 306-314.

Barlan A U, Griffin T M, McGuire K A, et al. 2011a. Adenovirus membrane penetration activates the NLRP3 inflammasome[J]. J Virol, 85(1): 146-155.

Barnes B J, Field A E, Pitha-Rowe P M. 2003. Virus-induced heterodimer formation between IRF-5 and IRF-7 modulates assembly of the IFNA enhanceosome *in vivo* and transcriptional activity of IFNA genes[J]. J Biol Chem, 278(19): 16 630-16 641.

Barnich N, Hisamatsu T, Aguirre J E, et al. 2005. GRIM-19 interacts with nucleotide oligomerization domain 2 and serves as downstream effector of anti-bacterial function in intestinal epithelial cells[J]. J Biol Chem, 280(19): 19 021-19 026.

Baroja-Mazo A, Martan-Sanchez F, Gomez A I, et al. 2014. The NLRP3 inflammasome is released as a particulate danger signal that amplifies the inflammatory response[J]. Nat Immunol, 15(8): 738-748.

Barrett J W, Cao J X, Hota-Mitchell S, et al. 2001. Immunomodulatory proteins of myxoma virus[J]. Semin Immunol, 13(1): 73-84.

Bauernfeind F G, Horvath G, Stutz A, et al. 2009. Cutting edge: NF-kappaB activating pattern recognition and cytokine receptors license NLRP3 inflammasome activation by regulating NLRP3 expression[J]. J Immunol, 183(2): 787-791.

Bauernfeind F, Ablasser A, Hartmann G, et al. 2010a. Listeria monocytogenes is sensed by the NLRP3 and AIM2 inflammasome[J]. Eur J Immunol, 40(6): 1545-1551.

Bauernfeind F, Ablasser A, Kim S, et al. 2010b. An unexpected role for RNA in the recognition of DNA by the innate immune system[J]. RNA Biol, 7(2): 151-157.

Bauernfeind F, Rieger A, Schildberg F A, et al. 2012. NLRP3 inflammasome activity is negatively controlled by miR-223[J]. J Immunol, 189(8): 4175-4181.

Beachboard D C, Horner S M. 2016. Innate immune evasion strategies of DNA and RNA viruses[J]. Curr Opin Microbiol, 32: 113-119.

Beardmore V A, Hinton H J, Eftychi C, et al. 2005. Generation and characterization of p38β(MAPK11)gene-targeted mice[J]. Mol Cell Biol, 25(23): 10 454-10 464.

Beck C, Morbach H, Richl P, et al. 2008. How can calcium pyrophosphate crystals induce inflammation in hypophosphatasia or chronic inflammatory joint diseases[J]. Rheumatol Int, 29(3): 229-238.

Bedoya F, Sandler L L, Harton J A. 2007. Pyrin-only protein 2 modulates NF-kappaB and disrupts ASC: CLR interactions[J]. J Immunol, 178(6): 3837-3845.

Belgnaoui S M, Paz S, Hiscott J. 2011. Orchestrating the interferon antiviral response through the mitochondrial antiviral signaling(MAVS)adapter[J]. Curr Opin Immunol, 23(5): 564-572.

Belinda L W, Wei W X, Hanh B T, et al. 2008. SARM: a novel Toll-like receptor adaptor, is functionally conserved from arthropod to human [J]. Mol Immunol, 45(6): 1732-1742.

Bender S, Reuter A, Eberle F, et al. 2015. Activation of type I and III interferon response by mitochondrial and peroxisomal MAVS and inhibition by hepatitis C virus[J]. PLoS Pathog, 11(11): e1005264.

Berger S B, Kasparcova V, Hoffman S, et al. 2014. Cutting edge: RIP1 kinase activity is dispensable for normal development but is a key regulator of inflammation in SHARPIN-deficient mice[J]. J Immunol, 192(12): 5476-5480.

Bergmann A. 2006. IKK epsilon signaling: not just NF-kappaB[J]. Curr Biol, 16(15): R588-590.

Bernard N J, O'Neill L A. 2013. Mal, more than a bridge to MyD88[J]. IUBMB Life, 65(9): 777-786.

Bertin J, DiStefano P S. 2000. The PYRIN domain: a novel motif found in apoptosis and inflammation proteins[J]. Cell Death Differ, 7(12): 1273-1274.

Bertrand M J, Doiron K, Labbe K, et al. 2009. Cellular inhibitors of apoptosis cIAP1 and cIAP2 are required for innate immunity signaling by the pattern recognition receptors NOD1 and NOD2[J]. Immunity, 30(6): 789-801.

Besse A, Lamothe B, Campos A D, et al. 2007. TAK1-dependent signaling requires functional interaction with TAB2/TAB3[J]. J Biol Chem, 282(6): 3918-3928.

Bhat N, Fitzgerald K A. 2014. Recognition of cytosolic DNA by cGAS and other STING-dependent sensors[J]. Eur J Immunol, 44(3): 634-640.

Bhr C, Rohwer A, Stempka L, et al. 2000. DIK, a novel protein kinase that interacts with protein kinase Cdelta. Cloning, characterization, and gene analysis[J]. J Biol Chem, 275(46): 36 350-36 357.

Biacchesi S, Merour E, Lamoureux A, et al. 2012. Both STING and MAVS fish orthologs contribute to the induction of interferon mediated by RIG- I [J]. PLoS ONE, 7(10): e47737.

Bibeau-Poirier A, Gravel S P, Clement J F, et al. 2006. Involvement of the IkappaB kinase(IKK)-related kinases tank-binding kinase 1/IKKi and cullin-based ubiquitin ligases in IFN regulatory factor-3 degradation[J]. J Immunol, 177(8): 5059-5067.

Bielig H, Zurek B, Kutsch A, et al. 2009. A function for AAMP in Nod2-mediated NF-kappaB activation[J]. Mol Immunol, 46(13): 2647-2654.

Bin L H, Xu L G, Shu H B. 2003. TIRP, a novel Toll/interleukin-1 receptor(TIR)domain-containing adapter protein involved in TIR signaling[J]. J Biol Chem, 278(27): 24 526-24 532.

Blander J M. 2014. A long-awaited merger of the pathways mediating host defence and programmed cell death[J]. Nat Rev Immunol, 14(9): 601-618.

Bohm C, Hayer S, Kilian A, et al. 2009. The α-isoform of p38 MAPK specifically regulates arthritic bone loss[J]. J Immunol, 183(9): 5938-5947.

Böhmer F D, Friedrich K. 2014. Protein tyrosine phosphatases as wardens of STAT signaling[J]. JAKSTAT, 3(1): e28087.

Bonif M, Meuwis M A, Close P, et al. 2006. TNFalpha- and IKKbeta-mediated TANK/I-TRAF phosphorylation: implications for interaction with NEMO/IKKgamma and NF-kappaB activation[J]. Biochem J, 394(Pt 3): 593-603.

Bonnard M, Mirtsos C, Suzuki S, et al. 2000. Deficiency of T2K leads to apoptotic liver degeneration and impaired NF-κB-dependent gene transcription[J]. EMBO J, 19(18): 4976-4985.

Boone D L, Turer E E, Lee E G, et al. 2004. The ubiquitin-modifying enzyme A20 is required for termination of Toll-like receptor responses[J]. Nat Immunol, 59(10): 1052-1060.

Bordon Y. 2014. Innate immunity: peroxisomes pack a distinct punch[J]. Nat Rev Immunol, 14(8): 516.

Bossaller L, Chiang P I, Schmidt-Lauber C, et al. 2012. Cutting edge: FAS(CD95)mediates noncanonical IL-1β and IL-18 maturation via caspase-8 in an RIP3-independent manner[J]. J Immunol, 189(12): 5508-5512.

Bouchier-Hayes L, Lipinski S, Till A, et al. 2001. CARDINAL, a novel caspase recruitment domain protein, is an inhibitor of multiple NF-kappaB activation pathways[J]. J Biol Chem, 276(47): 44 069-44 077.

Bowie A G. 2012a. Innate sensing of bacterial cyclic dinucleotides: more than just STING[J]. Nat Immunol, 13(12): 1137-1139.

Bowie A. 2012b. The STING in the tail for cytosolic DNA-dependent activation of IRF3[J]. Sci Signal, 5(214): pe9.

Bowie A G. 2014. Rad50 and CARD9, missing links in cytosolic DNA-stimulated inflammation[J]. Nat Immunol, 15(6): 534-536.

Boyden E D, Dietrich W F. 2006. Nalp1b controls mouse macrophage susceptibility to anthrax lethal toxin[J]. Nat Genet, 38(2): 240-244.

Bozym R A, Delorme-Axford E, Harris K, et al. 2012. Focal adhesion kinase is a component of antiviral RIG-Ⅰ-like receptor signaling[J]. Cell Host Microbe, 11(2): 153-166.

Bradley J R, Pober J S. 2001. Tumor necrosis factor receptor-associated factors(TRAFs)[J]. Oncogene, 20(44): 6482-6491.

Breiman A, Grandvaux N, Lin R, et al. 2005. Inhibition of RIG-Ⅰ-dependent signaling to the interferon pathway during hepatitis C virus expression and restoration of signaling by IKK3[J]. J Virol, 79(7): 3969-3978.

Brenner D, Blaser H, Mak T W. 2015. Regulation of tumour necrosis factor signalling: live or let die[J]. Nat Rev Immunol, 15(6): 362-374.

Bridgeman A, Maelfait J, Davenne T, et al. 2015. Viruses transfer the antiviral second messenger cGAMP between cells[J]. Science, 349(6253): 1228-1232.

Brien J D, Daffis S, Lazear H M, et al. 2011. Interferon regulatory factor-1(IRF-1)shapes both innate and $CD8^+$ T cell immune responses against west nile virus infection[J]. PLoS Pathog, 7(9): e1002230.

Brikos C, O'Neill L A. 2008. Signalling of toll-like receptors[J]. Handb Exp Pharmacol, (183): 21-50.

Broderick L, Hoffman H M. 2014. cASCading specks[J]. Nat Immunol, 15(8): 698-700.

Bronner D N, Abuaita B H, Chen X, et al. 2015. Endoplasmic reticulum stress activates the inflammasome via NLRP3- and caspase-2-driven mitochondrial damage[J]. Immunity, 43(3): 451-462.

Brough D, Feuvre R A L, Wheeler R D, et al. 2003. Ca^{2+} stores and Ca^{2+} entry differentially contribute to the release of IL-1 beta and IL-1 alpha from murine macrophages[J]. J Immunol, 170: 3029-3036.

Broz P. 2016. Inflammasomes: intracellular detection of extracellular bacteria[J]. Cell Res, 26(8): 859-860.

Broz P, Dixit V M. 2016. Inflammasomes: mechanism of assembly, regulation and signalling[J]. Nat Rev Immunol, 16(7): 407-420.

Broz P, Monack D M. 2011. Molecular mechanisms of inflammasome activation during microbial infections[J]. Immunol Rev, 243(1): 174-190.

Brubaker S W, Gauthier A E, Mills E W, et al. 2014. A bicistronic MAVS transcript highlights a class of truncated variants in antiviral immunity[J]. Cell, 156(4): 800-811.

Bruey J M, Bruey-Sedano N, Luciano F, et al. 2007. Bcl-2 and Bcl-XL regulate proinflammatory caspase-1 activation by interaction with NALP1[J]. Cell, 129(1): 45-56.

Bruey J M, Bruey-Sedano N, Newman R, et al. 2004. PAN1/NALP2/PYPAF2, an inducible inflammatory mediator that regulates NF-kappaB and caspase-1 activation in macrophages[J]. J Biol Chem, 279(50): 51 897-51 907.

Brunette R L, Young J M, Whitley D G, et al. 2012. Extensive evolutionary and functional diversity among mammalian AIM2-like receptors[J]. J Exp Med, 209(11): 1969-1983.

Bryan N B, Dorfleutner A, Kramer S J, et al. 2010. Differential splicing of the apoptosis-associated speck like protein containing a caspase recruitment domain(ASC)regulates inflammasomes[J]. J Inflamm(Lond), 7: 23.

Bryan N B, Dorfleutner A, Rojanasakul Y, et al. 2009. Activation of inflammasomes requires intracellular redistribution of the apoptotic speck-like protein containing a caspase recruitment domain[J]. J Immunol, 182(5): 3173-3182.

Brzostek-Racine S, Gordon C, Van Scoy S, et al. 2011. The DNA damage response induces IFN[J]. J Immunol, 187(10): 5336-5345.

Burckstummer T, Baumann C, Bluml S, et al. 2009. An orthogonal proteomic-genomic screen identifies AIM2 as a cytoplasmic DNA sensor for the inflammasome[J]. Nat Immunol, 10(3): 266-272.

Burdette D L, Monroe K M, Sotelo-Troha K, et al. 2011. STING is a direct innate immune sensor of cyclic di-GMP[J]. Nature, 478(7370): 515-518.

Burdette D L, Vance R E. 2013. STING and the innate immune response to nucleic acids in the cytosol[J]. Nat Immunol, 14(1): 19-26.

Bustelo X, Sauzeau V, Berenjeno I. 2007. GTP binding proteins of the Rho/Rac family: regulation, effectors and functions *in*

vivo[J]. Bioessays, 29(4): 356-370.
Cadwell K. 2016. Crosstalk between autophagy and inflammatory signalling pathways: balancing defence and homeostasis[J]. Nat Rev Immunol, 16(11): 661-675.
Cai X, Chen J, Xu H, et al. 2014a. Prion-like polymerization underlies signal transduction in antiviral immune defense and inflammasome activation[J]. Cell, 156(6): 1207-1222.
Cai X, Chen Z J. 2014. Prion-like polymerization as a signaling mechanism[J]. Trends Immunol, 35(12): 622-630.
Cai X, Chiu Y H, Chen Z J. 2014b. The cGAS-cGAMP-STING pathway of cytosolic DNA sensing and signaling[J]. Mol Cell, 54(2): 289-296.
Cai Z, Wang J. 2013. TRIM dsDNA sensor to restrict innate immune response[J]. Cell Mol Immunol, 10(3): 193-195.
Cantaert T, Stone M A, ter Borg M, et al. 2008. A functional polymorphism of TIR-domain-containing adaptor protein is not associated with axial spondyloarthritis[J]. Ann Rheum Dis, 67(5): 720-722.
Cao W, Liu Y J. 2006. Open: key regulator of pDC interferon production[J]. Nat Immunol, 7(5): 441-443.
Cao X. 2009. New DNA-sensing pathway feeds RIG-Ⅰ with RNA[J]. Nat Immunol, 10(10): 1049-1051.
Cao X. 2016. Self-regulation and cross-regulation of pattern-recognition receptor signalling in health and disease[J]. Nat Rev Immunol, 16(1): 35-50.
Caposio P, Gugliesi F, Zannetti C, et al. 2007. A novel role of the interferon-inducible protein IFI16 as inducer of proinflammatory molecules in endothelial cells[J]. J Biol Chem, 282(46): 33515e29.
Cargnello M, Roux P P. 2011. Activation and function of the MAPKs and their substrates, the MAPK-activated protein kinases[J]. Microbiol Mol Biol Rev, 75(1): 50-83.
Carneiro L A, Travassos L H, Girardin S E. 2007. Nod-like receptors in innate immunity and inflammatory diseases[J]. Ann Med, 39(8): 581-593.
Carty M, Goodbody R, Schroder M, et al. 2006. The human adaptor SARM negatively regulates adaptor protein TRIF-dependent Toll-like receptor signaling[J]. Nat Immunol, 7(10): 1074-1081.
Caruso R, Warner N, Inohara N, et al. 2014. NOD1 and NOD2: signaling, host defense, and inflammatory disease[J]. Immunity, 41(6): 898-908.
Case C L, Shin S, Roy C R. 2009. Asc and Ipaf inflammasomes direct distinct pathways for caspase-1 activation in response to *Legionella pneumophila*[J]. Infect Immun, 77(5): 1981-1991.
Cassel S L, Eisenbarth S C, Iyer S S, et al. 2008. The Nalp3 inflammasome is essential for the development of silicosis[J]. Proc Natl Acad Sci USA, 105(26): 9035-9040.
Cassel S L, Joly S, Sutterwala F S. 2009. The NLRP3 inflammasome: a sensor of immune danger signals[J]. Semin Immunol, 21(4): 194-198.
Casson C N, Copenhaver A M, Zwack E E, et al. 2013. Caspase-11 activation in response to bacterial secretion systems that access the host cytosol[J]. PLoS Pathog, 9(6): e1003400.
Casson C N, Yu J, Reyes V M, et al. 2015. Human caspase-4 mediates noncanonical inflammasome activation against gram-negative bacterial pathogens[J]. Proc Natl Acad Sci USA, 112(21): 6688-6693.
Castanier C, Arnoult D. 2011. Mitochondrial localization of viral proteins as a means to subvert host defense[J]. Biochim Biophys Acta, 1813(4): 575-583.
Castanier C, Garcin D, Vazquez A, et al. 2010. Mitochondrial dynamics regulate the RIG-Ⅰ-like receptor antiviral pathway[J]. EMBO Rep, 11(2): 133-138.
Castanier C, Zemirli N, Portier A, et al. 2012. MAVS ubiquitination by the E3 ligase TRIM25 and degradation by the proteasome is involved in type Ⅰ interferon production after activation of the antiviral RIG-Ⅰ-like receptors[J]. BMC Biol, 10: 44.
Castiblanco J, Varela D C, Castaño-Rodríguez N, et al. 2008. TIRAP(MAL)S180L polymorphism is a common protective factor against developing tuberculosis and systemic lupus erythematosus. Infection, genetics and evolution[J]. J Mol Epidemiol Evol Genet Infect Dis, 8: 541-544.
Castrillo A, Pennington D J, Otto F, et al. 2001. Protein kinase Cε is required for macrophage activation and defense against bacterial infection[J]. J Exp Med, 194(9): 1231-1242.
Cavailles P P, Flori O, Papapietro C, et al. 2014. A highly conserved Toxo1 haplotype directs resistance to toxoplasmosis and its associated caspase-1 dependent killing of parasite and host macrophage[J]. PLoS Pathog, 10: e1004005.
Cavazzana I, Ceribelli A, Airo P, et al. 2009. Anti-RNA polymerase Ⅲ antibodies: a marker of systemic sclerosis with rapid onset and skin thickening progression[J]. Autoimmun Rev, 8(7): 580e4.
Cavlar T, Deimling T, Ablasser A, et al. 2013. Species-specific detection of the antiviral small-molecule compound CMA by STING[J]. EMBO J, 32(10): 1440-1450.
Centola M, Wood G, Frucht D M, et al. 2000. The gene for familial Mediterranean fever, MEFV, is expressed in early leukocyte development and is regulated in response to inflammatory mediators[J]. Blood, 95(10): 3223-3231.
Chae J J, Cho Y H, Lee G S, et al. 2011. Gain-of-function pyrin mutations induce NLRP3 protein-independent interleukin-1β

activation and severe autoinflammation in mice[J]. Immunity, 34(5): 755-768.
Chae J J, Komarow H D, Cheng J, et al. 2003. Targeted disruption of pyrin, the FMF protein, causes heightened sensitivity to endotoxin and a defect in macrophage apoptosis[J]. Mol Cell, 11(3): 591-604.
Chae J J, Wood G, Masters S L, et al. 2006. The B30.2 domain of pyrin, the familial Mediterranean fever protein, interacts directly with caspase-1 to modulate IL-1β production[J]. Proc Natl Acad Sci USA, 103(26): 9982-9987.
Chai J J, Shi Y G. 2014. Apoptosome and inflammasome: conserved machineries for caspase activation[J]. Nat Sci Rev, 1(1): 101-118.
Chan D C. 2006. Mitochondrial fusion and fission in mammals[J]. Annu Rev Cell Dev Biol, 22: 79-99.
Chan Y K, Gack M U. 2015. RIG-Ⅰ-like receptor regulation in virus infection and immunity[J]. Curr Opin Virol, 12: 7-14.
Chan Y K, Gack M U. 2016. Viral evasion of intracellular DNA and RNA sensing[J]. Nat Rev Microbiol, 14(6): 360-373.
Chang T H, Yoshimi R, Ozato K. 2015. Tripartite motif(TRIM)12c, a mouse homolog of TRIM5, is a ubiquitin ligase that stimulates type Ⅰ IFN and NF-κB pathways along with TNFR-associated factor 6[J]. J Immunol, 195(11): 5367-5379.
Chau T L, Gioia R, Gatot J S, et al. 2008. Are the IKKs and IKK-related kinases TBK1 and IKK-epsilon similarly activated[J]. Trends Biochem Sci, 33(4): 171-180.
Chavarria-Smith J, Vance R E. 2013. Direct proteolytic cleavage of NLRP1B is necessary and sufficient for inflammasome activation by anthrax lethal factor[J]. PLoS Pathog, 9(6): e1003452.
Chavarria-Smith J, Vance R E. 2015. The NLRP1 inflammasomes[J]. Immunol Rev, 265(1): 22-34.
Chen G Y, Liu M, Wang F, et al. 2011a. A functional role for Nlrp6 in intestinal inflammation and tumorigenesis[J]. J Immunol, 186(12): 7187-7194.
Chen H, Jiang Z. 2013. The essential adaptors of innate immune signaling[J]. Protein Cell, 4(1): 27-39.
Chen H, Li Y, Zhang J, et al. 2013. RAVER1 is a coactivator of MDA5-mediated cellular antiviral response[J]. J Mol Cell Biol, 5(2): 111-119.
Chen H, Pei R, Zhu W, et al. 2014a. An alternative splicing isoform of MITA antagonizes MITA-mediated induction of type I IFNs[J]. J Immunol, 192(3): 1162-1170.
Chen H, Sun H, You F, et al. 2011b. Activation of STAT6 by STING is critical for antiviral innate immunity[J]. Cell, 147(2): 436-446.
Chen I Y, Ichinohe T. 2010. Response of host inflammasomes to viral infection[J]. Nat Immunol, 11(1): 63-69.
Chen J, Royer W E Jr. 2010. Structural insights into interferon regulatory factor activation[J]. Cell Signal, 22(6): 883-887.
Chen J, Wilson E S, Dahmer M K, et al. 2014c. Lack of association of the caspase-12 long allele with community-acquired pneumonia in people of African descent[J]. PLoS ONE, 9(2): e89194.
Chen K W, Gross C J, Sotomayor F V, et al. 2014b. The neutrophil NLRC4 inflammasome selectively promotes IL-1β maturation without pyroptosis during acute *Salmonella* challenge[J]. Cell Rep, 8(2): 570-582.
Chen Q Y, Liu Y H, Li J H, et al. 2012. DNA-dependent activator of interferon-regulatory factors inhibits hepatitis B virus replication[J]. World J Gastroenterol, 18(22): 2850-2858.
Chen Q, Sun L, Chen Z J. 2016. Regulation and function of the cGAS-STING pathway of cytosolic DNA sensing[J]. Nat Immunol, 17(10): 1142-1149.
Chen R, Zhang L, Zhong B, et al. 2010. The ubiquitin-specific protease 17 is involved in virus-triggered type I IFN signaling[J]. Cell Res, 20(7): 802-811.
Chen W, Lam S S, Srinath H, et al. 2008. Insights into interferon regulatory factor activation from the crystal structure of dimeric IRF5[J]. Nat Struct Mol Biol, 15(11): 1213-1220.
Chen X, Yang X, Zheng Y, et al. 2014d. SARS coronavirus papain-like protease inhibits the type Ⅰ interferon signaling pathway through interaction with the STING-TRAF3-TBK1 complex[J]. Protein Cell, 5(5): 369-381.
Chen Z H, Schaap P. 2012. The prokaryote messenger c-di-GMP triggers stalk cell differentiation in *Dictyostelium*[J]. Nature, 488(7413): 680-683.
Chen Z J. 2012. Ubiquitination in signaling to and activation of IKK[J]. Immunol Rev, 246(1): 95-106.
Chen Z J, Bhoj V, Seth R B. 2006. Ubiquitin, TAK1 and IKK: is there a connection[J]. Cell Death Differ, 13(5): 687-692.
Chen Z, Benureau Y, Rijnbrand R, et al. 2007. GB virus B disrupts RIG-Ⅰ signaling by NS3/4A-mediated cleavage of the adaptor protein MAVS[J]. J Virol, 81(2): 964-976.
Cheng G F, Zhong J, Josan C H, et al. 2007a. Double-stranded DNA and double-stranded RNA induce a common antiviral signaling pathw ay in h uman cells[J]. Proc Natl Acad Sci USA, 104(21): 9035-9040.
Cheng H, Addona T, Keshishian H, et al. 2007b. Regulation of IRAK-4 kinase activity via autophosphorylation within its activation loop[J]. Biochem Biophys Res Commun, 352(3): 609-616.
Cheng J, Waite A L, Tkaczyk E R, et al. 2010. Kinetic properties of ASC protein aggregation in epithelial cells[J]. J Cell Physiol, 222(3): 738-747.
Cheng K Y, Lowe E D, Sinclair J, et al. 2003. The crystal structure of the human polo-like kinase-1 polo box domain and its

phospho-peptide complex[J]. EMBO J, 22(210): 5757-5768.
Cheung P C, Campbell D G, Nebreda A R, et al. 2003. Feedback control of the protein kinase TAK1 by SAPK2a/p38α[J]. EMBO J, 22(21): 5793-5805.
Cheung P C, Nebreda A P. 2004. TAB3, a new binding partner of the protein kinase TAK1[J]. Biochem J, 378(Pt1): 27-34.
Chi H, Flavell R A. 2007. Immunology: sensing the enemy within[J]. Nature, 448(7152): 423-424.
Chiang J J, Davis M E, Gack M U. 2014. Regulation of RIG- Ⅰ -like receptor signaling by host and viral proteins[J]. Cytokine Growth Factor Rev, 25(5): 491-505.
Chiba T, Inoko H, Kimura M, et al. 2013. Role of nuclear IκBs in inflammation regulation[J]. Biomol Concepts, 4(2): 187-196.
Chien Y, Kim S, Bumeister R, et al. 2006. RalB GTPase-mediated activation of the IkappaB family kinase TBK1 couples innate immune signaling to tumor cell survival[J]. Cell, 127(1): 157-170.
Chin A I, Dempsey P W, Bruhn K, et al. 2002. Involvement of receptor-interacting protein 2 in innate and adaptive immune responses[J]. Nature, 416(6877): 190-194.
Chiu Y H, MacMillan J B, Chen Z J. 2009. RNA polymerase Ⅲ detects cytosolic DNA and induces type Ⅰ interferons through the RIG- Ⅰ pathway[J]. Cell, 138(3): 576-591.
Cho Y S, Challa S, Moquin D, et al. 2009. Phosphorylation-driven assembly of the RIP1-RIP3 complex regulates programmed necrosis and virus-induced inflammation[J]. Cell, 137(6): 1112-1123.
Choubey D. 2012. DNA-responsive inflammasomes and their regulators in autoimmunity[J]. Clin Immunol, 142(3): 223-231.
Choubey D, Deka R, Ho S M. 2008. Interferon-inducible IFI16 protein in human cancers and autoimmune diseases[J]. Front Biosci, 13(1): 598-608.
Choubey D, Duan X, Dickerson E, et al. 2010. Interferon inducible p200-family proteins as novel sensors of cytoplasmic DNA: role in inflammation and autoimmunity[J]. Interferon Cytokine Res, 30(6): 371-380.
Christen M, Kulasekara H D, Christen B, et al. 2010. Asymmetrical distribution of the second messenger c-di-GMP upon bacterial cell division[J]. Science, 328(5983): 1295-1297.
Christensen M H, Paludan S R. 2016. Viral evasion of DNA-stimulated innate immune responses[J]. Cell Mol Immunol, 14(1): 4.
Christian F, Smith E L, Carmody R J. 2016. The regulation of NF-JB subunits by phosphorylation[J]. Cells, 5(1)pii: E12.
Chu J, Thomas L M, Watkins S C, et al. 2009. Cholesterol-dependent cytolysins induce rapid release of mature IL-1b from murine macrophages in a NLRP3 inflammasome and cathepsin B-dependent manner[J]. J Leukoc Biol, 86: 1227-1238.
Chu L H, Gangopadhyay A, Dorfleutner A, et al. 2015. An updated view on the structure and function of PYRIN domains[J]. Apoptosis, 20(2): 157-173.
Chuang C F, Bargmann C I. 2005. Toll-interleukin 1 repeat protein at the synapse specifies asymmetric odorant receptor expression via ASK1 MAPKKK signaling[J]. Genes Dev, 19(2): 270-281.
Chuang H C, Wang X, Tan T H. 2016. MAP4K family kinases in immunity and inflammation[J]. Adv Immunol, 129: 277-314.
Chun H J, Zheng L, Ahmad M, et al. 2002. Pleiotropic defects in lymphocyte activation caused by caspase-8 mutations lead to human immunodeficiency[J]. Nature, 419(6905): 395-399.
Chung J Y, Lu M, Yin Q, et al. 2007. Molecular basis for the unique specificity of TRAF6[J]. Adv Exp Med Biol, 597: 122-130.
Chung J Y, Park Y C, Ye H, et al. 2002. All TRAFs are not created equal: common and distinct molecular mechanisms of TRAF-mediated signal transduction[J]. J Cell Sci, 115(Pt 4): 679-688.
Cildir G, Low K C, Tergaonkar V. 2016. Noncanonical NF-κB signaling in health and disease[J]. Trends Mol Med, 22(5): 414-429.
Cipolat S, Martins de Brito O, Dal Zilio B, et al. 2004. OPA1 requires mitofusin 1 to promote mitochondrial fusion[J]. Proc Natl Acad Sci USA, 101(45): 15 927-15 932.
Cirelli K M, Gorfu M A, Hassan M, et al. 2014. Inflammasome sensor NLRP1 controls rat macrophage susceptibility to *Toxoplasma gondii*[J]. PLoS Pathog, 10(3): e1003927.
Civril F, Deimling T, de Oliveira Mann C C, et al. 2013. Structural mechanism of cytosolic DNA sensing by cGAS[J]. Nature, 498: 332-337.
Clark K. 2014. Protein kinase networks that limit TLR signalling[J]. Biochem Soc Trans, 42(1): 11-24.
Clark K, Peggie M, Plater L, et al. 2011. Novel cross-talk within the IKK family controls innate immunity[J]. Biochem J, 434(1): 93-104.
Clark N M, Marinis J M, Cobb B A, et al. 2008. MEKK4 sequesters RIP2 to dictate NOD2 signal specificity[J]. Curr Biol, 18(18): 1402-1408.
Claudio E, Brown K, Park S, et al. 2002. BAFF induced NEMO-independent processing of NF-kappaB2 in maturing B cells[J]. Nat Immunol, 3(10): 958-965.
Clément J F, Meloche S, Servant M J. 2008. The IKK-related kinases: from innate immunity to oncogenesis[J]. Cell Res, 18(9): 889-899.
Cloonan S M, Choi A M. 2012. Mitochondria: commanders of innate immunity and disease[J]. Opin Immunol, 24(1): 32-40.
Cloonan S M, Choi A M. 2013. Mitochondria: sensors and mediators of innate immune receptor signaling[J]. Curr Opin Microbiol,

16(3): 327-338.

Cohen D, Mechold U, Nevenzal H, et al. 2015. Oligoribonuclease is a central feature of cyclic diguanylate signaling in *Pseudomonas aeruginosa*[J]. Proc Natl Acad Sci USA, 112(36): 11 359-11 364.

Cohen P. 2009. Targeting protein kinases for the development of anti-inflammatory drugs[J]. Curr Opin Cell Biol, 21(2): 1-8.

Cohen P. 2014. Immune diseases caused by mutations in kinases and components of the ubiquitin system[J]. Nat Immunol, 15(6): 521-529.

Collins A C, Cai H, Li T, et al. 2015. Cyclic GMP-AMP synthase is an innate immune DNA sensor for *Mycobacterium tuberculosis*[J]. Cell Host Microbe, 17(6): 820-828.

Compan V, Baroja-Mazo A, López-Castejón G, et al. 2012. Cell volume regulation modulates NLRP3 inflammasome activation[J]. Immunity, 37(3): 487-500.

Compan V, Martín-Sánchez F, Baroja-Mazo A, et al. 2015. Apoptosis-associated speck-like protein containing a CARD forms specks but does not activate caspase-1 in the absence of NLRP3 during macrophage swelling[J]. J Immunol, 194(3): 1261-1273.

Conde C, Rambout X, Lebrun M, et al. 2012. The inositol phosphatase SHIP-1 inhibits NOD2-induced NF-kappaB activation by disturbing the interaction of XIAP with RIP2[J]. PLoS ONE, 7(7): e41005.

Conlon J, Burdette D L, Sharma S, et al. 2013. Mouse, but not human STING, binds and signals in response to the vascular disrupting agent 5, 6-dimethylxanthenone-4-acetic acid[J]. J Immunol, 190(10): 5216-5225.

Connolly D J, Bowie A G. 2014. The emerging role of human PYHIN proteins in innate immunity: implications for health and disease[J]. Biochem Pharmacol, 92(3): 405-414.

Conrady C D, Zheng M, Fitzgerald K A, et al. 2012. Resistance to HSV-1 infection in the epithelium resides with the novel innate sensor, IFI-16[J]. Mucosal Immunol, 5(2): 173-183.

Conti B J, Davis B K, Zhang J, et al. 2005. CATERPILLER 16.2(CLR16.2), a novel NBD/LRR family member that negatively regulates T cell function[J]. J Biol Chem, 280(18): 18 375-18 885.

Conway K E, Mcconnell B B, Bowring C E, et al. 2000. TMS1, a novel proapoptotic caspase recruitment domain protein, is a target of methylation-induced gene silencing in human breast cancers[J]. Cancer Res, 60(22): 6236-6242.

Cook R, Wu C C, Kang Y J, et al. 2007. The role of the p38 pathway in adaptive immunity[J]. Cell Mol Immunol, 4(4): 253-259.

Cookson B T, Brennan M A. 2001. Pro-inflammatory programmed cell death[J]. Trends Microbiol, 9(3): 113-114.

Cooney R, Baker J, Brain O, et al. 2010. NOD2 stimulation induces autophagy in dendritic cells influencing bacterial handling and antigen presentation[J]. Nat Med, 16(1): 90-97.

Coope H J, Atkinson P G, Huhse B, et al. 2002. CD40 regulates the processing of NF-kappaB2 p100 to p52[J]. EMBO J, 21(20): 5375-5385.

Coornaert B, Carpentier I, Beyaert R. 2009. A20: central gatekeeper in inflammation and immunity[J]. J Biol Chem, 284(13): 8217-8221.

Cordero C L, Kudryashov D S, Reisler E, et al. 2006. The actin cross-linking domain of the *Vibrio cholerae* RTX toxin directly catalyzes the covalent cross-linking of actin[J]. J Biol Chem, 281(43): 32 366-32 374.

Corrigan R M, Abbott J C, Burhenne H, et al. 2011. c-di-AMP is a new second messenger in *Staphylococcus aureus* with a role in controlling cell size and envelope stress[J]. PLoS Pathogens, 7(9): e1002217.

Corrigan R M, Grundling A. 2013. Cyclic di-AMP: another second messenger enters the fray[J]. Nat Rev Microbiol, 11(8): 513-524.

Cosson P, Marchetti A, Ravazzola M, et al. 2012. Mitofusin-2 independent juxtaposition of endoplasmic reticulum and mitochondria: an ultrastructural study[J]. PLoS ONE, 7(9): e46293.

Couillault C, Pujol N, Reboul J, et al. 2004. TLR-independent control of innate immunity in *Caenorhabditis elegans* by the TIR domain adaptor protein TIR-1, an ortholog of human SARM[J]. Nat Immunol, 5(5): 488-494.

Covert M W, Leung T H, Gaston J E, et al. 2005. Achieving stability of lipopolysaccharide-induced NF-kappaB activation[J]. Science, 309(5742): 1854-1877.

Creagh E M. 2014. Caspase crosstalk: integration of apoptotic and innate immune signaling pathways[J]. Trends Immunol, 35(12): 631-640.

Cridland J A, Curley E Z, Wykes M N, et al. 2012. The mammalian PYHIN gene family: phylogeny, evolution and expression[J]. BMC Evol Biol, 12(1): 140.

Cuadrado A, Nebreda A R. 2010. Mechanisms and functions of p38 MAPK signalling[J]. Biochem J, 429(3): 403-417.

Cuda C M, Misharin A V, Gierut A K, et al. 2014. Caspase-8 acts as a molecular rheostat to limit RIPK1- and MyD88-mediated dendritic cell activation[J]. J Immunol, 192(12): 5548-5560.

Cuenda A, Rousseau S. 2007. p38 MAP-kinases pathway regulation, function and role in human diseases[J]. Biochim Biophys Acta, 1773(8): 1358-1375.

Cui J, Zhu L, Xia X, et al. 2010. NLRC5 negatively regulates the NF-κB and type Ⅰ interferon signaling pathways[J]. Cell, 141(3):

483-496.

Cusson-Hermance N, Khurana S, Lee T H, et al. 2005. RIP1 mediates the TRIF-dependent Toll-like receptor 3- and 4-induced NF-κB activation but does not contribute to interferon regulatory factor 3 activation[J]. J Biol Chem, 280(44): 36 560-36 566.

D'Osualdo A, Weichenberger C X, Wagner R N, et al. 2011. CARD8 and NLRP1 undergo autoproteolytic processing through a ZU5-like domain[J]. PLoS ONE, 6(11): e27396.

Dai L, Aye Thu C, Liu X Y, et al. 2012. TAK1, more than just innate immunity[J]. IUBMB Life, 64(10): 825-834.

Damgaard R B, Fiil B K, Speckmann C, et al. 2013. Disease-causing mutations in the XIAP BIR2 domain impair NOD2-dependent immune signalling[J]. EMBO Mol Med, 5(8): 1278-1295.

Damgaard R B, Nachbur U, Yabal M, et al. 2012. The ubiquitin ligase XIAP recruits LUBAC for NOD2 signaling in inflammation and innate immunity[J]. Mol Cell, 46(6): 746-758.

Danilchanka O, Mekalanos J J. 2013. Cyclic dinucleotides and the innate immune response[J]. Cell, 154(5): 962-970.

Davies B W, Bogard R W, Young T S, et al. 2012. Coordinated regulation of accessory genetic elements produces cyclic di-nucleotides for *V. cholerae* virulence[J]. Cell, 149(2): 358-370.

de Alba E. 2009. Structure and interdomain dynamics of apoptosis associated speck-like protein containing a CARD(ASC)[J]. J Biol Chem, 284(47): 32 932-32 941.

de Almeida L, Khare S, Misharin A V, et al. 2015. The PYRIN domain-only protein POP1 inhibits inflammasome assembly and ameliorates inflammatory disease[J]. Immunity, 43(2): 264-276.

de Brito O M, Scorrano L. 2008. Mitofusin 2 tethers endoplasmic reticulum to mitochondria[J]. Nature, 456(7222): 605-610.

De Nardo D, Nguyen T, Hamilton J A, et al. 2009. Down-regulation of IRAK-4 is a component of LPS- and CpG DNA-induced tolerance in macrophages[J]. Cell Signal, 21(2): 246-252.

De Trez C, Pajak B, Brait M, et al. 2005. TLR4 and Toll-IL-1 receptor domain-containing adapter-inducing IFN-β, but not MyD88, regulate Escherichia coli-induced dendritic cell maturation and apoptosis *in vivo*[J]. J Immunol, 175(2): 839-846.

de Zoete M R, Palm N W, Zhu S, et al. 2014. Inflammasomes[J]. Cold Spring Harb Perspect Biol, 6(12): a016287.

Decker T, Muller M, Stockinger S. 2005. The Yin and Yang of type Ⅰ interferon activity in bacterial infection[J]. Nat Rev Immunol, 5(9): 675-687.

Declercq W, Vanden Berghe T, Vandenabeele P. 2009. RIP kinases at the crossroads of cell death and survival[J]. Cell, 138(2): 229-232.

Dedio J, Jahnen-Dechent W, Bachmann M, et al. 1998. The multiligand-binding protein gC1qR, putative C1q receptor, is a mitochondrial protein[J]. J Immunol, 160(7): 3534-3542.

DeFilippis V R, Alvarado D, Sali T, et al. 2010. Human cytomegalovirus induces the interferon response via the DNA sensor ZBP1[J]. J Virol, 84(1): 585-598.

Degterev A, Hitomi J, Germscheid M, et al. 2008. Identification of RIP1 kinase as a specific cellular target of necrostatins[J]. Nat Chem Biol, 4(5): 313-321.

Deguine J, Barton G M. 2014. MyD88: a central player in innate immune signaling[J]. F1000 Prime Rep, 6(97): 97.

Dejardin E, Droin N M, Delhase M, et al. 2002. The lymphotoxinbeta receptor induces different patterns of gene expression via two NF-kappaB pathways[J]. Immunity, 17(4): 525-535.

Dell'Oste V, Gatti D, Giorgio A G, et al. 2015. The interferon-inducible DNA-sensor protein IFI16: a key player in the antiviral response[J]. New Microbiol, 38(1): 5-20.

Dell'Oste V, Gatti D, Gugliesi F, et al. 2014. Innate nuclear sensor IFI16 translocates into the cytoplasm during the early stage of *in vitro* human cytomegalovirus infection and is entrapped in the egressing virions during the late stage[J]. J Virol, 88(12): 6970-6982.

Demon D, Kuchmiy A, Fossoul A, et al. 2014. Caspase-11 is expressed in the colonic mucosa and protects against dextran sodium sulfate-induced colitis[J]. Mucosal Immunol, 7(6): 1480-1491.

Dempsey A, Bowie A G. 2015. Innate immune recognition of DNA: a recent history[J]. Virology, 479-480: 146-152.

Dempsey L A. 2016. NLRX1 negatively regulates STING[J]. Nat Immunol, 17(6): 617.

Deng J C, Cheng G, Newstead M W, et al. 2006. Sepsis-induced suppression of lung innate immunity is mediated by IRAK-M[J]. J Clin Invest, 116(9): 2532-2542.

Deng L, Wang C, Spencer E, et al. 2000. Activation of the IkappaB kinase complex by TRAF6 requires a dimeric ubiquitin-conjugating enzyme complex and a unique polyubiquitin chain[J]. Cell, 103: 351-361.

Deng W, Shi M, Han M, et al. 2008. Negative regulation of virus-triggered IFN-beta signaling pathway by alternative splicing of TBK1[J]. J Biol Chem, 283(51): 35 590-35 597.

Deribe Y L, Pawson T, Dikic I. 2010. Post-translational modifications in signal integration[J]. Nat Struct Mol Biol, 17(6): 666-672.

Devaraj S G, Wang N, Chen Z, et al. 2007. Regulation of IRF-3-dependent innate immunity by the papain-like protease domain of the severe acute respiratory syndrome coronavirus[J]. J Biol Chem, 282(44): 32 208-32 221.

Devin A, Lin Y, Liu Z G. 2003. The role of the death-domain kinase RIP in tumour-necrosisfactor-induced activation of

mitogen-activated protein kinases[J]. EMBO Rep, 4(6): 623-627.
Dey B, Bishai W R. 2014. Crosstalk between *Mycobacterium tuberculosis* and the host cell[J]. Semin Immunol, 26(6): 486-496.
Dey B, Dey R J, Cheung L S, et al. 2015. A bacterial cyclic dinucleotide activates the cytosolic surveillance pathway and mediates innate resistanceto tuberculosis[J]. Nat Med, 21(4): 401-406.
Dhanasekaran D N, Kashef K, Lee C M, et al. 2007. Scaffold proteins of MAP-kinase modules[J]. Oncogene, 26(22): 3185-3202.
Diao F, Li S, Tian Y, et al. 2007. Negative regulation of MDA5- but not RIG- I -mediated innate antiviral signaling by the dihydroxyacetone kinase[J]. Proc Natl Acad Sci USA, 104(28): 11 706-11 711.
Dick M S, Sborgi L, Ru S, et al. 2016. ASC filament formation serves as a signal amplification mechanism for inflammasome[J]. Nat Commun, 7: 11929.
Diebolder C A, Halff E F, Koster A J, et al. 2015. Cryoelectron tomography of the NAIP5/NLRC4 inflammasome: implications for NLR Activation[J]. Structure, 23(12): 2349-2357.
Dillon C P, Oberst A, Weinlich R, et al. 2012. Survival function of the FADD caspase-8-cFLIP(L)complex[J]. Cell Rep, 1(5): 401-407.
Dillon C P, Weinlich R, Rodriguez D A, et al. 2014. RIPK1 blocks early postnatal lethality mediated by caspase-8 and RIPK3[J]. Cell, 157(5): 1189-1202.
Diner B A, Lum K K, Cristea I M. 2015a. The emerging role of nuclear viral DNA sensors[J]. J Biol Chem, 290(44): 26 412-26 421.
Diner B A, Lum K K, Javitt A, et al. 2015c. Interactions of the antiviral factor IFI16 mediate immune signaling and herpes simplex virus-1 immunosuppression[J]. Mol Cell Proteomics, 14: 2341-2356.
Diner B A, Lum K K, Javitt A, et al. 2015b. Interactions of the antiviral factor interferon gamma-inducible protein 16(IFI16)mediate immune signaling and herpes simplex virus-1 immunosuppression[J]. Mol Cell Proteomics, 14(9): 2341-2356.
Diner E J, Burdette D L, Wilson S C, et al. 2013. The innate immune DNA sensor cGAS produces a noncanonical cyclic dinucleotide that activates human STING[J]. Cell Rep, 3(5): 1355-1361.
Ding Q, Cao X, Lu J, et al. 2013. Hepatitis C virus NS4B blocks the interaction of STING and TBK1 to evade host innate immunity[J]. J Hepatol, 59(1): 52-58.
Ding Q, Huang B, Lu J, et al. 2012. Hepatitis C virus NS3/4A protease blocks IL-28 production[J]. Eur J Immunol, 42(9): 2374-2382.
Ding S, Robek M D. 2014. Peroxisomal MAVS activates IRF1-mediated IFN-λ production[J]. Nat Immunol, 15(8): 700-701.
Dixit E, Boulant S, Zhang Y, et al. 2010. Peroxisomes are signaling platforms for antiviral innate immunity[J]. Cell, 141(4): 668-681.
Doitsh G, Galloway N L, Geng X, et al. 2014a. Cell death by pyroptosis drives CD4 T-cell depletion in HIV-1 infection[J]. Nature, 505(7484): 509-514.
Dong C, Davis R J, Flavell R A. 2002. MAP kinases in the immune response[J]. Annu Rev Immunol, 20: 55-72.
Dong X, Feng H, Sun Q, et al. 2010. Murine gamma-herpesvirus 68 hijacks MAVS and IKKbeta to initiate lytic replication[J]. PLoS Pathog, 6(7): e1001001.
Donovan J, Dufner M, Korennykh A. 2013. Structural basis for cytosolic double-stranded RNA surveillance by human oligoadenylate synthetase 1[J]. Proc Natl Acad Sci USA, 110(5): 1652-1657.
Dorfleutner A, Bryan N B, Talbott S J, et al. 2007a. Cellular pyrin domain-only protein 2 is a candidate regulator of inflammasome activation[J]. Infect Immun, 75(3): 1484-1492.
Dorfleutner A, Chu L, Stehlik C. 2015. Inhibiting the inflammasome: one domain at a time[J]. Immunol Rev, 265(1): 205-216.
Dorfleutner A, Talbott S J, Bryan N B, et al. 2007b. A shope fibroma virus PYRIN-only protein modulates the host immune response[J]. Virus Genes, 35(3): 685-694.
Dowling J K, Becker C E, Bourke N M, et al. 2014. Promyelocytic leukemia protein(PML)interacts with ASC to limit inflammasome activation[J]. J Biol Chem, 289(10): 6429-6437.
Dowling J K, O'Neill L A. 2012. Biochemical regulation of the inflammasome[J]. Crit Rev Biochem Mol Biol, 47(5): 424-443.
Doyle S L, Jefferies C A, O'Neill L A. 2005. Bruton's tyrosine kinase is involved in p65-mediated transactivation and phosphorylation of p65 on serine 536 during NFκB activation by lipopolysaccharide[J]. J Biol Chem, 280(25): 23 496-23 501.
Druilhe A, Srinivasula S M, Razmara M, et al. 2001. Regulation of IL-1beta generation by pseudo-ICE and ICEBERG, two dominant negative caspase recruitment domain proteins[J]. Cell Death Differ, 8(6): 649-657.
Du J, Nicolaes G A, Kruijswijk D, et al. 2014. The structure function of the death domain of human IRAK-M[J]. Cell Commun Signal, 12: 77.
Duan X, Ponomareva L, Veeranki S, et al. 2011a. IFI16 induction by glucose restriction in human fibroblasts contributes to autophagy through activation of the ATM/AMPK/p53 pathway[J]. PLoS ONE, 6(5): e19532.
Duan X, Ponomareva L, Veeranki S, et al. 2011b. Differential roles for the interferon-inducible IFI16 and AIM2 innate immune

sensors for cytosolic DNA in cellular senescence of human fibroblasts[J]. Mol Cancer Res, 9(5): 589-602.
Duewell P, Kono H, Rayner K J, et al. 2010. NLRP3 inflammasomes are required for atherogenesis and activated by cholesterol crystals[J]. Nature, 464(7293): 1357-1361.
Dufner A, Pownall S, Mak T W. 2006. Caspase recruitment domain protein 6 is a microtubule-interacting protein that positively modulates NF-kappaB activation[J]. Proc Natl Acad Sci USA, 103(4): 988-993.
Dumas A, Amiable N, de Rivero Vaccari J P, et al. 2014. The inflammasome pyrin contributes to pertussis toxin-induced IL-1β synthesis, neutrophil intravascular crawling and autoimmune encephalomyelitis[J]. PLoS Pathog, 10(5): e1004150.
Dumitru C D, Ceci J D, Tsatsanis C, et al. 2000. TNFα induction by LPS is regulated post-transcriptionally via a TPL2/ERK dependent pathway[J]. Cell, 103(7): 1071-1083.
Dunne A, Ejdeback M, Ludidi P L, et al. 2003. Structural complementarity of Toll/interleukin-1 receptor domains in Toll-like receptors and the adaptors Mal and MyD88[J]. J Biol Chem, 278(42): 41 443-41 451.
Dupaul-Chicoine J, Arabzadeh A, Dagenais M, et al. 2015. The Nlrp3 inflammasome suppresses colorectal cancer metastatic growth in the liver by promoting natural killer cell tumoricidal activity[J]. Immunity, 43(4): 751-763.
Dupaul-Chicoine J, Yeretssian G, Doiron K, et al. 2010. Control of intestinal homeostasis, colitis, and colitis associated colorectal cancer by the inflammatory caspases[J]. Immunity, 32(3): 367-378.
Dupont N, Jiang S, Pilli M, et al. 2011. Autophagy-based unconventional secretory pathway for extracellular delivery of IL-1β[J]. EMBO J, 30(23): 4701-4711.
Duprez L, Takahashi N, Van Hauwermeiren F, et al. 2011. RIP kinase-dependent necrosis drives lethal systemic inflammatory response syndrome[J]. Immunity, 35(6): 908-918.
Dutta D, Dutta S, Veettil M V, et al. 2015. BRCA1 regulates IFI16 mediated nuclear innate sensing of herpes viral DNA and subsequent induction of the innate inflammasome and interferon-β responses[J]. PLoS Pathog, 11(6): e1005030.
Ea C K, Deng L, Xia Z P, et al. 2006. Activation of IKK by TNFalpha requires site specific ubiquitination of RIP1 and polyubiquitin binding by NEMO[J]. Mol Cell, 22(2): 245-257.
Eibl C, Grigoriu S, Hessenberger M, et al. 2012. Structural and functional analysis of the NLRP4 pyrin domain[J]. Biochemistry, 51(37): 7330-7341.
Eitel J, Krüll M, Hocke A C, et al. 2008. β-PIX and Rac1 GTPase mediate trafficking and negative regulation of NOD2[J]. J Immunol, 181(4): 2664-2671.
Elia A E, Rellos P, Haire L F, et al. 2003. The molecular basis for phosphodependent substrate targeting and regulation of Plks by the Polo-box domain[J]. Cell, 115(1): 83-95.
Elinav E, Strowig T, Kau A L, et al. 2011. NLRP6 inflammasome regulates colonic microbial ecology and risk for colitis[J]. Cell, 145(5): 745-757.
Elliott E I, Sutterwala F S. 2015. Initiation and perpetuation of NLRP3 inflammasome activation and assembly[J]. Immunol Rev, 265(1): 35-52.
Endrizzi M G, Hadinoto V, Growney J D, et al. 2000. Genomic sequence analysis of the mouse Naip gene array[J]. Genome Res, 10(8): 1095-1102.
England H, Summersgill H R, Edye M E, et al. 2014. Release of interleukin-1α or interleukin-1β depends on mechanism of cell death[J]. J Biol Chem, 289(23): 15 942-15 950.
Erdman L K, Kain K C. 2011. Taking the sting out of malaria[J]. Immunity, 35(2): 149-151.
Ermler M E, Traylor Z, Patel K, et al. 2014. Rift valley fever virus infection induces activation of the NLRP3 inflammasome[J]. Virology, 449: 174-180.
Espejo F, Patarroyo M E. 2006. Determining the 3D structure of human ASC2 protein involved in apoptosis and inflammation[J]. Biochem Biophys Res Commun, 340(3): 860-864.
Ewald S E, Chavarria-Smith J, Boothroyd J C. 2014. NLRP1 is an inflammasome sensor for *Toxoplasma gondii*[J]. Infect Immun, 82(1): 460-468.
Fairbrother W J, Gordon N C, Humke E W, et al. 2001. The PYRIN domain: a member of the death domain-fold superfamily[J]. Protein Sci, 10(9): 1911-1918.
Falck J , Coates J, Jackson S P. 2005. Conserved modes of recruitment of ATM, ATR and DNA-PKcs to sites of DNA damage[J]. Nature, 434(7033): 605-611.
Fan Y, Yu Y, Mao R, et al. 2011. TAK1 Lys-158 but not Lys-209 is required for IL-1beta-induced Lys63-linked TAK1 polyubiquitination and IKK/NFkappaB activation[J]. Cell Signal, 23(4): 660-665.
Fan Y, Yu Y, Shi Y, et al. 2010. Lysine 63-linked polyubiquitination of TAK1 at lysine 158 is required for tumor necrosis factor alpha- and interleukin-1beta-induced IKK/NF-kappaB and JNK/AP-1 activation[J]. J Biol Chem, 285(8): 5347-5360.
Fang C, Wei X, Wei Y. 2016. Mitochondrial DNA in the regulation of innate immune responses[J]. Protein Cell, 7(1): 11-16.
Fang F C. 2004. Antimicrobial reactive oxygen and nitrogen species: concepts and controversies[J]. Nat Rev Microbiol, 2(10): 820-832.

Fang R, Hara H, Sakai S, et al. 2014. Type Ⅰ interferon signaling regulates activation of the absent in melanoma 2 inflammasome during *Streptococcus pneumoniae* infection[J]. Infect Immun, 82(6): 2310-2317.

Faustin B, Chen Y, Zhai D, et al. 2009. Mechanism of Bcl-2 and Bcl-X(L)inhibition of NLRP1 inflammasome: loop domain-dependent suppression of ATP binding and oligomerization[J]. Proc Natl Acad Sci USA, 106(10): 3935-3940.

Faustin B, Lartigue L, Bruey J M, et al. 2007. Reconstituted NALP1 inflammasome reveals two-step mechanism of caspase-1 activation[J]. Mol Cell, 25(5): 713-724.

Feldmeyer L, Keller M, Niklaus G, et al. 2007. The inflammasome mediates UVB induced activation and secretion of interleukin-1b by keratinocytes[J]. Curr Biol, 17(13): 1140-1145.

Feng S, Yang Y, Mei Y, et al. 2007. Cleavage of RIP3 inactivates its caspase-independent apoptosis pathway by removal of kinase domain[J]. Cell Signal, 19(10): 2056-2067.

Fenwick C, Na S Y, Voll R E, et al. 2000. A subclass of Ras proteins that regulate the degradation of IkappaB[J]. Science, 287(5454): 869-873.

Feoktistova M, Geserick P, Kellert B, et al. 2011. cIAPs block ripoptosome formation, a RIP1/caspase-8 containing intracellular cell death complex differentially regulated by cFLIP isoforms[J]. Mol Cell, 43(3-6): 449-463.

Ferguson B J, Mansur D S, Peters N E, et al. 2012. DNA-PK is a DNA sensor for IRF-3-dependent innate immunity[J]. Elife, 1: e00047.

Fernandes-Alnemri T, Kang S, Anderson C, et al. 2013. TLR signaling licenses IRAK1 for rapid activation of the NLRP3 inflammasome[J]. J Immunol, 191(8): 3995-3999.

Fernandes-Alnemri T, Wu J, Yu J W, et al. 2007. The pyroptosome: a supramolecular assembly of ASC dimers mediating inflammatory cell death via caspase-1 activation[J]. Cell Death Differ, 14(9): 1590-1604.

Fernandes-Alnemri T, Yu J W, Datta P, et al. 2009. AIM2 activates the inflammasome and cell death in response to cytoplasmic DNA[J]. Nature, 458(7237): 509-513.

Fernandes-Alnemri T, Yu J W, Juliana C, et al. 2010. The AIM2 inflammasome is critical for innate immunity to *Francisella tularensis*[J]. Nat Immunol, 11(5): 385-393.

Ferrao R, Wu H. 2012. Helical assembly in the death domain(DD)superfamily[J]. Curr Opin Struct Biol, 22(2): 241-247.

Ferreiro D U, Komives E A. 2010. Molecular mechanisms of system control of NF-kappaB signaling by IkappaBalpha[J]. Biochemistry, 49(8): 1560-1567.

Ferwerda B, McCall M B, de Vries M C, et al. 2009. Caspase-12 and the inflammatory response to *Yersinia pestis*[J]. PLoS ONE, 4(9): e6870.

Fiil B K, Damgaard R B, Wagner S A, et al. 2013. OTULIN restricts Met1-linked ubiquitination to control innate immune signaling[J]. Mol Cell, 50(6): 818-830.

Finger J N, Lich J D, Dare L C, et al. 2012. Autolytic proteolysis within the function to find domain(FIIND)is required for NLRP1 inflammasome activity[J]. J Biol Chem, 287(30): 25 030-25 037.

Fink K, Grandvaux N. 2013. STAT2 and IRF9: beyond ISGF3[J]. JAKSTAT, 2(4): e27521.

Fink S L, Bergsbaken T, Cookson B T. 2008. Anthrax lethal toxin and *Salmonella* elicit the common cell death pathway of caspase-1-dependent pyroptosis via distinct mechanisms[J]. Proc Natl Acad Sci USA, 105(11): 4312-4317.

Fischer H, Koenig U, Eckhart L, et al. 2002. Human caspase 12 has acquired deleterious mutations[J]. Biochem Biophys Res Commun, 293(2): 722-726.

Fish E N, Platanias L C. 2014. Interferon receptor signaling in malignancy: a network of cellular pathways defining biological outcomes[J]. Mol Cancer Res, 12(12): 1691-1703.

Fitzgerald K A, McWhirter S M, Faia K L, et al. 2003a. IKKepsilon and TBK1 are essential components of the IRF3 signaling pathway[J]. Nat Immunol, 4(5): 491-496.

Fitzgerald K A, Palsson-McDermott E M, Bowie A G, et al. 2001. Mal(MyD88-adapter-like)is required for Toll-like receptor-4 signal transduction[J]. Nature, 413(6851): 78-83.

Fitzgerald K A, Rowe D C, Barnes B J, et al. 2003b. LPS-TLR4 signalling to IRF-3/7 and NF-kappaB involves the toll adapters TRAM and TRIF[J]. J Exp Med, 198(7): 1043-1055.

Flannagan R S, Jaumouillé V, Huynh K K, et al. 2012. Burkholderia cenocepacia disrupts host cell actin cytoskeleton by inactivating Rac and Cdc42[J]. Cell Microbiol, 14(2): 2392-2354.

Flannery S, Bowie A G. 2010. The interleukin-1 receptor-associated kinases: critical regulators of innate immune signalling[J]. Biochem Pharmacol, 80(12): 1981-1991.

Fortier A, Doiron K, Saleh M, et al. 2009. Restriction of legionella pneumophila replication in macrophages requires concerted action of the transcriptional regulators Irf1 and Irf8 and Nod-Like receptors Naip5 and Nlrc4[J]. Infect Immun, 77(11): 4794-4805.

Fowler B J, Gelfand B D, Kim Y, et al. 2014. Nucleoside reverse transcriptase inhibitors possess intrinsic anti-inflammatory activity[J]. Science, 346(6212): 1000-1003.

Foy E, Li K, Sumpter R Jr, et al. 2005. Control of antiviral defenses through hepatitis C virus disruption of retinoic acid-inducible gene- Ⅰ signaling[J]. Proc Natl Acad Sci USA, 102(8): 2986-2991.

Franchi L, Amer A, Body-Malapel M, et al. 2006. Cytosolic flagellin requires Ipaf for activation of caspase-1 and interleukin 1beta in salmonella-infected macrophages[J]. Nat Immunol, 7(6): 576-582.

Franchi L, Eigenbrod T, Muñoz-Planillo R, et al. 2009a. The inflammasome: a caspase-1-activation platform that regulates immune responses and disease pathogenesis[J]. Nat Immunol, 10(3): 241-247.

Franchi L, Eigenbrod T, Muñoz-Planillo R, et al. 2014. Cytosolic double-stranded RNA activates the NLRP3 inflammasome via MAVS-induced membrane permeabilization and K^+ efflux[J]. J Immunol, 193(8): 4214-4222.

Franchi L, Eigenbrod T, Núñez G. 2009b. Cutting edge: TNF-/mediates sensitization to ATP and silica via the NLRP3 inflammasome in the absence of microbial stimulation[J]. J Immunol, 183(2): 792-796.

Franchi L, Kanneganti T D, Dubyak G R, et al. 2007. Differential requirement of P2X7 receptor and intracellular K^+ for caspase-1 activation induced by intracellular and extracellular bacteria[J]. J Biol Chem, 282(26): 18 810-18 818.

Franklin B S, Bossaller L, De Nardo D, et al. 2014. The adaptor ASC has extracellular and 'prionoid' activities that propagate inflammation[J]. Nat Immunol, 15(8): 727-737.

Frew B C, Joag V R, Mogridge J. 2012. Proteolytic processing of Nlrp1B is required for inflammasome activity[J]. PLoS Pathog, 8(4): e1002659.

Friedman C S, O'Donnell M A, Legarda-Addison D, et al. 2008. The tumour suppressor CYLD is a negative regulator of RIG- Ⅰ -mediated antiviral response[J]. EMBO Rep, 9(9): 930-936.

Fry A M, O'Regan L, Sabir S R, et al. 2012. Cell cycle regulation by the NEK family of protein kinases[J]. J Cell Sci, 125(Pt19): 4423-4433.

Fuchs Y, Steller H. 2015. Live to die another way: modes of programmed cell death and the signals emanating from dying cells[J]. Nat Rev Mol Cell Biol, 16(6): 329-344.

Fukazawa A, Alonso C, Kurachi K, et al. 2008. GEF-H1 mediated control of NOD1 dependent NF-κB activation by *Shigella* effectors[J]. PLoS Pathog, 4(11): e1000228.

Fullam A, Schröder M. 2013. DExD/H-box RNA helicases as mediators of anti-viral innate immunity and essential host factors for viral replication[J]. Biochim Biophys Acta, 1829(8): 854-865.

Furr S R, Chauhan V S, Moerdyk-Schauwecker M J, et al. 2011. A role for DNA-dependent activator of interferon regulatory factor in the recognition of herpes simplex virus type 1 by glial cells[J]. J Neuroinflammation, 8: 99.

Gabriele L, Fragale A, Borghi P, et al. 2006. IRF-1 deficiency skews the diferentiation of dendritic cells toward plasmacytoid and tolerogenic features[J]. J Leukoc Biol, 80(6): 1500-1511.

Gack M U, Kirchhofer A, Shin Y C, et al. 2008. Roles of RIG- Ⅰ N-terminal tandem CARD and splice variant in TRIM25-mediated antiviral signal transduction[J]. Proc Natl Acad Sci USA, 105(43): 16 743-16 748.

Gack M U, Shin Y C, Joo C H, et al. 2007. TRIM25 RING-finger E3 ubiquitin ligase is essential for RIG- Ⅰ mediated antiviral activity[J]. Nature, 446(7138): 916-920.

Gaestel M. 2006. MAPKAP kinases - MKs – two's company, three's a crowd[J]. Nat Rev Mol Cell Biol, 7(2): 120-130.

Gaestel M. 2008. Specificity of signaling from MAPKs to MAPKAPKs: kinases' tango nuevo[J]. Front Biosci, 13: 6050-6059.

Galani I E, Koltsida O, Andreakos E. 2015. Type Ⅲ interferons(IFNs): emerging master regulators of immunity[J]. Adv Exp Med Biol, 850: 1-15.

Gale M Jr, Foy E M. 2005. Evasion of intracellular host defense by hepatitis C virus[J]. Nature, 436(7053): 939-945.

Gall A, Treuting P, Elkon K B, et al. 2012. Autoimmunity initiates in nonhematopoietic cells and progresses via lymphocytes in an interferon-dependent autoimmune disease[J]. Immunity, 36(1): 120-131.

Gan L, Li L. 2006. Regulations and roles of the interleukin-1 receptor associated kinases(IRAKs)in innate and adaptive immunity[J]. Immunol Res, 35(3): 295-302.

Gander-Babbe S, van der Bliek A M. 2008. The novel tail-anchored membrane protein Mff controls mitochondrial and peroxisomal fission in mammalian cells[J]. Mol Biol Cell, 19(6): 2402-2412.

Gandhi P N, Chen S G, Wilson-Delfosse A L. 2009. Leucine-rich repeat kinase 2(LRRK2): a key player in the pathogenesis of Parkinson's disease[J]. J Neurosci Res, 87(6): 1283-1295.

Gao D, Yang Y K, Wang R P, et al. 2009. REUL is a novel E3 ubiquitin ligase and stimulator of retinoic-acid-inducible gene-I[J]. PLoS ONE, 16(4): e5760.

Gao J, Tao J, Liang W, et al. 2015. Identification and characterization of phosphodiesterases that specifically degrade 3′3′-cyclic GMP-AMP[J]. Cell Res, 25(5): 539-550.

Gao J, Tao J, Liang W, et al. 2016. Cyclic(di)nucleotides: the common language shared by microbe and host[J]. Curr Opin Microbiol, 30: 79-87.

Gao P, Ascano M, Zillinger T, et al. 2013. Structure-function analysis of STING activation by c[G(2′, 5′)pA(3′, 5′)p] and targeting by antiviral DMXAA[J]. Cell, 154(4): 748-762.

Gao P, Patel D J. 2015. V-cGAPs: attenuators of 3′3′-cGAMP signaling[J]. Cell Res, 25(5): 529-530.

Gao P, Zillinger T, Wang W, et al. 2014. Binding-pocket and lid-region substitutions render human STING sensitive to the species-specific drug DMXAA[J]. Cell Reports, 8(6): 1668-1676.

Garcia-Alvarez B, de Carcer G, Ibanez S, et al. 2007. Molecular and structural basis of polo-like kinase 1 substrate recognition: implications in centrosomal localization[J]. Proc Natl Acad Sci USA, 104(9): 3107-3112.

Gardam S, Brink R. 2014. Non-canonical NF-κB signaling initiated by BAFF influences B cell biology at multiple junctures[J]. Front Immunol, 4: 509.

Gariano G R, Dell'Oste V, Bronzini M, et al. 2012. The intracellular DNA sensor IFI16 gene acts as restriction factor for human cytomegalovirus replication[J]. PLoS Pathog, 8(1): e1002498.

Gatot J S, Gioia R, Chau T L, et al. 2007. Lipopolysaccharide-mediated interferon regulatory factor activation involves TBK1-IKKepsilon-dependent Lys(63)-linked polyubiquitination and phosphorylation of TANK/I-TRAF[J]. J Biol Chem, 282(43): 31 131-31 146.

Gay N J, Gangloff M, O'Neill L A. 2011. What the myddosome structure tells us about the initiation of innate immunity[J]. Trends Immunol, 32(3): 104-109.

Ge B, Gram H, Di Padova F, et al. 2002. MAPKK-independent activation of p38alpha mediated by TAB1-dependent autophosphorylation of p38alpha[J]. Science, 295(5558): 1291-1294.

Ge J, Gong Y N, Xu Y, et al. 2012. Preventing bacterial DNA release and absent in melanoma 2 inflammasome activation by a *Legionella* effector functioning in membrane trafficking[J]. Proc Natl Acad Sci USA, 109(16): 6193-6198.

Gentili M, Kowal J, Tkach M, et al. 2015. Transmission of innate immune signaling by packaging of cGAMP in viral particles[J]. Science, 349(6253): 1232-1236.

Ghonime M G, Shamaa O R, Das S, et al. 2014. Inflammasome priming by lipopolysaccharide is dependent upon ERK signaling and proteasome function[J]. J Immunol, 192(8): 3881-3888.

Ghonime M G, Shamaa O R, Eldomany R A, et al. 2012. Tyrosine phosphatase inhibition induces an ASC dependent pyroptosis[J]. Biochemical and Biophysical Research Communications, 425(2): 384-389.

Ghoreschi K, Laurence A, O'Shea J J. 2009. Janus kinases in immune cell signaling[J]. Immunol Rev, 228(1): 273-287.

Ghosh S, Dass J F. 2016. Study of pathway cross-talk interactions with NF-κB leading to its activation via ubiquitination or phosphorylation: a brief review[J]. Gene, 584(1): 97-109.

Ghosh S, Hayden M S. 2008. New regulators of NF-kappaB in inflammation[J]. Nat Rev Immunol, 8(11): 837-848.

Ghosh S, Hayden M S. 2012. Celebrating 25 years of NF-κB research[J]. Immunol Rev, 246(1): 5-13.

Giamarellos-Bourboulis E J, Mouktaroudi M, Bodar E, et al. 2009. Crystals of monosodium urate monohydrate enhance lipopolysaccharideinduced release of interleukin 1 beta by mononuclear cells through a caspase 1-mediated process[J]. Ann Rheum Dis, 68(2): 273-278.

Gilmore T D, Wolenski F S. 2012. NF-κB: where did it come from and why[J]. Immunol Rev, 246(1): 14-35.

Girardin S E, Boneca I G, Viala J, et al. 2003. Nod2 is a general sensor of peptidoglycan through muramyl dipeptide(MDP)detection[J]. J Biol Chem, 278(11): 8869-8872.

Girardin S E, Tournebize R, Mavris M, et al. 2001. CARD4/Nod1 mediates NF-κB and JNK activation by invasive *Shigella flexneri*[J]. EMBO Rep, 2(8): 736-742.

Goh F Y, Cook K L, Upton N, et al. 2013. Receptor-interacting protein 2 gene silencing attenuates allergic airway inflammation[J]. J Immunol, 191(5): 2691-2699.

Gohda J, Matsumura T, Inoue J. 2004. Cutting edge: TNFR-associated factor(TRAF)6 is essential for MyD88-dependent pathway but not Toll/IL-1 receptor domain-containing adaptor-inducing IFN-β(TRIF)-dependent pathway in TLR signaling[J]. J Immunol, 173(5): 2913-2917.

Goncalves A, Bürckstümmer T, Dixit E, et al. 2011. Functional dissection of the TBK1 molecular network[J]. PLoS ONE, 6: e23971.

Gong Y N, Shao F. 2012. Sensing bacterial infections by NAIP receptors in NLRC4 inflammasome activation[J]. Protein Cell, 3(2): 98-105.

Gonzalez-Dosal R, Horan K A, Rahbek S H, et al. 2011. HSV infection induces production of ROS, which potentiate signaling from pattern recognition receptors: role for S-glutathionylation of TRAF3 and 6[J]. PLoS Pathog, 7(9): e1002250.

Gonzalez-Teran B, Cortés J R, Manieri E, et al. 2013. Eukaryotic elongation factor 2 controls TNF-α translation in LPS-induced hepatitis[J]. J Clin Invest, 123(1): 164-178.

Good M C, Zalatan J G, Lim W A. 2011. Scaffold proteins: hubs for controlling the flow of cellular information[J]. Science, 332(6030): 680-686.

Gorfu G, Cirelli K M, Melo M B, et al. 2014. Dual role for inflammasome sensors NLRP1 and NLRP3 in murine resistance to *Toxoplasma gondii*[J]. Mbio, 5(1): e01117-e01113.

Gottipati S, Rao N L, Fung-Leung W P. 2008. IRAK1: a critical signaling mediator of innate immunity[J]. Cell Signal, 20(2):

269-276.
Goubau D, Rehwinkel J, Reis e Sousa C. 2010. PYHIN proteins: center stage in DNA sensing[J]. Nat Immunol, 11(11): 984-986.
Gould G W. 2011. IKKepsilon: a kinase at the intersection of signaling and membrane traffic[J]. Sci Signal, 4(177): pe30.
Graczyk D, White R J, Ryan K M. 2015. Involvement of RNA polymerase Ⅲ in immune responses[J]. Mol Cell Biol, 35(10): 1848-1859.
Gravel S P, Servant M J. 2005. Roles of an Ikappa B kinase-related pathway in human cytomegalovirus-infected vascular smooth muscle cells: a molecular link in pathogen-induced proatherosclerotic conditions[J]. J Biol Chem, 280(9): 7477-7486.
Gray E E, Winship D, Snyder J M, et al. 2016. The AIM2-like receptors are dispensable for the interferon response to intracellular DNA[J]. Immunity, 45(2): 255-266.
Gray P, Dunne A, Brikos C, et al. 2006. MyD88 adapter-like(MAL)is phosphorylated by Bruton's tyrosine kinase during TLR2 and TLR4 signal transduction[J]. J Biol Chem, 281(15): 10 489-10 495.
Green D R, Melino G. 2001. ICE heats up[J]. Cell Death Differ, 8(6): 549-550.
Grenier J M, Wang L, Manji G A, et al. 2002. Functional screening of five PYPAF family members identifies PYPAF5 as a novel regulator of NF-kappaB and caspase-1[J]. FEBS Lett, 530(1-3): 73-78.
Grimes C L, Ariyananda Lde Z, Melnyk J E, et al. 2012. The innate immune protein NOD2 binds directly to MDP, a bacterial cell wall fragment[J]. J Am Chem Soc, 134(33): 13 535-13 537.
Gringhuis S I, Kaptein T M, Wevers B A, et al. 2012. Dectin-1 is an extracellular pathogen sensor for the induction and processing of IL-1β via a noncanonical caspase-8 inflammasome[J]. Nat Immunol, 13(3): 246-254.
Gross O, Gewies A, Finger K, et al. 2006. Card9 controls a non-TLR signalling pathway for innate anti-fungal immunity[J]. Nature, 442(7103): 651-656.
Guan K, Wei C, Zheng Z, et al. 2015. MAVS promotes inflammasome activation by targeting ASC for K63-linked ubiquitination via the E3 ligase TRAF3[J]. J Immunol, 194(10): 4880-4890.
Guey B, Bodnar M, Manie S N, et al. 2014. Caspase-1 autoproteolysis is differentially required for NLRP1b and NLRP3 inflammasome function[J]. Proc Natl Acad Sci USA, 111(48): 17 254-17 259.
Gugliesi F, Bawadekar M, De Andrea M. 2013. Nuclear DNA sensor IFI16 as circulating protein in autoimmune diseases is a signal of damage that impairs endothelial cells through high-affinity membrane binding[J]. PLoS ONE, 8(5): e63045.
Guiducci C, Ghirelli C, Marloie-Provost M A, et al. 2008. PI3K is critical for the nuclear translocation of IRF-7 and type Ⅰ IFN production by human plasmacytoid predendritic cells in response to TLR activation[J]. J Exp Med, 205(2): 315-322.
Gulen M F, Ablasser A. 2015. Inside job: viruses transfer cGAMP between cells[J]. Cell Host Microbe, 18(3): 263-265.
Guma M, Sano Y, Todorova K, et al. 2012. Pro- and anti-inflammatory functions of the p38 pathway in rheumatoid arthritis: advantages of targeting upstream kinases MKK3 or MKK6[J]. Arthritis Rheum, 64(9): 2887-2895.
Gunther C, Martini E, Wittkopf N, et al. 2011. Caspase-8 regulates TNF-α-induced epithelial necroptosis and terminal ileitis[J]. Nature, 477(7364): 335-339.
Guo B, Cheng G. 2007. Modulation of the interferon antiviral response by the TBK1/IKKi adaptor protein TANK[J]. J Biol Chem, 282(16): 11 817-11 826.
Guo H, Callaway J B, Ting J P. 2015. Inflammasomes: mechanism of action, role in disease, and therapeutics[J]. Nat Med, 21(7): 677-687.
Guo H, König R, Deng M, et al. 2016. NLRX1 sequesters STING to negatively regulate the interferon response, thereby facilitating the replication of HIV-1 and DNA Viruses[J]. Cell Host Microbe, 19(4): 515-528.
Gurcel L, Abrami L, Girardin S, et al. 2006. Caspase-1 activation of lipid metabolic pathways in response to bacterial poreforming toxins promotes cell survival[J]. Cell, 126(6): 1135-1145.
Gurung P, Anand P K, Malireddi R K, et al. 2014. FADD and caspase-8 mediate priming and activation of the canonical and noncanonical Nlrp3 inflammasomes[J]. J Immunol, 192(4): 1835-1846.
Gurung P, Malireddi R K, Anand P K, et al. 2012. Toll or interleukin-1 receptor(TIR)domain-containing adaptor inducing interferon- β(TRIF)-mediated caspase-11 protease production integrates Toll-like receptor 4(TLR4)protein- and Nlrp3 inflammasome-mediated host defense against enteropathogens[J]. J Biol Chem, 287(41): 34 474-34 483.
Haas T L, Emmerich C H, Gerlach B, et al. 2009. Recruitment of the linear ubiquitin chain assembly complex stabilizes the TNF-R1 signaling complex and is required for TNF-mediated gene induction[J]. Mol Cell, 36(5): 831-844.
Häcker H, Karin M. 2006. Regulation and function of IKK and IKK- related kinases[J]. Sci STKE, (357): re13.
Häcker H, Redecke V, Blagoev B, et al. 2006. Specificity in Toll-like receptor signaling through distinct effector functions of TRAF3 and TRAF6[J]. Nature, 439(7073): 204-207.
Häcker H, Tseng P H, Karin M. 2011. Expanding TRAF function: TRAF3 as a tri-faced immune regulator[J]. Nat Rev Immunol, 11(7): 457-468.
Häcker H, Vabulas R M, Takeuchi O, et al. 2000. Immune cell activation by bacterial CpGDNA through myeloid differentiation marker 88 and tumor necrosis factor receptor-associated factor(TRAF)6[J]. J Exp Med, 192(4): 595-600.

Hagar J A, Powell D A, Aachoui Y, et al. 2013. Cytoplasmic LPS activates caspase-11: implications in TLR4-independent endotoxic shock[J]. Science, 341: 1250-1253.

Halff E F, Diebolder C A, Versteeg M, et al. 2012. Formation and structure of a NAIP5-NLRC4 inflammasome induced by direct interactions with conserved N- and C-terminal regions of flagellin[J]. J Biol Chem, 287(46): 38 460-38 472.

Hallberg Z F, Wang X C, Wright T A, et al. 2016. Hybrid promiscuous(Hypr)GGDEF enzymes produce cyclic AMP-GMP(3′, 3′-cGAMP)[J]. Proc Natl Acad Sci USA, 113(7): 1790-1795.

Halle A, Hornung V, Petzold G C, et al. 2008. The NALP3 inflammasome is involved in the innate immune response to amyloid-beta[J]. Nat Immunol, 9(8): 857-865.

Hampe J, Cuthbert A, Croucher P J, et al. 2001. Association between insertion mutation in NOD2 gene and Crohn's disease in German and British populations[J]. Lancet, 357(9272): 1925-1928.

Han K J, Su X, Xu L G, et al. 2004. Mechanisms of the TRIF-induced interferon-stimulated response element and NF-κB activation and apoptosis pathways[J]. J Biol Chem, 279(15): 15 652-15 661.

Han M S, Jung D Y, Morel C, et al. 2013. JNK expression by macrophages promotes obesity-induced insulin resistance and inflammation[J]. Science, 339(6116): 218-222.

Haneklaus M, Gerlic M, Kurowska-Stolarska M, et al. 2012 . Cutting edge: miR-223 and EBV miR-BART15 regulate the NLRP3 inflammasome and IL-1β production[J]. J Immunol, 189(8): 3795-3799.

Hara H, Saito T. 2009. CARD9 versus CARMA1 in innate and adaptive immunity[J]. Trends Immunol, 30(5): 234-242.

Hara H, Tsuchiya K, Kawamura I, et al. 2013. Phosphorylation of the adaptor ASC acts as a molecular switch that controls the formation of speck-like aggregates and inflammasome activity[J]. Nat Immunol, 14(12): 1247-1255.

Harder J, Franchi L, Munoz-Planillo R, et al. 2009. Activation of the Nlrp3 inflammasome by *Streptococcus pyogenes* requires streptolysin O and NF-kappa B activation but proceeds independently of TLR signaling and P2X7 receptor[J]. J Immunol, 183(9): 5823-5829.

Harhaj E W, Dixit V M. 2011. Deubiquitinases in the regulation of NF-B signaling[J]. Cell Res, 21(1): 22-39.

Harris J, Hartman M, Roche C, et al. 2011. Autophagy controls IL-1beta secretion by targeting pro-IL-1beta for degradation[J]. J Biol Chem, 86(11): 9587-9597.

Harris K G, Coyne C B. 2013. Enter at your own risk: how enteroviruses navigate the dangerous world of pattern recognition receptor signaling[J]. Cytokine, 63(3): 230-236.

Hasan M, Yan N. 2016. Therapeutic potential of targeting TBK1 in autoimmune diseases and interferonopathies[J]. Pharmacol Res, 111: 336-342.

Hasegawa M, Fujimoto Y, Lucas P C, et al. 2008. A critical role of RICK/RIP2 polyubiquitination in Nod-induced NF-kappaB activation[J]. EMBO J, 27(2): 373-383.

Hasegawa M, Kamada N, Jiao Y, et al. 2012. Protective role of commensals against *Clostridium difficile* infection via an IL-1β-mediated positive-feedback loop[J]. J Immunol, 189(6): 3085-3091.

Hassan H, Amer A O. 2011. Cell intrinsic roles of apoptosis-associated speck-like protein in regulating innate and adaptive immune responses[J]. Scientific World Journal, 11(1): 2418-2423.

Hatao F, Yamamoto M, Muroi M, et al. 2008. MyD88-induced downregulation of IRAK-4 and its structural requirements[J]. FEMS Immunol Med Microbiol, 53(2): 260-264.

Hawn T R, Dunstan S J, Thwaites G E, et al. 2006. A polymorphism in Toll-interleukin 1 receptor domain containing adaptor protein is associated with susceptibility to meningeal tuberculosis[J]. J Infect Dis, 194(8): 1127-1134.

Hayakawa S, Shiratori S, Yamato H, et al. 2011. ZAPS is a potent stimulator of signaling mediated by the RNA helicase RIG- I during antiviral responses[J]. Nat Immunol, 12(1): 37-44.

Hayashi F, Smith K D, Ozinsky A, et al. 2001.The innate immune response to bacterial flagellin is mediated by Toll-like receptor-5[J]. Nature, 410(6832): 1099-1103.

Hayashi T, Nishitsuji H, Takamori A, et al. 2010. DNA-dependent activator of IFN-regulatory factors enhances the transcription of HIV-1 through NF-κB[J]. Microbes Infect, 12(12-13): 937-947.

Hayashi T, Rizzuto R, Hajnoczky G, et al. 2009. MAM: more than just a housekeeper[J]. Trends Cell Biol, 19(2): 81- 88.

Hayden M S, Ghosh S. 2004. Signaling to NF-kappaB[J]. Genes Dev, 18(18): 2195-2224.

Hayden M S, Ghosh S. 2008. Shared principles in NF-κB signaling[J]. Cell, 132(3): 344-362.

Hayden M S, West A P, Ghosh S. 2006a. NF-kappaB and the immune response[J]. Oncogene, 25(51): 6758-6780.

Hayden M S, West A P, Ghosh S. 2006b. SnapShot: NF-kappaB signaling pathways[J]. Cell, 127(6): 1286-1287.

He J Q, Oganesyan G, Saha S K, et al. 2007. TRAF3 and its biological function[J]. Adv Exp Med Biol, 597: 48-59.

He L, Lührs T, Ritter C. 2015a. Solid-state NMR resonance assignments of the filament-forming CARD domain of the innate immunity signaling protein MAVS[J]. Biomol NMR Assign, 9(2): 223-227.

He S, Liang Y, Shao F, et al. 2011. Toll-like receptors activate programmed necrosis in macrophages through a receptor-interacting kinase-3-mediated pathway[J]. Proc Natl Acad Sci USA, 108(50): 20 054-20 059.

He S, Wang L, Miao L, et al. 2009. Receptor interacting protein kinase-3 determines cellular necrotic response to TNF-alpha[J]. Cell, 137(6): 1100-1111.
He Y, Franchi L, Núñez G. 2013a. The protein kinase PKR is critical for LPS-induced iNOS production but dispensable for inflammasome activation in macrophages[J]. Eur J Immunol, 43(5): 1147-1152.
He Y, Franchi L, Nunez G. 2013b. TLR agonists stimulate Nlrp3-dependent IL-1beta production independently of the purinergic P2X7 receptor in dendritic cells and *in vivo*[J]. J Immunol, 190(1): 334-339.
He Y, Hara H, Núñez G. 2016b. Mechanism and regulation of NLRP3 inflammasome activation[J]. Trends Biochem Sci, 41: 1012-1021.
He Y, Varadarajan S, Muñoz-Planillo R, et al. 2014. 3, 4-methylenedioxy -β-nitrostyrene inhibits NLRP3 inflammasome activation by blocking assembly of the inflammasome[J]. J Biol Chem, 289(2): 1142-1150.
He Y, Zeng M Y, Yang D, et al. 2016a. NEK7 is an essential mediator of NLRP3 activation downstream of potassium efflux[J]. Nature, 530(7590): 354-357.
Heaton S M, Borg N A, Dixit V M. 2015b. Ubiquitin in the activation and attenuation of innate antiviral immunity[J]. J Exp Med, 213(1): 1-13.
Helgason E, Phung Q T, Dueber E C. 2013. Recent insights into the complexity of Tank-binding kinase 1 signaling networks: the emerging role of cellular localization in the activation and substrate specificity of TBK1[J]. FEBS Lett, 587(8): 1230-1237.
Hellmich K A, Levinsohn J L, Fattah R, et al. 2012. Anthrax lethal factor cleaves mouse Nlrp1b in both toxin-sensitive and toxin resistant macrophages[J]. PLoS ONE, 7(11): e49741.
Hemmi H, Kaisho T, Takeuchi O, et al. 2002. Small antiviral compounds activate immune cells via TLR7 MyD88-dependent signaling pathway[J]. Nat Immunol, 3(2): 196-200.
Hemmi H, Takeuchi O, Sato S, et al. 2004. The roles of two IkappaB kinase-related kinases in lipopolysaccharide and double stranded RNA signaling and viral infection[J]. J Exp Med, 199(12): 1641-1650.
Henao-Mejia J, Elinav E, Jin C, et al. 2012. Inflammasomemediated dysbiosis regulates progression of NAFLD and obesity[J]. Nature, 482(7384): 179-185.
Henao-Mejia J, Elinav E, Thaiss C A, et al. 2014. Inflammasomes and metabolic disease[J]. Annu Rev Physiol, 76: 57-78.
Henneke P, Takeuchi O, Malley R, et al. 2002. Cellular activation, phagocytosis, and bactericidal activity against group B streptococcus involve parallel myeloid differentiation factor 88-dependent and independent signaling pathways[J]. J Immunol, 169(7): 3970-3977.
Henry T, Brotcke A, Weiss D S, et al. 2007. Type Ⅰ interferon signaling is required for activation of the inflammasome during *Francisella* infection[J]. J Exp Med, 204(5): 987-994.
Hernandez-Cuellar E, Tsuchiya K, Hara H, et al. 2012. Cutting edge: nitric oxide inhibits the NLRP3 inflammasome[J]. J Immunol, 189(11): 5113-5117.
Hervella M, Plantinga T S, Alonso S, et al. 2012. The loss of functional caspase-12 in Europe is a pre-neolithic event[J]. PLoS ONE, 7(5): e37022.
Hesker P R, Nguyen M, Kovarova M, et al. 2012. Genetic loss of murine pyrin, the familial Mediterranean fever protein, increases interleukin-1β levels[J]. PLoS ONE, 7(11): e51105.
Heymann M C, Winkler S, Luksch H, et al. 2014. Human procaspase-1 variants with decreased enzymatic activity are associated with febrile episodes and may contribute to inflammation via RIP2 and NF-kappaB signaling[J]. J Immunol, 192(9): 4379-4385.
Higgs R, Ni Gabhann J, Ben Larbi N, et al. 2008. The E3 ubiquitin ligase Ro52 negatively regulates IFN-beta production post pathogen recognition by polyubiquitin-mediated degradation of IRF3[J]. J Immunol, 181(3): 1780-1786.
Hiller S, Kohl A, Fiorito F, et al. 2003. NMR structure of the apoptosis and inflammation-related NALP1 pyrin domain[J]. Structure, 11(10): 1199-1205.
Hinz M, Arslan S Ç, Scheidereit C. 2012. It takes two to tango: IκBs, the multifunctional partners of NF-κB[J]. Immunol Rev, 246(1): 59-76.
Hinz M, Scheidereit C. 2014. The IκB kinase complex in NF-κB regulation and beyond[J]. EMBO Rep, 15(1): 46-61.
Hirotani T, Yamamoto M, Kumagai Y, et al. 2005. Regulation of lipopolysaccharideinducible genes by MyD88 and Toll/IL-1 domain containing adaptor inducing IFN-β[J]. Biochem Biophys Res Commun, 328: 383-392.
Hirvinen M, Capasso C, Guse K, et al. 2016. Expression of DAI by an oncolytic vaccinia virus boosts the immunogenicity of the virus and enhance santitumor immunity[J]. Mol Ther Oncolytics, 3: 16002.
Hiscott J. 2007. Convergence of the NF-kappaB and IRF pathways in the regulation of the innate antiviral response[J]. Cytokine Growth Factor Rev, 18(5-6): 483-490.
Hiscott J, Lacoste J, Lin R. 2006a. Recruitment of an interferon molecular signaling complex to the mitochondrial membrane: disruption by hepatitis C virus NS3-4A protease[J]. Biochem Pharmacol, 72(11): 1477-1484.
Hiscott J, Lin R, Nakhaei P, et al. 2006b. Master CARD: a priceless link to innate immunity[J]. Trends Mol Med, 12(2): 53-56.

Hitotsumatsu O, Ahmad R C, Tavares R, et al. 2008. The ubiquitin-editing enzyme A20 restricts nucleotide binding oligomerization domain containing 2-triggered signals[J]. Immunity, 28(3): 381-390.

Hochstrasser M. 2009. Origin and function of ubiquitin-like proteins[J]. Nature, 458(7237): 422-429.

Hodgkin J. 2004. The function of the mammalian TIR domain adaptor protein SARM is unclear. In *Caenorhabditis elegans*, however, the homolog of SARM controls the induction of peptides involved in innate immunity[J]. Nat Immunol, 5(5): 471-472.

Hoebe K, Beutler B. 2006. TRAF3: a new component of the TLR signaling apparatus[J]. Trends Mol Med, 12(5): 187-189.

Hoebe K, Du X, Georgel P, et al. 2003. Identification of Lps2 as a key transducer of MyD88-independnet TIR signaling[J]. Nature, 424(6950): 743-748.

Hofer A, Wenz T. 2014. Post-translational modification of mitochondria as a novel mode of regulation[J]. Exp Gerontol, 56: 202-220.

Hoffman H M, Mueller J L, Broide D H, et al. 2001. Mutation of a new gene encoding a putative pyrin-like protein causes familial cold autoinflammatory syndrome and muckle-wells syndrome[J]. Nat Genet, 29(3): 301-305.

Hoffmann A, Levchenko A, Scott M L, et al. 2002. The IkB-NF-κB signaling module: temporal control and selective gene activation[J]. Science, 298(5596): 1241-1245.

Holland P, Willis C, Kanaly S, et al. 2002. RIP4 is an ankyrin repeat-containing kinase essential for keratinocyte differentiation[J]. Curr Biol, 12(16): 1424-1428.

Holler N, Zaru R, Micheau O, et al. 2000. Fas triggers an alternative, caspase-8-independent cell death pathway using the kinase RIP as effector molecule[J]. Nat Immunol, 1(6): 489-495.

Holm C K, Rahbek S H, Gad H H, et al. 2016. Influenza A virus targets a cGAS-independent STING pathway that controls enveloped RNA viruses[J]. Nat Commun, 7: 10680.

Homer C R, Kabi A, Marina-García N, et al. 2012. A dual role for receptor interacting protein kinase 2(RIP2)kinase activity in nucleotide-binding oligomerization domain 2(NOD2)-dependent autophagy[J]. J Biol Chem, 287(30): 25 565-25 576.

Homer C, Richmond A, Rebert N. 2010. ATG16L1 and NOD2 interact in an autophagy-dependent antibacterial pathway implicated in Crohn's disease pathogenesis[J]. Gastroenterology, 139(5): 1630-1641.

Honda K, Ohba Y, Yanai H, et al. 2005b. Spatiotemporal regulation of MyD88-IRF-7 signalling for robust type- I interferon induction[J]. Nature, 434(7036): 1035-1040.

Honda K, Takaoka A, Taniguchi T. 2006. Type I interferon gene induction by the interferon regulatory factor family of transcription factors[J]. Immunity, 25(3): 349-360.

Honda K, Taniguchi T. 2006b. Toll-like receptor signaling and IRF transcription factors[J]. IUBMB Life, 58(5-6): 290-295.

Honda K, Taniguchi T.2006a. IRFs: master regulators of signalling by Toll-like receptors and cytosolic pattern-recognition receptors[J]. Nat Rev Immunol, 6(9): 644-658.

Honda K, Yanai H, Mizutani T, et al. 2004. Role of a transductional-transcriptional processor complex involving MyD88 and IRF-7 in Toll-like receptor signaling[J]. Proc Natl Acad Sci USA, 101(43): 15 416-15 421.

Honda K, Yanai H, Negishi H, et al. 2005a. IRF-7 is the master regulator of type- I interferon-dependent immune responses[J]. Nature, 434(7034): 772-777.

Horan K A, Hansen K, Jakobsen M R, et al. 2013. Proteasomal degradation of herpes simplex virus capsids in macrophages releases DNA to the cytosol for recognition by DNA sensors[J]. J Immunol, 190(5): 2311-2319.

Horner S M. 2014. Activation and evasion of antiviral innate immunity by hepatitis C virus[J]. J Mol Biol, 426(6): 1198-1209.

Horner S M, Liu H M, Park H S, et al. 2011. Mitochondrial-associated endoplasmic reticulum membranes(MAM)form innate immune synapses and are targeted by hepatitis C virus[J]. Proc Natl Acad Sci USA, 108(35): 14 590-14 595.

Horner S M, Wilkins C, Badil S, et al. 2015. Proteomic analysis of mitochondrial-associated ER membranes(MAM)during RNA virus infection reveals dynamic changes in protein and organelle trafficking[J]. PLoS ONE, 10(3): e0117963.

Horng T, Barton G M, Flavell R A, et al. 2002. The adaptor molecule TIRAP provides signaling specificity for Toll like receptors[J]. Nature, 420(6913): 329-333.

Horng T, Barton G M, Medzhitov R. 2001. TIRAP: an adapter molecule in the Toll signaling pathway[J]. Nat Immunol, 2(9): 835-841.

Hornung V, Ablasser A, Charrel-Dennis M, et al. 2009. AIM2 recognizes cytosolic dsDNA and forms a caspase-1-activating inflammasome with ASC[J]. Nature, 458(7237): 514-518.

Hornung V, Bauernfeind F, Halle A, et al. 2008. Silica crystals and aluminum salts activate the NALP3 inflammasome through phagosomal destabilization[J]. Nat Immunol, 9: 847-856.

Hornung V, Hartmann R, Ablasser A, et al. 2014. OAS proteins and cGAS: unifying concepts in sensing and responding to cytosolic nucleic acids[J]. Nat Rev Immunol, 14(8): 521-528.

Hoshino K, Sasaki I, Sugiyama T, et al. 2010. Critical role of IB kinase in TLR7/9-induced type I IFN production by conventional

dendritic cells[J]. J Immunol, 184(7): 3341-3345.
Hoshino K, Sugiyama T, Matsumoto M, et al. 2006. IB kinase- is critical for interferon- production induced by Toll-like receptors 7 and 9[J]. Nature, 440(7086): 949-953.
Hoss F, Rodriguez-Alcazar J F, Latz E. 2016. Assembly and regulation of ASC specks[J]. Cell Mol Life Sci, 74(7): 1211.
Hostager B S, Haxhinasto S A, Rowland S L, et al. 2003. Tumor necrosis factor receptor-associated factor 2(TRAF2)-deficient B lymphocytes reveal novel roles for TRAF2 in CD40 signaling[J]. J Biol Chem, 278(46): 45 382-45 390.
Hostager B S. 2007. Roles of TRAF6 in CD40 signaling[J]. Immunol Res, 39(1-3): 105-114.
Hostager B S, Bishop G A. 2013. CD40-mediated activation of the NF-κB2 pathway[J]. Front Immunol, 4: 376.
Hou B, Reizis B, DeFranco A L. 2008. Toll-like receptors activate innate and adaptive immunity by using dendritic cell-intrinsic and -extrinsic mechanisms[J]. Immunity, 29(2): 272-282.
Hou F, Sun L, Zheng H, et al. 2011a. MAVS forms functional prion-like aggregates to activite and propagate antiviral innate immune response[J]. Cell, 146(3): 448-461.
Hou F, Sun L, Zheng H, et al. 2011b. MAVS forms functional prion-like aggregates to activate and propagate antiviral innate immune response[J]. Cell, 146(3): 1-14.
Hou X, Niu X. 2015. The NMR solution structure of AIM2 PYD domain from *Mus musculus* reveals a distinct alpha2-alpha3 helix conformation from its human homologues[J]. Biochem Biophys Res Commun, 461(2): 396-400.
Hruz P, Eckmann L. 2008. Caspase recruitment domain-containing sensors and adaptors in intestinal innate immunity[J]. Curr Opin Gastroenterol, 24(2): 108-114.
Hsu L C, Ali S R, McGillivray S, et al. 2008. A NOD2-NALP1 complex mediates caspase-1-dependent IL-1beta secretion in response to *Bacillus anthracis* infection and muramyl dipeptide[J]. Proc Natl Acad Sci, 105(22): 7803-7808.
Hu B, Elinav E, Huber S, et al. 2010. Inflammation-induced tumorigenesis in the colon is regulated by caspase-1 and NLRC4[J]. Proc Natl Acad Sci USA, 107(50): 21 635-21 640.
Hu B, Elinav E, Huber S, et al. 2013a. Microbiota induced activation of epithelial IL-6 signaling links inflammasome-driven inflammation with transmissible cancer[J]. Proc Natl Acad Sci USA, 110: 9862-9867.
Hu H, Sun S C. 2016b. Ubiquitin signaling in immune responses[J]. Cell Res, 26(4): 457-483.
Hu W H, Johnson H, Shu H B. 2000. Activation of NF-κB by FADD, Casper, and caspase-8[J]. J Biol Chem, 275(15): 10 838-10 844.
Hu Z, Chai J. 2016. Structural mechanisms in NLR inflammasome assembly and signaling[J]. Curr Top Microbiol Immunol, 397: 23-42.
Hu Z, Yan C, Liu P, et al. 2013b. Crystal structure of NLRC4 reveals its autoinhibition mechanism[J]. Science, 341(6142): 172-175.
Hu Z, Zhou Q, Zhang C, et al. 2015. Structural and biochemical basis for induced self-propagation of NLRC4[J]. Science, 350(6259): 399-404.
Huang H, Hu X, Eno C O, et al. 2013. An interaction between Bcl-xL and the voltage-dependent anion channel(VDAC)promotes mitochondrial Ca^{2+} uptake[J]. J Biol Chem, 288(27): 19 870-19 881.
Huang H, Saravia J, You D, et al. 2014. Impaired gamma delta T cell-derived IL-17A and inflammasome activation during early respiratory syncytial virus infection in infants[J]. Immunol Cell Biol, 93(2): 140-148.
Huang J, Liu T, Xu L G, et al. 2005. SIKE is an IKK epsilon/TBK1-associated suppressor of TLR3- and virus-triggered IRF-3 activation pathways[J]. EMBO J, 24(23): 4018-4028.
Huang L, Liu Q, Zhang L, et al. 2015. Encephalomyocarditis virus 3C protease relieves TRAF family member-associated NF-κB activator(TANK)inhibitory effect on TRAF6-mediated NF-κB signaling through cleavage of TANK[J]. J Biol Chem, 290(46): 27 618-27 632.
Huang Y H, Liu X Y, Du X X, et al. 2012c. The structural basis for the sensing and binding of cyclic di-GMP by STING[J]. Nat Struct Mol Biol, 19(7): 728-730.
Huang Z, Chen X, Yu B, et al. 2012a. Cloning and functional characterization of rat stimulator of interferon genes(STING) regulated by miR-24[J]. Dev Comp Immunol, 37(3-4): 414-420.
Huang Z, Chen X, Zhang K, et al. 2012b. Molecular cloning and functional characterization of Tibetan Porcine STING[j]. Int J Mol Sci, 13(1): 506-515.
Huber S, Gagliani N, Zenewicz L A, et al. 2012. IL-22BP is regulated by the inflammasome and modulates tumorigenesis in the intestine[J]. Nature, 491(7423): 259-263.
Hugot J P, Chamaillard M, Zouali H, et al. 2001. Association of NOD2 leucine-rich repeat variants with susceptibility to Crohn's disease[J]. Nature, 411(6837): 599-603.
Humke E W, Shriver S K, Starovasnik M A, et al. 2000. ICEBERG: a novel inhibitor of interleukin-1beta generation[J]. Cell, 103(1): 99-111.
Humphries F, Yang S, Wang B, et al. 2015. RIP kinases: key decision makers in cell death and innate immunity[J].Cell Death

Differ, 22(2): 225-236.
Huynh T N, Luo S, Pensinger D, et al. 2015. An HD-domain phosphodiesterase mediates cooperative hydrolysis of c-di-AMP to affect bacterial growth and virulence[J]. Proc Natl Acad Sci USA, 112(7): E747-756.
Hyun J, Kanagavelu S, Fukata M. 2013. A unique host defense pathway: TRIF mediates both antiviral and antibacterial immuneresponses[J]. Microbes Infect, 15(1): 1-10.
Ichinohe T, Lee H K, Ogura Y, et al. 2009. Inflammasome recognition of influenza virus is essential for adaptive immune responses[J]. J Exp Med, 206(1): 79-87.
Ichinohe T, Pang I K, Iwasaki A. 2010. Influenza virus activates inflammasomes via its intracellular M2 ion channel[J]. Nat Immunol, 11(5): 404-410.
Ikushima H, Negishi H, Taniguchi T. 2013. The IRF family transcription factors at the interface of innate and adaptive immune responses[J]. Cold Spring Harb Symp Quant Biol, 78: 105-116.
Imajo M, Tsuchiya Y, Nishida E. 2006. Regulatory mechanisms and functions of MAP kinase signaling pathways[J]. IUBMB Life, 58(5-6): 312-317.
Inagaki M, Komatsu Y, Scott G, et al. 2008a. Generation of a conditional mutant allele for Tab1 in mouse[J]. Genesis, 46(8): 431-439.
Inagaki M, Omori E, Kim J Y, et al. 2008b. TAK1-binding protein 1, TAB1, mediates osmotic stress-induced TAK1 activation but is dispensable for TAK1-mediated cytokine signaling[J]. J Biol Chem, 283(48): 33 080-33 086.
Inohara N, Nunez G. 2003. NODs: intracellular proteins involved in inflammation and apoptosis[J]. Nat Rev Immunol, 3(5): 371-382.
Inohara N, Ogura Y, Fontalba A, et al. 2003. Host recognition of bacterial muramyl dipeptide mediated through NOD2. Implications for Crohn's disease[J]. J Biol Chem, 278(8): 5509-5512.
Inoue J, Ishida T, Tsukamoto N, et al. 2000. Tumor necrosis factor receptor-associated factor(TRAF)family: adapter proteins that mediate cytokine signaling[J]. Exp Cell Res, 254(1): 14-24.
Inoue M, Shinohara M L. 2011. Intracellular osteopontin(iOPN)and immunity[J]. Immunol Res, 49(1-3): 160-172.
Inoue M, Williams K L, Oliver T, et al. 2012. Interferon-β therapy against EAE is effective only when development of the disease depends on the NLRP3 inflammasome[J]. Sci Signal, 5(225): ra38.
Iqbal J, Ansari M A, Kumar B, et al. 2016. H2B-IFI16 recognition of nuclear herpesviral genome induces cytoplasmic interferon-β responses[J]. PLoS Pathog, 12(10): e1005967.
Irving A T, Mimuro H, Kufer T A, et al. 2014. The immune receptor NOD1 and kinase RIP2 interact with bacterial peptidoglycan on early endosomes to promote autophagy and inflammatory signaling[J]. Cell Host Microbe, 15(5): 623-635.
Ishii K J, Kawagoe T, Koyama S, et al. 2008. TANK-binding kinase-1 delineates innate and adaptive immune responses to DNA vaccines[J]. Nature, 451(7179): 725-729.
Ishikawa H, Barber G N. 2008. STING is an endoplasmic reticulum adaptor that facilitates innate immune signalling[J]. Nature, 455(7213): 674-678.
Ishikawa H, Ma Z, Barber G N. 2009. STING regulates intracellular DNA mediated, type I interferon-dependent innate immunity[J]. Nature, 461(7265): 788-792.
Ishitani T, Takaesu G, Ninomiya-Tsuji J, et al. 2003. Role of the TAB2-related protein TAB3 in IL-1 and TNF signaling[J]. EMBO J, 22(23): 6277-6288.
Israel A. 2010. The IKK complex, a central regulator of NF-kappaB activation[J]. Cold Spring Harb Perspect Biol, 2(3): a000158.
Ito M, Shichita T, Okada M, et al. 2015. Bruton's tyrosine kinase is essential for NLRP3 inflammasome activation and contributes to ischaemic brain injury[J]. Nat Commun, 6: 7360.
Iwai K. 2012. Diverse ubiquitin signaling in NF-κB activation[J]. Trends Cell Biol, 22(7): 355-364.
Iyer S S, He Q, Janczy J R, et al. 2013. Mitochondrial cardiolipin is required for Nlrp3 inflammasome activation[J]. Immunity, 39(2): 311-323.
Jacobs J L, Coyne C B. 2013. Mechanisms of MAVS regulation at the mitochondrial membrane[J]. J Mol Biol, 425(24): 5009-5019.
Jadrich J L, O'Connor M B, Coucouvanis E. 2006. The TGF beta activated kinase TAK1 regulates vascular development *in vivo*[J]. Development, 133(8): 1529-1541.
Jain A, Kaczanowska S, Davila E. 2014. IL-1 Receptor-associated kinase signaling and its role in inflammation, cancer progression, and therapy resistance[J]. Front Immunol, 5: 553.
Jakobsen M R, Bak R O, Andersen A, et al. 2013. IFI16 senses DNA forms of the lentiviral replication cycle and controls HIV-1 replication[J]. Proc Natl Acad Sci USA, 110(48): E4571-E4580.
Jakobsen M R, Paludan S R. 2014. IFI16: at the interphase between innate DNA sensing and genome regulation[J]. Cytokine Growth Factor Rev, 25(6): 649-655.
Jameson M B, Thompson P I, Baguley B C, et al. 2003. Clinical aspects of a phase I trial of 5, 6-dimethylxanthenone-4-acetic

acid(DMXAA), a novel antivascular agent[J]. Br J Cancer, 88(12): 1844-1850.
Janssens S, Beyaert R. 2003. Functional diversity and regulation of different interleukin-1 receptor- associated kinase(IRAK)family members[J]. Mol Cell, 11(2): 293-302.
Janssens S, Burns K, Tschopp J, et al. 2002. Regulation of interleukin-1- and lipopolysaccharide-induced NF-kappaB activation by alternative splicing of MyD88[J]. Curr Biol, 12(6): 467-471.
Jault C, Pichon L, Chluba J. 2004. Toll-like receptor gene family and TIR-domain adapters in *Danio rerio*[J]. Mol Immunol, 40(11): 759-771.
Jefferies C A, Doyle S, Brunner C, et al. 2003. Bruton's tyrosine kinase is a Toll/interleukin-1 receptor domain-binding protein that participates in nuclear factor κB activation by Toll-like receptor 4[J]. J Biol Chem, 278(28): 26 258-26 264.
Jenkins K A, Mansell A. 2010. TIR-containing adaptors in Toll-like receptor signalling[J]. Cytokine, 49(3): 237-244.
Jia Y, Song T, Wei C, et al. 2009. Negative regulation of MAVS-mediated innate immune response by PSMA7[J]. J Immunol, 183(7): 4241-4248.
Jiang F, Ramanathan A, Miller M T, et al. 2011. Structural basis of RNA recognition and activation by innate immune receptor RIG- Ⅰ[J]. Nature, 479(7373): 423-427.
Jiang Y, Zhu Y, Liu Z J, et al. 2016. The emerging roles of the DDX41 protein in immunity and diseases[J]. Protein Cell, 1-7.
Jiang Z, Georgel P, Li C, et al. 2006. Details of Toll-like receptor: adaptor interaction revealed by germ-line mutagenesis[J]. Proc Natl Acad Sci USA, 103(29): 10 961-10 966.
Jiang Z, Mak T W, Sen G, et al. 2004. Toll-like receptor 3-mediated activation of NF-kappaB and IRF-3 diverges at Toll-IL-1 receptor domain-containing adaptor inducing IFN-beta[J]. Proc Natl Acad Sci USA, 101(10): 3533-3538.
Jiménez-Fernández D, Lamkanfi M. 2015. Inflammatory caspases: key regulators of inflammation and cell death[J]. Biol Chem, 396(3): 193-203.
Jin L, Hill K K, Filak H, et al. 2011a. MPYS is required for IFN response factor 3 activation and type Ⅰ IFN production in the response of cultured phagocytes to bacterial second messengers cyclic-di-AMP and cyclic-di-GMP[J]. J Immunol, 187(5): 2595-2601.
Jin L, Waterman P M, Jonscher K R, et al. 2008. MPYS, a novel membrane tetraspanner, is associated with major histocompatibility complex class Ⅱ and mediates transduction of apoptotic signals[J]. Mol Cell Biol, 28(16): 5014-5026.
Jin L, Xu L G, Yang I V, et al. 2011b. Identification and characterization of a loss-of-function human MPYS variant[J]. Genes Immun, 12(4): 263-269.
Jin T, Curry J, Smith P, et al. 2013a. Structure of the NLRP1 caspase recruitment domain suggests potential mechanisms for its association with procaspase-1[J]. Proteins, 81: 1266-1270.
Jin T, Perry A, Jiang J, et al. 2012. Structures of the HIN domain: DNA complexes reveal ligand binding and activation mechanisms of the AIM2 inflammasome and IFI16 receptor[J]. Immunity, 36(4): 561-571.
Jin T, Perry A, Smith P, et al. 2013b. Structure of the absent in melanoma 2(AIM2)pyrin domain provides insights into the mechanisms of AIM2 autoinhibition and inflammasome assembly[J]. J Biol Chem, 288(19): 13 225-13 235.
Jin T, Xiao T S. 2015. Activation and assembly of the inflammasomes through conserved protein domain families[J]. Apoptosis, 20(2): 151-156.
Johnsen I B, Nguyen T T, Bergstroem B, et al. 2009. The tyrosine kinase c-Src enhances RIG- Ⅰ(retinoic acid-inducible gene I)-elicited antiviral signaling[J]. J Biol Chem, 284(28): 19 122-19 131.
Johnson G L, Nakamura K. 2007. The c-Jun kinase/stress-activated pathway: regulation, function and role in human disease[J]. Biochim Biophys Acta, 1773(8): 1341-1348.
Johnson K E, Bottero V, Flaherty S, et al. 2014. IFI16 restricts HSV-1 replication by accumulating on the hsv-1 genome, repressing HSV-1 gene expression, and directly or indirectly modulating histone modifications[J]. PLoS Pathog, 10(11): e1004503.
Johnson K E, Chikoti L, Chandran B. 2013. Herpes simplex virus 1 infection induces activation and subsequent inhibition of the IFI16 and NLRP3 inflammasomes[J]. J Virol, 87(9): 5005-5018.
Johnston J B, Barrett J W, Nazarian S H, et al. 2005. A poxvirusencoded pyrin domain protein interacts with ASC-1 to inhibit host inflammatory and apoptotic responses to infection[J]. Immunity, 23(6): 587-598.
Johnston J B, Rahman M M, McFadden G. 2007. Strategies that modulate inflammasomes: insights from host-pathogen interactions[J]. Semin Immunopathol, 29(3): 261-274.
Jones J W, Kayagaki N, Broz P, et al. 2010. Absent in melanoma 2 is required for innate immune recognition of *Francisella tularensis*[J]. Proc Natl Acad Sci USA, 107(21): 9771-9776.
Jorgensen I, Miao E A. 2015. Pyroptotic cell death defends against intracellular pathogens[J]. Immunol Rev, 265(1): 130-142.
Jounai N, Takeshita F, Kobiyama K, et al. 2007. The Atg5-Atg12 conjugate associates with innate antiviral immune responses[J]. Proc Natl Acad Sci USA, 104(35): 14 050-14 055.
Juliana C, Fernandes-Alnemri T, Kang S, et al. 2012. Non-transcriptional priming and deubiquitination regulate NLRP3 inflammasome activation[J]. J Biol Chem, 287(43): 36 617-36 622.

Jun J C, Cominelli F, Abbott D W. 2013. RIP2 activity in inflammatory disease and implications for novel therapeutics[J]. J Leukoc Biol, 94(5): 927-932.

Kachapati K, O'Brien T R, Bergeron J, et al. 2006. Population distribution of the functional caspase-12 allele[J]. Hum Mutat, 27(9): 975.

Kagan J C, Medzhitov R. 2006. Phosphoinositidemediated adaptor recruitment controls Toll-like receptor signaling[J] Cell, 125(5): 943-955.

Kagan J C, Su T, Horng T, et al. 2008. TRAM couples endocytosis of Toll-like receptor 4 to the induction of interferon-beta[J]. Nat Immunol, 9(4): 361-368.

Kageyama Y, Zhang Z, Sesaki H. 2011. Mitochondrial division: molecular machinery and physiological functions[J]. Curr Opin Cell Biol, 23(4): 427-434.

Kaiser F, Cook D, Papoutsopoulou S, et al. 2009. TPL-2 negatively regulates interferon-β production in macrophages and myeloid dendritic cells[J]. J Exp Med, 206(9): 1863-1871.

Kaiser W J, Daley-Bauer L P, Thapa R J, et al. 2014. RIP1 suppresses innate immune necrotic as well as apoptotic cell death during mammalian parturition[J]. Proc Natl Acad Sci USA, 111(21): 7753-7758.

Kaiser W J, Offermann M K. 2005. Apoptosis induced by the Toll-like receptor adaptor TRIF is dependent on its receptor interacting protein homotypic interaction motif[J]. J Immunol, 174(8): 4942-4952.

Kaiser W J, Sridharan H, Huang C, et al. 2013. Toll-like receptor 3-mediated necrosis via TRIF, RIP3, and MLKL[J]. J Biol Chem, 288(43): 31 268-31 279.

Kaiser W J, Upton J W, Long A B, et al. 2011. RIP3 mediates the embryonic lethality of caspase-8-deficient mice[J]. Nature, 471(7338): 368-372.

Kaiser W J, Upton J W, Mocarski E S. 2008. Receptor-interacting protein homotypic interaction motif-dependent control of NF-kappa B activation via the DNA-dependent activator of IFN regulatory factors[J]. J Immunol, 181(9): 6427-6434.

Kaisho T, Tanaka T. 2008. Turning NF-kappaB and IRFs on and off in DC[J]. Trends Immunol, 29(7): 329-336.

Kalai M, Lamkanfi M, Denecker G, et al. 2003. Regulation of the expression and processing of caspase-12[J]. J Cell Biol, 162(3): 457-467.

Kalamvoki M, Roizman B. 2014. HSV-1 degrades, stabilizes, requires, or is stung by STING depending on ICP0, the US3 protein kinase, and cell derivation[J]. Proc Natl Acad Sci USA, 111(5): E611-E617.

Kalia D, Merey G, Nakayama S, et al. 2013. Nucleotide, c-di-GMP, c-di-AMP, cGMP, cAMP, (p)ppGpp signaling in bacteria and implications in pathogenesis[J]. Chem Soc Rev, 42(1): 305-341.

Kamon H, Kawabe T, Kitamura H, et al. 2006. TRIF-GEFH1-RhoB pathway is involved in MHC II expression on dendritic cells that is critical for CD4 T-cell activation[J]. EMBO J, 25(17): 4108-4119.

Kanarek N, Ben-Neriah Y. 2012. Regulation of NF-κB by ubiquitination and degradation of the IκBs[J]. Immunol, 246(1): 77-94.

Kanayama A, Seth R B, Sun L, et al. 2004. TAB2 and TAB3 activate the NF-kappaB pathway through binding to polyubiquitin chains[J]. Mol Cell, 15(4): 535-548.

Kanazawa N, Okafuji I, Kambe N, et al. 2005. Early onset sarcoidosis and CARD15 mutations with constitutive nuclear factor-kappaB activation: common genetic etiology with Blau syndrome[J]. Blood, 105(3): 1195-1197.

Kang S J, Wang S, Hara H, et al. 2000. Dual role of caspase-11 in mediating activation of caspase-1 and caspase-3 under pathological conditions[J]. J Cell Biol, 149(3): 613-622.

Kang T B, Yang S H, Toth B, et al. 2013. Caspase-8 blocks kinase RIPK3-mediated activation of the NLRP3 inflammasome[J]. Immunity, 38(1): 27-40.

Kang Y J, Chen J, Otsuka M, et al. 2008. Macrophage deletion of p38α partially impairs lipopolysaccharide-induced cellular activation[J]. J Immunol, 180: 5075-5082.

Kanneganti T D. 2010. Central roles of NLRs and inflammasomes in viral infection[J]. Nat Rev Immunol, 10(10): 688-698.

Kanneganti T D, Lamkanfi M, Núñez G. 2007. Intracellular NOD-like receptors in host defense and disease[J]. Immunity, 27(4): 549-559.

Kao W P, Yang C Y, Su T W, et al. 2015. The versatile roles of CARDs in regulating apoptosis, inflammation, and NF-κB signaling[J]. Apoptosis, 20(2): 174-195.

Karaolis D K, Means T K, Yang D, et al. 2007. Bacterial c-di-GMP is an immunostimulatory molecule[J]. J Immunol, 178(4): 2171-2181.

Karasawa T, Kawashima A, Usui F, et al. 2015. Oligomerized CARD16 promotes caspase-1 assembly and IL-1b processing[J]. FEBS Open Bio, 5(1): 348-356.

Karin M, Ben-Neriah Y. 2000. Phosphorylation meets ubiquitination: the control of NF-kappaB activity[J]. Annu Rev Immunol, 18: 621-663.

Karki R, Man S M, Malireddi R K, et al. 2015. Concerted activation of the AIM2 and NLRP3 inflammasomes orchestrates host protection against *Aspergillus* infection[J]. Cell Host Microbe, 17(3): 357-368.

Karpova A Y, Trost M, Murray J M, et al. 2002. Interferon regulatory factor-3 is an *in vivo* target of DNA-PK[J]. Proc Natl Acad Sci USA, 99(5): 2818-2823.

Kataoka T, Tschopp J. 2004. N-terminal fragment of c-FLIP(L)processed by caspase 8 specifically interacts with TRAF2 and induces activation of the NF-κB signaling pathway[J]. Mol Cell Biol, 24(7): 2627-2636.

Katherine A F, Sarah M M, Kerrie L F, et al. 2003. I KKepsilon and TBK1 are essential components of the IRF3 signaling pathway[J]. Nat Immunol, 4(5): 491-496.

Katsnelson M A, Rucker L G, Russo H M, et al. 2015. K^+ efflux agonists induce NLRP3 inflammasome activation independently of Ca^{2+} signaling[J]. J Immunol, 194(8): 3937-3952.

Kawagoe T, Sato S, Matsushita K, et al. 2008. Sequential control of Toll-like receptor-dependent responses by IRAK1 and IRAK2[J]. Nat Immunol, 9(6): 684-691.

Kawagoe T, Takeuchi O, Takabatake Y, et al. 2009. TANK is a negative regulator of Toll-like receptor signaling and is critical for the prevention of autoimmune nephritis[J]. Nat Immunol, 10(9): 965-972.

Kawai T, Akira S. 2007a. Antiviral signaling through pattern recognition receptors[J]. J Biochem, 141(2): 137-145.

Kawai T, Akira S. 2007b. Signaling to NF-kappaB by Toll-like receptors[J]. Trends Mol Med, 13(11): 460-469.

Kawai T, Akira S. 2011. Regulation of innate immune signalling pathways by the tripartite motif(TRIM)family proteins[J]. EMBO Mol Med, 3(9): 513-527.

Kawai T, Sato S, Ishii K J, et al. 2004. Interferon-alpha induction through Toll-like receptors involves a direct interaction of IRF7 with MyD88 and TRAF6[J]. Nat Immunol, 5(10): 1061-1068.

Kawai T, Takahashi K, Sato S, et al. 2005. IPS-1, an adaptor triggering RIG-Ⅰ- and Mda5-mediated type Ⅰ interferon induction[J]. Nat immunol, 6(10): 981-988.

Kawasaki T, Kawai T. 2014. Toll-like receptor signaling pathways[J]. Front Immunol, 5: 461.

Kayagaki N, Phung Q, Chan S, et al. 2007. DUBA: a deubiquitinase that regulates type Ⅰ interferon production[J]. Science, 318(5856): 1628-1632.

Kayagaki N, Stowe I B, Lee B L, et al. 2015. Caspase-11 cleaves gasdermin D for noncanonical inflammasome signaling[J]. Nature, 526(7575): 666-671.

Kayagaki N, Warming S, Lamkanfi M, et al. 2011. Non-canonical inflammasome activation targets caspase-11[J]. Nature, 479(7371): 117-121.

Kayagaki N, Wong M T, Stowe I B, et al. 2013. Noncanonical inflammasome activation by intracellular LPS independent of TLR4[J]. Science, 341(6151): 1246-1249.

Keating S E, Baran M, Bowie A G. 2011. Cytosolic DNA sensors regulating type Ⅰ interferon induction[J]. Trends Immunol, 32(12): 574-581.

Keating S E, Maloney G M, Moran E M, et al. 2007. IRAK-2 participates in multiple Toll-like receptor signaling pathways to NFkappaB via activation of TRAF6 ubiquitination[J]. J Biol Chem, 282(46): 33 435-33 443.

Keestra A M, Winter M G, Auburger J J, et al. 2013. Manipulation of small Rho GTPases is a pathogen-induced process detected by NOD1[J]. Nature, 496(7444): 233-237.

Kellenberger C A, Wilson S C, Hickey S F, et al. 2015. GEMM-Ⅰ riboswitches from Geobacter sense the bacterial second messenger cyclic AMP-GMP[J]. Proc Natl Acad Sci USA, 112(17): 5383-5388.

Kempster S L, Belteki G, Forhead A J, et al. 2011. Developmental control of the Nlrp6 inflammasome and a substrate, IL-18, in mammalian intestine[J]. Am J Physiol Gastrointest Liver Physiol, 300(2): G253-G263.

Kenny E F, O'Neill L A. 2008. Signalling adaptors used by Toll-like receptors: an update[J]. Cytokine, 43(3): 342-349.

Kersse K, Bertrand M J, Lamkanfi M, et al. 2011a. NOD-like receptors and the innate immune system: coping with danger, damage and death[J]. Cytokine Growth Factor Rev, 22(5-6): 257-276.

Kersse K, Lamkanfi M, Bertrand M J, et al. 2011b. Interaction patches of procaspase-1 caspase recruitment domains(CARDs)are differently involved in procaspase-1 activation and receptor interacting protein 2(RIP2)-dependent nuclear factor κB signaling[J]. J Biol Chem, 286(41): 35 874-35 882.

Kersse K, Verspurten J, Vanden Berghe T, et al. 2011c. The death-fold superfamily of homotypic interaction motifs[J]. Trends Biochem Sci, 36(10): 541-552.

Kerur N, Veettil M V, Sharma-Walia N, et al. 2011. IFI16 acts as a nuclear pathogen sensor to induce the inflammasome in response to Kaposi sarcoma-associated herpesvirus infection[J]. Cell Host Microbe, 9: 363-375.

Khan M, Syed G H, Kim S J, et al. 2015. Mitochondrial dynamics and viral infections: a close nexus[J]. Biochim Biophys Acta, 1853(10 Pt B): 2822-2833.

Khan N, Lawlor K E, Murphy J M, et al. 2014. More to life than death: molecular determinants of necroptotic and non-necroptotic RIP3 kinase signaling[J]. Curr Opin Immunol, 26: 76-89.

Khare S, Dorfleutner A, Bryan N B, et al. 2012. An NLRP7-containing inflammasome mediates recognition of microbial lipopeptides in human macrophages[J]. Immunity, 36(3): 464-476.

Khare S, Ratsimandresy R A, de Almeida L, et al. 2014. The PYRIN domain-only protein POP3 inhibits ALR inflammasomes and regulates responses to infection with DNA viruses[J]. Nat Immunol, 15(4): 343-353.

Khor C C, Chapman S J, Vannberg F O, et al. 2007. A Mal functional variant is associated with protection against invasive pneumococcal disease, bacteremia, malaria and tuberculosis[J]. Nat Genet, 39: 523-528.

Kim C A, Bowie J U. 2003. Sam domains: uniform structure, diversity of function[J]. Trends Biochem Sci, 28(12): 625-628.

Kim C, Sano Y, Todorova K, et al. 2008a. The kinase p38α serves cell type-specific inflammatory functions in skin injury and coordinates pro- and anti-inflammatory gene expression[J]. Nat Immunol, 9(9): 1019-1027.

Kim M J, Hwang S Y, Imaizumi T, et al. 2008b. Negative feedback regulation of RIG- I -mediated antiviral signaling by interferon-induced ISG15 conjugation[J]. J Virol, 82: 1474-1483.

Kim M J, Yoo J Y. 2008. Active caspase-1-mediated secretion of retinoic acid inducible gene-I[J]. J Immunol, 181(10): 7324-7331.

Kim M L, Chae J J, Park Y H, et al. 2015. Aberrant actin depolymerization triggers the pyrin inflammasome and autoinflammatory disease that is dependent on IL-18, not IL-1β[J]. J Exp Med, 212(6): 927-938.

Kim S. 2011. Flammasome activation in keratinocytes in psoriatic lesions[J]. Sci Transl Med, 3(82): 82ra38.

Kim T W, Staschke K, Bulek K, et al. 2007. A critical role for IRAK4 kinase activity in Toll-like receptor-mediated innate immunity[J]. J Exp Med, 204(5): 1025-1036.

Kim Y G, Park J H, Reimer T, et al. 2011. Viral infection augments Nod1/2 signaling to potentiate lethality associated with secondary bacterial infections[J]. Cell Host Microbe, 9(6): 496-507.

Kimura T, Jain A, Choi S W, et al. 2015. TRIM-mediated precision autophagy targets cytoplasmic regulators of innate immunity[J]. J Cell Biol, 210(6): 973-989.

Kinjyo I, Hanada T, Inagaki-Ohara K, et al. 2002. SOCS1/JAB is a negative regulator of LPS-induced macrophage activation[J]. Immunity, 17(5): 583-591.

Kinoshita T, Wang Y, Hasegawa M, et al. 2005. PYPAF3, a PYRIN containing APAF-1-like protein, is a feedback regulator of caspase-1-dependent interleukin-1beta secretion[J]. J Biol Chem, 280(23): 21 720-21 725.

Kis-Toth K, Szanto A, Thai T H, et al. 2011. Cytosolic DNA-activated human dendritic cells are potent activators of the adaptive immune response[J]. J Immunol, 187(3): 1222-1234.

Klinkenberg M, Van Huffel S, Heyninck K, et al. 2001. Functional redundancy of the zinc fingers of A20 for inhibition of NF-kappaB activation andprotein-protein interactions[J]. FEBS Lett, 498(1): 93-97.

Knipe D M. 2015. Nuclear sensing of viral DNA, epigenetic regulation of herpes simplex virus infection, and innate immunity[J]. Virology, 479-480: 153-159.

Knodler L A, Crowley S M, Sham H P, et al. 2014. Noncanonical inflammasome activation of caspase-4/caspase-11 mediates epithelial defenses against enteric bacterial pathogens[J]. Cell Host Microbe, 16(2): 249-256.

Kobayashi H, Kobayashi C I, Nakamura-Ishizu A, et al. 2015. Bacterial c-di-GMP affects hematopoietic stem/progenitors and their niches through STING[J]. Cell Rep, 11(1): 71-84.

Kobayashi K, Hernandez L D, Galán J E, et al. 2002a. IRAK-M is a negative regulator of Toll-like receptor signaling[J]. Cell, 110(2): 191-202.

Kobayashi K, Inohara N, Hernandez L D, et al. 2002b. RICK/Rip2/CARDIAK mediates signalling for receptors of the innate and adaptive immune systems[J]. Nature, 416(6877): 194-199.

Kobayashi K S, Chamaillard M, Ogura Y, et al. 2005. Nod2-dependent regulation of innate and adaptive immunity in the intestinal tract[J]. Science, 307(5710): 731-734.

Kobayashi T, Walsh M C, Choi Y. 2004. The role of TRAF6 in signal transduction and the immune response[J]. Microbes Infect, 6(14): 1333-1338.

Kobayashi T, Walsh P T, Walsh M C, et al. 2003. TRAF6 is a critical factor for dendritic cell maturation and development[J]. Immunity, 19(3): 353-363.

Koch A, Yoon Y, Bonekamp N A, et al. 2005. A role for Fis in both mitochondrial and peroxisomal fission in mammalian cells[J]. Mol Biol Cell, 16(11): 5077-5086.

Kofoed E M, Vance R E. 2011. Innate immune recognition of bacterial ligands by NAIPs determines inflammasome specificity[J]. Nature, 477(7366): 592-595.

Kohl A, Grutter M G. 2004. Fire and death: the pyrin domain joins the death-domain superfamily[J]. C R Biol, 327(12): 1077-1086.

Kok K H, Lui P Y, Ng M H, et al. 2011. The double-stranded RNA-binding protein PACT functions as a cellular activator of RIG- I to facilitate innate antiviral response[J]. Cell Host Microbe, 9(4): 299-309.

Kolakofsky D, Kowalinski E, Cusack S. 2012. A structure-based model of RIG- I activation[J]. RNA, 18(12): 2118-2127.

Kollewe C, Mackensen A C. 2004. Sequential autophosphoryla tion steps in the interleukin-1 receptor-associated kinase-1 regulate its availability as an adapter in interleukin- 1 signaling[J]. J Biol Chem, 279(7): 5227-5236.

Komander D, Rape M. 2012. The ubiquitin code[J]. Annu Rev Biochem, 81: 203-229.

Komatsu T, Nagata K, Wodrich H. 2016. The role of nuclear antiviral factors against invading DNA viruses: the immediate fate of incoming viral genomes[J]. Viruses, 8(10), pii: E290.

Komatsu Y, Shibuya H, Takeda N, et al. 2002. Targeted disruption of the Tab1 gene causes embryonic lethality and defects in cardiovascular and lung morphogenesis[J]. Mech Dev, 119(2): 239-249.

Komuro A, Bamming D, Horvath C M. 2008. Negative regulation of cytoplasmic RNA-mediated antiviral signaling[J]. Cytokine, 43(3): 350-358.

Komuro A, Horvath C M. 2006. RNA- and virus-independent inhibition of antiviral signaling by RNA helicase LGP2[J]. J Virol, 80(24): 12 332-12 342.

Kondo T, Kobayashi J, Saitoh T, et al. 2013. DNA damage sensor MRE11 recognizes cytosolic double-stranded DNA and induces type Ⅰ interferon by regulating STING trafficking[J]. Proc Natl Acad Sci USA, 110(8): 2969-2974.

Kondo T, Watanabe M, Hatakeyama S. 2012. TRIM59 interacts with ECSIT and negatively regulates NF-κB and IRF-3/7-mediated signal pathways[J]. Biochem Biophys Res Commun, 422(3): 501-507.

Kong X, Shen Y, Jiang N, et al. 2011. Emerging roles of DNA-PK besides DNA repair[J]. Cell Signal, 23(8): 1273-1280.

Konno H, Konno K, Barber G N. 2013. Cyclic dinucleotides trigger ULK1(ATG1)phosphorylation of sting to prevent sustained innate immune signaling[J]. Cell, 155(3): 688-698.

Kortmann J, Brubaker S W, Monack D M. 2015. Cutting edge: inflammasome activation in primary human macrophages is dependent on flagellin[J]. J Immunol, 195(3): 815-819.

Koshiba T. 2013. Mitochondrial-mediated antiviral immunity[J]. Biochim Biophys Acta, 1833(1): 225-232.

Koshiba T, Yasukawa K, Yanagi Y, et al. 2011. Mitochondrial membrane potential is required for MAVS-mediated antiviral signaling[J]. Sci Signal, 4: ra7.

Kotenko S V, Gallagher G, Baurin V V, et al. 2003. IFN-lambdas mediate antiviral protection through a distinct class Ⅱ cytokine receptor complex[J]. Nat Immunol, 4(1): 69-77.

Kovalenko A, Kim J C, Kang T B, et al. 2009. Caspase-8 deficiency in epidermal keratinocytes triggers an inflammatory skin disease[J]. J Exp Med, 206(10): 2161-2177.

Kovarova M, Hesker P R, Jania L, et al. 2012. NLRP1-dependent pyroptosis leads to acute lung injury and morbidity in mice[J]. J Immunol, 189(4): 2006-2016.

Kowalinski E, Lunardi T, McCarthy A A, et al. 2011. Structural basis for the activation of the innate immune pattern recognition receptor RIG- Ⅰ by viral RNA[J]. Cell, 147(2): 423-435.

Kramer M, Boeck J, Reichenbach D, et al. 2010. NOD2-C2-a novel NOD2 isoform activating nf-kappab in a muramyl dipeptide-independent manner[J]. BMC Res Notes, 3: 224.

Kranzusch P J, Lee A S, Berger J M, et al. 2013. Structure of human cGAS reveals a conserved family of second-messenger enzymes in innate immunity[J]. Cell Rep, 3(5): 1362-1368.

Kranzusch P J, Vance R E. 2013. cGAS dimerization entangles DNA recognition[J]. Immunity, 39(6): 992-994.

Kranzusch P J, Wilson S C, Lee A S, et al. 2015. Ancient origin of cGAS-STING reveals mechanism of universal 20, 30-cGAMP signaling[J]. Mol Cell, 59(6): 891-903.

Krauss S, Zhang C Y, Lowell B B. 2005. The mitochondrial uncoupling-protein homologues[J]. Nat Rev Mol Cell Biol, 6(3): 248-261.

Kravchenko V V, Mathison J C, Schwamborn K, et al. 2003. IKKi/IKKepsilon plays a key role in integrating signals induced by pro-inflammatory stimuli[J]. J Biol Chem, 278(29): 26 612-26 619.

Kravets E, Degrandi D, Ma Q, et al. 2016. Guanylate binding proteins(GBPs)directly attack via supramolecular complexes[J]. ELife, 5: e11479.

Kreuz S, Siegmund D, Rumpf J J, et al. 2004. NF kappaB activation by Fas is mediated through FADD, caspase-8, and RIP and is inhibited by FLIP[J]. J Cell Biol, 166(3): 369-380.

Krieg A, Correa R G, Garrison J B, et al. 2009. XIAP mediates NOD signaling via interaction with RIP2[J]. Proc Natl Acad Sci USA, 106(34): 14 524-14 529.

Krishna M, Narang H. 2008. The complexity of mitogen-activated protein kinases(MAPKs)made simple[J]. Cell Mol Life Sci, 65(22): 3525-3544.

Krishnaswamy J K, Liu D, Eisenbarth S C. 2014. POP goes the inflammasome[J]. Nat Immunol, 15(4): 311-313.

Kubo-Murai M, Hazeki K, Nigorikawa K, et al. 2008. IRAK-4-dependent degradation of IRAK-1 is a negative feedback signal for TLRmediated NF-kappaB activation[J]. J Biochem, 143(3): 295-302.

Kubota T, Matsuoka M, Chang T H, et al. 2008. Virus infection triggers SUMOylation of IRF3 and IRF7, leading to the negative regulation of type Ⅰ interferon gene expression[J]. J Biol Chem, 283(37): 25 660-25 670.

Kuchta K, Knizewski L, Wyrwicz L S, et al. 2009. Comprehensive classification of nucleotidyltransferase fold proteins: identification of novel families and their representatives in human[J]. Nucleic Acids Res, 37(22): 7701e14.

Kufer T A, Fritz J H, Philpott D J. 2005. NACHT-LRR proteins(NLRs)in bacterial infection and immunity[J]. Trends Microbiol,

13(8): 381-388.
Kufer T A, Kremmer E, Banks D J, et al. 2006. Role for Erbin in bacterial activation of NOD2[J]. Infect Immun, 74(6): 3115-3124.
Kuglstatter A, Villasen A G, Shaw D, et al. 2007. Cuttingedge: IL1 receptor-associated kinase 4 structures reveal novel features and mµltiple conformations[J]. J Immunol, 78(5): 2641-2645.
Kulathu Y, Akutsu M, Bremm A, et al. 2009. Two-sided ubiquitin binding explains specificity of the TAB2 NZF domain[J]. Nat Struct Mol Biol, 16(12): 1328-1330.
Kumar H, Kawai T, Akira S. 2011a. Pathogen recognition by the innate immune system[J]. Int Rev Immunol, 30(1): 16-34.
Kumar H, Kawai T, Kato H, et al. 2006. Essential role of IPS-1 in innate immune responses against RNA viruses[J]. J Exp Med, 203(7): 1795-1803.
Kumar H, Pandey S, Zou J, et al. 2011b. NLRC5 deficiency does not influence cytokine induction by virus and bacteria infections[J]. J Immunol, 186(2): 994-1000.
Kummer J A, Broekhuizen R, Everett H, et al. 2007. Inflammasome components NALP 1 and 3 show distinct but separate expression profiles in human tissues suggesting a site-specific role in the inflammatory response[J]. J Histochem Cytochem, 55(5): 443-452.
Kuniyoshi K, Takeuchi O, Pandey S, et al. 2014. Pivotal role of RNA-binding E3 ubiquitin ligase MEX3C in RIG- I -mediated antiviral innate immunity[J]. Proc Natl Acad Sci USA, 111(15): 5646-5651.
Kuranaga E, Kanuka H, Tonoki A, et al. 2006. *Drosophila* IKK-related kinase regulates nonapoptotic function of caspases via degradation of IAPs[J]. Cell, 126(3): 583-596.
Labbe K, McIntire C R, Doiron K, et al. 2011. Cellular inhibitors of apoptosis proteins cIAP1 and cIAP2 are required for efficient caspase-1 activation by the inflammasome[J]. Immunity, 35(6): 897-907.
Lad S P, Yang G, Scott D A, et al. 2008. Identification of MAVS splicing variants that interfere with RIGI/MAVS pathway signaling[J]. Mol Immunol, 45(8): 2277-2287.
Lage S L, Longo C, Branco L M, et al. 2014. Emerging concepts about NAIP/NLRC4 inflammasomes[J]. Front Immunol, 5: 309.
Lahm A, Paradisi A, Green D R, et al. 2003. Death fold domain interaction in apoptosis[J]. Cell Death Differ, 10(1): 10-12.
Lam E, Falck-Pedersen E. 2014. Unabated adenovirus replication following activation of the cGAS/STING-dependent antiviral response in human cells[J]. J Virol, 88(24): 14 426-14 439.
Lambeth J D. 2004. NOX enzymes and the biology of reactive oxygen[J]. Nat Rev Immunol, 4(3): 181-189.
Lamkanfi M, Amer A, Kanneganti T D, et al. 2007. The Nod-like receptor family member Naip5/Birc1e restricts Legionella *pneumophila* growth independently of caspase-1 activation[J]. J Immunol, 178(12): 8022-8027.
Lamkanfi M, Denecker G, Kalai M, et al. 2004. INCA, a novel human caspase recruitment domain protein that inhibits interleukin-1b generation[J]. J Biol Chem, 279(50): 51 729-51 738.
Lamkanfi M, Dixit V M. 2009. Inflammasomes: guardians of cytosolic sanctity[J]. Immunol Rev, 227(1): 95-105.
Lamkanfi M, Dixit V M. 2014. Mechanisms and functions of inflammasomes[J]. Cell, 157(5): 1013-1022.
Lamkanfi M, Kalai M, Saelens X, et al. 2004. Caspase-1 activates nuclear factor of the kappa-enhancer in B cells independently of its enzymatic activity[J]. J Biol Chem, 279(23): 24 785-24 793.
Lamkanfi M, Kanneganti T D, Van Damme P, et al. 2008. Targeted peptidecentric proteomics reveals caspase-7 as a substrate of the caspase-1 inflammasomes[J]. Mol Cell Proteom, 7(12): 2350-2363.
Lan W, Petznick A, Heryati S, et al. 2012. Nuclear factor-κB: central regulator in ocular surface inflammation and diseases[J]. Ocul Surf, 10(3): 137-148.
Landström M. 2010. The TAK1-TRAF6 signalling pathway[J]. Int J Biochem Cell Biol, 42(5): 585-589.
Larabi A, Devos J M, Ng S L, et al. 2013. Crystal structure and mechanism of activation of TANK-binding kinase 1[J]. Cell Rep, 3(3): 734 -746.
Lartigue L, Faustin B. 2013. Mitochondria: metabolic regulators of innate immune responses to pathogens and cell stress[J]. Int J Biochem Cell Biol, 45(9): 2052-2056.
Latz E. 2010. NOX-free inflammasome activation[J]. Blood, 116(9): 1393-1394.
Latz E, Xiao T S, Stutz A. 2013. Activation and regulation of the inflammasomes[J]. Nat Rev Immunol, 13(6): 397-411.
Lau L, Gray E E, Brunette R L, et al. 2015. DNA tumor virus oncogenes antagonize the cGAS-STING DNA-sensing pathway[J]. Science, 350(6260): 568-571.
Laudisi F, Viganò E, Mortellaro A. 2014. Tyrosine kinases: the molecular switch for inflammasome activation[J]. Cell Mol Immunol, 11(2): 129-131.
Lawlor K E, Vince J E. 2014. Ambiguities in NLRP3 inflammasome regulation: is there a role for mitochondria[J]. Biochim Biophys Acta, 1840(4): 1433-1440.
Lawrence T M, Hudacek A W, de Zoete M R, et al. 2013. Rabies virus is recognized by the NLRP3 inflammasome and activates IL-1beta release in murine dendritic cells[J]. J Virol, 87(10): 5848-5857.
Lawrence T. 2009. The nuclear factor NF-kappaB pathway in inflammation[J]. Cold Spring Harb Perspect Biol, 1(6): a001651.

Lawrence T, Bebien M, Liu G Y, et al. 2005. IKKalpha limits macrophage NF-kappaB activation and contributes to the resolution of inflammation[J]. Nature, 434(7037): 1138-1143.
Lazarow P B. 2011. Viruses exploiting peroxisomes[J]. Curr Opin Microbiol, 14(4): 458-469.
Lazear H M, Nice T J, Diamond M S. 2015. Interferon-λ: immune functions at barrier surfaces and beyond[J]. Immunity, 43(1): 15-28.
Le H T, Harton J A. 2013. Pyrin- and CARD-only proteins as regulators of NLR functions[J]. Front Immunol, 4: 275.
Lebeaupin C, Proics E, de Bieville C H, et al. 2015. ER stress induces NLRP3 inflammasome activation and hepatocyte death[J]. Cell Death Dis, 6: e1879.
LeBlanc P M, Saleh M. 2009. Caspases in Inflammation and Immunity[M]. ELS.
LeBlanc P M, Yeretssian G, Rutherford N, et al. 2008. Caspase-12 modulates NOD signaling and regulates antimicrobial peptide production and mucosal immunity[J]. Cell Host Microbe, 3(3): 146-157.
Lecat A, Piette J, Legrand-Poels S. 2010. The protein Nod2: an innate receptor more complex than previously assumed[J]. Biochem Pharmacol, 80(12): 2021-2031.
Lechtenberg B C, Mace P D, Riedl S J. 2014. Structural mechanisms in NLR inflammasome signaling[J]. Curr Opin Struct Biol, 29: 17-25.
Lee E G, Boone D L, Chai S, et al. 2000. Failure to regulate TNF-induced NF-B and cell death responses in A20-deficient mice[J]. Science, 289(5488): 2350-2354.
Lee G S, Subramanian N, Kim A I, et al. 2012a. The calcium-sensing receptor regulates the NLRP3 inflammasome through Ca^{2+} and cAMP[J]. Nature, 492(7427): 123-127.
Lee H J, Essani K, Smith G L. 2001a. The genome sequence of Yaba-like disease virus, a yatapoxvirus[J]. Virology, 281(2): 170-192.
Lee H R, Kim M H, Lee J S, et al. 2009. Viral interferon regulatory factors[J]. J Interferon Cytokine Res, 29(9): 621-627.
Lee K G, Kim S S, Kui L, et al. 2015. Bruton's tyrosine kinase phosphorylates DDX41 and activates its binding of dsDNA and STING to initiate type 1 interferon response[J]. Cell Rep, 10(7): 1055-1065.
Lee K H, Biswas A, Liu Y J, et al. 2012b. Proteasomal degradation of Nod2 protein mediates tolerance to bacterial cell wall components[J]. J Biol Chem, 287(47): 39 800-39 811.
Lee M K, Kim H E, Park E B, et al. 2016. Structural features of influenza A virus panhandle RNA enabling the activation of RIG-Ⅰ independently of 5′-triphosphate[J]. Nucleic Acids Res, 44(17): 8407-8416.
Lee N K, Lee S Y. 2002. Modulation of life and death by the tumor necrosis factor receptor-associated factors(TRAFs)[J]. J Biochem Mol Biol, 35(1): 61-66.
Lee S H, Stehlik C, Reed J C. 2001b. COP, a caspase recruitment domain-containing protein and inhibitor of caspase-1 activation processing[J]. J Biol Chem, 276(37): 34 495-34 500.
Lee Y J, Jeong S Y, Karbowski M, et al. 2004. Roles of the mammalian mitochondrial fission and fusion mediators Fis1, Drp1, and Opa1 in apoptosis[J]. Mol Biol Cell, 15(11): 5001-5011.
Lee Y, Song B, Park C, et al. 2013. TRIM11 negatively regulates IFNβ production and antiviral activity by targeting TBK1[J]. PLoS ONE, 8(5): e63255.
Legrand-Poels S, Kustermans G, Bex F, et al. 2007. Modulation of Nod2-dependent NF-κB signaling by the actin cytoskeleton[J]. J Cell Sci, 120(7): 1299-1310.
Lei Y, Moore C B, Liesman R M, et al. 2009. MAVS-mediated apoptosis and its inhibition by viral proteins[J]. PLoS ONE, 4(5): e5466.
Leifer C A, Medvedev A E. 2016. Molecular mechanisms of regulation of Toll-like receptor signaling[J]. J Leukoc Biol, 100(5): 927-941.
Lemmers B, Salmena L, Bidère N, et al. 2007. Essential role for caspase-8 in Toll like receptors and NF-κB signaling[J]. J Biol Chem, 282(10): 7416-7423.
Leung D W, Amarasinghe G K. 2012. Structural insights into RNA recognition and activation of RIG-Ⅰ-like receptors[J]. Curr Opin Struct Biol, 22(3): 297-303.
Levandowski C B, Mailloux C M, Ferrara T M, et al. 2013. NLRP1 haplotypes associated with vitiligo and autoimmunity increase interleukin-1beta processing via the NLRP1 inflammasome[J]. Proc Natl Acad Sci USA, 110(8): 2952-2956.
Levin M C, Jirholt P, Wramstedt A, et al. 2011. Rip2 deficiency leads to increased atherosclerosis despite decreased inflammation[J]. Circ Res, 109(11): 1210-1218.
Levinsohn J L, Newman Z L, Hellmich K A, et al. 2012. Anthrax lethal factor cleavage of Nlrp1 is required for activation of the inflammasome[J]. PLoS Pathog, 8(3): e1002638.
Levy D E, Darnell J E Jr. 2002. Stats: transcriptional control and biological impact[J]. Nat Rev Mol Cell Biol, 3(9): 651-662.
Levy M, Thaiss C A, Zeevi D, et al. 2015. Microbiota-modulated metabolites shape the intestinal microenvironment by regulating NLRP6 inflammasome signaling[J]. Cell, 163(6): 1428-1443.

Li C, Ni C Z, Havert M L, et al. 2002b. Downstream regulator TANK binds to the CD40 recognition site on TRAF3[J]. Structure, 10(3): 403-411.

Li H S, Watowich S S. 2014. Innate immune regulation by STAT-mediated transcriptional mechanisms[J]. Immunol Rev, 261(1): 84-101.

Li H, Gade P, Xiao W, et al. 2007a. The interferon signaling network and transcription factor C/EBP-beta[J]. Cell Mol Immunol, 4(6): 407-418.

Li H, Kobayashi M, Blonska M, et al. 2006. Ubiquitination of RIP is required for tumor necrosis factor alpha-induced NF-kappaB activation[J]. J Biol Chem, 281(19): 13 636-13 643.

Li J X, Feng J M, Wang Y, et al. 2014. The B-Raf(V600E)inhibitor dabrafenib selectively inhibits RIP3 and alleviates acetaminophen-induced liver injury[J]. Cell Death Dis, 5: e1278.

Li J, Brieher W M, Scimone M L, et al. 2007b. Caspase-11 regulates cell migration by promoting Aip1-Cofilin-mediated actin depolymerization[J]. Nat Cell Biol, 9(3): 276-286.

Li J, Li J, Miyahira A, et al. 2012d. Crystal structure of the ubiquitin-like domain of human TBK1[J]. Protein Cell, 3(5): 383-391.

Li J, McQuade T, Siemer A B, et al. 2012c. The RIP1/RIP3 necrosome forms a functional amyloid signaling complex required for programmed necrosis[J]. Cell, 150(2): 339-350.

Li L, Bin L H, Li F, et al. 2005. TRIP6 is a RIP2-associated common signaling component of multiple NF-kappaB activation pathways[J]. J. Cell Sci, 118(Pt 3): 555-563.

Li L, Yin Q, Kuss P, et al. 2014. Hydrolysis of 2′3′-cGAMP by ENPP1 and design of nonhydrolyzable analogs[J]. Nat Chem Biol, 10(12): 1043-1048.

Li N, Wu X, Holzer R G, et al. 2013c. Loss of acinar cell IKKα triggers spontaneous pancreatitis in mice[J]. J Clin Invest, 123(5): 2231-2243.

Li S, Strelow A, Fontana E J, et al. 2002a. IRAK-4: a novel member of the IRAK family with the properties of an IRAK-kinase[J]. Proc Natl Acad Sci USA, 99(8): 5567-5572.

Li S, Wang L, Berman M, et al. 2011. Mapping a dynamic innate immunity protein interaction network regulating type Ⅰ interferon production[J]. Immunity, 35(3): 426-440.

Li S, Zheng H, Mao A P, et al. 2010. Regulation of virus-triggered signaling by OTUB1- and OTUB2-mediated deubiquitination of TRAF3 and TRAF6[J]. J Biol Chem, 285(7): 4291-4297.

Li T, Diner B A, Chen J, et al. 2012a. Acetylation modulates cellular distribution and DNA sensing ability of interferon-inducible protein IFI16[J]. Proc Natl Acad Sci USA, 109(26): 10 558-10 563.

Li X D, Sun L, Seth R B, et al. 2005. Hepatitis C virus protease NS3/4A cleaves mitochondrial antiviral signaling protein off the mitochondria to evade innate immunity[J]. Proc Natl Acad Sci USA, 102(49): 17 717-17 722.

Li X D, Wu J, Gao D, et al. 2013a. Pivotal roles of cGAS-cGAMP signaling in antiviral defense and immune adjuvant effects[J]. Science, 341(6152): 1390-1394.

Li X, Lu C, Stewart M, et al. 2009a. Structural basis of double-stranded RNA recognition by the RIG-Ⅰ like receptor MDA5[J]. Arch Biochem Biophys, 488(1): 23-33.

Li X, Shu C, Yi G, et al. 2013b. Cyclic GMP-AMP synthase is activated by double-stranded DNA-induced oligomerization[J]. Immunity, 39(6): 1019-1031.

Li Y, Chen R, Zhou Q, et al. 2012a. LSm14A is a processing body associated sensor of viral nucleic acids that initiates cellular antiviral response in the early phase of viral infection[J]. Proc Natl Acad Sci USA, 109(29): 11 770-11 775.

Li Y, Li C, Xue P, et al. 2009b. ISG56 is a negative-feedback regulator of virus-triggered signaling and cellular antiviral response[J]. Proc Natl Acad Sci USA, 106(19): 7945-7950.

Li Z, Chen R, Zhao J, et al. 2015. LSM14A inhibits porcine reproductive and respiratory syndrome virus(PRRSV)replication by activating IFN-β signaling pathway in Marc-145[J]. Mol Cell Biochem, 399(1-2): 247-256.

Liang Q, Deng H, Li X, et al. 2011. Tripartite motif-containing protein 28 is a small ubiquitin-related modifier E3 ligase and negative regulator of IFN regulatory factor 7[J]. J Immunol, 187(9): 4754-4763

Liang Q, Fu B, Wu F, et al. 2012. ORF45 of Kaposi's sarcoma-associated herpesvirus inhibits phosphorylation of interferon regulatory factor 7 by IKKε and TBK1 as an alternative substrate[J]. J Virol, 86(18): 10 162-10 172.

Liao K C, Mogridge J. 2013. Activation of the Nlrp1b inflammasome by reduction of cytosolic ATP[J]. Infect Immun, 81(2): 570-579.

Liberati N T, Fitzgerald K A, Kim D H, et al. 2004. Requirement for a conserved Toll/interleukin-1 resistance domain protein in the *Caenorhabditis elegans* immune response[M]. Proc Natl Acad Sci USA, 101(17): 6593-6598.

Lieber M R. 2010. The mechanism of double-strand DNA break repair by the nonhomologous DNA end-joining pathway[J]. Annu Rev Biochem, 79: 181e211.

Liepinsh E, Barbals R, Dahl E, et al. 2003. The death-domain fold of the ASC PYRIN domain, presenting a basis for PYRIN/PYRIN recognition[J]. J Mol Biol, 332(5): 1155-1163.

Lightfield K L, Persson J, Brubaker S W, et al. 2008. Critical function for Naip5 in inflammasome activation by a conserved carboxy-terminal domain of flagellin[J]. Nat Immunol, 9(10): 1171-1178.

Lightfield K L, Persson J, Trinidad N J, et al. 2011. Differential requirements for NAIP5 in activation of the NLRC4 inflammasome[J]. Infect Immun, 79(4): 1606-1614.

Liljeroos M, Vuolteenaho R, Morath S, et al. 2006. Bruton's tyrosine kinase together with PI3-kinase are part of Toll-like receptor 2 multiprotein complex and mediate LTA induced Toll-like receptor 2 responses in macrophages[J]. Cell Signal, 19(3): 625-633.

Lim C P, Cao X. 2006. Structure, function, and regulation of STAT proteins[J]. Mol Biosyst, 2(11): 536-550.

Lim K H, Staudt L M. 2013. Toll-like receptor signaling[J]. Cold Spring Harb Perspect Biol, 5(1): a011247.

Lin J, Li H, Yang M, et al. 2013. A role of RIP3-mediated macrophage necrosis in atherosclerosis development[J]. Cell Rep, 3(1): 200-210.

Lin R, Lacoste J, Nakhaei P, et al. 2006a. Dissociation of a MAVS/IPS-1/VISA/Cardif-IKKepsilon molecular complex from the mitochondrial outer membrane by hepatitis C virus NS3-4A proteolytic cleavage[J]. J Virol, 80(12): 6072-6083.

Lin R, Paz S, Hiscott J. 2010. Tom70 imports antiviral immunity to the mitochondria[J]. Cell Res, 20(9): 971-973.

Lin R, Yang L, Nakhaei P, et al. 2006b. Negative regulation of the retinoic acid-inducible gene Ⅰ-induced antiviral state by the ubiquitin-editing protein A20[J]. J Biol Chem, 281(4): 2095-2103.

Lin Y C, Huang D Y, Wang J S, et al. 2015. Syk is involved in NLRP3 inflammasome-mediated caspase-1 activation through adaptor ASC phosphorylation and enhanced oligomerization[J]. J Leukoc Biol, pii: jlb.3HI0814-371RR.

Lin Y, Devin A, Cook A, et al. 2000. The death domain kinase RIP is essential for TRAIL(Apo2L)-induced activation of IkappaB kinase and c-Jun N-terminal kinase[J]. Mol Cell Biol, 20(18): 6638-6645.

Lin Z, Lu J, Zhou W, et al. 2012. Structural insights into TIR domain specificity of the bridging adaptor Mal in TLR4 signaling[J]. PLoS ONE, 7(4): e34202.

Ling A, Soares F, Croitoru D O, et al. 2012. Post-transcriptional inhibition of luciferase reporter assays by the Nod-like receptor proteins NLRX1 and NLRC3[J]. J Biol Chem, 287(34): 28 705-12 706.

Lipinski S, Till A, Sina C, et al. 2009. DUOX2-derived reactive oxygen species are effectors of Nod2-mediated antibacterial responses[J]. J Cell Sci, 122(Pt19): 3522-3530.

Lippmann J, Rothenburg S, Deigendesch N, et al. 2008. IFNbeta responses induced by intracellular bacteria or cytosolic DNA in different human cells do not require ZBP1(DLM-1/DAI)[J]. Cell Microbiol, 10(12): 2579-2588.

Liu F, Xia Y, Parker A S, et al. 2012a. IKK biology[J]. Immunol Rev, 246(1): 239-253.

Liu H M, Loo Y M, Horner S M, et al. 2012b. The mitochondrial targeting chaperone 14-3-3epsilon regulates a RIG-Ⅰ translocon that mediates membrane association and innate antiviral immunity[J]. Cell Host Microbe, 11: 528-537.

Liu J, Qian C, Cao X. 2016a. Post-translational modification control of innate immunity[J]. Immunity, 45(1): 15-30.

Liu P, Li K, Garofalo R P, et al. 2008. Respiratory syncytial virus induces RelA release from cytoplasmic 100-kDa NF-kappa B2 complexes via a novel retinoic acid-inducible gene-Ⅰ-NF-kappa B-inducing kinase signaling pathway[J]. J Biol Chem, 283(34): 23 169-23 178.

Liu P, Lu M, Tian B, et al. 2009. Expression of an IKKgamma splice variant determines IRF3 and canonical NF-kappaB pathway utilization in ssRNA virus infection[J]. PLoS ONE, 4(11): e8079.

Liu S, Cai X, Wu J, et al. 2015a. Phosphorylation of innate immune adaptor proteins MAVS, STING, and TRIF induces IRF3 activation[J]. Science, 47(6227): aaa2630.

Liu S, Chen J, Cai X, et al. 2013a. MAVS recruits multiple ubiquitin E3 ligases to activate antiviral signaling cascades[J]. Elife, 2: e00785.

Liu S, Chen Z J. 2011. Expanding role of ubiquitination in NF-kappaB signaling[J]. Cell Res, 21(1): 6-21.

Liu S, Misquitta Y R, Olland A, et al. 2013b. Crystal Structure of a human IkappaB kinase beta asymmetric dimer[J]. J Biol Chem, 288(31): 22 758-22 767.

Liu T T, Yang Q, Li M, et al. 2016b. LSm14A plays a critical role in antiviral immune responses by regulating MITA Level in a cell-specific manner[J]. J Immunol, 196(12): 5101-5111.

Liu T, Zang N, Zhou N, et al. 2014. Resveratrol inhibits the TRIF dependent pathway by up-regulating SARM, contributing to anti-inflammatory effects after respiratory syncytial virus infection[J]. J Virol, 88(8): 4229-4236.

Liu X Y, Chen W, Wei B, et al. 2011. IFN-induced TPR protein IFIT3 potentiates antiviral signaling by bridging MAVS and TBK1[J]. J Immunol, 187(5): 2559-2568.

Liu X Y, Wei B, Shi H X, et al. 2010. Tom70 mediates activation of interferon regulatory factor 3 on mitochondria[J]. Cell Res, 20(9): 994-1011.

Liu X, Wang C. 2016. The emerging roles of the STING adaptor protein in immunity and diseases[J]. Immunology, 147(3): 285-291.

Liu Y, Li J, Chen J, et al. 2015b. Hepatitis B virus polymerase disrupts K63-linked ubiquitination of STING to block innate

cytosolic DNA-sensing pathways[J]. J Virol, 89(4): 2287-2300.
Lladser A, Mougiakakos D, Tufvesson H, et al. 2011. DAI(DLM-1/ZBP1)as a genetic adjuvant for DNA vaccines that promotes effective antitumor CTL immunity[J]. Mol Ther, 19(3): 594-601.
Lo C I, De Andrea M, Borgogna C, et al. 2015a. The nuclear DNA sensor IFI16 acts as a restriction factor for human papillomavirus replication through epigenetic modifications of the viral promoters[J]. J Virol, 89(15): 7506-7520.
Lo Y C, Lin S C, Yang C Y, et al. 2015b. Tandem DEDs and CARDs suggest novel mechanisms of signaling complex assembly[J]. Apoptosis, 20(2): 124-135.
Lo Y C, Maddineni U, Chung J Y, et al. 2008. High-affinity interaction between IKKbeta and NEMO[J]. Biochemistry, 47(10): 3109-3116.
Lohoff M, Mak T W. 2005. Roles of interferon-regulatory factors in T-helper-cell differentiation[J]. Nat Rev Immunol, 5(2): 125-135.
Loo Y M, Galev Jr M. 2011. Immune signaling by RIG-Ⅰ-like receptors[J]. Immunity, 34(5): 680-692.
Lopez-Castejon G, Luheshi N M, Compan V, et al. 2013. Deubiquitinases regulate the activity of caspase-1 and interleukin-1β secretion via assembly of the inflammasome[J]. J Biol Chem, 288(4): 2721-2733.
Lord K A, Hoffman-Liebermann B, Liebermann D A. 1990. Nucleotide sequence and expression of a cDNA encoding MyD88, a novel myeloid differentiation primary response gene induced by IL6[J]. Oncogene, 5(7)1095-1097.
Lu A, Kabaleeswaran V, Fu T, et al. 2014a. Crystal structure of the F27G AIM2 PYD mutant and similarities of its self association to DED/DED interactions[J]. J Mol Biol, 426(7): 1420-1427.
Lu A, Li Y, Schmidt F I, et al. 2016. Molecular basis of caspase-1 polymerization and its inhibition by a new capping mechanism[J]. Nat Struct Mol Biol, 23(5): 1-12.
Lu A, Magupalli V G, Ruan J, et al. 2014b. Unified polymerization mechanism for the assembly of asc-dependent inflammasomes[J]. Cell, 156(6): 1193-1206.
Lu A, Wu H. 2015. Structural mechanisms of inflammasome assembly[J]. FEBS J, 282(3): 435-444.
Lu B, Nakamura T, Inouye K, et al. 2012. Novel role of PKR in inflammasome activation and HMGB1 release[J]. Nature, 488(7413): 670-674.
Lu C, Ranjith-Kumar C T, Hao L, et al. 2011. Crystal structure of RIG-Ⅰ C-terminal domain bound to blunt-ended double-strand RNA without 5′ triphosphate[J]. Nucleic Acids Res, 39(4): 1565-1575.
Lu C, Xu H, Ranjith-Kumar C T, et al. 2010. The structural basis of 5′ triphosphate double-stranded RNA recognition by RIG-Ⅰ C-terminal domain[J]. Structure, 18(8): 1032-1043.
Luecke S, Paludan S R. 2016. Molecular requirements for sensing of intracellular microbial nucleic acids by the innate immune system[J]. Cytokine, (16): 30 543-30 549.
Lukens J R, Vogel P, Johnson G R, et al. 2013. RIP1-driven autoinflammation targets IL-1α independently of inflammasomes and RIP3[J]. Nature, 498(453): 224-227.
Luo W W, Li S, Li C, et al. 2016. iRhom2 is essential for innate immunity to DNA viruses by mediating trafficking and stability of the adaptor STING[J]. Nat Immunol, 17(9): 1057-1066.
Luo Y, Helmann J D. 2012. Analysis of the role of *Bacillus subtilis* sM in ss-lactam resistance reveals an essential role for c-di-AMP in peptidoglycan homeostasis[J]. Mol Microbiol, 83(3): 623-639.
Lupfer C, Malik A, Kanneganti T D. 2015. Inflammasome control of viral infection[J]. Curr Opin Virol, 12: 38-46.
Luthi A U, Cullen S P, McNeela E A, et al. 2009. Suppression of interleukin-33 bioactivity through proteolysis by apoptotic caspases.[J] Immunity, 31(1): 84-98.
Lye E, Mirtsos C, Suzuki N, et al. 2004. The role of interleukin 1 receptor-associated kinase-4(IRAK-4)kinase activity in IRAK-4-mediated signaling[J]. J Biol Chem, 279(39): 40 653-40 658.
Ma Z, Damania B. 2016. The cGAS-STING defense pathway and its counteraction by viruses[J]. Cell Host Microbe, 19(2): 150-158.
Ma Z, Jacobs S R, West J A, et al. 2015. Modulation of the cGAS-STING DNA sensing pathway by gammaherpesviruses[J]. Proc Natl Acad Sci USA, 112(31): E4306-E4315.
Mace P D, Smits C, Vaux D L, et al. 2010. Asymmetric recruitment of cIAPs by TRAF2[J]. J Mol Biol, 400(1): 8-15.
Maelfait J, Beyaert R. 2008. Non-apoptotic functions of caspase-8[J]. Biochem Pharmacol, 76(11): 1365-1373.
Maelfait J, Vercammen E, Janssens S, et al. 2008. Stimulation of Toll-like receptor 3 and 4 induces interleukin-1β maturation by caspase-8[J]. J Exp Med, 205(9): 1967-1973.
Magalhaes J G, Lee J, Geddes K, et al. 2011. Essential role of Rip2 in the modulation of innate and adaptive immunity triggered by Nod1 and Nod2 ligands[J]. Eur J Immunol, 41(5): 1445-1455.
Makeyev A V, Liebhaber S A. 2002. The poly(C)-binding proteins: a multiplicity of functions and a search for mechanisms[J]. RNA, 8(3): 265-278.
Man S M, Ekpenyong A, Tourlomousis P, et al. 2014a. Actin polymerization as a key innate immune effector mechanism to control

Salmonella infection[J]. Proc Natl Acad Sci USA, 111(49): 17 588-17 593.

Man S M, Hopkins L J, Nugent E, et al. 2014b. Inflammasome activation causes dual recruitment of NLRC4 and NLRP3 to the same macromolecular complex[J]. Proc Natl Acad Sci USA, 111(20): 7403-7408.

Man S M, Kanneganti T D. 2015. Regulation of inflammasome activation[J]. Immunol Rev, 265(1): 6-21.

Man S M, Karki R, Malireddi R K, et al. 2015a. The transcription factor IRF1 and guanylate-binding proteins target activation of the AIM2 inflammasome by *Francisella* infection[J]. Nat Immunol, 16(5): 467-475.

Man S M, Tourlomousis P, Hopkins L, et al. 2013. Salmonella infection induces recruitment of Caspase-8 to the inflammasome to modulate IL-1β production[J]. J Immunol, 191(10): 5239-5246.

Man S M, Zhu Q, Zhu L, et al. 2015b. Critical role for the DNA sensor AIM2 in stem cell proliferation and cancer[J]. Cell, 162(1): 45-58.

Mangan M S, Latz E. 2014. NLRC3 puts the brakes on STING[J]. Immunity, 40(3): 305-306.

Mansell A, Brint E, Gould J A, et al. 2004. Mal interacts with tumor necrosis factor receptor-associated factor(TRAF)-6 to mediate NF-kappaB activation by toll-like receptor(TLR)-2 and TLR4[J]. J Biol Chem, 279(36): 37 227-37 230.

Mansell A, Smith R, Doyle S L, et al. 2006. Suppressor of cytokine signaling 1 negatively regulates Toll-like receptor signaling by mediating mal degradation[J]. Nat Immunol, 7(2): 148-155.

Mansur D S, Smith G L, Ferguson B J. 2014. Intracellular sensing of viral DNA by the innate immune system[J]. Microbes Infect, 16(12): 1002-1012.

Mao A P, Li S, Zhong B, et al. 2010. Virus-triggered ubiquitination of TRAF3/6 by cIAP1/2 is essential for induction of interferon-beta(IFN-beta)and cellular antiviral response[J]. J Biol Chem, 285(13): 9470-9476.

Mao R, Fan Y, Mou Y, et al. 2011. TAK1 lysine 158 is required for TGF-beta-induced TRAF6-mediated Smad-independent IKK/NF-kappaB and JNK/AP-1 activation[J]. Cell Signal, 23(1): 222-227.

Mar K B, Schoggins J W. 2016. NLRX1 helps HIV avoid a STING operation[J]. Cell Host Microbe, 19(4): 430-431.

Mariathasan S, Newton K, Monack D M , et al. 2004. Differential activation of the inflammasome by caspase -1 adaptors ASC and Ipaf[J]. Nature, 430(6996): 213-218.

Mariathasan S, Weiss D S, Dixit V M, et al. 2005. Innate immunity against *Francisella* tularensis is dependent on the ASC/caspase-1 axis[J]. J Exp Med, 202(8): 1043-1049.

Mariathasan S, Weiss D S, Newton K, et al. 2006. Cryopyrin activates the inflammasome in response to toxins and ATP[J]. Nature, 440(7081): 228-232.

Maringer K, Fernandez-Sesma A. 2014. Message in a bottle: lessons learned from antagonism of STING signaling during RNA virusin fection[J]. Cytokine Growth Factor Rev, 25(6): 669-679.

Marinis J M, Homer C R, McDonald C, et al. 2011. A novel motif in the Crohn's disease susceptibility protein, NOD2, allows TRAF4 to down-regulate innate immune responses[J]. J Biol Chem, 286(3): 1938-1950.

Marinis J M, Hutti J E, Homer C R, et al. 2012. IB kinase phosphorylation of TRAF4 downregulates innate immune signaling[J]. Mol Cell Biol, 32(13): 2479-2489.

Marshall L, Obaidullah M, Fuchs T, et al. 2014. Caspase-12 and rheumatoid arthritis in African-Americans[J]. Immunogenetics, 66(4): 281-285.

Marsili G, Perrotti E, Remoli A L, et al. 2016. IFN regulatory factors and antiviral innate immunity: how viruses can get better[J]. J Interferon Cytokine Res, 36(7): 414-432.

Martin B N, Wang C, Willette-Brown J, et al. 2014. IKKa negatively regulates ASC-dependent inflammasome activation[J]. Nat Commun, 5: 4977.

Martin M U, Kollewe C. 2001. Interleukin-1 receptor associated kinase- 1(IRAK-1): aself regμlatory adaptor molecμle in the signalling cascade of the Toll /IL1 receptor family[J]. Signal Transduct, 1(2): 37-50.

Martinez F O, Helming L, Gordon S. 2009. Alternative activation of macrophages: an immunologic functional perspective[J]. Annu Rev Immunol, 27: 451-483.

Martinon F, Burns K, Tschopp J. 2002. The inflammasome: a molecular platform triggering activation of inflammatory caspases and processing of proIL-1β[J]. Mol Cell, 10(2): 417-426.

Martinon F, Hofmann K, Tschopp J. 2001. The pyrin domain: a possible member of the death domain fold family implicated in apoptosis and inflammation[J]. Curr Biol, 11(4): R118-R120.

Martinon F, Mayor A, Tschopp J. 2009. The inflammasomes: guardians of the body[J]. Annu Rev Immunol, 27: 229-265.

Martinon F, Tschopp J. 2004. Inflammatory caspases: linking an intracellular innate immune system to autoinflammatory diseases[J]. Cell, 117(5): 561-574.

Martinou J C, Youle R J. 2011. Mitochondria in apoptosis: Bcl-2 family members and mitochondrial dynamics[J]. Dev Cell, 21(1): 92-101.

Martins J D, Liberal J, Silva A, et al. 2015. Autophagy and inflammasome interplay[J]. DNA Cell Biol, 34(4): 274-281.

MaruYama M, Fujita T, Taniguchi T. 1989. Sequence of a cDNA coding for human IRF-1[J]. Nucleic Acids Res, 17(8): 3292.

MaruYama T. 2005. The nuclear IκB family of proteins controls gene regulation and immune homeostasis[J]. Int Immunopharmacol, 28(2): 836-840.

Masters S L, Gerlic M, Metcalf D, et al. 2012. NLRP1 inflammasome activation induces pyroptosis of hematopoietic progenitor cells[J]. Immunity, 37(6): 1009-1023.

Masters S L, Lagou V, Jéru I, et al. 2016. Familial autoinflammation with neutrophilic dermatosis reveals a regulatory mechanism of pyrin activation[J]. Sci Transl Med, 8(332): 332ra45.

Masters S L, Simon A, Aksentijevich I, et al. 2009. Horror autoinflammaticus: the molecular pathophysiology of autoinflammatory disease[J]. Annu Rev Immunol, 27(27): 621-668.

Masumoto J, Taniguchi S, Ayukawa K, et al. 1999. ASC, a novel 22-kDa protein, aggregates during apoptosis of human promyelocytic leukemia HL-60 cells[J]. J Biol Chem, 274(48): 33 835-33 838.

Masumoto J, Taniguchi S, Nakayama J, et al. 2001a. Expression of apoptosis-associated speck-like protein containing a caspase recruitment domain, a pyrin N-terminal homology domain containing protein, in normal human tissues[J]. J Histochem Cytochem, 49(10): 1269-1275.

Masumoto J, Taniguchi S, Sagara J. 2001b. Pyrin interminal homology domain- and caspase recruitment domain-dependent oligomerization of ASC[J]. Biochem Biophys Res Commun, 280(3): 652-655.

Masumoto J, Zhou W, Chen F F, et al. 2003. Caspy, a zebrafish caspase, activated by ASC oligomerization is required for pharyngeal arch development[J]. J Biol Chem, 278(6): 4268-4276.

Matsuda A, Suzuki Y, Honda G, et al. 2003. Large-scale identification and characterization of human genes that activate NF-kappaB and MAPK signaling pathways[J]. Oncogene, 22: 3307-3318.

Matsui K, Kumagai Y, Kato H, et al. 2006. Cutting edge: role of TANK-binding kinase 1 and inducible IkappaB kinase in IFN responsesagainst viruses in innate immune cells[J]. J Immunol, 177(9): 5785-5789.

Matsumoto M L, Dong K C, Yu C, et al. 2012. Engineering and structural characterization of a linear polyubiquitin-specific antibody[J]. J Mol Biol, 418(3-4): 134-144.

Matsuyama T, Kimura T, Kitagawa M, et al. 1993. Targeted disruption of IRF-1 or IRF-2 results in abnormal type I IFN gene induction and aberrant lymphocyte development[J]. Cell, 75(1): 83-97.

Matsuzawa A, Tseng P H, Vallabhapurapu S, et al. 2008. Essential cytoplasmic translocation of a cytokine receptor-assembled signaling complex[J]. Science, 321(5889): 663-668.

Mattoo S, Durrant E, Chen M J, et al. 2011. Comparative analysis of *Histophilus somni* mmunoglobulin-binding protein A(IbpA)with other fic domain-containing enzymes reveals differences in substrate and nucleotide specificities[J]. J Biol Chem, 286(37): 32 834-32 842.

Matusiak M, Van Opdenbosch N, Lamkanfi M. 2015. CARD- and pyrin-only proteins regulating inflammasome activation and immunity[J]. Immunol Rev, 265(1): 217-230.

May M J, Larsen S E, Shim J H, et al. 2004. A novel ubiquitin-like domain in IkappaB kinase beta is required for functional activity of thekinase[J]. J Biol Chem, 279(44): 45 528-45 539.

Mayor A, Martinon F, De Smedt T, et al. 2007. A crucial function of SGT1 and HSP90 in inflammasome activity links mammalian and plant innate immune responses[J]. Nat Immunol, 8(5): 497-503.

McCall M B, Ferwerda B, Hopman J, et al. 2010. Persistence of full-length caspase-12 and its relation to malaria in West and Central African populations[J]. Eur Cytokine Netw, 21(2): 77-83.

McCoy A J, Koizumi Y, Toma C, et al. 2010. Cytotoxins of the human pathogen *Aeromonas hydrophila* trigger, via the NLRP3 inflammasome, caspase-1 activation in macrophages[J]. Eur J Immunol, 40(10): 2797-2803.

McDonald C, Chen F F, Ollendorff V, et al. 2005. A role for Erbin in the regulation of NOD2-dependent NF-κB signaling[J]. J Biol Chem, 280(48): 40 301-40 309.

McGettrick A F, Brint E K, Palsson-McDermott E M, et al. 2006. Trif-related adaptor molecule is phosphorylated by PKC{epsilon} during Toll-like receptor 4 signaling[J]. Proc Natl Acad Sci USA, 103(24): 9196-9201.

McGettrick A F, O'Neill L A. 2004. The expanding family of MyD88-like adaptors in Toll-like receptor signal transduction[J]. Mol Immunol, 41(6-7): 577-582.

McNab F W, Rajsbaum R, Stoye J P, et al. 2011. Tripartite-motif proteins and innate immune regulation[J]. Curr Opin Immunol, 23(1): 46-56.

McNeela E A, Burke A, Neill D R, et al. 2010. Pneumolysin activates the NLRP3 inflammasome and promotes proinflammatory cytokines independently of TLR4[J]. PLoS Pathog, 6(11): e1001191.

McWhirter S M, Barbalat R, Monroe K M, et al. 2009. A host type I interferon response is induced by cytosolic sensing of the bacterial second messenger cyclic-di-GMP[J]. J Exp Med, 206(9): 1899-1911.

McWhirter S M, Fitzgerald K A, Rosains J, et al. 2004. IFN-regulatory factor 3-dependent gene expression is defective in Tbk1-deficient mouse embryonic fibroblasts[J]. Proc Natl Acad Sci USA, 101(1): 233-238.

McWhirter S M, Tenoever B R, Maniatis T. 2005. Connecting mitochondria and innate immunity[J]. Cell, 122(5): 645-647.

Medvedev A E, Thomas K, Awomoyi A, et al. 2005. Cutting edge: expression of IL-1 receptor-associated kinase-4(IRAK-4)proteins with mutations identified in a patient with recurrent bacterial infections alters normal IRAK-4interaction with components of the IL-1 receptor complex[J]. J Immunol, 174(11): 6587-6591.

Mehne F M, Gunka K, Eilers H, et al. 2013. Cyclic Di-AMP homeostasis in *Bacillus subtilis* both lack and high level accumulation of the nucleotide are detrimental for cell growth[J]. J Biol Chem, 288(3): 2004-2017.

Meijer A H, Gabby Krens S F, Medina Rodriguez I A, et al. 2004. Expression analysis of the Toll-like receptor and TIR domain adaptor families of zebrafish[J]. Mol Immunol, 40(11): 773-783.

Melchjorsen J, Rintahaka J, Søby S, et al. 2010. Early innate recognition of herpes simplex virus in human primary macrophages is mediated via the MDA5/MAVS-dependent and MDA5/MAVS/RNA polymerase Ⅲ-independent pathways[J]. J Virol, 84(21): 11 350-11 358.

Mendoza H, Campbell D G, Burness K, et al. 2008. Roles for TAB1 in regulating the IL-1-dependent phosphorylation of the TAB3 regulatory subunit and activity of the TAK1 complex[J]. Biochem J, 409(3): 711-722.

Ménétret J F, Hegde R S, Heinrich S U, et al. 2005. Architecture of the ribosome-channel complex derived from native membranes[J]. J Mol Biol, 348(2): 445-457.

Meng G, Zhang F, Fuss I, et al. 2009. A mutation in the Nlrp3 gene causing inflammasome hyperactivation potentiates Th17 cell-dominant immune responses[J]. Immunity, 30(6): 860-874.

Meng J, Liu X, Cao X. 2014. A new cytosolic DNA-recognition pathway for DNA-induced inflammatory responses[J]. Cell Mol Immunol, 11(6): 506-509.

Menu P, Mayor A, Zhou R, et al. 2012. ER stress activates the NLRP3 inflammasome via an UPR-independent pathway[J]. Cell Death Dis, 3: e261.

Messaed C, Akoury E, Djuric U, et al. 2011. NLRP7, a nucleotide oligomerization domain-like receptor protein, is required for normal cytokine secretion and co-localizes with Golgi and the microtubule-organizing center[J]. J Biol Chem, 286(50): 43 313-43 323.

Meunier E, Dick M S, Dreier R F, et al. 2014. Caspase-11 activation requires lysis of pathogen-containing vacuoles by IFN-induced GTPases[J]. Nature, 509(7500): 366-370.

Meunier E, Wallet P, Dreier R F, et al. 2015. Guanylate-binding proteins promote activation of the AIM2 inflammasome during infection with *Francisella novicida*[J]. Nat Immunol, 16(5): 476-484.

Meylan E, Burns K, Hofmann K, et al. 2004. RIP1 is an essential mediator of Toll-like receptor 3-induced NF-κB activation[J]. Nat Immunol, 5(5): 503-507.

Meylan E, Curran J, Hofmann K, et al. 2005. Cardif is an adaptor protein in the RIG-Ⅰ antiviral pathway and is targeted by hepatitis C virus[J]. Nature, 437(7062): 1167-1172.

Meylan E, Martinon F, Thome M, et al. 2002. RIP4(DIK/PKK), a novel member of the RIP kinase family, activates NF-kappa B and is processed during apoptosis[J]. EMBO Rep, 3(12): 1201-1208.

Meylan E, Tschopp J. 2008. IRAK2 takes its place in TLR signaling[J]. Nat Immunol, 9(6): 581-582.

Mi Z, Fu J, Xiong Y, et al. 2010. SUMOylation of RIG-Ⅰ positively regulates the type I interferon signaling[J]. Protein Cell, 1(3): 275-283.

Miao E A, Alpuche-Aranda C M, Dors M, et al. 2006. Cytoplasmic flagellin activates caspase-1 and secretion of interleukin 1beta via Ipaf[J]. Nat Immunol, 7(6): 569-575.

Miao E A, Ernst R K, Dors M, et al. 2008. Pseudomonas aeruginosa activates caspase 1 through Ipaf[J]. Proc Natl Acad Sci, 105(7): 2562-2567.

Miao E A, Leaf I A, Treuting P M, et al. 2010a. Caspase-1-induced pyroptosis is an innate immune effector mechanism against intracellular bacteria[J]. Nat Immunol, 11(12): 1136-1142.

Miao E A, Mao D P, Yudkovsky N, et al. 2010b. Innate immune detection of the type Ⅲ secretion apparatus through the NLRC4 inflammasome[J]. Proc Natl Acad Sci USA, 107(10): 3076-3080.

Miceli-Richard C, Lesage S, Rybojad M, et al. 2001. CARD15 mutations in Blau syndrome[J]. Nat Genet, 29(1): 19-20.

Michallet M C, Meylan E, Ermolaeva M A, et al. 2008. TRADD protein is an essential component of the RIG-like helicase antiviral pathway[J]. Immunity, 28(5): 651-661.

Mielke L A, Elkins K L, Wei L, et al. 2009. Tumor progression locus 2(Map3k8)is critical for host defense against Listeria monocytogenes and IL-1 production[J]. J Immunol, 183(12): 7984-7993.

Miggin S M, Palsson-McDermott E, Dunne A, et al. 2007. NF-κB activation by the Toll-IL-1 receptor domain protein MyD88 adapter-like is regulated by caspase-1[J]. Proc Natl. Acad Sci USA, 104(9): 3372-3377.

Mink M, Fogelgren B, Olszewski K, et al. 2001. A novel human gene(SARM)at chromosome 17q11 encodes a protein with a SAM motif and structural similarity to Armadillo/b-catenin that is conserved in mouse, *Drosophila* and *C. Elegans*[J]. Genomics, 74(2): 234-244.

Minkiewicz J, de Rivero Vaccari J P, Keane R W. 2013. Human astrocytes express a novel NLRP2 inflammasome[J]. Glia, 61(7):

1113-1121.

Misawa T, Takahama M, Kozaki T, et al. 2013. Microtubule-driven spatial arrangement of mitochondria promotes activation of the NLRP3 inflammasome[J]. Nat Immunol, 14(5): 454-460.

Mishra B B, Rathinam V A, Martens G W, et al. 2012. Nitric oxide controls the immunopathology of tuberculosis by inhibiting NLRP3 inflammasome-dependent processing of IL-1[J]. Nat Immunol, 14(1): 52-60.

Mitchell S, Vargas J, Hoffmann A. 2016. Signaling via the NFκB system[J]. Wiley Interdiscip Rev Syst Biol Med, 8(3): 227-241.

Mitzel D N, Lowry V, Shirali A C, et al. 2014. Age-enhanced endoplasmic reticulum stress contributes to increased Atg9A inhibition of STING-mediated IFN-β production during *Streptococcus pneumoniae* infection[J]. J Immunol, 192(9): 4273-4783.

Miyahara T, Koyama H, Miyata T, et al. 2004. Inflammatory signaling pathway containing TRAF6 contributes to neointimal formation viadiverse mechanisms[J]. Cardiovasc Res, 64(1): 154-164.

Mizushima N, Yoshimori T, Ohsumi Y. 2011. The role of Atg proteins in autophagosome formation[J]. Annual Review of Cell and Developmental Biology, 27(1): 107-132.

Mo J, Boyle J P, Howard C B, et al. 2012. Pathogen sensing by nucleotide-binding oligomerization domain-containing protein 2(NOD2)is mediated by direct binding to muramyl dipeptide and ATP[J]. J Biol Chem, 287(27): 23 057-23 067.

Moayeri M, Crown D, Newman Z L, et al. 2010. Inflammasome sensor Nlrp1b dependent resistance to anthrax is mediated by caspase-1, IL-1 signaling and neutrophil recruitment[J]. PLoS Pathog, 6(12): e1001222.

Moayeri M, Sastalla I, Leppla S H. 2012. Anthrax and the inflammasome[J]. Microbes Infect, 14(5): 392-400.

Moens U, Kostenko S. 2013. Structure and function of MK5/PRAK: the loner among the mitogen-activated protein kinase-activated protein kinases[J]. Biol Chem, 394(9): 1115-1132.

Mohanty A, McBride H M. 2013. Emerging roles of mitochondria in the evolution, biogenesis, and function of peroxisomes[J]. Front Physiol, 4: 268.

Molofsky A B, Byrne B G, Whitfield N N, et al. 2006. Cytosolic recognition of flagellin by mouse macrophages restricts *Legionella pneumophila* infection[J]. J Exp Med, 203(4): 1093-1104.

Monroe K M, Yang Z, Johnson J R, et al. 2014. IFI16 DNA sensor is required for death of lymphoid $CD4^+$ T cells abortively infected with HIV[J]. Science, 343(6169): 428-432.

Moore C B, Bergstralh D T, Duncan J A, et al. 2008. NLRX1 is a regulator of mitochondrial antiviral immunity[J]. Nature, 451(7178): 573-577.

Moore C B, Ting J P. 2008. Regulation of mitochondrial antiviral signaling pathways[J]. Immunity, 28(6): 735-739.

Moquin D M, McQuade T, Chan F K. 2013. CYLD deubiquitinates RIP1 in the TNFalpha-induced necrosome to facilitate kinase activation and programmed necrosis[J]. PLoS ONE, 8(10): e76841.

Moresco E M, Vine D L, Beutler B. 2011. Prion-like behavior of MAVS in RIG-Ⅰ signaling[J]. Cell Res, 21(12): 1643-1645.

Moriwaki K, Bertin J, Gough P J, et al. 2015. RIPK3-caspase 8 complex mediates atypical pro-IL-1β processing[J]. J Immunol, 194(4): 1938-1944.

Moriya M, Taniguchi S, Wu P, et al. 2005. Role of charged and hydrophobic residues in the oligomerization of the PYRIN domain of ASC[J]. Biochemistry, 44(2): 575-583.

Morosky S A, Zhu J, Mukherjee A, et al. 2011. Retinoic acid-induced gene-Ⅰ(RIG-Ⅰ)associates with nucleotide binding oligomerization domain-2(NOD2)to negatively regulate inflammatory signaling[J]. J Biol Chem, 286(32): 28 574-28 583.

Morrison D K. 2012. MAP kinase pathways[J]. Cold Spring Harb Perspect Biol, 4(11): a011254.

Morrone S R, Matyszewski M, Yu X, et al. 2015. Assembly-driven activation of the AIM2 foreign-dsDNA sensor provides a polymerization template for downstream ASC[J]. Nat Commun, 6: 7827.

Morrone S R, Wang T, Constantoulakis L M, et al. 2014. Cooperative assembly of IFI16 filaments on dsDNA provides insights into host defense strategy[J]. Proc Natl Acad Sci USA, 111(1): E62-71.

Mostowy S, Shenoy A R. 2015. The cytoskeleton in cell autonomous immunity: structural determinants of host defence[J]. Nat Rev Immunol, 15(9): 559-573.

Mowen K A, David M. 2014. Unconventional post-translational modifications in immunological signaling[J]. Nat Immunol, 15(6): 512-520.

Moynagh P N. 2014. The roles of Pellino E3 ubiquitin ligases in immunity[J]. Nat Rev Immunol, 14(2): 122-131.

Mozzi A, Pontremoli C, Forni D, et al. 2015. OASes and STING: adaptive evolution in concert[J]. Genome Biol Evol, 7(4): 1016-1032.

Mukherjee A, Morosky S A, Delorme A, et al. 2011. The coxsackievirus B 3C protease cleaves MAVS and TRIF to attenuate host type Ⅰ interferon and apoptotic signaling[J]. PLoS Pathog, 7(3): e1001311.

Munoz-Planillo R, Kuffa P, Martínez-ColónG, et al. 2013. Efflux is the common trigger of NLRP3 inflammasome activation by bacterial toxins and particulate matter[J]. Immunity, 38(6): 1142-1153.

Muñoz-Sanjuán I, Bell E, Altmann C R, et al. 2002. Gene profiling during neural induction in *Xenopus laevis*: regulation of BMP signaling by post-transcriptional mechanisms and TAB3, a novel TAK1-binding protein[J]. Development, 129(23): 5529-5540.

Murakami T, Ockinger J, Yu J, et al. 2012a. Critical role for calcium mobilization in activation of the NLRP3 inflammasome[J]. Proc Natl Acad Sci USA, 109(28): 11 282-11 287.

Murakami Y, Matsumoto H, Roh M, et al. 2012b. Receptor interacting protein kinase mediates necrotic cone but not rod cell death in a mouse model of inherited degeneration[J]. Proc Natl Acad Sci USA, 109(36): 14 598-14 603.

Murdoch S, Djuric U, Mazhar B, et al. 2006. Mutations in NALP7 cause recurrent hydatidiform moles and reproductive wastage in humans[J]. Nat Genet, 38(3): 300-302.

Muzio M, Ni J, Feng P, et al. 2013. IRAK(pelle)family member IRAK-2 and MyD88 as proximal mediators of IL-1 signaling[J]. J Immunol, 190(1): 16-19.

Nakagawa R, Naka T, Tsutsui H, et al. 2002. SOCS-1 participates in negative regulation of LPS responses[J]. Immunity, 17(5): 677-687.

Nakagawa T, Yuan J. 2000. Cross-talk between two cysteine protease families. Activation of caspase-12 by calpain in apoptosis[J]. J Cell Biol, 150(4): 887-894.

Nakagawa T, Zhu H, Morishima N, et al. 2000. Caspase-12 mediates endoplasmic-reticulum-specific apoptosis and cytotoxicity by amyloid-β[J]. Nature, 403(6765): 98-103.

Nakahira K, Haspel J A, Rathinam V A, et al. 2011. Autophagy proteins regulate innate immune responses by inhibiting the release of mitochondrial DNA mediated by the NALP3 inflammasome[J]. Nat Immunol, 12(3): 222-230.

Nakhaei P, Mesplede T, Solis M, et al. 2009.The E3 ubiquitin ligase Triad3A negatively regulates the RIG-Ⅰ/MAVS signaling pathway by targeting TRAF3 for degradation[J]. PLoS Pathog, 5: e1000650.

Napetschnig J, Wu H. 2013. Molecular basis of NF-κB signaling[J]. Annu Rev Biophys, 42: 443-468.

Narayan K, Waggoner L, Pham S T, et al. 2014. TRIM13 is a negative regulator of MDA5-mediated type Ⅰ interferon production[J]. J Virol, 88(18): 10 748-10 757.

Narayanan K B, Park H H. 2015. Toll/interleukin-1 receptor(TIR)domain-mediated cellular signaling pathways[J]. Apoptosis, 20(2): 196-209.

Natarajan A, Ghose R, Hill J M. 2006. Structure and dynamics of ASC2, a pyrin domain-only protein that regulates inflammatory signaling[J]. J Biol Chem, 281(42): 31 863-31 875.

Nazmi A, Mukhopadhyay R, Dutta K, et al. 2012. STING mediates neuronal innate immune response following japanese encephalitis virus infection[J]. Sci Rep, 2: 347.

Negishi H, Fujita Y, Yanai H, et al. 2006. Evidence for licensing of IFN-gamma-induced IFN regulatory factor 1 transcription factor by MyD88 in Toll-like receptor-dependent gene induction program[J]. Proc Natl Acad Sci USA, 103(41): 15 136-15 141.

Negishi H, Ohba Y, Yanai H, et al. 2005. Negative regulation of Toll-like receptor signaling by IRF-4[J]. Proc Natl Acad Sci USA, 102(44): 15 989-15 994.

Nejentsev S, Thye T, Szeszko J S, et al. 2008. Analysis of association of the TIRAP(MAL)S180L variant and tuberculosis in three populations[J]. Nat Genet, 40(3): 261-262.

Nelson J W, Sudarsan N, Phillips G E, et al. 2015. Control of bacterial exoelectrogenesis by c-AMP-GMP[J]. Proc Natl Acad Sci USA, 112(17): 5389-5394.

Nembrini C, Kisielow J, Shamshiev A T, et al. 2009. The kinase activity of Rip2 determines its stability and consequently Nod1- and Nod2-mediated immune responses[J]. J Biol Chem, 284(29): 19 183-19 188.

Netea M G, Nold-Petry C A, Nold M F, et al. 2009. Differential requirement for the activation of the inflammasome for processing and release of IL-1beta in monocytes and macrophages[J]. Blood, 113(10): 2324-2335.

Neumann D, Kollewe C, Pich A, et al. 2008. Threonine 66 in the death domain of IRAK-1 is critical for interaction with signaling molecules but is not a target site for autophosphorylation[J]. J Leukoc Biol, 84(3): 807-813.

Neumann S, EI Maadidi S, Faletti L, et al. 2015. How do viruses control mitochondria-mediated apoptosis[J]. Virus Res, 209: 45-55.

Neupert W, Herrmann J M. 2007. Translocation of proteins into mitochondria[J]. Annu Rev Biochem, 76: 723-749.

Newman Z L, Leppla S H, Moayeri M. 2009. CA-074Me protection against anthrax lethal toxin[J]. Infect Immun, 77(10): 4327-4336.

Newton K. 2015. RIPK1 and RIPK3: critical regulators of inflammation and cell death[J]. Trends Cell Biol, 25(6): 347-353.

Newton K, Dixit V M. 2012. Signaling in innate immunity and inflammation[J]. Cold Spring Harb Perspect Biol, 4(3): a006049.

Newton K, Dugger D L, Wickliffe K E, et al. 2014. Activity of protein kinase RIPK3 determines whether cells die by necroptosis or apoptosis[J]. Science, 343(6177): 1357-1360.

Newton K, Sun X, Dixit V M. 2004. Kinase RIP3 is dispensable for normal NF-kappaBs, signaling by the B-cell and T-cell receptors, tumor necrosis factor receptor 1, and Toll-like receptors 2 and 4[J]. Mol Cell Biol, 24(4): 1464-1469.

Ng S L, Friedman B A, Schmid S, et al. 2011. IκB kinase epsilon(IKK(epsilon))regulates the balance between type Ⅰ and type Ⅱ interferon responses[J]. Proc Natl Acad Sci USA, 108(52): 21 170-21 175.

Niederberger E, Möser C V, Kynast K L, et al. 2013. The non-canonical IκB kinases IKKε and TBK1 as potential targets for the development of novel therapeutic drugs[J]. Curr Mol Med, 13(7): 1089-1097.

Nitta S, Sakamoto N, Nakagawa M, et al. 2013. Hepatitis C virus NS4B protein targets STING and abrogates RIG- Ⅰ mediated type Ⅰ interferon-dependent innate immunity[J]. Hepatology, 57(1): 46-58.

Nomura F, Kawai T, Nakanishi K, et al. 2000. NF-kappaB activation through IKK-i-dependent I-TRAF/TANK phosphorylation[J]. Genes Cells, 5(3): 191-202.

Noon-Song E N, Ahmed C M, Dabelic R, et al. 2011. Controlling nuclear JAKs and STATs for specific gene activation by IFNγ[J]. Biochem Biophys Res Commun, 410(3): 648-653.

Noort A R, Tak P P, Tas S W. 2015. Non-canonical NF-κB signaling in rheumatoid arthritis: Dr Jekyll and Mr Hyde[J]. Arthritis Res Ther, 17: 15.

Normand S, Delanoye-Crespin A, Bressenot A, et al. 2011. Nod-like receptor pyrin domain-containing protein 6(NLRP6)controls epithelial self-renewal and colorectal carcinogenesis upon injury[J]. Proc Natl Acad Sci USA, 108(23): 9601-9606.

Nour A M, Yeung Y G, Santambrogio L, et al. 2009. Anthrax lethal toxin triggers the formation of a membrane-associated inflammasome complex in murine macrophages[J]. Infect Immun, 77(3): 1262-1271.

Nowarski R, Jackson R, Gagliani N, et al. 2015. Epithelial IL-18 equilibrium controls barrier function in colitis[J]. Cell, 163(6): 1444-1456.

Núñez M R, Wong J, Westoll J F, et al. 2007. A dimer of the Toll-like receptor 4 cytoplasmic domain provides a specific scaffold for the recruitment of signalling adaptor proteins[J]. PLoS ONE, 2(8): e788.

O'Donnell M A, Hase H, Legarda D, et al. 2012. NEMO inhibits programmed necrosis in an NFkappaB-independent manner by restraining RIP1[J]. PLoS ONE, 7(7): e41238.

O'Keefe S J, Mudgett J S, Cupo S, et al. 2007. Chemical genetics define the roles of p38 and p38β in acute and chronic inflammation[J]. J Biol Chem, 282(48): 34 663-34 671.

O'Neill L A, Bowie A G. 2007. The family of five: TIR-domain-containing adaptors in Toll-like receptor signalling[J]. Nat Rev Immunol, 7(5): 353-364.

O'Neill L A, Dunne A, Edjeback M, et al. 2003b. Mal and MyD88: adapter proteins involved in signal transduction by Toll-like receptors[J]. J Endotoxin Res, 9(1): 55-59.

O'Neill L A, Fitzgerald K A, Bowie A G. 2003a. The Toll-IL-1 receptor adaptor family grows to five members[J]. Trends Immunol, 24(6): 286-290.

O'Neill L A. 2003. The role of MyD88-like adapters in Toll-like receptor signal transduction[J]. Biochem Soc Trans, 31(Pt 3): 643-647.

O'Neill L A. 2009. DNA makes RNA makes innate immunity[J]. Cell, 138(3): 428-430.

O'Regan L, Fry A M . 2009. The Nek6 and Nek7 protein kinases are required for robust mitotic spindle formation and cytokinesis[J]. Mol Cell Biol, 29(14): 3975-3990.

O'Shea J J, Holland S M, Staudt L M. 2013. JAKs and STATs in immunity, immunodeficiency, and cancer[J]. N Engl J Med, 368(2): 161-170.

O'Shea J J, Plenge R. 2012. JAK and STAT signaling molecules in immunoregulation and immune-mediated disease[J]. Immunity, 36(4): 542-550.

Oberst A, Dillon C P, Weinlich R, et al. 2011. Catalytic activity of the caspase-8-FLIP(L)complex inhibits RIPK3-dependent necrosis[J]. Nature, 471(7338): 363-367.

Oberst A, Green D R. 2011. It cuts both ways: reconciling the dual roles of caspase 8 in cell death and survival[J]. Nat Rev Mol Cell Biol, 12(11): 757-763.

Odendall C, Dixit E, Stavru F, et al. 2014. Diverse intracellular pathogens activate type Ⅲ interferon expression from peroxisomes[J]. Nat Immunol, 15(8): 717-726.

Odendall C, Kagan J C. 2013. Peroxisomes and the antiviral responses of mammalian cells[J]. Subcell Biochem, 69: 67-75.

Odendall C, Kagan J C. 2015. The unique regulation and functions of type Ⅲ interferons in antiviral immunity[J]. Curr Opin Virol, 12: 47-52.

Oeckinghaus A, Ghosh S. 2009. The NF-kappaB family of transcription factors and its regulation[J]. Cold Spring Harb Perspect Biol, 1(4): a000034.

Oeckinghaus A, Hayden M S, Ghosh S. 2011. Crosstalk in NF-κB signaling pathways[J]. Nat Immunol, 12(8): 695-708.

Oficjalska K, Raverdeau M, Aviello G, et al. 2014. Protective role for caspase-11 during acute experimental murine colitis[J]. J Immunol, 194(3): 1252-1260.

Oganesyan G, Saha S K, Guo B, et al. 2005. Critical role of TRAF3 in the Toll-like receptor-dependent and -independent antiviral

response[J]. Nature, 439(7073): 208-211.
Ogura Y, Bonen D K, Inohara N, et al. 2001a. A frame shift mutation in NOD2 associated with susceptibility to Crohn's disease[J]. Nature, 411(6837): 603-606.
Ogura Y, Inohara N, Benito A, et al. 2001b. Nod2, a Nod1/Apaf-1 family member that is restricted to monocytes and activates NF-kappaB[J]. J Biol Chem, 276(7): 4812-4818.
Ohnishi H, Tochio H, Kato Z, et al. 2009. Structural basis for the multiple interactions of the MyD88 TIR domain in TLR4 signaling[J]. Proc Natl Acad Sci USA, 106(25): 10 260-10 265.
Ohta A, Nishiyama Y. 2011. Mitochondria and viruses[J]. Mitochondrion, 11(1): 1-12.
Ohtsuka T, Ryu H, Minamishima Y A, et al. 2004. ASC is a Bax adaptor and regulates the p53-Bax mitochondrial apoptosis pathway[J]. Nat Cell Biol, 6(2): 121-128.
Okabe Y, Sano T, Nagata S. 2009. Regulation of the innate immune response by threonine-phosphatase of eyes absent[J]. Nature, 460(7254): 520-524.
Okada M, Matsuzawa A, Yoshimura A, et al. 2014. The lysosome rupture-activated TAK1-JNK pathway regulates NLRP3 inflammasome activation[J]. J Biol Chem, 289(47): 32 926-32 936.
Oke V, Wahren-Herlenius M. 2012. The immunobiology of Ro52(TRIM21)in autoimmunity: a critical review[J]. J Autoimmun, 39(1-2): 77-82.
Omori E, Ninomiya-Tsuji J. 2012. Epithelial transforming growth factor beta activated kinase 1(TAK1)is activated through two independent mechanisms and regulates reactive oxygen species[J]. Proc Natl Acad Sci USA, 109(9): 3365-3370.
Omori K, Kotera J. 2007. Overview of PDEs and their regulation[J]. CircRes, 100(3): 309-327.
Omura H, Oikawa D, Nakane T, et al. 2016. Structural and functional analysis of DDX41: a bispecific immune receptor for DNA and cyclic dinucleotide[J]. Sci Rep, 6: 34756.
Onoguchi K, Onomoto K, Takamatsu S, et al. 2010. Virus-infection or 5′ppp-RNA activates antiviral signal through redistribution of IPS-1 mediated by MFN1[J]. PLoS Pathog, 6(7): e1001012.
Orlowski G M, Colbert J D, Sharma S, et al. 2015. Multiple cathepsins promote pro-IL-1b synthesis and NLRP3-mediated IL-1b activation[J]. J Immunol, 195(4): 1685-1697.
Oroz J, Barrera-Vilarmau S, Alfonso C, et al. 2005. ASC pyrin domain self-associates and binds NLRP3 protein using equivalent binding interfaces[J]. J Biol Chem, 291(37): 19 487-19 501.
Orozco S, Yatim N, Werner M R, et al. 2014. RIPK1 both positively and negatively regulates RIPK3 oligomerization and necroptosis[J]. Cell Death Differ, 21(10): 1511-1521.
Orr M W, Donaldson G P, Severin G B, et al. 2015. Oligoribonuclease is the primary degradative enzyme for pGpG in *Pseudomonas aeruginosa* that is required for cyclic-di-GMP turnover[J]. Proc Natl Acad Sci USA, 112(36): E5048-E5057.
Ortmann R A, Cheng T, Visconti R, et al. 2000. Janus kinases and signal transducers and activators of transcription: their roles in cytokine signaling, development and immunoregulation[J]. Arthritis Res, 2(1): 16-32.
Orzalli M H, Broekema N M, Diner B A, et al. 2015. cGAS-mediated stabilization of IFI16 promotes innate signaling during herpes simplex virus infection[J]. Proc Natl Acad Sci USA, 112(14): E1773-E1781.
Orzalli M H, Conwell S E, Berrios C, et al. 2013. Nuclear interferon-inducible protein 16 promotes silencing of herpesviral and transfected DNA[J]. Proc Natl Acad Sci USA, 110(47): E4492-E4501.
Orzalli M H, DeLuca N A, Knipe D M. 2012. Nuclear IFI16 induction of IRF-3 signaling during herpesviral infection and degradation of IFI16 by the viral ICP0 protein[J]. Proc Natl Acad Sci USA, 109(44): E3008-E3017.
Orzalli M H, Knipe D M. 2014. Cellular sensing of viral DNA and viral evasion mechanisms[J]. Annu Rev Microbiol, 68: 477-492.
Oshima K, Takeda M, Kuranaga E, et al. 2006. IKK epsilon regulates F actin assembly and interacts with *Drosophila* IAP1 in cellular morphogenesis[J]. Curr Biol, 16(15): 1531-1537.
Oshiumi H, Matsumoto M, Funami K, et al. 2003a. TICAM-1, an adaptor molecule that participates in Toll-like receptor 3-mediated interferon-β induction[J]. Nat Immunol, 4(2): 161-167.
Oshiumi H, Matsumoto M, Hatakeyama S, et al. 2009. Riplet/RNF135, a RING finger protein, ubiquitinates RIG-Ⅰ to promote interferon-beta induction during the early phase of viral infection[J]. J Biol Chem, 284(2): 807-817.
Oshiumi H, Matsumoto M, Seya T. 2012. Ubiquitin-mediated modulation of the cytoplasmic viral RNA sensor RIG-Ⅰ[J]. J Biochem, 151(1): 5-11.
Oshiumi H, Sakai K, Matsumoto M, et al. 2010. DEAD/H BOX 3(DDX3)helicase binds the RIG-Ⅰ adaptor IPS-1 to up-regulate IFN-beta-inducing potential[J]. Eur J Immunol, 40(4): 940-948.
Oshiumi H, Sasai M, Shida K, et al. 2003b. TIR-containing adapter molecule(TICAM)-2: a bridging adapter recruiting to Toll-like receptor 4 TICAM-1 that induces interferon-b[J]. J Biol Chem, 278(50): 49 751-49 762.
Osterloh J M, Yang J, Rooney T M, et al. 2012. dSarm/Sarm1 is required for activation of an injury-induced axon death pathway[J]. Science, 337(6093): 481-484.
Otani T, Oshima K, Onishi S, et al. 2011. IKKε regulates cell elongation through recycling endosome shuttling[J]. Dev Cell, 20(2):

219-232.

Ouyang S, Song X, Wang Y, et al. 2012. Structural analysis of the STING adaptor protein reveals a hydrophobic dimer interface and mode of cyclic di-GMP binding[J]. Immunity, 36(6): 1073-1086.

Ozato K, Shin D M, Chang T H, et al. 2008. TRIM family proteins and their emerging roles in innate immunity[J]. Nat Rev Immunol, 8(11): 849-860.

Pandey A K, Yang Y, Jiang Z, et al. 2009. NOD2, RIP2 and IRF5 play a critical role in the type I interferon response to *Mycobacterium tuberculosis*[J]. PLoS Pathog, 5(7): e1000500.

Panneerselvam P, Singh L P, Ho B, et al. 2012b. Targeting of pro-apoptotic TLR adaptor SARM to mitochondria: definition of the critical region and residues in the signal sequence[J]. Biochem J, 442(2): 263-271.

Panneerselvam P, Singh L P, Selvarajan V, et al. 2012a. T-cell death following immune activation is mediated by mitochondria-localized SARM[J]. Cell Death Differ, 20(3): 478-489.

Parera M, Martrus G, Franco S, et al. 2012. Canine hepacivirus NS3 serine protease can cleave the human adaptor proteins MAVS and TRIF[J]. PLoS ONE, 7(8): e42481.

Park H H, Lo Y C, Lin S C, et al. 2007a. The death domain superfamily in intracellular signaling of apoptosis and inflammation[J]. Annu Rev Immunol, 25: 561-586.

Park H, Ishihara D, Cox D. 2011. Regulation of tyrosine phosphorylation in macrophage phagocytosis and chemotaxis[J]. Arch Biochem Biophys, 510(2): 101-111.

Park J H, Kim Y G, McDonald C, et al. 2007b. RICK/RIP2 mediates innate immune responses induced through Nod1 and Nod2 but not TLRs[J]. J Immunol, 178(4): 2380-2386.

Park S, Juliana C, Hong S, et al. 2013. The mitochondrial antiviral protein MAVS associates with NLRP3 and regulates its inflammasome activity[J]. J Immunol, 191(8): 4358-4366.

Parvatiyar K, Barber G N, Harhaj E W. 2010. TAX1BP1 and A20 inhibit antiviral signaling by targeting TBK1-IKKi kinases[J]. J Biol Chem, 285(20): 14 999-50 009.

Parvatiyar K, Zhang Z, Teles R M, et al. 2012. The helicase DDX41 recognizes the bacterial secondary messengers cyclic di-GMP and cyclic di-AMP to activate a type I interferon immune response[J]. Nat Immunol, 13(12): 1155-1161.

Patel J R, García-Sastre A. 2014. Three-stranded antiviral attack[J]. Elife, 3: e02369.

Patel J R, Jain A, Chou Y Y, et al. 2013. ATPase-driven oligomerization of RIG- I on RNA allows optimal activation of type-I interferon[J]. EMBO Rep, 14(9): 780-787.

Pathak S, Borodkin V S, Albarbarawi O, et al. 2012. O-GlcNA cylation of TAB1 modulates TAK1-mediated cytokine release[J]. EMBO J, 31(6): 1394-1404.

Pauleau A L, Murray P J. 2003. Role of Nod2 in the response of macrophages to toll-like receptor agonists[J]. Mol Cell Biol, 23(21): 7531-7539.

Paun A, Reinert J T, Jiang Z, et al. 2008. Functional characterization of murine interferon regulatory factor 5(IRF-5)and its role in the innate antiviral response[J]. J Biol Chem, 283(21): 14 295-14 308.

Pawlowski K, Pio F, Chu Z L, et al. 2001. PAAD-a new protein domain associated with apoptosis, cancer and autoimmune diseases[J]. Trends Biochem Sci, 26(2): 85-87.

Paz S, Vilasco M, Arguello M, et al. 2009. Ubiquitin regulated recruitment of IkappaB kinase epsilon to the MAVS interferon signaling adapter[J]. Mol Cell Biol, 29(12): 3401-3412.

Paz S, Vilasco M, Werden S J, et al. 2011. A functional C-terminal TRAF3-binding site in MAVS participates in positive and negative regulation of the IFN antiviral response[J]. Cell Res, 21(6): 895-910.

Pearl L H, Prodromou C, Workman P. 2008. The Hsp90 molecular chaperone: an open and shut case for treatment[J]. Biochem J, 410(3): 439-453.

Peisley A, Wu B, Yao H, et al. 2013. RIG- I forms signaling competent filaments in an ATP-dependent, ubiquitinindependent manner[J]. Mol Cell, 51(5): 573-583.

Pelegrin P, Barroso-gutierrez C, Surprenant A. 2008. P2X7 receptor differentially couples to distinct release pathways for IL-1b in mouse macrophage[J]. J Immunol, 180(11): 7147-7157.

Peng J, Yuan Q, Lin B, et al. 2010. SARM inhibits both TRIF- and MyD88-mediated AP-1 activation[J]. Eur J Immunol, 40(6): 1738-1747.

Perregaux D, Gabel C A. 1994. Interleukin-1 beta maturation and release in response to ATP and nigericin. Evidence that potassium depletion mediated by these agents is a necessary and common feature of their activity[J]. J Biol Chem, 269(21): 15 195-15 203.

Perry A K, Chow E K, Goodnough J B, et al. 2004. Differential requirement for TANK-binding kinase-1 in type I interferon responses to toll-like receptor activation and viral infection[J]. J Exp Med, 199(12): 1651-1658.

Perwitasari O, Cho H, Diamond M S, et al. 2011. Inhibitor of κB kinase epsilon(IKK(epsilon)), STAT1, and IFIT2 proteins define

novel innate immune effector pathway against west nile virus infection[J]. J Biol Chem, 286(52): 44 412-44 423.
Peters R T, Liao S M, Maniatis T. 2000. IKKepsilon is part of a novel PMA-inducible IkappaB kinase complex[J]. Mol Cell, 5(3): 513-522.
Peters R T, Maniatis T. 2001. A new family of IKK-related kinases may function as IkappaB kinase kinases[J]. Biochim Biophys Acta, 1471(2): M57-62.
Petrilli V, Papin S, Tschopp J. 2005. The inflammasome[J]. Curr Biol, 15(15): R581.
Pham T H, Kwon K M, Kim Y E, et al. 2013. DNA sensing-independent inhibition of herpes simplex virus 1 replication by DAI/ZBP1[J]. J Virol, 87(6): 3076-3086.
Philip N H, Dillon C P, Snyder A G, et al. 2014. Caspase-8 mediates caspase-1 processing and innate immune defense in response to bacterial blockade of NF-κB and MAPK signaling[J]. Proc Natl Acad Sci USA, 111(20): 7385-7390.
Philpott D J, Sorbara M T, Robertson S J, et al. 2014. NOD proteins: regulators of inflammation in health and disease[J]. Nat Rev Immunol, 14(1): 9-23.
Piao W, Song C, Chen H, et al. 2008. Tyrosine phosphorylation of MyD88 adapter-like(Mal)is critical for signal transduction and blocked in endotoxin tolerance[J]. J Biol Chem, 283(6): 3109-3119.
Picard C, Puel A, Bonnet M, et al. 2003. Pyogenic bacterial infections in humans with IRAK-4 deficiency[J]. Science, 299(5615): 2076-2079.
Piccini A, Carta S, Tassi S, et al. 2008. ATP is released by monocytes stimulated with pathogen-sensing receptor ligands and induces IL-1 beta and IL-18 secretion in an autocrine way[J]. Proc Natl Acad Sci USA, 105(23): 8067-8072.
Pierzchalska M, Grabacka M. 2016. The potential role of some phytochemicals in recognition of mitochondrial damage-associated molecular patterns[J]. Mitochondrion, 30: 24-34.
Pilla D M, Hagar J A, Haldar A K, et al. 2014. Guanylate binding proteins promote caspase-11-dependent pyroptosis in response to cytoplasmic LPS[J]. Proc Natl Acad Sci USA, 111(16): 6046-6051.
Pinheiro A S, Eibl C, Ekman-Vural Z, et al. 2011. The NLRP12 pyrin domain: structure, dynamics, and functional insights[J]. J Mol Biol, 413(4): 790-803.
Pinheiro A S, Proell M, Eibl C, et al. 2010. Three-dimensional structure of the NLRP7 pyrin domain: insight into pyrin-pyrin-mediated effector domain signaling in innate immunity[J]. J Biol Chem, 285(35): 27 402-27 410.
Pinton P, Giorgi C, Pandolfi P P. 2011. The role of PML in the control of apoptotic cell fate: a new key player at ER-mitochondria sites[J]. Cell Death Differ, 18(9): 1450-1456.
Pippig D A, Hellmuth J C, Cui S, et al. 2009. The regulatory domain of the RIG-Ⅰ family ATPase LGP2 senses double-stranded RNA[J]. Nucleic Acids Res, 37(6): 2014-2025.
Platanias L C. 2005. Mechanisms of type-Ⅰ- and type-Ⅱ interferon-mediated signalling[J]. Nat Rev Immunol, 5(5): 375-386.
Poeck H, Bscheider M, Gross O, et al. 2010. Recognition of RNA virus by RIG-Ⅰ results in activation of CARD9 and inflammasome signaling for interleukin 1 beta production[J]. Nat Immunol, 11(1): 63-69.
Poeck H, Ruland J. 2012. From virus to inflammation: mechanisms of RIG-Ⅰ-induced IL-1β production[J]. Eur J Cell Biol, 91(1): 59-64.
Polley S, Huang D B, Hauenstein A V, et al. 2013. A structural basis for IkappaB kinase 2 activation via oligomerization-dependent trans auto-phosphorylation[J]. PLoS Biol, 11(6): e1001581.
Ponomareva L H, Liu X, Duan E, et al. 2013. AIM2, an IFN-inducible cytosolic DNA sensor, in the development of benign prostate hyperplasia and prostate cancer[J]. Mol Cancer Res, 11(10): 1193-1202.
Porter K A, Duffy E B, Nyland P, et al. 2014. The CLRX.1/NOD24(NLRP2P)pseudogene codes a functional negative regulator of NF-jB, pyrin-only protein 4[J]. Genes Immun, 15(6): 392-403.
Pothlichet J, Meunier I, Davis B K, et al. 2013. Type Ⅰ IFN triggers RIG-Ⅰ/TLR3/NLRP3-dependent inflammasome activation in influenza A virus infected cells[J]. PLoS Pathog, 9(4): e1003256.
Potter J A, Randall R E, Taylor G L. 2008. Crystal structure of human IPS-1/MAVS/VISA/Cardif caspase activation recruitment domain[J]. BMC Stru Biol, 8: 11.
Pourcelot M, Arnoult D. 2014. Mitochondrial dynamics and the innate antiviral immune response[J]. FEBS J, 281(17): 3791-3802.
Poyet J L, Srinivasula S M, Tnani M, et al. 2001. Identification of Ipaf, a human caspase-1-activating protein related to Apaf-1[J]. J Biol Chem, 276(30): 28 309-28 313.
Prantner D, Perkins D J, Lai W, et al. 2012. 5,6-dimethylxanthenone-4-acetic acid(DMXAA)activates stimulator of interferon gene (STING)-dependent innate immune pathways and is regulated by mitochondrial membrane potential[J]. J Biol Chem, 287(47): 39 776-39 788.
Proell M, Gerlic M, Mace P D, et al. 2013. The CARD plays a critical role in ASC foci formation and inflammasome signalling[J]. Biochem J, 449(3): 613-621.
Puccetti P, Grohmann U. 2007. IDO and regulatory T cells: a role for reverse signalling and non-canonical NF-kappaB activation[J]. Nat Rev Immunol, 7(10): 817-823.

Pudla M, Limposuwan K, Utaisincharoen P. 2011. Burkholderia pseudomallei-induced expression of a negative regulator, sterile-α and armadillo motif-containing protein, in mouse macrophages: a possible mechanism for suppression of the MyD88-independent pathway[J]. Infect Immun, 79(7): 2921-2927.

Puri A W, Broz P, Shen A, et al. 2012. Caspase-1 activity is required to bypass macrophage apoptosis upon *Salmonella* infection[J]. Nat Chem Biol, 8(9): 745-747.

Py B F, Kim M S, Vakifahmetoglu-Norberg H, et al. 2013. Deubiquitination of NLRP3 by BRCC3 critically regulates inflammasome activity[J]. Mol Cell, 49(2): 331-338.

Qi B, Huang Y, Rowe D, et al. 2007. VISA-a pass to innate immunity[J]. Int J Biochem Cell Biol, 39(2): 287-291.

Qin Y, Liu Q, Tian S, et al. 2016. TRIM9 short isoform preferentially promotes DNA and RNA virus-induced production of type Ⅰ interferon by recruiting GSK3β to TBK1[J]. Cell Res, 26(5): 613-628.

Qin Y, Zhou M T, Hu M M, et al. 2014. RNF26 temporally regulates virus-triggered type Ⅰ interferon induction by two distinct mechanisms[J]. PLoS Pathog, 10(9): e1004358.

Qu Y, Misaghi S, Izrael-Tomasevic A, et al. 2012. Phosphorylation of NLRC4 is critical for inflammasome activation[J]. Nature, 490(7421): 539-542.

Qu Y, Misaghi S, Newton K, et al. 2011. Pannexin-1 is required for ATP release during apoptosis but not for inflammasome activation[J]. J Immunol, 186(11): 6553-6561.

Qu Y, Misaghi S, Newton K, et al. 2016. NLRP3 recruitment by NLRC4 during *Salmonella* infection[J]. J Exp Med, 213(6): 877-885.

Quynh N T, Hikima J, Kim Y R, et al. 2015. The cytosolic sensor, DDX41, activates antiviral and inflammatory immunity in response to stimulation with double-stranded DNA adherent cells of the olive flounder, *Paralichthys olivaceus*[J]. Fish Shellfish Immunol, 44(2): 576-583.

Radian A D, de Almeida L, Dorfleutner A, et al. 2013. NLRP7 and related inflammasome activating pattern recognition receptors and their function in host defense and disease[J]. Microbes Infect, 15(8-9): 630-639.

Radian A D, Khare S, Chu L H, et al. 2015. ATP binding by NLRP7 is required for inflammasome activation in response to bacterial lipopeptides[J]. Mol Immunol, 67(2 Pt B): 294-302.

Rahman M M, McFadden G. 2011. Myxoma virus lacking the pyrin-like protein M013 is sensed in human myeloid cells by both NLRP3 and multiple Toll-like receptors, which independently activate the inflammasome and NF-κB innate response pathways[J]. J Virol, 85(23): 12 505-12 517.

Rahman M M, Mohamed M R, Kim M, et al. 2009. Co-regulation of NF-kappaB and inflammasome-mediated inflammatory responses by myxoma virus pyrin domain containing protein M013[J]. PLoS Pathog, 5(10): e1000635.

Rajan J V, Rodriguez D, Miao E A, et al. 2011. The NLRP3 inflammasome detects encephalomyocarditis virus and vesicular stomatitis virus infection[J]. J Virol, 85(9): 4167-4172.

Rajput A, Kovalenko A, Bogdanov K, et al. 2011. RIG-Ⅰ RNA helicase activation of IRF3 transcription factor is negatively regulated by caspase-8-mediated cleavage of the RIP1 protein[J]. Immunity, 34(3): 340-351.

Rajsbaum R, García-Sastre A, Versteeg G A. 2014. TRIM munity: the roles of the TRIM E3-ubiquitin ligase family in innate antiviral immunity[J]. J Mol Biol, 426(6): 1265-1284.

Ramakrishnan P, Wang W, Wallach D. 2004. Receptor-specific signaling for both the alternative and the canonical NF-kappaB activation pathways by NF-kappaB-inducing kinase[J]. Immunity, 21(4): 477-489.

Ran Y, Shu H B, Wang Y Y. 2014. MITA/STING: a central and multifaceted mediator in innate immune response[J]. Cytokine Growth Factor Rev, 25(6): 631-639.

Rao P, Hayden M S, Long M, et al. 2010. Ikappa B beta acts to inhibit and activate gene expression during the inflammatory response[J]. Nature, 466(7310): 1115-1119.

Rathinam V A, Fitzgerald K A. 2016. Inflammasome complexes: emerging mechanisms and effector functions[J]. Cell, 165(4): 792-800.

Rathinam V A, Jiang Z, Waggoner S N, et al. 2010. The AIM2 inflammasome is essential for host defense against cytosolic bacteria and DNA viruses[J]. Nat Immunol, 11(5): 395-402.

Rathinam V A, Vanaja S K, Fitzgerald K A. 2012a. Regulation of inflammasome signaling[J]. Nat Immunol, 13(4): 332-333.

Rathinam V A, Vanaja S K, Waggoner L, et al. 2012b. TRIF licenses caspase-11-dependent NLRP3 inflammasome activation by gram-negative bacteria[J]. Cell, 150(3): 606-619.

Ratsimandresy R A, Dorfleutner A, Stehlik C. 2013. An update on PYRIN domain-containing pattern recognition receptors[J]. Front Immunol, 4: 440.

Rauch I, Müller M, Decker T. 2013. The regulation of inflammation by interferons and their STATs[J]. JAKSTAT, 2(1): e23820.

Rayamajhi M, Zak D E, Chavarria-Smith J, et al. 2013. Cutting edge: mouse NAIP1 detects the type Ⅲ secretion system needle protein[J]. J Immunol, 191(8): 3986-3989.

Razani B, Reichardt A D, Cheng G. 2011. Non-canonical NF-κB signaling activation and regulation: principles and perspectives[J]. Immunol Rev, 244(1): 44-54.

Razmara M, Srinivasula S M, Wang L, et al. 2002. CARD-8 protein, a new CARD family member that regulates caspase-1 activation and apoptosis[J]. J Biol Chem, 277(16): 13 952-13 958.

Rebsamen M, Heinz L X, Meylan E, et al. 2009. DAI/ZBP1 recruits RIP1 and RIP3 through RIP homotypic interaction motifs to activate NF-kappaB[J]. EMBO Rep, 10(8): 916-922.

Rebsamen M, Vazquez J, Tardivel A, et al. 2011. NLRX1/NOD5 deficiency does not affect MAVS signalling[J]. Cell Death Differ, 18: 1387.

Reed J C, Doctor K S, Godzik A. 2004. The domains of apoptosis: a genomics perspective[J]. Sci STKE, 2004(239): re9.

Reed J C, Doctor K, Rojas A, et al. 2003. Comparative analysis of apoptosis and inflammation genes of mice and humans[J]. Genome Res, 13(6B): 1376-1388.

Rehwinkel J, Reis e Sousa C. 2010. RIGorous detection: exposing virus through rna sensing[J]. Science, 327(5963): 284-286.

Reich N C. 2013. STATs get their move on[J]. JAKSTAT, 2(4): e27080.

Remijsen Q, Goossens V, Grootjans S, et al. 2014. Depletion of RIPK3 or MLKL blocks TNF-driven necroptosis and switches towards a delayed RIPK1 kinase-dependent apoptosis[J]. Cell Death Dis, 5: e1004.

Ren T, Zamboni D S, Roy C R, et al. 2006. Flagellin deficient *Legionella* mutants evade caspase-1- and Naip5-mediated macrophage immunity[J]. PLoS Pathog, 2(3): e18.

Richards N, Schaner P, Diaz A, et al. 2001. Interaction between pyrin and the apoptotic speck protein(ASC)modulates ASC induced apoptosis[J]. J Biol Chem, 276(42): 39 320-39 329.

Richter W. 2002. 3′,5′ cyclic nucleotide phosphodiesterases class Ⅲ: members, structure, and catalytic mechanism[J]. Proteins, 46(3): 278-286.

Rickard J A, O'Donnell J A, Evans J M, et al. 2014. RIPK1 regulates RIPK3-MLKL-driven systemic inflammation and emergency hematopoiesis[J]. Cell, 157(5): 1175-1188.

Rieser E, Cordier S M, Walczak H. 2013. Linear ubiquitination: a newly discovered regulator of cell signalling[J]. Trends Biochem Sci, 38(2): 94-102.

Rintahaka J, Lietzen N, Ohman T, et al. 2011. Recognition of cytoplasmic RNA results in cathepsin-dependent inflammasome activation and apoptosis in human macrophages[J]. J Immunol, 186(5): 3085-3092.

Rintahaka J, Wiik D, Kovanen P E, et al. 2008. Cytosolic antiviral RNA recognition pathway activates caspases 1 and 3[J]. J Immunol, 180(3): 1749-1757.

Risco A, del Fresno C, Mambol A, et al. 2012. p38γ and p38δ kinases regulate the Toll-like receptor 4(TLR4)-induced cytokine production by controlling ERK1/2 protein kinase pathway activation[J]. Proc Natl Acad Sci USA, 109(28): 11 200-11 205.

Riteau N, Gasse P, Fauconnier L, et al. 2010. Extracellular ATP is a danger signal activating P2X7 receptor in lung inflammation and fibrosis[J]. Am J Respir Crit Care Med, 182(6): 774-783.

Roberts T L, Idris A, Dunn J A, et al. 2009. HIN-200 proteins regulate caspase activation in response to foreign cytoplasmic DNA[J]. Science, 323(5917): 1057-1060.

Roberts Z J, Goutagny N, Perera P Y, et al. 2007. The chemotherapeutic agent DMXAA potently and specifically activates the TBK1-IRF-3 signaling axis[J]. J Exp Med, 204(7): 1559-1569.

Rodgers M A, Bowman J W, Fujita H, et al. 2014. The linear ubiquitin assembly complex(LUBAC)is essential for NLRP3 inflammasome activation[J]. J Exp Med, 211(7): 1333-1347.

Rodrigue-Gervais I G, Saleh M. 2013. Caspases and immunity in a deadly grip[J]. Trends Immunol, 34(2): 41-49.

Romling U, Galperin M Y, Gomelsky M. 2013. Cyclic di-GMP: the first 25 years of a universal bacterial second messenger[J]. Microbiol Mol Biol Rev, 77(1): 1-52.

Romling U, Simm R. 2009. Prevailing concepts of c-di-GMP signaling[J]. Contrib Microbiol, 16: 161-181.

Rongvaux A, Jackson R, Harman C C, et al. 2014. Apoptotic caspases prevent the induction of type I interferons by mitochondrial DNA[J]. Cell, 159(7): 1563-1577.

Rosales-Reyes R, Skeldon A M, Aubert D F, et al. 2012. The type Ⅵ secretion system of *Burkholderia cenocepacia* affects multiple Rho family GTPases disrupting the actin cytoskeleton and the assembly of NADPH oxidase complex in macrophages[J]. Cell Microbiol, 14(2): 2552-2573.

Rosati O, Martin M U. 2003. Identification and characterisation of murine IRAK-M[J]. Biochem Biophys Res Commun, 293: 1472-1478.

Rosenstiel P, Huse K, Till A, et al. 2006. A short isoform of NOD2/CARD15, NOD2-S, is an endogenous inhibitor of NOD2/receptor-interacting protein kinase 2-induced signaling pathways[J]. Proc Natl Acad Sci USA, 103(9): 3280-3285.

Rosentul D C, Plantinga T S, Scott W K, et al. 2012. The impact of caspase-12 on susceptibility to candidemia[J]. Eur J Clin Microbiol Infect Dis, 31(3): 277-280.

Rossol M, Pierer M, Raulien N, et al. 2012. Extracellular Ca^{2+} is a danger signal activating the NLRP3 inflammasome through G

protein-coupled calcium sensing receptors[J]. Nat Commun, 3: 1329.
Roth S, Rottach A, Lotz-Havla A S, et al. 2014. Rad50-CARD9 interactions link cytosolic DNA sensing to IL-1β production[J]. Nat Immunol, 15(6): 538-545.
Roth S, Ruland J. 2013. Caspase recruitment domain-containing protein 9 signaling in innate immunity and inflammation[J]. Trends Immunol, 34(6): 243-250.
Rothenfusser S, Goutagny N, DiPerna G, et al. 2005. The RNA helicase Lgp2 inhibits TLR-independent sensing of viral replication by retinoic acid inducible gene-Ⅰ[J]. J Immunol, 175(8): 5260-5268.
Rountree R B, Willis C R, Dinh H, et al. 2010. RIP4 regulates epidermal differentiation and cutaneous inflammation[J]. J Invest Dermatol, 130(1): 102-112.
Roux P P, Blenis J. 2004. ERK and p38 MAPK-activated protein kinases: a family of protein kinases with diverse biological functions[J]. Microbiol Mol Biol Rev, 68(2): 320-344.
Rowe D C, McGettrick A F, Latz E, et al. 2006. The myristoylation of TRIF-related adaptor molecule is essential for Toll like receptor 4 signal transduction[J]. Proc Natl Acad Sci USA, 103(16): 6299-6304.
Roy A, Dutta D, Iqbal J, et al. 2016. Nuclear innate immune DNA sensor IFI16 is degraded during lytic reactivation of Kaposi's Sarcoma-associated herpesvirus(KSHV): role of IFI16 in maintenance of KSHV latency[J]. J Virol, 90(19): 8822-8841.
Roy S, Sharom J R, Houde C, et al. 2008. Confinement of caspase-12 proteolytic activity to autoprocessing[J]. Proc Natl Acad Sci USA, 105(11): 4133-4138.
Roychowdhury S, McMullen M R, Pisano S G, et al. 2013. Absence of receptor interacting protein kinase 3 prevents ethanol-induced liver injury[J]. Hepatology, 57(5): 1773-1783.
Rubino S J, Selvanantham T, Girardin S E, et al. 2012. Nod-like receptors in the control of intestinal inflammation[J]. Curr Opin Immunol, 24(4): 398-404.
Ruckdeschel K, Pfaffinger G, Haase R, et al. 2004. Signaling of apoptosis through TLRs critically involves Toll/IL-1 receptor domain containing adapter inducing IFN-β, but not MyD88, in bacteria-infected murine macrophages[J]. J Immunol, 173(5): 3320-3328.
Ruhl S, Broz P. 2015. Caspase-11 activates a canonical NLRP3 inflammasome by promoting K^+ efflux[J]. Eur J Immunol, 45(10): 2927-2936.
Ruland J. 2008. CARD9 signaling in the innate immune response[J]. Ann N Y Acad Sci, 1143(1): 35-44.
Sagulenko V, Thygesen S J, Sester D P, et al. 2013. AIM2 and NLRP3 inflammasomes activate both apoptotic and pyroptotic death pathways via ASC[J]. Cell Death Differ, 20(9): 1149-1160.
Saha B, Jyothi Prasanna S, Chandrasekar B, et al. 2010. Gene modulation and immunoregulatory roles of interferon gamma[J]. Cytokine, 50(1): 1-14
Saha S K, Cheng G. 2006. TRAF3: a new regulator of type Ⅰ interferons[J]. Cell Cycle, 5(8): 804-807.
Saha S K, Pietras E M, He J Q, et al. 2006. Regulation of antiviral responses by a direct and specific interaction between TRAF3 and Cardif[J]. EMBO J, 25(14): 3257-3263.
Sahillioglu A C, Sumbul F, Ozoren N, et al. 2014. Structural and dynamics aspects of ASC speck assembly[J]. Structure, 22(12): 1722-1734.
Said-Sadier N, Padilla E, Langsley G, et al. 2010. *Aspergillus fumigatus* stimulates the NLRP3 inflammasome through a pathway requiring ROS production and the Syk tyrosine kinase[J]. PLoS ONE, 5(4): e10008.
Saiga H, Kitada S, Shimada Y, et al. 2012. Critical role of AIM2 in *Mycobacterium tuberculosis* infection[J]. Int Immunol, 24(10): 637-644.
Saito T, Hirai R, Loo Y M, et al. 2007. Regulation of innate antiviral defenses through a shared repressor domain in RIG-Ⅰ and LGP2[J]. Proc Natl Acad Sci USA, 104(2): 582-587.
Saitoh T, Akira S. 2016. Regulation of the inflammasomes by autophagy[J] J. Allergy Clin Immunol, 138(1): 28-36.
Saitoh T, Fujita N, Hayashi T, et al. 2009. Atg9a controls dsDNA-driven dynamic translocation of STING and the innate immune response[J]. Proc Natl Acad Sci USA, 106(49): 20 842-20 846.
Saitoh T, Fujita N, Yoshimori T, et al. 2010. Regulation of dsDNA-induced innate immune responses by membrane trafficking[J]. Autophagy, 6(3): 430-432.
Saitoh T, Tun-Kyi A, Ryo A, et al. 2006. Negative regulation of interferon-regulatory factor 3-dependent innate antiviral response by the prolyl isomerase Pin1[J]. Nat Immunol, 7(6): 598-605.
Saitoh T, Yamamoto M, Miyagishi M, et al. 2005. A20 is a negative regulator of IFN regulatory factor 3 signaling[J]. J Immunol, 174(3): 1507-1512.
Saleh M, Mathison J C, Wolinski M K, et al. 2006. Enhanced bacterial clearance and sepsis resistance in caspase-12-deficient mice[J]. Nature, 440(7087): 1064-1068.
Saleh M, Trinchieri G. 2011. Innate immune mechanisms of colitis and colitis associated colorectal cancer[J]. Nat Rev Immunol,

11(1): 9-20.

Saleh M, Vaillancourt J P, Graham R K, et al. 2004. Differential modulation of endotoxin responsiveness by human caspase-12 polymorphisms[J]. Nature, 429(4987): 75-79.

Salem H, Rachmin I, Yissachar N, et al. 2010. Nek7 kinase targeting leads to early mortality, cytokinesis disturbance and polyploidy[J]. Oncogene, 29(28): 4046-4057.

Sánchez-Aparicio M T, Ayllón J, Leo-Macias A, et al. 2016. Subcellular localizations of RIG-Ⅰ, TRIM25 and MAVS complexes[J]. J Virol, JVI.01155-16.

Sander L E, Davis M J, Boekschoten M V, et al. 2011. Detection of prokaryotic mRNA signifies microbial viability and promotes immunity[J]. Nature, 474(7351): 385-389.

Sanders M G, Parsons M J, Howard A G, et al. 2015. Single-cell imaging of inflammatory caspase dimerization reveals differential recruitment to inflammasomes[J]. Cell Death Disease, 6(7): e1813.

Sanjo H, Takeda K, Tsujimura T, et al. 2003. TAB2 is essential for prevention of apoptosis in fetal liver but not for interleukin-1 signaling[J]. Mol Cell Biol, 23: 1231-1238.

Santos C I, Costa-Pereira A P. 2011. Signal transducers and activators of transcription-from cytokine signalling to cancerbiology[J]. Biochim Biophys Acta, 1816(1): 38-49.

Sasai M, Oshiumi H, Matsumoto M, et al. 2005. Cutting edge: NF-kappaB-activating kinase-associated protein 1 participates in TLR3/Toll-IL-1homology domain-containing adapter molecule-1-mediated IFN regulatory factor 3 activation[J]. J Immunol, 174(1): 27-30.

Sasai M, Shingai M, Funami K, et al. 2006. NAK-associated protein 1 participates in both the TLR3 and the cytoplasmic pathways in type Ⅰ IFN induction[J]. J Immunol, 177(12): 8676-8683.

Sathish N, Zhu F X, Golub E E, et al. 2011. Mechanisms of autoinhibition of IRF-7 and a probable model for inactivation of IRF-7 by Kaposi's sarcoma-associated herpesvirus protein ORF45[J]. J Biol Chem, 286(1): 746-756.

Sato K, Li S, Gordon W C, et al. 2013. Receptor interacting protein kinase mediated necrosis contributes to cone and rod photoreceptor degeneration in the retina lacking interphotoreceptor retinoid-binding protein[J]. J Neurosci, 33(44): 17 458-17 468.

Sato S, Sanjo H, Takeda K, et al. 2005. Essential function for the kinase TAK1 in innate and adaptive immune responses[J]. Nat Immunol, 6(11): 1087-1095.

Sato S, Sugiyama M, Yamamoto M, et al. 2003. Toll/IL-1 receptor domain-containing adaptor inducing IFN-beta(TRIF)associates with TNF receptor-associated factor 6 and TANK-binding kinase 1, and activates two distinct transcription factors, NF-kappa B and IFN-regulatory factor-3, in the Toll-like receptor signaling[J]. J Immunol, 171(8): 4304-4310.

Sato S, Takeuchi O, Fujita T, et al. 2002. A variety of microbial components induce tolerance to lipopolysaccharide by differentially affecting MyD88-dependent and -independent pathways[J]. Int Immunol, 14(7): 783-791.

Satoh J, Nakanishi M, Koike F, et al. 2005. Microarray analysis identifies an aberrant expression of apoptosis and DNA damage-regulatory genes in multiple sclerosis[J]. Neurobiol Dis, 18(3): 537-550.

Satoh T, Kato H, Kumagai Y, et al. 2010. LGP2 is a positive regulator of RIG-Ⅰ and MDA5-mediated antiviral responses[J]. Proc Natl Acad Sci USA, 107(4): 1512-1517.

Sauer J D, Sotelotroha K, Moltke J V, et al. 2011. The *N*-ethyl-*N*-nitrosourea-induced golden ticket mouse mutant reveals an essential function of sting in the *in vivo* interferon response to *Listeria monocytogenes* and cyclic dinucleotides[J]. Infect Immun, 79(2): 688-694.

Sauer J D, Witte C E, Zemansky J, et al. 2010. *Listeria monocytogenes* triggers AIM2-mediated pyroptosis upon infrequent bacteriolysis in the macrophage cytosol[J]. Cell Host Microbe, 7(5): 412-419.

Savan R. 2014. Post-transcriptional regulation of interferons and their signaling pathways[J]. J Interferon Cytokine Res, 34(5): 318-329.

Savitsky D, Tamura T, Yanai H, et al. 2010. Regulation of immunity and oncogenesis by the IRF transcription factor family[J]. Cancer Immunol Immunother, 59(4): 489-510.

Sborgi L, Ravotti F, Dandey V P, et al. 2015. Structure and assembly of the mouse ASC inflammasome by combined NMR spectroscopy and cryo-electron microscopy[J]. Proc Natl Acad Sci USA, 112(43): 13 237-13 242.

Schaap P. 2013. Cyclic di-nucleotide signaling enters the eukaryote domain[J]. IUBMB Life, 65(11): 897-903.

Schattgen S A, Fitzgerald K A. 2011. The PYHIN protein family as mediators of host defenses[J]. Immunol Rev, 243(1): 109-118.

Scheibel M, Klein B, Merkle H, et al. 2010. Ikappa-Bbeta is an essential co-activator for LPS-induced IL-1beta transcription *in vivo*[J]. J Exp Med, 207(12): 2621-2630.

Scheidereit C. 2006. IkappaB kinase complexes: gateways to NF-kappaB activation and transcription[J]. Oncogene, 25(51): 6685-6705.

Schindler C, Levy D E, Decker T. 2007. JAK-STAT signaling: from interferons to cytokines[J]. J Biol Chem, 282(28): 20 059-20 063.

Schmid-Burgk J L, Chauhan D, Schmidt T, et al. 2016. A genome-wide CRISPR(clustered regularly interspaced short palindromic repeats)screen identifies NEK7 as an essential component of NLRP3 inflammasome activation[J]. J Biol Chem, 291(1): 103-109.

Schmid-Burgk J L, Gaidt M M, Schmidt T, et al. 2015. Caspase-4 mediates noncanonical activation of the NLRP3 inflammasome in human myeloid cells[J]. Eur J Immunol, 45(10): 2911-2917.

Schmidt F I, Lu A, Chen J W, et al. 2016. A single domain antibody fragment that recognizes the adaptor ASC defines the role of ASC domains in inflammasome assembly[J]. J Exp Med, 213(5): 771-790.

Schoenemeyer A, Barnes B J, Mancl M E, et al. 2005. The interferon regulatory factor, IRF5, is a central mediator of Toll-like receptor 7 signaling[J]. J Biol Chem, 280(17): 17 005-17 012.

Schoggins J W, Macduff D A, Imanaka N, et al. 2014. Pan-viral specificity of IFN-induced genes reveals new roles for cGAS in innate immunity[J]. Nature, 505(7485): 691-695.

Schoggins J W, Rice C M. 2011. Interferon-stimulated genes and their antiviral effector functions[J]. Curr Opin Virol, 1(6): 519-525.

Schoggins J W, Wilson S J, Panis M, et al. 2011. A diverse range of gene products are effectors of the type Ⅰ interferon antiviral response[J]. Nature, 472(7344): 481-485.

Schorn C, Frey B, Lauber K, et al. 2011. Sodium overload and water influx activate the NALP3 inflammasome[J]. J Biol Chem, 286(1): 35-41.

Schrijver I A, van Meurs M, Melief M J, et al. 2001. Bacterial peptidoglycan and immune reactivity in the central nervous system in multiple sclerosis[J]. Brain, 124(Pt 8): 1544-1554.

Schroder K, Sagulenko V, Zamoshnikova A, et al. 2012. Acute lipopolysaccharide priming boosts inflammasome activation independently of inflammasome sensor induction[J]. Immunobiology, 217(12): 1325-1329.

Schroder K, Tschopp J. 2010. The inflammasomes[J]. Cell, 140(6): 821-832.

Schroder K, Zhou R, Tschopp J. 2010. The NLRP3 inflammasome: a sensor for metabolic danger[J]. Science, 327(5963): 296-300.

Scott I. 2009. Mitochondrial factors in the regulation of innate immunity[J]. Microbes Infect, 11(8-9): 729-736.

Scott I. 2010. The role of mitochondria in the mammalian antiviral defense system[J]. Mitochondrion, 10(4): 316-320.

Seet B T, McCaughan C A, Handel T M, et al. 2003. Analysis of an orf virus chemokine-binding protein: shifting ligand specificities among a family of poxvirus viroceptors[J]. Proc Natl Acad Sci USA, 100(25): 15 137-15 142.

Sellin M E, Müller A A, Felmy B, et al. 2014. Epithelium-intrinsic NAIP/NLRC4 inflammasome drives infected enterocyte expulsion to restrict *Salmonella* replication in the intestinal mucosa[J]. Cell Host Microbe, 16(2): 237-248.

Seol W. 2010. Biochemical and molecular features of LRRK2 and its pathophysiological roles in Parkinson's diseas[J]. BMB Rep, 43(4): 233-244.

Seshadri S, Duncan M D, Hart J M, et al. 2007. Pyrin levels in human monocytes and monocyte-derived macrophages regulate IL-1beta processing and release[J]. J Immunol, 179(2): 1274-1281.

Seth R B, Sun L, Chen Z J. 2006. Antiviral innate immunity pathways[J]. Cell Res, 16(2): 141-147.

Seth R B, Sun L, Ea C K, et al. 2005. Identification and characterization of MAVS, a mitochondrial antiviral signaling protein that activates NF-kappaB and IRF3[J]. Cell, 122(5): 669-682.

Sethman C R, Hawiger J. 2013. The innate immunity adaptor SARM translocates to the nucleus to stabilize lamins and prevent DNA fragmentation in response to pro-apoptotic signaling[J]. PLoS ONE, 8(7): e70994.

Sha W, Mitoma H, Hanabuchi S, et al. 2014. Human NLRP3 inflammasome senses multiple types of bacterial RNAs[J]. Proc Natl Acad Sci USA, 111(45): 16 059-16 064.

Shang G, Zhu D, Li N, et al. 2012. Crystal structures of STING protein reveal basis for recognition of cyclic di-GMP[J]. Nat Struct Mol Biol, 19(7): 725-727.

Sharma D, Kanneganti T D. 2016. The cell biology of inflammasomes: mechanisms of inflammasome activation and regulation[J]. J Cell Biol, 213(6): 617-629.

Sharma N, Jha S. 2016. NLR-regulated pathways in cancer: opportunities and obstacles for therapeutic interventions[J]. Cell Mol Life Sci, 73(9): 1741-1764.

Sharma S, Deoliveira R B, Parisa K, et al. 2011. Innate immune recognition of an AT-rich stem-loop DNA motif in the *Plasmodium falciparum* genome[J]. Immunity, 35(2): 194-207.

Sharma S, Fitzgerald K A. 2010. Viral defense: it takes two MAVS to Tango[J]. Cell, 141(4): 570-572.

Sharma S, tenOever B R, Grandvaux N, et al. 2003. Triggering the interferon antiviral response through an IKK-related pathway[J]. Science, 300(5622): 1148-1151.

Shaw N, Liu Z J. 2014. Role of the HIN domain in regulation of innate immune responses[J]. Mol Cell Biol, 34(1): 2-15.

Shaw P J, Barr M J, Lukens J R, et al. 2011. Signaling via the RIP2 adaptor protein in central nervous system-infiltrating dendritic cells promotes inflammation and autoimmunity[J]. Immunity, 34(1): 75-84.

Sheahan K L, Satchell K J. 2007. Inactivation of small Rho GTPases by the multifunctional RTX toxin from *Vibrio cholerae*[J].

Cell Microbiol, 9(5): 1324-1335.
Sheedy F J, Grebe A, Rayner K J, et al. 2013. CD36 coordinates NLRP3 inflammasome activation by facilitating intracellular nucleation of soluble ligands into particulate ligands in sterile inflammation[J]. Nat Immunol, 14(8): 812-820.
Sheedy F J, Marinou I, O'Neill L A, et al. 2008. The Mal/TIRAP S180L and TLR4 G299D polymorphisms are not associated with susceptibility to or severity of rheumatoid arthritis[J]. Ann Rheum Dis, 67(9): 1328-1331.
Shembade N, Harhaj N S, Parvatiyar K, et al. 2008. The E3 ligase Itch negatively regulates inflammatory signaling pathways by controlling the function of the ubiquitin-editing enzyme A20[J]. Nat Immunol, 9(3): 254-262.
Shenderov K, Riteau N, Yip R, et al. 2014. Cutting edge: endoplasmic reticulum stress licenses macrophages to produce mature IL-1β in response to TLR4 stimulation through a caspase-8- and TRIF-dependent pathway[J]. J Immunol, 192(5): 2029-2033.
Shenoy A R, Capuder M, Draskovic P, et al. 2007. Structural and biochemical analysis of the Rv0805 cyclic nucleotide phosphodiesterase from *Mycobacterium tuberculosis*[J]. J Mol Biol, 365(1): 211-225.
Sheppard P, Kindsvogel W, Xu W, et al. 2003. IL-28, IL-29 and their classⅡ cytokine receptor IL-28R[J]. Nat Immunol, 4(1): 63-68.
Shi C S, Kehrl J H. 2003. Tumor necrosis factor(TNF)-induced germinal center kinase-related(GCKR)and stress-activated protein kinase(SAPK)activation depends upon the E2/E3 complex Ubc13-Uev1A/TNF receptor-associated factor 2(TRAF2)[J]. J Biol Chem, 278(17): 15 429-15 434.
Shi C S, Shenderov K, Huang N N, et al. 2012. Activation of autophagy by inflammatory signals limits IL-1beta productionby targeting ubiquitinated inflammasomes for destruction[J]. Nat Immunol, 13(3): 255-263.
Shi H X, Liu X, Wang Q, et al. 2011. Mitochondrial ubiquitin ligase MARCH5 promotes TLR7 signaling by attenuating TANK action[J]. PLoS Pathog, 7(5): e1002057.
Shi H X, Yang K, Liu X, et al. 2010. Positive regulation of interferon regulatory factor 3 activation by Herc5 via ISG15 modification[J]. Mol Cell Biol, 30(10): 2424-2436.
Shi H, Ying W, Li X, et al. 2016. NLRP3 activation and mitosis are mutually exclusive events coordinated by NEK7, a new inflammasome component[J]. Nat Immunol, 17(3): 250-258.
Shi J, Zhao Y, Wang K, et al. 2015b. Cleavage of GSDMD by inflammatory caspases determines pyroptotic cell death[J]. Nature, 526(7575): 660-665.
Shi Y, Yuan B, Qi N, et al. 2015a. An autoinhibitory mechanism modulates MAVS activity in antiviral innate immune response[J]. Nat Commun, 6: 7811.
Shibata A, Moiani D, Arvai A S, et al. 2014. DNA double-strand break repair pathway choice is directed by distinct MRE11 nuclease activities[J]. Mol Cell, 53(1): 7-18.
Shigemoto T, Kageyama M, Hirai R, et al. 2009. Identification of loss of function mutations in human genes encoding RIG-Ⅰ and MDA5: implications for resistance to typeⅠdiabetes[J]. J Biol Chem, 284(20): 13 348-13 354.
Shih V F, Tsui R, Caldwell A, et al. 2011. A single NFκB system for both canonical and non-canonical signaling[J]. Cell Res, 21(1): 86-102.
Shim J H, Xiao C, Paschal A E, et al. 2005. TAK1, but not TAB1 or TAB2, plays an essential role in multiple signaling pathways *in vivo*[J]. Genes Dev, 19(22): 2668-2681.
Shimada K, Chen S, Dempsey P W, et al. 2009. The NOD/RIP2 pathway is essential for host defenses against *Chlamydophila pneumoniae* lung infection[J]. PLoS Pathog, 5(4): e1000379.
Shimada K, Crother T R, Arditi M. 2015. POPsicle for fever! Cooling down the inflammasome[J]. Immunity, 43(2): 213-215.
Shimada K, Crother T R, Karlin J, et al. 2012. Oxidized mitochondrial DNA activates the NLRP3 inflammasome during apoptosis[J]. Immunity, 36(3): 401-414.
Shimizu Y, Taraborrelli L, Walczak H. 2015. Linear ubiquitination in immunity[J]. Immunol Rev, 266(1): 190-207.
Shu C, Li X, Li P. 2014. The mechanism of double-stranded DNA sensing through the cGAS-STING pathway[J]. Cytokine Growth Factor Rev, 25(6): 641-648.
Shu C, Yi G, Watts T, et al. 2012. Structure of STING bound to cyclic di-GMP reveals the mechanism of cyclic dinucleotide recognition by the immune system[J]. Nat Struct Mol Biol, 19(7): 722-724.
Shu H B, Wang Y Y. 2014. Adding to the STING[J]. Immunity, 41(6): 871-873.
Silke J, Rickard J A, Gerlic M. 2015. The diverse role of RIP kinases in necroptosis and inflammation[J]. Nat Immunol, 16(7): 689-697.
Simm R, Morr M, Kader A, et al. 2004. GGDEF and EAL domains inversely regulate cyclic di-GMP levels and transition from sessility to motility[J]. Mol Microbiol, 53(4): 1123-1134.
Singh V V, Kerur N, Bottero V, et al. 2013. Kaposi's sarcoma associated herpesvirus latency in endothelial and B cells activates interferon-inducible protein 16-mediated inflammasomes[J]. J Virol, 87(8): 4417-4431.
Skaug B, Chen Z J. 2010. Emerging role of ISG15 in antiviral immunity[J]. Cell, 143(2): 187-190.
Soares F, Tattoli I, Wortzman M E, et al. 2012. NLRX1 does not inhibit MAVS-dependent antiviral signalling[J]. Innate Immun,

19(4): 438-448.

Søby S, Laursen R R, Ostergaard L, et al. 2012. HSV-1-induced chemokine expression via IFI16-dependent and IFI16-independent pathways in human monocyte-derived macrophages[J]. Herpesviridae, 3(1): 6.

Sohn J, Hur S. 2016. Filament assemblies in foreign nucleic acid sensors[J]. Curr Opin Struct Biol, 37: 134-144.

Solan N J, Miyoshi H, Carmona E M, et al. 2002. RelB cellular regulation and transcriptional activity are regulated by p100[J]. J Biol Chem, 277(2): 1405-1418.

Sollberger G, Strittmatter G E, Garstkiewicz M, et al. 2014. Caspase-1: the inflammasome and beyond[J]. Innate Immun, 20(2): 115-125.

Solt L A, May M J. 2008. The IkappaB kinase complex: master regulator of NF-kappaB signaling[J]. Immunol Res, 42(1-3): 3-18.

Sondermann H, Shikuma N J, Yildiz F H. 2012. You've come a long way: c-di-GMP signaling[J]. Curr Opin Microbiol, 15(2): 140-146.

Song T, Wei C, Zheng Z, et al. 2010. c-Abl tyrosine kinase interacts with MAVS and regulates innate immune response[J]. FEBS Lett, 584(1): 33-38.

Sorbara M T, Ellison L K, Ramjeet M, et al. 2013. The protein ATG16L1 suppresses inflammatory cytokines induced by the intracellular sensors Nod1 and Nod2 in an autophagy-independent manner[J]. Immunity, 39(5): 858-873.

Sorrentino A, Thakur N, Grimsby S, et al. 2008. The type Ⅰ TGF-beta receptor engages TRAF6 to activate TAK1 in a receptor kinase-independent manner[J]. Nat Cell Biol, 10(10): 1199-1207.

Soucy-Faulkner A, Mukawera E, Fink K, et al. 2010. Requirement of NOX2 and reactive oxygen species for efficient RIG-Ⅰ-mediated antiviral response through regulation of MAVS expression[J]. PLoS Pathog, 6(6): e1000930.

Sparrer K M, Gack M U. 2015. Intracellular detection of viral nucleic acids[J]. Curr Opin Microbiol, 26: 1-9.

Srimathi T, Robbins S L, Dubas R L, et al. 2008. Mapping of POP1-binding site on pyrin domain of ASC[J]. J Biol Chem, 283(22): 15 390-15 398.

Stark G R, Darnell J E Jr. 2012. The JAK-STAT pathway at twenty[J]. Immunity, 36(4): 503-514.

Staub E, Dahl E, Rosenthal A. 2001. The DAPIN family: a novel domain links apoptotic and interferon response proteins[J]. Trends Biochem Sci, 26(2): 83-85.

Steen H C, Gamero A M. 2012. The role of signal transducer and activator of transcription-2 in the interferon response[J]. J Interferon Cytokine Res, 32(3): 103-110.

Stehlik C, Dorfleutner A. 2007. COPs and POPs: modulators of inflammasome activity[J]. J Immunol, 179(12): 7993-7998.

Stehlik C, Hayashi H, Pio F, et al. 2003c. CARD6 is a modulator of NF-kappaB activation by Nod1- and Cardiakmediated pathways[J]. J Biol Chem, 278(34): 31 941-31 949.

Stehlik C, Krajewska M, Welsh K, et al. 2003a. The PAAD/ PYRIN-only protein POP1/ASC2 is a modulator of ASC-mediated nuclear-factor-kappa B and pro-caspase-1 regulation[J]. Biochem J, 373(Pt1): 101-113.

Stehlik C, Lee S H, Dorfleutner A, et al. 2003b. Apoptosis-associated speck-like protein containing a caspase recruitment domain is a regulator of procaspase-1 activation[J]. J Immunol, 171(11): 6154-6163.

Stenzel N, Fetzer C P, Heumann R, et al. 2009. PDZ-domain-directed basolateral targeting of the peripheral membrane protein FRMPD2 in epithelial cells[J]. J Cell Sci, 122(Pt18): 3374-3384.

Stepkowski S M, Chen W, Ross J A, et al. 2008. STAT3: an important regulator of multiple cytokine functions[J]. Transplantation, 85(10): 1372-1377.

Stetson D B, Medzhitov R. 2006. Recognition of cytosolic DNA activates an IRF3-dependent innate immune response[J]. Immunity, 24(1): 93-103.

Stewart M K, Cookson B T. 2016. Evasion and interference: intracellular pathogens modulate caspase- dependent inflammatory responses[J]. Nat Rev Microbiol, 14(6): 346-359.

Storek K M, Monack D M. 2015. Bacterial recognition pathways that lead to inflammasome activation[J]. Immunol Rev, 265(1): 112-129.

Stowe I, Lee B, Kayagaki N. 2015. Caspase-11: arming the guards against bacterial infection[J]. Immunol Rev, 265(1): 75-84.

Stracker T H, Petrini J H. 2011. The MRE11 complex: starting from the ends[J]. Nat Rev Mol Cell Biol, 12(2): 90-103.

Stratmann S A, Morrone S R, van Oijen A M, et al. 2015. The innate immune sensor IFI16 recognizes foreign DNA in the nucleus by scanning along the duplex[J]. Elife, 4: e11721.

Strober W , Murray P J, Kitani A, et al. 2006. Signalling pathways and molecular interactions of NOD1 and NOD2[J]. Nat Rev Immunol, 6(1): 9-20.

Su H, Bidère N, Zheng L, et al. 2005. Requirement for caspase-8 in NF-κB activation by antigen receptor[J]. Science, 307(5714): 1465-1468.

Su J, Xie Q, Wilson I, et al. 2007. Differential regulation and role of interleukin-1 receptor associated kinase-M in innate immunity signaling[J]. Cell Signal, 19(7): 1596-1601.

Su X, Li S, Meng M, et al. 2006. TNF receptor-associated factor-1(TRAF1)negatively regulates Toll/IL-1 receptor domain-containing adaptor inducing IFN-beta(TRIF)-mediated signaling[J]. Eur J Immunol, 36(1): 199-206.

Subramanian N, Natarajan K, Clatworthy M R, et al. 2013. The adaptor MAVS promotes NLRP3 mitochondrial localization and inflammasome activation[J]. Cell, 153(2): 348-361.

Sudhakar V, Xin D, Ravichandran P, et al. IFI16 protein mediates the anti-inflammatory. actions of the type-Ⅰ interferons through suppression of activation of caspase-1 by inflammasomes[J]. PLoS ONE, 6(10): e27040.

Suhara W, Yoneyama M, Iwamura T, et al. 2000. Analyses of virus-induced homomeric and heteromeric protein associations between IRF-3 and coactivator CBP/p300[J]. J Biochem, 128(2): 301-307.

Sumbayev V V, Yasinska I M. 2006. Role of MAP kinase-dependent apoptotic pathway in innate immune responses and viral infection[J]. Scand J Immunol, 63(6): 391-400.

Sun C, Schattgen S A, Pisitkun P, et al. 2015. Evasion of innate cytosolic DNA sensing by a gammaherpesvirus facilitates establishment of latent infection[J]. J Immunol, 194(4): 1819-1831.

Sun F, Zhang Y B, Liu T K, et al. 2011. Fish MITA serves as a mediator for distinct fish IFN gene activation dependent on IRF3 or IRF7[J]. J Immunol, 187(5): 2531-2539.

Sun L, Wang H, Wang Z, et al. 2012a. Mixed lineage kinase domain-like protein mediates necrosis signaling downstream of RIP3 kinase[J]. Cell, 148(1-2): 213-227.

Sun L, Wu J, Du F, et al. 2013. Cyclic GMP-AMP synthase is a cytosolic DNA sensor that activates the type Ⅰ interferon pathway[J]. Science, 339(6121): 786-791.

Sun L, Xing Y, Chen X, et al. 2012b. Coronavirus papain-like proteases negatively regulate antiviral innate immune response through disruption of STING-mediated signaling[J]. PLoS ONE, 7(2): e30802.

Sun Q, Sun L, Liu H H, et al. 2006. The specific and essential role of MAVS in antiviral innate immune responses[J]. Immunity, 24(5): 633-642.

Sun S C. 2010. Controlling the fate of NIK: a central stage in noncanonical NF-kappaB signaling[J]. Sci Signal, 3(123): pe18.

Sun S C. 2011. Non-canonical NF-κB signaling pathway[J]. Cell Res, 21(1): 71-85.

Sun S C. 2012. The noncanonical NF-κB pathway[J]. Immunol Rev, 246(1): 125-140.

Sun S C, Ley S C. 2008. New insights into NF-kappaB regulation and function[J]. Trends Immunol, 29(10): 469-478.

Sun S, Xia S, Ji Y, et al. 2012c. The ATP-P2X7 signaling axis is dispensable for obesity-associated inflammasome activation in adipose tissue[J]. Diabetes, 61(6): 1471-1478.

Sun W, Li Y, Chen L, et al. 2009. ERIS, an endoplasmic reticulum IFN stimulator, activates innate immune signaling through dimerization[J]. Proc Natl Acad Sci USA, 106(21): 8653-8658.

Sun X, Yin J, Starovasnik M A, et al. 2002. Identification of a novel homotypic interaction motif required for the phosphorylation of receptor-interacting protein(RIP)by RIP3[J]. J Biol Chem, 277(11): 9505-9511.

Sun Y, Wang J, Lao H, et al. 2008. Molecular cloning and expression analysis of the ASC gene from mandarin fishand its regulation of NF-κB activation[J]. Dev Comp Immunol, 32(4): 391-399.

Sutterwala F S, Mijares L A, Li L, et al. 2007. Immune recognition of *Pseudomonas aeruginosa* mediated by the IPAF/NLRC4 inflammasome[J]. J Exp Med, 204(13): 3235-3245.

Sutterwala F S, Stefanie H, Cassel S L. 2014. Mechanism of NLRP3 inflammasome activation[J]. Ann N Y Acad Sci, 1319: 82-95.

Suzuki N, Suzuki S, Duncan G S, et al. 2002a. Severe impairment of interleukin-1 and Toll-like receptor signalling in mice lacking IRAK-4[J]. Nature, 416(6882): 750-756.

Suzuki N, Suzuki S, Yeh W C. 2002b. IRAK-4 as the central TIR signaling mediator in innate immunity[J]. Trends Immunol, 23(10): 503-506.

Suzuki S, Franchi L, He Y, et al. 2014. Shigella type Ⅲ secretion protein MxiⅠ is recognized by Naip2 to induce Nlrc4 inflammasome activation independently of Pkcδ[J]. PLoS Pathog, 10(2): e1003926.

Suzuki T, Franchi L, Toma C, et al. 2007. Differential regulation of caspase-1 activation, pyroptosis, and autophagy via Ipaf and ASC in *Shigella* infected macrophages[J]. PLoS Pathog, 3(8): e111.

Symons A, Beinke S, Ley S C. 2006. MAP kinase kinase kinases and innate immunity[J]. Trends Immunol, 27(1): 40-48.

Szretter K J, Samuel M A, Gilfillan S, et al. 2009. The immune adaptor molecule SARM modulates tumor necrosis factor alpha production and microglia activation in the brainstem and restricts west nile virus pathogenesis[J]. J Virol, 83(18): 9329-9338.

Tabak H F, van der Zand A, Braakman I. 2008. Peroxisomes: minted by the ER[J]. Curr Opin Cell Biol, 20(4): 393-400.

Tabeta K, Georgel P, Janssen E, et al. 2004. Toll-like receptors 9 and 3 as essential components of innate immune defense against mouse cytomegalovirus infection[J]. Proc Natl Acad Sci USA, 101(10): 3516-3521.

Tait S W, Green D R. 2012. Mitochondria and cell signalling[J]. J Cell Sci, 125(Pt 4): 807-815.

Takaesu G, Kishida S, Hiyama A, et al. 2000. TAB2, a novel adaptor protein, mediates activation of TAK1 MAPKKK by linking TAK1 to TRAF6 in the IL-1 signal transduction pathway[J]. Mol Cell, 5(4): 649-658.

Takahashi K, Kawai T, Kumar H, et al. 2006. Roles of caspase-8 and caspase-10 in innate immune responses to double-stranded

RNA[J]. J Immunol, 176(8): 4520-4524.
Takamatsu S, Onoguchi K, Onomoto K, et al. 2013. Functional characterization of domains of IPS-1 using an inducible oligomerization system[J]. PLoS ONE, 8(1): e53578.
Takaoka A, Shinohara S. 2008. DNA sensors in innate immune system[J]. Uirusu, 58(1): 37-46.
Takaoka A, Tamura T, Taniguchi T. 2008. Interferon regulatory factor family of transcription factors and regulation of oncogenesis[J]. Cancer Sci, 99(3): 467-478.
Takaoka A, Taniguchi T. 2008. Cytosolic DNA recognition for triggering innate immune responses[J]. Adv Drug Deliv Rev, 60(7): 847-857.
Takaoka A, Wang Z, Choi M K, et al. 2007. DAI(DLM-1/ZBP1)is a cytosolic DNA sensor and an activator of innate immune response[J]. Nature, 448(7152): 501-505.
Takaoka A, Yanai H. 2006. Interferon signalling network in innate defence[J]. Cell Microbiol, 8(6): 907-922.
Takaoka A, Yanai H, Kondo S, et al. 2005. Integral role of IRF-5 in the gene induction programme activated by Toll-like receptors[J]. Nature, 434(7030): 243-249.
Takeda K. 2005. Toll-like receptors and their adaptors in innate immunity[J]. Curr Med Chem-Anti-Inflammatory & Anti-Allergy Agents, 4(1): 3-11.
Takeda S, Hoa N N, Sasanuma H. 2016. The role of the Mre11-Rad50-Nbs1 complex in double-strand break repair-facts and myths[J]. J Radiat Res, Suppl 1: i25-i32.
Takeshita F, Ishii K J, Kobiyama K, et al. 2005. TRAF4 acts as a silencer in TLR-mediated signaling through the association with TRAF6 and TRIF[J]. Eur J Immunol, 35(8): 2477-2485.
Takeuchi O, Akira S. 2008. MDA5/RIG-Ⅰ and virus recognition[J]. Curr Opin Immunol, 20: 17-22.
Takeuchi O, Akira S. 2010. Pattern recognition receptors and inflammation[J]. Cell, 140(6): 805-820.
Takeuchi O, Takeda K, Hoshino K, et al. 2000. Cellular responses to bacterial cell wall components are mediated through MyD88-dependent signaling cascades[J]. Int Immunol, 12(1): 113-117.
Tal M C, Iwasaki A. 2011. Mitoxosome: a mitochondrial platform for cross-talk between cellular stress and antiviral signaling[J]. Immunol Rev, 243(1): 215-234.
Tal M C, Sasai M, Lee H K, et al. 2009. Absence of autophagy results in reactive oxygen species dependent amplification of RLR signaling[J]. Proc Natl Acad Sci USA, 106(8): 2770-2775.
Tam W F, Sen R. 2001. IkB family members function by different mechanisms[J]. J Biol Chem, 276(11): 7701-7704.
Tamassia N, Bazzoni F, Le Moigne V, et al. 2012. IFN-b expression is directly activated in human neutrophils transfected with plasmid DNA and is further increased via TLR-4-mediated signaling[J]. J Immunol, 189(3): 1500-1509.
Tamayo R, Pratt J T, Camilli A. 2007. Roles of cyclic diguanylate in the regulation of bacterial pathogenesis[J]. Annu Rev Microbiol, 61: 131-148.
Tamura T, Yanai H, Savitsky D, et al. 2008. The IRF family transcription factors in immunity and oncogenesis[J]. Annu Rev Immunol, 26: 535-584.
Tanabe T, Chamaillard M, Ogura Y, et al. 2001. Regulatory regions and critical residues of NOD2 involved in muramyl dipeptide recognition[J]. EMBO J, 23(7): 1587-1597.
Tanaka Y, Chen Z J. 2012. STING specifies IRF3 phosphorylation by TBK1 in the cytosolic DNA signaling pathway[J]. Sci Signal, 5(214): ra20.
Tang E D, Wang C Y. 2009. MAVS self-association mediates antiviral innate immune signaling[J]. J Virol, 83(8): 3420-3428.
Tang E D, Wang C Y. 2010. TRAF5 is a downstream target of MAVS in antiviral innate immune signaling[J]. PLoS ONE, 5(2): e9172.
Taniguchi S, Matsushita K, Takeoka M, et al. 2009. A splice variant of ASC regulates IL-1beta release and aggregates differently from intact ASC[J]. Mediators Inflamm, (2): 287387.
Taniguchi S, Sagara J. 2007. Regulatory molecules involved in inflammasome formation with special reference to a key mediator protein, ASC[J]. Semin Immunopathol, 29(3): 231-238.
Taniguchi T, Ogasawara K, Takaoka A, et al. 2001. IRF family of transcription factors as regulators of host defense[J]. Annu Rev Immunol, 19: 623-655.
Taniguchi T, Takaoka A A. 2001. Weak signal for strong responses: interferon-α/β revisited[J]. Nat Rev Mol Cell Biol, 2(5): 378-386.
Tanimura N, Saitoh S, Matsumoto F, et al. 2008. Roles for LPS-dependent interaction and relocation of TLR4 and TRAM in TRIF-signaling[J]. Biochem Biophys Res Commun, 368(1): 94-99.
Tao J, Zhou X, Jiang Z. 2016. cGAS-cGAMP-STING: the three musketeers of cytosolic DNA sensing and signaling[J]. IUBMB Life, 68(11): 858-870.
Tao M, Scacheri P C, Marinis J M, et al. 2009. ITCH K63-ubiquitinates the NOD2 binding protein, RIP2, to influence inflammatory signaling pathways[J]. Curr Biol, 19(15): 1255-1263.

TDiner B A, Lum K K, Cristea I M. 2015. The emerging role of nuclear viral DNA sensors[J]. J Biol Chem, 290(44): 26 412-26 421.

Tegethoff S, Behlke J, Scheidereit C. 2003. Tetrameric oligomerization of IkappaB kinase gamma(IKKgamma)is obligatory for IKK complex activity and NF-kappaB activation[J]. Mol Cell Biol, 23(6): 2029-2041.

Tenev T, Bianchi K, Darding M, et al. 2011. The ripoptosome, a signaling platform that assembles in response to genotoxic stress and loss of IAPs[J]. Mol Cell, 43(3): 432-448.

Tenoever B R, Ng S L, Chua M A, et al. 2007. Multiple functions of the IKK-related kinase IKKepsilon in interferon-mediated antiviral immunity[J]. Science, 315(5816): 1274-1278.

Tenthorey J L, Kofoed E M, Daugherty M D, et al. Vance. 2014. Molecular basis for specific recognition of bacterial ligands by NAIP/NLRC4 inflammasomes[J]. Mol Cell, 54(1): 17-29.

Tergaonkar V, Correa R G, Ikawa M, et al. 2005. Distinct roles of IκB proteins in regulating constitutive NF-κB activity[J]. Nat Cell Biol, 7(9): 921-923.

Terra J K, Cote C K, France B, et al. 2010. Cutting edge: resistance to *Bacillus anthracis* infection mediated by a lethal toxin sensitive allele of Nalp1b/Nlrp1b[J]. J Immunol, 184(1): 17-20.

Thapa R J, Ingram J P, Ragan K B, et al. 2016. DAI senses influenza A virus genomic RNA and activates RIPK3-dependent cell death[J]. Cell Host Microbe, 20(5): 674-681.

Thapa R J, Nogusa S, Chen P, et al. 2013. Interferon-induced RIP1/RIP3-mediated necrosis requires PKR and is licensed by FADD and caspases[J]. Proc Natl Acad Sci USA, 110(33): E3109-E3118.

Thomas J, Epshtein Y, Chopra A, et al. 2011. Anthrax lethal factor activates K^+ channels to induce IL-1b secretion in macrophages[J]. J Immunol, 186(9): 5236-5243.

Thomas P G, Dash P, Aldridge J R Jr, et al. 2009. The intracellular sensor NLRP3 mediates key innate and healing responses to influenza A virus via the regulation of caspase-1[J]. Immunity, 30(4): 566-575.

Thompson M R, Sharma S, Atianand M, et al. 2014. Interferon γ-inducible protein(IFI)16 transcriptionally regulates type Ⅰ interferons and other interferon-stimulated genes and controls the interferon response to both DNA and RNA viruses[J]. J Biol Chem, 289(34): 23 568-23 581.

Tian Y, Zhang Y, Zhong B, et al. 2007. RBCK1 negatively regulates tumor necrosis factor- and interleukin-1-triggered NF-kappaB activation by targeting TAB2/3 for degradation[J]. J Biol Chem, 282(23): 16 776-16 782.

Tigno-Aranjuez J T, Bai X, Abbott D W. 2013. A discrete ubiquitinmediated network regulates the strength of NOD2 signaling[J]. Mol Cell Biol, 33(1): 146-158.

Tinel A, Janssens S, Lippens S, et al. 2007. Autoproteolysis of PIDD marks the bifurcation between pro-death caspase-2 and pro-survival NF-κB pathway[J]. EMBO J, 26(1): 197-208.

Tischler A D, Camilli A. 2004. Cyclic diguanylate(c-di-GMP)regulates *Vibrio cholerae* biofilm formation[J]. Mol Microbiol, 53(3): 857-869.

Tojima Y, Fujimoto A, Delhase M, et al. 2000. NAK is an IkB kinase-activating kinase[J]. Nature, 404(6779): 778-782.

Tokunaga F, Sakata S, Saeki Y, et al. 2009. Involvement of linear polyubiquitylation of NEMO in NF-B activation[J]. Nat Cell Biol, 11(2): 123-132.

Tornatore L, Thotakura A K, Bennett J, et al. 2012. The nuclear factor kappa B signaling pathway: integrating metabolism with inflammation[J]. Trends Cell Biol, 22(11): 557-566.

Travassos L H, Carneiro L A, Ramjeet M, et al. 2010. Nod1 and Nod2 direct autophagy by recruiting ATG16L1 to the plasma membrane at the site of bacterial entry[J]. Nat Immunol, 11(11): 55-62.

Triantafilou K, Hughes T R, Triantafilou M, et al. 2013. The complement membrane attack complex triggers intracellular Ca^{2+} fluxes leading to NLRP3 inflammasome activation[J]. J Cell Sci, 126(Pt13): 2903-2913.

Trichonas G, Murakami Y, Thanos A, et al. 2010. Receptor interacting protein kinases mediate retinal detachment-induced photoreceptor necrosis and compensate for inhibition of apoptosis[J]. Proc Natl Acad Sci USA, 107(50): 21 695-21 700.

Tschopp J. 2011. Mitochondria: sovereign of inflammation[J]. Eur J Immunol, 41(5): 1196-1202.

Tschopp J, Martinon F, Burns K. 2003. NALPs: a novel protein family involved in inflammation[J]. Nat Rev Mol Cell Biol, 4(2): 95-104.

Tseng P H, Matsuzawa A, Zhang W, et al. 2010. Different modes of ubiquitination of the adaptor TRAF3 selectively activate the expression of type Ⅰ interferons and proinflammatory cytokines[J]. Nat Immunol, 11(1): 70-75.

Tsuchida T, Zou J, Saitoh T, et al. 2010. The ubiquitin ligase TRIM56 regulates innate immune responses to intracellular double-stranded DNA[J]. Immunity, 33(5): 765-776.

Tsuchiya K, Hara H. 2014. The inflammasome and its regulation[J]. Crit Rev Immunol, 34(1): 41-80.

Tsuchiya K, Hara H, Kawamura I, et al. 2010. Involvement of absent in melanoma 2 in inflammasome activation in macrophages infected with *Listeria monocytogenes*[J]. J Immunol, 185(2): 1186-1195.

Tsujimura H, Tamura T, Kong H J, et al. 2004. Toll-like receptor 9 signaling activates NF-κB through IFN regulatory factor-8/IFN consensus sequence binding protein in dendritic cells[J]. J Immunol, 172(11): 6820-6827.

Tu D, Zhu Z, Zhou A Y, et al. 2013. Structure and ubiquitination-dependent activation of TANK binding kinase 1[J]. Cell Rep, 28(3): 747-758.

Turrens J F. 2003. Mitochondrial formation of reactive oxygen species[J]. J Physiol, 55(2): 335-344.

Uchiyama R, Yonehara S, Tsutsui H. 2013. Fas-mediated inflammatory response in *Listeria monocytogenes* infection[J]. J Immunol, 190(8): 4245-4254.

Uematsu S, Akira S. 2007. Toll-like receptors and type Ⅰ interferons[J]. J Biol Chem, 282(21): 15 319-15 323.

Uematsu S, Sato S, Yamamoto M, et al. 2005. Interleukin-1 receptor-associated kinase-1 plays an essential role for Toll-like receptor(TLR)7- and TLR9-mediated interferon-{alpha} induction[J]. J Exp Med, 201(6): 915-923.

Unterholzner L. 2013. The interferon response to intracellular DNA: why so many receptors[J]. Immunobiology, 218(11): 1312-1321.

Unterholzner L, Keating S E, Baran M, et al. 2010. IFI16 is an innate immune sensor for intracellular DNA[J]. Nat Immunol, 11(11): 997-1004.

Upton J W, Kaiser W J, Mocarski E S. 2008. Cytomegalovirus M45 cell death suppression requires receptor-interacting protein(RIP)homotypic interaction motif(RHIM)-dependent interaction with RIP1[J]. J Biol Chem, 283(25): 16 966-16 970.

Upton J W, Kaiser W J, Mocarski E S. 2010. Virus inhibition of RIP3-dependent necrosis[J]. Cell Host Microbe, 7(4): 302-313.

Upton J W, Kaiser W J, Mocarski E S. 2012. DAI/ZBP1/DLM-1 complexes with RIP3 to mediate virus-induced programmed necrosis that is targeted by murine cytomegalovirus vIRA[J]. Cell Host Microbe, 11(3): 290-297.

Upton J W, Kaiser W J, Mocarski Rajput A, et al. 2011. RIG-Ⅰ RNA helicase activation of IRF3 transcription factor is negatively regulated by caspase-8-mediated cleavage of the RIP1 protein[J]. Immunity, 34(3): 340-351.

Vaccari J P D R, Lotocki G, Alonso O F, et al. 2009. Therapeutic neutralization of the NLRP1 inflammasome reduces the innate immune response and improves histopathology after traumatic brain injury[J]. J Cereb Blood Flow Metab, 29(7): 1251-1261.

Vajjhala P R, Mirams R E, Hill J M. 2012. Multiple binding sites on the pyrin domain of ASC protein allow self-association and interaction with NLRP3 protein[J]. J Biol Chem, 287(50): 41 732-41 743.

Valentine R, Smith G L. 2010. Inhibition of the RNA polymerase Ⅲ-mediated dsDNA-sensing pathway of innate immunity by vaccinia virus protein E3[J]. J Gen Virol, 91(Pt 9): 2221-2229.

Valkov E, Stamp A, Dimaio F, et al. 2011. Crystal structure of Toll-like receptor adaptor MAL/TIRAP reveals the molecular basis for signal transduction and disease protection[J]. Proc Natl Acad Sci USA, 108(36): 14 879-14 884.

Vallabhapurapu S, Karin M. 2009. Regulation and function of NF-kappaB transcription factors in the immune system[J]. Annu Rev Immunol, 27: 693-733.

van Bruggen R, Koker M Y, Jansen M, et al. 2010. Human NLRP3 inflammasome activation is Nox1-4 independent[J]. Blood, 115(26): 5398-5400.

van der Zand A, Tabak H F. 2013. Peroxisomes: offshoots of the ER[J]. Curr Opin Cell Biol, 25(4): 449-454.

Van Opdenbosch N, Gurung P, Vande Walle L, et al. 2014. Activation of the NLRP1b inflammasome independently of ASC-mediated caspase-1 autoproteolysis and speck formation[J]. Nat Commun, 5(1): 3209.

van Zuylen W J, Doyon P, Clement J F, et al. 2012. Proteomic profiling of the TRAF3 interactome network reveals a new role for the ER-to-Golgi transport compartments in innate immunity[J]. PLoS Pathog, 8: e1002747.

Vanaja S K, Rathinam V A, Fitzgerald K A. 2015. Mechanisms of inflammasome activation: recent advances and novel insights[J]. Trends Cell Biol, 25(5): 308-315.

Vazquez C, Horner S M. 2015. MAVS Coordination of antiviral innate immunity[J]. J Virol, 89(14): 6974-6977.

Veeranki S, Choubey D. 2012. Interferon-inducible p200-family protein IFI16, an innate immune sensor for cytosolic and nuclear double-stranded DNA: regulation of subcellular localization[J]. Mol Immunol, 49(4): 567-571.

Veeranki S, Duan X, Panchanathan R, et al. 2011. IFI16 protein mediates the anti-inflammatory actions of the type-Ⅰ interferen through suppression of activation caspase-1 by inftammasomes, 6(10): e27040.

Venkataraman T, Valdes M, Elsby R, et al. 2007. Loss of DExD/H box RNA helicase LGP2 manifests disparate antiviral responses[J]. J Immunol, 178(10): 6444-6455.

Ver Heul A M, Fowler C A, Ramaswamy S, et al. 2013. Ubiquitin regulates caspase recruitment domain-mediated signaling by nucleotide-binding oligomerization domain containing proteins NOD1 and NOD2[J]. J Biol Chem, 288(10): 6890-6902.

Verhelst K, Verstrepen L, Carpentier I, et al. 2013. IkB kinase e(IKKe): a therapeutic target in inflammation and cancer[J]. Biochem Pharmacol, 85(7): 873-880.

Versteeg G A, Benke S, García-Sastre A, et al. 2014. InTRIMsic immunity: positive and negative regulation of immune signaling by tripartite motifproteins[J]. Cytokine Growth Factor Rev, 25(5): 563-576.

Versteeg G A, Rajsbaum R, Sánchez-Aparicio M T, et al. 2013. The E3-ligase TRIM family of proteins regulates signaling pathways triggered by innate immune pattern-recognition receptors[J]. Immunity, 38(2): 384-398.

Vigano E, Diamond C E, Spreafico R, et al. 2015. Human caspase-4 and caspase-5 regulate the one-step non-canonical inflammasome activation in monocytes[J]. Nat Commun, 6: 8761.
Villarino A V, Kanno Y, Ferdinand J R, et al. 2015. Mechanisms of Jak/STAT signaling in immunity and disease[J]. J Immunol, 194(1): 21-27.
Vince J E, Wong W W, Gentle I, et al. 2012. Inhibitor of apoptosis proteins limit RIP3 kinase-dependent interleukin-1 activation[J]. Immunity, 36(2): 215-227.
Vitour D, Dabo S, Ahmadi Pour M, et al. 2009. Polo-like kinase 1(PLK1)regulates interferon(IFN)induction by MAVS[J]. J Biol Chem, 284(33): 21 797-21 809.
Vladimer G I, Weng D, Paquette S W, et al. 2012. The NLRP12 inflammasome recognizes *Yersinia pestis*[J]. Immunity, 37(1): 96-107.
von Bernuth H, Picard C, Jin Z, et al. 2008. Pyogenic bacterial infections in humans with MyD88 deficiency[J]. Science, 321(5889): 691-696.
von Kampen O, Lipinski S, Till A, et al. 2010. Caspase recruitment domain-containing protein 8(CARD8)negatively regulates NOD2-mediated signaling[J]. J Biol Chem, 285(26): 19 921-19 926.
von Moltke J, Ayres J S, Kofoed E M, et al. 2013. Recognition of bacteria by inflammasomes[J]. Annu Rev Immunol, 31: 73-106.
von Moltke J, Trinidad N J, Moayeri M, et al. 2012. Rapid induction of inflammatory lipid mediators by the inflammasome *in vivo*[J]. Nature, 490(7418): 107-111.
Wacher C, Müller M, Hofer M J, et al. 2007. Coordinated regulation and widespread cellular expression of interferon-stimulated genes(ISG)ISG-49, ISG-54, and ISG-56 in the central nervous system after infection with distinct viruses[J]. J Virol, 81(2): 860-871.
Wack A, Terczyńska-Dyla E, Hartmann R. 2015. Guarding the frontiers: the biology of type Ⅲ interferons[J]. Nat Immunol, 16(8): 802-809.
Waite A L, Schaner P, Hu C, et al. 2009. Pyrin and ASC co-localize to cellular sites that are rich in polymerizing actin[J]. Exp Biol Med, (Maywood)234(1): 40-52.
Walker M A, Volpi S, Sims K B, et al. 2014. Powering the immune system: mitochondria in immune function and deficiency[J]. J Immunol Res, 164309.
Wang C, Chen T, Zhang J, et al. 2009. The E3 ubiquitin ligase Nrdp1 preferentially' promotes TLR-mediated production of type Ⅰ interferon[J] Nat Immunol, 10(7): 744-752.
Wang C, Deng L, Hong M, et al. 2001. TAK1 is a ubiquitin dependent kinase of MKK and IKK[J]. Nature, 412(6844): 346-351.
Wang C, Liu X, Wei B. 2011. Mitochondrion: an emerging platform critical for host antiviral signaling[J]. Expert Opin Ther Targets, 15(5): 647-665.
Wang F, Alain T, Szretter K J, et al. 2016. S6K-STING interaction regulates cytosolic DNA-mediated activation of the transcription factor IRF3[J]. Nat Immunol, 17(5): 514-522.
Wang H, Sun L, Su L, et al. 2014a. Mixed lineage kinase domain-like protein MLKL causes necrotic membrane disruption upon phosphorylation by RIP3[J]. Mol Cell, 54(1): 133-146.
Wang K X, Denhardt D T. 2008. Osteopontin: role in immune regulation and stress responses[J]. Cytokine Growth Factor Rev, 19(5-6): 333-345.
Wang L J, Hsu C W, Chen C C, et al. 2012d. Interactome-wide analysis identifies end-binding protein 1 as a crucial component for the speck-like particle formation of activated absence in melanoma 2(AIM2)inflammasomes[J]. Mol Cell Proteom, 11(11): 1230-1244.
Wang L, Li S, Dorf M E. 2012c. NEMO binds ubiquitinated TANK-kinase 1(TBK1)to regulate innate immune responses to RNA viruses[J]. PloS ONE, 7(9): e43756.
Wang P, Yang L, Cheng G, et al. 2013. UBXN1 interferes with RIG-Ⅰ-like receptor-mediated antiviral immune response by targeting MAVS[J]. Cell Rep, 3: 1057-1070.
Wang P, Zhu S, Yang L, et al. 2015c. Nlrp6 regulates intestinal antiviral innate immunity[J]. Science, 350(6262): 826-830.
Wang Q, Li S, Huang H, et al. 2015a. Effect of the cytoplasmic DNA sensor DAI on replication of hepatitis B virus[J]. Zhonghua Gan Zang Bing Za Zhi, 23(12): 934-938.
Wang Q, Liu X, Cui Y, et al. 2014b. The E3 ubiquitin ligase AMFR and INSIG1 bridge the activation of TBK1 kinase by modifying the adaptor STING[J]. Immunity, 41(6): 919-933.
Wang Q, Liu X, Zhou Q, et al. 2015b. Cytosolic sensing of aberrant DNA: arming STING on the *Endoplasmic reticulum*[J]. Expert Opin Ther Targets, 19(10): 1397-1409.
Wang W, Huang X, Xin H B, et al. 2015d. TRAF family member-associated NF-κB activator(TANK)inhibits genotoxic nuclear factor κB activation by facilitating deubiquitinase USP10-dependent deubiquitination of TRAF6 ligase[J]. J Biol Chem, 290(21): 13 372-13 385.
Wang X, Hussain S, Wang E J, et al. 2007. Lack of essential role of NF-kappa B p50, RelA, and cRel subunits in virus-induced

type Ⅰ IFN expression[J]. J Immunol, 178(11): 6770-6776.

Wang X, Jiang W, Yan Y, et al. 2014c. RNA viruses promote activation of the NLRP3 inflammasome through a RIP1-RIP3-DRP1 signaling pathway[J]. Nat Immunol, 15(12): 1126-1133.

Wang X, Li Y, Mao A, et al. 2010a. Hepatitis B virus X protein suppresses virus-triggered IRF3 activation and IFN-beta induction by disrupting the VISA-associated complex[J]. Cell Mol Immunol, 7(5): 341-348.

Wang Y Y, Li L, Han K J, et al. 2004. A20 is a potent inhibitor of TLR3- and Sendai virus-induced activation of NF-kappaB and ISRE and IFN-beta promoter[J] FEBS Lett, 576(1-2): 86-90.

Wang Y Y, Liu L J, Zhong B, et al. 2010b. WDR5 is essential for assembly of the VISA-associated signaling complex and virus-triggered IRF3 and NF-kappaB activation[J]. Proc Nat Acad Sci USA, 107(2): 815-820.

Wang Y, Lian Q, Yang B, et al. 2015e. TRIM30α is a negative-feedback regulator of the intracellular DNA and DNA virus-triggered response by targeting STING[J]. PLoS Pathog, 11(6): e1005012.

Wang Y, Ludwig J, Schuberth C, et al. 2010c. Structural and functional insights into 5′-ppp RNA pattern recognition by the innate immune receptor RIG-Ⅰ[J]. Nat Struct Mol Biol, 17(7): 781-787.

Wang Y, Tong X, Li G, et al. 2012b. Ankrd17 positively regulates RIG-Ⅰ-like receptor(RLR)-mediated immune signaling[J]. Eur J Immunol, 42(5): 1304-1315.

Wang Y, Tong X, Omoregie E S, et al. 2012a. Tetraspanin 6(TSPAN6)negatively regulates retinoic acid inducible gene Ⅰ-like receptor-mediated immune signaling in a ubiquitination-dependent manner[J]. J Biol Chem, 287: 34 626-34 634.

Wang Y, Zhang P, Liu Y, et al. 2010c. TRAF-mediated regulation of immune and inflammatory responses[J]. Sci China Life Sci, 53(2): 159-168.

Wang Z, Choi M K, Ban T, et al. 2008. Regulation of innate immune responses by DAI(DLM-1/ZBP1)and other DNA-sensing molecules[J]. Proc Natl Acad Sci USA, 105(14): 5477-5482.

Wang Z, Liu J, Sudom A, et al. 2006. Crystal structures of IRAK- 4 kinase in complex with inhibitors: a serine/threonine kinase with tyrosine as a gatekeeper[J]. Structure, 14(12): 1835-1844.

Warner N, Burberry A, Pliakas M, et al. 2014. A genome-wide small interfering RNA(siRNA)screen reveals nuclear factor-kB(NF-κB)-independent regulators of NOD2-induced interleukin-8(IL-8)secretion[J]. J Biol Chem, 289(41): 28 213-28 224.

Warner N, Núñez G. 2013. MyD88: a critical adaptor protein in innate immunity signal transduction[J]. J Immunol, 190(1): 3-4.

Warren S E, Armstrong A, Hamilton M K, et al. 2010. Cutting edge: cytosolic bacterial DNA activates the inflammasome via Aim2[J]. J Immunol, 185(2): 818-821.

Watson R O, Bell S L, MacDuff D A, et al. 2015. The cytosolic sensor cGAS detects *Mycobacterium tuberculosis* DNA to induce type Ⅰ interferons and activate autophagy[J]. Cell Host Microbe, 17(6): 811-819.

Watson R O, Manzanillo P S, Cox J S. 2012. Extracellular *M. tuberculosis* DNA targets bacteria for autophagy by activating the host DNA-sensing pathway[J]. Cell, 150(4): 803-815.

Watters T M, Kenny E F, O'Neill L A. 2007. Structure, function and regulation of the Toll/IL-1 receptor adaptor proteins[J]. Immunol Cell Biol, 85(6): 411-419.

Weber C H, Vincenz C. 2001. The death domain superfamily: a tale of two interfaces[J]. Trends Biochem Sci, 26(8): 475-481.

Weber-Gerlach M, Weber F. 2016. Standing on three legs: antiviral activities of RIG-Ⅰ against influenza viruses[J]. Curr Opin Immunol, 42: 71-75.

Wei C, Ni C, Song T, et al. 2010. The hepatitis B virus X protein disrupts innate immunity by downregulating mitochondrial antiviral signaling protein[J]. J Immunol, 185(2): 1158-1168.

Weidberg H, Elazar Z. 2011. TBK1 mediates crosstalk between the innate immune response and autophagy[J]. Sci Signal, 4(187): pe39.

Weinberg S E, Sena L A, Chandel N S. 2015. Mitochondria in the regulation of innate and immunity[J]. Immunity, 42(3): 406-417.

Weinert C, Grütter C, Roschitzki-Voser H, et al. 2009. The crystal structure of human pyrin b30.2 domain: implications for mutations associated with familial Mediterranean fever[J]. J Mol Biol, 394(2): 226-236.

Weinlich R, Oberst A, Dillon C P, et al. 2013. Protective roles for caspase-8 and cFLIP in adult homeostasis[J]. Cell Rep, 5(2): 340-348.

Weitzman M D, Lilley C E, Chaurushiya M S. 2010. Genomes in conflict: maintaining genome integrity during virus infection[J]. Annu Rev Microbiol, 64: 61-81.

Welz P S, Pasparakis M. 2012. A way to DAI[J]. Cell Host Microbe, 11(3): N223-225.

Welz P S, Wullaert A, Vlantis K, et al. 2011. FADD prevents RIP3-mediated epithelial cell necrosis and chronic intestinal inflammation[J]. Nature, 477(7364): 330-334.

Wen G, Zhang Y, Zhang X, et al. 2013. Functional characterization of porcine LSm14A in IFN-β induction[J]. Vet Immunol Immunopathol, 155(1-2): 110-116.

Weng D, Marty-Roix R, Ganesan S, et al. 2014. Caspase-8 and RIP kinases regulate bacteria-induced innate immune responses and cell death[J]. Proc Natl Acad Sci USA, 111(20): 7391-7396.

Werts C, Girardin S E, Philpott D J. 2006. TIR, CARD and PYRIN: three domains for an antimicrobial triad[J]. Cell Death Differ, 13(5): 798-815.

Wertz I E, Newton K, Seshasayee D, et al. 2015. Phosphorylation and linear ubiquitin direct A20 inhibition of inflammation[J]. Nature, 528(7582): 370-375.

Wertz I E, O'Rourke K M, Zhou H, et al. 2004. De-ubiquitination and ubiquitin ligase domains of A20 downregulate NF-κB signalling[J]. Nature, 430(7000): 694-699.

West A P, Koblansky A A, Ghosh S. 2006. Recognition and signaling by Toll-like receptors[J]. Annu Rev Cell Dev Biol, 22: 409-437.

West A P, Shadel G S, Ghosh S. 2011. Mitochondria in innate immune responses[J]. Nat Rev Immunol, 11(6): 389-402.

Weston C R, Davis R J. 2007. The JNK signal transduction pathway[J]. Curr Opin Cell Biol, 19(2): 142-149.

White M J, McArthur K, Metcalf D, et al. 2014. Apoptotic caspases suppress mtDNA-induced STING-mediated type Ⅰ IFN production[J]. Cell, 159(7): 1549-1562.

Whitmarsh A J, Davis R J. 2001. Analyzing JNK and p38 mitogen-activated protein kinase activity[J]. Methods Enzymol, 332(24): 319-336.

Wickliffe K E, Leppla S H, Moayeri M. 2008. Anthrax lethal toxin-induced inflammasome formation and caspase-1 activation are late events dependent on ion fluxes and the proteasome[J]. Cell Microbiol, 10(2): 332-343.

Wieczorek M, Ginter T, Brand P, et al. 2012. Acetylation modulates the STAT signaling code[J]. Cytokine Growth Factor Rev, 23(6): 293-305.

Wiesauer I, Gaumannmüller C, Steinparzer I, et al. 2015. Promoter occupancy of STAT1 in interferon responses is regulated by processive transcription[J]. Mol Cell Biol, 5(4): 716-727.

Wietek C, Cleaver C S, Ludbrook V, et al. 2006. IkappaB kinase epsilon interacts with p52 and promotes transactivation via p65[J]. J Biol Chem, 281(46): 34 973-34 981.

Wigren E, Liang Z X, Romling U. 2014. Finally! The structural secrets of a HD-GYP phosphodiesterase revealed[J]. Mol Microbiol, 91(1): 1-5.

Williams K L. 2005. The CATERPILLER protein monarch-1 is an antagonist of toll-like receptor-, tumor necrosis factor-, and mycobacterium tuberculosis-induced pro-inflammatory signals[J]. J Biol Chem, 280(48): 39 914-39 924.

Williams K L, Taxman D J, Linhoff M W, et al. 2003. Cutting edge: monarch-1: a pyrin/nucleotide-binding domain/leucine-rich repeat protein that controls classical and nonclassical MHC class Ⅰ genes[J]. J Immunol, 170(11): 5354-5358.

Williams T M, Leeth R A, Rothschild D E, et al. 2014. Caspase-11 attenuates gastrointestinal inflammation and experimental colitis pathogenesis[J]. Am J Physiol Gastrointest Liver Physiol, 308(2): G139-G150.

Windheim M, Lang C, Peggie M, et al. 2007. Molecular mechanisms involved in the regulation of cytokine production by muramyl dipeptide[J]. Biochem J, 404(2): 179-190.

Winkler S, Rösen-Wolff A. 2015. Caspase-1: an integral regulator of innate immunity[J]. Semin Immunopathol, 37(4): 419-427.

Witola W H, Mui E, Hargrave A, et al. 2011. NALP1 influences susceptibility to human congenital toxoplasmosis, proinflammatory cytokine response, and fate of *Toxoplasma gondii* infected monocytic cells[J]. Infect Immun, 79(2): 756-766.

Witte C E, Whiteley A T, Burke T P, et al. 2013. Cyclic di-AMP is critical for *Listeria monocytogenes* growth, cell wall homeostasis, and establishment of infection[J]. Mbio, 4(3): e00282-13.

Witte G, Hartung S, Buttner K, et al. 2008. Structural biochemistry of a bacterial checkpoint protein reveals diadenylate cyclase activity regulated by DNA recombination intermediates[J]. Mol Cell, 30: 167-178.

Wlodarska M, Thaiss C A, Nowarski R, et al. 2014. NLRP6 inflammasome orchestrates the colonic host-microbial interface by regulating goblet cell mucus secretion[J]. Cell, 156(5): 1045-1059.

Wong W W, Vince J E, Lalaoui N, et al. 2014. cIAPs and XIAP regulate myelopoiesis through cytokine production in an RIPK1- and RIPK3-dependent manner[J]. Blood, 123(16): 2562-2572.

Woodward J J, Iavarone A T, Portnoy D A. 2010. c-di-AMP secreted by intracellular *Listeria monocytogenes* activates a host type Ⅰ interferon response[J]. Science, 328(5986): 1703-1705.

Worby C A, Mattoo S, Kruger R P, et al. 2009. The fic domain: regulation of cell signaling by adenylylation[J]. Mol Cell, 34(1): 93-103.

Wu B, Hur S. 2015. How RIG-Ⅰ: How RIG-Ⅰ like receptors activate MAVS[J]. Curr Opin Virol, 12: 91-98.

Wu B, Peisley A, Tetrault D, et al. 2014a. Molecular imprinting as a signal activation mechanism of the viral RNA sensor RIG-Ⅰ[J]. Mol Cell, 55(4): 511-523.

Wu J, Chen Z J. 2014. Innate immune sensing and signaling of cytosolic nucleic acids[J]. Annu Rev Immunol, 32: 461-488.

Wu J, Sun L, Chen X, et al. 2013. Cyclic GMP-AMP is an endogenous second messenger in innate immune signaling by cytosolic

DNA[J]. Science, 339(6121): 826-830.

Wu M, Wang Y, Deng L, et al. 2012. TRAF family member-associated NF-κB activator(TANK)induced by RANKL negatively regulates osteoclasts survival and function[J]. Int J Biol Sci, 8(10): 1398-1407.

Wu X N, Yang Z H, Wang X K, et al. 2014b. Distinct roles of RIP1-RIP3 hetero- and RIP3-RIP3 homo-interaction in mediating necroptosis[J]. Cell Death Differ, 21(11): 1709-1720.

Wu Y, Sha B. 2006. Crystal structure of yeast mitochondrial outer membrane translocon member Tom70p[J]. Nat Struct Mol Biol, 13(7): 589-593.

Wynne C, Lazzari E, Smith S, et al. 2014. TRIM68 negatively regulates IFN-β production by degrading TRK fused gene, a novel driver of IFN-β downstream of anti-viral detection systems[J]. PLoS ONE, 9(7): e101503.

Wysocka J, Swigut T, Milne T A, et al. 2005. WDR5 associates with histone H3 methylated at K4 and is essential for H3 K4 methylation and vertebrate development[J]. Cell, 121(6): 859-872.

Xayarath B, Freitag N E. 2015. Uncovering the nonessential nature of an essential second messenger[J]. Cell Host Microbe, 17(6): 731-732.

Xia P, Wang S, Gao P, et al. 2016. DNA sensor cGAS-mediated immune recognition[J]. Protein Cell, 7(11): 777-791.

Xia Z P, Sun L, Chen X, et al. 2009. Direct activation of protein kinases by unanchored polyubiquitin chains[J]. Nature, 461(7260): 114-119.

Xiao G, Harhaj E W, Sun S C. 2001. NF-kappaB-inducing kinase regulates the processing of NF-kappaB2 p100[J]. Mol Cell, 7(2): 401-409.

Xiao T S, Fitzgerald K A. 2013. The cGAS-STING pathway for DNA sensing[J]. Mol Cell, 51(2): 135-139.

Xiao Z, Jiang Q, Willette-Brown J, et al. 2013. The pivotal role of IKKα in the development of spontaneous lung squamous cell carcinomas[J]. Cancer Cell, 23(4): 527-540.

Xie L, Fang L, Wang D, et al. 2010b. Molecular cloning and functional characterization of porcine DNA-dependent activator of IFN-regulatory factors(DAI)[J]. Dev Comp Immunol, 34(3): 293-299.

Xie L, Liu M, Fang L, et al. 2010a. Molecular cloning and functional characterization of porcine stimulator of interferon genes(STING)[J]. Dev Comp Immunol, 34(8): 847-854.

Xing Y, Chen J, Tu J, et al. 2013. The papain-like protease of porcine epidemic diarrhea virus negatively regulates type I interferon pathway by acting as a viral deubiquitinase[J]. J Gen Virol, 94(Pt 7): 1554-1567.

Xu G, Lo Y C, Li Q, et al. 2011. Crystal structure of inhibitor of kappaB kinase beta[J]. Nature, 472(7343): 325-330.

Xu H, He X, Zheng H, et al. 2014a. Structural basis for the prion-like MAVS filaments in antiviral innate immunity[J]. Elife, 3: e01489.

Xu H, He X, Zheng H, et al. 2015b. Correction: structural basis for the prion-like MAVS filaments in antiviral innate immunity[J]. Elife, 4.

Xu H, Yang J, Gao W, et al. 2014b. Innate immune sensing of bacterial modifications of Rho GTPases by the pyrin inflammasome[J]. Nature, 513(7517): 237-241.

Xu H, You M, Shi H, et al. 2015b. Ubiquitin-mediated NFκB degradation pathway[J]. Cell Mol Immunol, 12(6): 653-655.

Xu L G, Wang Y Y, Han K J, et al. 2005 VISA is an adapter protein required for virus-triggered IFN-beta signaling[J]. Mol Cell, 19(6): 727-740.

Xu L, Xiao N, Liu F, et al. 2009. Inhibition of RIG-Ⅰ and MDA5-dependent antiviral response by gC1qR at mitochondria[J]. Proc Natl Acad Sci USA, 106(5): 1530-1535.

Xu Y, Tao X, Shen B, et al. 2000. Structural basis for signal transduction by the Toll/interleukin-1 receptor domains[J]. Nature Nov, 408(6808): 111-115.

Xu Z, Devlin K I, Ford M G, et al. 2006. Structure and interactions of the helical and U-box domains of CHIP, the C terminus of HSP70 interacting protein[J]. Biochemistry, 45(15): 4749-4759.

Xue Y, Daly A, Yngvadottir B, et al. 2006. Spread of an inactive form of caspase-12 in humans is due to recent positive selection[J]. Am J Hum Genet, 78(4): 659-670.

Yabal M, Muller N, Adler H, et al. 2014. XIAP restricts TNF- and RIP3-dependent cell death and inflammasome activation[J]. Cell Rep, 7(6): 1796-1808.

Yamamoto M, Akira S. 2005. TIR domain-containing adaptors regulate TLR signaling pathways[J]. Adv Exp Med Biol, 560: 1-9.

Yamamoto M, Sato S, Hemmi H, et al. 2002a. Essential role of TIRAP/Mal for activation of the signaling cascade shared by TLR2 and TLR4[J]. Nature, 420(6913): 324-329.

Yamamoto M, Sato S, Hemmi H, et al. 2003a. Role of adaptor TRIF in the MyD88-independent Toll like receptor signaling pathway[J]. Science, 301(5633): 640-643.

Yamamoto M, Sato S, Hemmi H, et al. 2003b. TRAM is specifically involved in the Toll-like receptor 4-mediated MyD88-independent signaling pathway[J]. Nat Immunol, 4(11): 1144-1150.

Yamamoto M Takeda K, Akira S. 2004. TIR domain-containing adaptors define the specificity of TLR signaling[J]. Mol Immunol,

40(12): 861-868.
Yamamoto M, Takeda K. 2010. Current views of toll-like receptor signaling pathways[J]. Gastroenterol Res Pract, 240365.
Yamamoto, M, Sato S, Mori K, et al. 2002b. Cutting edge: a novel Toll/IL-1 receptor domain-containing adapter that preferentially activates the IFN-β promoter in the Toll like receptor signaling[J]. J Immunol, 169(12): 6668-6672.
Yamamoto-Furusho J K, Barnich N, Xavier R, et al. 2006. Centaurin beta1 down-regulates nucleotide-binding oligomerization domains 1- and 2-dependent NF-kappaB activation[J]. J Biol Chem, 281(47): 36 060-36 067.
Yamazaki K, Gohda J, Kanayama A, et al. 2009. Two mechanistically and temporally distinct NF-κB activation pathways in IL-1 signaling[J]. Sci Signal, 2(93): ra66.
Yan J, Li Q, Mao A P, et al. 2014. TRIM4 modulates type Ⅰ interferon induction and cellular antiviral response by targeting RIG-Ⅰ for K63-linked ubiquitination[J]. J Mol Cell Biol, 6(2): 154-163.
Yan Y, Jiang W, Liu L, et al. 2015. Dopamine controls systemic inflammation through inhibition of NLRP3 inflammasome[J]. Cell, 160(1-2): 62-73.
Yanai H, Chen H M, Inuzuka T, et al. 2007. Role of IFN regulatory factor 5 transcription factor in antiviral immunity and tumor suppression[J]. Proc Natl Acad Sci USA, 104(9): 3402-3407.
Yanai H, Savitsky D, Tamura T, et al. 2009. Regulation of the cytosolic DNA-sensing system in innate immunity: a current view[J]. Curr Opin Immunol, 21(1): 17-22.
Yang B, Wang J, Sun B. 2013a. Trim21: a novel negative regulator in DNA sensor signaling[J]. Cell Mol Immunol, 10(3): 190-192.
Yang B, Wang J, Wang Y, et al. 2013b. Novel function of Trim44 promotes an antiviral response by stabilizing VISA[J]. J Immunol, 190(7): 3613-3619.
Yang D, He Y, Muñoz-Planillo R, et al. 2015a. Caspase-11 requires the pannexin-1 channel and the purinergic P2X7 pore to mediate pyroptosis and endotoxic shock[J]. Immunity, 43(5): 923-932.
Yang H T, Papoutsopoulou S, Belich M, et al. 2012. Coordinate regulation of TPL-2 and NF-κB signaling in macrophages by NF-κB1 p105[J]. Mol Cell Biol, 32(17): 3438-3451.
Yang J, Liu Z, Xiao T S. 2016. Post-translational regulation of inflammasomes[J]. Cell Mol Immunol, 14(1): 65-79.
Yang J, Xu H, Shao F. 2014. Immunological function of familial Mediterranean fever disease protein pyrin[J]. Sci China Life Sci, 57(12): 1156-1161.
Yang J, Zhao Y, Shi J, et al. 2013c. Human NAIP and mouse NAIP1 recognize bacterial type Ⅲ secretion needle protein for inflammasome activation[J]. Proc Natl Acad Sci USA, 110(35): 14 408-14 413.
Yang K, Puel A, Zhang S, et al. 2005. Human TLR-7- -8-, and -9-mediated induction of IFN-alpha/beta and -lambda is IRAK-4 dependent and redundant for protective immunity to viruses[J]. Immunity, 23(5): 465-478.
Yang K, Shi H X, Liu X Y, et al. 2009. TRIM21 is essential to sustain IFN regulatory factor 3 activation during antiviral response[J]. J Immunol, 182(6): 3782-3292.
Yang K, Shi H, Qi R, et al. 2006. Hsp90 regulates activation of interferon regulatory factor 3 and TBK-1 stabilization in Sendai virus-infected cells[J]. Mol Biol Cell, 179(3): 1461-1471.
Yang S, Wang B, Humphries F, et al. 2013d. Pellino3 ubiquitinates RIP2 and mediates Nod2-induced signaling and protective effects in colitis[J]. Nat Immunol, 14(9): 927-936.
Yang X D, Sun S C. 2015c. Targeting signaling factors for degradation, an emerging mechanism for TRAF functions[J]. Immunol Rev, 266(1): 56-71.
Yang X, Chen X, Bian G, et al. 2014. Proteolytic processing, deubiquitinase and interferon antagonist activities of middle east respiratory syndrome coronavirus papain-like protease[J]. J Gen Virol, 95(Pt 3): 614-626.
Yang Y, Yin C, Pandey A, et al. 2007. NOD2 pathway activation by MDP or *Mycobacterium tuberculosis* infection involves the stable polyubiquitination of Rip2[J]. J Biol Chem, 282(50): 36 223-36 229.
Yang Z, Zhong L, Xian R, et al. 2015b. MicroRNA-223 regulates inflammation and brain injury via feedback to NLRP3 inflammasome after intracerebral hemorrhage[J]. Mol Immunol, 65(2): 267-276.
Yarbrough M L, Li Y, Kinch L N, et al. 2009. AMPylation of Rho GTPases by *Vibrio* VopS disrupts effector binding and downstream signaling[J]. Science, 323(5911): 269-272.
Yarbrough M L, Zhang K, Sakthivel R, et al. 2014. Primate-specific miR-576-3p sets host defense signalling threshold[J]. Nat Commun, 5: 4963.
Yasuda K, Richez C, Maciaszek J W, et al. 2007. Murine dendritic cell type Ⅰ IFN production induced by human IgG-RNA immune complexes is IFN regulatory factor(IRF)5 and IRF7 dependent and is required for IL-6 production[J]. J Immunol, 178(11): 6876-6885.
Yasukawa K, Oshiumi H, Takeda M, et al. 2009. Mitofusin 2 inhibits mitochondrial antiviral signaling[J]. Sci Signal, 2: ra47.
Yavari M, Brinkley G, Klapstein K D, et al. 2012. Presence of the functional caspase-12 allele in Indian subpopulations[J]. Int J Immunogenet, 39(5): 389-393.

Yazdi A S, Guarda G, D'Ombrain M C, et al. 2010. Inflammatory caspases in innate immunity and inflammation[J]. J Innate Immun, 2(3): 228-237.

Ye H, Arron J R, Lamothe B, et al. 2002. Distinct molecular mechanism for initiating TRAF6 signalling[J]. Nature, 418(6896): 443-447.

Ye J S, Kim N, Lee K J, et al. 2014. Lysine 63-linked TANK-binding kinase 1 ubiquitination by mindbomb E3 ubiquitin protein ligase 2 is mediated by the mitochondrial antiviral signaling protein[J]. J Virol, 88(21): 12 765-12 776.

Ye J, Maniatis T. 2011. A prion-like trigger of antiviral signaling[J]. Cell, 146(3): 348-350.

Yin Q, Lin S C, Lamothe B, et al. 2009. E2 interaction and dimerization in the crystal structure of TRAF6[J]. Nat Struct Mol Biol, 16(6): 658-697.

Yin Q, Tian Y, Kabaleeswaran V, et al. 2012. Cyclic di-GMP sensing via the innate immune signaling protein STING[J]. Mol Cell, 46(6): 735-745.

Yoneyama M, Fujita T. 2008. Structural mechanism of RNA recognition by the RIG-Ⅰ-like receptors[J]. Immunity, 29(2): 178-181

Yoneyama M, Fujita T. 2009. RNA recognition and signal transduction by RIG-Ⅰ-like receptors[J]. Immunol Rev, 227(1): 54-65.

Yoneyama M, Kikuchi M, Matsumoto K, et al. 2005. Shared and unique functions of the DExD/H-box helicases RIG-Ⅰ, MDA5, and LGP2 in antiviral innate immunity[J]. J. Immunol, 175(5): 2851-2858.

Yoneyama M, Kikuchi M, Natsukawa T, et al. 2004. The RNA helicase RIG-Ⅰ has an essential function in double-stranded RNA-induced innate antiviral responses[J]. Nat Immunol, 5(7): 730-737.

Yoshimi R, Chang T H, Wang H, et al. 2009. Gene disruption study reveals a nonredundant role for TRIM21/Ro52 in NF-kappaB-dependent cytokine expression in fibroblasts[J]. J Immunol, 182(12): 7527-7538.

You F, Sun H, Zhou X, et al. 2009. PCBP2 mediates degradation of the adaptor MAVS via the HECT ubiquitin ligase AIP4[J]. Nat Immunol, 10(12): 1300-1308.

Young J C, Hoogenraad N J, Hartl F U. 2003. Molecular chaperones Hsp90 and Hsp70 deliver preproteins to the mitochondrial import receptor Tom70[J]. Cell, 112(1): 41-50.

Yu C Y, Chang T H, Liang J J, et al. 2012a. Dengue virus targets the adaptor protein MITA to subvert host innate immunity[J]. PLoS Pathog, 8(6): e1002780.

Yu H B, Finlay B B. 2008. The caspase-1 inflammasome: a pilot of innate immune responses[J]. Cell Host Microbe, 4(3): 198-208.

Yu J W, Fernandes-Alnemri T, Datta P, et al. 2007. Pyrin activates the ASC pyroptosome in response to engagement by autoinflammatory PSTPIP1 mutants[J]. Mol Cell, 28(2): 214-227.

Yu J W, Lee M S. 2016. Mitochondria and the NLRP3 inflammasome: physiological and pathological relevance[J]. Arch Pharm Res, 39(11): 1503-1518.

Yu J W, Wu J, Zhang Z, et al. 2006. Cryopyrin and pyrin activate caspase-1, but not NF-kappaB, via ASC oligomerization[J]. Cell Death Differ, 13(2): 236-249.

Yu M, Levine S J. 2011. Toll-like receptor, RIG-Ⅰ-like receptors and the NLRP3 inflammasome: key modulators of innate immune responses to double-stranded RNA viruses[J]. Cytokine Growth Factor Rev, 22(2): 63-72.

Yu T, Yang Y, Yin de Q, et al. 2015. TBK1 inhibitors: a review of patent literature(2011 - 2014)[J]. Expert Opin Ther Pat, 25(12): 1385-1396.

Yu T, Yi Y S, Yang Y, et al. 2012b. The pivotal role of TBK1 in inflammatory responses mediated by macrophages[J]. Mediators Inflamm, 979105.

Yuan S, Wu K, Yang M, et al. 2010. Amphioxus SARM involved in neural development may function as a suppressor of TLR signaling[J]. J Immunol, 184(12): 6874-6881.

Zaki M H, Man S M, Vogel P, et al. 2014. Salmonella exploits NLRP12-dependent innate immune signaling to suppress host defenses during infection[J]. Proc Natl Acad Sci, 111(1): 385-390.

Zaki M H, Vogel P, Body-Malapel M, et al. 2010. IL-18 production downstream of the Nlrp3 inflammasome confers protection against colorectal tumor formation[J]. J Immunol, 185(8): 4912-4920.

Zaki M H, Vogel P, Malireddi R K, et al. 2011. The NOD-like receptor NLRP12 attenuates colon inflammation and tumorigenesis[J]. Cancer Cell, 20(5): 649-660.

Zeissig Y, Petersen B S, Milutinovic S, et al. 2015. XIAP variants in male Crohn's disease[J]. Gut, 64(1): 66-76.

Zemirli N, Arnoult D. 2012. Mitochondrial anti-viral immunity[J]. Int J Biochem Cell Biol, 44(9): 1473-1476.

Zeng W, Chen Z J. 2008. MITAgating viral infection[J]. Immunity, 29(4): 513-515.

Zeng W, Sun L, Jiang X, et al. 2010. Reconstitution of the RIG-Ⅰ pathway reveals a signaling role of unanchored polyubiquitin chains in innate immunity[J]. Cell, 141(2): 315-330.

Zeng W, Xu M, Liu S, et al. 2009. Key role of Ubc5 and lysine-63 polyubiquitination in viral activation of IRF3[J]. Mol Cell, 36(2): 315-325.

Zha J, Zhou Q, Xu L G, et al. 2004. RIP5 is a RIP-homologous inducer of cell death[J]. Biochem Biophys Res Commun, 319(2):

298-303.
Zhang D W, Shao J, Lin J, et al. 2009. RIP3, an energy metabolism regulator that switches TNF-induced cell death from apoptosis to necrosis[J]. Science, 325(5938): 332-336.
Zhang D, Lin J, Han J. 2010a. Receptor-interacting protein(RIP)kinase family[J]. Cell Mol Immunol, 7(4): 243-249.
Zhang G, Chan B, Samarina N, et al. 2016. Cytoplasmic isoforms of Kaposi sarcoma herpesvirus LANA recruit and antagonize the innate immune DNA sensor cGAS[J]. Proc Natl Acad Sci USA, 113(8): E1034-E1043.
Zhang J, Hu M M, Wang Y Y, et al. 2012a. TRIM32 protein modulates type Ⅰ interferon induction and cellular antiviral response by targeting MITA/STING protein for K63-linked ubiquitination[J]. J Biol Chem, 287(34): 28 646-28 655.
Zhang J, Xin X, Chen Q, et al. 2012b. Oligomannurarate sulfate sensitizes cancer cells to doxorubicin by inhibiting atypical activation of NF-κB via targeting of Mre11[J]. Int J Cancer, 130(2): 467-477.
Zhang L, Chen S, Ruan J, et al. 2015. Cryo-EM structure of the activated NAIP2-NLRC4 inflammasome reveals nucleated polymerization[J]. Science, 350(6259): 404-409.
Zhang L, Mo J, Swanson K V, et al. 2014a. NLRC3, a member of the NLR family of proteins, is a negative regulator of innate immune signaling induced by the DNA sensor STING[J]. Immunity, 40(3): 329-341.
Zhang M, Tian Y, Wang R P, et al. 2008a. Negative feedback regulation of cellular antiviral signaling by RBCK1-mediated degradation of IRF3[J]. Cell Res, 18(11): 1096-1104.
Zhang M, Windheim M, Roe S M, et al. 2005. Chaperoned ubiquitylation-crystal structures of the CHIP U box E3 ubiquitin ligase and a CHIP-Ubc13-Uev1a complex[J]. Mol Cell, 20(4): 525-538.
Zhang M, Wu X, Lee A J, et al. 2008b. Regulation of IkB kinase-related kinases and antiviral responses by tumor suppressor CYLD[J]. J Biol Chem, 283(27): 18 621-18 626.
Zhang R, Zhao J, Song Y, et al. 2014c. The E3 ligase RNF34 is a novel negative regulator of the NOD1 pathway[J]. Cell Physiol Biochem, 33(6): 1954-1962.
Zhang W, Cai Y, Xu W, et al. 2013c. AIM2 facilitates the apoptotic DNA-induced systemic lupus erythematosus via arbitrating macrophage functional maturation[J]. J Clin Immunol, 33(5): 925-937.
Zhang W, Liu H T. 2002. MAPK signal pathways in the regulation of cell proliferation in mammalian cells[J]. Cell Res, 12(1): 9-18.
Zhang W, Wang J, Zhang Y, et al. 2010b. The scaffold protein TANK/I-TRAF inhibits NF-kappaB activation by recruiting polo-like kinase 1[J]. Mol Biol Cell, 21(14): 2500-2513.
Zhang W, Zhou Q, Xu W, et al. 2013a. DNA-dependent activator of interferon-regulatory factors(DAI)promotes lupus nephritis by activating the calcium pathway[J]. J Biol Chem, 288(19): 13 534-13 550.
Zhang X, Brann T W, Zhou M, et al. 2011a. Cutting edge: Ku70 is a novel cytosolic DNA sensor that induces typeⅢ rather than type Ⅰ IFN[J]. J Immunol, 186(8): 4541-4545.
Zhang X, Wu J, Du F, et al. 2014b. The cytosolic DNA sensor cGAS forms an oligomeric complex with DNA and undergoes switch-like conformational changes in the activation loop[J]. Cell Reports, 6(3): 421-430.
Zhang Y L, Dong C. 2005. MAP kinases in immune responses[J]. Cell Mol Immunol, 2(1): 20-27.
Zhang Y, Dong C. 2007. Regulatory mechanisms of mitogen-activated kinase signaling[J]. Cell Mol Life Sci, 64(21): 2771-2789.
Zhang Z Q, Yuan B, Bao M S, et al. 2011b. The helicase DDX41 senses intracellular DNA mediated by the adaptor STING in dendritic cells[J]. Nat Immunol, 12(10): 959-965.
Zhang Z, Bao M, Lu N, et al. 2013b. The E3 ubiquitin ligase TRIM21 negatively regulates the innate immune response to intracellular double-stranded DNA[J]. Nat Immunol, 14(2): 172-178.
Zhao B, Shu C, Gao X, et al. 2016a. Structural basis for concerted recruitment and activation of IRF-3 by innate immune adaptor proteins[J]. Proc Natl Acad Sci USA, 113(24): E3403-3412.
Zhao C C, Gillette D D, Li X H, et al. 2014. Nuclear factor E2-related factor-2(Nrf2)is required for NLRP3 and AIM2 inflammasome activation[J]. J Biol Chem, 289(24): 17 020-17 029.
Zhao C, Denison C, Huibregtse J M, et al. 2005. Human ISG15 conjugation targets both IFN-induced and constitutively expressed proteins functioning in diverse cellular pathways[J]. Proc Natl Acad Sci USA, 102(29): 10 200-10 205.
Zhao J, Kong H J, Li H, et al. 2006. IRF-8/interferon(IFN)consensus sequence-binding protein is involved in Toll-like receptor(TLR)signaling and contributes to the cross-talk between TLR and IFN-γ signaling pathways[J]. J Biol Chem, 281(15): 10 073-10 080.
Zhao K, Zhang M, Zhang L, et al. 2016b. Intracellular osteopontin stabilizes TRAF3 to positively regulate innate antiviral response[J]. Sci Rep, 6: 23771.
Zhao T, Yang L, Sun Q, et al. 2007. The NEMO adaptor bridges the nuclear factor-kB and interferon regulatory factor signaling pathways[J]. Nat Immunol, 8(6): 592-600.
Zhao W. 2013. Negative regulation of TBK1-mediated antiviral immunity[J]. FEBS Lett, 587(6): 542-548.

Zhao Y, Alonso C, Ballester I, et al. 2012a. Control of NOD2 and Rip2-dependent innate immune activation by GEF-H1[J]. Inflamm Bowel Dis, 18(4): 603-612.

Zhao Y, Shao F. 2015. The NAIP-NLRC4 inflammasome in innate immune detection of bacterial flagellin and type III secretion apparatus[J]. Immunol Rev, 265(1): 85-102.

Zhao Y, Sun X, Nie X, et al. 2012b. COX5B regulates MAVS-mediated antiviral signaling through interaction with ATG5 and repressing ROS production[J]. PLoS Pathog, 8(12): e1003086.

Zhao Y, Yang J, Shi J, et al. 2011. The NLRC4 inflammasome receptors for bacterial flagellin and type Ⅲ secretion apparatus[J]. Nature, 477(7366): 596-600.

Zhong B, Tien P, Shu H B. 2006. Innate immune responses: crosstalk of signaling and regulation of gene transcription[J]. Virology, 352(1): 14-21.

Zhong B, Yang Y, Li S, et al. 2008. The adaptor protein MITA links virus-sensing receptors to IRF3 transcription factor activation[J]. Immunity, 29(4): 538-550.

Zhong B, Zhang L, Lei C, et al. 2009. The ubiquitin ligase RNF5 regulates antiviral responses by mediating degradation of the adaptor protein MITA[J]. Immunity, 30(3): 397-407.

Zhong B, Zhang Y, Yang Y, et al. 2010. The E3 ubiquitin ligase RNF5 targets virus-induced signaling adaptor for ubiquitination and degradation[J]. J Immunol, 184(11): 6249-6255.

Zhong Z, Umemura A, Sanchez-Lopez E, et al. 2016. NF-κB restricts inflammasome activation via elimination of damaged mitochondria[J]. Cell, 164(5): 896-910.

Zhong Z, Zhai Y, Liang S, et al. 2013. TRPM20 links oxidative stress to NLRP3 inflammasome activation[J]. Nat Commun, 4: 1611.

Zhou A Y, Shen R R, Kim E, et al. 2013. IKKε-mediated tumorigenesis requires K63-linked polyubiquitination by a cIAP1/cIAP2/TRAF2 E3 ubiquitin ligase complex[J]. Cell Rep, 3(3): 724-733.

Zhou P, Chou J, Olea R S, et al. 1999. Solution structure of apaf-1 CARD and its interaction with caspase-9 CARD: a structural basis for specific adaptor/caspase interaction[J]. Proc Natl Acad Sci USA, 96(20): 11 265-11 270.

Zhou Q, Lin H, Wang S, et al. 2014a. The ER-associated protein ZDHHC1 is a positive regulator of DNA virus-triggered, MITA/STING- dependent innate immune signaling[J]. Cell Host Microbe, 16(4): 450-461.

Zhou R, Tardivel A, Thorens B, et al. 2010. Thioredoxin-interacting protein links oxidative stress to inflammasome activation[J]. Nat Immunol, 11(2): 136-140.

Zhou R, Yazdi A S, Menu P, et al. 2011. A role for mitochondria in NLRP3 inflammasome activation[J]. Nature, 469(7329): 221-225.

Zhou X, You F, Chen H, et al. 2012. Poly(C)-binding protein 1(PCBP1)mediates housekeeping degradation of mitochondrial antiviral signaling(MAVS)[J]. Cell Res, 22(4): 717-727.

Zhou Z, Jia X, Xue Q, et al. 2014b. TRIM14 is a mitochondrial adaptor that facilitates retinoic acid-inducible gene-I-like receptor-mediated innate immune response[J]. Proc Natl Acad Sci USA, 111(2): E245-254.

Zhu F X, King S M, Smith E J, et al. 2002. A Kaposi's sarcoma-associated herpesviral protein inhibits virus-mediated induction of type Ⅰ interferon by blocking IRF-7 phosphorylation and nuclear accumulation[J]. Proc Natl Acad Sci USA, 99(8): 5573-5578.

Zhu F, Xia X, Liu B, et al. 2007. IKKa shields 14-3-3s, aG2/M cell cycle checkpoint gene, from hypermethylation, preventing its silencing[J]. Mol Cell, 27(2): 214-227.

Zhu X, Wang D, Zhang H, et al. 2014. Molecular cloning and functional characterization of porcine DEAD(Asp-Glu-Ala-Asp)box polypeptide 41(DDX41)[J]. Dev Comp Immunol, 47(2): 191-196.

Zhuang S. 2013. Regulation of STAT signaling by acetylation[J]. Cell Signal, 25(9): 1924-1931.

Zurek B, Schoultz I, Neerincx A, et al. 2012. TRIM27 negatively regulates NOD2 by ubiquitination and proteasomal degradation[J]. PLoS ONE, 7(7): e41255.

第八章　天然免疫信号转导途径的调控机制

天然免疫系统是机体在长期的种系发育与进化过程中逐渐形成的一种天然免疫防御机制，是宿主抵御病原入侵的第一道防线。天然免疫系统通过模式识别受体（PRR），包括 Toll 样受体家族（TLR）、RIG-Ⅰ样受体家族（RLR）、NOD 样受体家族（NLR）、AIM2 样受体（ALR）和其他胞质 PRR 等识别病原的病原相关分子模式（PAMP），激活下游一系列的信号转导通路，诱导Ⅰ型 IFN、炎症因子、趋化因子及下游效应蛋白的表达，启动天然免疫反应。同时，通过上调抗原呈递细胞（APC）表面的 MHC 分子和共刺激分子的表达促进树突状细胞（DC）的成熟，激活并调节获得性免疫反应。因此，PRR 在天然免疫和获得性免疫反应中发挥重要的作用。

PRR 启动的天然免疫反应对机体抵抗病原感染至关重要，但过度的 PRR 诱导的天然免疫反应可能导致有害的炎症反应、自身免疫性疾病或甚至发生病原的传播等。因此，宿主细胞中存在各种精细复杂的正、负调控机制，如物理性相互作用的构象变化，磷酸化与去磷酸化，泛素化与去泛素化及蛋白酶体介导的降解等，能够适时针对 TLR、RLR、NLR、ALR 及胞质 PRR 的信号转导通路调控天然免疫反应的方向、强度和持续时间，从而保持机体的稳态（图 8-1）。

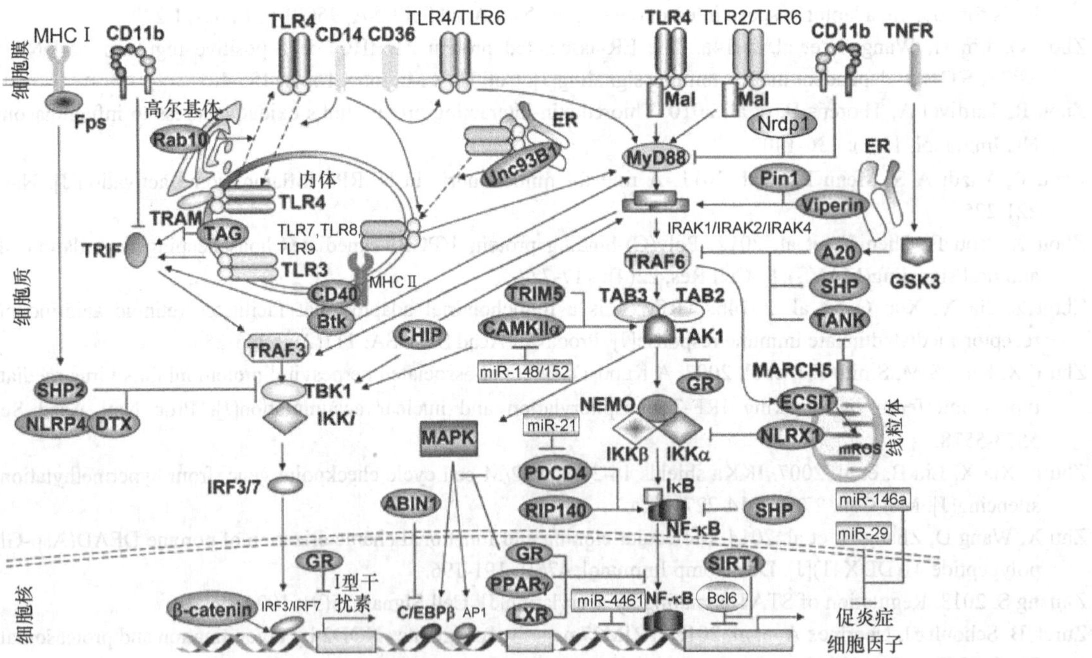

图 8-1　TLR 信号转导途径的各种调节物（Qian and Cao，2013）

TLR 介导的下游信号转导通路主要由 MyD88（除 TLR3 外的所有的 TLR）和 TRIF（TLR3 和 TLR4）控制；TLR 信号能被细胞膜相关调节物如 CD14、CD11b、MHCⅡ、TNFR 和 CD36 等控制，而对 TLR 介导的过度反应的防御，由 TLR 信号相关的多种胞内调节物如泛素修饰酶 Nrdp1、CHIP（complex with PKC and Src）、A20、TRIM5 和 DTX（由 NLRP4 招募）等正、负向调控分子控制；MHCⅡ和 TAG 在内体中，TANK、ECSIT 和 NLRX1 在线粒体中，Unc93B1 和 Viperin 在内质网中（ER），Rab10 在高尔基体（Golgi apparatus）；GR、LXR、PPARγ、SHP、RIP-140、Pin1、TANK 和 ABIN1 均为关键调节物的共辅助因子，而 miRNA-21、miRNA-148/152、miRNA-466l、miRNA-29 和 miRNA-146a 被认为在转录后水平控制 TLR 信号基因的表达；β-catenin、SIRT1 和 Bcl6 精细调节 TLR 相关基因的不同功能组合

研究表明，机体编码的众多调节蛋白或 microRNA（miRNA）分子在 PRR 的信号传导通路中发挥着正向或负向的调控作用，如胞膜分子 CD11b、PECAM1 等，抗原呈递分子 MHCⅠ、MHCⅡ等，泛素相

关蛋白 Nrdp1、CHIP 等，磷酸酶 SHP-1、SHP-2、SHIP-1、PTP1B 等，蛋白激酶 CaMKⅡ等，定位于内体/溶酶体的分子 Rab7b、CLM 等，基因转录共活化因子β-catenin 及 HSP70、HSP70L1、NGF 等。miRNA 作为近年来发现的一类重要的调控分子，在天然免疫反应的调控中也发挥重要作用（孙冰和韩代书，2009；Anwar et al.，2013；Qian and Cao，2013）。此外，一些病原特别是病毒为了自身生存，也通过各种策略负调节 PRR 信号转导通路，以逃逸机体对其的识别与清除。本章以研究较为明确的 TLR、RLR 信号途径等为重点，围绕着机体自身和病原编码的蛋白质或 miRNA 对机体重要 PRR 信号转导通路的负向调节，探讨其对机体模式识别和天然免疫的影响（图 8-2，图 8-3）。

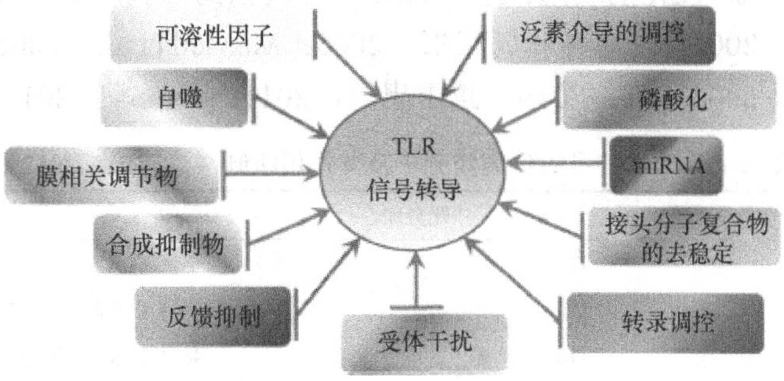

图 8-2　TLR 信号转导途径的负向调控网络点（Anwar et al.，2013）

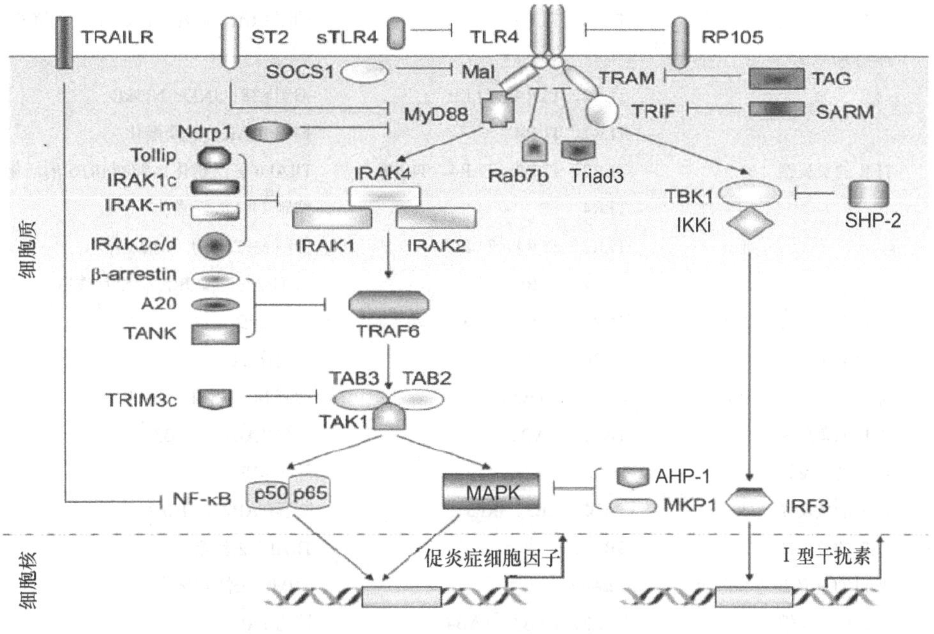

图 8-3　TLR 信号途径的负向调节（An et al.，2010）

第一节　机体编码蛋白的调控分子及其作用机制

PRR 在识别相应 PAMP 后，可通过诱导促炎症细胞因子及 I 型干扰素的产生，触发下游炎症反应及抗病毒效应，有利于机体抗病原微生物感染或组织损伤，构成天然免疫的重要组成部分。但是 PRR 信号通路的过度激活也会带来不利影响，诸如发生内毒素休克、自身免疫性疾病和慢性炎症疾病等严重后果。因此，机体为了维持自身的内环境稳态，采取各种措施对 PRR 的信号转导通路进行适时的负调节，避免过强的免疫反应。总之，PRR 的激活是一把双刃剑，可通过刺激天然和获得性免疫反应来保护机体，但引起的持续炎症反应会对机体造成损伤，自身免疫病、慢性炎症和感染性疾病都与其有一定关系。例如，LPS 持续刺激 TLR4 就可引起严重的败血病和感染性休克，此外，类风湿性关节炎、慢性阻塞性肺心病、结肠炎、哮喘、心肌病、红斑狼疮和动脉粥样硬化等也与 TLR 的激活有关。因此，包括 TLR 在内的 PRR 的激活必须受到严格的负向调控，以保持机体免疫系统的稳定（孙冰和韩代书，2009；Qian and Cao，2009；Anwar et al.，2013）。

TLR 信号转导途径及其调控是研究得最多和最清楚的，因此本节主要以 TLR 信号转导途径为重点探讨调控 PRR 的机制。在 TLR 信号转导途径中，机体自身主要有 5 种负调控分子及作用机制（表 8-1，图 8-1~图 8-3）：可溶性 TLR 竞争相应的配体，如可溶性 TLR2、TLR4；通过跨膜负调控分子调节；利用细胞内的负调控分子；下调 TLR 的表达；诱导 TLR 信号过强的细胞凋亡（Liew et al.，2005；Divanovic et al.，2005；Wang et al.，2006；王海坤和韩代书，2006；Mansell et al.，2006；孙冰和韩代书，2009；张煜等，2009；Yoneyama and Fujita，2010；景志忠等，2011；曾爽等，2011；Anwar et al.，2013）。

表 8-1　TLR 信号的负调控分子及其作用机制（景志忠，2012）

调节分子	负调节类型	靶分子	可能的机制
sTLR2		TLR2	拮抗 TLR2
sTLR4		TLR4	阻碍 TLR4 与 MD2 的相互作用
RP105	抑制 TLR 的稳态	TLR4	竞争 TLR4 的配体
MyD88s	TLR 的负反馈	TLR4	拮抗 MyD88
IRAK-M	TLR 的负反馈	TLR4、TLR9	抑制 IRAK1 的磷酸化
SOCS-1	TLR 的负反馈	TLR4、TLR9	抑制 IRAK 活性、加速 Mal 的降解 NOD2
TLR2	抑制 NF-κB		
PI3K		TLR2、TLR4、TLR9	抑制 p38、JNK、NF-κB
Tollip		TLR2、TLR4	抑制 IRAK1 的磷酸化
A20	TLR 的负反馈	TLR2、TLR3、TLR4、TLR9	TRAF6 去泛素化，抑制 IRF3 的活化
β-arrestin		TLR4	抑制 TRAF 泛素化
ST2L		TLR2、TLR4、TLR9	抑制 MyD88 和 Mal
SIGIRR		TLR4、TLR9	与 TRAF6 和 IRAK 相互作用
TRAILR	抑制 TLR 的稳态和激活	TLR2、TLR3、TLR4	稳定 IκB
Triad3A	抑制 TLR 的稳态	TLR4、TLR9	泛素化 TL
Nrdp1	抑制 TLR 的稳态和激活	MyD88、TBK1	抑制 MyD88 和 TBK1
TRIM30a	TLR 的负反馈	TAB2、TAB3	降解 TAB2、TAB3
Ro52/TRIM21	TLR 的负反馈	IRF3	降解 IRF3
RBCK1	TLR 的负反馈	TAB2/TAB3、IRF3	降解 TAB2/3、IRF3
DUBA	TLR 的负反馈	TRAF3	TRAF3 去泛素化
CYLD	抑制 TLR 的稳态和激活	NEMO	NEMO 去泛素化
SARM	TLR 的负反馈	TLR2、TAB3、TAB4	拮抗 TRIF
SIKE	抑制 TLR 的稳态	TBK1、IKKε	拮抗 TBK1、IKKε
IRF4	TLR 的负反馈	IRF5	与 IRF5 竞争 MyD88
SHP-2	TLR 的负反馈	TBK1	拮抗 TBK1
Pin1	TLR 的负反馈	IRF3	降解 IRF3
TRAF1	TLR 的负反馈	TRIF	降解 TRIF

注：引自 Divanovic et al.，2005；Liew et al.，2005；Wang et al.，2006；王海坤和韩代书，2006；Mansell et al.，2006；孙冰和韩代书，2009；张煜等，2009；Yoneyama and Fujita，2010；曾爽等，2011；Anwar et al.，2013；ST2. 肿瘤发生抑制物-2（suppressor of tumorigenicity）；RP105. 防辐射 105（radioprotective 105）；SIGIRR. 单免疫球蛋白 IL-1 相关蛋白（single immunoglobulin IL-1 related protein）；SOCS-1. 细胞因子信号转导抑制因子-1（suppressor of cytokine signaling 1）；Triad3A. triad domain-containing protein 3；TIRAILR. 肿瘤坏死因子相关凋亡诱导配体受体（TNF-related apoptosis-inducing ligand receptor）；A20. 一种锌指蛋白，也称 TNFAIP3；TRIM30a. tripartite-motif protein 30a；E3 泛素连接酶. ubiquitin ligase E3；RBCK1. RBCC protein interacting with PKC1；DUBA. 去泛素化酶 A（deubiquitinating enzyme A）；CYLD. cylindromatosis（turban tumor syndrome），是一种泛素特异性蛋白酶；SHP-2. SH2-containing protein tyrosine phosphatase 2；Nrdp1. neuregulin receptor degradation protein 1

一、机体细胞外的负调控蛋白分子及其作用机制

1. 可溶性的 TLR（sTLR）

可溶性的 TLR（sTLR）是一种胞外负调控因子，它在 TLR 信号通路初始阶段发挥调控作用，这直接减弱 TLR 信号，阻止急性炎症反应的发生。人类和小鼠的 *TLR4* 基因可以转录出多种 mRNA 产物，其中一种转录本编码一条含 122 个氨基酸的序列，其前 86 个氨基酸与 TLR4 胞外序列相同，其余的与磷脂酰肌醇 3 激酶（phosphatidylinositol 3 kinase，PI3K）相似，具有可溶性，被称为 sTLR4。在小鼠体外模型中，当 sTLR4 存在时，脂多糖（LPS）激活 NF-κB 的过程明显受到抑制。这种机制的一种可能解释为，髓样分化因子 2(MD2)能够与 TLR4 胞外区相连，由于在 TLR4 识别 LPS 过程中需要 MD2 的帮助，sTLR4 可能阻止了 TLR4 与 MD2 的结合，从而抑制信号的起始。与 sTLR4 类似，也发现了可溶性的 TLR2（sTLR2）（Kuroishi et al.，2007）。在翻译后修饰中，血液单核细胞能释放一定量的 sTLR2，它的存在能减少 IL-8 和 TNF-α，这可能与 sTLR2 和可溶性 CD14（TLR2 和 TLR4 的一个共受体）的相互作用有关（LeBouder et al.，2003）。在人与小鼠基因组研究中发现，这些 sTLR 的存在可能与其复杂的选择性剪接有关。在猪 TLR 中已发现了 TLR4 的可溶性分子 sTLR4（杨秀芹等，2011）。我们的研究也证实猪能编码 TLR3 的不同转录本，其中猪 TLR3a 和 TLR3b 缺失整个跨膜区和胞内区结构域，或同时缺乏部分胞外结构域，具有可溶性 TLR 的特征（管齐赛等，2012）。

2. 可溶性的 CD14

可溶性的 CD14 与调节 TLR4 诱导的细胞因子的释放有关，而且 ST2 可能与调节 TLR1 和 TLR4 诱导的细胞因子的释放有关，其机制可能是可溶性的 CD14 直接结合 LPS，并改变信号转导模式，而可溶性的肿瘤发生抑制物 2（ST2）能抑制 TLR1 和 TLR4 的过表达，因此低表达导致了促炎症介质产生的降低（Kitchens et al.，2001；Sweet et al.，2001）。

3. 可溶性的 Gas6

除 sTLR 外，研究发现生长停滞特异基因 6（growth arrest specific gene 6，Gas6）可以抑制 TLR 介导的炎症反应，Gas6 编码的产物是一个维生素 K 依赖的 75ku 的分泌蛋白，由谷氨酸区（Glu 区）、4 个表皮生长因子样区（EGF 区）和性激素结合球蛋白区（G 区）组成，与抗凝剂——蛋白 S（protein S）氨基酸序列有 46%的同源，可以特异性地激活 TAM 受体酪氨酸激酶，促进胞内 TLR 负调控因子的表达，抑制 TLR 信号通路（Fernández- Fernández et al.，2008）。

二、机体细胞膜的负调控蛋白分子及其作用机制

1. 肿瘤发生抑制物 2

肿瘤发生抑制物 2（suppressor of tumorigenicity，ST2）有两个亚型，即 ST2L 和 sST2。其中 ST2L 属于 I 型跨膜蛋白，含有一个胞内 TIR 结构域和一个胞外结构域；而 sST2 是一种可溶性蛋白，与 ST2L 的胞外区结构相似，只是在 C 端多了 9 个氨基酸。TLR 传递信号需要与胞内的接头分子连接形成复合体，而 ST2 能促使 TLR 复合体分离，进而抑制其功能的发挥。ST2 缺失的巨噬细胞会导致经 IL-1、LPS 和 CpG 刺激产生更多的促炎症细胞因子，但 TLR3 的配体无此现象（Brint et al.，2004）。这说明 ST2L 是依赖于 MyD88 信号转导通路而发挥作用。ST2L 可通过 MyD88 和 Mal 的 TIR 结构域促使其解离，从而抑制依赖于 MyD88 的信号通路，但不抑制依赖于 TRIF 的信号通路（Sweet et al.，2001）。用 LPS 刺激巨噬细胞时，加入 sST2 可以显著地抑制 TLR1 和 TLR4 的表达，从而导致炎症因子表达降低，sST2 能抑制人单核细胞 THP-1 产生 IL-6、IL-1β 和 TNF-α（Sweet et al.，2001；Takezako et al.，2006）。这些结果表明，ST2 可以负调控 TLR 的信号转导。

2. 防辐射 105

防辐射 105（radioprotective 105，RP105）是 TLR4 的同系物，具有保守的胞外亮氨酸重复序列，但

缺少 TIR 结构域。TLR 识别配体后，发生二聚化从而改变构象，募集下游的信号分子，启动信号转导。但在人胚胎肾细胞系 HEK293 中，RP105 的过表达能显著抑制 TLR4 介导的信号转导。LPS 刺激 RP105 缺陷的巨噬细胞将导致炎症因子的大量表达，同时发现，RP105 能与 TLR4/MD2 复合物直接连接，干扰 LPS 与 TLR4/MD2 复合物的结合，从而抑制 TLR4 信号通路的激活（Divanovic et al.，2005）。

3. 单免疫球蛋白 IL-1 受体相关蛋白

单免疫球蛋白 IL-1 受体相关蛋白（single immunoglobulin IL-1 receptor related protein，SIGIRR）又被称为 TIR-8（Lech et al.，2008），是 TIR 超家族成员，在其胞外区含有单个免疫球蛋白功能域。SIGIRR 高表达于上皮细胞和未成熟的树突状细胞中，能抑制 IL-1R、TLR4、TLR9 的信号通路，却不能抑制 TLR3 介导的信号通路（Wald et al.，2003）。小鼠模型中 LPS 的刺激可以促使许多组织表达 SIGIRR，提示它在炎症调节中发挥作用。在骨髓来源的 DC 中，高表达的 SIGIRR 能够抑制 IL-1 和 IL-18 介导的 NF-κB 活化；相反，缺失 SIGIRR 的小鼠 NF-κB 活性升高，导致自身免疫性疾病。但 SIGIRR 基因敲除小鼠对 poly（I：C）的刺激反应不明显，这说明 SIGIRR 的负调控作用依赖于 MyD88。体外实验中，IL-1 作用下 SIGIRR 与 IL-1 受体相关分子——IRAK 和 TRAF 形成复合体，从而干扰 IRAK 和 TRAF 复合物的形成，抑制信号转导（孙冰和韩代书，2009；Anwar et al.，2013）。

4. 受体酪氨酸激酶（RTK）

TAM RTK 亚家族包括 Tyo3、Axl 和 Mer 3 个成员，其胞外区可与配体结合，含具有酪氨酸激酶活性结构域的胞内区，它们能够广泛抑制 TLR 信号通路（Hafizi and Dahlback，2006；Rothlin et al.，2007）。在 LPS（TLR4 的配体）刺激时，TAM 基因敲除鼠的 DC 比野生型更加敏感，它们在受刺激后会产生包括 IL-6 和 TNF-α 在内的更多的促炎症因子，而且当用 poly（I：C）（TLR3 的配体）和 CpG（TLR9 的配体）刺激 DC 时也出现类似现象；而用 Gas6（TAM 的配体）预处理正常 DC 一段时间后，再用 LPS、poly（I：C）、CpG 刺激时其促炎症因子的表达量将受到抑制。其作用机制是，TAM 被 Gas6 激活后，与 IFNR1 结合，通过 IFNR1 激活转录因子 STAT1，活化的 STAT1 能够促进细胞因子信号抑制物 1（suppressor of cytokine signaling 1，SOCS-1）和 SOCS-3 的表达，SOCS-1 能够泛素化降解 Mal，而 SOCS-3 则可以泛素化降解 TRAF6，从而抑制 TLR 信号通路。

5. 肿瘤坏死因子相关诱导凋亡配体受体

肿瘤坏死因子相关诱导凋亡配体受体（tumor necrosis factor-related apoptosis-inducing ligand receptor，TRAILR）属于 TNF 超家族成员，不具有 TIR 结构域，也是一种 TLR 信号负调控因子，其不抑制早期 TLR 信号通路的激活，但能通过抑制 IκBα 来激活 NF-κB 的核易位（孙冰和韩代书，2009；Anwar et al.，2013）。

在 TRAILR 敲除小鼠体内，淋巴细胞的总数并没有增加，但这种小鼠在受到刺激后能产生很强的免疫反应。用 TLR2、TLR3 和 TLR4 的配体刺激巨噬细胞和树突状细胞时，能产生大量的促炎症因子。如果将 TRAILR 重新表达于巨噬细胞，TLR4 介导的 IL-12 的表达明显降低。在炎症因子表达调控中，IκBα 是一个关键因子，它的降解促使 NF-κB 活化入核，诱导炎症因子的表达。TRAILR 负调控 TLR 信号的机制在于它能够维持 IκBα 的稳定，IκBα 与 NF-κB 形成二聚体，抑制 NF-κB 的活化不能发生核易位，诱导炎症因子的产生（Diehl et al.，2004）。

三、机体细胞内的调控蛋白分子及其作用机制

（一）接头蛋白相关分子

细胞内的 TLR 信号通路是通过募集含 TIR 结构域的 MyD88、Mal、TRIF 和 TRAM 而被激活的，但其他一些包含 TIR 结构域的分子如 SARM 等，则具有抑制 TLR 信号通路的作用（孙冰和韩代书，2009；Anwar et al.，2013）。

1. 短剪接突变体 MyD88（MyD88s）

MyD88 是所有 TLR（TLR3 除外）的接头分子，包含有一个 N 端死亡结构域（death domain，DD），这个结构域可与 C 端结构域相连形成同源二聚体。有一种短剪接突变体 MyD88（MyD88s）不能形成同源二聚体。LPS 刺激过量表达 MyD88s 的单核细胞并不能引起 NF-κB 过度活化，同时不能导致 IRAK4 的活化和 IRAK1 的磷酸化。但对于 TNF 诱导的 NF-κB 的活化，MyD88s 没有抑制作用。MyD88 同源二聚体结合募集 IRAK1，结果导致 IRAK1 的磷酸化，从而激活 NF-κB 信号通路。但 MyD88s 存在时，MyD88s 与 MyD88 优先形成异二聚体，阻碍了 MyD88 同源二聚体的形成，使 IRAK-4 不能连接到该信号复合物上。正常情况下，IRAK1 的磷酸化是由 IRAK4 介导的，但异源二聚体的形成导致 IRAK1 不能磷酸化，进而激活 NF-κB 信号通路（Mendoza-Barberá et al.，2009）。

2. SARM

SARM 是一种非依赖 MyD88 信号转导通路的接头蛋白，能抑制 NF-κB 的活化。SARM 含有一个 sterile 基序（SAM）、一个 armadillo 基序和一个 TIR 基序，可与 TRIF 结合而抑制依赖于 TRIF 信号通路的 NF-κB 和 IRF3 的激活（Carty et al.，2006）。线虫在抵抗细菌感染时所释放的抗菌肽 NLP-29 和 NLP-3143 就属于 SARM。应用 RNAi 干扰 SARM 表达时，发现人外周血单个核细胞在 poly（I∶C）和 LPS 刺激下炎症因子表达增加，说明 SARM 可以抑制依赖 TRIF 的 TLR3 和 TLR4 信号通路。SARM 的 N 端含有 LPS 的结合位点，SARM 的负调控作用也能够被 LPS 的刺激所抵消，表明在调控 TLR 信号时，SARM 与 LPS 间存在着竞争性抑制（Carty et al.，2006）。目前对 SARM 如何抑制 TRIF 的确切机制还不清楚。现已证实，静止期细胞 SARM 与 TRIF 作用较弱，但在 LPS 刺激下这种相互作用加强，从而阻止下游效应分子与 TRIF 的进一步结合（Kenny and O'Neill，2008）。

3. DOK3

停泊蛋白 3（docking protein 3，DOK3）是最近在巨噬细胞中发现的一种阻碍 LPS 信号转导的接头相关分子。DOK3 能与 LPS 刺激反应的 sevenless 同系物 1 和泛素介导的蛋白水解的产物一起被降解，因此限制了调节胞外信号激酶 ERK（extracellular signal-regulated kinase ERK）的激活。DOK3 缺陷鼠的巨噬细胞，增加了 sevenless 同系物 1 的表达及 NF-κB 的活化（Peng et al.，2012）。DOK3 缺陷细胞也增加了 Src 同系物磷酸酶 1（Src homology phosphatase 1）、IL-1 受体相关激酶 M（IL-1 receptor associated kinase M，IRAK-M）和细胞因子信号抑制物（suppressor of cytokine signaling 1）的表达，这暗示 DOK3 延缓了细胞对内毒素的耐受。而且一些研究认为，DOK3 在调控 TLR 信号方面具有多种作用。磷酸肌醇 3 激酶的 B 细胞接头蛋白最初被认为是介导 B 细胞受体信号转导和细胞存活，现认为是一个隐藏的结构域，能够连接 TLR 信号到磷脂酰肌醇 3 激酶（phosphatidylinositol 3-kinase，PI3K）/Akt 信号级联反应，通过阻碍接头分子如 MyD88 和 Mal 及激活 PI3K/Akt 途径而调控 TLR 信号。所以，磷酸肌醇 3 激酶的 B 细胞接头蛋白介导调控的 TLR 信号，在体内限制了促炎症细胞因子如 IL-6、IL-12 和 TNF-α 的产生，以及与 TLR4 和 TLR9 相关的炎症反应（Troutman et al.，2012）。

（二）磷酸化相关分子

多数 TLR 信号通路中的分子，包括 TLR 分子自身，都通过磷酸化发挥作用。磷酸化与去磷酸化和 TLR 信号通路的激活与失活密切相关。双特异性磷酸酶（DUSP）能引起 MAPK 的酪氨酸和丝氨酸位点去磷酸化而发挥作用（Chi et al.，2006）。

1. 酪氨酸磷酸酶类

酪氨酸磷酸酶-1B（PTP1B）蛋白抑制巨噬细胞受到 LPS、CpG ODN 或 poly（I∶C）刺激后而引起的 TNF-α、IL-6 和 IFN-β 的分泌表达。PTP1B 可以抑制 TLR 的配体激活 MAPK、NF-κB 和 IRF3（Xu et al.，2008）。SHP-2（SH2-containing protein tyrosine phosphatase-2）是一种广泛表达于胞质中的酪氨酸磷酸酶，能调控依赖 TRIF 的信号通路。SHP-2 抑制 TLR3 信号通路并不依赖其磷酸酶活性，而是通过其 C 端结构域和 TBK1 的激酶结构域相互作用。SHP-1 可以通过抑制 TLR 介导的 NF-κB 和 MARK 的激活来抑制炎症细胞因子的产生。磷酸酶的作用不仅仅局限于 TLR 的信号转导通路中，还在其他诱导促炎症细胞因子产生的反应中也发挥作用。

2. IRAK 家族

IRAK 家族和丝氨酸/苏氨酸激酶都含有死亡结构域，但没有激酶活性结构域。IRAK2 与 IRAK-M 同属于 IRAK 家族，它们缺乏丝氨酸/苏氨酸激酶活性。IRAK2 几乎在每种细胞中都有表达，而 IRAK-M 仅表达于单核/巨噬细胞。IRAK-M 的抑制活性可通过阻止 IRAK1/IRAK4 从 MyD88 分子上解离，从而阻止 IRAK1 和 TRAF6 复合物的形成，无法募集下游信号分子。在静息细胞中，Tollip 分子可以与 IRAK1 结合形成复合物，也可以与 TLR2 和 TLR4 直接作用来阻止 IRAK1 的磷酸化（Zhang and Ghosh，2002）。IRAK-$M^{-/-}$小鼠与野生型相比，在受到细菌感染时能产生更强的炎症反应，对 LPS 引起的内毒素休克耐受性较差。小鼠体内 IRAK2 基因存在 4 个已知的剪切异构体，分别为 IRAK2a、IRAK2b、IRAK2c 和 IRAK2d。IRAK2a 和 IRAK2b 过表达可增强 NF-κB 的活性。在成纤维细胞中，由于 IRAK2c 和 IRAK2d 缺乏 N 端 DD，因此它们的过表达可抑制 NF-κB 的活性。这提示 IRAK2 基因的选择性剪切被用于调控 TLR 信号通路，缺乏 DD 的 IRAK2c 和 IRAK2d 在通路中起到负调控作用。

3. MSK

丝裂原和应激激活的蛋白激酶（mitogen- and stress-activated protein kinase，MSK）1 和 2 均是由丝裂原激活的蛋白激酶（mitogen-activated protein kinase，MAPK）级联反应活化的，能限制 TLR4 信号转导。细胞内环境缺乏 MSK1 和 MSK2 能阻碍磷酸化的转录因子 cAMP 的反应元件与结合蛋白的结合，以及激活转录因子 1 到其同源的启动子，以激活抗炎症细胞因子 IL-10 和 MAPK 磷酸酶的双特异性磷酸酶 1，在 LPS 刺激后其能促进 p38 钝化。MSK1 和 MSK2 敲除鼠经受 LPS 过反应性处理，能导致内毒素休克及长期的炎症反应（Ananieva et al.，2008）。p38g 和 p38d 是 p38 MAPK 家族成员，也能调节 TLR4 介导的炎症。缺乏 p38g 和 p38d 的小鼠，当用 LPS 处理时能发生异常的反应（Risco et al.，2012）。此外，p38g 和 p38d 激酶缺乏致使小鼠对 LPS 诱导的败血症性休克产生低反应性。

4. NF-κB1 p50/p105

NF-κB1 p50/p105 也能调节 IFN-β 的分泌。缺乏 p50 的小鼠分泌较高水平的 IFN-β，并与增强 STAT1 的磷酸化有关，这说明在正常的细胞p50能抑制IFN-β反应。这种抑制效应可能是由肿瘤发生基因座2/ERK 途径介导的。p50 的锚定蛋白重复能稳定肿瘤发生基因座 2 即 MAP3K，在巨噬细胞中导致其分泌 IFN-β 能力的减弱（Yang et al.，2011）。

5. TAK1

多种信号转导途径需要通过 TAK1 激活 MAPK 和 NF-κB。在早期，发现 TAK1 对 NF-κB 和 MAPK 具有正向调节作用（Ajibade et al.，2012），然而 TAK1 也被认为能磷酸化 p38，并能通过 LPS 诱导细胞因子和反应性氧族的产生。在髓样谱系细胞中缺乏 TAK1 的小鼠，易发淋巴结病和脾大，并易发生 LPS 诱导的败血症性休克。这种情况可通过除去 p38 而阻止，说明在 p38 活化中 TAK1 具有负向调节作用。

6. B 抑制蛋白

B 抑制蛋白是多功能抑制蛋白家族一员，这种蛋白质可以调节泛素化和磷酸化作用，通过与 TRAF6 的 N 端绑定来阻止 TRAF6 的自动泛素化和集聚反应。TRAF 家族分子与 NF-κB 关联催化因子 TANK 也能够起到抑制 TLR 信号通路的作用（Kawagoe et al，2009）。

（三）泛素化相关分子

除了磷酸化外，TLR 信号转导通路中的分子还依赖于泛素化来降低或终止信号传递，这也是 TLR 信号进行负向调控的主要方式。尽管泛素化对 TRAF6 等分子的激活是十分必要的，但其他一些分子的泛素化会对 TLR 信号通路起负调节作用（孙冰和韩代书，2009；Anwar et al.，2013）。一个典型实例是抑制性锌指蛋白（Triad3A），它具有锌指蛋白活性，能像E3泛素连接酶一样泛素化降解TLR。

1. Triad3家族

Triad3家族的抑制性锌指蛋白（Triad3A）的过量表达会使TLR4和TLR9降解，降低信号转导水平，但对TLR2或TLR3介导的信号转导通路没有影响。相反，沉默Triad3A基因能显著地增加TLR4和TLR9的表达，但不影响TLR2的表达。当LPS和CpG分别刺激细胞后，Triad3A的表达会显著影响NF-κB的激活（Yao et al.，2009）。

Triad3A也可以与其他含有TIR结构域的接头蛋白结合，如RIP1、TRIF和Mal（Fearns et al.，2006）。因此，为精确调控TLR的水平，Triad3A选择性地与目的蛋白相结合并促使其降解。

2. SOCS家族

SOCS（suppressors of cytokine signaling）家族的共同特征是，蛋白质中间区域是SH2，C端是SOCS盒结构域。SOCS家族有8个成员，其中SOCS-1与SOCS-3关系最为紧密，是炎症反应的重要负调控因子。SOCS与Mal相互作用导致Mal的泛素化降解，从而抑制TLR的信号转导通路。虽然机体能利用泛素化降解来负向调控TLR的信号转导，但机体也能利用去泛素化来正向调控TLR的信号转导。

SOCS家族成员都含有一个保守的Src同源序列SH2，在C端含有一个稀有的羧基模序，称为SOCS盒（SOCS box）。在巨噬细胞中，LPS能诱导SOCS-1的表达，SOCS-1$^{-/-}$缺陷小鼠在LPS刺激后便发生内毒素休克。LPS和CpG处理可以导致这些敲除小鼠产生大量的NO和炎症因子，在小鼠胚胎成纤维细胞中过表达SOCS-1能够抑制LPS激活NF-κB。LPS刺激下，SOCS-1$^{-/-}$巨噬细胞内JNK、IκB和p38磷酸化作用增强，说明SOCS-1是TLR信号通路的抑制因子。研究发现，SOCS-1能够靶向结合Mal并使其泛素化降解，从而直接调控TLR2和TLR4介导的信号通路（Mansell et al.，2006）。在这一过程中SOCS-1直接抑制Mal依赖的p65磷酸化和NF-κB活化，其中酪氨酸激酶的活性对介导Mal和SOCS-1的结合至关重要（Diehl et al.，2004）。同时发现，SOCS-1也能够负调控TLR3介导的天然免疫反应（Pothlichet et al.，2008）。

3. Nrdp1

另外一种E3泛素化连接酶——Nrdp1，也可以负调节LPS诱发促炎症细胞因子产生的反应。Nrdp1可以直接与MyD88相互作用使MyD88降解，从而使TBK1激活来调节依赖于MyD88或TRIF的TLR信号转导通路（Wang et al.，2009）。

4. Pin1

肽脯氨酰异构酶1（prolyl isomerase 1，Pin1）也可通过促进泛素化降解来负调控TLR信号，它能够直接识别IRF3的第339位丝氨酸，并与IRF3结合促使其泛素化降解，对TLR信号产生抑制作用（Saitoh et al.，2006）。Pin1敲除小鼠在受到dsRNA刺激后会产生大量的IFN-β，这说明Pin1负调控TLR所介导的抗病毒反应。另外，Pin1还可以通过磷酸化p65亚单位来激活NF-κB，这需要位于Pin1肽链第254位苏氨酸的参与。SOCS-1与p65结合发挥负调控作用时，它的结合位点与Pin1的结合位点十分类似。Pin1能够保护p65不被SOCS-1泛素化降解。临床上NF-κB持续活化可能引起多种疾病，包括癌症，Pin1和SOCS-1对p65的精密调节可防止一些疾病的发生。

5. 肿瘤抑制因子CYLD

肿瘤抑制因子CYLD（cyclindomatosis）是NF-κB的一种负调控因子。在细菌感染时，CYLD可以抑制由TLR2介导的炎症因子的产生。将CYLD的siRNA转染入稳定表达TLR2的HEK细胞内，同时用PGN、MALP-2和Pam3CSK-4（TLR2的特异性配体）来刺激，发现该细胞的NF-κB、TNF-α、IL-1β和IL-8的表达量和活性都有所增加。在TLR2信号通路中，CYLD能够泛素化降解TRAF6和TRAF7，抑制NF-κB和p38的活化（Yoshida et al.，2005）。

6. USP家族

泛素特异的肽酶4（ubiquitin-specific peptidase 4，USP4）能负向调节TRAF6，以去泛素活性依赖的

方式通过移去 TRAF6 的多泛素化链来抑制 IL-1β 诱导的 NF-κB 激活（Zhou et al.，2012）。缺失 USP4 能通过 LPS 和 IL-1β 增强细胞因子产生，而且 USP2a 通过 TRAF6 的去泛素化能够减弱 TLR 和仙台病毒介导的 NF-κB 激活（He et al.，2013）。USP 家族的另一个成员 USP25，也能阻碍细胞抑制物相连的泛素介导的 TRAF3 降解而抑制炎症反应（Zhong et al.，2013）。

7. A20

A20 蛋白是第一个在免疫调控中被发现的去泛素化酶，属于锌指蛋白，能够抑制 TNF 激活的 NF-κB，也是 TLR 和 RIG-Ⅰ介导的抗病毒信号转导的一个负向调节物（Arguello et al. 2014）。它具有两种截然不同的功能：具有去泛素化酶的活性，能从 RIP-1 上将多聚泛素链解离下来；相反，还具有 RING 型 E3 泛素化连接酶的活性，能促使 RIP-1 发生多泛素化降解，如果小鼠缺少了 A20 或者 A20 的受体将导致自身免疫反应。A20 通过交叉和不同的机制靶向 NF-κB 和 IRF 途径，能下调 IFN-α/β 的产生。体外用 TLR2、TLR3 和 TLR9 配体刺激后，A20 缺陷小鼠的巨噬细胞产生炎症因子的水平显著增加，其机制是它能够阻断 TRAF6 与多聚泛素链的连接，抑制 NF-κB 发生核易位（Boone et al，2004）。据报道，A20 蛋白还可以通过抑制 IRF3 的活化来抑制 TLR3 介导的 IFN-β 基因的转录（Saitoh et al.，2005）。

8. DUBA

去泛素化酶 A（deubiquitinating enzyme A，DUBA）是一个含有卵巢肿瘤（OUT）结构域的去泛素化酶，它也能抑制 IFN-Ⅰ的产生（Kayagaki et al.，2007）。在细胞内过表达 DUBA 能够降低 TRAF3 Lys63 位连接的泛素化修饰，使其从 TBK1-IKK 复合体中分离，从而使 IRF 的激活遭到破坏，以抑制 TLR 诱导的 IFN-Ⅰ产生，但表现为 NF-κB 激活不受影响。

9. RAUL

复制和转录激活物相关泛素连接酶（replication and transcription activator-associated ubiquitin ligase，RAUL）是一个与 IRF3/7 的泛素化和负向调控 IFN-Ⅰ产生的分子（Yu and Hayward，2010）。肉瘤相关疱疹病毒的复制和转录激活物也用相同的机制来降解 IRF，并逃避机体的免疫反应。

四、机体其他作用途径的负向调控分子及其作用机制

（一）TLR 的其他相关负向调控蛋白分子

1. TRIM30a

TRIM 分子家族的三模序蛋白 30a（tripartite-motif protein 30a，TRIM30a）在细胞增殖、细胞分化、肿瘤形成、细胞凋亡和抗病毒等方面发挥作用。TRIM30a 能够结合并降解 TAB2 和 TAB3，从而抑制 NF-κB 的激活，但是它降解 TAB2 和 TAB3 属于非泛素化方式。TRIM30a 与 TAK1-TAB2-TAB3 形成复合体，促使 TAB2 和 TAB3 的降解。研究显示，TRIM30a 的过表达可以导致 TAB2 和 TAB3 的降解，从而抑制由 TLR 诱导的 NF-κB 的激活。这一研究结果表明，TRIM30a 可抑制 TLR 信号转导通路（Shi et al.，2008）。溶酶体抑制剂（NH_4Cl 和氯喹）能够抑制 TAB2 的降解，而且 TRIM30a 与 TAB2 共同定位于溶酶体，这说明 TRIM30a 的负调控作用可能需要溶酶体的参与（Shi et al.，2008）。因此，TRIM30a 对 TLR 信号的调节属于一种新的负调控方式。

2. ATF-3

激活转录因子 3（activating transcript factor 3，ATF-3）属于 CREB/ATF 转录因子家族中一员，可以通过抑制 p53 的转录来抵御 TNF 诱导的内皮细胞凋亡。IL-6 和 IL-12 基因含有 100bp 的 NF-κB 结合位点，该位点在 ATF-3 上也存在。在体外用 LPS 处理 ATF-3$^{-/-}$小鼠骨髓巨噬细胞，可以表达更高水平的 IL-6 和 IL-12（Whitmore et al.，2007），说明 ATF-3 能抑制 LPS 诱导的 IL-6 和 IL-12 的转录。ATF-3 与位于染色质中的组蛋白乙酰化位点结合，引起染色质构象变化，进而阻止 NF-κB 等转录因子与 DNA 结合。ATF-3 只对 TLR4 介导的信号途径有负调控作用，还未发现 ATF-3 对其他 TLR 信号通路的抑制作用。

3. DC-SIGN

树突状细胞特异的胞间黏附分子3捕获非整合素（DC specific intercellular adhesion molecule 3 grabbing nonintegrin，DC-SIGN）参与调节获得性免疫反应，它出现在病原体抗原引发的免疫反应中。与 TLR 一样，DC-SIGN 含有 C 型凝集素，能识别大量病原体。DC-SIGN 能与分枝杆菌胞壁中的 ManLAM 直接结合，调控 TLR4 所介导的免疫反应。ManLAM 是 TLR4 的一种特异性配体，与 DC-SIGN 结合可抑制 LPS 诱导的树突状细胞的成熟。两者的结合激活丝氨酸/苏氨酸激酶 Raf-1，促使 NF-κB 亚单位 p65 的乙酰化，增加抗炎症因子 IL-10 的表达（den Dunnen et al.，2009）。为确定 p65 乙酰化是否依赖 Raf-1，研究者将 Raf-1 抑制剂结合在 ManLAM 或 TLR 配体上，在抑制剂存在下 IL-10 mRNA 的表达受到抑制，这说明 Raf-1 是在 NF-κB 活化之后发挥调控作用的。

4. SHP-2

含 Src 同源区 2 的蛋白酪氨酸磷酸酶 2（Src homology 2-containing protein tyrosine phosphatase-2，SHP-2）是 INF-β（TLR3 和 TLR4 诱导）的负调控因子，参与负调控 JAK 和 STAT 通路。将 SHP-2 的 siRNA 转染小鼠腹腔巨噬细胞后，经 LPS 和 poly（I：C）诱发，IFN-β 的表达量比野生型巨噬细胞明显升高（den Dunnen et al.，2009）。用 poly（I：C）和 LPS 处理 SHP-2$^{-/-}$小鼠胚胎成纤维细胞时，TNF-α 和 IL-6 的表达量也会增加。SHP-2 的负调控作用依赖于 TRIF，在 SHP-2$^{-/-}$腹腔巨噬细胞里加入 TLR2、TLR7 和 TLR9 的配体不能引起 TNF-α 和 IL-6 的表达量发生明显变化。poly（I：C）对该巨噬细胞处理还可引起 IRF3 活性的增加，但在 SHP-2 存在下 IRF3 的活性将受到抑制。SHP-2 能特异地结合于 TBK1（TRIF 相关通路的下游信号分子）的 N 端，阻止 TBK1 介导的磷酸化和后续炎症因子的表达。与 SHP-1 相比，SHP-2 抑制依赖 TRIF 的 IFN-β 产生。虽然 SHP-2 具有催化结合 TANK 激酶 1 的活性，但 SHP-2 的磷酸化活性对结合 TANK 激酶 1 的基因表达是不需要的，因此 SHP-2 作为一种拮抗剂而不是一种磷酸酶（An et al.，2006）。此外，与 TLR 刺激相似，Src 激酶磷酸化胞内 MHC Ⅰ类分子，能使这种分子易接近到一个具有 Src 同源结构域的 Fps，Fps 然后磷酸化 SHP-2 分子，降低 TRAF6 活性（Xu et al.，2012）。

5. ADAM15

ADAM15（a disintegrin and metalloprotease 15，ADAM15）是一个新的 TRIF 互作伙伴。ADAM15 作为 TRIF 介导的 NF-κB 和 IFN-β 报告基因激活的一个负向调节物。ADAM15 表达的抑制能通过 TRIF 增强多聚肌苷胞苷酸和 LPS 介导的促炎症细胞因子的产生来实现。此外，ADAM15 表达的抑制能增强鼻病毒 16 和 VSV 介导的促炎症细胞因子的产生。有趣的是，ADAM15 能介导 TRIF 的蛋白质裂解。因此，ADAM15 能缩短依赖 TRIF 的 TLR3 和 TLR4 信号通路，避免宿主产生促炎症细胞因子和基质金属蛋白酶过度。总之，ADAM15 在 TLR 信号中通过损伤 TRIF 介导的 TLR 信号通路发挥抗炎症反应的作用（Ahmed et al.，2013）。

（二）RLR 途径的负向调控分子

1. TRIM11

TRIM11 也是 IFN-β 产生的一种新的负向调节物。TRIM11 的易位表达能降低 IFN-β 活性，这是通过 poly（I：C）刺激或过表达 RIG-Ⅰ信号级联反应成分 RIG-ⅠN（RIG-Ⅰ的组成型激活形式）、MAVS（线粒体抗病毒信号蛋白）或 TBK1 负向调节物的产生诱导的。相反，TRIM11 的敲低能增强 IFN-β 的启动子活性。而且，TRIM11 过表达抑制了 IRF3 的磷酸化和二聚体化及 IFN-β 的表达。相反，TRIM11 的敲低增加了 IRF3 的磷酸化和 IFN-β 的表达。现证实 TRIM11 与 RIG-Ⅰ途径中 IRF3 磷酸化的一个关键激酶 TBK1，分别通过 CC 和 CC2 结构域相互作用。在 TBK1 接头蛋白 NAP1（NF-κB activating kinase-associated protein-1）、SINTBAD（与 NAP1 TBK1 adaptor 相似）或 TANK（TRAF family member-associated NF-κB activator）存在下，这种相互作用进一步增强。与 RIG-Ⅰ介导的 IFN-β 信号通路的抑制物的作用一致，TRIM11 的过表达能增强病毒的传染性，而 TRIM11 的敲低效应正好相反。这说明 TRIM11 通过靶向 TBK1

信号复合物抑制 RIG-Ⅰ介导的 IFN-β 产生（Lee et al.，2013a，2013b，2013c）。

2. TRIM38

TRIM38 是 TRIM 家族的另一个成员，在 TLR3/4 和 RIG-Ⅰ介导的 IFN-β 信号转导通路中作为负向调节物。敲低 TRIM38 的表达能增强 IRF3 的活性，并提高 IFN-β 的表达，而过表达 TRIM38 产生相反的效应。研究证实，TRIM38 能与 NF-κB 激活激酶相关蛋白 1（NAP1）相互作用。TRIM38 作为一种 E3 连接酶，能促进 K-48 连接的多泛素化和 NAP1 经蛋白酶体途径降解。与在 TLR3/4 和 RIG-Ⅰ介导的 IFN-β 信号转导中的作用一样，TRIM38 敲低能显著抑制 VSV 的复制，TRIM38 过表达能增强 VSV 的复制。因此认为 TRIM38 是一种通过靶向 NAP1 来抑制 TLR 和 RIG-Ⅰ介导 IFN-β 产生的负向调节物（Zhao et al.，2012）。

3. TRIM13

TRIM 家族成员蛋白最近被认为是抗病毒免疫的关键调节物。TRIM13 作为一种 E3 泛素连接酶表达在免疫细胞中，并在骨髓源的巨噬细胞被 IFN-Ⅰ的诱导物刺激，引起表达上调。TRIM13 与 MDA5 相互作用，在体外作为 IRF3 的上游能负向调节 MDA5 介导的 IFN-Ⅰ的产生。用由 MDA5 感知的脑炎心肌炎病毒（EMCV）致死性感染 TRIM13$^{-/-}$ 小鼠，可引起缺陷小鼠 IFN-Ⅰ产生的增加，而且小鼠的存活时间延长。用 TRIM13$^{-/-}$小鼠胚胎成纤维细胞（MEF）攻击感染 EMCV 或 poly（I∶C），也显著增加了 IFN-β 的水平。但相反，由 RIG-Ⅰ监测的仙台病毒感染，IFN-β 反应的效应减弱，这证明 TRIM13 在正向调节 RIG-Ⅰ功能方面发挥作用。总之，在 EMCV 感染时，证实 TRIM13 通过抑制 MDA5 的活性来调节 IFN-Ⅰ反应，这说明 TRIM13 在病毒反应途径的关键连接点发挥调节 MDA5 活性的作用（Narayan et al.，2014）。

4. TFG 蛋白

TRK 融合基因蛋白［TRK-fused gene（TFG）protein］即 TFG 蛋白是一种与 TRIM25 相互作用的蛋白质，能负向调节 RIG-Ⅰ介导的 IFN-Ⅰ信号转导。抑制 TFG 的表达，能上调 RIG-Ⅰ介导的 IFN 的产生和 NF-κB 的信号转导，而且 VSV 复制能被 shRNA 介导的 TFG 敲低显著抑制，说明在 RIG-Ⅰ介导的抗病毒信号通路中 TFG 具有抑制作用。有趣的是，TFG 表达的抑制不但增强了 RIG-Ⅰ介导的信号转导，而且增加了 MAVS（mitochondrial antiviral signaling protein）诱导的信号，提示 TFG 在负向调节 RNA 感知信号即 RLR 家族信号途径中发挥中枢性的作用（Lee et al.，2013a，2013b，2013c）。

5. IFP35

IFP35 是一种干扰素可诱导蛋白（IFN-Ⅰiducible protein，IFP），也称 IFI35，作为 VSV 感染必需的一种因子。与 siRNA 筛选一致，缺失 IFI35 能减少 VSV 复制。IFI35 能负向调节宿主天然免疫反应，并能拯救 poly（I：C）诱导的 VSV 复制的抑制。IFI35 的过表达能抑制 IFN-β 和 ISG56 启动子的激活，而缺失它效应正好相反。另外，IFI35 能特异性地与 RIG-Ⅰ相互作用，并通过抑制其脱磷酸化，以及 K-48 连接的泛素化蛋白酶体介导的降解而负向调节它的活性（Das et al.，2014）。

6. DDX24

DDX24 是一种由 IFN-Ⅰ诱导的 DExD/H 解螺旋酶，其对 RLR 功能发挥起负向调节效应。DDX24 的表达能特异性抑制 RLR 的活性，而缺失 DDX24 能引起胚胎的致死，增强胞质 RNA 介导的天然免疫信号转导，并利于 RNA 病毒的复制。DDX24 优先地结合到 RNA 而非 DNA，并影响接头蛋白 FADD 和 RIP-1 相关信号转导。这首先阻碍与 IFN-Ⅰ产生相关的转录因子即 IRF7 的活性（Ma et al.，2013）。

7. USP15

泛素特异的蛋白酶 15（ubiquitin-specific protease 15，USP15）能去泛素化 TRIM25，阻止依赖 TRIM25 的 LUBAC 降解。现证实 USP15 在人细胞中是一种与 TRIM25 相互作用的伙伴。通过 siRNA 敲低内源性的 USP15 能增强 TRIM25 去泛素化。相反，野生型 USP15 的表达减少了 TRIM25 的 Lys48 位的泛素化以维持它的稳定。而且，USP15 的易位表达增强了依赖 TRIM25 和 RIG-Ⅰ的 IFN-Ⅰ产生，并抑制 RNA 病毒的复制。相反，USP15 的缺失导致了 IFN 产生的减少及病毒复制显著增强。因此认为 USP15 是 TRIM25 和 RIG-Ⅰ介导的抗病毒免疫反应的一个关键调节物（Pauli et al.，2014）。

8. SEC14L1

SEC14L1 是 SEC14 家族的一个成员，是与 RIG-Ⅰ相关的一个负向调节物。SEC14L1 过表达能抑制 IFN-β 启动子的转录激活，这个启动子是由 RIG-Ⅰ而不是 TBK1 和 IRF3 诱导的。在 HEK293T 细胞和 HT1080 细胞中，敲低内源性的 SEC14L1 能使 RIG-Ⅰ和仙台病毒激活 IFN-β 产生，以及减弱新城疫病毒的复制。SEC14L1 与 RIG-Ⅰ的 N 端结构域相互作用，并与 VISA/MAVS/IPS-1/Cardif 竞争和 RIG-Ⅰ-CARD 结合。这说明 SEC14L1 是 RIG-Ⅰ介导的抗病毒信号转导的一个新的负向调节物（Li et al.，2013）。

9. Arl5B

ADP 核糖基化因子样蛋白 5B（ADP-ribosylation factor-like protein 5B，Arl5B）是 Arl 家族小 GTPase，通过 MDA5 而不是 RIG-Ⅰ作为 RLR 信号的一个调节物而发挥作用。过表达的 Arl5B 通过 MDA5 而不是 RIG-Ⅰ抑制 IFN-β 启动子的活化，它的敲低能增强 MDA5 介导的反应。而且，Arl5B 缺陷小鼠胚胎成纤维细胞能对 MDA5 激活剂 poly（I：C）和脑炎心肌炎病毒产生反应，引起 IFN-Ⅰ表达的增加。Arl5B 介导的负向调控 MDA5 信号的机制，不需要它的 GTP 结合能力而是需要 Arl5B 结合到 MDA5 的 C 端结构域，来阻止 MDA5 与 poly（I：C）结合，因此认为 Arl5B 是 MDA5 的一个负向调节物（Kitai et al.，2015）。

10. STAT3

通过 IFN-Ⅰ受体信号转导能激活包括 STAT1、STAT2 和 STAT3 在内的 STAT 蛋白，虽然 STAT1 和 STAT2 在 IFN-Ⅰ诱导的抗病毒反应中的本质作用已清楚，但 STAT3 在该途径中的作用仍不明确。利用功能获得和功能丢失途径，已证实 STAT3 具有负向调节 IFN-Ⅰ介导的反应的功能。STAT3 敲低或敲除的细胞，在针对 IFN-α/β 的反应中显示出增强基因的表达和抗病毒活性。在病毒感染的 STAT3KO 细胞，IFN-Ⅰ产生的增加能增强 STAT 的激活和 ISG 的表达。缺失 STAT3 增强 IFN 产生和反应的一个机制，可能是通过依赖 MDA5 的方式进行（Wang et al.，2011）。

（三）其他途径的相关负向调控分子

1. NLRC3

STING（stimulator of interferon gene，STING）（也称 MITA、MYPS 或 ERIS）是通过与 TBK1（TANK-binding kinase 1）相互作用诱导 IFN-Ⅰ的一种胞内 DNA 感受器。现发现与核苷结合的富含亮氨酸的重复蛋白即 NLRC3，能减少依赖 STING 的针对胞质 DNA、环状 di-GMP（c-di-GMP）和 DNA 病毒的天然免疫反应活性。NLRC3 均与 STING 和 TBK1 密切相关，并阻碍 STING-TBK1 相互作用及下游 IFN-Ⅰ的产生。纯化的 NLRC3 蛋白能直接与 STING 相互作用，并阻止 STING 运送到核周区使之激活。在动物，HSV-1 感染的 $NLRC3^{-/-}$小鼠显示出天然免疫增强，以及发病率和病毒滴度降低。这证明，天然免疫调节的两个关键途径即 NLR 和 STING 的交叉点，精细调节着宿主对胞内 DNA、DNA 病毒及 c-di-GMP 的反应（Zhang et al.，2014）。

2. OASL1

寡腺苷酸合成酶样 1（oligoadenylate synthetase-like 1，OASL1）是最近确定的一个 IFN-Ⅰ的负向调节物，并在病毒特异的 T 细胞反应和抗慢性 LCMV 感染防御中发挥关键作用。用 LCMV CL-13（一种慢性病毒）感染 OASL1 敲除小鼠与野生小鼠，发现 OASL1 敲除小鼠在感染的早期（2～3 天）显示出持续高水平的血清 IFN-Ⅰ，其主要产生自脾的浆样 DC。OASL1 缺失也导致了病毒血症的快速消除，以及关键依赖 IFN-Ⅰ受体信号转导的抗病毒 CD8 T 细胞反应。这说明在病毒感染的早期，OASL1 介导的负向调节 IFN-Ⅰ的产生导致了病毒持续性感染及抑制 T 细胞功能，提示包括 OASL1 在内的 IFN-Ⅰ负向调节物可作为慢性病毒感染防御的一个新的靶标（Lee et al.，2013a，2013b，2013c）。

3. HSCARG

HSCARG 是参与天然免疫的 NF-κB 信号的一个新的负向调节物。HSCARG 能以独立依赖 NF-κB 的抑制细胞的抗病毒反应，但缺乏 HSCARG 产生相反的效应。在病毒感染后，HSCARG 与 TRAF3 相互作用，并通过促进 OTUB1 被招募到 TRAF3 而抑制其去泛素化。敲除 HSCARG 能降低经由 OTUB1 的 TRAF3

去泛素化，而且 OTUB1 敲除能废除 HSCARG 的效应。在病毒感染后，HSCARG 也能与 IKKε 相互作用，并阻止 TRAF3 和 IKKε 联系，进一步降低了 IKKε 和 IRF3 的磷酸化而抑制 IRF3 的二聚化和核易位。而且，TRAF3 的敲低能减弱通过 HSCARG 的 IFN-β 转录的抑制效应，提示在 HSCARG 下调 RLR 途径中 TRAF3 是必需的。这充分证明 HSCARG 是一个能够平衡抗病毒天然免疫的负向调节物(Peng et al.,2014)。

4. Ndfip1

Ndfip1 是 Nedd4 家族的含多重 HECT 结构域的 E3 泛素连接酶，兼具招募子和激活子的功能，现证实其与泛素介导的 MAVS 降解有关，在 RLR 介导的免疫信号中其是关键的一个接头分子。Ndfip1 过表达严重损伤 MAVS 和仙台病毒介导的 IFN 刺激反应元件、NF-κB、IFN-β 启动子的激活，以及多聚肌苷胞苷酸或流感病毒 RNA 刺激的 IRF3 的磷酸化和 IFN-β 的转录。敲低 Ndfip1 有利于 MAVS 介导的下游信号传递和提高 MAVS 蛋白水平。而且，Ndfip1 能同时增强含 HECT 结构域的 E3 泛素连接酶 Smurf1 的自我泛素化，并与 MAVS 相互作用，最后促进 MAVS 降解。此外，在 Ndfip1 敲低细胞，MAVS、流感病毒 RNA、多聚肌苷胞苷酸及仙台病毒能增强 IFN-β 的激活，这说明 Ndfip1 是 MAVS 介导的抗病毒反应的一个强烈的抑制物（Wang et al.，2012）。

5. Smurf 2

Smurf 2 是 Smad 泛素调节因子（ubiquitin regulatory factor）蛋白家族成员之一，是病毒激发的 IFN-Ⅰ信号的一个重要的负向调节物。Smurf2 过表达能抑制病毒诱导的 IFN-β 和 IFN 刺激反应元件的激活。E3 泛素连接酶缺陷的突变体 Smurf2/C716A，失去了抑制病毒诱导 IFN-Ⅰ信号的能力，提示负向调节作用依赖于 Smurf 2 的 E3 泛素连接酶活性。Smurf 2 与 VISA 相互作用，并靶向 VISA 的 K-48 连接的泛素化，促进了 VISA 的降解。同样，Smurf 2 的敲除或敲低表达能促进抗病毒信号传递，它与增加 VISA 蛋白的稳定性有关（Pan et al.，2014）。

6. RNF11

含 RING 结构域的蛋白 RNF11（RING finger 11，RNF11）是天然抗病毒信号的一个新的负向调节物。RNF11 过表达能下调 IFN-β 表达和增强病毒复制，而敲低 RNF11 能抑制病毒的复制。RNF11 与非经典的 IKK 激酶 TBK1/IKKi 相互作用，并能通过阻断与 E3 泛素连接酶 TRAF3 相互作用而减弱其 Lys63 位多泛素化。RNF11 的抑制功能依赖于泛素结合接头分子 TAX1BP1，它能使 RNF11 靶向 TBK1/IKKi。这揭示 RNF11 与 TAX1BP1 一起限制抗病毒信号转导和 IFN-β 产生（Charoenthongtrakul et al.，2013）。

第二节　病毒编码蛋白的调控分子及其作用机制

宿主机体口腔、呼吸道、肠道和泌尿生殖道的黏膜上皮组织，一般是最先发现病毒入侵的部位。DC、朗格汉斯细胞和基质细胞是这些组织黏膜固有层的常在细胞。在成纤维细胞聚居区即结缔组织中，毛细血管和淋巴管遍布其中。单核细胞、巨噬细胞、T 细胞、B 细胞、pDC 和 mDC 循环在血管和淋巴管内，并在间质间隙中巡逻，所有这些细胞靶向病毒感染的部位。病毒感染的上皮细胞和成纤维细胞产生以 IFN-β 和 IFN-λ 为主的 IFN，提供给周围的未感染细胞以保持抗病毒状态。而且，可产生如白介素 1β（IL-1β）、IL-6、IL-8、GM-CSF 及 TNF-α 等趋化因子和细胞因子。这些分子能够促进常在 DC 的趋化作用，使其靶向病毒感染和死亡的细胞。中性粒细胞、单核细胞、巨噬细胞、浆细胞、mDC 和 pDC 也从血管中迁移到感染的部位。IFN-γ 诱导蛋白 10（IFN-γ-inducible protein 10，IP-10），单核细胞趋化蛋白 1（monocyte chemotactic protein 1，MCP-1），巨噬细胞炎性蛋白 2（macrophage inflammatory protein-2，MIP-2）、MIP-3α 和 MIP-3β 主要促进血液 DC 转移。然而，这些血源性免疫细胞也能被病毒感染，然后调节各种细胞因子和趋化因子的产生。

病毒为了感染，必须抑制宿主的一系列免疫应答，如 IFN 诱导的抗病毒活性、趋化因子/细胞因子诱导的免疫细胞的趋化作用、DC 的成熟和激活、NK 和 NKT 细胞的活化、成熟 DC 向淋巴结的转移、淋巴结 T 细胞和 B 细胞的分化和激活等。当病毒感染免疫细胞如 DC 时，感染细胞的成熟和分化及细胞因子受体与共刺激分子的表达被抑制，同时病毒能产生模拟的细胞因子及其受体等，使被感染细胞细胞因子分泌特征改变，病毒通常应用这些策略来抑制获得性免疫应答。此外，病毒感染也能诱导调节性 T 细胞的分化和成熟来改变机体的免疫应答。本节主要以病毒编码的调控机体 TLR、RLR 信号转导途径的蛋白质分子为重点，探讨病毒抑制宿主天然免疫的策略与机制。

一、病毒负调控 TLR 信号途径的作用机制及实例

（一）病毒负调控 TLR 信号途径的作用机制与策略

病毒是最丰富的、多样的和进化快速的病原体，通过干扰宿主的免疫系统而严重威胁人类和动物的健康。由于病毒是依赖宿主细胞而存活和不断进化的专性寄生物，其利用宿主的蛋白质来完成自己的生活史，因此发展了一些策略以逃避和颠覆宿主的免疫应答。在 TLR 信号通路中，病毒主要通过三种方式来负调节 TLR 信号途径的激活（表 8-2，图 8-4）。

表 8-2　病毒调节宿主天然免疫系统的分子机制（Yokota et al.，2010）

病毒/病毒蛋白	宿主途径	功能	效应
RNA 病毒			
人免疫缺陷性病毒（HIV）			
Nef	TCR-CD30	抑制 NF-κB 和 AP1 活化	抑制 T 细胞活化
	TLR4	抑制 ERK 活化（通过诱导 MKP-1 的 ERK 脱磷酸化）	抑制 TNF-α 产生
Vpu	TLR	抑制 NF-κB 活化	抑制细胞因子产生
Tat	抑制	PKR 依赖的 NF-κB 活化	
Vpr		激活 NF-κB	增强 IL-6、IL-8 和 IL-10 产生
RNA40	TLR7/8	由 MyD88 介导 IRF7 激活	激活 pDC
人 1 型 T 淋巴白血病病毒（human T-lymphotropic leukemia virus 1，HTLV-1）			
p30	TLR4	抑制 TLR4 表达（抑制 PU.1 功能）	抑制细胞因子产生
		抑制 GSK3-β	增强 IL-10 产生
p12	TCR	抑制 PLC-γ1 和 Vav 磷酸化	通过 DC 抑制 T 细胞活化
Tax		结合 IKKγ 而激活 IKK	诱导 IL-2、IL-2R、GM-CSF 和 IL-15
丙型肝炎病毒（hepatitis C virus，HCV）			
NS3/4A	TLR3/4	降解 TRIF	抑制 IFN-α/ IFN-β 产生 通过 mDC 的异常抑制 $CD4^+$ T 细胞活化
NS5A	TLR	结合 MyD88 以抑制 NF-κB 活化	抑制细胞因子产生
		结合 TRAF2 而抑制 JNK 活化	抑制 TNF 途径活化
核 NS3	TLR2	激活 MAP 激酶途径、NF-κB 和 AP1	增强 IL-10 和 TNF-α 产生 引起 pDC 功能异常
麻疹病毒（measles virus）			
N（?）			在 DC 中通过 TLR4 的介导抑制 IL-12 产生（抑制 Th1 型分化）
P	TLR2/4	抑制 NF-κB 和 AP1 活化（上调宿主 NF-κB 负调节物 A20）	抑制促炎症因子和趋化因子产生
HA	TLR2	激活 NF-κB	诱导细胞因子产生

续表

病毒/病毒蛋白	宿主途径	功能	效应
甲型流感病毒（influenza virus A）			
NS1	TLR3/7/9	抑制 IRF3/7 活化	抑制 pDC 产生 IFN
	TLR4	抑制 NF-κB 和 AP1 活化	抑制 DC 和 T 细胞活化
	RIG-Ⅰ	抑制 IRF3/7 活化	抑制 mDC 产生 IFN
SARS 冠状病毒（SARS-coronavirus，SARS-CoV）			
N		激活 AP1	诱导 IL-6 和 COX-2
		结合到 NF-κB 和 IL-6 启动子的 C/EBP 结合基序	
人呼吸道合胞体病毒（human respiratory syncytial virus，RSV）			
G	TLR2/4/9	抑制 NF-κB 活化	抑制细胞因子产生
F	TLR4	激活 NF-κB	诱导 IL-1、IL-6、IL-8 和 RANTES
M2-1		激活 NF-κB	
?	TLR7/9		抑制 pDC 产生 IFN
NS1，NS2	TLR3/4，RIG-Ⅰ	抑制 IRF3 活化	抑制 pDC 产生 IFN
呼肠孤病毒（rotavirus）			
VP4		激活 NF-κB	
		结合 TRAF2 而抑制 JNK	
DNA 病毒			
痘苗病毒（vaccinia virus）			
A46R	TLR	抑制 NF-κB 活化（结合 MyD88、TRAM 和 TRIF）	抑制细胞因子产生
A52R	TLR	结合 IRAK2 而抑制 NF-κB 活化	抑制细胞因子产生
		结合 TRAF6 而激活 p38 MAPK 和 JNK	诱导 IL-10 产生
N1L	TLR	结合 IKKγ 而抑制 NF-κB 活化	抑制细胞因子产生
		结合 TBK1 而抑制 IRF3 活化	抑制 IFN 产生
腺病毒（adenovirus）			
RID	TLR4	抑制 NF-κB 和 AP1 活化	抑制 MCP-1 和 IL-8 产生
	TNF 途径	抑制 TNFR1 表达	抑制 MCP-1 和 IL-8 产生
Capsid		激活 NF-κB、ERK 和 MAPK	诱导 RANTES 和 IL-10
单纯疱疹病毒（herpes simplex virus，HSV）			
virion	TLR2		诱导细胞因子产生
viral DNA	TLR9	诱导 IFN 产生	
水痘-带状疱疹病毒（varicella-zoster virus）			
vrion	TLR2		诱导细胞因子产生
人巨细胞包涵体病毒（human cytomegalovirus，HCMV）			
晚期蛋白	IL-1 系统	抑制 NF-κB 活化（抑制位点位于 MAP3K 上游）	
	TNF 系统	抑制 TNFR1 表达	
gB/gH	TLR2/1	激活 NF-κB	产生促炎症细胞因子
EB 病毒（Epstein-Barr virus，EBV）			
晚期蛋白		抑制 NF-κB 活化	抑制 COX-2 活化
gp350/gp220	TLR2/CD21	激活 NF-κB	诱导 MCP-1 产生
LMP-1		激活依赖 TRAF6 的 p38 MAPK	通过诱导 IL-10 抑制 DC 的功能
人 8 型疱疹病毒（human herpesvirus 8，HHV8）			
vFLIP		结合 IKKγ 而抑制 IKK	
RTA		通过蛋白酶体途径降解 IRF7	抑制 IFN-α/β 产生
乙型肝炎病毒（hepatitis B virus）			
e 抗原	IL-1 途径	结合 mIL-1RAcP 而激活 NF-κB	诱导细胞因子产生

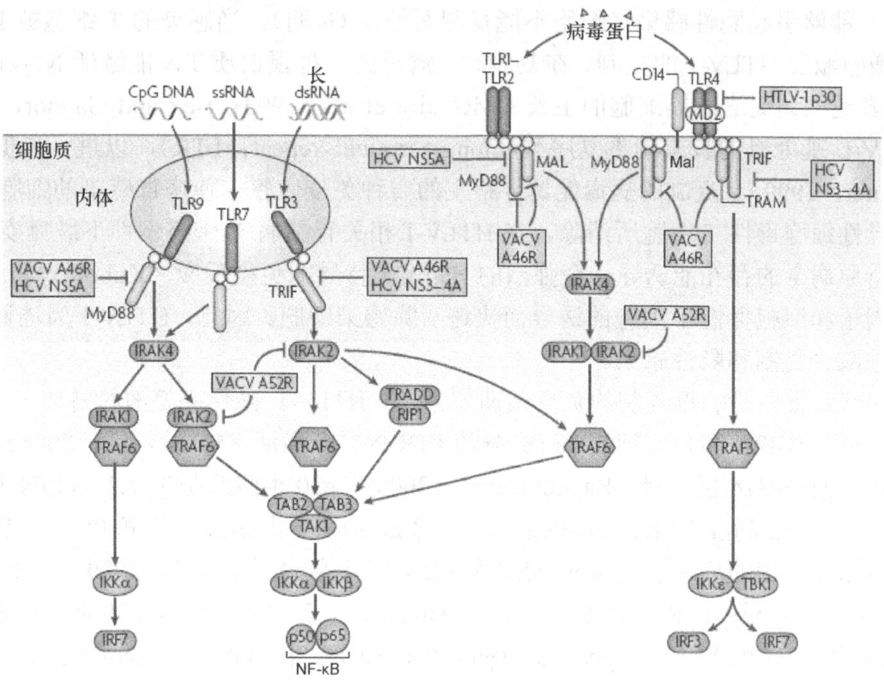

图 8-4　病毒干扰宿主的 TLR 信号转导途径（Bowie and Unterholzner，2008）

一是通过降解 TLR 关键的信号分子。丙型肝炎病毒（HCV）编码的蛋白酶 NS3/4A（nonstructural protein 3/4A）及甲型肝炎病毒（HAV）的蛋白前体 3ABC 都具有丝氨酸蛋白酶活性，可通过水解 VISA（IPS-1/Cardif/MAVS/VISA 复合物的一个组分）C 端跨膜结构域的一段序列，使 VISA 不能在线粒体上发生寡聚化，进而使 IKKε 不能被招募至 VISA，从而影响 IFN-β 的表达（Lin et al.，2006；Loo et al.，2006）；HIV 的非结构蛋白 Vpr 和 Vif 可引起 IRF3 依赖于蛋白酶体降解（Roy and Mocarski，2007）。

二是通过调节 TLR 信号分子的修饰。冠状病毒（severe acute respiratory syndrome-corvirus，SARS-Cov）可以编码木瓜蛋白酶样蛋白酶（papain-like protease，PLpro），这种酶能直接与 IRF3 相互作用，但这种作用并非是对 IRF3 的水解。在加入了磷酸酯酶抑制剂的实验中，PLpro 依然抑制 IRF3 的激活，说明这种作用也并非通过去磷酸化来实现。可以推测 PLpro 与 IRF3 结合能降低 TBK1/IKKε 对 IRF3 的磷酸化（Devaraj et al.，2007）。

三是阻断 TLR 信号分子间的相互作用。痘苗病毒编码的 A46R、A52R 为一类含有 TIR 结构域的蛋白质。其中 A46R 可通过 TIR 结构域与接头蛋白 MyD88、TRIF、Mal、TRAM 直接结合，从而抑制 TLR 对这些蛋白质的招募，阻断信号转导；而 A52R 可与 IRAK2 和 TRAF6 直接结合，破坏 IRAK2/Mal 及 TRAF/TAB1 信号复合体，从而抑制包括 TLR3 在内的多种 TLR 介导的 NF-κB 的激活（Harte et al.，2003；Stack et al.，2005）。研究发现，HCV 的非结构蛋白 NS5A 可通过干扰素敏感决定区（interferon sensitivity determining region，ISDR）的第 237～276 位氨基酸与 MyD88 分子相互作用，并抑制 MyD88 对 IRAK1 的招募，从而抑制 MEF 中 TLR 配体诱导的促炎症细胞因子的产生（Abe et al.，2007）。因此，病毒自身有一套策略来调控和突破宿主免疫系统。

（二）病毒编码的负调控 TLR 信号转导途径的分子与实例

1. RNA 病毒编码的调控分子与实例

（1）人 1 型 T 淋巴细胞病毒（human T lymphotropic virus type 1，HTLV-1）（表 8-2，图 8-4）

HTLV-1 是一种反转录病毒，它主要感染 $CD4^+$ T 细胞、$CD8^+$ T 细胞、DC、B 细胞、巨噬细胞和星形胶质细胞，并优先在 $CD4^+$ T 细胞中复制。HTLV-1 通过将其基因组整合到宿主 DNA 中而作为一种原病毒（provirus）能够引起隐性感染（细胞不能复制而处在 G_0 期）。当感染的 T 细胞被 DC 呈递的抗原刺激时，细胞增殖激发 HTLV-1 的复制。在复制时，病毒的一种蛋白质 Tax 能激活 NF-κB，并经过 IL-2 和 IL-2 受体的表达上调促进感染细胞的生长（McGuire et al.，1993；Bex and Gaynor，1998）。NF-κB 也能激活 HTLV-1 基因组的长末端重复序列（long terminal repeat，LTR），以进一步促进病毒的复制（Robek and Ratner，1999）。复制的病毒能诱导宿主的一种免疫应答，使病毒感染的细胞被 HTLV-1 Tax 蛋白诱导的特异性细胞毒性 T 细胞所清除。在 HTLV-1 相关脊髓病/热带痉挛性下肢瘫痪（HAM/TSP）患者体内，大量原病毒的存在能诱导一个强烈的 HTLV-1 特异的免疫反应（Kubota et al.，2003），通过对促炎症细胞因子和细胞毒性 T 细胞的诱导而快速清除感染细胞。因此，HTLV-1 为逃避宿主的获得性免疫反应，必须减少复制和隐性感染。

一些已知的病毒蛋白是病毒复制的负反馈调节分子。HTLV-1 碱性亮氨酸拉链因子（HTLV-1 basic leucine-zipper factor，HBZ）蛋白能抑制 Tax 介导的 LTR 的转录激活（Satou et al.，2006）。p30 蛋白能抑制编码 Tax 和 Rev 的 mRNA 的转录（Baydoun et al.，2008），p30 也能抑制 TLR2、TLR4 和 TLR9 的表达及 IRF4 的激活。在单核细胞，TLR2 基因的启动子是通过转录因子 Sp1、Sp3 和 PU.1 调节的（Haehnel et al.，2002），而 TLR4 基因的启动子是通过 ISRE 和 PU.1 调节的（Rehli et al.，2000）。p30 结合 PU.1 而阻止其结合到 DNA，同时下调 TLR2 和 TLR4 表达（Datta et al.，2006）。而且，p30 通过促进 9 个丝氨酸残基的磷酸化抑制糖原合成酶激酶 3β（glycogen synthetase kinase 3β，GSK3β）的活性，这导致了 IL-10 的诱导表达，而 IL-10 又能抑制巨噬细胞的功能及 DC 的成熟和活化。事实上，在 T 淋巴细胞白血病成年患者中，其血清 IL-10 水平升高。IL-10 具有的免疫抑制特性，间接地抑制病毒复制和病毒诱导的免疫应答。在淋巴结中，通过 DC 激活感染的 T 淋巴细胞，以及病毒在人体中增殖对病毒在细胞与细胞间传播是重要的。病毒的 p12 蛋白能同时抑制细胞表面 MHC Ⅰ类分子和 IL-2 受体的表达，也能抑制使 T 细胞活化的连接物 LAT（linker for activation of T cell），它是 T 细胞活化必需的一种接头蛋白（Fukumoto et al.，2007），其结果是导致了对 T 细胞的抑制，以及 DC 经 T 细胞受体刺激发生活化功能的紊乱。HTLV-1 引起的感染细胞的增殖（而不是病毒的增殖）和宿主免疫应答的抑制，有利于病毒保持隐性感染而存活。

（2）人免疫缺陷性病毒（human immunodeficiency virus，HIV）（表 8-2）

HIV 是另外一种具与 HTLV-1 相似逃避策略的反转录病毒。HIV 能感染 $CD4^+$ T 淋巴细胞、单核细胞、巨噬细胞和 DC，并优先在活化的 T 淋巴细胞中复制，并激活巨噬细胞。HIV 在 DC 中复制一般特别缓慢。在静息状态的 T 淋巴细胞中，HIV 一般属于隐性感染，通过 DC 或 IL-2 刺激的 T 淋巴细胞的活化，能激发病毒的有效复制。静息的 T 淋巴细胞能抵抗 HIV 的感染和增殖，其中载脂蛋白 B mRNA 编辑酶催化多肽样 3G（apolipoprotein B mRNA editing enzyme catalytic polypeptide -like 3G，APOBEC3G）对其具抗性是重要的（Chiu et al.，2006，2008）。病毒反转录的抑制被认为是 APOBEC3G 分子的抗病毒机制。由于它具胞苷脱氨酶活性，在通过 RT 的 DNA 链转录中也能产生由 G 到 A 转换。然而，缺失胞苷脱氨酶活性的突变体仍保留抗病毒活性。APOBEC3G 的低分子质量复合物（LMM：70～100kDa）具有抗病毒活性，而高分子质量复合物（HMM：700kDa）不具有抗病毒活性。HIV 的 Vif 蛋白是属于 LMM 到 HMM 间的分子，它能促进蛋白酶依赖的复合物的降解，因此 HIV 能抵消其抗病毒活性（Sheehy et al.，2003）。T 细胞激活能导致 LMM（抗病毒环境）到 HMM（原病毒环境）的转变（Chen et al.，2006；Peng et al.，2006）。另外，IFN 能诱导 LMM 类型。在 HIV 病毒感染早期，临床症状显示出流感样的免疫系统活化征兆，而不是免疫抑制。RNA40 是来源于 HIV 的一种寡核苷酸，能通过 TLR7 和 TLR8 信号激活 pDC、mDC、T 淋巴细胞和单核细胞，引起机体免疫系统活化（Meier et al.，2007）。Tat 和 Vpr 病毒蛋白能通过激活 NF-κB 而诱导促炎症细胞因子产生（Demarchi et al.，1999；Roux et al.，2000），随后通过 LTR 增强病毒基因组的转录。IL-8 经过 T 淋巴细胞的累积作用促进病毒的增殖。增强 HIV 的增殖能引起宿主免疫反应而清除病毒。因此，HIV 保持一个潜伏感染状态而使其存活在宿主细胞内。Vpu 蛋白通过蛋白酶体依赖的 IκB 降解来抑制 NF-κB 的活化（Bour et al.，2001）。Nef 蛋白通过诱导磷酸酯酶 MKP-1 来抑制 ERK 的磷酸化

（Tachado et al.，2005），这能引起巨噬细胞经过 TLR4 信号而抑制 TNF-α 的产生。由于 TNF-α 对 DC（包括朗格汉斯细胞）的成熟和向淋巴结的易位是必需的，因此 TNF-α 的下调能导致获得性免疫的抑制。同时，活化的 T 淋巴细胞能阻止病毒增殖的抑制，而且 Nef 能抑制诱导淋巴细胞来活化 T 细胞受体（Bandres and Ratner，1994）。在淋巴结中，这些策略发挥了抑制 HIV 增殖的作用，也抑制了感染的传播。此外，HIV 还具有其他免疫抑制机制，如共抑制分子。DC 上的 B7-H1 和 T 淋巴细胞上的 PD1，在 HIV 患者被上调，并诱导了通过 DC 和 T 淋巴细胞相互作用的凋亡。此外，HIV 还能诱导调节性 T 细胞的产生（Boasso et al.，2006）。

（3）丙型肝炎病毒（hepatitis C virus，HCV）（图 8-4，表 8-2）

HCV 不但能感染肝细胞，而且能感染 DC、巨噬细胞、单核细胞和 T 淋巴细胞，但病毒不能在这些细胞类型中有效复制。尽管在 HCV 患者的血液中能发现病毒颗粒和病毒蛋白，但 HCV 无致细胞病变效应。抵抗 HCV 的免疫反应虽然很弱，但机体能够攻击和清除已感染的细胞。HCV 为了存活在宿主中，通过抑制宿主的免疫反应保持了慢性感染。在单核细胞和库普弗细胞（Kupffer cell）中，HCV 核心蛋白和 NS3 蛋白都通过对 TLR2 的识别来激活 NF-κB 和 AP1，这需要 TLR1 和 TLR6 作为共刺激分子（Chang et al.，2007）。在 HCV 患者中，这种激活导致产生了高滴度的 IL-10 和 TNF-α。IL-10 抑制 pDC 的成熟和 T 淋巴细胞的激活，并诱导 pDC 的凋亡。病毒 NS3-NS4A 蛋白复合物是一种丝氨酸蛋白酶，能降解 TRIF 和 IPS-1/Cardif/MAVS/VISA，通过 TLR3、TLR4 和 RIG-Ⅰ负责细胞信号转导（Li et al.，2005）。TRIF 和 IPS-1 依赖信号的关闭，能导致 IFN-α 和 IFN-β 产生的抑制，以及 mDC 功能的紊乱。病毒 NS5A 通过与 MyD88 的相互作用抑制 IRAK-1 的激活，导致了 TLR7 和 TLR8 信号转导的关闭，以及抑制 pDC 成熟和分化（Abe et al.，2007）。另外，NF5A 经过与 TRAF2 相互作用抑制依赖 NF-κB 的 TRAF2 激活，但既不抑制 MEK1 的激活，又不抑制依赖 IKKβ 的 NF-κB 激活（Park et al.，2003）。感染的 DC 能够影响其 TNF-α 的产生、TNF-α 信号转导及趋化作用和其成熟，因此能够增强依赖 TNF-α 的 JNK 的激活。DC 功能的异常，能抑制 T 淋巴细胞激活，以及通过细胞凋亡来减少 DC 的数量而允许 HCV 的慢性感染（Yonkers et al.，2007）。HCV 诱导的特异的细胞毒性 T 淋巴细胞能上调其共抑制物分子 PD-1 表达，并且 DC 源的 PD-1L（PD-1 ligand）信号能导致 HCV 诱导的特异的细胞毒 T 淋巴细胞的抑制（Golden-Mason et al.，2007），从而影响机体细胞的免疫应答。

（4）麻疹病毒（measles virus）（表 8-2）

麻疹病毒感染能引起强烈的免疫抑制。麻疹病毒野毒株识别 CD150/SLAM（信号转导淋巴细胞活化分子）作为其受体，然而实验室疫苗毒株只识别 CD46。SLAM 强烈表达在记忆性 T 细胞和 B 细胞，也表达在单核细胞、T 细胞、B 细胞和成熟的 DC 中，但不表达在未成熟的 DC、上皮细胞和内皮细胞中。另外，CD46 可表达在多种细胞类型。不含 SLAM 分子的黏膜上皮细胞被野毒株麻疹病毒感染，现认为是由一种未知的“第三”受体介导的（Takeda et al.，2007；Takeda，2008）。野毒株的 HA 蛋白能通过 TLR2 信号转导途径诱导如 IL-1α、IL-1β、IL-6、IL-8 和 IL-12 等细胞因子（Bieback et al.，2002）。这些细胞因子能激活和招募免疫细胞到炎症部位，在那里麻疹病毒通过 SLAM 感染活化的免疫细胞。

HA 蛋白与 SLAM 的相互作用，抑制了由 TLR4 介导的 IL-12 的产生，但不影响 IL-6 和 TNF-α 的产生。然而，由其他 TLR 信号途径（不经过 TLR4）介导的 IL-12 的产生，不影响 HA 蛋白介导的细胞因子的分泌（Hahm et al.，2007）。这提示 SLAM 是 TLR4 的一个偶联因子，而 HA 蛋白能抑制这种功能。HA 蛋白也能与 DC 上的 C 型凝集素、树突状细胞特异的 DC-SIGN 相互作用，并经过 Ras 信号途径激活丝氨酸/苏氨酸蛋白激酶 Raf-1。DC-SIGN 介导的 Raf-1 激活诱导了 NF-κB p65 在 Ser 276 位磷酸化，以及随后的乙酰化，这导致了 IL-10 转录的增强（Witte et al.，2006）。在病毒感染期间，病毒蛋白重新被合成，麻疹病毒感染的单核细胞和 DC 等宿主细胞显示出抑制 IL-12 的产生及经过 TLR2、TLR4、TLR7 和 TLR9 的 TLR 信号转导。麻疹病毒感染的 pDC，显示出 IFN 产生的抑制及细胞成熟的异常（Servet-Delprat et al.，2000；Schlender et al.，2005）。

麻疹病毒感染的单核细胞系U937和THP-1及人外周血单个核细胞，明显抑制了TLR2和TLR4介导的经NF-κB和AP1诱导促炎症细胞因子的产生（Indoh et al.，2007）。然而，麻疹病毒感染的上皮细胞显示组成型地激活NF-κB和促炎症细胞因子的产生，而且可进一步被TLR的激活剂如脂多糖（LPS）增强。正黏病毒科的腮腺炎病毒感染的单核细胞系能组成型地激活NF-κB及组成型产生高水平的IL-8。麻疹病毒感染的单核细胞系，LPS诱导的泛素化TNF受体相关因子6（TRAF6）被抑制，并且不形成TAK1、TAB2和TRAF6的复合物。

泛素修饰酶A20是宿主NF-κB的一种负调剂，在麻疹病毒感染的单核细胞中被上调，而在感染的上皮细胞中没有出现这种情况。A20基因的启动子区具有两个NF-κB结合部位和一个负调控基序ELIE，这个基序位于启动子的上游，与两个NF-κB结合部位邻近。麻疹病毒P蛋白（磷蛋白）与ELIE基序相互作用，激活A20的转录（Yokota et al.，2008）。P蛋白被认为是一种与激活的NF-κB独立的、抑制A20释放的转录物。A20细胞类型特异性表达的原因尚不清楚。然而，麻疹病毒V蛋白是通过P基因组的RNA编辑形成的，其N端氨基酸序列与P蛋白的一致，证实能激活NF-κB。P与V蛋白表达水平和时程的平衡，起到了细胞类型特异性抑制TLR信号转导途径的作用。

（5）流感病毒（influenza virus）（表8-2）

A型流感病毒的NS1蛋白，能够抑制由PAMP激活的经过TLR3、TLR4、RIG-Ⅰ和MDA5途径的天然免疫系统信号。在呼吸道上皮细胞中，这种抑制作用使感染的病毒得到有效的复制。其机制主要是通过抑制IRF3的磷酸化而抑制对IFN-α/β及IFN-λ1、IFN-λ2和IFN-λ3的诱导（Fernandez-Sesma et al.，2006）。此外，在流感病毒感染的细胞中，NF-κB和AP1活化的抑制，导致了促炎症细胞因子如IL-8和TNF-α产生的抑制。流感病毒NS1蛋白是一种多功能蛋白，能够抑制IFN-Ⅰ的产生、IFN诱导的抗病毒活性、dsRNA的结合与隔离，干扰宿主mRNA的加工，促进病毒优先的mRNA翻译及抑制DC活化等（Hale et al.，2008；Richt et al.，2009）。

（6）人呼吸道合胞体病毒（human respiratory syncytial virus，RSV）（表8-2）

在病毒早期感染阶段，RSV的F蛋白能引起TLR4介导的NF-κB激活。通过TLR4的刺激而激活NF-κB途径，可诱导IL-1β、IL-6和IL-8的产生。在病毒后期感染阶段，产生和分泌的病毒G蛋白能抑制TLR4介导的信号转导（Polack et al.，2005）。富含半胱氨酸区的G蛋白（cysteine-rich region of the G protein，GCRR）对NF-κB的抑制也很重要。病毒蛋白与宿主细胞表面的蛋白质相互作用，病毒的M2-1蛋白能抑制NF-κB的一个成员RelA易位到细胞核（Reimers et al.，2005）。NS1和NS2等病毒非结构蛋白的表达，能抑制经TLR3、TLR4和RIG-Ⅰ信号诱导的IRF3激活，并抑制IFN的产生（Spann et al.，2005）。然而，NS1和NS2蛋白对NF-κB或AP1有一定的激活效应，因此在RSV感染的细胞可以有效地诱导促炎症细胞因子的产生。

2. DNA病毒编码的调控蛋白分子与实例

（1）痘苗病毒（vaccinia virus）（表8-2，图8-4）

包括痘苗病毒在内的正痘病毒能编码产生模拟细胞因子如IFN-α、IFN-β、IFN-γ、IL-1β、IL-18和TNF-α受体的蛋白质，并扰乱细胞因子信号转导系统，同时其他痘病毒的蛋白质也能扰乱细胞内的信号转导系统。痘苗病毒的A46R蛋白有一个TIR结构域，并与MyD88和TRIF相互作用，抑制IL-1和TLR信号转导，但不影响TNF-α信号转导（Stack et al.，2005）。痘苗病毒的A52R蛋白结合到IRAK2，以抑制TRAF6依赖的IKK和NF-κB激活，然后再抑制IL-8和RANTES产生。然而，A52R也结合到TRAF6，并促进TRAF6多泛素化、TAK1活化、MAPKK6磷酸化，以及JNK-p38 MAP激酶途径激活，后者再诱导IL-10的产生（Maloney et al.，2005）。病毒的N1L蛋白与IKK复合物（IKKα-IKKβ-IKKγ）、TBK1和IKKε相互作用，然后抑制NF-κB和IRF3激活（DiPerna et al.，2004）。痘苗病毒不但能抑制促炎症细胞因子的产生，而且能诱导产生一种免疫抑制性细胞因子IL-10，其能改变Th1型免疫反应和抑制细胞免疫。病毒感染的人单核细胞能产生IL-10，并通过LPS的刺激进一步上调IL-10的表达分泌（Slezak et al.，2000）。

（2）腺病毒（adenovirus）（表 8-2）

在腺病毒感染的早期阶段，病毒颗粒诱导了依赖于 MyD88 的 RANTES、IP-10 和 MIP-1 的产生（Hartman et al.，2006），其增强了对 LPS 的敏感性及 TNF-α 的产生。TNF-α 能抑制病毒颗粒的形成和成熟，并诱导了感染细胞的凋亡。TNF-α 也能促进 DC 的趋化作用和成熟。因此，诱导产生 TNF-α 被认为是宿主的一种防御反应。另外，腺病毒 E1A 和 E3 蛋白能抑制 TNF-α 诱导的凋亡。受体内陷和降解（receptor internalization and degradation，RID）复合物由 E3（10.4 k）/RIDα 和 E3（14.5 k）/RIDβ 两种 E3 产物组成，它能抑制 Fas、TNF 相关凋亡诱导配体（TNF-related apoptosis-inducing ligand，TRAIL）受体 1、TRAIL 受体 2 及 TNF 受体 1 的细胞表面表达（Lichtenstein et al.，2004），在感染的细胞，这导致了 TNF-α 介导的信号途径的关闭。RID 也抑制 TLR4 信号途径，通过抑制 NF-κB 和 AP1 活性来抑制 LPS 诱导的 MCP-1 和 IL-8 的产生（Delgado-Lopez and Horwitz，2006）。由于 RID 并不改变 TLR4 的表达水平，因此认为是影响了 TLR 信号转导途径的其他组分。

（3）人巨细胞病毒（human cytomegalovirus，HCMV）（表 8-2）

在病毒感染的不同阶段，HCMV 都能调节 NF-κB 的活性。在早期阶段，膜糖蛋白 gB 和 gH 与 TLR2 相互作用，并激活 NF-κB（Boehme et al.，2006），然后 NF-κB 诱导促炎症细胞因子的产生、病毒中早期基因的表达及病毒基因组的复制。病毒的 US28 蛋白是 HCMV 编码的一种趋化因子的受体，组成型地共同激活 NF-κB 和磷脂酶 C 信号通路（Vomaske et al.，2009）。激活的 NF-κB 能介导宿主丝氨酸/苏氨酸蛋白激酶、RICK（receptor-interacting protein-like interacting caspase-like apoptosis regulatory protein kinase）的激活。RICK 有一个半胱天冬酶级联活化与招募结构体（caspase-recruitment domain，CARD），功能性下调模式识别受体（包括 TLR、RLR 和 NLR 家族成员）和介导 NF-κB 和 MAP 激酶激活。在激活的 NF-κB 和 IFN-β 协同下，RICK 能抑制 HCMV 的复制（Eickhoff et al.，2004）。HCMV 的后期基因产物也抑制 NF-κB 激活（Jarvis et al.，2006；Montag et al.，2006）。通过下调 TNF 受体 1，可以抑制 TNF-α 信号。在 HCMV 感染的细胞中，病毒诱导细胞表达了 IL-6、IL-8 和 MCP，并使细胞的趋化、激活和成熟都被抑制。

（4）EB 病毒（Epstein-Baar virus，EBV）（表 8-2）

EBV 虽然也能感染 T 细胞、NK 细胞、上皮细胞，但其主要感染 B 细胞。EBV 吸附在受体 CD21 上，病毒糖蛋白 gp350-gp250 与 TLR2 相互作用共同激活了 NF-κB（Gaudreault et al.，2007）。病毒 gB 和 gH 蛋白也是 TLR2 的候选配体。病毒感染产生的潜伏膜蛋白 1（LMP-1）能引起 NF-κB 的激活，以及通过 LMP-2 能引起 B 细胞受体的抗原刺激样信号转导使 B 细胞永生化。TLR2 信号转导能抑制经 NF-κB（含 p65 蛋白）激活的 TLR9 基因的转录。在 EBV 感染的细胞中，发现 TLR9 表达下调，TLR7 和 MyD88 表达上调。由于 TLR7 的拮抗剂 IRS661 抑制了细胞的分裂，因此认为细胞的增殖是由病毒 RNA 激活的 TLR7 信号转导驱使的。EBV 基因组转录的小 RNA 能激活 TLR7 信号转导，并诱导 IL-10 的产生。TLR7 信号也上调和激活 IRF5，并诱导促炎症细胞因子的产生。然而，激活的 IRF5 是由病毒诱导的 IRF4 和 IRF5 的剪切变异体（V12IRF5）负反馈调节的。这提示在 EBV 感染细胞的分裂中和持续感染中，TLR7 信号转导系统发挥作用。在 EBV 感染的后期，可发现裂解性感染和病毒颗粒的产生。病毒晚期蛋白抑制 NF-κB，这导致了促炎症细胞因子的下调，TLR9 的上调，并通过 TLR7 和 TLR9 相互作用抑制 TLR7 功能。因此，在 EBV 感染晚期，TLR9 信号转导系统是重要的免疫调节途径。

（三）展望

病毒与宿主的免疫系统始终处于战斗状态。病毒采用了一系列的聪明策略调控宿主的天然和获得性免疫。病毒的目标显然是为了长期存留在宿主体内，而不是有效复制自己。过度的复制将导致其被宿主的天然和获得性免疫系统监视和清除，这会引起病毒的死亡。病毒必须打破宿主免疫应答激活和抑制的平衡。每种病毒各自都发展了多种策略以调控宿主免疫应答，并创造一个适宜的环境使病毒存活。

在传染病、癌症和过敏治疗中，改变 TLR 信号转导是一个有希望的策略（Averett et al.，2007；Makkouk and Abdelnoor，2009）。与靶向病毒蛋白的抗病毒药物相比，免疫调节不会产生抗性病毒。TLR7 的激活剂咪喹莫特（imiquimod）已应用到人乳头状瘤病毒病的治疗中（Schon and Schon，2007）。TLR4 拮抗剂已应用到败血病的治疗中。在一系列病毒的感染过程中，要确定什么是宿主防御或病毒存活最关键的。例如，人单纯疱疹病毒 1（HSV-1）为有效复制，需激活 NF-κB（Gregory et al.，2004）。另外，NF-κB 在由促炎症细胞因子、细胞黏附分子和 MHC 转录激活的炎症反应中具有关键作用。因此，NF-κB 激活在 HSV-1 感染中是一把双刃剑。在宿主方面，TLR 信号转导依器官和组织而变化。例如，肠上皮细胞表达低水平的 TLR 和高水平 TLR 信号的负调节剂，如 Tollip（Abreu et al.，2001；Melmed et al.，2003）。而且，在肠道免疫中，DC 和巨噬细胞中一些 TLR 信号引起的 NF-κB 激活可被负调节物 IκBNS 所抑制（Kuwata et al.，2006）。肠上皮细胞 TLR 信号的失调，能够引起一定的由共生菌诱导的慢性炎症的激活。目前已发现了 TLR 具多态性，其中一些在 TLR 信号转导的失调中起作用。这些失调提示其可能与一些疾病的敏感性和个体差异相关（Carpenter and O'Neill，2007）。总之，对包括 TLR 信号转导在内的宿主免疫系统调节的分子机制的研究，将给我们提供一个如何控制由病毒引起的传染病的重要启示。

二、病毒负调控 RLR 信号途径的作用机制及实例

（一）病毒负调控 RLR 信号途径的作用机制与策略

病毒在宿主细胞中复制的最终目标是产生新一代的感染性病毒粒子，并在机体中或群体间循环传播。为此，病毒必须首先下调或抑制机体 IFN-α/β 的产生及其信号转导或 ISG 功能的发挥（Versteeg and Garcia-Sastre，2010）。在机体天然抗病毒反应中，涉及多种信号途径的不同阶段的不同组件成分，都可作为病毒作用的靶标（图 8-5）。然而，通过阻断 RLR 途径的上游即对 dsRNA 识别阶段能够抑制

图 8-5　RLR 信号途径激活的 IFN-Ⅰ抗病毒反应（Zinzula and Tramontano，2013）（彩图请扫封底二维码）

病毒短的 5′ppp dsRNA 和长的 dsRNA 分别优先由 RIG-Ⅰ（紫罗兰色）和 MDA5（天蓝色）的 CTD 识别，而 LGP2 调节 RIG-Ⅰ解旋酶活性；一旦 dsRNA 结合到 Hel 结构域（绿色），ATP 介导的同寡聚体化、泛素化及 TRIM25 或 Riplet 介导的泛素化，使 RLR 通过其 CARD（橙黄色）与线粒体相关 MAVS（红色）的 CARD 相互作用，而招募 TRAF3、NEMO 和 STING 接头，并组装成 TBK1-IKKε 复合物，其磷酸化 IRF，活化的 IRF 二聚体与其他转录因子一起易位到核，诱导 IFN-α/β

IFN-α/β 的产生，同时是许多病毒拮抗剂共同作用的靶标（Bowie and Unterholzner，2008）。多种对人类有致病性的 RNA 病毒均具有一套方案来逃避外源性 dsRNA 介导的机体 RLR 信号途径的激活。现总结为以下三种策略（Zinzula and Tramontano，2013）。

第一，隐藏策略：使 dsRNA 隔离而阻止它与 RLR 结合，可以通过病毒蛋白与 RLR 竞争结合 dsRNA，或者通过区室化将 dsRNA 隐藏在胞质中。

第二，伪装策略：依靠病毒蛋白加工双螺旋和 5′端三磷酸末端的能力，除去 RLR 识别 PAMP 的标签。

第三，攻击策略：涉及病毒蛋白与 RLR 或其下游接头物理性相互作用来抑制其功能（图 8-6）。

在这些策略中，由于病毒蛋白的多功能属性，一种已知病毒在同一时间点有可能采用多种策略，通过病毒的一种或多种 IFN 拮抗剂而发挥作用，因此也可能存在一定程度的功能过剩（redundancy）。目前，已能获得多种病毒蛋白与其 dsRNA 配体结合的晶体结构，这些分子的详细结构已阐明了多种病毒 dsRNA 的隐藏策略与机制。相反，针对 RLR 或其效应分子的直接攻击，由于涉及大量的细胞组件成分，其病毒编码成分发挥抑制作用的机制仍待进一步阐明（Zinzula and Tramontano，2013）。这里重点选择近年来在国内外发生与流行的一些高致病性病毒病特别是人畜共患病，探讨其病原编码蛋白对机体 RLR 信号转导途径的调控策略及病原逃避天然免疫的分子机制。

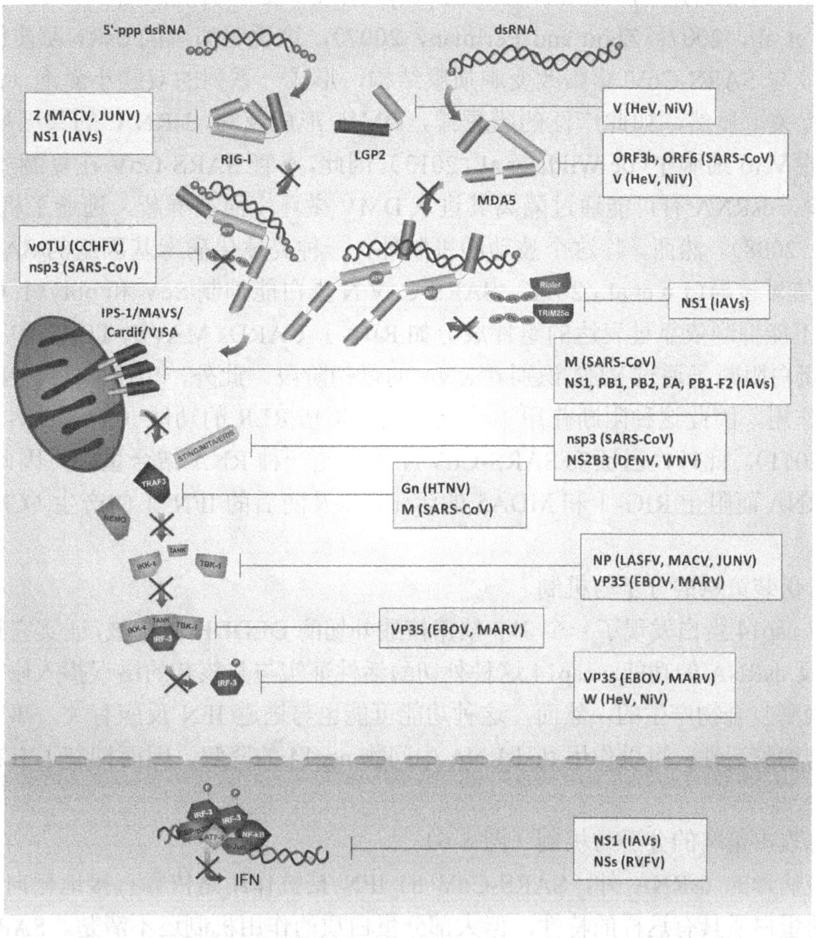

图 8-6　病毒攻击 RLR 介导的抗病毒反应策略（Zinzula and Tramontano，2013）

（二）病毒编码的负向调控 RLR 信号转导途径的蛋白质分子与实例

1. 冠状病毒（coronaviruses）（图 8-6）

冠状病毒是冠状病毒科 β 冠状病毒属的单股正链 RNA（+ssRNA）病毒，其成员在人能引起呼吸系统疾病（Perlman and Netland，2009）。特别是在我国广东发现的新冠状病毒（CoV），引起了一种具有高死亡率的流感样的严重急性呼吸道综合性疾病（SARS）（Ksiazek et al.，2003；Hui and Wong，2004）。近年来，在中东也发现了一种引起严重急性呼吸道综合征并伴有肾衰竭的新 CoV，暂时称为中东呼吸系统综合征冠状病毒（Middle East respiratory syndrome-CoV，MERS- CoV）（de Groot et al.，2013）。

典型的 SARS 患者，显示出 IFN-Ⅰ、ISG 和细胞因子反应异常，这说明 SARS-CoV 的毒力和致病性与天然免疫抗病毒反应的调节紊乱有关（Totura and Baric，2012）。对于 RLR 途径，在体外感染 SARS-CoV 时即使 RIG-Ⅰ和 MDA5 均过表达（Yoshikawa et al.，2010），但无 IRF3 的磷酸化或二聚体化，并且 SARS-CoV 感染的成纤维细胞也丧失了 IFN 的产生能力（Thiel and Weber，2008）。在感染 MERS-CoV 的人支气管上皮细胞，也表现出弱的 IFN 产生和炎症因子表达能力。但宿主基因表达转录组分析显示，其上调 RIG-Ⅰ、MDA5、IRF 和其他 ISG 的表达（Kindler et al.，2013；Josset et al.，2013）。此外，细胞嗜性和天然免疫逃避比较分析表明，这两种病毒均能阻止 IRF3 介导的 IFN-α/β 的产生（Chan et al.，2013；de Wilde et al.，2013；Zielecki et al.，2013）。这说明 SARS-CoV 和 MERS-CoV 均采用了一些策略阻碍机体 RLR 对病原 dsRNA 的识别。

（1）冠状病毒隐藏策略的分子与机制

SARS-CoV 感染的细胞并不产生 IFN-Ⅰ，而 poly（I：C）处理后既激活了 IRF3，又诱导了 IFN-α/β 的产生（Versteeg et al.，2007；Zhou and Perlman，2007），这说明病毒的 dsRNA 被包埋并不能到达胞质的 RLR。这可能与 SARS-CoV 感染改变胞质膜结构，形成一系列的双膜小囊泡（double- membrane vesicle，DMV）有关。显然，如此广泛的膜重排，DMV 形成及与 dsRNA 的共区域化也证实存在于 MERS-CoV 感染的 Vero 细胞中（de Wilde et al.，2013）。因此，不管 SARS-CoV 在复制周期中产生 dsRNA 副产品实际量多少，dsRNA 有可能通过隔离其进入 DMV 微环境而被屏蔽，逃避了机体对 dsRNA 的监测（Knoops et al.，2008）。然而，除这个被动的机制外，一种壳体化病毒基因组的 SARS-CoV N 蛋白能靶向 RLR 激活及信号转导（Lu et al.，2011）。SARS-CoV N 蛋白能抑制 SeV 和 poly（I：C）诱导的 IFN-α/β 的产生，但相反，不能抑制依靠过表达的组件成分如 RIG-Ⅰ-CARD、MAVS、TBK1 和 IKKε 诱导的 IFN-Ⅰ产生，说明 N 蛋白阻断了通过 RLR 识别 dsRNA 的最初阶段。此外，SARS-CoV N 蛋白不能与 RIG-Ⅰ或 MDA5 相互作用，因此这种阻断作用不可能（直接损伤 RLR 的功能（Kopecky- Bromberg et al.，2007；Lu et al.，2011）。此外，已证实 SARS-CoV N 蛋白是一种 RNA 结合蛋白，因此 SARS-CoV N 蛋白有可能结合 dsRNA 而阻止 RIG-Ⅰ和 MDA5 的活化，以及随后的 IFN-Ⅰ的产生（Chang et al.，2009a；Lu et al.，2011）。

（2）冠状病毒伪装策略的分子与机制

在 SARS-CoV nsp14 蛋白发现了一个 3′-5′核糖核酸外切酶 DEDDH 结构域，证实它具有消化含 3′端错配核苷的 ssRNA 及 dsRNA 的功能。nsp14 这种外切酶活性证实与其核苷的错误掺入修复有关，推测是由 SARS-CoV 的多聚酶复合物产生的。然而，这种功能可能也与逃避 IFN 反应有关。事实上，LASFV NP 的 3′-5′核糖核酸外切酶活性，可以作用到 dsRNA 中间物 nsp14 的降解，因而抑制了 IFN 的诱导（Bouvet et al.，2012）。

（3）冠状病毒攻击策略的分子与机制（图 8-6）

除隐藏和伪装病毒的 dsRNA 外，SARS-CoV 的 IFN 拮抗作用是依靠直接地靶向 RLR 途径。多种 SARS-CoV 编码的蛋白质具有这样的特性，但大部分蛋白质的作用机制还不清楚。SARS-CoV ORF3b 和 ORF6 蛋白与 RLR 信号转导下游的 IFN 诱导的抑制有关。事实上，ORF3b 和 ORF6 编码蛋白优先定位并再分布于线粒体外膜，似乎与抑制 RIG-Ⅰ和 MDA5 招募 MAVS 有关（Kopecky-Bromberg et al.，2007；Freundt et al.，2009）。SARS-CoV 编码的另外一种具 IFN 拮抗作用的蛋白是病毒结构的糖基化 M 蛋白，它负责病毒粒子的组装。SARS-CoV M 蛋白发挥了一个双攻击的作用，使 IRF3 磷酸化及活化失败。首先，SARS-CoV M 蛋白与 RIG-Ⅰ和 MAVS 相互作用，隔离并再定位其进入与高尔基体相关的膜区室内。其次，

SARS-CoV M 蛋白结合 TRAF3，废止 TBK1 和 IKKε 激酶功能性复合物的形成（Siu et al.，2009）。同样，与病毒复制酶复合物的一种主要成分即 SARS-CoV nsp3 蛋白相似，其内部含有一个番木瓜酶样蛋白酶（papain-like protease，PLP）结构域，它与接头蛋白 STING 相互作用，阻碍了它的二聚体化和活化，不能使 STING 招募 MAVS 到 TBK1-IKKe 复合物而发挥使 IRF3 磷酸化的关键功能（Devaraj et al.，2007；Sun et al.，2012）。而且，RLR 信号转导具一个重复的抑制效应也是由于 SARS-CoV PLP 的去泛素化活性，发现其能除去 RLR 途径组件成分如 RIG-Ⅰ、STING、TBK1 和 IRF3 的泛素化（Frieman et al.，2009；Clementz et al.，2010）。

2. A 型流感病毒（influenza a virus，IAV）（图 8-6）

流感病毒（influenza virus）是属于正黏病毒科 A、B 和 C 型三个流感病毒属的节段化的单股负链 RNA 病毒。IAV 主要是脊椎动物宿主的病原，并根据其 16 种凝血酶（hemagglutinin，H）和 9 种神经氨酸酶糖蛋白（neuraminidase glycoprotein，N）的抗原特性不同分为不同亚型（Medina and Garcia-Sastre，2011）。由于这两种蛋白质突变的积累，且亚型在人类中循环经历了抗原漂移，结果突破了预存免疫的屏障而引起季节性的流感在世界范围内流行。有时，不同 IAV 亚型病毒在相同宿主内的随后感染，可由种间传播或基因重配而使抗原产生较大的改变。如果病毒一旦发生了这样的抗原漂移，对人群而言这种病毒是新的，可出现并产生灾难性的大流行（Neumann et al.，2009，2010）。

人类感染高致病性 IAV，可引起带有致死性肺炎的急性呼吸窘迫综合征，其至少部分是由于 IAV 具有有效的抑制宿主天然免疫反应的能力（Ramos and Fernandez-Sesma，2012）。在干扰 dsRNA 诱导的 IFN-α/β 产生方面，IAV 通过其 NS1、PB2 和 PB1-F2 三种蛋白质的特性发挥了拮抗作用，其在多层次上采用不同的机制靶向 RLR 途径（van de Sandt et al.，2012）。

（1）流感病毒隐藏策略的分子与机制

IAV 的功能性 NS1 蛋白是一种 IFN 拮抗剂，删除该基因的病毒在 IFN 耐受细胞中导致其生长能力减弱及诱导大量的 IFN-α/β，而在 IFN 缺乏的细胞中复制良好。随后证实，这种表型是由于为对抗 RLR 途径而致使病毒和 dsRNA 诱导的 IRF3、NF-κB 和 ATF-2/c-JUN 增强子活化（Talon et al.，2000；Ludwig et al.，2002）。这种抑制与 NS1 结合 dsRNA 的能力相关，结合缺陷的 R38A/K41A NS1 双突变体导致病毒在体内及在体外细胞中诱导 IFN-α/β 能力的减弱（Talon et al.，2000；Donelan et al.，2003）。显然，一个在第 42 位发生三种替换的 NS1 突变体 R38/K41A/S42G，能恢复 IFN 的抑制能力，但不能恢复 dsRNA 的结合能力，这说明即使 dsRNA 结合是必需的且足以有效抑制 IFN 合成，但通过 IAV NS1 介导的 IFN 拮抗作用不是其单一的功能（Donelan et al.，2003）。通过 NS1 对抗宿主免疫反应另外一个机制是，不同 IAV 来源的 NS1 蛋白组成，在抑制 IFN-Ⅰ和 ISG 表达中具有毒株特异性（Kochs et al.，2007）。另外，对于 IFN 拮抗作用而言，NS1 结合 dsRNA 的功能重要性表现在，当 NS1 存在时能够抑制 RIG-Ⅰ感知 IAV 源 RNA 的能力，但在缺乏 NS1 的病毒感染的细胞中其能够通过相同的 PAMP 有效地激活其能力（Hornung et al.，2006；Pichlmair et al.，2006）。

NS1 能够通过其 N 端的 RBD 结合钝端的和 5′ppp dsRNA 及锅柄样结构的 ssRNA。而且，C 端删除效应结构域的 NS1 蛋白仍能激活阻断的 IFN-β 启动子（Hayman et al.，2006；Guo et al.，2007）。

（2）流感病毒攻击策略的分子与机制（图 8-6）

由于 NS1 能与 RIG-Ⅰ和 MAVS 的组件成分发生物理性的相互作用而阻断其功能，因此 NS1 也通过采用攻击策略来发挥抗 RLR 途径的 IFN 抑制特性（Guo et al.，2007；Mibayashi et al.，2007）。值得注意的是，5′ppp dsRNA 能增强 NS1 与 RIG-Ⅰ的共沉淀，而在 dsRNA 结合缺陷的 R38A/K41A 能废止此相互作用，这说明在 NS1-RIG-Ⅰ复合物形成中 NS1 RBD 或 dsRNA 的中间体可能具有重叠功能（Pichlmair et al.，2006）。

RLR 活化和信号转导也能通过 NS1 抑制 RIG-Ⅰ K-63 连接 TRIM25a 的泛素化而阻断（Gack et al.，2009）。特别是 NS1 与 TRIM25a 的卷曲螺旋结构域相互作用，并使其同寡聚体化被中断，从而影响了 RIG-

Ⅰ的多泛素化。而且，丙氨酸替代 E96 和 E97 残基及 R38A/K41A 突变负责丧失 dsRNA 结合受损的 NS1 与 TRIM25a 的相互作用，并引起病毒在体内生长能力的减弱及增加 IFN-α/β 的产生（Gack et al.，2009）。

除 NS1 外，IAV 其他病毒蛋白 PB1、PB2、PA 和 PB1-F2 均显示出通过靶向线粒体接头分子 MAVS 抗 RLR 途径的 IFN 拮抗作用。三种 RNA 聚合酶亚基 PB1、PB2 和 PA 均能抑制 dsRNA 诱导的和 RIG-Ⅰ或 MDA5 介导的 IFN-β 启动子的活化，并且这种抑制与结合到 MAVS 有关（Iwai et al.，2010）。对于 PB1-F2 而言，这个小蛋白质只发现存在于某些 IAV，并与高毒力的病毒株相关（Schmolke et al.，2011）。PB1-F2 能强烈地抑制 RIG-Ⅰ介导的 IFN-α/β 产生，而 delPB1-F2 病毒感染导致 IRF3 激活和 IFN-β mRNA 产生的增加（Dudek et al.，2011）。PB1-F2 的作用机制是通过与 MAVS 的相互作用而关闭 IFN-Ⅰ产生（Varga et al.，2012）。

3. 布尼亚病毒（bunyavirus）（图 8-6）

布尼亚病毒科的病毒有一个具负义或双义编码策略的三节段化的 RNA 基因组，其分为正布尼亚病毒属（*Orthobunyavirus*）、汉坦病毒属（*Hantavirus*）、内罗毕病毒属（*Nairovirus*）、白蛉病毒属（*Phlebovirus*）和 *Tospovirus* 5 个属。这个群的病毒是能造成人类严重疾病的人畜共患病病原，其特征是具高度致死性，主要存在于人类和野生动物中（Walter and Barr，2011）。在所有这些病原中，白蛉病毒属的节肢动物源的裂谷热病毒（rift valley fever virus，RVFV）和内罗毕病毒属的克里米亚-刚果出血热病毒（Crimean-Congo hemorrhagic fever virus，CCHFV）均能引起暴发性的出血热（Keshtkar-Jahromi et al.，2011；Ikegami，2012），而来自汉坦病毒属的啮齿动物源的汉坦病毒（hantaan virus，HTNV）、Sin Nombre virus（SNV）和 Andes virus（ANDV）分别能引起典型的出血热，并伴有肾和心-肺综合征（Charrel et al.，2011）。白蛉病毒属的一个新成员即严重发热伴血小板减少综合征病毒（severe fever with thrombocytopenia syndrome virus，SFTSV）能引起具高度致死率的出血热，是由蜱虫叮咬传播到人类的人兽共患的新发虫媒病毒病，主要症状是发热，白细胞和血小板减少，在严重的病例出现器官衰竭。该病近年来发生在我国多个地区（Yu et al.，2011；Zhang et al.，2013）。

在感染 RVFV 的动物模型中，诱导了低的 IFN-α/β 产生，并且病毒的致病性增加与迟发的 IFN-Ⅰ反应有关（Elliott and Weber，2009）。在汉坦病毒感染人的整个病程中，IFN-α/β 保持在很低水平，且对人类致病的汉坦病毒能够抑制诱导 IFN 和信号转导，比非致病性病毒更能有效地在细胞中存活（Elliott and Weber，2009）。而且，在汉坦病毒感染时能观察到一种双向模型，即在感染早期，IFN 产生被抑制，而在感染后期 ISG 的表达急剧增加（Matthys and Mackow，2012）。同样，在 CCHFV 感染时，IFN-Ⅰ产生和分泌明显延迟，并且在细胞中复制的病毒对 IFN-α 处理不敏感（Andersson et al.，2008；Weber and Mirazimi，2008）。在 SFTSV 感染模型中，也发生了相同的异常 IFN-Ⅰ反应。人单核细胞对感染敏感，通过某些 IFN 可诱导蛋白质的上调，产生一个受限制的抗病毒反应，但诱导的 IFN-Ⅰ水平很低（Qu et al.，2012）。

总之，布尼亚病毒的毒力和致病机制至少部分与其对抗细胞的 IFN 反应有关（Walter and Barr，2011）。相应的，汉坦病毒属和内罗毕病毒属的许多成员都采用伪装和攻击策略来逃避 RIG-Ⅰ的感知。RVFV 及正布尼亚病毒属和白蛉病毒属的其他病毒，其 NS 蛋白均显示了有效的抑制基于 IFN-Ⅰ的抗病毒反应的特性。的确，NS 蛋白不能特异地靶向 RLR 途径的任何组件成分，但最终能阻碍 IFN-β 的产生（Elliott and Weber，2009）。通过比对，汉坦病毒属和内罗毕病毒属的许多成员都采用伪装和攻击策略来直接逃避 RIG-Ⅰ的感知。

（1）布尼亚病毒隐藏策略的分子与机制

SFTSV 是一种单股负链 RNA 病毒，基因组由 L、M 和 S 三个片段组成，其 L 片段编码病毒 RNA 聚合酶，M 片段编码病毒的两个囊膜糖蛋白，S 片段编码一个核蛋白（NP）和一个非结构蛋白（NS）。在被病毒感染的细胞中，病毒包涵体（inclusion body，IB）是一些病毒在复制过程中普遍形成的由病毒蛋白蓄积产生的聚集物，但对其在病毒免疫逃避中的作用很少研究。由 RLR 介导的抗病毒信号转导，胞质的 RLR 和下游分子如 TBK1 和 IKK1 被招募到线粒体，以建立有利于宿主的抗病毒状态。但研究发现，SFTSV 能占用线粒体抗病毒平台，通过 TBK1/IKK1 的空间隔离来实现其免疫逃避。SFTSV 非结构蛋白 NS 主要通过抑制 TBK1/IKK1-IRF3 信号转导，发挥干扰素的拮抗剂作用。NS 能介导胞质包涵体（IB）的形成，并且包涵体形成的阻断能减弱 NS 的 IFN 抑制活性。IB 能被用作 TBK1/IKK1 的区室隔离，使其与线粒体空间隔离激酶，并阻止 TBK1/IKK1 参与抗病毒复合物的组装，阻断 IFN 的诱导。另有研究发现，当存在病毒的 NS 时，IRF3 仍能被磷酸化，但 p-IRF3 被捕捉到胞质的 IB 中，结果导致减少 IFN-β 的诱导及增强病毒的复制。可见，通过病毒 NS 与 TBK1 的相互作用能隔离 IKK 复合物及活化的 IRF3 进入病毒的 IB（Wu et al.，2014）。可见，病毒的 IB 可作为病毒建造的监狱（virus-built ‘jail’）以监禁细胞的因子，这可能是通过空间隔离关键信号转导分子来实现病毒免疫逃避的一种新的共同机制（Ning et al.，2015）。

另外研究发现，SFTSV NS 蛋白通过病毒感染和诱导 RIG-Ⅰ配体而抑制 IFN-β 启动子的活化（Santiago et al.，2014）。SFTSV NS 与 RIG-Ⅰ、E3 泛素连接酶 TRIM25 和 TBK1 相互作用，并定位其进入 SFTSV NS 诱导的细胞质结构。有意思的是，这些 SFTSV NS 诱导的细胞质结构的形成发生在自噬关键基因 Atg7 缺失的情况下。而且，这些 SFTSV NS 诱导的细胞质结构与 Rab5 而不是高尔基体或内质网的标志分子共定位。总之，隔离 RIG-Ⅰ信号转导分子进入内体样结构，可能是通过 SFTSV 抑制 IFN 反应的机制。

（2）布尼亚病毒伪装策略的分子与机制

由一种特异性 5′-3′ ssRNA 核糖核酸外切酶的酶切实验证实，HTNV 和 CCHFV 基因组的 RNA 在 5′端带有一个一磷酸盐基，这就解释了为什么这样的核酸不能被 RIG-Ⅰ感知（Habjan et al.，2008）。HTNV 5′端三磷酸部分在病毒基因组合成期间，通过一个“prime and realign”加工过程被剪切掉，这个加工过程中酶解消化掉第一次掺入的核苷酸，留下了一个 5′端的一磷酸盐末端。而且，除了缺乏刺激 RIG-Ⅰ的 5′ppp 外，HTNV 基因组还互补了 5′-3′链，以构成完整的配对的锅柄状结构而被病毒的核衣壳蛋白迅速壳体化。在 CCHFV，其基因组的 RNA 在 5′端带有一个嘧啶残基，病毒通过其用多聚酶起始 RNA 合成而代替了正常使用的嘌呤，这相似于发生在复制中的“prime and realign”过程（Garcin et al.，1995）。

（3）布尼亚病毒攻击策略的分子与机制（图 8-6）

即使 HTNV 和 CCHFV 的基因组 RNA 不显著激活 RLR 途径，HTNV 的病毒核蛋白 mRNA 转录本的 dsRNA 样二级结构仍能刺激 RIG-Ⅰ信号途径。而且，当 HTNV 在敲低 RIG-Ⅰ的 A549 肺泡上皮细胞中能有效复制时，在无组成型表达解旋酶的 Huh7.5 细胞中它能够被瞬时过表达的 RIG-Ⅰ抑制（Lee et al.，2011）。致病性汉坦病毒也能靶向 RLR 途径的组件，发挥多重的攻击策略。易位表达致病性汉坦病毒 NY-1V 的糖蛋白 Gn，能抑制 IRF3 的磷酸化及 IRF3 指导的 IFN-β 启动子的转录反应（Alff et al.，2006）。随后证实，IFN 的拮抗作用与一个含 142 个残基的胞质 Gn 的尾巴有关，其能通过结合到 N 端区而隔离 TRAF3 接头，后抑制功能性 TBK1-TRAF3 复合物的形成（Alff et al.，2008）。

在 CCHFV RdRp 聚合酶 L 存在一个病毒的卵巢肿瘤蛋白酶结构域（ovarian tumor protease domain，vOTU）的同系物（Frias-Staheli et al.，2007），允许一个交叉的去泛素酶蛋白水解过程，以去除 poly-（Ub）和 ISG15 而使其免受靶蛋白的作用（Capodagli et al.，2011）。显然，通过 TRIM25a 泛素化 RIG-Ⅰ稳定了其与 MAVS 的相互作用，并增强了下游信号的转导（Gack et al.，2007，2008）。与泛素化相似，多种靶蛋白 K-63 连接的异位肽键结合的 ISG15（ISGylation），对 IFN-α/β 的诱导及针对 RNA 病毒感染的抗病毒活性反应是关键的，这显示出 RLR 途径的正、负反馈调节作用（Zhao et al.，2013）。例如，IRF3 的 ISGylation 阻止了它的降解，使其有效易位并持续进入核内（Lu et al.，2006）。而 RIG-Ⅰ的 ISGylation 降低了它的细胞水平，以微调抗病毒反应的强度（Kim et al.，2008）。因此，RLR 途径组件成分 Ub 和 ISG15 的 vOTU 早期解离，似乎是 CCHFV 逃避基于 IFN 免疫反应的一个攻击策略。

作为 RVFV 的主要毒力因子和 IFN 拮抗剂，在感染的细胞中 NS 使 RNA 多聚酶Ⅱ转录因子的活性完全关闭，通过隔离 RNA 多聚酶Ⅱ转录因子的 p44 和 XPD 亚基及促进 p62 亚基的降解而发挥作用（Le May et al.，2004；Kalveram et al.，2011）。而且，除下调宿主细胞的基因表达外，RVFV NS 直接靶向 IFN-β

的产生信号。事实上，通过阻遏蛋白 SAP30 的招募，NS 与其构成多蛋白复合物一起存在于 IFN-β 启动子上，因此抑制了它的诱导活性（Le May et al.，2008）。SFSTV 的 NS 与其 N 蛋白一起作为 IFN 的拮抗剂，显示能发生针对 poly（I：C）和 IAV 感染的反应而抑制 IFN-β 和 NF-κB 启动子的活性（Qu et al.，2012）。

已发现 SFTSV 能通过靶向宿主激酶 TBK1/IKKε 干扰 IFN-Ⅰ的诱导。同时证实能抑制 IFN-Ⅰ激发的信号转导和干扰素刺激基因（ISG）的表达。转染编码非结构蛋白（NS）质粒的细胞能显著抑制 IFN 信号转导，而核衣壳蛋白（NP）对其并无影响，这说明 NS 具有 IFN 信号转导拮抗剂的作用。而且，NS 能与细胞信号转导子和转录激活子 2（STAT2）相互作用，并且 STAT2 的 DNA 结合结构域与 NS-STAT2 的互作有关。结合共聚焦观察证实，NS 隔离 STAT2 和 STAT1 进入病毒包涵体（IB）中，并减少了 IFN 诱导的 STAT2 磷酸化及 STAT 核易位，导致了 IFN 信号转导和 ISG 表达的抑制。在 IB 内 SFTSV NS 介导对 STAT 的劫持，代表了病毒抑制 IFN 信号转导的一个新机制（Ning et al.，2015）。

Toscana 病毒（TOSV）是布尼亚病毒科白蛉病毒属一个成员，在人类主要伤害中枢神经系统。已证实 TOSV NS 蛋白是 IFN-β 的一种拮抗剂，主要抑制 IRF3 的诱导（Gori-Savellini et al.，2013）。在细胞中，过表达的 TOSV NS 能显著降低 RIG-Ⅰ蛋白的水平，这说明非结构蛋白能与 RIG-Ⅰ相互作用，并靶向它使蛋白酶体降解。事实上，MG-132 蛋白酶体抑制剂在表达 NS 的细胞能恢复 IFN-β 启动子的活化，证实存在基于抑制 RIG-Ⅰ感受器的一种逃避机制。而且，C 端截短的 NS 蛋白虽然能与 RIG-Ⅰ相互作用，但不影响 RIG-Ⅰ介导的 IFN-β 启动子的活化，提示负责 RIG-Ⅰ信号转导的和可相互作用的 NS 的结构域是不同的区段，TOSV NS 抵抗早期的 IFN 反应是布尼亚病毒的一种新机制。

4. 丝状病毒（filovirus）（图 8-6）

丝状病毒（filovirus）是属于丝状病毒科的单股负链 RNA 病毒，在 Cuevavirus、埃博拉病毒（Ebola virus，EBOV）和马尔堡病毒（Marburgvirus，MARV）中，大多数病毒种是最具毒力的病原（Kuhn et al.，2010）。EBOV 和 MARV 在人类和非人灵长类是引起出血热暴发的病原，其致死率高达 90%（Hartman et al.，2010）。即使这些丝状病毒病病例在 2014 年之前很少，并主要限制在亚撒哈拉非洲和东南亚地区，但 2014 年暴发在西非的埃博拉病毒感染因其高致死性引起了全世界的关注和恐慌。

EBOV 和 MARV 的致死能力主要与其损伤机体的天然免疫系统而不能控制病毒的复制有关，这与决定病毒毒力和致病性的三个分子即 VP24、VP35 和 VP40 蛋白的特性相关。其中多功能聚合酶共因子 VP35 只抑制 IFN-α/β 的产生，而 EBOV VP24 和 MARV VP40 基质蛋白与抑制 IFN-Ⅰ信号转导途径有关（Basler and Amarasinghe，2009；Ramanan et al.，2011）。最初认为，只有丝状病毒蛋白能补偿缺乏 IFN 拮抗剂的 NS1 蛋白而使 IAV 突变体生长，后发现丝状病毒 VP35 能抑制由 IAV 突变体感染、SeV 感染或 poly（I：C）dsRNA 转染诱导的内源性 IFN-β 的产生及 IFN-β、ISG54 和 ISG56 启动子的转录激活（Basler et al.，2003；Hartman et al.，2004）。这些特性与抑制 IRF3 的磷酸化、二聚体化和核易位，以及由 RIG-Ⅰ、RIG-Ⅰ CARD、MAVS、TBK1 和 IKKe 任一分子的过表达引起的 IFN-α/β 启动子活化的抑制有关（Hartman et al.，2004，2006；Cárdenas et al.，2006）。因此，认为丝状病毒 VP35 蛋白通过靶向 RLR 途径而发挥其 IFN 拮抗剂作用。

（1）丝状病毒隐藏策略的分子与机制

丝状病毒 VP35 发挥的天然免疫逃避能力均依靠于折叠的 C 端 RNA 结合结构域（RNA binding domain，RBD），也称 IFN 抑制结构域（IFN-Ⅰ inhibitory domain，IID），其由一个在所有丝状病毒中高度保守的且与 IAV NS1 RBD 高度一致的中心碱基片段（central basic patch，CBP）组成（Hartman et al.，2004；Leung et al.，2009，2010a）。的确，虽然 RBD/IID 自身不足以发挥抗 IFN 表型，但对有效的 IFN 抑制而言，同二聚体的全长的 VP35 是需要的。发现 EBOV VP35 能与 dsRNA 相互作用（Cárdenas et al.，2006），并以序列独立方式高亲和性地结合到钝端的和 5′ppp dsRNA 分子（Zinzula et al.，2009，2012；Kimberlin et al.，2010；Leung et al.，2010b）。显然，对于结合 dsRNA 而言，CBP 的残基如 R305、K309、R312 和 K339 是重要的，它与 IFN 的抑制有关。由于这些残基被替代为丙氨酸后，能降低对 dsRNA 的结合，并

导致不能抑制各种刺激物诱导的 ISG56 和 IFN-β 启动子的激活（Hartman et al.，2004，2006；Cárdenas et al.，2006；Zinzula et al.，2012）。对于 wt VP35 即 R312A VP35 而言，其显示出最明显的缺陷，在感染的细胞中引发了不同的 ISG 表达；而对含 R312A VP35 突变的 EBOV，在小鼠中显示出延迟的病毒生长及感染性的减弱（Hartman et al.，2008a，2008b）。通过双突变 K319A/R322A 也能产生一个相似的缺陷表型，能引起 VP35 对 dsRNA 结合活性的完全丧失，废止 IFN 抑制，并在豚鼠中表现出无毒 EBOV 突变体感染的特性（Prins et al.，2010）。显然，双突变体是有免疫原性的，能保护动物免受随后 wt EBOV 的攻击，这明显强化了 VP35 对 dsRNA 结合与 IFN-α/β 产生的抑制及丝状病毒致病性间存在一个共相关的观点。

在丝状病毒 VP35 RBD/IID 与 dsRNA 结合的 4 个晶体结构模型中，VP35-dsRNA 复合物的结构很好地解释了多个氨基酸残基在 dsRNA 结合中的重要性（Kimberlin et al.，2010；Leung et al.，2010b；Ramanan et al.，2012）。最重要的是，丝状病毒 VP35 同寡聚体隐蔽了 dsRNA PAMP 的标志。由于相同残基被丙氨酸替换，导致了其结合 dsRNA 的功能降低或丧失，以及 SeV 诱导的 IFN-β 启动子活性和 IRF3 磷酸化抑制的减少或废止（Kimberlin et al.，2010；Leung et al.，2010b；Ramanan et al.，2012）。由于在 EBOV 和 MARV 已知种中，VP35 与 dsRNA 结合的残基是高度保守的，因此推测通过 VP35 的 dsRNA 隔离可能是这些病原逃避宿主天然免疫的一个关键策略。

（2）丝状病毒攻击策略的分子与机制（图 8-6）

与其他病毒的 IFN 拮抗剂一致，丝状病毒 VP35 也采用多种攻击策略靶向 RLR 途径而抑制 IFN-α/β 的产生。事实上，EBOV 和 MARV VP35 均显示出阻断 TBK1 和 IKKe 诱导的 IRF3 磷酸化和核易位，但并不抑制组成型激活的 IRF3 诱导的 IFN-β 启动子活性（Prins et al.，2009；Ramanan et al.，2012）。首先，与靶向 RLR 途径的上游一致，EBOV VP35 能与 TBK1 和 IKKe 的 N 端结构域相互作用，减弱其催化活性，并被这些激酶磷酸化。其次，VP35 的过表达打断了 IKKe 与 IRF3、IRF7 和 MAVS 的相互作用（Prins et al.，2009）。因此，丝状病毒的 VP35 也是以结合 dsRNA 独立的方式，通过充当 TBK1-IKKe 复合物的错配底物代替 IRF3 和 IRF7 而靶向 RLR 途径。而且，VP35 能直接靶向到这两种 IRF，以阻止其迁移到核内（Chang et al.，2009b）。事实上，EBOV VP35 也能同 IRF3 和 IRF7 物理性相互作用，并促进其发生泛素样修饰，因而抑制 IRF 的转录功能和随后抑制 IFN-β 启动子的活化（Chang et al.，2009b）。最后，通过 VP35 抑制 RLR 途径的新机制是，EBOV IFN 拮抗剂与细胞的 PKR 激活物（PKR activator，PACT）相互作用，这种激活物是参与 RIG-Ⅰ活化及刺激 ATPase 活性的一种 dsRNA 结合蛋白，VP35 和 PACT 复合物的形成，废除了后者与 RIG-Ⅰ的 CTD 决定性的相互作用，从而阻止 dsRNA 诱导的免疫信号转导（Fabozzi et al.，2011；Luthra et al.，2013）。

5. 黄病毒（flaviviruses）（图 8-6）

黄病毒科黄病毒属包括登革病毒（dengue virus，DENV）和西尼罗病毒（west Nile virus，WNV）2 个蚊媒源的+ssRNA 病毒，是新发的致死性病原。WNV 每年能感染数百万人，其中数千人死亡。而 DENV 已传播到世界各地，而且发病率和暴发频次不断增加。DENV 和 WNV 感染人通常无症状或呈温和性和自限性发热。在一些病例，感染能导致严重的和致命性疾病，如 DENV 感染具有出血热和休克综合征特征，WNV 感染能导致脑膜炎、脑炎或急性迟缓性麻痹神经性疾病（Gould and Solomon，2008；Heinz and Stiasny，2012）。

这些黄病毒病原引起疾病的严重程度，已证实与其对抗 IFN-α/β 反应的能力相关（Keller et al.，2006），并发现 DENV 和 WNV 均编码多个 IFN 拮抗剂而作用在不同的靶标上（Munoz-Jordán and Fredericksen，2010）。然而，大多数研究集中在 DENV 和 WNV 对 TLR 介导的 IFN 诱导、IFN 信号转导和 ISG 介导的抗病毒反应的抑制方面，而对干扰 RLR 途径的病毒蛋白和机制了解较少（Morrison et al.，2012；Suthar et al.，2013）。显然，在 DENV 或 WNV 感染的多种细胞株中，RIG-Ⅰ、MDA5 和 LGP2 的表达被强烈地上调（Fredericksen et al.，2008；Surasombatpattana et al.，2011；Qin et al.，2011；da Conceicao et al.，2013），而当 RLR 表达缺失时却能增强病毒的复制（Suthar et al.，2010；Nasirudeen et al.，2011）。在 DENV 和

WNV 感染状态下，证实 IRF3 的磷酸化被抑制，这说明颠覆 RLR 信号转导途径对病毒复制是重要的（Chang et al.，2006；Fredericksen and Gale，2006；Keller et al.，2006）。

（1）黄病毒隐藏策略的分子与机制

即使 DENV 的基因组 RNA 能被 RIG-Ⅰ和 MDA5 同时识别，但其也能有效地下调 RLR 信号转导（Rodriguez-Madoz et al.，2010a；Loo et al.，2008）。同样，虽然 WNV RNA 亚基因组片段能折叠成二级结构而强烈地激活 RIG-Ⅰ，但其也能在感染后早期逃避 RIG-Ⅰ的识别（Shipley et al.，2012）。总之，推断避免 dsRNA 被机体感知也是黄病毒对抗 IFN-Ⅰ反应的机制。3D 电子断层分析显示，DENV 和 WNV 修饰 ER 和高尔基体的膜即为其 dsRNA 免受 RLR 识别提供了一个隐藏区室（Welsch et al.，2009；Gillespie et al.，2010）。

（2）黄病毒攻击策略的分子与机制（图 8-6）

这两种病毒也能活跃地靶向 RLR 途径。在 DENV 感染时，SeV 或 poly（I：C）介导的 IFN-β 启动子的转录活性被抑制，与 NS2B3 蛋白酶催化活性的剂量依赖性相关（Rodriguez-Madoz et al.，2010b），后证实与 STING 蛋白的裂解有关，通过对 NS2 的最后 40 个氨基酸残基和 NS3 的最前 180 个氨基酸的一个蛋白水解核的研究，其靶向 STING 的共有序列 LRRQ96G，而消除与 TBK1 相互作用，并激活这个激酶而使 IRF3 磷酸化（Aguirre et al.，2012；Yu et al.，2012）。

在 WNV 感染中，已证实病毒蛋白 NS2 通过阻断 RLR 信号转导而发挥抗病毒攻击作用。通过 WNV 亚基因组的复制子，可严重抑制 IFN-β 启动子驱动的转录，并且其表型能被 NS2 蛋白第 30 位丙氨酸-脯氨酸（A30P）发生替换而废止。对于 wt NS2 WNV 而言，在 A30P NS2 WNV 突变体感染的细胞中，能促进高水平 IFN-α/β 产生，并在小鼠模型中决定病毒的生长能力和神经侵染能力的减弱（Liu et al.，2006）。而且用这个突变体免疫小鼠，能对高致死量的高毒力 WNV 株的攻击产生保护。这说明，WNV 的 NS2 是其毒力和致病性的一个重要决定因子。

6. 沙粒病毒（arenavirus）（图 8-6）

沙粒病毒是啮齿动物源的人畜共患病病原，拥有双节段的和双义 ssRNA 基因组，它属于沙粒病毒科沙粒病毒属，且是世界范围分布的能引起人类出血热的病毒（Charrel et al.，2011）。依据其抗原属性、遗传关系及地理流行性情况，这个群的成员被分为老世界（old world，OW）和新世界（new world，NW）沙粒病毒。在这些病毒中，其中老世界 Lassa fever virus（LASFV）和 Lujo virus（LUJV）及新世界 Chapare virus（CHPV）、Guanarito virus（GTOV）、Junin virus（JUNV）、Machupo virus（MACV）、Sabia virus（SABV）和 Whitewater Arroyo virus（WWAV）都与人类的致死性疾病相关（Delgado et al.，2008；Briese et al.，2009；Charrel et al.，2011）。沙粒病毒基因组的 5′端三磷酸 dsRNA（ppp dsRNA）部分能激活 RLR 途径（Habjan et al.，2008；Zhou et al.，2010；Huang et al.，2012）。而且，通过 OW 和 NW 沙粒病毒都能抑制 IFN-Ⅰ反应，这种属性与病毒编码的 4 种蛋白质中的两种即核衣壳蛋白 NP 和基质蛋白 Z 相关（Carnec et al.，2011；Groseth et al.，2011；Huang et al.，2012）。

（1）沙粒病毒伪装策略的分子与机制

沙粒病毒的 NP 是与病毒 RNA 具复制和转录重要作用相关的一个多功能蛋白（Hass et al.，2004）。病毒基因组壳体化成一种核蛋白（ribonucleoprotein，RNP）复合物，并与 Z 蛋白一起组装成病毒粒子（Eichler et al.，2004）。早期研究证实，NP 足以抑制 IRF3 磷酸化，并随后抑制 IFN 的产生，揭示了其天然免疫拮抗特性（Martinez-Sobrido et al.，2006，2007）。事实上，当 LASFV NP 的 N 端折叠成一个在转录中对 mRNA 帽子形成起重要作用的结构域时，可在其 C 端结构域产生一个大的腔体，并呈现出一个由 D389、E391、D466、D533 和 H528 氨基酸残基组成的具有 dsRNA 3′-5′核糖核酸外切酶活性的催化位点，在结构上类似于 DEDDH 核糖核酸外切酶超家族的活化位点（Qi et al.，2010）。显然，在相同的 NP 区（残基第 370~553 位）内这些氨基酸残基映射了 OW 淋巴细胞性脉络丛脑膜炎病毒（LCMV）的抗 IFN 活性，显然，在相同的 NP 区(残基 370–553 位)内，它含有 DIEGR 基序(残基 382–386 位)以及 D459、H517 和 D522 等关键残基，这些氨基酸残基和部位与 OW 淋巴细胞性脉络从脑膜炎病毒(LCMV)的抗 IFN 活性有关及 D459、H517 和 D522 部位含有关键的残基（Martinez-Sobrido et al.，2009；Qi et al.，2010；Jiang et al.，2013）。

LASFV NP 3′-5′核糖核酸外切酶活化位点的每个部位及两个额外的残基 G392 和 R492 发生丙氨酸的点突变，结果明显降低了核糖核酸外切酶活性，但不影响 NP 的帽子结合功能。显然，在这些突变中，发现两个残基对抑制 IFN 是关键的。当所有这些残基替换成丙氨酸时，导致 LASFV NP 不能完全抑制由 SeV 或 poly（I：C）诱导的 IFN-α/β 启动子活化（Qi et al.，2010；Hastie et al.，2011；Jiang et al.，2013）。

与已知的其他 DEDDH 核糖核酸外切酶不同，LASFV NP 结合到没有解链的 dsRNA，它从未配对的 3′端开始消化裂解 dsDNA，并且不管其是否带有突出的或钝圆的末端、具有或不具有 5′端三磷酸，它在 5′端方向容易消化 3′端链（Qi et al.，2010；Hastie et al.，2011；Jiang et al.，2013）。因此，可以推测如果从病毒的 dsRNA 去除 PAMP 标签，可产生不同的 RLR 识别机制。事实上，与 dsRNA 核糖核酸外切酶介导的 IFN 抑制相关的关键残基，在所有的沙粒病毒的 NP 中都是高度保守的，这强烈提示这种伪装策略形式在沙粒病毒家族是广泛共存的（Qi et al.，2010；Harmon et al.，2013；Jiang et al.，2013）。

（2）沙粒病毒攻击策略的分子与机制（图 8-6）

由于 IFN 拮抗作用的重复性，OW 和 NW 沙粒病毒含具有 dsRNA 伪装功能的相同的 C 端 NP 区，发现也都具有攻击作用策略。沙粒病毒的 NP 能结合 IKKe 的激酶结构域，阻断其自动催化的活性，并抑制 IRF3 底物的磷酸化。通过沙粒病毒的 NP 隔离 IKKe，能阻碍这个激酶与其线粒体的伙伴 MAVS 间的相互作用，从而关闭了 RLR 信号转导途径。重要的是，没有发现 NP 与这个途径的其他组件成分如 TBK1、MAVS、TRAF3 和 RIG-Ⅰ或 MDA5 相互作用。显然，对 3′-5′核糖核酸外切酶活性很关键的相同 NP 残基的突变能阻断 NP-IKKe 相互作用，提示在两个 IFN 拮抗剂功能相关的结构域存在一个重叠结构(Pythoud et al.，2012)。

在 NW 沙粒病毒，其抗 RLR 途径的攻击策略是通过 Z 基质蛋白的功能实现的。这种蛋白质是一种小无名指（RING finger）多肽，可作为病毒的多聚酶复合物的一个共因子，并能介导 RNP 掺入病毒粒子，使其从胞质膜释放（Fehling et al.，2012）。JUNV Z 蛋白的过表达能阻断 IRF3 和 NF-κB 的磷酸化及核易位，并降低由 SeV 和 5′ppp dsRNA 刺激引起的 IFN-β mRNA 产生水平(Martinez-Sobrido et al.，2006，2007；Fan et al.，2010)。而且，GTOV、JUNV、MACV 和 SABV 的而不是 LCMV 和 LASFV 的 Z 蛋白能与 RIG-Ⅰ相互作用，阻止它招募到下游信号转导的 MAVS（Fan et al.，2010）。

7. 副黏病毒（图 8-6）

副黏病毒科呼吸道病毒属的仙台病毒、亨尼帕病毒属（Henipavirus）的亨德拉病毒（Hendra virus，HeV）和尼帕病毒（Nipah virus，NiV）、麻疹病毒属的麻疹病毒和犬瘟热病毒、禽副黏病毒属的新城疫病毒等均是重要的人畜共患病病原，其中亨尼帕病毒属的亨德拉病毒和尼帕病毒是两种对人类有极高致死性和宽广哺乳动物宿主范围的蝙蝠源可致人畜共患病的+ssRNA 病毒（Eaton et al.，2006）。HeV 和 NiV 分别在澳大利亚和东南亚呈地方性流行，其不但影响家畜，而且能引起人类严重的神经和呼吸系统疾病，并发展到脑炎和多器官衰竭（Marsh and Wang，2012）。

副黏病毒是一个具有囊膜的非片段化的负链 RNA 病毒科，其中一些成员随时能引起人类和动物的病毒病。副黏病毒是细胞外补体途径的强激活剂，在自然感染时补体途径是病毒必须面对宿主防御的第一道屏障。这些病毒激活和对抗补体以延缓中和的机制可能是，一旦细胞被病毒感染，病毒的复制能驱使 IFN-Ⅰ合成而诱导大量的抗病毒基因转录，在这个过程中副黏病毒可能有 4 个途径限制 IFN 的产生：通过限制 IFN 诱导的变体病毒 RNA 的合成；通过靶向抑制 RNA 感受器；通过提供病毒的诱饵底物给细胞激酶复合物及直接阻断 IFN 启动子。此外，副黏病毒可能有 3 种不同的机制使 IFN 信号转导途径中断，包括靶向信号转导因子的蛋白水解、隔离细胞因子及上调细胞抑制物等（Parks and Alexander-Miller，2013）。

副黏病毒 V 蛋白通过一个不连续的解旋酶结构域区与 MDA5 和 LGP2 选择性相互作用而发挥干扰素的拮抗功能（Rodriguez and Horvath，2014）。与 MDA5 相互作用时，V 蛋白作为抗病毒信号的激活剂能使干扰素的表达和抗病毒反应中断。麻疹病毒和副流感病毒 5（parainfluenza virus 5，PIV5）V 蛋白特异性地与 LGP2 相互作用，阻止了 MDA5 信号转导的共激活，而 LGP2 的负向调节能力不受影响。高浓度的 V 蛋白只部分拮抗 RIG-Ⅰ，且其表达对 LGP2 介导的负向调节没有累积效应。

副黏病毒 C 蛋白靶向宿主 IFN 系统可使病毒逃避宿主的免疫。研究发现，仙台病毒 C 蛋白能够特异性阻断浆样 DC 中依赖 TLR7 和 TLR9 的 IFN-α 产生。C 蛋白与丝氨酸/苏氨酸激酶 IKKα 相互作用，并抑制 IRF7 磷酸化。副黏病毒属的病毒 C 蛋白都具有抗 IFN 活性，显然在副黏病毒免疫逃避中发挥重要的作用（Yamaguchi et al.，2014）。

（1）亨尼帕病毒攻击策略的分子与机制（图 8-6）

与其他病毒一样，亨尼帕病毒感染后致死的原因主要与这些病原强烈地颠覆宿主天然免疫系统的能力相关。亨尼帕病毒在多层次上，通过阻断 IFN-α/β 的产生对抗 IFN-Ⅰ反应（Basler，2012）。这种效应特性是，通过亨尼帕病毒 P 基因编码的与其膦蛋白 P 同源的病毒产物 V、W 和 C 及 P 在内的 4 种蛋白质来发挥作用（Shaw，2009）。其中，前 3 种蛋白质是通过相同的 ORF 表达的，具有一个共同的 N 端和一个独特的 C 端。事实上，病毒的多聚酶共因子 P 是整个基因准确转录时产生的，而 V 和 W 蛋白是通过一个非模板的 G 核苷酸插入到病毒 mRNA 经编辑过程而产生的。而 C 蛋白是通过 P 基因内的另外一种具完全不同序列的 ORF 表达的（Kulkarni et al.，2009；Lo et al.，2009）。亨尼帕病毒的 P 基因编码的所有蛋白质作为其毒力的决定因子，通过靶向 TLR 和 RLR 途径抑制 IFN-α/β 的产生及抑制 IFN-Ⅰ信号转导（Basler，2012）。

HeV 和 NiV 的 V 和 W 蛋白均能抑制 SeV 和 dsRNA 诱导的通过 IRF3 的 ISG54 启动子的转录激活（Basler，2012；Shaw，2009）。V 蛋白通过两个解旋酶的同源区结合 MDA5（Childs et al.，2007）和 LGP2（Parisien et al.，2009），围绕着 MDA5 的残基第 676~816 位和 LGP2 的残基第 327~465 位，其对应到 Hel2 结构域的界面（Childs et al.，2009；Parisien et al.，2009）。由于与 V 蛋白的相互作用，结果终止了 MDA5 与 dsRNA 结合和同二聚体化（Childs et al.，2009）及两个解旋酶的 ATP 水解活性（Parisien et al.，2009）。而且，即使亨尼帕病毒的 V 蛋白不能直接结合 RIG-Ⅰ（Childs et al.，2009），其与 LGP2 相互作用诱导形成一个稳定的 LGP2-RIG-Ⅰ复合物，表现出后者不能识别 5′ppp dsRNA 配体（Childs et al.，2012）。

亨尼帕病毒的 W 蛋白也能下调 IFN-Ⅰ产生，但其靶向 RLR 途径的分子机制还不完全清楚。事实上，W 蛋白能强烈阻断通过 IRF3 激活的如 IFN-α/β 和 ISG54 启动子的转录（Shaw et al.，2005）。而且，由于这些通过 IRF3 的启动子转录起始及伴随该过程的 TBK1 和 IKKe 激酶的过表达被亨尼帕病毒的 W 蛋白抑制，因此认为病毒的这种蛋白靶向攻击 RLR 途径的下游信号（Shaw et al.，2005）。显然，框架移动延伸的 ORF，W 比 V 多 43 个氨基酸，但缺乏负责与 RLR 相互作用的结构域，并有一个独特的发挥核定位信号（nuclear localization signal，NLS）功能的 C 端伸展（Lo et al.，2009）。因此，W 蛋白几乎是唯一的核相关分子，并且其不能阻断 IRF3 的磷酸化，可能直接攻击进入核的转录因子，赋予 IRF3 二聚体低的稳定性而阻止 IFN-α/β 启动子的激活（Shaw et al.，2005；Lo et al.，2009）。

（2）仙台病毒（SeV）攻击策略的分子与机制（图 8-6）

仙台病毒（SeV）V 蛋白抑制小鼠天然免疫，导致了病毒在肺中增殖能力和致病力的增强。通过 IRF3 激活的天然免疫可被 SeV 的 V 蛋白限制。实验显示，V 蛋白能与 MDA5 相互作用，并抑制 IFN-β 的产生。用 V 蛋白缺陷的 SeV 感染 MDA5 敲除小鼠，发现 MDA5 与 V 蛋白抑制的天然免疫无关。调查 SeV V 蛋白的靶标发现，其与 IRF3 相互作用，并明显抑制 IRF3 的易位入核。进一步研究发现，V 蛋白能够抑制组成型激活形式的 IRF3 诱导的活化。与 SeV 的 V 蛋白一样，麻疹病毒和新城疫病毒的 V 蛋白能够抑制 IRF3 的转录活化，而腮腺炎病毒和亨尼帕病毒的 V 蛋白并没有这样的作用，并且这些蛋白质的抑制作用与每种 V 蛋白和 IRF3 的相互作用有关。这说明 IRF3 可作为副黏病毒 V 蛋白的一个选择性靶标（Irie et al.，2012）。

MDA5 腺苷酸 5′端 ATP 水解结构域与病毒抑制剂 V 蛋白的复合物的晶体结构显示，病毒 V 蛋白通过一个 β-发卡基序打开了 MDA5 的 ATP 水解结构域，并识别了 MDA5 在正常情况下包埋在保守的解旋酶折叠内的一个结构基序，这导致了 MDA5 ATP 水解位点被裂开，并阻止了 MDA5 结合 RNA 的纤丝形成。这个结构解释了为什么 V 蛋白灭活 MDA5 但不影响 RIG-Ⅰ，且 RIG-Ⅰ的两个氨基酸的突变诱导了 V 蛋白的强的结合。这揭示，RLR 信号体抑制机制是通过受体和抑制剂的打开而实现的（Motz et al.，2013）。

在仙台病毒感染后，利用全基因沉默筛选技术评估 IFN-β（IFNB1）启动子的转录反应发现，在 WNT 信号转导途径和依赖 RLR 的天然免疫反应的调节之间存在一个新的连接物。实验显示，病毒感染后 WNT2B 和 WNT9B 的分泌及 β-catenin(CTNNB1)的稳定能以依赖 CTNNB1 的效应机制负向调节 IFNB1、IFIT1 和 TNF 的表达。通过糖原合成酶激酶 3（glycogen synthase kinase 3，GSK3）抑制剂能急剧降低抗病毒反应，但在敲低 CTNNB1 的细胞则能恢复。这个发现证实，经典样的 WNT/CTNNB1 信号转导途径是抗病毒天然免疫的一个新的调控机制（Baril et al.，2013）。

8. 其他病毒

（1）传染性法氏囊病毒攻击策略的分子与机制

传染性法氏囊病毒（IBDV）能抑制依赖 MDA5 信号转导途径的宿主天然免疫抗病毒作用。IBDV 感染并不诱导有效的 IFN-Ⅰ产生，但在经 IFN-α/β 预处理的 DF-1 细胞中能拮抗 IFN-β 的抗病毒活性。现证实 IBDV 蛋白 VP3 能显著抑制由裸露的 IBDV 基因组 dsRNA 刺激的 IFN-β 的表达。在体内外实验证实，VP3 蛋白强烈地与 MDA5 竞争结合 IBDV 基因组 dsRNA，并且其他双链 RNA 病毒的 VP3 也能结合 dsRNA。定点突变删除 VP3 蛋白 dsRNA 结合结构域，能够恢复 IFN-β 的表达。这证实 VP3 能通过阻断病毒基因组 dsRNA 结合到 MDA5 而抑制抗病毒天然免疫（Ye et al.，2014）。

（2）人乳头状瘤病毒攻击策略的分子与机制

在人乳头状瘤病毒（human papillomavirus，HPV）感染的早期阶段，病毒蛋白引发了特异性的免疫反应，能参与肛门和阴道损伤的恢复。HPV E6 蛋白能减少包括 IFN-κ 在内的 IFN-Ⅰ的分泌，从而导致病毒的免疫逃避和 HPV 的持续感染。在人原代角质化细胞（human primary keratinocyte，HPK）转导与脊髓损伤有关的 HPV16 E2，发现 779 个基因的表达由 HPV16 E2 调制，其中 92 个基因与天然免疫有关。在 HPK 表达 HPV16 或 HPV18 的 E2 蛋白，IFN-κ 和 STING 被显著抑制，并且反式激活的 E2 氨基端区与抑制效应有关（Sunthamala et al.，2014）。

（三）其他调控天然免疫信号途径的分子与实例

IFN-Ⅰ最初被确定为强抗病毒制剂，但对某些病毒和细菌的感染而言其也能引起宿主抗性的降低。IFN-Ⅰ具有直接抑制病毒的复制及针对病毒感染发生免疫反应等许多抗病毒功能。除抗病毒效应外，IFN-Ⅰ也能部分通过促进 TNF-α 和 NO 的产生获得保护，以抵御多种胞外细菌的感染。相反，在 LCMV（lymphocytic choriomeningitis virus）慢性感染和胞内细菌的急性感染期间，在宿主抗性方面 IFN-Ⅰ具有负向效应。

以 LCMV 为例，长期的 IFN-Ⅰ信号转导抑制了获得性免疫系统。IFN-Ⅰ信号转导的阻断可消除抑制，并允许 CD4 T 细胞和 IFN-γ 介导的清除感染。在急性胞内细菌感染期间，IFN-Ⅰ至少通过特定的两个机制抑制天然免疫。在土拉弗朗西斯菌感染时，IFN-Ⅰ阻止 γδ T 细胞 IL-17 的上调及中性粒细胞的招募。在单核李氏杆菌感染时，IFN-Ⅰ能促进巨噬细胞和淋巴细胞的死亡，导致天然免疫抑制。对 IFN-Ⅰ控制病原的这些不同作用发现，说明了干扰素系统的复杂性（Carrero，2013）。

第三节　机体与病原源 RNA 的调控分子及其作用机制

PRR 启动的天然免疫反应对机体抵抗病原感染至关重要，而过度的 PRR 诱导的天然免疫反应可能导致有害的炎症反应、自身免疫性疾病甚至是病原的传播等。因此，宿主细胞中存在各种精细复杂的正、负调控机制，能够适时针对 TLR、RLR、NLR、ALR、OLR 及胞质 PRR 的信号转导通路调控天然免疫反应的方向、强度和持续时间，从而保持机体的稳态。研究表明，众多的调节分子在PRR的信号转导通路中发挥着正向或负向的调控作用，如膜分子CD11b、PECAM1等，抗原呈递分子MHCⅠ和MHCⅡ等，泛素相关蛋白Nrdp1和CHIP等，以及机体自身和病原非编码的microRNA（miRNA）和long non-coding RNA（lncRNA）等。其中miRNA和LncRNA是近年来发现的一类重要的调控分子，在天然免疫反应调控中发挥着重要作用（Coll and O'Neill，2010；Nahid et al.，2011；Ma et al.，2011 a，2011b；Zhou et al.，2011；O'Neill et al.，2011；Djebali et al.，2012；Kung et al.，2013；Li and Shi，2013；Olivieri et al.，2013；He et al.，2014；Yue，2014）。

一、机体miRNA对天然免疫信号途径的调控机制

miRNA是一类长度为20～25nt的非编码的具有调控功能的单链小分子RNA，通过与靶mRNA的3′非翻译区（3′-untranslated region，3′-UTR）互补配对，在转录后水平上抑制翻译或诱导mRNA降解，从而调控靶基因的表达（Bartel，2009；Carthew and Sontheimer，2009；Fabian et al.，2010；Yates et al.，2013）。miRNA广泛存在于从病毒、寄生虫、植物到高等脊椎动物的基因组中，参与多种生物学过程，如生长发育，物质代谢，机体稳态，免疫反应，细胞增殖、分化和凋亡及肿瘤发生等（Baltimore et al.，2008；Carthew and Sontheimer，2009；Fabian et al.，2010；O'Connell et al.，2010，2012；Chen et al.，2013a；Yates et al.，2013）。根据2014年10月10日的Sanger miRBase数据库（http：// www. miRbase.org），已发现的miRNA发夹前体有28 645条，在223个物种中成熟miRNA序列有35 828条，其中人类的miRNA发夹前体为1881条，成熟miRNA序列为2588条；而小鼠的miRNA发夹前体为1193条，成熟miRNA序列为1915条（Kozomara and Griffiths-Jones，2011）。尽管在人类基因组中仅发现2500多个miRNA，但在转录后或翻译水平超过30%的编码蛋白基因均受到miRNA的调控，这是因为每种miRNA都能有效地靶向数以千计的不同mRNA（Kim，2005；Kim et al.，2009；Heo and Kim，2009；Ha and Kim，2014）。miRNA的加工成熟包括两个步骤，涉及两类RNA聚合Ⅲ酶（Drosha和Dicer），从而阻遏翻译及引起mRNA脱腺苷酸化降解以抑制基因的表达（Kim，2005；Kim et al.，2009；Heo and Kim，2009；Ha and Kim，2014）。近年来大量研究显示，作为一类重要的调控分子，miRNA通过调控PRR自身及相关的信号蛋白分子、信号调节分子、转录因子与细胞因子，从而调控PRR介导的信号传导通路与天然免疫反应（Coll and O'Neill，2010；Nahid et al.，2011；Ma et al.，2011a，2011b；O'Neill et al.，2011；Zhou et al.，2011；Li and Shi，2013；Olivieri et al.，2013；He et al.，2014）。

（一）机体天然免疫信号与miRNA表达的关系

利用微阵列和深度测序技术研究发现，天然免疫信号通路能够调节miRNA的表达谱（表8-3）。研究证实，TLR2~TLR4和TLR9的配体均能活化转录因子NF-κB和AP1，进而引起miR-155的积累，而IFN-β则首先需增强TNF-α的合成，然后通过TNF-α自分泌途径活化自身JNK信号通路，进而诱导miR-155的产生（Taganov et al.，2006）。由于miR-155与很多肿瘤的发生密切相关，因此这为对炎症过程与肿瘤发生间的关系进行研究提供了新线索。同时发现，TLR2~TLR5的配体均通过NF-κB信号通路上调miR-146a/b的表达，而TLR2、TLR4和TLR9的配体则能够诱导miR-132表达的上调（Taganov et al.，2006；O'Connell et al.，2007）。此外，病原感染或IL-1β刺激后能够引起miR-223、miR-147、miR-9、miR-27b和let-7e表达的上调（Moschos et al.，2007；Liu et al.，2009；Bazzoni et al.，2009；Jennewein et al.，2010）。尽管一些miRNA的表达依赖于TLR配体的刺激，然而如miR-155、miR-146和miR-21等miRNA能够靶向TLR信号通路，调控天然免疫反应的方向、强度和持续时间（Jurkin et al.，2010；Boldin et al.，2011；O'Neill et al.，2011；Li and Shi，2013）。值得注意的是，依赖TLR信号通路的miRNA的表达具有时序性。例如，在LPS刺激巨噬细胞的2h内，miR-146和miR-155的表达被上调，因此属于早期反应miRNA，而miR-21主要在LPS刺激的后期表达，因此属于晚期反应miRNA（Sheedy et al.，2010；Jurkin et al.，2010；Boldin et al.，

2011；Nahid et al.，2011；O'Neill et al.，2011；Li and Shi，2013）。由此可见，不同 miRNA 表达谱的不同可能与 TLR 的配体类型、配体刺激时间及细胞类型密切相关。

表 8-3　TLR 调节的 miRNA

miRNA	TLR	信号转导分子	转录因子/共因子	细胞类型	刺激物
上调的分子					
miR-146a	TLR2，TLR3，TLR4，TLR5	MyD88	NF-κB（p65）	THP-1 细胞，BMDM，T 细胞，中性粒细胞，MΦ，DC，上皮细胞，PMN	LPS，TNF-α，IL-1β，LMP-1，H_2O_2，VSV，RIG- I
miR-155	TLR2，TLR3，TLR4，TLR9	MyD88，TRIF，KSRP	AP1（Fos/JUN），NF-κB（p65/p50）	BMDM，THP-1 细胞，DC，单核细胞，MΦ，Treg 细胞	LPS，LMP-1，TNF-α，KSHV，*H. pylori*，IFN-β，氧化的 LDL，乙醇
miR-132	TLR2，TLR4，TLR9	ND	CREB	THP-1 细胞，MΦ，LEC，脾细胞，单核细胞，BMDM	KSHV，HSV-1，HCMV
miR-223	TLR4	ND	ND	发炎的肺组织，DC	ND
miR-147	TLR2，TLR3，TLR4	MyD88，TRIF	NF-κB，IRF3	BMDM，RAW264.7 细胞，THP-1 细胞，肺 MΦ	ND
miR-9	TLR2，TLR4，TLR7，TLR8	MyD88	NF-κB	单核细胞，粒细胞，MΦ，PMN，胆上皮细胞	LPS，TNF-α，IL-1β
miR-27b	TLR4	ND	NF-κB（p65）	MΦ	LPS，*C. parvum*
let-7e	TLR4	Akt1	NF-κB	外周血 MΦ	ND
miR-21	TLR4	MyD88，TRIF	NF-κB（p65/p50）AP1（Fos/JUN）	RAW264.7 细胞，BMDM，B 细胞，PBMC，H69 胆管细胞，胆上皮细胞，胃和乳腺癌细胞株，早幼粒细胞白血病细胞株	LPS，LMP-1，尼古丁 *C. parvum*，PMA，位表达的 HER2 /neu
miR-125b	TLR4	ND	ND	胆上皮细胞，LPS 耐受的 THP-1 细胞，成纤维细胞样滑膜细胞，H69 胆管细胞	LPS，*C. parvum*
miR-16	ND	ND	NF-κB（p65/p50）	胃癌细胞	尼古丁
miR-23b	ND	ND	NF-κB（p65）	胆上皮细胞	LPS，*C. parvum*
miR-30b	ND	ND	NF-κB（p65）	胆上皮细胞	LPS，*C. parvum*
miR-301a	ND	ND	NF-κB（p65/p50）	胰腺癌细胞	TNF-α
miR-212	ND	ND			KSHV，EtOH
miR-146b	ND	ND	AP1（Fos）	恶性胶质瘤细胞，卵巢癌细胞，人视网膜色素上皮细胞	血小板源生长因子，IL-1β
miR-146b-5p	ND	ND	JAK/STAT		TNF-α，IFN-λ
下调的分子				人视网膜色素上皮细胞	
let-7i	TLR4	ND	NF-κB，C/EBPβ	H69 胆管细胞	LPS，*C. parvum*
miR-98	TLR4	ND		H69 胆管细胞	*C. parvum*
miR-125b	TLR4	Akt1	NF-κB	脾细胞，BMDM，DC，RAW264.7 细胞，巨噬细胞	ND
miR-29b	ND	ND	NF-κB（p65），YY1，SP1，HDAC3，HDAC1	成肌细胞，急性髓样白血病细胞	TNF-α
miR-99a	ND	ND	AP1	ND	ND
miR-143/145	ND	ND	JAK1/STAT1	巨噬细胞	ND

到目前为止，几乎所有发现的 miRNA 的表达与转录因子 NF-κB 和 AP1 相关。2006 年 Baltimore 等报道的 miR-146a，是第一个被发现的与 NF-κB 相关的 miRNA，当 LPS 刺激人 THP-1 单核细胞后其表达被显著上调（Taganov et al.，2006）。随后，发现了一系列的 miRNA，如 miR-146a、miR-155、miR-132、 miR-223、miR-147、miR-9、miR-27b、let-7e、miR-21、miR-16、miR-23b、miR-30b、miR-301a 及 miR-125b 等的表达与 TLR 诱导的 NF-κB 活化有关（Taganov et al.，2006；O'Connell et al.，2007；Cameron et al.，2008；Gatto et al.，2008；Johnnidis et al.，2008；Perry et al.，2008；Androulidaki et al.，2009；Bazzoni et al.，2009；Ceppi et al.，2009；Liu et al.，2009；Shaked et al.，2009；Zhou et al.，2009，2010；Jurkin et al.，2010；Lagos et al.，2010；Boldin et al.，2011；Lu et al.，2011a，2011b；Ma et al.，2011a，2011b；Cheng et al.，2012）。其中当 LPS 刺激人单核细胞与中性粒细胞后，miR-9 的表达通过 TLR4-MyD88-NF-κB 信号通路被上调（Bazzoni et al.，2009），而 miR-155 在不同类型细胞中以 NF-κB 依赖的方式被 LPS 和 EB 病毒（Epstein-Barr virus，EBV）的潜伏相关蛋白 LMP-1（viral latent protein）刺激后而上调（O'Connell et al.，2007；Gatto et al.，2008）。此外，LPS、IL-1β、LMP-1 或 TNF-α 能够通过活化 NF-κB 而引起 miR-146a 的上调（Taganov et al.，2006；Cameron et al.，2008；Perry et al.，2008；Cheng et al.，2012）。有趣的是，TLR-NF-κB 信号通路除了上调 miRNA 的表达外，也能下调 miRNA 的表达。例如，TLR-NF-κB 信号通路能够下调 miR-29b、let-7i、miR-98、miR-107、miR-27a 和 miR-532-5p 的表达，而对 miR-125b 表达的作用存在争议，有待进一步明确（Chen et al.，2007；Tili et al.，2007；Wang et al.，2008；Hu et al.，2009；Iliopoulos et al.，2009；Liu et al.，2010；O'Hara et al.，2010；Cheng et al.，2012；Foley and O'Neill，2012）。此外，MAPK 信号通路也涉及对 miRNA 表达的调节。例如，miR-21、miR-146b、miR-155 和 miR-146b-5p 的表达通过 Fos 和 JUN 形成的异源二聚体被上调，而 miR-99a 的表达通过 MAPK 信号通路被下调（O'Connell et al.，2007；Fujita et al.，2008；Yin et al.，2008；Misawa et al.，2010；Oneyama et al.，2011）。此外，其他的细胞信号通路也参与对 miRNA 表达的调节。例如，miR-132 的表达通过 cAMP 反应元件结合蛋白（cAMP response element-binding protein）和转录共激活物 p300 依赖的信号通路被上调，而 miR-143/145 的表达则通过 Janus 激酶 1（Janus kinase 1，JAK1）和信号传导子及转录激活子（signal transducer and activator of transcription 1，STAT1）依赖的信号通路被下调（Lagos et al.，2010；Lin et al.，2013）。体外用 LPS 刺激小鼠肺组织研究胞内 miRNA 的表达及其变化情况时发现，6 种 miRNA 的表达水平在刺激后 3h 达到峰值，而 TNF-α、角质化细胞来源的趋化因子（keratinocyte-deried chemokine，KC）和巨噬细胞炎症蛋白 2（macrophage inflammation protein-2，MIP-2）的表达水平开始下降，且用地塞米松不能逆转大多数 miRNA 的上调，表明这些 miRNA 的表达并不都受 NF-κB 和 AP1 信号通路的调控，具体机制仍需进一步研究（Moschos et al.，2007）。

由此可见，天然免疫信号通路诱导 miRNA 的表达与相应的配体或病原的感染密切相关，这表明 miRNA 不仅参与调节天然免疫反应与宿主防御，还可能在传染病的病理过程中扮演了重要角色。

（二）miRNA 介导的抗感染天然免疫作用

2005 年 Lecellier 等首次报道的一个哺乳动物 miRNA，即 miR-32，能限制反转录病毒如猴泡沫病毒（primate foamy virus 1，PFV-1）在 293T、BHK-21 和 HeLa 细胞上的集聚，以广泛抑制 PFV-1 蛋白的表达，从而转染针对 miR-32 的 LNA（antisense locked nucleic acid oligonucleotide）片段，能够重新提高 BHK-21 和 HeLa 细胞内 PFV-1 及其 mRNA 的载荷量（Lecellier et al.，2005）。这一结果证明了动物细胞能够通过编码 miRNA 直接抑制病毒的感染与复制。同时，PFV-1 可以通过编码 Tas 蛋白来抑制 miR-3 介导的对 PFV-1 集聚的阻断作用（Lecellier et al.，2005）。这一研究不但阐明了 miRNA 在抗病毒防御中的作用，而且为病毒能够逃避细胞的 RNAi 机制提供了依据。研究发现，宿主细胞编码的 miR-24 和 miR-93 能够靶向 VSV 的 L 蛋白和 P 蛋白的 mRNA，从而抑制 VSV 的复制，Dicer 的缺陷则导致 miRNA 的合成障碍而使机体易受 VSV 的感染（Otsuka et al.，2007）。研究报道，在经 IFN 处理的肝细胞中，miR-1、miR-30、miR-128、miR-196、miR-296、miR-351、miR-431 和 miR-448 的表达上调，其中部分 miRNA 靶向 HCV 的基因组，而将合成的 miR-196、miR-296、miR-351、miR-431 和 miR-448 类似物转染到含有 HCV 复制子的肝细胞中时，HCV 的基因组 RNA 拷贝数下降了 20%～50%，说明这些 miRNA 通过靶向 HCV 的基因组 RNA

而发挥抗病毒作用(Pedersen et al.,2007)。此外,HCV 感染引起了 miR-130a 表达的上调,上调的 miR-130a 诱导Ⅰ型 IFN、ISG15 和 USP18 的表达上调及 miR-122 和 IFITM1 的表达下调,进而抑制了 HCV 的复制(Bhanja et al.,2012;Li et al.,2012)。研究发现,miR-23、miR-378、miR-505 和 miR-181 不仅能够靶向猪繁殖与呼吸综合征病毒(porcine reproductive and respiratory syndrome,PRRSV)基因组 RNA,而且 miR-23、miR-378、miR-505、miR-26a 和 miR-125b 也能诱导Ⅰ型 IFN 的分泌,进而发挥抗病毒天然免疫作用(Guo et al.,2013a,2013b;Wang et al.,2013;Zhang et al.,2014)。研究发现,登革热病毒(DENV)感染后能够诱导 miR-30e*表达的上调,然后上调的 miR-30e*促进了Ⅰ型 IFN 的分泌和抗病毒蛋白 OAS1、MxA、IFITM1 等的表达,从而抑制病毒的复制(Zhu et al.,2014)。

研究发现,细菌的 LPS 和病毒的 dsRNA 能够诱导 miR-155 的高表达,同时 miR-155 敲除小鼠与正常小鼠相比,其抗细菌感染能力差、抗体滴度低、T 细胞反应水平低、肺组织出现疤痕,由此说明 miR-155 在抗感染中发挥着重要的作用(Taganov et al.,2006;O'connell et al.,2007;Rodriguez et al.,2007)。研究发现,EBV 编码的 LMP-1(latent membrane protein-1)通过 p65 刺激 NF-κB 活化,引起 miR-155 的高表达(Gatto et al.,2006)。Yin 等发现 miR-155 通过作用于靶基因 BACH1,从而下调 AP1 启动元件的转录抑制物 BACH1 蛋白的表达,促进 AP1 信号发挥作用,产生抗病毒效应(Yin et al.,2008)。此外 miR-155 能够特异性结合 BMP(bone morphogenetic protein)信号中 SMAD1、SMAD5、HIVEP2、CEBPB、RUNX2 和 MYO10 等元件的 3'-UTR,进而通过对其负调控来抑制 BMP 介导的 EBV 在 Mutu I 细胞中的复活(Yin et al.,2010)。这说明炎症信号可加强 miR-155 的表达,而 miR-155 会进一步促进炎症信号,达到抗病毒的目的。研究证实,表达于 pDC 的 miR-126 能够上调 TLR7、TLR9、NF-κB 和血管内皮细胞生长因子受体 2(vascular endothelial growth factor receptor 2,VEGFR2),进而促进 TLR7 和 TLR9 对病原 RNA 的识别,促进Ⅰ型 IFN 的分泌(Agudo et al.,2013)。研究发现,当小球隐孢子虫感染上皮细胞后,通过 TLR4-NF-κB 信号转导通路上调 miR-27b 的表达,然后 miR-27b 靶向 KH-型剪接调控蛋白(KH-type splicing regulatory protein,KSRP)的 3'-UTR,进而诱导一氧化氮(nitric oxide,NO)的释放,发挥抗寄生虫作用。

研究发现,宿主编码的 5 个 miRNA 能够靶向 HIV 整个基因组,其中 miR-29a 和 miR-29b 靶向 Nef 基因,miR-149 靶向 Vpr 基因,miR-378 靶向 Env 基因,miR-324-5p 靶向 Vif 基因,而这些靶基因在 HIV-1 的吸附感染、衣壳合成、颗粒装配及对宿主细胞周期的调控等方面发挥着十分重要的作用(Hariharan et al.,2005)。此外,这些靶基因在 HIV 中高度保守,由于 Nef 基因缺陷与病毒长期不发病状态密切相关,因此推测细胞 miRNA 水平可能是 HIV-1 感染疾病发展进程的决定性因素。研究发现,宿主细胞编码的 miR-17-5p 和 miR-20a 能够靶向下调组蛋白乙酰化酶 300/CBP 相关因子(p300/CBP associated factor,PCAF)的表达,由于 PCAF 是 HIV-1 基因组复制重要的协同因子,因此这两种 miRNA 能够通过降低 PCAF 的表达来抑制 HIV-1 在细胞内的复制(Triboulet et al.,2007)。此外,降低 Dicer 和 Drosha 的表达会导致 HIV-1 的复制增强,这进一步提示了细胞 miRNA 抑制 HIV-1 的复制。研究证实,宿主 $CD4^+$ T 细胞编码的一些特定的 miRNA,如 miR-150、miR-28、miR-125b、miR-223 和 miR-382 能够直接抑制静止期初始 $CD4^+$ T 细胞中 HIV-1 的复制。这些 miRNA 在静止期初始 $CD4^+$ T 细胞中的表达水平明显高于活化期,并与 HIV-1 基因组 3'端非编码区的若干区域结合,而转染这些 miRNA 的特异性反义寡核苷酸,则会解除其模拟感染或源自 HIV 感染者的静止期初始 $CD4^+$ T 细胞对 HIV 复制的抑制(Huang et al.,2007)。由于 HIV 在静止期 $CD4^+$ T 细胞中的潜伏被认为是 HAART(highly active antiretroviral therapy)无法根除 HIV 病毒的主要原因,因此这无疑为治疗 HIV 感染指明了方向(Huang et al.,2007)。但是,也有研究者认为 HIV 正是利用这些 miRNA 降低其在细胞内的病毒与 mRNA 载荷量来逃避机体 PRR 的识别,使其能够持续潜伏在宿主细胞中。

(三)miRNA 对 TLR 信号途径的调控

TLR 在与 PAMP 结合后,通过接头蛋白分子 MyD88 或 TRIF 活化下游信号转导通路,诱导Ⅰ型 IFN 和炎症因子的产生，从而启动天然免疫反应。研究发现，miRNA 特别是 TLR 相应的 PAMP 诱导的 miRNA，可有效靶向 TLR 信号转导通路的众多分子，包括 TLR 自身、信号蛋白分子、转录因子、细胞因子及信号调节分子等（表 8-3，表 8-4，图 8-7）。

表 8-4　PRR 信号途径中证实的 miRNA 的靶标（He et al.，2014）

靶标 mRNA	miRNA
受体	
TLR4	let-7i，let-7e，miR-223，miR-146a，miR-146b，miR-511
TLR3	miR-223，miR-26a
TLR2	miR-105，miR-19a/b，miR-143，miR-146a
NLRP3	miR-223
信号转导蛋白	
IRAK1	miR-146a，miR-146b，miR-21
TRAF6	miR-146a，miR-146b
IRAK2	miR-146a
MyD88	miR-146b，miR-155，miR-200b，miR-200c，miR-21，miR-149，miR-203
IRAK4	miR-146a，miR-132，miR-212
TRAF4	miR-29
FADD	miR-155
IKKβ	miR-155，miR-199a
IKKε	miR-155
TAB2	miR-155
RIPK1	miR-155
TIRAP	miR-145
BTK	miR-348
IKKα	miR-223
MKK4	miR-92a
STING	miR-24
ISG	miR-132
IκBα	miR-30e*
TAK1	miR-10a
βTRC	miR-10a
转录因子	
p38 MAPK	miR-155
NF-κB1	miR-9，miR-210
NF-κBp65	miR-329
STAT3	miR-17-5p，miR-20a，miR-223
C/EBPβ	miR-155
PPARγ	miR-27b
p300	miR-132，miR-150
FOXP3	miR-155
Ets2	miR-155
效应细胞因子	
IL-8	miR-146a，miR-16
RANTES	miR-146a
IFN-α	miR-466l
IFN-β	let-7b，miR-26a，miR-34a，miR-145

续表

靶标 mRNA	miRNA
TNF	miR-125b，miR-187，miR-16，miR-221，miR-579，miR-369-3，miR-155
IL-6	miR-16，miR-365，miR-142-3p，miR-187
IL-10	miR-106a，miR-106b，miR-4661
IL-12p35	miR-21
IFN-γ	miR-29，miR-21
IL-12p40	miR-187，miR-21
调节分子	
ACHE	miR-132
PDCD4	miR-21
PTEN	miR-21
CYLD	miR-181b-1
SHIP1	miR-155
SOCS-1	miR-155
Notch1	miR-146a
CaMKⅡa	miR-148a/b，miR-152
PCAF	miR-181，miR-17/92
CIS	miR-98，let-7
SOCS-4	miR-98，let-7
SOCS-3	miR-203
MKP-1	miR-101
PCAF	miR-181，miR-17/92

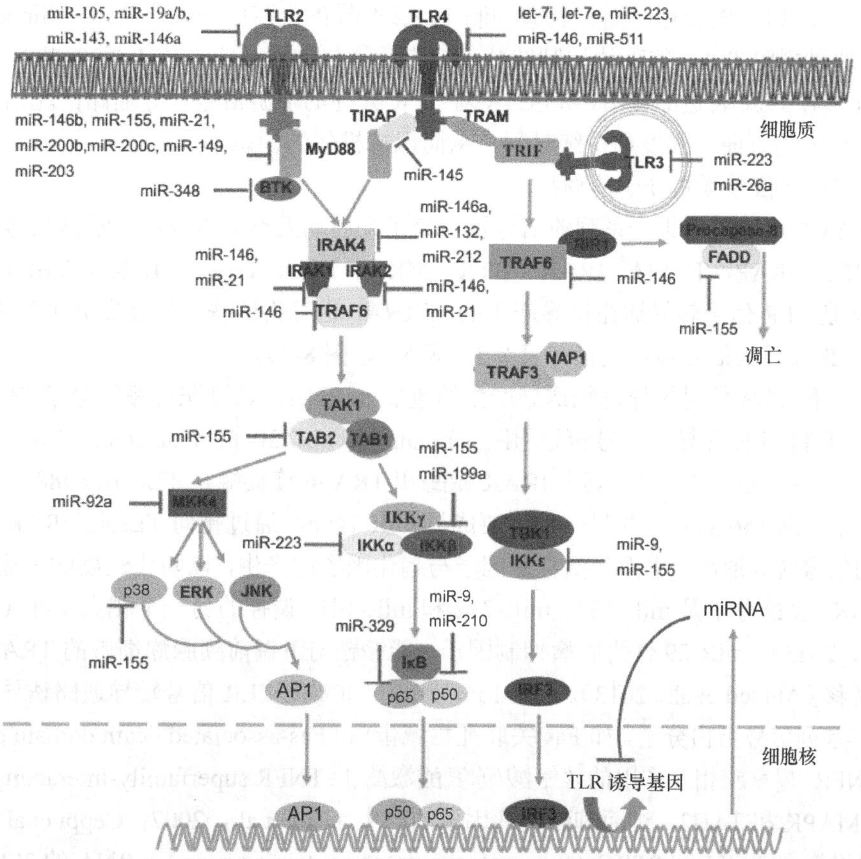

图 8-7 机体 miRNA 对 TLR 信号途径的调控机制（He et al.，2014）

1. miRNA 对 TLR 表达的调控

TLR 识别配体后，通过一系列级联反应来启动天然免疫反应。因此，miRNA 对 TLR 自身表达的调控应该是最直接、最有效的调节阶段（表 8-3，表 8-4，图 8-7）。然而，事实并非如此。通过生物信息学研究发现，miRNA 靶向 TLR 基因 3′-UTR 的结合序列并非保守，结合能力也较弱（Heikham and Shankar，2010；O'Neill et al.，2011）。

研究发现，let-7 miRNA 家族包括 let-7e 和 let-7i，能够调节 TLR4 的表达。在小鼠的腹膜巨噬细胞，过表达 let-7e 能够下调 TLR4 的表达，而用 let-7e 的反义 miRNA 转染细胞后则导致 TLR4 表达的上调。在小鼠胆囊上皮细胞，let-7i 也能够下调 TLR4 的表达（Androulidaki et al.，2009）。体外实验证实，小球隐孢子虫感染细胞后，let-7i 通过 MyD88-NF-κB 依赖性途径被下调，同时伴有 TLR4 表达水平的提高，而诱导 let-7i 的高表达则得到相反的结果（Chen et al.，2007；O'Hara et al.，2010）。这说明 let-7i 可通过调节 TLR4 的表达调控人胆囊上皮细胞对小球隐孢子虫感染的免疫应答。这种不同细胞表达的不同 miRNA 对 TLR4 表达的调节表明，在不同的细胞 TLR 信号通路诱导了不同 miRNA 的表达。另一个 TLR 诱导表达的髓样细胞特异性的 miRNA 为 miR-223，能够下调粒细胞表达的 TLR3 和 TLR4（Johnnidis et al.，2008）。此外，miR-146a 能够下调 TLR4 的表达，进而导致巨噬细胞中氧化低密度脂蛋白（oxidized low-density lipoprotein，oxLDL）的蓄积和炎症反应（Yang et al.，2011b）。进一步研究发现，在细胞周期停滞期，miR-511 上调 TLR4 的表达，而在单核细胞和 DC，miR-511 下调 TLR4 的表达（Tserel et al.，2011）。miR-26a 通过靶向小鼠巨噬细胞表达 TLR3 而调节 TLR3 介导的免疫反应和改善异十八烷诱导的关节炎（Jiang et al.，2014）。除 TLR3 和 TLR4 外，包括 miR-146a、miR-105、miR-19a/b 和 miR-143 在内的 miRNA，也靶向调节 TLR2 的表达（Benakanakere et al.，2009；Philippe et al.，2012；Guo et al.，2013b；Quinn et al.，2013）。在类风湿性关节炎患者的成纤维细胞样滑膜细胞，miR-19a/b 上调 TLR2 的表达，同时过表达 miR-19a/b 不仅降低 TLR2 的表达，而且能够抑制 TLR2 介导的炎症因子的产生（Philippe et al.，2012）。此外，miR-143 通过靶向 TLR2 的表达抑制结肠癌细胞迁移与黏附（Guo et al.，2013b）。

总之，相对于对 TLR 表达的调节，miRNA 对 TLR 介导的下游信号转导通路的靶向调节更有利于调节机体天然免疫反应的方向、强度和持续时间，从而保持机体的稳态。

2. miRNA 对 TLR 信号蛋白分子的调控

TLR 识别 PAMP 后通过募集一系列的信号蛋白分子来启动天然免疫反应，这些信号蛋白分子主要包括 MyD88、TRIF、TIRAP、TRAM、IRAK、BTK、MKK、TAB、TRAF、TAK1、TBK1、STING 及 ISG 等。miRNA 尤其是 TLR 信号转导通路诱导产生的 miRNA，也可将这些信号蛋白分子作为其作用的靶点，从而适时调控 TLR 介导的信号转导途径（表 8-3，表 8-4，图 8-7）。

miR-146a，一种 TLR 信号转导途径诱导产生的重要 miRNA，通过靶向激酶分子 IRAK1、IRAK2 和 TRAF6 连接酶，抑制 TLR 介导的信号转导通路（Taganov et al.，2006；Hou et al.，2009；Li et al.，2013；Lin et al.，2013；Xie et al.，2013）。其中 IRAK 激酶和 TRAF6 连接酶是 TLR-MyD88 信号转导通路的关键信号蛋白分子。miR-146 家族中的另一种重要成员 miR-146b，通过靶向 TLR4、IRAK1 和 TRAF6，调控 TLR4 介导的信号转导通路，进而降低炎症因子与趋化因子的产生，以防止过度的炎症反应（Curtale et al.，2013）。IRAK4 激酶分子是 miR-132、miR-212 和 miR-146a 调控的另一个靶点，可减少炎症因子的释放（Nahid et al.，2013）。miR-29 作为肿瘤抑制因子，能够靶向下调前列腺癌细胞的 TRAF4，进而抑制前列腺癌细胞的转移（Ahmed et al.，2013）。miR-155，另一个重要的 TLR 信号转导通路诱导产生的 miRNA，能够靶向下调一系列信号蛋白分子，如 Fas 关联死亡域蛋白（Fas-associated death domain protein，FADD）、IKKβ、IKKε、TNFR 超家族相互作用的丝氨酸/苏氨酸激酶 1（TNFR superfamily-interacting serine/threonine kinase 1）、p38 MAPK 和 TAB2，进而抑制炎症因子的产生（Tili et al.，2007；Ceppi et al.，2009）。此外，miR-10a 能够通过靶向 TAK1 和 βTRC（β-transducin repeat-containing gene）mRNA 的 3′-UTR 而下调炎症因子的分泌（Fang et al.，2010）。

MyD88 作为 TLR 信号转导通路中重要的接头信号蛋白分子，是 miR-146b、miR-155、miR-149、miR-203、miR-200b、miR-200c 和 miR-21 的靶点，能通过影响依赖 MyD88 的 TLR 信号转导通路的活化程度来调节天然免疫反应的强度（Huang et al.，2010；Tang et al.，2010；Wendlandt et al.，2012；Chen et al.，2013a，2013b；Curtale et al.，2013；Wei et al.，2013；Xu et al.，2014a，2014b）。TIRAP 是 TLR2 和 TLR4 信号转导通路中另一个重要的接头信号蛋白分子，作为 miR-145 的靶点而抑制炎症因子的产生（Starczynowski et al.，2010）。在 HCV 感染宿主后，通过 PKCε-JNK-c-JUN 和 PKCα-ERK-c-Fos 信号通路上调 miR-21 的表达，然后 miR-21 通过靶向调节 MyD88 和 IRAK1 的表达，下调 I 型 IFN 的产生，从而逃避机体的天然免疫反应（Chen et al.，2013）。Bruton's 酪氨酸激酶（Bruton's tyrosine kinase，BTK）作为 TLR4、TLR7、TLR8 和 TLR9 信号通路中关键的酪氨酸激酶，能够被 miR-346 靶向调节而抑制 NF-κB 的活化（Horwood et al.，2003；Alsaleh et al.，2009）。此外，miR-223 和 miR-199a 能分别靶向调节 IKKα 和 IKKβ 而抑制 NF-κB 的活化，进而减少炎症因子的释放（Chen et al.，2008；Li et al.，2010；Dai et al.，2012）。研究发现，miR-92a 靶向调节 MAP 激酶激酶 4（mitogen-activated protein kinase kinase 4，MKK4）而抑制 TLR4 介导的炎症反应（Lai et al.，2013）。也有研究发现，miR-24 能够靶向 STING 的 mRNA 来降低其免疫学活性，进而减少 I 型 IFN 和炎症因子的产生，维持机体的免疫稳态（Huang et al.，2012）。

3. miRNA 对 TLR 转录因子的调控

当 PAMP 被 TLR 识别后，通过募集一系列的信号蛋白分子激活转录因子，如 IRF、NF-κB、AP1、STAT 等入核而启动天然免疫反应。因此，miRNA 对转录因子的调控能够显著地影响 TLR 介导的信号转导途径的活化程度（表 8-3，表 8-4，图 8-7）。大量的研究发现，一系列的 miRNA，如 miR-9、miR-210、miR-329、miR-17-5p、miR-20a、miR-223、miR-155、miR-27b、miR-132 等，通过靶向作用到转录因子从而影响 TLR 介导的基因表达（Filipowicz et al.，2008；Bazzoni et al.，2009；Costinean et al.，2009；Kohlhaas et al.，2009；Martinez and Walhout，2009；Worm et al.，2009；Zhang et al.，2011；Qi et al.，2012；Garg et al.，2013）。其中 NF-κB 是 TLR 信号通路中最重要的转录因子。在胞质内，NF-κB 被 NF-κB 抑制蛋白 IκB 结合而处于失活的状态。一旦 IκB 发生磷酸化就会被泛素化降解，NF-κB 得以释放而入核，结合到相应反应元件上启动靶基因的转录。当 LPS 被 TLR4 识别后，可通过 MyD88 和 NF-κB 信号通路诱导 miR-9 的产生，miR-9 能够直接靶向 NF-κB1 的 mRNA，并反馈抑制 LPS 通过 TLR4 活化的 NF-κB 信号通路（Bazzoni et al.，2009）。也有研究发现，在鼠的巨噬细胞，miR-210 能够被 LPS 诱导并靶向 NF-κB1 的 mRNA（Qi et al.，2012）。此外，miR-329 通过靶向 NF-κBp65 的 mRNA 而抑制 IL-6 的表达（Garg et al.，2013）。

除了 NF-κB 外，miRNA 也能靶向其他转录因子的 mRNA。研究发现，骨髓源的抑制细胞表达的 miR-17-5p 和 miR-20a，能够靶向调控 STAT3 的表达而减弱抑制细胞的抑制功能（Zhang et al.，2011）。同时，表达于巨噬细胞的 miR-223，也能够通过靶向 STAT3 的 mRNA 而减少 IL-6 和 IL-1β 的分泌（Chen et al.，2013a，2013b）。此外，miR-155 不仅能够靶向转录共抑制因子 CCAAT/EBPβ 而影响粒细胞集落刺激因子（granulocyte colony- stimulating factor）和 IL-6 的表达，还能够靶向调节性 T 细胞的转录因子 Forkhead box p3 和 Ets2（Costinean et al.，2009；Kohlhaas et al.，2009；Worm et al.，2009；Quinn et al.，2013）。研究发现，LPS 诱导的 miR-27b 能够破坏过氧化物酶体增殖活化受体γ（peroxisome proliferator-activated receptor γ，PPARγ）的 mRNA 的稳定性，提示 miRNA 引起的 PPARγ表达降低会使炎症迁延，从而降低炎症的治疗效果（Jennewein et al.，2010）。最近研究发现，miR-132 和 miR-150 通过靶向转录共活化因子 p300 而影响 cAMP 反应元件结合蛋白（cAMP-responsive element-binding protein）的表达（Lagos et al.，2010；Duan et al.，2013）。

4. miRNA 对 TLR 信号途径细胞因子的调控

当病原感染宿主细胞而激活 TLR 后，能够诱导机体产生大量的细胞因子如 I 型 IFN、TNF、IL-6、IL-12 和 IL-10，以及趋化因子如 MCP-1、MIP-1α、IP-10、RANTES 等，从而在天然免疫和获得性免疫中发挥桥梁作用。miRNA 不仅作用于上游分子，还可以直接作用于细胞因子的 mRNA，抑制其生成、释放，从而减缓炎症反应，维持机体的免疫平衡（Asirvatham et al.，2008，2009；Liu and Rennard et al.，2011）（表 8-3，表 8-4，图 8-7）。研究发现，miR-26a、miR-34a、miR-145 和 let-7b 能够通过与 IFN-β 的 3′-UTR 特异性结合显著下调 IFN-β 的表达（Witwer et al.，2010；Zhou et al.，2011）。相反，抑制巨噬细胞中 miRNA 的表达后再用 poly（I：C）或 SIV 刺激 24h，发现 IFN-β 的表达显著增高（Witwer et al.，2010；Zhou et al.，2011）。更有趣的是，IFN-α也能调节 miR-378 和 miR-30e 的表达，进而增强 NK 细胞的杀伤作用（Wang et al.，2012）。此外，miR-466l 能够直接靶向 IFN-α的 3′-UTR 而降低 IFN-α的产生，而 miR-132 靶向 ISG 的 mRNA 以便调节参与机体天然免疫反应的抗病毒蛋白的表达，进而维持机体的免疫平衡（Lagos et al.，2010；Li et al.，2012；Papadopoulou et al.，2012）。

除了 I 型 IFN 外，miRNA 也可以作用于 TNF 的 mRNA。在小鼠的 RAW 264.7 巨噬细胞，miR-125b 能够直接靶向 TNF 的 mRNA（Tili et al.，2007）。此外，miR-187 通过直接靶向 TNF 的 mRNA 而降低 IL-6 和 IL-12p40 的分泌（Rossato et al.，2012）。研究发现，不仅 miR-16、miR-365 和 miR-142-3p 通过靶向 IL-6 的 mRNA 来减轻 LPS 通过 TLR4 信号通路诱导的败血症，而且 let-7 能够直接靶向 IL-6 的 3′-UTR（Sun et al.，2011；Xu et al.，2011；Zhou et al.，2011）。IL-10 作为重要的免疫调节细胞因子，也能被 miR-106a 和 miR-106b 靶向调节（Sharma et al.，2009）。研究发现，在巨噬细胞和 DC，miR-21 能够靶向 IL-12p35，从而抑制 Th1 型细胞反应，提示 miRNA 在肺部过敏性炎症中发挥重要作用（Lu et al.，2009，2011a；Wu et al.，2012）。Ma 等也发现，在胞内病原体感染时，上调的 miR-29 可以直接与 IFN-γ mRNA 的 3′-UTR 区结合，降低 IFN-γ的表达，从而抑制免疫反应，以达到免疫逃避的目的（Ma et al.，2011a，2011b）。

大量研究发现，定位于 mRNA 3′-UTR 的与基因表达调控密切相关的保守区域——腺嘌呤/尿嘧啶富集元件（AU-rich element，ARE）可影响 mRNA 的稳定性。早期研究发现，许多半衰期较短的细胞因子和原癌基因的 mRNA 含有较多这样的区域，可能与其表达需要灵敏调节有关（Shaw et al.，1986）。后研究发现，miRNA 与 RNA 结合蛋白（RNA-binding protein，RBP）能通过结合细胞因子 mRNA 3′-UTR 的 ARE 来调节其稳定性。研究证实，哺乳动物细胞中 miR-16 与 TTP（tristetraprolin）能够直接结合 TNF-α mRNA 的 ARE，降低 mRNA 的稳定性并促进其降解，转染 miR-16 序列特异性互补寡核苷酸片段则能逆转这种作用（Jing et al.，2005）。其中 TTP 与 miR-16 在功能上彼此依赖，与 Ago/eIF2C（argonaute/eukaryotic initiation factor 2C）家族成员组成复合体，共同执行降解作用。MAPK 信号通路可以通过磷酸化与去磷酸化的方式调节 TTP 蛋白活性，进而调控 TNF-α与 IL-10 mRNA 的稳定性。此外，miR-221、miR-579 和 miR-125b 也能分别与 TTP 蛋白一起直接靶向 TNF mRNA，引起 LPS 耐受。其中 miR-221 与 TTP 蛋白相互作用加速 TNF mRNA 降解，而 miR-579 和 miR-125b 与 TTP 蛋白相互作用则阻止 TNF mRNA 翻译（Tili et al.，2007；El Gazzar and McCall，2010）。有趣的是，miRNA 能与 RBP 蛋白竞争性地结合细胞因子 mRNA 而阻止被降解。例如，miR-466l 与 TTP 蛋白竞争性地结合细胞因子 mRNA 的 ARE，抑制 TTP 介导的 IL-10 降解（Ma et al.，2010）。Steitz 等则指出，miR-396-3 同样能够被募集到 TNF-α mRNA 的 ARE，但其功能作用与细胞周期的运行状态有关。在细胞暂停增殖时，其通过募集 FXR1（fragile-X mental retardation-related protein 1）和 argonaute 2 而促进 mRNA 的翻译，上调 TNF-α的表达，而当细胞处于增殖期时依然抑制 TNF-α的产生，这首次证明 miRNA 也具有激活基因表达的作用（Vasudevan and Steitz，2007；Thai et al.，2007）。进一步研究发现，虽然在 TNF-α mRNA 的 3′-UTR 中未找到 miR-155 的结合位点，然而当 LPS 刺激后 miR-155 敲除 B 细胞或小鼠并不能表达的 TNF-α高水平（Thai et al.，2007；Tili et al.，2007）。

5. miRNA 对 TLR 信号调节分子的调控

除调控 TLR 信号通路的接头分子、激酶、转录因子及细胞因子外，miRNA 还能够靶向调节 TLR 信号通路中的信号调控分子（表 8-3，表 8-4，图 8-7）。研究发现，miR-132 能够直接靶向 TLR 信号通路中的信号调控分子——乙酰胆碱酯酶（acetylcholinesterase，ACHE）mRNA，抑制 ACHE 的表达，使乙酰胆碱（acetylcholine，Ach）累积，而累积的Ach阻止NF-κB的核转移，使相关基因的活化水平降低，从而调控TLR信号途径（Shaked et al.，2009）。因此，miR-132可通过对Ach的正向调节来实现对TLR信号通路的负向调控。肿瘤抑制蛋白程序性细胞死亡因子4（programmed cell death 4，PDCD4）是一个促炎症反应分子，能够增强TLR4介导的信号通路，使NF-κB活化增加，同时抑制IL-10的产生（Yang et al.，2003；Loh et al.，2009；Sheedy et al.，2010）。研究发现，在TLR4配体刺激巨噬细胞后，miR-21能够靶向抑制PDCD4表达，使NF-κB活性减少，从而在TLR4信号通路中建立负反馈调节机制（Yang et al.，2003；Loh et al.，2009；Sheedy et al.，2010）。此外研究发现，miR-21和miR-181b-1能够分别靶向肿瘤抑制基因PTEN和CYLD，从而调控Akt信号通路，进一步提示了miR-21在炎症和肿瘤中的重要作用（Iliopoulos et al.，2010）。研究发现，含有SH2结构域的肌醇磷酸酶1（SH2 domain-containing inositol 5-phosphatase 1，SHIP1）是TLR信号通路和炎症反应的负调控因子，作为miR-155的靶基因，在LPS刺激后，表达上调的miR-155能够通过靶向SHIP1的表达而促进Akt的活化（Yang et al.，2003；An et al.，2005；Costinean et al.，2009；Cremer et al.，2009；Loh et al.，2009；O'Connell et al.，2009；Worm et al.，2009；Gabhann et al.，2010）。此外，miR-155也能直接靶向调控另一个TLR信号通路和炎症反应的负调控因子——细胞因子信号抑制因子1（suppressor of cytokine signalling 1，SOCS-1）。当RNA病毒感染巨噬细胞后能够上调miR-155的表达，然后上调的miR-155直接靶向SOCS-1 mRNA的降解，促进通过TLR3和TLR4信号通路诱导的Ⅰ型IFN的产生，进而激活抗病毒天然免疫反应（McCoy et al.，2010；Wang et al.，2010；Sun et al.，2012）。尽管如此，IL-10能够抑制miR-155的表达，促进SHIP1和SOCS-1的表达，进而减缓TLR的信号转导（Androulidaki et al.，2009；McCoy et al.，2010；Wang et al.，2010；Sun et al.，2012）。由此可见，在RNA病毒感染宿主细胞的早期阶段，表达上调的miR-155通过靶向抑制SHIP1和SOCS-1的表达，促进TLR4和内体相关的RNA核酸识别TLR介导的信号通路，诱导Ⅰ型IFN和炎症因子的产生，进而激活抗病毒天然免疫反应；在后期阶段，表达上调的miR-21通过靶向抑制PDCD4的表达，促进IL-10的分泌，然后IL-10通过抑制miR-155的表达促进SHIP1和SOCS-1表达的上调，进而抑制TLR4和内体相关的RNA核酸识别TLR介导的信号通路，从而保持机体的免疫稳态。

此外，miRNA还能够靶向调节TLR信号通路中的其他信号调控分子。例如，Notch1是IL-12p70表达的正调节分子，是miR-146a的靶基因，miR-146a通过靶向Notch1而抑制DC内TLR9所触发的IL-12p70产生（Bai et al.，2012）。miR-148a/b和miR-152可与钙/钙调素依赖的蛋白激酶Ⅱa（calcium/calmodulin-dependent protein kinase Ⅱa，CaMKⅡa）mRNA的3′-UTR区结合，使CaMKⅡa表达受到抑制，减弱TLR信号通路和炎症反应（Liu et al.，2010a，2010b）。CaMKⅡa是一类促炎症因子，对TLR信号通路具有很强的正调节作用。miR-181和miR-17/92通过靶向cREB相关因子（p300/cyclic AMP response element-binding protein-associated factor）抑制上皮细胞分泌TNF-α，从而阻止组蛋白的乙酰化和基因转录（Triboulet et al.，2007；Zhao et al.，2012）。miR-98和let-7能够直接靶向调节蛋白CIS 2蛋白[cytokine inducible Src homology 2（CIS）protein]和SOCS-4（Hu et al.，2009；2010）。当小球隐孢子虫感染人胆囊上皮细胞时，能通过下调miR-98和let-7的表达来促进CIS蛋白和SOCS-4的表达，从而逃避机体的免疫反应（Hu et al.，2009；2010）。TLR信号转导通路的负调节蛋白MAPK磷酸酶1（MAPK phosphatase 1）是miR-101的作用靶点，miR-101通过靶向MAPK磷酸酶1 mRNA的3′-UTR，促进了机体的天然免疫反应。

（四）miRNA对其他PRR信号途径的调控

1. miRNA对RLR信号转导通路的调控

RLR家族是胞质内识别RNA病毒的主要受体，通过识别病毒RNA后引起RIG-Ⅰ和MDA5发生构型改变，暴露出CARD，使之与含有CARD的接头蛋白VISA相互作用，活化IKK相关激酶TBK1/IKKi，从而活化IRF3/7，引起Ⅰ型IFN的产生。此外，VISA还通过募集TRADD、FADD、caspase-8和caspase-10

活化 NF-κB，进而诱导炎症因子的表达。

RIG-Ⅰ能够诱导大量 miRNA 的产生，通过调节 RIG-Ⅰ信号转导通路和Ⅰ型 IFN 的表达和功能来反馈调控病毒的复制（表 8-4）。研究发现，水泡性口炎病毒（VSV）感染巨噬细胞后上调 miR-146a 的表达，然后 miR-146a 通过靶向 TRAF6、IRAK1 和 IRAK2 减弱 RIG-Ⅰ信号，抑制Ⅰ型 IFN 的产生，进而促进 VSV 的感染与复制（Hou et al.，2009）。干扰素基因刺激因子（STING）是连接 RIG-Ⅰ和 TBK1 的接头分子，在 IFN-β 的产生中发挥重要的作用。IFN-α 是重要的抗病毒免疫效应分子。研究发现，表达于 IEC-6 细胞的 miR-24 在转录后调节 STING 的表达（Huang et al.，2012）。研究发现，miR-466l 能够直接靶向 IFN-α 的 3′-UTR，抑制巨噬细胞和树突状细胞的抗病毒天然免疫反应，进而促进仙台病毒（SeV）和 VSV 的感染与复制（Li et al.，2012）。研究发现，miR-122 通过部分拮抗 IFN-α 的抗 HCV 作用，促进 HCV 的复制（Li et al.，2012）。研究发现，miR-29a 通过抑制 IFN-α 受体，减弱胸腺上皮细胞对感染刺激信号的反应性，从而避免胸腺发生过度的免疫反应（Papadopoulou et al.，2011）。此外，通过对静息和 IFN-α 活化的人 NK 细胞的 miRNA 组的深度测序分析，发现 miR-378 和 miR-30e 能够通过直接作用于颗粒酶 B 和穿孔素抑制 IFN-α 的活化信号（Wang et al.，2012）。

2. miRNA 对 NLR 信号途径的调控

miRNA 除靶向调节 TLR 和 RLR 的信号转导通路外，也可调节 NLR 的信号转导通路（表 8-4）。在 NLR 家族中，NOD1 和 NOD2 与相应的配体结合后能够活化 MAPK 和 NF-κB 信号级联反应，诱导炎症因子和趋化因子的产生，而其他 NLR 能够参与炎症小体的组装和活化，控制 caspase-1 的活化和 IL-1β 及 IL-18 的产生。研究发现，高度保守的 miR-223 能够靶向 NLRP3 的 3′-UTR，从而阻止 NLRP3 蛋白表达增加，抑制炎症小体的激活，进而抑制 IL-1β 的产生；同时发现，EB 病毒（Epstein-Barr virus，EBV）编码的 miR-BART15，功能类似于 miR-223，其控制炎症反应，进而有利于 EBV 在 B 细胞中复制（Haneklaus et al.，2012）。此外，发现感染 EBV 的 B 细胞外泌体（exosome）来源的 miR-BART15 能够靶向正常 B 细胞的 NLRP3，抑制炎症小体的激活和 IL-1β 的产生，从而降低机体抗 EBV 应答的强度（Haneklaus et al.，2012）。Bauernfeind 等也发现，miR-223 通过靶向 NLRP3 的 3′-UTR 调控 NLRP3 炎症小体的活性及 IL-1β 和 IL-18 的产生，进而调节炎症反应（Bauernfeind et al.，2012）。此外，除负调控 NLR 与炎症小体外，miRNA 还参与 NLR 与炎症小体的激活。例如，miR-133a-1 通过靶向抑制线粒体解偶联蛋白 2（mitochondrial uncoupling protein 2，UCP2）的表达，促进 caspase-1p10 和 IL-1βp17 的剪切。尽管如此，miR-133a-1 并不影响 NLRP3 和 ASC 的表达，这说明 miR-133a-1 能够调节其他 NLR 炎症小体的活性。目前，可能还有很多其他 miRNA 参与调控 NLR 信号转导通路，但这方面的研究还待进一步深入。

二、机体 lncRNA 对天然免疫信号途径进行调控的机制

近年来，随着转录组深度测序技术的发展和人类 DNA 元件解读计划项目（encyclopedia of DNA element，ENCODE）的开展，发现人类基因组中超过 80%的 DNA 序列均能被转录为 RNA，而其中约 62%的 DNA 序列被转录为非编码 RNA（non-coding RNA，ncRNA）（Djebali et al.，2012；Kung et al.，2013；Yue et al.，2014）。目前，ncRNA 主要包括 rRNA、tRNA、与 piwi 蛋白相作用的 RNA（piRNA）、核内小 RNA（small nuclear RNA，snRNA）、核仁小 RNA（small nucleolar RNA，snoRNA）、siRNA、miRNA 及长链非编码 RNA（long non-coding RNA，lncRNA），参与调控干细胞维持、胚胎发育、细胞分化、凋亡、代谢、信号传导、感染及免疫等几乎所有生理或病理过程（Doolittle et al.，2013；Morris and Mattick，2014）。其中 lncRNA 是一类由 RNA 聚合酶Ⅱ或 RNA 聚合酶Ⅲ转录产生的长度大于 200nt 的、不具有蛋白编码特性的 RNA 分子，可定位在细胞质或者细胞核，其表达具有组织细胞（空间）特异性、发育阶段（时间）特异性等特征（Guttman and Rinn，2012；Batista and Chang，2013；Kung et al.，2013；Cox and Sullivan，2014；Lin，2014；Fu，2014；Ku and Lin，2014；Morris and Mattick，2014）。最近研究发现，一些 lncRNA 具有编码蛋白质的功能，可产生小分子蛋白质或肽段（Guttman et al.，2013；Lauressergues et al.，2015）。

目前，依据与蛋白编码基因的相对位置进行分类可分为 6 类：基因间 lncRNA（long intergenic ncRNA，lincRNA）、内含子 lncRNA（intronic lncRAN）、双向 lncRNA（bidirectional lncRNA）、正义 lncRNA（sense lncRNA）、反义 lncRNA（antisense lncRNA）和转录的伪基因 lncRNA（transcribed pseudogene lncRNA）；根据功能 lncRNA 可以分为信号分子、诱饵分子、引导分子和骨架分子（Brown et al.，1991；Ponting et al.，2009；Ma et al.，2013；St Laurent et al.，2015）。根据最新的 GENCODE 数据库（http://www.gencodegenes.org）显示，目前在人类已发现了 15 931 条 lncRNA，而小鼠的 lncRNA 有 8359 条（Batista and Chang，2013；Iyer et al.，2015）。LncRNA 可通过表观遗传修饰与转录调控、转录后编辑与加工、翻译调控、基因组重构和端粒系统调控等多种机制，参与细胞的整个生命活动过程（Guttman and Rinn，2012；Batista and Chang，2013；Kung et al.，2013；Cox and Sullivan，2014；Fu，2014；Ku and Lin，2014；Lin，2014；Morris and Mattick，2014）。近几年研究表明，如同 miRNA，lncRNA 在宿主抗感染天然免疫反应和信号通路的分子调控机制中也扮演了重要角色。lncRNA 参与调控宿主抗感染天然免疫反应过程的各个阶段，适时调控天然免疫信号转导通路与免疫反应的方向、强度和持续时间，避免有害的炎症反应、自身免疫性疾病甚至病原传播等的发生，进而使机体处于免疫稳态（Guttman et al.，2009；Carpenter et al.，2013；Zhang and Jeang，2013；Atianand and Fitzgerald，2014；Heward and Lindsay，2014；Imamura and Akimitsu，2014；Carpenter，2015，2016a，2016b；Satpathy and Chang，2015；Yu et al.，2015；Fortes and Morris，2016；Murphy and Medvedev，2016；Ouyang et al.，2016；Valadkhan and Gunawardane，2016；Zhang and Cao，2016）。

（一）天然免疫信号途径对 lncRNA 表达的调节

病原感染宿主细胞后，天然免疫 PRR 通过识别病原的 PAMP 募集接头蛋白分子而活化下游信号转导通路，诱导 Ⅰ 型 IFN 和炎症因子的产生，启动抗感染天然免疫反应。研究表明，从病原感染、PRR 对病原 PAMP 识别、IFN 和炎症因子的产生到 ISG 的表达均能诱导大量 lncRNA 的差异表达。

1. 病原感染对宿主 lncRNA 表达的调节

病毒、细菌和寄生虫等病原感染宿主后，能够诱导大量 lncRNA 的差异表达。一方面，lncRNA 作为天然免疫系统的组成部分，不仅适时调控抗感染天然免疫反应的方向、强度和持续时间，而且能够直接发挥抗感染效应，以便及时、有效地清除病原感染并维持机体的免疫稳态；另一方面，病原能通过改变宿主细胞 lncRNA 的表达谱而逃避宿主的天然免疫反应（图 8-8）。

2006 年 Saha 等首次报道了病毒感染宿主后能够诱导 lncRNA 的差异表达。在日本脑炎病毒（Japanese encephalitis virus，JEV）和狂犬病毒（rabies virus，RV）感染的小鼠中枢神经系统鉴定了 1 个长度约为 2.8kb 的 lncRNA（virus-inducible ncRNA，VINC）/NEAT1（nuclear paraspeckle assembly transcript 1），但 VINC 在 JEV 和 RV 中的作用尚不明确（saha et al.，2006）。当用 SARS-CoV（severe acute respiratory syndrome-coronavirus）感染小鼠后，应用二代测序技术和 cDNA 文库鉴定了 504 个已注释的 lncRNA 和 997 个新的 lncRNA；同时，体内外实验证实 IAV（PR8/H1N1）感染小鼠或细胞后，也诱导与 SARS-CoV 相似的 lncRNA 表达谱（Peng et al.，2010）。这表明 lncRNA 可能与宿主的抗病毒天然免疫反应有关。此外，IAV 和 SARS-CoV 感染 9 个品系的小鼠后，通过 RNA 测序技术鉴定了 5329 个差异表达的 lncRNA，其中 5295 个已在 MONOCLdb（www.monocldb.org）数据库被注释（Josset et al.，2014）。进一步研究发现，IAV（WSN/H1N1）感染人肺上皮细胞 A549 诱导了 42 个差异表达的 lncRNA，同时 IAV 的不同病毒株 WSN（H1N1）、Panama/2007/99（H3N2）、A/FPV/Bratislava/79（H7N7）及 VSV 显著上调了 VIN（virus inducible lincRNA）的表达（Winterling et al.，2014）。为探究 lncRNA 在 IAV 复制及宿主抗病毒天然免疫应答中的功能，对 IAV/WSN/33（H1N1）感染 A549 的转录组分析发现，其 907 个 lncRNA 的表达水平发生了显著变化（Ouyang et al.，2014）。其中 1 条 lncRNA 即 NRAV（negative regulator of anti-viral response，NRAV）在多种病毒感染后，丰度均明显降低，能够降低机体过激的炎症反应和抑制 IAV 复制，这说明 NRAV 在抗病毒天然免疫反应中具有重要作用（Ouyang et al.，2014）。研究发现，EV71 感染的人 RD 细

胞内 4866 个 lncRNA 的表达水平发生变化，其中表达上调的 lncRNA 为 2990 个，而表达下调的 lncRNA 为 1876 个，同时这些差异表达的 lncRNA 位于 4270 个蛋白编码基因的附近，并且 lncRNA 和 mRNA 存在相互配对共表达现象，这说明 lncRNA 在可变剪切、磷酸化和乙酰化等介导的转录调控和信号转导中具有重要作用（Yin et al.，2013）。

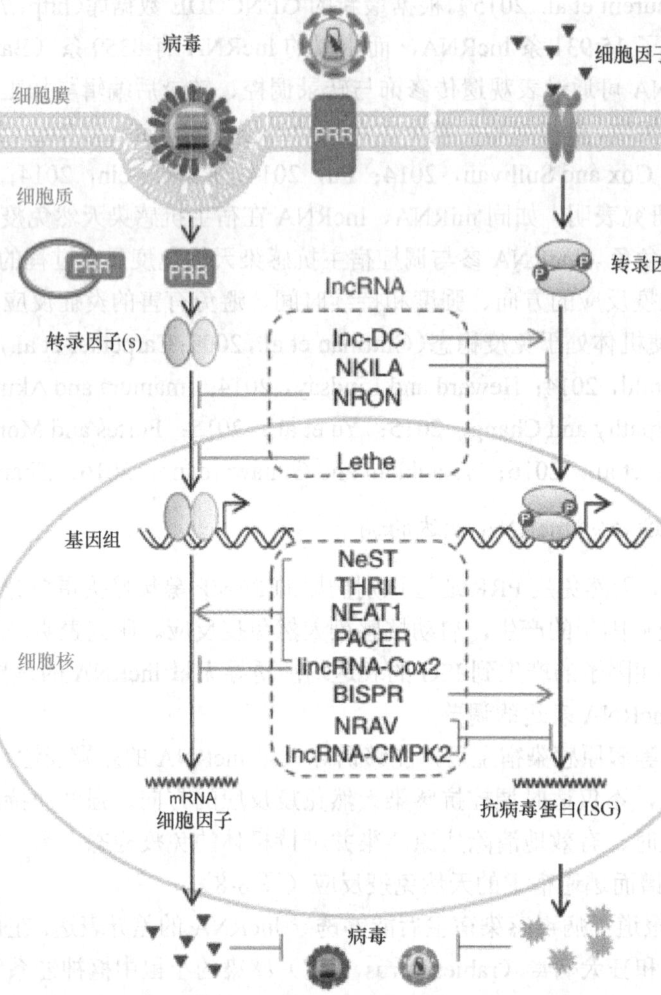

图 8-8 机体 lncRNA 对 PRR 抗病毒信号途径进行调控的机制（Ouyang et al.，2016）

研究表明，细菌感染宿主也能诱导 lncRNA 的差异表达。Chan 等研究发现，单核李氏杆菌（*Listeria monocytogenes*）能够诱导 lncRNA-AS-IL-1α 的表达，上调的 lncRNA-AS-IL-1α 通过募集 RNAPⅡ到 IL-1α 启动子上来诱导 IL-1α 的表达（Chan et al.，2015）。此外研究也发现，在结核分枝杆菌（*Mycobacterium tuberculosis*，Mtb）的潜伏感染阶段诱导了 449 个 lncRNA 差异表达，在感染的活化阶段诱导了 1113 个 lncRNA 差异表达，在两个阶段共有 163 个 lncRNA 差异表达，这说明 lncRNA 在抗 Mtb 感染的天然免疫中具有重要作用（Yi et al.，2014）。

2. PRR 信号对宿主 lncRNA 产生的调节

2009 年 Kate Fitzgerald 实验室首次证实，lncRNA 在宿主抗感染天然免疫反应和信号通路的分子调控机制中发挥了主要作用(Guttman et al.，2009)。用 LPS 刺激 $CD11C^+$ BMDM 后显著上调了 20 个 lncRNA 的产生，其中 lincRNA-COX2 的表达上调了 1000 多倍，并且大约 80%的 lincRNA 通过 MyD88 和 NF-κB 信号通路被诱导上调（Guttman et al.，2009；Carpenter et al.，2013）。随后的基因芯片和 RNA 深度测序也证实了 lncRNA 表达异常与小鼠肺部的病毒感染、单核细胞和巨噬细胞的激活密切相关（Guttman et al.，

2009；Carpenter et al.，2013）。此外，Pam3CSK4、LPS 和 R848 刺激小鼠 BMDM 后其分别以 TLR2、TLR4 和 TLR7/8 依赖的方式通过 MyD88 和 NF-κB 信号通路诱导了 lincRNA-COX2 表达的上调，但是 poly（I：C）并不上调 lincRNA-COX2 的表达（Guttman et al.，2009；Carpenter et al.，2013）。通过常规 lncRNA 微阵列技术进一步研究发现，TLR2 的配体 Pam3CSK4 刺激 THP-1 巨噬细胞后能诱导 127 个 lncRNA 表达的下调和 32 个 lncRNA 表达的上调，其中 lncRNA-THRIL/linc1992（TNF-α and hnRNPL related immunoregulatory lincRNA）的表达显著下调（Li et al.，2014b）；Pam3CSK4 刺激小鼠 BMDM 后诱导了 62 个 lncRNA 的差异表达，其中 lincRNA-COX2、lncRNA-Ehd1 和 lncRNA-Lyn 的表达显著上调（Carpenter et al.，2013；Li et al.，2014b；Schneider et al.，2014）。应用 RNA-Seq 技术分析 LPS 刺激人 PBMC 后的 lncRNA 转录组时新发现了 989 个 lncRNA，同时发现 221 个 lncRNA 的表达谱差异明显，其中上调 182 个 lncRNA 的表达，下调 39 个 lncRNA 的表达，并且 76 个 lncRNA 特异性地表达于 PBMC（Ilott et al.，2015）。进一步研究发现，LPS 刺激人 PBMC 后 2 个 lncRNA，即 lincRNA-IL-1β-eRNA 和 lincRNA-IL-1β-RBT46 的表达差异显著，并且它们的表达是通过 NF-κB 信号通路被诱导（Lane and Lachmann，2011；Lu et al.，2013；Ilott et al.，2015）。当用 LPS 刺激小鼠 BMDM 后，应用 lncRNA 微阵列技术鉴定了 944 个 lncRNA，并且根据染色质特征（chromatin signature），鉴定的 lncRNA 被分为增强子样 lncRNA（enhancer-like lncRNA，elncRNA）和启动子相关 lncRNA（promoter-associated lncRNA，plncRNA），其中 337 个 lncRNA 为增强子样 lncRNA，624 个 lncRNA 为启动子相关 lncRNA（Mao et al.，2015；Liu et al.，2015）。更为重要的是，LPS 调节的 lncRNA 能够与天然免疫相关转录因子 p65、IRF3、JUN-B、c-JUN 等结合，如 lncRNA-Nfkb2 和 lncRNA-Rel 分别位于免疫相关编码基因 Nfkb2 和 Rel 附近，并且 lncRNA-Nfkb2 和 lncRNA-Rel 与 Nfkb2 和 Rel 在同一时间共表达，这暗示了 lncRNA 可能在天然免疫中起着关键作用（Liu et al.，2015；Mao et al.，2015）。此外发现，当用 LPS 刺激小鼠 BMDM 后，显著上调了 Ptprj-as1 lncRNA 的表达，而 Ptprj-as1 是Ⅲ型受体酪氨酸磷酸酶（type III receptor protein tyrosine phosphatase），其通过调节 Src 激酶来调控单核细胞的激活（Osborne et al.，1998；Stepanek et al.，2011；Dave et al.，2013）。此外，在乳腺癌细胞 MDA-MB-231，LPS、TNF-α、IL-1β 诱导了 23 个 lncRNA 表达的上调，28 个 lncRNA 表达的下调，其中 lncRNA-NKILA（NF-kB interacting lncRNA）的差异表达最显著，上调表达了约 12 倍，通过结合 NF-κB/IκBα 复合物抑制 NF-κB 的信号通路，继而调节炎症因子的转录（Liu et al.，2015）。Chan 等研究发现，TLR2、TLR4 的激动剂 Pam3CSK4、LPS、poly（I：C）和单核李氏杆菌（*Listeria monocytogenes*）能够诱导 lncRNA-AS-IL-1α 的表达，上调的 lncRNA-AS-IL-1α 通过募集 RNAPⅡ到 IL-1α 启动子上，进而诱导 IL-1α 的表达（Chan et al.，2015）。此外研究发现，TLR2 和 TLR4 的配体 Pam3CSK4、LPS 刺激 THP-1 巨噬细胞诱导了 718 个 lncRNA 的差异表达，其中 lncRNA-IL-7R 的表达在 Pam3CSK4 和 LPS 刺激后的 24h 显著上调，进而下调 Pam3CSK4 和 LPS 诱导的炎症因子 IL-8、IL-6、E-选择素和 VCAM-1 的转录（Cui et al.，2014）。进一步研究发现，LPS 刺激和 TLR4 的耐受能够诱导 lncRNA-HAR1A、lncRNA-HAR1B、lncRNA-PCGEM1、lncRNA-PSF-抑制的 RNA 和 lncRNA-HOTTIP 的差异表达，而阴性对照组上调 lncRNA-HAR1A 和 lncRNA-HAR1B 的表达，下调了 lncRNA-PCGEM1、lncRNA-PSF-抑制的 RNA 和 lncRNA-HOTTIP 的表达（Porta et al.，2009；Wang et al.，2011；Kim et al.，2013；Deng et al.，2015）。此外，LPS 能够刺激内毒素耐受细胞上调 lncRNA-HOTTIP 的表达。由此推测，TLR4 的耐受可能使 lncRNA 的表达谱发生改变，导致巨噬细胞反应的重塑，促使巨噬细胞向 M1 型巨噬细胞极化，进而影响 TLR4 的信号通路（Porta et al.，2009；Wang et al.，2011；Kim et al.，2013；Yue et al.，2014；Deng et al.，2015）。

除 Pam3CSK4、LPS 分别通过 TLR2 和 TLR4 诱导 lncRNA 的差异表达外，核酸类似物如 poly（I：C）、R848 也能分别通过 TLR3、TLR7/8 诱导 lncRNA 的差异表达。例如，R848 刺激小鼠 BMDM 后以 TLR7/8 依赖的方式通过 MyD88 和 NF-κB 信号通路诱导了 lincRNA-COX2 表达的上调，但是 poly（I：C）并不上调 lincRNA-COX2 的表达（Guttman et al.，2009；Carpenter et al.，2013）。此外，poly（I：C）能够诱

导 lncRNA-AS-IL-1α 的表达，上调的 lncRNA-AS-IL-1α 通过募集 RNAPⅡ到 IL-1α 启动子上，进而诱导 IL-1α 的表达（Chan et al.，2015）。进一步研究发现，人肺小叶细胞 A549 经 poly（I：C）刺激后能诱导 lncRNA-NEAT1/VINC 的显著性表达，lncRNA-NEAT1 与 NONO 蛋白相互作用促进了核内旁斑的形成；同时 lncRNA-NEAT1 结合剪接因子 SFPQ（splicing factor proline/glutamine-rich），将 SFPQ 从 IL-8 的启动子区移至旁斑中解除了 SFPQ 对转录的抑制作用，从而开启抗病毒基因 IL-8 的表达及激活 TLR3-p38 信号通路（Saha et al.，2006；Hutchinson et al.，2007；Clemson et al.，2009；Zhang et al.，2013；Imamura et al.，2014）。

3. 细胞因子对宿主 lncRNA 的调节

天然免疫 PRR 中的 TLR2、TLR4、TLR3、TLR7/8 通过识别相应的配体后诱导大量 lncRNA 的差异表达，lncRNA 进而调控宿主抗病原微生物感染的天然免疫应答与信号通路，使机体处于合适的免疫状态。不仅如此，天然免疫 PRR 介导产生的细胞因子如 IFN、TNF、IL-Iβ 等也参与调节 lncRNA 的差异表达。

研究发现，IFN-β 和 IFN-α 能够诱导 C57BL/6J 小鼠 lncRNA 表达的上调，并且 IFN-α 诱导的 lncRNA 被收录在 MONOCLdb（www.monocldb.org）数据库中（Peng et al.，2010；Carnero et al.，2014；Josset et al.，2014；Kambara et al.，2014；Barriocanal et al.，2015；Valadkhan and Gunawardane，2016）。应用 RNA-Seq 测序技术分析发现，当用 IFN-α 处理 C57BL/6J 小鼠 12h 后采集肺组织，IFN-α 诱导了 187 个蛋白编码基因和 53 个 lncRNA 表达的上调，且这些 lncRNA 与经 IFN-α 处理的小鼠胚胎成纤维细胞（MEF）中的表达谱高度相似（Josset et al.，2014）。这些研究强烈提示，lncRNA 与 IFN 介导的抗感染天然免疫存在联系。此外，研究发现 IFN 诱导表达的 lncRNA 与和其在基因组上共定位的 ISG 共表达。例如，为了探讨 IFN 诱导表达的 lncRNA 与 ISG 之间的相关性，应用高通量 RNA 测序技术分析 lncRNA 与 ISG 在 IFN-α 刺激的人肝细胞的表达谱（Kambara et al.，2014）。结果发现，在 IFN 刺激人干细胞后的 3h、9h 和 24h，分别上调了 138 个、117 个和 119 个 lncRNA，其中 25 个 lncRNA 在 3 个时间点均上调了 4 倍，同时 ISG 如 CMPK2、ISG15、Viperin（RSAD2）、IFITM1、IFIT3、CXCL10 等的表达也随之发生变化，其中一些 lncRNA 来源于 ISG 或免疫相关蛋白编码基因的双向启动子区（Kambara et al.，2014）。进一步研究发现，当 IFN 刺激人肝细胞后，其中的 1 个 lncRNA，即 lncRNA-CMPK2/AC017076.5 是多外显子的、多聚腺苷酸化的 RNA 转录分子，主要定位于细胞核，在基因组上位于蛋白编码基因 ISG CMPK2 下游的 2kb 左右处，以非重叠的头对尾（head to tail）的方式连接（Kambara et al.，2014）。此外，lncRNA-CMPK2 的表达通过 JAK-STAT 信号通路被 IFN 显著上调，作为负调控因子调节 IFN 信号通路（Kambara et al.，2014）。应用高通量 RNA 测序技术研究发现，IFN-α2 和 IFN-λ 能够激活不同细胞通过 JAK-STAT 信号通路诱导 2 个 lncRNA 表达的上调，由于它们位于 ISG15 和 BST2/Tetherin 的启动子区附近，因此分别被命名为 lncISG15 和 lncBST2；同时，IFN-α 刺激不同类型的细胞引起 BST2 和 lncBST2 表达的共同上调，而 RNAi 敲降 lncBST2 导致 BST2 的下调，因此 lncBST2 也被命名为 BISPR（BST2 IFN-stimulated positive regulator）（Kambara et al.，2014；Barriocanal et al.，2015）。Carnero 等研究发现，IFN-β 和 IFN-α2 刺激人肝细胞 HuH7 后诱导了 lncRNA 的差异表达，其中表达上调的 lncRNA 命名为 ISR（IFN-stimulated lncRNA），而表达下调的命名为 IDR（IFN-downregulated lncRNA）（Carnero et al.，2014）。此外，ISR2、ISR8 和 ISR12 的表达被显著上调，它们分别位于蛋白编码基因 GBP1、IRF1 和 IL-6 的附近，并且 HCV 和 HIV 感染患者 ISR2 的表达被显著上调。因此，IFN 诱导表达的 lncRNA 通过调节 ISG 的表达来调控机体的抗病毒天然免疫（Kambara et al.，2014；Carnero et al.，2014）。

除 IFN 外，炎症因子如 TNF-α、IL-1β 也参与 lncRNA 差异表达的调节。如前所述，TNF-α、IL-1β 通过乳腺癌细胞 MDA-MB-231 诱导上调了 23 个 lncRNA 的表达，下调了 28 个 lncRNA 的表达，其中 lncRNA-NKILA 的差异表达最为显著，上调了约 12 倍，通过结合 NF-κB/IκBα 复合物抑制 NF-κB 的信号通路来调节炎症因子的转录（Liu et al.，2015）。此外研究发现，TNF-α 通过小鼠 MEF 诱导了 166 个 lncRNA 的差异表达，其中 48 个为已注释的 lncRNA，其余 118 个为新鉴定的 lncRNA；同时 TNF-α、IL-1β 而非

TLR 配体，通过 NF-κB 信号通路刺激小鼠 MEF 诱导 lncRNA-Lethe 表达的显著上调，表达上调的 lncRNA-Lethe 直接结合转录因子 RelA，阻止 RelA 与蛋白编码基因启动子的 DNA 调控元件结合（Rapicavoli et al.，2013）。进一步研究发现，IL-6 或 TNF-α 能分别诱导 85 个 lncRNA 的表达，然而所诱导的 85 个 lncRNA 并不相同，这表明不同的炎症因子能诱导不同 lncRNA 的表达，以及 lncRNA 对炎症因子的调节具有蛋白编码基因特异性。

（二）lncRNA 在天然免疫细胞发育中的作用

近几年，lncRNA 是继 siRNA、miRNA 等 ncRNA 之后的又一个研究热点，其在天然免疫细胞的增殖、分化与激活中的作用也越来越受到关注。研究发现，lncRNA 广泛表达在单核细胞、巨噬细胞、DC、中性粒细胞等天然免疫细胞中，其表达具有组织细胞（空间）和发育阶段（时间）特异性，并在天然免疫细胞的增殖、分化与激活中具有重要作用（Guttman et al.，2009；Hu et al.，2013；Ranzani et al.，2015；Casero et al.，2015；Jiang et al.，2015）。例如，HOTAIRM1（HOX antisense intergenic RNA myeloid 1），一个相邻 HOX 基因的反义 lncRNA，与粒细胞的分化、成熟有关。HOTAIRMl 由人类 HOXA 基因群编码，仅表达在髓系细胞上，在髓系祖细胞（myeloid progenitor）向粒细胞分化的末期被上调，可促进急性早期粒细胞白血病患者由维甲酸诱导的粒细胞分化及正常人类造血干细胞的分化（Mayadas et al.，2005；Zhang et al.，2009；Sharma et al.，2011；Xia et al.，2014）。RNAi 敲降 HOTAIRMl 的表达，导致相邻基因 HOXAl 和 HOXA2、髓系分化相关基因 CD11b 和 CD18（Mac-1），以及与髓细胞成熟相关的依赖维甲酸激活的 2 个 b2 整合素转录物的钝化，从而影响正常造血功能的转录调控（Mayadas et al.，2005；Zhang et al.，2009；Sharma et al.，2011；Xia et al.，2014）。此外，敲降 HOTAIRMl 的表达，引起 HOXAl 和 HOXA4 转录及粒细胞的抑制激活，以及成熟和抗病毒天然免疫相关基因表达的降低（Mayadas et al.，2005；Zhang et al.，2009；Sharma et al.，2011；Xia et al.，2014）。研究表明，DC 的分化、成熟也与 lncRNA 的活性密切相关，lncRNA 可以调控人类单核细胞分化为 DC。采用 RNA 测序技术筛选出与 DC 成熟有关的大量的 lncRNA，其中一种基因间 lncRNA 即 LOC645638，命名为 lnc-DC，其表达水平通过转录因子 PU.1 被显著上调（Komohara et al.，2011；Wang et al.，2014）。lnc-DC 选择性表达在 Lin-MHC Ⅱ$^+$CD11c$^+$cDC 上，并不表达在 pDC、单核细胞和其他粒细胞。RNAi 敲降 lnc-DC 的表达，能引起 664 个编码蛋白基因表达的降低，其中包括 DC 和 T 细胞活化因子 CD40、CD80、CD86、HLA-DR、IL-12，进而影响 DC 分化、成熟、内吞抗原、加工呈递等功能，CD4$^+$ T 的活化及细胞因子分泌的减少。进一步研究发现，lnc-DC 定位于细胞质中，能直接结合转录因子 STAT3 促进 STAT3 Typ705 位的磷酸化和入核，避免了 STAT3 与磷酸酶 SHP-1 结合后 STAT3 的去磷酸化，持续活化的 STAT3 最终促进了 DC 分化基因的表达，进而影响天然免疫反应（Komohara et al.，2011；Wang et al.，2014）。值得注意的是，小鼠的 lnc-DC 能够编码一个小的分泌性的 Wdnm1 样蛋白（Dijkstra et al.，2014）。

LncRNA 在 T、B 细胞的增殖、分化与激活中同样具有重要作用。例如，NTT（noncoding transcript in CD4$^+$ T cell）、Gas5（growth arrest-specific transcript 5）、NRON（noncoding repressor of NFAT）等与获得性免疫细胞成熟相关的 lncRNA 很早就已被发现（Liu et al.，1997；Willingham et al.，2005；Mourtada-Maarabouni et al.，2008，2010；Santoro et al.，2013；Kambara et al.，2014；McHugh et al.，2015）。Pang 等发现了参与调控 CD8$^+$ T 细胞分化为记忆性 CD8$^+$ T 细胞和效应性 T 细胞的 100 个 lncRNA（Pang et al.，2009）。此外，Hu 等鉴定了参与调控小鼠 CD4$^+$ T 细胞亚型分化的 1524 个 lncRNA（Hu et al.，2013）。其中通过 Th1 转录因子 STAT4 和 T-bet（T-box transcription factor）诱导表达的 Th1-lncRNA，参与调控 CD4$^+$ T 细胞向 Th1 细胞分化，而通过 Th2 转录因子 STAT6 和 GATA3（GATA binding protein 3）诱导表达的 Th2-lncRNA，参与调控 CD4$^+$ T 细胞向 Th2 细胞分化（Hu et al.，2013）。进一步发现，linc-MAF-4 是 Th1 细胞表达的 lncRNA，其维持 CD4$^+$ Th1 的表型及调节 MAF 的转录，而 LincR-Ccr2-5′AS 是 Th2 细胞表达的 lncRNA，其调控 Th2 细胞免疫基因的表达及调节 Th2 细胞向肺部迁移（Hu et al.，2013；Ranzani et al.，2015）。Tmevpg1 是与 IFN-γ 基因共表达的 lncRNA，通过转录因子 T-bet 重塑分泌 IFN-γ 的 Th1 细胞（Couier et al.，2012，2014）。此外，在 B 细胞上新鉴定的 3000 个 lncRNA，仅参与调控 B 细胞的增殖、分化、成熟，与蛋白编码基因无相关性（Casero et al.，2015）。进一步研究发现，Rmrp（RNA component of mitochondrial ribonuclease protein complex）是一个与转录因子 RORγt（retinoic acid receptor-related orphan nuclear receptor gamma t）和 DDX5 形成复合体的 lncRNA，能够诱导 IL-17a、IL-17f、IL-22 及其他细胞因子的产生，进而调控 Th17 细胞的分化（Huang et al.，2015；Atianand et al.，2016）。

（三）lncRNA 介导的抗感染天然免疫作用

lncRNA 不仅在天然免疫细胞的分化与发育中具有重要的作用，而且在宿主抗感染的天然免疫中扮演了重要的角色（图 8-9）。2009 年 Fitzgerald 实验室首次证实，lncRNA 在宿主抗感染天然免疫反应和信号通路的分子调控机制中发挥主要作用（Guttman et al.，2009）。通过使用 RNA 微阵列和 RNA 深度测序技术鉴定了与天然免疫相关的大量 lncRNA，其中 lncRNA-COX2、lncRNA-7SL、lncRNA-NEAT1、lncRNA-NRAV、lncRNA-BST2、lncRNA-AS-IL-1α、lnc-DC 等参与介导机体的抗病毒天然免疫反应（Saha et al.，2006；Clemson et al.，2009；Guttman et al.，2009；Wang et al.，2010；Komohara et al.，2011；Carpenter et al.，2013；Zhang et al.，2013；Imamura et al.，2014；Kambara et al.，2014；Ouyang et al.，2014；Wang et al.，2014；Barriocanal et al.，2015；Chan et al.，2015）。研究发现，lncRNA-7SL 被包裹到 HIV 颗粒中后，与病毒核糖核蛋白（ribonucleoprotein，RNP）的组成成分 Gag、病毒基因组 RNA 和 tRNA3Lys 结合，然后宿主限制因子（host restriction factor，HRF）APOBEC3G 通过与 lncRNA-7SL 的连接靶向作用于病毒的 RNP，进而抑制 HIV 的复制（Wang et al.，2010）。进一步研究发现，HIV、IAV 和 HAV 感染宿主细胞后增加了 lncRNA-NEAT1 的表达水平，然后 lncRNA-NEAT1 与 NONO 蛋白相互作用促进了核内旁斑的形成，并且 lncRNA-NEAT1 通过结合 SFPQ 将 SFPQ 从 IL-8 的启动子区移至旁斑中，解除了 SFPQ 对转录的抑制作用，从而诱导 RIG-Ⅰ、MDA5、IL-8 及其他抗病毒蛋白的表达及激活 TLR3-p38 信号通路（Saha et al.，2006；Hutchinson et al.，2007；Clemson et al.，2009；Zhang et al.，2013；Imamura et al.，2014）。此外，HIV-1 感染细胞的 lncRNA-NEAT1 通过促进 HIV-1 mRNA 从细胞核运输到细胞质来影响 HIV-1 的复制（Saha et al.，2006；Hutchinson et al.，2007；Clemson et al.，2009；Zhang et al.，2013；Imamura et al.，2014）。

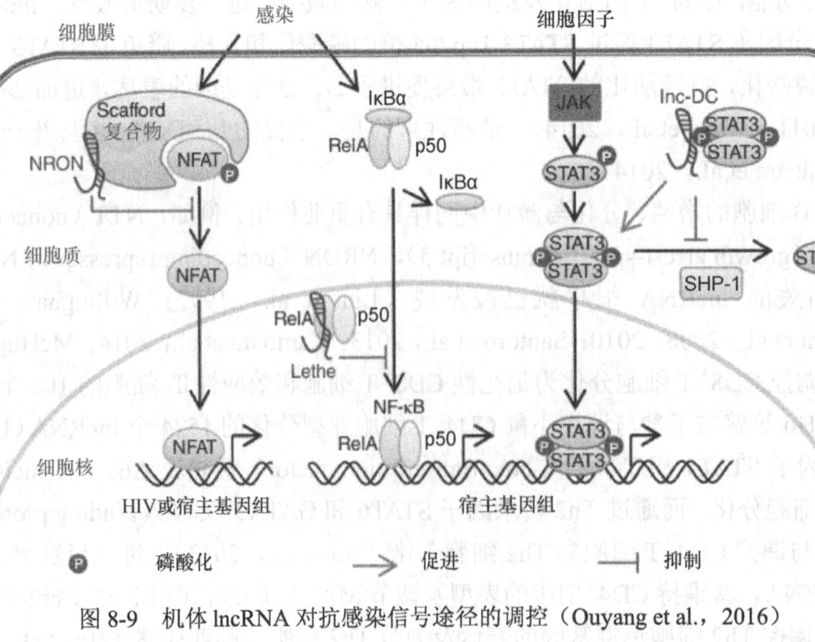

图 8-9　机体 lncRNA 对抗感染信号途径的调控（Ouyang et al.，2016）

研究发现，在多种病毒如 ssRNA 病毒（IAV、SeV）、dsRNA 病毒（Reovirus）和 DNA 病毒（HSV）感染 A549 细胞后，lncRNA-NRAV 表达水平发生显著下降。通过改变 NRAV 的表达水平发现，NRAV 高表达可促进 IAV 的复制，而减少 NRAV 的表达则抑制病毒的复制（Ouyang et al.，2014）。此外，在体内实验中发现表达人 NRAV 的转基因小鼠对 IAV 更加易感，肺部的病毒载量更高，浸润性炎症更严重，死亡率明显高于野生型小鼠。这些研究表明，NRAV 是抗病毒天然免疫应答的负调控因子。进一步研究发现，当病毒感染后，NRAV 表达水平降低，解除了对 MxA、IFITM3、IFIT2、IFIT3、OASL 等重要抗病毒效应蛋白 ISG 表达的抑制作用，从而抑制病毒复制（Ouyang et al.，2014）。由此可见，lncRNA 在抗病毒天然免疫反应中具有重要的调控功能，是 IFN 应答的组成部分，这一发现有助于人们深入了解病毒与宿主的相互作用，认识抗病毒天然免疫的复杂性，为新型抗病毒药物的研制提供新思路和理论依据。

如前所述，IFN-α 和 IFN-λ 通过 JAK-STAT 信号通路诱导了 lncISG15 和 lncBST2/BISPR 表达，进而引起天然免疫限制因子 ISGBST2/Tetherin 和 ISG15 表达水平的升高，同时 RNAi 敲降 lncBST2 导致 BST2 和 ISG15 的下调，这说明 lncBST2 和 lncISG15 在诱导抗病毒蛋白 BST2 和 ISG15 的表达中起了重要作用，间接参与了机体的抗病毒天然免疫反应（Kambara et al.，2014；Barriocanal et al.，2015）。研究发现，细胞质中的 lnc-DC 能直接结合转录因子 STAT3，促进 STAT3 Typ705 位的磷酸化和入核，避免了 STAT3 与磷酸酶 SHP-1 结合后 STAT3 的去磷酸化，持续活化的 STAT3 最终促进了 DC 分化基因的表达，进而影响天然免疫反应（Komohara et al.，2011；Wang et al.，2014）。此外，lncRNA-AS-IL-1α 通过募集 RNAPⅡ到 IL-1α 启动子上，进而诱导 IL-1α 的表达；而 RNAi 敲降 lncRNA-AS-IL-1α 阻止了 RNAPⅡ结合到 IL-1α 启动子上，进而影响了 IL-1α 的表达，这说明了 lncRNA-AS-IL-1α 在机体抗病毒天然免疫中的作用（Chan et al.，2015）。进一步研究发现，由于 SJL/J 小鼠高表达保守的位于 IFN-γ 编码基因附近的 lncRNA，即 Tmevpg1/NeST，其能抵抗泰勒鼠脑脊髓炎病毒（Theiler's murine encephalomyelitis virus，TMEV）和肠道沙门氏菌（*Salmonella enterica*）的感染，而 NeST 缺陷的 B10.S 小鼠能抵抗 TMEV 的感染，但对沙门氏菌非常易感；相反，表达 NeST 转基因的 B10.S 小鼠能抵抗 TMEV 和沙门氏菌的感染（Vigneau et al.，2003；Collier et al.，2012，2014；Gomez et al.，2013）。这是因为 NeST 通过诱导 IFN-γ 高水平的表达促进 $CD8^+$ T 细胞的活化，进而发挥抗病毒免疫作用（Vigneau et al.，2003；Collier et al.，2012，2014；Gomez et al.，2013）。

（四）lncRNA 对天然免疫信号途径的调控

当病原感染宿主细胞后，PRR 在与病原的 PAMP 结合后，通过接头蛋白分子活化下游信号转导通路，诱导Ⅰ型 IFN、炎症因子、抗病毒蛋白 ISG 的产生，从而启动天然免疫反应。此外，天然免疫信号通路还能诱导包括 miRNA、lncRNA 等在内的大量调节分子的表达。研究发现，lncRNA 能够有效调控天然免疫信号通路活化的整个过程，包括转录因子核易位和活性、IFN 和炎症因子的产生及抗病毒蛋白 ISG 的表达（图 8-8）。

1. lncRNA 对 PRR 信号途径转录因子的调控

当 PAMP 被 PRR 识别后，通过募集接头蛋白和一系列的信号蛋白分子激活转录因子，如 IRF、NF-κB、AP1、STAT 等入核而启动天然免疫反应。因此，与 miRNA 相似，lncRNA 对转录因子的调控能显著影响 PRR 介导的信号转导通路的活化程度（图 8-8）。目前，lncRNA 主要调控转录因子 NF-κB、STAT3、NFAT（nuclear factor of activated T cell），但 lncRNA 是否参与调控其他的关键转录因子如 IRF3、IRF7、IRF9、STAT1 和 STAT2 尚不明确。

lncRNA-PACER（p50-associated COX2 extragenic RNA）是 NF-κB 信号通路的正调控分子，能够调节依赖 NF-κB 信号通路的 COX2 的表达。lncRNA-PACER 通过直接与 NF-κB 抑制亚基 p50 结合，促使 p50-p65 异源二聚体形成与核易位，诱导 COX2 的表达（Krawczyk et al.，2014）。lncRNA-NKILA 是 NF-κB 信号

通路的负调控分子。在乳腺癌细胞 MDA-MB-231，LPS、TNF-α 和 IL-1β 能够显著上调 lncRNA-NKILA 的产生，然后 lncRNA-NKILA 通过与 NF-κB、IκBα 结合形成复合物，抑制 IKK 磷酸化 IκBα 及经 26S 蛋白酶体降解，阻止 p50-p65 核易位，从而下调炎症因子的转录（Liu et al.，2015）。进一步研究发现，LPS 诱导表达的 lncRNA 能够与天然免疫相关转录因子 p65、IRF3、JUN-B、c-JUN 等结合，如 lncRNA-Nfkb2 和 lncRNA-RelA 分别位于转录因子 NF-κB 亚基 Nfkb2 和 RelA 附近，并且 lncRNA-Nfkb2 和 lncRNA-RelA 能与 Nfkb2 和 RelA 共同表达，这提示 lncRNA-Nfkb2 和 lncRNA-RelA 可能调控 NF-κB 信号通路（Mao et al.，2015；Liu et al.，2015）。如前所述，TNF-α、IL-1β、糖皮质激素（glucocorticoid）受体激活剂、HCV 刺激能通过 NF-κB 或 STAT3 信号通路诱导 lncRNA-Lethe（Rps15a-ps4）的表达，表达的 lncRNA-Lethe 直接结合转录因子 RelA，阻止 RelA 与蛋白编码基因启动子的 DNA 调控元件结合，降低依赖 NF-κB 信号通路的炎症反应（Rapicavoli et al.，2013；Xiong et al.，2015）。进一步研究发现，与幼龄小鼠相比，老龄小鼠 lncRNA-Lethe 的表达比较低，而 NF-κB 活性比较高，而且使用抗炎药物 dexamethasone 能够降低其炎症反应症状，这可能与 lncRNA-Lethe 对 NF-κB 活性的抑制有关。过表达的 lncRNA-Lethe 能够通过抑制 NF-κB 的活性，显著降低炎症因子 IL-6、IL-8 和 NFKBia 的转录及超氧化物歧化酶 Orgotein（superoxide dismutase，SOD）、PKR、OAS 和 IRF1 的表达，导致 HCV 复制的增加（Rapicavoli et al.，2013；Xiong et al.，2015）。

研究发现，通过转录因子 PU.1 能显著上调 lnc-DC 的表达水平，并使其定位在细胞质中，直接结合转录因子 STAT3 促进 STAT3 Typ705 位的磷酸化和入核，避免了 STAT3 与磷酸酶 SHP-1 结合后 STAT3 的去磷酸化，持续活化的 STAT3 最终促进了 DC 分化基因的表达，进而影响天然免疫反应（Komohara et al.，2011；Wang et al.，2014）。此外，研究发现，Rmrp（RNA component of mitochondrial ribonuclease protein complex）是一个与转录因子 RORγt（retinoic acid receptor-related orphan nuclear receptor gamma t）和 DDX5 形成复合体的高度保守的含 268 个核苷酸的 lncRNA，通过与其他转录因子如 STAT3、IRF3、Batf（basic leucine zipper transcription factor，ATF-like）、Blimp-1（blymphocyte- induced maturation protein-1）结合共同诱导 IL-17a、IL-17f、IL-22 及其他细胞因子产生，进而调控 Th17 细胞的分化与功能（Huang et al.，2015；Atianand et al.，2016）。

NFAT 是与钙依赖信号通路相关的转录因子，当钙依赖信号通路被激活后其发生磷酸化从胞质入核，从而调控 T 细胞的活化。lncRNA-NRON（noncoding repressor of NFAT）主要表达于胸腺、脾和淋巴结等免疫器官中，是 NFAT 的负调节分子。在 T 细胞非活化状态下，lncRNA-NRON 与 KPNB1（karyopherin importin-b1）、IQGAP1（IQ motif containing GTPase activating protein）、CSE1L 及 NFAT 形成了 RNA-蛋白复合物，抑制其发生磷酸活化而抑制其入核。当病原感染引起 T 细胞的活化时，NFAT 发生磷酸化，然后从 RNA-蛋白复合物中解离出来入核，促使 T 细胞的进一步活化（Willingham et al.，2005；Sharma et al.，2011；Imam et al.，2015；Lazar et al.，2016）。研究发现，一方面，HIV 感染引起 lncRNA-NRON 表达的下调，促使 NFAT 入核活化 T 细胞。另一方面，HIV 能够劫持 NFAT 与病毒基因组 LTR 的结合，促进病毒蛋白的合成与复制。此外，在不同的感染阶段，HIV 利用自身编码的早期蛋白 Neg 与晚期蛋白 Vpu 通过降低或增加 lncRNA-NRON 的表达来调控病毒复制与细胞凋亡间的平衡（Willingham et al.，2005；Sharma et al.，2011；Imam et al.，2015；Lazar et al.，2016）。

2. lncRNA 对 PRR 信号途径细胞因子的调控

lncRNA 不仅作用于转录因子，还可以直接或间接调控细胞因子的生成与释放，维持机体的免疫稳态（图 8-8，图 8-10）。IFN-γ 是第一个被报道的由 lncRNA 调控的细胞因子。NeST/Tmevpg1 是位于 Tmevpg3（Theiler's murine encephalitisvirus persistence 3）转座子的 lncRNA，也是邻近于 IFN-γ 编码基因的 lncRNA（Vigneau et al.，2003；Collier et al.，2012，2014；Gomez et al.，2013）。NeST 能够与 H3K4 甲基转移酶复合体（MLL histone H3 lysine 4 methyltransferase complex）的亚基 WDR5（WD repeat domain 5）相互作

用，引起 IFN-γ 编码基因的甲基化，诱导 IFN-γ 的高水平表达，促进 $CD8^+$ T 细胞的活化，进而发挥抗病毒免疫作用（Vigneau et al.，2003；Collier et al.，2012，2014；Gomez et al.，2013）。尽管如此，目前尚不清楚 lncRNA 是否也调节Ⅰ型和Ⅲ型 IFN 的生成与分泌。

TNF-α 能够作用于 TNF 受体激活免疫细胞的 NF-κB 信号通路，参与机体的炎症反应。lncRNA-THRIL/linc1992 与 hnRNP L 形成特异性复合体，然后结合到 TNF-α 的启动子上，诱导 TNF-α 的表达（Carpenter et al.，2013；Li et al.，2014；Schneider et al.，2014）。当 TNF-α 的表达处于高水平时，则反过来抑制 lncRNA-THRIL/linc1992 的表达，这种循环反馈调节对避免过激的炎症反应至关重要。而且，lncRNA-THRIL/linc1992 能诱导其他炎症因子和趋化因子的表达，如 IL-8、CXCL10、CCL1 和 CSF1，但具体的机制目前尚不清楚。此外，lincRNA-COX2 也是调节细胞因子表达的关键 lincRNA，因为其参与介导不同免疫基因的激活或抑制，包括 PRR（TLR1）、趋化因子（IL-6、IL-23、CCL5）、趋化因子受体（Ccrl）和抗病毒蛋白 ISG（IRF7、IFI204、ISG15）。例如，lincRNA-COX2 能够直接降低 CCL5（Rantes）的表达水平和增加 IL-6 的表达（Dreyfuss et al.，2002；Guttman et al.，2009；Carpenter et al.，2013；Sauvageau et al.，2013）。LncRNA-COX2 通过与 RNA-蛋白复合物 hnRNP A/B-hnRNP A2/B1 的相互作用抑制 CCL5 的表达（Dreyfuss et al.，2002；Guttman et al.，2009；Carpenter et al.，2013；Sauvageau et al.，2013）。研究发现，poly（I：C）能诱导 lncRNA-AS-IL-1α 的表达，上调的 lncRNA-AS-IL-1α 通过募集 RNAPⅡ到 IL-1α 启动子上，进而诱导 IL-1α 的表达（Chan et al.，2015）。进一步研究发现，HIV、JEV、RV、IAV、HSV 和 poly(I：C)能诱导 lncRNA-NEAT1 的表达，lncRNA-NEAT1 与 NONO 蛋白相互作用促进了核内旁斑的形成，同时 lncRNA-NEAT1 结合剪接因子 SFPQ，将 SFPQ 从 IL-8 的启动子区移至旁斑中解除了 SFPQ 对转录的抑制作用，从而诱导 IL-8、RIG-Ⅰ、IFIT3、CCL5、ISG20 的表达及激活 TLR3-p38 信号通路（Saha et al.，2006；Hutchinson et al.，2007；Clemson et al.，2009；Zhang et al.，2013；Imamura et al.，2014）。Rmrp 通过与转录因子 RORγt 和 DDX5 形成复合体诱导 IL-17a、IL-17f、IL-22 及其他细胞因子产生，进而调控 Th17 细胞的分化（Huang et al.，2015；Atianand et al.，2016）。

3. lncRNA 对 PRR 信号途径干扰素刺激基因的调控

lncRNA 不仅有效调控转录因子核易位和活性、IFN 和炎症因子的产生，还能够有效调控抗病毒蛋白 ISG 的表达（图 8-8，图 8-9）。如前所述，HCV 感染或 IFN-α 激活能够诱导 lncRNA-CMPK2 的表达，上调的 lncRNA-CMPK2 作为负调节因子，能够下调 CMPK2、ISG15、Viperin、IFITM1、IFIT3、CXCL10 等 ISG 的表达，但不影响 Mx1、IFIT1 的表达，以利于 HCV 的复制。此外，lncISG15 和 lncBST2 位于 ISG15 和 BST2/Tetherin 的启动子区附近，能被 IFN-α 和 IFN-λ 诱导表达，其上调伴随着 BST2 和 ISG15 表达的共同上调，而 RNAi 敲降 lncBST2 或 lncISG15 则导致 BST2 或 ISG15 表达的下调（Kambara et al.，2014；Barriocanal et al.，2015）。因此，lncRNA 通过调节 ISG 的表达来调控机体的抗病毒天然免疫反应。研究发现，IAV、SeV、反转录病毒和 HSV 感染 A549 细胞后，引起 lncRNA-NRAV 表达水平发生显著下降，进而诱导了 MxA、IFITM3、IFIT2、IFIT3、OASL 等重要抗病毒效应蛋白（ISG）的表达，而抑制 IAV 和其他病毒的复制。如果改变 NRAV 的表达水平，发现 NRAV 高表达可促进 IAV 的复制，而减少 NRAV 的表达则抑制病毒的复制，这说明 NRAV 是抗病毒天然免疫应答的负调控因子（Ouyang et al.，2014）。此外，该研究进一步发现，NRAV 不仅通过影响 MxA 和 IFITM3 基因的组蛋白修饰（H3K4me3 和 H3K27me3）来抑制这些基因的初始转录，而且 NRAV 还特异性地与多功能转录因子 ZONAB（ZO-1-associated nucleic acid binding protein）相结合，影响 MxA 的转录调控（Ouyang et al.，2014）。因此，该研究详细探索了 NRAV 负调控 ISG 表达的作用机制，这一发现有助于人们深入了解病毒与宿主天然免疫系统相互作用的分子机制，为新型抗病毒药物的研制提供重要的理论依据和新思路（图 8-8~图 8-10）。

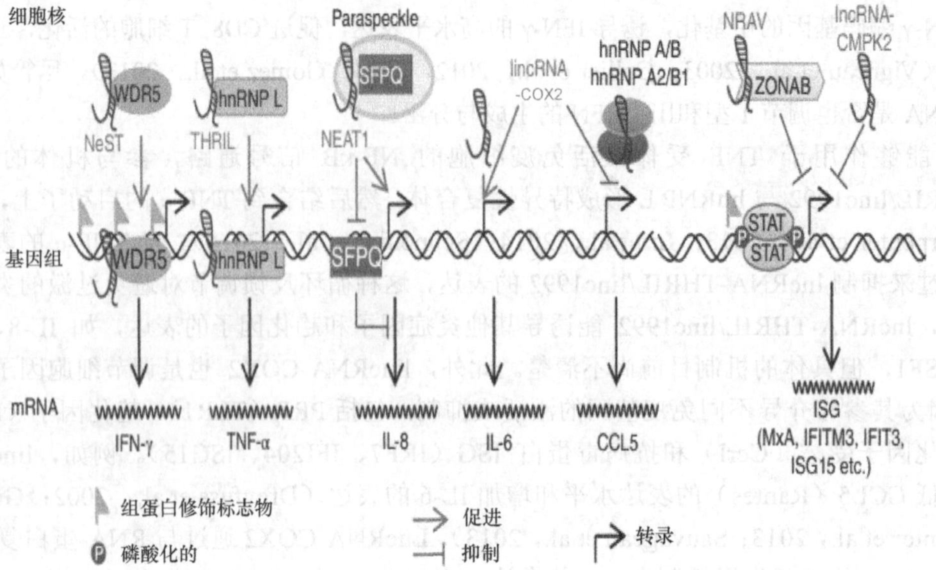

图 8-10　机体 lncRNA 对天然免疫细胞因子的调控（Ouyang et al.，2016）

三、病原编码的 RNA 对机体天然免疫信号途径的调控机制

（一）病原天然免疫逃避机制的发现与因素

1. miRNA 在病原天然免疫逃避中的作用

RNA 干扰（RNA interference，RNAi）是机体清除病毒等外源核酸的古老机制。宿主细胞感染病原后会诱导胞内产生大量 siRNA 对病原核酸进行切割，这是宿主抵抗病原的重要途径；同时，病原可以转录并组装 dsRNA，产生 siRNA 干扰宿主同源基因的表达，这也是病原致病的机制之一。作为宿主细胞中 RNAi 的主要执行者，miRNA 在宿主抵抗病原感染中发挥重要作用。miRNA 通过与靶基因的 mRNA 特异性结合，在转录后水平上对基因表达进行调控。研究表明，miRNA 参与宿主天然免疫应答的多个环节。在病原感染时，它们不仅成为重要的天然免疫 PRR 活化后的信号调节分子，而且能够直接干扰病毒复制而发挥抗病毒效应。一方面，miRNA 与天然免疫系统共同组成机体抵御病原入侵的“第一道防线”；另一方面，在长期的自然选择中，各种病原特别是病毒可以通过改变宿主细胞 miRNA 的表达谱或自己编码的 miRNA 直接或间接地干扰宿主天然免疫相关基因的表达，进而逃避机体的天然免疫清除作用（侯召华等，2008；Grundhoff and Sullivan，2011；张悦和李盈科，2012；Cullen，2013）。因此，miRNA 水平的相互作用可能是病原与宿主展开天然免疫“博弈”的重要战场（图 8-9，图 8-11）。

虽然宿主细胞编码的 miRNA 能够通过靶向病毒核酸而干扰病毒的感染与复制，从而发挥天然抗病毒效应。但是，病毒在长期自然选择过程中也进化出了对抗宿主编码的 miRNA 介导免疫清除的策略。病毒也会利用宿主编码的 miRNA 负调控免疫应答，从而更有利于自身的存活与持续性感染。因此，宿主细胞编码的 miRNA 并非都是抑制病毒感染与复制的。如前所述，VSV 感染巨噬细胞后诱导 miR-146a 表达的上调，然后 miR-146a 通过靶向 TRAF6、IRAK1 和 IRAK2 减弱 RIG-Ⅰ信号，抑制Ⅰ型 IFN 的产生，从而减弱对 VSV 的清除作用（Hou et al.，2009）；miR-4661 和 miR-122 能够直接靶向 IFN-α 的 3′-UTR，抑制巨噬细胞和树突状细胞的抗病毒天然免疫反应，进而促进 SeV、VSV 及 HCV 的感染与复制（Jopling et al.，2005；Li et al.，2012）。研究发现，HCV 能够刺激人肝细胞高表达特异性的 miR-122，并将其募集到自身基因组 RNA 的 5′-NCR，促进自身基因组在细胞体内的复制（Jopling et al.，2005）。值得注意的是，在这种调节过程中 miR-122 并非对靶 mRNA 翻译进行抑制，而是正向调控病毒基因组 RNA 的复制，其确切的机制尚不明确。研究证实，miR-122 可成为 IFN 抗 HCV 感染的新靶点。研究人员用 IFN-β 分别处理人肝癌细胞系 Huh7 和人原代肝细胞，发现 miR-122 的表达明显下调，HCV 基因组的复制受到抑制，

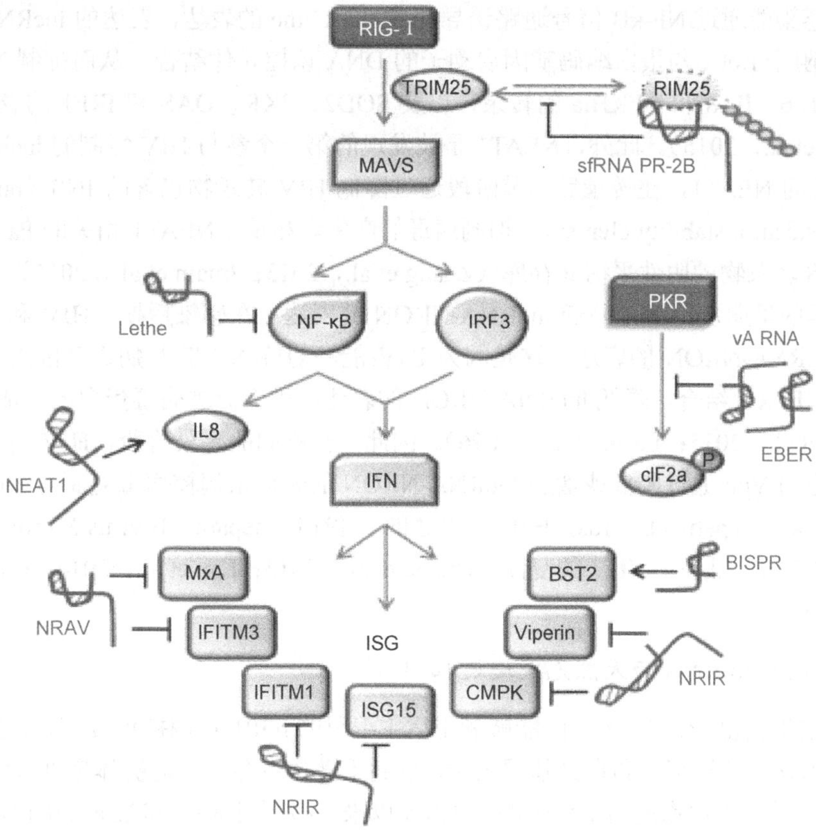

图 8-11　病原 lncRNA 对机体抗病毒信号途径的调控作用（FOHeS and Morris，2015）

控制了感染进程，而应用 miR-122 特异性反义寡核苷酸则能够增强这种抗病毒作用（Pedersen et al.，2007）。此外，在用 Kaposi 肉瘤相关疱疹病毒（Kaposi's sarcoma-associated herpesvirus，KSHV）感染 LEC（lymphatic endothelial cell）的研究中发现，在 KSHV 感染的早期阶段，miR-132 就出现了显著性的增高，通过靶向抑制 p300 的表达来减少 CBP/p300 的形成，从而抑制 IRF 的活化和降低Ⅰ型 IFN 的产生，促进病毒的复制（Lagos et al.，2010）。研究发现，肠道病毒 71 编码的 3C 蛋白通过抑制 miR-526a 的表达来上调 CYLD 的表达，进而阻止 RIG-Ⅰ介导的Ⅰ型 IFN 的分泌，促进自身复制（Xu et al.，2014）。这表明由宿主编码的 miRNA 虽然能够对病毒 RNA 进行干扰，但还可能被病毒利用为其服务。这一现象的发现为进一步理解宿主基因组编码的 miRNA 与病毒之间的关系提供依据，以探讨免疫应答过程中更多的未知分子机制及其免疫学意义。另外，病毒编码的 miRNA 与其天然免疫逃避也密不可分。

2. lncRNA 在病原天然免疫逃避中的作用

病毒、细菌和寄生虫等病原感染宿主后，能够诱导大量 lncRNA 的差异表达。病原在与宿主的进化博弈中，一方面 lncRNA 作为天然免疫系统的组成部分，不仅适时调控抗感染天然免疫反应的方向、强度和持续时间，而且能够直接发挥抗感染效应，以便及时、有效地清除病原感染并维持机体的免疫稳态，另一方面病原通过改变宿主细胞 lncRNA 的表达谱或自身编码的 lncRNA 直接或间接地干扰宿主天然免疫相关基因的表达，进而逃逸机体的天然免疫清除作用，从而更有利于自身的存活与持续性感染（图 8-9，图 8-11）。

病原为了自身的存活与持续性感染，会通过改变宿主细胞 lncRNA 的表达谱，直接或间接地干扰宿主天然免疫相关基因的表达。研究发现，IAV 的不同病毒株 H1N1、H3N2、H7N7 及 VSV 感染人肺上皮细胞 A549 后显著上调了 VIN 的表达，而当用 RNAi 敲降 VIN 的表达后，导致病毒复制的降低和病毒关键蛋白 NS1、NP、M2 合成的减少，这表明 VIN 的表达有利于病毒的复制与传播（Winterling et al.，2014）。

如前所述，HCV 感染能通过 NF-κB 信号通路诱导 lncRNA-Lethe 的表达，表达的 lncRNA-Lethe 直接结合转录因子 RelA，阻止 RelA 与蛋白编码基因启动子的 DNA 调控元件结合，从而抑制 NF-κB 的活性，进而降低炎症因子 IL-6、IL-8 和 NFKBia 的转录，以及 SOD2、PKR、OAS 和 IRF1 的表达，导致 HCV 复制的增加（Xiong et al.，2015）。此外，NEAT1 是被发现的第一个参与 HIV 复制的 lncRNA。HIV 感染宿主细胞后诱导表达的 NEAT1，在转录后调节阶段通过降低 HIV 转录物包含的 INS（nucleus-to-cytoplasm export of Rev-dependent instability element）抑制病毒的产生。相反，NEAT1 相关的 Paraspeckle 是第二核体，是 HIV 的 INS 转录物的阴性平衡储存库（Zhang et al.，2013；Imam et al.，2015）。在感染早期阶段，HIV 利用自身编码的早期蛋白 Nef 降低 lncRNA-NRON 的表达；在感染后期，HIV 利用自身编码的晚期蛋白 Vpu 上调 lncRNA-NRON 的表达，这是因为 HIV 能够劫持 NFAT 与病毒基因组长的末端重复基序（long-term repeat，LTR）结合，降低 lncRNA-NRON 的表达，进而促进病毒蛋白的合成与复制（Zhang et al.，2013；Imam et al.，2015；Lazar et al.，2016）。因此，在不同的感染阶段，HIV 利用自身编码的早期蛋白 Neg 与晚期蛋白 Vpu 通过降低或增加 lncRNA-NRON 的表达来调控病毒复制与细胞凋亡间的平衡。研究发现，乙肝病毒（hepatitis B virus，HBV）表达的 X 蛋白（hepatitis B virus X protein，HBx）通过下调肿瘤 lncRNA 的表达，促进了 HBV 的复制（Huang et al.，2013；Lau et al.，2014；Carnero et al.，2016；Moyo et al.，2016）。

（二）病毒编码的 miRNA 与天然免疫逃避机制

病毒在与宿主的进化博弈中，一方面能够利用宿主编码的 miRNA 调控免疫应答，另一方面其感染宿主时也能编码 miRNA，调控宿主和自身基因表达，以利于潜伏生存和逃避机体免疫系统的清除。自 2004 年从 EBV 中发现了首个由病毒基因组编码的 miRNA 以来，截至目前在 miRBase 中已收录了近 400 条病毒 miRNA（Pfeffer et al.，2004；Kozomara and Griffiths-Jones，2011）。病毒入侵宿主细胞后，病毒编码的 miRNA 的合成借助了宿主细胞的合成系统，其 miRNA 的形成与功能发挥基本上是在宿主中完成的。现已发现的病毒编码的 miRNA 中，有 90%的序列来自疱疹病毒。研究发现，病毒编码的 miRNA 通过干扰宿主细胞的天然免疫识别、病毒抗原呈递、免疫细胞激活和对感染细胞的识别等正常免疫过程来影响细胞因子的水平，帮助病毒实现免疫逃避，形成潜伏感染。

1. 病毒 miRNA 调控机体天然免疫的识别

早在 2005 年，研究人员就发现 KSHV 编码的 11 种 miRNA 在感染细胞中表达上调，并预测其与宿主的若干基因 mRNA 有结合能力，可能通过调节某些重要宿主细胞基因的表达，使感染状态得以长期维持（Cai et al.，2005）。随后发现，对于野生型 KSHV，将 KSHV 基因组中的 14 个 miRNA 簇敲除之后，会导致 NF-κB 活性的降低和病毒的复制（Lei et al.，2010）。其中 KSHV 编码的 miR-K1 主要参与了 NF-κB 信号途径，通过靶向 IκBα mRNA 的 3′-UTR 下调 IκBα 蛋白水平来激活 NF-κB，使 KSHV 的 vFLIP（viral Fas-associated protein with death domain- like interleukin-1β -converting enzyme/caspase-8- inhibitory protein）基因激活，抑制裂解复制激活所必需的 AP1 途径，从而控制 KSHV 的裂解复制，使其感染状态得以长期维持（Lei et al.，2010）。此外，KSHV 编码的 miR-K12-11 通过靶向抑制 IKKε 的表达，降低 IRF3/7 的磷酸化水平，进而削弱Ⅰ型 IFN 信号转导通路介导的抗病毒蛋白产生，减弱细胞的抗病毒天然免疫反应，同时抑制 KSHV 裂解期的协同激活作用，使 KSHV 感染转化为潜伏状态（Liang et al.，2011）。研究表明，在上皮细胞和 B 细胞，KSHV 编码的 miR-K5 和 miR-K9 能分别靶向 MyD88 和 IRAK1 mRNA 的 3′-UTR，抑制 IL-1α 和 TLR7/8 激动剂诱导的 NF-κB 信号途径的激活，导致 IL-6 和 IL-8 分泌的减少（Ziegelbauer et al.，2009；Abend et al.，2012）。由于 MyD88 和 IRAK1 是机体 PRR 关键的接头蛋白分子与信号转导分子，因此 KSHV 编码的 miR-K5 和 miR-K9 导致 PRR 介导的抗病毒天然免疫反应减弱，从而使病毒逃避机体的天然免疫识别。也有研究表明，EBV 编码的潜伏感染膜蛋白 LMP-1，不仅能受到自身 miRNA 的调节而促进病毒的潜伏感染，还能通过活化 NF-κB 途径上调 miR-146a 的表达，从而增强 miR-146a 对Ⅰ型 IFN

信号转导通路介导的抗病毒蛋白产生的抑制，以降低机体抗 EBV 应答的强度（Lo et al.，2007；Cameron et al.，2008）。因此，诱导对天然免疫反应有负调控作用的 miRNA 亦是病毒逃避机体清除的一种手段。

NK 细胞和 CTL 对病毒感染细胞的杀伤是宿主抗病毒的重要模式，但在长期的进化过程中病毒已演化出相应的对策。NK 细胞表面的杀伤抑制受体蛋白 NKG2D（natural-killer group 2，member D）在多种免疫细胞中表达，参与天然和获得性免疫反应，调节 NK 细胞、巨噬细胞、DC、T 细胞的功能，是一种重要的激活型受体，在免疫细胞激活及抗病毒和抗肿瘤免疫中有重要作用（Zafirova et al.，2011；Sullivan et al.，2013）。JCV 和 BKV 可产生 miRNA，下调 NKG2D 的配体 ULBP3（UL16 binding protein 3）的表达水平，从而逃避依赖 NKG2D 的细胞杀伤（Bauman et al.，2011）。EBV 编码的 miR-BART2-5p、KSHV 编码的 miR-K12-7、HCMV 编码的 miR-UL112 可靶向 NKG2D 的另一个配体，即人类 MHC Ⅰ类分子相关链 B（MHC class Ⅰ-related chain B molecule，MICB），其中 KSHV 和 HCMV 编码的 miRNA 可使 MICB 含量下调 40%，而 EBV 则能使 MICB 下调 60%。病毒 miRNA 对 MICB 的下调抑制了免疫细胞的活化，使病毒逃过机体的免疫监视（Nachmani et al.，2009）。随后研究发现，HCMV 编码的 miR-UL112 靶向 MICB mRNA 的 3′-UTR 后，特异性下调被感染细胞膜表面 MICB 的表达水平，进而降低由其受体 NKG2D 介导的 NK 细胞对 HCMV 感染细胞的识别和杀伤，帮助被感染细胞逃逸免疫清除（Stern-Ginossar et al.，2007）。同样作为 NKG2D 配体的 MICA，与 MICB 的 ORF 有 90%同源性，但病毒 miRNA 对 MICA 无明显作用。EBV 和 HCMV 编码的 miRNA 可能与 MICA 有两个结合位点，这两个结合位点所处的位置与 miRNA 和 MICB 的结合位点相似。然而，MICA 上的对应结合位点与 MICB 相比并不完全匹配，将 MICA mRNA 3′-UTR 的对应位点改变成 EBV miRNA 结合位点时，出现了 MICA 的下调，但不如 MICB 明显。病毒 miRNA 对 MICB 和 MICA 调控的差异，提示 MICB 可能在疱疹病毒感染中起重要作用，而 MICA 可能在其他病毒的感染中发挥作用（Nachmani et al.，2009，2010）。改变 mRNA 与 miRNA 的保守配对区，可能是宿主细胞对病毒 miRNA 刺激的一种应对方式，但作用相似的病毒 miRNA 其关键序列并不相同，这是宿主细胞通过改变 3′-UTR 与 miRNA 配对的保守序列，但不能同时对多种病毒起作用的原因。

研究发现，猴病毒 40（simian virus 40，SV40）在感染的基因组转录后期会显著累积一组 miRNA，能靶向自身早期基因编码的 T 抗原 mRNA 的 3′-UTR，使 T 抗原水平下调，从而削弱 SV40 感染细胞的特异性表型，降低 CTL 对被感染细胞的识别和杀伤，有利于病毒的持续性感染（Sullivan et al.，2005）。相反，用 SV40 编码的 miRNA 缺失的病毒突变体感染细胞时发现，CTL 对感染细胞的敏感性并没有降低，即 SV40 病毒利用其编码的 miRNA 逃避宿主的免疫系统。SV40 等病毒合成的 T 抗原是启动细胞转化所必需的蛋白质，参与转化细胞表型的维持，在 SV40 诱发肿瘤的过程中具有重要作用，而 T 抗原也是 CTL 受体识别的配体（Sullivan et al.，2005）。研究还发现，JC 人多瘤病毒（JC human polyomavirus，JCV）和 BK 人多瘤病毒（BK human polyomavirus，BKV）编码的 miRNA 也有类似的功能（Seo et al.，2008）。此外，人巨细胞病毒（HCMV）编码的 miR-US4-1 能下调氨肽酶 ERAP1 的水平，影响 MHC Ⅰ类分子呈递肽段，从而降低了 CTL 的敏感性，使病毒感染细胞逃过机体免疫监视（Kim et al.，2011）。

由此可见，病毒可通过编码的 miRNA 直接靶向宿主的免疫防御体系，削弱宿主的天然免疫反应功能；或通过病毒编码的 miRNA 下调病毒自身免疫原性强的抗原蛋白，从而尽可能避免被宿主免疫系统识别；或通过下调病毒复制所需蛋白质或上调病毒潜伏感染所需蛋白质来降低病毒复制活性，从而促进病毒感染向潜伏状态转化，有利于病毒的复制与生存，避免被宿主免疫系统识别。

2. 病毒 miRNA 调控宿主细胞因子表达

细胞因子在整个天然免疫过程中起着重要的作用，病毒 miRNA 可以干扰细胞因子的正常表达，以扰乱机体的正常免疫功能，帮助病毒逃避免疫。研究发现，KSHV 编码的 miR-K12-3 和 miR-K12-7 通过抑制转录因子 C/EBPβ 的异构体 LIP（C/EBPβ p20）的表达水平而上调 IL-6 和 IL-10 的转录，高水平表达的 IL-6 和 IL-10 抑制 DC 的成熟及 NK 细胞、巨噬细胞和 T 细胞分泌细胞因子（Corinti et al.，2001；Moore et al.，2001；Samarasinghe et al.，2006；Cirone et al.，2008；Qin et al.，2010）。此外，KSHV 编码的 miRNA

通过靶向下调 TWEAKR（TNF-like weak inducer of apoptosis receptor）使趋化因子 IL-8（CXCL8）和人单核细胞趋化蛋白-1（monocyte chemoattractant protein-1，MCP-1/CCL2）表达下降（Abend et al.，2010）。CXCL8 有促进中性粒细胞活化和趋化中性粒细胞、T 细胞的作用，而 MCP-1 可与 CCR2（CD192）结合对单核/巨噬细胞和嗜碱性粒细胞有趋化激活作用，病毒 miRNA 抑制炎症反应而利于感染细胞的存活（Deshmane et al.，2009；Ghasemi et al.，2011）。EBV 编码的 miRNA（BHRF1-3 miRNA），在原发性淋巴瘤中可对 IFN 诱导的 T 细胞 α 趋化因子（IFN-Ⅰnducible T-cell attracting chemokine α，I-TAC/CXCL-11）表达产生抑制，而 CXCL11 有趋化活化 T 细胞、中性粒细胞和单核细胞的功能（Xia et al.，2008）。因此，EBV 通过编码的 miRNA 使感染细胞逃避 CTL 的识别与杀伤，也可通过此机制抑制 IFN 的分泌，逃避抗病毒天然免疫反应。研究发现，人巨细胞病毒（human cytomegalovirus，HCMV）的 miR-UL148D 通过靶向趋化因子 RANTES 的 mRNA 而促进自身的感染与复制（Kim et al.，2011）。由此可见，病毒编码的 miRNA 通过调节细胞因子的表达水平扰乱机体的正常免疫功能，以帮助病毒逃逸宿主的免疫清除。

3. 病毒 miRNA 帮助病毒潜伏感染的机制

（1）病毒 miRNA 参与细胞周期的调控

病毒为建立潜伏感染，通过调控细胞周期、促进感染细胞增殖并抑制凋亡，使病毒自身得到复制而又不释放至细胞外，以此逃避机体的免疫系统监视，使感染细胞长期存活（曹国君等，2010；董原等，2011；项荣等，2012）。研究发现，4 种 KSHV 编码的 miRNA 能够靶向下调宿主的一种抗肿瘤因子，即凝血酶敏感素 1（thrombospondin 1，THBS1）25%（Samols et al.，2007）。THBS1 参与抑制肿瘤增殖和血管形成，它的下调能降低 TGF-β 的活性，影响 TGF-β 通路，对 KS 肿瘤（Kaposi’s sarcoma tumor）的形成和发展起重要作用（Samols et al.，2007）。KSHV 编码的 miR-K12-11，能作用于 TGF-β 信号通路中重要的蛋白质 SMAD5，影响 TGF-β 信号通路的信号传递，从而影响细胞凋亡等过程。HSV-1LAT 序列来源的 miRNA 也能靶向于 TGF-β 信号通路中另一个重要的蛋白质 SMAD3，抑制感染细胞的凋亡，从而建立潜伏感染（Liu et al.，2012）。此外，细胞周期中重要的负调控因子 p21 蛋白水平也受 KSHV miRNA 的调控（Gottwein et al.，2010）。研究证实，p21 能通过抑制 CDK1 与 CDK2 而激活多条抑癌途径，并参与 p53 途径和 TGF-β 途径，影响细胞增殖（Abbas and Dutta，2009；Gottwein et al.，2010）。Cyclin E 与 G_1 期 CDK2 结合能使细胞进入 S 期，HMCV 在感染的细胞中通过编码 miR-US25-1 调节细胞周期蛋白 Cyclin E2 的表达，使 Cyclin E2 达到一个合适的水平，促使细胞进入 S 期（Jault et al.，1995；Grey et al.，2010）。因此，病毒通过调控细胞周期干扰宿主对病毒感染细胞的正常识别，进而帮助病毒逃避免疫。虽然病毒 miRNA 调控细胞周期与癌变之间的关系还有待研究，但为该类疾病的治疗提供了一个潜在靶点。

（2）病毒 miRNA 抑制宿主细胞凋亡

在天然和获得性免疫中，宿主诱导感染细胞发生凋亡是避免病毒扩散的一种策略。在 EBV 和 KSHV 中发现了抗凋亡蛋白相关 miRNA，其可通过调节宿主基因表达来调控细胞凋亡。EBV 编码的 LMP-1 影响 NF-κB 与 p53 的表达水平，在 EBV 引起的鼻咽癌中有重要作用。LMP-1 对细胞有双向调控作用，即低水平的 LMP-1 能促进细胞的增殖，抑制 p53 诱导的凋亡发生，而高水平表达的 LMP-1 对上皮细胞具有毒性作用，可诱导凋亡的发生（Dirmeier et al.，2005；Hatzivassiliou et al.，2005）。在 EBV 感染的细胞中，发现 BART miRNA 能下调 LMP-1 的表达水平，LMP-1 受病毒自身的 miRNA 调控后，其下游信号途径受到抑制，促使 EBV 感染的细胞易向肿瘤发展（Lo et al.，2007；Ramakrishnan et al.，2011）。此外，EBV 编码的 miRNA 还可下调 PUMA（p53 upregulated modulator of apoptosis）的表达水平，进而抑制病毒诱导的细胞凋亡。PUMA 属于 Bcl2 家族 BH3-only 亚家族，有 4 种不同的转录本（α、β、γ、δ），其中 PUMA-α 参与各种刺激诱导的 p53 依赖和非依赖的细胞凋亡过程，是凋亡过程的关键分子之一（Nakano et al.，2001；Choy et al.，2008）。EBV miRNA 还可以对 Bcl2 家族 BH3-only 亚家族的另一个成员 Bim 蛋白进行负调控，活化的 Bim 分子可通过与 Bcl2/Bax 相互作用来激活 Bax，引发线粒体途径的细胞凋亡（Marquitz et al.，2011）。此外，Bax 在线粒体上的受体 Tom22 也受 EBV miRNA 调控，其能抑制 Bax 引发的凋亡（Dölken et al.，2010）。以往认为，在 EBV 感染 BHRF1 后其蛋白水平提高，能直接抑制凋亡和提高 Burkitt 淋巴瘤（Burkitt's lymphoma，BL）细胞的存活率（Altmann and Hammerschmidt，2005；Kelly et al.，2009）。但目前研究发现，在 EBV 感染的 Jijoye-BL 细胞系中，抑制 miR-17 家族、miR-142-3p 或 miR-BART10-3p 能使 BHRF1 蛋白表达上调，促进了细胞凋亡（Riley et al.，2012）。

KSHV 编码的 miR-K5、miR-K9 和 miR-K10 以 Bcl2 相关因子 BCLAF1（Bcl-2-associated transcription factor 1）为靶点抑制其表达，进而抑制病毒感染细胞的凋亡（Ziegelbauer et al.，2009；Sarras et al.，2010）。研究发现，EBV 编码的 miR-BART17-5p 也作用于 BCLAF1（Riley et al.，2012）。此外，KSHV 编码的 miR-K12-1、miR-K12-3、miR-K12-4-3p 可直接作用于凋亡酶 caspase 3 从而抑制凋亡，而抑制这 3 种 miRNA 可使感染细胞的 caspase 3 表达上调，促使细胞凋亡（Suffert et al.，2011）。研究发现，HIV-1 反转录中形成了长末端重复序列（long terminal repeat，LTR），其反式激活反应元件（trans-activation responsive element，TAR element）编码的 miRNA，能够靶向抑制切除修复交叉互补基因 1（excision repair cross complementing group 1，ERCC1）、早期反应蛋白 3（immediate early response 3，IER3）、激活 STAT 转录活性的抑制蛋白γ（protein inhibitor of activated STATγ，PIASγ）和 G 蛋白偶联受体激酶结合蛋白 2（G protein coupled receptor kinase interacting protein 2，GIT2）的表达水平，从而抑制 HIV-1 整合过程中由 DNA 损伤引起的凋亡（Ouellet et al.，2008；Klase et al.，2009）。此外，HIV-1 编码的 miR-H1 能降低凋亡拮抗转录因子（apoptosis antagonizing transcription factor，AAFT）的表达，以抑制 Bcl2、C-myc、Par-4 和 Dicer 蛋白的表达水平，促进 $CD4^+$ T 细胞的凋亡（Kaul et al.，2009）。miR-H1 与 TAR miRNA 表现出了相反的作用，这可能是因感染细胞种类不同，感染时期不同或病毒因自身需要对感染细胞与正常细胞进行不同调控而表现出不同的功能。由此可见，病毒编码的 miRNA 通过靶向下调凋亡基因或上调抗凋亡基因的表达来抑制感染细胞的凋亡，以此利于自身的复制与生存。

（3）病毒 miRNA 抑制潜伏期到裂解期的转换

病毒编码的 miRNA 通过对裂解周期调控使得病毒维持潜伏状态，从而逃避天然免疫系统的监视。BALF5 是 EBV 裂解周期复制必需的 DNA 聚合酶。在 EBV 病毒中发现，miR-BART2 通过靶向下调 BALF5 的表达而抑制 EBV 基因组在感染早期的复制，从而导致病毒持续在潜伏期（Barth et al.，2008）。此外，EBV 编码的 miR-BART6-5p 能抑制 Dicer 酶表达，影响细胞和病毒的 miRNA 表达，沉默该 miRNA 使得 EBNA2、LMP-1 等蛋白质水平上调，可使细胞进入潜伏期Ⅲ或裂解期，表明抑制 Dicer 酶的表达使得病毒维持在了潜伏期Ⅱ（Iizasa et al.，2010）。研究发现，HCMV 编码的 miR-UL112-1 能够通过靶向 MICB、反式转录激活因子蛋白 IE72（immediate early 72）和 UL114 抑制病毒进入裂解周期而持续潜伏（Prichard et al.，1996；Murphy et al.，2008）。其中 IE72 在裂解早前期表达，是细胞进入裂解期的必需蛋白质，其表达下调可抑制病毒进入裂解周期；而 UL114 具有尿嘧啶 DNA 糖基酶活性，在病毒 DNA 复制校正中有重要作用，UL114 下调可能对病毒生存有利，增加了病毒基因组突变的概率，却不影响病毒 DNA 的复制（Prichard et al.，1996；Murphy et al.，2008；Stern-Ginossar et al.，2009）。KSHV 编码的 miRNA 可使裂解基因中复制转录激活因子（replication and transcription activator，Rta）的水平出现下调（Lei et al.，2010；Lu et al.，2010；Lin et al.，2011）。Rta 是病毒从潜伏期到裂解期转换的关键调控因子，其下调使下游裂解期基因表达下调，对病毒进入裂解期产生抑制作用（Sun et al.，1998）。视网膜母细胞瘤样蛋白 2（retinoblastoma-like protein 2，Rbl2）是 DNA 甲基化酶的负调控因子。在 KSHV 中发现，miRNA 下调 Rbl2 的水平导致了 DNA 甲基化酶 1、3a、3b 的上调，增加了 DNA 的甲基化，抑制了病毒和宿主的 DNA 转录和复制，从而抑制病毒进入裂解复制周期（Lu et al.，2010）。HSV-1 编码的 miR-H2-3p 和 miR-H6 可分别靶向抑制病毒的 ICP0 和 ICP4 产生。ICP0 和 ICP4 是病毒早期转录激活蛋白，在 HSV-1 的复制中起重要作用，并且 ICP0 可能在病毒潜伏状态的活化中起关键作用（Umbach et al.，2008）。由此可见，HSV-1 编码的这两种 miRNA 增加了病毒进入潜伏状态的可能性，或抑制病毒从潜伏状态进入到复制状态。

（三）病原编码的 lncRNA 与天然免疫逃避机制

病原在与宿主的进化博弈中，一方面能够利用宿主编码的 lncRNA 调控机体的天然免疫反应，另一方面其自身也能编码 lncRNA 调控宿主和自身基因表达，以利于潜伏生存和逃避机体免疫系统的清除（图 8-9，图 8-11）。

1. 病毒 lncRNA 调控天然免疫信号途径

1996 年，Sun 等首次发现了卡波济肉瘤相关疱疹病毒（Kaposi's sarcoma-associated herpes virus，KSHV）编码的约为 1.2kb 的 lncRNA，是由 KSHV 的聚合酶Ⅱ启动子转录产生的 lncRNA（polymerase Ⅱ promoter，PAN RNA），命名为多聚腺苷酸化的核 RNA（polyadenylated nuclear RNA，PAN）。在 KSHV 感染的裂解期，PAN 能与宿主的 IRF4，组蛋白 H1、H2A 及线粒体和细胞的单链结合蛋白（mitochondrial and cellular single stranded binding protein，SSBP）、多聚腺苷酸结合蛋白 C1［poly（A）binding protein C1，PABPC1］、UTX（ubiquitously transcribed tetratricopeptide repeat，X chromosome）、JMJD3（jumonji domain containing 3）、MLL2（mixed-lineage leukemia protein 2）及 PRC2（polycomb repression complex 2）、SUZ12（suppressor of zeste 12）和 EZH2（enhancer of zeste 2）相互作用（Sun et al.，1996；Borah et al.，2011；Rossetto et al.，2012，2013a，2013b，2014；Campbell et al.，2014a，2014b；Conrad，2016）。一方面 PAN 结合宿主的 UTX 和 JMJD3 后，通过与 KSHC 基因组表观遗传抑制结构域的结合激活了病毒的裂解复制，减少炎症因子的产生和抑制天然免疫细胞的增殖、活化和成熟；另一方面 PAN 通过与宿主或病毒蛋白的作用，降低 IFN-α16、IFN-γ、IL-18 和 RNase L 的表达（Sun et al.，1996；Borah et al.，2011；Rossetto et al.，2012，2013a，2013b，2014；Campbell et al.，2014a，2014b；Conrad，2016）。研究发现，腺病毒编码的 lncRNA（virus-associated RNA，VA-RNA）和 EBV 编码的 lncRNA（EBV-encoded small RNA，EBER）能够抑制关键 ISG PKR 的二聚化与自磷酸化活性，阻止转录起始因子 eIF2α 磷酸化-蛋白酶体的降解途径，从而促进病毒的复制（Iwakiri et al.，2009；Iwakiri，2016；Vachon and Conn，2016）。黄病毒基因组也编码 lncRNA，如 2 型登革热病毒（dengue virus 2，DENV-2）和丙型肝炎病毒（hepatitis C virus，HCV）的非编码亚基因组 RNA（noncoding subgenomic flavivirus RNA，sfRNA），是由宿主的 5′-3′核酸外切酶 Xrn1 剪切产生的 lncRNA。sfRNA 通过抑制宿主的 RNA 结合蛋白如 G3BP1、G3BP2、CAPRIN1 拮抗 PKR、IFITM2、RIG-Ⅰ、ISG15、STAT1、Mx1 等抗病毒蛋白的转录与表达（Moon et al.，2012，2015；Bidet et al.，2014；Charley and wilusz，2016）。进一步研究发现，登革热病毒 PR-2B 株编码的一种特殊 sfRNA，能通过与具有 E3 泛素连接酶活性的关键调节分子 TRIM25 的结合来阻止去泛素化，导致泛素化的 TRIM25 不能激活 RIG-Ⅰ和 MDA5，最终抑制了 IFN 和抗病毒蛋白 ISG 的表达（Manokaran et al.，2015）。研究发现，当 Xrn1 剪切黄病毒亚基因组产生 sfRNA 后，sfRNA 又反过来抑制 Xrn1 的酶切活性，引起 Xrn1 的底物——未加帽的 mRNA、不稳定转录物的累积与翻译，导致细胞基因表达的动态紊乱，致使机体调控细胞因子、生长因子、细胞周期生长因子和癌基因的机能失控，最终导致细胞因子风暴及癌变（Pijlman et al.，2008；Jinek et al.，2011；Moon et al.，2012，2015；Bidet et al.，2014；Rigby and Rehwinkel，2015；Charley and wilusz，2016；Carnero et al.，2016）。此外研究发现，sfRNA 和 VA-RNA 还能利用宿主的 RNAi 途径使自身被 Exportin 5 和 Dicer 切割成数个 miRNA，然后 miRNA 调节宿主免疫相关基因的表达与功能，从而逃避机体的天然免疫反应（Andersson et al.，2005；Aparicio et al.，2006；Schnettler et al.，2012，2014；Kamel et al.，2013）。

2. 病原 lncRNA 促进潜伏期与裂解期转换的机制

研究发现，一方面，PAN 与 KSHV 潜伏感染相关的核抗原（latency associated nuclear antigen，LANA）作用，结合病毒 LANA 裂解基因启动子的抑制效应，使病毒从潜伏感染向裂解感染转化，进而促进病毒复制；另一方面，当病毒复制到一定阶段，为避免激活机体的天然免疫反应，PAN 与调节病毒从潜伏期到裂解期转换的关键调控因子 Rta 结合，下调下游裂解期基因的表达，促使病毒进入潜伏感染期（Sun et al.，1996；Borah et al.，2011；Rossetto et al.，2012，2013a，2013b，2014；Campbell et al.，2014a，2014b；Conrad，2016）。类似于 KSHV，EBV 编码的 EBER 能够募集宿主转录因子 PAX5（paired box protein 5）结合到病毒基因组末端重复区，抑制参与调节病毒潜伏感染的基因表达，从而诱导病毒裂解基因 BALF5 的表达，以促进病毒的复制（Lee et al.，2015；Tycowski et al.，2015）。当病毒复制到一定阶段，为避免激活机体的天然免疫反应，PAN 从病毒基因组末端重复区解离下来，诱导病毒潜伏感染基因的表达，同时抑制病毒裂解基因 BALF5 的表达，促使病毒进入潜伏感染期（Sun et al.，1996；Barth et al.，2008；Borah et al.，2011；Rossetto et al.，2012，2013a，2013b，2014；Campbell et al.，2014a，2014b；Conrad，2016）。此外，在潜伏感染期，HSV-1 产生的 LAT 是由 2 条长度分别约为 6.3kb 的外显子序列和 2kb 的内含子序列构成的一条加帽的、剪切的、聚腺苷酸化的 lncRNA，LAT 被进一步加工处理成 4 条长度为 1.5kb 的 miRNA 和 2 条长度分别为 62nt 和 36nt 的 siRNA，维持病毒的潜伏感染及抑制细胞的裂解活性与凋亡（Kang et al.，2006；Tycowski et al.，2015）。HIV 编码的反义 lncRNA 在病毒基因表达的表观遗传学调节中具有重要作用。HIV 的反义 lncRNA 通过募集与引导由宿主的沉默因子如 DNA 甲基化转移酶 3A（DNA methyltransferase 3A，DNMT3a）、组蛋白去乙酰化酶 1（histone deacetylase 1，HDAC1）和 EZH2 构成的染色质重塑复合体（chromatin-remodeling complex）抑制病毒基因的表达与复制（Kobayashi-Ishihara et al.，2012；Bidet et al.，2014；Saayman et al.，2014；Lazar et al.，2016）。研究发现，潜伏感染阶段的疱疹病毒 Saimiri（herpesvirus saimiri，HVS）能产生 lncRNA（HVS U-rich RNA，HSUR）。HSUR1 和 HSUR2 通过靶向降解病毒感染的 T 细胞所编码的 miR-27 激活 T 细胞的增殖，进而促进病毒的复制（Cook et al.，2005；Cazalla et al.，2010）。进一步研究发现，HCMV 能编码一个约为 5kb 的内含子 lncRNA（RNA5.0），其对病毒复制没有任何作用。但 MCMV 表达的一个约为 7.2kb 的内含子 lncRNA（RNA7.2），其对维持病毒在唾液腺中的复制和持续感染必不可少（Kulesza and Shenk，2004，2006；Rossetto et al.，2013a；Juranic Lisnic et al.，2013；Schwarz and Kulesza，2014）。

除了病毒外，原虫基因组也能编码 lncRNA。Broadbent 等应用高分辨 DNA 平铺微阵列（high-resolution DNA tiling microarray）技术，在恶性疟原虫（*P. falciparum*）基因组中发现了 60 个新的 lncRNA 和 872 个蛋白编码基因（Broadbent et al.，2011）。其中 22 个 lncRNA 是恶性疟原虫端粒相关重复元件（telomere-associated repetitive element，TARE）转录物，命名为 lncRNA-TARE。lncRNA-TARE 的表达与恶性疟原虫 DNA 的复制协调一致，主要参与恶性疟原虫的端粒维持、毒力因子调节及原虫染色体末端生物学过程，可能与原虫的转录调控机制密切相关（Broadbent et al.，2011）。此外研究发现，来源于恶性疟原虫毒力因子基因 VAR 内含子的一个反义 lncRNA，能通过结合染色质和其他的 lncRNA，以序列和浓度依赖的方式反式激活 VAR 基因的表达，删除表观遗传记忆和诱导表达的开关（Amit-Avraham et al.，2015）。因此，对耐药寄生虫、致病寄生虫毒力基因表型和高致命的临床分离株的 lncRNA 转录组进行分析是一个令人兴奋的新研究方向，也为消除疟疾带来了曙光。

参考文献

曹国君，孙佳彬，季育华. 2010. 病毒 miRNA 研究进展[J]. 上海交通大学学报(医学版), 30(4): 474-477.
董原，仇超，徐建青. 2011. 病毒 miRNA: 共生舞者[J]. 病毒学报, 27(6): 624-628.
管齐赛，房永祥，贾怀杰，等. 2012. 合作猪 TLR3 及其剪接体的基因克隆与序列分析[J]. 中国兽医科学, 7: 731-736.
何小兵，房永祥，贾怀杰，等. 2010. Toll 样受体 7 介导的抗病毒天然免疫反应研究进展[J].中国兽医科学, 40(06): 645-649.
侯召华，张 建，田志刚. 2008. MicroRNA 调控固有免疫应答的分子机制[J]. 生物化学与生物物理进展, 35(10): 1131-1136.
景志忠. 2012. TOLL 样受体与天然免疫[M]. 兰州: 兰州大学出版社.
景志忠，何小兵，房永祥，等. 2011. 机体识别病毒核酸的几种分子模式及途径[J]. 畜牧兽医学报, 42(3): 311-322.
孙冰，韩代书. 2009. Toll 样受体信号通路的负调控[J]. 生物化学与生物物理进展, 36(12): 1516-1522.
王海坤，韩代书. 2006. Toll 样受体(TLRs)的信号转导与免疫调节[J]. 生物化学与生物物理进展, 33(9): 820-827.

项荣, 梁龙, 刘艳平. 2012. 病毒miRNA与免疫逃逸[J]. 中国细胞生物学学报, 34(9): 924-930.
杨秀芹, 翟春媛, 李海涛, 等. 2011. 猪TLR4基因可变剪切体的鉴定[J]. 畜牧兽医学报, 42(8): 1051-1056.
曾爽, 何小兵, 陈国华, 等. 2011. Toll 样受体介导的信号转导通路及其调控分子的研究进展[J]. 中国兽医科学, 41(4): 433-440.
张煜, 钟波, 杨艳, 等. 2009. TLRs 与 RLRs 介导的细胞抗病毒反应信号转导及其调节机制[J]. 细胞生物学杂志, 31(4): 453-468.
张悦, 李盈科. 2012. microRNA 在固有免疫受体调控中的作用及相关研究进展[J]. 中国科学: 生命科学, 42(12): 967-973.
Abbas T, Dutta A. 2009. p21 in cancer: intricate networks and multiple activities[J]. Nat Rev Cancer, 9(6): 400-414.
Abe T, Kaname Y, Hamamoto I, et al. 2007. Hepatitis C virus nonstructural protein 5A modulates the Toll-like receptor MyD88-dependent signaling pathway in macrophage cell lines[J]. Virol, 81(17): 8953-8966.
Abend J R, Ramalingam D, Kieffer-Kwon P, et al. 2012. Kaposi's sarcoma-associated herpesvirus microRNAs target IRAK1 and MYD88, two components of the Toll-like receptor/interleukin-1R signaling cascade, to reduce inflammatory-cytokine expression[J]. J Virol, 86(21): 11 663-11 674.
Abend J R, Uldrick T, Ziegelbauer J M. 2010. Regulation of tumor necrosis factor-like weak inducer of apoptosis receptor protein(TWEAKR)expression by Kaposi's sarcoma-associated herpesvirus microRNA prevents TWEAK-induced apoptosis and inflammatory cytokine expression[J]. J Virol, 84(23): 12 139-12 151.
Abreu M T, Vora P, Faure E, et al. 2001. Decreased expression of Toll-like receptor-4 and MD-2 correlates with intestinal epithelial cell protection against dysregulated proinflammatory gene expression in response to bacterial lipopolysaccharide[J]. J Immunol, 167(3): 1609-1616.
Agudo J, Ruzo A, Tung N, et al. 2014. The miR-126-VEGFR2 axis controls the innate response to pathogen-associated nucleic acids[J]. Nat Immunol, 15(1): 54-62.
Aguirre S, Maestre A M, Pagni S, et al. 2012. DENV inhibits type Ⅰ IFN production in infected cells by cleaving human STING[J]. PLoS Pathog, 8(10): e1002934.
Ahmed F, Shiraishi T, Vessella R L, et al. 2013a. Tumor necrosis factor receptor associated factor-4: an adapter protein overexpressed in metastatic prostate cancer is regulated by microRNA-29a[J]. Oncol Rep, 30(6): 2963-2968.
Ahmed S, Maratha A, Butt A Q, et al. 2013b. TRIF-mediated TLR3 and TLR4 signaling is negatively regulated by ADAM15[J]. J Immunol, 190(5): 2217-2228.
Ajibade A A, Wang Q, Cui J, et al. 2012. TAK1 negatively regulates NF-kappaB and p38 MAP kinase activation in Gr-1tCD11bt neutrophils[J]. Immunity, 36(1): 43-54.
Alff P J, Gavrilovskaya I N, Gorbunova E, et al. 2006. The pathogenic NY-1 hantavirus G1 cytoplasmic tail inhibits RIG-Ⅰ- and TBK-1-directed interferon responses[J]. J Virol, 80(19): 9676-9686.
Alff P J, Sen N, Gorbunova E, et al. 2008. The NY-1 hantavirus Gn cytoplasmic tail coprecipitates TRAF3 and inhibits cellular interferon responses by disrupting TBK1-TRAF3 complex formation[J]. J Virol, 82(18): 9115-9122.
Alsaleh G, Suffert G, Semaan N, et al. 2009. Bruton's tyrosine kinase is involved in miR-346-related regulation of IL-18 release by lipopolysaccharide-activated rheumatoid fibroblast-like synoviocytes[J]. J Immunol, 182(8): 5088-5097.
Altmann M, Hammerschmidt W. 2005. Epstein-Barr virus provides a new paradigm: a requirement for the immediate inhibition of apoptosis[J]. PLoS Biol, 3(12): e404.
Amit-Avraham I, Pozner G, Eshar S, et al. 2015. Antisense long noncoding RNAs regulate var gene activation in the malaria parasite *Plasmodium falciparum*[J]. Proc Natl Acad Sci USA, 112(9): E982-991.
An H Z, Qian C, Cao X T. 2010. Regulation of Toll-like receptor signaling in the innate immunity[J]. Sci China Life Sci, 53: 34-43.
An H, Hou J, Zhou J, et al. 2008. Phosphatase SHP-1 promotes TLR- and RIG-Ⅰ-activated production of type Ⅰ interferon by inhibiting the kinase IRAK1[J]. Nat Immunol, 9: 542-550.
An H, Xu H, Zhang M, et al. 2005. Src homology 2 domain-containing inositol-5-phosphatase 1(SHIP1)negatively regulates TLR4-mediated LPS response primarily through a phosphatase activity-and PI-3K-independent mechanism[J]. Blood, 105(12): 4685-4692.
An H, Zhao W, Hou J, et al. 2006. SHP-2 phosphatase negatively regulates the TRIF adaptor protein-dependent type Ⅰ interferon and proinflammatory cytokine production[J]. Immunity, 25(6): 919-928.
Ananieva O, Darragh J, Johansen C, et al. 2008. The kinases MSK1 and MSK2 act as negative regulators of Toll-like receptor signaling[J]. Nat Immunol, 9(9): 1028-1036.
Andersson I, Karlberg H, Mousavi-Jazi M, et al. 2008. Crimean-Congo hemorrhagic fever virus delays activation of the innate immune response[J]. J Med Virol, 80: 1397-1404.
Andersson M G, Haasnoot P C, Xu N, et al. 2005. Suppression of RNA interference by adenovirus virus-associated RNA[J]. J Virol, 79(15): 9556-9565.
Androulidaki A, Iliopoulos D, Arranz A, et al. 2009. The kinase Akt1 controls macrophage response to lipopolysaccharide by

regulating microRNAs[J]. Immunity, 31(2): 220-231.

Anwar M A, Basith S, Choi S D. 2013a. Negative regulatory approaches to the attenuation of Toll-like receptor signaling[J]. Experimental & Molecular Medicine, 45: e11.

Anwar M A, Basith S, Choi S. 2013b. Negative regulatory approaches to the attenuation of Toll-like receptor signaling[J]. Exp Mol Med, 45: e11.

Aparicio O, Razquin N, Zaratiegui M, et al. 2006. Adenovirus virus-associated RNA is processed to functional interfering RNAs involved in virus production[J]. J Virol, 80(3): 1376-1384.

Arguello M, Paz S, Ferran C, et al. 2014. Anti-viral tetris: modulation of the innate anti-viral immune response by A20[J]. Adv Exp Med Biol, 809: 49-64.

Asirvatham A J, Gregorie C J, Hu Z, et al. 2008. MicroRNA targets in immune genes and the Dicer/Argonaute and ARE machinery components[J]. Mol Immunol, 45(7): 1995-2006.

Asirvatham A J, Magner W J, Tomasi T B. et al. 2009. miRNA regulation of cytokine genes[J]. Cytokine, 45(2): 58-69.

Atianand M K, Fitzgerald K A. 2014. Long non-coding RNAs and control of gene expression in the immune system[J]. Trends Mol Med, 20(11): 623-631.

Atianand M K, Fitzgerald K A. 2016. Immunology. An RNA twist to T(H)17 cells[J]. Science, 351(6277): 1032.

Averett D R, Fletcher S P, Li W, et al. 2007. The pharmacology of endosomal TLR agonists in viral disease[J]. Biochem Soc Trans, 35(6): 1468-1472.

Bai Y, Qian C, Qian L, et al. 2012. Integrin CD11b negatively regulates TLR9-triggered dendritic cell cross-priming by upregulating microRNA-146a[J]. J Immunol, 188(11): 5293-5302.

Baltimore D, Boldin M P, O'Connell R M, et al. 2008. MicroRNAs: new regulators of immune cell development and function[J]. Nat Immunol, 9(8): 839-845.

Bandres J C, Ratner L. 1994. Human immunodeficiency virus type 1 nef protein down-regulates transcription factors NF-κB and AP-1 in human T cells *in vitro* after T-cell receptor stimulation[J]. J Virol, 68(5): 3243-3249.

Bandyopadhyay S, Lane T, Venugopal R, et al. 2013. MicroRNA-133a-1 regulates inflammasome activation through uncoupling protein-2[J]. Biochem Biophys Res Commun, 439(3): 407-412.

Baril M, Es-Saad S, Chatel-Chaix L, et al. 2013. WNT/CTNNB1 signaling pathway as negative regulator of virus-induced innate immune responses[J]. PLoS Pathog, 9(6): e1003416.

Barriocanal M, Carnero E, Segura V, et al. 2015. Long non-coding RNA BST2/BISPR is induced by IFN and regulates the expression of the antiviral factor tetherin[J]. Front Immunol, 5: 655.

Bartel D P. 2009. MicroRNAs: target recognition and regulatory functions[J]. Cell, 136(2): 215-233.

Barth S, Pfuhl T, Mamiani A, et al. 2008. Epstein-Barr virus-encoded microRNA miR-BART2 downregulates the viral DNA polymerase BALF5[J]. Nucleic Acids Res, 36(2): 666-675.

Barton G M, Medzhitov R. 2002. Control of adaptive immune responses by Toll-like receptors[J]. Curr Opin Immunol, 14(3): 380-383.

Basler C F. 2012. Nipah and hendra virus interactions with the innate immune system[J]. Curr Top Microbiol Immunol, 359: 123-152.

Basler C F, Amarasinghe G K. 2009. Evasion of interferon responses by ebola and marburg viruses[J]. J Interferon Cytokine Res, 29(9): 511-520.

Basler C, Mikulasova A, Martinez-Sobrido L, et al. 2003. The Ebola virus VP35 protein inhibits activation of interferon regulatory factor 3[J]. J Virol, 77(14): 7945-7956.

Batista P J, Chang H Y. 2013. Long noncoding RNAs: cellular address codes in development and disease[J]. Cell, 152(6): 1298-1307.

Bauernfeind F, Rieger A, Schildberg F A, et al. 2012. NLRP3 inflammasome activity is negatively controlled by miR-223[J]. J Immunol, 189(8): 4175-4181.

Bauman Y, Nachmani D, Vitenshtein A, et al. 2011. An identical miRNA of the human JC and BK polyoma viruses targets the stress-induced ligand ULBP3 to escape immune elimination[J]. Cell Host Microbe, 9(2): 93-102.

Baydoun H H, Bellon M, Nicot C. 2008. HTLV-1 Yin and Yang: rex and p30 master regulators of viral mRNA trafficking[J]. AIDS Reviews, 10(4): 195-204.

Bazzoni F, Rossato M, Fabbri M, et al. 2009. Induction and regulatory function of miR-9 in human monocytes and neutrophils exposed to proinflammatory signals[J]. Proc Natl Acad Sci USA, 106(13): 5282-5287.

Benakanakere M R, Li Q, Eskan M A, et al. 2009. Modulation of TLR2 protein expression by miR-105 in human oral keratinocytes[J]. J Biol Chem, 284(34): 23 107-23 115.

Bex F, Gaynor R B. 1998. Regulation of gene expression by HTLV- I tax protein[J]. Methods, 16(1): 83-94.

Bhanja Chowdhury J, Shrivastava S, Steele R, et al. 2012. Hepatitis C virus infection modulates expression of interferon stimulatory gene IFITM1 by upregulating miR-130A[J]. J Virol, 86(18): 10 221-10 225.

Bidet K, Dadlani D, Garcia-Blanco M A. 2014. G3BP1, G3BP2 and CAPRIN1 are required for translation of interferon stimulated mRNAs and are targeted by a dengue virus non-coding RNA[J]. PLoS Pathog, 10(7): e1004242.

Bieback K, Lien E, Klagge I M, et al. 2002. Hemagglutinin protein of wild-type measles virus activates Toll-like receptor 2 signaling[J]. J Virol, 76(17): 8729-8736.

Boasso A, Vaccari M, Nilsson J, et al. 2006. Do regulatory t-cells play a role in AIDS pathogenesis[J]. AIDS Rev, 8(3): 141-147.

Boehme K W, Guerrero M, Compton T. 2006. Human cytomegalovirus envelope glycoproteins B and H are necessary for TLR2 activation in permissive cells[J]. J Immunol, 177(10): 7094-7102.

Boldin M P, Taganov K D, Rao D S, et al. 2011. miR-146a is a significant brake on autoimmunity, myeloproliferation, and cancer in mice[J]. J Exp Med, 208(6): 1189-1201.

Boone D L, Turer E, Lee E G, et al. 2004. The ubiquitin-modifying enzyme A20 is required for termination of Toll-like receptor responses[J]. Nat Immunol, 6(1): 1052-1060.

Borah S, Darricarrère N, Darnell A, et al. 2011. A viral nuclear noncoding RNA binds re-localized poly(A)binding protein and is required for late KSHV gene expression[J]. PLoS Pathog, 7: e1002300.

Bour S, Perrin C, Akari H, et al. 2001. The human immunodeficiency virus type 1 Vpu protein inhibits NF-κB activation by interfering with βTrCP-mediated degradation of IκB[J]. J Biol Chem, 276(19): 15 920-15 928.

Bouvet M, Imbert I, Subissi L, et al. 2012. RNA 30-end mismatch excision by the severe acute respiratory syndrome coronavirus nonstructural protein nsp10/nsp14 exoribonuclease complex[J]. Proc Natl Acad Sci USA, 109(24): 9372-9377.

Bowie A G, Unterholzner L. 2008. Viral evasion and subversion of pattern recognition receptor signalling[J]. Nat Rev Immunol, 8(12): 911-922.

Briese T, Paweska J T, McMullan L K, et al. 2009. Genetic detection and characterization of Lujo virus, a new hemorrhagic fever-associated arenavirus from southern Africa[J]. PLoS Pathog, 5(5): e1000455.

Brint E K, Xu D, Liu H, et al. 2004. ST2 is an inhibitor of interleukin 1 receptor and Toll-like receptor 4 signaling and maintains endotoxin tolerance[J]. Nat Immunol, 5(4): 373-379.

Broadbent K M, Park D, Wolf A R, et al. 2011. A global transcriptional analysis of *Plasmodium falciparum* malaria reveals a novel family of telomere-associated lncRNAs[J]. Genome Biol, 12(6): R56.

Brown C J, Ballabio A, Rupert J L, et al. 1991. A gene from the region of the human X inactivation centre is expressed exclusively from the inactive X chromosome[J]. Nature, 349: 38-44.

Broz P, Monack D M. 2013. Newly described pattern recognition receptors team up against intracellular pathogens[J]. Nat Rev Immunol, 13: 551-565.

Cai X, Lu S, Zhang Z, et al. 2005. Kaposi's sarcoma-associated herpesvirus expresses an array of viral microRNAs in latently infected cells[J]. Proc Natl Acad Sci USA, 102(15): 5570-5575.

Cameron J E, Yin Q Y, Fewell C, et al. 2008. The Epstein-Barr virus latent membrane protein 1(LMP1)induces cellular microRNA-146a, a modulator of lymphocyte signaling pathways[J]. J Virol, 82(4): 1946-1958.

Campbell M, Kim K Y, Chang P C, et al. 2014a. A lytic viral long noncoding RNA modulates the function of a latent protein[J]. J Virol, 88(3): 1843-1848.

Campbell M, Kung H J, Izumiya Y. 2014b. Long non-coding RNA and epigenetic gene regulation of KSHV[J]. Viruses, 6(11): 4165-4177.

Capodagli G C, McKercher M A, Baker E A, et al. 2011. Structural analysis of a viral ovarian tumor domain protease from the Crimean-Congo hemorrhagic fever virus in complex with covalently bonded ubiquitin[J]. J Virol, 85[J]: 3621-3630.

Cárdenas W B, Loo Y M, Gale M Jr, et al. 2006. Ebola virus VP35 protein binds double-stranded RNA and inhibits alpha/beta interferon production induced by RIG-I signaling[J]. J Virol, 80(11): 5168-5178.

Carnec X, Baize S, Reynard S, et al. 2011. Lassa virus nucleoprotein mutants generated by reverse genetics induce a robust type I interferon response in human dendritic cells and macrophages[J]. J Virol, 85(22): 12 093-12 097.

Carnero E, Barriocanal M, Segura V, et al. 2014. Type I interferon regulates the expression of long non-coding RNAs[J]. Front Immunol, 5: 548.

Carnero E, Fortes P. 2016. HCV infection, IFN response and the coding and non-coding host cell genome[J]. Virus Res, 212: 85-102.

Carpenter S. 2015. Editorial: functions of non-coding RNA in innate immunity[J]. Front Immunol, 6: 622.

Carpenter S. 2016a. Long noncoding RNA: novel links between gene expression and innate immunity[J]. Virus Res, 212: 137-145.

Carpenter S. 2016b. Determining the function of long noncoding RNA in innate immunity[J]. Methods Mol Biol, 1390: 183-195.

Carpenter S, Aiello D, Atianand M K, et al. 2013. A long noncoding RNA mediates both activation and repression of immune response genes[J]. Science, 341(6147): 789-792.

Carpenter S, O'Neill L A. 2007. How important are Toll-like receptors for antimicrobial responses[J]. Cell Microbiol, 9(8): 1891-1901.

Carrero J A. 2013. Confounding roles for type I interferons during bacterial and viral pathogenesis[J]. Int Immunol, 25(12):

663-669.
Carthew R W, Sontheimer E J. 2009. Origins and mechanisms of miRNAs and siRNAs[J]. Cell, 136(4): 642-655.
Carty M, Goodbody R, Schroder M, et al. 2006. The human adaptor SARM negatively regulates adaptor protein TRIF-dependent Toll-like receptor signaling[J]. Nat Immunol, 7(10): 1074-1081.
Casero D, Sandoval S, Seet C S, et al. 2015. Long non-coding RNA profiling of human lymphoid progenitor cells reveals transcriptional divergence of B cell and T cell lineages[J]. Nat Immunol, 16(12): 1282-1291.
Cazalla D, Yario T, Steitz J A. 2010. Down-regulation of a host microRNA by a herpesvirus saimiri noncoding RNA[J]. Science, 328(5985): 1563-1566.
Ceppi M, Pereira P M, Dunand-Sauthier I, et al. 2009. MicroRNA-155 modulates the interleukin-1 signaling pathway in activated human monocyte-derived dendritic cells[J]. Proc Natl Acad Sci USA, 106(8): 2735-2740.
Chan J, Atianand M, Jiang Z, et al. 2015. Cutting edge: a natural antisense transcript, AS-IL1α, controls inducible transcription of the proinflammatory cytokine IL-1α[J]. J Immunol, 195(4): 1359-1363.
Chan R W, Chan M C, Agnihothram S, et al. 2013. Tropism of and innate immune responses to the novel human betacoronavirus lineage C virus in human *ex vivo* respiratory organ cultures[J]. J Virol, 87(12): 6604-6614.
Chang C K, Hsu Y L, Chang Y H, et al. 2009a. Multiple nucleic acid binding sites and intrinsic disorder of severe acute respiratory syndrome coronavirus nucleocapsid protein: implications for ribonucleocapsid protein packaging[J]. J Virol, 83(5): 2255-2264.
Chang S, Dolganiuc A, Szabo G. 2007. Toll-like receptors 1 and 6 are involved in TLR2-mediated macrophage activation by hepatitis C virus core and NS3 proteins[J]. J Leukoc Biol, 82(3): 479-487.
Chang T H, Kubota T, Matsuoka M, et al. 2009b. Ebola zaire virus blocks type Ⅰ interferon production by exploiting the host SUMO modification machinery[J]. PLoS Pathog, 5(6): e1000493.
Chang T H, Liao C L, Lin Y L. 2006. Flavivirus induces interferon-beta gene expression through a pathway involving RIG-Ⅰ-dependent IRF-3 and PI3K dependent NF-kappaB activation[J]. Microbes Infect, 8(1): 157-171.
Charley P A, Wilusz J. 2016. Standing your ground to exoribonucleases: function of flavivirus long non-coding RNAs[J]. Virus Res, 212: 70-77.
Charoenthongtrakul S, Gao L, Parvatiyar K, et al. 2013. RING finger protein 11 targets TBK1/IKKi kinases to inhibit antiviral signaling[J]. PLoS ONE, 8(1): e53717.
Charrel R N, Coutard B, Baronti C, et al. 2011. Arenaviruses and hantaviruses: from epidemiology and genomics to antivirals[J]. Antivir Res, 90(2): 102-114.
Chen C Z, Schaffert S, Fragoso R, et al. 2013a. Regulation of immune responses and tolerance: the microRNA perspective[J]. Immunol Rev, 253(1): 112-128.
Chen K, Huang J, Zhang C, et al. 2006. Alpha interferon potently enhances the anti-human immunodeficiency virus type 1 activity of APOBEC3G in resting primary CD4 T cells[J]. J Virol, 80(15): 7645-7657.
Chen R, Alvero A B, Silasi D A, et al. 2008. Regulation of IKKbeta by miR-199a affects NF-kappaB activity in ovarian cancer cells[J]. Oncogene, 27(34): 4712-4723.
Chen X M, Splinter P L, O'Hara S P, et al. 2007. A cellular micro-RNA, let-7i, regulates Toll-like receptor 4 expression and contributes to cholangiocyte immune responses against *Cryptosporidium parvum* infection[J]. J Biol Chem, 282(39): 28 929-28 938.
Chen Y, Chen J, Wang H, et al. 2013b. HCV-induced miR-21 contributes to evasion of host immune system by targeting MyD88 and IRAK1[J]. PLoS Pathogens, 9(4): e1003248.
Cheng Y, Kuang W, Hao Y, et al. 2012. Downregulation of miR-27a and miR-532-5p and upregulation of miR-146a and miR-155 in LPS-induced RAW264.7 macrophage cells[J]. Inflammation, 35(4): 1308-1313.
Chi H, Barry S P, Roth R J, et al. 2006. Dynamic regulation of pro- and anti-inflammatory cytokines by MAPK phosphatase 1(MKP-1)in innate immune responses[J]. Proc Natl Acad Sci USA, 103(7): 2274-2279.
Childs K S, Andrejeva J, Randall R E, et al. 2009. Mechanism of mda-5 inhibition by paramyxovirus V proteins[J]. J Virol, 83(3): 1465-1473.
Childs K, Randall R, Goodbourn S, 2012. Paramyxovirus V proteins interact with the RNA helicase LGP2 to inhibit RIG-I-dependent interferon induction[J]. J Virol, 86(7): 3411-3421.
Childs K, Stock N, Ross C, et al. 2007. Mda-5, but not RIG-Ⅰ, is a common target for paramyxovirus V proteins[J]. Virology, 359(1): 190-200.
Chiu Y L, Greene W C. 2006. APOBEC3 cytidine deaminases: distinct antiviral actions along the retroviral life cycle[J]. J Biol Chem, 281(13): 8309-8312.
Choy E Y, Siu K L, Kok K H, et al. 2008. An Epstein-Barr virus-encoded microRNA targets PUMA to promote host cell survival[J]. J Exp Med, 205(11): 2551-2560.

Cirone M, Lucania G, Aleandri S, et al. 2008. Suppression of dendritic cell differentiation through cytokines released by primary effusion lymphoma cells[J]. Immunol Lett, 120(1-2): 37-41.

Clementz M A, Chen Z, Banach B S, et al. 2010. Deubiquitinating and interferon antagonism activities of coronavirus papainlike proteases[J]. J Virol, 84(9): 4619-4629.

Clemson C M, Hutchinson J N, Sara S A, et al. 2009. An architectural role for a nuclear noncoding RNA: NEAT1 RNA is essential for the structure of paraspeckles[J]. Mol Cell, 33(6): 717-726.

Coll R C, O'Neill L A. 2010. New insights into the regulation of signalling by toll-like receptors and nod-like receptors[J]. J Innate Immun, 2(5): 406-421.

Collier S P, Collins P L, Williams C L, et al. 2012. Cutting edge: influence of Tmevpg1, a long intergenic noncoding RNA, on the expression of Ifng by Th1 cells[J]. J Immunol, 189(5): 2084-2088.

Collier S P, Henderson M A, Tossberg J T, et al. 2014. Regulation of the Th1 genomic locus from Ifng through Tmevpg1 by T-bet[J]. J Immunol, 193(8): 3959-3965.

Conrad N K. 2016. New insights into the expression and functions of the Kaposi's sarcoma-associated herpesvirus long noncoding PAN RNA[J]. Virus Res, 212: 53-63.

Cook H L, Lytle J R, Mischo H E, et al. 2005. Small nuclear RNAs encoded by herpesvirus saimiri upregulate the expression of genes linked to T cell activation in virally transformed T cells[J]. Curr Biol, 15(10): 974-979.

Corinti S, Albanesi C, La Sala A, et al. 2001. Regulatory activity of autocrine IL-10 on dendritic cell functions[J]. J Immunol, 166(7): 4312-4318.

Costinean S, Sandhu S K, Pedersen I M, et al. 2009. Src homology 2 domain-containing inositol-5-phosphatase and CCAAT enhancer-binding protein beta are targeted by miR-155 in B cells of Emicro-MiR-155 transgenic mice[J]. Blood, 114(7): 1374-1382.

Cox J E, Sullivan C S. 2014. Balance and stealth: the role of noncoding RNAs in the regulation of virus gene expression[J]. Annu Rev Virol, 1(1): 89-109.

Cremer T J, Ravneberg D H, Clay C D, et al. 2009. MiR-155 induction by *F. novicida* but not the virulent *F. tularensis* results in SHIP down-regulation and enhanced pro-inflammatory cytokine response[J]. PLoS ONE, 4(12): e8508.

Cui H, Xie N, Tan Z, et al. 2014. The human long noncoding RNA lnc-IL7R regulates the inflammatory response[J]. Eur J Immunol, 44(7): 2085-2095.

Cullen B R. 2013. MicroRNAs as mediators of viral evasion of the immune system[J]. Nat Immunol, 14(3): 205-210.

Curtale G, Mirolo M, Renzi T A, et al. 2013. Negative regulation of Toll-like receptor 4 signaling by IL-10-dependent microRNA-146b[J]. Proc Natl Acad Sci USA, 110(28): 11 499-11 504.

da Conceicao T M, Rust N M, Berbel A C, et al. 2013. Essential role of RIG- I in the activation of endothelial cells by dengue virus[J]. Virology, 435(2): 281-292.

Dai L, Gu L, Di W. 2012. MiR-199a attenuates endometrial stromal cell invasiveness through suppression of the IKKβ/NF-κB pathway and reduced interleukin-8 expression[J]. Mol Hum Reprod, 18(3): 136-145.

Das A, Dinh P X, Panda D, et al. 2014. Interferon-inducible protein IFI35 negatively regulates RIG-I antiviral signaling and supports vesicular stomatitis virus replication[J]. J Virol, 88(6): 3103-3113.

Datta A, Sinha-Datta U, Dhillon N K, et al. 2006. The HTLV- I p30 interferes with TLR4 signaling and modulates the release of pro-and anti-inflammatory cytokines from human macrophages[J]. J Biol Chem, 281(33): 23 414-23 424.

Dave R K, Dinger M E, Andrew M, et al. 2013. Regulated expression of PTPRJ/CD148 and an antisense long noncoding RNA in macrophages by proinflammatory stimuli[J]. PLoS ONE, 8(6): e68306.

de Groot R J, Baker S C, Baric R S, et al. 2013. Middle east respiratory syndrome coronavirus(MERS-CoV)； announcement of the coronavirus study group[J]. J Virol, 87(14): 7790-7792.

de Wilde A H, Raj V S, Oudshoorn D, et al. 2013. MERS-coronavirus replication induces severe *in vitro* cytophatology and is strongly inhibited by cyclosporin A or interferon-a treatment[J]. J Gen Virol, 94(8): 1749-1760.

Delgado S, Erickson B R, Agudo R, et al. 2008. Chapare virus, a newly discovered arenavirus isolated from a fatal hemorrhagic fever case in Bolivia[J]. PLoS Pathog, 4(4): e1000047.

Delgado-Lopez F, Horwitz M S. 2006. Adenovirus RIDαβ complex inhibits lipopolysaccharide signaling without altering TLR4 cell surface expression[J]. J Virol, 80(13): 6378-6386.

Demarchi F, Gutierrez M I, Giacca M. 1999. Human immunodeficiency virus type 1 Tat protein activates transcription factor NF-κB through the cellular interferon inducible, double-stranded RNA-dependent protein kinase, PKR[J]. J Virol, 73(8): 7080-7086.

den Dunnen J, Gringhuis S I, Geijtenbeek T B. 2009. Innate signaling by the C-type lectin DC-SIGN dictates immune responses[J]. Cancer Immunol Immunother, 58(7): 1149-1157.

Deng H P, Chen L, Fan T, et al. 2015. Long non-coding RNA HOTTIP promotes tumor growth and inhibits cell apoptosis in lung

cancer[J]. Cell Mol Biol (Noisy-le-grand), 61(4): 34-40.
Deshmane S L, Kremlev S, Amini S, et al. 2009. Monocyte chemoattractant protein-1(MCP-1): an overview[J]. J Interferon Cytokine Res, 29(6): 313-326.
Devaraj S G, Wang N, Chen Z, et al. 2007. Regulation of IRF-3-dependent innate immunity by the papain-like protease domain of the severe acute respiratory syndrome coronavirus[J]. J Biol Chem, 282(44): 32 208-32 221.
Diehl G E, Yue H H, Hsieh K, et al. 2004. TRAIL-R as a negative regulator of innate immune cell responses[J]. Immunity, 21(6): 877-889.
Dijkstra J M, Ballingall K T. 2014. Non-human lnc-DC orthologs encode Wdnm1-like protein[J]. F1000Res, 3: 160.
DiPerna G, Stack J, Bowie A G, et al. 2004. Poxvirus protein N1L targets the I-κB kinase complex, inhibits signaling to NF-κB by the tumor necrosis factor superfamily of receptors, and inhibits NF-κB and IRF3 signaling by Toll-like receptors[J]. J Biol Chem, 279(35): 36 570-36 578.
Dirmeier U, Hoffmann R, Kilger E, et al. 2005. Latent membrane protein 1 of Epstein-Barr virus coordinately regulates proliferation with control of apoptosis[J]. Oncogene, 24(10): 1711-1717.
Divanovic S, Trompette A, Atabani S F, et al. 2005. Inhibition of TLR-4/MD-2 signaling by RP105/MD-1[J]. J Endotoxin Res, 11(6): 363-368.
Djebali S, Davis C A, Merkel A, et al. 2012. Landscape of transcription in human cells[J]. Nature, 489(7414): 101-108.
Dölken L, Malterer G, Erhard F, et al. 2010. Systematic analysis of viral and cellular microRNA targets in cells latently infected with human gamma-herpesviruses by RISC immunoprecipitation assay[J]. Cell Host Microbe, 7(4): 324-334.
Donelan N R, Basler C F, Garcia-Sastre A. 2003. A recombinant influenza A virus expressing an RNA-binding-defective NS1 protein induces high levels of beta interferon and is attenuated in mice[J]. J Virol, 77(24): 13 257-13 266.
Doolittle W F. 2013. Is junk DNA bunk? A critique of ENCODE[J]. Proc Natl Acad Sci USA, 110(14): 5294-5300.
Dreyfuss G, Kim V N, Kataoka N. 2002. Messenger-RNA-binding proteins and the messages they carry[J]. Nat Rev Mol Cell Biol, 3(3): 195-205.
Duan Y, Zhou B, Su H, et al. 2013. miR-150 regulates high glucose-induced cardiomyocyte hypertrophy by targeting the transcriptional co-activator p300[J]. Exp Cell Res, 319(3): 173-184.
Dudek S E, Wixler L, Nordhoff C, et al. 2011. The influenza virus PB1-F2 protein has interferon antagonistic activity[J]. Biol Chem, 392(12): 1135-1144.
Eaton B T, Broder C C, Middleton D, et al. 2006. Hendra and Nipah viruses: different and dangerous[J]. Nat Rev Microbiol, 4(1): 23-35.
Eichler R, Strecker T, Kolesnikova L, et al. 2004. Characterization of the Lassa virus matrix protein Z: electron microscopic study of virus-like particles and interaction with the nucleoprotein(NP)[J]. Virus Res, 100(2): 249-255.
Eickhoff J, Hanke M, Stein-Gerlach M, et al. 2004. RICK activates a NF-κB-dependent anti-human cytomegalovirus response[J]. J Biol Chem, 279(10): 9642-9652.
El Gazzar M, McCall C E. 2010. MicroRNAs distinguish translational from transcriptional silencing during endotoxin tolerance[J]. J Biol Chem, 285(27): 20 940-20 951.
Elliott R M, Weber F. 2009. Bunyaviruses and the type Ⅰ interferon system[J]. Viruses, 1(3): 1003-1021.
Fabian M R, Sonenberg N, Filipowicz W. 2010. Regulation of mRNA translation and stability by microRNAs[J]. Annu Rev Biochem, 79: 351-379.
Fabozzi G, Nabel C S, Dolan M A, et al. 2011. Ebola virus proteins suppress the effects of small interfering RNA by direct interaction with the mammalian RNA interference pathway[J]. J Virol, 85(6): 2512-2523.
Fan L, Briese T, Lipkin W I. 2010. Z proteins of new world arenaviruses bind RIG-Ⅰ and interfere with type Ⅰ interferon induction[J]. J Virol, 84(4): 1785-1791.
Fang Y, Shi C, Manduchi E, et al. 2010. MicroRNA-10 a regulation of proinflammatory phenotype in athero-susceptible endothelium *in vivo* and *in vitro*[J]. Proc Natl Acad Sci USA, 107(30): 13 450-13 455.
Fearns C, Pan Q, Mathison J C, et al. 2006. Triad3A regulates ubiquitination and proteasomal degradation of RIP1 following disruption of Hsp90 binding[J]. J Biol Chem, 281(45): 34 592-34 600.
Fehling S K, Lennartz F, Strecker T. 2012. Multifunctional nature of the arenavirus RING finger protein Z[J]. Viruses, 4(11): 2973-3011.
Fernández-Fernández L, Bellido-Martín L, García de Frutos P. 2008. Growth arrest-specific gene 6(GAS6). An outline of its role in haemostasis and inflammation[J]. Thromb Haemost, 100(4): 604-610.
Fernandez-Sesma A, Marukian S, Ebersole B J, et al. 2006. Influenza virus evades innate and adaptive immunity via the NS1 protein[J]. J Virol, 80(13): 6295-6304.
Filipowicz W, Bhattacharyya S N, Sonenberg N. 2008. Mechanisms of post-transcriptional regulation by microRNAs: are the answers in sight[J]? Nat Rev Genet, 9(2): 102-114.
Fitzgerald K A, Caffrey D R. 2014. Long noncoding RNAs in innate and adaptive immunity[J]. Curr Opin Immunol, 26: 140-146.

Foley N H, O'Neill L A. 2012. miR-107: a Toll-like receptor-regulated miRNA dysregulated in obesity and type Ⅱ diabetes[J]. J Leukoc Biol, 92(3): 521-527.

Fortes P, Morris K V. 2016. Long noncoding RNAs in viral infections[J]. Virus Res, 212: 1-11.

Fredericksen B L, Gale M Jr. 2006. West Nile virus evades activation of interferon regulatory factor 3 through RIG-I-dependent and-independent pathways without antagonizing host defense signaling[J]. J Virol, 80(6): 2913-2923.

Fredericksen B L, Keller B C, Fornek J, et al. 2008. Establishment and maintenance of the innate antiviral response to west Nile virus involves both RIG-I and MDA5 signaling through IPS-1[J]. J Virol, 82(2): 609-616.

Freundt E C, Yu L, Park E, et al. 2009. Molecular determinants for subcellular localization of the severe acute respiratory syndrome coronavirus open reading frame 3b protein[J]. J Virol, 83(13): 6631-6640.

Frias-Staheli N, Giannakopoulos N V, Kikkert M, et al. 2007. Ovarian tumor domain-containing viral proteases evade ubiquitin-and ISG15-dependent innate immune responses[J]. Cell Host Microbe, 2(6): 404-416.

Frieman M, Ratia K, Johnston R E, et al. 2009. Severe acute respiratory syndrome coronavirus papain-like protease ubiquitin-like domain and catalytic domain regulate antagonism of IRF3 and NF-kappaB signaling[J]. J Virol, 83(13): 6689-6705.

Fu X D. 2014. Non-coding RNA: a new frontier in regulatory biology[J]. Natl Sci Rev, 1(2): 190-204.

Fujita S, Ito T, Mizutani T, et al. 2008. miR-21 gene expression triggered by AP-1 is sustained through a double-negative feedback mechanism[J]. J Mol Biol, 378(3): 492-504.

Fukumoto R, Dundr M, Nicot C, et al. 2007. Inhibition of T-cell receptor signal transduction and viral expression by the linker for activation of T cells-interacting p12I protein of human T cell leukemia/lymphoma virus type 1[J]. J Virol, 81(17): 9088-9099.

Gabhann J N, Higgs R, Brennan K, et al. 2010. Absence of SHIP-1 results in constitutive phosphorylation of tank-binding kinase 1 and enhanced TLR3-dependent IFN-beta production[J]. J Immunol, 184(5): 2314-2320.

Gack M U, Albrecht R A, Urano T, et al. 2009. Influenza A virus NS1 targets the ubiquitin ligase TRIM25 to evade recognition by the host viral RNA sensor RIG-Ⅰ[J]. Cell Host Microbe, 5(5): 439-449.

Gack M U, Kirchhofer A, Shin Y C, et al. 2008. Roles of RIG-Ⅰ N-terminal tandem CARD and splice variant in TRIM25-mediated antiviral signal transduction[J]. Proc Natl Acad Sci USA, 105(43): 16 743-16 748.

Gack M U, Shin Y C, Joo C H, et al. 2007. TRIM25 RING-finger E3 ubiquitin ligase is essential for RIG-I-mediated antiviral activity[J]. Nature, 446(7138): 916-920.

Garcin D, Lezzi M, Dobbs M, et al. 1995. The 5′ ends of Hantaan virus (Bunyaviridae) RNAs suggest a prime and-Realign mechanism for the initiation of RNA synthesis[J]. J Virol, 69(9): 5754-5762.

Garg M, Potter J A, Abrahams V M. 2013. Identification of microRNAs that regulate TLR2-mediated trophoblast apoptosis and inhibition of IL-6 mRNA[J]. PLoS ONE, 8(10): e77249.

Gatto G, Rossi A, Rossi D, et al. 2008. Epstein-Barr virus latent membrane protein 1 trans-activates miR-155 transcription through the NF-kappab pathway [J]. Nucleic Acids Res, 36(20): 6608-6619.

Gaudreault E, Fiola S, Olivier M, et al. 2007. Epstein-Barr virus induces MCP-1 secretion by human monocytes via TLR2[J]. J Virol, 81(15): 8016-8024.

Ghasemi H, Ghazanfari T, Yaraee R, et al. 2011. Roles of IL-8 in ocular inflammations: a review[J]. Ocul Immunol Inflamm, 19(6): 401-412.

Gillespie L K, Hoenen A, Morgan G, et al. 2010. The endoplasmic reticulum provides the membrane platform for biogenesis of the flavivirus replication complex[J]. J Virol, 84(20): 10 438-10 447.

Golden-Mason L, Palmer B, Klarquist J, et al. 2007. Upregulation of PD-1 expression on circulating and intrahepatic hepatitis C virus specific $CD8^+$ T cells associated with reversible immune dysfunction[J]. J Virol, 81(17): 9249-9258.

Gomez J A, Wapinski O L, Yang Y W, et al. 2013. The NeST long ncRNA controls microbial susceptibility and epigenetic activation of the interferon-γ locus[J]. Cell, 152(4): 743-754.

Gori-Savellini G, Valentini M, Cusi M G. 2013. Toscana virus Nss protein inhibits the induction of type Ⅰ Interferon by interacting with RIG-I[J]. J Virol, 87(12): 6660-6667.

Gottwein E, Cullen B R. 2010. A human herpesvirus microRNA inhibits p21 expression and attenuates p21-mediated cell cycle arrest[J]. J Virol, 84(10): 5229-5237.

Gould E A, Solomon T. 2008. Pathogenic flaviviruses[J]. Lancet, 371(9611): 500-509.

Gregory D, Hargett D, Holmes D, et al. 2004. Efficient replication by herpes simplex virus type 1 involves activation of the IκB kinase-IκB-p65 pathway[J]. J Virol, 78(24): 13 582-13 590.

Grey F, Tirabassi R, Meyers H, et al. 2010. A viral microRNA down-regulates multiple cell cycle genes through mRNA 5′UTRs[J]. PLoS Pathog, 6(6): e1000967.

Grundhoff A, Sullivan C S. 2011. Virus-encoded microRNAs[J]. Virology, 411: 325-343.

Guo H, Chen X, Hu G, et al. 2013b. The regulation of Toll-like receptor 2 by miR-143 suppresses the invasion and migration of a subset of human colorectal carcinoma cells[J]. Molecular Cancer, 12: 77.

Guo X K, Zhang Q, Gao L, et al. 2013a. Increasing expression of microRNA 181 inhibits porcine reproductive and respiratory syndrome virus replicationand has implications for controlling virus infection[J]. J Virol, 87(2): 1159-1171.

Guo Z, Chen L M, Zeng H, et al. 2007. NS1 protein of influenza A virus inhibits the function of intracytoplasmic pathogen sensor, RIG-Ⅰ[J]. Am J Respir Cell Mol Biol, 36(3): 263-269.

Guttman M, Amit I, Garber M, et al. 2009. Chromatin signature reveals over a thousand highly conserved large non-coding RNAs in mammals[J]. Nature, 458(7235): 223-227.

Guttman M, Rinn J L. 2012. Modular regulatory principles of large non-coding RNAs[J]. Nature, 482(7385): 339-346.

Guttman M, Russell P, Ingolia N T, et al. 2013. Ribosome profiling provides evidence that large noncoding RNAs do not encode proteins[J]. Cell, 154(1): 240-251.

Ha M, Kim V N. 2014. Regulation of microRNA biogenesis[J]. Nat Rev Mol Cell Biol, 15(8): 509-524.

Habjan M, Andersson I, Klingstrom J, et al. 2008. Processing of genome 50 termini as a strategy of negative strand RNA viruses to avoid RIG-Ⅰ-dependent interferon induction[J]. PLoS ONE, 3(4): e2032.

Haehnel V, Schwarzfischer L, Fenton M J, et al. 2002. Transcriptional regulation of the human Toll-like receptor 2 gene in monocytes and macrophages[J]. J Immunol, 168(11): 5629-5637.

Hafizi S, Dahlback B. 2006. Gas6 and protein S. Vitamin K-dependent ligands for the Axl receptor tyrosine kinase subfamily[J]. FEBS J, 273(23): 5231-5244.

Hahm B, Cho J H, Oldstone M B. 2007. Measles virus dendritic cell interaction via SLAM inhibits innate immunity: selective signaling through TLR4 but not other TLRs mediates suppression of IL-12 synthesis[J]. Virology, 358(2): 251-257.

Hale B G, Randall R E, Ortin J, et al. 2008. The multifunctional NS1 protein of influenza A viruses[J]. J Gen Virol, 89(10): 2359-2376.

Han C, Jin J, Xu S, et al. 2010. Integrin CD11b negatively regulates TLR-triggered inflammatory responses by activating Syk and promoting degradation of MyD88 and TRIF via Cbl-b[J]. Nat Immunol, 11: 734-742.

Haneklaus M, Gerlic M, Kurowska-Stolarska M, et al. 2012. Cutting edge: miR-223 and EBV miR-BART15 regulate the NLRP3 inflammasome and IL-1β production[J]. J Immunol, 189(8): 3795-3799.

Hariharan M, Scaria V, Pillai B, et al. 2005. Targets for human encoded microRNAs in HIV genes[J]. Biochem Biophys Res Commun, 337(4): 1214-1218.

Harmon B, Kozina C, Maar D, et al. 2013. Identification of critical amino acids within the nucleoprotein of Tacaribe virus important for anti-interferon activity[J]. J Biol Chem, 288(12): 8702-8711.

Harte M T, Haga I R, Maloney G, et al. 2003. The poxvirus protein A52R targets Toll-like receptor signaling complexes to suppress host defense[J]. Exp Med, 197(3): 343-351.

Hartman A L, Dover J E, Towner J S, et al. 2006. Reverse genetic generation of recombinant zaire Ebola viruses containing disrupted IRF-3 inhibitory domains results in attenuated virus growth *in vitro* and higher levels of IRF-3 activation without inhibiting viral transcription or replication[J]. J Virol, 80(13): 6430-6440.

Hartman A L, Towner J S, Nichol S T. 2010. Ebola and marburg hemorrhagic fever[J]. Clin Lab Med, 30: 161-177.

Hartman A, Bird B, Towner J, et al. 2008a. Inhibition of IRF-3 activation by VP35 is critical for the high level of virulence of Ebola virus[J]. J Virol, 82(6): 2699-2704.

Hartman A, Ling L, Nichol S, et al. 2008b. Whole-genome expression profiling reveals that inhibition of host innate immune response pathways by Ebola virus can be reversed by a single amino acid change in the VP35 protein[J]. J Virol, 82(11): 5348-5358.

Hartman A, Towner J, Nichol S. 2004. A C-terminal basic amino acid motif of Zaire ebola virus VP35 is essential for type Ⅰ interferon antagonism and displays high identity with the RNA-binding domain of another interferon antagonist, the NS1 protein of influenza A virus[J]. Virology, 328(2): 177-184.

Hartman Z C, Black E P, Amalfitano A. 2007. Adenoviral infection induces a multi-faceted innate cellular immune response that is mediated by the Toll-like receptor pathway in A549 cells[J]. Virology, 358(2): 357-372.

Hass M, Gonitz U, Müller S, et al. 2004. Replicon system for Lassa virus[J]. J Virol, 78(24): 13 793-13 803.

Hastie K M, Kimberlin C R, Zandonatti M A, et al. 2011. Structure of the Lassa virus nucleoprotein reveals a dsRNA-specific 3′to 5′exonuclease activity essential for immune suppression[J]. Proc Natl Acad Sci USA, 108(6): 2396-2401.

Hatzivassiliou E G, Tsichritzis T, Mosialos G. 2005. Induction of apoptosis by rewiring the signal transduction of Epstein-Barr virus oncoprotein LMP1 toward caspase activation[J]. J Virol, 79(8): 5215-5219.

Hayman A, Comely S, Lackenby A, et al. 2006. Variation in the ability of human influenza A viruses to induce and inhibit the IFN-beta pathway[J]. Virology, 347(1): 52-64.

He X B, Jia H J, Jing Z Z, et al. 2013. Recognition of pathogen-associated nucleic acids by the intracellular toll-like receptors[J]. Acta Biochimica et Biophysica Sinica, 45: 240-257.

He X, Jing Z, Cheng G. 2014. MicroRNAs: new regulators of Toll-like receptor signalling pathways[J]. Biomed Res Int, doi:

10.1155/2014/945169.
Heikham R, Shankar R. 2010. Flanking region sequence information to refine microRNA target predictions[J]. J Biosci, 35(1): 105-118.
Heinz F X, Stiasny K. 2012. Flaviviruses and flavivirus vaccines[J]. Vaccine, 30(29): 4301-4306.
Heo I, Kim V N. 2009. Regulating the regulators: posttranslational modifications of RNA silencing factors[J]. Cell, 139(1): 28-31.
Heward J A, Lindsay M A. 2014. Long non-coding RNAs in the regulation of the immune response[J]. Trends Immunol, 35(9): 408-419.
Hornung V, Ellegast J, Kim S, et al. 2006. 50-triphosphate RNA is the ligand for RIG-Ⅰ[J]. Science, 314(5801): 994-997.
Horwood N J, Mahon T, McDaid J P, et al. 2003. Bruton's tyrosine kinase is required for lipopolysaccharide-induced tumor necrosis factor alpha production[J]. J Exp Med, 197(12): 1603-1611.
Hou J, Wang P, Lin L, et al. 2009. MicroRNA-146a feedback inhibits RIG-Ⅰ-dependent type Ⅰ IFN production in macrophages by targeting TRAF6, IRAK1, and IRAK2[J]. J Immunol, 183(3): 2150-2158.
Hu G, Tang Q, Sharma S, et al. 2013. Expression and regulation of intergenic long noncoding RNAs during T cell development and differentiation[J]. Nat Immunol, 14(11): 1190-1198.
Hu G, Zhou R, Liu J, et al. 2009. MicroRNA-98 and let-7 confer cholangiocyte expression of cytokine-inducible Src homology 2-containing protein in response to microbial challenge[J]. J Immunol, 183(3): 1617-1624.
Hu G, Zhou R, Liu J, et al. 2010. MicroRNA-98 and let-7 regulate expression of suppressor of cytokine signaling 4 in biliary epithelial cells in response to *Cryptosporidium parvum* infection[J]. J Infect Dis, 202(1): 125-135.
Huang C, Kolokoltsova O A, Yun N E, et al. 2012a. Junín virus infection activates the type Ⅰ interferon pathway in a RIG-Ⅰ-dependent manner[J]. PLoS Negl Trop Dis, 6(5): e1659.
Huang J F, Guo Y J, Zhao C X, et al. 2013. Hepatitis B virus X protein(HBx)-related long noncoding RNA(lncRNA)down-regulated expression by HBx(Dreh)inhibits hepatocellular carcinoma metastasis by targeting the intermediate filament protein vimentin[J]. Hepatology, 57(5): 1882-1892.
Huang J, Wang F, Argyris E, et al. 2007. Cellular microRNAs contribute to HIV-1 latency in resting primary $CD4^+$ T lymphocytes[J]. Nat Med, 13(10): 1241-1247.
Huang R S, Hu G Q, Lin B, et al. 2010. Microrna-155 silencing enhances inflammatory response and lipid uptake in oxidized low-density lipoprotein-stimulated human THP-1 macrophages[J]. J Investig Med, 58(8): 961-967.
Huang W, Thomas B, Flynn R A, et al. 2015. DDX5 and its associated lncRNA Rmrp modulate TH17 cell effector functions[J]. Nature, 528(7583): 517-522.
Huang Z, Chen X, Yu B, et al. 2012b. Cloning and functional characterization of rat stimulator of interferon genes(STING) regulated by miR-24[J]. Dev Comp Immunol, 37(3-4): 414-420.
Hui D S, Wong G W. 2004. Advancements in the battle against severe acute respiratory syndrome[J]. Expert Opin Pharmacother, 5(8): 1687-1693.
Hutchinson J N, Ensminger A W, Clemson C M, et al. 2007. A screen for nuclear transcripts identifies two linked noncoding RNAs associated with SC35 splicing domains[J]. BMC Genomics, 8: 39.
Iizasa H, Wulff B E, Alla N R, et al. 2010. Editing of Epstein-Barr virus-encoded BART6 microRNAs controls their dicer targeting and consequently affects viral latency[J]. J Biol Chem, 285(43): 33 358-33 370.
Ikegami T. 2012. Molecular biology and genetic diversity of Rift Valley fever virus[J]. Antiviral Res, 95(3): 293-310.
Iliopoulos D, Hirsch H A, Struhl K. 2009. An epigenetic switch involving NF-κB, Lin28, let-7 MicroRNA, and IL6 links inflammation to cell transformation[J]. Cell, 139(4): 693-706.
Iliopoulos D, Jaeger S A, Hirsch H A, et al. 2010. STAT3 activation of miR-21 and miR-181b-1 via PTEN and CYLD are part of the epigenetic switch linking inflammation to cancer[J]. Mol Cell, 39(4): 493-506.
Ilott N E, Heward J A, Roux B, et al. 2014. Long non-coding RNAs and enhancer RNAs regulate the lipopolysaccharideinduced inflammatory response in human monocytes[J]. Nat Commun, 5: 3979.
Ilott N E, Heward J A, Roux B, et al. 2015. Corrigendum: long non-coding RNAs and enhancer RNAs regulate the lipopolysaccharide-induced inflammatory response in human monocytes[J]. Nat Commun, 6: 6814.
Imam H, Bano A S, Patel P, et al. 2015. The lncRNA NRON modulates HIV-1 replication in a NFAT-dependent manner and is differentially regulated by early and late viral proteins[J]. Sci Rep, 5: 8639.
Imamura K, Akimitsu N. 2014. Long non-coding RNAs involved in immune responses[J]. Front Immunol, 5: 573.
Imamura K, Imamachi N, Akizuki G, et al. 2014. Long noncoding RNA NEAT1-dependent SFPQ relocation from promoter region to paraspeckle mediates IL8 expression upon immune stimuli[J]. Mol Cell, 53(3): 393-406.
Indoh T, Yokota S, Okabayashi T N, et al. 2007. Suppression of NF-κB and AP-1 activation in monocytic cells persistently infected with measles virus[J]. Virology, 361(2): 294-303.
Irie T, Kiyotani K, Igarashi T, et al. 2012. Inhibition of interferon regulatory factor 3 activation by paramyxovirus V protein[J]. J

Virol, 86(13): 7136-7145.

Iwai A, Shiozaki T, Kawai T, et al. 2010. Influenza A virus polymerase inhibits type Ⅰ interferon induction by binding to interferon beta promoter stimulator 1[J]. J Biol Chem, 285(42): 32 064-32 074.

Iwakiri D. 2016. Multifunctional non-coding Epstein-Barr virus encoded RNAs (EBERs) contribute to viral pathogenesis[J]. Virus Res, 212: 30-38.

Iwakiri D, Zhou L, Samanta M, et al. 2009. Epstein-Barr virus(EBV)-encoded small RNA is released from EBV-infected cells and activates signaling from Toll-like receptor 3[J]. J Exp Med, 206(10): 2091-2099.

Iwasaki A, Medzhitov R. 2010. Regulation of adaptive immunity by the innate immune system[J]. Nat Immunol, 327: 291-295.

Iwasaki A, Medzhitov R. 2015. Control of adaptive immunity by the innate immune system[J]. Nat Immunol, 16: 343-353.

Iyer M K, Niknafs Y S, Malik R, et al. 2015. The landscape of long noncoding RNAs in the human transcriptome[J]. Nat Genet, 47(3): 199-208.

Jarvis M A, Borton J A, Keech A M, et al. 2006. Human cytomegalovirus attenuates interleukin-1β and tumor necrosis factor alpha proinflammatory signaling by inhibition of NF-κB activation[J]. J Virol, 80(11): 5588-5598.

Jault F M, Jault J M, Ruchti F, et al. 1995. Cytomegalovirus infection induces high levels of cyclins, phosphorylated Rb, and p53, leading to cell cycle arrest[J]. J Virol, 69(11): 6697-6704.

Jennewein C, von Knethen A, Schmid T, et al. 2010. MicroRNA-27b contributes to lipopolysaccharide-mediated peroxisome proliferator-activated receptor gamma(PPARgamma)mRNA destabilization[J]. J Biol Chem, 285(16): 11 846-11 853.

Jiang C, Zhu W, Xu J, et al. 2014. MicroRNA-26a negatively regulates toll-like receptor 3 expression of rat macrophages and ameliorates pristane induced arthritis in rats[J]. Arthritis Res Ther, 16(1): R9.

Jiang K, Sun X, Chen Y, et al. 2015. RNA sequencing from human neutrophils reveals distinct transcriptional differences associated with chronic inflammatory states[J]. BMC Med Genomics, 8: 55.

Jiang X, Huang Q, Wang W, et al. 2013. Structures of arenaviral nucleoproteins with triphosphate dsRNA reveal a unique mechanism of immune suppression[J]. J Biol Chem, 288(23): 16 949-16 959.

Jinek M, Coyle S M, Doudna J A. 2011. Coupled 5′ nucleotide recognition and processivity in Xrn1-mediated mRNA decay[J]. Mol Cell, 41(5): 600-608.

Jing Q, Huang S, Guth S, et al. 2005. Involvement of microRNA in AU-rich element-mediated mRNA instability[J]. Cell, 120(5): 623-634.

Johnnidis J B, Harris M H, Wheeler R T, et al. 2008. Regulation of progenitor cell proliferation and granulocyte function by microRNA-223[J]. Nature, 451(7182): 1125-1129.

Jopling C L, Yi M, Lancaster A M, et al. 2005. Modulation of hepatitis C virus RNA abundance by a liver-specific microrna[J]. Science, 309(5740): 1577-1581.

Josset L, Menachery V D, Gralinski L E, et al. 2013. Cell host response to infection with novel human coronavirus EMC predicts potential antivirals and important differences with SARS coronavirus[J]. MBio, 4(3): e00165-13.

Josset L, Tchitchek N, Gralinski L E, et al. 2014. Annotation of long non-coding RNAs expressed in collaborative cross founder mice in response to respiratory virus infection reveals a new class of interferon-stimulated transcripts[J]. RNA Biol, 11(7): 875-890.

Juranic Lisnic V, Babic Cac M, Lisnic B, et al. 2013. Dual analysis of the murine cytomegalovirus and host cell transcriptomes reveal new aspects of the virus-host cell interface[J]. PLoS Pathog, 9: e1003611.

Jurkin J, Schichl Y M, Koeffel R, et al. 2010. miR-146a is differentially expressed by myeloid dendritic cell subsets and desensitizes cells to TLR2-dependent activation[J]. J Immunol, (9): 4955-4965.

Kalveram B, Lihoradova O, Ikegami T, 2011. NSs proteins of rift valley fever virus promotes posttranslational down regulation of the TFIIH subunit p62[J]. J Virol, 85(13): 6234-6243.

Kambara H, Gunawardane L, Zebrowski E, et al. 2015. Regulation of interferon- stimulated gene BST2 by a lncRNA transcribed from a shared bidirectional promoter[J]. Front Immunol, 5: 676.

Kambara H, Niazi F, Kostadinova L, et al. 2014. Negative regulation of the interferon response by an interferon-induced long non-coding RNA[J]. Nucleic Acids Res, 42: 10 668-10 680.

Kamel W, Segerman B, Öberg D, et al. 2013. The adenovirus VARNA-derived miRNAs are not essential for lytic virus growth in tissue culture cells[J]. Nucleic Acids Res, 41(9): 4802-4812.

Kang W, Mukerjee R, Gartner J J, et al. 2006. Characterization of a spliced exon product of herpes simplex type-1 latency-associated transcript in productively infected cells[J]. Virology, 356(1-2): 106-114.

Kaul D, Ahlawat A, Gupta S D. 2009. HIV-1 genome-encoded hiv1-mirH1 impairs cellular responses to infection[J]. Mol Cell Biochem, 323(1-2): 143-148.

Kawagoe T, Takeuchi O, Takabatake Y, et al. 2009. TANK is a negative regulator of Toll-like receptor signaling and is critical for the prevention of autoimmune nephritis[J]. Nat Immunol, 10(9): 965-972.

Kawai T, Akira S. 2009. The roles of TLRs, RLRs and NLRs in pathogen recognition[J]. Int Immunol, 21: 317-337.

Kayagaki N, Phung Q, Chan S, et al. 2007. A deubiquitinase that regulates type I interferon production[J]. Science, 318(5856): 1628-1632.
Keller B C, Fredericksen B L, Samuel M A, et al. 2006. Resistance to alpha/beta interferon is a determinant of west Nile virus replication fitness and virulence[J]. J Virol, 80(19): 9424-9434.
Kelly G L, Long H M, Stylianou J, et al. 2009. An Epstein-Barr virus anti-apoptotic protein constitutively expressed in transformed cells and implicated in burkitt lymphomagenesis: the Wp/BHRF1 link[J]. PLoS Pathog, 5(3): e1000341.
Kenny E F, O'Neill L A. 2008. Signalling adaptors used by Toll-like receptors: an update[J]. Cytokine, 43(3): 342-349.
Kim D, Song J, Han J, et al. 2013. Two non-coding RNAs, MicroRNA-101 and HOTTIP contribute cartilage integrity by epigenetic and homeotic regulation of integrin-α1[J]. Cell Signal, 25(12): 2878-2887.
Kim M J, Hwang S Y, Imaizumi T, et al. 2008. Negative feedback regulation of RIG-I-mediated antiviral signaling by interferon-induced ISG15 conjugation[J]. J Virol, 82(3): 1474-1483.
Kim S, Lee S, Shin J, et al. 2011. Human cytomegalovirus microRNA miR-US4-1 inhibits CD8(+)T cell responses by targeting the aminopeptidase ERAP1[J]. Nat Immunol, 12(10): 984-991.
Kim V N. 2005. MicroRNA biogenesis: coordinated cropping and dicing[J]. Nat Rev Mol Cell Biol, 6(5): 376-385.
Kim V N, Han J, Siomi M C. 2009. Biogenesis of small RNAs in animals[J]. Nat Rev Mol Cell Biol, 10(2): 126-139.
Kim Y, Lee S, Kim S, et al. 2012. Human cytomegalovirus clinical strain-specific microRNA miR-UL148D targets the human chemokine RANTES during infection[J]. PLoS Pathog, 8(3): e1002577.
Kimberlin C R, Bornholdt Z A, Li S, et al. 2010. From the cover: Ebola virus VP35 uses a bimodal strategy to bind dsRNA for innate immune suppression[J]. Proc Natl Acad Sci USA, 107(1): 314-319.
Kindler E, Jónsdóttir H R, Muth D, et al. 2013. Efficient replication of the novel human betacoronavirus EMC on primary human epithelium highlights its zoonotic potential[J]. MBio, 4(1): e00611-12.
Kitai Y, Takeuchi O, Kawasaki T, et al. 2015. Negative regulation of melanoma differentiation-associated gene 5(MDA5)-dependent antiviral innate immune responses by Arf-like protein 5B[J]. J Biol Chem, 290(2): 1269-1280.
Kitchens R L, Thompson P A, Viriyakosol S, et al. 2001. Plasma CD14 decreases monocyte responses to LPS by transferring cell bound LPS to plasma lipoproteins[J]. J Clin Invest, 108(3): 485-493.
Klase Z, Winograd R, Davis J, et al. 2009. HIV-1 TAR miRNA protects against apoptosis by altering cellular gene expression[J]. Retrovirology, 6: 18.
Knoops K, Kikkert M, Worm S H, et al. 2008. SARS-coronavirus replication is supported by a reticulovesicular network of modified endoplasmic reticulum[J]. PLoS Biol, 6(9): e226.
Kobayashi-Ishihara M, Yamagishi M, Hara T, et al. 2012. HIV-1-encoded antisense RNA suppresses viral replication for a prolonged period[J]. Retrovirology, 9: 38.
Kochs G, Garcia-Sastre A, Martinez-Sobrido L. 2007. Multiple anti-interferon actions of the influenza A virus NS1 protein[J]. J Virol, 8(13): 7011-7021.
Kohlhaas S, Garden O A, Scudamore C, et al. 2009. Cutting edge: the Foxp3 target miR-155 contributes to the development of regulatory T cells[J]. J Immunol, 182(5): 2578-2582.
Komohara Y, Horlad H, Ohnishi K, et al. 2011. M2 macrophage/microglial cells induce activation of Stat3 in primary central nervous system lymphoma[J]. J Clin Exp Hematop, 51(2): 93-99.
Kondo T, Kawai T, Akira S. 2012. Dissecting negative regulation of Toll-like receptor signaling[J]. Trends Immunol, 33: 449-458.
Kopecky-Bromberg S A, Martinez-Sobrido L, Frieman M, et al. 2007. Severe acute respiratory syndrome coronavirus open reading frame(ORF)3b, ORF 6, and nucleocapsid proteins function as interferon antagonists[J]. J Virol, 81(2): 548-557.
Kozomara A, Griffiths-Jones S. 2011. miRBase: integrating microRNA annotation and deep sequencing data[J]. Nucleic Acids Res, 39: 152-157.
Krawczyk M, Emerson B M. 2014. p50-associated COX-2 extragenic RNA(PACER) activates COX-2 gene expression by occluding repressive NF-κB complexes[J]. Elife, 3: e01776.
Ksiazek T G, Erdman D, Goldsmith C S, et al. 2003. A novel coronavirus associated with severe acute respiratory syndrome[J]. N Engl J Med, 348: 1953-1966.
Ku H Y, Lin H. 2014. PIWI proteins and their interactors in piRNA biogenesis, germline development and gene expression[J]. Natl Sci Rev, 1(2): 205-218.
Kubota R, Furukawa Y, Izumo S, et al. 2003. Degenerate specificity of HTLV-1- specific $CD8^+$ T cells during viral replication in patients with HTLV-1-associated myelopathy(HAM/TSP)[J]. Blood, 101(8): 3074-3081.
Kuhn J H, Becker S, Ebihara H, et al. 2010. Proposal for a revised taxonomy of the family Filoviridae: classification, names of taxa and viruses, and virus abbreviations[J]. Arch Virol, 155(12): 2083-2103.
Kulesza C A, Shenk T. 2004. Human cytomegalovirus 5-kilobase immediate early RNA is a stable intron[J]. J Virol, 78(23): 13 182-13 189.
Kulesza C A, Shenk T. 2006. Murine cytomegalovirus encodes a stable intron that facilitates persistent replication in the mouse[J].

Proc Natl Acad Sci USA, 103(48): 18 302-18 307.

Kulkarni S, Volchkova V, Basler C F, et al. 2009. Nipah virus edits its P gene at high frequency to express the V and W proteins[J]. J Virol, 83(8): 3982-3987.

Kung J T, Colognori D, Lee J T. 2013. Long noncoding RNAs: past, present, and future[J]. Genetics, 193(3): 651-669.

Kuroishi T, Tanaka Y, Sakai A, et al. 2007. Human parotid saliva contains soluble toll-like receptor(TLR)2 and modulates TLR2-mediated interleukin-8 production by monocytic cells[J]. Mol Immunol, 44(8): 1969-1976.

Kuwata H, Matsumoto M, Atarashi K, et al. 2006. IκBNS inhibits induction of a subset of Toll-like receptor-dependent genes and limits inflammation[J]. Immunity, 24(1): 41-51.

Lagos D, Pollara G, Henderson S, et al. 2010. miR-132 regulates antiviral innate immunity through suppression of the p300 transcriptional co-activator[J]. Nat Cell Biol, 12(5): 513-519.

Lai L, Song Y, Liu Y, et al. 2013. MicroRNA-92a negatively regulates Toll-like receptor(TLR)-triggered inflammatory response in macrophages by targeting MKK4 kinase[J]. J Biol Chem, 288(11): 7956-7967.

Lane T, Lachmann H J. 2011. The emerging role of interleukin-1b in autoinflammatory diseases[J]. Curr Allergy Asthma Rep, 11(5): 361-368.

Lau C C, Sun T, Ching A K, et al. 2014. Viral-human chimeric transcript predisposes risk to liver cancer development and progression[J]. Cancer Cell, 25(3): 335-349.

Lauressergues D, Couzigou J M, Clemente H S, et al. 2015. Primary transcripts of microRNAs encode regulatory peptides[J]. Nature, 520(7545): 90-93.

Lazar D C, Morris K V, Saayman S M. 2016. The emerging role of long non-coding RNAs in HIV infection[J]. Virus Res, 212: 114-126.

Le May N, Dubaele S, Proietti De Santis L, et al. 2004. TFIIH transcription factor, a target for the Rift Valley hemorrhagic fever virus[J]. Cell, 116(4): 541-550.

Le May N, Mansuroglu Z, Léger P, et al. 2008. A SAP30 complex inhibits IFN-beta expression in Rift Valley fever virus infected cells[J]. PLoS Pathog, 4(13): e13.

LeBouder E, Rey-Nores J E, Rushmere N K, et al. 2003. Soluble forms of Toll-like receptor(TLR)2 capable of modulating tlr2 signaling are present in human plasma and breast milk[J]. J Immunol, 171(12): 6680-6689.

Lecellier C H, Dunoyer P, Arar K, et al. 2005. A cellular microRNA mediates antiviral defense in human cells[J]. Science, 308(5721): 557-560.

Lech M, Kulkarni O P, Pfeiffer S, et al. 2008. Tir8/Sigirr prevents murine lupus by suppressing the immunostimulatory effects of lupus autoantigens[J]. J Exp Med, 205(8): 1879-1888.

Lee M H, Lalwani P, Raftery M J, et al. 2011. RNA helicase retinoic acid-inducible gene I as a sensor of Hantaan virus replication[J]. J Gen Virol, 92(9): 2191-2200.

Lee M S, Park C H, Jeong Y H, et al. 2013a. Negative regulation of type I IFN expression by OASL1 permits chronic viral infection and $CD8^+$ T-cell exhaustion[J]. PLoS Pathog, 9(7): e1003478.

Lee N R, Shin H B, Kim H I, et al. 2013b. Negative regulation of RIG- I -mediated antiviral signaling by TRK-fused gene(TFG)protein[J]. Biochem Biophys Res Commun, 437(1): 168-172.

Lee N, Moss W N, Yario T A, et al. 2015. EBV noncoding RNA binds nascent RNA to drive host PAX5 to viral DNA[J]. Cell, 160(4): 607-618.

Lee Y, Song B, Park C, et al. 2013c. TRIM11 negatively regulates IFNβ production and antiviral activity by targeting TBK1[J]. PloS ONE, 8(5): e63255.

Lei X, Bai Z, Ye F, et al. 2010. Regulation of NF-kappaB inhibitor IkappaBalpha and viral replication by a KSHV microRNA[J]. Nat Cell Biol, 12(2): 193-199.

Leung D W, Ginder N D, Fulton D B, et al. 2009. Structure of the Ebola VP35 interferon inhibitory domain[J]. Proc Natl Acad Sci USA, 106(2): 411-416.

Leung D W, Prins K C, Borek D M, et al. 2010a. Structural basis for dsRNA recognition and interferon antagonism by Ebola VP35[J]. Nat Struct Mol Biol, 17(2): 165-172.

Leung D W, Shabman R S, Farahbakhsh M, et al. 2010b. Structural and functional characterization of Reston Ebola virus VP35 interferon inhibitory domain[J]. J Mol Biol, 399(3): 347-357.

Li K, Foy E, Ferreon J C, et al. 2005. Immune evasion by hepatitis C virus NS3/4A protease-mediated cleavage of the Toll-like receptor 3 adaptor protein TRIF[J]. Proc Natl Acad Sci USA, 102(8): 2992-2997.

Li M T, Di W, Xu H, et al. 2013a. Negative regulation of RIG- I -mediated innate antiviral signaling by SEC14L1[J]. J Virol, 87(18): 10 037-10 046.

Li S J, Chen Z, Zhu H H. 2011. Influence of miR-122 on IFN-alpha treatment for HCV infection[J]. Zhejiang Da Xue Xue Bao Yi Xue Ban, 40: 588-592.

Li S, Duan X, Li Y, et al. 2014a. MicroRNA-130a inhibits HCV replication by restoring the innate immune response[J]. J Viral Hepat, 21(2): 121-128.

Li S, Yue Y, Xu W, et al. 2013b. MicroRNA-146a represses mycobacteria-induced inflammatory response and facilitates bacterial replication via targeting IRAK-1 and TRAF-6[J]. PLoS ONE, 8(12): e81438.

Li T, Morgan M J, Choksi S, et al. 2010. MicroRNAs modulate the noncanonical transcription factor NF-kappaB pathway by regulating expression of the kinase IKKalpha during macrophage differentiation[J]. Nat Immunol, 11(9): 799-805.

Li Y, Fan X, He X, et al. 2012. MicroRNA-466l inhibits antiviral innate immune response by targeting interferon-alpha[J]. Cell Mol Immunol, 9(6): 497-502.

Li Y, Shi X. 2013. MicroRNAs in the regulation of TLR and RIG-Ⅰ pathways[J]. Cell Mol Immunol, 10(1): 65-71.

Li Z H, Rana T M. 2014. Decoding the noncoding: prospective of lncRNA-mediated innate immune regulation[J]. RNA Biology, 11: 979-985.

Li Z, Chao T C, Chang K Y, et al. 2014b. The long noncoding RNA THRIL regulates TNFalpha expression through its interaction with hnRNPL[J]. Proc Natl Acad Sci USA, 111: 1002-1007.

Liang D, Gao Y, Lin X, et al. 2011. A human herpesvirus miRNA attenuates interferon signaling and contributes to maintenance of viral latency by targeting IKKε[J]. Cell Res, 21(5): 793-806.

Lichtenstein D L, Toth K, Doronin K, et al. 2004. Functions and mechanisms of action of the adenovirus E3 proteins[J]. Int Rev Immunol, 23(1-2): 75-111.

Liew F Y, Xu D, Brint E K, et al. 2005. Negative regulation of toll-like receptor-mediated immune responses[J]. Nat Rev Immunol, 5(6): 446-458.

Lin H. 2014. Special topic: frontiers in RNA research: the ever-expanding RNA world[J]. Natl Sci Rev, 1(2): 182.

Lin L, Hou J, Ma F, et al. 2013. Type Ⅰ IFN inhibits innate IL-10 production in macrophages through histone deacetylase 11 by downregulating microRNA-145[J]. J Immunol, 191(7): 3896-3904.

Lin R, Lacoste J, Nakhaei P, et al. 2006. Dissociation of a MAVS/IPS-1/VISA/ Cardif-IKK epsilon molecular complex from the mitochondrialouter membrane by hepatitis C virus NS3-4A proteolytic cleavage[J]. Virol, 80(12): 6072-6083.

Lin X, Liang D, He Z, et al. 2011. miR-K12-7-5p encoded by Kaposi's sarcoma-associated herpesvirus stabilizes the latent state by targeting viral ORF50/RTA[J]. PLoS ONE, 6(1): e16224.

Liu A Y, Torchia B S, Migeon B R, et al. 1997. The human NTT gene: identification of a novel 17-kb noncoding nuclear RNA expressed in activated $CD4^+$ T cells[J]. Genomics, 39(2): 171-184.

Liu B, Sun L, Liu Q, et al. 2015. A cytoplasmic NF-κB interacting long noncoding RNA blocks IκB phosphorylation and suppresses breast cancer metastasis[J]. Cancer Cell, 27(3): 370-381.

Liu G, Friggeri A, Yang Y, et al. 2009. miR-147, a microRNA that is induced upon toll-like receptor stimulation, regulates murine macrophage inflammatory responses[J]. Proc Natl Acad Sci USA, 106(37): 15 819-15 824.

Liu S, Wu L C, Pang J, et al. 2010. Sp1/NFkappaB/HDAC/miR-29b regulatory network in KIT-driven myeloid leukemia[J]. Cancer Cell, 17(4): 333-347.

Liu W J, Wang X J, Clark D C, et al. 2006. A single amino acid substitution in the west Nile virus nonstructural protein NS2A disables its ability to inhibit alpha/beta interferon induction and attenuates virus virulence in mice[J]. J Virol, 80(5): 2396-2404.

Liu X, Rennard S I. 2011. MicroRNA and cytokines[J]. Molecular and Cellular Pharmacology, 3(3): 143-151.

Liu X, Yao M, Li N, et al. 2008. CaMKⅡ promotes TLR-triggered proinflammatory cytokine and type Ⅰ interferon production by directly binding and activating TAK1 and IRF3 in macrophages[J]. Blood, 112: 4961-4970.

Liu X, Zhan Z, Li D, et al. 2011a. Intracellular MHC classⅡ molecules promote TLR-triggered innate immune responses by maintaining activation of the kinase Btk[J]. Nat Immunol, 12(5): 416-424.

Liu X, Zhan Z, Xu L, et al. 2010b. MicroRNA-148/152 impair innate response and antigen presentation of TLR-triggered dendritic cells by targeting CaMKⅡ[J]. J Immunol, 185(12): 7244-7251.

Liu Y, Sun R, Lin X, et al. 2012. Kaposi's sarcoma-associated herpesvirus-encoded microRNA miR-K12-11 attenuates transforming growth factor beta signaling through suppression of SMAD5[J]. J Virol, 86(3): 1372-1381.

Lo A K, To K F, Lo K W, et al. 2007. Modulation of LMP1 protein expression by EBV-encoded microRNAs[J]. Proc Natl Acad Sci USA, 104(41): 16 164-16 169.

Lo M K, Harcourt B H, Mungall B A, et al. 2009. Determination of the henipavirus phosphoprotein gene mRNA editing frequencies and detection of the C, V and W proteins of Nipah virus in virus-infected cells[J]. J Gen Virol, 90(2): 398-404.

Loh P G, Yang H S, Walsh M A, et al. 2009. Structural basis for translational inhibition by the tumour suppressor Pdcd4[J]. EMBO J, 28(3): 274-285.

Loo Y M, Fornek J, Crochet N, et al. 2008. Distinct RIG-Ⅰ and MDA5 signaling by RNA viruses in innate immunity[J]. J Virol, 82(1): 335-345.

Loo Y M, Owen D M, Li K, et al. 2006. Viral and therapeutic control of IFN-beta promoter stimulator 1 during hepatitis C virus infection[J]. Proc Natl Acad Sci USA, 103(15): 6001-6006.

Lu F, Stedman W, Yousef M, et al. 2010. Epigenetic regulation of Kaposi's sarcoma-associated herpesvirus latency by virus-encoded microRNAs that target Rta and the cellular Rbl2-DNMT pathway[J]. J Virol, 84(6): 2697-2706.

Lu G, Reinert J T, Pitha-Rowe I, et al. 2006. ISG15 enhances the innate antiviral response by inhibition of IRF-3 degradation[J]. Cell Mol Biol(Noisy-le-grand), 52(1): 29-41.

Lu J, Wu X, Hong M, et al. 2013. A potential suppressive effect of natural antisense IL-1β RNA on lipopolysaccharide-induced IL-1β expression[J]. J Immunol, 190(12): 6570-6578.

Lu T X, Hartner J, Lim E J, et al. 2011a. MicroRNA-21 limits *in vivo* immune response-mediated activation of the IL-12/IFN-gamma pathway, Th1 polarization, and the severity of delayed-type hypersensitivity[J]. J Immunol, 187(6): 3362-3373.

Lu T X, Munitz A, Rothenberg M E. 2009. MicroRNA-21 is up-regulated in allergic airway inflammation and regulates IL-12p35 expression[J]. J Immunol, 182(8): 4994-5002.

Lu X, Pan J, Tao J, et al. 2011c. SARS-CoV nucleocapsid protein antagonizes IFNb response by targeting initial step of IFN-b induction pathway, and its C terminal region is critical for the antagonism[J]. Virus Genes, 42(1): 37-45.

Lu Z, Li Y, Takwi A, et al. 2011b. miR-301a as an NF-κB activator in pancreatic cancer cells[J]. EMBO J, 30(1): 57-67.

Ludwig S, Wang X, Ehrhardt C, et al. 2002. The influenza A virus NS1 protein inhibits activation of Jun N-terminal kinase and AP-1 transcription factors[J]. J Virol, 76(21): 11 166-11 171.

Luthra P, Ramanan P, Mire C E, et al. 2013. Mutual antagonism between the Ebola virus VP35 protein and the RIG-I activator PACT determines infection outcome[J]. Cell Host Microbe, 14(1): 74-84.

Ma F, Liu X, Li D, et al. 2010. MicroRNA-466l upregulates IL-10 expression in TLR-triggered macrophages by antagonizing RNA-binding protein tristetraprolin-mediated IL-10 mRNA degradation[J]. J Immunol, 184(11): 6053-6059.

Ma F, Xu S, Liu X, et al. 2011. The microRNA miR-29 controls innate and adaptive immune responses to intracellular bacterial infection by targeting interferon[J]. Nat Immunol, 12(9): 861-869.

Ma L, Bajic V B, Zhang Z. 2013a. On the classification of long non-coding RNAs[J]. RNA Biol, 10: 925-933.

Ma X, Becker Buscaglia L E, Barker J R, et al. 2011b. MicroRNAs in NF-kappaB signaling[J]. J Mol Cell Biol, 3(3): 159-166.

Ma Z, Moore R, Xu X, et al. 2013b. DDX24 negatively regulates cytosolic RNA-mediated innate immune signaling[J]. PLoS Pathog, 9(10): e1003721.

Makkouk A, Abdelnoor A M. 2009. The potential use of Toll-like receptor(TLR)agonists and antagonists as prophylactic and/or therapeutic agents[J]. Immunopharmacolo Immunotoxicol, 31(3): 331-338.

Maloney G, Schroder M, Bowie A G. 2005. Vaccinia virus protein A52R activates p38 mitogen-activated protein kinase and potentiates lipopolysaccharide -induced interleukin-10[J]. J Biol Chem, 280(35): 30 838-30 844.

Manokaran G, Finol E, Wang C, et al. 2015. Dengue subgenomic RNA binds TRIM25 to inhibit interferon expression for epidemiological fitness[J]. Science, 350(6257): 217-221.

Mansell A, Smith R, Doyle S L, et al. 2006. Suppressor of cytokine signaling 1 negatively regulates Toll-like receptor signaling by mediating Mal degradation[J]. Nat Immunol, 7(2): 148-155.

Mao A P, Shen J, Zuo Z. 2015. Expression and regulation of long noncoding RNAs in TLR4 signaling in mouse macrophages[J]. BMC Genomics, 16: 45.

Marquitz A R, Mathur A, Nam C S, et al. 2011.The Epstein-Barr virus BART microRNAs target the pro-apoptotic protein Bim[J]. Virology, 412(2): 392-400.

Marsh G A, Wang L F. 2012. Hendra and Nipah viruses: why are they so deadly[J]. Curr Opin Virol, 2(3): 242-247.

Martinez N J, Walhout A J. 2009. The interplay between transcription factors and microRNAs in genome-scale regulatory networks[J]. Bio Essays, 31(4): 435-445.

Martinez-Sobrido L, Emonet S, Giannakas P, et al. 2009. Identification of amino acid residues critical for the antiinterferon activity of the nucleoprotein of the prototypic arenavirus lymphocytic choriomeningitis virus[J]. J Virol, 83(21): 11 330-11 340.

Martinez-Sobrido L, Giannakas P, Cubitt B, et al. 2007. Differential inhibition of type Ⅰ interferon induction by arenavirus nucleoproteins[J]. J Virol, 81(22): 12 696-12 703.

Martinez-Sobrido L, Zúñiga E I, Rosario D, et al. 2006. Inhibition of the type Ⅰ interferon response by the nucleoprotein of the prototypic arenavirus lymphocytic choriomeningitis virus[J]. J Virol, 80(18): 9192-9199.

Matthys V, Mackow E R. 2012. Hantavirus regulation of type Ⅰ interferon responses[J]. Adv Virol, 524024.

Mayadas T N, Cullere X. 2005. Neutrophil beta2 integrins: moderators of life or death decisions[J]. Trends Immunol, 26(7): 388-395.

McCoy C E, Sheedy F J, Qualls J E, et al. 2010. IL-10 inhibits miR-155 induction by toll-like receptors[J]. J Biol Chem, 285(27): 20 492-20 498.

McGuire K L, Curtiss V E, Larson E L, et al. 1993. Influence of human T-cell leukemia virus type I tax and rex on interleukin-2 gene expression[J]. J Virol, 67(3): 1590-1599.

McHugh C A, Chen C K, Chow A, et al. 2015. The Xist lncRNA interacts directly with SHARP to silence transcription through HDAC3[J]. Nature, 521(7551): 232-236.

Medina R A, Garcia-Sastre A. 2011. Influenza A viruses: new research developments[J]. Nat Rev Microbiol, 9(8): 590-603.

Medzhitov R, Janeway C A Jr. 1998. Innate immune recognition and control of adaptive immune responses[J]. Semin Immunol, 10: 351-353.

Meier A, Alter G, Frahm N, et al. 2007. MyD88-dependent immune activation mediated by human immunodeficiency virus type 1-encoded Toll-like receptor ligands[J]. J Virol, 81(15): 8180-8191.

Melmed G, Thomas L S, Lee N, et al. 2003. Human intestinal epithelial cells are broadly unresponsive to Toll-like receptor 2-dependent bacterial ligands: implications for host-microbial interactions in the gut[J]. J Immunol, 170(3): 1406-1415.

Mendoza-Barberá E, Corral-Rodríguez M A, Soares-Schanoski A, et al. 2009. Contribution of globular death domains and unstructured linkers to MyD88. IRAK-4 heterodimer formation: an explanation for the antagonistic activity of MyD88s[J]. Biochem Biophys Res Commun, 380(1): 183-187.

Mibayashi M, Martinez-Sobrido L, Loo Y M, et al. 2007. Inhibition of retinoic acid-inducible gene Ⅰ-mediated induction of beta interferon by the NS1 protein of influenza A virus[J]. J Virol, 81: (2)514-524.

Misawa A, Katayama R, Koike S, et al. 2010. AP-1-dependent miR-21 expression contributes to chemoresistance in cancer stem cell-like SP cells[J]. Oncol Res, 19(1): 23-33.

Montag C, Wagner J, Gruska I, et al. 2006. Human cytomegalovirus blocks tumor necrosis factor alpha- and interleulkin-1β-mediated NF-κB signaling[J]. J Virol, 80(23): 11 686-11 698.

Moon S L, Anderson J R, Kumagai Y, et al. 2012. A noncoding RNA produced by arthropod-borne flaviviruses inhibits the cellular exoribonuclease XRN1 and alters host mRNA stability[J]. RNA, 18(11): 2029-2040.

Moon S L, Blackinton J G, Anderson J R, et al. 2015. XRN1 stalling in the 5' UTR of hepatitis C virus and bovine viral diarrhea virus is associated with dysregulated host mRNA stability[J]. PLoS Pathog, 11(3): e1004708.

Moore K W, de Waal Malefyt R, Coffman R L, et al. 2001. Interleukin-10 and the interleukin-10 receptor[J]. Annu Rev Immunol, 19: 683-765.

Morris K V, Mattick J S. 2014. The rise of regulatory RNA[J]. Nat Rev Genet, 15(6): 423-437.

Morrison J, Aguirre S, Fernandez-Sesma A. 2012. Innate immunity evasion by Dengue virus[J]. Viruses, 4(3): 397-413.

Moschos S A, Williams A E, Perry M M, et al. 2007. Expression profiling *in vivo* demonstrates rapid changes in lung microRNA levels following lipopolysaccharide-induced inflammation but not in the anti-inflammatory action of glucocorticoids[J]. BMC Genomics, 8: 240.

Motz C, Schuhmann K M, Kirchhofer A, et al. 2013. Paramyxovirus V proteins disrupt the fold of the RNA sensor MDA5 to inhibit antiviral signaling[J]. Science, 339(6120): 690-693.

Mourtada-Maarabouni M, Hasan A M, Farzaneh F, et al. 2010. Inhibition of human T cell proliferation by mammalian target of rapamycin(mTOR)antagonists requires noncoding RNA growth-arrest-specific transcript 5(GAS5)[J]. Mol Pharmacol, 78(1): 19-28.

Mourtada-Maarabouni M, Hedge V L, Kirkham L, et al. 2008. Growth arrest in human T cells is controlled by the non-coding RNA growth-arrest-specific transcript 5(GAS5)[J]. J Cell Sci, 121(Pt7): 939-946.

Moyo B, Nicholson S A, Arbuthnot P B. 2016. The role of long non-coding RNAs in hepatitis B virus-related hepatocellular carcinoma[J]. Virus Res, 212: 103-113.

Müller N, Döring F, Klapper M, et al. 2014. Interleukin-6 and tumour necrosis factor-α differentially regulate lincRNA transcripts in cells of the innate immune system in vivo in human subjects with rheumatoid arthritis[J].Cytokine, 68(1): 65-68.

Munoz-Jordán J L, Fredericksen B L. 2010. How flaviviruses activate and suppress the interferon response[J]. Viruses, 2(2): 676-691.

Murphy E, Vanícek J, Robins H, et al. 2008. Suppression of immediate-early viral gene expression by herpesvirus coded microRNAs: implications for latency[J]. Proc Natl Acad Sci USA, 105(14): 5453-5458.

Murphy M B, Medvedev A E. 2016. Long noncoding RNAs as regulators of Toll-like receptor signaling and innate immunity[J]. J Leukoc Biol, 99(6): 839-850.

Nachmani D, Lankry D, Wolf D G, et al. 2010. The human cytomegalovirus microRNA miR-UL112 acts synergistically with a cellular microRNA to escape immune elimination[J]. Nat Immunol, 11(9): 806-813.

Nachmani D, Stern-Ginossar N, Sarid R, et al. 2009. Diverse herpesvirus microRNAs target the stress induced immune ligand MICB to escape recognition by natural killer cells[J]. Cell Host Microbe, 5(4): 376-385.

Nahid M A, Satoh M, Chan E K. 2011. MicroRNA in TLR signaling and endotoxin tolerance[J]. Cell Mol Immunol, 8(5): 388-403.

Nahid M A, Yao B, Dominguez-Gutierrez P R, et al. 2013. Regulation of TLR2-mediated tolerance and cross-tolerance through IRAK4 modulation by miR-132 and miR-212[J]. J Immunol, 190(3): 1250-1263.

Nakano K, Vousden K H. 2001. PUMA, a novel proapoptotic gene, is induced by p53[J]. Mol Cell, 7(3): 683-694.

Narayan K, Waggoner L, Pham S T, et al. 2014. TRIM13 is a negative regulator of MDA5-mediated type Ⅰ interferon production[J]. J Virol, 88(18): 10 748-10 757.

Nasirudeen A M, Wong H H, Thien P, et al. 2011. RIG-Ⅰ, MDA5 and TLR3 synergistically play an important role in restriction of dengue virus infection[J]. PLoS Negl Trop Dis, 5(1): e926.

Neumann G, Chen H, Gao G F, et al. 2010. H5N1 influenza viruses: outbreaks and biological properties[J]. Cell Res, 20(1): 51-61.

Neumann G, Noda T, Kawaoka Y. 2009. Emergence and pandemic potential of swine-origin H1N1 influenza virus[J]. Nature, 459(7249): 931-939.

Ning Y J, Feng K, Min Y Q, et al. 2015. Disruption of type Ⅰ interferon signaling by the nonstructural protein of severe fever with thrombocytopenia syndrome virus via the hijacking of STAT2 and STAT1 into inclusion bodies[J]. J Virol, 89(8): 4227-4236.

O'Connell R M, Chaudhuri A A, Rao D S, et al. 2009. Inositol phosphatase SHIP1 is a primary target of miR-155[J]. Proc Natl Acad Sci USA, 106(17): 7113-7118

O'Connell R M, Rao D S, Baltimore D. 2012. MicroRNA regulation of inflammatory responses[J]. Annu Rev Immunol, 30: 295-312.

O'Connell R M, Rao D S, Chaudhuri A A, et al. 2010. Physiological and pathological roles for microRNAs in the immune system[J]. Nat Rev Immunol, 10(2): 111-122.

O'Connell R M, Taganov K D, Boldin M P, et al. 2007. MicroRNA-155 is induced during the macrophage inflammatory response[J]. Proc Natl Acad Sci USA, 104(5): 1604-1609.

O'Hara S P, Splinter P L, Gajdos G B, et al. 2010. NFkappaB p50-CCAAT/enhancer- binding protein beta(C/EBPbeta)-mediated transcriptional repression of microRNA let-7i following microbial infection[J]. J Biol Chem, 285(1): 216-225.

Olivieri F, Rippo M R, Prattichizzo F, et al. 2013. Toll-like receptor signaling in inflammaging: microRNA as new players[J]. Immun Ageing, 10(1): 11.

O'Neill L A, Sheedy F J, McCoy C E. 2011. MicroRNAs: the fine-tuners of Toll-like receptor signaling[J]. Nat Rev Immunol, 11(3): 163-175.

Oneyama C, Ikeda J, Okuzaki D, et al. 2011. MicroRNA-mediated downregulation of mTOR/FGFR3 controls tumor growth induced by Src-related oncogenic pathways[J]. Oncogene, 30(32): 3489-3501.

Osborne J M, den Elzen N, Lichanska A M, et al. 1998. Murine DEP-1, a receptor protein tyrosine phosphatase, is expressed in macrophages and is regulated by CSF-1 and LPS[J]. J Leukoc Biol, 64(5): 692-701.

Otsuka M, Jing Q, Georgel P, et al. 2007. Hypersusceptibility to vesicular stomatitis virus infection in Dicer1-deficient mice is due to impaired miR24 and miR93 expression[J]. Immunity, 27(1): 123-134.

Ouellet D L, Plante I, Landry P, et al. 2008. Identification of functional microRNAs released through asymmetrical processing of HIV-1 TAR element[J]. Nucleic Acids Res, 36(7): 2353-2365.

Ouyang J, Hu J, Chen J L. 2016. lncRNAs regulate the innate immune response to viral infection[J]. Wiley Interdiscip Rev RNA, 7(1): 129-143.

Ouyang J, Zhu X, Chen Y, et al. 2014. NRAV, a long noncoding RNA, modulates antiviral responses through suppression of interferon-stimulated gene transcription[J]. Cell Host Microbe, 16(5): 616-626.

Pan Y, Li R, Meng J L, et al. 2014. Smurf2 negatively modulates RIG-Ⅰ-dependent antiviral response by targeting VISA/MAVS for ubiquitination and degradation[J]. J Immunol, 192(10): 4758-4764.

Pang K C, Dinger M E, Mercer T R, et al. 2009. Genome-wide identification of long noncoding RNAs in $CD8^+$ T cells[J]. J Immunol, 182(12): 7738-7748.

Papadopoulou A S, Dooley J, Linterman M A, et al. 2011. The thymic epithelial microRNA network elevates the threshold for infection-associated thymic involution via miR-29a mediated suppression of the IFN-alpha receptor[J]. Nat Immunol, 13(2): 181-187.

Papadopoulou A S, Dooley J, Linterman M A, et al. 2012. The thymic epithelial microRNA network elevates the threshold for infection-associated thymic involution via miR-29a mediated suppression of the IFN-α receptor[J]. Nature Immunol, 13(2): 181-187.

Parisien J P, Bamming D, Komuro A, et al. 2009. A shared interface mediates paramyxovirus interference with antiviral RNA helicases MDA5 and LGP2[J]. J Virol, 83(14): 7252-7260.

Park K J, Choi S H, Choi D H, et al. 2003. Hepatitis C virus NS5A protein modulates c-Jun N-terminal kinase through interaction with tumor necrosis factor receptor-associated factor 2[J]. J Biol Chem, 278(33): 30 711-30 718.

Parks G D, Alexander-Miller M A. 2013. Paramyxovirus activation and inhibition of innate immune responses[J]. J Mol Biol, 425(24): 4872-4892.

Pauli E K, Chan Y K, Davis M E, et al. 2014. The ubiquitin-specific protease USP15 promotes RIG-Ⅰ-mediated antiviral signaling by deubiquitylating TRIM25[J]. Sci Signal, 7(307): ra3.

Pedersen I M, Cheng G, Wieland S, et al. 2007. Interferon modulation of cellular microRNAs as an antiviral mechanism[J]. Nature, 449(7164): 919-922.

Peng G, Lei K J, Jin W, et al. 2006. Induction of APOBEC3 family proteins, a defensive maneuver underlying interferon-induced anti-HIV-1 activity[J]. J Exp Medicine. 203(1): 41-46.

Peng Q, O'Loughlin J L, Humphrey M B. 2012. DOK3 negatively regulates LPS responses and endotoxin tolerance[J]. PLoS ONE, 7: e39967.

Peng X, Gralinski L, Armour C D, et al. 2010. Unique signatures of long noncoding RNA expression in response to virus infection and altered innate immune signaling[J]. MBio, pii: e00 206-e00 210.

Peng Y, Xu R, Zheng X. 2014. HSCARG negatively regulates the cellular antiviral RIG-I like receptor signaling pathway by inhibiting TRAF3 ubiquitination via recruiting OTUB1[J]. PLoS Pathog, 10(4): e1004041.

Perlman S, Netland J. 2009. Coronaviruses post-SARS: update on replication and pathogenesis[J]. Nat Rev Microbiol, 7(6): 439-450.

Perry M M, Moschos S A, Williams A E, et al. 2008. Rapid changes in microrna-146a expression negatively regulate the IL-1β-induced inflammatory response in human lung alveolar epithelial cells[J]. J Immunol, 180(8): 5689-5698.

Pfeffer S, Zavolan M, Grsser F A, et al. 2004. Identification of virus-encoded microRNAs[J]. Science, 304(5671): 734-736.

Philippe L, Alsaleh G, Suffert G, et al. 2012. TLR2 expression is regulated by microRNA miR-19 in rheumatoid fibroblast-like synoviocytes[J]. J Immunol, 188(1): 454-461.

Pichlmair A, Schulz O, Tan C P, et al. 2006. RIG-I-mediated antiviral responses to single-stranded RNA bearing 5′-phosphates[J]. Science, 314(5801): 997-1001.

Pijlman G P, Funk A, Kondratieva N, et al. 2008. A highly structured, nuclease-resistant, noncoding RNA produced by flaviviruses is required for pathogenicity[J]. Cell Host Microbe, 4(6): 579-591.

Polack F P, Irusta P M, Hoffman S J, et al. 2005. The cysteinerich region of respiratory syncytial virus attachment protein inhibits innate immunity elicited by the virus and endotoxin[J]. Proc Natl Acad Sci USA, 102(25): 8996-9001.

Ponting C P, Oliver P L, Reik W. 2009. Evolution and functions of long noncoding RNAs[J]. Cell, 136(4): 629-641.

Porta C, Rimoldi M, Raes G, et al. 2009. Tolerance and M2(alternative)macrophage polarization are related processes orchestrated by p50 nuclear factor kappaB[J]. Proc Natl Acad Sci USA, 106(35): 14 978-14 983.

Pothlichet J, Chiqnard M, Si-Tahar M. 2008. Cutting edge: innate immune response triggered by influenza A virus is negatively regulated by SOCS1 and SOCS3 through a RIG- I /IFNAR1-dependent pathway[J]. J Immunol, 180(4): 2034-2038.

Prichard M N, Duke G M, Mocarski E S. 1996. Human cytomegalovirus uracil DNA glyc-osylase is required for the normal temporal regulation of both DNA synthesis and viral replication[J]. J Virol, 70(5): 3018-3025.

Prins K, Cardenas W, Basler C. 2009. Ebola virus protein VP35 impairs the function of interferon regulatory factor-activating kinases IKK(varepsilon)and TBK-1[J]. J Virol, 83(7): 3069-3077.

Prins K, Delpeut S, Leung D, et al. 2010. Mutations abrogating VP35 interaction with double-stranded RNA render Ebola virus avirulent in guinea pigs[J]. J Virol, 84(6): 3004-3015.

Pythoud C, Rodrigo W W, Pasqual G, et al. 2012. Arenavirus nucleoprotein targets interferon regulatory factor-activating kinase IKKe[J]. J Virol, 86(15): 7728-7738.

Qi J, Qiao Y, Wang P, et al. 2012. microRNA-210 negatively regulates LPS-induced production of proinflammatory cytokines by targeting NF-κB1 in murine macrophages[J]. FEBS Lett, 586(8): 1201-1207.

Qi X, Lan S, Wang W, et al. 2010. Cap binding and immune evasion revealed by Lassa nucleoprotein structure[J]. Nature, 468(7325): 779-783.

Qian C, Cao X T. 2013. Regulation of Toll-like receptor signaling pathways in innate immune responses[J]. Ann N Y Acad Sci, 1283: 67-74.

Qin C F, Zhao H, Liu Z Y, et al. 2011. Retinoic acid inducible gene-I and melanoma differentiation-associated gene 5 are induced but not essential for dengue virus induced type I interferon response[J]. Mol Biol Rep, 38(6): 3867-3873.

Qin Z, Kearney P, Plaisance K, et al. 2010. Pivotal advance: Kaposi's sarcoma-associated herpesvirus(KSHV)-encoded microRNA specifically induce IL-6 and IL-10 secretion by macrophages and monocytes[J]. J Leukoc Biol, 87(1): 9-12.

Qu B, Qi X, Wu X, et al. 2012. Suppression of the interferon and NF-κB responses by severe fever with thrombocytopenia syndrome virus[J]. J Virol, 86(16): 8388-8401.

Quinn E M, Wang J H, O'Callaghan G, et al. 2013. MicroRNA-146a is upregulated by and negatively regulates TLR2 signaling[J]. PLoS ONE, 8(4): e62232.

Ramakrishnan R, Donahue H, Garcia D, et al. 2011. Epstein-Barr virus BART9 miRNA modulates LMP1 levels and affects growth rate of nasal NK T cell lymphomas[J]. PLoS ONE, 6(11): e27271.

Ramanan P, Edwards M R, Shabman R S, et al. 2012. Structural basis for Marburg virus VP35-mediated immune evasion mechanisms[J]. Proc Natl Acad Sci USA, 109(50): 20 661-20 666.

Ramanan P, Shabman R S, Brown C S, et al. 2011. Filoviral immune evasion mechanisms[J]. Viruses, 3(9): 1634-1649.
Ramos I, Fernandez-Sesma A. 2012. Innate immunity to H5N1 influenza viruses in humans[J]. Viruses, 4(12): 3363-3388.
Ranzani V, Rossetti G, Panzeri I, et al. 2015. The long intergenic noncoding RNA landscape of human lymphocytes highlights the regulation of T cell differentiation by linc-MAF-4[J]. Nat Immunol, 16(3): 318-325.
Rapicavoli N A, Qu K, Zhang J, et al. 2013. A mammalian pseudogene lncRNA at the interface of inflammation and antiinflammatory therapeutics[J]. Elife, 2: e00762.
Rebecca L S, Bryan R C. 2010. Viruses, microRNAs, and host interactions annu[J]. Rev Microbiol, 64: 123-141.
Rehli M, Poltorak A, Schwarzfischer L, et al. 2000. PU.1 and interferon consensus sequence-binding protein regulate the myeloid expression of the human Toll-like receptor 4 gene[J]. J Biol Chem, 275(13): 9773-9781.
Reimers K, Buchholz K, Werchau H. 2005. Respiratory syncytial virus M2-1 protein induces the activation of nuclear factor κB[J]. Virology, 331(2): 260-268.
Richt J A, Garcia-Sastre A. 2009. Attenuated influenza virus vaccines with modified NS1 proteins[J]. Curr Top Microbiol Immunol, 333: 177-195.
Rigby R E, Rehwinkel J. 2015. RNA degradation in antiviral immunity and autoimmunity[J]. Trends Immunol, 36(3): 179-188.
Riley K J, Rabinowitz G S, Yario T A, et al. 2012. EBV and human microRNAs co-target oncogenic and apoptotic viral and human genes during latency[J]. EMBO J, 31(9): 2207-2221.
Risco A, del Fresno C, Mambol A, et al. 2012. P38g and p38d kinases regulate the Toll-like receptor 4(TLR4)-induced cytokine production by controlling ERK1/2 protein kinase pathway activation[J]. Proc Natl Acad Sci USA, 109(28): 11 200-11 205.
Robek M D, Ratner L. 1999. Immortalization of $CD4^+$ and $CD8^+$ T lymphocytes by human T-cell leukemia virus type 1 Tax mutants expressed in a functional molecular clone[J]. J Virol, 73(6): 4856-4865.
Rodriguez A, Vigorito E, Clare S, et al. 2007. Requirement of bic/microrna-155 for normal immune function[J]. Science, 316(5824): 608-611.
Rodriguez K R, Horvath C M. 2014. Paramyxovirus V protein interaction with the antiviral sensor LGP2 disrupts MDA5 signaling enhancement but is not relevant to LGP2-mediated RLR signaling inhibition[J]. J Virol, 88(14): 8180-8188.
Rodriguez-Madoz J R, Belicha-Villanueva A, Bernal-Rubio D, et al. 2010a. Inhibition of the type I interferon response in human dendritic cells by dengue virus infection requires a catalytically active NS2B3 complex[J]. J Virol, 84(19): 9760-9774.
Rodriguez-Madoz J R, Bernal-Rubio D, Kaminski D, et al. 2010b. Dengue virus inhibits the production of type I interferon in primary human dendritic cells[J]. J Virol, 84(9): 4845-4850.
Rossato M, Curtale G, Tamassia N, et al. 2012. IL-10-induced microRNA-187 negatively regulates TNF-α, IL-6, and IL-12p40 production in TLR4-stimulated monocytes[J]. Proc Natl Acad Sci USA, 109(45): E3101-3110.
Rossetto C C, Pari G S. 2014. PAN's labyrinth: molecular biology of Kaposi's sarcoma-associated herpesvirus(KSHV)PAN RNA, a multifunctional long noncoding RNA[J]. Viruses, 6: 4212-4226.
Rossetto C C, Pari G. 2012. KSHV PAN RNA associates with demethylases UTX and JMJD3 to activate lytic replication through a physical interaction with the virus genome[J]. PLoS Pathog, 8: e1002680.
Rossetto C C, Tarrant-Elorza M, Pari G S. 2013a. Cis and trans acting factors involved in human cytomegalovirus experimental and natural latent infection of CD14(+)monocytes and CD34(+)cells[J]. PLoS Pathog, 9(5): e1003366.
Rossetto C C, Tarrant-Elorza M, Verma S, et al. 2013b. Regulation of viral and cellular gene expression by Kaposi's sarcoma-associated herpesvirus polyadenylated nuclear RNA[J]. J Virol, 87(10): 5540-5553.
Rothlin C V, Ghosh S, Zuniga E I, et al. 2007. TAM receptors are pleiotropic inhibitors of the innate immune response[J]. Cell, 131(6): 1124-1136.
Roux P, Alfieri C, Hrimech M, et al. 2000. Activation of transcription factors NF-κB and NF-IL-6 by human immunodeficiency virus type 1 protein R(Vpr)induces interleukin-8 expression[J]. J Virol, 74(10): 4658-4665.
Roy C R, Mocarski E S. 2007. Pathogen subversion of cell-intrinsic innate immunity[J]. Nat Immunol, 8(11): 1179-1187.
Rui Y, Liu X, Li N, et al. 2007. PECAM-1 ligation negatively regulates TLR4 signaling in macrophages[J]. J Immunol, 179: 7344-7351
Saayman S, Ackley A, Turner A M, et al. 2014. An HIV-encoded antisense long noncoding RNA epigenetically regulates viral transcription[J]. Mol Ther, 22(6): 1164-1175.
Saha S, Murthy S, Rangarajan P N. 2006. Identification and characterization of a virus-inducible non-coding RNA in mouse brain[J]. J Gen Virol, 87(Pt7): 1991-1995.
Saitoh T, Tun-Kyi A, Ryo A, et al. 2006. Negative regulation of interferonregulatory factor 3-dependent innate antiviral response by the prolyl isomerase Pin1[J]. Nat Immunol, 7(6): 598-605.
Saitoh T, Yamamoto M, Miyagishi M, et al. 2005. A20 is a negative regulator of IFN regulatory factor 3 signaling[J]. J Immunol, 174(3): 1507-1512.
Samarasinghe R, Tailor P, Tamura T, et al. 2006. Induction of an anti-inflammatory cytokine, IL-10, in dendritic cells after toll-like receptor signaling[J]. J Interferon Cytokine Res, 26(12): 893-900.

Samols M A, Skalsky R L, Maldonado A M, et al. 2007. Identification of cellular genes targeted by KSHV-encoded microRNAs[J]. PLoS Pathog, 3(5): e65.
Santiago F W, Covaleda L M, Sanchez-Aparicio M T, et al. 2014. Hijacking of RIG-I signaling proteins into virus-induced cytoplasmic structures correlates with the inhibition of type Ⅰ interferon responses[J]. J Virol, 88(8): 4572-4585.
Santoro F, Mayer D, Klement R M, et al. Imprinted Igf2r silencing depends on continuous Airn lncRNA expression and is not restricted to a developmental window[J]. Development, 140(6): 1184-1195.
Sarras H, Alizadeh Azami S, McPherson J P. 2010. In search of a function for BCLAF1[J]. Scientific World Journal, 10: 1450-1461.
Satou Y, Yasunaga J, Yoshida M, et al. 2006. HTLV-I basic leucine zipper factor gene mRNA supports proliferation of adult T cell leukemia cells[J]. Proc Natl Acad Sci USA, 103(3): 720-725.
Satpathy A T, Chang H Y. 2015. Long noncoding RNA in hematopoiesis and immunity[J]. Immunity, 42(5): 792-804.
Sauvageau M, Goff L A, Lodato S, et al. 2013. Multiple knockout mouse models reveal lincRNAs are required for life and brain development[J]. Elife, 2: e01749.
Schlender J, Hornung V, Finke S, et al. 2005. Inhibition of Toll-like receptor 7- and 9-mediated alpha/beta interferon production in human plasmacytoid dendritic cells by respiratory syncytial virus and measles virus[J]. J Virol, 79(9): 5507-5515.
Schmolke M, Manicassamy B, Pena L, et al. 2011. Differential contribution of PB1-F2 to the virulence of highly pathogenic H5N1 influenza A virus in mammalian and avian species[J]. PLoS Pathog, 7(8): e1002186.
Schneider W M, Chevillotte M D, Rice C M. 2014. Interferonstimulated genes: a complex web of host defenses[J]. Annu Rev Immunol, 32: 513-545.
Schnettler E, Sterken M G, Leung J Y, et al. 2012. Noncoding flavivirus RNA displays RNA interference suppressor activity in insect and mammalian cells[J]. J Virol, 86(24): 13 486-13 500.
Schnettler E, Tykalová H, Watson M, et al. 2014. Induction and suppression of tick cell antiviral RNAi responses by tick-borne flaviviruses[J]. Nucleic Acids Res, 42(14): 9436-9446.
Schon M P, Schon M. 2007. Imiquimod: mode of action[J]. Br J Dermatol, 157(suppl 2): 8-13.
Schwarz T M, Kulesza C A. 2014. Stability determinants of murine cytomegalovirus long noncoding RNA7.2[J]. J Virol, 88(19): 11 630-11 633.
Seo G J, Fink L H, O'Hara B, et al. 2008. Evolutionarily conserved function of a viral microRNA[J]. J Virol, 82(20): 9823-9828.
Servet-Delprat C, Vidalain P O, Bausinger H, et al. 2000. Measles virus induces abnormal differentiation of CD40 ligand activated human dendritic cells[J]. J Immunol, 164(4): 1753-1760.
Shaked I, Meerson A, Wolf Y, et al. 2009. MicroRNA-132 potentiates cholinergic anti-inflammatory signaling by targeting acetylcholinesterase[J]. Immunity, 31(6): 965-973.
Sharma A, Kumar M, Aich J, et al. 2009. Posttranscriptional regulation of interleukin-10 expression by hsa-miR-106a[J]. Proc Natl Acad Sci USA, 106(14): 5761-5766.
Sharma S, Findlay G M, Bandukwala H S, et al. 2011. Dephosphorylation of the nuclear factor of activated T cells(NFAT)transcription factor is regulated by an RNA-protein scaffold complex[J]. Proc Natl Acad Sci USA, 108(28): 11 381-11 386.
Shaw G, Kamen R. 1986. A conserved AU sequence from the 3′ untranslated region of GM-CSF mRNA mediates selective mRNA degradation[J]. Cell, 46(5): 659-667.
Shaw M L. 2009. Henipaviruses employ a multifaceted approach to evade the antiviral interferon response[J]. Viruses, 1(3): 1190-1203.
Shaw M L, Cardenas W B, Zamarin D, et al. 2005. Nuclear localization of the Nipah virus W protein allows for inhibition of both virus- and toll-like receptor 3-triggered signaling pathways[J]. J Virol, 79(10): 6078-6088.
Sheedy F J, Palsson-McDermott E, Hennessy E J, et al. 2010. Negative regulation of TLR4 via targeting of the proinflammatory tumor suppressor PDCD4 by the microRNA miR-21[J]. Nat Immunol, 11(2): 141-147.
Sheehy A M, Gaddis N C, Malim M H. 2003. The antiretroviral enzyme APOBEC3G is degraded by the proteasome in response to HIV-1 Vif[J]. Nat Med, 9(11): 1404-1407.
Shi M, Deng W, Bi E, et al. 2008. TRIM30 alpha negatively regulates TLR-mediated NF-kappa B activation by targeting TAB2 and TAB3 for degradation[J]. Nat Immunol, 9(4): 369-377.
Shipley J G, Vandergaast R, Deng L, et al. 2012. Identification of multiple RIG-I-specific pathogen associated molecular patterns within the west Nile virus genome and antigenome[J]. Virology, 432(1): 232-238.
Siu K L, Kok K H, Ng M H, et al. 2009. Severe acute respiratory syndrome coronavirus M protein inhibits type I interferon production by impedin the formation of TRAF3-TANK-TBK1/IKK epsilon complex[J]. J Biol Chem, 284(24): 16 202-16 209.
Slezak K, Guzik K, Rokita H. 2000. Regulation of interleukin12 and interleukin 10 expression in vaccinia virus-infected human monocytes and U-937 cell line[J]. Cytokine, 12(7): 900-908.
Spann K M, Tran K C, Collins P L. 2005. Effects of nonstructural proteins NS1 and NS2 of human respiratory syncytial virus on

interferon regulatory factor 3, NF-κB, and proinflammatory cytokines[J]. J Virol, 79(9): 5353-5362.

St Laurent G, Wahlestedt C, Kapranov P. 2015. The landscape of long noncoding RNA classification[J]. Trends Genet, 31(5): 239-251.

Stack J, Haga I R, Schroder M, et al. 2005. Vaccinia virus protein A46R targets multiple Toll-like-interleukin-1 receptor adaptors and contributes to virulence[J]. J Exp Med, 201(6): 1007-1018.

Starczynowski D T, Kuchenbauer F, Argiropoulos B, et al. 2010. Identification of miR-145 and miR-146a as mediators of the 5 qsyndrome phenotype[J]. Nat Med, 16(1): 49-58.

Stepanek O, Kalina T, Draber P, et al. 2011. Regulation of Src family kinases involved in T cell receptor signaling by protein-tyrosine phosphatase CD148[J]. J Biol Chem, 286(25): 22 101-22 112.

Stern-Ginossar N, Elefant N, Zimmermann A, et al. 2007. Host immune system gene targeting by a viral miRNA[J]. Science, 317(5836): 376-381.

Stern-Ginossar N, Saleh N, Goldberg M D, et al. 2009. Analysis of human cytomegalo virus-encoded microRNA activity during infection[J]. J Virol, 83(20): 10 684-10 693.

Suffert G, Malterer G, Hausser J, et al. 2011. Kaposi's sarcoma herpesvirus microRNAs target caspase 3 and regulate apoptosis[J]. PLoS Pathog, 7(12): e1002405.

Sullivan C S, Grundhoff A T, Tevethia S, et al. 2005. SV40-encoded microRNAs regulate viral gene expression and reduce susceptibility to cytotoxic T cells[J]. Nature, 435(7042): 682-686.

Sullivan R P, Leong J W, Fehniger T A. 2013. MicroRNA regulation of natural killer cells[J]. Front Immunol, 4: 44.

Sun L, Xing Y, Chen X, et al. 2012. Coronavirus papain-like proteases negatively regulate antiviral innate immune response through disruption of STING-mediated signaling[J]. PLoS ONE, 7(2): e30802.

Sun R, Lin S F, Gradoville L, et al. 1996. Polyadenylated nuclear RNA encoded by Kaposi's sarcoma-associated herpesvirus[J]. Proc Natl Acad Sci USA, 93(21): 11 883-11 888.

Sun R, Lin S F, Gradoville L, et al. 1998. A viral gene that activates lytic cycle expression of Kaposi's sarcoma associated herpesvirus[J]. Proc Natl Acad Sci USA, 95(18): 10 866-10 871.

Sun Y, Cai J, Ma F, et al. 2012. miR-155 mediates suppressive effect of progesterone on TLR3, TLR4-triggered immune response[J]. Immunol Lett, 146(1-2): 25-30.

Sun Y, Varambally S, Maher C A, et al. 2011. Targeting of microRNA-142-3p in dendritic cells regulates endotoxin induced mortality[J]. Blood, 117(23): 6172-6183.

Sunthamala N, Thierry F, Teissier S, et al. 2014. E2 proteins of high risk human papillomaviruses down-modulate STING and IFN-κ transcription in keratinocytes[J]. PLoS ONE, 9(3): e91473.

Surasombatpattana P, Hamel R, Patramool S, et al. 2011. Dengue virus replication in infected human keratinocytes leads to activation of antiviral innate immune responses[J]. Infect Genet Evol, 11(7): 1664-1673.

Suthar M S, Diamond M S, Gale M Jr. 2013. West Nile virus infection and immunity[J]. Nat Rev Microbiol, 11(2): 115-128.

Suthar M S, Ma D Y, Thomas S, et al. 2010. IPS-1 is essential for the control of west Nile virus infection and immunity[J]. PLoS Pathog, 6(2): e1000757.

Sweet M J, Leung B P, Kang D, et al. 2001. A novel pathway regulating lipopolysaccharide-induced shock by ST2/T1 via inhibition of Toll-like receptor 4 expression[J]. J Immunol, 166(11): 6633-6639.

Tachado S D, Zhang J, Zhu J, et al. 2005. HIV impairs TNF-α release in response to Toll-like receptor 4 stimulation in human macrophages *in vitro*[J]. Am J Respir Cell Mol Biol, 33(6): 610-621.

Taganov K D, Boldin M P, Chang K J, et al. 2006. NF-kappab dependent induction of microrna miR-146, an inhibitor targeted to signaling proteins of innate immune responses[J]. Proc Natl Acad Sci USA, 103(33): 12 481-12 486.

Takaoka A, Wang Z, Choi M K, et al. 2007. DAI(DLM-1/ZBP1)is a cytosolic DNA sensor and an activator of innate immune response[J]. Nature, 448(7152): 501-505.

Takeda M. 2008. Measles virus breaks through epithelial, cell barriers to achieve transmission[J]. J Clin Inves, 118(7): 2386-2389.

Takezako N, Hayakawa M, Hayakawa H, et al. 2006. ST2 suppresses IL-6 production via the inhibition of IkappaB degradation induced by the LPS signal in THP-1 cells[J]. Biochem Biophys Res Commun, 341(2): 425-432.

Talon J, Horvath C M, Polley R, et al. 2000. Activation of interferon regulatory factor 3 is inhibited by the influenza A virus NS1 protein[J]. J Virol, 74(17): 7989-7996.

Tang B, Xiao B, Liu Z, et al. 2010. Identification of MyD88 as a novel target of miR-155, involved in negative regulation of helicobacter pylori-induced inflammation[J]. FEBS Lett, 584(8): 1481-1486.

Thai T H, Calado D P, Casola S, et al. 2007. Regulation of the germinal center response by MicroRNA-155[J]. Science, 316(5824): 604-608.

Thiel V, Weber F. 2008. Interferon and cytokine responses to SARS-coronavirus infection[J]. Cytokine Growth Factor Rev, 19(2): 121-132.

Tili E, Michaille J J, Cimino A, et al. 2007. Modulation of miR-155 and miR-125b levels following lipopolysaccharide/TNF-alpha

stimulation and their possible roles in regulating the response to endotoxin shock.[J]. J Immunol, 179(8): 5082-5089.
Totura A L, Baric R S. 2012. SARS coronavirus pathogenesis: host innate immune responses and viral antagonism of interferon[J]. Curr Opin Virol, 2(3): 264-275.
Triboulet R, Mari B, Lin Y L, et al. 2007. Suppression of microRNA silencing pathway by HIV-1 during virus replication[J]. Science, 315(5818): 1579-1582.
Troutman T D, Hu W, Fulenchek S, et al. 2012. Role for B-cell adapter for PI3K(BCAP)as a signaling adapter linking Toll-like receptors(TLRs)to serine/threonine kinases PI3K/Akt[J]. Proc Natl Acad Sci USA, 109(1): 273-278.
Tserel L, Runnel T, Kisand K, et al. 2011. MicroRNA expression profiles of human blood monocyte-derived dendritic cells and macrophages reveal miR-511 as putative positive regulator of Toll-like receptor 4[J]. J Biol Chem, 286(30): 26 487-26 495.
Tycowski K T, Guo Y E, Lee N, et al. 2015. Viral noncoding RNAs: more surprises[J]. Genes Dev, 29(6): 567-584.
Umbach J L, Kramer M F, Jurak I, et al. 2008. MicroRNAs expressed by herpes simplex virus 1 during latent infection regulate viral mRNAs[J]. Nature, 454(7250): 780-783.
Vachon V K, Conn G L. 2016. Adenovirus VA RNA: an essential pro-viral non-coding RNA[J]. Virus Res, 212: 39-52.
Valadkhan S, Gunawardane L S. 2016. lncRNA-mediated regulation of the interferon response[J]. Virus Res, 212: 127-136.
van de Sandt C E, Kreijtz J H, Rimmelzwaan G F. 2012. Evasion of influenza A viruses from innate and adaptive immune responses[J]. Viruses, 4(9): 1438-1476.
Varga Z T, Grant A, Manicassamy B, et al. 2012. Influenza virus protein PB1-F2 inhibits the induction of type I interferon by binding to MAVS and decreasing mitochondrial membrane potential[J]. J Virol, 86(16): 8359-8366.
Vasudevan S, Steitz J A. 2007. AU-Rich-Element-Mediated upregulation of translation by FXR1 and argonaute 2[J]. Cell, 128(6): 1105-1118.
Versteeg G A, Bredenbeek P J, van den Worm S H, et al. 2007. Group 2 coronaviruses prevent immediate early interferon induction by protection of viral RNA from host cell recognition[J]. Virology, 361(1): 18-26.
Versteeg G A, Garcia-Sastre A. 2010. Viral tricks to grid-lock the type Ⅰ interferon system[J]. Curr Opin Microbiol, 13(4): 508-516.
Vigneau S, Rohrlich P S, Brahic M, et al. 2003. Tmevpg1, a candidate gene for the control of Theiler's virus persistence, could be implicated in the regulation of gamma interferon[J]. J Virol, 77(10): 5632-5638.
Vomaske J, Nelson J A, Streblow D N. 2009. Human cytomegalovirus US28: a functionally selective chemokine binding receptor[J]. Infect Disord Drug Targets, 9(5): 548-556.
Wald D, Qin J, Zhao Z, et al. 2003. SIGIR, a negative regulator of Toll-like receptor-interleukin 1 receptor signaling[J]. Nat Immunol, 4(5): 920-927.
Walter C T, Barr J N. 2011. Recent advances in the molecular and cellular biology of bunyaviruses[J]. J Gen Virol, 92(11): 2467-2484.
Wang C, Chen T, Zhang J, et al. 2009. The E3 ubiquitin ligase Nrdp1 preferentially'promotes TLR-mediated production of type Ⅰ interferon[J]. Nat Immunol, 10: 744-752.
Wang D, Cao L, Xu Z, et al. 2013. MiR-125b reduces porcine reproductive and respiratory syndrome virus replication by negatively regulating the NF-κB pathway[J]. PLoS ONE, 8(2): e55838.
Wang H, Garzon R, Sun H, et al. 2008. NF-kappaB-YY1-miR-29 regulatory circuitry in skeletal myogenesis and rhabdomyosarcoma[J]. Cancer Cell, 14(5): 369-381.
Wang K C, Yang Y W, Liu B, et al. 2011a. A long noncoding RNA maintains active chromatin to coordinate homeotic gene expression[J]. Nature, 472(7341): 120-124.
Wang P, Gu Y, Zhang Q, et al. 2012a. Identification of resting and type Ⅰ IFN-activated human NK cell miRNomes reveals microRNA-378 and microRNA-30e as negative regulators of NK cell cytotoxicity[J]. J Immunol, 189(1): 211-221.
Wang P, Hou J, Lin L, et al. 2010. Inducible microRNA-155 feedback promotes type Ⅰ IFN signaling in antiviral innate immunity by targeting suppressor of cytokine signaling 1[J]. J Immunol, 185(10): 6226-6233.
Wang P, Xue Y, Han Y, et al. 2014. The STAT3-binding long noncoding RNA lnc-DC controls human dendritic cell differentiation[J]. Science, 344(6181): 310-313.
Wang W B, Levy D E, Lee C K. 2011b. STAT3 negatively regulates type I IFN-mediated antiviral response[J]. J Immunol, 187(5): 2578-2785.
Wang Y, Chen T, Han C, et al. 2007. Lysosome-associated small Rab GTPase Rab7b negatively regulates TLR4 signaling in macrophages by promoting lysosomal degradation of TLR4[J]. Blood, 110: 962-971.
Wang Y, Tang Y, Teng L, et al. 2006. Association of beta-arrestin and TRAF6 negatively regulates Toll-like receptor-interleukin 1 receptor signaling[J]. Nat Immunol, 7(2): 139-147.
Wang Y, Tong X, Ye X. 2012b. Ndfip1 negatively regulates RIG-Ⅰ-dependent immune signaling by enhancing E3 ligase Smurf1-mediated MAVS degradation[J]. J Immunol, 189(11): 5304-5313.

Weber F, Mirazimi A. 2008. Interferon and cytokine responses to Crimean Congo hemorrhagic fever virus: an emerging and neglected viral zonoosis[J]. Cytokine Growth Factor Rev, 19(5-6): 395-404.

Wei J, Huang X, Zhang Z, et al. 2013. MyD88 as a target of microRNA-203 in regulation of lipopolysaccharide or Bacille Calmette-Guerin induced inflammatory response of macrophage RAW264.7 cells[J]. Mol Immunol, 55(3-4): 303-309.

Welsch S, Miller S, Romero-Brey I, et al. 2009. Composition and three dimensional architecture of the dengue virus replication and assembly sites[J]. Cell Host Microbe, 5(4): 365-375.

Wendlandt E B, Graff J W, Gioannini T L, et al. 2012. The role of microRNAs miR-200b and miR-200c in TLR4 signaling and NF-κB activation[J]. Innate Immun, 18(6): 846-855.

Whitmore M M, Iparraguirre A, Kubelka L, et al. 2007. Negative regulation of TLR-signaling pathways by activating transcription factor-3[J]. J Immunol, 179(6): 3622-3630.

Willingham A T, Orth A P, Batalov S, et al. 2005. A strategy for probing the function of noncoding RNAs finds a repressor of NFAT[J]. Science, 309(5740): 1570-1573.

Winterling C, Koch M, Koeppel M, et al. 2014. Evidence for a crucial role of a host non-coding RNA in influenza A virus replication[J]. RNA Biol, 11(1): 66-75.

Witte L D, Abt M, Schneider-Schaulies S, et al. 2006. Measles virus targets DC-SIGN to enhance dendritic cell infection[J]. J Virol, 80(7): 3477-3486.

Witwer K W, Sisk J M, Gama L, et al. 2010. MicroRNA regulation of IFN-beta protein expression: rapid and sensitive modulation of the innate immune response[J]. J Immunol, 184(5): 2369-2376.

Worm J, Stenvang J, Petri A, et al. 2009. Silencing of microRNA-155 in mice during acute inflammatory response leads to derepression of c/ebp Beta and down-regulation of G-CSF[J]. Nucleic Acids Research, 37(17): 5784-5792.

Wu X D, Qi X, Qu B Q, et al. 2014. Evasion of antiviral immunity through sequestering of TBK1/IKKε/IRF3 into viral inclusion bodies[J]. J Virol, 88(6): 3067-3076.

Wu Y, Zhu X, Li N, et al. 2011. CMRF-35-like molecule 3 preferentially promotes TLR9-triggered proinflammatory cytokine production in macrophages by enhancing TNF receptor-associated factor 6 ubiquitination[J]. J Immunol, 187: 4881-4889.

Wu Z, Lu H, Sheng J, et al. 2012. Inductive microRNA-21 impairs anti-mycobacterial responses by targeting IL-12 and Bcl-2[J]. FEBS Letters, 586(16): 2459-2467.

Xia F, Dong F, Yang Y, et al. 2014. Dynamic transcription of long non-coding RNA genes during $CD4^+$ T cell development and activation[J]. PLoS ONE, 9(7): e101588.

Xia T, O'Hara A, Araujo I, et al. 2008. EBV microRNAs in primary lymphomas and targeting of CXCL-11 by ebv-mir-BHRF1-3[J]. Cancer Res, 68(5): 1436-1442.

Xie Y F, Shu R, Jiang S Y, et al. 2013. MicroRNA-146 inhibits pro-inflammatory cytokine secretion through IL-1 receptor-associated kinase 1 in human gingival fibroblasts[J]. J Inflamm, 10(1): 20.

Xiong Y, Yuan J, Zhang C, et al. 2015. The STAT3-regulated long non-coding RNA Lethe promote the HCV replication[J]. Biomed Pharmacother, 72: 165-171.

Xu C, He X, Zheng Z, et al. 2014a. Downregulation of microRNA miR-526a by enterovirus inhibits RIG-I-dependent innate immune response[J]. J Virol, 88(19): 11 356- 11 368.

Xu G, Zhang Z, Xing Y, et al. 2014b. MicroRNA-149 negatively regulates TLR-triggered inflammatory response in mouse macrophages by targeting MyD88[J]. Journal of Cellular Biochemistry, 115(5): 919-927.

Xu H, An H, Hou J, et al. 2008. Phosphatase PTP1B negatively regulates MyD88- and TRIF-dependent proinflammatory cytokine and type Ⅰ interferon production in TLR-triggered macrophages[J]. Mol Immunol, 45: 3545-3552.

Xu S, Liu X, Bao Y, et al. 2012. Constitutive MHC class Ⅰ molecules negatively regulate TLR-triggered inflammatory responses via the Fps-SHP-2 pathway[J]. Nat Immunol, 13(6): 551-559.

Xu Z, Xiao S B, Xu P, et al. 2011. miR-365, a novel negative regulator of interleukin-6 gene expression, is cooperatively regulated by Sp1 and NF-kappaB[J]. J Biol Chem, 286(24): 21 401-21 412.

Yamaguchi M, Kitagawa Y, Zhou M, et al. 2014. An anti-interferon activity shared by paramyxovirus C proteins: inhibition of Toll-like receptor 7/9-dependent alpha interferon induction[J]. FEBS Lett, 588(1): 28-34.

Yang H S, Jansen A P, Komar A A, et al. 2003. The transformation suppressor Pdcd4 is a novel eukaryotic translation initiation factor 4A binding protein that inhibits translation[J]. Mol Cell Biol, 23(1): 26-37.

Yang H T, Wang Y, Zhao X, et al. 2011c. NF-kappaB1 inhibits TLR-induced IFN-beta production in macrophages through TPL-2-dependent ERK activation[J]. J Immunol, 186(4): 1989-1996.

Yang K, He Y S, Wang X Q, et al. 2011b. MiR-146a inhibits oxidized low-density lipoprotein-induced lipid accumulation and inflammatory response via targeting toll-like receptor 4[J]. FEBS Letters, 585(6): 854-860.

Yang M, Wang C, Zhu X, et al. 2011a. E3 ubiquitin ligase CHIP facilitates Toll-like receptor signaling by recruiting and polyubiquitinating Src and atypical PKC{zeta}[J]. J Exp Med, 208(10): 2099-2112.

Yang Y W, Flynn R A, Chen Y, et al. 2009. Essential role of lncRNA binding for WDR5 maintenance of active chromatin and embryonic stem cell pluripotency[J]. Elife, 3: e02046.

Yao M, Liu X, Li D, et al. 2009. Late endosome/lysosome-localized Rab7b suppresses TLR9-initiated proinflammatory cytokine and type Ⅰ IFN production in macrophages[J]. J Immunol, 183(3): 1751-1758.

Yates L A, Norbury C J, Gilbert R J. 2013. The long and short of microRNA[J]. Cell, 153(3): 516-519.

Ye C J, Jia L, Sun Y T, et al. 2014. Inhibition of antiviral innate immunity by birnavirus VP3 protein via blockage of viral double-stranded RNA binding to the host cytoplasmic RNA detector MDA5[J]. J Virol, 88(19): 11 154-11 165.

Yi Z, Li J, Gao K, et al. 2014. Identification of differentially expressed long non-coding RNAs in $CD4^+$ T cells response to latent tuberculosis infection[J]. J Infect, 69(6): 558-568.

Yin Q, Mcbride J, Fewell C, et al. 2008. Microrna-155 is an Epstein-Barr virus-induced gene that modulates Epstein-Barr virus-regulated gene expression pathways[J]. J Virol, 82(11): 5295-5306.

Yin Q, Wang X, Fewell C, et al. 2010. Microrna miR-155 inhibits bone morphogenetic protein(BMP)signaling and BMP- mediated Epstein- Barr virus reactivation [J]. J Virol, 84(13): 6318-6327.

Yin Z, Guan D, Fan Q, et al. 2013. lncRNA expression signatures in response to enterovirus 71 infection[J]. Biochem Biophys Res Commun, 430(2): 629-633.

Yokota S, Okabayashi T, Fujii N. 2010. The battle between virus and host: modulation of Toll-like receptor signaling pathways by virus infection[J]. Mediators Inflamm, 184328.

Yokota S, Okabayashi T, Yokosawa N, et al. 2008. Measles virus P protein suppresses Toll-like receptor signal through up-regulation of ubiquitin-modifying enzyme A20[J]. FASEB J, 22(1): 74-83.

Yoneyama M, Fujita T. 2010. Recognition of viral nucleic acids in innate immunity [J]. Rev Med Virol, 20(1): 4-22.

Yonkers N L, Rodriguez B, Milkovich K A, et al. 2007. TLR ligand-dependent activation of naive CD4 T cells by plasmacytoid dendritic cells is impaired in hepatitis C virus infection[J]. J Immunol, 178(7): 4436-4444.

Yoshida H, Jono H, Kai H, et al. 2005. The tumor suppressor cylindromatosis(CYLD)acts as a negative regulator for Toll-like receptor 2 signaling via negative cross-talk with TRAF6 AND TRAF7[J]. J Biol Chem, 280(49): 41 111-41 121.

Yoshikawa T, Hill T E, Yoshikawa N, et al. 2010. Dynamic innate immune responses of human bronchial epithelial cells to severe acute respiratory syndrome-associated coronavirus infection. PLoS ONE, 5(1): e8729.

Yu A D, Wang Z, Morris K V. 2015. Long noncoding RNAs: a potent source of regulation in immunity and disease[J]. Immunol Cell Biol, 93(3): 277-283.

Yu C Y, Chang T H, Liang J J, et al. 2012. Dengue virus targets the adaptor protein MITA to subvert host innate immunity[J]. PLoS Pathog, 8(6): e1002780.

Yu X J, Liang M F, Zhang S Y, et al. 2011. Fever with thrombocytopenia associated with a novel bunyavirus in China[J]. N Engl J Med, 364(16): 1523-1532.

Yu Y, Hayward G S. 2010. The ubiquitin E3 ligase RAUL negatively regulates type Ⅰ interferon through ubiquitination of the transcription factors IRF7 and IRF3[J]. Immunity, 33(6): 863-877.

Yue F, Cheng Y, Breschi A, et al. 2014. A comparative encyclopedia of DNA elements in the mouse genome[J]. Nature, 515(7527): 355-364.

Zafirova B, Wensveen F M, Gulin M, et al. 2011. Regulation of immune cell function and differentiation by the NKG2D receptor[J]. Cell Mol Life Sci, 68(21): 3519-3529.

Zhang A H, Cheng Q, Cao X T. 2010. Regulation of Toll-like receptor signaling in the innate immunity[J]. Science China, 53(1): 34-43.

Zhang G, Ghosh S. 2002. Negative regulation of toll-like receptor-mediated signaling by Tollip[J]. J Biol Chem, 277(9): 7059-7065.

Zhang L, Mo J, Swanson K V, et al. 2014a. NLRC3, a member of the NLR family of proteins, is a negative regulator of innate immune signaling induced by the DNA sensor STING[J]. Immunity, 40(3): 329-341.

Zhang M, Liu Q, Mi S, et al. 2011. Both miR-17-5p and miR-20a alleviate suppressive potential of myeloid-derived suppressor cells by modulating STAT3 expression[J]. J Immunol, 186(8): 4716-4724.

Zhang Q, Chen C Y, Yedavalli V S, et al. 2013a. NEAT1 long noncoding RNA and paraspeckle bodies modulate HIV-1 posttranscriptional expression[J]. MBio, 4(1): e00596-e00612.

Zhang Q, Guo X K, Gao L, et al. 2014b. MicroRNA-23 inhibits PRRSV replication by directly targeting PRRSV RNA and possibly by upregulating type Ⅰ interferons[J]. Virology, 450-451: 182-195.

Zhang Q, Jeang K T. 2013. Long non-coding RNAs(lncRNAs)and viral infections[J]. Biomed Pharmacother, 3(1): 34-42.

Zhang W, Du J, Yu K, et al. 2010. Association of potent human antiviral cytidine deaminases with 7SL RNA and viral RNP in HIV-1 virions[J]. J Virol, 84: 12 903-12 913.

Zhang X, Lian Z, Padden C, et al. 2009. A myelopoiesis-associated regulatory intergenic noncoding RNA transcript within the human HOXA cluster[J]. Blood, 113(11): 2526-2534.

Zhang X, Liu Y, Zhao L, et al. 2013b. An emerging hemorrhagic fever in China caused by a novel bunyavirus SFTSV[J]. Sci China Life Sci, 56(8): 697-700.

Zhang Y, Cao X. 2016. Long noncoding RNAs in innate immunity[J]. Cell Mol Immunol, 13(2): 138-147.

Zhao C, Collins M N, Hsiang T Y, et al. 2013. Interferon-induced ISG15 pathway: an ongoing virus-host battle[J]. Trends Microbiol, 21(4): 181-186.

Zhao J, Gong A Y, Zhou R, et al. 2012a. Downregulation of PCAF by miR-181a/b provides feedback regulation to TNF-α-induced transcription of proinflammatory genes in liver epithelial cells[J]. J Immunol, 188(3): 1266-1274.

Zhao W, Wang L, Zhang M, et al. 2012b. Tripartite motif-containing protein 38 negatively regulates TLR3/4- and RIG-Ⅰ-mediated IFN-β production and antiviral response by targeting NAP1[J]. J Immunol, 188(11): 5311-5318.

Zhong B, Liu X, Wang X, et al. 2013. Ubiquitin-specific protease 25 regulates TLR4-dependent innate immune response through deubiquitination of adaptor protein TRAF3[J]. Sci Signal, 6(275): ra35.

Zhou F, Zhang X, van Dam H, et al. 2012a. Ubiquitinspecific protease 4 mitigates Toll-like/ interleukin-1 receptor signaling and regulates innate immune activation[J]. J Biol Chem, 287(14): 11 002-11 010.

Zhou H, Perlman S. 2007. Mouse hepatitis virus does not induce beta interferon synthesis and does not inhibit its induction by double-stranded RNA[J]. J Virol, 81(2): 568-574.

Zhou R, Gong A Y, Eischeid A N. 2012b. miR-27b targets KSRP to coordinate TLR4- mediated epithelial defense against *Cryptosporidium parvum* infection[J]. PLoS Pathog, 8(5): e1002702.

Zhou R, Hu G, Gong A Y, et al. 2010a. Binding of NFkappaB p65 subunit to the promoter elements is involved in LPS-induced transactivation of miRNA genes in human biliary epithelial cells[J]. Nucleic Acids Res, 38(10): 3222-3232.

Zhou R, Hu G, Liu J, et al. 2009. NF-kappaB p65-dependent transactivation of miRNA genes following *Cryptosporidium parvum* infection stimulates epithelial cell immune responses[J]. PLoS Pathog, 5(12): e1000681.

Zhou R, O'Hara S P, Chen X M. 2011. MicroRNA regulation of innate immune responses in epithelial cells[J]. Cell Mol Immunol, 8(5): 371-379.

Zhou S, Cerny A M, Zachari A, et al. 2010b. Induction and inhibition of type I interferon responses by distinct components of lymphocytic choriomeningitis virus[J]. J Virol, 84(18): 9452-9462.

Zhu Q Y, Liu Q, Chen J X, et al. 2010. MicroRNA-101 targets MAPK phosphatase-1 to regulate the activation of MAPKs in macrophages[J]. J Immunol, 185(12): 7435-7442.

Zhu X, He Z, Hu Y, et al. 2014. MicroRNA-30e* suppresses dengue virus replication by promoting NF-κB-dependent IFN production[J]. PLoS Negl Trop Dis, 8(8): e3088.

Ziegelbauer J M, Sullivan C S, Ganem D. 2009. Tandem array-based expression screens identify host mRNA targets of virus-encoded microRNAs[J]. Nat Genet, 41(1): 130-134.

Zielecki F, Weber M, Eickmann M, et al. 2013. Human cell tropism and innate immune system interactions of human respiratory coronavirus EMC compared to those of severe acute respiratory syndrome coronavirus[J]. J Virol, 87(9): 5300-5304.

Zinzula L, Esposito F, Mühlberger E, et al. 2009. Purification and functional characterization of the full length recombinant Ebola virus VP35 protein expressed in *E. Coli*[J]. Protein Expr Purif, 66(1): 113-119.

Zinzula L, Esposito F, Pala D, et al. 2012. dsRNA binding characterization of full length recombinant wild type and mutants Zaire ebolavirus VP35[J]. Antiviral Res, 93(3): 354-363.

Zinzula L, Tramontano E. 2013. Strategies of highly pathogenic RNA viruses to block dsRNA detection by RIG-I-like receptors: Hide, mask, hit[J]. Antiviral Res, 100(3): 615-635.

第四篇　机体天然免疫效应的细胞与分子机制

第九章　机体参与天然免疫应答的分子、细胞及其作用机制

机体对病原微生物感染的防御是由天然免疫系统（又称固有免疫或先天性免疫系统）和获得性免疫系统（又称适应性免疫系统）介导的，其中天然免疫系统在机体的非特异性抗感染免疫过程中发挥着至关重要的作用，是机体抵御病原感染的第一道防线。天然免疫系统的应答程度决定了机体能否阻挡病原的感染并阻碍感染的进一步发展，而其效应主要通过具高活性多功能的细胞因子、补体及宿主相对特异的抗感染因子来实现。在天然免疫应答中，这些宿主细胞分子主要由树突状细胞（DC）、巨噬细胞、NK细胞、肥大细胞、粒细胞等产生。在获得性免疫应答中，大部分宿主细胞分子是由激活的T、B细胞产生。产生的细胞分子通过与靶细胞表面相应的受体结合而发挥其生物学功能，在免疫细胞的分化与发育、免疫调控、炎症反应、造血功能中发挥着重要作用，并在机体生理和病理过程的发生和发展中起着不可替代的作用。

本章重点介绍参与天然免疫应答的主要分子、细胞及其作用机制，探讨天然免疫应答的多样性、复杂性和整体性等。

第一节　机体的细胞因子及其作用机制

天然免疫系统的应答程度决定了机体能否阻挡病原的感染并阻碍感染的进一步发展，而其效应主要通过具有高活性多功能的小分子多肽、蛋白质或糖蛋白等被称为细胞因子的物质来实现，并在机体生理和病理过程的发生和发展中起着重要作用。本节重点讨论参与天然免疫应答的细胞因子的类型与结构、生物学功能及作用机制等。

一、细胞因子的基本特征

（一）细胞因子的发现与命名

1957年，英国科学家ALick Isaacs等研究发现，流感病毒能诱导鸡胚绒毛尿囊膜细胞产生一种可干扰流感病毒复制的可溶性蛋白，便将其命名为干扰素（interferon）。干扰素是第一个被正式命名的细胞因子。在20世纪七八十年代，研究者又陆续发现了多个细胞因子，这个时期也是细胞因子研究最为活跃的时期。在此阶段，细胞因子研究方面取得了两个重要的进展，一是细胞因子的命名实现了统一，二是随着细胞因子纯化和鉴定技术不断的发展和完善，一些新的细胞因子被发现，同时由于分子生物学和基因工程技术的发展，人们可以更加精确、全面地了解细胞因子的理化特性、结构特点和生物学功能（周光炎，2001；金伯泉，2008；Nelson and Willerford，1998）。

（二）细胞因子的来源和分布

通常情况下，免疫细胞（如单核/巨噬细胞、树突状细胞、NK细胞、T细胞、B细胞）是产生细胞因子的主要类型，特别是激活的淋巴细胞和单核/巨噬细胞，而某些非免疫细胞（如血管内皮细胞、成纤维细胞、表皮细胞、基质细胞、角质细胞、星形细胞、平滑肌细胞等）也可产生某些类型的细胞因子。细胞因子大多以可溶性蛋白的形式分布于组织间液和体液中，有些细胞因子如肿瘤坏死因子（TNF）则以跨膜蛋白的形式存在于细胞膜的表面。

（三）细胞因子的共同生物学特征

1. 细胞因子的理化特性

细胞因子均为低分子质量、分泌型的小分子多肽或糖蛋白，分子质量为5～60kDa，编码氨基酸多在200个以内。绝大多数的细胞因子以单体形式存在，而少数细胞因子如IL-10、IL-12、M-GSF、TGF-β等以二聚体的形式存在，某些如TNF则以三聚体形式存在。

2. 细胞因子的分泌特点

细胞因子合成的自限性。当细胞受到病原相关分子模式（pathogen-associated molecular pattern，PAMP）刺激后，启动细胞内细胞因子基因的转录，通常这一转录过程非常短暂，且细胞因子的mRNA极易降解，因而细胞因子的合成具有自限性。

大多数的细胞因子以旁分泌、自分泌或内分泌的形式发挥其生物学效应。自分泌是指细胞因子主要作用于产生该细胞因子的细胞而发挥生物学效应。旁分泌是指细胞因子主要作用于邻近细胞而发挥生物学效应。内分泌是指细胞因子（如IL-1、IL-6、TNF-α等）进入机体循环系统，作用于远距离靶细胞而发挥其生物学效应，介导全身性反应。

3. 细胞因子的生物学作用特性

细胞因子种类繁多，每种细胞因子各自具有独特的生物学功能，但其也具有一些共同的特点，主要表现在以下几个方面。

（1）细胞因子通过与细胞因子受体结合而发生物学挥效应

细胞因子必须与靶细胞表面的特异性受体结合才能发挥其生物学效应。细胞因子与其受体的亲和力远远高于抗原与抗体或MHC与抗原多肽之间的亲和力，所以少量的细胞因子即可发挥显著的生物学效应。

（2）生物学作用的多样性

细胞因子具有多种生物学作用，包括调节免疫，参与炎症反应，促进细胞生长、增殖、分化，刺激造血，促进组织修复，抑制肿瘤，抗增殖等。

（3）生物学作用的复杂性

一种细胞因子可以作用于多种不同类型的靶细胞或者多种细胞因子作用于同一种类型的靶细胞，表现不同的生物学效应。不同的细胞因子具有某些相同的生物学功能，如IL-2、IL-4、IL-9均可促进T细胞的增殖。细胞因子之间的协同作用表现为，两种或多种细胞因子对细胞活性的联合作用要大于单个细胞因子生物学效应的简单累加。细胞因子之间的拮抗作用为，一种细胞因子产生的生物学效应可抑制或抵消其他细胞因子的生物学效应。细胞因子的两面性为，适量的细胞因子具有生理调节作用，而过量的细胞因子会损伤组织器官或机体。

（4）细胞因子的网络性

一种类型的细胞能分泌许多种类的细胞因子，而不同类型的细胞也可分泌一种或多种相同类型的细胞因子。一种类型的细胞因子可对多种类型的靶细胞发生作用，产生许多种不同类型的生物学效应；有时多种不同类型的细胞因子也可与一种靶细胞发生作用，产生相似的生物学效应；一种细胞因子能抑制或增强另外一种细胞因子的某种生物学作用，产生拮抗或协同作用。种类繁多的细胞因子在机体内共同存在，相互促进或抑制，形成一个繁纷复杂的细胞因子网络系统，调节细胞的增殖和分化，调控免疫应答的强度和方向等（林学颜，2000；杨汉春，2003；金伯泉，2008；曹雪涛，2011）。

二、细胞因子作用的受体与其基本结构特征

细胞因子通过与靶细胞膜表面的相应受体结合，将信号传递到细胞内部，启动下游信号级联反应，

产生效应分子，进而发挥生物学功能。因而，对细胞因子受体结构与功能的研究有助于深入了解细胞因子的产生机制及其生物学作用。细胞因子受体是以跨膜蛋白的形式表达于细胞因子作用的靶细胞膜表面，并与细胞因子相结合，保证细胞因子只能与表达细胞因子受体的细胞发生反应。细胞因子受体与其他膜表面受体一样，均由3个功能区组成，即胞外区（细胞因子结合区）、跨膜区（疏水性氨基酸富集区）和胞内区（信号转导区）。细胞因子受体除以跨膜形式存在外，大多数细胞因子的受体还以可溶性的形式存在于体液中，称为可溶性细胞因子受体。

（一）细胞因子受体的分类

人们根据细胞因子受体 cDNA 的序列及其细胞膜外区氨基酸序列的同源性和结构特点将细胞因子受体分为以下5种类型（图9-1）。

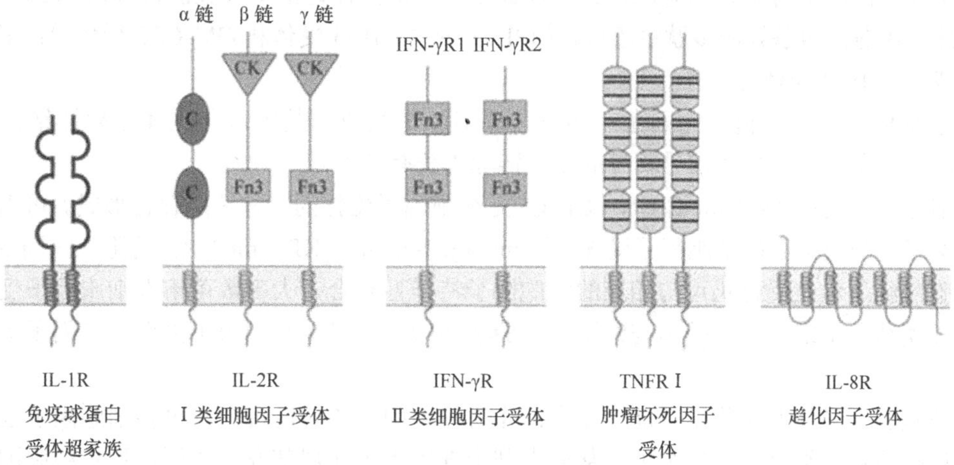

图9-1　细胞因子受体超家族

1. 免疫球蛋白超家族

该家族成员的细胞膜外区具有一个或数个免疫球蛋白样结构域，每个Ig样结构由70～110个氨基酸残基组成。家族成员主要有IL-lR、IL-6R、某些生长因子受体（如PDGF、FGF）和集落刺激因子受体（如M-CSF、c-kit）。其结构特点是胞外区富含半胱氨酸，并含Ig样功能区。

2. 造血生长因子受体家族（又称Ⅰ类细胞因子受体家族）

这是细胞因子受体家族中最大的一个超家族，可分为两个家族。

（1）红细胞生成素家族（又称Ⅰ类细胞因子受体家族）

该家族成员胞外区与EPO受体胞外区在氨基酸序列上有较高的同源性，分子结构上也有较大的相似性。其结构的共同特征是胞外区包含由200个氨基酸组成的同源区，N端有4个保守的半胱氨酸，C端存在由色氨酸-丝氨酸-X-色氨酸-丝氨酸（Trp-Ser-X-Trp-Ser）组成的WSXWS构型。该家族包括绝大多数的细胞因子受体成员，如IL-2R、IL-3R、IL-4R、IL-5R、IL-6R、IL-7R、IL-9R、IL-11R、IL-12R、EPOR、TPOR、G-CSFR、GM-CSFR、LIFR、CNTFR、OSMR、gp130、KH97等。

（2）干扰素（IFN）受体家族（又称Ⅱ类细胞因子受体家族）

该家族成员结构与Ⅰ类细胞因子受体家族相似，但其N端及近膜处分别含有两个保守的半胱氨酸。该家族成员包括IFN-α受体、IFN-β受体、IFN-γ受体、IL-10R、组织因子等。

3. TNF受体超家族（又称神经生长因子受体超家族或Ⅲ类细胞因子受体家族）

该家族成员结构特征为胞外区为由160个氨基酸残基构成的同源区，该区由4个含有6个半胱氨酸（Cys）的结构域重复组成。成员包括TNF受体、神经生长因子（NGF）受体、Fas蛋白及CD40（表达于B细胞表面）等。

4. G 蛋白偶联受体超家族（又称趋化因子受体家族）

该家族成员结构特征为含有 7 个疏水性跨膜 α 螺旋结构域，它们生物学作用的发挥依赖于 G 蛋白。趋化细胞因子受体为该家族的主要成员。G 蛋白偶联受体家族包含的受体范围很广，除趋化因子受体外，还包括氨基酸受体、乙酰胆碱受体、单胺受体等。

5. 酪氨酸激酶（TPK）受体超家族

该家族成员结构特征为均是单次跨膜受体，胞内区片段含有 TPK 活性区域。细胞因子与相应受体结合后，受体的 TPK 被激活，进而介导信号的传递（林学颜，2000；杨汉春，2003；金伯泉，2008；曹雪涛，2011；马兴铭和丁剑冰，2013）。

（二）细胞因子受体的结构与类型

细胞因子受体的肽链有单、双和多链三种组成形式。单链受体是由一条肽链组成，如 EPO 受体、G-CSF 受体等；双链受体是由两条异源多肽链组成，如 IL- 3 受体、IL-5 受体和 GM-CSF 受体等；多链受体是由多条肽链组成，如 IL-2 受体等。

细胞因子受体的“公有链”由两条或多条异源多肽链组成，其中可与配体特异性结合的多肽链称“私有链”；而将参与多个受体信号转导的多肽链称“公有链”。

可溶性细胞因子受体（soluble CKR，sCKR）是细胞因子受体的一种特殊存在形式。可溶性细胞因子受体的氨基酸序列与膜结合型细胞因子受体（membrane binding CKR，mCKR）的胞外区同源，只是缺少了跨膜区和胞内区，但该受体仍可与相应的细胞因子特异性结合。大多数可溶性细胞因子受体与细胞因子的亲和力较膜结合型细胞因子受体与细胞因子的亲和力低，可能是因为可溶性细胞因子受体缺少某些功能结构域。

可溶性细胞因子受体的生物学功能主要有：作为细胞因子的转运蛋白，可将细胞因子运送至机体相关部位，增加机体局部细胞因子的浓度，从而有利于细胞因子在局部发挥作用；稳定细胞因子，减慢细胞因子的“衰变”，从而发挥细胞因子“慢性释放库”的作用，以维持并延长低水平细胞因子的生物学活性；调节细胞因子的生物学活性，可溶性细胞因子受体对细胞因子的活性起抑制或增强作用；可与膜结合型细胞因子受体竞争性地结合细胞因子，从而下调细胞因子的效应，某些可溶性细胞因子受体也可上调细胞因子的效应（林学颜，2000；金伯泉，2008；曹雪涛，2011；马兴铭和丁剑冰，2013）。

三、细胞因子介导的信号通路

细胞因子通过与靶细胞膜表面的相应受体相结合而将信号传递到细胞内部，启动下游信号级联反应，产生效应分子，进而发挥生物学功能。具有不同结构特征的细胞因子受体，传递信号的分子机制亦有所不同。大部分细胞因子受体信号的传递除需结合配基外，还要具一定信号传递功能的受体亚基参与其中，甚至不同的细胞因子受体共用一个受体亚基而形成细胞因子-受体复合体。在细胞因子受体超家族中有三类复合体，IL-2、IL-3 和 IL-6 受体复合体。下面就这些复合体介导的信号转导途径做介绍。

（一）IL-2R 受体复合体介导的信号通路

IL-2 受体（interleukin 2 receptor，IL-2R）是由 α（又称 CD25）、β（又称 CD122）和 γ（又称 CD132）链三个糖蛋白亚基组成的异多聚体糖蛋白，α、β、γ 链的分子质量分别为 55kDa、75kDa 和 64kDa，故又称 p55、p75 和 p64。这三个亚基可组成具不同亲和力的复合体，其中 β、γ 链组成具中度亲和力的复合体，α、β、γ 链组成具高度亲和力的复合体，这两类受体主要传递 IL-2 介导的多种生物学效应；而由 α 链组成的低度亲和力受体，缺乏传递 IL-2 介导的信号的能力（Nelson and Willerford，1998；Stauber et al.，2006；Belz and Masson，2010）。

IL-2 通过与靶细胞膜表面的 IL-2R 结合，激活了一系列复杂的细胞内信号级联反应，启动以下三条主要的信号转导途径：JAK/STAT5、MAPK 和 PI3K/Akt/mTOR 通路（Matek，2008）。

1. JAK/STAT5 信号通路

JAK（janus kinases/just another kinase，JAK）是一种酪氨酸蛋白激酶，由 JAK1、JAK2、JAK3 和 Tyk2 这 4 个成员构成。JAK 分子含有 7 个高度保守的结构域（JKA homology domain，JH），从 C 端到 N 端依次为 JH1~JH7。JH1 结构域位于羧基端，具有激酶催化功能。JH2 与维持激酶活性有关，是与 STAT 结合的部位。JH3~JH7 是 JAK 的同源区域，无催化活性，是与细胞因子受体胞质域结合的功能区（Li et al.，2000）。

STAT（signal transducers and activators of transcription，STAT）信号转导及转录激活因子含有两个 SH2 和 SH3 结构域，广泛存在于细胞质中。STAT 家族有 7 个成员：STAT1~STAT 4、STAT5a、STAT5b 和 STAT6，家族成员之间分子结构高度保守。STAT5 是在研究催乳素刺激乳房上皮细胞的机制时被发现的，因其在催乳素刺激乳房上皮细胞中起主要调节作用，且对 β-酪蛋白启动子的激活具有重要作用而被命名为乳腺特异的转录因子（mammary gland factor，MGF）。但后来人们研究发现，它因和 STAT 家族成员之间有很高的同源性而被命名为 STAT5。同时在小鼠乳腺中发现了它的一个基因亚型被命名为 STAT5b，故将之前发现的 MGF（STAT5）命名为 STAT5a（Gouilleux et al.，1994；Grimley et al.，1999）。STAT5a 作为 STAT 家族成员之一，参与细胞的增殖、分化、凋亡等过程，并对机体的生长、造血与免疫应答产生重要影响（Levy and Darnell，2002；Granillo et al.，2007）。

IL-2 与 IL-2R 结合后，引起受体二聚化并激活 JAK3 激酶，活化后的 JAK3 激酶又可活化与 β 链相连的 JAK1 激酶，活化后的 JAK1 激酶又进一步激活与其连接的 p561ck 激酶，p561ck 激酶激活了其 β 链的 STAT 因子结合位点并使其相结合，进一步使 STAT1 和 STAT3 发生磷酸化，最终使 STAT5a 和 STAT5b 磷酸化形成异源二聚体。这些异源二聚体从细胞质进入到细胞核中并与特定的反应元件相结合，从而抑制或激活靶基因的表达（图 9-2）（Casanova et al, 2012）。

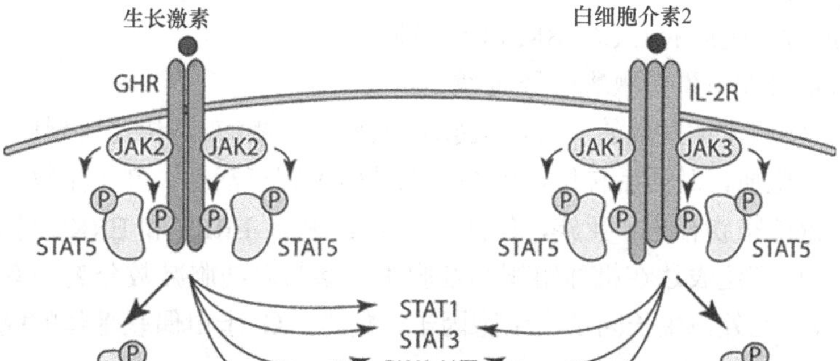

图 9-2　JAK/STAT5 信号通路（Casanova et al, 2012）

2. MAPK 信号通路

丝裂原活化蛋白激酶（mitogen-activated protein kinase，MAPK）是一组可被不同细胞外刺激、细胞应激及细胞黏附等激活的丝氨酸/苏氨酸蛋白激酶。MAPK 是培养的细胞受生长因子等丝裂原刺激时被激活而鉴定的，故而得名。MAPK 由三类蛋白激酶组成，主要包括 MAPK（MAP 激酶）、MAPKK（MEK 或 MAPK 激酶）和 MAPKKK（MEK 激酶或 MAPK 激酶激酶），通过依次磷酸化将上游信号传递至下游应答分子（图 9-3）。MAPK 信号转导存在于大多数细胞内，将细胞外刺激信号转导至细胞内并引起细胞生物学反应（Boilly et al.，2000）。

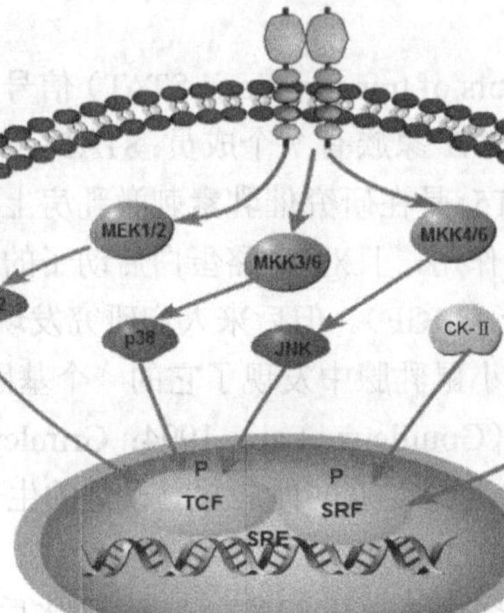

图 9-3　MAPK 信号通路

目前在哺乳动物细胞中发现了以下 4 条并行的 MAPK 信号通路：调控细胞生长、发育、增殖、分化的胞外信号调节蛋白激酶（extracellular signal-regulated kinase，ERK）信号通路，在炎症与细胞凋亡等应激反应中发挥重要作用的 JNK（c-JUN N-terminal kinase，JNK）氨基端激酶信号通路和 p38 MAPK 信号转导通路，参与细胞应激和刺激的 ERK5/BMK1 信号通路。

（1）ERK1/2 胞外信号调节蛋白激酶信号通路

ERK 是 20 世纪 80 年代末期发现的一类丝氨酸/苏氨酸蛋白激酶，是传递丝裂原刺激的信号转导蛋白。正常情况下 ERK 定位于胞质，激活后转位至胞核，调节转录因子活性，产生生物学效应。经人工克隆和序列测定分析，已知 ERK 家族有 5 个亚族，包括 ERK1~ERK5。ERK1 和 ERK2 是 ERK 家族中研究得最为彻底的信号通路，它们广泛表达在机体组织和细胞中，参与对细胞减数分裂、有丝分裂、有丝分裂后期等生物学功能的调节。此外，生长因子、细胞因子、病毒、G 蛋白偶联受体的配体及癌基因等都可激活这两条信号通路（Rao and Reddy，1994）。

外界信号与相应的受体结合，激活酪氨酸激酶并激活 Ras 蛋白，Ras-GTP 直接与 Raf 相结合，形成一个短暂的膜锚定信号。进而活化的 Raf 通过磷酸化促分裂原激活的蛋白激酶的激酶（MEK）环上的丝氨酸残基而将其激活。随后 MEK 再将促分裂原激活蛋白激酶（ERK）激活，活化的 ERK1/2 可磷酸化各种核转录因子和其他蛋白激酶底物，调控相关基因的转录、蛋白质的合成等来调节细胞的各种生物学反应（图 9-4）。此外，ERK 还可快速地易位入核去磷酸化，并激活 AP1、ELK-1、SAP 等与增殖反应有关的转录因子，调控细胞的增殖（Sullivan et al.，2000）。

（2）JNK 氨基末端激酶信号通路

JNK 又被称为应激活化蛋白激酶（stress activated kinase，SPAK），是 1990 年发现的促分裂原活化蛋白激酶超家族成员之一，属于进化上保守的丝氨酸/苏氨酸蛋白激酶。JNK 最先被发现是作为特异性磷酸化核转录因子 c-JUN 的激酶，因而被命名为 c-JUN 氨基端激酶，随后发现多种核内的转录因子也是其下游底物，如 ELK-1、ATF-2、DPC4、NFAT4 及 Ets-2 等（Chun et al.，2014）。

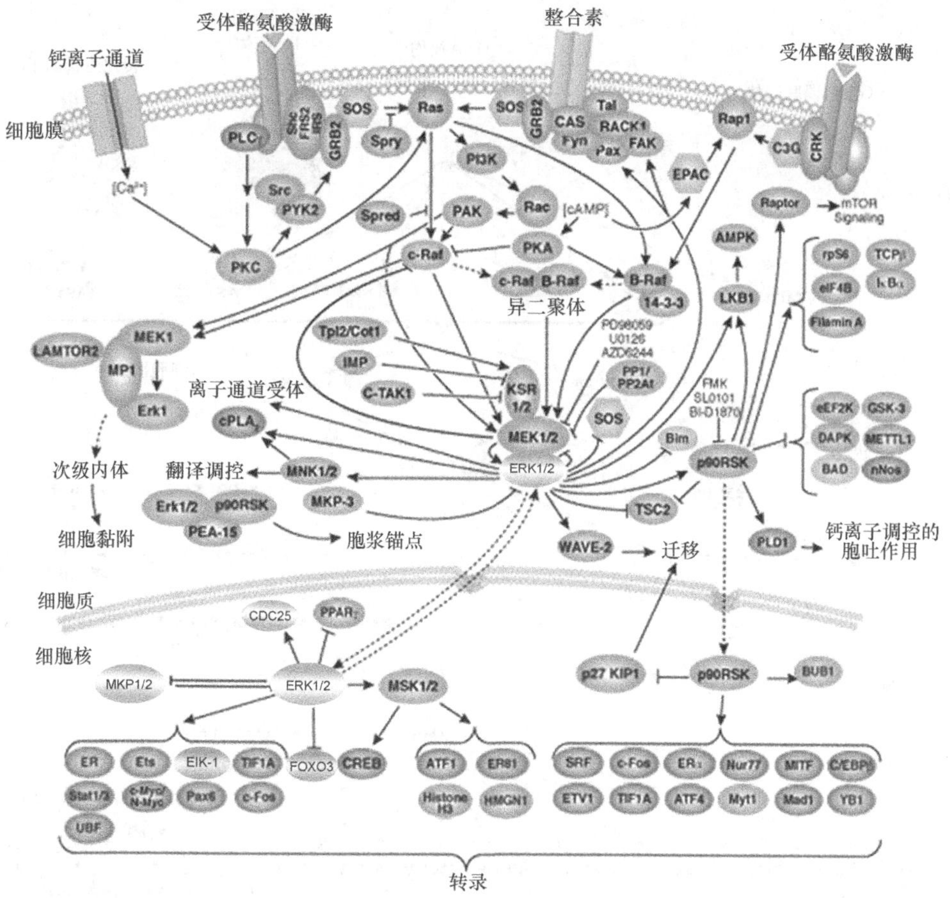

图 9-4　ERK1/2 信号通路（引自 www.cellsignal.com）

人 JNK 分子有 10 个异构体，分别由 JNK1、JNK2 和 JNK3 基因编码，JNK1 和 JNK2 广泛表达于各种组织中，而 JNK3 只选择性地表达于脑、心脏、睾丸细胞中（Lu et al.，2011）。

应激（如渗透压、热休克、氧化损伤和电离辐射）、炎症细胞因子、生长因子、蛋白质合成抑制剂等多种因素均可激活 JNK 信号通路，引起 MAP3K 的活化，然后激活 MAP2K 异构体 MKK4 和 MKK7，并最终引起 JNK 的磷酸化，活化的 JNK 能激活各种转录因子，引起一系列的细胞反应，调控细胞应激、胚胎发育、细胞生长与分化、细胞凋亡、癌基因转化等多种生命过程（Nishina et al.，2004；Huelsenbeck et al.，2012）。因此，JNK 信号通路是机体处于正常与疾病状态时的一个重要调节靶点，在疾病的发生与发展中发挥着十分重要的作用。

（3）p38 丝裂原活化蛋白激酶信号通路

p38 丝裂原活化蛋白激酶（p38 MAPK）是 Brewster 等在 1993 年研究高渗环境对真菌的影响时发现的，后来研究发现它也存在于哺乳动物的细胞中。p38 由 360 个氨基酸组成，分子质量为 38kDa。p38 的功能与 JNK 相似，都属于应激激活的蛋白激酶，是 MAPK 亚类之一。目前发现 p38 MAPK 有 5 个异构体，分别为 p38α（p38）、p38β1、p38β2、p38γ 和 p38δ，其中 p38α、p38β1 和 p38β2 广泛存在各种组织细胞中，p38γ 仅存在于骨骼肌细胞中，而 p38δ 主要存在于腺体组织（Nashida et al.，2011；Correa and Eales，2012；Huang et al.，2014）。

p38 MAPK 信号转导途径可由细胞应激、渗透压应激、炎症细胞因子、脂多糖（LPS）、紫外线、生长因子等依次激活 MEKK1、MKK4 和 p38MAPK。活化的 p38 MAPK 能够激活相应的转录因子，如 MAPKAP kinase-2、ELK-1、ATF-2、Max 和 CREB，激活或抑制靶基因的转录或翻译，影响细胞的增殖、分化和细胞因子的合成（图 9-5）。此外，研究还发现 p38 MAPK 信号转导途径与炎症因子、高渗透压、

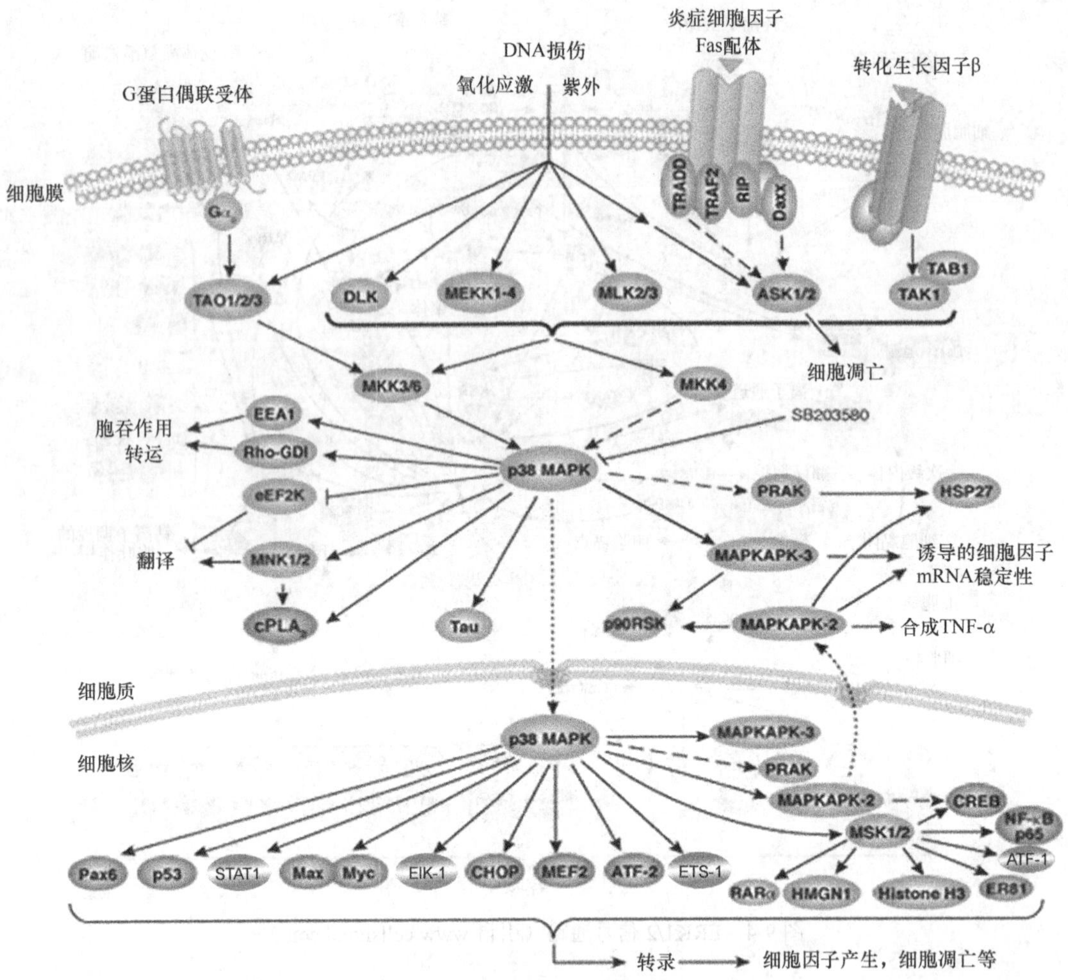

图 9-5　p38 MAPK 信号通路（引自 www.cellsignal.com）

牵引张力和剪切应力等细胞应激的信号转导途径有关（甄军丽等，2010；杜昆等，2014）。

（4）ERK5/BMK1 信号通路

ERK5 信号通路又称大 MAPK 信号通路（big MAPK/BMK1），是 MAPK 家族中最晚被发现的信号通路（图 9-6）。1995 年，Dixon 等首次发现 MEK5 并用酵母双杂交实验鉴别出了其下游的信号分子 ERK5。人 ERK5 分子含 816 个氨基酸，分子质量为 98kDa，与 ERK1/2 分子有 66%的序列同源性。ERK5 信号通路广泛存在于各种类型的细胞之中，参与了细胞的生存、增殖、分化和凋亡等多种生物学反应（Nussinov et al，2017）。

MEK5 是 ERK5 唯一的上游激酶，对 ERK5 具有高度的特异性，它只激活 ERK5 分子，即使在过表达时也不激活 MAPK 家族其他成员（Cameron et al.，2004）。MEK5 分子有两个同分异构体 MEK5α 和 MEK5β，MEK5α 主要在有丝分裂活跃的组织中表达，而 MEK5β 主要分布在处于终末分化的组织当中。MEK5α 通过与 ERK5 分子结合而诱导磷酸化反应的发生，MEK5β 则通过阻断 MEK5α 与 ERK5 之间的连接而对 ERK5 信号转导通路起着负调控作用（Mody et al.，2003）。

ERK5 是一个独特的激酶，不但能通过磷酸化作用使底物活化，还利用 C 端的物理性结合作用使底物激活。各种外界信号刺激因素激活 MAPKKK（MEKK3 或 MEKK2），再依次激活 MAPKK（MKK5），最后激活 ERK5 并使其易位入核，活化相关特定基因元件，引起基因的转录和表达，介导一系列的细胞生物学反应事件（Ranganathan et al.，2006；Barra et al.，2011）。

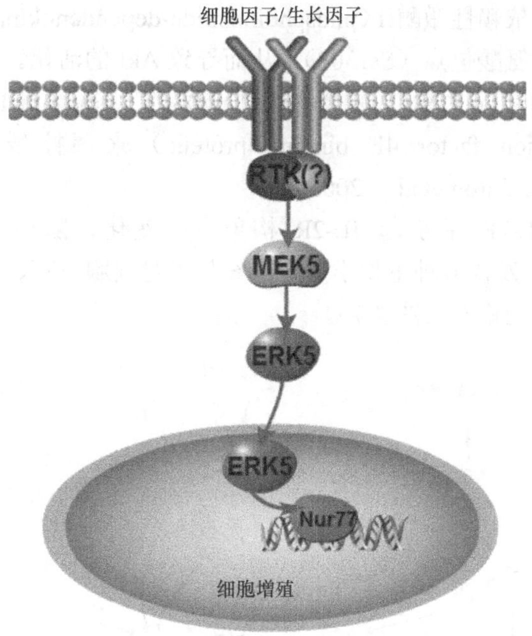

图 9-6　ERK/BMK1 信号通路（Nussinov et al，2017）

MAPK 信号转导通路广泛存在于大多数细胞中，且具有进化的保守性，可将细胞外的刺激信号转导至细胞质及核内，引起一系列的细胞生物学反应，如细胞增殖、分化及凋亡等，在细胞功能活动和基因表达调控中发挥着至关重要的作用，是低等原核生物细胞和高等哺乳类生物细胞内重要的信号传递网络途径之一（Hayashi and Lee，2004）。这些信号通路之间相互作用、相互影响，构成一个极其复杂的网络结构，在多种因素的精密调节下，精确地调控着特定基因的表达或抑制，从而实现一系列的生物学反应。

3. PI3K/Akt/mTOR 信号通路

磷脂酰肌醇 3 激酶（phosphatidylinositide 3-kinase，PI3K）由几种不同的异构体构成，典型的 PI3K 异构体一个由 110kDa 的催化亚基和一个 85kDa 的调节亚基（p85α）组成。依据结构和底物的特异性，PI3K 分为 3 个亚型：Ⅰ型 PI3K、Ⅱ型 PI3K 和Ⅲ型 PI3K，其中研究最多的是Ⅰ型 PI3K，它可直接被细胞表面的受体激活。Ⅰ型 PI3K 又可分为 $Ⅰ_A$ 和 $Ⅰ_B$ 两个亚型，其中 $Ⅰ_A$ 可被 G 蛋白偶联受体、小 G 蛋白 Ras、RTK 激活；$Ⅰ_B$ 只接受 G 蛋白偶联受体的调节（Engelman et al.，2006）。

Akt 又称作 PKB（protein kinase B，PKB），是 PI3K 信号通路中重要的下游分子，有 Akt1、Akt2 和 Akt3 三种形式。其中 Akt1 参与调控细胞的存活和增殖，Akt2 参与胰岛素调节的代谢过程，而 Akt3 参与调节细胞的大小及数目（Woodgett，2005）。

TOR（target of rapamycin，TOR）（雷帕霉素靶蛋白）是一种高度保守的非典型丝氨酸/苏氨酸蛋白激酶，于 1991 年作为雷帕霉素靶蛋白被发现，属于 PI3K 蛋白激酶家族成员。在哺乳动物中存在同样保守的 TOR 基因，称为 mTOR（mammalian target of rapamycin，mTOR），即哺乳动物雷帕霉素靶蛋白，mTOR 在高等和低等动物的生长和发育中起着至关重要的作用。mTOR 由 mTORC1（mTOR complex 1）和 mTORC2（mTOR complex 2）组成，其中 mTORC1 由 mTOR、Raptor 和 mLST8 组成，对雷帕霉素敏感，主要参与调节细胞的生长和能量代谢。mTORC2 由 mTOR、Rictor、Sin 1 和 mLST8 组成，对雷帕霉素不敏感，主要参与细胞骨架的重构和细胞的存活（Wullschleger et al.，2006）。

PI3K 的激活方式有两种，一种是与含有磷酸化酪氨酸残基的生长因子受体或连接蛋白相互作用，导致二聚体构象的改变而被激活；另一种是经 Ras 和 p110 的结合而活化 PI3K。PI3K 被激活后，在细胞膜上产生第二信使分子 PIP3（磷酸肌醇三磷酸），PIP3 与细胞内含 PH 结构域（pleckstrin homology domain）

的信号蛋白 Akt 和磷脂酰肌醇依赖性激酶 1（phosphoinositide-dependent kinase 1，PDK1）结合，促使 PDK1 磷酸化 Akt 蛋白第 308 位的丝氨酸位点（Ser308），从而导致 Akt 的活化。活化后的 Akt 经磷酸化作用激活 mTOR 信号通路。mTORC1 和 mTORC2 复合物通过 p70S6K（ribosomal S6 kinase，RSK）和 4E-BP1（eukaryotic translation initiation factor 4E binding protein）来调控蛋白质的合成和细胞的生长（Gonzalez-Garcia et al.，2002；Caron et al.，2005）。

综上所述，IL-2 结合 IL-2R 后引起 IL-2R 构象发生变化，随后启动 JAK-STAT5、MAPK 和 PI3K/Akt/mTOR 等信号通路，发挥多种生物学效应，参与了对细胞发育、分化、凋亡、应激与炎症反应等的调控，维持着机体内环境的稳态（图 9-7）。

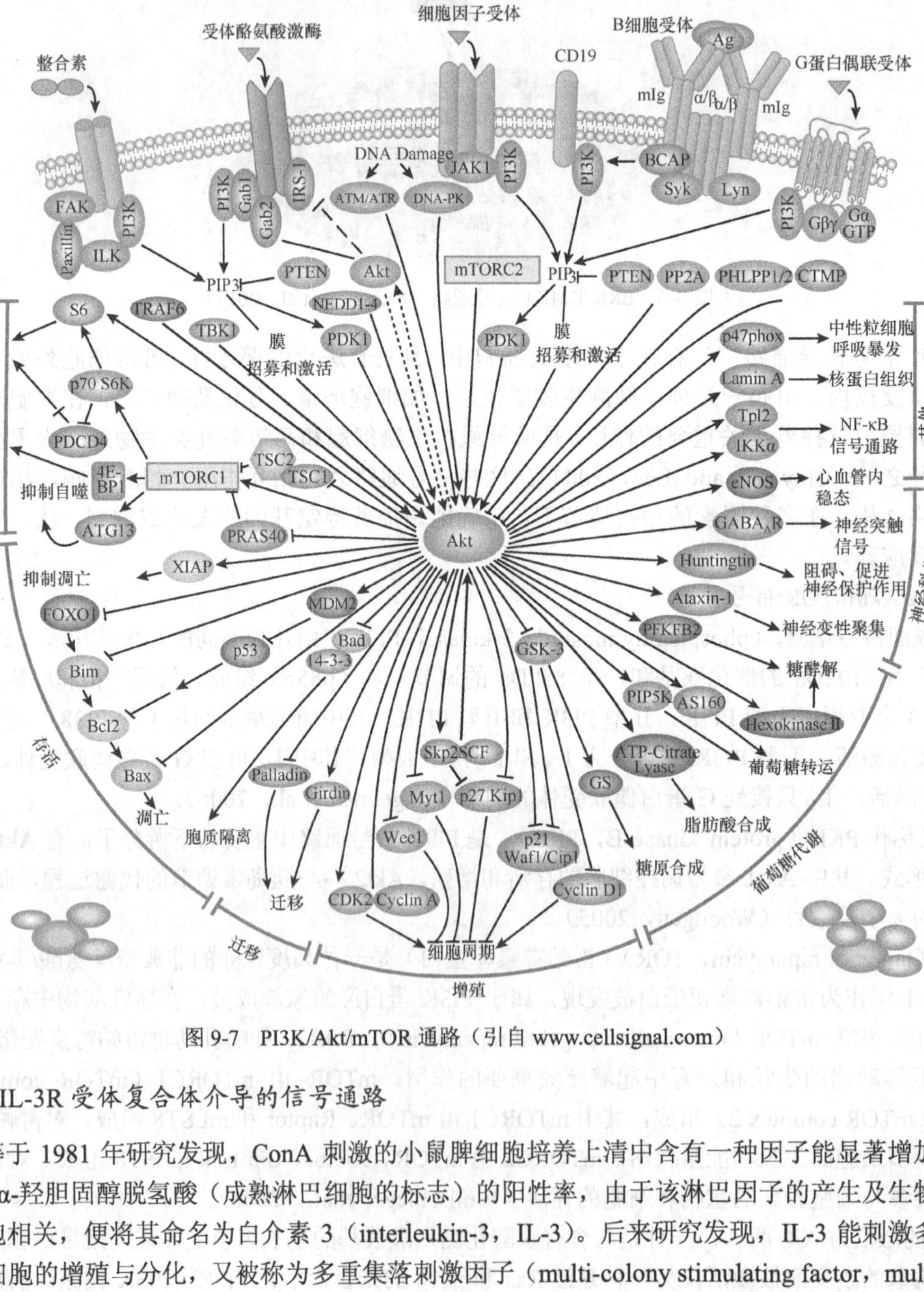

图 9-7　PI3K/Akt/mTOR 通路（引自 www.cellsignal.com）

（二）IL-3R 受体复合体介导的信号通路

Ihle 等于 1981 年研究发现，ConA 刺激的小鼠脾细胞培养上清中含有一种因子能显著增加裸鼠脾淋巴细胞 20-α-羟胆固醇脱氢酸（成熟淋巴细胞的标志）的阳性率，由于该淋巴因子的产生及生物学功能与 T 淋巴细胞相关，便将其命名为白介素 3（interleukin-3，IL-3）。后来研究发现，IL-3 能刺激多能干细胞和多种祖细胞的增殖与分化，又被称为多重集落刺激因子（multi-colony stimulating factor，multi-CSF）或造血细胞生长因子（hemopoietic cell growth factor，HCGF）。由于多重集落刺激因子的命名能恰当地描述

IL-3的生物学功能，目前仍被广泛使用（D'Andrea and Gonda，2000）。

IL-3R（interleukin 3 receptor，IL-3R）属于细胞因子受体超家族成员，是由α、β两个亚基组成的异二聚体，两个亚基共同作用可形成具高亲和性的受体。α亚基与IL-3的亲和性极低，β亚基是IL-3、IL-5、GM-CSF所共有的，自身并不能单独结合IL-3。α亚基为跨膜蛋白分子，主要参与对配体特异性的结合，胞内区含有保守的基序：精氨酸-亮氨酸-苯丙氨酸-脯氨酸（RLFP），该基序是活化STAT5所必需的。β亚基参与IL-3R的信号传递，其胞内区有两个截然不同的功能结构域，一个是第589位氨基酸以前的近膜区域，主要参与调控干细胞的增殖。另一个功能结构域是第589～881位氨基酸的远膜区域，该区域主要参与细胞分化、诱导蛋白质的酪氨酸磷酸化、原癌基因表达及阻止细胞凋亡等生物学过程。IL-3与IL-3R结合后，激活了两条信号转导途径：JAK2-STAT和Ras信号通路（Corey and Anderson，1999）。

1. JAK2-STAT信号通路

JAK2（janus kinase 2）是JAK家族的成员之一，可促进蛋白质酪氨酸残基的磷酸化，是重要的信号传递分子。IL-3、IL-5、粒细胞-巨噬细胞集落刺激因子、γ-干扰素（IFN-γ）、红细胞生成素、催乳素等分子在细胞内的信号转导均与JAK2有关（图9-2）。

IL-3R的活化使胞内近膜部分靠近JAK2，引发JAK2与受体、JAK2与JAK2的交叉和自身磷酸化。活化后的JAK2磷酸化一个或多个受体位点，呈递给STAT（包括STAT1、STAT3、STAT5和STAT6）并使其磷酸化和二聚体化，活化的STAT易位入核并结合至特定基因启动子，进而启动相应基因的转录，调控造血干细胞的增殖和分化（Rane and Reddy，2000）。

2. Ras信号通路

Ras基因是一类在进化过程中非常保守的原癌基因，广泛存在于整个生物界。Ras基因家族成员包括：Ha-Ras、Ki-Ras、N-Ras、R-Ras、Ral、Rap1A、Rap1B、Rap2。Ras表达的蛋白质为Ras蛋白，由188个或189个氨基酸组成，分子质量为21kDa，是一种单聚体G蛋白，即低分子G蛋白。Ras蛋白能与鸟苷酸结合，特别是与GDP和GTP结合（Kranenburg and Moolenaar，2001）。

Ras信号通路也称Ras/Raf/MEM/ERK信号通路（图9-8），是由小GTP结合蛋白连接活化的受体酪氨酸激酶和胞质蛋白激酶级联反应。该通路是丝裂原活化蛋白激酶（MAPK）众多信号通路中研究得比较透彻的一条信号通路，调节着多种细胞生理功能，在多种疾病的发生及病理生理过程中发挥着十分重要的作用。

外源性刺激因子与细胞膜上的受体相结合，使受体上的酪氨酸残基被磷酸化，磷酸化的酪氨酸残基与Grb2（growth factor receptor bound protein 2，Grb2）的SH2区结合，招募鸟苷酸交换因子SOS蛋白与Grb2的SH3区结合，使SOS蛋白锚定于细胞膜上，形成Grb2-SOS复合体。Grb2-SOS复合体与Ras结合使GDP-Ras转化为激活型的GTP-Ras，Ras被激活。Ras活化后，细胞质中的Raf蛋白趋向到细胞膜内侧并与Ras结合，使Raf活化。Raf是丝氨酸/苏氨酸蛋白激酶，有A-Raf、B-Raf、C-Raf-1三个亚类，其中C-Raf-1与细胞功能的关系最密切。Raf-1活化后，它的C端催化区能与MAPKK结合，并使其催化区第八亚区中的双磷酸化位点发生磷酸化，导致MAPKK的活化。MAPKK是双特异性磷酸化激酶，可对MAPK（ERK）的双位点进行磷酸化，活化后的ERK易位入核。入核后，ERK与血清反应因子（SRF）和血清反应元件（SRE）形成了三元复合体，激活c-Fos基因的转录。此外，ERK可磷酸化JUN蛋白，磷酸化的JUN与新产生的Fos相结合而形成基因调节蛋白激活蛋白1(AP1)(Chang et al., 2002; Szewczyk et al.，2002)，AP1可与多种基因的启动子和增强子相结合，刺激相关基因的转录，参与细胞生长、发育及分化等多种生理过程。

IL-3在调控造血干细胞的增殖、生存、分化及成熟过程中，通过IL-3-IL-3R复合体启动了JAK2-STAT、Ras信号通路，这两条通路与其他信号转导通路之间存在着千丝万缕的联系，构成了一个复杂的信号传递网络。这些网络组分之间紧密协调、密切配合，将细胞外繁杂、矛盾的信号进行归纳整理，从而实现了把细胞外刺激传递到细胞内的过程，诱导细胞有序产生系列生物学反应。

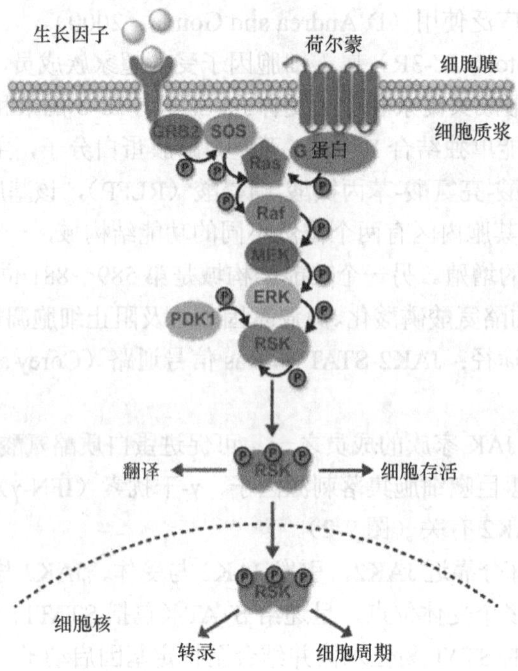

图 9-8 Ras 信号通路（Casalvieri K A. et al，2017）

（三）IL-6 受体复合体介导的信号通路

白介素 6（interleukin-6，IL-6）最早被发现是因其能刺激 B 淋巴细胞分化和抗体生成，是由淋巴细胞分泌的一种因子。1985 年首次从人 T 细胞中克隆了 IL-6 cDNA，由 212 个氨基酸构成，分子质量为 26kDa。IL-6 曾被命名为杂交瘤/浆细胞瘤生长因子（HPGF）、肝细胞刺激因子（HSF）、B 细胞刺激因子-2（BSF-2）等，1986 年被统一命名为白介素 6（IL-6）（Hirano et al.，1986）。

IL-6 通过与其受体的结合而激活细胞内的级联反应分子，从而实现 IL-6 介导的一系列生物学事件。IL-6 受体（interleukin 6 receptor，IL-6R）由 α、β 两条链组成，其中 α 链又称特异性结合链，为配基特异性受体（IL-6R ，又称 CD126），分子质量为 80kDa；β 链又称信号转导链，分子质量为 130kDa（gp130，又称 CD130）。gp130 不但是 IL-6 信号通路的转导链，还是白介素 11（IL-11）、睫状神经营养因子（ciliary neurotrophic factor，CNTF）、抑瘤素 M（oncostatin M，OSM）、心源性营养因子-1（cardiotrophin-1，CT-1）、心营养素样细胞因子（cardiotrophin-like cytokine，CLC）、神经营养因子-1（neurotrophin-1）、白血病抑制因子（leukemia inhibitory factor，LIF）、IL-27 和 IL-31 等（Senaldi et al.，1999；Pflanz et al.，2004）的公共转导子。

IL-6 与 IL-6R 结合并形成 IL-6-IL-6R 复合体，IL-6-IL-6R 导致 gp130 二聚体化，并形成 IL-6-IL-6R-gp130 六聚体复合物，从而引发细胞内的信号转导通路。目前研究发现，IL-6-IL-6R 主要通过以下三条信号通路介导了其生物学功能的发挥：JAK/STAT、Ras-ERK 和 PI3K 信号通路（图 9-9）。

1. JAK/STAT 信号通路

主要是 JAK 家族中的 JAK1、JAK2 和 Tyk2，STAT 家族中的 STAT3 分子参与该信号通路。IL-6R 被激活后，gp130 通过 JAK 激酶的磷酸化而激活转录因子 STAT3 和 SHP-2。磷酸化的 STAT3 二聚体化并易位入核，调节相关基因的转录（Fang et al.，2013）。

2. Ras/ERK 信号通路

IL-6 与 IL-6R 结合后，gp130 分子发生二聚体化并激活 JAK 引起胞质酪氨酸残基磷酸化，招募酪氨酸磷酸酶（SHP-2）蛋白的聚集，导致下游基因 GTP 交换蛋白 Ras/ERK 信号通路的激活（Leibinger et al.，2013）。

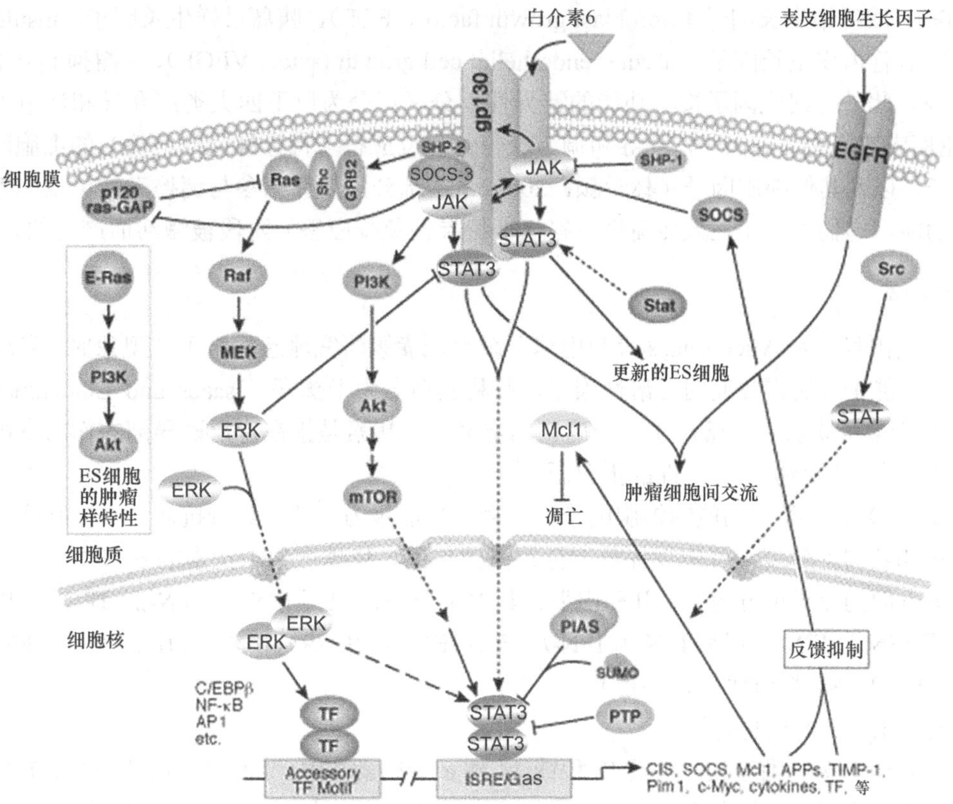

图 9-9 IL-6 受体家族信号通路（引自 www.cellsignal.com）

3. PI3K 信号通路

除 JAK/STAT、Ras/ERK 信号通路外，IL-6 还可激活磷脂酰肌醇 3 激酶（PI3K）信号通路。

IL-6 是一个多功能的细胞因子，参与调节免疫反应、细胞的增殖与分化、血细胞的生成等一系列生命活动过程。IL-6-IL-6R 介导的信号通路在不同的细胞中发挥多种生物学效应，这些不同信号通路之间通过相互协调、相互影响，精确地调控着机体对外界环境刺激做出的反应，并调控不同的细胞生物学反应（Iliopoulos et al.，2009）。

总之，机体的免疫系统是一个高度复杂、紧密调控、组织有序的网络系统。在遭受病原感染、损伤时，机体会促使相应的细胞合成、分泌一系列炎症细胞因子，激活机体的免疫系统，抵御和消灭入侵者。当入侵者被消灭时，机体会分泌一系列的抗炎症细胞因子，减弱或中断炎症反应，恢复或维持机体生理内环境的稳态。细胞因子是构成机体庞大免疫防御网络的主要介导者，它们之间的相互作用十分复杂，既有相互促进的作用，又有相互制约的作用，而这些作用的发挥通过相应的受体来介导。如此一来，便形成了由细胞因子受体介导的、复杂的信号通路，这些信号通路之间相互协调、相互影响，调节细胞的发育、增殖和分化，调控免疫应答的强度和方向，维护着机体的正常免疫状态和生理平衡。

四、细胞因子参与的天然免疫应答事件

细胞因子种类繁多，功能复杂，不同的细胞因子的生物学功能既有特殊性，又有重叠性，迄今尚无统一、标准的分类方法。目前按其主要生物学功能分为以下六大类：白介素（interleukin，IL）、干扰素（Interferon，IFN）、肿瘤坏死因子（tumor necrosis factor，TNF）、集落刺激因子（colony stimulating factor，CSF）、趋化性细胞因子（chemokine）及其他细胞因子，而其他细胞因子包括白血病抑制因子（leukemia inhibitory factor，LIF）、转化生长因子（transforming growth factor-β，TGF-β）、神经生长因子（nerve growth factor，NGF）、表皮生长因子（epithelial growth factor，EGF）、血小板源生长因子（platelet-derived growth factor，PDGF）、成纤维生长因子（fibroblast growth factor，FGF）、胰岛素样生长因子（insulin-like growth factors，IGF）、血管内皮生长因子（vascular endothelial cell growth factor，VEGF）、肿瘤抑制素 M（oncostatin M，OSM）等。此外，细胞因子按其功能的特异性划分又可分为以下四大类：介导和调节天然免疫应答（非特异性免疫应答）的细胞因子，介导和调节获得性免疫应答（特异性免疫应答）的细胞因子，刺激造血的细胞因子，以及其他细胞因子（林学颜，2000）。本部分主要介绍参与调控天然免疫应答的细胞因子及其生物学功能，它们主要是在天然免疫应答（非特异性免疫应答）阶段被激活而产生的。

（一）干扰素

1957 年，英国科学家 Alick Isaacs 等利用鸡胚绒毛尿囊膜研究流感病毒干扰现象时，发现病毒感染的细胞产生了一种能干扰病毒复制的可溶性因子，故将其命名为干扰素（Isaacs and Lindenmann，2015）。1980 年，国际命名委员会对其给出了一个确切的定义：干扰素是指在特定诱导剂的作用下由细胞分泌的一类在同种细胞上有广谱抗病毒活性的蛋白质。

干扰素（IFN）为一类多功能的细胞因子，生物学功能极为广泛，具有抗病毒、抗肿瘤和免疫调节的功能，在天然和获得性免疫应答中发挥着十分重要的作用。依据产生干扰素的细胞类型、其理化性质和生物学活性等方面的差异可分为Ⅰ、Ⅱ和Ⅲ型，其中Ⅰ型 IFN 包括 IFN-α、IFN-β、IFN-δ、IFN-κ、IFN-ω 和 IFN-τ；Ⅱ型 IFN 为 IFN-γ；Ⅲ型 IFN 为 IFN-λ，包括 IFN-λ1（IL-29）、IFN-λ2（IL-28A）和 IFN-λ3（IL-28B）（Sheppard et al.，2003；靳维维等，2013）。

1. 干扰素（IFN）的理化特性

Ⅰ型 IFN 是一个多基因家族，包括 13 种或 14 种 α 干扰素基因，1 种 β 干扰素基因。IFN-α 是白细胞经病毒或干扰素诱生剂刺激后分泌的一种广谱抗病毒的糖蛋白，由 165~166 个氨基酸组成，有多种亚型。IFN-β 是成纤维细胞、白细胞等在病原或干扰素诱生剂诱导下分泌的一种具有抗病毒、抑制和杀伤肿瘤细胞等多种生物学功能的糖蛋白，由 166 个氨基酸组成。Ⅰ型 IFN 的其他成员，IFN-ω、IFN-κ 和 IFN-τ 由表皮角质细胞表达，具有抑制病毒复制和抗肿瘤的作用，它们均利用Ⅰ型干扰素受体。IFN-δ 由白细胞和 Burkitt 淋巴瘤细胞分泌产生。

Ⅱ型干扰素只有 IFN-γ，是由活化的 T 细胞和 NK 细胞产生的糖蛋白。人成熟 IFN-γ 由 143 个氨基酸残基组成，不耐热和酸。IFN-γ 有严格的种属特异性，有较强的免疫调节作用。

Ⅲ型干扰素（IFN-λ）由 IFN-λ1（IL-29）、IFN-λ2（IL-28A）和 IFN-λ3（IL-28B）三个亚型组成。IFN-λ1 成熟肽由 178 个氨基酸组成，IFN-λ2 和 IFN-λ3 成熟肽由 174 个氨基酸组成。IFN-λ 的生物学活性有高度的组织和细胞特异性。

2. 干扰素（IFN）介导的信号通路

1）Ⅰ型干扰素与其细胞表面受体结合后，引起受体构象发生变化，引起受体胞质区附近的酪氨酸激酶 JAK1（janus kinase 1，JAK1）和 Tyk（tyrosine kinase 2，Tyk2）的磷酸化，进一步磷酸化并激活信号转导蛋白 STAT1 和 STAT2，活化的 STAT1 和 STAT2 形成异源二聚体，并结合 IRF9 形成 ISGF3 复合体（IFN-stimulated gene factor 3 complex，ISGF3），该复合体易位入核并与 ISRE 基序（IFN-stimulated response element，ISRE）结合，诱导大量干扰素诱导基因（ISG）的表达，从而引起细胞的抗病毒免疫反应（Donnelly et al.，2011；Stark and Darnell，2012）（图 9-10）。

Ⅰ型干扰素可以诱导 300 多种 IFN 激活基因（ISG）的表达，这些基因按功能作用的不同大致分为三大类：抗病毒相关基因、细胞周期相关基因和获得性免疫相关基因；其中主要包括细胞因子、趋化因子、转录因子、蛋白酶等，诱使细胞产生一系列的生物学反应并发挥抗病毒、抗肿瘤、调控免疫的作用。在这些分子中，其中主要发挥抗病毒效应的分子有 15kDa 的 ISG 蛋白（IFN-stimulated protein of 15kDa，ISG15）、丝氨酸/苏氨酸蛋白激酶（protein kinase R，PKR）、2′-5′寡腺苷酸合成酶（2′-5′oligoadenylate synthetase，2′-5′-OAS）、抗黏病毒 1（myxovirus resistance 1，Mx1）、核糖核酸酶

L（ribonuclease L，RNase L）。

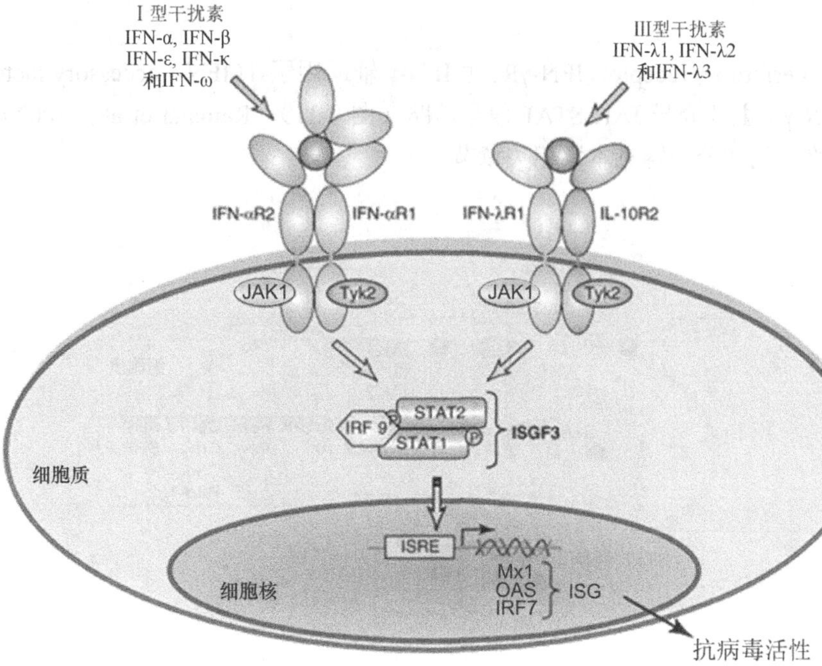

图 9-10　Ⅰ和Ⅲ型干扰素受体介导的信号通路（Donnelly et al.，2011）

ISG15 蛋白是一种泛素样蛋白（ubiquitin-like protein，UBL），由 165 个氨基酸组成，已鉴定其底物约有 158 个，这些底物大多参与Ⅰ型 IFN 介导的信号通路，如 JAK-STAT1、PKR 和 RIG-Ⅰ等信号通路。ISG 蛋白可共价结合到细胞内其他蛋白质上共价修饰其功能，即 ISG 化（ISGylation）。HERC 5（homologous to the E6-associated protein C terminus domain and RCCl-like domain containing protein 5）介导 IRF3 的 ISG 化，可抑制 IRF3 与 PIN1（该蛋白质是促进 IRF3 泛素化的因子）的结合，进而抑制 IRF3 的降解，而 IRF3 反过来促进干扰素的产生，提高机体抗病毒的能力（Lenschow et al.，2007）。ISG15 还通过与泛素连接酶 E1、E2 和 E3 之间的相互作用，抑制泛素对 HIV Gag 蛋白的泛素化修饰，进而抑制 HIV 病毒的装配与释放，达到抗 HIV 的作用（Kuang et al.，2011）。ISG15 基因的缺失使动物对一些病毒易感（Frias-Staheli et al.，2007）。

丝氨酸/苏氨酸蛋白激酶（PKR）是从被双链 RNA 及干扰素刺激的细胞中分离、鉴定的一种抗病毒反应调节蛋白。正常状态下，PKR 以非活化的单体形式存在，当病毒感染后，病毒 RNA 使其构象发生改变，ATP 结合到其 C 端的激酶结构域使其激活，活化后的 PKR 磷酸化起始因子 eIF2α，进而抑制了起始因子 eIF2β 的功能，导致 GDP 循环受阻，从而阻碍细胞蛋白翻译的过程。因此，PKR 在阻止宿主细胞蛋白翻译的同时也阻止了病毒蛋白的翻译，进而起到抗病毒的作用（Sadler and Williams，2008）。

2′-5′寡腺苷酸合成酶（2′-5′-OAS）正常情况下以非活化、单体形式存在于细胞质中，病毒感染时病毒的 RNA 可激活 2′-5′-OAS，使其寡聚化形成四聚体，进一步催化合成 2′,5′-寡腺苷酸。合成的 2′,5′-寡腺苷酸连接到 RNase L，使 RNase L 二聚体化并活化，活化后的 RNase L 可水解被感染宿主细胞中的 RNA 和被感染细胞中病毒的 RNA，阻止 RNA 到蛋白质翻译的过程，从而达到抗病毒的作用（Hovanessian and Justesen，2007）。

抗黏病毒 1（Mx1）是鸟嘌呤水解蛋白（guanine hydrolysing protein）家族的成员之一，由Ⅰ型 IFN 诱导产生，是干扰素诱导的重要抗病毒成分之一。Mx 蛋白具有广谱的抗病毒活性，主要在病毒进入细胞后其基因组复制之前起作用，在早期阶段抑制病毒复制。人 Mx 蛋白有两个亚型，即 MxA 和 MxB，小鼠为 Mx1 和 Mx2。正常状态下，MxA 以寡聚物的形式聚集在细胞内膜，当病毒感染时，MxA 寡聚物被激活，激活后的 Mx 蛋白结合至病毒的核衣壳蛋白上，进而引起病毒的降解，抑制病毒的复制（Kochs and Haller，1999）。

2）IFN-γ 受体（interferon-γ receptor，IFN-γR）由 IFN-γ 辅助因子-1（IFN-γ accessory factor 1，IFN-γAF-1）和 CD119 构成。IFN-γR 主要介导 JAK-STAT 信号通路（图 9-11）（Ramana et al.，2002），此外，还介导 Ras-MAPK 信号通路，此部分内容见本章相关章节。

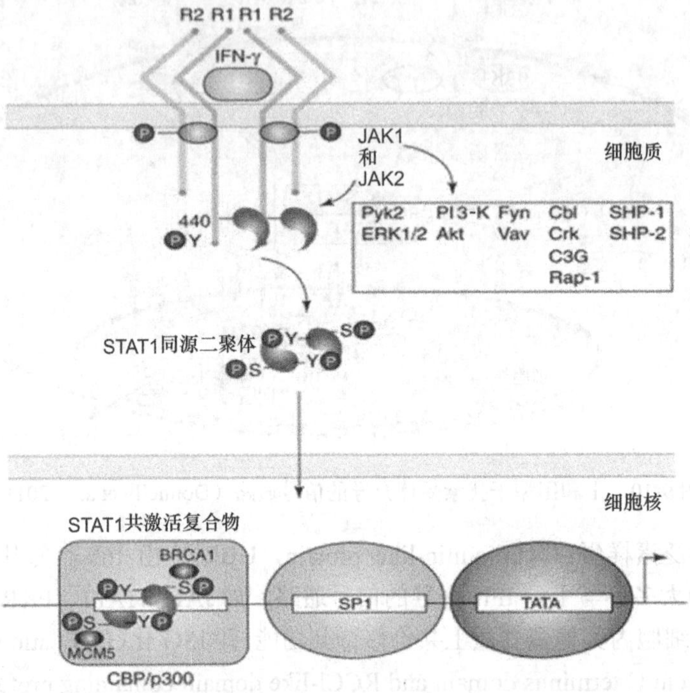

图 9-11 Ⅱ型干扰素受体介导的信号通路（Ramana et al.，2002）

3）IFN-λ 受体是由Ⅱ型细胞因子受体家族 2-4（cytokine receptor family 2-4，CRF2-4，也称 IL-10Rβ）和 CRF2-12（IFN-λR1 或 IL-28Rα）组成的异源二聚体。IFN-λ 被激活后主要通过 JAK-STAT 信号通路发挥生物学作用。IFN-λ 结合其同源受体后，诱导受体发生异二聚体化，激活与其偶联的 JAK 蛋白，进而磷酸化 STAT1 和 STAT2，活化的 STAT1 和 STAT2 与 IRF9 形成异源三聚复合体 ISGF3，该复合体易位入核后结合至特定 DNA 序列激活反应元件上，进而诱导多种干扰素激活基因（ISG）的表达。此外，IFN-λ 还可通过促分裂素原蛋白激酶（MAP）信号通路，诱导多种效应蛋白分子的表达，进而发挥抗病毒、免疫调节和抗肿瘤的效应（Doyle et al.，2006）。

3. 干扰素（IFN）在天然免疫反应中的生物学功能

病原微生物感染后，机体立即启动天然免疫来抵抗病原微生物的入侵，抑制病原微生物的复制，清除感染的病原微生物。干扰素是一类多功能细胞因子，具有抗病毒、调节免疫应答的功能，在机体天然免疫中发挥着十分重要的作用。

（1）抗病毒作用

Ⅰ型干扰素具有较强的抗病毒作用。IFN-α 有广谱的抗病毒作用，其抗病毒能力远远高于其他干扰素。流感病毒 NS1 缺失毒株在能产生干扰素的细胞中不能有效的复制和增殖，而能在干扰素产生缺陷的细胞株中进行复制。IFN-α 可抑制 SV40 病毒的吸附；抑制 SV40、HSV-1 和 VSV 脱衣壳和其核酸的转录；抑制 SVS 和 SV40 病毒蛋白的合成；抑制反转录病毒、HSV-1 成熟病毒的释放。

IFN-β也具有广谱的抗病毒作用，通过诱导宿主细胞产生多种酶来抑制病毒的复制。例如，IFN-β具有抑制丙肝病毒（HCV）、乙肝病毒、HVP、HSV和人类免疫缺陷病毒（HIV）的作用。此外，IFN-β也能抑制VSV病毒的吸附，抑制SV40、HSV-1及流感病毒的脱衣壳和早期病毒核酸的转录。IFN-ω具有抑制人类免疫缺陷病毒（HIV）复制的作用。IFN-ω对犬细小病毒性肠炎有明显的治疗效果。IFN-ω对猫白血病病毒（FLV）和免疫缺陷病毒（FIV）共感染的猫具有显著的治疗效果。IFN-ω还有较高的抗猪疱疹病毒的活性。IFN-κ主要表达在皮肤中，在表皮免疫中起主要作用。人IFN-κ主要由角质细胞表达，具有抗病毒活性作用，可刺激NK细胞的杀伤活性和抗增殖活性，但其作用明显低于人IFN-α-2b。IFN-τ也具有很强的抗病毒作用，可抑制水泡性口炎病毒、羊慢病毒、人多头瘤病毒、猫和人免疫缺陷病毒（王晓佳等，2004）。

Ⅱ型干扰素（IFN-γ）的抗病毒活性远低于IFN-α和IFN-β，但其可协助增强IFN-α和IFN-β的抗病毒活性。重组鼠IFN-γ及鼠天然IFN-α/β治疗小鼠病毒性心肌炎，可提高小鼠的存活率，且IFN-γ组的治疗效果显著优于IFN-α/IFN-αβ治疗组。

Ⅲ型干扰素IFN-λ1（IL-29）、IFN-λ2（IL-28A）和IFN-λ3（IL-28B）主要由先天免疫细胞产生，如树突状细胞、巨噬细胞；也可由非免疫细胞产生，如上皮细胞，具有广谱的抗病毒活性。IFN-λ1作用于感染HCV的肝癌细胞Huh7.5后，其可高水平的表达干扰素刺激反应元件（ISRE）。聚肌胞苷酸poly（I：C）通过TLR3诱导肝癌细胞Huh7表达高水平的IFN-λ1，进而抑制HCV的复制（Wang et al.，2014）。在人源化嵌合体小鼠（*Mus musculus*）肝模型中，IFN-λ表现出强大的清除HCV感染的作用。然而，HCV也可抵制和逃避宿主抗病毒因子（IFN）的影响。HCV编码的NS3/4蛋白酶抑制MAVS和TRIF信号通路。此外，还能通过其他途径抑制JAK/STAT信号通路（Kumthip et al.，2012）。

IFN-λ在体外可抑制人免疫缺陷病毒(HIV)在幼稚型T细胞内的整合及转移。在HIV患者体内，IFN-λ1的表达水平明显升高，但其对HIV病毒的载量没有明显的影响。可能的原因是HIV患者体内的病毒广泛存在于全身免疫及循环系统，而IFN-λ1R在人体内有限表达且具高特异性，使其抗病毒活性受到一定限制。然而，分析HIV患者体内细胞因子表达水平时发现，IFN-λ1可上调IFN-β和抗炎细胞因子IL-10的表达，下调IFN-γ的表达水平，这些结果说明IFN-λ1在HIV感染中调节着机体的抗病毒免疫反应能力（Tian et al.，2012）。

呼吸道病毒感染呼吸道上皮细胞后，使表皮生长因子受体（epidermal growth factor receptor，EGFR）以依赖IRF1的方式被激活，进而抑制了IFN-λ的产生。甲型流感病毒感染人鼻腔上皮细胞和浆样树突状细胞（pDC）后，诱导产生了高水平的IFN-α、IFN-β及IFN-λ，IFN-λ在很长的时间内维持了一个高水平的表达，暗示其在抗流感病毒的感染中发挥着重要的作用（Jewell et al.，2010）。

腹腔注射IFN-λ2可有效降低单纯疱疹病毒2对小鼠肝的感染能力，而静脉注射IFN-λ2对脾及心肌中淋巴细胞性脉络丛脑膜炎病毒和EMCV的病毒载量无明显的抑制作用。IFN-λ3经腹腔注射小鼠对嗜肝病毒即索戈托病毒（thogotovirus）无明显的抑制作用。IFN-λ3通过鼻腔给药，可抑制甲型流感病毒在肺部的感染，但不能抑制其在肝中的复制（Mordstein et al.，2008）。

（2）免疫调节作用

Ⅰ型干扰素IFN-α除具有抗病毒作用外，还具有免疫调节的功能，通过增加MHCⅠ类和Ⅱ类分子的表达，调节T、B细胞的功能及免疫反应的方向和强度。同样的，IFN-β也能促进大多数细胞表达MHCⅠ类分子，活化NK细胞和杀伤性T细胞，并调节B、T细胞的功能。Ⅰ型干扰素中的IFN-ω也能增强MHC-Ⅰ类分子的表达，增强吞噬细胞、天然杀伤细胞和细胞毒性T细胞的活性（李臣宾，2005）。

Ⅱ型干扰素即IFN-γ的抗病毒活性较Ⅰ型干扰素弱，但其免疫调节活性远远高于IFN-α和IFN-β。IFN-γ的刺激使免疫蛋白酶体的生成增多，促进MHCⅠ类分子参与抗原呈递和免疫识别的过程，增强机体的免疫监视功能。IFN-γ可改变蛋白酶体酶解蛋白的偏爱性，提高MHCⅠ类多肽的产生效率。此外，IFN-γ

可上调 MHC Ⅰ类分子复合物重链和轻链的表达，促进蛋白伴侣分子（如 gp96）的表达。IFN-γ 能增强细胞毒性 T 细胞的产生，进而增强其免疫调节能力。IFN-γ 可促进树突状细胞、巨噬细胞、单核细胞表面 MHC Ⅱ类分子的表达。除上述功能外，IFN-γ 可抑制 Th2 型免疫反应而诱导免疫反应向 Th1 型转化，使幼稚型 $CD4^+$ T 细胞分化为 Th1 细胞，抑制 Th2 细胞增殖。

Ⅲ型干扰素即 IFN-λ 可提高靶细胞膜上 MHC Ⅰ类分子的表达，促进抗原加工与呈递功能，进而增强抗病毒免疫反应。IFN-λ 可调节树突状细胞的活性进而调控免疫反应。此外，IFN-λ 通过调节外周血单个核细胞 IL-6、IL-8、IL-10 的表达水平来调节机体的免疫功能（Ank et al.，2006）。

（二）肿瘤坏死因子

Carswell 等于 1975 年研究发现，接种卡介苗（BCG）的小鼠注射细菌脂多糖（lipopolysaccharide，LPS）后，血清中出现了一种能使多种肿瘤组织发生出血性坏死的因子，将其称为肿瘤坏死因子（tumor necrosis factor，TNF）。TNF 是一种具有多种生物学效应的细胞因子，按其来源不同，分为由单核/巨噬细胞分泌的 TNF-α（又称 Cachectin）和由活化的 T 淋巴细胞分泌的 TNF-β 即淋巴毒素（lymphotoxin，LT），二者具有相似的生物学功能（Park and Bowers，2010）。

1. 肿瘤坏死因子的理化特性

肿瘤坏死因子 α 即 TNF-α（tumor necrosis factor α）的前体由 233 个氨基酸组成，分子质量为 26kDa，其中包含由 76 个氨基酸残基组成的信号肽片段，而成熟肽由 157 个氨基酸残基组成，分子质量为 17kDa。TNF-α 以同源三聚体的形式发挥其生物学效应，且其生物学作用无明显的种属特异性。肿瘤坏死因子 β（TNF-β）也称淋巴毒素 α（lymphotoxin-α，LT-α），是肿瘤坏死因子家族中的重要成员之一。人 TNF-β 前体由 205 个氨基酸残基组成，成熟肽由 171 个氨基酸残基组成，分子质量为 25kDa。TNF-β 具有多种生物学活性，主要由活化的 T 细胞产生。TNF-β 和 TNF-α 在氨基酸水平上有 50%的同源性，因而在生物学功能方面有很多的相似性（查纪坤和舒红兵，2002）。

2. 肿瘤坏死因子介导的信号通路

TNF 通过与其受体的结合而发挥生物学作用。TNF 受体（tumor necrosis factor receptor，TNF-R）分为两种类型：Ⅰ型 TNFR 又称 TNFR1、CD120a、p55，由 439 个氨基酸残基组成，分子质量为 55kDa，表达于所有类型的细胞上，该受体主要参与 TNF-α 介导的生物学效应；Ⅱ型 TNFR 又称 TNFR2、CD120b、p75，由 426 个氨基酸残基组成，分子质量为 75kDa，表达于免疫细胞和内皮细胞上，该受体主要与信号的传递和 T 细胞的增殖有关。TNFR 均为糖蛋白，分子结构由胞膜外区、跨膜区和胞内区三部分组成。TNFR1 和 TNFR2 的生物学功能不是分开的、独立的，TNF 多种生物学活性的发挥是由 TNFR1 和 TNFR2 共同参与来实现的。

近年来，随着基因组测序技术的发展，人们在基因组文库中发现了许多与 TNF-α 基因高度同源的分子，同时在实验中也发现了大量的与 TNF-α 具有相似生物学活性的分子，将其统称为 TNF 超家族（TNF superfamily，TNFSF），而其相应的受体则称为 TNF 受体超家族（TNF receptor superfamily，TNFRSF）。TNFRSF 家族成员包括 Fas/Apo- 1/CD95、CD27、CD30、LT-l/βR、OX-40 和 TRAIL-R1 等 30 多种分子。

TNF 介导的信号通路主要包括：NF-κB、JNK 和蛋白酶家族介导的细胞凋亡信号通路（丘创华等，2007；Davis et al.，2000；Zhou et al.，2016）（图 9-12）。

（1）NF-κB 信号通路

TNF 与 TNFR1 胞外区结合，引起 TNFR1 的三聚体化。三聚体化的 TNFR1 通过其胞内的死亡结构域招募下游的信号转导蛋白，如 TNFR1 相关死亡结构域（TNFR1 associated death domain，TRADD），FAS 相关死亡蛋白 FADD（Fas-associated death domain protein）、TRAF2（TNF receptor-associated factor 2）和激酶 RIP（receptor interacting protein）等装配成 TNFR 1 信号转导复合体，激活 NF-κB，活化的 NF-κB 入核并调控多种基因的表达，促进炎症反应和抑制细胞凋亡。

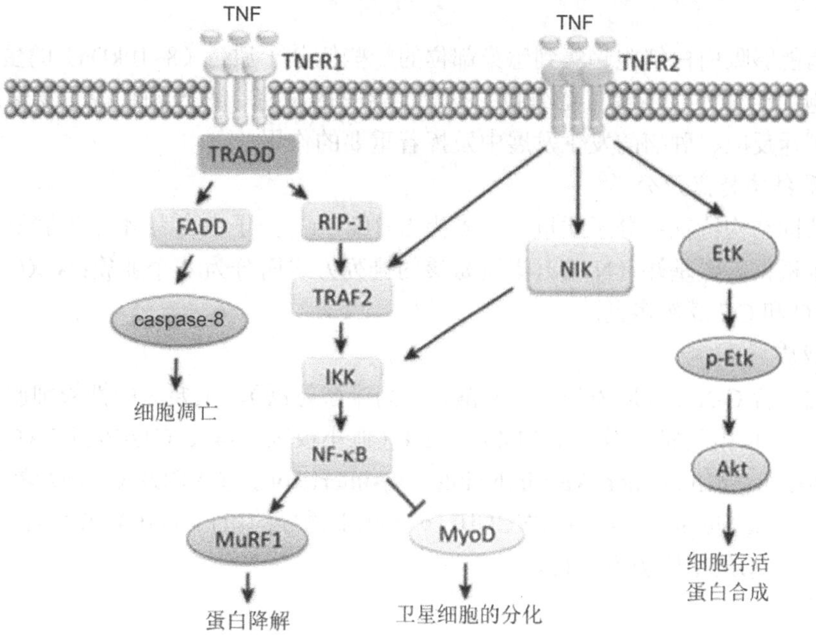

图 9-12　TNF-α 信号通路（Zhou et al.，2016）

（2）蛋白酶家族介导的细胞凋亡信号通路

TNFR1 信号转导复合体形成后，TRADD 通过其死亡结构域与 FADD 的 C 端死亡结构域相结合，而 FADD 的 N 端死亡效应结构域激活了 caspase 蛋白酶信号通路，进而诱导细胞凋亡。

（3）JNK 信号通路

TNF 与 TNFR1 胞外区结合，形成 TNFR1 复合体，经过一系列蛋白级联反应，磷酸化 MAPKKK 并激活 MAPKK，MAPKK 进而又激活 MAPK，最终激活 JNK 信号通路。

TNF-β 通过三个单体组成可溶性的同源三聚体，并与 TNFR1 和 TNFR2 两个受体相结合而发挥其生物学功能。TNF-β 也介导 NF-κB、JNK 和蛋白酶家族介导的细胞凋亡信号通路。

3. 肿瘤坏死因子在天然免疫中的生物学功能

肿瘤坏死因子（TNF）是一类具有多种生物学效应的细胞因子，在促炎症反应和调节天然免疫应答中发挥着关键的作用。

（1）抗感染作用

TNF-α 有游离型（sol TNF-α）和膜结合/跨模型（tm TNF-α）两种类型，sol TNF-α 主要通过 TNFR1 在炎症反应中发挥作用，而 tm TNF-α 主要通过 TNFR2 在天然免疫中发挥作用。敲除小鼠体内 sol TNF-α，保留 tm TNF-α 基因后发现，该小鼠仍保持大部分天然免疫功能，可抵抗结核杆菌和单核李氏杆菌的感染（冯速等，2016）。TNF-α 还可抑制疟原虫的生长，抑制腺病毒Ⅱ型、疱疹病毒Ⅱ型病毒的复制，杀伤病毒感染的靶细胞。TNF-β 也可抑制病毒蛋白合成、病毒颗粒产生，杀伤病毒感染的细胞来促进其抗病毒作用（Schreyer et al.，2002）。

（2）增强免疫作用

TNF-α 能促进骨髓基质细胞分泌 GM-CSF，进而促使骨髓产生中性粒细胞，刺激细胞脱颗粒，提高其吞噬能力。TNF-α 可促使 T 细胞表达 MHC Ⅰ类分子、细胞间黏附分子，促进 IL-2 和 CSF 等淋巴因子产生，启动 T 细胞介导的细胞免疫应答；可协同 IFN-γ 分子诱导 MHC Ⅱ类分子的表达。TNF-α 能激活树突状细胞、巨噬细胞、自然杀伤细胞等多种细胞，参与调节免疫应答。TNF-β 能够促进 T 细胞 MHC Ⅰ类分子的表达，促进 IL-2、CSF 和 IFN-γ 的分泌，增强免疫调节作用（查纪坤和舒红兵，2002）。

（三）趋化因子

趋化因子是指能够吸引白细胞趋集到感染部位的一些低分子质量（8~10kDa）的蛋白质。趋化因子除参与介导免疫细胞的迁移外，还参与血细胞的发育、器官的发育、细胞凋亡等生物学过程，并在病原微生物感染、移植排斥反应、肿瘤的发生发展中发挥着重要的作用。

1. 趋化因子的结构特点及分类

趋化因子的共同结构特征：分子质量小，多为 8~10kDa；分子中含有 4 个半胱氨酸残基构成的两对二硫键。趋化因子根据其氨基端（N 端）半胱氨酸的排列方式而分为 4 个亚族：CXC、CC、C 和 CX3C 亚族，其中以 CXC 和 CC 亚族多见。

（1）CXC/α 亚族

氨基端（N 端）含 C-X-C（X 为任一氨基酸，C 为半胱氨酸），主要对中性粒细胞有趋化性。成员包括 GROα/CXCL1（生长相关癌基因 α）、PF4/CXCL4（血小板因子-4）、CTAP-III/CXCL6（结缔组织激活蛋白III）、IL-8/CXCL8、MIG（monokine inducible by γ-interferon）/CXCL9（γ 干扰素诱导的单核因子）、IP-10（interferon γ-inducible protein-10）/CXCL10（γ 干扰素诱导的蛋白质 10）、SDF-1（stromal cell derived factor 1）/CXCL12（基质细胞源因子-1）。

（2）CC/β 亚族

氨基端（N 端）含 C-C，主要对树突状细胞、自然杀伤细胞、T 细胞、B 细胞、单核细胞、嗜酸性粒细胞和嗜碱性粒细胞有趋化性。成员包括 MCP-1（monocyte chemoattractant protein 1）/CCL2（单核细胞趋化蛋白-1）、MCP-2（monocyte chemoattractant protein 2）、MIP-1α/CCL3（巨噬细胞炎症蛋白-1α）、RANTES/CCL5（活化 T 细胞调节的、正常 T 细胞表达和分泌的因子）和 MIP-3α/（LARC/CCL20）。

（3）C/γ 亚族

氨基端（N 端）仅含一个 C，主要对淋巴细胞有趋化作用。成员包括 CL1/lymphotactin（淋巴细胞趋化性细胞因子）、XCL2/SCM-1β（单一 C 基序-1β）。

（4）CX3C/δ 亚族

第一和第二个半胱氨酸残基间隔着三个其他氨基酸。成员有 CX3CL1/fractalkine（FKN）。主要对 T 细胞、单核/巨噬细胞和 NK 细胞有趋化作用（王健和赵金红，2006；Kim et al.，2008；任勇等，2009）。

2. 趋化因子受体的命名、分类及其介导的信号通路

趋化因子受体属于 G 蛋白偶联受体超家族，分子结构中含七次跨膜结构域。受体分子的胞外区氨基端决定其特异性，而胞内羧基端含丝氨酸/苏氨酸磷酸化位点，介导与 G 蛋白的相互作用。趋化因子与受体之间的结合呈非专一性，即一个趋化因子可与多个不同的受体相结合，而一个受体也可转导几个趋化因子介导的信号。此外，有些趋化因子有高度的组织和受体特异性，这主要是指那些在维持机体免疫稳态和平衡炎症反应中具有核心作用的趋化因子。

趋化因子受体的命名和分类是在趋化因子分类的基础上，在 C、CC、CXC 和 CX3C 后缀上“R+数字”，代表相应受体的成员，而数字代表其被发现及确认的顺序，如 CXCR1、CCR1、CX3CR1、XCR1 等。迄今为止，已发现了 19 种趋化因子受体，包括 6 个 CXC 受体（CXCR1-6）、11 个 CC 受体（CCR1-11）、1 个 CX3CR1、1 个 XCR1。依据趋化因子受体结合配体特性的不同，趋化因子受体被分为 4 类。

（1）特异性趋化因子受体

只能结合一种特异性的配体，如 CXCR1 只与 IL-8 结合，CXCR4 只结合融合素（fusion）。

（2）共享性趋化因子受体

一种趋化因子受体可结合同一家族中的多个成员，但不能结合其他家族的趋化因子，大部分趋化因子受体都属于共享性趋化因子受体，如大部分的趋化因子受体可与 CC 趋化因子家族的成员结合。

（3）杂合性趋化因子受体

不同家族成员及配体之间相互结合，如 CC 和 CXC 家族成员间的相互结合。

（4）病毒性受体

由病毒基因组编码的受体，如人巨细胞病毒（CMV）US28 编码产物 pUS28，可结合趋化因子 MIP-1α、MIP-1β、MCP-1 和 MCP-3。猴疱疹病毒（herpesvirus Simiae，HVS）ECRF3 的编码产物，可与 IL-8 进行结合。

趋化因子通过与细胞表面特异性受体的相互作用而发挥生物学功能。趋化因子受体与相应的配体结合后，其活性被激活并通过与 G 蛋白偶联分子相互作用，释放出 GDP 并立即结合 GTP。G 蛋白结合 GTP 后，构象发生变化，进而激活蛋白级联反应，启动胞内的多条信号通路，如 MAPK、ERK、PKC 等，发挥多种生物学效应（王健和赵金红，2006）。

3. 趋化因子在天然免疫中的生物学功能

天然免疫中的专职吞噬细胞，如树突状细胞（DC）、巨噬细胞（MΦ）和功能性粒细胞的游走与其功能的发挥紧密相关，而它们在体内迁移的过程受趋化因子的控制。趋化因子及其受体由于来源广泛并具有多种生物学功能，是重要的免疫应答调节分子。

（1）趋化免疫细胞的迁移

趋化因子及其受体在调节免疫细胞的迁移中发挥着非常重要的作用，通过募集非成熟 DC，指导成熟 DC 归巢，趋化特异性细胞向组织部位迁移，从而把天然免疫和获得性免疫有机地联系在一起。病原微生物诱导树突状细胞（DC）、巨噬细胞表达和释放的炎症物质，可调节其表面趋化因子受体的表达并介导宿主的天然免疫应答。例如，IL-8 可招募 CXCR1/2 阳性的中性粒细胞参与炎症反应；MIP-1α 和 MIP-1β 可调节 NK 细胞、非成熟 DC 和 MΦ 的迁移，增强机体的天然免疫应答。MIP-1α、MIP-1β 和 MIP-3α 以 CCR1、CCR5 和 CCR6 依赖的方式趋化非成熟 DC 进入抗原刺激的组织部位。CXCR1 和 CCR3 也参与非成熟 DC 的迁移，介导非成熟 DC 接触并摄取抗原。成熟 DC 可从头合成 CCR7 分子，上调共刺激分子、黏附分子、CXCR4 和 CCR4，下调 CCR1、CCR5 和 CCR6 分子。CCR7 基因缺失小鼠体内的树突状细胞、T 和 B 细胞不能准确地迁移至次级淋巴组织（章卫平和曹雪涛，1998）。

NK 细胞是 IFN-γ 的重要来源，而 IFN-γ 可诱导局部组织细胞分泌 IP-10 等趋化因子，这类趋化因子可招募 CXCR3 阳性细胞迁移至感染部位，诱导机体免疫反应的建立。静止期的 NK 细胞基本不表达 CCR1~CCR9。用 IL-2 或 IL-15 体外刺激 NK 细胞后其可表达 CCR2、CCR4、CCR5 和 CCR8（Nieto et al.，1998；Inngjerdingen et al.，2001）。然而大多数的 NK 细胞表达高水平的 CXCR1、CXCR4 和 CX3CR1，低水平表达 CXCR2（Campbell et al.，2001）。此外，趋化因子 CCL14/CCL19/CCL20、CCL21、CCL25、CCL27、CXCU2 和 CXCL13 可诱导白细胞的正常迁移（徐焕宾等，2003）。

（2）调节免疫应答的类型

$CD4^+$ T 细胞分为 Th1 和 Th2 两类，Th1 细胞产生 IFN-γ、IL-2 和 TNF-β，活化巨噬细胞，引发细胞毒作用。Th2 细胞产生 IL-4 和 IL-13，抑制 Th1 型细胞因子的产生和巨噬细胞的活化。Th1 细胞产生的 IFN-γ 可诱导多种细胞产生 CXCL10，而 CXCL10 可募集 Th1 细胞迁移。趋化因子 CCL3/CCR5 可诱导 Th0 细胞向 Th1 分化，而 CCL2/CCR2 可诱导 TH0 细胞向 Th2 分化，从而调节免疫应答的类型（Campbell et al.，2004）。

（3）参与病毒感染

趋化因子受体 CCR3 和 CCR5 是嗜巨噬细胞 HIV 入侵巨噬细胞的辅助因子。CCR5 缺失的个体可抵抗 HIV 的感染（Berger and Alkhatib，2007）。趋化因子 MIP-1α、MIP-1β 能有效抑制嗜巨噬细胞 HIV 进入树突状细胞。HIV 感染后，HIV-1 Tat、IFN-γ 和 TNF-α 在 p38、JNK、Akt 信号通路及转录因子 NF-κB 和 STAT1 的介导下，促使星形胶质细胞上调 CXCL10 的表达水平。SDF-1 通过与淋巴细胞膜表面的 CXCR4

结合而阻断 HIV-1 侵入机体 T 细胞。牛分枝杆菌卡介苗（BCG）通过 PI3K/Akt 和 NF-κB 信号通路诱导上皮细胞 CXCL10 的表达。狂犬病毒（Rabies virus，RV）通过 ERK1/2 诱导巨噬细胞上调 CXCL10 的表达。

鼠感染巨细胞病毒（murine cytomegalovirus，MCMV）后，肝被诱导表达 CCL3，活化的 NK 细胞受趋化而迁移至肝并产生 IFN-γ，启动抗病毒免疫应答。CCL3 基因缺失小鼠感染 MCMV 后，NK 细胞的迁移、肝中 IFN-γ 的产生及 NK 细胞依赖的抗病毒作用严重受损（Salazar-Mather et al.，1998，2000）。鼠感染 MCMV 后，肝内也能产生大量的 CXCL9。此外，小鼠感染细菌性肺炎后，肺内大量表达 CCL3，致使中性粒细胞、NK 细胞大量募集至肺部，使肺及血液中的细菌负荷大大减少（Zeng et al.，2003）。

趋化因子因来源广泛并具有多种生物学功能，是机体免疫系统的重要组成部分，趋化因子及其受体在正常或疾病状态下，对多种白细胞的迁移都发挥着重要的作用，它能吸引淋巴细胞、单核细胞、巨噬细胞等多种白细胞沿着趋化因子的特定浓度梯度向组织定向迁移，参与对组织与细胞多种生理功能的调节，并在病原感染、炎症反应和免疫反应中发挥极其重要的作用。

（四）白介素

1979 年在瑞士第二届国际淋巴因子专题讨论会上对淋巴因子、单核因子进行了统一命名，后又经 WHO 国际免疫学会联合会（WHO-IUIS）审定和统一命名，把免疫系统分泌的主要在白细胞间起免疫调节作用的蛋白质统称为白介素（interleukin，IL），并根据发现的先后顺序命名为 IL-1、IL-2、IL-3 等。至今已报道了 IL-1~IL-37。本部分主要介绍参与天然免疫应答的白介素的生物学功能，如 IL-1、IL-6、IL-12、IL-10 和 IL-15 等。

1. 白介素 1（IL-1）

IL-1 是广泛存在于机体的一种重要的炎性因子，在炎症反应、免疫调控中发挥着举足轻重的作用。IL-1 又称淋巴细胞激活因子（LAF）、B 细胞活化因子（BAF）、胸腺细胞增生因子（TPF）等。IL-1 家族共有 11 个成员，其中 IL-1α、IL-1β、IL-18 和 IL-1Ra（IL-1γ）研究得较为深入。

（1）IL-1 的理化特性

IL-1 主要由活化的单核/巨噬细胞产生，此外树突状细胞（dendritic cell）、朗格汉斯细胞（langerhans cell）、成纤维细胞、肾小球细胞、星形胶质细胞、神经胶质瘤细胞、内皮细胞、某些 B 细胞系及活化的 B 细胞亦可产生 IL-1。

IL-1 有 IL-1α 和 IL-1β 两个构型，二者氨基酸序列不同，但它们的三维空间结构相似，且与靶细胞上 IL-1R 的亲和力相同。IL-1α 和 IL-1β 的前体蛋白 pro-IL-1α 和 pro-IL-1β 分子质量均为 31kDa。pro-IL-lα 正常存在于细胞内，是具有生物学活性的前体蛋白。pro-IL-1β 主要存在于细胞液中，被裂解且运出细胞后才具有生物学活性。pro-IL-1α 由钙依赖的膜蛋白酶即 calpain 钙激活酶进行裂解，产生一个 17kDa 的成熟肽（Kavita and Mizel，1995）。pro-IL-1β 被活化的 caspase-1 裂解，产生一个有活性的 18kDa 的成熟肽，然后通过溶胞、分泌和微囊泡脱落等方式分泌到细胞外而发挥生物学功能。

（2）IL-1 受体介导的信号通路

IL-1 受体（IL-1R）有两种类型：Ⅰ型白介素 1 受体（IL-1RⅠ）、Ⅱ型白介素 1 受体（IL-1RⅡ）和受体辅助蛋白（IL-lRacP）。IL-1RⅠ和 IL-1RⅡ在胞外区氨基酸上有 28%的同源性，且其跨膜区的同源性更高，分子质量分别为 80kDa 和 68kDa。IL-1RⅡ胞内缺少 TIR 结构域（Toll/IL-IR 同源区域），因而其与 IL-1RⅠ竞争性地结合 IL-1 进而抑制 IL-1 的生物学作用。IL-lRacP 由 570 个氨基酸残基构成，分子质量为 66kDa，它不能直接与 IL-1 结合，然而在 IL-1RⅠ受体复合物的形成中起关键作用，是信号转导的必需构件。

IL-1 受体拮抗剂（interleukin 1 receptor antagonist，IL-1Ra）（又称为 IL-1γ）是从白血病患者的尿液、血清及单核细胞培养上清中纯化得到的一种糖基化蛋白（Malyak et al.，1998）。人 IL-1Ra，前体蛋白由 177 个氨基酸组成，成熟肽由 155 个氨基酸组成。IL-1Ra（IL-1γ）与 IL-1α 和 IL-1β 在氨基酸序列上分别有 19%和 26%的同源性，且与 IL-1 竞争性地结合受体，因而被命名为 IL-1 受体拮抗剂或 IL-1 受体拮抗蛋白。IL-1Ra 不会与 IL-1 直接进行结合，而是与 IL-1α 和 IL-1β 的Ⅱ型受体结合，进而阻断 IL-1α 和 IL-1β 生物学效应的发挥（Arend and Guthridge，2000）。

IL-1 生物学效应的发挥是通过其受体介导的信号通路来实现的。IL-1β、IL-1R 与 IL-IRacP 结合形成一个异源三聚复合体，随后三聚复合体激活下游的 IL-R 激活激酶（IRAK）。现已发现 4 种 IL-1R 激活激酶（IRAK），它们被三聚复合体磷酸化后变为 IRAK1、RAK2、RAK3 和 RAK4。活化的 IRAK 进而激活下游的 TNF 受体激活子 6（TRAF6），磷酸化的 TRAF6 接着激活下游的 TAK1，磷酸化的 TAK1 随后激活 IκB 激酶复合物 IKK，活化的 IKK 复合物磷酸化 IκB 并使其泛素化降解，释放 NF-κB，NF-κB 易位入核与特定基因的相关元件结合，引起多种基因表达，进而引起一系列的细胞生物学反应，介导炎症反应的发生，调节机体对病原的免疫应答（Touzani et al.，1999；Moynagh，2009）（图 9-13）。

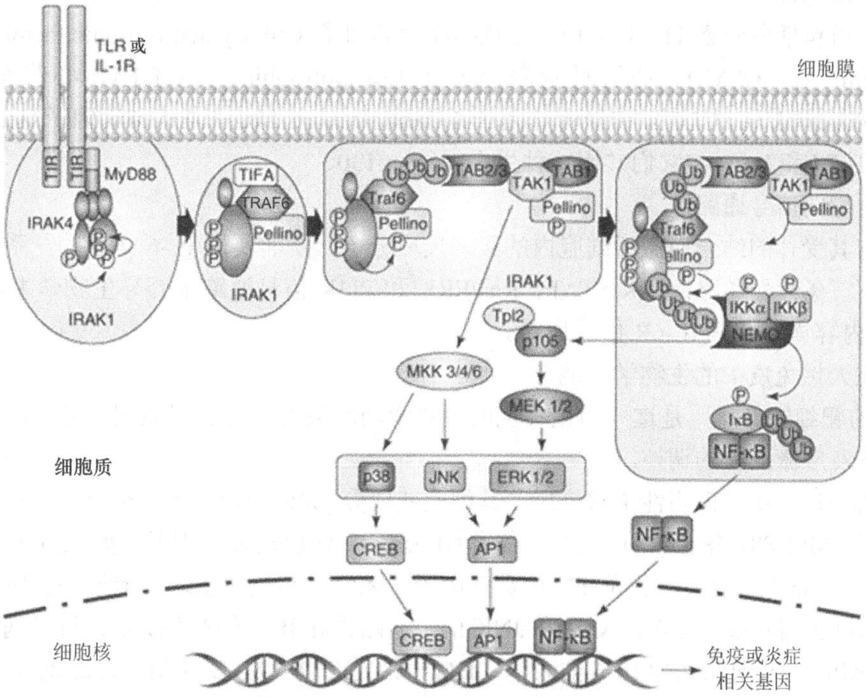

图 9-13　IL-1R 介导的信号通路（Moynagh，2009）

（3）IL-1 在天然免疫中的生物学功能

IL-1 是重要的促炎因子，在炎症反应、免疫调控中发挥着十分重要的作用。IL-1 家族有两个重要的成员 IL-1α 与 IL-1β，它们作用于同一受体。

IL-1α 有多种有活性的表达形式，包括前体（pro-IL-1α）、入核型（propiece）、膜型和分泌型。膜型的 IL-1α 具有免疫激活作用，能促进表达 IL-1α 的细胞与表达其受体的效应细胞之间的作用，增强免疫识别与免疫反应。分泌型 IL-1α 在机体正常情况下表达量很少，释放到外周中的 IL-1α 多由死亡细胞产生。

IL-1β 是一种多功能细胞因子，在机体抗感染和维持机体免疫平衡中起着十分重要的作用。在内环境稳态下不存在 IL-1β，只有在炎症物质刺激后才会分泌 IL-1β。IL-1β 的抗病毒作用：IL-1R$^{-/-}$小鼠与野生型小鼠接种流感病毒后，IL-1R$^{-/-}$小鼠的发病率和死亡率增高，暗示 IL-1β 与流感病毒的抗病毒免疫反应有关（Schmitz et al.，2005）。Ⅰ型单纯疱疹病毒（HSV-Ⅰ）感染 IL-1R$^{-/-}$小鼠，其炎症反应程度降低，而病毒复制增加，进而导致 HSV-Ⅰ脑炎的发生，这些表明 IL-1β 参与了机体的抗病毒免疫反应（Sergerie et al.，2007）。

NLPR3 炎性小体可诱导 IL-1β 的产生。猪瘟病毒、日本脑炎病毒、西尼罗病毒和丙型肝炎病毒能够激活 NLRP3 诱导 IL-1β 的释放（Negash et al.，2013）。脑心肌炎病毒（encephalomyocarditis virus，EMCV）和甲型流感病毒通过 viroporin 2B 和 viroporin M2 蛋白扰乱细胞内 Ca^{2+}稳态，进而激活 NLRP3 炎症小体并诱导 IL-1β 的产生（Ichinohe et al.，2010）。然而，有些病毒编码的蛋白质分子可阻止 IL-1β 的生物学效应，如正痘病毒属的某些病毒可编码诱饵蛋白与 IL-1β 结合，阻断其效应机制；牛痘病毒（CPV）编码白介素 1 结合蛋白（IL-1βBP），Ⅰ型艾柯病毒（EVⅠ）也可编码 IL-1βBP，阻断 IL-1β 下游信号转导，抑制机体的抗病毒免疫反应（Nazarian et al.，2008）。

2. 白介素 6（IL-6）

IL-6 是一种具有多种生物学效应的细胞因子，在感染、免疫应答、炎症、创伤及造血中发挥着重要的作用。IL-6 曾被命名为杂交瘤/浆细胞瘤生长因子（HPGF）、肝细胞刺激因子（HSF）、B 细胞刺激因子 2（BSF-2）等，1986 年统一命名为白介素 6（IL-6）。

（1）IL-6 的理化特性

IL-6 家族成员包括白介素 11（IL-11）、睫状神经营养因子（ciliary neurotrophic factor，CNTF）、抑瘤素 M（oncostatin M，OSM）、心源性营养因子-1（cardiotrophin-1，CT-1）、心营养素样细胞因子（cardiotrophin-like cytokine，CLC）、神经营养因子-1（neurotrophin-1）、白血病抑制因子（leukemia inhibitory factor，LIF）、IL-27 和 IL-31，它们共用一种蛋白受体 gp130。

（2）IL-6 介导的信号通路

IL-6 通过与其受体的结合而激活细胞内的级联反应分子，从而实现 IL-6 介导的一系列生物学事件，它主要通过以下三条信号通路：JAK/STAT、Ras/ERK 和 PI3K 信号通路来介导生物学事件（Kishimoto，2005），本部分内容详见 IL-6/IL-6R 信号通路。

（3）IL-6 在天然免疫中的生物学功能

IL-6 作用的靶细胞广泛，是迄今为止发现的生物学功能最为广泛的细胞因子之一，参与了机体炎症反应、免疫应答及应激反应的调控。

调节免疫与炎症：革兰氏阴性菌感染后，其细胞壁成分 LPS 与内毒素结合蛋白（LBP）迅速结合，活化 TLR4，通过 MyD88、IRAK、TRAF6，激活 NF-κB，从而启动细胞因子（如 IL-1 和 IL-6）及共刺激分子（CD80 和 CD86）的转录、翻译并释放炎症因子，激活天然免疫系统。卡波济肉瘤相关疱疹病毒感染小鼠后，其脾淋巴细胞通过 p38 MAPK 和 JNK 信号通路诱导 IL-6 的产生。小鼠肝炎病毒通过 TLR2 相关 NF-κB 和 MAPK 信号通路诱导 IL-6 的表达。HIV-1 通过 TLR4/MyD88 信号通路诱导 IL-6 的产生，并与病毒的复制正相关（Xie et al.，2005）。猪感染肺炎球菌 1.5h 后，血清中 IL-6 的水平显著升高。猪实验性感染胸膜肺炎放线杆菌 A 后 10~20h 内，血清中 IL-6 的水平显著升高，该状态持续维持至感染后 28h，且发现 IL-6 的水平与感染猪的临床症状的严重程度紧密相关。

调控细胞的生长、分化与生物学功能：对 IL-6 基因敲除鼠研究发现，其淋巴结组织中表达 CD86 和 MHCⅡ类分子的成熟树突状细胞的数量较正常鼠明显提高，体外实验也证实 IL-6 可抑制 LPS 刺激的小鼠髓样树突状细胞中 CD80、CD86 和 MHC 类分子的表达（Park et al.，2004）。进一步研究发现，IL-6 通过激活 STAT3 信号通路，抑制半胱氨酸蛋白酶的活性，激活组织蛋白酶的活性，进而抑制 MHCⅡα、β 异二聚体的形成，导致树突状细胞表达 MHCⅡ类分子和刺激 T 细胞的能力降低（Kitamura et al.，2005）。IL-6 还通过激活精氨酸酶（arginse）使树突状细胞内精氨酸分解，抑制树突状细胞表达 MHCⅡ类分子，而给予 IL-6 抗体或精氨酸酶抑制剂可以提高 MHCⅡ类分子的表达水平（Narita et al.，2013）。IL-6 通过上调 M-CSF 的表达水平，使单核细胞分化为巨噬细胞，而抑制其向树突状细胞分化（Chomarat et al.，2000）。然而也有许多的研究证明，TGF-β 可抑制树突状细胞表达 MHCⅡ类分子 CD40、CD80、DC83 和 DC86，降低树突状细胞摄取抗原和刺激 T 细胞增殖的能力，而 IL-6 能够拮抗 TGF-β 对树突状细胞成熟的抑制作用（Lin et al.，2013）。此外，IL-6 可诱导细胞毒性 T 细胞（CTL）的活性，使未成熟的胸腺细胞发育为 CTL。IL-6 还可促进 TNF 和 IL-1 诱导的恶病质，增强其他细胞因子的生物学作用，参与炎症的早期反应（Kishimoto，2005）。这说明 IL-6 在不同生理条件下会表现出不同的生物学功能，也证明 IL-6 是一种具有广泛生物学功能的细胞因子。

3. 白介素 12（IL-12）

IL-12 曾被称为细胞毒淋巴细胞成熟因子（cytotoxic lymphocyte mature factor，CLMF）、自然杀伤细胞刺激因子（natural killer cell stimulatory factor，NKSF）。

IL-12 有多种生物学活性，是连接天然免疫和获得性免疫的桥梁，参与机体免疫调节、抗感染和抗肿瘤反应。IL-12 细胞因子家族的成员有 IL-12、IL-23、IL-27 和 IL-35，其分子结构都是由相关螺旋亚单位（IL-12p35、IL-23p19、IL-27p28 和 IL-35p35）和可溶性细胞因子受体亚单位（IL-12p40、IL-23p40、IL-27EBI3 和 IL-35EB I3）组成的异源二聚体（Pflanz et al.，2002；Brombacher et al.，2003）。

（1）IL-12 家族的理化特性

IL-12 是由 40kDa（p40）和 35kDa（p35）两条多肽链通过二硫键相连而组成的一种 70kDa 的异源二聚体。编码这两条肽链的基因 IL-12A（p35）和 IL-12B（p40）位于不同的染色体上。p35 在许多细胞中以组成型表达的方式存在，p40 只在某些细胞，如树突状细胞、巨噬细胞、单核细胞中以调节型表达的方式存在，p35 和 p40 必须在同一细胞中表达才能产生具有生物学活性的异源二聚体 p70。

IL-23 是由 p40 和 p19 两个亚单位组成的异源二聚体，与 IL-12 共享 p40 亚单位。IL-23 可刺激树突状细胞、活化的 T 细胞和记忆性 T 细胞产生 IFN-γ 和 IL-12 等细胞因子，因而在抗感染、炎症性疾病及自身免疫性疾病中发挥着重要的作用。

IL-27 是由 p28（IL-12p35 相关多肽）和 EBI3（Epstein-Barr virus induced gene 3，EBI3）两个亚单位组成的异源二聚体，其中 p28 与 IL-12 p35、EBI3 与 IL-12p40 亚单位高度同源。p28 必须与 EBI3 结合后才会形成具有 IL-27 生物学活性的异源二聚体。EBI3（Epstein-Bar virus-induced gene 3，EBI3）是由 EB 病毒感染的 B 淋巴细胞诱导产生的糖蛋白，分子质量为 34kDa，与 IL-12p40 氨基酸序列的同源性达 27%。

IL-35 是由 EBI3 和 IL-12p35 两个亚单位组成的异源二聚体。IL-35 仅特异性组成型地来源于 Treg 细胞，是 Treg 发挥免疫负调控作用的主要细胞因子。

（2）IL-12 家族受体介导的信号通路

IL-12 受体（interleukin 12 receptor，IL-12R）是由 IL-12Rβ1 和 IL-12Rβ2 组成的异源二聚体。IL-12Rβ1 为 I 型跨膜蛋白，主要功能是结合 IL-12，而 IL-12Rβ2 的主要功能是转导信号（图 9-14）。

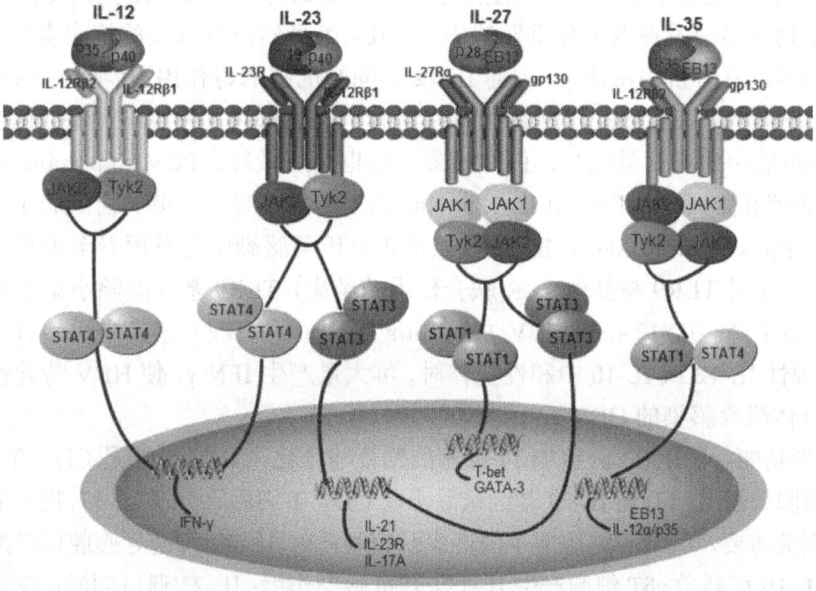

图 9-14 IL-12 家族信号通路

IL-23 受体（interleukin 23 receptor，IL-23R）是由 IL-12Rβ1 和 IL-23R 两个亚单位组成的异源二聚体。IL-23R 主要表达在活化和记忆性 T 细胞上，在 NK 细胞、单核/巨噬细胞和树突状细胞中也有少量表达。IL-23R 主要介导 IL-23 转导的信号通路。IL-23R 与配体结合后使其胞内的酪氨酸发生磷酸化，然后通过 Tyk2/JAK2 和 STAT3 信号通路发挥其介导的生物学作用。

IL-27 受体（interleukin 27 receptor，IL-27R）是由 WSX-1 和 gp130 两个亚单位组成的异源二聚体，其中 WSX-1 负责结合配体，而 gp130 起转导信号的作用。WSX1 单独结合 IL-27 时不具有转导信号的功能，只有当两个亚单位同时存在时才能发挥转导信号的作用（Ruckerl et al.，2006；Mayer et al.，2008）。

IL-35 受体（interleukin 35 receptor，IL-35R）及其信号通路尚不清楚，推测其受体由 EBI3 和 IL-12p35 两个亚单位构成。IL-35R 可能通过与 IL-12 和 IL-27 的一个亚单位结合而发挥信号转导的作用（Collison et al.，2007）。

（3）IL-12 家族在天然免疫中的生物学功能

IL-12 细胞因子家族成员具有相似的分子结构，但通过不同的信号通路发挥着不同的免疫调节功能，如 IL-12 能诱导 NK 细胞和 T 细胞产生 IFN-γ，促进 Th1 细胞的产生；IL-23 可诱导记忆性 T 细胞产生 IL-17，促进 Th17 细胞的分化；IL-27 可促进 Th1 细胞的分化并诱导 Treg 细胞产生 IL-10；而 IL-35 是 Treg 产生的抑制性细胞因子（单保恩，2011），现按其各自的特点分别予以描述。

IL-12 的生物学功能。①IL-12 的产生：IFN-γ 是 IL-12 的强力诱导因子，其产生依赖于 IL-12，反过来又可增加 IL-12 的表达水平。IL-4 和 IL-13 也是 IL-12 的强力诱导因子，可显著地增强 p35 和 p40 的转录，该效应在树突状细胞中更为明显。IL-10 能抑制 IL-12 的产生，而 TGF-β 是 IL-12 产生的另一抑制因子，可降低 IL-12p40 mRNA 的稳定性。IL-10 单克隆抗体能明显增强单核细胞等产生 IL-12 的能力。②诱导细胞因子的产生：IL-12 可增强 NK 细胞的细胞毒活性并诱导 NK、T 细胞产生 GM-CSF、M-CSF、IL-13、IL-8、IL-2、IFN-α 和 IFN-γ，其中 IFN-γ 能上调 MHCⅡ类分子、ICAM-1 等黏附分子和 T-bet 等转录因子的表达，又可反馈性地上调 IL-12 的产生。③调节 Th1/ Th2 细胞免疫应答的平衡：机体 Th1/Th2 细胞比例的平衡，对维持机体的免疫稳态具有非常重要的意义。Th1 细胞介导细胞免疫应答，与其相关的主要细胞因子有 IL-2、IL-12 和 IFN-γ。Th2 细胞介导体液免疫应答，与其相关的主要细胞因子有 IL-4、IL-5、IL-6、IL-10 和 IL-13。IL-12 可提高 Th1 细胞的数量并产生大量的 IFN-γ，而 IFN-γ 可反过来促进 IL-12 的生物学作用，增强 Th1 细胞的免疫应答（Trinchieri，2003）。④抗病毒效应：IL-12 是巨噬细胞表达的主要促炎症细胞因子之一，被认为是免疫系统抗病毒的核心调控因子，在机体抵抗病原微生物感染中发挥着十分重要的作用。IL-12 虽然没有直接的抗病毒活性，但其诱导 NK 和 T 细胞产生的 IFN-γ 具有抗病毒活性，因而 IL-12 有间接的抗病毒作用。IL-12 可抑制 PRRSV（porcine reproductive and respiratory syndrome，PRRSV）在猪肺巨噬细胞内的复制，给患 PRRSV 的猪注射重组猪 IL-12 后，其肺组织中病毒含量减少，机体病毒血症也有所减轻。PCV2（porcine circrovirus type 2，PCV2）感染的仔猪脾和腹股沟淋巴结中 IL-12p40 mRNA 的水平显著下降，而胸腺中 IL-10 mRNA 的表达水平明显上调（Sipos et al.，2004）。IL-12 在抵抗布鲁氏菌感染中也发挥着至关重要的作用。布鲁氏菌感染后 IL-12 的产生是 TLR9 与其他 TLR 联合作用的结果，TLR9 基因敲除小鼠的树突状细胞和巨噬细胞中 IL-12 的表达下降。IL-12 在抗 HBV（hepatitis B virus，HBV）感染中也起着重要的作用，慢性 HBV 患者给予外源性 IL-12 或 IL-10 中和性抗体时，可大量产生 IFN-γ，使 HBV 特异性的 T 细胞向 Th1 方向发展，利于机体清除感染的 HBV。

IL-23 的生物学功能。①IL-23 诱导 Th17 细胞的发育与分化：Th17 细胞是 $CD4^+$ T 细胞的一个亚群，IL-23 可使 Th17 细胞分泌 IL-17，而 IL-23 基因敲除小鼠 $CD4^+$ T 细胞不分泌 IL-17，提示 IL-23 对维持 Th17 细胞分泌 IL-17 至关重要。②诱导细胞因子的产生：腹腔注射 IL-23 可诱导腹腔巨噬细胞产生 IL-1β 和 TNF-α。IL-23 与 IL-1β 可刺激 γδT 细胞产生 IL-17。③抗感染作用：IL-23 通过刺激巨噬细胞而产生 IL-17，使实验小鼠能够抵抗伯氏疟原虫的感染。慢性乙肝病毒患者血清中 IL-23 水平的高低与肝炎严重的程度相关（田红岭等，2014）。

IL-27 的生物学功能。①调节免疫应答及炎症反应：IL-27 可增强人单核细胞 MHC Ⅰ类分子的表达，上调共刺激分子 CD80、CD86 及黏附分子 CD54 的表达，进而增强免疫应答能力（Feng et al.，2008）。IL-27 可抑制活化的巨噬细胞产生炎症细胞因子的能力，活化的巨噬细胞大量表达 IL-4，IL-4 能增强 WSX-1 的表达，进而增强 IL-27 介导的信号通路，抑制炎症细胞因子的表达（Ruckerl et al.，2006）。②诱导 Th1 细胞的分化：IL-27 能够激活早期 T 细胞 STAT1 通路，诱导转录因子 T-bet 的产生和活化，进而诱导幼稚型 $CD4^+$ T 细胞向 Th1 分化，促进 IFN-γ 的产生（Brombacher et al.，2003）。IL-27 也可通过下调 GATA3 表达而抑制 Th2 细胞产生 IL-4、IL-5 和 IL-13，进而抑制幼稚型 $CD4^+$ T 细胞向 Th2 细胞的分化（Yoshimoto et al.，2007）。IL-27 可刺激幼稚型 $CD4^+$ T 细胞持续分泌 TNF-α 和 IL-2，进而抑制 $FOXP3^+$ Treg 细胞的分化及生物学功能（Huber et al.，2008）。此外，IL-27 可通过拮抗 IL-6 和 TGF-β 对幼稚型 $CD4^+$ T 细胞的作用而抑制 Th17 细胞的产生。③抗感染作用：IL-27 也是一种抗感染性疾病的细胞因子，它能增强杀伤性 T 细胞（CTL）在 HCV 和 HIV 感染后的杀伤活性。IL-27 通过 JNK/STAT 或 MAPK 途径，或直接诱导 ISG 的表达；或直接抑制病毒复制相关的宿主因子而发挥抗病毒的功能（夏思源等，2010；Kim et al.，2013）。

IL-35 的生物学功能。①IL-35 的表达：IL-35 组成型的表达于鼠血液、骨髓、肝、胸腺等组织，而在人类组织中为诱导型表达。在人微血管内皮细胞、主动脉平滑肌细胞和上皮细胞中，TNF-α、IFN-γ 和 IL-1β 可提高 IL-35 的表达水平。②调控细胞的分化：IL-35 是由 Treg 细胞分泌的重要的免疫抑制性细胞因子，主要参与对其他 $CD4^+$ T 细胞亚群的负调控。IL-35 可诱导幼稚型 T 细胞分化为一种新的 Treg 亚群"iTr35"。iTr35 不表达 FOXP3 分子，高表达 p35 和 EBI3 mRNA，并通过分泌 IL-35 发挥强大的免疫抑制作用，且在体内具有更持久的免疫耐受效应（Chaturvedi et al.，2011）。IL-35 可抑制 Th17 细胞的分化和 $CD4^+CD25^-$ 效应性 T 细胞的增殖（Niedbala et al.，2007）。③与感染性疾病。慢性乙型肝炎病毒（hepatitis B virus，HBV）患者外周血中 IL-35 的表达水平明显高于正常对照组，提示 IL-35 在 HBV 的持续性感染中发挥着重要作用。人鼻病毒活化的树突状细胞可诱导 T 细胞产生 IL-35，进而抑制 CD4 和 CD8 T 细胞的功能（Ning-Wei，2010；Vignali and Kuchroo，2012）。

4. 白介素 10（IL-10）

IL-10 曾被称为细胞因子合成抑制因子（cytokine synthesis inhibiting factor）。IL-10 是一种具有多种生物学功能的细胞因子，由多种细胞产生，它既具有免疫抑制作用，又具有免疫刺激作用，处于机体免疫调节的中心位置。IL-10 家族是指分子结构、基因位置、生物学功能与 IL-10 相似的同源基因组成的一个超家族，其成员包括 IL-10、IL-19、IL-20、IL-22、IL-24、IL-26 及Ⅲ型干扰素（IFN-λ）（Ouyang et al.，2011）。

（1）IL-10 的理化特性

人 IL-10 分子由 178 个氨基酸组成，含 18 个氨基酸组成的信号肽，分子质量为 35kDa。两个 IL-10 分子通过二硫键形成同源二聚体而发挥生物学活性。IL-10 在物种间的保守性很高，但其生物学作用有很大的不同，如人 IL-10 可与人和鼠的 IL-10R 结合，而鼠的 IL-10 只能与鼠的 IL-10R 结合，而对人 IL-10R 无作用（Moore et al.，2001）。

（2）IL-10 介导的信号通路

IL-10 通过与其受体的结合而激活 JAK/STAT 信号通路来发挥生物学功能（图 9-15）。白介素 10 受体（interleukin 10 receptor，IL-10R）属于干扰素受体家族，由 α 链（IL-10R1）和 β 链（IL-10R2）两个亚单位组成，α 链特异性地结合配体，β 链辅助转导信号。IL-10R1 分子由 562 个氨基酸组成，可高亲合力结合 IL-10，而 IL-10R2 分子由 254 个氨基酸组成，与 IL-10 的亲和力较低。IL-10R1 结合 JAK1，IL-10R2 结合 Tyk2。

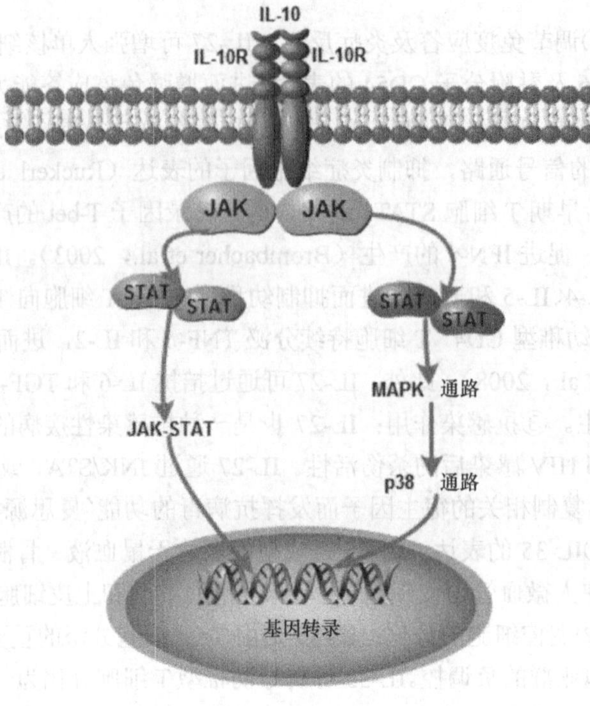

图 9-15 IL-10 信号通路

IL-10 介导的 JAK/STAT 信号通路，IL-10 与 IL-10R1 结合，使 IL-10 分子空间结构发生改变，暴露出 IL-10R2 结合位点，继而与 IL-10R2 相互结合，导致胞内 JAK1 和 Tyk2 的活化，然后 IL-10R1 胞质区两个与 JAK 相关的酪氨酸残基发生磷酸化，转录因子 STAT3 通过 SH2 区域与其结合，进而激活 STAT3。活化的 STAT3 形成同源或异源二聚体易位入核，与特定基因的结合元件结合，启动或抑制多种基因的转录（Murray，2006；Sabat et al.，2010）。

（3）IL-10 在天然免疫中的生物学功能

IL-10 是一种重要的免疫调节及抗炎症细胞因子，在机体的免疫调节中发挥着中枢性的作用，与病原感染、自身免疫病及炎症性疾病等多种疾病密切相关。

免疫抑制作用：IL-10 的免疫抑制作用主要表现为抑制 Th1 细胞的增殖和某些细胞因子的合成及活性，主要是与 Thl 细胞相关的细胞因子（IL-2，TNF，IFN-γ）；抑制促炎症因子 IL-1、IL-6、IL-12 和 TNF 的产生和释放；抑制反应性氮氧化合物的产生。IL-10 通过抑制 MHCⅡ类分子、CD80 和 CD86 分子在巨噬细胞和树突状细胞中的表达，而阻止其呈递抗原的过程（Mittal and Roche，2015）。IL-10 通过抑制 IFN-γ 的产生，间接抑制 NK 细胞的活性。IL-10 还通过抑制 IL-2、IFN-γ、IL-4 和 IL-5 的产生而抑制 $CD4^+$ T 细胞的活性。

免疫刺激作用：IL-10 的免疫刺激作用主要表现为刺激 B 细胞的增殖，促进 B 细胞的存活及抗体的分泌。在 IL-3 和 IL-4 存在时，刺激肥大细胞及其祖细胞的增殖，增强肥大细胞的活力。

参与病毒感染：多种病毒的感染均能导致 IL-10 的产生。HIV 患者外周血单个核细胞产生的 IL-10 抑制 $CD4^+$ T 和 $CD8^+$ T 细胞的增殖及细胞因子的产生。HIV 刺激树突状细胞产生 IL-10，导致多种免疫抑制效应的发生。PCV2 感染仔猪其胸腺中 IL-10 的表达上调，且伴随胸腺细胞的消耗和胸腺的萎缩（Doster et al.，2010）。PCV2 感染体外培养的外周血单个核细胞和树突状细胞也可诱导 IL-10 的产生（Fort et al.，2010）。在感染 PCV2 导致的淋巴减少症中，猪血液中 IL-10 与 IL-1α mRNA 的表达量显著增加，IL-2 和 IL- 2RαCD25）mRNA 的表达量下调，而 IL-8、TNF-α 和 IFN-γ mRNA 的表达量轻微上调（Sipos et al.，2004）。不论体内还是体外实验中，PCV1 均不能诱导 IL-10 的表达（Doster et al.，2010）。口蹄疫病毒的感染导致猪树突状细胞中IL-10的高水平表达，进而引起免疫抑制并促进病毒的感染（Diaz-San Segundo et al.，2009）。PRRSV 感染猪的外周血单个核细胞、淋巴细胞及树突状细胞可高水平表达 IL-10（Flores-Mendoza et al.，2008）。PRRSV 感染后，能激活 TLR-MyD88 信号通路，活化 NF-κB 并导致 IL-10 的产生（Song et al.，2013）。进一步的研究发现，PRRSV N 蛋白的第 30~37 位氨基酸与 NF-κB 的激活有关，而第 33~37 位和第 65~68 位氨基酸与 IL-10 的产生相关（Liu et al.，2015）。相反，IL-10 还可调控病毒感染引起的免疫应答，限制应答的强度，进而清除病毒。在流感病毒感染的小鼠模型中，IL-10 限制了机体免疫应答的强度，减轻相关副反应的发生。呼吸道合胞体病毒（respiratory syncytial virus，RSV）感染的小鼠，IL-10 的产生改善了炎症反应的强度（刘敏等，2014）。

5. 白介素 15（IL-15）

IL-15 是 Grabstein 等从猴肾细胞株 CV-1/EBNA 培养上清中发现的、可刺激 IL-2 依赖的 T 细胞系 CTLL-2 增殖的一种细胞因子。几乎同时，Bamford 等也从人 T 细胞白血病病毒 1(human T cell lymphotropic virus type Ⅰ，HTLV-Ⅰ)感染的 HuT-102 细胞上清中纯化到该蛋白质，命名为 IL-T(Grabstein et al.，1994)，随后发现 IL-T 即为 IL-15。

IL-15 因其分子结构中含有 4α 螺旋，故将其与 IL-2、IL-3、IL-6、IL-21、促乳素（prolactin，PRL）和生长激素（growth hormone，GH）等归于 4α 螺旋细胞因子家族；又因其与 IL-2、IL-4、IL-7、IL-9 和 IL-21 共享 IL-2 受体 γ 链（IL-2 receptor gamma common chain，IL-2Rγ/γc），特别是与 IL-2 共享 IL-2 受体 β 和 γ 链（IL-2 receptor beta and gamma common chain，IL-2Rβγ/γc），又将 IL-15 归属于 IL-2 细胞因子家族。然而，IL-15 与上述细胞因子之间在结构、生物学功能方面既有相似之处，又有独特之处（Budagian et al.，2006）。

（1）IL-15 的理化特性

IL-15 成熟肽由 114 个氨基酸组成，分子质量为 14~15kDa。IL-15 序列在物种间具有较高的同源性。IL-15 的 mRNA 在树突状细胞、单核/巨噬细胞、成纤维细胞、角质细胞、上皮细胞、表皮细胞、心脏、肺、肾、骨骼肌和胎盘等细胞与组织中均有表达。尽管 IL-15 的 mRNA 在多种组织存在，但 IL-15 蛋白只在树突状细胞、单核/巨噬细胞、上皮细胞和成纤维细胞中表达。外源因素如双链 RNA、脂多糖、IFN-Ⅰ、单纯疱疹病毒及真菌等刺激均可诱导 IL-15 的表达（Fehniger and Caligiuri，2001）。

（2）IL-15 介导的信号通路

IL-15 与其相应的受体结合并由受体传递细胞信号后才能发挥生物学功能。IL-15 受体(IL-15 receptor，IL-15R）是由 α、β（CD122，p75）和 γ（CD132，p64）三个蛋白亚基组成的异源三聚体，其中 α 亚基是 IL-15 特有的受体亚基，它与 IL-15 间的亲和力最强；β 和 γ 是 IL-2 和 IL-15 共用的受体亚基，负责信号转导功能，它们组成的异源二聚体以中度亲和力与 IL-15 结合；单独的 β 或 γ 亚基没有结合 IL-15 的能力（Fehniger and Caligiuri，2001）。因为 β 和 γ 亚基是 IL-15 和 IL-2 在信号转导时共用的亚基，所以两者介导的信号通路很相似。

IL-15 介导的信号通路有：JAK/STAT，β 亚基招募 JAK1，JAK1 磷酸化 STAT3，而 γ 亚基招募 JAK3，JAK3 磷酸化 STAT5，活化的 STAT3、STAT5 形成同和（或）异二聚体，易位入核，与靶 DNA 调节元件结合，诱导相关基因的表达（Leonard，2001）。IL-15 的结合可激活 Src 家族细胞内的酪氨酸激酶（Lck、Fyn、Lyn）和 Syk，磷酸化磷脂酰肌醇 3 激酶（PI3K）和 Akt，激活 Ras/Raf/MEK/丝裂原活化蛋白激酶（MAPK）途径，诱导 Bcl2 抗凋亡蛋白产生。此外，IL-15 也能活化 NF-κB 和 AP1 转录因子，进而诱导 c-myc 的表达（Bianchi et al.，2006）。

（3）IL-15 在天然免疫中的生物学功能

IL-15 是一种具有多种生物学功能的细胞因子，在天然和获得性免疫中均发挥着重要的调节作用。

1)表达调控：巨噬细胞和单核细胞是 IL-15 的主要来源。巨噬细胞和单核细胞表面存在 IL-15-IL-15Rα 受体复合物，在 IFN-γ 刺激下受体复合物的表达增强。IL-15-IL-15Rα 信号通路对巨噬细胞的功能成熟发挥着至关重要的作用，可促进巨噬细胞分泌 IL-12。

2）免疫调节：IL-15 对 NK 细胞的发育及活性有重要的调节作用。骨髓基质细胞分泌的 IL-15 可帮助 NK 细胞的前体在骨髓中发育成 NK 细胞。活化的巨噬细胞分泌的 IL-15 参与了巨噬细胞与 NK 细胞之间的相互作用（Prlic et al.，2003）。IL-15 可刺激树突状细胞上调共刺激分子 CD40、CD86 和 MHCⅡ类分子的表达，促进 IFN-γ 的分泌。人和小鼠髓系树突状细胞中 IL-12 的分泌依赖于 IL-15。树突状细胞分泌的 IL-15 可促进 NK 细胞的增殖和活化，促进记忆性 $CD8^+$ T 细胞的扩增和分化（Jinushi et al.，2003）。IL-15 可增强幼稚型和记忆性 $CD8^+$ T 细胞的存活和抗原非依赖性的扩增，并且促进 Bcl2 和 BclxL 在这两类细胞中的表达，进而促进了 $CD8^+$ T 细胞的存活。IL-15 基因敲除鼠给予 IL-15 后可显著增加脾和淋巴结中记忆性 $CD8^+$ T 细胞的比例和数目（Berard et al.，2003）。IL-15 基因缺陷鼠体内 NK、NKT、γδT 和 $CD8^+$记忆性 T 细胞的数量下降，表明 IL-15 在淋巴细胞亚群的发育过程中发挥着十分重要的作用。

3）参与病毒感染：IL-15 较 IL-2 和 IL-7 能更好地促进免疫细胞对 HIV 的应答。IL-15 可增强 HIV 感染时 $CD8^+$ T 细胞由 Fas 诱导的凋亡，促进 $CD8^+$ T 细胞的存活及其生物学功能（Mueller et al.，2003）。

第二节　机体的补体系统及其作用机制

补体系统（complement system）是存在于人和动物血液、组织液和细胞膜表面的，由补体固有成分、可溶性和膜调节蛋白及补体受体等 30 余种糖蛋白组成的复杂的限制性蛋白水解系统。补体系统是机体固有免疫防御体系的重要组成部分，参与对病原微生物的防御反应及免疫调节，也可介导免疫病理的损伤反应，是体内具有重要生物学作用的效应系统及其放大系统。本节简要介绍补体系统的组成、补体系统的激活及其调节、补体受体及其功能等，重点介绍补体系统在天然免疫中的作用机制。

一、补体系统的基本概念、组成与特性

19 世纪末 Bordet 发现，新鲜的血清中含有一种不耐热的成分，可辅助和补充特异性抗体介导的溶菌作用，因这种成分是抗体发挥溶细胞作用的必需条件，故称为补体（complement，C）。目前已知补体是由 30 余种可溶性蛋白、膜结合蛋白和补体受体组成的多分子系统，又称为补体系统。

（一）补体的来源、组成及命名

1. 补体的来源

补体系统的固有成分主要由肝细胞、巨噬细胞产生，但体内许多组织细胞如肝细胞、巨噬细胞、内皮细胞、肠上皮细胞、角质细胞、肾小球细胞等，均能合成补体蛋白成分。血浆中的补体主要由干细胞分泌而来。人胚胎发育的早期即可合成补体成分，出生后 3～6 个月即可达成人的水平。

2. 补体系统的组成

补体系统蛋白分子按其生物学功能可分为四类：第一类为参与补体活化级联反应的固有成分，如 C1q、C1r、C1s、C2～C9、B 因子、D 因子、P 因子、甘露糖结合凝集素（mannose-binding lectin）和丝氨酸蛋白酶（serine protease）。第二类为调控补体级联活化反应的调节蛋白，如 C4bp、C1INH、H 因子、I 因子、P 因子和 S 蛋白等。第三类为结合补体的补体受体，如 CR1、CR2、CR3、CR4、CR5、C3a 受体（C3aR）、C2a 受体（C2aR）及 C4a 受体（C4aR）等。第四类为补体激活过程中产生的各种活性片段，主要有 C3a、C4a 和 C5a 等（金伯泉，2008）。

3. 补体系统的命名

世界卫生组织（WHO）命名委员会对补体成分的命名规定如下：补体成分以符号“C”表示，按其参与激活补体经典途径发现的先后顺序分别被命名为 C1（q，r，s）、C2、C3……C9。补体系统的其他组

分以英文的大写字母来表示，如 B、D、P、H 及 I 因子。将参与补体系统调节的蛋白质以其功能命名，如 C1 抑制物、C4 结合蛋白、促衰变因子等。补体活化后的裂解片段以其成分加英语小写字母表示，如 C3a、C3b 等，通常 a 为小片段，b 为大片段。未激活的片段以后缀 i 表示，如 C3bi。激活后具有酶活性的复合物或成分，则在符号上画一横线表示，如 C$\overline{1}$、C$\overline{4b}$、2$\overline{a}$（Nonaka and Yoshizaki，2004）。

（二）补体的理化性质

补体均为球蛋白，大多为 β 球蛋白，个别为 α（C1s、D 因子）或 γ（C1q、C8）球蛋白。补体在血清中的含量相对稳定，C3 含量最高，达 1200mg/L；其次为 C4、S 蛋白和 H 因子，分别为 C3 含量的 1/3；其他成分含量仅为 C3 的 1/10 或更低。分子质量为 25～390kDa，其中分子质量最大的是 C1q，最小的是 D 因子。补体以无活性的、酶前体形式存在，被激活后才能发挥其生物效应。补体中的固有成分对热不稳定，56℃ 30min 即可被灭活。而其他理化因素如机械震荡、强酸强碱、紫外线照射、乙醇及蛋白酶等均可使补体失活（龚非力，2000）（表 9-1）。

表 9-1　补体成分及其主要理化性质

组别	补体成分	分子质量/kDa	血清浓度/（μg/mL）	电泳位置	肽链数目	主要合成部位	裂解片段
经典途径	C1q	410	75	γ	18	巨噬细胞、小肠上皮细胞、脾	
	C1r	85	50	β	1	巨噬细胞、小肠上皮细胞、脾	
	C1s	85	50	α2	1	巨噬细胞、小肠上皮细胞、脾	
	C4	210	200～500	β1	3	巨噬细胞、肝、脾、肺	C4a，C4b，C4c，C4d
	C2	110	20	β1	1	巨噬细胞、肝、脾、肺、骨髓	C2a，C2b
	C3	195	550～1200	β1	2	巨噬细胞、肝、骨髓、淋巴组织	C3a，C3b，C3c，C3d
共同末端反应成分	C5	19	70	β1	2	肝、脾、肺、肾、骨髓	C5a，C5b
	C6	128	60	β2	2	肝、巨噬细胞	
	C7	121	60	β2	1		
	C8	155	60	γ	1	肝、脾、肺、肾、小肠	
	C9	79	60	α	1	肝	
旁路途经	B 因子	93	200	β1	1	巨噬细胞、肝	
	D 因子	25	1～2	α	1	巨噬细胞、血小板	
	P 因子	220	25	γ	4	巨噬细胞	
MBL 途径	MBL						
	MASP-1						
	MASP-2						
可溶性调节蛋白	C1 抑制物	104	200	α2	1	肝	
	I 因子	88	35	β	2	巨噬细胞	
	H 因子	150	480	β	1	巨噬细胞、血小板	
	S 蛋白	8.3	505	β	1		
	Sp40/40	0.08	50	α	2		
	C4 结合蛋白（C4Bp）	550	250	γ	8 或 10		
膜结合调节蛋白	促衰变因子	70			1		
	膜辅助因子蛋白	45～70			1		
	同种限制因子	65			1		
	膜反应性溶解抑制因子	18			1		

注：B 因子曾被称为 C3 激活物前体、热稳定因子等，D 因子曾被称为 C3 激活物前体转化酶、GBGase 等，P 因子曾被称为备解素，H 因子曾被称为 C3bINA 促进因子，I 因子曾称为 C3b 灭活因子、KAF 等

（三）补体系统的生物学功能

补体系统激活后，产生了多种补体复合物及游离的补体裂解片断，这些蛋白质除参与调控补体的级联反应过程外，还具有广泛的生物学功能。

1. 溶解靶细胞

活化的补体能溶解多种靶细胞，如红细胞、白细胞、血小板等，补体还能溶解或杀伤某些革兰氏阴性菌，如霍乱弧菌、沙门氏菌及嗜血杆菌等，支原体、具有包膜的病毒和某些肿瘤细胞等。革兰氏阳性菌对补体溶解的敏感性显著低于革兰氏阴性菌，这可能是由于此类细菌细胞壁缺少含脂质双层的外膜或缺乏补体受体。若补体裂解的靶细胞是自身细胞时，就会引起自身免疫性疾病。

2. 调理作用

补体的裂解产物 C3b 分子，其氨基端与靶细胞（或免疫复合物）结合，羧基端与表面有 C3b 受体的细胞（单核细胞、巨噬细胞、中性粒细胞等）结合，使靶细胞与吞噬细胞之间桥接起来，从而促进了吞噬细胞对其的吞噬，称为补体的调理作用。补体的其他成分 C4b、iC3b 也有这种调理作用，在机体的抗感染过程中发挥着重要作用。

3. 清除免疫复合物

免疫复合物激活补体后，经 C3b 黏附于表面有 C3b 受体的红细胞、血小板或某些淋巴细胞上，形成较大的聚合物，易于被吞噬细胞吞噬和清除。补体成分存在时，可减少免疫复合物的产生并使已产生的复合物溶解，发挥机体的自我稳定作用，可避免因免疫复合物过度生成与沉积而造成的组织病理性损伤。

4. 中和溶解病毒

病毒与相应的抗体结合形成复合物，在补体的参与下可显著增强该抗体对病毒的中和作用，阻止病毒对易感细胞的吸附和穿入或干扰病毒的增殖。此外，补体也可不依赖特异性抗体而溶解病毒，如 RNA 肿瘤病毒及 C 型 RNA 病毒可被灵长类动物的血清所溶解，这可能与此类病毒包膜上存在 Cl 特异性的受体有关。

5. 炎症介质作用

当感染的局部发生炎症时，补体的裂解产物可增强毛细血管的通透性，从而趋化白细胞至炎症局部。

（1）激肽样作用

C2 裂解所产生的小分子片段 C2a，能增强血管的通透性，引起炎症性充血，具有激肽样作用，故称其为补体激肽。

（2）过敏毒素作用

补体 C3a 和 C5a 具有过敏毒素作用，使肥大细胞、嗜碱性粒细胞等释放组胺、白三烯及前列腺素等介质，从而增强毛细血管的通透性，引起血管扩张、平滑肌收缩、局部水肿等。C3a 和 C5a 的过敏毒素作用可被血清中的羧肽酶 B（过敏毒素灭活因子）所灭活。

（3）趋化作用

C5a 有趋化因子的活性，能吸引具有 C5a 受体的中性粒细胞和单核/巨噬细胞趋化至炎症部位聚集，发挥吞噬作用，增强炎症反应（龚非力，2000；林学颜，2000；Song et al.，2000；王世若等，2001；杨汉春，2003；金伯泉，2008；马兴铭和丁建冰，2013）。

二、补体系统的激活机制

补体系统中除 C1q 外，其余成分都以无活性酶原的形式存在于血清中，必须在转化酶（convertase）的作用下由无活性酶原转化为具有酶活性的形式后才能发挥其生物学作用，这个过程称为补体的激活。补体激活时，前一个活化成分往往是后一个成分活化时的激活酶，因此补体需按一定的顺序进行连锁反应，故称为补体级联反应。根据补体激活过程的起始顺序不同可分为以下三条途径：经典途径（classical pathway)、旁路途径（alternative pathway）和甘露聚糖结合凝集素途径（mannan-binding lectin pathway，MBL）。

（一）经典途径

经典途径（classical pathway）又称传统途径、C1 激活途径或第一前端反应。参与激活经典途径的成分包括 C1~C9，其被免疫复合物依次按顺序激活。由于该激活途径是补体系统中最先被认识的，因比称为经典途径，它是抗体介导免疫反应的主要效应机制。在经典途径的激活过程中，按其成分对细胞膜作用的特点不同而将其分成三个功能单位：识别单位（recognition unit），主要负责识别并与细胞膜上抗原结合的抗体，成员有 C1q、C1r、C1s；激活单位（activation unit），主要激活补体的部分成分，成员有 C2、C3 和 C4；膜攻击单位（membrane attack unit），主要作用于细胞膜，使细胞溶解，成员有 C5~ C9。

1. 识别阶段

抗原与抗体结合后，抗体的铰链区发生构型改变，免疫球蛋白由 T 型变为 Y 型，使抗体 CH2 处的补体结合位点暴露出来，补体 C1q 识别该位点并与之结合，随后补体系统被激活，这一过程称为补体激活的启动或识别。

（1）C1 分子

C1 是一个大的多聚体分子复合物，分子质量约为 750kDa，主要通过与 2 分子 C1r 和 2 分子 C1s 结合的形式存在，该过程需要 Ca^{2+}的存在，C1 分子的完整形式为 C1q-2C1r-2C1s（Arlaud et al.，2002）。

（2）C1q 分子

C1q 是由 18 条多肽链(6 条 A 链、6 条 B 和 6 条 C 链)结合形成的杆状异三聚体，分子质量为 460kDa。A 链和 B 链及 2 条 C 链通过链间二硫键相连，因而 C1q 分子包含 6 个异二聚体和 3 个同二聚体。C1q 的分子结构为六聚体蛋白。

每个单体由一条 A 链、一条 B 链和一条 C 链组成，完整 C1q 分子肽链排列形式为 ABC-CBA。组成 C1q 分子的异三聚体结构，从外形上看类似“郁金香”，氨基端胶原状的 3 股螺旋组成“花束”，羧基端呈球形的“花朵”（Kishore et al.，2004；Ghai et al.，2007；Carland and Gerwick，2010）（图 9-16）。

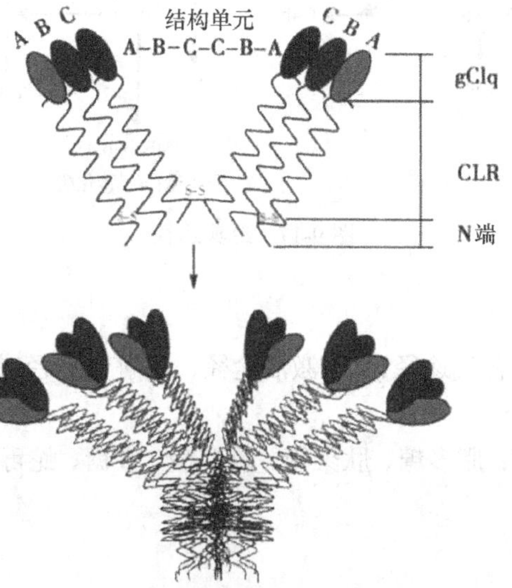

图 9-16　C1q 的分子结构（曹雪涛，2011）

（3）C1s 分子

C1r 和 C1s 均为单链的 85kDa 蛋白，C1r 为 β 球蛋白，C1s 为 α 球蛋白。在钙离子存在的条件下，二者结合成顺序为C1s-C1r-C1r-C1s的线状四聚体。C1r在C1大分子中起着连接C1q和C1s的作用，而活化的C1r可裂解Cls，形成57ku链和28ku链，较小片段的C1s具有丝氨酸酯酶活性，此酶活性可被C1INH灭活。在经典途径中，一旦形成C1s，即完成识别阶段，进入活化阶段。

2. 活化阶段

活化的C1s依次酶解C4、C2，形成具酶活性的C3转化酶（简写为C42，下同），后者进一步酶解C3并形成C5转化酶（C423），此过程即为经典途径的活化阶段。

（1）C4的活化

C4分子是由α、β和γ三条多肽链经二硫键连接而成的可溶性血清蛋白，分子质量为210kDa。在Mg^{2+}存在的条件下，C1s作用于C4分子的α链，将其酶解成8.6kDa的C4a和大片段残留分子C4b，无活性的C4a释放入液相中，而C4b迅速与细胞膜上的受体结合，未与细胞膜结合的C4b的硫酯键很快与水分子反应，产生短寿命的且无活性的中间物iC4b（Sottrup-Jensen et al.，1985）。

（2）C2的活化

C2为单链多肽，在Mg^{2+}存在的条件下，被CI酶解为两个片段C2a和C2b。C2a和细胞膜上的C4b结合，形成具有酶活性的C4b2a（C42），即C3转化酶，参与下一步补体活化反应，而未结合的C2a迅速失去活性，蜕变为 iC2a。C2b无生物活性，释放至液相中。

（3）C3的活化

C3是由α和β链经链间二硫键连接而成的异二聚体。C4b2a（C3转化酶）将C3酶解为小片段的C3a和大片段的 C3b。C3a 释放至液相中，是一种炎症因子，具有过敏毒素和趋化因子的作用。大部分 C3b与水分子反应，变为无活性的iC3c和iC3cd，不再参与补体级联反应。而约10%的C3b分子通过共价键与细胞表面或与结合有$\overline{\text{C4b2a}}$的Ig分子形成新的$\overline{\text{C4b2a3b}}$复合物（C5转化酶），该复合物即为经典途径的C5转化酶。C3b可被I因子灭活（Janssen et al.，2005；Castillo et al.，2009）（图9-17）。

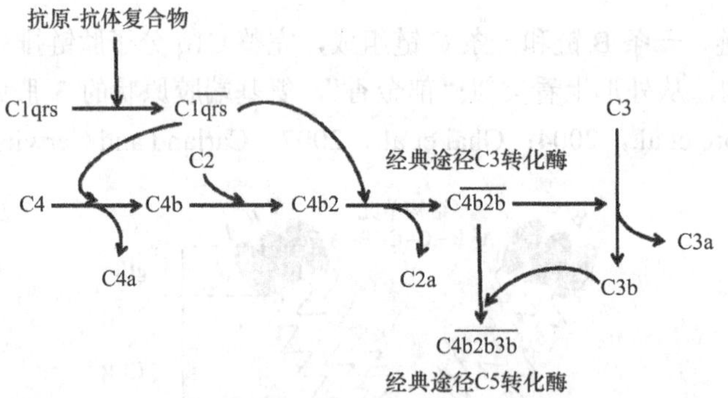

图9-17 经典途径

（二）旁路途径

补体的旁路激活途径又称为替代途径、C3激活途径、备解素途径或第二前端通路。

1. 参与激活旁路途径的成分

参与旁路途径激活的成分有：脂多糖、肽聚糖、磷壁酸、多糖、蛇毒、胰蛋白酶、豚鼠IgG和人IgA、IgD、IgE等。

2. 旁路途径的激活过程

（1）C3转化酶的形成

在经典途径中产生的C3b和正常生理情况下体液中自发产生的C3b，在Mg^{2+}存在的条件下，可与B因子结合而形成C3bB。随后存在于血清中的D因子可将C3bB中的B因子酶解成Ba和Bb两个片段。小片段的Ba释放入血液中，而大片段的Bb仍与C3b结合形成$\overline{\text{C3bBb}}$，即旁路途径C3转化酶。其中$\overline{\text{C3bBb}}$

极不稳定，可被迅速降解而失活，但与血清中的备解素（P 因子）结合后可使其稳定。Bb 片段有蛋白酶活性，可酶解 C3。

（2）C5 转化酶的形成

旁路途径的 C3 转化酶将 C3 酶解为 C3a 和 C3b，C3b 沉积在颗粒表面与 C3bBb 结合，形成多分子的复合物$\overline{\text{C3bnBb}}$，即旁路途径的 C5 转化酶，其生物学功能与经典途径中的 C5 转化酶相同，能将 C5 酶解为 C5a 和 C5b，引起相同的末端效应。

机体中旁路途径的存在，拓展了补体系统的作用，扩大了非特异性与特异性免疫之间的联系。同时，旁路途径的激活不依赖于抗体的形成，因而在感染早期为机体提供了有效的防御机制（Harboe and Mollnes，2008）（图 9-18）。

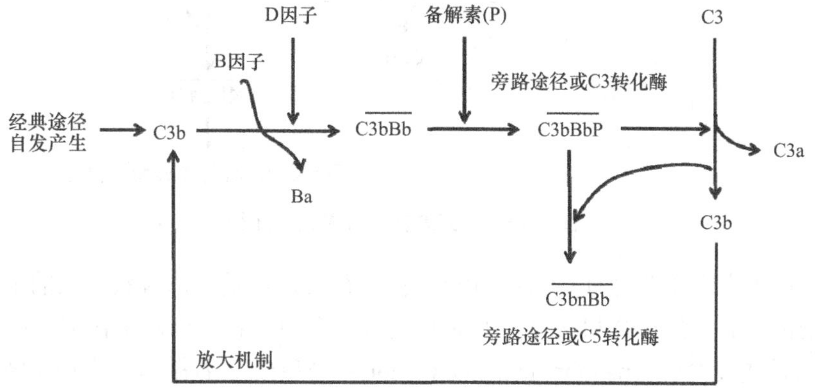

图 9-18　旁路途径

（三）甘露聚糖结合凝集素途径

存在于血浆中的甘露聚糖结合凝集素（mannan-binding lectin，MBL）直接识别病原微生物表面的 *N*-氨基半乳糖、岩藻糖或甘露糖，进而依次活化 MASP-1、MASP-2、C4、C2、C3，形成 C3 与 C5 转化酶，激活补体级联反应的活化途径。

在病原微生物感染的早期阶段，机体中的巨噬细胞和中性粒细胞等可产生 TNF-α、IL-1、IL-6 和 IL-8 等炎症因子，引起机体发生炎症反应，并导致急性期反应（acute phase response）的发生，诱导肝细胞合成与分泌急性期反应蛋白，即 C 反应蛋白，其中 C 反应蛋白和甘露聚糖结合凝集素（MBL）参与补体途径的激活。

MBL 是一种钙依赖性糖结合蛋白，为植物凝集素家族中的成员，在正常血清中含量极低，但在急性期反应含量显著升高。MBL 分子结构中含有糖识别结构域（carbohydrate recognition domain，CRD），可通过 CRD 与甘露聚糖残基结合，然后与丝氨酸蛋白酶结合，形成 MBL 相关的丝氨酸蛋白酶（MBL-associated serine protease）（MASP-1、MASP-2）。MASP 具有活化 C1q 的功能，因而可水解 C4 和 C2 分子，继而形成 C3 转化酶，其后的酶促级联反应过程与经典途径相同，故将这种补体激活途径称为 MBL 途径（图 9-19）。

MBL 途径的激活与经典途径基本类似，不同之处在于其激活起始于急性期蛋白与病原体的结合，而非依赖于抗原-抗体复合物的形成（Fujita et al.，2004；Bohlson et al.，2007）。

三、补体系统的效应机制

（一）补体系统效应的基本过程

补体系统的效应作用即膜攻击阶段，又称为终末补体途径（terminal complement pathway）或补体激活的共同末端效应。

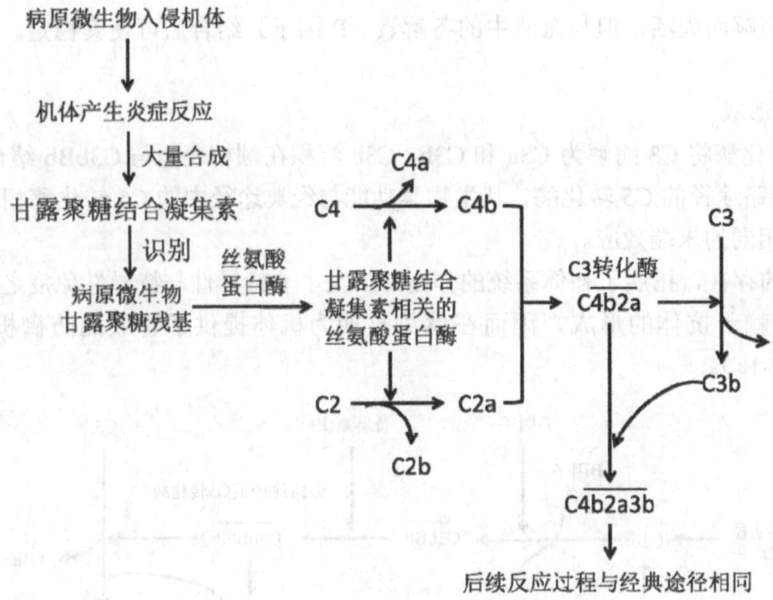

图 9-19　甘露聚糖结合凝集素途径

补体系统的三条活化途径产生的 C5 转化酶均可裂解 C5，这是补体级联反应的最后酶促反应，其后的反应只是完成蛋白质成分的结合和聚合，形成两类末端产物。若激活发生在细胞膜的脂质双层上，可形成 C5b～9，即膜攻击复合体（membrane attack complex，MAC）；若激活发生在血清中，相关的补体成分可与 S 蛋白形成亲水性的、无溶细胞活性的 SC5b～7、SC5b～8 和 SC5b～9（图 9-20）。

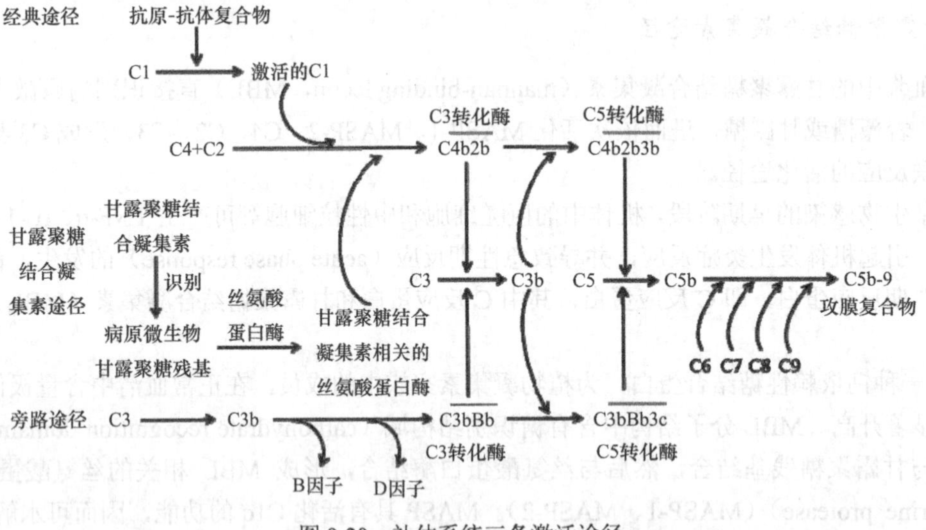

图 9-20　补体系统三条激活途径

（二）膜攻击复合体的成分及其组装

C5 是由二硫键连接的异二聚体，分子质量为 190kDa。C5 与 C5 转化酶中的 C3b 分子结合，然后 C5 被酶解为 C5a 和 C5b。小片段的 C5a 分子质量为 11kDa，释放入液相中，主要作用是增加血管通透性，促进炎症细胞的趋化作用、细胞因子和趋化因子的产生及吞噬作用；大片段的 C5b 分子质量为 180kDa，结合在细胞表面，其活性极不稳定，易于衰变成 C5bi。但当 C5b 与 C6 结合成 C5b6 复合体则较为稳定。此时的 C5b6 并无酶活性，当 C5b6 与 C7 结合形成 C5b67 三分子复合体时活性较稳定，不易从细胞膜上解离。C5b67 复合体具有高度的亲脂性，可插入细胞膜脂质双层的疏水端而构成一个与 C8 分子具有高亲和性的内在膜受体。C5b67 虽无酶活性，但与 C8 具有高亲和力，形成 C5b678 复合体，可牢固附着于细胞表面。C5b678 复合体对所吸附的细胞具有有限的溶解力。C9 为单体血清蛋白，分子质量为 79kDa，12～15 个 C9 分子和 1 个 C5b678 复合体结合，形成一种管状结构，即膜攻击复合体（MAC）（图 9-21）。电镜观察发现，“C9 多聚体”在细胞膜上形成内径约 11nm 的孔道，一个长 11.5nm 的柄包埋于脂质双层中，细胞膜表面有 10nm 左右长的突起，从剖面图看形似炸面圈形，此结构与 Tc 细胞和 NK 细胞释放的穿孔素在细胞膜上形成的小孔十分相似（Amara et al.，2008）。

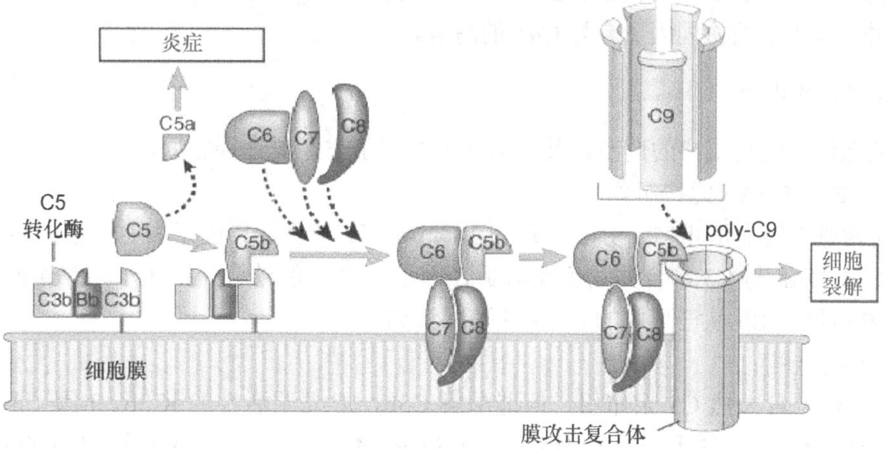

图 9-21　膜攻击复合体的成分及其组装

（三）膜攻击复合体的效应机制

MAC 形成的微孔允许可溶性小分子物质、离子及水分子自由穿过胞膜，但蛋白质等大分子难以从胞质逸出，结果导致水和离子进入细胞引起细胞渗透性改变，最终造成细胞溶解和破坏。有时在没有 C9 多聚体聚合及微孔形成时，也可以发生某种程度的细胞溶解，这可能是由膜攻击复合体的疏水部分插入细胞引起脂质重排，使该区域发生渗漏造成的结果。

四、补体系统活化的调控

补体的各种激活物启动补体系统的顺序级联反应，发挥其广泛的生物学功能，参与机体的防御反应。正常情况下，补体的激活过程及共同末端效应均处于机体复杂、严密的调控之下，使之反应适度，从而有序地维持机体内稳态的平衡。异常的补体激活可能导致自身组织细胞表面形成膜攻击复合体（MAC），或产生炎症介质，导致严重的组织损伤或病理过程。因此，补体系统的激活受到机体严格的调控和监视，包括补体活化的自身调控及体内各种可溶性或膜结合调节因子的作用。

（一）经典途径的调节

经典途径的活化主要在两个阶段受到调节。

1. C1 抑制物对 C1 蛋白酶活性的调节

C1 抑制物（C1 inhibitor，C1INH）又称 C1 酯酶抑制因子，是一种高度糖基化的血清蛋白，分子质量为 104kDa，它也是丝氨酸蛋白酶抑制物（serpin）超家族的成员，该家族包括几种丝氨酸蛋白酶抑制物，如 α-1 抗胰蛋白酶、抗凝血酶Ⅱ和 α-1 抗糜蛋白酶。

C1INH 是唯一已知的 C1r 和 C1s 抑制物，C1INH 可与 C1 不可逆地结合，使 C1 失去酯酶活性，无法酶解 C4 和 C2，导致不能形成 C42（C3 转化酶），从而阻断或削弱后续补体成分的级联反应。

2. C3 转化酶形成的抑制调节

C4b 结合蛋白（C4-binding protein，C4bBP）是一种 550kDa 的可溶性血清糖蛋白，它通过与 C4b 的

结合而竞争性地抑制 C4b 与 C2a 的结合，从而阻止经典途径 C3 转化酶 C4b2a 的装配并加速其解离。

膜辅助蛋白（membrane cofactor protein，MCP）是一个 45～70kDa 的膜糖蛋白，表达于白细胞、淋巴细胞、上皮细胞和成纤维细胞。作为 I 因子的协同因子，可介导 C4b 的酶解。与 C4bBP 和 CRl 不同，MCP 不能促进 C4b2a 解离。

衰变加速因子（decay accelerating factor，DAF）是一种跨膜糖蛋白，分子质量为 70kDa，表达于外周血单个核细胞、内皮细胞及各种黏膜上皮细胞。与 C4bp 和 CRl 类似，DAF 可和 C2 竞争性地与 C4b 结合，从而抑制 C3 转化酶的形成并促进已形成的 C3 转化酶解离。其与 C4bp、CRl 和 MCP 不同之处在于，DAF 不能作为 I 因子的协同因子介导 C4b 的酶解。

（二）旁路途径的调节

旁路途径的激活也受膜蛋白的调节，其中某些调节因子与经典途径相同。

1. H 因子、CR1 和 DAF 的抑制作用

H 因子为可溶性单链血清蛋白，分子质量为 150kDa，H 因子与 B 因子和 Bb 竞争性地与 C3b 结合。

膜蛋白 CRl 和 DAF 与 C3 结合并竞争性抑制 B 因子与 C3b 的结合，阻止了旁路途径 C3 转化酶的装配。CRl 和 DAF 也能使 Bb 从已形成的 C3 转化酶上解离。

2. I 因子的抑制作用

I 因子（factor I）对天然 C3 无作用，但能酶解 C3b，形成无活性的 iC3b。I 因子酶解 C3b 至少需要 3 个不同因子的合作，这些因子包括 H 因子、CRl 和 MCP。I 因子首先酶解 C3b 的 α 链，形成一个无活性的 C3b（iC3b），iC3b 黏附在活化细胞的表面，iC3b 不参与 C3 转化酶的形成。iC3b 被 I 因子进一步酶解，产生一个 41kDa 片段（即 C3dg）和一个可溶性 C3c 片段，C3dg 仍结合于活化细胞的表面。C3dg 被纤维蛋白溶酶和胰蛋白酶酶解，产生一个 33kDa 的表面结合分子 C3d 和一个可溶性的 8kDa 片段 C3g。

MCP 和 CR1 能够增加 C3b 与 B 因子有关的 H 因子之间的亲和力，减少 $\overline{\text{C3bBb}}$ 复合体的形成。MCP 和 CRl 在不同细胞中的表达量不同，从而控制 C3b 和旁路途径 C3 转化酶形成的部位。正常细胞大多表达高水平的 MCP 或 CR1，可保护这些细胞免受补体损伤；相反，许多外来颗粒和病原微生物缺乏 MCP 和 CR1，使 C3b 滞留于这些细胞的表面而未被灭活，C3b 与 B 因子结合，从而促进 $\overline{\text{C3bBb}}$ 复合体的形成，导致补体在这些外来物表面被活化（Multerer and Smith，2004）。

（三）膜攻击复合体形成的调节

经典途径或旁路途径的 C3 转化酶形成后，过量补体介导的细胞溶解作用可通过作用于 MAC 而受到抑制。

1. HRF 和 CD59 的抑制作用

膜蛋白同源限制因子（homologous restriction factor，HRF）和 CD59 可抑制 MAC 的形成。这两种蛋白质均以磷脂酰肌醇连接形式或跨膜形式表达。

HRF（也称为 C8 结合蛋白）是存在于多种细胞上的分子质量为 65kDa 的蛋白质，可干扰 C9 与 C8 的结合。CD59 又称反应性溶解膜抑制剂（membrane inhibitor of reactive lysis，MIRL），是一种分子质量为 18～20kDa 的糖蛋白，可能通过阻断 C7 和 C8 与 C5b6 的结合而抑制 MAC 形成。HRF 和 CD59 具有同种限制性，即其抑制 MAC 介导的溶解反应仅仅发生于相同种属中表达 HRF 和 CD59 末端补体成分的细胞上。当补体被邻近的免疫复合体或细菌活化时，HRF 和 CD59 可能是保护正常旁观细胞（normal bystander cell）免受补体溶解的重要因子。

2. S 蛋白的抑制作用

S 蛋白是与层粘连蛋白（laminine）和纤维粘连蛋白（fibronectin）有关的血清蛋白，分子质量为 83kDa。

S 蛋白的作用是与 C5b67 复合体结合并阻止 C5b67 复合体插入脂质膜。C5b67 虽能与 C8、C9 结合，但其若不结合到细胞膜（包括靶细胞邻近的其他细胞）上，就不会使细胞裂解。

3. SP-40 的调节作用

SP-40 循环蛋白可调节 MAC 溶解细胞的能力。SP-40 是一种从可溶性 MAC 复合体中分离到的异二聚体，可能是 MAC 中一种正常的补体成分，其主要的作用是控制 MAC 溶解细胞的能力，SP-40 的具体作用机制尚不清楚。

五、补体受体及其生物学功能

补体受体（complement recepter，CR）是表达于细胞膜表面的，可与补体活性成分或补体活性片段特异性结合的糖蛋白分子。补体系统激活后产生的生物学效应，如调理作用、清除免疫复合体及炎症作用等，都是通过补体受体的介导实现的。此外，补体受体也可以调节补体的活化。

（一）CR1（CD35）

CR1 也称 C3b 受体或 C3b/C4b 受体，CR1 作为免疫黏附（immune adherent，IA）受体可引起免疫黏附现象。CR1 分子质量约为 200kDa，有 4 种分子质量不同的同种型。CR1 分布广泛，体内 90%存于红细胞上。

CR1 的生物学功能有：①促进吞噬细胞的吞噬作用。单核/巨噬细胞和中性粒细胞表面的 CR1，可与结合在细菌或病毒上的 C3b 结合，促进吞噬细胞对其的吞噬。②促进 C3 转化酶 C3bBb 的激活。③CR1 是 I 因子的辅助因子，可介导 C3b 和 C4b 的灭活。④促进吞噬细胞对 C3b/C4b 包被的颗粒或免疫复合体的吞噬、清除。⑤促进 B 细胞活化。B 细胞上的 CR1 在 CR2 协同下，可促使 B 细胞活化。

（二）CR2（CD21）

CR2（CD21）又称 EB 病毒受体，主要存在于 B 细胞、单核细胞，也存在于上皮细胞和树突状细胞膜上。成熟的 CR2 有两种分子质量分别为 145kDa、195kDa 的单链糖蛋白形成。

CR2 细胞膜外部分含有 15~16 个短的同源重复序列（SCR），每个 SCR 含 60~70 个氨基酸，SCR 为 CR2 与 EBV 结合所必需结构。

CR2 的生物学功能有：①介导 EB 病毒进入 B 细胞，进而使 B 细胞永生化。②促使 B 细胞亚群的转换，减少生发中心 B 细胞的凋亡。③调节 B 细胞的分化、增殖、记忆（王琳和刘玉锋，2003）。

（三）CR3（CD11b/CD18）

CR3 是由 α（CD11b）、β（CD18）两条肽链以非共价键结合而成的异二聚体糖蛋白，两条肽链分子质量分别为 165kDa 和 95kDa。CR3 是黏附分子整合素（integrin）家族中成员，结构与淋巴细胞功能相关抗原-1（LFA-1）和 CR4 极为相似，它们分子结构中的 β 链（CD18）完全相同，而 α 链不同，LFA-1 为 CD11a，CR3 为 CD11b，CR4 为 CD11c，故 CR3 被称为 CD11b/CD18 分子（Yefenof，2000）。

CR3 的生物学功能有：①细胞黏附作用，促使效应细胞与靶细胞间紧密接触，进而增强其吞噬作用。②可能是 HIV-1 感染靶细胞的介导物。

（四）CR4（gp150/gp95，CD11c/CD18）

CR4 又称 CD11c/CD18，或 gp150、gp95，是由 α（150kDa）、β（95kDa）两条肽链以非共价键结合而成的异二聚体糖蛋白。CR4 的配体为 C3bi 和 C3bg。CR4 主要分布于中性粒细胞、单核/巨噬细胞和血小板。

CR4 的生物学功能有：增强 Fc 受体依赖或非依赖的吞噬作用。CR3 结合并捕获 C3bi 包被的颗粒或免疫复合体，然后 CR4 便结合 C3bi 包被的颗粒并促进吞噬细胞对其的吞噬作用。

（五）C5a 受体

C5a 的受体有 C5aR 和 C5L2 两种。

1. C5aR

C5aR 是 G 蛋白偶联受体和视网膜基因家族中一员。C5aR 在单核/巨噬细胞、嗜酸性粒细胞、嗜碱性粒细胞、中性粒细胞、树突状细胞及肥大细胞中表达较高（Chenoweth and Goodman，1983）。此外，许多研究证明 C5aR 在多种非免疫组织、细胞中也表达，如心脏、肝、脾、肺、肾、肠、皮肤细胞、小胶质细胞、神经元细胞、星型胶质细胞、上皮细胞等（Monk et al.，2007）。

C5a 的生物学功能有：通过与 C5aR 结合来发挥其生物学效应。这种结合通过 2 个结合位点，一个位于 C5aR 氨基酸的 N 端，经二硫键与 C5a 的 N 端结合，另一个为 C5aR 的跨膜结构域，与 C5a 的 C 端结合，起始信号的转导（Chenoweth and Hugli，1978）。

2. C5L2

蛋白质分子质量为 37kDa，同 C5aR 一样表达在多种组织和细胞上。

C5L2 的生物学功能有：C5L2 可能为一种没有信号转导功能的诱导型受体，C5L2 基因敲除小鼠和阻断 C5L2 可以加重炎症程度，暗示 C5L2 具有抗炎症的作用。此外，C5L2 与 C5aR 竞争性地结合 C5a，减少了 C5a 与 C5aR 的结合而发挥促炎症作用（Gao et al.，2005；曹雪涛，2011）。

六、补体系统在天然免疫反应中的生物学功能

补体系统作为天然免疫系统的重要组成部分，是机体抵御病原微生物入侵的第一道防线，可黏附在病原体表面，促进宿主细胞对病原吞噬；形成膜攻击复合体而溶解感染的细胞；释放过敏毒素引起炎症反应等，以清除感染的病原体或有害成分。下面将从补体系统在机体天然免疫反应中的生物学功能方面进行阐述。

（一）补体系统的抗病毒作用

补体系统是机体抵御微生物感染的第一道防线。在病毒感染的早期阶段，补体可迅速中和病毒毒力，直接裂解含脂蛋白膜的病毒，标记感染细胞而使免疫细胞将其清除，防止病毒的感染和扩散。

1. 直接的抗病毒作用

补体系统中许多成分可识别病毒分子，中和病毒毒力，促使病毒颗粒凝集。补体活化后形成的攻膜复合体可溶解病毒，使病毒包膜溶解、粒子崩解。

补体分子 C1q 和 MBL 可识别病毒表面的糖蛋白，如鼠白血病病毒表面的跨膜蛋白 p15E 可被 C1q 与双分子的 C1s 识别，C1q 也可识别艾滋病病毒的跨膜蛋白 gp41 和人嗜 T 细胞病毒（human T cell lymphotropic virus type 1，HTLV-1）的跨膜蛋白 gp21，激活补体系统进而抑制或杀灭感染的病毒。MBL 可识别 HIV-1 的包膜蛋白 gp120，HIV-2 的包膜蛋白 gp110 及流感病毒的包膜蛋白血凝素（hemagglutinin，HA）及神经氨酸酶（neuraminidase，NA）激活补体甘露聚糖结合凝集素途径而促进参与机体抗微生物感染。

此外，补体活化后产生的 C3b 片段，能够促进病毒颗粒的凝集，减少血液中感染性病毒颗粒的数目。血清中的抗体与病毒的结构蛋白结合形成抗原-抗体复合物，该复合物激活补体的经典途径，导致 MAC 的形成并沉积在病毒表面，最终使病毒包膜溶解，病毒崩解。

2. 清除病毒感染的细胞

病毒感染细胞的 MHC 分子在其表面可呈递病毒抗原，当该抗原被抗体识别并结合后，抗原-抗体复合物就可启动补体激活的经典途径，溶解病毒感染的细胞。此外，旁路途径也参与补体对病毒感染细胞的清除过程，如人类细胞被麻疹病毒感染后，感染细胞的表面表达麻疹病毒的部分抗原，补体的 C3 片段

结合于细胞膜表面，促进抗原呈递细胞识别与清除病毒感染的细胞（Sissons et al.，1980）。

3. 间接的抗病毒作用

补体的许多成分可通过调节 T、B 细胞的功能而间接发挥抗病毒的作用。对 T 细胞的调节：C3 缺陷型小鼠在过敏性哮喘实验模型中，Th2 细胞因子分泌减少，结果表明 C3 促进了 Th2 细胞因子的产生。C5a 与其受体结合后可抑制 Th1 细胞的分化（Hawlisch et al.，2005）。对 B 细胞的调节：缺失 C1q、C3 或者 C4 基因的小鼠，缺乏对胸腺依赖性和非依赖性抗原参与的体液免疫反应（Fearon and Carroll，2000）。表达于树突状细胞表面的 CR1 与 CR2 可捕获 C3 免疫复合体，促进 B 细胞分泌趋化因子（Fang et al.，1998；Barrington et al.，2002）。

（二）补体受体与病毒感染

补体受体是表达于细胞表面，可与补体成分或片段特异性结合的糖蛋白分子。补体受体 CR1、CR2（CD21）、CR3（iC3bR）、CR4 均可表达于多种细胞的表面，如巨噬细胞、树突状细胞、B 细胞、红细胞等。补体系统激活后生物学效应的发挥是通过补体受体介导的，补体受体还可调节补体的产生。然而，某些病毒感染后活化的补体系统并不能有效地防御病毒的感染，相反这类补体受体却能促进病毒的感染。

1. 补体及其受体与 HIV 感染

HIV 感染后活化的补体系统并不能有效地防御 HIV 的感染，相反补体受体 CR1、CR2、CR3 却促进了 HIV 的感染。通过补体调理形成的 HIV 免疫复合体，可与表达补体受体的细胞相互作用，使 HIV 附着在细胞表面增强了病毒的感染能力，并借助细胞的迁移达到散播病毒的作用。HIV 通过红细胞表面 CR1 及补体调节因子 I 和 H 的作用，使黏附在病毒表面的补体片段沿着 C3b→iC3b→C3d 转换，导致 HIV 可与表达不同补体受体的细胞相互作用，进而促进了病毒的散播。CR2（CD21）是 B 细胞上与 HIV 结合的受体，因此来源于外周血或淋巴结的 B 细胞，可将 HIV 传递给活化的 HIV 阴性的 PBMC 和 $CD4^+$ T 细胞（Marra et al.，2004）。

HIV 的跨膜蛋白 gp41 与补体 C3 分子有 4 个同源区域，而且 HIV 的包膜上有 CR3 的配体 ICAM-1，通过 C3 同源区域或病毒表面 ICAM-1 与 CR 相互作用，进而促进了病毒的入侵（Stoiber et al.，1997）。C1q 与 HIV 包膜蛋白 gp120 之间存在结构和功能的同源性，C1q 与 gp120 竞争结合 gp41 位点，从而促进病毒颗粒释放 gp120（张培泽和王辉，2010）。

2. 补体及其受体与流感病毒感染

补体系统中多种分子可识别病毒的膜蛋白 HA、NA 和 M2，促进吞噬细胞的吞噬作用，中和病毒毒力。此外，C1q 可增强抗 HA 单抗的特异性，促进抗体介导的病毒对宿主细胞的黏附作用（Mozdzanowska et al.，2006）。禽流感病毒 H5N1 感染小鼠所致的严重肺炎中，肺组织中 C3 和 C5b-9 呈现大量的沉积，补体受体 C3aR 和 C5aR 表达上调。甘露聚糖结合凝集素途径成分 MBL-c 及活化相关蛋白丝氨酸蛋白-2 的表达也上调（Sun et al.，2013）。

3. 补体及其受体与猪繁殖与综合征病毒感染

北美经典 PRRSV 感染约克夏与长白杂交猪后，补体抑制子如 CD55、C4BP 被显著抑制，而补体成分 C1、C2、C3、C6 和 MBL2L 被激活（Xiao et al.，2010）。高致病性蓝耳病病毒感染通城猪后，补体成分 C3 和 CFP 表达下调，补体抑制子 CLU 上调（Zhou et al.，2011）。

4. 补体及其受体与丙型肝炎病毒感染

丙型肝炎病毒患者血清中 C3 水平较健康者低，肝组织中 C3 mRNA 水平也较低，这是因为 HCV 的非结构蛋白 NS5A 抑制了 C3 启动子的活性，下调了 C3 的表达水平（Mazumdar et al.，2012）。此外有研究发现，HCV 患者肝组织中 C4 mRNA 的水平也较低，是由 HCV 核心蛋白下调了 C4 的关键转录因子 USF-1 所致（Banerjee et al.，2011）。HCV 核心蛋白与 gC1qR 结合后，抑制了 T 细胞中 ERK/MEK 信号通路的磷酸化，下调了 IL-2 和 IL-2a 的表达。

补体系统是机体最重要的病原防御系统，也是天然免疫系统不可或缺的一部分，主要参与机体对病原感染的防御，并启动局部炎症反应。然而，补体系统在防御病原感染的过程中也呈现出抑制和促进的两重性。深入了解病原感染与补体及其受体相互作用的机制，可为控制、预防病原感染提供新的理论指导。

第三节　宿主限制因子的结构与作用机制

宿主限制因子是宿主细胞在与病毒长期共存过程中进化出的一些具有抗病毒作用的基因，其表达产物可在病毒增殖的不同环节抑制病毒的复制。宿主限制因子的发现最初源于对反转录病毒的研究，随着研究的深入，发现它们对其他病毒或细菌也有抵抗作用。

宿主限制因子的基础表达水平较低，大多数的宿主限制因子需要经过干扰素或病毒的诱导刺激才会大量表达，达到抗病毒水平（如大多数的 ISG），而有些宿主限制因子不需要诱导基础表达水平就可以发挥抗病毒作用。大多数宿主限制因子都是多效能的，可通过不同的机制抵抗病毒感染，有的宿主限制因子可单独完成抗病毒作用，有的限制因子可联合其他限制因子共同发挥作用。尽管最早的宿主限制因子（Fv1）被发现距今已经有几十年的历史，但由于条件的限制，对宿主限制因子的研究非常缓慢，大多数的宿主限制因子都是最近 10 年发现的，因此对宿主限制因子的研究并不透彻，有些宿主限制因子的作用机制仍存在较大争议。本节就宿主限制因子可参与病毒复制的不同阶段，结合最新研究进展简要介绍，力求对其参与抗感染的作用机制有新的认识和理解（图 9-22）。

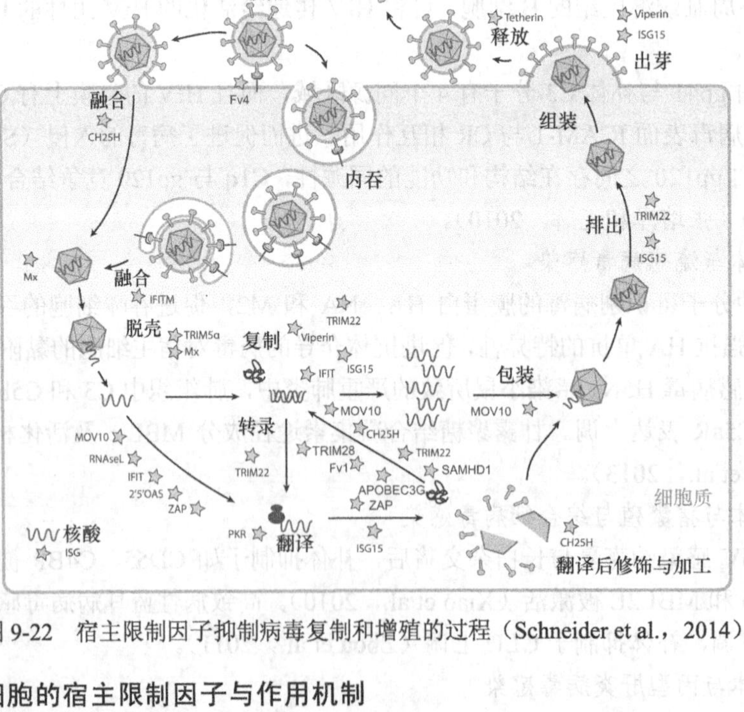

图 9-22　宿主限制因子抑制病毒复制和增殖的过程（Schneider et al.，2014）

一、阻止病毒进入细胞的宿主限制因子与作用机制

（一）阻止病毒入侵细胞的 CH25H

胆固醇 25-羟基氢化酶（cholesterol 25-hydroxylase，CH25H）基因位于染色体 10q23，编码 CH25H 蛋白（Andreas et al.，2005），CH25H 基因可被Ⅰ型和Ⅱ型干扰素诱导并快速大量表达（Bauman et al.，

2009)。CH25H 蛋白是一种酶，参与将胆固醇合成为 25-羟基胆固醇(25-hydroxycholesterol，25HC)(Andreas et al.，2005)。研究表明，直接用 25HC 或者表达 CH25H 蛋白的细胞裂解上清处理感染多种披膜病毒的细胞，可以抑制病毒的感染，但是用同样的方法处理感染腺病毒即一种无囊膜病毒的细胞时并不会出现抑制感染的作用（Su-Yang et al.，2013）。这表明 CH25H 介导的抗病毒作用仅对披膜病毒有效，且这种抑制作用发生在病毒感染的早期，可能在病毒与细胞膜融合的阶段。

胆固醇包括由 CH25H 产生的 25HC 都被证实与宿主的天然免疫相关，但其具体的作用机制一直不明确。有研究者提出 25HC 的聚集可改变细胞膜的物理性质，进而影响病毒与宿主细胞膜的融合过程（Su-Yang et al.，2013）。另外，25HC 也可通过影响甾醇类物质的生物代谢途径而发挥抗病毒作用。目前研究表明，可被 CH25H 蛋白介导的途径抑制的病毒包括 VSV、HCV、HSV、HIV、MHV68、EBOR、RVFV、RSSEV 等（Su-Yang et al.，2013）。

参与胆固醇生物合成的基因的启动子区域，含有可被转录因子结合蛋白 SREBP 结合的胆固醇调节元件（SRE）。SREBP 的表达水平被合成的胆固醇经负反馈机制进行严格控制——胆固醇的饱和状态导致 25HC 的聚集，进而抑制胆固醇的合成。由于胆固醇类可以自由地通过细胞膜，因此 25HC 可通过自分泌和旁分泌两种途径抑制胆固醇的合成（Espenshade and Hughes，2012）。在合成胆固醇和 25HC 的同时，胆固醇合成途径还会产生一些类异戊二烯，如法尼醇和香叶基香叶醇，这些都与异戊二烯化相关，异戊二烯化修饰可以影响许多病毒和细胞的蛋白质活性。实际上蛋白质的异戊二烯化在病毒的复制周期中发挥重要作用。例如，HCV 的许多蛋白质均可进行异戊二烯化修饰，若抑制这种修饰就会大大减少病毒粒子的产生。另外，在 HCV 的复制过程中，宿主蛋白 FBL2 的香叶酰化也是病毒复制必不可少的（Wang et al.，2005）。25HC 也可通过抑制病毒亚基因组 RNA 的合成而不依赖膜融合机制发挥抗病毒作用（Gower and Graham，2001）。因此 25HC 的大量合成可通过多种机制抑制病毒的复制，而不是仅仅依赖抑制病毒的侵入过程。

最近研究表明，25HC 可以直接通过改变细胞膜状态来阻止膜融合过程，推测这种直接抑制作用可能与细胞膜伸展与收缩相关。检测 25HC 对多种披膜病毒的抵抗作用，发现 25HC 的抗病毒作用均发生在病毒感染的早期阶段。过表达 SREBP 蛋白或增加胆固醇合成途径中的一些中间产物，如甲羟戊酸等均不能加强 25HC 介导的抗病毒作用，表明是 25HC 而不是其他的胆固醇类参与阻断膜融合（Su-Yang et al.，2013）。但随后研究发现，25HC 可通过另一种机制抑制病毒的感染。对鼠巨细胞病毒（MCMV）研究发现，25HC 可能在细胞与病毒膜融合之后、病毒核酸复制之前发挥抑制作用。利用具有调节膜融合机制却无法参与胆固醇合成途径的 25HC 的对应异构体（ent-25HC）进行研究，发现如果要达到与 25HC 相当的病毒抑制效果，需要更高浓度的 ent-25HC，表明胆固醇合成的负反馈机制可能参与对 MCMV 病毒的抑制作用（Blanc et al.，2013）。

综上所述，CH25H 蛋白发挥抗病毒作用是依赖其产物 25HC 实现的。25HC 可通过多种机制抑制病毒的复制。例如，直接改变细胞膜状态，阻断细胞与病毒膜融合，抑制病毒的侵入；通过负反馈机制抑制胆固醇类的生物合成，进而抑制病毒的复制；通过影响病毒和宿主蛋白的异戊烯化而抑制病毒的复制等。由于不同的细胞感染不同的病毒所表现的抗病毒机制可能不同，因此进一步了解 CH25H 蛋白的抗病毒机制还需更多深入的研究。

（二）阻止病毒与细胞膜融合的 IFITM

在人类 IFITM 蛋白家族被分为 4 类：IFITM1、IFITM2、IFITM3 和 IFITM5。IFITM 蛋白在 1991 年就被发现（Arnheiter et al.，1991），又称 9－27、1－8D 和 1－8U，但其抗病毒作用是在研究 IAV 限制因子 RNAi 时被发现并引起人们的注意。敲除 IFIM3 可增强病毒复制，过表达 IFITM1、IFITM2 或 IFITM3 均可抑制早期病毒复制（I-Chueh et al.，2009）。

IFITM 蛋白相对较小，由 130 个氨基酸组成，有两个跨膜结构域被一个高度保守的胞质域隔开。起初认为它是一种N端和C端都位于外侧的跨膜蛋白，随后的研究表明无论是N端还是C端，以及保守的细胞内环(CIL)均分布于细胞质，并带有与膜相互作用的疏水性结构域，但并不能跨越细胞膜。

尽管 IFITM 由Ⅰ和Ⅱ型干扰素诱导产生，但大多数细胞和细胞系均以基础水平表达一种或者多种IFITM蛋白（Friedman et al.，1984）。IFITM1、IFITM2和IFITM3蛋白在各组织中呈弥散性表达分布，而IFITM5仅在骨组织中表达（Pierre et al.，2008）。在人类，表达IFITM1、IFITM2、IFITM3和IFITM5蛋白，而在鼠类表达IFITM1、IFITM2、IFITM3、IFITM5、IFITM6和IFITM7蛋白，其中*IFITM4P*在所有物种均为假基因，在鸡中表达的两种IFITM蛋白相当于人类的IFITM1和IFITM5（Tanaka et al.，2005）。

IFITM 蛋白是包含多种抑制甲型流感病毒感染的宿主限制因子的家族。该蛋白质通过与反转录病毒的血凝素作用而抑制甲型流感病毒的感染，表明IFITM参与病毒的侵入过程（I-Chueh et al.，2009）。IFITM蛋白同时在多种虫媒病毒生活周期的早期阶段发挥抑制作用，如登革热和西尼罗病毒。然而，IFITM蛋白无法抑制MLV的复制，以及无法抑制MLV、MACV、LASV和LCMV侵入细胞的过程（I-Chueh et al.，2011）。

目前认为，IFITM 蛋白抑制多种囊膜病毒侵入的可能机制是通过减弱宿主细胞膜与病毒包膜的融合来实现。采用细胞与细胞融合技术研究分析表明，IFITM3 通过防止病毒包膜与宿主细胞界膜，即细胞膜和（或）内质网膜的融合来阻止包膜病毒的入侵。IFITM 抑制早期融合的机制还不清楚。利用双光子激光扫描成像技术（FLIM）研究细胞与细胞融合，结果发现IFITM蛋白可降低细胞膜的流动性，升高细胞膜外侧自身的弯曲度。这些变化可能影响融合，但IFITM如何影响膜流动性，以及在感染不存在的情况下是否对膜的其他功能有影响并不清楚（Kun et al.，2013）。然而有研究认为，IFITM3与囊泡膜蛋白的相互作用与蛋白A（VAPA）有关（Amini-Bavil-Olyaee et al.，2013）。

IFITM蛋白可以抑制冠状病毒的复制。利用反转录组装病毒系统研究IFITM蛋白对急性冠状病毒的抑制作用，发现 IFITM 蛋白对最近流行的中东呼吸综合征冠状病毒（MERSV）复制的影响较大。但在293T细胞系的实验中，IFITM蛋白介导的抑制MERS、SARS病毒侵入的效率远远低于冠状病毒229E和NL63这两种毒株，而在A549细胞系则不会出现上述类似的结果，这提示细胞环境和IFITM蛋白的表达水平可影响其抑制病毒侵入的效率。IFITM蛋白介导的抑制作用不同，病毒对293T细胞侵入的效率不同。IFITM3过表达增加细胞膜胆固醇含量，可能通过降低膜的流动性影响病毒融合。另一种可能性是，抑制病毒入侵是否与胞质胆固醇的积聚有关？答案是否定的。已有实验表明，IFITM3可抑制流感病毒侵入细胞，而胆固醇累积对这种侵入几乎无影响，表明胞质胆固醇的累积与 IFITM3 抑制病毒侵入的效率无关（Florian et al.，2014）。

也有研究者提出，IFITM3蛋白抑制病毒感染发生在病毒的侵入阶段，但其抑制病毒的入侵仅仅发生在病毒被宿主细胞膜包裹后，即IFITM3仅仅抑制病毒核酸复合体由细胞膜释放入胞质或核内体阶段，而不影响病毒粒子被细胞膜包裹（Florian et al.，2014）。

另有研究表明，IFITM蛋白在不同的细胞系中抑制不同病毒的感染。IFITM3主要抑制FLUAV、VSIV、WNV和DENV；IFITM1蛋白可抑制WNV和DENV，不过这种抑制是细胞类型依赖性的；而且IFITM1、IFITM2和IFITM3蛋白均可以抑制HIV-1、FLUAV、EbolaV和马尔堡病毒的感染，抑制效率与宿主细胞类型相关（Tanaka et al.，2005；Jiang et al.，2010；Weidner et al.，2010；I-Chueh et al.，2011）。

（三）降解病毒核衣壳的 Mx GTPases

Mx1蛋白是最早被发现的抑制病毒进入细胞的限制因子之一。人类细胞表达两种Mx蛋白，即Mx1和Mx2（也称MxA、MxB），与鼠类的Mx1、Mx2是同源基因。Mx蛋白的抗病毒作用是在观察多种近交系小鼠对正黏病毒的敏感性差异时首次确定的，发现这种敏感性差异是由16号染色体上的Mx位点突变造成的。如果将Mx蛋白表达恢复，小鼠对病毒的敏感性也会随之消失，因而确定了Mx的抗病毒作用（Arnheiter et al.，1991）。

MX1 基因属于类马达蛋白 GTP 酶家族，与马达蛋白 GTP 酶家族结构相似。Mx1 有中间茎状结构域和 GTP 酶活性结构域各一个，这两个结构域均与自身低聚化和环状结构形成有关，自身低聚化和环化活动可使其更好地结合和改变病毒关键部位的结构（Haller et al.，2007）。Mx1 中间茎状结构的形成对其抗病毒活性至关重要，缺失或突变该结构可阻止自身低聚化，进而使 Mx1 蛋白丧失抗甲型流感病毒的活性（Song et al.，2009）。Mx1 的抗病毒作用机制为，病毒的核衣壳被 Mx1 蛋白低聚化的单环结构包围，这些环化的 Mx1 蛋白可与病毒衣壳相互作用形成复合体，进而激活其 GTPase 活性，直接降解这种病毒与蛋白质的复合体。Mx 蛋白的 GTPase 活性是抗病毒作用所必需的。若向其 GTP 结合基序中引入突变，使其 GTP 结合能力下降和 GTPase 活性减小，则其抗病毒活性也减小（Pitossi et al.，1993）。细胞内可能存在两种形式的 Mx 蛋白，一种是没有抗病毒活性的多聚体形式，另一种是有抗病毒活性的单体形式。多聚化的作用是提高蛋白质的稳定性，防止降解。当病毒感染细胞后，病毒靶结构诱导 Mx 蛋白的多聚体解聚，发挥其强大的抗病毒活性（Schwemmle et al.，1995）。

Mx1 蛋白具有广泛的抗病毒作用，且其在病毒基因复制之前发挥作用。有证据表明 Mx1 蛋白可以诱陷病毒的重要部件如核衣壳等，使其无法到达目标位置，无法完成复制而起到抗病毒作用（Otto and Georg，2011）。定位于细胞质的人类 MxA 能作用于细胞质中组装好的披膜病毒的核衣壳（vRNP，由 PA、PB1、PB2、NP 组成），抑制其易位入细胞核，从而干扰其转录活性（Haller and Kochs，2002）。MxA 还能与布尼亚病毒科的克罗斯病毒的核衣壳蛋白（N）结合形成 Mx1 多聚体。Mx1 与病毒 N 蛋白结合发生在滑面内质网或高尔基体的边界，导致 N 蛋白不能被转运到病毒的复制位点（Reichelt et al.，2004）。

Mx2 蛋白的抗病毒作用发现得较 Mx1 晚。过表达 Mx2 可有效抑制 HIV-1 和 HIV-2 的感染，但对逆转录酶病毒家族的其他成员和正黏病毒甲型流感病毒几乎无抗病毒作用。事实上，Mx2 蛋白的存在对 IFN-α 更好地发挥抗 HIV-1 感染作用是必不可少的。Mx2 在病毒核酸进入细胞核的阶段发挥作用，可使反转录的基因组核酸无法进入到目标位置而使 HIV-1 无法复制。另外，如果突变 HIV-1 衣壳蛋白，可使 HIV-1 获得抗 Mx2 蛋白的能力，表明 Mx2 是通过特异性地抑制病毒衣壳蛋白的活性而发挥抗病毒效应蛋白的作用（Caroline et al.，2013；Liu et al.，2013；Melissa et al.，2013）。

Mx1 和 Mx2 蛋白的细胞内定位不同，认为这是两种蛋白质针对不同病毒发挥不同抗病毒作用的关键。鼠 Mx2 定位于细胞质中，可抑制在胞质中复制的一些病毒，如弹状病毒科的水泡性口炎病毒（VSV）和布尼亚病毒科的克罗斯病毒（LACV）；定位于细胞核的鼠 Mx1 蛋白，主要对在细胞核中复制的病毒，如正黏病毒科的流感病毒（IV）和披膜病毒（THOV）发挥抑制作用。但人类 MxA 蛋白，虽然其定位在细胞质中，但可抑制多种病毒的复制，与病毒增殖的部位无关，如人 MxA 蛋白可以抑制布尼亚病毒科的病毒，也可以抑制正黏病毒科的病毒（Sadler and Williams，2008）。虽然对 Mx 蛋白的作用机制在很多种病毒都曾研究过，但这方面的资料还很不完全。

二、影响病毒核酸复制的宿主限制因子与作用机制

（一）阻止病毒入核的 Fv1

Fv1 蛋白是最早被确定的宿主限制因子之一。Fv1 最初被认为是决定小鼠对不同 MLV 敏感性的关键因子（Lilly，1970）。随后发现该基因不仅在鼠体内表达，而且在体外培养的鼠细胞中广泛表达（Pincus et al.，1971；Rowe et al.，1973）。Fv1 基因与鼠内源性反转录病毒（MERV）的 gag 基因具有高度的同源性，因此也有学者认为 Fv 基因整合进宿主细胞染色体的缺陷型原病毒，无法与完整病毒一样借助宿主细胞完成自我复制，而需随宿主细胞复制，这种对宿主有利的抗病毒作用被宿主保留下来（Inaguma et al.，1991）。Fv1 基因在不同品系的小鼠有两个等位基因：在 NIH Swiss mice 品系表达的称为 Fv1n，在 BALB/c 品系表达的称为 Fv1b。

Fv1 基因表达产物 Fv1 蛋白的 N 端含有一个超螺旋结构域，该超螺旋结构域与其自身介导的抑制病

毒的活性相关（Bishop et al.，2006；Yap et al.，2007）；Fv1 蛋白还含有一个保守序列即“主要同源区”（MHR），该结构域与多种反转录病毒 Gag 蛋白的衣壳区高度同源（Wills and Craven，1991）。在 Gag 蛋白，该区域与病毒的装配、组装过程相关，或许该区域还有其他更重要的功能，但迄今为止尚不明确。Fv1 蛋白的 MHR 区域与 Fv1 抑制病毒感染的活性密切相关（Bishop et al.，2001）。Fv1 蛋白的 C 端含有多个高变区，不同小鼠品系的 Fv1 含有不同的 C 端结构域，并认为与 MLV 感染小鼠品系的特异性相关（Yap et al.，2014）。

对 Fv1 蛋白抗病毒机制的研究是一个漫长曲折的过程。最初研究认为，Fv1 蛋白在病毒进入细胞时发挥抑制作用，由于当时对病毒感染机制认识的局限性，对病毒感染的研究深度局限于病毒的侵入过程，因此推测 Fv1 抗病毒的机制可能是通过抑制病毒的侵入过程而抵抗病毒的感染。这种推测被否定后，有人依据宿主限制因子限制 γ 噬菌体的作用机制提出了新的观点：认为 Fv1 蛋白结合病毒基因组的顺式作用元件（启动子、增强子等）而抑制转录，甚至无法转录。

与 Fv1 蛋白相似，Fv4 也是在小鼠上较早被发现的一种宿主限制因子，也被认为整合进宿主染色体的缺陷型原病毒，有较强的抗病毒作用（Inaguma et al.，1991）。与 Fv1 不同，Fv4 在病毒感染的第一步，即病毒与细胞膜表面受体结合阶段发挥抗病毒作用。Fv4 与病毒的囊膜蛋白具有非常高的同源性，它与囊膜蛋白多处氨基酸的差异决定了 Fv4 可以干扰 MLV 和宿主细胞单嗜性受体的作用，通过阻断 MLV 与宿主受体的结合而发挥抗病毒的作用（Brown et al.，1996；Yamashita et al.，2005）。

（二）抑制病毒核酸代谢——TRIM

TRIM 蛋白属于含 tripartite motif（TRIM）保守结构的蛋白家族，在小鼠与人类该家族超过 60 个蛋白质成员。尽管大多数 TRIM 蛋白在宿主体内属于基础表达，但半数以上的 TRIM 蛋白可在病毒或 IFN 刺激后上调表达（Rajsbaum et al.，2008）。TRIM 序列含有一个 RING 结构域、一个或两个 B-box 结构域和一个超螺旋（coil-coiled）结构，因此也称 RBCC 蛋白。RING 结构域和 B-box 结构域是介导蛋白质相互作用的重要平台，也是 TRIM 蛋白发挥 E3 连接酶活性的关键。与大多数 E3 连接酶一样，TRIM 蛋白的功能不仅仅局限于泛素化作用，同时具有 SUMO 化和 ISG 化作用。超螺旋结构域可以介导 TRIM 蛋白自身或与其他蛋白质进行同聚化或异聚化而形成同三聚体或异三聚体。这种聚化作用更利于其发挥抗病毒作用。TRIM 蛋白 C 端有一个 C 端结构域，包括 PRY、SPRY 和融合两个 PRYSPRY（B30.2）的结构域三个子结构域。每个 TRIM 家族成员的 C 端长短不同，其中 TRIM5α 最长，表达一个完整的 PRYSPRY（B30.2）区域，该区域可以直接与病毒的核衣壳蛋白结合，从而决定抗病毒作用的特异性（Rajsbaum et al.，2014）。

TRIM 蛋白的抗病毒作用可以发生在病毒的进入、基因组的转录和病毒释放等多个阶段。在抗病毒方面研究最多的是 TRIM5α 蛋白，它是 *TRIM5* 基因编码的最完整也是唯一一个含有完整 B30.2 子结构域的蛋白质，该子结构域是其具抗 HIV-1 活性的关键。TRIM5α 最初被认为是 HIV-1 感染早期的限制因子（Rajsbaum et al.，2014）。尽管 TRIM5α 抗病毒详细的分子机制尚不明确，但现有的研究表明 TRIM5α 的抗病毒作用发生在病毒感染的早期，即病毒侵入后、反转录之前。电子显微镜成像观察发现，TRIM5α 蛋白与 HIV-1 衣壳结合形成六边形晶格，分布在核蛋白表面（Carsten et al.，2002）。当病毒侵入细胞时，TRIM5α 直接与病毒衣壳蛋白结合，加速衣壳的降解（脱壳），使核蛋白复合体过早暴露，接着 TRIM5α 自动泛素化并且很快完成，使病毒核蛋白体的关键配体失活，导致病毒无法完成反转录（Campbell et al.，2008）。也有人提出 TRIM5α 的抗病毒作用发生在脱壳之前。实验发现，用蛋白酶体抑制剂阻断病毒粒子的降解，尽管病毒的反转录过程可以完成，但该病毒仍然没有感染性，表明在病毒脱壳之前 TRIM5α 已经与病毒发生了某些未知的作用（Amanda et al.，2012）。

TRIM 家族很多成员与 TRIM5α 一样直接抑制病毒的复制。TRIM22 也可以直接参与抗病毒作用。TRIM22 又称 STAF50，与 TRIM5α 的进化关系很近。TRIM22 可抑制多种 RNA 病毒的感染。研究表明，

TRIM22通过下调HIV-1 LTR(long terminal repeat)指导的转录水平而控制HIV-1的复制(Tissot and Mechti，1995)。也有研究表明，TRIM22蛋白通过抑制HIV-1 Gag蛋白转运到宿主细胞膜而减少病毒复制(Anna et al.，2011)。另外，TRIM22还可以通过不同的方式抑制不同的病毒。通过加速病毒3C蛋白酶的泛素化而抑制脑心肌炎病毒感染（Eldin et al.，2009），通过抑制核心启动子的转录起始抑制HBV复制，通过降解核蛋白体抑制甲型流感病毒感染（Di et al.，2013）。

TRIM28也可在转录水平抑制病毒的复制，不过这种抑制作用发生在染色体上原病毒DNA水平。TRIM28可以招募组蛋白去乙酰化酶（HDAC）、组蛋白甲基化酶（HMT）及异染色质蛋白1（HP1）家族的蛋白质，其中HDAC使组蛋白H3K9去乙酰化以便于被HMT二甲基化。二甲基化的H3K9可被HP1结合，而HP1可招募蛋白DNA甲基化酶DNMT将DNA甲基化。甲基化的启动子活性受到限制，无法正常转录，进而影响原病毒的转录（Ellis et al.，2007）。

TRIM19蛋白也称PML（promyelocytic leukemia protein），是组成复合体的重要成分，可以调控核酸的转录（Everett，2001）。尽管TRIM19蛋白的抗病毒机制尚未明确，但是有实验表明TRIM19基因敲除小鼠对LCMV表现出较高的易感，且病毒的复制水平增加（Everett and Chelbi-Alix，2007）。

TRIM56也是一个潜在的抵抗瘟病毒属病毒感染的限制因子。TRIM56可与牛流行性腹泻病毒（BVDV）的N_{pro}结合而发挥抗病毒作用。N_{pro}可与IFR3蛋白相互作用，干扰干扰素信号通路，是瘟病毒属病毒逃避干扰素抑制作用的主要蛋白质。TRIM56的RING结构域与N_{pro}结合激活其E3连接酶活性，使N_{pro}失去活性，最终发挥抗病毒作用。但该蛋白质对VSV和HCV不表现抗病毒作用(Jie et al.，2011)。

TRIM79a是鼠类特有的干扰素诱导基因，也被认为是抗病毒蛋白。TRIM79a通过与蜱传性脑炎病毒（TBEV）的NS5结合而抑制病毒的复制。也有人认为TRIM79a可以增强干扰素介导的抗病毒效应，因为如果敲降TRIM79a基因的表达可明显消弱IFN-β的抗病毒作用（Taylor et al.，2011）。

尽管TRIM蛋白成员众多，其所发挥的作用各异，但综合已有的研究成果可得出以下规律：①不同的TRIM蛋白在特定的病毒生命周期中发挥不同的作用。②尽管大多数的TRIM蛋白是抗病毒因子，但是仍有一部分TRIM可以促进病毒的复制。③同一种TRIM蛋白可能在不同的病毒周期中发挥作用，如TRIM22可以在病毒脱衣壳和转录时抑制病毒复制。④不同物种同源的同种TRIM蛋白可能对病毒的抵抗作用不同，如新大陆猴和人TRIM5α蛋白对HIV-1无抵抗作用，而旧大陆猴TRIM5α蛋白对HIV-1有很好的抵抗作用（Rajsbaum et al.，2014）。

（三）酶解病毒RNA的OAS-RNase L

OAS-RNase通路是一个由寡聚腺苷合成酶（OAS）和核糖核酸酶L（RNase L）组成的被病原激活的天然免疫信号通路。该通路通过病毒RNA激活OAS酶活性，进而激活RNase L活性，活化的RNase L可通过水解酶切病毒RNA起到抗病毒作用。

人类OAS蛋白家族包括4个不同的基因型，即*OAS1*、*OAS2*、*OAS3*和*OASL*。这4种基因型的OAS在生理状态下均为基础水平表达，在受到干扰素刺激后才大量表达。另外，只有OASL可在病毒感染的情况下直接表达，其他三个基因只有在干扰素刺激下才会表达（Melchjorsen et al.，2009）。OAS蛋白包括两个结构域，其中一个是N端β折叠结构域，包含5个反向平行的β折叠，还有一个C端α螺旋结构域。这两个结构域由短链多肽相连（Hartmann et al.，2004）。另外，尽管OAS基因型已经确定，但是同一种OAS基因可以通过不同的剪接方式表达出不同数量的、大小各异的、高度同源的蛋白质产物(Andersen et al.，2004)。人类RNase L酶是一条由741个氨基酸组成的多肽，从N端开始依次分布有多个结构域和活性位点，包括9个锚蛋白重复、多个激酶活性基序和RNase结构域。RNase结构域是该通路的关键结构域（Arindam et al.，2011）。

病毒的感染诱导Ⅰ型干扰素产生，Ⅰ型干扰素诱导OAS基因的表达，表达的OAS进一步被病毒的RNA等激活，活化的OAS将ATP合成多聚腺苷，多聚腺苷可以激活RNase酶剪切病毒或宿主的RNA，进而抑制病毒复制。也有研究表明，被剪切失去活性的病毒 RNA 可进一步被 RIG-Ⅰ等 PRR 识别，增加Ⅰ型干扰素的产生（Floyd-Smith et al.，1981；Wreschner et al.，1981）。根据不同的 RNA 激活物和酶激活途径，RNase L 可通过多种机制抑制不同病毒的复制。

第一，活化的 RNase 可以通过使病毒基因组 ssRNA 断裂而抑制其复制。RNAase L 即使仅仅断裂掉病毒基因组 ssRNA 的很小一部分就可以使病毒无法复制，直到基因组 RNA 被完全修复（Gallei et al.，2004），这在对 EMCV 病毒研究时得到了证明。另有研究表明，ssRNA 病毒对敲降 RNase L 蛋白表达的细胞具有较高的感染性，也证明了该观点（Li et al.，1998）。后续研究表明，机体的一些重要细胞，如神经细胞、产生胰岛素的胰岛细胞等抵抗病毒感染多采取这种断裂病毒 ssRNA 的方式（Li et al.，1998）。

第二，活化的 RNase 可以通过断裂病毒的 mRNA 而抑制病毒的蛋白质合成。不仅仅 RNA 病毒，所有的病毒在复制过程中都有 mRNA 的产生，所以该机制可能对所有类型的病毒都有作用（Nilsen and Baglioni，1979）。研究表明，活化的 RNase L 不仅可以断裂 RNA 病毒的 mRNA，还能断裂 DNA 病毒的 mRNA（Li et al.，1998）。不过这种断裂 mRNA 的反应常有 PKR 和 IFIT 两种蛋白质共同参与。断裂后的 mRNA 失去活性，无法作为模板合成病毒蛋白，从而抑制病毒的复制（Meurs et al.，1990；Guo et al.，2000）。

第三，断裂病毒复制所必需的宿主 mRNA 和 rRNA 而抑制病毒的复制。大量的实验表明，活化的 RNase L 介导的宿主细胞自身损伤是一种有效的抑制病毒复制的机制（Silverman et al.，1982）。其中宿主细胞的 18S rRNA 和 28S rRNA 等病毒复制所需要的核糖体 rRNA 常被作为 RNase L 断裂的目标分子，另外，宿主细胞内编码的病毒复制可利用的一些酶的 mRNA 也是 RNase L 断裂的对象。通过断裂宿主自身的 RNA 可以有效地抑制病毒的复制，但这种非特异性地降解 RNA 并不会严重损伤宿主细胞本身（Smith et al.，2005）。目前这种现象的具体机制尚不明确。尽管目前对 RNase L 是否具有识别自身和非自身的能力存在很大争议，但是无论如何，这种通过裂解宿主自身 RNA 而抑制病毒复制的机制是很高效的。

第四，RNase L 断裂的 RNA 可以重新被 PRR 识别，通过增加 IFN 的产生而发挥抗病毒作用。RNase L 可以切断双链 RNA 的单链部分，其产物就是 3′端磷酸化的短双链 RNA，这也是 RIG-Ⅰ和 MDA5 识别的对象（Krishnamurthy et al.，2007）。短双链 RNA 激活 RIG-Ⅰ和 MDA5 信号途径，大量增加Ⅰ型干扰素的产生，刺激更多的 ISG，进而更高效地抵抗病毒。

RNase L 介导的宿主细胞的抗病毒效应的最终途径就是使细胞凋亡而抑制病毒复制。尽管这种方式认为对机体的损伤太大，但 RNase L 介导的细胞凋亡机制已被大量研究（Zhou et al.，1997）。研究表明，RNase L 可以促进色素 c 从线粒体内释放而使细胞凋亡，另外 c-jun NH2 端的激酶活性也参与该过程（图 9-23）。

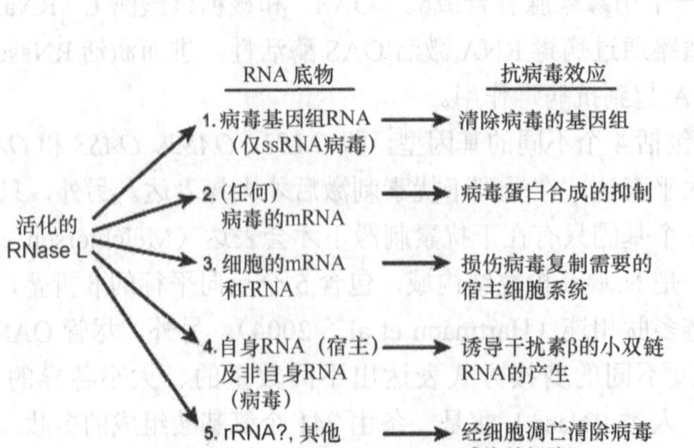

图 9-23　RNase L 介导的宿主细胞抗病毒效应

另有研究发现，至少有一种 OAS 不依赖于 RNase L 活性而直接发挥抗病毒作用（Helle et al.，2011）。

其中人 OASL 和鼠 Oas1b 两个蛋白质都缺失激活 RNase L 酶的活性，但在过表达的哺乳动物细胞内两者都可以表现出一定程度的抗病毒作用。因此推测 OAS 可通过不依赖 RNase L 的途径发挥抗病毒作用，其机制尚不明确。

（四）抑制病毒反转录的 MOV10

MOV10 蛋白属于 RNA 解酶超家族-1，是 RNA 诱导沉默复合体的配体之一。MOV10 蛋白在介导 miRNA/siRNA 基因沉默中有积极的作用。研究证实，MOV10 蛋白具有广泛和有效的抗反转录病毒活性（Furtak et al.，2010；Fischer et al.，2011）。

MOV10 蛋白是一种细胞因子，最早发现于 MOV10（moloney leukemia virus 10）小鼠品系。MOV 鼠系是感染了 MLV 的小鼠品系，根据前病毒插入宿主染色体位置的不同，建立了 MOV3~MOV13 九个小鼠品系，与其他 MOV 鼠系不同，MOV10 鼠系不表现感染症状即病毒血症，表明在 MOV10 鼠系中原病毒活性受到抑制，无法正常感染（Jaenisch et al.，1981）。之后研究表明 MOV10 鼠系的原病毒整合进了一个基因位点，这个基因位点编码一种 110kDa 的 GTP 蛋白，这种蛋白质被称为 MOV10（Mooslehner et al.，1991）。

MOV10 蛋白含有 7 个保守的解旋酶（helicase）基序（Ⅰ、Ⅰa、Ⅱ、Ⅲ、Ⅳ、Ⅴ和Ⅵ）（图 9-24），被划分到 SF-1 解旋酶家族。解旋酶具有 ATP/GTP 水解酶活性，因此可以依赖 ATP 水解双链 DNA/RNA，形成单链（Lorgeoux et al.，2012）。基序Ⅰ包含 GxxxxGKT/S 保守序列且参与结合磷酸盐，基序Ⅱ包含 DExx 基序且参与结合镁离子。以上两个基序可以通过水解嘌呤碱为 MOV10 行使解旋酶活性储备能量。其余 5 个基序相对比较不保守，参与对 RNA 或 DNA 的结合。人类 MOV10 由 1003 个氨基酸残基组成，由 20/21 个外显子转录获得，其 7 个解旋酶基序分布在 C 端（第 524~911 位 aa），其 N 端（第 93~305 位 aa）有一个富含半胱氨酸-组氨酸（CH）结构域，该结构域与蛋白质间的相互作用有关（Koonin，1992；Caruthers and Mckay，2002）。

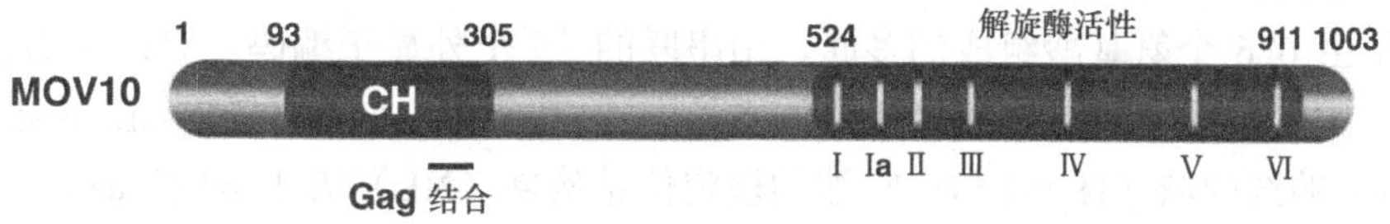

图 9-24　MOV10 结构示意图（Zheng et al.，2012）

MOV10 广泛表达于包括胚胎干细胞在内的各类细胞中，在睾丸、胸腺等不同组织的不同发育阶段可出现 MOV10 的较高水平表达（Nakano et al.，2009）。研究发现，MOV10 蛋白主要表达在细胞核且与染色质相关（Sen and Blau，2005；Sarah et al.，2007；Selma et al.，2010）。

在研究拟南芥的同源基因（SDE3）时发现了 MOV10 蛋白的磷酸化活性（Dalmay et al.，2001）。研究表明，MOV10 与 SDE3 蛋白一样，参与 RNA 沉默途径。由于 RNA 沉默途径参与抵抗多种病毒的感染，因此多种参与哺乳动物 RNA 沉默途径的蛋白质被证实具有抗病毒感染的作用。在这些参与 RNA 沉默的蛋白质中，证实 MOV10 可直接参与抵抗病毒的复制。迄今已证明，MOV10 具有抵抗 SIV、MLV、EIAV、HCV 和 VSV 等病毒感染的作用，因此推测 MOV10 具有广谱的抗反转录病毒作用，且这种抗病毒作用可能不只局限于 RNA 病毒（Zheng et al.，2012）。

MOV10 可通过抑制反转录转座子活性而抑制病毒 RNA 反转录的起始，进而发挥抗病毒作用。尽管大量的研究表明，内源性与外源性的 MOV10 蛋白均具有抑制反转录病毒的作用，但最新研究发现内源性的 MOV10 并不参与抗 HIV-1，但其具体机制尚不清楚（Arjan-Odedra et al.，2012；Goodier et al.，2012）。因此，MOV10 抗 HIV-1 的作用多采用过表达的方式实现。过表达 MOV10 可通过降低 Gag 蛋白稳定性的方式在 HIV-1 复制的多个环节抑制病毒的复制（Ryan et al.，2010）。研究表明，过表达 MOV10 可在 HIV-1

反转录前或转录起始时发挥抗病毒作用（Furtak et al.，2010）。另有研究表明，MOV10 并不是通过阻断病毒的侵入和细胞内病毒 RNA 的表达，而是通过抑制病毒后期的反转录过程发挥抗病毒作用（Xiaojun et al.，2010）。后来进一步证实，过表达 MOV10 在 HIV-1 反转录早期无明显抑制作用，同时 MOV10 蛋白并不影响 HIV-1 DNA 的整合及病毒的变异（Ryan et al.，2010）。

过表达 MOV10 可以降低病毒的感染性（Ryan et al.，2010）。MOV10 在 RNA 依赖的条件下与 Gag 蛋白相互作用，被组装进病毒粒子，随病毒侵入宿主细胞，在宿主细胞以直接或间接的方式抑制病毒反转录，大大降低 HIV-1 的感染性。过表达 MOV10 蛋白导致细胞静止期 Gag 蛋白降低，病毒产生随之减少。另外，MOV10 蛋白可引起靶细胞中病毒负链 DNA 合成减少，可能也在一定程度上降低了病毒的感染性（Arjan et al.，2011）。

MOV10 可以诱导干扰素的产生，经过经典的干扰素途径发挥更高效、更广谱的抗病毒作用（Zhang et al.，2016）。尽管对 MOV10 蛋白的研究起步较早，但其抗病毒机制研究尚未取得突破性进展，需更进一步深入的研究。

（五）抑制病毒反转录的 SAMHD1

SAMHD1（sterile alpha motif and histidine-aspartate-domain -containing protein 1）蛋白是最新发现的抗病毒宿主限制因子（Hrecka et al.，2011；Laguette et al.，2011）。SAMHD1 可通过下调细胞内 dNTP 水平，抑制病毒的反转录效率而发挥抗病毒作用（Goldstone et al.，2011）。SAMHD1 首先在鼠上被鉴定，并由 *Mg11* 基因编码。人源 SAMHD1 是由我国免疫学家曹雪涛院士在 2000 年于人树突状细胞中首先发现（Li et al.，2000）。SAMHD1 在多组织中均有表达，在髓系细胞中表达较高，在脑和胸腺中不表达。SAMHD1 蛋白的表达与细胞分化状态相关，其在活化的 CD^+ T 细胞中几乎不表达，但在静息的 CD^+ T 细胞中高度表达（Baldauf et al.，2012；Descours et al.，2012）；在干扰素刺激下，SAMHD1 可在某些细胞系大量表达；但在树突状细胞、活化的 T 细胞、巨噬细胞、$CD4^+$ T 细胞中，IFN 无法使其表达上调（Dragin et al.，2009）；在单核来源的巨噬细胞中，SAMHD1 可被 IL-12 和 IL-18 诱导表达上调（Pauls et al.，2013）。

SAMHD1 是由 626 个氨基酸组成的多肽，由串联的 16 个外显子编码。有两个剪接变异体，即缺失第 8~9 个和第 14 个外显子，不过这些剪接变异体不稳定，对其研究也较少（Welbourn et al.，2012）。SAMHD1 蛋白包含 4 个典型的结构域（图 9-25）：N 端的核定位结构域（NL）第 1~44 位 aa），其含有一个特异的核定位序列（NLS：KPPR）；接着是一个 SAM 结构域（第 45~110 位 aa）、一个 HD 结构域（第 167~311 位 aa）和一个 C 端的多变区（V）第 595~626 位 aa）。NL 结构域的 NLS 序列决定了 SAMHD1 的细胞核定位；SAM 结构域是与多种蛋白质相作用的区域，目前已明确的可与 SAM 结构域作用的蛋白质包括 Tyr 和 Ser/Thr 激酶、脂滴激酶、支架蛋白、RNA 结合蛋白、转录因子和 GTP 酶（Feng and Bowie，2005）；HD 结构域具有多种酶活性，包括核苷酸转移酶、解旋酶、dGTP 酶，这也说明该蛋白质是核定位蛋白（Aravind and Koonin，1998）；C 端的 V 结构域与病毒的 VpX 蛋白的 α 螺旋结合可诱导自身的水解。SAMHD1 单体处于一种非活性状态，只有四聚体化的 SAMHD1 蛋白才可发挥活性作用（Ballana and Esté，2015）。

SAMHD1 蛋白具有广泛的抗病毒作用。目前研究已表明，SAMHD1 蛋白不仅可抑制反转录病毒，而且能抑制一些 DNA 病毒的复制，如 HIV-1、FIV、SIV、MLV、HSV、PMV 和 EIAV 等（Gramberg et al.，2013）。SAMHD1 抗反转录病毒感染的研究已进行了多年，但对其作用机制的表述存在很大的分歧，一直无法统一。

对 SAMHD1 抗病毒最早的研究表明，在 U937 细胞过表达 SAMHD1 蛋白可导致细胞内 dNTP 的水平急速下降（Lahouassa et al.，2012）。综合 SAMHD1 完整蛋白和 HD 结构域均有三磷酸水解酶活性的证据，可推测出 SAMHD1 蛋白介导的抗病毒机制（图 9-25），即 SAMHD1 通过水解 dNTP 来降低 dNTP 的水平，从而影响病毒的反转录效率，该过程也称“核苷酸库耗竭”（Goldstone et al.，2011；Pauls et al.，2013）。

已有许多研究支持该观点：首先研究发现，HIV-1 易感者的细胞内 dNTP 水平较普通人高（Amie et al.，2013）；其次降低与 dNTP 结合效率的反转录酶突变 HIV-1 株在巨噬细胞中无法复制（Jamburuthugoda et al.，2008）；最后 AGS 相关的 SAMHD1 突变可破坏其 dNTP 酶活性（Goldstone et al.，2011）。因此通过以上三个研究可以推测，当病毒侵入表达 SAMHD1 蛋白的细胞后，SAMHD1 蛋白被活化，水解细胞内的 dNTP 使病毒的反转录受到抑制，进而无法完成病毒的复制。

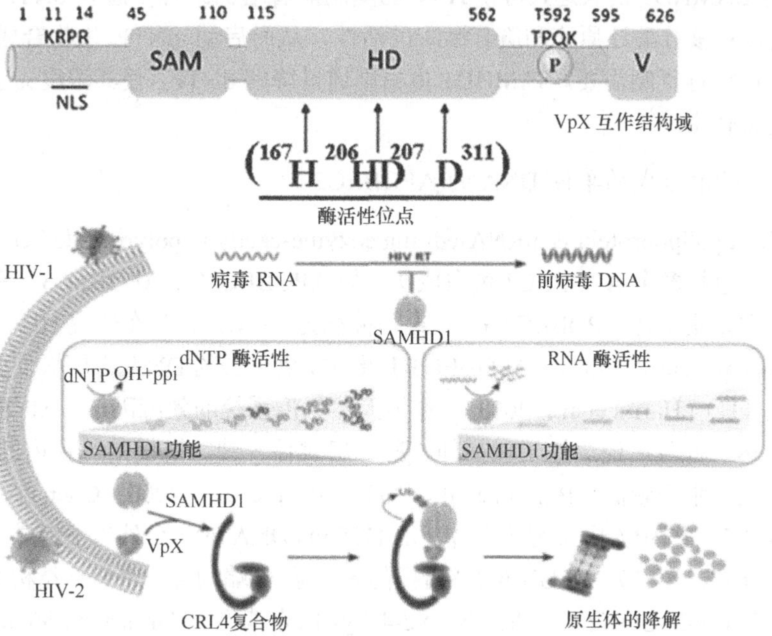

图 9-25　SAMHD1 的结构及作用机制示意图（Ballana and Esté，2015）

最近的研究发现，SAMHD1 直接降低 dNTP 水平的机制已无法完全解释一些现象，如 SAMHD1 蛋白的磷酸酶活性证明可以直接抑制病毒的复制，而不需经水解 dNTP 降低其水平的方式（White et al.，2013），这可能与 SAMHD1 蛋白的 dNTP 酶活性理论相矛盾。

对 SAMHD1 突变体功能的研究表明，同时突变掉其 RNA 酶和 dNTP 酶活性时对 HIV-1 无抑制作用；缺失 RNA 酶活性保留 dNTP 酶活性也不表现对 HIV-1 的抑制性；缺失 dNTP 活性保留 RNA 酶活性的 SAMHD1 表现一定的抗 HIV-1 作用（Brandariz-Nuñez et al.，2013；Ryoo et al.，2014；Choi et al.，2015）。因此提出了另一种抗病毒机制：当 HIV-1 侵入细胞后，在病毒 RNA 开始反转录之前，SAMHD1 蛋白特异性地结合到 HIV-1 的 RNA 上降解 RNA，破坏 RNA 完整性而使其无法完成反转录。另有研究表明，SAMHD1 的 RNA 酶活性是反转录病毒特异性的，对其他 RNA 病毒无效（Choi et al.，2015），这却与 SAMHD1 蛋白结合核酸的非特异性的事实相矛盾（Beloglazova et al.，2013）。

两个相矛盾的理论机制均可解释特定的实验结果，但这两种观点间是否可能存在的某些潜在联系，一直是研究者不断寻找的。最近有学者根据突变结合位点可以同时丧失 RNA 酶和 dNTP 酶活性的事实提出了一个新观点：认为存在一个可能性，即 ssRNA 和 dNTP 底物可竞争性地结合同时具有 RNA 酶活性和 dNTP 酶活性的结构域而发挥作用，即 SAMHD1 蛋白可根据不同的底物而发挥不同的酶活性，而两种底物的结合是相互竞争抑制的（Ryoo et al.，2014）。另外研究发现，作为 SAMHD1 的优先底物和激活剂的 dGTP 的水平如果大量增加，结合其他 dNTP 的效率就会降低，那么大量的 dGTP 结合后也会抑制 SAMHD1 蛋白与 ssRNA 的结合，抑制了其 RNA 酶活性（Goncalves et al.，2012），最终导致抗病毒作用的降低，这与竞争性结合机制相符。尽管各种 SAMHD1 蛋白抗病毒机制均能解释一部分的实验现象，但尚未提出一种能够完全解释所有现象的机制。

SAMHD1 蛋白抗 DNA 病毒的作用为 SANHD1 同样可以通过降低宿主细胞内 dNTP 的水平抑制病毒 DNA 的复制。双链 DNA 可编码自己的核糖核苷酸还原酶（RNR）和胸苷激酶（TK），具有 dNTP 生物合成功能。用 TK 和 RNR 缺陷型的牛痘病毒感染非分裂的髓系细胞，可发现细胞中 dNTP 水平明显降低，缺陷性牛痘病毒不能大量复制；接着向培养液中添加野生型牛痘病毒或加入可降解 SAMHD1 蛋白的病毒蛋白 VpX，则细胞内 dNTP 明显提高且更多的细胞感染病毒（Hollenbaugh et al.，2013）在 TPH-1 细胞中利用 siRNA 敲降 SAMHD1 的表达，可使 HSV 的复制显著增加。当细胞中 dNTP 浓度很低时，低浓度的 dNTP 就会激活核糖核苷酸还原酶和胸苷激酶的活性，从而启动 dNTP 生物合成机制，提高巨噬细胞中的 dNTP 浓度，供病毒复制需要。SAMHD1 蛋白则通过降解 dNTP，使其浓度无法达到病毒 DNA 复制的底线而发挥抗病毒作用。

（六）突变反转录形成的单链 DNA 的 APOBEC3G

APOBEC3G（apolipoprotein B mRNA-editing enzyme-catalytic polypeptide 3G，A3G）属于胞嘧啶脱氨基酶家族，该家族包括多个 APOBEC3 蛋白成员，如 APOBEC3H、APOBEC3F 等（Jarmuz et al.，2002）。对该家族的研究主要集中在 APOBEC3G，其最初被称为 CEM15，是在研究 HIV-1 的病毒感染因子（Vif）时被发现的（Sheehy et al.，2002）。APOBEC3G 蛋白以负单链的 DNA 为模板使胞嘧啶核苷酸（C）脱氨基转化为尿嘧啶（U）（Harris et al.，2003）。作为天然免疫系统的效应因子，APOBEC3G 蛋白可被多种细胞因子诱导而表达，并且广泛表达于包括肺、肝、扁桃体、脾、淋巴结等在内的组织，尤其是在淋巴细胞和骨髓细胞中表达水平较高（Bonvin et al.，2006；Peng et al.，2006；Chen et al.，2010）。

人类 APOBEC3G 基因位于 22 号染色体，由 1155bp cDNA 的 8 个外显子组成，编码含 384 个氨基酸的多肽链（Jarmuz et al.，2002）。APOBEC3G 蛋白的 N 端和 C 端均含一个锌指结构域（CD1 和 CD2）。每个锌指结构域均含有 His-X-GluX23-28-Pro-Cys-X2-4-Cys 保守基序（Harris and Liddament，2004）（图 9-26）。在锌离子存在时，保守基序上的 Cys 和 His 与锌离子结合形成锌指结构，Glu 抢夺水分子上的质子形成氢氧根离子，发动亲核进攻实现脱氨基作用（Holmes et al.，2007）。研究表明，N 端 CD1 的作用倾向于介导病毒的核衣壳化，而 C 端 CD2 诱导胞嘧啶脱氨基的作用较 CD1 强（Huthoff and Towers，2008）。

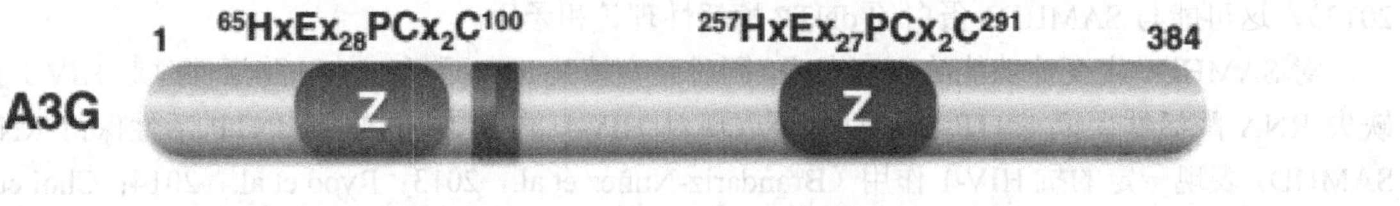

图 9-26　APOBEC3G 结构示意图（Zheng et al.，2012）

APOBEC3G 蛋白的抗病毒作用最初是在研究 HIV-1 的 Vif 时发现的。研究发现，在允许性细胞中 Vif 基因缺失的 HIV-1 可以正常感染复制，而在非允许性细胞中 Vif 缺失的 HIV-1 病毒无法进行复制，因此推测在非允许性细胞中存在一种抑制 Vif 缺失 HIV-1 病毒复制的因子，并且 Vif 能够抑制该宿主限制因子的抗 HIV-1 作用（Zhang et al.，2003）。后来经过对允许性细胞和非允许性细胞的 cDNA 文库的差减分析，结合该蛋白质与 Vif 的相互作用，确定了其就是 CEM15，即 APOBEC3G（Zhang et al.，2003；Hatziioannou，2004）。之后的研究表明，APOBEC3G 蛋白不仅对缺失 Vif 的 HIV-1 有抵抗作用，而且可抑制鼠白血病病毒（MLV）、马传染性贫血病毒（EIAV）、人类嗜 T 细胞病毒（HTLV）和泡沫病毒等反转录病毒，小鼠 IAP 和 MusD 家族等反转录转座子，以及细小病毒、丙型肝炎病毒（HCV）和副黏病毒等（Mangeat et al.，2003）。

尽管关于 APOBEC3G 蛋白对 HIV-1 的抑制作用研究较早，但对其机制目前尚不完全清楚。HIV-1 是反转录病毒，主要感染具有 CD4 标记的细胞，如 $CD4^+$ 细胞。研究表明，APOBEC3G 蛋白在处于不同状态的 $CD4^+$ T 细胞中以不同的形态存在（chiu et al.，2006），如在外周血源的静息状态的 $CD4^+$ T 细胞中以低分子质量核糖核蛋白复合体（LMM）的形式存在，具胞嘧啶脱氨基活性，有抗 HIV-1 复制作用（图 9-27）；

在激活状态的 CD4$^+$ T 细胞中，APOBEC3G 蛋白转化为高分子质量核糖核蛋白复合体（HMM），失去脱氨基活性，不具有抗病毒作用（Chiu et al.，2005）。APOBEC3G 蛋白以 LMM 的形式存在，采用 RNA 依赖或非依赖的方式借助 HIV-1 Gag 蛋白的作用，它被包裹进 HIV-1 病毒颗粒，被包裹进 HIV-1 病毒颗粒（Chelico et al.，2009），通过脱氨基作用在反转录产物 cDNA 单链中产生 U，这种脱氨基作用发生在 HIV-1 基因组的多个位点，并无明显的高突变区，脱氨作用沿着 5′→3′方向，突变率梯度增加，从而在正链 DNA 上引入 G→A 突变，造成致死性突变，使病毒失活；或者脱氨编辑后产生的具有 U 的双链 cDNA 不能整合入宿主细胞基因组，被 DNA 修复酶系统如尿嘧啶 DNA 糖苷酶和无嘌呤内切酶识别修复，导致合成的突变双链 DNA 被降解（Schröfelbauer et al.，2005）。

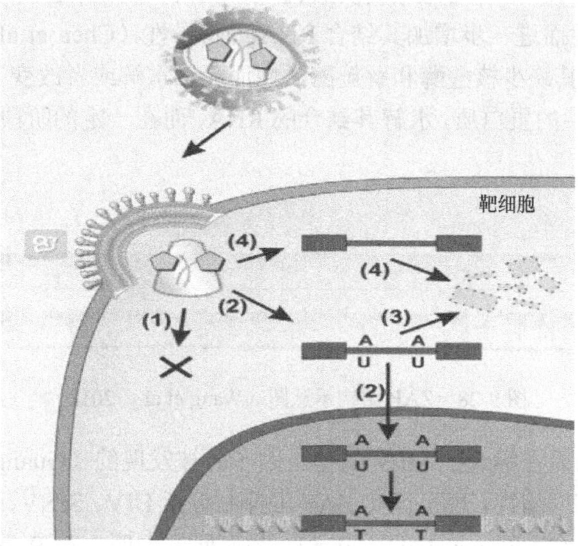

图 9-27　APOBEC3G 作用机制示意图　（Huthoff and Towers，2008）

随着研究的不断深入，这种脱氨基突变编辑机制已不能完全解释许多现象，后来研究发现 APOBEC3G 蛋白抗病毒作用也可经非剪辑依赖的机制来实现。突变掉催化活性的 APOBEC3G 蛋白，在检测不到存在明显的核酸编辑的情况下，仍保持很高水平的抗病毒活性（Newman et al.，2005）。这种机制在抑制 HBV 和其他多种转座子元件的复制时表现得较明显（Holmes et al.，2007）。另有研究表明，APOBEC3G 蛋白也可在病毒的反转录水平上抑制病毒的感染，但其具体机制尚不明确（Iwatani et al.，2007；Anderson and Hope，2008）。进一步的研究表明，APOBEC3G 蛋白也可在静息状态的 CD4$^+$ T 细胞中以非剪辑依赖的机制发挥抗病毒作用（Iwatani et al.，2007；Anderson and Hope，2008）。激活状态的 CD4$^+$ T 细胞是 HIV-1 允许性细胞，APOBEC3G 蛋白以 HMM 非活性状态存在，静息状态的 CD4$^+$ T 细胞是非允许性细胞，APOBEC3G 蛋白以 LMM 活性状态存在，LMM 形式的 APOBEC3G 可以影响反转录产物的招募，影响病毒的复制，但这种 APOBEC3G 蛋白介导的侵入后抑制造成的病毒基因组突变的概率很小（Miyagi et al.，2007）。

APOBEC3G 蛋白介导的抗病毒机制究竟是剪辑依赖性的机制占优势还是非剪辑依赖性的机制发挥主要作用，仍然是目前争论的热点。更准确的抗病毒机制需要更多的研究。最新研究表明，APOBEC3 家族的 APOBEC3B、APOBEC3D、APOBEC3F 和 APOBEC3H 也以相似的机制发挥抗病毒作用。

三、影响病毒蛋白合成的宿主限制因子与作用机制

（一）降解病毒 mRNA 的 ZAP

ZAP 蛋白（锌指抗病毒蛋白）又称 PARP13、ZC3HAV3，属于 CCCH-PARP 亚家族。在筛选抗 MLV

的宿主因子时发现了 ZAP 蛋白，因其含有一个特异性的锌指结构而被命名为 ZAP（Vyas et al.，2013）。

ZAP 与其他的 PARP 一样，含有至少一个与 RNA 结合的 CCCH 型的锌指结构。ZAP 还含有一个与 poly（ADP-ribose）结合的 WWE 结构域（Wang et al.，2012）（图 9-28）。在人类，ZAP 有两个主要的剪接体，即全长的 PARP13.1（ZAPL）和截断的 PARP13.2（Vyas et al.，2013），两者均不具有 PARP 活性，均不能使目标蛋白 ADP-核糖基化。因为 PARP13.1 催化 ADP-核糖基化的活性区域的氨基酸序列不完整，而 PARP13.2 则缺少整个 PARP 结构域。ZAP 即 PARP13 是唯一的一个具有催化活性的剪接体（Leung et al.，2011）。N 端的 4 个 CCCH 锌指结构可特异性地结合 RNA（Guo et al.，2004）。4 个锌指结构可组成两个 RNA 作用裂隙，这两个裂隙可使 ZAP 特异性地结合环状的 RNA。因此推测，ZAP 特异性识别的是 RNA 的三级结构特征，而非链状 RNA 核苷酸的特异性排列。另外，ZAP 可形成二聚体，这也进一步增加了 RNA 作用裂隙结构的复杂性而进一步增加其结合 RNA 的特异性（Chen et al.，2012）。尽管 ZAP 可结合到特定的转录本上，但由于其缺少核酸酶和解旋酶活性而无法水解或者改变 RNA 的结构。其可作为招募蛋白招募其他具 RNA 酶活性的蛋白质，水解其结合的 RNA，而在一定的阶段降低翻译效率（Yiping et al.，2011）。

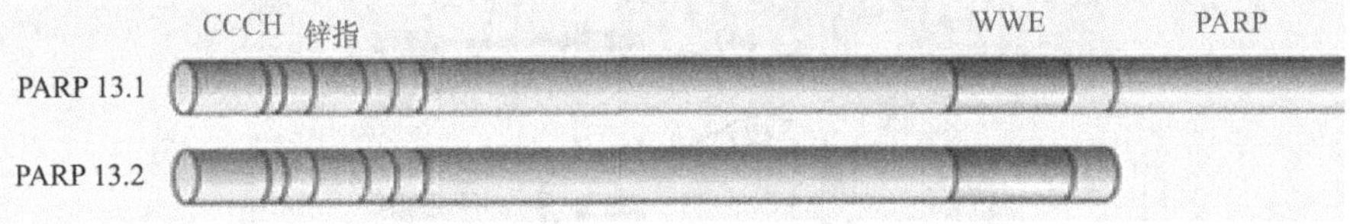

图 9-28　ZAP 结构示意图（Wang et al.，2012）

ZAP 蛋白的抗病毒作用是在筛选抗 MLV 的宿主因子时被发现的（Guangxia et al.，2002），随后证实 ZAP 蛋白的抗病毒作用具有广谱性，现已证实 ZAP 可抑制包括 HIV、SINV、SFV、RRV、VEEV、EBOV、MARV 和 HBV 在内的病毒（Todorova et al.，2015）。另有研究表明，ZAP 蛋白还可以延长疱疹病毒（鼠 γ 疱疹病毒 68，MHV-68）感染的潜伏期（Xuan et al.，2012）。ZAP 抗病毒作用的机制主要是其直接识别或结合特异的病毒 RNA，招募相关水解 RNA 的蛋白质，起始胞质内病毒 RNA3′-5′或 5′-3′方向的水解作用，破坏病毒 mRNA 的完整性，影响病毒的复制。但是否该机制是 ZAP 蛋白行使抗病毒作用的优选机制尚不得知。最近研究发现，ZAP 蛋白还有一些新的功能，如翻译抑制和 miRNA 沉默调节等，这些作用可能在抗病毒方面发挥重要的作用（Todorova et al.，2015）（图 9-29）。

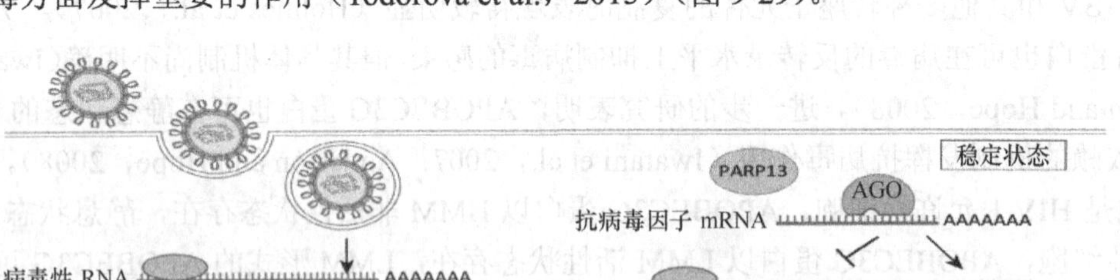

图 9-29　ZAP 作用机制示意图（Todorova et al.，2015）

当感染 MLV 时，ZAP 蛋白和 MLV 的转录本转移到 RNA 颗粒上，RNA 颗粒在结构上与应激颗粒和 PD 相似，ZAP 蛋白招募 MLV RNA 和外切酶复合体到 RNA 颗粒上，促进病毒 RNA 的降解（Hanna et al.，2013）。另外，ZAP 蛋白也可特异性地抑制病毒 RNA 的翻译，抑制病毒蛋白的生成（图 9-29）。研究表明，ZAP 蛋白可仅仅抑制 HIV 和 SINV RNA 的翻译起始，而不影响整体的翻译效率（Zhu et al.，2012）。翻译起始的抑制并不依赖于 RNA 的水解，并且该过程可能早于 ZAP 招募 RNA 水解蛋白过程（Zhu et al.，2012）。

ZAP 蛋白可通过下调 AGO 活性降低 miRNA 的沉默效率，导致一些已被 miRNA 沉默的基因大量表达，尤其是被 miR-17 和 miR-93 沉默的基因。这些被沉默的基因大多编码一些抗病毒蛋白和细胞因子等，如 miR-93 沉默的是一些细胞因子的基因。ZAP 蛋白介导的抑制 miRNA 的途径，可使一些抗病毒物质大量表达，共同抑制病毒的感染（Holcik and Sonenberg，2005）。

ZAP 蛋白可与 30 余种 ISG 蛋白相互作用，通过干扰素途径行使抗病毒作用，但该过程的具体机制尚需进一步确定（MacDonald et al.，2007；Karki et al.，2012）。最近报道指出，ZAP 蛋白可促进 RNA 识别受体 RIG-I 介导的 I 型干扰素抗病毒信号途径，但这种促进作用仅在人类细胞上被发现，在鼠源细胞上没有发现这种作用，需进一步的深入探讨（Hayakawa et al.，2011）。但可以肯定的是，ZAP 蛋白在该信号途径中扮演了重要角色，它在促进识别、限制病原 RNA 和在宿主细胞中营造一个抗病毒状态方面发挥了重要作用。

综上所述，ZAP 蛋白通过多种机制进行病毒 RNA 转录后调节，或与其他 ISG 蛋白相互作用共同发挥抗病毒作用，在维持宿主高效全面的抗病毒防御状态方面扮演重要角色。

（二）抑制病毒 mRNA 翻译的 IFIT

IFIT 蛋白由 IFITM 基因编码，当宿主被 IFN、病毒或 PAMP 刺激后大量表达。IFIT 广泛表达于哺乳类、鸟类、水生类和两栖类的各种动物中。在人类中存在 4 种 IFIT 基因：IFIT1（ISG56）、IFIT2（ISG54）、IFIT3（ISG60）和 IFIT5（ISG58），编码相应的 4 种蛋白质；在鼠类中仅表达 3 种蛋白质，即 IFIT1（ISG56）、IFIT2（ISG54）、IFIT3（ISG49）。根据系统进化关系，人与鼠类的 IFIT1、IFIT2、IFIT3 基因属于同源基因（Volker and Sen，2011）。

IFIT 蛋白定位在细胞质中，结构预测表明其缺失酶活性位点且无酶活性。另外，所有的 IFIT 蛋白均含有多个 TRP（tetratricopeptide repeat）基序，该基序是多种宿主蛋白普遍存在的、由 34 个氨基酸组成的螺旋-转角-螺旋结构，可介导蛋白质与蛋白质间的相互作用。大多含有 TRP 基序的蛋白质可参与调节细胞周期、转录、蛋白转运和蛋白折叠等生物学功能（D'Andrea and Regan，2003）。不同的 IFIT 家族成员含 TRP 基序的数量不同，如 IFIT1 有 6 个 TRP 基序，而 IFIT2 仅有 4 个。除一些骨髓细胞系外，生理状态下的大多数细胞系均不在基础水平以上表达 IFIT 蛋白（Stephane et al.，2007）。但一旦经过病毒的刺激，IFIT 蛋白就会迅速地高水平表达，这种表达模式可能是由于 IFIT 基因启动子上游含有干扰素刺激调节元件（ISRE）（Sarkar and Sen，2004）。

真核生物起始因子 3（Eukaryotic initiation factor 3 ,eIF3）是在多个阶段均能参与翻译起始多种蛋白合成而组成复合体的重要因子，包括参与组装 eIF2–GTP–Met-tRNA 三元复合体、43s 起始前体的形成、43s 起始前体招募 mRNA 和扫描 mRNA 识别密码子等，包括组装 eIF2-GTP-Met-tRNA 三元复合体，形成 43s 起始前体、43s 起始前体招募 mRNA 和扫描 mRNA 识别密码子等（Hinnebusch，2006）。研究表明，IFIT 蛋白可通过与 eIF3 翻译起始复合体结合而降低起始具有帽子结构的 mRNA 翻译的效率（Guo et al.，2000）。研究表明，人类 IFIT1 和 IFIT2 蛋白可通过与 eIF3e 作用而阻止 eIF3 与三元复合体结合，而人 IFIT2 和鼠 IFIT1、IFIT2 蛋白可以通过与 eIF3c 结合而影响 48s 翻译起始复合体的形成。因此，IFIT 蛋白通过与 eIF3 蛋白结合而影响有帽子结构的 mRNA 的翻译，也可通过此种方式影响病毒 mRNA 的翻译（Hui et al.，2003）。

丙肝病毒（HCV）属于正单链 RNA 病毒，其核酸含有一个内源核糖体定位序列（IRES），可依赖 eIF3 起始复合体调节含帽子结构的 mRNA 的翻译。IFIT 蛋白通过与 eIF3 蛋白结合影响其复合体的形成而抑制

HCV mRNA 的翻译（Otto and Puglisi，2004）。有研究证实，突变掉 IFIT 蛋白的 eIF3 结合活性位点，将无法起到抑制病毒复制的功能，过表达 IFIT 蛋白会增强其抗病毒作用（Rhea et al.，2004）。因此 IFIT 蛋白通过抑制 eIF3 活性而影响 IRES 依赖的翻译起始复合体的活性，进而抑制 HCV 病毒的复制。

IFIT1 蛋白可通过结合影响 DNA 复制的 E1 蛋白而抑制 DNA 病毒——人乳头状瘤病毒（HPV）的复制（Terenzi et al.，2008）。后研究发现，缺失 2′-O 甲基转移酶活性的 WNV 毒株在正常小鼠和细胞内复制受限，而在敲除 IFIT1 基因的细胞系仍具有感染性（Stephane et al.，2010）；痘病毒和冠状病毒缺失 2′-O 甲基转移酶活性可明显增强 IFIT 蛋白的抗病毒作用（Szretter et al.，2012）。虽然以上事例具体的抗病毒机制尚不明确，但推测 IFIT 蛋白可通过某种方式抑制病毒的 2′-O 甲基转移酶活性而抑制病毒的复制。

（三）抑制病毒蛋白翻译的 ISG15

ISG15 是最早被发现的泛素化样蛋白，其在发现泛素蛋白后不久就被发现(Korant et al., 1984)。虽然距 ISG15 的发现已有 30 多年，但其抗病毒作用最近才引起人们的关注。ISG15 基因在经干扰素或病原刺激后才会大量迅速地表达（Haas et al.，1987）。ISG15 蛋白含有两个保守的泛素化结构域，每个结构域与泛素蛋白有 30%的同源性，因此 ISG15 最初被命名为泛素相关活性蛋白（Blomstrom et al.，1986；Haas et al.，1987；Dao and Zhang，2005）。蛋白质的泛素化在免疫反应中的作用很重要，因此 ISG15 参与天然免疫的多个过程，尤其在抗病毒方面发挥着重要作用。

ISG15 基因编码和表达一个约 17kDa 的蛋白前体，之后其 C 端迅速水解，暴露出与泛素蛋白完全相同的 LRLRGG 氨基酸序列。与 ISG15 同源的 E1 蛋白——UbE1L 通过与暴露 C 端结构域的成熟 ISG15 蛋白结合，起始 ISG15 介导的 ISG15 化修饰途径，其中 UbE1L 是唯一已知的 ISG15 化的 E1 酶。ISG15 被 UbE1L 激活后转移至 E2 的半胱氨酸残基并与之结合，UbcH8 和 UbcM8 是该过程中已知的两个具有 E2 活性的酶，而与之同源的 UbcH5 和 UbcH7 则无此活性。最后在 E3 连接酶的作用下，将 ISG15 蛋白结合到需要被修饰的目标蛋白上，其中 HERC5、HHAR1 和 EfP（TRIM25）均可作为 ISG15 的 E3 连接酶，在鼠类 HERC6 是主要的 E3 连接酶。与蛋白质的泛素化一样，蛋白质的 ISG15 化也是可逆的，其中 UBP43 是最典型的水解 ISG15 化的蛋白质，另外 USP2、USP5、USP13 和 USP14 已证明可以断裂 ISG15 蛋白的 C 端，但其是否可以水解已 ISG15 化的蛋白质，完成 ISG15 的逆修饰仍需进一步的证明（Morales and Lenschow，2013）。

蛋白质组学研究已明确，有成百上千种蛋白质在干扰素刺激后被 ISG15 化修饰或与 ISG15 相互作用，这些蛋白质参与细胞生命活动的各个环节（Giannakopoulos et al.，2005；Zhao et al.，2005）。但研究发现，在所有的可被 ISG15 化的目标蛋白中，仅有部分蛋白质能真正地被 ISG15 化修饰，这种现象在 SUMO 化修饰过程中也出现。这种修饰可能与 SUMO 化相似，是瞬时的、可逆的（Ruth and Frauke，2007）。虽然蛋白质的 ISG15 化修饰与蛋白质的泛素化过程相似，但两者之间也有明显的差异。第一，所有参与 ISG15 化的 E1、E2 和 E3 酶都与 ISG15 蛋白一样，在干扰素刺激之后才大量表达；第二，参与 ISG15 化的 E1、E2、E3 并不是唯一的；第三，与泛素化不同，ISG15 化修饰并不促进靶蛋白的降解（Hershko and Ciechanover，1997）。

ISG15 已被证实参与多个生化过程，尤其是参与免疫反应的蛋白质，只有经过 ISG15 修饰后才被激活。对 ISG15 抗病毒作用的研究近来成为热点，多集中在各种细胞或小鼠缺失 ISG15 基因后被各种病毒感染的情况。大量的体内和体外实验表明，ISG15 的抗病毒范围很广，对多种病毒均具有一定的抵抗作用，包括反转录病毒（HIV-1、ASLV）、DNA 病毒（vaccinia virus、HSV-1）、正链 RNA 病毒（sindbis virus）和负链 RNA 病毒（influenza A virus）（Morales and Lenschow，2013）。

ISG15 可以优先修饰新合成的蛋白质，这表明 ISG 化修饰可能是宿主非特异性防御的一种普遍机制。如果这个结论成立，ISG15 与其他宿主蛋白相协同，ISG 化修饰可能在干扰素刺激或病毒刺激的细胞中影响所有病毒蛋白的翻译（Durfee et al.，2010），因此ISG15可能影响病毒复制的多个阶段。尽管对ISG15详细的分子作用机制尚不明确，但其大概机制已证实。首先，ISG15通过修饰甲型流感（influenza A virus）NS1蛋白而发挥抗病毒作用。研究发现，ISG15可在其K41位多个赖氨酸处对NS1蛋白进行修饰。对NS1蛋白进行ISG15化修饰的研究得出两种不同的观点：一种认为ISG15修饰的NS1蛋白并未失去结合双链RNA的功能，而是通过抑制其与穿孔蛋白α的结合而影响其入核，进而影响病毒的复制；另一种观点认为，ISG15修饰的NS1蛋白失去了与PKR的N端结构域结合的功能，从而影响病毒核酸的复制及蛋白质的表达，进而影响病毒的感染（Chen et al.，2010；Tang et al.，2010）。这说明，NS1蛋白的ISG15化修饰可以增强易感人群对甲流的抵抗。两个研究出现不同的结果可能是因为研究所用的甲型流感毒株不同。尽管如此，两者也进一步证明ISG15通过修饰病毒蛋白，可直接抑制病毒的复制。其次，多个研究表明，ISG15可通过影响病毒的释放而抑制病毒的复制。过表达ISG15可以抑制HIV-1 Gag蛋白的泛素化和Gag-Tsg10之间的相互作用，而这两个活动与病毒的出芽和释放有关。研究发现，当共转染ISG15与UbE1L时可增强对HIV-1的抑制，而仅仅过表达ISG15可抑制Gag-Tsg10的作用，表明未参与修饰作用的ISG15蛋白可能直接参与部分的抗病毒作用（Pincetic and Leis，2009）。进一步研究发现，过表达ISG15导致大量的Gag蛋白聚集在细胞质，而同时过表达ISG15和HERC5导致Gag蛋白在细胞膜聚集，表明HERC5介导的ISG15化修饰可抑制HIV-1的出芽（Woods et al.，2011）。后来的研究发现，ISG15也可通过相似的方式抑制Ebola和ASLV病毒的出芽释放。也有研究发现，ISG15蛋白可修饰HPV的衣壳蛋白而影响病毒的释放和病毒的感染性。

（四）抑制蛋白质合成的PKR

PKR又称EIF2AF2，是dsRNA依赖性的蛋白激酶，在抗病毒早期通过抑制蛋白质合成和增强IFN应答反应的方式在抗病毒方面发挥关键作用（George et al.，2009）。

PKR是丝氨酸/苏氨酸蛋白激酶，含有两个不同的功能结构域，一个是位于N端的dsRNA结合调节结构域（dsRBD），其含有两个dsRNA结合基序dsRBD1和dsRBD2。另一个是位于C端的催化结构域（Feng et al.，1992）。生理状态下PKR以非活性状态存在，一旦经历病毒dsRNA或poly（I：C）刺激，PKR就被活化。另外，PKR还会被生长因子、细胞因子、氧化应激等各种应激、其他的细胞蛋白成分如PACT和TLR通路信号等通过直接或间接的方式激活。激活的PKR蛋白以多种方式参与抗病毒作用（García et al.，2006）。

在研究IFN处理的感染VSV病毒的细胞时首次发现了PKR，发现该蛋白质可明显抑制病毒和细胞mRNA的翻译，是关键的抗病毒蛋白，这才开启了对PKR抗病毒作用的研究（Metz and Esteban，1972）。对缺失人PKR激酶活性的转基因小鼠的研究发现，这种小鼠对VSV和流感病毒比具完整的人PKR基因的转基因小鼠表现更高的易感性。对PKR基因敲除鼠的MEF细胞研究发现，PKR参与对多种病毒的抗感染作用，包括一些RNA病毒如HCV、HDV、HIV-1、WNV、脑心肌炎病毒、FMDV，以及一些DNA病毒如HSV-1等。

对PKR抗病毒机制的研究表明，PKR可通过多种不同的方式发挥其抗病毒作用（图9-30）。首先，激活的PKR可磷酸化翻译起始因子eIF2的α亚基，α亚基的磷酸化使翻译起始因子eIF2α失去活性进而抑制病毒mRNA的翻译（Williams，2001）。其次，PKR可活化IKKα/β/γ复合体，活化的复合体可泛素化或水解NF-κB的抑制剂IκB，释放出NF-κB活性，活化的NF-κB转移进细胞核内，导致包括IFN-β等多种细胞因子的翻译增加，进而增强IFN-β的抗病毒作用（Mcallister et al.，2012）。同时活化的PKR可通过为mRNA添加poly（A）尾巴的方式等参与转录后IFN-β-mRNA的稳定性和完整性的维持（Schulz et al.，2010）。由于许多MDA5依赖的病毒如ECMV和SFV等可释放出一些蛋白质作用于IFN-β-mRNA，破坏其完整性，进而影响翻译效率；另外mRNA本身存在一些编码区不稳定因素，如连续的高AU区等，活化的PKR蛋白可通过对mRNA添加尾巴保证其稳定性，从而增加翻译效率。

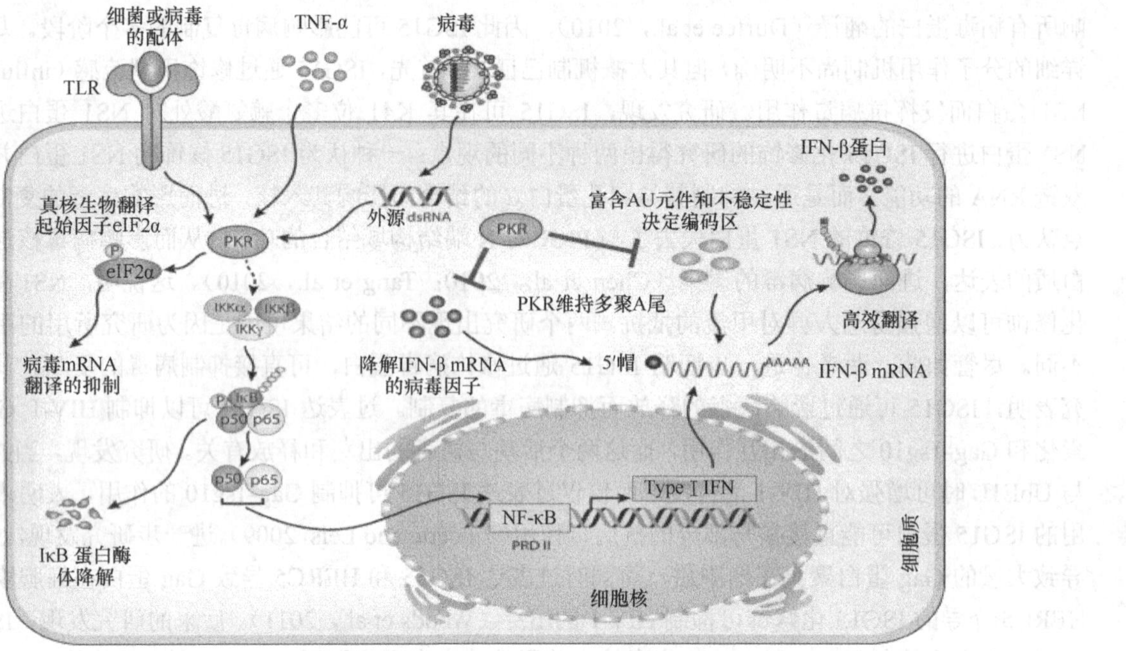

图 9-30　PKR 的抗病毒作用机制（Munir and Berg，2013）

另外也有一些研究表明，PKR 可通过形成应激颗粒（SG）的方式参与病毒的复制作用，不过这种作用是促进病毒的复制。应激颗粒是细胞在病毒感染、干扰素治疗等外界刺激下形成的动态的由多种蛋白质组成的无活性的大的蛋白复合体，研究表明活化的 PKR 参与该 SG 的形成。由于 DG 包含有多种干扰素及干扰素刺激基因表达所必需的多种蛋白质，因此 DG 的形成可以降低干扰素的形成，也可以降低 ISG 蛋白的生成，因此会降低细胞的抗病毒作用，加重病毒的感染。研究同时发现 HCV 比较特殊，可从组成 SG 蛋白复合体的多种蛋白质中挑选出对自己有用的蛋白质，完成自己本身的复制。因此 HCV 可挟持 PKR，诱其磷酸化形成 SG，降低 ISG 的表达，提高自身的复制效率而增强 HCV 的感染（Urtzi et al.，2012）。由此可见，PKR 不仅可以发挥抗病毒作用，在一定情况下也会促进病毒的感染，因此 PKR 常被作为研究病毒逃避宿主抗病毒机制的热点分子。

四、抑制病毒释放的宿主限制因子与作用机制

（一）抑制病毒出芽的 Viperin

Viperin 又称 RSAD2 蛋白，是由 361 个氨基酸残基编码的分子质量为 42kDa 的高度保守的蛋白质。Viperin 是在研究 HCMV 感染的成纤维细胞时首次被发现的，当时发现 HCMV 可诱导成纤维细胞分别转录两个称为 cig5 和 cig33 的 cDNA 片段，后来证明这两个片段是同一个转录本的两端（cig5 的 cDNA 为 5′端，cig33 的 cDNA 为 3′端）。后来将这两个片段共同表达的蛋白质称为 Viperin，即 virus inhibitory protein，endoplasmic reticulum（ER）associated，interferon inducible 的缩写（Zhu et al.，1997；Chin and Cresswell，2001）。Viperin 广泛表达于从哺乳动物、两栖爬行类到鱼类的各种动物中，且 Viperin 蛋白在各种动物体内具有高度的保守性（Chin and Cresswell，2001）。

Viperin 蛋白分子含有三个结构域：N 端（第 1~42 位 aa）两亲性的 α 螺旋结构域，该区域决定 Viperin 的亚细胞定位；中间部位为相对保守的 SAM 结构域（第 77~209 位 aa），该部位包含 4 个保守基序，即 M1、M2、M3 和 M4，该区域是 Viperin 的 SAM 酶活性结构域，决定其抗病毒功能；C 端结构域（第 218~361 位 aa）非常保守，与 Viperin 蛋白二聚体的形成相关（Duschene and Broderick，2010）。Viperin 蛋白以二聚体的形式通过其 N 端 α 螺旋定位于细胞的内质网膜，过表达 Viperin 可形成晶体化的内质网膜，晶体化

的内质网并不影响蛋白质的分泌。Viperin 也定位于胞内脂滴（lipid droplet/body），这是内质网衍生的小的细胞器，与蛋白质的储存、加工、运输相关（Hinson and Cresswell，2009；Helbig et al.，2011）。

Viperin 以基础水平广泛表达于各种细胞系，可被Ⅰ、Ⅱ和Ⅲ型干扰素，双链 DNA，dsRNA 类似物，LPS 及多种病毒刺激而迅速大量表达。Viperin 可通过经典的干扰素信号通路被刺激表达，即作为 PAMP 的 LPS、dsDNA、poly（I：C）和多种病毒等被 PRR（TLR、RLR、NLR）识别，激活下游信号通路，诱导干扰素的产生，最后由干扰素诱导 Viperin 的表达（Boudinot et al.，2000；Seo et al.，2011）。Viperin 也可不经过经典的 IFN 途径，而是经过 IRF1 或者 IRF3 机制由一些病毒直接诱导表达，这些病毒包括 HCMV、VSV、JEV 和基孔肯雅病毒（CHIKV）等（Mattijssen and Pruijn，2012）。

Viperin 抗病毒作用在研究 HCMV 时被发现。过表达 Viperi 蛋白的人成纤维细胞感染 HCMV 后，发现 HCMV 的 gB、pp28 和 pp65 蛋白表达量明显降低，因此推测 Viperin 可能是一种抗病毒因子（Chin and Cresswell，2001）。随后研究也证明了 Viperin 的广泛抗病毒作用，包括许多 DNA 和 RNA 病毒，如 LCMV、SEV、JEV、HCV、WNV、登革热病毒（DENV）、CHIKV、HIV 和 A 型流感病毒等（Helbig and Beard，2014）。尽管大量的实验证明了其抗病毒作用，但其具体的抗病毒机制尚未完全阐明。

Viperin 可通过抑制病毒粒子的释放过程而抵抗甲型流感和 HIV-1 的感染（Nasr et al.，2012；Tan et al.，2012）。在 HeLa 细胞中过表达鼠或人 Viperin 基因，可通过扰乱细胞膜流动性的方式阻止甲流病毒的出芽，进而抵抗病毒的感染（Wang et al.，2007；Tan et al.，2012）（图 9-31）。研究证实，Viperin 蛋白通过与细胞膜上的 FPPS 酶作用，影响 FPPS 活性，FPPS 与类异戊二醇的生物合成相关，类异戊二醇与细胞膜的流动性相关。FPPS 活性的降低导致细胞膜流动性改变，最终降低甲型流感病毒的释放。另有研究表明，HIV-1 的释放也可以与之类似的方式被 Viperin 抑制（Nasr et al.，2012）。

Viperin 也可通过抑制病毒核酸的复制而抑制 HCV 病毒的感染（Miyanari et al.，2007；Hinson and Cresswell，2009）（图 9-31）。Viperin 的 α 螺旋结构域决定其在胞内脂滴（LD）定位，而 LD 与 HCV 的复制密切相关。LD 与 HCV NS5A 蛋白在 LD 上的共定位表明，Viperin 与病毒 NS5A 在 LD 相互作用是影响 HCV 复制的关键（Hinson and Cresswell，2009）。后来研究发现，Viperin 通过与病毒 NS5A 直接作用而影响 HCV 的复制。进一步研究发现，与 Viperin 直接作用的蛋白质是 hVAP-33。hVAP-33 是在 LD 上形成 HCV RNA 复制复合体的关键宿主蛋白。在形成 RNA 复制复合体时，HCV 的 NS5A 和 NS5B 分别与 hVAP-33 蛋白的不同部位结合，NS5B 无法单独把自己锚定于 LD，而是要借助与 hVAP-33 的相互作

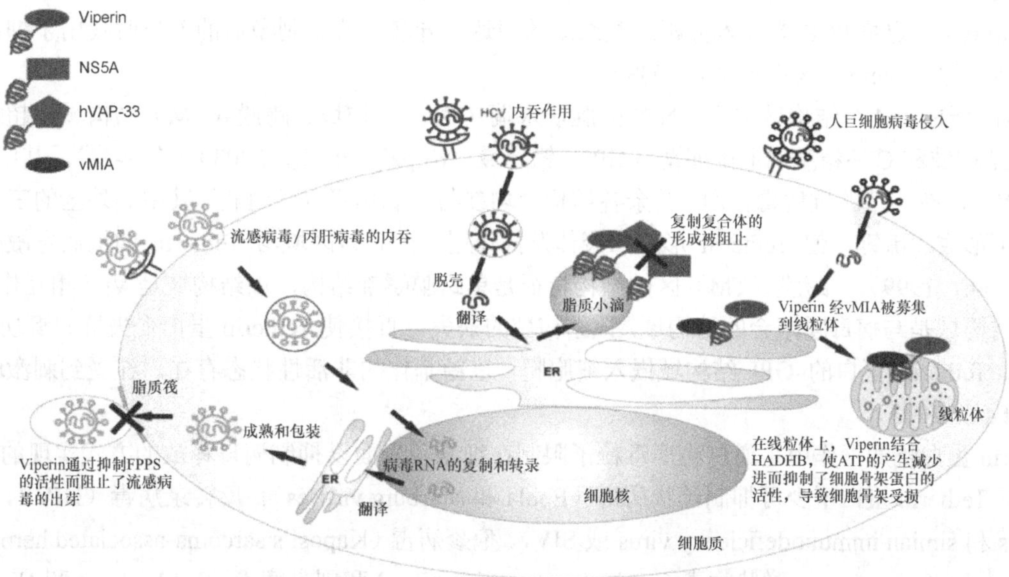

图 9-31　Viperin 与病毒相互作用的机制（Mattijssen and Pruijn，2012）

用（Gao et al.，2004）。Viperin 与 hVAP-33 作用，扰乱了 hVAP-33 与 NS5A 的作用，阻止了 RNA 复制复合体的形成，进而抑制了病毒 RNA 的复制，抑制了病毒的增殖（Hinson and Cresswell，2009）。

Viperin 蛋白对 HCMV 的作用是双重的，既可抑制 HCMV 的复制，又可增强 HCMV 的感染(图 9-31)。HCMV 是可直接诱导 Viperin 蛋白表达的病毒之一。该病毒因可引起细胞肥大症而得名，该症状是由细胞感染 HCMV 后细胞骨架肌动蛋白被破坏引起的，细胞骨架的破坏程度与 HCMV 的感染力有关，即其可促进病毒粒子的转运（Jones et al.，1986；Döhner and Sodeik，2004）。Viperin 抗 HCMV 病毒作用似乎与 HCMV 直接诱导产生 Viperin 蛋白的功能相互矛盾。研究表明，过表达 Viperin 基因的成纤维细胞中，HCMV 组蛋白 gB、pp28、pp65 等的表达量较正常感染 HCMV 的成纤维细胞有明显降低（Chin and Cresswell，2001）。然而 HCMV 直接诱导产生 Viperin 表达而不经过干扰素途径，似乎又表明 Viperin 蛋白对 HCMV 的复制存在有利的一面。研究表明，在 Viperin 基因缺失的细胞，HCMV 的复制也会受到影响，说明 Viperin 蛋白对 HCMV 感染起一定的促进作用（Seo et al.，2011）。虽然对 Viperin 功能的研究已明确了其对病毒感染的双重作用，但对其作用机制尚未完全明确。 HCMV 侵入细胞后诱导产生 Viperin，并使其转移到内质网（Seo et al.，2011），与内质网上的 vMIA 蛋白作用后，被转运到线粒体膜与 HADHB 蛋白结合后抑制 ATP 代谢，ATP 的低水平代谢破坏了细胞骨架肌动蛋白活性，导致细胞骨架受损，引起细胞肿大，同时可促进病毒的释放和病毒侵染其他细胞（Seo et al.，2011）。Viperin 蛋白抗病毒的机制可能是通过与病毒 NS 蛋白结合抑制病毒核酸复制和病毒释放，以及通过 HCMV 后期诱导的 IFN 途径实现的（Galluzzi et al.，2011），但其具体机制尚不明确。

（二）抑制病毒释放的 Tetherin

Tetherin 又称 BST-2、CD317 和 HM1.24，是一种由干扰素诱导的膜蛋白（Goto et al.，1994），广泛表达于多种哺乳动物 B 细胞、T 细胞等免疫细胞内。由于编码 Tetherin 蛋白的基因中有一个 ISRE 保守序列，因此可在干扰素存在的条件下快速大量表达（Yoo et al.，2011）。

在研究缺失 Vpu 基因的 HIV-1 对不同细胞系的感染性时发现了 Tetherin 蛋白的抗病毒作用(Neil et al.，2008)。Vpu 蛋白与病毒的释放有关。研究表明，Vpu 缺失 HIV-1 可从 Cos7 细胞中释放而无法从 HeLa 细胞中释放，可从 IFN 未处理的 Jurkat 细胞中释放而无法从 IFN 处理的 Jurkat 细胞中释放。根据这种现象推测，在抑制缺失 Vpu 的 HIV-1 释放的细胞中共同存在一种拮抗 Vpu 蛋白的限制因子，而允许 Vpu 缺失病毒释放的细胞中不表达该蛋白质，且 Jurkat 细胞在经过 IFN 刺激后表达该蛋白质。后来通过基因芯片（microarray）和定量 PCR 等技术分析这些细胞的表达差异和干扰素刺激后的差异时找出了抑制病毒释放的蛋白质，即 Tetherin（Neil et al.，2008）。

Tetherin 蛋白由 4 个结构域构成：N 端的胞质末端（CT）结构域、跨膜（TM）结构域、超螺旋的胞外（EC）结构域和 C 端糖基磷脂酰肌醇（GPI）锚定域（Kupzig et al.，2003）（图 9-32）。其中 Tetherin 的 CT 结构域没有实质的抗病毒作用，其余各结构域均参与抑制病毒释放过程。其中胞外区的三个半胱氨酸残基间可形成二硫键，使 Tetherin 形成二聚体发挥作用，同时该区域与 Tetherin 的抗病毒敏感性相关（Ohtomo et al.，1999）。 跨膜（TM）区的结构特征是单跨膜螺旋结构，该结构域是 Vpu 相互作用区。C 端的锚定结构域是与病毒膜结合的结构域，该结构域的缺失可直接使 Tetherin 蛋白丧失抗病毒功能。在生理状态下，Tetherin 蛋白的 GPI 结构域嵌入细胞膜，以糖基化的非活性状态存在，在受到刺激时被激活（Kupzig et al.，2003）。

Tetherin 蛋白抗病毒作用是通过将病毒粒子限制在细胞膜表面以抑制病毒释放的方式实现的。目前的研究表明，Tetherin 蛋白至少可抑制丝状病毒（Ebola 和 Marburg viruses）、反转录病毒（HIV-1，HIV-2，lentiviruses 和 simian immunodeficiency virus 或 SIV）、疱疹病毒（Kaposi's sarcoma-associated herpesvirus）、沙粒病毒（lassa fever virus）、弹状病毒（vesicular stomatitis virus）和副黏病毒（Sendai virus 和 Nipah virus）6 个病毒家族病毒的复制。关于 Tetherin 蛋白抗病毒机制的研究目前多与其特殊的拓扑结构相关，Tetherin

通过其 4 个拓扑结构特异的 4 个功能结构域与病毒粒子相互作用，将病毒粒子固定在细胞表面，以抑制病毒的释放（Zhou and Zhang，2016）。

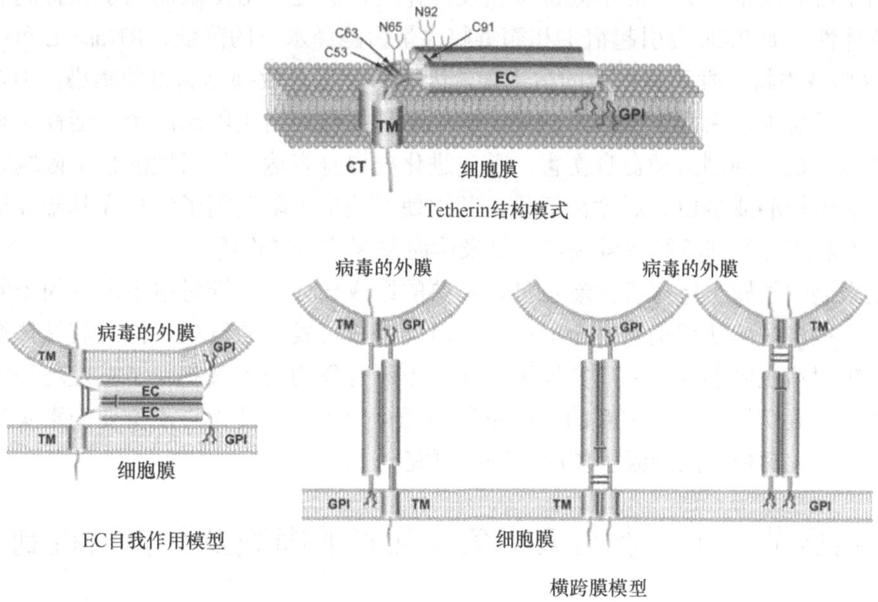

图 9-32　Tetherin 抑制病毒释放的示意图（Zheng et al.，2012）

Tetherin 蛋白与病毒的结合有多种形式：首先 Tetherin 以单体的形式通过 TM 和 GPI 结构域同时锚定于同一个细胞膜或病毒膜，然后两个 Tetherin 的 EC 结构域通过三个分子间二硫键结构形成二聚体的形式来阻止病毒释放，该模型也称 EC 自我作用。Tetherin 单体 GPI 分别插入病毒粒子表面和细胞膜，通过平行或反平行方式结合形成连接病毒与细胞的二聚体，抑制病毒的释放，该模型也称横跨膜模型。通过生化和电镜观察等方式已证明了这两种模型存在的可能性。另外实验表明，切除 Tetherin 蛋白的 GPI 结构域，并不能完全释放出锚定于细胞表面的病毒粒子，表明有的结合是不依赖 GPI 介导的，证明了 EC 自我作用模型或反平行的横跨膜模型两种机制的存在。另外，电镜观察被绑定的病毒粒子与细胞膜之间的距离远远大于两个 EC 间距离，表明了平行和反向平行的横跨膜模型的存在（Fitzpatrick et al.，2010；Zheng et al.，2012）。具体的模型见图 9-32。

被 Tetherin 锚定在细胞膜表面的病毒粒子可通过内化的方式运输至晚期细胞内体或溶酶体而被降解，从而降低出芽病毒粒子的数量（Sato et al.，2009）。也有研究发现，Tetherin 不但影响病毒粒子的释放量，还能降低 Vpu 缺失病毒粒子的感染能力，推测 Tetherin 可能干扰病毒 Gag 蛋白的加工过程，从而影响病毒的形态（Chu et al.，2012）。

五、展望

病毒感染宿主细胞，一旦得不到宿主快速有效的抵抗，便可能会对细胞造成毁灭性的影响。在宿主与病毒的相互竞争中，宿主进化出了一种快速有效的抗病毒方式，即通过不同的宿主限制因子参与抑制病毒复制的各个阶段。这种免疫方式是宿主限制因子与病毒的各组分相互作用而抑制病毒的复制。哺乳动物细胞已进化出多种可在病毒复制不同阶段发挥抑制作用的抗病毒因子。例如，IFITM 蛋白可抑制甲型流感病毒、WNV 和 DENV 等病毒进入细胞质；TRIM5α 蛋白可通过与病毒衣壳的结合抑制一些反转录病毒如 HIV-1 的侵入。一旦一些病毒成功在侵入阶段逃避宿主限制因子的抑制，又会有其他的宿主限制因子在随后的阶段发挥作用：Mx GTP 酶形成有活性的多聚体后，可大量诱陷和水解流感病毒等的核衣壳而抑制病毒核酸代谢；一些宿主脱氨基酶如 APOBEC3 可通过诱导病毒基因的突变而抑制病毒的复制；

SAMHD1可降解脱氧核苷三磷酸而抑制反转录病毒的反转录过程；IFIT蛋白可抑制病毒蛋白的合成过程；Viperin和Tetherin蛋白可抑制新合成病毒的释放过程等。

宿主限制因子可通过结合病毒的不同部位而发挥作用，但这些宿主限制因子在抑制病毒感染时往往缺乏特异性和整体性，如PKR会引起宿主和病毒整体蛋白翻译水平的降低，RNase L可同时切割病毒和宿主的RNA。这些缺失特异性和整体性的宿主限制因子尽管可有效抑制病毒的感染，但对一些未感染的宿主细胞也有严重的伤害，因此为保护未感染的细胞不受损伤，宿主限制因子的活性必须被调节，故宿主细胞进化出了两种机制抑制这种自身伤害：首先进化出自身表达但无活性的宿主限制因子，其只有在特定病毒触发（病毒核酸或蛋白）后才被活化；其次使一些宿主限制因子维持在基础表达水平，在受到特定刺激如干扰素和病毒的刺激等后可快速大量表达而发挥抗病毒作用。

总之，宿主限制因子属于抗病毒天然免疫最重要的组成部分。尽管对宿主限制因子的研究经历了较长的时间，但对一些成员的认识仍然不全面；尽管对一些成员发现的较早，但对其具体精确的机制尚不完全了解。近年来对宿主限制因子的研究发展飞速，不断有新的宿主限制因子被发现和鉴定。因此，为深入了解病毒感染的确切机制和确定新的抗病毒药物靶标分子，以及为防治重要病毒疾病提供重要的理论依据，需进一步加大对宿主限制因子作用机制的研究。

第四节　机体参与天然免疫应答的细胞及其作用机制

参与天然免疫的细胞主要包括免疫细胞如树突状细胞、巨噬细胞、自然杀伤细胞、中性或嗜碱性细胞，以及非免疫细胞如上皮细胞、成纤维细胞等，其中树突状细胞、巨噬细胞和自然杀伤细胞等作为免疫相关细胞在天然免疫中发挥着重要作用。

一、DC参与的天然免疫及其机制

树突状细胞（dendritic cell，DC）最早由Steinman等发现，并因其具有许多分枝状突起而命名（图9-33）。该类细胞广泛分布于除脑以外的全身组织和脏器中，但其数量不足外周血单个核细胞的1%。树突状细胞是专职抗原呈递细胞（APC），其主要功能是摄取、加工处理和呈递抗原，启动特异性免疫应答。DC能诱导幼稚型T细胞活化，因此是机体特异性免疫应答的始动者。树突状细胞也是体内重要的免疫调节细胞，可通过分泌不同的细胞因子参与天然免疫和获得性免疫应答（Tacken et al.，2007；Caminschi et al.，2012）。正因为树突状细胞强大的抗原呈递功能，其在获得性免疫反应中充当不可或缺的角色。此外，DC还能表达多种模式识别受体，感知微生物分子的存在，并促进其参与天然免疫和获得性免疫反应。

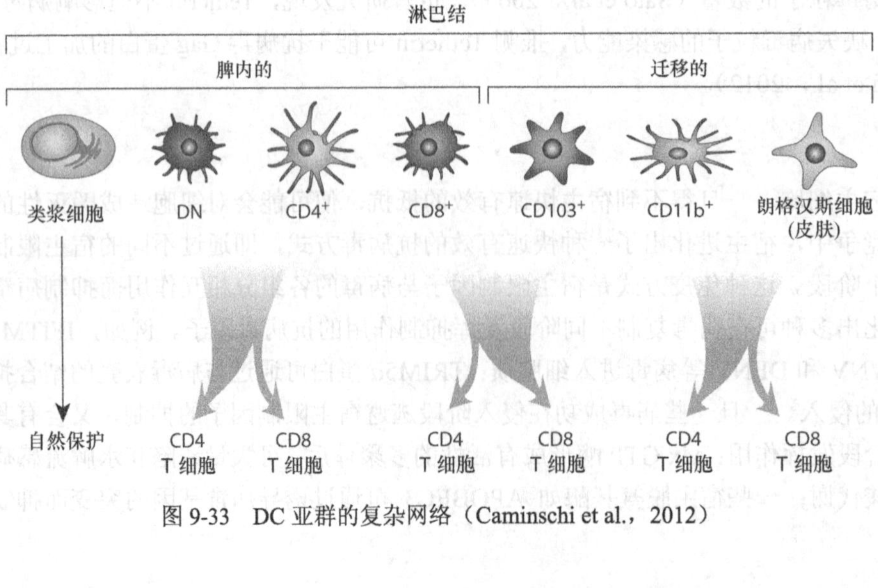

图9-33　DC亚群的复杂网络（Caminschi et al.，2012）

（一）DC 识别危险信号

对机体而言，潜在的危险信号包括病毒或细菌产物、凝集因子、补体及来自循环系统或组织中的蛋白质（如甘露糖结合蛋白）等。目前已确定的细菌蛋白有热激蛋白、细菌细胞壁组成成分如 LPS、破伤风毒素（TT）C 片段、肠毒素 A（SEA）等。来自细菌或病毒的 DNA 产物也是 DC 识别的信号，如来自细菌非甲基化 DNA 片段的富含 CpG 的基序。除此之外，炎症反应中的细胞如巨噬细胞、中性粒细胞等都是 DC 识别的信号（Trombetta et al.，2003；Sancho et al.，2009），这些危险信号会引起 DC 周边环境的突发性改变，因此，这些信号对 DC 的影响是广泛的。

DC 在识别抗原过程中，其分化和迁移是同时发生的。DC 在天然免疫反应初期需要识别一系列的表位，而不需要获得性反应中所见的重排。随后，DC 将自体蛋白和异体蛋白区分开来，将异体蛋白抗原分子通过细胞的吞饮、巨胞饮或受体介导的吞噬作用等方式摄入细胞。当然，DC 不仅仅通过一种方式承载或摄入抗原，通常会有多种方式同时存在。

DC 具有类似巨噬细胞的功能，这种能力明显依赖于其自身的分化程度。例如，骨髓前体细胞来源的肝 DC 能够吞噬和呈递抗原，肺 DC（LC）也具有有效的吞噬作用，这些能力可能与天然免疫反应中不同物质的刺激有关。DC 对小的可溶性分子的呈递，最有效的方式是对抗原的胞饮。研究显示，MoDC 能够通过胞饮方式从其周围环境中摄取样品分子，其他多个研究也显示 DC 可呈递可溶性肽段到 T 细胞并诱导免疫反应。但与 T 细胞和 B 细胞不同的是，DC 并不表达任何抗原的特异受体，相反，DC 表达的受体能够识别许多细菌或病毒相同的表位，而且不是所有的 DC 通过一个或普遍的机制摄取抗原，这说明每一种 DC 亚群在免疫反应中所发挥的作用有所不同（Liu，2001；Dudziak et al.，2007）。

表皮和胃肠上皮组织中的朗格汉斯细胞和位于实体器官结缔组织中的间质 DC 属未成熟 DC。这些未成熟 DC 在接受抗原或炎症介质等刺激后，可发育分化为成熟的 DC。未成熟 DC 可表达 MHC Ⅰ/MHC Ⅱ类分子、IgG Fc 受体、C3b 受体（C3bR）和某些 Toll 样受体如 TLR2、TLR4 及 TLR9，这类细胞摄取、加工处理抗原能力强，但呈递抗原、激发免疫应答能力弱。成熟 DC 表面特征性标志为 CD1a、CD11c 和 CD83，可高水平表达 MHC Ⅰ/MHC Ⅱ类分子和共刺激分子（如 B7 和 ICAM），其摄取、加工处理抗原能力弱，但呈递抗原、启动免疫应答能力强（West et al.，2004；Dudziak et al.，2007；Liu et al.，2009）。

（二）DC 对抗原的呈递和加工

不成熟 DC 表达的 MHC Ⅰ和 MHC Ⅱ类分子在细胞分化和活化时呈上调表达。但一些 DC 亚群表达非典型 MHC 分子，如 CD1。尤其是 LC 和 MoDC 可表达 CD1a，但 MoDC 也表达 CD1d。现研究表明，CD1d 能呈递糖脂类抗原到 T 细胞的受体（TCR）。对于感染性病原所具有的含糖脂类结构的表面分子，将由 DC 分类并由 CD1 递呈，如结核分枝杆菌的抗原，CD1 的其他家庭成员也有可能呈递其他分子而不仅仅限于肽段（West et al.，2004；Villadangos and Schnorrer，2007）。

DC 运载新合成分子的超常抗原呈递能力与其上调表达 MHC Ⅱ类分子的能力一致。抗原摄入将引起 DC 的有效呈递，但也仅发生于 DC 未成熟阶段。与此相似，DC 细胞能呈递 MHC Ⅰ类限制的抗原，尤其是 DC 细胞在受到交叉刺激时能负责抗原呈递，这在移植排斥反应及肿瘤排斥反应中是最常见的机制。除此之外，DC 也可以有效摄取死亡（凋亡）细胞，并通过 MHC Ⅰ类分子呈递这类抗原。研究显示，DC 可释放细胞膜的信息，包括与 MHC 分子相连的加工后的抗原肽和共刺激分子。DC 细胞能够直接刺激 T 淋巴细胞，但第二个 DC 发生“二次呈递”时其刺激效应将会更强（Villadangos and Schnorrer，2007），这一过程可能会通过天然免疫反应释放的介质进一步增强，这一现象可能与交叉引发机制有关。

（三）DC 的迁移及活化

DC 迁移至炎症或感染位点的过程可发生于识别天然抗原的初始阶段。其中一种典型的化学诱导剂，如细菌的 *N*-甲酰肽在体外刺激 DC（MoDC）时发生迁移反应。在确定 DC 化学因子受体的表达及 DC 亚群的趋化反应等方面的研究中，均可见未成熟 DC 到炎症部位或成熟 DC 迁移到淋巴组织的现象，这两种由 DC 做出的迁移反应受不同的趋化反应控制。肺 DC 表达 MIP-2α 受体，而 MoDC 表达 CCR1、CCR2、CCR5、CXCR1、CXCR2 和 CXCR4 等受体。LPS、TNF-α 或 IL-1 可下调受体如 CCR5 的表达，但又可能上调 CXCR4 的表达。在培养的模型体系中，成熟的 MoDC 与细菌产物（如 LPS）或炎症化学因子共存时，会下调这类细胞对 CC 化学因子的趋化反应，但上调其对 SDF-1 的趋化反应（Hart et al.，2004）。研究发现，阳离子抗微生物肽、β-防御素等能够通过 CCR6 使未成熟 DC 发生游走现象。尽管这些天然免疫系统的分子与 MIP-3a 竞争结合 CCR6 的位点，但 β-防御素局限在感染部位处分泌，其浓度的进一步增高将有利于吸引未成熟的 DC，这种游走现象在天然免疫系统的 T 淋巴细胞中也可观察到（Cook et al.，2000；Liu et al.，2009）。

二、单核/巨噬细胞参与的天然免疫及其机制

单核细胞来源于骨髓前体细胞，它们以未分化状态进入血流，并在血循环系统中停留 1~3 天，进入组织后，单核细胞经分化成为不同组织的巨噬细胞或骨髓树突状细胞，以此补充现有细胞群数量、继续维持机体稳态或参与机体防御及组织修复等。

（一）单核细胞的起源、亚群分类及其在血液中的功能

外周血淋巴细胞中 5%~10%的单核细胞表现出形态异质性。早期研究证实了单核细胞亚群存在于人类血液中，目前确定有两种主要的人类单核细胞亚群，即 $CD14^+$单核细胞和 $CD14^{low}CD16^+$单核细胞。$CD14^+$单核细胞可被再细分为 $CD14^+CD16^+$和 $CD14^+CD16^-$单核细胞亚群，这些不同的群体在体外刺激条件下可以分泌不同的炎症细胞因子。在小鼠中，$CSF1R^+$单核细胞亚群包括 $LY6C^{hi}CX_3CR1^{mid}CCR2^+CD62L^+CD43^{low}$ 单核细胞和 $LY6C^{low}CX_3CR1^{hi}CCR2^-CD62L^-CD43^{hi}$ 单核细胞（表 9-2，图 9-34）。通过基因表达分析，两种主要人类单核细胞亚群 $CD14^+$和 $CD14^{low}CD16^+$等同于某些小鼠单核细胞群体，但差别仍然存在。鼠单核细胞在表型和功能方面还有不同的额外过渡态（Weber et al.，2000；Grage-Griebenow et al.，2001；Tacke and Randolph，2006）。

表 9-2　单核细胞的类型、标志与功能（Shi and Pamer，2011）

亚群	表面标志	趋化因子受体	功能
小鼠（mouse）			
$LY6C^{hi}$ 单核细胞	$CD11b^+CD115^+LY6C^{hi}$	$CCR2^{hi}CX_3CR1^{low}$	促炎症和抗微生物作用
$LY6C^{low}$ 单核细胞	$CD11b^+CD115^+LY6C^{low}$	$CX_3CR1^{hi}CCR2^{low}$	巡逻侦查；早期应答；组织修复
人类（human）			
经典的单核细胞	$CD14^{++}CD16^-$	$CCR2^{hi}CX_3CR1^{low}$	基因表达谱与 $LY6C^{hi}$ 单核细胞相似
中间型单核细胞	$CD14^{++}CD16^+$	$CX_3CR1^{hi}CCR2^{low}$	促炎症作用
非经典的单核细胞	$CD14^+CD16^{++}$	$CX_3CR1^{hi}CCR2^{low}$	巡逻侦查；抗病毒作用

小鼠单核细胞亚群来源于 MDP 和 cMOP，且它们各自的发育途径具有不同的动力学。越来越多的证据表明，在稳定状态下血液中的单核细胞亚群为 $LY6C^{hi}$。$LY6C^{hi}$ 单核细胞在发育顺序序列的循环中最有可能首先分化为 $LY6C^{low}$ 细胞，$LY6C^{low}$ 细胞的发育为单核细胞亚群分化成经典单核细胞提供了前提。小鼠 $LY6C^{low}$ 细胞（相当于人的 $CD14^{low}CD16^+$细胞）或许最终分化为血液中的巨噬细胞，而非真正的单核细胞。事实上，一些证据表明，$LY6C^{low}$ 单核细胞的主要功能是探测内皮的完整性。通过对比，小鼠中的 $LY6C^{hi}$ 单核细胞和人体中的 $CD14^+$单核细胞代表了“典型的单核细胞”，它们被招募到炎症部位并充当外周单核吞噬细胞前体。活体显微镜检测技术证实，$LY6C^{low}$ 单核细胞在内皮组织管腔一侧爬行，这个特征与人类 $CD14^{low}CD16^+$单核细胞相同。此外，$LY6C^{low}$ 细胞最近已被证实可协调管腔内的应激反应，其通过 TLR7 对局部的危险信号做出反应，诱导中性粒细胞增加，从而启动内皮坏死，随后 $LY6C^{low}$ 单核细胞

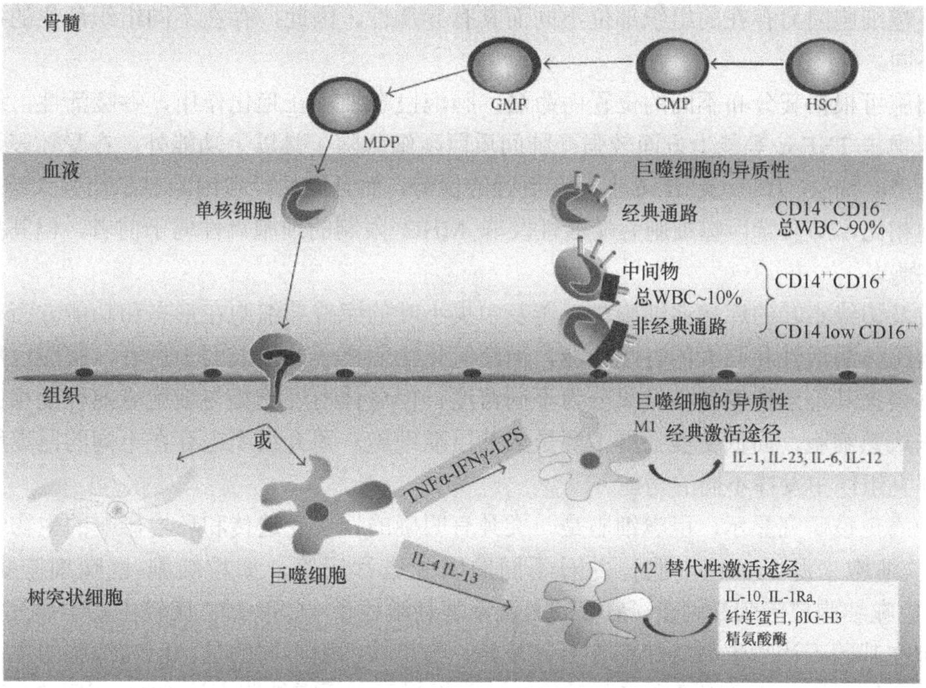

图 9-34　单核细胞和巨噬细胞的异质性（Liaskou et al.，2012）

清除产生的细胞碎片。相比之下，循环血中的 $LY6C^{hi}$ 单核细胞的功能仍不清楚，但推测其功能与它们的强吞噬能力及容易进入所有器官和组织的能力有关。最近有报道称其突出的潜在生理意义为 $LY6C^{hi}$ 单核细胞在生理节律基因 Bmall（也称 Arntl）的控制下，随着生理节律波从骨髓中调动出。这种从骨髓中由生理节律控制的 $LY6C^{hi}$ 的释放，可能有助于强化宿主天然免疫系统对环境变化预测的能力，这一现象已被称为前馈性（预见性）炎症。$LY6C^{hi}$ 单核细胞快速迁移到炎症和损伤部位，使得这些多功能细胞成为宿主抗病原损伤反应的重要组成部分（已通过单核李氏杆菌感染得到证实）。然而，单核细胞的迁移是有代价的，因为这些细胞可以促进病原体的传播，并作为“特洛伊木马”将携带的病菌引入骨髓和脑组织（Ziegler-Heitbrock et al.，1993；Ziegler-Heitbrock，1996；Szaflarska et al.，2004）。

单核细胞系统对宿主区分非特异性抗微生物防御及肿瘤监测等有重要作用和意义。单核细胞通过携带的化学因子受体和黏附分子受体进入感染位点以发挥作用，因此也是天然免疫系统的关键效应体系。单核细胞分泌炎症细胞因子、吞噬细胞和毒性分子，因此其在机体防御细菌、原虫和真菌等病原的感染中发挥着重要的免疫作用。单核细胞可通过产生活性氮中间物（RNI）、活性氧中间体（ROI）或通过巨噬体酶的作用杀死细菌。

研究显示，独一无二的 $CD14^{dim}CD16^{+}CCR2^{-}$ 单核细胞亚群占 $CD14^{+}CD16^{+}$ 细胞群的 20%，该亚群细胞表达上皮细胞标记 Tie-2，这一标记蛋白使其归类于宿主免疫细胞，并协助肿瘤生长和血管生成。Tie-2 是血管生成素 2（Ang-2）的受体。Ang-2 是缺氧条件下血管壁生成的血管生长因子，以聚集表达 Tie-2 的上皮细胞。随后，表达 Tie-2 的单核细胞亚群也将被招募到反应部位位点，这有利于维持外渗和血清渗出之后单核细胞的形态，并使其保留于血管壁外周来促进血管再生，如缺失 Tie-2 的单核细胞将抑制肿瘤的进展和转移。典型单核细胞和非典型单核细胞侵染组织的机制似乎有所不同。特别是 CD62-L 这一在动脉粥样硬化过程的关键步骤中介导单核细胞黏附到内皮，或介导其溢出物到达内皮的分子，其表达水平在 $CD14^{+}CD16^{+}$ 细胞亚群明显低于典型的 $CD14^{+}CD16^{-}$ 细胞群（Ziegler-Heitbrock et al.，1993；Tacke and Randolph，2006）。

（二）巨噬细胞

巨噬细胞是一类形态较大的吞噬细胞，几乎存在于所有的组织器官中，通常根据其所在组织给予不同的命名。巨噬细胞因为存在的组织部位不同而具有异质性。因此，存在不同组织部位的巨噬细胞，其功能也有所不同。

肺巨噬细胞可根据其分布不同的位置而命名，肺泡巨噬细胞在趋化作用，吞噬活性，细胞毒性及分泌活性氧中间物与 TNF-α 等能力方面较强；肺间质巨噬细胞除了具以上功能外，在受体表达，分泌细胞间黏附分子及Ⅰa 抗原、IL-1 及 IL-6 上具有更强的优势，而且间质巨噬细胞显示出强大的增殖能力。与肺泡巨噬细胞相比，肺血管巨噬细胞吞噬活性及非 MHC 限制的细胞毒性弱于前者，但其抗肿瘤活性强于肺泡巨噬细胞。

肝中上游及边缘小叶的库普弗细胞与下游及中央小叶的库普弗细胞在形态和功能方面有所不同，前者有更多的溶酶体酶活性和强大的吞噬功能，但超氧化物阴离子的生成弱于后者。腹腔巨噬细胞分为多个亚群，通常根据其不同梯度离心结果分为不同密度，但总体密度趋势与细胞成熟程度相关，高密度的亚群主要是未成熟细胞，而低密度亚群主要是成熟巨噬细胞。睾丸组织也存在不同的巨噬细胞亚群，它们很可能在睾丸组织中发挥不同的功能。

另外，肿瘤免疫研究显示，巨噬细胞是一类具有明确的、可受遗传和环境影响的生物学活性的异源细胞群。巨噬细胞来源于单核细胞，并对不同的因子进行应答，如粒细胞-巨噬细胞集落刺激因子（GM-CSF）、巨噬细胞集落刺激因子（M-CSF）及集落刺激因子（CSF-1）。比较生物学研究显示，单核细胞和巨噬细胞在基因表达和生命持续期方面有差异。与单核细胞不同的是，巨噬细胞的生命周期较长，可从几个月到几年不等。转录因子和表面受体表达分析显示，巨噬细胞表达 CD14 水平较低，但 CD11b、甘露糖受体（MR 或 CD206）、转录因子 PU.1、表面受体、MHCⅡ、FcγR 和唾液酸受体的表达较高。肿瘤是研究单核/巨噬系统最理想的模型，但巨噬细胞在实体瘤的聚集实际上导致了不理想的预后效果。一个有趣的研究显示，对一些个体给予非类固醇抗炎症因子药物（NSAID）治疗，通常是单核细胞和组织巨噬细胞聚集到肿瘤部位激发抗肿瘤免疫反应，从而显著降低癌症的发生率。在肿瘤组织中通常可见两种亚型巨噬细胞，即 M1 和 M2 巨噬细胞。M1 巨噬细胞根据其可在 IFN-γ、IL-1β 和 TNF-α 等因子的介导下增强 Th1 型免疫反应的能力。M1 型巨噬细胞呈递抗原到 B 细胞，表达 IL-12、IL-23 和其他炎症因子，并产生活性氧和氮类，这些都有助于促进肿瘤抑制过程。相反，M2 巨噬细胞或“肿瘤相关巨噬细胞”（TAM）直接与肿瘤细胞作用，分泌 IL-4、IL-10、IL-13 和糖皮质激素，并激发 Th2 型反应，该反应上调抗炎症细胞因子的表达，但下调促炎症介质的表达。M2 细胞主要以分泌 IL-4、IL-10 和 TGF-β，释放免疫复合物，表达 VEGF 促进血管生成，表达基质金属蛋白酶进行组织重构和修复等为特征。TAM 在肿瘤发展过程中起关键作用，这类巨噬细胞亚型与抗肿瘤的 M1 巨噬细胞亚型不同。有趣的是，巨噬细胞亚型并没有在聚集之前就预先有确定的功能，而是在达到肿瘤部位后受肿瘤的微环境影响发生分化或驯化（Mantovani et al.，2004；Martinez et al.，2008；Mosser and Edwards，2008）。

目前研究提示，调节不同疾病的微环境可能对新治疗方法的建立有帮助。现已证实，特定的、单核/巨噬细胞亚群可作为特定疾病诊断的指征。可以肯定，在组织微环境中，来自外周细胞的细胞因子表达情况及氧压力等因素将在促进疾病或抵抗疾病的过程中发挥作用。在这些情况下，调控外周血中免疫细胞亚型增殖的治疗策略将有助于控制疾病引起的炎症，希望这将成为一种可能的治疗方法。

（三）单核/巨噬细胞在天然免疫中的作用

在起始炎症反应并做出相应的反应时，对单核/巨噬细胞的监控是必需的。单核/巨噬细胞的活化通过对自我及非我刺激物的识别得以启动，这一过程由一系列的特异受体介导。MHCⅠ类及 MHCⅡ类受体，可根据它们的细胞外肽链分为 C1a 或 HLA-DR 和 CD38 或 HLA-DQ。表达 MHCⅠ类的单核细胞在分化过程中，其 MHCⅠ类的表达受 MHCⅡ类的抑制。Toll 样受体家族构成进化上保守的“病原-识别-受体”蛋白群，其识别由 10 个以上成员组成的、涉及病原识别的保守的病原相关微生物模式。单核/巨噬细胞中的 TLR1、TLR2、TLR4、TLR5、TLR6 和 TLR10 定位在细胞膜上，TLR3、TLR7 和 TLR9 在细胞内并定位于内体膜上，但只有 TLR9 存在于单核细胞的内体膜上。TLR4 识别 LPS 这种革兰氏阴性菌的外膜成分，该成分是研究最广泛的单核/巨噬细胞的刺激因子（Gordon and Taylor，2005；Akira et al.，2006；Strauss-Ayali et al.，2007；Shi and Pamer，2011；Locati et al.，2013；Nahrendorf and Swirski，2013）。

TLR4 的信号转导途径由 IRAK（IL-1R 相关激酶）活化介导的骨髓分化因子（MyD88）引起的 TRAF6/IRAK/MyD88 形成过程。现已确定 4 种 IRAK，但只有 IRAK1 和 IRAK4 显示出激酶活性并在 NF-κB 的活化中起关键作用。IRAK4 在 TLR 信号途径中是必需的，因为 IRAK4 缺陷小鼠对 IL-1R 或 LPS 没反应，而且具有 IRAK4 遗传突变的患者对 IL-1R 不反应。除此之外，IRAK1 缺陷鼠在 LPS 刺激后产生的细胞因子较少，这说明足够的炎症因子的正确诱导和分泌在该反应中发挥着重要作用。IRAK1/IRAK14 的活化诱导了接头分子 MyD88 和 TRAF6（一个 E3 泛素连接酶）的加入，由此形成 MyD88-IRAK-TRAF6 复合体，这一复合体的形成促进了激酶级联反应的活化，这些激酶级联反应涉及 MAPK、TAK1 和（或）MEKK3。这些激酶的活化导致负责调控 NF-κB 的 IKK 复合体的活化。IKK 复合体由 IKKα 和 IKKβ 和一个调节亚单位 IKKγ 组成，磷酸化 NF-κB 以诱导 NF-κB 的转录活性及随后的促炎症细胞因子和化学因子的分泌。刺激 TLR 可诱导 p38 MAPK、细胞外信号调节激酶和 c-JUN 末端激酶（JNK）的活化，但其调控途径还不清楚。总之，TLR 的刺激导致促炎症因子调节物 IL-1R 和 TNF-α 的产生，这些细胞因子负责调节免疫并可延长单核细胞的存活期（Schneberger et al.，2011；Liaskou et al.，2012）。

三、NK/NKT 细胞参与的天然免疫及其机制

（一）NK 细胞

20 世纪 70 年代，发现一类无需抗体或没有预先致敏的淋巴细胞具有杀伤作用，随后证实这些淋巴细胞的杀伤作用是天然的，因此将其命名为自然杀伤（natural killer cell，NK）细胞。NK 细胞通过表面受体与靶细胞表面配体的特异性结合来调控其自身活化，从而直接杀伤病毒和肿瘤细胞，或分泌细胞因子诱导炎症反应和调控其他免疫细胞。NK 细胞功能的发挥，取决于其细胞表面活化受体/抑制性受体识别靶细胞上相应配体后活化/抑制信号共同作用的结果。根据分子结构的不同，可将 NK 细胞受体分为 C 型凝集素超家族（C-type lectin superfamily，CL-SF）和免疫球蛋白超家族（immunoglobulin superfamily，Ig-SF）两大类（Biassoni，2008）。CL-SF 家族成员有 NKG2、CD94、NKR-P1 和 LY49 等，其配体为 MHC Ⅰ类分子相关蛋白（major histocompatibility complex class Ⅰ chain-related protein，MIC）、UL16 结合蛋白（UL16-binding protein，ULBP）、MHC Ⅰ类分子和糖类等；Ig-SF 家族成员主要有杀伤细胞抑制性受体（killer inhibitory receptor，KIR）和自然杀伤细胞毒性受体（natural cytotoxicity receptor，NCR）两大家族，其中 KIR 识别 MHC Ⅰ类分子，而 NCR 识别的配体尚不明确。除了上述两种信号之间的平衡外，NK 细胞的活化也受到细胞因子的调节，如 IL-2、IL-12、IFN-α、TNF-α 及白细胞调节素（leukoregulin，LR）对 NK 细胞的活化和杀伤有正调节作用；而前列腺素 E1、E2、D2 和肾上腺皮质激素等对 NK 细胞的活性有抑制作用。在外周血中，NK 细胞约占淋巴细胞总数的 15%，NK 细胞也可出现在脾、肺、肝和肠黏膜等，这些位置的 NK 细胞通过细胞表面的活化性和抑制性受体与其他细胞表面相应的配体结合，以及活化后所分泌的细胞因子（IFN-γ、TNF-α、TGF-β 和 GM-CSF 等），不仅参与天然免疫应答，还可作为协同刺激分子为获得性免疫应答传递信号，同时协调与其他免疫细胞之间的关系，使得机体免疫反应处在一个可以调控的状态，防止免疫性疾病的发生（Cooper et al.，2001；Felker et al.，2013；Lam et al.，2013；Watzl et al.，2014）。

NK 细胞的免疫调节功能表现为影响多种免疫细胞，如 DC、T 细胞、B 细胞等。NK 细胞在外周组织的次级淋巴结中和 DC 相遇，通过两种方式作用于 DC：一是 NK 细胞可以杀伤未成熟的 DC，从而影响 DC 的动态平衡；二是 NK 细胞通过分泌 IFN-γ 和 TNF-α 促进 NK 细胞成熟，成熟的 DC 又分泌 IL-12 正反馈作用于 NK 细胞。NK 细胞还可以直接作用于 T 细胞和 B 细胞，在炎症反应中释放 IFN-γ，促进 $CD4^+$

Th0 细胞向 Th1 细胞转化。此外，NK 细胞还可以杀伤活化的 T 细胞及抑制自身反应性 B 细胞（Vivier et al.，2008；Wong et al.，2014）。

（二）NKT 细胞

NKT 细胞是科学家在研究 T 细胞时发现的一类特殊亚群，其表面既可以表达 T 细胞受体（TCR），又可以表达典型的 NK 细胞受体 NK1.1（人 CD161c），因此称为 NKT 细胞（Kronenberg，2005）。NKT 细胞来源于骨髓干细胞，主要在胸腺内发育，其前体细胞来源于 $CD4^+CD8^+$双阳性（DP）T 细胞，在 RORγt 信号诱导下表达经典的 TCR-α 链后，与其他双阳性胸腺细胞表面的 CD1d-iGb3 复合物结合，激活相应的信号进行阴性选择，双阳性 NKT 前体细胞下调 CD8，产生 $CD4^+$细胞，再进一步下调 CD4，产生 $CD4^-CD8^-$双阴性（DN）细胞，逐渐脱离 T 细胞分化途径，除少量 NKT 细胞驻留在胸腺组织外，大部分 NKT 前体细胞在迁移到外周组织后，获得 NK 细胞受体 NK1.1 等，最终发育为成熟的 NKT 细胞（图 9-35）（Bendelac et al.，2007）。小鼠的 NKT 细胞主要分布于骨髓和肝（占 T 细胞总量的 20%~30%）、胸腺（占 T 细胞总量的 0.3%~0.5%）和脾（占 T 细胞总量的 1%~5%），淋巴结也有少量分布。不同物种之间略有差异。

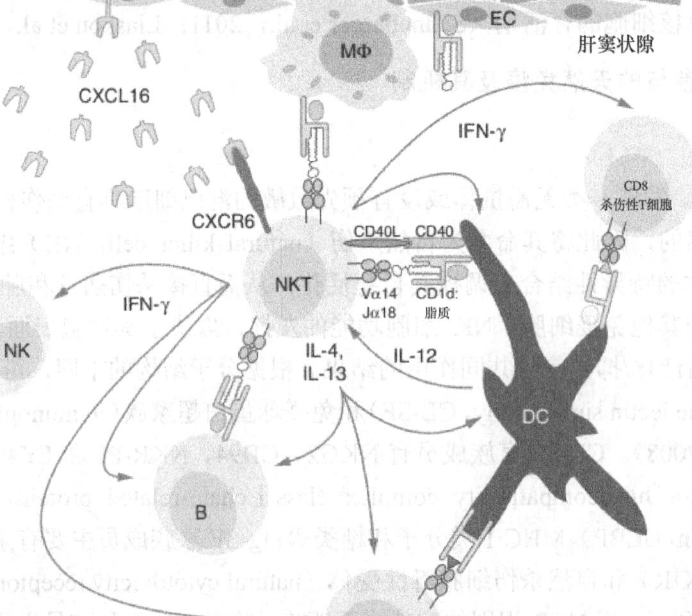

图 9-35　NKT 细胞激活的细胞分子网络（Bendelac et al.，2007）

随着研究的深入，NKT 细胞的功能和分类还在不断地被发现和完善。目前 NKT 细胞的概念通常分为广义和狭义两种，广义的 NKT 细胞是指具有天然免疫应答功能的特殊 T 细胞群，根据其表达的 TCR 类型及发育过程中对 CD1d 分子的依赖性，可将 NKT 细胞分为三类：Ⅰ型 NKT 细胞、Ⅱ型 NKT 细胞和 NKT 样细胞。狭义的 NKT 细胞则是特指依赖 CD1d 的Ⅰ型 NKT 细胞中的 iNKT 细胞，称恒定 NKT 细胞，是目前研究最为深入的 NKT 细胞群（Crowe et al.，2005；Godfrey et al.，2010）。

Ⅰ型 NKT 细胞定义为，表达非多态性的 TCRα 链（小鼠为 Vα14-Jα18，人类为 Vα24-Jα18）并能被 CD1d 分子呈递的鞘磷脂 α-半乳糖酰基鞘氨酸（α-GalCer）激活的一类免疫细胞。小鼠体内仅部分 $NK1.1^+$ $TCRαβ^+$细胞可被 CD1d-α-GalCer 四聚体激活；同样，人外周 T 淋巴细胞中有 5%~10%表达 CD161c（小鼠 NK1.1 同源分子），但只有 0.1%能被 CD1d 四聚体激活。根据 NK1.1 表达情况，小鼠Ⅰ型 NKT 细胞又可分为两个亚群：Vα14-Jα18^{+}NK1.1^{+} CD1d依赖性NKT细胞和Vα14-Jα18^{+}NK1.1^{-}CD1d依赖性NKT细胞，前者即为iNKT细胞。此外，根据CD4是否表达，小鼠iNKT细胞又可分为CD4^{+} iNKT细胞和DN（CD4^{-}CD8^{-}）iNKT细胞，经过胸腺内选择，小鼠的iNKT细胞一般不表达CD8分子。人类iNKT细胞约50%表达CD8α，但只有一小部分表达CD8β。此外，除iNKT细胞外，在小鼠和人中均发现了Vα14（人Vα24）-Jα18^{+} NK1.1（CD161c）$^{-}$CD1d依赖性的NKT细胞，该细胞主要群体为CD4阳性。

Ⅱ型NKT细胞为Vα14（人Vα24）-Jα18^{-} CD1d依赖性NKT细胞，小鼠中这类细胞并不能被CD1d-α-GalCer四聚体所识别，在MHCⅡ类分子缺陷的小鼠体内存在CD4^{+} Vα14-Jα18^{-}CD1d依赖性NKT细胞，其TCR更为多样，包括Vα3-Jα9（或Vα8）$^{-}$Vβ8.2，可识别CD1d呈递的异于α-GalCer的配体和肝细胞的B型肝炎抗原。人的Ⅱ型NKT细胞表型为Vα24-Vβ11-CD8α^{+}CD8β^{+}。

NKT样细胞即为CD1d非依赖性的NK1.1^{+}T细胞，该细胞群体具有异质性，大部分为CD8阳性。该细胞群主要包括：激活后NK1.1表达上调的传统T淋巴细胞，可与非经典MHCⅠ类分子而非CD1d反应的非TCR多态性的T淋巴细胞，以及来源及功能未明的不依赖胸腺发育的T淋巴细胞。以上几种细胞除表达NK1.1之外，更倾向归入T淋巴细胞，故命名NKT样T细胞。

NKT细胞是体内免疫应答的重要组成部分，其能与其他免疫细胞产生交互作用（图9-36）。研究显示，一些基于NKT细胞中α-GalCer配体诱导的级联激活效应，其核心特征是NKT细胞和DC的相互作用。人CD4^{+} iNKT细胞可以促进DC成熟，而DN iNKT细胞促进DC增殖。iNKT细胞还能促进B淋巴细胞表达活化标记，增加血清中免疫球蛋白的含量。此外，iNKT细胞也会对CD4^{+} T淋巴细胞、CD8^{+} T淋巴细胞的细胞因子分泌谱产生影响，而以上作用均由CD1d^{+} DC所介导。静息态的DC将α-GalCer呈递给iNKT细胞，诱导NKT细胞上调CD40L、Th1/Th2型细胞因子和趋化因子，CD40L与DC表面的CD40相互作用，促进诱导的DC上调CD40、B7.1、B7.2和IL-12，这些因子又反过来促进NKT细胞活化和细胞因子产生。这些反应还促进NK细胞裂解，产生IFN-γ，同时DC可以协同刺激MHCⅠ类分子和MHCⅡ类分子介导的抗原呈递，特别是交叉激活，可以显著增强获得性免疫应答，进而增强免疫调节功能（Juno et al.，2012；Di Pietro and Falcone，2014）。

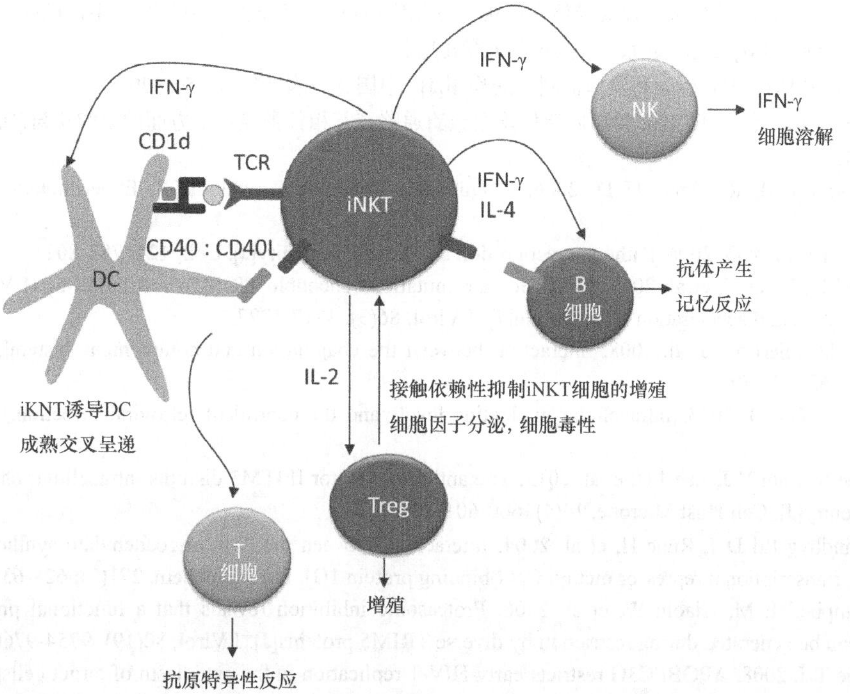

图9-36　iNKT调节NK细胞、T细胞和B细胞的活化（Juno et al.，2012）

不过，不同的NKT细胞亚群在功能上具有差异性，如人$CD4^+$ iNKT细胞和$CD4^-$ iNKT细胞均能诱导高水平的TNF-α和IFN-γ产生，但$CD4^+$ iNKT细胞能产生更高水平的IL-4、IL-13、IL-2和GM-CSF，并能促进B淋巴细胞产生更多的免疫球蛋白，因此该类细胞的功能还需要深入研究。

参考文献

曹雪涛. 2011. 免疫学前沿进展[M]. 2版. 北京：人民卫生出版社.

查纪坤，舒红兵. 2002. 肿瘤坏死因子信号传导的分子机理[J]. 中国科学, 32(1): 1-10.

单保恩. 2011. IL-12家族细胞因子：肿瘤免疫治疗研究的热点分子[J]. 中国肿瘤生物治疗杂志, 18(3): 239-243.

杜昆，李琦，周名，等. 2014. MAPK/ERK信号通路参与沙眼衣原体抑制TNF-a诱导的细胞凋亡[J]. 中国皮肤性病学杂志, 28(5): 444-447.

冯速，邱樊，张壮壮，等. 2016. 肿瘤坏死因子家族及其相关药物的研究进展[J]. 药学进展, 40(4): 284-292.

龚非力. 2000. 医学免疫学[M]. 北京：科学出版社.

金伯泉. 2008. 医学免疫学[M]. 5版. 北京：人民卫生出版社.

靳维维，姚文兵，徐晨. 2013. 干扰素结构及抗病毒活性研究进展[J]. 国际医药学研究杂志, 40(3): 281-285.

李臣宾. 2005. IFN-ω的研究进展[J]. 国外医学免疫学分册, 28(1): 7-9.

林学颜. 2000. 现代细胞与分子免疫学[M]. 北京：科学出版社.

刘敏，谢利波，王群兴. 2014. IL-10在病毒持续性感染中的研究进展[J]. 细胞与分子免疫学杂志, 30(2): 213-215.

马兴铭，丁剑冰. 2013. 医学免疫学[M]. 北京：清华大学出版社.

丘创华，侯敢，黄迪南. 2007. TNF-α信号传导通路的分子机理[J]. 中国生物化学与分子生物学报, 23(6): 430-435.

任勇，陈寿松，齐曼丽，等. 2009. 趋化因子及其受体与肿瘤研究进展[J]. 临床军医杂志, 37(3): 485-487.

田红岭，侯玉柱，王若雨，等. 2014. IL-23生理病理学意义及信号通路[J]. 免疫学杂志, 30(6): 555-559.

王健，赵金红. 2006. 趋化因子受体研究进展[J]. 现代预防医学, 33(2): 165-171.

王琳，刘玉峰. 2003. CD2l(CR2)的研究进展[J]. 免疫学杂志, 19(3): 100-103.

王世若，王兴龙，韩文瑜. 2001. 现代动物免疫学[M]. 长春：吉林科学技术出版社.

王晓佳，夏春，汪明. 2004. 羊干扰素Tau(IFN-τ)分子生物学研究进展[J]. 中国兽医杂志, 40(2): 36-37.

夏思源，赵立青，吴震洲，等. 2010. IL-27：保持免疫平衡的重要因子[J]. 生命科学, 66(6): 539-545.

徐焕宾，王缨，熊思东. 2003. 趋化因子及其受体在连接天然免疫与获得性免疫中的作用[J]. 生命的化学, 23(3): 215-217.

杨汉春. 2003. 动物免疫学[M]. 2版. 北京：中国农业大学出版社.

张培泽，王辉. 2010. 补体在HIV感染和发病机制中的作用[J]. 中国艾滋病性病, 16(5): 529-535.

甄军丽，工维平，安立伟，等. 2010. p38丝裂原活化蛋白激酶通路及其相关神经系统方面的研究进展[J]. 脑与神经疾病杂志, 18(4): 318-321.

Aggarwal R, Ghobrial I M, Roodman G D. 2006. Chemokines in multiple myeloma[J]. Experimental Hematology, 34(10): 1289-1295.

Akira S, Uematsu S, Takeuchi O. 2006. Pathogen recognition and innate immunity[J]. Cell, 124: 783-801.

Amanda R, Fumiaki H, Yang Y, et al. 2012. RING domain mutations uncouple TRIM5α restriction of HIV-1 from inhibition of reverse transcription and acceleration of uncoating[J]. J Virol, 86(3): 1717-1727.

Amara U, Rittirsch D, Flierl M, et al. 2008. Interaction between the coagulation and complement system[J]. Current Topics in Complement Ii, 632: 71-79.

Amie S M, Noble E, Kim B. 2013. Intracellular nucleotide levels and the control of retroviral infections[J]. Virology, 436(2): 247-254.

Amini-Bavil-Olyaee S, Choi Y J, Lee J H, et al. 2013. The antiviral effector IFITM3 disrupts intracellular cholesterol homeostasis to block viral entry[J]. Cell Host Microbe, 14(4): 600-601.

Andersen J B, Strandbyg Rd D J, Rune H, et al. 2004. Interaction between the 2′-5′ oligoadenylate synthetase-like protein p59 OASL and the transcriptional repressor methyl CpG-binding protein 1[J]. Eur J Biochem, 271(3): 628-636.

Anderson J L, Campbell E M, Xiaolu W, et al. 2006. Proteasome inhibition reveals that a functional preintegration complex intermediate can be generated during restriction by diverse TRIM5 proteins[J]. J Virol, 80(19): 9754-9760.

Anderson J L, Hope T J. 2008. APOBEC3G restricts early HIV-1 replication in the cytoplasm of target cells[J]. Virology, 375(1): 1-12.

Andreas P, Jean-Charles L, Fabienne W D V, et al. 2005. Cholesterol 25-hydroxylase on chromosome 10q is a susceptibility gene for sporadic Alzheimer's disease[J]. Neurodegenerative Diseases, 2(5): 233-241.

Ank N, West H, Bartholdy C, et al. 2006. Lambda interferon(IFN-lambda), a typeIII IFN, is induced by viruses and IFNs and displays potent antiviral activity against select virus infections *in vivo*[J]. J Virol, 80(9): 4501-4509.

Anna K R, Marelli S S, Cinzia P, et al. 2011. TRIM22 inhibits HIV-1 transcription independently of its E3 ubiquitin ligase activity, Tat, and NF-kappaB-responsive long terminal repeat elements[J]. J Virol, 85(10): 5183-5196.

Aravind L, Koonin E V. 1998. The HD domain defines a new superfamily of metal-dependent phosphohydrolases[J]. Trends Biochem Sci, 23(12): 469-472.

Arend W P, Guthridge C J. 2000. Biological role of interleukin 1 receptor antagonist isoforms[J]. Annals of the Rheumatic Diseases, 59 Suppl 1: i60-64.

Arindam C, Babal Kant J, Silverman R H. 2011. New insights into the role of RNase L in innate immunity[J]. J Interferon Cytokine Res, 31(1): 49-57.

Arjan S, Swanson C, Sherer N, et al. 2011. Mov10, an APOBEC3G-interacting RNA-binding protein, inhibits HIV-1 infection[J]. Retrovirology, 8(2): 1.

Arjan-Odedra S, Swanson C M, Sherer N M, et al. 2012. Endogenous MOV10 inhibits the retrotransposition of endogenous retroelements but the replication of exogenous retroviruses[J]. Retrovirology, 9(7): 1-13.

Arlaud G J, Gaboriaud C, Thielens N M, et al. 2002. Structural biology of the C1 complex of complement unveils the mechanisms of its activation and proteolytic activity[J]. Molecular Immunology, 39(7-8): 383-394.

Arnheiter H, Skuntz S, Noteborn M, et al. 1991. Transgenic mice with intracellular immunity to influenza virus[J]. Cell, 62(1): 51-61.

Baldauf H M, Pan X, Erikson E, et al. 2012. SAMHD1 restricts HIV-1 infection in resting CD4(+)T cells[J]. Nat Med, 18(11): 1682-1689.

Ballana E, Esté J A. 2015. SAMHD1: at the crossroads of cell proliferation, immune responses, and virus restriction[J]. Trends Microbiol, 23(11): 680-692.

Banerjee A, Mazumdar B, Meyer K, et al. 2011. Transcriptional repression of C4 complement by hepatitis C virus proteins[J]. J Virol, 85(9): 4157-4166.

Barra V, Kuhn A M, von Knethen A, et al. 2011. Apoptotic cell-derived factors induce arginase II expression in murine macrophages by activating ERK5/CREB[J]. Cellular and Molecular Life Sciences : CMLS, 68(10): 1815-1827.

Bassin R H, Gerwin B I, Duran-Troise G, et al. 1975. Murine sarcoma virus pseudotypes acquire a determinant specifying N or B tropism from leukaemia virus during rescue[J]. Nature, 256(5514): 223-225.

Bassin R H, Gerwin B I, Levin J G, et al. 1980. Macromolecular requirements for abrogation of Fv-1 restriction by murine leukemia viruses[J]. J Virol, 35(2): 287-297.

Bauman D R, Bitmansour A D, Mcdonald J G, et al. 2009. 25-hydroxycholesterol secreted by macrophages in response to Toll-like receptor activation suppresses immunoglobulin A production[J]. P Natl Acad Sci USA, 106(39): 16 764-16 769.

Beloglazova N, Flick R, Tchigvintsev A, et al. 2013. Nuclease activity of the human SAMHD1 protein implicated in the Aicardi-Goutieres syndrome and HIV-1 restriction[J]. J Biol Chem, 288(12): 8101-8110.

Belz G T, Masson F. 2010. Interleukin-2 tickles T cell memory[J]. Immunity, 32(1): 7-9.

Bendelac A, Savage P B, Teyton L. 2007. The biology of NKT cells[J]. Annu Rev Immunol, 25: 297-336.

Berard M, Brandt K, Paus S B, et al. 2003. IL-15 promotes the survival of naive and memory phenotype CD8(+)T cells(vol 170, pg 5018, 2003)[J]. J Immunol, 171(4): 2170.

Berger E A, Alkhatib G. 2007. HIV gp120 interactions with coreceptors: insights from studies with CCR5-based peptides[J]. European Journal of Medical Research, 12(9): 403-407.

Bianchi T, Gasser S, Trumpp A, et al. 2006. c-Myc acts downstream of IL-15 in the regulation of memory CD8 T-cell homeostasis[J]. Blood, 107(10): 3992-3999.

Biassoni R. 2008. Natural killer cell receptors[J]. Adv Exp Med Biol, 640: 35-52.

Bishop K N, Bock M, Towers G, et al. 2001. Identification of the regions of Fv1 necessary for murine leukemia virus restriction[J]. J Virol, 75(11): 5182-5188.

Bishop K N, Mortuza G B, Steven H, et al. 2006. Characterization of an amino-terminal dimerization domain from retroviral restriction factor Fv1[J]. J Virol, 80(16): 8225-8235.

Blanc M, Hsieh W Y, Robertson K, et al. 2013. The transcription factor stat-1 couples macrophage synthesis of 25-hydroxycholesterol to the interferon antiviral response[J]. Immunity, 38(1): 106-118.

Blomstrom D C, Fahey D, Kutny R, et al. 1986. Molecular characterization of the interferon-induced 15-kDa protein. Molecular cloning and nucleotide and amino acid sequence[J]. J Biol Chem, 261(19): 8811-8816.

Bohlson S S, Fraser D A, Tenner A J. 2007. Complement proteins C1q and MBL are pattern recognition molecules that signal immediate and long-term protective immune functions[J]. Molecular Immunology, 44(1-3): 33-43.

Boilly B, Vercoutter-Edouart A S, Hondermarck H, et al. 2000. FGF signals for cell proliferation and migration through different pathways[J]. Cytokine Growth F R, 11(4): 295-302.

Bonvin M, Achermann F, Greeve I, et al. 2006. Interferon-inducible expression of APOBEC3 editing enzymes in human hepatocytes and inhibition of hepatitis B virus replication[J]. Hepatology, 43(6): 1364-1374.

Boudinot P, Riffault S, Salhi S, et al. 2000. Vesicular stomatitis virus and pseudorabies virus induce a vig1/cig5 homologue in mouse dendritic cells via different pathways[J]. J Gen Virol, 81(Pt 11): 2675-2682.

Brandariz-Nuñez A, Valle-Casuso J C, White T E, et al. 2013. Contribution of oligomerization to the anti-HIV-1 properties of SAMHD1[J]. Retrovirology, 10(17): 2829-2830.

Brombacher F, Kastelein R A, Alber G. 2003. Novel IL-12 family members shed light on the orchestration of Th1 responses[J]. Trends Immunol, 24(4): 207-212.

Brown C E, Tarun S Z, Boeck R, et al. 1996. PAN3 encodes a subunit of the Pab1p-dependent poly(A)nuclease in *Saccharomyces cerevisiae*[J]. Mol Cell Biol, 16(10): 5744-5753.

Budagian V, Bulanova E, Paus R, et al. 2006. IL-15/IL-15 receptor biology: a guided tour through an expanding universe[J]. Cytokine Growth Factor Rev, 17(4): 259-280.

Cameron S J, Itoh S, Baines C P, et al. 2004. Activation of big MAP kinase 1(BMK1/ERK5)inhibits cardiac injury after myocardial ischemia and reperfusion[J]. FEBS Letters, 566(1-3): 255-260.

Caminschi I, Maraskovsky E, Heath W R. 2012. Targeting dendritic cells *in vivo* for cancer therapy[J]. Front Immunol, 3: 13.

Campbell E M, Omar P, Anderson J L, et al. 2008. Visualization of a proteasome-independent intermediate during restriction of HIV-1 by rhesus TRIM5alpha[J]. J Cell Biol, 180(3): 549-561.

Campbell J D, Gangur V, Simons F E, et al. 2004. Allergic humans are hyporesponsive to a CXCR3 ligand-mediated Th1 immunity-promoting loop[J]. FASEB Journal: Official Publication of the Federation of American Societies for Experimental Biology, 18(2): 329-331.

Campbell J J, Qin S, Unutmaz D, et al. 2001. Unique subpopulations of $CD56^+$ NK and NK-T peripheral blood lymphocytes identified by chemokine receptor expression repertoire[J]. J Immunol, 166(11): 6477-6482.

Carland T M, Gerwick L. 2010. The C1q domain containing proteins: where do they come from and what do they do[J]? Developmental and Comparative Immunology, 34(8): 785-790.

Caroline G, Olivier M, Hélène B, et al. 2013. Human MX2 is an interferon-induced post-entry inhibitor of HIV-1 infection[J]. Nature, 502(7472): 559-562.

Caron R W, Yacoub A, Li M, et al. 2005. Activated forms of H-RAS and K-RAS differentially regulate membrane association of PI3K, PDK-1, and AKT and the effect of therapeutic kinase inhibitors on cell survival[J]. Molecular Cancer Therapeutics, 4(2): 257-270.

Carsten M, Brandt S M, Ginger L, et al. 2002. A dominant block to HIV-1 replication at reverse transcription in simian cells[J]. P Natl Acad Sci USA, 99(21): 13 843-13 848.

Caruthers J M, Mckay D B. 2002. Helicase structure and mechanism[J]. Curr Opin Struct Biol, 12(1): 123-133.

Casalvieri K A, Matheson C J, Backos D S, et al. 2017. Selective Tareting of RSK isoforms in Cancer[J]. Trends in Cancer, 3(4): 302-312.

Casanova J L, Holland S M, Notarangelo L D. 2012. Inborn errors of Human JAKs and STATs[J]. Immunity, 36(4): 515-528.

Castillo M G, Goodson M S, McFall-Ngai M. 2009. Identification and molecular characterization of a complement C3 molecule in a lophotrochozoan, the Hawaiian bobtail squid *Euprymna scolopes*[J]. Developmental and Comparative Immunology, 33(1): 69-76.

Chang F M, Steelman L S, McCubrey J A. 2002. Raf-induced cell cycle progression in human TF-1 hematopoietic cells[J]. Cell Cycle, 1(3): 220-226.

Chaturvedi V, Collison L W, Guy C S, et al. 2011. Cutting edge: human regulatory T cells require IL-35 to mediate suppression and infectious tolerance(Retracted article. See vol. 191, pg. 2018, 2013)[J]. J Immunol, 186(12): 6661-6666.

Chelico L, Pham P, Petruska J, et al. 2009. Biochemical basis of immunological and retroviral responses to DNA-targeted cytosine deamination by activation-induced cytidine deaminase and APOBEC3G[J]. J Biol Chem, 284(41): 27 761-27 765.

Chen H, Wang L W, Huang Y Q, et al. 2010a. Interferon-alpha induces high expression of APOBEC3G and STAT-1 *in vitro* and *in vivo*[J]. Int J Mol Sci, 11(9): 3501-3512.

Chen S, Xu Y, Zhang K, et al. 2012. Structure of N-terminal domain of ZAP indicates how a zinc-finger protein recognizes complex RNA[J]. Nat Struct Mol Biol, 19(4): 430-435.

Chen Z, Tien-Ying H, Rei-Lin K, et al. 2010b. ISG15 conjugation system targets the viral NS1 protein in influenza A virus-infected cells[J]. P Natl Acad Sci USA, 107(5): 2253-2258.

Chenoweth D E, Goodman M G. 1983. The C5a receptor of neutrophils and macrophages[J]. Agents and Actions, Supplements, 12: 252-273.

Chenoweth D E, Hugli T E. 1978. Demonstration of specific C5a receptor on intact human polymorphonuclear leukocytes[J]. Proceedings of the National Academy of Sciences of the United States of America, 75(8): 3943-3947.

Chin K-C, Cresswell P. 2001. Viperin(cig5), an IFN-inducible antiviral protein directly induced by human cytomegalovirus[J]. P Natl Acad Sci USA, 98(26): 15 125-15 130.

Chiu Y L, Soros V B, Kreisberg J F, et al. 2005. Cellular APOBEC3G restricts HIV-1 infection in resting $CD4^+$ T cells[J]. Nature International Weekly Journal of Science, 435(7038): 108-114.

Chiu Y L, Witkowska H E, Hall S C, et al. 2006. High-molecular-mass APOBEC3G complexes restrict Alu retrotransposition[J]. P Natl Acad Sci USA, 103(42): 15 588-15 593.

Choi J, Ryoo J, Oh C, et al. 2015. SAMHD1 specifically restricts retroviruses through its RNase activity[J]. Retrovirology, 12(1): 1-12.

Chomarat P, Banchereau J, Davoust J, et al. 2000. IL-6 switches the differentiation of monocytes from dendritic cells to macrophages[J]. Nat Immunol, 1(6): 510-514.

Chu H, Wang J J, Qi M, et al. 2012. Tetherin/BST-2 is essential for the formation of the intracellular virus-containing compartment in HIV-infected macrophages[J]. Cell Host Microbe, 12(3): 360-372.

Chun J M, Nho K J, Kim H S, et al. 2014. An ethyl acetate fraction derived from *Houttuynia cordata* extract inhibits the production of inflammatory markers by suppressing NF-small ka, Cyrillic B and MAPK activation in lipopolysaccharide-stimulated RAW 264. 7 macrophages[J]. BMC Complementary and Alternative Medicine, 14: 234.

Collison L W, Workman C J, Kuo T T, et al. 2007. The inhibitory cytokine IL-35 contributes to regulatory T-cell function[J]. Nature, 450(7169): 566-569.

Cook D N, Prosser D M, Forster R, et al. 2000. CCR6 mediates dendritic cell localization, lymphocyte homeostasis, and immune responses in mucosal tissue[J]. Immunity, 12: 495-503.

Cooper M A, Fehniger T A, Caligiuri M A. 2001. The biology of human natural killer-cell subsets[J]. Trends Immunol, 22: 633-640.

Corey S J, Anderson S M. 1999. Src-related protein tyrosine kinases in hematopoiesis[J]. Blood, 93(1): 1-14.

Correa S A, Eales K L. 2012. The role of p38 MAPK and its substrates in neuronal plasticity and neurodegenerative disease[J]. Journal of Signal Transduction, 649079.

Crowe N Y, Coquet J M, Berzins S P, et al. 2005. Differential antitumor immunity mediated by NKT cell subsets *in vivo*[J]. J Exp Med, 202: 1279-1288.

Dalmay T, Horsefield R, Braunstein T H, et al. 2001. SDE3 encodes an RNA helicase required for post-transcriptional gene silencing in *Arabidopsis*[J]. EMBO J, 20(8): 2069-2078.

D'Andrea L D, Regan L. 2003. TPR proteins: the versatile helix[J]. Trends Biochem Sci, 28(12): 655-662.

D'Andrea R J, Gonda T J. 2000. A model for assembly and activation of the GM-CSF, IL-3 and IL-5 receptors: insights from activated mutants of the common beta subunit[J]. Experimental Hematology, 28(3): 231-243.

Dao C T, Zhang D E. 2005. ISG15: a ubiquitin-like enigma[J]. Front Biosci, 10(2): 2701-2722.

Davis R J. 2000. Signal transduction by the JNK group of MAP kinases[J]. Cell, 103(2): 239-252.

Descours B, Cribier A, Chable-Bessia C, et al. 2012. SAMHD1 restricts HIV-1 reverse transcription in quiescent CD4(+)T-cells[J]. Retrovirology, 9(2): 1-8.

Di P A, Kajaste-Rudnitski A, Oteiza A, et al. 2013. TRIM22 inhibits influenza A virus infection by targeting the viral nucleoprotein for degradation[J]. J Virol, 87(8): 4523-4533.

Di Pietro C, Falcone M. 2014. The role of invariant NKT cells in organ-specific autoimmunity[J]. Front Biosci(Landmark Ed), 19: 1240-1250.

Diaz-San Segundo F, Rodriguez-Calvo T, de Avila A, et al. 2009. Immunosuppression during acute infection with foot-and-mouth disease virus in swine is mediated by IL-10[J]. PLoS ONE, 4(5): e5659.

Döhner K, Sodeik B. 2004. The Role of the Cytoskeleton During Viral Infection, Membrane Trafficking in Viral Replication[M]. Springer: 67-108.

Donnelly R P, Dickensheets H, O'Brien T R. 2011. Interferon-lambda and therapy for chronic hepatitis C virus infection[J]. Trends Immunol, 32(9): 443-450.

Doster A R, Subramaniam S, Yhee J Y, et al. 2010. Distribution and characterization of IL-10-secreting cells in lymphoid tissues of PCV2-infected pigs[J]. Journal of Veterinary Science, 11(3): 177-183.

Doyle S E, Schreckhise H, Khuu-Duong K, et al. 2006. Interleukin-29 uses a type 1 interferon-like program to promote antiviral responses in human hepatocytes[J]. Hepatology, 44(4): 896-906.

Dragin L, Nguyen L A, Lahouassa H, et al. 2009. Interferon block to HIV-1 transduction in macrophages despite SAMHD1 degradation and high deoxynucleoside triphosphates supply[J]. Philos Mag, 10(1): 500-502.

Dudziak D, Kamphorst A O, Heidkamp G F, et al. 2007. Differential antigen processing by dendritic cell subsets *in vivo*[J]. Science, 315: 107-111.

Duran-Troise G, Bassin R H, Rein A, et al. 1977. Loss of Fv-1 restriction in Balb/3T3 cells following infection with a single N tropic murine leukemia virus particle[J]. Cell, 10(3): 479-488.

Durfee L A, Lyon N, Seo K, et al. 2010. The ISG15 conjugation system broadly targets newly synthesized proteins: implications for the antiviral function of ISG15[J]. Mol Cell, 38(5): 722-732.

Duschene K S, Broderick J B. 2010. The antiviral protein viperin is a radical SAM enzyme[J]. FEBS Lett, 584(6): 1263-1267.

Eldin P, Papon L, Oteiza A, et al. 2009. TRIM22 E3 ubiquitin ligase activity is required to mediate antiviral activity against encephalomyocarditis virus[J]. J Gen Virol, 90(Pt 3): 536-545.

Ellis J, Hotta A, Rastegar M. 2007. Retrovirus silencing by an epigenetic TRIM[J]. Cell, 131(1): 13-14.

Engelman J A, Luo J, Cantley L C. 2006. The evolution of phosphatidylinositol 3-kinases as regulators of growth and metabolism[J]. Nat Rev Genet, 7(8): 606-619.

Espenshade P J, Hughes A L. 2012. Regulation of sterol synthesis in eukaryotes[J]. Electricity, 33(2): 49-54.

Everett R D. 2001. DNA viruses and viral proteins that interact with PML nuclear bodies[J]. Oncogene, 20(49): 7266-7273.

Everett R D, Chelbi-Alix M K. 2007. PML and PML nuclear bodies: implications in antiviral defence[J]. Biochimie, 89(6-7): 819-830.

Fang X X, Jiang X L, Han X H, et al. 2013. Neuroprotection of interleukin-6 against NMDA-induced neurotoxicity is mediated by JAK/STAT3, MAPK/ERK, and PI3K/AKT signaling pathways[J]. Cell Mol Neurobiol, 33(2): 241-251.

Fehniger T A, Caligiuri M A. 2001. Interleukin 15: biology and relevance to human disease[J]. Blood, 97(1): 14-32.

Felker A M, Chen Z, Foster W G, et al. 2013. Receptors for non-MHC ligands contribute to uterine natural killer cell activation during pregnancy in mice[J]. Placenta, 34: 757-764.

Feng G S, Chong K, Kumar A, et al. 1992. Identification of double-stranded RNA-binding domains in the interferon-induced double-stranded RNA-activated p68 kinase[J]. P Natl Acad Sci USA, 89(12): 5447-5451.

Feng Q, Bowie J U. 2005. The many faces of SAM[J]. Sci STKE, (286): re7.

Feng X M, Liu N, Yang S G, et al. 2008. Regulation of the class Ⅱ and class Ⅰ MHC pathways in human THP-1 monocytic cells by interleukin-27[J]. Biochem Biophys Res Commun, 367(3): 553-559.

Fernandez E J, Lolis E. 2002. Structure, function, and inhibition of chemokines[J]. Annual Review of Pharmacology and Toxicology, 42: 469-499.

Fischer S E, Montgomery T A, Zhang C, et al. 2011. The ERI-6/7 helicase acts at the first stage of an siRNA amplification pathway that targets recent gene duplications[J]. PLoS Genet, 7(11): e1002369.

Fitzpatrick K, Skasko M, Deerinck T J, et al. 2010. Direct restriction of virus release and incorporation of the interferon-induced protein BST-2 into HIV-1 particles[J]. PLoS Pathog, 6(3): e1000701.

Flores-Mendoza L, Silva-Campa E, Resendiz M, et al. 2008. Porcine reproductive and respiratory syndrome virus infects mature porcine dendritic cells and up-regulates interleukin-10 production[J]. Clin Vaccine Immunol, 15(4): 720-725.

Florian W, Michael W, Stefan P H. 2014. IFITM proteins inhibit entry driven by the MERS-coronavirus spike protein: evidence for cholesterol-independent mechanisms[J]. Viruses, 6(9): 3683-3698.

Floyd-Smith G, Slattery E, Lengyel P. 1981. Interferon action: RNA cleavage pattern of a(2'-5')oligoadenylate-dependent endonuclease[J]. Science, 212(4498): 1030-1032.

Fort M, Sibila M, Nofrarias M, et al. 2010. Porcine circovirus type 2(PCV2)Cap and Rep proteins are involved in the development of cell-mediated immunity upon PCV2 infection[J]. Veterinary Immunology and Immunopathology, 137(3-4): 226-234.

Frias-Staheli N, Giannakopoulos N V, Kikkert M, et al. 2007. Ovarian tumor domain-containing viral proteases evade ubiquitin-and ISG15-dependent innate immune responses[J]. Cell Host Microbe, 2(6): 404-416.

Friedman R L, Manly S P, Mcmahon M, et al. 1984. Transcriptional and posttranscriptional regulation of interferon-induced gene expression in human cells[J]. Cell, 38(3): 745-755.

Fujita T, Matsushita M, Endo Y. 2004. The lectin-complement pathway-its role in innate immunity and evolution[J]. Immunol Rev, 198: 185-202.

Furtak V, Mulky A, Rawlings S A, et al. 2010. Perturbation of the P-body component Mov10 inhibits HIV-1 infectivity[J]. PLoS ONE, 5(2): e9081.

Gallei A, Pankraz A, Thiel H J, et al. 2004. RNA recombination *in vivo* in the absence of viral replication[J]. J Virol, 78(12): 6271-6281.

Galluzzi L, Kepp O, Kroemer G. 2011. Viperin turns coat in cytomegalovirus infection[J]. Developmental Cell, 20(6): 737-738.

Gao H W, Neff T A, Guo R F, et al. 2005. Evidence for a functional role of the second C5a receptor C5L2[J]. Faseb Journal, 19(3): 1003.

Gao L, Aizaki H, He J W, et al. 2004. Interactions between viral nonstructural proteins and host protein hVAP-33 mediate the formation of hepatitis C virus RNA replication complex on lipid raft[J]. J Virol, 78(7): 3480-3488.

García M A, Gil J, Ventoso I, et al. 2006. Impact of protein kinase PKR in cell biology: from antiviral to antiproliferative action[J]. Microbiol Mol Biol Rev, 70(4): 1032-1060.

George C X, Zhiqun L, Okonski K M, et al. 2009. Tipping the balance: antagonism of PKR kinase and ADAR1 deaminase functions by virus gene products[J]. J Interferon Cytokine Res, 29(9): 477-487.

Ghai R, Waters P, Roumenina L T, et al. 2007. C1q and its growing family[J]. Immunobiology, 212(4-5): 253-266.

Giannakopoulos N V, Luo J K, Papov V, et al. 2005. Proteomic identification of proteins conjugated to ISG15 in mouse and human cells[J]. Biochem Biophys Res Commun, 336(2): 496-506.

Godfrey D I, Stankovic S, Baxter A G. 2010. Raising the NKT cell family[J]. Nat Immunol, 11: 197-206.

Goldstone D C, Ennis-Adeniran V, Hedden J J, et al. 2011. HIV-1 restriction factor SAMHD1 is a deoxynucleoside triphosphate triphosphohydrolase[J]. Nature, 480(7377): 379-382.

Goncalves A, Karayel E, Rice G I, et al. 2012. SAMHD1 is a nucleic-acid binding protein that is mislocalized due to aicardi-goutières syndrome-associated mutations[J]. Hum Mutat, 33(7): 1116-1122.

Gonzalez-Garcia A, Garrido E, Hernandez C, et al. 2002. A new role for the p85-phosphatidylinositol 3-kinase regulatory subunit linking FRAP to p70 S6 kinase activation[J]. J Biol Chem, 277(2): 1500-1508.

Goodier J L, Ling E, Kazazian H H. 2012. MOV10 RNA helicase is a potent inhibitor of retrotransposition in cells[J]. PLoS Genet, 8(10): e1002941.

Gordon S, Taylor P R. 2005. Monocyte and macrophage heterogeneity[J]. Nat Rev Immunol, 5: 953-964.

Goto T, Kennel S J, Abe M, et al. 1994. A novel membrane antigen selectively expressed on terminally differentiated human B cells[J]. Blood, 84(6): 1922-1930.

Gouilleux F, Wakao H, Mundt M, et al. 1994. Prolactin induces phosphorylation of Tyr694 of Stat5(Mgf), a prerequisite for DNA-binding and induction of transcription[J]. Embo J, 13(18): 4361-4369.

Gower T L, Graham B S. 2001. Antiviral activity of lovastatin against respiratory syncytial virus *in vivo* and *in vitro*[J]. Antimicrob Agents Chemother, 45(4): 1231-1237.

Grabstein K H, Eisenman J, Shanebeck K, et al. 1994. Cloning of a T cell growth factor that interacts with the beta chain of the interleukin-2 receptor[J]. Science, 264(5161): 965-968.

Grage-Griebenow E, Flad H D, Ernst M. 2001. Heterogeneity of human peripheral blood monocyte subsets[J]. J Leukoc Biol, 69: 11-20.

Gramberg T, Kahle T, Bloch N, et al. 2013. Restriction of diverse retroviruses by SAMHD1[J]. Retrovirology, 10(1): 1-12.

Granillo A R, Boffi J C, Baranao L, et al. 2007. STAT5 transcriptional activity is impaired by LIF in a mammary epithelial cell line[J]. Biochem Bioph Res Co, 356(3): 727-732.

Grimley P M, Dong F, Rui H. 1999. Stat5a and Stat5b: fraternal twins of signal transduction and transcriptional activation[J]. Cytokine Growth F R, 10(2): 131-157.

Guangxia G, Xuemin G, Goff S P. 2002. Inhibition of retroviral RNA production by ZAP, a CCCH-type zinc finger protein[J]. Science, 297(5587): 1703-1706.

Guo J, Hui D J, Merrick W C, et al. 2000a. A new pathway of translational regulation mediated by eukaryotic initiation factor 3[J]. EMBO J, 19(24): 6891-6899.

Guo J, Peters K L, Sen G C. 2000b. Induction of the human protein p56 by interferon, double-stranded RNA, or virus infection[J]. Virology, 267(2): 209-219.

Guo X, Carroll J W N, MacDonald M R, et al. 2004. The zinc finger antiviral protein directly binds to specific viral mRNAs through the CCCH zinc finger motifs[J]. J Virol, 78(23): 12 781-12 787.

Haas A L, Ahrens P, Bright P M, et al. 1987. Interferon induces a 15-kilodalton protein exhibiting marked homology to ubiquitin[J]. J Biol Chem, 262(23): 11 315-11 323.

Haller O, Kochs G 2002. Interferon-induced Mx proteins: dynamin-like GTPases with antiviral activity[J]. Traffic, 3(10): 710-717.

Haller O, Stertz S, Kochs G. 2007. The Mx GTPase family of interferon-induced antiviral proteins[J]. Microbes Infect, 9(s 14-15): 1636-1643.

Hanna L, Jun K, Yasunori S, et al. 2013. Zinc-finger antiviral protein mediates retinoic acid inducible gene Ⅰ-like receptor-independent antiviral response to murine leukemia virus[J]. P Natl Acad Sci USA, 110(30): 12 379-12 384.

Harboe M, Mollnes T E. 2008. The alternative complement pathway revisited[J]. Journal of Cellular and Molecular Medicine, 12(4): 1074-1084.

Harris R S, Bishop K N, Sheehy A M, et al. 2003. DNA deamination mediates innate immunity to retroviral infection[J]. Cell, 113(6): 803-809.

Harris R S, Liddament M T. 2004. Retroviral restriction by APOBEC proteins[J]. Nat Rev Immunol, 4(11): 868-877.

Hart A L, Lammers K, Brigidi P, et al. 2004. Modulation of human dendritic cell phenotype and function by probiotic bacteria[J]. Gut, 53: 1602-1609.

Hartmann R, Justesen J, Sarkar S, et al. 2004. Crystal structure of the 2′-specific and double-stranded RNA-activated interferon-induced antiviral protein 2′-5′-oligoadenylate synthetase[J]. Scand J Immunol, 59(6): 617.

Hatziioannou T. 2004. Species-specific tropism determinants in the human immunodeficiency virus type 1 capsid[J]. J Virol, 78(11): 6005-6012.

Hayakawa S, Shiratori S, Yamato H, et al. 2011. ZAPS is a potent stimulator of signaling mediated by the RNA helicase RIG- Ⅰ

during antiviral responses[J]. Nat Immunol, 12(1): 37-44.
Hayashi M, Lee J D. 2004. Role of the BMK1/ERK5 signaling pathway: lessons from knockout mice[J]. Journal of Molecular Medicine, 82(12): 800-808.
Helbig K J, Beard M R. 2014. The role of viperin in the innate antiviral response[J]. J Mol Biol, 426(6): 1210-1219.
Helbig K J, Eyre N S, Yip E, et al. 2011. The antiviral protein viperin inhibits hepatitis C virus replication via interaction with nonstructural protein 5A[J]. Hepatology, 54(5): 1506-1517.
Helle K, Hans Henrik G, Signe E L, et al. 2011. The oligoadenylate synthetase family: an ancient protein family with multiple antiviral activities[J]. J Interferon Cytokine Res, 31(1): 41-47.
Hershko A, Ciechanover A. 1997. The ubiquitin system[J]. Annu Rev Biochem, 67(10): 1-17.
Hinnebusch A G. 2006. eIF3: a versatile scaffold for translation initiation complexes[J]. Trends Biochem Sci, 31(10): 553-562.
Hinson E R, Cresswell P. 2009a. The antiviral protein, viperin, localizes to lipid droplets via its N-terminal amphipathic α-helix[J]. P Natl Acad Sci USA, 106(48): 20 452-20 457.
Hinson E R, Cresswell P. 2009b. The N-terminal amphipathic alpha-helix of viperin mediates localization to the cytosolic face of the endoplasmic reticulum and inhibits protein secretion[J]. J Biol Chem, 284(7): 4705-4712.
Hirano T, Yasukawa K, Harada H, et al. 1986. Complementary-DNA for a novel human interleukin(Bsf-2)that induces lymphocytes-B to produce immunoglobulin[J]. Nature, 324(6092): 73-76.
Holcik M, Sonenberg N. 2005. Translational control in stress and apoptosis[J]. Nat Rev Mol Cell Biol, 6(4): 318-327.
Hollenbaugh J A, Gee P, Baker J, et al. 2013. Host factor SAMHD1 restricts DNA viruses in non-dividing myeloid cells[J]. PLoS Pathog, 9(6): 371-376.
Holmes R K, Malim M H, Bishop K N. 2007. APOBEC-mediated viral restriction: not simply editing[J]? Trends Biochem Sci, 32(3): 118-128.
Hovanessian A G, Justesen J. 2007. The human 2′-5′ oligoadenylate synthetase family: unique interferon-inducible enzymes catalyzing 2′-5′ instead of 3′-5′ phosphodiester bond formation[J]. Biochimie, 89(6-7): 779-788.
Hrecka K, Hao C, Gierszewska M, et al. 2011. Vpx relieves inhibition of HIV-1 infection of macrophages mediated by the SAMHD1 protein[J]. Nature, 474(7353): 658-661.
Huang Y N, Lai C C, Chiu C T, et al. 2014. L-ascorbate attenuates the endotoxin-induced production of inflammatory mediators by inhibiting MAPK activation and NF-kappaB translocation in cortical neurons/glia cocultures[J]. PLoS ONE, 9(7): e97276.
Huber M, Steinwald V, Guralnik A, et al. 2008. IL-27 inhibits the development of regulatory T cells via STAT3[J]. International Immunology, 20(2): 223-234.
Huelsenbeck S C, Rohrbeck A, Handreck A, et al. 2012. C3 peptide promotes axonal regeneration and functional motor recovery after peripheral nerve injury[J]. Neurotherapeutics: the Journal of the American Society for Experimental Neuro Therapeutics, 9(1): 185-198.
Hui D J, Ramana B C, Merrick W C, et al. 2003. Viral stress-inducible protein p56 inhibits translation by blocking the interaction of eIF3 with the ternary complex eIF2. GTP. Met-tRNAi[J]. Journal of Sichuan Teachers College, 278(41): 39 477-39 482.
Huthoff H, Towers G J. 2008. Restriction of retroviral replication by APOBEC3G/F and TRIM5α[J]. Trends Microbiol, 16(12): 612-619.
Ichinohe T, Pang I K, Iwasaki A. 2010. Influenza virus activates inflammasomes via its intracellular M2 ion channel[J]. Nat Immunol, 11(5): 404-U461.
I-Chueh H, Bailey C C, Weyer J L, et al. 2011. Distinct patterns of IFITM-mediated restriction of filoviruses, SARS coronavirus, and influenza A virus[J]. PLoS Pathog, 7(1): 1151-1155.
I-Chueh H, Yair B, John S P, et al. 2009. The IFITM proteins mediate cellular resistance to influenza A H1N1 virus, west Nile virus, and dengue virus[J]. Cell, 139(7): 1243-1254.
Iliopoulos D, Hirsch H A, Struhl K. 2009. An epigenetic switch involving NF-kappaB, Lin28, Let-7 MicroRNA, and IL6 links inflammation to cell transformation[J]. Cell, 139(4): 693-706.
Inaguma Y, Miyashita N, Moriwaki K, et al. 1991. Acquisition of two endogenous ecotropic murine leukemia viruses in distinct Asian wild mouse populations[J]. J Virol, 65(4): 1796-1802.
Inngjerdingen M, Damaj B, Maghazachi A A. 2001. Expression and regulation of chemokine receptors in human natural killer cells[J]. Blood, 97(2): 367-375.
Isaacs A, Lindenmann J. 2015. Virus interference. Ⅰ. The interferon[J]. J Immunol, 195(5): 1911-1920.
Iwatani Y, Chan D S, Wang F, et al. 2007. Deaminase-independent inhibition of HIV-1 reverse transcription by APOBEC3G[J]. Nucleic Acids Res, 35(21): 7096-7108.
Jaenisch R, Jähner D, Nobis P, et al. 1981. Chromosomal position and activation of retroviral genomes inserted into the germ line of mice[J]. Cell, 24(2): 519-529.
Jamburuthugoda V, Santos-Velazquez J M, Operario D, et al. 2008. Reduced dNTP binding affinity of 3TC-resistant M184I HIV-1 reverse transcriptase variants responsible for viral infection failure in macrophage[J]. J Biol Chem, 283(14): 9206-9216.

Janssen B J, Huizinga E G, Raaijmakers H C, et al. 2005. Structures of complement component C3 provide insights into the function and evolution of immunity[J]. Nature, 437(7058): 505-511.

Jarmuz A, Chester A, Bayliss J, et al. 2002. An anthropoid-specific locus of orphan C to U RNA-editing enzymes on chromosome 22[J]. Genomics, 79(3): 285-296.

Jewell N A, Cline T, Mertz S E, et al. 2010. Lambda interferon is the predominant interferon induced by influenza A virus infection *in vivo*[J]. J Virol, 84(21): 11 515-11 522.

Jiang D, Weidner J M, Qing M, et al. 2010. Identification of five interferon-induced cellular proteins that inhibit west nile virus and dengue virus infections[J]. J Virol, 84(16): 8332-8341.

Jie W, Baoming L, Nan W, et al. 2011. TRIM56 is a virus- and interferon-inducible E3 ubiquitin ligase that restricts pestivirus infection[J]. J Virol, 85(8): 3733-3745.

Jinushi M, Takehara T, Tatsumi T, et al. 2003. Autocrine/paracrine IL-15 that is required for type Ⅰ IFN-mediated dendritic cell expression of MHC class Ⅰ-related chain A and B is impaired in hepatitis C virus infection[J]. J Immunol, 171(10): 5423-5429.

Jolicoeur P, Baltimore D. 1976. Effect of Fv-1 gene product on proviral DNA formation and integration in cells infected with murine leukemia viruses[J]. P Natl Acad Sci USA, 73(7): 2236-2240.

Jolicoeur P, Rassart E. 1980. Effect of Fv-1 gene product on synthesis of linear and supercoiled viral DNA in cells infected with murine leukemia virus[J]. J Virol, 33(1): 183-195.

Jones N, Lewis J, Kilpatrick B. 1986. Cytoskeletal disruption during human cytomegalovirus infection of human lung fibroblasts[J]. Eur J Cell Biol, 41(2): 304-312.

Juno J A, Keynan Y, Fowke K R. 2012. Invariant NKT cells: regulation and function during viral infection[J]. PLoS Pathog, 8: e1002838.

Karki S, Li M M, Schoggins J W, et al. 2012. Multiple interferon stimulated genes synergize with the zinc finger antiviral protein to mediate anti-alphavirus activity[J]. PLoS ONE, 7(5): e37398.

Kavita U, Mizel S B. 1995. Differential sensitivity of interleukin-1 alpha and -beta precursor proteins to cleavage by calpain, a calcium-dependent protease[J]. J Biol Chem, 270(46): 27 758-27 765.

Kim G, Shinnakasu R, Saris C J M, et al. 2013. A novel role for IL-27 in mediating the survival of activated mouse CD4 T lymphocytes[J]. J Immunol, 190(4): 1510-1518.

Kim S Y, Lee C H, Midura B V, et al. 2008. Inhibition of the CXCR4/CXCL12 chemokine pathway reduces the development of murine pulmonary metastases[J]. Clinical & Experimental Metastasis, 25(3): 201-211.

Kishimoto T. 2005. Interleukin-6: from basic science to medicine- 40 years in immunology[J]. Annu Rev Immunol, 23: 1-21.

Kishore U, Ghai R, Greenhough T J, et al. 2004. Structural and functional anatomy of the globular domain of complement protein C1q[J]. Immunology Letters, 95(2): 113-128.

Kitamura H, Kamon H, Sawa S, et al. 2005. IL-6-STAT3 controls intracellular MHC class Ⅱ alphabeta dimer level through cathepsin S activity in dendritic cells[J]. Immunity, 23(5): 491-502.

Kochs G, Haller O. 1999. Interferon-induced human MxA GTPase blocks nuclear import of Thogoto virus nucleocapsids[J]. Proceedings of the National Academy of Sciences of the United States of America, 96(5): 2082-2086.

Koonin E V. 1992. A new group of putative RNA helicases[J]. Trends Biochem Sci, 17(12): 495-497.

Korant B D, Blomstrom D C, Jonak G J, et al. 1984. Interferon-induced proteins. Purification and characterization of a 15, 000-dalton protein from human and bovine cells induced by interferon[J]. J Biol Chem, 259(23): 14 835-14 839.

Kranenburg O, Moolenaar W H. 2001. Res-MAP kinase signaling by lysophosphatidic acid and other G protein-coupled receptor agonists[J]. Oncogene, 20(13): 1540-1546.

Krishnamurthy M, Beihua D, Michael G, et al. 2007. Small self-RNA generated by RNase L amplifies antiviral innate immunity[J]. Nature, 448(7155): 816-819.

Kronenberg M. 2005. Toward an understanding of NKT cell biology: progress and paradoxes[J]. Annu Rev Immunol, 23: 877-900.

Kuang Z Z, Seo E J, Leis J. 2011. Mechanism of inhibition of retrovirus release from cells by interferon-induced gene ISG15[J]. J Virol, 85(14): 7153-7161.

Kumthip K, Chusri P, Jilg N, et al. 2012. Hepatitis C virus NS5A disrupts STAT1 phosphorylation and suppresses type Ⅰ interferon signaling[J]. J Virol, 86(16): 8581-8591.

Kun L, Markosyan R M, Yi-Min Z, et al. 2013. IFITM proteins restrict viral membrane hemifusion[J]. PLoS Pathog, 9(1): 95-103.

Kupzig S, Korolchuk V, Rollason R, et al. 2003. Bst-2/HM1. 24 is a raft-associated apical membrane protein with an unusual topology[J]. Traffic, 4(10): 694-709.

Laguette N, Sobhian B, Casartelli N, et al. 2011. SAMHD1 is the dendritic-and myeloid-cell-specific HIV-1 restriction factor counteracted by Vpx[J]. Nature, 474(7353): 654-657.

Lahouassa H, Daddacha W, Hofmann H, et al. 2012. SAMHD1 restricts the replication of human immunodeficiency virus type 1 by

depleting the intracellular pool of deoxynucleoside triphosphates[J]. Nat Immunol, 13(3): 729-731.
Lam R A, Chwee J Y, Le Bert N, et al. 2013. Regulation of self-ligands for activating natural killer cell receptors[J]. Ann Med, 45: 384-394.
Leibinger M, Muller A, Gobrecht P, et al. 2013. Interleukin-6 contributes to CNS axon regeneration upon inflammatory stimulation[J]. Cell Death Dis, 4(4): e609.
Lenschow D J, Lai C, Frias-Staheli N, et al. 2007. IFN-stimulated gene 15 functions as a critical antiviral molecule against influenza, herpes, and Sindbis viruses[J]. Proceedings of the National Academy of Sciences of the United States of America, 104(4): 1371-1376.
Leonard W J. 2001. Role of Jak kinases and STATs in cytokine signal transduction[J]. International Journal of Hematology, 73(3): 271-277.
Leung A K, Vyas S, Rood J E, et al. 2011. Poly(ADP-ribose)regulates stress responses and microRNA activity in the cytoplasm[J]. Mol Cell, 42(4): 489-499.
Levy D E, Darnell J E Jr. 2002. Stats: transcriptional control and biological impact[J]. Nature Reviews Molecular Cell Biology, 3(9): 651-662.
Li N, Zhang W, Cao X. 2000a. Identification of human homologue of mouse IFN-γ induced protein from human dendritic cells[J]. Immunol Lett, 74(3): 221-224.
Li X C, Ima A, Li Y, et al. 2000b. Blocking the common gamma-chain of cytokine receptors induces T cell apoptosis and long-term islet allograft survival[J]. J Immunol, 164(3): 1193-1199.
Li X L, Blackford J A, Hassel B A. 1998. RNase L mediates the antiviral effect of interferon through a selective reduction in viral RNA during encephalomyocarditis virus infection[J]. J Virol, 72(4): 2752-2759.
Liaskou E, Wilson D V, Oo Y H. 2012. Innate immune cells in liver inflammation[J]. Mediators Inflamm, 949157.
Lilly F. 1970. Fv-2: identification and location of a second gene governing the spleen focus response to friend leukemia virus in mice[J]. J Natl Cancer Inst, 45(1): 163-169.
Lin C S, Chen M F, Wang Y S, et al. 2013. IL-6 restores dendritic cell maturation inhibited by tumor-derived TGF-beta through interfering Smad 2/3 nuclear translocation[J]. Cytokine, 62(3): 352-359.
Liu K, Victora G D, Schwickert T A, et al. 2009. *In vivo* analysis of dendritic cell development and homeostasis[J]. Science, 324: 392-397.
Liu X, Fan B C, Bai J, et al. 2015. The N-N non-covalent domain of the nucleocapsid protein of type 2 porcine reproductive and respiratory syndrome virus enhances induction of IL-10 expression[J]. J Gen Virol, 96: 1276-1286.
Liu Y J. 2001. Dendritic cell subsets and lineages, and their functions in innate and adaptive immunity[J]. Cell, 106: 259-262.
Liu Z, Pan Q, Ding S, et al. 2013. The interferon-inducible MxB protein inhibits HIV-1 infection[J]. Cell Host Microbe, 14(4): 398-410.
Locati M, Mantovani A, Sica A. 2013. Macrophage activation and polarization as an adaptive component of innate immunity[J]. Adv Immunol, 120: 163-184.
Lorgeoux R P, Guo F, Liang C. 2012. From promoting to inhibiting: diverse roles of helicases in HIV-1 replication[J]. Retrovirology, 9(1): 79.
Lu Q, Rau T F, Harris V, et al. 2011. Increased p38 mitogen-activated protein kinase signaling is involved in the oxidative stress associated with oxygen and glucose deprivation in neonatal hippocampal slice cultures[J]. The European Journal of Neuroscience, 34(7): 1093-1101.
MacDonald M R, Machlin E S, Albin O R, et al. 2007. The zinc finger antiviral protein acts synergistically with an interferon-induced factor for maximal activity against alphaviruses[J]. J Virol, 81(24): 13 509-13 518.
Malakhov M P, Keun I K, Malakhova O A, et al. 2003. High-throughput immunoblotting. Ubiquitin-like protein ISG15 modifies key regulators of signal transduction[J]. J Biol Chem, 278(278): 16 608-16 613.
Malyak M, Guthridge J M, Hance K R, et al. 1998. Characterization of a low molecular weight isoform of IL-1 receptor antagonist[J]. J Immunol, 161(4): 1997-2003.
Mangeat B, Turelli P, Caron G, et al. 2003. Broad antiretroviral defence by human APOBEC3G through lethal editing of nascent reverse transcripts[J]. Nature, 424(6944): 99-103.
Mantovani A, Sica A, Sozzani S, et al. 2004. The chemokine system in diverse forms of macrophage activation and polarization[J]. Trends Immunol, 25: 677-686.
Marra C M, Maxwell C L, Smith S L, et al. 2004. Cerebrospinal fluid abnormalities in patients with syphilis: association with clinical and laboratory features[J]. Journal of Infectious Diseases, 189(3): 369-376.
Martinez F O, Sica A, Mantovani A, et al. 2008. Macrophage activation and polarization[J]. Front Biosci, 13: 453-461.
Matek T R. 2008. The biology of interleukin-2[J]. Annu Rev Immunol, 26: 453-479.
Mattijssen S, Pruijn G J M. 2012. Viperin, a key player in the antiviral response[J]. Microbes Infect, 14(5): 419-426.
Mayer K D, Mohrs K, Reiley W, et al. 2008. Cutting edge: T-bet and IL-27R are critical for *in vivo* IFN-gamma production by CD8

T cells during infection[J]. J Immunol, 180(2): 693-697.
Mazumdar B, Kim H, Meyer K, et al. 2012. Hepatitis C virus proteins inhibit C3 complement production[J]. J Virol, 86(4): 2221-2228.
Mcallister C S, Nora T, Samuel C E. 2012. Protein kinase PKR amplification of interferon β induction occurs through initiation factor eIF-2α-mediated translational control[J]. J Biol Chem, 287(43): 36 384-36 392.
Melchjorsen J, Kristiansen H, Christiansen R, et al. 2009. Differential regulation of the OASL and OAS1 genes in response to viral infections[J]. J Interferon Cytokine Res, 29(4): 199-208.
Melissa K, Yadav S S, Julia B, et al. 2013. MX2 is an interferon-induced inhibitor of HIV-1 infection[J]. Nature, 502(7472): 563-566.
Metz D H, Esteban M. 1972. Interferon inhibits viral protein synthesis in L cells infected with vaccinia virus[J]. Nature, 238(5364): 385-388.
Meurs E, Chong K, Galabru J, et al. 1990. Molecular cloning and characterization of the human double-stranded RNA-activated protein kinase induced by interferon[J]. Am J Surg Pathol, 62(2): 379-390.
Mittal S K, Roche P A. 2015. Suppression of antigen presentation by IL-10[J]. Current Opinion in Immunology, 34: 22-27.
Miyagi E, Opi S, Takeuchi H, et al. 2007a. Enzymatically active APOBEC3G is required for efficient inhibition of human immunodeficiency virus type 1[J]. J Virol, 81(24): 13 346-13 353.
Miyanari Y, Atsuzawa K, Usuda N, et al. 2007b. The lipid droplet is an important organelle for hepatitis C virus production[J]. Nat Cell Biol, 9(9): 1089-1097.
Mody N, Campbell D G, Morrice N, et al. 2003. An analysis of the phosphorylation and activation of extracellular-signal-regulated protein kinase 5(ERK5)by mitogen-activated protein kinase kinase 5(MKK5)*in vitro*[J]. The Biochemical Journal, 372(Pt 2): 567-575.
Monk P N, Scola A M, Madala P, et al. 2007. Function, structure and therapeutic potential of complement C5a receptors[J]. Brit J Pharmacol, 152(4): 429-448.
Moore K W, de Waal Malefyt R, Coffman R L, et al. 2001. Interleukin-10 and the interleukin-10 receptor[J]. Annu Rev Immunol, 19: 683-765.
Mooslehner K, Müller U, Karls U, et al. 1991. Structure and expression of a gene encoding a putative GTP-binding protein identified by provirus integration in a transgenic mouse strain[J]. Mol Cell Biol, 11(2): 886-893.
Morales D J, Lenschow D J. 2013. The antiviral activities of ISG15[J]. J Mol Biol, 425(24): 4995-5008.
Mordstein M, Kochs G, Dumoutier L, et al. 2008. Interferon-lambda contributes to innate immunity of mice against influenza A virus but not against hepatotropic viruses[J]. Cytokine, 43(3): 307.
Mosser D M, Edwards J P. 2008. Exploring the full spectrum of macrophage activation[J]. Nat Rev Immunol, 8: 958-969.
Moynagh P N. 2009. The Pellino family: IRAK E3 ligases with emerging roles in innate immune signalling[J]. Trends Immunol, 30(1): 33-42.
Mozdzanowska K, Feng J, Eid M, et al. 2006. Enhancement of neutralizing activity of influenza virus-specific antibodies by serum components[J]. Virology, 352(2): 418-426.
Mueller Y M, Bojczuk P M, Halstead E S, et al. 2003. IL-15 enhances survival and function of HIV-specific CD8(+)T cells[J]. Blood, 101(3): 1024-1029.
Multerer K A, Smith L C. 2004. Two cDNAs from the purple sea urchin, Strongylocentrotus purpuratus, encoding mosaic proteins with domains found in factor H, factor I, and complement components C6 and C7[J]. Immunogenetics, 56(2): 89-106.
Munir M, Berg M. 2013. The multiple faces of protein kinase R in antiviral defense[J]. Virulence, 4(1): 85-89.
Murray P J. 2006. Understanding and exploiting the endogenous interleukin-10/STAT3- mediated anti-inflammatory response[J]. Curr Opin Pharmacol, 6(4): 379-386.
Nahrendorf M, Swirski F K. 2013. Monocyte and macrophage heterogeneity in the heart[J]. Circ Res, 112: 1624-1633.
Nakano M, Kakiuchi Y, Shimada Y, et al. 2009. MOV10 as a novel telomerase-associated protein[J]. Biochem Biophys Res Commun, 388(2): 328-332.
Narita Y, Kitamura H, Wakita D, et al. 2013. The key role of IL-6-arginase cascade for inducing dendritic cell-dependent CD4(+)T cell dysfunction in tumor-bearing mice[J]. J Immunol, 190(2): 812-820.
Nashida T, Takuma K, Fukuda S, et al. 2011. The specific Na(+)/Ca(2+)exchange inhibitor SEA0400 prevents nitric oxide-induced cytotoxicity in SH-SY5Y cells[J]. Neurochemistry International, 59(1): 51-58.
Nasr N, Maddocks S, Turville S G, et al. 2012. HIV-1 infection of human macrophages directly induces viperin which inhibits viral production[J]. Blood, 120(4): 778-788.
Nazarian S H, Rahman M M, Werden S J, et al. 2008. Yaba monkey tumor virus encodes a functional inhibitor of interleukin-18[J]. J Virol, 82(1): 522-528.
Negash A A, Ramos H J, Crochet N, et al. 2013. IL-1 beta production through the NLRP3 inflammasome by hepatic macrophages links hepatitis C virus infection with liver inflammation and disease[J]. PLoS Pathog, 9(4): e1003330.

Neil S J, Zang T, Bieniasz P D. 2008. Tetherin inhibits retrovirus release and is antagonized by HIV-1 Vpu[J]. Nature, 451(7177): 425-430.

Nelson B H, Willerford D M. 1998. Biology of the interleukin-2 receptor[J]. Adv Immunol, 70: 1-81.

Newman E N C, Holmes R K, Craig H M, et al. 2005. Antiviral function of APOBEC3G can be dissociated from cytidine deaminase activity[J]. Curr Biol, 15(2): 166-170.

Niedbala W, Wei X Q, Cai B, et al. 2007. IL-35 is a novel cytokine with therapeutic effects against collagen-induced arthritis through the expansion of regulatory T cells and suppression of Th17 cells[J]. Eur J Immunol, 37(11): 3021-3029.

Nieto M, Navarro F, Perez-Villar J J, et al. 1998. Roles of chemokines and receptor polarization in NK-target cell interactions[J]. J Immunol, 161(7): 3330-3339.

Nilsen T W, Baglioni C. 1979. Mechanism for discrimination between viral and host mRNA in interferon-treated cells[J]. P Natl Acad Sci USA, 76(6): 2600-2604.

Ning-Wei Z. 2010. Interleukin(IL)-35 is raising our expectations[J]. Rev Med Chile, 138(6): 758-766.

Nishina H, Wada T, Katada T. 2004. Physiological roles of SAPK/JNK signaling pathway[J]. Journal of Biochemistry, 136(2): 123-126.

Nonaka M, Yoshizaki F. 2004. Evolution of the complement system[J]. Molecular Immunology, 40(12): 897-902.

Ohtomo T, Sugamata Y, Ozaki Y, et al. 1999. Molecular cloning and characterization of a surface antigen preferentially overexpressed on multiple myeloma cells[J]. Biochem Biophys Res Commun, 258(3): 583-591.

Otto G A, Puglisi J D. 2004. The pathway of HCV IRES-mediated translation initiation[J]. Cell, 119(3): 369-380.

Otto H, Georg K. 2011. Human MxA protein: an interferon-induced dynamin-like GTPase with broad antiviral activity[J]. J Interferon Cytokine Res, 31(1): 79-87.

Ouyang W, Rutz S, Crellin N K, et al. 2011. Regulation and functions of the IL-10 family of cytokines in inflammation and disease[J]. Annu Rev Immunol, 29: 71-109.

Park K M, Bowers W J. 2010. Tumor necrosis factor-alpha mediated signaling in neuronal homeostasis and dysfunction[J]. Cellular Signalling, 22(7): 977-983.

Park S J, Nakagawa T, Kitamura H, et al. 2004. IL-6 regulates *in vivo* dendritic cell differentiation through STAT3 activation[J]. J Immunol, 173(6): 3844-3854.

Pauls E, Ballana E, Esté J A. 2013a. Nucleotide embargo by SAMHD1: a strategy to block retroviral infection[J]. Antiviral Res, 97(2): 180-182.

Pauls E, Jimenez E, Ruiz A, et al. 2013b. Restriction of HIV-1 replication in primary macrophages by IL-12 and IL-18 through the upregulation of SAMHD1[J]. J Immunol, 190(9): 4736-4741.

Peng G, Lei K J, Jin W, et al. 2006. Induction of APOBEC3 family proteins, a defensive maneuver underlying interferon-induced anti-HIV-1 activity[J]. J Exp Med, 203(1): 41-46.

Pflanz S, Hibbert L, Mattson J, et al. 2004. WSX-1 and glycoprotein 130 constitute a signal-transducing receptor for IL-27[J]. J Immunol, 172(4): 2225-2231.

Pflanz S, Timans J C, Cheung J, et al. 2002. IL-27, a heterodimeric cytokine composed of EB13 and p28 protein, induces proliferation of naive CD4(+)T cells[J]. Immunity, 16(6): 779-790.

Pierre M, Marie-Helene G, Patrick S, et al. 2008. Bril: a novel bone-specific modulator of mineralization[J]. J Bone Miner Res, 23(9): 1497-1508.

Pincetic A, Leis J. 2009. The mechanism of budding of retroviruses from cell membranes[J]. Adv Virol, (1687-8639): 6 239 691-6 239 699.

Pincus T, Hartley J W, Rowe W P. 1971. A major genetic locus affecting resistance to infection with murine leukemia viruses. I. Tissue culture studies of naturally occurring viruses[J]. J Exp Med, 133(6): 1219-1233.

Pitossi F, Blank A, SchrDer A, et al. 1993. A functional GTP-binding motif is necessary for antiviral activity of Mx proteins[J]. J Virol, 67(11): 6726-6732.

Prlic M, Blazar B R, Farrar M A, et al. 2003. *In vivo* survival and homeostatic proliferation of natural killer cells[J]. The Journal of Experimental Medicine, 197(8): 967-976.

Rajsbaum R, García-Sastre A, Versteeg G A. 2014. TRIMmunity: the roles of the TRIM E3-ubiquitin ligase family in innate antiviral immunity[J]. J Mol Biol, 426(6): 1265-1284.

Rajsbaum R, Stoye J P, O'Garra A. 2008. Type I interferon-dependent and-independent expression of tripartite motif proteins in immune cells[J]. Eur J Immunol, 38(3): 619-630.

Ramana C V, Gil M P, Schreiber R D, et al. 2002. Stat1-dependent and-independent pathways in IFN-gamma-dependent signaling[J]. Trends Immunol, 23(2): 96-101.

Rane S G, Reddy E P. 2000. Janus kinases: components of multiple signaling pathways[J]. Oncogene, 19(49): 5662-5679.

Ranganathan A, Pearson G W, Chrestensen C A, et al. 2006. The MAP kinase ERK5 binds to and phosphorylates p90 RSK[J]. Archives of Biochemistry and Biophysics, 449(1-2): 8-16.

Rao V N, Reddy E S P. 1994. Elk-1 proteins interact with map kinases[J]. Oncogene, 9(7): 1855-1860.

Reichelt M, Stertz S, Krijnse-Locker J, et al. 2004. Missorting of Lacrosse virus nucleocapsid protein by the interferon-induced MxA GTPase involves smooth er membranes[J]. Traffic, 5(10): 772-784.

Rein A, Kashmiri S V, Bassin R H, et al. 1976. Phenotypic mixing between N- and B-tropic murine leukemia viruses: infectious particles with dual sensitivity to Fv-1 restriction[J]. Cell, 7(3): 373-379.

Rhea S, Chunfu W, Eileen F, et al. 2004. Viral evolution and interferon resistance of hepatitis C virus RNA replication in a cell culture model[J]. J Virol, 78(21): 11 591-11 604.

Rowe W P, Humphrey J B, Lilly F. 1973. A major genetic locus affecting resistance to infection with murine leukemia viruses. 3. Assignment of the Fv-1 locus to linkage group 8 of the mouse[J]. J Exp Med, 137(3): 850-853.

Ruckerl D, Hessmann M, Yoshimoto T, et al. 2006. Alternatively activated macrophages express the IL-27 receptor alpha chain WSX-1[J]. Immunobiology, 211(6-8): 427-436.

Ruth G F, Frauke M. 2007. Concepts in sumoylation: a decade on[J]. Nat Rev Mol Cell Biol, 8(12): 947-956.

Ryan B, Smith J L, Chawaree C, et al. 2010. P body-associated protein Mov10 inhibits HIV-1 replication at multiple stages[J]. J Virol, 84(19): 10 241-10 253.

Ryoo J, Choi J, Oh C, et al. 2014. The ribonuclease activity of SAMHD1 is required for HIV-1 restriction[J]. Nat Med, 20(8): 936-941.

Sabat R, Grutz G, Warszawska K, et al. 2010. Biology of interleukin-10[J]. Cytokine Growth F R, 21(5): 331-344.

Sadler A J, Williams B R G. 2008. Interferon-inducible antiviral effectors[J]. Nat Rev Immunol, 8(7): 559-568.

Salazar-Mather T P, Hamilton T A, Biron C A. 2000. A chemokine-to-cytokine-to-chemokine cascade critical in antiviral defense[J]. The Journal of Clinical Investigation, 105(7): 985-993.

Salazar-Mather T P, Orange J S, Biron C A. 1998. Early murine cytomegalovirus(MCMV)infection induces liver natural killer(NK)cell inflammation and protection through macrophage inflammatory protein 1alpha(MIP-1alpha)-dependent pathways[J]. The Journal of Experimental Medicine, 187(1): 1-14.

Sancho D, Joffre O P, Keller A M, et al. 2009. Identification of a dendritic cell receptor that couples sensing of necrosis to immunity[J]. Nature, 458: 899-903.

Sarah G M, Beatrice K, Swanson C M, et al. 2007. Antiviral protein APOBEC3G localizes to ribonucleoprotein complexes found in P bodies and stress granules[J]. J Virol, 81(5): 2165-2178.

Sarkar S N, Sen G C. 2004. Novel functions of proteins encoded by viral stress-inducible genes[J]. Pharmacol Therapeut, 103(3): 245-259.

Sato K, Yamamoto S P, Misawa N, et al. 2009. Comparative study on the effect of human BST-2/Tetherin on HIV-1 release in cells of various species[J]. Retrovirology, 6(1): 53.

Schmitz N, Kurrer M, Bachmann M F, et al. 2005. Interleukin-1 is responsible for acute lung immunopathology but increases survival of respiratory influenza virus infection[J]. J Virol, 79(10): 6441-6448.

Schneberger D, Aharonson-Raz K, Singh B. 2011. Monocyte and macrophage heterogeneity and Toll-like receptors in the lung[J]. Cell Tissue Res, 343: 97-106.

Schneider W M, Brzezinski J D, Sriram A, et al. 2013. Viral DNA tethering domains complement replication-defective mutations in the p12 protein of MuLV Gag[J]. P Natl Acad Sci USA, 110(23): 9487-9492.

Schneider W M, Chevillotte M D, Rice C M. 2014. Interferon-stimulated genes: a complex web of host defenses[J]. Annu Rev Immunol, 32(1): 513-545.

Schreyer S A, Vick C M, LeBoeuf R C. 2002. Loss of lymphotoxin-alpha but not tumor necrosis factor-alpha reduces atherosclerosis in mice[J]. J Biol Chem, 277(14): 12 364-12 368.

Schröfelbauer B, Yu Q, Zeitlin S G, et al. 2005. Human immunodeficiency virus type 1 Vpr induces the degradation of the UNG and SMUG uracil-DNA glycosylases[J]. J Virol, 79(17): 10 978-10 987.

Schulz O, Pichlmair A, Rehwinkel J, et al. 2010. Protein kinase r contributes to immunity against specific viruses by regulating interferon mRNA integrity[J]. Cell Host Microbe, 7(5): 354-361.

Schwedler U, Von Song J, Aiken C, et al. 1993. Vif is crucial for human immunodeficiency virus type 1 proviral DNA synthesis in infected cells[J]. J Virol, 67(8): 4945-4955.

Schwemmle M, Richter M F, Herrmann C, et al. 1995. Unexpected structural requirements for GTPase activity of the interferon-induced MxA protein[J]. J Biol Chem, 270(22): 13 518-13 523.

Selma M A, James N, Maertens G N, et al. 2010. Role for the MOV10 RNA helicase in polycomb-mediated repression of the INK4a tumor suppressor[J]. Nat Struct Mol Biol, 17(7): 862-868.

Sen G L, Blau H M. 2005. Argonaute 2/RISC resides in sites of mammalian mRNA decay known as cytoplasmic bodies[J]. Nat Cell Biol, 7(6): 633-636.

Senaldi G, Varnum B C, Sarmiento U, et al. 1999. Novel neurotrophin-1/B cell-stimulating factor-3: a cytokine of the IL-6 family[J]. Proceedings of the National Academy of Sciences of the United States of America, 96(20): 11 458-11 463.

Seo J Y, Yaneva R, Hinson E R, et al. 2011. Human cytomegalovirus directly induces the antiviral protein viperin to enhance infectivity[J]. Science, 332(6033): 1093-1097.

Sergerie Y, Rivest S, Boivin G. 2007. Tumor necrosis factor-alpha and interleukin-1 beta play a critical role in the resistance against lethal herpes simplex virus encephalitis[J]. The Journal of Infectious Diseases, 196(6): 853-860.

Sheehy A M, Gaddis N C, Choi J D, et al. 2002. Isolation of a human gene that inhibits HIV-1 infection and is suppressed by the viral Vif protein[J]. Nature, 418(6898): 646-650.

Sheppard P, Kindsvogel W, Xu W F, et al. 2003. IL-28, IL-29 and their class II cytokine receptor IL-28R[J]. Nat Immunol, 4(1): 63-68.

Shi C, Pamer E G. 2011. Monocyte recruitment during infection and inflammation[J]. Nat Rev Immunol, 11: 762-774.

Silverman R H, Cayley P J, Knight M, et al. 1982. Control of the ppp(a2'p)nA system in HeLa cells. Effects of interferon and virus infection[J]. Eur J Biochem, 124(1): 131-138.

Sipos W, Duvigneau J C, Willheim M, et al. 2004. Systemic cytokine profile in feeder pigs suffering from natural postweaning multisystemic wasting syndrome(PMWS)as determined by semiquantitative RT-PCR and flow cytometric intracellular cytokine detection[J]. Veterinary Immunology and Immunopathology, 99(1-2): 63-71.

Smith J A, Schmechel S C, Williams B R G, et al. 2005. Involvement of the interferon-regulated antiviral proteins PKR and RNase L in reovirus-induced shutoff of cellular translation[J]. Cellular Immunol, 79(4): 2240-2250.

Song G, Alexander V D M, Susann P, et al. 2009. Structural basis of oligomerization in the stalk region of dynamin-like MxA[J]. Nature, (8): 88.

Song S, Bi J, Wang D, et al. 2013. Porcine reproductive and respiratory syndrome virus infection activates IL-10 production through NF-kappaB and p38 MAPK pathways in porcine alveolar macrophages[J]. Developmental and Comparative Immunology, 39(3): 265-272.

Song W C, Sarrias M R, Lambris J D. 2000. Complement and innate immunity[J]. Immunopharmacology, 49(1-2): 187-198.

Sottrup-Jensen L, Stepanik T M, Kristensen T, et al. 1985. Common evolutionary origin of alpha 2-macroglobulin and complement components C3 and C4[J]. Proceedings of the National Academy of Sciences of the United States of America, 82(1): 9-13.

Stark G R, Darnell J E. 2012. The JAK-STAT pathway at twenty[J]. Immunity, 36(4): 503-514.

Stauber D J, Debler E W, Horton P A, et al. 2006. Crystal structure of the IL-2 signaling complex: paradigm for a heterotrimeric cytokine receptor[J]. Proceedings of the National Academy of Sciences of the United States of America, 103(8): 2788-2793.

Stephane D, Samuel M A, Keller B C, et al. 2007. Cell-specific IRF-3 responses protect against west Nile virus infection by interferon-dependent and -independent mechanisms[J]. PLoS Pathog, 3(7): 1005-1015.

Stephane D, Szretter K J, Jill S, et al. 2010. 2′-O methylation of the viral mRNA cap evades host restriction by IFIT family members[J]. Nature, 468(7322): 452-456.

Stoiber H, Frank I, Spruth M, et al. 1997. Inhibition of HIV-1 infection *in vitro* by monoclonal antibodies to the complement receptor type 3(CR3): an accessory role for CR3 during virus entry[J]? Molecular Immunology, 34(12-13): 855-863.

Strauss-Ayali D, Conrad S M, Mosser D M. 2007. Monocyte subpopulations and their differentiation patterns during infection[J]. J Leukoc Biol, 82: 244-252.

Sullivan J A, Di T, Magness R R, et al. 2000. ERK1/2 activation is necessary but not sufficient to describe: bFGF and EGF induced nitric oxide production in an ovine uterine artery endothelial cell culture model. Lack of evidence for Akt mediation of nitric oxide production[J]. Biol Reprod, 62: 266.

Sun S H, Zhao G Y, Liu C F, et al. 2013. Inhibition of complement activation alleviates acute lung injury induced by highly pathogenic avian influenza H5N1 virus infection[J]. Am J Resp Cell Mol, 49(2): 221-230.

Su-Yang L, Roghiyh A, Kelechi C, et al. 2013. Interferon-inducible cholesterol-25-hydroxylase broadly inhibits viral entry by production of 25-hydroxycholesterol[J]. Immunity, 38(1): 92-105.

Szaflarska A, Baj-Krzyworzeka M, Siedlar M, et al. 2004. Antitumor response of $CD14^+/CD16^+$ monocyte subpopulation[J]. Exp Hematol, 32: 748-755.

Szewczyk N J, Peterson B K, Jacobson L A. 2002. Activation of Ras and the mitogen-activated protein kinase pathway promotes protein degradation in muscle cells of *Caenorhabditis elegans*[J]. Mol Cell Biol, 22(12): 4181-4188.

Szretter K J, Daniels B P, Cho H, et al. 2012. 2′-O methylation of the viral mRNA cap by west Nile virus evades ifit1-dependent and-independent mechanisms of host restriction *in vivo*[J]. PLoS Pathog, 8(5): e1002698.

Tacke F, Randolph G J. 2006. Migratory fate and differentiation of blood monocyte subsets[J]. Immunobiology, 211: 609-618.

Tacken P J, de Vries I J, Torensma R, et al. 2007. Dendritic-cell immunotherapy: from *ex vivo* loading to *in vivo* targeting[J]. Nat Rev Immunol, 7: 790-802.

Tan K S, Olfat F, Phoon M C, et al. 2012. *In vivo* and *in vitro* studies on the antiviral activities of viperin against influenza H1N1 virus infection[J]. J Gen Virol, 93(6): 1269-1277.

Tanaka S S, Yamaguchi Y L, Tsoi B, et al. 2005. IFITM/Mil/fragilis family proteins IFITM1 and IFITM3 play distinct roles in mouse primordial germ cell homing and repulsion[J]. Developmental Cell, 9(6): 745-756.

Tang Y, Zhong G L, Liu X, et al. 2010. Herc5 attenuates influenza A virus by catalyzing ISGylation of viral NS1 protein[J]. J Immunol, 184(184): 5777-5790.

Taylor R T, Lubick K, Robertson S, et al. 2011. TRIM79α, an interferon-stimulated gene product, restricts tick-borne encephalitis virus replication by degrading the viral RNA polymerase[J]. Cell Host Microbe, 10(10): 185-196.

Terenzi F, Saikia P, Sen G. 2008. Interferon-inducible protein, P56, inhibits HPV DNA replication by binding to the viral protein E1[J]. EMBO J, 27(24): 3311-3321.

Tian R R, Guo H X, Wei J F, et al. 2012. IFN-lambda inhibits HIV-1 integration and post-transcriptional events *in vitro*, but there is only limited *in vivo* repression of viral production[J]. Antiviral Research, 95(1): 57-65.

Tissot C, Mechti N. 1995. Molecular cloning of a new interferon-induced factor that represses human immunodeficiency virus type 1 long terminal repeat expression[J]. J Biol Chem, 270(25): 14 891-14 898.

Todorova T, Bock F J, Chang P. 2015. Poly(ADP-ribose)polymerase-13 and RNA regulation in immunity and cancer[J]. Trends Mol Med, 21(6): 373-384.

Touzani O, Boutin H, Chuquet J, et al. 1999. Potential mechanisms of interleukin-1 involvement in cerebral ischaemia[J]. Journal of Neuroimmunology, 100(1-2): 203-215.

Trinchieri G. 2003. Interleukin-12 and the regulation of innate resistance and adaptive immunity[J]. Nat Rev Immunol, 3(2): 133-146.

Trombetta E S, Ebersold M, Garrett W, et al. , 2003. Activation of lysosomal function during dendritic cell maturation[J]. Science, 299: 1400-1403.

Urtzi G, Heim M H, Bryan B, et al. 2012. Hepatitis C virus(HCV)induces formation of stress granules whose proteins regulate HCV RNA replication and virus assembly and egress[J]. J Virol, 86(20): 11 043-11 056.

Vignali D A A, Kuchroo V K. 2012. IL-12 family cytokines: immunological playmakers[J]. Nat Immunol, 13(8): 722-728.

Villadangos J A, Schnorrer P. 2007. Intrinsic and cooperative antigen-presenting functions of dendritic-cell subsets *in vivo*[J]. Nat Rev Immunol, 7: 543-555.

Vivier E, Tomasello E, Baratin M, et al. 2008. Functions of natural killer cells[J]. Nat Immunol, 9: 503-510.

Volker F, Sen G C. 2011. The ISG56/IFIT1 gene family[J]. J Interferon Cytokine Res, 31(1): 71-78.

Vyas S, Chesarone-Cataldo M, Todorova T, et al. 2013. A systematic analysis of the PARP protein family identifies new functions critical for cell physiology[J]. Nat Commun, 4(19): 2240.

Wang C, Gale M, Keller B C, et al. 2005. Identification of FBL2 as a geranylgeranylated cellular protein required for hepatitis C virus RNA replication[J]. Mol Cell, 18(4): 425-434.

Wang X, Hinson E R, Cresswell P. 2007. The interferon-inducible protein viperin inhibits influenza virus release by perturbing lipid rafts[J]. Cell Host Microbe, 2(2): 96-105.

Wang Y, Li J, Wang X, et al. 2014. Hepatitis C virus impairs TLR3 signaling and inhibits IFN-lambda 1 expression in human hepatoma cell line[J]. Innate Immunity, 20(1): 3-11.

Wang Z, Michaud G A, Cheng Z, et al. 2012. Recognition of the iso-ADP-ribose moiety in poly(ADP-ribose)by WWE domains suggests a general mechanism for poly(ADP-ribosyl)ation-dependent ubiquitination[J]. Genes Dev, 26(3): 235-240.

Watzl C, Urlaub D, Fasbender F, et al. 2014. Natural killer cell regulation-beyond the receptors[J]. F1000Prime Rep, 6: 87.

Weber C, Belge K U, von Hundelshausen P, et al. 2000. Differential chemokine receptor expression and function in human monocyte subpopulations[J]. J Leukoc Biol, 67: 699-704.

Weidner J M, Jiang D, Pan X B, et al. 2010. Interferon-induced cell membrane proteins, IFITM3 and tetherin, inhibit vesicular stomatitis virus infection via distinct mechanisms[J]. J Virol, 84(24): 12 646-12 657.

Welbourn S, Miyagi E, White T E, et al. 2012. Identification and characterization of naturally occurring splice variants of SAMHD1[J]. Retrovirology, 9(2): 511-526.

West M A, Wallin R P, Matthews S P, et al. 2004. Enhanced dendritic cell antigen capture via toll-like receptor-induced actin remodeling[J]. Science, 305: 1153-1157.

White T, Brandariz-Nuñez A, Valle-Casuso J C, et al. 2013. The retroviral restriction ability of SAMHD1, but not its deoxynucleotide triphosphohydrolase activity, is regulated by phosphorylation[J]. Cell Host Microbe, 13(4): 441-451.

Williams B R. 2001. Signal integration via PKR[J]. Sci STKE, 2001(89): re2.

Wills J W, Craven R C. 1991. Form, function, and use of retroviral gag proteins[J]. Aids, 5(6): 639-654.

Wong E B, Mallet J F, Duarte J, et al. 2014. Bovine colostrum enhances natural killer cell activity and immune response in a mouse model of influenza infection and mediates intestinal immunity through toll-like receptors 2 and 4[J]. Nutr Res, 34: 318-325.

Woodgett J R 2005. Recent advances in the protein kinase B signaling pathway[J]. Curr Opin Cell Biol, 17(2): 150-157.

Woods M W, Kelly J N, Hattlmann C J, et al. 2011. Human HERC5 restricts an early stage of HIV-1 assembly by a mechanism correlating with the ISGylation of Gag[J]. Retrovirology, 8(1): 95.

Wreschner D H, McCauley J W, Skehel J J, et al. 1981. Interferon action-sequence specificity of the ppp(A2′p)nA-dependent ribonuclease[J]. Natture, 289(5796): 414-417.

Wullschleger S, Loewith R, Hall M N. 2006. TOR signaling in growth and metabolism[J]. Cell, 124(3): 471-484.
Xiao S, Mo D, Wang Q, et al. 2010. Aberrant host immune response induced by highly virulent PRRSV identified by digital gene expression tag profiling[J]. BMC Genomics, 11: 544.
Xiaojun W, Yanxing H, Ying D, et al. 2010. Moloney leukemia virus 10(MOV10)protein inhibits retrovirus replication[J]. J Biol Chem, 285(19): 14 346-14 355.
Xie J, Pan H, Yoo S, et al. 2005. Kaposi's sarcoma-associated herpesvirus induction of AP-1 and interleukin 6 during primary infection mediated by multiple mitogen-activated protein kinase pathways[J]. J Virol, 79(24): 15 027-15 037.
Xuan Y, Liu L, Shen S, et al. 2012. Zinc finger antiviral protein inhibits murine gammaherpesvirus 68 M2 expression and regulates viral latency in cultured cells[J]. J Virol, 86(22): 12 431-12 434.
Yamashita A, Chang T C, Yamashita Y, et al. 2005. Concerted action of poly(A)nucleases and decapping enzyme in mammalian mRNA turnover[J]. Nat Struct Mol Biol, 12(12): 1054-1063.
Yap M W, Emily C, Ellis S A, et al. 2014. Evolution of the retroviral restriction gene Fv1: inhibition of non-MLV retroviruses[J]. PLoS Pathog, 10(3): e1003968.
Yap M W, Mortuza G B, Taylor I A, et al. 2007. The design of artificial retroviral restriction factors[J]. Virology, 365(2): 302-314.
Yefenof E. 2000. Complement receptor 3(CR3): a public transducer of innate immunity signals in macrophages[J]. Advances in Experimental Medicine and Biology, 479: 15-25.
Yiping Z, Guifang C, Fengxiang L, et al. 2011. Zinc-finger antiviral protein inhibits HIV-1 infection by selectively targeting multiply spliced viral mRNAs for degradation[J]. P Natl Acad Sci USA, 108(38): 15 834-15 839.
Yoo H, Park S H, Ye S K, et al. 2011. IFN-γ-induced BST2 mediates monocyte adhesion to human endothelial cells[J]. Cellular Immunol, 267(1): 23-29.
Yoshimoto T, Yoshimoto T, Yasuda K, et al. 2007. IL-27 suppresses Th2 cell development and Th2 cytokines production from polarized Th2 cells: a novel therapeutic way for Th2-mediated allergic inflammation[J]. J Immunol, 179(7): 4415-4423.
Zeng X, Moore T A, Newstead M W, et al. 2003. Intrapulmonary expression of macrophage inflammatory protein 1alpha(CCL3)induces neutrophil and NK cell accumulation and stimulates innate immunity in murine bacterial pneumonia[J]. Infection and Immunity, 71(3): 1306-1315.
Zhang H, Yang B, Pomerantz R J, et al. 2003. The cytidine deaminase CEM15 induces hypermutation in newly synthesized HIV-1 DNA[J]. Nature, 424(6944): 94-98.
Zhang J, Huang F, Tan L, et al. 2016. MOV10 is a restriction factor of influenza a virus by inhibiting the nuclear import of the viral nucleoprotein[J]. American Political Science Association, 69(1): 125.
Zhao C, Denison C, Huibregtse J M, et al. 2005. Human ISG15 conjugation targets both IFN-induced and constitutively expressed proteins functioning in diverse cellular pathways[J]. P Natl Acad Sci USA, 102(29): 10 200-10 205.
Zhou A, Hq B T N, Naik S, et al. 1997. Interferon action and apoptosis are defective in mice devoid of 2′, 5′-oligoadenylate-dependent RNase L[j]. EMBO J, 16(21): 6355-6363.
Zhou J, Liu B, Liang C, et al. 2016. Cytokine signaling in skeletal muscle wasting[J]. Trends in Endocrinology and Metabolism: TEM, 27(5): 335-347.
Zhou L Y, Zhang L L. 2016. Host restriction factors for hepatitis C virus[J]. World J Gastroenterol, 22(4): 1477.
Zhou P, Zhai S L, Zhou X, et al. 2011. Molecular characterization of transcriptome-wide interactions between highly pathogenic porcine reproductive and respiratory syndrome virus and porcine alveolar macrophages *in vivo*[J]. Int J Biol Sci, 7(7): 947-959.
Zhu H, Cong J P, Shenk T. 1997. Use of differential display analysis to assess the effect of human cytomegalovirus infection on the accumulation of cellular RNAs: induction of interferon-responsive RNAs[J]. P Natl Acad Sci USA, 94(25): 13 985-13 990.
Zhu Y, Wang X, Goff S P, et al. 2012. Translational repression precedes and is required for ZAP-mediated mRNA decay[J]. EMBO J, 31(21): 4236-4246.
Ziegler-Heitbrock H W. 1996. Heterogeneity of human blood monocytes: the $CD14^+$ $CD16^+$ subpopulation[J]. Immunol Today, 17: 424-428.
Ziegler-Heitbrock H W, Fingerle G, Strobel M, et al. 1993. The novel subset of $CD14^+/CD16^+$ blood monocytes exhibits features of tissue macrophages[J]. Eur J Immunol, 23: 2053-2058.

第十章　机体参与的主要天然免疫应答反应

第一节　天然类淋巴细胞的发育谱系、功能及作用机制

天然类淋巴细胞（innate lymphoid cell，ILC）是对具有类淋巴细胞形态学特征，但缺乏获得性免疫细胞抗原受体基因重排经典特征的各种细胞类型的总称（Vivier et al.，2009；Spits and Di Santo，2011）。ILC能迅速参与广泛多样的信号反应，并在淋巴组织形成、损伤组织修复和组织稳定及抗微生物感染免疫中发挥重要作用（Cella et al.，2009；Crellin et al.，2010；Serafini et al.，2015）。根据ILC介导功能的不同，将多种功能上独特的细胞亚群分为三种主要类型（Spits and Cupedo，2012；Serafini et al.，2015）（表10-1，图10-1）：一是包括自然杀伤（natural killer，NK）细胞在内的1型ILC即ILC1，其依赖IL-15发育，并产生IFN-γ，是Th1型细胞因子的产生者，具有杀伤靶细胞的功能；二是Rorγt$^+$ILC即ILC3，在类淋巴组织的形成中，其表达需要细胞核激素受体维甲酸（retinoic acid，RA）受体相关孤儿受体（receptor related orphan receptor，Ror）γt（由Rorc基因编码）的参与，并产生Th17型相关细胞因子IL-17和IL-22，其主要依靠IL-7发育和存活；三是Rorγt$^-$ILC即2型ILC（ILC2），其是非依赖于Rorγt的细胞，能产生Th2型相关细胞因子，特别是IL-5和IL-13，也依赖IL-7而发育。由于NK细胞的生物学特性比较清楚和熟悉（Held et al.，2011；Hesslein and Lanier，2011；Vivier et al.，2011），因此这里重点介绍ILC的细胞亚群、发育特性及功能作用机制（图10-1）。

表10-1　ILC家族成员（Spits and Cupedo，2012）

细胞类型	功能	产生标志性细胞因子	重要刺激性细胞因子
NK细胞（细胞毒性ILC）（ILC1）	抗病毒天然免疫；肿瘤免疫监视	IFN-γ	IL-18、IL-12和IL-15
Rorγt$^+$ ILC（ILC3）	类淋巴组织形成与修复；抗细菌天然免疫	IL-17和IL-22	IL-1β和IL-23
Rorγt$^-$ ILC（ILC2）	抗胞外寄生虫天然免疫	IL-5和IL-13	IL-25和IL-33

一、ILC细胞亚群的类别与特性

（一）Rorγt$^+$ ILC细胞亚群的类别与特性

Rorγt是一种配体依赖的细胞核激素受体，它表达在CD4$^+$CD8$^+$胸腺细胞、Th17细胞及ILC的一个亚群（Villey et al.，1999；He et al.，2000；Kurebayashi et al.，2000；Sun et al.，2000；Eberl et al.，2004；Ivanov et al.，2006；Spits and Cupedo，2012；Serafini et al.，2015）。根据其功能特性，可区别依赖Rorγt的3个ILC亚群：①类淋巴组织诱导物（lymphoid tissue-inducer，LTi）细胞；②专门产生IL-22的ILC；③专门产生IL-17的ILC。此外，也能发现同时产生IL-17和IL-22的ILC，其可能来源于产生IL-17或IL-22的细胞（表10-2）。

1. 类淋巴组织诱导物（LTi）细胞

早在20多年前LTi细胞就被发现，并代表ILC的Rorγt$^+$家族原型细胞类型（Mebius et al.，1997；Spits and Cupedo，2012；Serafini et al.，2015）。在小鼠和人类胚胎发育中，这些细胞参与次级淋巴器官形成（Randall et al.，2008；Cupedo et al.，2009；van de Pavert and Mebius，2010；Serafini et al.，2015）。在小鼠，LTi细胞是Rorγt和CD127（IL-7Rα）阳性的ILC（Finke，2005）。在小鼠，大约一半的胎儿LTi细胞表达CD4（Yoshida et al.，1999），并认为存在一种具母-子关系的CD4$^-$和CD4$^+$ LTi细胞（van de Pavert

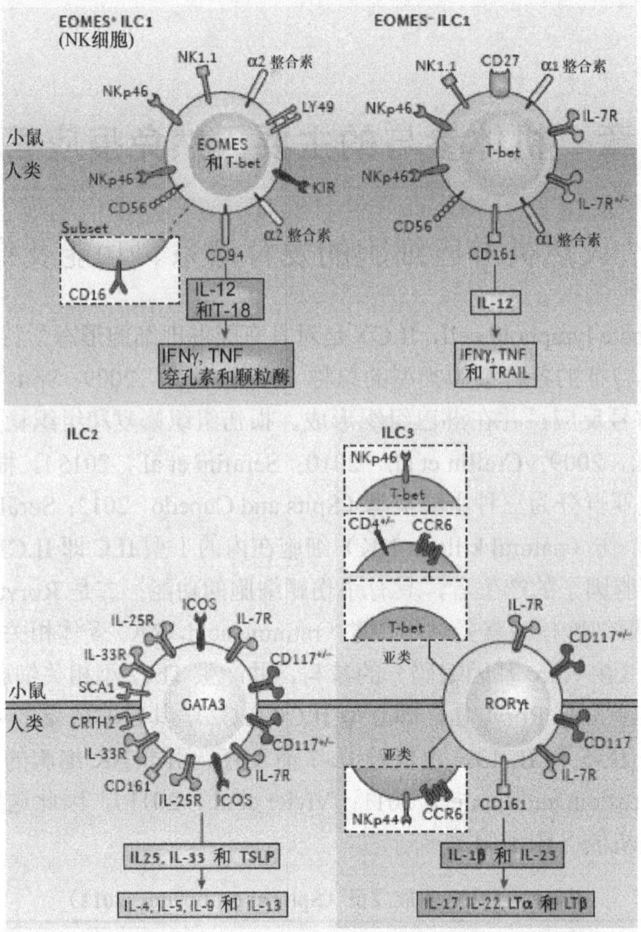

图 10-1　小鼠和人类 ILC 类群、亚群的主要表面标志、转录因子和分泌的细胞因子（Serafini et al.，2015）
（彩图请扫封底二维码）

这里不包括 ILC 所有亚群共有的受体如共同的 γ 链、CD7（人类）或 CD90（小鼠）；CCR 表示 CC 趋化因子受体（CC-chemokine receptor）；CRTH2 表示 Th2 型化学诱导物受体（chemoattractant receptor）；GATA3 表示 GATA 结合蛋白 3（GATA-binding protein 3）；EOMES 表示 eomesodermin；ICOS 表示可诱导的 T 细胞共刺激物（inducible T cell co-stimulator）；KIR 表示杀细胞免疫球蛋白样受体（killer cell immunoglobulin-like receptor）；TRAIL 表示 TNF 相关凋亡诱导配体（TNF-related apoptosis-inducing ligand）；TSLP 表示胸腺淋巴细胞生成素（thymic stromal lymphopoietin）

表 10-2　Rorγt⁺ ILC 的细胞亚群（Spits and Cupedo，2012）

亚型	名称	物种	组织分布	功能
LTi 细胞	LTi（胎儿）细胞	人类，小鼠	胎儿类淋巴器官	类淋巴器官发育
LTi 细胞	LTi 样（成年）细胞	人类，小鼠	扁桃体，成年小鼠肠道，脾	黏膜免疫，ILF 形成和 T 细胞非依赖的 IgA 分泌，组织重塑
产生 IL-22	NK22 细胞	人类	扁桃体，肠道，派氏结节	上皮内环境稳定，肠道的免疫
产生 IL-22	NCR22 细胞	小鼠	肠道，派氏结节，脾	上皮内环境稳定，肠道的免疫
产生 IL-22	NKR-LTi 细胞	小鼠	肠道	肠道的免疫
产生 IL-22	ILC22 细胞	人类	肠道，扁桃体，派氏结节	上皮内环境稳定，肠道的免疫
产生 IL-17 和 IL-17/IL-22	ILC17 细胞	人类，小鼠	肠道，小鼠脾，扁桃体	酵母免疫，肠道病理

et al.，2009）。胚胎 LTi 细胞也表达 TNF 超家族成员淋巴毒素（lymphotoxin，LT）α1β2/TNF-α、RANK（TRANCE-R、TNFRSF11A、CD256）及 RANKL（TRANCE、TNFSF11、CD254）（Finke，2005），但不表达与成年小肠 ILC 相关的 NKp46 分子（Sawa et al.，2010；Reynders et al.，2011）。另外，胎儿 LTi 细胞也被发现产生促炎症细胞因子 IL-17（Cupedo et al.，2009）。在人类，发现初生后的 Rorγt⁺ ILC 类似于

LTi 细胞，能产生 IL-17 及促炎症细胞因子 IL-22（Takatori et al.，2009；Sawa et al.，2010）。所有这些研究结果激发了对 Rorγt^{+} ILC 免疫相关功能的研究。

2. 产生 IL-22 的 ILC

Rorγt^{+} ILC 是表型不同于胎儿 LTi 细胞，并分泌 IL-22 而不分泌 IL-17 的细胞。这些细胞是黏膜免疫系统的组成部分，显著存在于大肠、小肠（Satoh-Takayama et al.，2008；Luci et al.，2009；Sanos et al.，2009；Reynders et al.，2011）。除分泌黏膜 ILC 的标志细胞因子 IL-22 外，这些细胞能产生大量不同的细胞因子，包括 IL-2、CXCL8、IL-13、GM-CSF 和 BAFF（Cella et al.，2010；Crellin et al.，2010）。产生 IL-22 的 ILC 能在人类和小鼠分别表达 NK 细胞相关受体的天然细胞毒性受体（natural cytotoxicity receptor，NCR）NKp44 和 NKp46（Satoh-Takayama et al.，2008；Luci et al.，2009；Sanos et al.，2009）。除共同产生 IL-22 外，这些 NCR 的表达通常被限定在黏膜 ILC。遗憾的是，在小鼠和人类，多个团队几乎同时命名了产生 IL-22 的 ILC，包括 NK22、NCR22（Satoh-Takayama et al.，2010）、NKRLTi（表 10-3，图 10-1，图 10-2）（Vonarbourg et al.，2010）、LTi 样细胞（Cupedo et al.，2009）和 ILC22（Spits and Di Santo，2011）。

表 10-3　Rorγt^{+} ILC 的表型比较（Spits and Cupedo，2012）

	LTi（小鼠）	LTi（人类）	LTi 样（人类）	NK22（人类）	NCR22（小鼠）	NKR-LTi（小鼠）	ILC17（小鼠）	ILC17（人类）	ILC22（人类）
CD117（ckit）	+	+	+	+	NT	+	−	NT	+
CD127（IL-7Ra）	+	+	+	+	+	+	+	+	+
CD4	50%	−	−	NT	NT	10%	−	NT	−
CD90（Thy-1）	+	NT	NT	NT	NT	+	+	NT	NT
淋巴细胞毒素 αβ	+	+	+	NT	NT	NT	NT	NT	NT
NKp44	−	NT	+	+	NA	NA	NA	NA	+
NKp46	−	NT	+	NT	+	+	−	NT	+
CD56	NA	10%	30%～50%	+	NA	NA	NA	−	+/−
CD161（NK1.1）	+	+	+	+	+	+	+	NT	+
IL-22	+	−	+	+	+	+	+	−	+
IL-17	+	+	−	+	−	−	+	+	−

注：NT 表示没有实验（not tested）；NA 表示没有适用的（not applicable）

3. 产生 IL-17 的 ILC

在小鼠胎儿的小肠（Sawa et al.，2011），或成年小鼠（Buonocore et al.，2010）和人（Geremia et al.，2011）的小肠发生炎症时，IL-17 的产生最明显。产生 IL-17 的 ILC，一般出现在人胎儿淋巴结（Cupedo et al.，2009），以及低频率出现在发炎的扁桃体中。有趣的是，产生 IL-17 的 ILC，在小鼠中缺乏 NCR NKp46（Buonocore et al.，2010），说明这些细胞不同于产生 NKp46^{+} IL-22 的细胞。

4. 同时产生 IL-17 和 IL-22 的 ILC

同时产生 IL-17 和 IL-22 的 Rorγt^{+} ILC，也发现存在于小鼠的脾（Takatori et al.，2009；Dumoutier et al.，2011）及人的扁桃体中（Crellin et al.，2010）。这些细胞可以代表另一细胞亚群，但缺乏相应表型，其来源于产生 IL-17 或 IL-22 的 Rorγt^{+} ILC。

（二）Rorγt^{-}ILC 即 ILC2 细胞亚群的类别与特性

1. 小鼠 ILC2

最近，在小鼠和人类鉴定了另一类与 Th2 型免疫反应相关的 ILC 细胞亚群，即 ILC2。2001 年，人们发现缺失 T 和 B 细胞不影响诱导产生细胞因子 IL-25 的 2 型免疫，说明应答 IL-25 反应的细胞不是 T 或 B 细胞（Fort et al.，2001）。活体的分离细胞研究揭示参与天然 IL-25 反应的细胞是 $CD4^{-}CD8^{-}ckit^{-}B220^{+}$ $CD45RA^{+}$

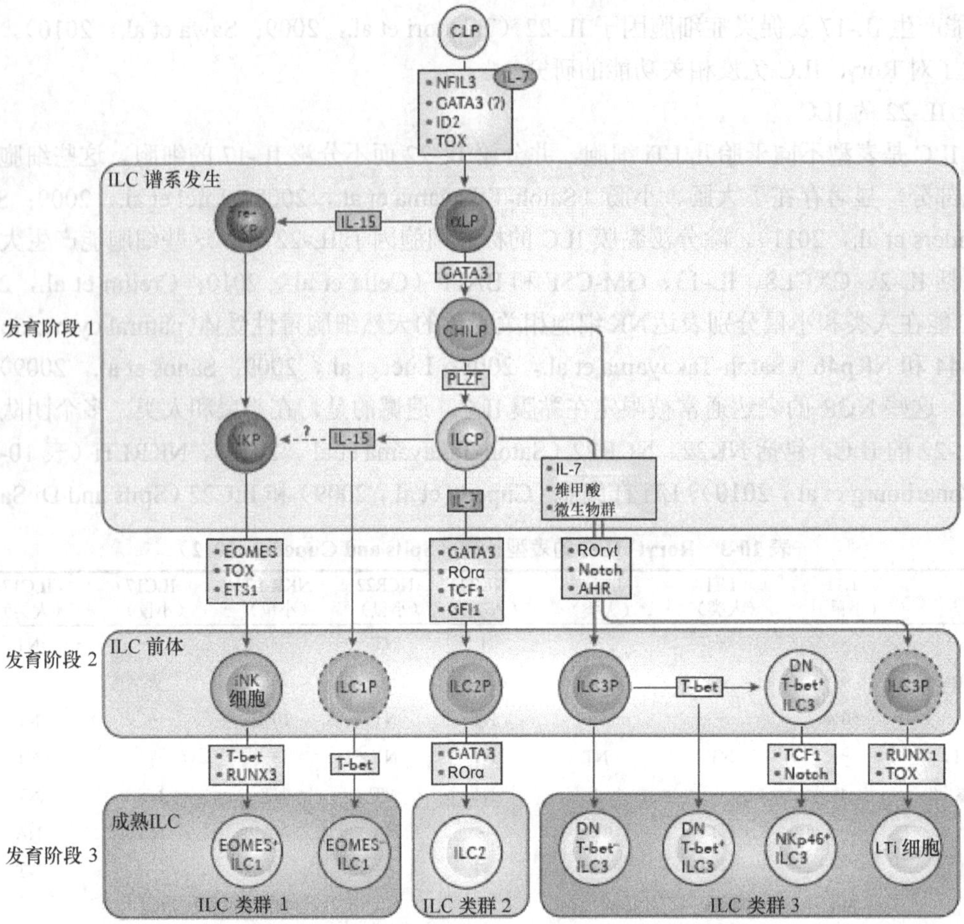

图 10-2　小鼠 ILC 发育模型（Serafini et al.，2015）

CLP 表示共同类淋巴祖先（common lymphoid progenitor）；ID2 表示 DNA 结合抑制物 2（inhibitor of DNA binding 2）；NFIL3 表示 IL-3 诱导的核因子（nuclear factor IL-3 induced）；αLP 表示 α 类淋巴祖先（α-lymphoid precursor）；PreNKP 表示前自然杀伤细胞祖先（pre-natural killer precursor）；PLZF 表示原髓细胞白血病锌指（promyelocytic leukaemia zinc finger）；CHILP 表示共同辅助固有类淋巴祖先（common helper innate lymphoid progenitor）；ILCP 表示 ID2⁺PLZF⁺ ILC 祖先；EOMES 表示 eomesodermin；TOX 表示胸腺细胞选择相关的高迁移群盒蛋白（thymocyte selection-associated high mobility group box protein）；RUNX3 表示 RUNT 相关的转录因子 3（runt-related transcription factor 3）；GATA3 表示 GATA 结合蛋白 3（GATA-binding protein 3）；AHR 表示芳香烃受体（aryl hydrocarbon receptor）；DN 表示双阴性；NCR 表示自然细胞毒性受体（natural cytotoxicity receptor）；GFI1 表示生长因子非依赖分子 1（growth factor independent 1）；TCF1 表示 T 细胞因子 1（T cell factor 1）

细胞，其弱表达 Thy1，并阴性表达 NK 细胞相关标志 NK1.1（Hurst et al.，2002）。在缺陷 IL-2Rγ 信号链的小鼠，体内没有 IL-25 反应（Hurst et al.，2002）。因此，提示存在与 T、B 和 NK 细胞不同的一种新的应答 IL-25 的细胞。近来证实，应答 IL-25 的细胞是一种 ILC，它能与诱导细胞因子 IL-33 的 Th2 型免疫反应。应答 IL-25 的 ILC 群被不同的研究团队同时命名为天然辅助（natural helper，NH）细胞（Moro et al.，2010）、nuocyte（Neill et al.，2010）或固有辅助 2 型（innate helper 2，Ih2）细胞（Price et al.，2010），这些细胞共同表达 CD127、CD117、CD90（Thy-1）和 CD25（表 10-4，图 10-1，图 10-2）（Serafini et al.，2015），并通过应答 IL-25 和 IL-33 具有产生 IL-5 和 IL-13 的能力。尽管在表型（表 10-4，图 10-2）和组织分布（表 10-5）上还存在一些差异，但它可能代表相同的细胞类型，这里统称为 ILC2。多能性祖先细胞群（multipotent progenitor population，MPP）2 是一种不同于应答 IL-25 的 2 型天然细胞类型（Saenz et al.，2010），其能在体内外分化为多种单核/巨噬细胞和多形核细胞谱系的 2 型天然细胞。由于 ILC2 不能分化为其他 2 型天然细胞，因此 MPP2 细胞不同于 ILC2。在小鼠的不同解剖学部位能发现不同的 ILC2（表 10-2）。

表 10-4　ILC2 的表型比较（Spits and Cupedo，2012）

	NH 细胞（小鼠）	nuocyte（小鼠）	Ih2（小鼠）	ILC2（人类）
Sca1	+	+	−	NA
CD117（ckit）	+	+/−	+/−	+/−
CD127（IL-7Rα）	+	+	NT	+
CD25（IL-2Rα）	+	NT	+	+
ST2（IL-33R）	+	+	NT	+
IL-17Rβ（IL-25R）	NT	+	NT	+
ICOS	NT	+	NT	NT
CD90（Thy-1）	+	+	+	NT
CD294（CRTH2）	NT	NT	NT	+

注：NT 表示没有实验（not tested）

表 10-5　ILC2 的细胞群（Spits and Cupedo，2012）

名称	物种	组织分布	功能
天然辅助（NH）细胞	野生型小鼠	脂肪相关的类淋巴组织，肺	驱除线虫；病毒感染后诱导呼吸道病理变化；流感病毒感染后的组织修复
nuocyte	IL-13-GFP 报告小鼠	肠道，肠系膜淋巴结	驱除线虫
固有辅助（Ih2）细胞	IL-13-GFP 及 IL-4-GFP 报告小鼠	广泛分布，主要在脾、肝和肠系膜	驱除线虫
固有类淋巴细胞	人类	胎儿和成人肠道及肺，成人外周血	慢性鼻窦炎

2. 人类 ILC2

人 ILC2 与小鼠 ILC2 一样，其对 IL-2 和 IL-25 或 IL-2 和 IL-33 组合的刺激应答而产生 IL-13，但不产生 IL-17(Mjösberg et al.，2011)。人 ILC2 能表达 Th2 细胞上表达的化学诱导物受体(chemoattractant receptor expressed on Th2 cell，CRTH2，也称 CD294 和 GPR44)，其是一种高亲和力前列腺素 D2 受体，它表达在包括 Th2 细胞、嗜碱性和嗜酸性细胞在内的 2 型特定细胞，而不表达 FcεRI。

人 $CRTH2^+$ ILC 也表达 CD161，它表达在包括 NK 细胞在内的所有的 ILC。与小鼠 ILC2 相似，其表达 IL-7Rα 和 CD25，但它异源性表达 CD117，CD117 阳性和阴性细胞的比例与这些细胞的解剖学部位有关(图 10-1，图 10-2)。人 ILC2 不表达可产生 IL-22 的 $Ror\gamma t^+$ ILC 上的 NKp44。$CRTH2^+$ ILC2 与 $Ror\gamma t^+$ ILC 的另一个差异是通过 ILC2 高水平表达 CD45（Mjösberg et al.，2011）。这些 ILC2 细胞出现在包括肺、肠道、腭扁桃体和外周血在内的多种组织。在健康成人，ILC2 很少，组织中不超过 $CD45^+$细胞的 0.1%，外周血中为 0.01%～0.03%。但在胎儿组织中有时占很高比例，胎儿肺占 0.2%，胎儿肠道中可达 2%(Mjösberg et al.，2011)。

二、ILC 的细胞发育与特征

（一）$Ror\gamma t^+$ ILC 的细胞发育与特征

胎儿 $Ror\gamma t^+$ ILC 的前体细胞一般存在于胎儿的肝，其表型与成年鼠骨髓的共同类淋巴前体细胞（common lymphoid precursor，CLP）相似（Mebius et al.，2001；Serafini et al.，2015）（图 10-1，图 10-2）。发生适应性转移后，这些胎儿肝中的前体细胞产生了所有的类淋巴谱系，包括 $CD4^+$ ILC（Mebius et al.，2001）。虽然还没有正式证实，但产生 IL-22 和 IL-17 的 ILC 也可能来源于 CLP。由于 NCR 在小鼠和人 $Ror\gamma t^+$ ILC 上表达，最初导致这些细胞被认为是 NK 细胞的一个亚群（Colonna，2009；Cella et al.，2010）。后证实 NK 细胞和 $Ror\gamma t^+$ ILC 的发育途径是不同的，在 NK 细胞发育中其从不表达 Rorc（Satoh-Takayama et al.，2010；Vonarbourg et al.，2010）。而且后来证实，肠组织源 $NKp46^+$ ILC 的转录组相似于 LTi 细胞，

而不同于 NK 细胞（Reynders et al.，2011）。虽然产生 IL-22 的 ILC 明显含有未成熟 NK 细胞群的原始特征，但在体外能与 NK 细胞区别，因此产生 IL-22 的 ILC 能与成熟的细胞毒性 NK 细胞相区别（Freud et al.，2006；Hughes et al.，2009，2010）。

一些研究认为，未成熟 NK 细胞（$CD34^-CD117^+CD94^-$）是人 NK 细胞从 $CD34^+$前体细胞发育到成熟 NK 细胞的第三细胞阶段（五阶段模型），每个阶段的区别是通过 CD34、CD117 及 NK 细胞的标志 CD94 的相对表达量来确定。后研究显示，第三阶段未成熟的 NK 细胞群异质性表达 IL-1β 受体（IL-1R1），且为保持未成熟 NK 细胞而产生 IL-22，其中 IL-1β 必须存在（Hughes et al.，2010）。一种解释是，产生 IL-22 的未成熟 NK 细胞是成熟 NK 细胞的前体，而 IL-1β 决定其命运（Hughes et al.，2010）。或者未成熟的 NK 细胞由两类不同的细胞类型组成：产生 IL-22 的 ILC 及从前体发育到成熟的 NK 细胞。后证实，未成熟 NK 细胞在表达 CD127 上是异种的，它含有产生 $CD127^+$ IL-22 的 ILC 及 $CD127^-$NK 细胞前体（Crellin et al.，2010）。总之，这些发现揭示 NK 细胞和 $Ror\gamma t^+$ ILC 代表不同的细胞谱系，其可能来源于一个共同的前体细胞（图 10-3）。

$Ror\gamma t^+$前体细胞在表达整合素 α4β7 上可能是异质的。$Ror\gamma t^+\alpha4\beta7^+$胎儿肝细胞发育成 LTi 细胞，而 $Ror\gamma t^+$ $\alpha4\beta7^-$前体主要产生 $NKp46^+$ ILC（Sawa et al.，2010），说明 LTi 和产生 IL-22 的 $NKp46^+$ ILC 不存在母-子关系（图 10-3）。此外，胎儿和成年 $Ror\gamma t^+$ ILC 的发育需求存在差异。出生后的 ILC 来源于骨髓，其过程依赖 Notch2，而胎儿的 ILC 在肝中成熟，其不需要 Notch 信号转导（Possot et al.，2011）。从 $NKp46^-$发育到 $NKp46^+$ILC 的区别是 Rorγt 的表达水平降低，并伴随着细胞因子分泌功能的改变（Vonarbourg et al.，2010）。

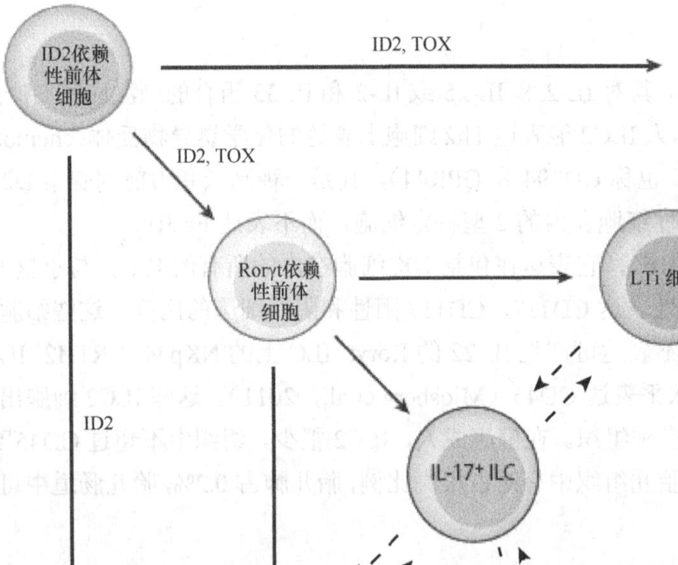

图 10-3　ILC 细胞群的发育模型（Spits and Cupedo，2012）

ID2 表示 DNA 结合抑制物 2（inhibitor of DNA binding 2）；TOX 表示胸腺细胞选择相关的高迁移群盒蛋白（thymocyte selection-associated high-mobility group box protein）

虽然 NKp46$^+$细胞原来产生 IL-22，但随着 Rorγt 表达水平的降低转变到优先分泌 IFN-γ。在 ILC，Rorγt 的水平通过 IL-7R 信号转导稳定，且 IL-7 水平在无菌小鼠中降低，同时 IL-15 和 IL-12 信号转导有助于 Rorγt 的减少（Vonarbourg et al.，2010）。在体外培养实验中，人胎儿 NKp44$^-$ ILC 通过添加 IL-7 或 IL-15 可上调 NKp44 的表达，说明在 NKp44$^-$和 NKp44$^+$ 细胞群间存在母-子关系（Cupedo et al.，2009）。人 Rorγt$^+$ ILC 也表达 NK 细胞相关的标志 CD56，但该标志的表达模式是可变的（Cupedo et al.，2009；Geremia et al.，2011）。在人扁桃体，能发现存在 CD56$^+$NKp44$^+$和 CD56$^-$NKp44$^+$ Rorγt$^+$ 细胞。在体外，CD56 的表达是通过培养 CD127$^+$NKp44$^+$ 细胞，在 IL-2、IL-7 或 IL-15 诱导下产生的（Crellin et al.，2010）。CD34$^+$脐带血祖细胞在体外能分化为 CD56$^+$CD117（ckit）^{hi} CD127$^+$ Rorγt$^+$产生 IL-22 的细胞，其不同于 CD56$^+$CD94$^+$ NK 细胞（Tang et al.，2011）。这些发现明显说明，表达在人 ILC 的 CD56 是可变的，并依赖于环境因素。

总之，Rorγt$^+$ ILC 和 NK 细胞代表不同的细胞谱系，它最有可能来自一个 CLP。现已发现了表型重叠并具有不同特征的 4 种 Rorγt$^+$ ILC 细胞群。其中 LTi 细胞、产生 IL-17 的 ILC 存在于发炎的组织，而产生 IL-22 的 ILC 存在于黏膜组织，并且 ILC 均能产生 IL-17 和 IL-22。但关于这些细胞群间的发育关系仍不完全清楚。

（二）Rorγt$^-$ ILC 即 ILC2 的细胞发育与特征

ILC2 来源于类淋巴母细胞，并依赖于 IL-2Rγ 信号转导链发育和存活（Hurst et al.，2002；Moro et al.，2010；Price et al.，2010；Yang et al.，2011；Serafini et al.，2015）（图 10-1～图 10-3）。ILC2 的数量在 IL-7 缺陷小鼠明显减少，说明 IL-7 是 ILC2 发育中 IL-2Rγ 信号链的关键配体（Moro et al.，2010）。在 ILC2 的发育及存活中，其他 γ 信号链细胞因子是否与其相关还不清楚。IL-2 在体外能促进人和小鼠 ILC2 增殖，但在体内是否促进 ILC2 存活和激活仍不知晓。在体内，IL-25 显然是诱导 ILC2 增殖和产生细胞因子的一个重要因子。关于 IL-25 通过自身或需要一个共因子 IL-2 或 IL-7 刺激小鼠 ILC2 发育的观点，还存在争议（Moro et al.，2010；Neill et al.，2010；Price et al.，2010）。然而，人 ILC2 只对 IL-25 产生反应，即使在另一个细胞因子如 IL-2 存在时也是如此（Mjösberg et al.，2011）。IL-33 是小鼠和人 ILC2 的一种强激活剂，并能在体外与 IL-25 配伍一起促进 ILC2 增殖，但在体内 IL-33 途径是否影响 ILC2 的稳定还不清楚。总之，在 ILC2 发育中最有可能需要 IL-7，而在 Th2 型免疫反应中，这些细胞招募、增殖和功能的发挥，可能还需要 IL-25 及 IL-33 的参与。

（三）ILC 的发育调控

1. Rorγt$^+$ ILC 的细胞发育调控

目前，DNA 结合抑制物 2（inhibitor of DNA binding 2，ID2）、胸腺细胞选择相关的高迁移群盒蛋白（thymocyte selection-associated high-mobility group box protein，TOX）和 Rorc 三个编码蛋白的基因，能调控胎儿 LTi 细胞发育，以及类淋巴器官形成的基因转录（表 10-4，图 10-2～图 10-4）（Yokota et al.，1999；Eberl and Littman，2004；Aliahmad et al.，2010；Spits and Cupedo，2012）。ID2 是转录抑制 ID 家族的一个成员，它广泛调控不同器官系统的细胞分化。由于 ID 蛋白缺乏一个结合 DNA 的结构域，因此不具有直接调节基因转录的能力。相反，它通过间接地结合并灭活转录激活物，即所谓的“E 蛋白”如 E2A、E2-2 而发挥作用。在 Rorγt$^+$ ILC 和 NK 细胞发育中，由于 ID2 通过 E12 或 E2A 二聚体化阻止了 E2A 蛋白的抑制效应，因此 ID2 是必需的（Boos et al.，2007）。在 ID2 缺陷小鼠，其淋巴结和派氏结节（Peyer's patches）都缺少胎儿 LTi 细胞（Yokota et al.，1999）。此外，在 ID2 缺陷小鼠还缺乏成年期所有的 Rorγt$^+$ ILC（Satoh-Takayama et al.，2008；Luci et al.，2009；Sanos et al.，2009）。靶向突变 DNA 结合因子 TOX 的小鼠，显示强烈降低胎儿 LTi 细胞数量（>90%），且没有淋巴结的发育（Aliahmad et al.，2010）。TOX$^{-/-}$ 小鼠残留的 LTi 细胞，能诱导少量表型异常的派氏结节发生（Aliahmad et al.，2010）。与 ID2 一样，在体内敲除 TOX 也能损伤 NK 细胞的发育，说明这些基因操纵 LTi/NK 的共同前体。在 TOX 缺陷的动物中，由于 ID2 的水平降低，因此在 Rorγt⁺ ILC 发育中 TOX 可能在 ID2 的上游发挥作用。然而，TOX 的作用不单是控制 ID2 水平，在 $TOX^{-/-}$ 前体细胞强制表达 ID2 并不足以克服 TOX 缺乏带来的影响。因此，TOX 影响 $Ror\gamma t^+$ ILC 和 NK 细胞发育的机制仍需进一步阐明。Rorc 基因的缺乏，导致 LTi 细胞发育的缺陷及淋巴结和派氏结节的缺失（Eberl et al.，2004；Spits and Cupedo，2012）。靶向删除 Rorc 的小鼠，缺乏 $Ror\gamma t^+$ ILC，但 ILC2 和 NK 细胞发育正常。与 ID2 缺陷小鼠相似，Rorc 缺乏也能完全抑制成年鼠产生 IL-22 的 $NKp46^+$ ILC 的发育（Satoh-Takayama et al.，2008；Luci et al.，2009；Sanos et al.，2009）。基于胎儿 LTi 细胞和成年 $NKp46^+$ ILC 都依赖于 ID2 和 Rorc 的事实，提示这些 ILC 细胞群具有相似的发育需要（表 10-4，图 10-2～图 10-4）。

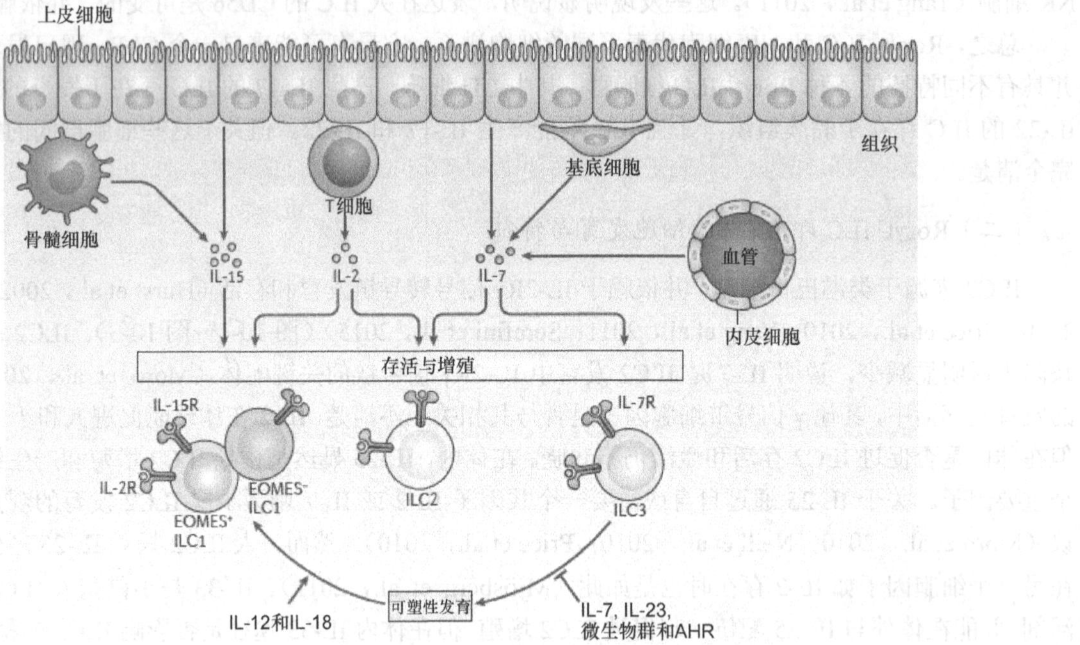

图 10-4　ILC 在组织中的维持和适应性（Serafini et al.，2015）

除上述三种控制ILC转录的蛋白质外，还有多种其他基因产物在ILC的存活和增殖中发挥作用（表10-4，图 10-2～图 10-4）。LTβR 信号转导的缺乏能导致完全阻断淋巴结和派氏结节的发育（Rennert et al.，1998），并伴随着 LTi 细胞减少 50%，这可能是由早期淋巴结间充质细胞缺乏激活间接造成的（Kim et al.，2000）。TNF 家族成员 RANKL 及其受体 RANK 也参与局部间充质细胞与 LTi 细胞间的交流。打断 RANK 信号转导导致小鼠淋巴结发育损伤，而保留派氏结节的形成（Dougall et al.，1999；Kong et al.，1999；Kim et al.，2000），同样这些动物也出现 $CD4^+$ LTi 细胞减少 4～5 倍的现象（Kim et al.，2000）。在 $Lta^{-/-}$ 小鼠，异位表达 RANKL 虽然增加了 $Ror\gamma t^+$ ILC 的数量，但不足以拯救淋巴结的产生（Kim et al.，2000）。这说明，在 RANKL 缺陷小鼠中没有淋巴结的产生，是由缺失 LTi 细胞造成的。

IL-7R 的信号转导（由 IL-7Rα 链和 IL-2Rγ 链组成）是 $Ror\gamma t^+$ ILC 存活和增殖必需的（Meier et al.，2007）。在小鼠通过打断 IL-7R 信号转导，$CD4^+$ ILC 的数量可降低大约 7 倍。由于胎儿 $CD4^+$ LTi 细胞负责淋巴结的形成，因此这些细胞的缺乏能导致大多数，但不是所有的外周淋巴结的缺乏（Cao et al.，1995；Adachi et al.，1998；Kim et al.，2005）。相反，外源性 IL-7 能增加 ILC 的存活，并且给小鼠注射 IL-7 和抗 IL-7 的复合物，能增加体内 $CD4^+$ ILC 的数量（Meier et al.，2007；Schmutz et al.，2009）。成年 IL-2Rγ 缺陷鼠，其肠道 $NKp46^+$ ILC 的数量也严重降低，这导致小鼠不能清除肠道的感染。同样，人的 $Ror\gamma t^+$ ILC 也依赖于 IL-7R 发挥功能及增殖。

配体依赖的转录因子芳香烃受体（aryl hydrocarbon receptor，AhR），高表达在 $Ror\gamma t^+$ ILC（Cella et al.，

2009；Hughes et al.，2010）和 ILC2（Mjösberg et al.，2011）。由于 AhR 在 T 细胞中与 IL-22 的产生相关，这种因子可能在 Rorγt$^+$ ILC 中发挥作用（Veldhoen et al.，2008；Trifari et al.，2009）。研究发现，AhR 缺陷小鼠在黏膜固有层含有较少的分泌 IL-22 的 ILC，并且在 IL-23 刺激后很少产生 IL-22（Kiss et al.，2011；Lee et al.，2011）。AhR 能结合卤代的和非卤代的多环芳香族碳水化合物和环境中的毒素，且能发挥环境毒素感受器的作用（Wincent et al.，2009）。

2. Rorγt$^-$ ILC 即 ILC2 的细胞发育调控

转录因子调节 ILC2 分化和功能的特性还未完全搞清楚。与 NK 细胞和 Rorγt$^+$ ILC 一样，ILC2 需要 Id2，说明 E 蛋白（E2A、HEB 或 E2-2）中一个成员，可通过 ID2 阻断 ILC2 的发育静息（Moro et al.，2010；Monticelli et al.，2011）。E 蛋白 E47 能抑制 NK 和 LTi 细胞的发育（Boos et al.，2007），也可能阻断 ILC2 的发育，但还没有被确认。在小鼠 ILC2 的发育中，Rorγt 与其发育无关。在 Rorγt 缺陷小鼠中，这些细胞并不表达这种因子，也不出现正常的 ILC2 数量（Moro et al.，2010）。然而，人 ILC2 确实表达了一些 Rorγt，即使其浓度远低于产生 IL-17 和 IL-22 的 ILC。在人 ILC2 中，Rorγt 表达的功能意义仍待解读。研究发现，ILC2 表达的转录因子如 MAF、GATA3 和 STAT6 的转录本在 Th2 细胞是有功能的，而且这些转录本也表达在 LTi 细胞（Moro et al.，2010）。通过 ILC2 的微点阵分析发现，Th2 细胞和 ILC2 共同表达 GATA3 和 Aiolos（Price et al.，2010）。然而，在 ILC 家族内的 GATA3，由于也表达在 NK 细胞（Samson et al.，2003）和 LTi 细胞（Moro et al.，2010），其对 ILC2 不是特异的，因此并不能排除 GATA3 驱使 ILC2 发育的观点。

三、ILC 的功能及作用机制

（一）Rorγt$^+$ ILC 的功能及作用机制

1. 参与类淋巴器官的形成

LTi 细胞是诱导类淋巴组织产生特异功能的 Rorγt$^+$ ILC 的一个亚群（Finke，2005）。类淋巴组织的形成主要由 LTi 细胞介导发生在胎儿期，甚至相似于 LTi 细胞的 ILC 存在于整个成年期。除脾外，包括淋巴结、派氏结节和脾的次级类淋巴器官，都依赖 LTi 细胞的信号而发育，表明小鼠缺乏 LTi 细胞能导致淋巴结和派氏结节的形成失败（Randall et al.，2008；van de Pavert and Mebius，2010）。TNF 超家族成员淋巴毒素 α 和 β 及 TNF-α，是类淋巴器官形成的最重要的效应分子。淋巴毒素形成异源二聚体 LTα1β2，通过 2 个跨膜 β 链锚定在质膜上（Browning et al.，1995）。LTα1β2 是主要表达在基质细胞上的受体，即 LTβR 的主要配体（Force et al.，1995），并且小鼠 ILC LTα1β2 的表达是由 IL-7R 和 RANK 的信号控制的（Yoshida et al.，2002）。为起始类淋巴器官的发生，LTi 细胞通过连接表达在基质细胞上的 LTβR 而激活局部的基质细胞。基质细胞一旦激活，就分泌趋化因子（如 CXCL13、CCL21 和 CCL19），并增加黏附分子如 VCAM-1、ICAM-1 和 MAdCAM-1 的表达。除吸引 LTi 细胞到原始器官外，还需基质激活的前提条件以正确指导 LTi 细胞到达类淋巴器官发生的部位。关于决定类淋巴器官的空间定位机制的许多问题虽然还不清楚，但研究发现 CXCL13 在 LTi 细胞招募中是一个关键的介质，并且证实由神经元源的 RA 诱导间充质细胞分泌 CXCL13（van de Pavert et al.，2009）。

在肠中，发现由 ILC 驱动成年器官的形成。在胎儿出生后，Rorγt$^+$ ILC 是 cryptopatch 形成的关键因素，这个程序性发育过程并不依赖于共栖菌群（Eberl and Littman，2004；Tsuji et al.，2008），而依赖于由 AhR 介导的在 ILC 上稳定表达的 CD117（Lee et al.，2011；Kiss et al.，2011）。cryptopatch 是小的淋巴细胞簇群，其主要含有 ILC，少量含有 DC，而几乎不含 T 或 B 细胞（Kanamori et al.，1996）。在针对微生物源信号的反应中，肠免疫系统通过转化 cryptopatch 为单独的类淋巴滤泡（isolated lymphoid follicle，ILF）来应答细菌抑制和 IgA 产生的需要（Hamada et al.，2002）。这些 ILF 支持生发中心反应，并是分泌 IgA 的浆细胞生成的重要解剖学部位（Tsuji et al.，2008）。在胎儿淋巴结发育中，从 cryptopatch 转变到 ILF

是由 Rorγt$^+$ ILC 依赖的基质细胞活化诱导的（Tsuji et al.，2008）。

除具有促进次级类淋巴组织产生的作用外，ILC 在功能性初级类淋巴组织的形成中，通过直接指导胎儿胸腺髓上皮细胞的分化而发挥功能（Rossi et al.，2007）。这个过程部分依赖于 RANKL 与表达在上皮的 RANK 的相互作用，以诱导表达 AIRE 的髓上皮细胞的最终分化（Anderson et al.，2007；Rossi et al.，2007）。在胎儿发育的胸腺中，ILC 能与未成熟的上皮细胞相互作用，并通过发育后期的胸腺细胞来实现功能发挥（White et al.，2008）。

2. 参与组织修复

在成年鼠脾中，Rorγt$^+$ ILC 发挥淋巴组织结构的卫士作用，这是获得性免疫反应的一个基本结构特征。淋巴细胞脉络丛脑膜炎病毒（lymphocytic chorio meningitis virus，LCMV）在脾内能特异性感染 T 细胞区的基质细胞，接着通过靶向 CD8$^+$ T 细胞到类淋巴器官的基质细胞而清除病毒，导致完全损耗 T、B 细胞及构成生发中心的能力（Scandella et al.，2008）。LCMV 感染小鼠被破坏的这个结构，在第二次被感染时不能产生保护性抗体反应（Scandella et al.，2008）。然而，在感染大约 4 周后，脾的结构及形成高亲和力抗体的能力就完全恢复了。脾结构的重建依赖于器官发生程序的再激活，Rorγt$^+$ CD4$^+$ ILC 的流入及局部增殖就证明了这一点。ILC 与脾基质间相互作用，随后再起始类淋巴组织结构的形成，但缺乏 Rorγt$^+$ ILC 的 Rorc 缺陷小鼠，该过程被严重延迟（Scandella et al.，2008）。

3. 参与黏膜免疫

产生 IL-22 的、依赖 Rorγt 的 NKp46$^+$ ILC 主要位于黏膜组织，并且是小鼠肠道 IL-22 的主要来源（Satoh-Takayama et al.，2008；Luci et al.，2009；Sanos et al.，2009；Sawa et al.，2011）。在人类，产生 IL-22 的 ILC 也出现在成年肠道和腭扁桃体，表达 NCR NKp44 是其特征（Cupedo et al.，2009；Kim et al.，2011）。肠 ILC 与上皮细胞、免疫细胞及共栖微生物菌群间不断交流，一方面这些 ILC 在机体处于稳态时能保持上皮的完整性，另一方面 Rorγt$^+$ ILC 是机体针对肠道病原发生早期免疫反应必需的。IL-22 是一个重要的细胞因子，直接作用在肠上皮细胞，并增加抗微生物肽如 β-防御素及抗微生物蛋白如 RegIIIβ 和 RegIIIγ 的产生，它在抗肠道病原的免疫反应中发挥关键作用（Wolk et al.，2004；Zheng et al.，2008；Sonnenberg et al.，2011；Ouyang et al.，2011）。研究发现，DC 和 ILC 相互作用涉及 LTβR 信号转导，它在肠道黏膜免疫中是关键的（Wang et al.，2010；Tumanov et al.，2011）。LTβR 有两个主要的配体：一是膜结合 LTα1β2 异源三聚体，另一是 TNF 超家族的成员 LIGHT（TNFSF14）。由于 Lta$^{-/-}$但不是 Tnfsf14t$^{-/-}$小鼠不能针对啮齿类柠檬酸菌（*C. rodentium*）感染而产生 IL-22，因此膜结合 LTα1β2 三聚体是 LTβR 相关配体。利用细胞特异性删除 LTβR 和 LTα 的小鼠证实，表达 LTα1β2 的 Rorγt$^+$ ILC，而不是 T 和 B 细胞能与 LTβR$^+$ 细胞（大多数是 CD11c$^+$ DC）相互作用，以控制随后感染引起的体内 IL-22 的产生，因而有利于抵抗这种病原（Wang et al.，2010）。Lta$^{-/-}$小鼠注射 IL-22 能防止其死亡，揭示 IL-22 位于 LTβR 的下游。因此，啮齿类柠檬酸菌的感染能上调 LTα1β2 在 ILC 上的表达，其激发 LTβR$^+$ DC，随后激活 ILC 产生 IL-22（图 10-5b）。

DC 通过 Rorγt$^+$ ILC 发生黏膜免疫是重要的。缺陷 IL-23 的小鼠降低了 IL-22 水平，并屈从于病原的感染（Zheng et al.，2008；Taube et al.，2011）。通过 ILC 表达 IL-23 受体，且通过 IL-23 受体信号转导导致了 IL-22 的产生（Spits and Cupedo，2012）。在肠道受损后，IL-23 信号转导途径是最主要的途径（Zenewicz et al.，2008；Sawa et al.，2011）。然而，在机体稳定情况下，IL-22 的分泌不依赖于 IL-23 的调控，而与 IL-1R1 和 MyD88 信号转导有关（Reynders et al.，2011；Sawa et al.，2011）（图 10-5a）。

4. 参与黏膜内环境的稳定

在内环境稳定情况下，多种表型不同的 Rorγt$^+$ ILC 存在于小鼠的肠组织中。在表型上相似于胎儿 LTi 细胞的 CD4$^+$ ILC 及缺乏 CD4 表达而表达 NKp46 的 ILC（Sawa et al.，2010），这两种 ILC 亚群在定位和发育上存在多种明显的差异。CD4$^+$ ILC 存在于胎儿出生前的肠道，与派氏结节的形成有关。在胎儿出生后，CD4$^+$ ILC 主要定位在与次级类淋巴组织相关的肠道、cryptopatch、ILF 和派氏结节及肠系膜淋巴结内（Luci et al.，

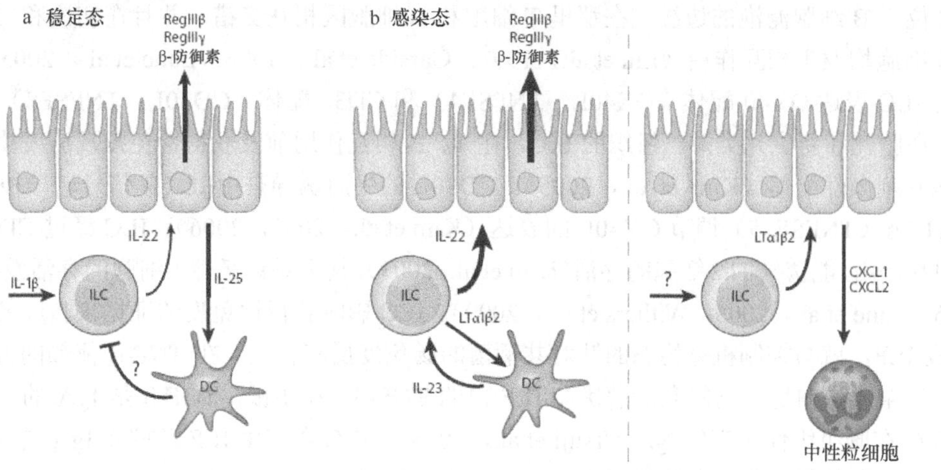

图 10-5 Rorγt⁺ ILC 参与肠道内环境稳定和免疫（Spits and Cupedo，2012）

a. 在内环境稳定时，Rorγt⁺ ILC 产生 IL-22 而调节上皮细胞产生抗微生物肽和防御素；b 左. 肠道病原感染后，IL-25 介导 IL-22 产生的抑制，而且 ILC 经过 LTβR 激活 DC 产生 IL-23，相反其通过 ILC 提高 IL-22 产生；b 右. 同时通过 ILC 表达淋巴细胞毒素，直接激活上皮细胞分泌中性粒细胞趋化因子

2009；Sanos et al.，2009；Reynders et al.，2011）。在子宫内，CD4⁺ ILC 是肠 IL-22 的主要生产者，与细菌的定植有关。然而，ILC 的主要部分在 cryptopatch 中，是 NKp46⁻CD4⁻Rorγt⁺ ILC（75%）（Naito et al.，2008）。表达 NKp46 的 ILC，在胎儿鼠肠道中缺乏，而在胎儿出生后产生，与细菌的定植同时发生（Sawa et al.，2010；Reynders et al.，2011）。与 NKp46⁻ ILC 相反，表达 NKp46 的细胞不能定位于 cryptopatch 或 ILF，而定位于黏膜固有层，甚至上皮内区室及肠系膜淋巴结（Sanos et al.，2009；Sonnenberg et al.，2010；Reynders et al.，2011）。在成年鼠肠道，NKp46⁺和 CD4⁺ ILC 均能分泌 IL-22（Sawa et al.，2011）。

在机体稳定状态下，ILC 的定位可能揭示了其功能作用。在黏膜固有层，NKp46⁺ ILC 主要是 IL-22 的产生者（Sawa et al.，2011），而与其相似的细胞在体内肠系膜淋巴结不表达这种细胞因子（Sonnenberg et al.，2010）。现在不知 cryptopatch 与黏膜固有层源 ILC 间在细胞因子产生上是否存在差异。在后者区室，许多细胞分泌 IL-22，但这种情况是否存在于 cryptopatch 源的细胞还不清楚。在内环境稳定状态下，黏膜免疫围绕着保持与共栖菌群的平衡，一方面阻止细菌进入上皮，而另一方面抵抗菌群的反应提供其疗伤的床（curbed）。

在 Th17 细胞，这种平衡依靠造血细胞、上皮细胞和微生物群间的相互作用（Zaph et al.，2008），并且这种情况也适用于肠 ILC（Sawa et al.，2011）。一旦肠微生物定植，肠 ILC 分泌的 IL-22 就减少，这是由上皮细胞及微生物诱导产生的 IL-25 调节的（Sawa et al.，2011）。然而，Rorγt⁺ ILC 不表达 IL-25 受体，这种调控作用可能是经过一个中间细胞如肠 DC 介导的，但也可能是 IL-17Rβ⁺ ILC2（图 10-5a）。

人 ILC 的许多功能特性，是通过扁桃体源的 NKp44⁺ ILC 认识的（Cornelissen et al.，2011）。这些细胞在原位分泌 IL-22，并执行与小鼠肠 NKp46⁺ ILC 相似的功能（Cupedo et al.，2009；Crellin et al.，2010）。与小鼠 ILC 一致，人 NKp44⁺ ILC 能通过连接 IL-23 受体而激活 IL-22 的产生（Crellin et al.，2010）。然而，IL-23 单独存在不足以使 IL-22 产生，同时需要第二个共刺激信号，如 IL-2 或 TLR 配体。惊讶的是，人 ILC 能产生 IL-2，能以旁分泌的方式发挥作用，帮助活化 ILC 及产生 IL-22。然而，在实验环境中产生的 IL-2，单独组合 IL-23 或 Pam3Cys 不足以诱导 IL-22 产生（Crellin et al.，2010）。由于 IL-2 能在缺乏特异抗原识别的情况下产生，因此 ILC 能确保局部存在低浓度的 IL-2，有利于邻近细胞的获得性免疫。IL-1β 是 Rorγt⁺ ILC 的另一个强刺激物，它与 IL-2 和 IL-15 联合刺激 IL-22 产生及细胞增殖（Cella et al.，2009；Hughes et al.，2010）。这些发现揭示，IL-1β 是由包括 DC 在内的许多细胞类型产生的分泌 IL-22 ILC 的一种重要刺激物。

5. 发挥天然免疫与获得性免疫的桥梁

已有证据表明，ILC 也能影响获得性免疫反应。首先，ILC 在成年小鼠脾中的定位就是证据之一。

Rorγt^{+} ILC位于B细胞滤泡的边缘，在那里T细胞和B细胞区相互交错，并且在初次和二次免疫反应中T细胞与B细胞均发生相互作用（Liu et al.，1991；Garside et al.，1998；Lane et al.，2005）。惊奇的是，成年组织的ILC表达OX40配体（OX40L，TNFSF4）和CD30配体（CD30L，TNFSF8）两种T细胞共刺激分子。在胎儿和新生儿类淋巴组织的ILC，在T、B相互作用前及获得性免疫反应发生前，确实证明不表达这些共刺激性配体（Kim et al.，2005）。CD30L的生后诱导是由IL-7R信号转导控制的，而TNF家族成员TL1A（TNFSF15）调节OX40L的表达（Kim et al.，2005，2006）。ILC经过CD30L和OX40L与T细胞相互作用，能诱导Th2细胞的存活（Kim et al.，2003），甚至对记忆性T细胞的存活发挥作用（Gaspal et al.，2005；Lane et al.，2005；Withers et al.，2009）。ILC影响获得性免疫的证据来自肠的免疫系统。一旦ILC形成ILF，就与控制机体稳态的针对共栖菌的肠免疫反应有关。在TNF-α依赖的方式，ILC能激活局部的基质金属蛋白酶，它能激活潜伏在ILF内的TGF-β。在小鼠，TGF-β是IgA的一个重要转换因子，并且ILC在肠组织优先产生IgA（Tsuji et al.，2008）。ILC在产生ILF及控制IgA转换因子的作用，说明Rorγt^{+} ILC在肠稳态免疫中是必需的（Tsuji et al.，2008）。

在小鼠类淋巴器官发生中，可通过靶向删除Rorc而缺失所有的ILC。由于缺乏胎儿LTi细胞，这些小鼠不会产生淋巴结、派氏结节或cryptopatch。然而，当进一步分析这些小鼠的肠淋巴器官时，发现其增加了包括ILF的B细胞群的数量（Lochner et al.，2011）。由于ILC的缺乏，在这些动物不能形成cryptopatch，必须通过替代发育途径产生ILF。然而，虽然B细胞群相似于正常的ILF，但这些功能异常的ILF并且缺乏Rorγt的小鼠，其产生IgA的浆细胞的数量和能力都十分有限（Tsuji et al.，2008；Lochner et al.，2011）。

尽管Rorγ缺陷小鼠缺少产生IgA的浆细胞及产生IL-22的细胞，但这些动物仍能控制肠微生物菌群及细菌的扩散（Lochner et al.，2011），这可能是小鼠通过产生IgG而不是IgA抗体的机制而实现的。这提示，虽然没有ILC控制的ILF形成和IgA转换，但在机体内环境稳定情况下，黏膜免疫系统能通过产生大量的ILF和分泌IgG的浆细胞而设法补偿，这足以防止细菌的扩散。

（二）Rorγt^{-} ILC的功能及作用机制

1. 参与内环境稳定

ILC2细胞群在维持其他造血细胞的内环境稳定中是重要的。FALC相关的ILC2经过IL-5和IL-6促进腹膜B1细胞而不是滤泡B2细胞的自我更新（Moro et al.，2010）。IL-5不是B细胞的生长因子，因此需要明确人ILC2在B细胞上是否能介导相同的效应。FALC相关的ILC2，在体外也能通过脾的B细胞增强IgA抗体的分泌，但其在体内的作用情况还不清楚。ILC2通过可诱导的共刺激物ICOS与B细胞相互作用，ICOS分子高表达在ILC2（Monticelli et al.，2011）。ICOS是生发中心形成的重要分子，并能与表达ICOS配体的B细胞相互作用（Dong et al.，2001）。然而，ILC2在调节B细胞活性中的作用有待完全阐明。

T细胞与ILC2间也存在交流。缺失IL-25R（IL-17Rβ）的小鼠，只存在少量的ILC，且产生IL-13的T细胞减少（Neill et al.，2010）。将ILC2转移到这些小鼠，通过T细胞能恢复抗原特异的IL-13的产生。这个过程的机制还不清楚，但可能与IL-2有关，这是因为FALC组织的ILC2能表达大量的IL-2转录本（Moro et al.，2010）。

ILC2也与调节肺组织稳态有关。肺ILC群能表达CD90、CD25、CD127及IL-33R组分ST2，能应答IL-33反应产生IL-5和IL-13（Monticelli et al.，2011）。有趣的是，在H1N1流感病毒感染后，这些ILC2蓄积在肺。但在耗尽ILC2后感染H1N1流感病毒，并不影响病毒荷载量，说明这些细胞并不直接与抗病毒免疫有关。然而，ILC2的耗尽增加了感染对上皮的损伤，提示ILC2对保持呼吸道上皮屏障的完整性非常重要（Monticelli et al.，2011）。

2. 参与抗蠕虫免疫作用

虽然机体驱除寄生蠕虫的效应机制依不同细胞类型有所不同，但Th2型免疫反应是抵抗所有寄生蠕虫的保护性免疫的关键反应（Koyasu et al.，2010；Allen and Maizels，2011）。两个研究证明，IL-25 在抗线虫的保护性免疫中具有关键的作用（Fallon et al.，2006；Owyang et al.，2006）。在体内除去 IL-25，导致机体抗肠道线虫 *N. brasiliensis* 的免疫反应的极大延迟。在表达 CD117 但缺乏肥大细胞和嗜碱性粒细胞标志 FcεR1 的非 T/非 B 细胞种群，抗 *N. brasiliensis* 的有效免疫不足与其缺陷有关（Owyang et al.，2006）。在小鼠体内同时缺失 IL-25 和 IL-33，会严重影响驱除寄生虫的能力。在 *N. brasiliensis* 感染的 IL-$25^{-/-}$ IL-$33^{-/-}$小鼠，通过转移体外培养的 ILC2 能够恢复抗寄生蠕虫的免疫反应，证实 ILC2 的作用是关键的（Neill et al.，2010）。由于在 IL-$25^{-/-}$小鼠缺乏 ILC2，致使 Th2 细胞受损，ILC2 能创造 Th2 型细胞产生的有利条件，反过来维持 ILC2 产生 IL-13 和 IL-5（Neill et al.，2010）。因此，ILC2 和 Th2 的协调作用导致了其他 2 型效应细胞类型如肥大细胞、嗜碱性粒细胞、嗜酸性粒细胞和分泌 IgE 的 B 细胞的招募和激活，从而产生了有效的抗蠕虫免疫反应（Allen and Maizels，2011）（图 10-6）。

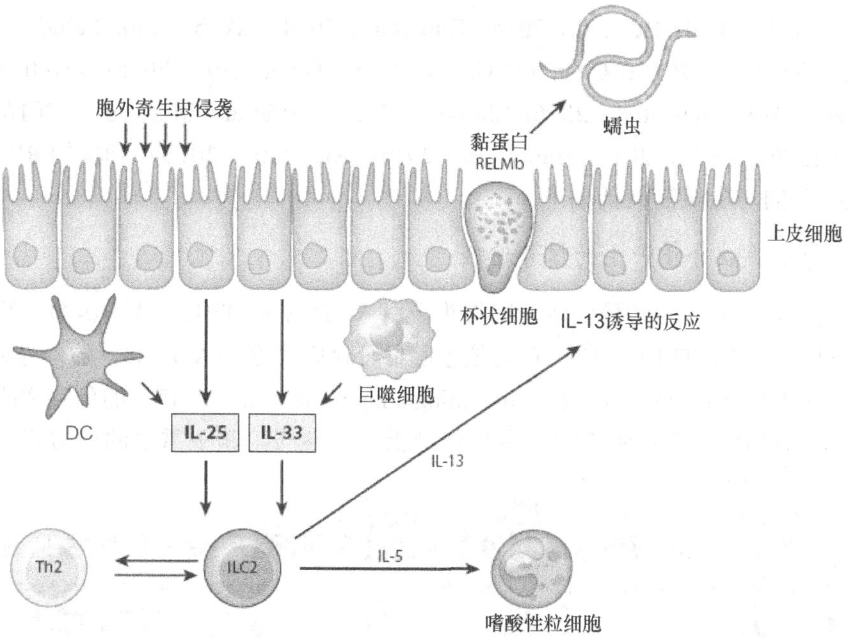

图 10-6　ILC 在 Th2 型免疫中的作用（Spits and Cupedo，2012）

第二节　炎症的发生过程与形成机制

当病原微生物感染突破机体免疫屏障时，天然免疫细胞通过模式识别受体（PRR）第一时间识别病原相关分子模式（PAMP），启动胞内的信号途径活化 NF-κB、AP1 等转录因子，诱导炎症细胞因子、趋化因子等释放，并募集、激活单核/巨噬细胞、树突状细胞（DC）、中性粒细胞、K 细胞、NK 细胞、肥大细胞和淋巴细胞，发挥天然免疫应答与炎症反应。此外，宿主组织损伤、细胞坏死等因素的刺激会释放或产生一些蛋白质、核酸及其代谢产物，即损伤相关分子模式（DAMP），也被机体的 PRR 所识别，激活天然免疫并引发炎症反应。

巨噬细胞与中性粒细胞是天然免疫应答与炎症反应的关键细胞，病原微生物感染通常会激活巨噬细胞释放大量的炎症因子和趋化因子，引起局部血管及其上皮细胞通透性改变，导致如中性粒细胞和单核细胞等粒细胞穿过血管壁迁移到感染部位。另外，血管壁通透性的增加，可使血浆蛋白和体液渗出到组织中，导致感染部位的红、肿、热、痛等炎症症状。由于炎症反应是一个复杂的过程，涉及多种细胞和因子的共同参与，现以炎症介质的产生、炎症细胞和分子的渗出及其他炎症反应等过程简要介绍其发生机制。

一、模式识别受体介导的炎症介质产生机制

被誉为“天然免疫学之父”的美国免疫学家查尔斯·詹卫（Charles Janeway），早在 1989 年就提出了免疫细胞的“模式识别受体”概念，他认为 PRR 能识别入侵病原微生物保守的特异的结构成分，即 PAMP，招募特异接头蛋白，激活一系列信号级联反应，引发干扰素、炎症因子、趋化因子等释放，发挥抗感染天然免疫作用（Janeway，1989；Matzinger，1994，2002；Janeway and Medzhitov，2002；Murphy，2012）。目前，PRR 主要包括 Toll 样受体（TLR）、RIG-Ⅰ样受体（RLR）和激活 RNA 的蛋白激酶 R（RNA-activated protein kinase R，PKR）、NOD 样受体（NLR）、AIM2 样受体（AIM2-like receptor，ALR）、OAS 样受体（OAS-like receptor，OLR）及其他胞质 DNA 识别受体等（Bauer and Hartmann，2008；Franchi et al.，2009；Martinon et al.，2009；Couillin et al.，2011；Davis et al.，2011；Kawai and Akira，2011；Schattgen and Fitzgerald，2011；Iwasaki，2012；Broz and Monack，2013；Latz et al.，2013；Connolly and Bowie，2014；Gay et al.，2014；He et al.，2014；Guo et al.，2014；Jakobsen and Paludan，2014；Lamkanfi and Dixit，2014；Shu et al.，2014；Chan and Gack，2015；Diner et al.，2015；Errett and Gale，2015；Ablasser and Gulen，2016；Chen et al.，2016；Choubey，2016；Leifer and Medvedev，2016；Broz and Dixit，2016；Rathinam and Fitzgerald，2016；Tao et al.，2016；Xia et al.，2016）。根据 PRR 的类型及其关键信号途径将炎症介质的产生机制概括如下。

（一）TLR 介导的炎症介质产生的信号途径

TLR 介导的炎症反应的信号转导依赖关键接头蛋白 MyD88 和 TRIF（图 10-7）（韩文瑜和雷连成，2016）。其中 TLR1、TLR2、TLR5～TLR10 为依赖髓样分化因子 88（MyD88）的信号通路，TLR3 为依赖 TIR 衔接蛋白（Toll/IL-1 receptor domain containing adaptor protein，TRIF）的信号通路，而 TLR4 具有以上两种信号通路。TLR 的信号通路涉及多种信号蛋白的参与，其中重要的信号蛋白包括 MyD88、

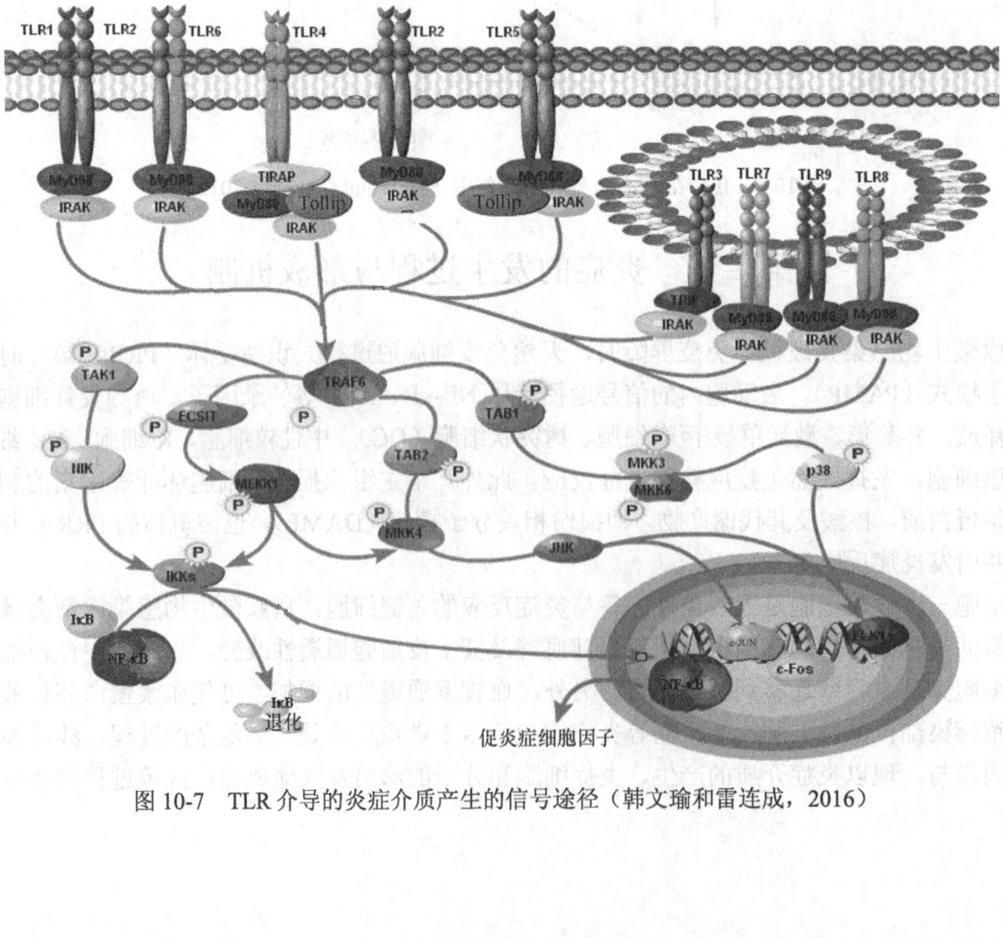

图 10-7　TLR 介导的炎症介质产生的信号途径（韩文瑜和雷连成，2016）

TRIF、IL-1 受体相关激酶（IL-1 receptor associated kinase，IRAK）、肿瘤坏死因子相关因子（TNF receptor associated factors，TRAF）、TGF-β 激活激酶（TGF-β-activated kinase 1，TAK1）、TANK 结合激酶 1（TANK-binding kinase 1，TBK1）、丝裂原活化蛋白激酶（mitogen activated protein kinase，MAPK）及核转录因子（NF-κB）、活化蛋白 1（activating protein，AP1）、干扰素调节因子（interferon regulatory factor，IRF）等（Janeway and Medzhitov，2002；Bauer and Hartmann，2008；Kawai and Akira，2008，2011；Broz and Monack，2013；Lim and Staudt，2013；Gay et al.，2014；He et al.，2014；Leifer and Medvedev，2016）。

1. 依赖 MyD88 的炎症反应的信号途径

TLR2、TLR4、TLR7～TLR10 被其相应的配体激活后通过依赖 MyD88 的信号通路诱导机体的炎症反应。其中 TLR2 和 TLR4 主要通过依赖 MyD88-IRAK-TRAF6-TAK1-NF-κB/MAPK 的这一经典通路转导信号，TLR7～TLR9 除了依赖 MyD88-IRAK-TRAF6-TAK1-NF-κB/MAPK 信号通路之外，也依赖 MyD88-IRAK-IRF5/7 信号通路。当 PAMP/DAMP 激活 TLR2、TLR4、TLR7～TLR9 后，MyD88 被募集至 TLR 的胞内区，然后 TLR 的羧基端 TH 功能区与 MyD88 羧基端同源区作用，MyD88 氨基端则与 IRAK 结合，随即与 MyD88 解离，转而与 TRAF6 结合激活 TAK1，活化的 TAK1 促使 IκB 抑制物蛋白激酶复合体（IκB kinase，IKK）磷酸化，引起 NF-κB 抑制物 IκB 的降解，进而诱导 AP1 与 NF-κB 核转移，导致单核/巨噬细胞、树突状细胞、中性粒细胞等产生并释放促炎症细胞因子、趋化因子，诱导机体的炎症反应；同时当 TLR7～TLR9 被激活后，MyD88 被募集至 TLR 的胞内区激活 IRF5、TLR7，活化的 IRF5、TLR7 进入细胞核诱导炎症介质、趋化因子和其他细胞因子的释放，进而引发炎症反应（Janeway and Medzhitov，2002；Bauer and Hartmann，2008；Kawai and Akira，2008，2011；Broz and Monack，2013；Lim and Staudt，2013；Gay et al.，2014；He et al.，2014；Leifer and Medvedev，2016）。

2. 依赖 TRIF 的炎症反应的信号途径

TLR3 和 TLR4 被其相应的配体激活后通过非依赖 MyD88 的信号通路诱导机体的炎症反应，其中 TLR3 主要通过依赖 TRIF-TRAF3-TBK1-IRF3 和 TRIF-TAK1- NF-κB/MAPK 这两条信号通路，TLR4 主要通过依赖 TRIF-TAK1-NF-κB/MAPK 这一条信号通路。当 TLR3 和 TLR4 被激活后，通过与 TRIF 结合直接激活 TBK1 和 TAK1，活化的 TAK1 激活 MAPK 和 NF-κB 信号通路，最终活化的 AP1 和 NF-κB 进入细胞核，诱导促炎症细胞因子、趋化因子等的释放，参与机体防御反应（Janeway and Medzhitov，2002；Bauer and Hartmann，2008；Kawai and Akira，2008，2011；Broz and Monack，2013；Lim and Staudt，2013；Gay et al.，2014；He et al.，2014；Leifer and Medvedev，2016）。

（二）RLR 介导的炎症介质产生的信号途径

RLR 目前主要包括 RIG-Ⅰ、MDA5 和 LGP2 等成员，其中 VISA（virus-induced signaling adaptor）是关键接头蛋白[也称为 MAVS（mitochondrial antiviral signaling）、IPS-1（interferon-β promoter stimulator 1）或 Cardif（CARD adaptor inducing IFN-β）]。RIG-Ⅰ样受体直接与 VISA 相互作用介导信号转导。其中，RLR 结合配体后构象发生改变，与 VISA 相互作用并诱导 VISA 寡聚化而使其激活。激活的 VISA 招募 WDR5（WD repeat 5）、MITA（mediator of IRF-3 activation）[也称为 STING（stimulator of interferon gene）、MPYS（plasma membrane tetraspanner）、ERIS（endoplasmic reticulum interferon stimulator）]、TRADD（TNF receptor-associated death domain）和 TRAF，TRADD 促进 VISA 与 TRAF3 相互作用并诱导 TRAF3 发生 K-63 连接的泛素化。然后 VISA-TRADD-TRAF3 复合物招募 TRAF6/2 及 FADD（Fas-associated death domain）相关蛋白和受体结合蛋白 RIP1（receptor interacting protein 1），导致 TRAF6 或 RIP1 发生 K-63 连接的泛素化，招募 TAB（TAK1-binding protein）2/3 和 TAK1，TAK1 磷酸化 IKK 复合物，进而激活 AP1 和 NF-κB 的核转录，诱导炎症因子、趋化因子等释放（图 10-8）（韩文瑜和雷连成，2016）。同时，VISA 能与 TRAF2/3、NIK 相互作用，通过调节 NIK/TRAF3 和 TRAF3 及 cIAP（cellular inhibitor of apoptosis）1/2 复合物激活

IKKα，进而激活 NF-κB。研究显示，VISA 与半胱天冬酶级联活化与招募结构域 9（caspase recruitment domain，CARD）相互作用，通过 CARD9/BCL10/MALT1 招募 TRAF6，激活 TAK1/TAB1/2 后诱导 IL-1 的表达（Janeway and Medzhitov，2002；Loo and Gale，2011；Kawai and Akira，2011；Bruns and Horvath，2012；He et al.，2014；Patel and García-Sastre，2014；Rodriguez et al.，2014；Chattopadhyay and Sen，2016; Sohn and Hur，2016）。此外，RIG-Ⅰ也参与病毒引发的 IL-1β 产生，这是一条与 RIG-Ⅰ-VISA-IFN-β 信号通路完全不同的新的信号转导途径，RIG-Ⅰ与凋亡相关斑点样蛋白（apoptosis-associated speck-like protein containing a CARD，ASC）形成复合体依赖于 CARD9 和 Bcl10 的参与（Kim and Yoo，2008；Rintahaka et al.，2008；Poeck et al.，2010；Park et al.，2013；Pothlichet et al.，2013；Subramanian et al.，2013）。

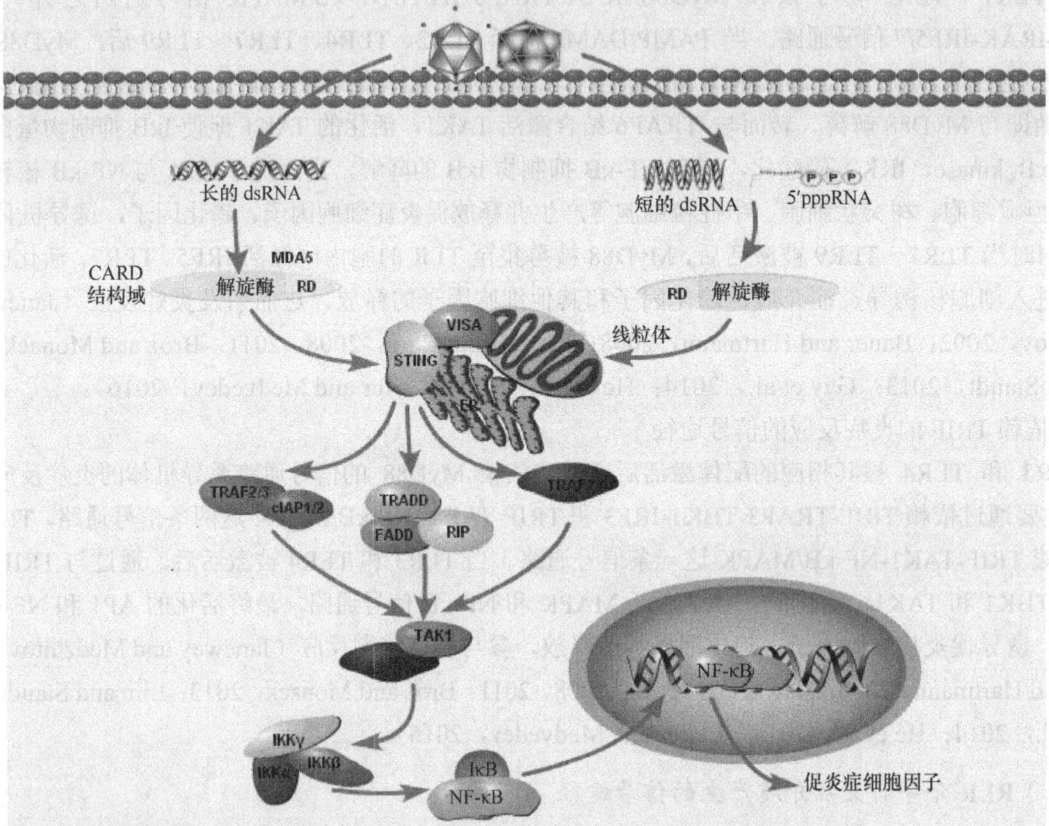

图 10-8 RLR 介导的炎症介质产生的信号途径（韩文瑜和雷连成，2016）

（三）炎症小体介导的炎症介质产生的信号途径

NLR 中仅有 NOD1/2 招募 RIP2 作为接头蛋白，RIP2 招募 CARD9，激活 MAPK 和 NF-κB。ASC 是介导大多数 NLR 和 AIM2 信号通路的重要接头蛋白，N 端含有 PYD（pyrin domain），C 端含有 CARD，分别与上游受体与下游效应分子的 PYD 或 CARD 相互作用，形成炎症小体（inflammasome）（图 10-9）（韩文瑜和雷连成，2016）。NLRP1/3 和 NLRC4 结合相应的 PAMP 或 DAMP 后，通过中间的 NOD 寡聚化，N 端含有的 PYD 招募 ASC，ASC 进一步招募半胱天冬酶 caspase-1。caspase-1 自剪切成为 p20 和 p10 两个酶活性片段，后将 pro-IL-1β 和 pro-IL-18 酶切为有活性的 IL-1β 和 IL-18 而分泌到细胞外（Franchi et al.，2009；Martinon et al.，2009；Couillin et al.，2011；Davis et al.，2011；Latz et al.，2013；Moltke et al.，

2013；Guo et al.，2014；Lamkanfi and Dixit，2014；Broz and Dixit，2016；Rathinam and Fitzgerald，2016）。同样的，AIM2 和 IFI16 的 N 端也含有一个 PYD，识别 dsDNA 后，通过 ASC 激活 IL-1β 和 IL-18（Schattgen and Fitzgerald，2011；Connolly and Bowie，2014；Jakobsen and Paludan，2014；Diner et al.，2015；Choubey，2016；韩文瑜和雷连成，2016）（图 10-9）。

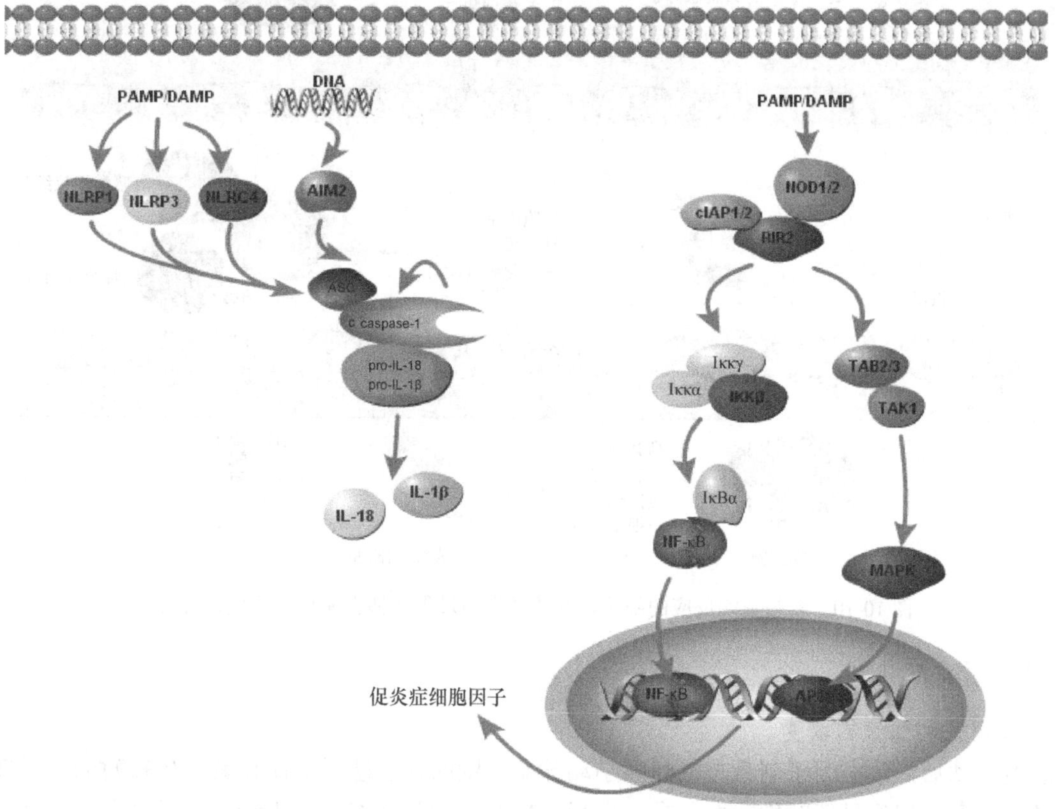

图 10-9　炎症小体介导的炎症介质产生的信号途径（韩文瑜和雷连成，2016）

（四）MITA 介导的炎症介质产生的信号途径

接头蛋白 MITA，其 N 端含有 4 个跨膜结构域，负责 MITA 在线粒体或内质网的定位。近年来，一系列胞质 DNA 识别受体被陆续报道，其中大部分的胞质 DNA 识别受体识别细胞质中 DNA 后通过 STING 激活 TBK1，引起 IRF3/7 和 NF-κB 的活化，进而诱导 I 型 IFN 和炎症因子的产生。这些 DNA 识别受体包括 DAI（DNA-dependent activator of IFN-regulatory factor，又称 ZBP1 或 DML-1）、RNA 聚合酶Ⅲ（RNA polymerase Ⅲ，RNA pol Ⅲ）、ALR 中的 IFI16（IFN-g inducible protein 16）、DExD/H 解旋酶家族成员 DDX41（DEAD-box polypeptide 41）、LSm14A/RAP55（RNA-associated protein 55）、DNA-PK（DNA-dependent protein kinase）、MRE11（meiotic recombination 11 homolog A）及 OLR 家中的 cGAS/MB21D/C6orf150[cyclic GMP-AMP（cGAMP）synthase]（Takaoka et al.，2007；Ablasser et al.，2009；Chiu et al.，2009；Zhang et al.，2012；Li et al.，2012；Burdette and Vance，2013；Kondo et al.，2013；Xiao and Fitzgerald，2013；Barber，2014；Jakobsen and Paludan，2014；Meng et al.，2014；Ran et al.，2014；Shu et al.，2014；Diner et al.，2015；Ablasser and Gulen，2016；Chen et al.，2016；Jiang et al.，2016；Liu and Wang，2016；Ma and Damania，2016；Tao et al.，2016；Xia et al.，2016）。

二、炎症成分的渗出机制

渗出（exudation）是指血液中的液体成分和细胞成分通过小静脉和毛细血管壁进入炎症灶区组织内

的过程，是机体消除致炎因子和有害产物所采取的抗感染、抗损伤的保护性反应。它包括血管反应、液体渗出和细胞渗出等过程（图 10-10）（韩文瑜和雷连成，2016）。

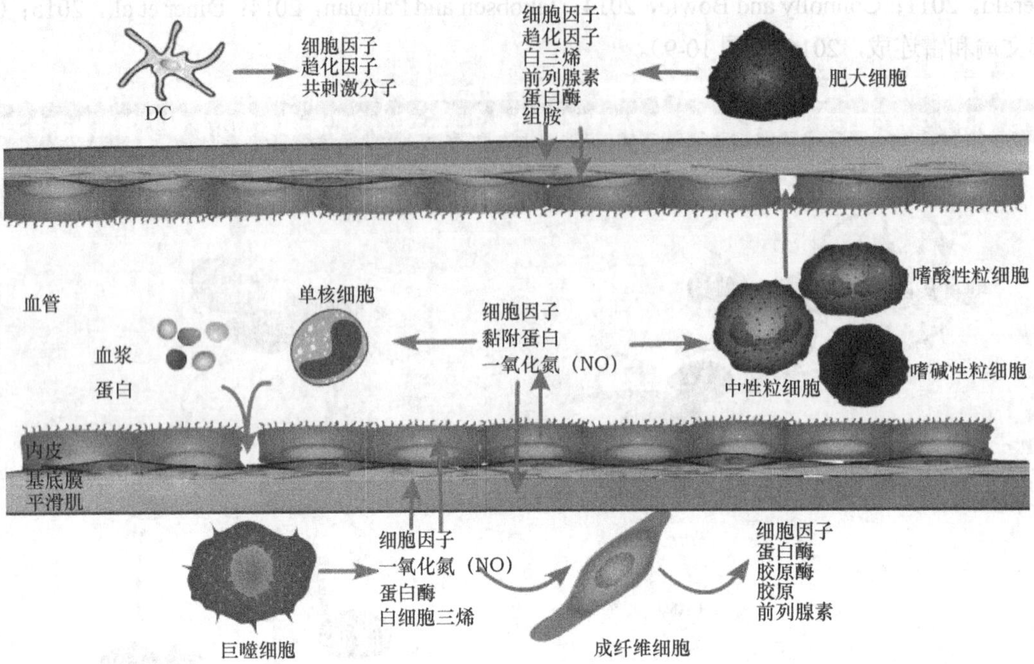

图 10-10 参与炎症反应的细胞、介质及作用过程（韩文瑜和雷连成，2016）

（一）血管变化机制

1. 血管内径和血流的改变

炎症被启动后，致炎因子刺激炎症灶区小动脉血管壁的神经感受器而使其发生短暂的反射性收缩，血流量减少，局部组织呈暂时性缺血状态。之后很快发生动脉性充血，小动脉及毛细血管扩张，血流量增加，血流加速，血压升高，局部组织出现发红、发热。在血管扩张的前提下，炎症灶区的血流速度逐渐减慢，甚至血流呈淤滞状态，原来的动脉性充血转变为静脉性充血，炎症灶区呈现为暗红色。此时，以中性粒细胞为主的粒细胞向血管壁移动聚集，后与血管内皮细胞黏附，为粒细胞的游出创造了有利条件（Hersh and Bodey，1970；Larsen and Henson，1983；Sherwood and Toliver-Kinsky，2004；陈怀涛，2005；周光炎，2007；Libby，2007；Pober and Sessa，2007，2014；Medzhitov，2008；龚非力，2009；舒红兵，2009；Olefsky and Glass，2010；Ashley et al.，2012；曹雪涛，2014；Chovatiya and Medzhitov，2014；Kotas and Medzhitov，2015）。

2. 血管通透性的改变

当血液中的肥大细胞、嗜碱性粒细胞受到致炎因子的刺激后，其以脱颗粒的形式释放出组胺、白三烯等血管活性物质，从而导致微静脉和毛细血管通透性升高，为炎症成分的渗出提供了必要条件（Hersh and Bodey，1970；Larsen and Henson，1983；Sherwood and Toliver-Kinsky，2004；陈怀涛，2005；周光炎，2007；Libby，2007；Pober and Sessa，2007，2014；Medzhitov，2008；龚非力，2009；舒红兵，2009；曹雪涛，2014；Olefsky and Glass，2010；Ashley et al.，2012；Chovatiya and Medzhitov，2014；Kotas and Medzhitov，2015）。

（二）液体渗出机制

液体渗出是由血管壁通透性、微循环内流体静压及组织渗透压升高引起的，其中血管通透性升高的主要原因是微血管管壁的完整性遭到破坏（Hersh and Bodey，1970；Larsen and Henson，1983；Arai et al.，1990；Sherwood and Toliver-Kinsky，2004；陈怀涛，2005；Libby，2007；Pober and Sessa，2007，2014；Medzhitov，2008；Gee et al.，2009；Olefsky and Glass，2010；Ashley et al.，2012；Tanaka et al.，2014；Chovatiya and Medzhitov，2014；Kotas and Medzhitov，2015；韩文瑜和雷连成，2016）。

1. 血管内皮细胞间隙的形成

在炎症介质如组胺、缓激肽、白三烯、P 物质及其他化学介质与血管内皮细胞表面的相应受体结合后，引起内皮细胞内尤其是靠近细胞间连接处的收缩蛋白发生磷酸化，使细胞收缩，细胞间的连接分离，并形成 0.5～1.0μm 宽的可逆性间隙。另外，在细胞因子如 IL-1、TNF、IFN-γ 及缺氧等因素介导下，内皮细胞的骨架蛋白发生结构重排，导致内皮细胞间的距离增大，形成间隙。

2. 血管内皮细胞和基底膜的损伤

在各种因素的直接或间接作用下，血管内皮细胞发生肿胀、坏死甚至脱落，细胞连接处遭到破坏而形成裂隙，基底膜崩解或由凝胶状态变为溶胶状态，从而破坏血管壁的完整性，致使较大分子甚至红细胞都可通过血管壁。

3. 血管内皮细胞的胞饮作用增强

胞饮作用是血管内皮细胞内外物质主动运输的方式之一，当炎症发生时，内皮细胞胞质内正常存在的一些吞饮小泡增多、变大、融合，迅速连接成贯穿胞质的通道，致使血浆中大分子物质通过此方式大量渗出到血管外。

4. 微循环内流体静压升高

发生炎症时，由于炎症灶区的小动脉和毛细血管扩张、小静脉淤血及血流缓慢，微循环流体静压升高。

5. 组织渗透压升高

炎症时，炎症灶区组织的胶体渗透压和晶体渗透压均升高，可促使液体的渗出。

（三）细胞渗出的机制

粒细胞渗出是一个主动运动的过程，它包括粒细胞的靠边、黏附、游出与趋化等阶段（Hersh and Bodey，1970；Larsen and Henson，1983；Locati and Murphy，1990；Sherwood and Toliver-Kinsky，2004；陈怀涛，2005；周光炎，2007；Libby，2007；Pober and Sessa，2007，2014；Medzhitov，2008；Viola and Luster，2008；龚非力，2009；Bonecchi et al.，2009；Dinarello，2009；Olefsky and Glass，2010；Ashley et al.，2012；Griffith et al.，2014；Chovatiya and Medzhitov，2014；Kotas and Medzhitov，2015；Sokol and Luster，2015；韩文瑜和雷连成，2016）（图 10-10）。

1. 粒细胞的靠边、黏附

血流在正常情况下分为轴流和边流两部分，其中轴流以细胞成分为主，边流以血浆成分为主。当发生炎症时，炎症灶区血流变缓，粒细胞由轴流进入边流，滚动并靠近血管壁，一旦与血管内皮细胞接触即通过细胞黏附分子如选择素、整合素、免疫球蛋白超家族（IgSF）和钙黏蛋白及其受体的相互作用黏附在血管内皮细胞表面。在机体正常时，分布在血管内皮细胞和粒细胞表面的黏附分子不表达或极少表达，只有在 TNF、IL-1、IL-3、IL-4 和 IFN 等一些细胞因子的作用下，这些黏附因子才能表达或增强表达。

2. 粒细胞的游出

粒细胞的游出是指粒细胞以阿米巴运动的方式穿越血管壁而移行到血管外的过程。当粒细胞黏附在小静脉内皮细胞后，首先沿内皮细胞表面缓慢移动，当其靠近内皮细胞之间的连接处时，便可伸出伪足插入细胞间隙，使内皮细胞之间的结合处分离开来，最后穿过基底膜使整个细胞移出血管外。

3. 粒细胞的趋化

粒细胞的趋化是粒细胞穿越血管壁后向炎症灶区损伤部位聚集的过程。粒细胞游出血管后，在趋化因子的作用下能以阿米巴运动方式定向游走，并按趋化因子的浓度梯度差由低到高运动，最终到达浓度最高的炎症灶区中心而发挥作用。

不同类型炎症细胞对趋化因子的敏感性不同。粒细胞和单核细胞对趋化因子的反应较强，而淋巴细胞则较弱。另外，趋化因子具有细胞特异性，有些吸引粒细胞的趋化因子却不吸引单核细胞，有一些则相反，少数的可同时吸引两种细胞。中性粒细胞的趋化因子主要是细菌产物、C3a、C5a和白三烯 B_4 等。尽管病毒对中性粒细胞没有趋化作用，但病毒感染引起的细胞坏死产物对中性粒细胞有趋化作用，因此在病毒感染的炎症灶区可见大量的中性粒细胞。单核细胞的趋化因子除细菌产物、C3a、C5a 和白三烯 B_4 等外，还有中性粒细胞胞质中的阳离子蛋白和单核吞噬细胞趋化因子。嗜酸性粒细胞的趋化因子主要是嗜碱性粒细胞和肥大细胞释放的过敏反应嗜酸性粒细胞趋化因子，以及致敏淋巴细胞释放的嗜酸性粒细胞趋化因子、C5a、组胺和前列腺素等。

三、炎症反应的其他效应机制

（一）模式识别受体介导细胞参与的炎症反应机制

1. PRR 介导粒细胞参与的炎症反应

首先，感受到炎症反应信号的粒细胞通过 PRR 识别病原微生物的 PAMP 或巨噬细胞通过 PRR 介导分泌的 TNF-α、IL-1β 等细胞因子，诱导内皮细胞表达选择素，选择素与粒细胞表达的配体结合后使其穿过血管内皮细胞进入外周血，然后通过血液循环和淋巴循环到感染部位。其次，PRR 通过识别病原微生物的 PAMP 诱导了关键趋化因子的分泌，如 IL-8、单核细胞趋化蛋白（MCP-1、MCP-2、MCP-3、MCP-4）、MIP-1α、MIP-1β 和 RANTES。这些趋化因子连接到血管内皮细胞表面，引起粒细胞的活化，使粒细胞结合素类构象改变，然后结合内皮细胞的 PRR 或巨噬细胞通过 PRR 分泌的 TNF 和 IL-1，诱导结合素配体产生，即间质细胞黏附分子产生。最后，活化的粒细胞从内皮细胞渗入到间质组织间隙。整合素配体如 ICAM 分子的表达也受 PRR 的调节，这种调节可以是直接的，或者是 PRR 先激活巨噬细胞，其分泌的 TNF 和 IL-1β 间接上调内皮细胞的整合素配体，脉管内皮细胞 PRR 的表达可直接调节细胞的迁移。所以，PRR 在调节免疫细胞募集中扮演最重要的角色（Pober and Sessa，2007，2014；龚非力，2009；Izcue and Coombes，2009；Mogensen，2009；曹雪涛，2014；Iwasaki and Medzhitov，2010；Takeuchi and Akira，2010；Hespel and Moser，2012；Newton and Dixit，2012；韩文瑜和雷连成，2016；Yang et al.，2016）。

2. PRR 介导上皮细胞参与的炎症反应

由于呼吸道、肠道和泌尿生殖道的上皮细胞表达大部分 PRR，其通过识别病原微生物的 PAMP 诱导细胞因子、趋化因子和抗微生物多肽的分泌，使肠道、呼吸道、泌尿道上皮成为抵御病原微生物入侵的第一道防线。结合于局部组织和淋巴结的血管内皮细胞、上皮细胞的趋化因子，能够扩散至周围局部组织及淋巴组织脉管内皮表面，参与炎症细胞的募集。抗微生物多肽能够直接杀死细菌或真菌，在宿主的天然免疫反应中起重要作用（Pober and Sessa，2007，2014；龚非力，2009；Mogensen，2009；Iwasaki and Medzhitov，2010；Takeuchi and Akira，2010；Hespel and Moser，2012；Newton and Dixit，2012；曹雪涛，2014；韩文瑜和雷连成，2016）。

3. PRR 介导 DC 参与的炎症反应

DC 是体内功能最强的 APC，可以激活 T 淋巴细胞分化成 Th1 免疫细胞、Th2 免疫细胞和细胞毒性 T 细胞（CTL）等各种不同的效应细胞，在连接天然和获得性免疫反应中发挥着重要作用。DC 活化、迁移到次级淋巴组织及激活幼稚型 T 细胞这一过程涉及抗原吞噬、共刺激分子的表达、不同趋化因子受体的开关表达、细胞因子和趋化因子的分泌及抗原呈递等复杂事件，所有这些事件都受 DC 表面的 PRR 对病原微生物信号的识别及所处微环境的调控。DC 表面受体很多，如 C 型选择素、甘露糖受体、清道夫受体、PRR 等家族，其中 PRR 为一组在抗感染免疫反应中最重要的受体家族。PRR 信号转导激活 DC 成熟主要表现为DC表面MHC和共刺激分子CD80/86的上调表达，促进促炎症细胞因子如TNF-α、IL-1β、IL-6等的分泌。DC通过其PRR识别病原微生物的PAMP后活化，移行到局部的淋巴组织，上调表达MHC和CD80/86，促进TNF-α、IL-1、IL-6等促炎症细胞因子的分泌，最终通过MHC分子呈递抗原肽，介导Th1和CTL的免疫反应（Pober and Sessa，2007，2014；龚非力，2009；Mogensen，2009；Iwasaki and Medzhitov，2010；Takeuchi and Akira，2010；Hespel and Moser，2012；Newton and Dixit，2012；曹雪涛，2014）。

（二）补体系统介导的炎症反应机制

补体系统是一个高度复杂的生物反应系统，是天然免疫防御体系的重要组成部分，在补体活化过程中产生多种活性片段，在天然免疫和获得性免疫应答的启动、增强、调控及炎症阶段中发挥了重要的作用。补体系统包含30多种蛋白质，其中C1q和C5a是生物学功能最广泛的两种补体成分，作为炎症介质在诱导天然免疫应答与炎症反应中扮演了重要的角色（Pober and Sessa，2007，2014；龚非力，2009；Mogensen，2009；Iwasaki and Medzhitov，2010；Takeuchi and Akira，2010；Hespel and Moser，2012；Newton and Dixit，2012；韩文瑜和雷连成，2016）。

1. C1q介导的炎症反应

C1q除了识别激活物，启动经典途径的激活外，作为趋化因子，其依赖自身表面的gC1qR直接招募中性粒细胞、肥大细胞和DC到炎症部位。研究证实，C1q能够诱导单核细胞源的DC快速地发生形态改变，诱导其跨越内皮细胞的迁移。同时，C1q还能增强其他趋化因子的产生或趋化因子受体的表达。此外，C1q能促进LPS诱导成熟的DC表达CCR7，增强CCL19招募成熟的单核细胞来源的DC。

2. C5a介导的炎症反应

C5a作为炎症介质也能诱导天然免疫应答与炎症反应，主要包括以下特性。①直接的趋化作用：C5a能够趋化单核/巨噬细胞、粒细胞、肥大细胞和DC到炎症部位。②诱导和促进趋化因子的合成，招募更多细胞到炎症部位：C5a能够诱导单核细胞、巨噬细胞、中性粒细胞和DC分泌趋化因子MCP-1、IL-18，然后这些趋化因子招募单核/巨噬细胞、中性粒细胞到炎症部位。③触发粒细胞与巨噬细胞的呼吸暴发，释放活性氧与多种活性酶。④增强单核吞噬细胞的吞噬能力。⑤引起血管扩张，增强毛细血管的通透性。⑥作用于血管内皮细胞，上调黏附分子的表达，促进血管内皮细胞与粒细胞的黏附，有助于粒细胞迁移至炎症部位。⑦诱导单核细胞、巨噬细胞和DC分泌TNF-α、IL-6、IL-1等细胞因子。

（三）炎症细胞的吞噬作用机制

炎症细胞的作用就是吞噬炎症灶区的病原体及组织崩解的碎片，但也可对局部组织造成一定的损伤。一般炎症细胞种类较多，这里以粒细胞为例介绍其吞噬作用和过程（Pober and Sessa，2007，2014；龚非力，2009；舒红兵，2009；Mogensen，2009；Iwasaki and Medzhitov，2010；Takeuchi and Akira，2010；Hespel and Moser，2012；Newton and Dixit，2012；曹雪涛，2014）。

1. 吞噬作用（phagocytosis）

粒细胞通过趋化作用到达炎症灶区后对病原体及组织崩解碎片等进行吞噬和消化的过程，是防御性炎症反应中极为重要的一个环节。具有吞噬作用的粒细胞主要包括中性粒细胞、巨噬细胞和嗜酸性粒细胞等，其中中性粒细胞作为小吞噬细胞，在非酸性环境下对大多数病原微生物、颗粒细小的组织崩解产物及抗原-抗体复合物等具有极强的吞噬作用。巨噬细胞作为大吞噬细胞，既吞噬中性粒细胞能吞噬的成分，又吞噬它所不能吞噬的一些病原微生物（结核分枝杆菌）、寄生虫及其虫卵、较大的组织碎片和其他异物等，而且在酸性和非酸性环境下均能发挥吞噬作用。嗜酸性粒细胞的吞噬能力较弱，主要吞噬抗原-抗体复合物等。

2. 吞噬机制

粒细胞的吞噬过程包括黏附、吞入和消化三个阶段。吞噬细胞首先借助于自身表面的Fc和C3b受体去识别调理素包裹的被吞噬物，通过与相应抗体 Fc 片段或补体的结合，使被吞噬物黏附在吞噬细胞的表面，之后吞噬细胞形成伪足将其包围并摄入胞质内形成吞噬体（phagosome）。吞噬体又与胞质内的溶酶体融合形成吞噬溶酶体（phagolysosome），后者通过脱颗粒作用将其内容物释放，使吞噬物在吞噬细胞溶酶体内被杀灭、降解。吞噬溶酶体的消化过程主要通过氧依赖性和氧非依赖性机制完成。

氧依赖性杀灭机制依靠细胞产生的具有强大杀菌作用的活性氧代谢产物，即依靠超氧阴离子、过氧化氢和过氧化酶-过氧化氢-卤化物系统等活性产物来杀伤和降解吞噬物。氧代谢产物的杀灭是通过脂质过氧化作用破坏病原体膜的正常生理状态，使其生存依赖的酶类失活及 DNA 复制阻断，最终导致病原体死亡。氧非依赖性杀灭机制是主要依赖溶酶体所释放的各种酶发挥消化作用。此外，当病原微生物被吞噬后，吞噬溶酶体内无氧糖酵解增强，产生的酸性代谢产物使吞噬溶酶体内呈酸性环境（pH3.5～5.0），也可抑制和杀死病原体。

（四）炎症细胞的增生机制

炎症细胞的增生是一种免疫防御性反应，它可清除致炎因子和病理产物，防止炎症蔓延，修复损伤等（龚非力，2009；Mogensen，2009；Iwasaki and Medzhitov，2010；Takeuchi and Akira，2010；Hespel and Moser，2012；Newton and Dixit，2012；曹雪涛，2014；韩文瑜和雷连成，2016）。炎症灶区增生的细胞成分十分复杂，包括巨噬细胞、淋巴细胞、血管内皮细胞和血管外膜细胞、成纤维细胞及炎症灶区周围的上皮细胞等。但严格来讲，真正的炎症增生是指为了杀灭或消除致炎因子而发生的细胞增生，故仅包括单核巨噬细胞系统的细胞、淋巴细胞等。然而在炎症灶区，它们与再生修复过程中的其他细胞常常混在一起，并互有关联。例如，炎症后期，炎症灶区中的巨噬细胞所分泌的一些细胞因子能促使成纤维细胞和血管内皮细胞明显增殖，在局部形成肉芽组织，其中含有浸润的炎症细胞。而肉芽组织的出现，标志着炎症向痊愈的方向发展。

炎症发生时的增生机制十分复杂。在炎症早期，刺激细胞增殖的主要是组织崩解产物和一些炎症介质，如崩解细胞释放的腺嘌呤核苷、钾离子、氢离子及白介素等细胞因子，它们主要刺激血管外膜细胞、血窦和淋巴窦内皮细胞、神经胶质细胞等多种细胞增殖，以协助和参与血液中渗出的粒细胞和巨噬细胞的吞噬功能。此时炎症灶区可见大量的巨噬细胞，之后巨噬细胞转变为上皮样细胞，其中部分上皮样细胞融合为朗格汉斯巨细胞，并夹杂着淋巴细胞、浆细胞等。在炎症后期，增生的细胞主要是成纤维细胞和毛细血管内皮细胞，刺激其增殖的主要是淋巴细胞释放的促分裂因子和巨噬细胞分泌的一些生长因子等，增生的细胞逐渐形成肉芽组织以包裹、限制和清除炎症灶区。

第三节　粒细胞跨血管内皮迁移的机制

炎症反应是机体对组织损伤的经典应答。它涉及快速及短暂地运送血液中的可溶性成分到损伤部位，并接着持续不断输送粒细胞。由于粒细胞不能自我游动，其通过一系列的黏附过程贴附在血管壁，并沿着壁到达内皮细胞的交界处，经过内皮和内皮下基底膜移行穿过间质组织（Muller，2003；Ley et al.，2007）。在炎症反应中，虽然对跨内皮迁移（transendothelial migration，TEM）或血细胞渗出（diapedesis）不可逆的观点有一定争议，但粒细胞滚动、激活、黏附及移行的所有过程是可逆的，而且大多数粒细胞黏附在炎症部位毛细血管小静脉后再进入大循环。然而，一旦粒细胞渗出后，它就不能再回去，至少在相同的细胞类型是这种情况（Muller，2007）。近年来，除对粒细胞的捕获、滚动、激活和黏附等招募阶段的调节有较好的研究外，还在控制 TEM 渗出的分子机制方面已有较大的研究进展。现认为细胞旁侧迁移（paracellular migration）和跨细胞迁移（transcellular migration）是 TEM 的两大机制（Muller，2011）。

一、粒细胞迁移的相关分子与功能

（一）细胞迁移的调节分子

在粒细胞迁移中，很多内皮细胞分子与其有关，已知遗传敲除或抗体阻断这些分子能削弱血细胞渗出。所有这些分子被富集或限制到内皮细胞交界处，在TEM中除具有黏附作用外，还具有转导信号功能，如细胞间黏附分子1（Intercellular adhesion molecule 1，ICAM-1）和血管细胞黏附分子1（vascular cell adhesion molecule 1，VCAM-1）等（表10-6）（Muller，2011）。

表10-6　参与粒细胞迁移的内皮细胞分子（Muller，2011）

内皮细胞分子	粒细胞配体	内皮细胞配体
ICAM-1	CD11a/CD18，CD11b/CD18	NA
VCAM-1	CD49d/CD29	NA
JAM-A	CD11a/CD18	JAM-A
JAM-B	没有描述	JAM-B，JAM-C
JAM-C	CD11b/CD18	JAM-C，JAM-B
ESAM	不知	ESAM
PECAM-1	PECAM-1	PECAM-1
CD99	CD99	CD99
CD99L2	CD99L2	CD99L2
VE-钙黏蛋白	不知	VE-钙黏蛋白

注：ESAM. 内皮细胞选择的黏附分子；ICAM-1. 细胞内黏附分子1；JAM. 结合黏附分子；PECAM.血小板/内皮细胞黏附分子；VCAM-1. 血管细胞黏附分子1；VE-钙黏蛋白. 血管内皮细胞特异的钙黏蛋白；NA表示无适用的

（二）血管腔的表面分子

ICAM-1是通过与粒细胞的CD11a/CD18和（或）CD11b/CD18相互作用而强黏附到内皮细胞顶部表面的一个分子。在内皮细胞表面的ICAM-1二聚体是CD11/CD18的优先配体（Miller et al.，1995；Reilly et al.，1995）。在粒细胞渗出过程中，一旦粒细胞被黏附，随后其便移动到内皮细胞边界，ICAM-1就会富集在粒细胞下，并继续包围它（Shaw et al.，2004）。肌动蛋白细胞骨架与这个过程有关。为了使ICAM-1集聚，特别是结合肌动蛋白分子的可的松Src依赖的磷酸化是必需的（Yang et al.，2005，2006）。VCAM-1是一种具有CD49d/CD29的强黏附单核细胞和淋巴细胞的分子，VCAM-1积聚能导致血细胞渗出过程。当ICAM-1和VCAM-1均被富集超过对接结构的肌动蛋白时，可优先形成TEM（Barreiro et al.，2002；Carman and Springer，2004）。

VCAM-1衔接激活胞内钙的释放和小GTP酶Rac-1的活性，其反过来激活内皮NADPH氧化酶Nox2的活性（Cook-Mills et al.，2004），其下游应答影响黏附结合处的结构与功能。

ICAM-2是另外一种CD11a/CD18的配体，组成型表达在内皮细胞上，并集中在细胞交界处，且维持大量的表面表达。在体外实验，ICAM-2抗体对TEM似乎不具有重要作用。与ICAM-1比较，ICAM-2似乎发挥次要的作用（Reiss et al.，1998）。然而在体内某些炎症模型，ICAM-2的抗体阻断或遗传敲除，抑制了中性粒细胞的渗出（Huang et al.，2006；Woodfin et al.，2009）。

（三）细胞间结合处富集的分子

结合处的黏附分子JAM-A（junctional adhesion molecule-A）一般集中在内皮细胞边界处，虽然在正常情况下它主要参与同种嗜性黏附，但在炎症时它能结合粒细胞上的CD11a/CD18分子（Ostermann et al.，2002）。一方面，在体外用抗体阻断人内皮细胞的JAM-A，对TEM没有影响作用（Liu et al.，2000；Shaw et al.，2004；Schenkel et al.，2004）；另一方面，在体内当JAM-A被阻断后却降低了炎症反应（Martin-Padura et al.，1998）和 TEM（Woodfin et al.，2009）。JAM-C 同样也集中在内皮细胞边界，参与同源嗜性黏附或与 JAM-B 或 CD11b/CD18 参与异源嗜性黏附。其中后者的相互作用在体内外实验均存在 TEM 中（Johnson-Léger et al.，2002；Chavakis et al.，2004）。

内皮细胞选择性黏附分子（endothelial cell-selective adhesion molecule，ESAM）是一个与 JAM 相关的具有长胞质区的分子，它大部分被限制分布在内皮细胞结合处，但也表达在激活的血小板上（Nasdala et al.，2002），它以同源嗜性方式结合。ESAM 缺陷小鼠在淋巴细胞外渗时没有作用，但当在腹膜内注射硫胶质肉汤引起反应时，它确实具有暂时降低中性粒细胞渗出的作用。与野生型小鼠相比，缺陷小鼠在注射 2h 明显减少了中性粒细胞向腹膜腔中的渗出，而在 4h 后渗出恢复正常（Wegmann et al.，2006）。

血小板/内皮细胞黏附分子 1（platelet/endothelial cell adhesion molecule 1，PECAM-1）也称 CD31，是一个免疫球蛋白家族成员，它主要集中在内皮细胞交界处，并广泛表达在血小板和粒细胞上。在 TEM 中，它与粒细胞的 PECAM 和内皮细胞的 PECAM 发生同源嗜性互作（Muller et al.，1993；Mamdouh et al.，2003）。用单克隆抗体阻断其氨基端的同源嗜性互作结构域后，可溶性 PECAM-Fc 的嵌合体及遗传敲除的 PECAM 在体内外均能抑制 TEM。当 PECAM 被转染到正常缺乏这种分子的细胞时，PECAM 的表达使其具有 TEM 功能（Dasgupta et al.，2009）。但这种功能在其他黏附分子上没有得到证实。当 PECAM-PECAM 的相互作用被阻断，粒细胞被捕获紧紧黏附在细胞顶部表面（Liao et al.，1995），并活跃地沿着结合处移行，似乎要寻找一个迁移的部位。在体内，粒细胞在炎症部位能到达毛细血管后微静脉，但不能有效迁移。在体内发现粒细胞显著大量增加并黏附到内皮细胞腔表面（Bogen et al.，1994；Schenkel et al.，2004），这与在体外观察的阻断 TEM 的作用一致（Muller et al.，1993；Liao et al.，1995）。在所用的人类细胞株及除 C57BL/6 外的所有小鼠品系，均观察到这种现象（Schenkel et al.，2004；Seidman et al.，2009）。

有趣的是，C57BL/6 这种小鼠品系似乎是唯一的。遗传缺失 PECAM 或给予这些小鼠阻断抗体或小鼠 PECAM-Fc，在各种炎症模型上证实均没有作用（Duncan et al.，1999；Schenkel et al.，2004，2006），但与其密切相关的 C57BL/10 小鼠对 PECAM 抗体的治疗有反应（Seidman et al.，2009）。因此，在 C57BL/6 小鼠上进行的早期研究发现，PECAM 在炎症中没有作用或仅有微小的作用。例如，粒细胞的 PECAM 在其穿过基底膜时发挥作用（Wakelin et al.，1996），敲除或用抗体阻断 PECAM 的 C57BL/6 小鼠发现其缺乏穿过血管外屏障的能力（Duncan et al.，1999；Woodfin et al.，2009）。

在人类基因组中，CD99 除与同源的 CD99 样 2 分子（CD99L2）密切相关外，与其他任何分子不相关，它们可能来自一个共同的祖先基因（Suh et al.，2003）。编码 CD99 的基因在人 X 染色体的伪常染色体区（Smith et al.，1993）。在小鼠，4 号染色体的基因组区同线到人 X 染色体的伪常染色体区（Park et al.，2005），其编码小鼠的 CD99。与 PECAM 的互作相似，CD99 在内皮细胞交界处与 CD99 同源嗜性相互作用，并且 CD99 在单核细胞（Schenkel et al.，2002）和中性粒细胞（Lou et al.，2007）迁移过程中是必需的。

然而，与 PECAM 比较，CD99 主要调节迁移的后几个阶段。阻断 PECAM 的粒细胞，如果在解除抗 PECAM 的封阻后加入抗 CD99 的抗体，其仍能阻止粒细胞的迁移。相反，当 CD99 的互作被先阻断，在解除抗 CD99 的封阻后，粒细胞迁移不能被加入的抗 PECAM 的抗体所抑制（Schenkel et al.，2002）。CD99 阻断粒细胞迁移的共聚焦成像显示，其细胞前缘在内皮细胞胞质，其细胞体在两内皮细胞交界之间，并且拉长的伪足在内皮细胞顶部的表面（Schenkel et al.，2002；Lou et al.，2007）。只要继续阻断，粒细胞仅以这种方式沿着交界在内皮细胞表面移动，不能完成迁移（Lou et al.，2007）。一个间接证据表明，除非 PECAM 首先发挥作用，否则 CD99 不能产生作用（Dasgupta et al.，2009）。小鼠 CD99 的阻断抗体能抑制多种动物模型的炎症。通过干扰 CD99 的功能，能阻断淋巴细胞移行到皮肤（Bixel et al.，2004），以及中性粒细胞和单核细胞移行到腹膜腔（Dufour et al.，2008）。

CD99L2 分子在遗传上与 CD99 相关，它由 X 染色体上的一个基因编码，但与 CD99 不同，编码 CD99L2 的基因不在伪常染色体区（Park et al.，2005）。在小鼠，CD99L2 的表达与 CD99 相似，它表达在所有组织的血管内皮，并集中在内皮细胞的交界处。在硫胶质腹膜炎模型，仅有小鼠 CD99L2 的单克隆抗体能阻断中性粒细胞和单核细胞的流出（Bixel et al.，2007；Schenkel et al.，2007）。

血管内皮细胞特异的钙黏蛋白（vascular endothelial cell-specific cadherin，VE-cadherin）是内皮细胞黏附结合处的重要黏附分子，它负向调节血细胞渗出。在体内，抗 VE-钙黏蛋白的抗体能增强血细胞早期移行到炎症部位（Gotsch et al.，1997）。在体外，VE-钙黏蛋白在细胞结合处能从渗出点被暂时移去（Allport et al.，2000；Shaw et al.，2001）。VE-钙黏蛋白胞质尾端突变，致使其不能与 p120 或 β-连环蛋白相互作用竞争激酶而被磷酸化，阻止 VE-钙黏蛋白从细胞交界处被清除，并封阻血细胞渗出（Allingham et al.，2007；Alcaide et al.，2008）。

（四）细胞旁侧与跨细胞迁移相关分子的异同

最近建立了多个可靠的跨细胞迁移体外模型（Carman and Springer，2004 ；Yang et al.，2005；Millán et al.，2006；Mamdouh et al.，2009）。惊讶的是，许多在细胞旁侧迁移中发挥重要作用的分子在跨细胞迁移中也有作用。在跨细胞的 TEM 中，ICAM-1 表达在 HUVEC 的腔表面，并集中在血细胞渗出的部位。而且，它富集在正在横渡的粒细胞的周围以使其通过内皮细胞体。除 ICAM-1 外，包括 PECAM、JAM-A 和 CD99 在内的其他分子，认为被限制到细胞交界处，并发挥功能（Carman and Springer，2004 ；Yang et al.，2005；Millán et al.，2006；Carman et al.，2007；Mamdouh et al.，2009）。总之，在跨细胞迁移中，VE-钙黏蛋白在所有的情况下都是缺乏的。另外跨细胞迁移依赖 PECAM 和 CD99，封闭性抗体能阻止粒细胞的跨细胞迁移（Mamdouh et al.，2009）。

二、粒细胞迁移的分子机制

（一）细胞旁侧迁移的分子机制

1. ICAM-1 和 VCAM-1 集聚细胞表面的作用

血细胞渗出上游的黏附阶段显然是渗出的前提，并且发生在这个阶段的某些事件可以向细胞迁移发出调节信号（Muller，2011）。ICAM-1 和 VCAM-1 在内皮细胞上集聚能使粒细胞趋向内皮细胞交界处（Barreiro et al.，2002；Carman and Springer，2004）。容易使初始粒细胞集聚的 ICAM-1，需要肌动蛋白结合蛋白可的松的 Src 依赖的磷酸化，在粒细胞迁移时其与肌动蛋白丝的重塑相关（Yang et al.，2006）。然而，ICAM-1 的衔接或集聚能诱导可的松的 Src 依赖的磷酸化（Durieu-Trautmann et al.，1994）。ICAM-1 和 VCAM-1 的初始募集可能是黏附其到粒细胞的配体。这种集聚诱导了可的松的磷酸化，导致了肌动蛋白的多聚化及招募更多的 ICAM-1 到粒细胞的黏附部位，其反过来诱导更多的可的松磷酸化。ICAM-1 和 VCAM-1 的集聚刺激内皮细胞中的信号转导，促进了血细胞渗出。ICAM-1 和 VCAM-1 的集聚可能存在三维结构。所谓的对接结构（docking structure）或迁移杯（transmigratory cup）是内皮细胞顶部表面膜的指状突出部分（projection），它包围在黏附粒细胞的下部。内皮细胞表面膜富集 ICAM-1 和 VCAM-1，并覆盖 F-肌动蛋白和肌动蛋白结合蛋白的胞质。

2. 松弛细胞结合处的作用

多个证据显示，对于血细胞的有效迁移，松弛内皮细胞结合处是重要的。ICAM-1 和 VCAM-1 在内皮细胞上的集聚，传递了大量的信号到内皮细胞，其中一些显然与血细胞渗出有关。VCAM-1（Lorenzon et al.，1998）和 ICAM-1（van Buul et al.，2007）在内皮细胞上的交联，刺激胞质中自由钙离子的增加，这在血细胞渗出是需要的（Huang et al.，1993）。胞质中自由钙离子的增加激活了肌球蛋白轻链激酶（myosin light-chain kinase，MLCK），它导致了肌动蛋白与肌球蛋白纤维的收缩。这种收缩有助于内皮细胞间的分离（Hixenbaugh et al.，1997）。ICAM-1 的刺激导致 VE-钙黏蛋白的磷酸化，是黏附结合处分开的必需前提（Turowski et al.，2008）。在 HUVEC，激酶 Src 和 Pyk2 磷酸化 VE-钙黏蛋白上 p120-和 β-连环蛋白结合位点（Allingham et al.，2007），这抑制了 p120-和 β-连环蛋白结合到 VE-钙黏蛋白。这些蛋白与 VE-钙黏蛋白相互作用，对VE-钙黏蛋白保留在黏附结合处是关键的，因此，VE-钙黏蛋白上p120-和β-连环蛋白结合位点的磷酸化使细胞结合处不稳定。另外，如果p120-连环蛋白被过表达，那么VE-钙黏蛋白在细胞交界处有高的保留水平，并且细胞迁移将被抑制（Alcaide et al.，2008）。这个假说认为，p120-连环蛋白的过表达干扰或竞争了正常磷酸化VE-钙黏蛋白的激酶，并抑制了p120的结合。交联VCAM-1也能激活Rac-1（van Wetering et al.，2002）及刺激内皮细胞中反应性氧的增加（Cook-Mills et al.，2004），导致了黏附结合处的松弛。

在静息状态，血管内皮蛋白酪氨酸磷酸酶（vascular endothelial protein tyrosine phosphatase，VE-PTP）经过盘状球蛋白（γ-连环蛋白）与VE-钙黏蛋白相关，并在结合处维持VE-钙黏蛋白处于高磷酸化状态（hypophosphorylated state）。粒细胞与细胞因子激活的内皮细胞间的相互作用，快速激发了VE-PTP从VE-钙黏蛋白分离，允许它在酪氨酸上被磷酸化，因此增加了结合处的通透性，并有利于TEM（Nottebaum et al.，2008）。

p120-连环蛋白（p120-catenin）是另外一种VE-钙黏蛋白的伴侣分子，其作用已被证实（Alcaide et al.，2008）。p120-连环蛋白过表达阻止VE-钙黏蛋白磷酸化及在VE-钙黏蛋白间形成间隙，使粒细胞衔接时留在内皮细胞的结合处，过表达p120-连环蛋白能显著减少粒细胞迁移。

同样，ICAM-1的集聚激活RhoA，它再激活Rho激酶（Cernuda-Morollón and Ridley，2006）。这个过程依次磷酸化并灭活PP1c，其中主要的磷酸酶灭活MLCK，最终导致肌动蛋白与肌球蛋白的收缩增强。虽然在光学显微镜下可看到内皮细胞间的间隙，但在体内甚至用最强的血管通透性诱导剂如组胺和5-羟色胺诱导皮细胞产生的间隙也不过几百埃，并且能被招募的粒细胞再封闭。这些间隙不是不重要，而是粒细胞仍必须紧密黏附内皮细胞爬行通过，而不是掉在内皮细胞间的洞中。

3. 外侧缘再循环室的作用

外侧缘再循环室（lateral border recycling compartment，LBRC）（Mamdouh et al.，2008）与细胞膜穴样内陷不同，它是典型的再循环内体及囊泡-空泡样的细胞器（vesiculo-vacuolar organelle，VVO）（Mamdouh et al.，2003）。LBRC膜样结构能通过细胞膜内陷形成，也可由内皮细胞交界处的位于浆膜下的一个管状囊泡结构的互联网（interconnected reticulum of tubulo vesicular structure）再循环形成，甚至在稳定状态条件下，在内皮细胞交界处也发生大量的膜运动（Mamdouh et al.，2003）。LBRC残余物紧邻内皮细胞交界处，但并不与转铁蛋白受体（再循环内体的一种标志）或小窝蛋白-1（细胞膜穴样内陷和VVO的一种标志）一并滞留。而且，事实上HUVEC中所有PECAM通过冷的Triton萃取，能被蔗糖梯度离心沉淀，而小窝蛋白-1处于漂浮状态，证明PECAM并不与脂筏共存于静息的内皮细胞中（Mamdouh et al.，2003）。然而，LBRC小囊泡在大小上是均一的，并在细胞交界处组成型局部循环，而VVO在大小上变化较大，比细胞膜穴样内陷和LBRC小囊泡还大。LBRC与细胞外界不断交流是提供一个横穿细胞质的通道（Dvorak et al.，1996），并针对血管内皮细胞生长因子、组胺或5-羟色胺的反应而打开（Feng et al.，1996）。大约30%的PECAM存在于这个室内，并在一半的时间内再循环（Mamdouh et al.，2003）。LBRC也含有CD99和JAM-A，但不含VE-钙黏蛋白（Mamdouh et al.，2009）。在富含内皮小静脉的内皮组织，免疫球蛋白超家族分子新霉素，能以LBRC方式促进淋巴细胞的TEM（Jin et al.，2008）。这种组成型再循环的目的还不清楚。但当粒细胞迁移时，源自LBRC的膜会被重新产生，并被靶向外化到粒细胞迁移的细胞交界处（Mamdouh et al.，2003，2008）（图10-11）。封阻粒细胞与内皮细胞间嗜同种PECAM-PECAM的分子互作，可阻断来自LBRC的靶向再循环，并阻断细胞迁移。而且，在TEM中，来自LBRC的靶向再循环是一个基本的步骤：LBRC膜通过驱动蛋白分子马达将LBRC沿着微管运送到迁移部位（Mamdouh et al.，2008）。分散或捆束微管，或抑制驱动蛋白马达区能阻断靶向再循环及阻断TEM。虽然淋巴细胞和激活的淋巴母细胞的迁移不能被抗PECAM的抗体所阻断，但淋巴母细胞的迁移能通过打断LBRC的靶向再循环而被有效阻止（Mamdouh et al.，2008）。

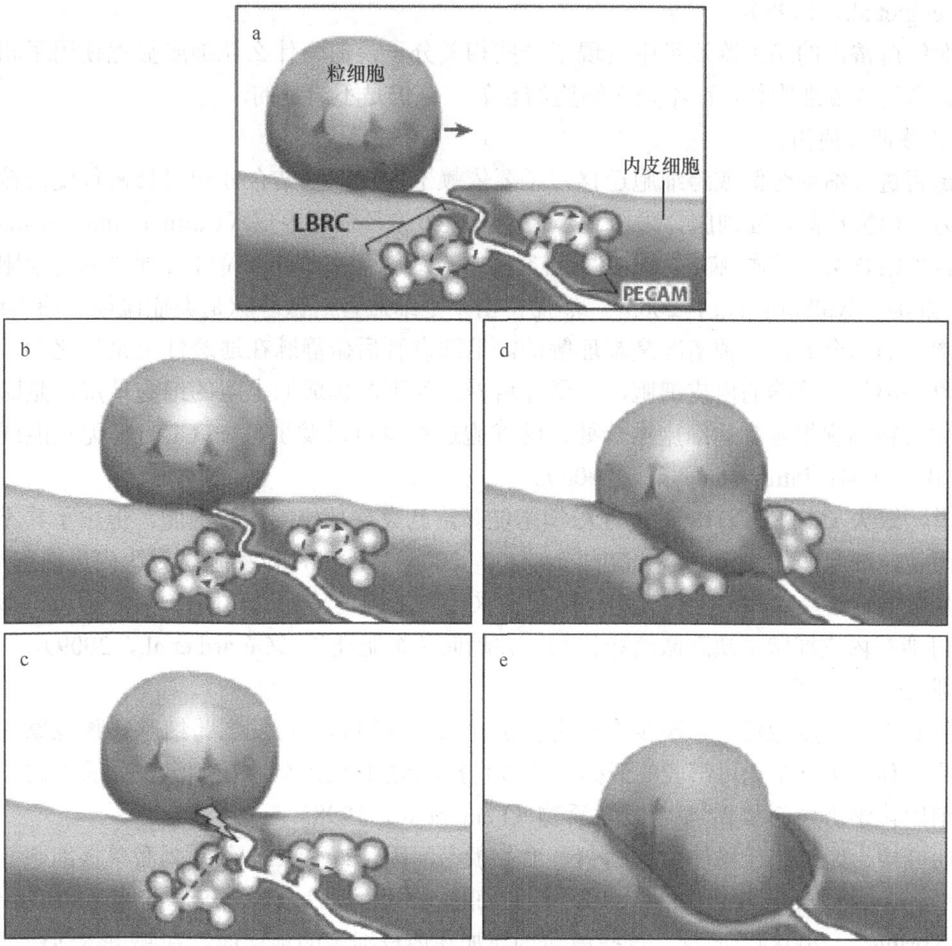

图 10-11　细胞旁侧迁移时外侧缘再循环室运动的模式图（Muller，2011）

a. 在粒细胞到达细胞间边界时，外侧缘再循环室（LBRC）的组成型再循环过程；b. 粒细胞一旦到达内皮细胞边界顶部表面，粒细胞血小板/内皮细胞黏附分子（platelet/endothelial cell adhesion molecule，PECAM）与内皮细胞的 PECAM 相互衔接，并被富集在细胞边界的浆膜和 LBRC 中；c. 在 PECAM 依赖的细胞迁移中，粒细胞的 PECAM 与内皮细胞的 PECAM 相互作用，激发一种信号（闪电图标）再指导 LBRC 再循环到粒细胞旁边；d. 源自 LBRC 的相互连接的囊泡膜运动到并包围粒细胞；e. LBRC 的募集继续使粒细胞跨越内皮细胞边界

在 TEM 的过程中，LBRC 膜的靶向再循环能解决许多内在的问题，而不是必须“拉开”高密度的 VE-钙黏蛋白、PECAM、JAM-A 和 CD99 等分子的嗜同种黏附。这些分子及结合处的其他结构成分可被来自 LBRC 的膜推开放在一边。粒细胞必须与其横穿内皮细胞过程中所遇到分子如 LBRC 膜后出现的未连接分子 PECAM、JAM-A、CD99、新霉素相互作用并清除了结构屏障后才可迁移。当迁移的粒细胞被 LBRC 的膜包围时，内皮细胞交界处的 VE-钙黏蛋白可稀释或清除道路而便于迁移。假设，一旦粒细胞移动横穿了结合处，VE-钙黏蛋白可被拉回进入细胞，这允许其他成分扩散回到原处，从而再建立内皮结合处，而不必改变所有复合物三维结构的相互作用（Muller，2009）。显然，VE-钙黏蛋白经受网格蛋白依赖的内吞，它不被内化进入 LBRC（Xiao et al.，2005）。

（二）跨细胞迁移的分子机制

虽然粒细胞在细胞交界处（细胞旁侧途径）横穿内皮的机制得到了广泛的接受，但越来越多的证据显示粒细胞也能直接通过内皮细胞（跨细胞途径）（Muller，2011）。1998 年 Dvorak 实验室首次提供了中性粒细胞在体内跨细胞迁移的一个无可辩驳的证据（Feng et al.，1998）。研究认为，中性粒细胞渗出是由直接注射 fMLP 到豚鼠的皮肤刺激而产生的。研究者提供了中性粒细胞完全横穿内皮细胞的过程，但没有可辨别结合处的系列电子显微镜图。虽然这个研究没有强调跨细胞迁移的频次，但它证实跨细胞迁移是可能的（Feng et al.，1998）。

尽管在血细胞渗出的跨细胞途径中发现了一些相关分子，但为什么粒细胞显然使用了相同的机制滚动并黏附迁移通过内皮细胞体，而不是在细胞结合处，这仍是不清楚的。

1. 决定迁移部位的因素

粒细胞是否进行细胞旁侧或跨细胞迁移，主要依赖于内皮细胞结合处相对紧密程度及粒细胞突破内皮细胞的能力。研究推测，粒细胞会采用一个最小抵抗力途径横穿内皮（Carman and Springer，2008）。如果细胞结合处很紧密，如血-脑屏障，在大脑炎症中粒细胞会在薄的部位迁移通过内皮细胞（Lossinsky and Shivers，2004；Wolburg et al.，2005）。然而，由于毛细血管后微静脉是炎症血细胞渗出最多的部位，具有很容易渗漏的结合处，这种情况是难理解的。毛细血管后微静脉在通透性上是特化的，它是液体从间质中再吸收的部位。培养的内皮细胞，在最佳培养条件下能构成低电阻的细胞单层，是跨细胞迁移的很好模型。如果粒细胞很难到达细胞结合处，跨细胞迁移也可以发生，如 CD11b 无功能或缺失的细胞（Schenkel et al.，2004；Phillipson et al.，2006）。

研究报道，缺失 CD11b/CD18 的中性粒细胞能黏附到炎症部位的内皮细胞，但由于其不能移行到内皮细胞表面而使粒细胞迁移的很少（Phillipson et al.，2006）。然而，粒细胞在到达内皮细胞交界处之前，由于获得了足够的迁移活性，中性粒细胞一般趋向采用跨细胞迁移途径。同样，缺失 Rac 激活物 Tiam1 的 T 细胞，可能在内皮细胞上缺乏激活和移动，并趋向跨细胞迁移（Gérard et al.，2009）。

2. 粒细胞激活的作用

当粒细胞被直接高度激活时，至少在具有低抗性的内皮细胞，可发生跨细胞迁移现象。中性粒细胞在体内跨细胞迁移的第一个无可辩驳的证据是通过直接注射 fMLP 到豚鼠刺激皮肤获得的，这种物质是一种中性粒细胞化学诱导剂和 β2 整合素激活物（Feng et al.，1998）。

在体外研究中，跨细胞迁移使用 MCP-1、血小板激活因子或 SDF-1 分别刺激单核细胞、中性粒细胞和 T 细胞（Carman and Springer，2004），或采用促细胞分裂素激活的 T 淋巴母细胞（Millán et al.，2006；Carman and Springer，2008）。而且，这些激活剂被加在内皮细胞的顶层面，在那里激活粒细胞。在标准的 TEM 实验系统，细胞旁侧迁移占优势，且几乎没有看到跨细胞迁移的由横穿细胞因子刺激的 HUVEC（Muller and Weigl，1992）。然而，当给予趋化因子或化学诱导剂到内皮单层细胞的顶层面时，10%～30% 粒细胞能通过跨细胞途径迁移（Mamdouh et al.，2009）。粒细胞活化能促进粒细胞层足板中肌动蛋白的多聚体化，它与体内的跨细胞迁移相关（Feng et al.，1998），并且在体外跨细胞迁移中是必需的（Carman et al.，2007）。粒细胞采用含多聚体肌动蛋白的足体，能深深地陷入跨细胞迁移区域，以探测内皮细胞的顶层表面。

3. 外侧缘再循环室的作用

膜囊泡积聚在跨细胞迁移部位（Carman et al.，2007）。微囊蛋白 1（caveolin-1）积聚在跨细胞迁移部位，暗示这个区可作为细胞膜内陷的部位（Millán et al.，2006）。然而，其他研究小组在血细胞渗出部位均未观察到微囊蛋白 1 的任何富集（Carman and Springer，2004；Carman et al.，2007；Mamdouh et al.，2009）。研究报道认为，粒细胞跨细胞迁移与细胞旁侧迁移相似，LBRC 是关键的（Mamdouh et al.，2009）。LBRC 的膜组分 PECAM、CD99 和 JAM-A 移动，共同包围跨细胞迁移的中性粒细胞和单核细胞。膜的来源与细胞旁侧迁移一样，是 LBRC，并依赖于功能性的微管。微管脱多聚体化试剂能阻断靶向再循环，并阻断跨细胞及细胞旁侧迁移途径（Mamdouh et al.，2008，2009）。用转染的细胞株证明，过表达的 ICAM-1 能促进跨细胞迁移，提示 ICAM-1 在该过程中发挥重要作用（Yang et al.，2005）。然而，当 LBRC 再循环被抑制后，ICAM-1 富集包围黏附的粒细胞没有效应，甚至细胞旁侧和跨细胞迁移均被阻断（Mamdouh et al.，2009）。因此，即使 ICAM-1 的富集能帮助促进跨细胞迁移，甚至是一个必需的前提条件，但在缺乏功能性的 LBRC 时不足以促进跨细胞迁移。

LBRC 在跨细胞迁移中的作用，解释了许多问题（Sage and Carman，2009）。集聚在粒细胞周围作为其迁移的膜囊泡的电子显微图形态（Carman et al.，2007），与 LBRC 的募集图一致。粒细胞通过 1μm 或 2μm 完整内皮结合处的细胞电子显微图，是许多体内研究的证据（Lossinsky and Shivers，2004；Wolburg et al.，2005）。LBRC 的定位一般是准确的，并且为了在促进跨细胞和细胞旁侧迁移中发挥作用，将其放在一个最佳的位置是十分重要的。

跨细胞迁移也依赖 PECAM 和 CD99（Mamdouh et al.，2009）。但表达在细胞表面的 PECAM 和 CD99 一般限制在细胞交界处，这是没意料到的。然而，一旦 LBRC 被招募并成为形成跨细胞迁移孔膜的一部分，粒细胞与内皮细胞间的相互作用、PECAM 和 CD99 在跨细胞中是必需的。

三、粒细胞迁移的模型与特征

（一）细胞旁侧迁移的基本模型

ICAM-1 和 VCAM-1 信号转导、胞质中自由钙流、RhoA 和 Rac-1 的激活、VE-钙黏蛋白从结合处的清除、MLCK 的激活及 LBRC 的靶向再循环，对有效的细胞迁移是必需的。然而，这些不同现象间是否相关，它们是以何种顺序连接成一个链或以并联的方式发生，TEM 事件的发生是否都需要所有这些现象，它们这些信号转导系统彼此间是如何相互作用及反馈调节的，对于这些问题的回答，可用最简单的细胞模型图予以说明（图 10-12）（Muller，2011）。

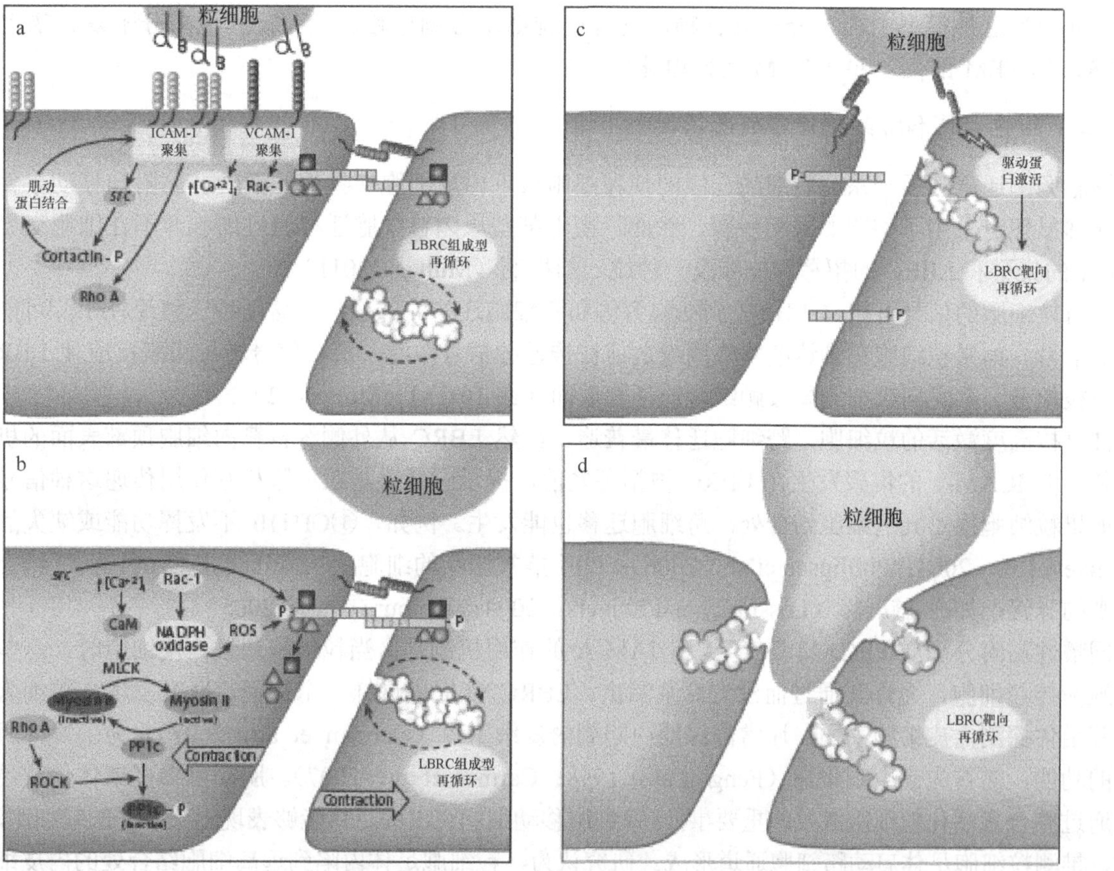

图 10-12　细胞旁侧跨内皮细胞迁移的统一模式图（Muller，2011）（彩图请扫封底二维码）

LFA-1 优先结合到 ICAM-1 的二聚体（Miller et al.，1995；Reilly et al.，1995），能起始 ICAM-1 的集聚。这个过程能刺激可的松的磷酸化，进一步增强肌动蛋白诱导的 ICAM-1 集聚。这种自我增强循环，导致了 ICAM-1 的富集，以紧紧包围黏附的粒细胞。ICAM-1 的多聚化能导致胞质中自由钙的增加，及 RhoA 的活化（图 10-12a）。同时，如果粒细胞表达的 VLA-4 及内皮细胞表达的 VCAM-1，VCAM-1 的集聚也能刺激胞质中自由钙的增加、Rac-1 激活及在内皮细胞反应性氧的产生（Cook-Mills，2002；van Wetering et al.，2003），后者激活蛋白激酶 Cα（Abdala-Valencia and Cook-Mills，2006），导致松弛了内皮细胞结合处（图 10-12a，图 10-12b）。

由于 VE-钙黏蛋白的磷酸化作用，ICAM-1 和 VCAM-1 同时的信号转导导致减弱了内皮细胞结合。这种信号转导解离了 VE-钙黏蛋白与肌动蛋白细胞骨架的连接，并且它能以网格蛋白依赖的方式被内吞（图 10-2b）。

胞质中自由钙的增加激活了 MLCK 去诱导内皮细胞中的压力。通过 PP1 磷酸酶的灭活放大了 MLCK 的激活，这个过程是通过 ICAM-1 集聚的原始信号刺激 RhoA 的活化而介导的，其结果是内皮细胞体的收缩对抗弱的结合，而使粒细胞容易通过（图 10-12b）。

随着粒细胞调节弱化的黏附结合，其他嗜同种结合黏附分子继续黏附在内皮交界处。粒细胞与内皮细胞间的 PECAM 相互作用，刺激 LBRC 膜的靶向运输以包围粒细胞（图 10-12c）。

LBRC 的靶向再循环可转移黏附结合侧面的成分，以增加表面积和打开粒细胞相互作用的分子（图 10-12d）。许多其他结合分子的某些成分，也可作为 LBRC 的组成部分或招募这些分子，这就是说 LBRC 可能是这种模型中的多分子复合物，它能控制细胞旁侧迁移。然而，其他多分子复合物也可招募 LBRC 到 TEM 部位，并在 TEM 后再内化它。

（二）细胞旁侧和跨细胞迁移的通用模型

细胞旁侧迁移涉及一系列精细的连续的使粒细胞接近内皮细胞交界处的滚动、黏附和移动事件，跨细胞迁移显然也采用了相同的最初步骤。然而，由于某些原因粒细胞迁移通过细胞并不在细胞交界处，ICAM-1 的集聚和 LBRC 的招募可能涉及一种统一的机制（Muller，2011）。

来自粒细胞的信号可招募 LBRC 到细胞旁侧和跨细胞迁移的部位。在这两种迁移途径中，可能存在相同的信号。如果粒细胞在到达细胞外侧缘之前被传递的信号激活，那么信号转导级联反应使 LBRC 在移动中被招募，并靶向粒细胞要接触细胞的顶部表面（图 10-13）（Muller，2011）。

被直接高度激活的粒细胞，跨细胞迁移最普遍。虽然 LBRC 从外侧缘再靶向细胞顶部表面的机制还不清楚，但 ICAM-1 的集聚发生在 LBRC 被招募之前，提示它通过与粒细胞相互作用传递这种信号。另外，如果粒细胞很难到达细胞结合处，跨细胞迁移也能发生。例如，①CD11b 不发挥功能或缺失的细胞（Schenkel et al.，2004；Phillipson et al.，2006）；②不能被激活的细胞（Gérard et al.，2009）；③结合处特别紧密的脉管，如血-脑屏障（Lossinsky and Shivers，2004；Wolburg et al.，2005）。

同嗜性黏附分子如 PECAM、CD99 和 JAM-A 的作用机制是：当粒细胞通过内皮细胞时，这些分子紧紧地衔接粒细胞，允许其通过而没有血浆漏出。LBRC 能提供这样一个途径。研究发现，粒细胞显然使用其足体探测内皮细胞表面，通常深深地内陷到内皮细胞内（Carman et al.，2007）。为了发挥肌动蛋白丝的功能，需首先高度富集它（Feng et al.，1998；Carman et al.，2007）。肌动蛋白多聚体化及足体形成是通过整合素活化粒细胞激发的重要事件，跨细胞移动细胞突出的足体能够表现出高水平的粒细胞活性。因此，推测粒细胞足体启动跨细胞通道形成。研究认为，粒细胞足体内陷到远离细胞结合处的内皮细胞表面，甚至在细胞交界处的粒细胞横穿，以及在粒细胞横穿结合处被阻断情况下的跨细胞迁移也是这样。这说明细胞足体可能是粒细胞爬行横穿内皮细胞表面的一个总的作用机制。然而，如果细胞足体在促进细胞迁移中发挥作用的话，那么当足体在细胞交界处及不存在时，它可能发信号招募 LBRC 膜到粒细胞。在这种情况下，细胞旁侧和跨细胞迁移的机制可能更是相同的。在细胞旁侧和跨细胞迁移间可能至

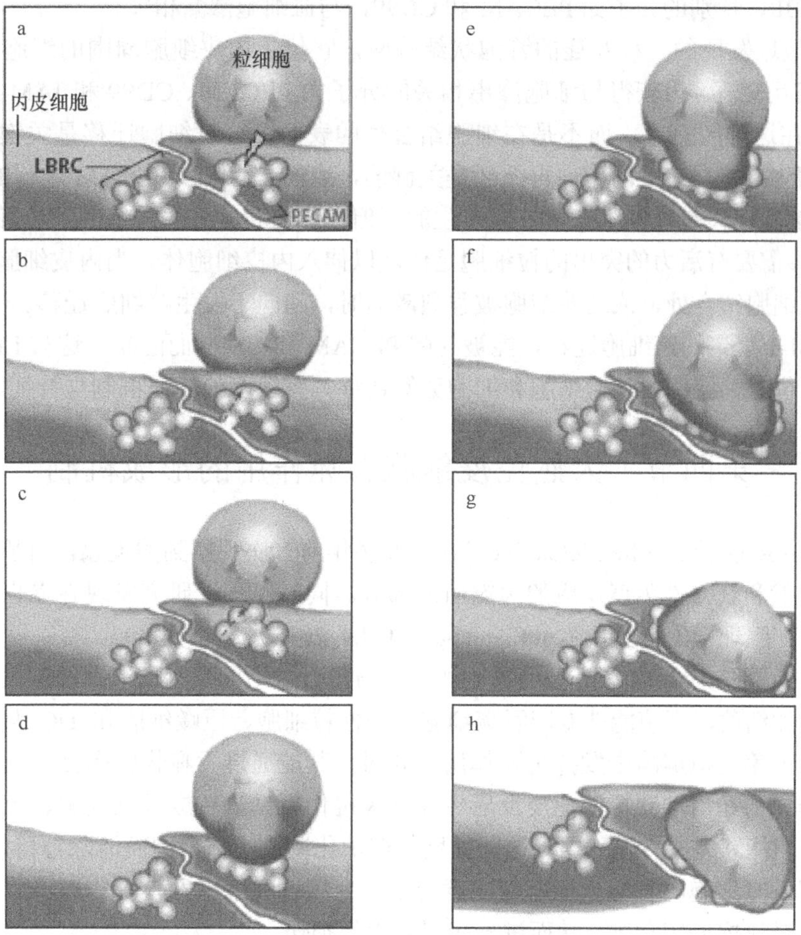

图 10-13　跨细胞迁移时外侧缘再循环室运动的模式图（Muller，2011）（彩图请扫封底二维码）

a. 当粒细胞在内皮细胞顶部表面时，招募靶向粒细胞附近的再循环信号（闪电标志）被传递；b. 这个过程引起靶向 LBRC 膜沿着表皮微管到粒细胞；c. 一个单一的融合事件足以使整个相互联结的 LBRC 与粒细胞进行接触；d～f. 由于粒细胞通过内皮细胞，额外的 LBRC 被招募到并包围粒细胞；g. 在基底表面需要一个第二次融合事件，以保证粒细胞完成它的横跨内皮细胞的迁移；h. 粒细胞可以与内皮下的基底膜交流，并在跨细胞迁移时完成血细胞渗出

少存在一个机械上的差异。在细胞旁侧的TEM中，由于LBRC连接到细胞交界处内皮细胞的侧表面，LBRC膜与胞质膜的融合是不必要。然而在跨细胞的迁移中，这种膜区室在与位于内皮细胞顶部表面的粒细胞接触时，LBRC 膜与胞质膜融合是必要的。研究证实，跨细胞迁移需要膜融合（Carman et al.，2007）。然而，由于 LBRC 囊泡彼此连接在一起（Mamdouh et al.，2003），跨细胞迁移不需要涉及几十或几百囊泡的多融合事件，而是 LBRC 的整个表面积包围在粒细胞周围，或许只需要在内皮细胞顶部表面和内皮细胞基底表面的两种融合事件即可。

（三）粒细胞迁移的基本特征

1）粒细胞迁移能击溃由内皮细胞表面和胞质内不同分子控制的多种连续的过程，但这些过程是否由时空调控还不完全清楚。

2）TEM 的发生涉及内皮细胞内一系列事件的协同，它有利于粒细胞通过，但需保持紧密的结合处而防止血浆渗漏。内皮细胞表面 ICAM-1 和 VCAM-1 的集聚、黏附结合处的松弛及来自 LBRC 膜的招募是关键的，干扰其中的任何一个过程便足以阻断粒细胞的迁移。

3）内皮细胞表面分子如 ICAM-1 和 VCAM-1，显然与粒细胞跨内皮通过的几个过程有关。例如，内皮细胞胞质中自由钙离子的增加，能激活 MLCK。激活 RhoA，其能抑制肌球蛋白Ⅱ的灭活。富集在细胞交界的分子及对LBRC特别的分子如PECAM和CD99，与血细胞渗漏相关。

4）LBRC是最近发现的一种互连的管泡状结构网，它位于内皮细胞周围的细胞交界处，这种区室与细胞结合处能相互交流。为获得与细胞渗出相关的分子如PECAM、CD99和JAM-A，需富集LBRC。PECAM和CD99在这种区室中，而不是在细胞结合处的表面，这对细胞迁移是关键的。

5）在粒细胞迁移中，LBRC的靶向再循环是关键的，甚至在不依赖PECAM迁移的情况下也是如此。

6）大多数粒细胞迁移是以细胞旁侧方式发生的，但在体内和某些体外情况下也发生跨细胞迁移。

7）跨细胞迁移需要有活力的突出的粒细胞足体，以伸入内皮细胞体。当内皮细胞结合处特别紧密，或粒细胞很难到达细胞结合处，或当粒细胞被强烈激活时，趋向于发生跨细胞迁移。

8）涉及ICAM-1集聚的跨细胞迁移，能被封闭PECAM和CD99而阻断，这与LBRC沿着微管被招募到粒细胞迁移部位有关。因此，跨细胞和细胞旁侧迁移具有很多的相似机制与特征。

第四节 天然免疫细胞吞噬作用的形成机制

吞噬（phagocytosis）是由Elie Metchnikoff在100多年前首次观察到的现象，自那时起吞噬被认为是机体针对病原的天然和获得性免疫反应的关键组成部分。同时，最近研究发现吞噬也是保持组织稳定和再造的关键因素，在生理学上意义巨大（Flannagan et al.，2012）。

吞噬被定义为能摄取大（≥0.5μm）的细胞颗粒。与巨吞饮不同，吞噬涉及细胞表面受体与捕获物的识别和结合。异物如细菌、真菌能被专职吞噬细胞如中性粒细胞、巨噬细胞和DC从感染部位清除。因此，吞噬在抗感染的第一道屏障中发挥重要作用。同时，其能通过吞噬物的衔接吸引淋巴样细胞及促进炎症细胞因子的释放而在启动获得性免疫反应中发挥关键作用。虽然成纤维细胞、上皮细胞和内皮细胞不能内化微生物，但能够完成吞噬作用。这些细胞能够消化凋亡小体，因而清除每日代谢的数十亿细胞。凋亡小体也是专职吞噬细胞的靶标。但值得注意的是，专职吞噬细胞吞食异物时不引起炎症反应，当其遇到凋亡小体时能释放抗炎症介质，从而进一步阻止组织损伤。

由于存在大量的不同的吞噬细胞类型、多种多样的靶标及其互作的复杂性，这些吞食过程不一定完全一致。确实，吞噬的概念包含多种多样相关的但不同的分子机制。在吞噬的概念被描述了一个世纪后，显然许多与之相关的机制很难被区分，并仅停留在肤浅的理解上。然而，一些特异模型的建立为对吞噬作用关键原理的理解奠定了基础（Flannagan et al.，2012），这里重点介绍专职吞噬细胞识别、摄取及降解异源颗粒的分子机制与过程。

一、受体介导的颗粒识别机制

（一）参与异物吞噬的受体与机制

吞噬是受体介导的系列事件过程。由于通过吞噬摄取的外源颗粒具有广泛多样的属性，因此介导这个过程需要数目众多的受体类型。发现和清除传染性微生物异物是最早知晓的吞噬功能。但在这些过程中，首先涉及多种多样的受体，其直接地或通过调理素化的中间物间接地识别和发现微生物分子。

1. 模式识别受体与作用

异物如细菌、真菌和寄生虫具有的多种分子在高等生物中是不存在的，这些病原相关分子模式（PAMP）能被机体的多种受体特别是TLR，也包括一些吞噬特异的受体识别和发现（表10-7）（Flannagan et al.，2012）。例如，存在于一些酵母细胞表面的多肽，它能够黏附到甘露糖受体或Dectin-1上（Ezekowitz et al.，1990；Herre et al.，2004），并且革兰氏阴性菌具有的脂多糖（LPS）能被清道夫受体监测发现（Peiser et al.，2000）。在这些受体中，其中一些如Dectin-1能足以激发吞噬。的确，PAMP的异源性表达赋予其被宿主细胞吞噬的特性，否则就不能识别和吞噬带有PAMP的颗粒。但是，有些PAMP受体在吞噬中的

表 10-7　介导吞噬的受体及其配体（Flannagan et al.，2012）

受体	配体
模式识别受体	
甘露糖受体（CD206）	甘露聚糖
Dectin-1（CLEC7A）	β-1,3-葡萄糖
CD14	脂多糖结合蛋白
清道夫受体（CD204）	脂多糖，脂胞壁酸
CD36	恶性疟原虫感染的红细胞
MARCO	细菌
调理素受体	
FcγRⅠ（CD64）	IgG1 = IgG3>IgG4
FcγRⅡa（CD32a）	IgG3 ≥ IgG1 = IgG2
FcγRⅡc（CD32c）	IgG
FcγRⅢa（CD16a）	IgG
FcαRⅠ（CD89）	IgA1，IgA2
FcεRⅠ	IgE
CR1（CD45）	结合甘露聚糖的凝集素，C1q，C4b，C3b
CR3（αMβ2，CD11b/CD18，Mac-1）	iC3b
CR4（αVβ2，CD11c/CD18，gp150/95）	iC3b
α5β1	纤维连接素，玻璃结合蛋白
细胞凋亡物受体	
TIM-1	磷脂酰丝氨酸
TIM-4	磷脂酰丝氨酸
BAI1	磷脂酰丝氨酸
Stabilin-2	磷脂酰丝氨酸
Mer	Gas6, S 蛋白
αVβ3	MFG-E8
αVβ5	凋亡细胞
CD36	氧化的脂质

注：BAI 表示大脑特异的血管生成抑制物（brain-specific angiogenesis inhibitor）；CR 表示补体受体（complement receptor）；Ig 表示免疫球蛋白（immunoglobulin）；MFG 表示乳脂小球（milk fat globule）；TIM 表示 T 细胞免疫球蛋白黏液素（T cell immunoglobulin mucin）

作用是有争议的，并且可能是间接的，或者通过包围捕获物到细胞表面或通过其他受体介导引发吞噬反应（Doyle et al.，2004）。目前，已知吞噬 PAMP 的受体成分有限，并不能完全针对专职吞噬细胞所面对的所有感染性病原谱，可能在将来其会被不断发现和补充。

2. 调理素受体与作用

异物也能被循环在血液和组织间液中的可溶性分子所识别。免疫球蛋白能识别外来抗原，同时补体级联反应的组分可沉积在抗原÷抗体复合物外表面，接着颗粒上的沉积物即所谓的调理素分子依次与吞噬细胞膜上的受体互作，从而间接地固定在其捕获物的表面。受体与 IgG 的 Fc 片段及受体与补体成分 iC3b 的结合是特别有效的（Anderson et al.，1990；Ross et al.，1992；Flannagan et al.，2012）（表 10-7）。然而在自然状态下，多调理素和非调理素受体可能同时参与这个过程，产生一个复合物，并可发挥协同效应。

3. 颗粒结合的调节

受体与配体互作的有效性，是由其相互亲和力及吞噬细胞和捕获物间的表面密度决定的，然而其他因子也能在识别的效力方面发挥作用。例如，整合素受体即针对补体成分 iC3b（CR3）的受体，显示出对其配体显著的亲和性，通过外界刺激能引发激活 TLR（Caron et al.，2000）、IgG 受体或 CD44（Vachon et al.，2007；Botelho et al.，2009）。这些受体的信号转导下游能激活小 GTP 酶 Rap1，它反过来诱导整合素胞外结构域构象的改变，增加对适合配体的亲和力（Caron et al.，2000）。虽然受体对配体的亲和性是必需的，但受体的其他属性，如吞噬细胞表面的动力学，也能影响结合反应（Jaumouillé and Grinstein，2011）。吞噬相关受体一般能激活积聚在细胞膜上的形成多聚体的捕获物。因此，能快速侧向扩散的受体比移动性差或固定的受体更容易被激活。甚至在侧向集聚发生前，多受体必须附着在捕获物上，以便于其在吞噬细胞表面被捕获。许多具低亲和力的受体解释了这种需要，其不得不同时参与对抗通过布朗运动或病原活力的颗粒脱离。通过吞噬细胞的动力学属性可知，多受体的参与是有利的，它能不断延伸肌动蛋白依赖的膜突出，以探知其周围情况（Kress et al.，2007；Patel and Harrison，2008；Flannagan et al.，2010）。

4. 病原避免吞噬细胞识别的策略

吞噬在防止和清除病原感染方面是十分重要的，但多种病原微生物发展了多种措施以避免吞噬细胞的识别（表 10-7）（Flannagan et al.，2012），其最多的共同策略是干扰调理素的结合。多种细菌、真菌能合成含多糖的包囊，作为屏障阻止调理素的沉积，其他细菌表达特异性表面蛋白抑制受体结合。A 群链球菌通过 M 蛋白逃避补体介导的吞噬。一些 M 蛋白招募 C4b 结合蛋白，抑制补体的活化。其他蛋白结合胞外基质蛋白如纤维连接蛋白、白蛋白及纤溶酶原等，以阻止补体沉积。同样，小肠结肠炎耶尔森菌黏附素 YadA 结合纤维连接蛋白和胶原，阻止补体成分 iC3b 的沉积（China et al.，1993）。少数病原干扰 Fcγ 受体（FcγR）介导的吞噬。已知金黄色葡萄球菌的干扰机制是，在其表面表达蛋白 A，以其高亲和力结合 IgG 的 Fc 片段，从而阻止与 Fcγ 受体的相互作用（Foster，2005）。

（二）细胞凋亡物受体及其介导的吞噬机制

1. 细胞凋亡物受体与共受体介导的“吃我”机制

一个健康的人每天死亡 100 亿个细胞，因此凋亡物必须通过吞噬被清除。凋亡物识别涉及一个复杂的组合信号。首先，发生凋亡的细胞释放多种不同的分子，如 ATP、溶血磷脂胆碱和磷酸神经鞘氨醇等（Chekeni and Ravichandran，2011）。这些可溶性的“发现我”信号作为化学诱导剂招募吞噬细胞到死亡细胞的附近。此外，凋亡细胞在其表面呈现“吃我”信号（“eat me” signal）多种分子，以区别健康细胞。凋亡细胞最具特征性标志是磷脂酰丝氨酸（PS）。这种脂质在健康细胞实际上被限制在细胞膜的内部小叶，而在细胞凋亡时被打乱，出现在外部小叶，导致吞噬受体结合到 PS。

在其他情况下，可溶性细胞外分子也能结合到 PS 及表面受体，作为桥梁元件。已知 MFG-E8 分子（也称乳凝集素）能有效连接 PS 到吞噬受体 αVβ3 整合素（Hanayama et al.，2002）。同样，Gas6 和 S 蛋白分子能作为桥梁结合 PS 到 TAM（Tyro3、Axl、Mer）家族吞噬受体（Anderson et al.，2003）。PS 代谢衍生物也能发挥识别凋亡小体的作用。PS 暴露在凋亡物的表面似乎发生了氧化，并且一些吞噬受体如 CD36 和 CD68 可结合修饰的脂质，包括氧化的 PS（Greenberg et al.，2006）。总之，多数吞噬受体能直接或间接结合凋亡小体，并且专职吞噬细胞如巨噬细胞能共表达大多数这些受体。显然，在健康的细胞表面不完全缺乏 PS，但细胞凋亡时增加了 PS 暴露到细胞表面的量，可达 30 倍（Borisenko et al.，2003）。

2. 受体介导的“不要吃我”机制

为激活 T 或 B 细胞，在少数情况下健康细胞暴露大量的 PS 到细胞表面，但为避免被吞噬，这些细胞呈现出“不要吃我”信号（“don’t eat me” signal）。CD31 是这样一种受体，当其经受同源（自我）互作时，就阻止了吞噬（Brown et al.，2002）。具有膜蛋白 CD47 的细胞也能逃避吞噬。CD47 能结合受体信号调节蛋白 α（signal regulatory protein α，SIRPα），它表达在吞噬细胞表面（Tsai and Discher，2008）。这种相互作用激活了酪氨酸磷酸酶，导致了脱磷酸级联反应，并抑制了与收缩相关的肌动蛋白的肌球蛋白Ⅱ（myosin Ⅱ）。

二、颗粒内化的生物过程与机制

吞噬受体的差异不但与其所识别的配体的属性有关，而且与其产生的信号差异也有关。在生理状态下，多种受体类型被平行激活，而且多信号相继激发级联反应。虽然这是一个复杂的系统过程，但可通过单一受体参与选择性配体包裹颗粒的简化模型系统而解读。

（一）Fcγ 受体介导颗粒内化的生物过程

通过 FcγR 的 IgG 调理素化颗粒的内化，是研究得最清楚的吞噬模型。颗粒内化过程在概念上分为三个步骤：①包裹的配体结合到受体；②FcγR 的集聚及其信号转导级联反应；③通过肌动蛋白驱动颗粒吞食的过程。重要的是，FcγR 的激活是一个反复的过程，其在靶颗粒周围按膜“拉链”的方式重复多次。为了完成颗粒的内化，显然必须衔接整个颗粒周围的受体（Flannagan et al.，2012）。

1. 受体积聚与酪氨酸磷酸化

与其他免疫受体一样，FcγR 不能被单价配体激活（Jones et al.，1985），而需要二价、多价的配体引发下游信号转导（Odin et al.，1991）。利用 FcεRⅠ作为模型发现，引发细胞反应需要 Fc 受体的积聚（Holowka et al.，2007）。这种受体的侧面集聚能带动多 Fc 受体的胞质结构域到紧靠的部位。这个胞质结构域包围一种被称为基于酪氨酸活化基序的免疫受体（immunoreceptor tyrosine based activation motif，ITAM）的独特区，其特征是含串联的 YxxI/L 基序，这种基序是 Src 家族酪氨酸激酶磷酸化的底物。有两类证据支持这种模型：第一，通过交联激活，FcγRⅡ变得与去污剂抗性膜（detergent-resistant membrane，DRM）的特性相类似（Kwiatkowska and Sobota，2001；Rollet-Labelle et al.，2004）。第二，在 Fc 受体集聚的反应中，用甲基-β-环糊精消耗胆固醇，能抑制 FcγRⅡ的磷酸化（Kwiatkowska and Sobota，2001）。接着通过 Src 家族激酶并在脾酪氨酸激酶（spleen tyrosine kinase，Syk）的参与下磷酸化 FcγR（图 10-14）（Flannagan et al.，2012）。Syk 具有 2 个 Src 同源（SH2）结构域，能结合双磷酸化的 ITAM（Johnson et al.，1995）。这种胞质激酶主要表达在造血细胞，并基于 FcγR 交联的磷酸化而被激活（Ghazizadeh et al.，1995；Johnson

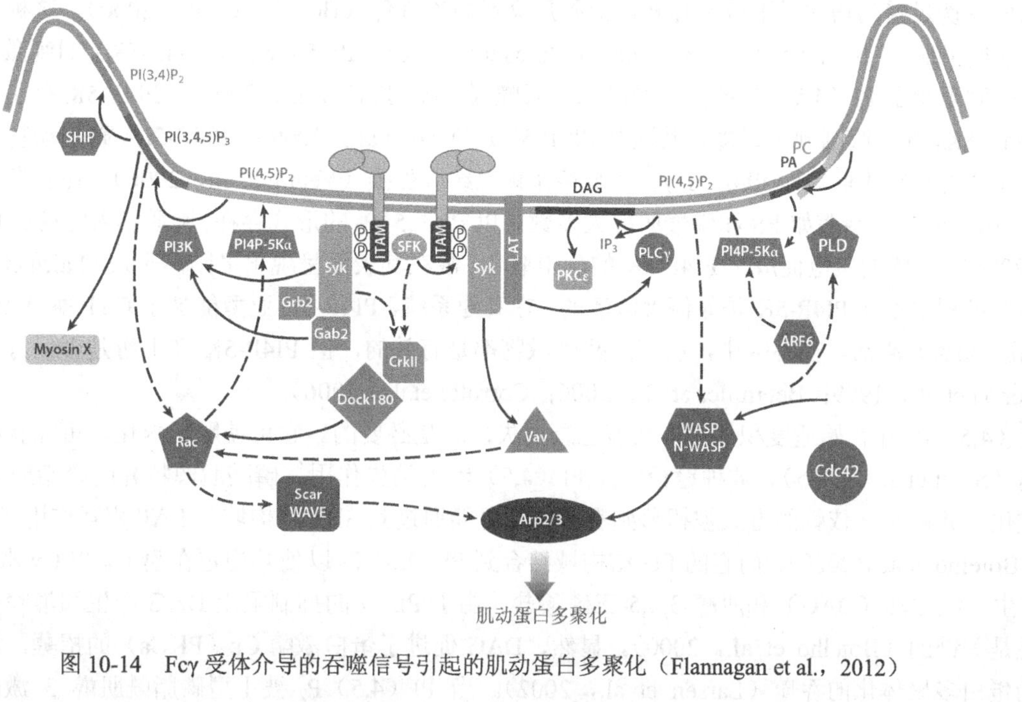

图 10-14　Fcγ 受体介导的吞噬信号引起的肌动蛋白多聚化（Flannagan et al.，2012）

DAG 表示二酰甘油（diacylglycerol）；ITAM 表示基于酪氨酸激活基序的免疫受体（immunoreceptor tyrosine-based activation motif）；LAT 表示激活 T 细胞的接头（linker of activated T cell）；PA 表示磷脂酸（phosphatidic acid）；PC 表示磷酸卵磷脂（phosphatidylcholine）；PI3K 表示磷脂酰肌醇 3-激酶（phosphatidylinositol 3-kinase）；PI（3,4）P_2 表示磷脂酰肌醇-3,4-二磷酸盐（phosphatidylinositol-3,4-bisphosphate）；PI（3,4,5）P_3 表示磷脂酰肌醇-3,4,5-三磷酸盐（phosphatidylinositol-3,4,5-trisphosphate）；PI（4,5）P_2 表示磷脂酰肌醇-4,5-二磷酸盐（phosphatidylinositol-4,5-bisphosphate）；PKC 表示蛋白激酶 C（protein kinase C）；PLC 表示磷脂酶 C（phospholipase C）；PLD 表示磷脂酶 D（phospholipase D）；SHIP 表示含 Src 同源区 C 肌醇 5-磷酸盐（Src homology 2 domain-containing inositol 5-phosphatase）；Syk 表示脾酪氨酸激酶（spleen tyrosine kinase）；WASP 表示维-澳二氏综合征蛋白（Wiskott-Aldrich syndrome protein） et al.，1995）。用 $Syk^{-/-}$鼠源巨噬细胞研究证实，FcγR 介导的吞噬需要 Syk（Crowley et al.，1997；Kiefer et al.，1998）。这个研究提示，虽然 Syk 在吞噬中是关键的，但某些早期信号转导不依赖于这种激酶。另外，FcγRγ 链的磷酸化在 $Syk^{-/-}$源巨噬细胞中被大大减少，并且在体外 Syk 能磷酸化受体 ITAM（Kiefer et al.，1998）。因此，一旦某些 ITAM 被 Src 家族激酶磷酸化，Syk 被招募并能磷酸化其他邻近的 ITAM，因而放大了信号转导级联反应。

2. 接头蛋白的作用

Syk 磷酸化能导致显著地招募其他信号转导蛋白激活 FcγR 复合物。数种接头蛋白直接结合酪氨酸激酶，并作为招募下游信号转导组分的基础（图 10-14）（Flannagan et al.，2012）。激活 T 细胞（LAT）的膜蛋白接头，结合并直接被 Syk 磷酸化（Zhang et al.，1998；Tridandapani et al.，2000）。LAT 的磷酸化诱导对接其他接头：Grb2 经过其 SH2 区结合 LAT，并依次招募 Grb2 相关的结合子 Gab2，结合 Gab2 到信号转导复合物，通过它与磷脂酰肌醇-3,4,5-三磷酸盐[phosphatidylinositol-3,4,5-trisphosphate，PI（3,4,5）P_3]相互作用，进一步强化其作用。Gab2 经过一种普列克底物蛋白同系物（pleckstrin homology，PH）结构域与 PI（3,4,5）P_3 联合，一旦 Gab2 吸引到受体复合物，能以 Syk 依赖的方式被磷酸化，它导致依次招募其他蛋白质（Yu et al.，2006）。接头 CrkⅡ通过其 SH2 结构域可能也被吸引到吞噬杯处（phagocytic cup）（Lee et al.，2007b）（图 10-14）。在 FcγR 的信号转导下游，接头蛋白显然是关键的，正如在 $gab2^{-/-}$小鼠骨髓源的巨噬细胞，其吞噬作用显著受损（Gu et al.，2003）。而且，CrkⅡ的显性负向突变体或通过 siRNA 沉默也能抑制吞噬（Lee et al.，2007a；Flannagan et al.，2012）。

3. 脂质的信号转导作用

在触发吞噬的信号转导中，脂质发挥一个关键的作用（图 10-14，图 10-15）（Flannagan et al.，2012）。磷脂酰肌醇-4,5-二磷酸盐[PI（4,5）P_2]实际上存在于静息状态吞噬细胞质膜的内叶，在吞噬时，PI（4,5）P_2 的浓度在伪足瞬间增加以形成吞噬杯，但随后突然急剧降低（Botelho et al.，2000）。这种局部合成可能是由磷脂酰肌醇-4-磷酸-5-激酶（phosphatidylinositol 4-phosphate 5-kinase，PI4P-5K）的刺激引起的，由于它的抑制阻止了 PI（4,5）P_2 的集聚及减弱了吞噬（Coppolino et al.，2002）。PI4P-5K 存在 4 种亚型，其中 PI4P-5Kγ 在巨噬细胞中最多，其次是 PI4P-5Kα（Mao et al.，2009）。PI4P-5Kα 缺陷动物的巨噬细胞存在不完全的颗粒摄取，而 PI4P-$5K\gamma^{-/-}$细胞存在颗粒结合受损（Yeung et al.，2006）。在吞噬前和开始最初阶段，由于阴离子磷脂如 PS 和磷酸肌醇大多数是以 PI(4,5)P_2 的形式存在，胞质膜内叶荷载负电（Yeung et al.，2006）。质膜的负电促成了 PI4P-5K 的静电联合，故在其表面呈现出多阳离子斑（Fairn et al.，2009），但在吞噬过程中不知 PI4P-5K 是如何被激活的。在其他系统，PI4P-5K 亚型能被小 GTP 酶 ARF6 和 Rac-1 及磷脂酸（PA）激活。在吞噬中，所有这些刺激物都是有效的，但 PI4P-5K 在上游是否保持功能暂不清楚（Honda et al.，1999；Beemiller et al.，2006；Corrotte etal.，2006）。

PI（4,5）P_2 在初始适度积累后，接着急剧消失，这是必要的。它可使颗粒内化，可能有利于肌动蛋白分离（Scott et al.，2005）。数种途径发挥 PI（4,5）P_2 的消失作用。磷酸肌醇特异的磷脂酶 Cγ（PLCγ）被磷酸化，并以 Syk 依赖的方式被招募到吞噬杯，可能通过其 SH2 结构域与 LAT 相互作用（Liao et al.，1992；Botelho et al.，2000），而它的 PH 结构域结合到 PI（4,5）P_2 以使其稳定在膜上。PLCγ 水解 PI（4,5）P_2，产生二酰甘油（DAG）和肌醇-3,4,5-三磷酸盐。由于 PLCγ 的抑制阻止 DAG 产生和消除吞噬，因此其活性是关键的（Botelho et al.，2000）。显然，DAG 促进了蛋白激酶 Cε（PKCε）的招募，增强了不依赖肌动蛋白多聚体化的吞噬（Larsen et al.，2002）。当 PI（4,5）P_2 被Ⅰ型磷脂酰肌醇 3 激酶（class Ⅰ phosphatidylinositol 3-kinase，PI3K）磷酸化时，其也能被消耗而在吞噬杯上产生 PI（3,4,5）P_3（Ninomiya et al.，1992；Marshall et al.，2001）。有趣的是，PI3K 的抑制终止了吞噬大颗粒（≥3μm），而对小颗粒作用有限（Araki et al.，1996；Cox et al.，1999）。

p85 是 PI3K 的调节亚基，它被招募并通过其 SH2 结构域与 Syk 和 Gab2 互作而构成吞噬小体。p85 被磷酸化及激活后被招募（Gu et al.，2003；Moon et al.，2005）。通过 PI3K 产生 PI（3,4,5）P_3 以稳定

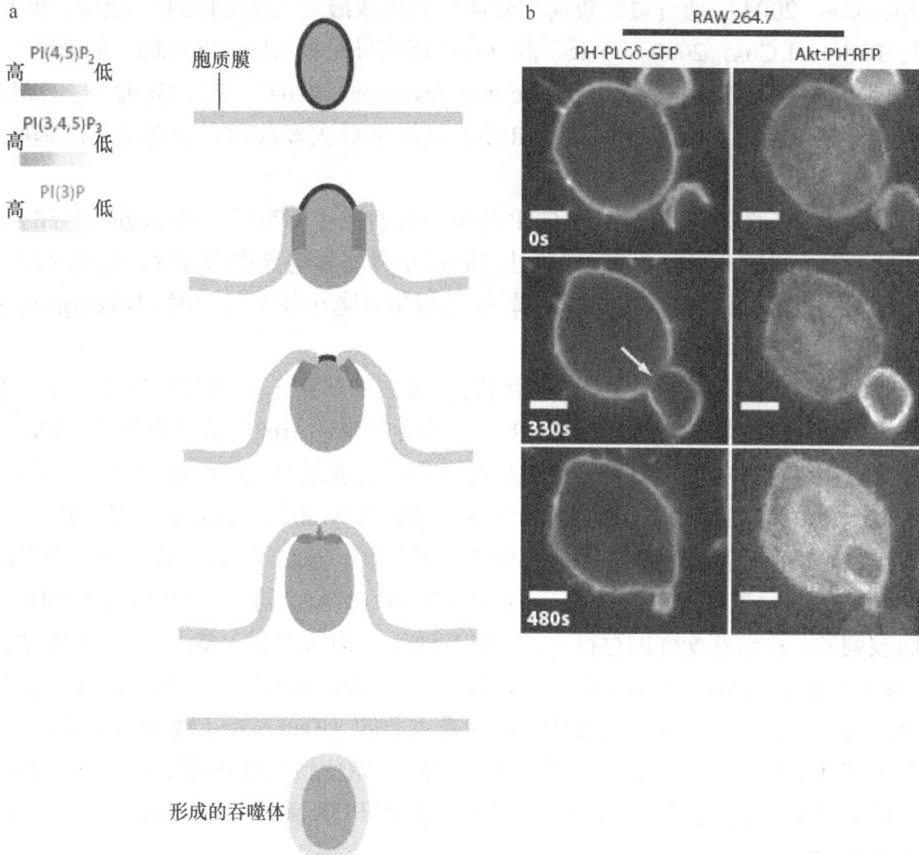

图 10-15　吞噬小体成熟特定阶段磷脂组分的动态变化（Flannagan et al.，2012）（彩图请扫封底二维码）

a. 吞噬小体形成中磷酸肌醇量变化的概略图；b. 巨噬细胞摄入调理素化免疫球蛋白 G 绵羊红细胞的共聚焦荧光影像；GFP 表示绿色荧光蛋白（green fluorescent protein）；PH 表示普列克底物蛋白同系物（pleckstrin homology）；PLC 表示磷脂酶 C（phospholipase C）；RFP 表示红色荧光蛋白（red fluorescent protein）

Gab2，创造一个信号转导的放大环。在 FcγR 介导的吞噬中，除磷酸肌醇外，甘油磷酸酯也能发挥作用。磷脂酶 D（phospholipase D，PLD）被招募到吞噬杯上，在那里它水解磷酸卵磷脂（phosphatidylcholine，PC）产生一种代谢活性脂类 PA（Corrotte et al.，2006）。PA 是一个圆锥形的脂质，可诱导提高膜的负曲率而有利于膜融合。此外，PA 能刺激 PI4P-5K 的活化（Honda et al.，1999）。因此，对 PLD1 或 PLD2 的抑制能减少吞噬（Iyer et al.，2004）。动态荧光显微镜观察发现，脂质组成的变化限制了吞噬杯的大小（图 10-15），这提示脂质存在一个扩散屏障，要么在吞噬杯内，要么在新生吞噬小体的边缘（Flannagan et al.，2012）。

4. GTP 酶的活性状态与作用

GTP 酶（GTPase）所在 Rho 家族的成员在调节肌动蛋白动力学中是关键因子，其在活性状态（GTP-结合）和非活性状态（GDP-结合）交替。在活性状态，Rho 家族 GTP 酶通过部分异戊烯化被靶向到膜上，这种异戊烯化是一种疏水性翻译后修饰，它锚定 GTP 酶到磷脂双层膜的核心部位。然而，在非活性状态，GTP 酶与一个可溶性的因子——鸟嘌呤分解抑制物（guanine dissociation inhibitor，GDI）有关，该抑制物能在胞质中稳定 GTP 酶无活性的形式，并防止其结合鸟苷交换因子（guanine nucleotide exchange factor，GEF），因此限制了 Rho 家族蛋白被激活的能力。Rho 家族蛋白实质上是弱的 GTP 酶，但其活性通过与活化 GTP 酶蛋白（GTPase-activating protein，GAP）互作而大大增强，导致其快速水解 GTP 成 GDP 而终止 Rho GTP 酶活性，直至另外一个激活循环被启动。在 FcγR 介导的吞噬中，多种 GTP 酶发挥作用。CDC42 在多种细胞类型中能刺激足丝（filopodia）的形成，在吞噬的早期阶段被激活，大多数存在于吞噬杯的边缘（Hoppe and Swanson，2004）。通过显性负向突变体的表达或敲降灭活 CDC42，能极大抑制吞噬（Caron and Hall，1998；Park and Cox，2009）。Rac-1 和 Rac-2 能诱导足板（lamellipodia）的形成，在 FcγR 介导的吞噬中也能以不同的动力学方式被刺激（Hoppe and Swanson，2004）。在 CDC42 被短暂刺激后，Rac-1 被激活而广泛存在于整个新生的吞噬小体，而 Rac-2 被激活后大多数存在于吞噬杯的基底（Hoppe and Swanson，2004）。

重要的是，在吞噬小体形成中，Rho 家族 GTP 酶不是仅有的小 GTP 酶。在 FcγR 介导的吞噬中，ARF6 是在早期被激活的（Beemiller et al.，2006），并且它的抑制强烈影响异物的吞食。然而 ARF6 不通过调节肌动蛋白多聚体化发挥效应，而是通过促进内膜转运到新生吞噬小体中起作用（Niedergang et al.，2003）。

5. 肌动蛋白多聚体化的机制

肌动蛋白丝是动力学的多聚物，它通过不断的肌动蛋白单体在一末端的联合及在另一末端的分离过程而形成。肌丝形成需要成核物的活性。在 FcγR 介导的吞噬中，Arp2/3 成核复合物（May et al.，2000）支持肌动蛋白多聚体化。这种七蛋白复合物通过成核多聚体化促进分支肌动蛋白丝的形成。Arp2/3 能通过成核促进因子被激活：维-奥氏综合征蛋白（Wiskott-Aldrich syndrome protein，WASP）WASP/N-WASP 及 Scar/WAVE 蛋白家族，分别是 CDC42 和 Rac 的下游效应物。来源于维-奥氏综合征患者的巨噬细胞缺陷 WASP，其 FcγR 依赖的吞噬显著受损（Lorenzi et al.，2000）。WASP 通过 GTP-结合的 CDC42 及 PI（4,5）P_2 的联合作用而被刺激。在这些配体的存在下，WASP 经历了构象改变，暴露了其 VCA 结构域，以结合 Arp2/3（Higgs and Pollard，2000；Rohatgi et al.，2000）。此外，WASP 也能被磷酸化，以促进与 WASP 互作蛋白的联合。为产生吞噬杯，这个复合物的形成是重要的（Tsuboi and Meerloo，2007）。

肌动蛋白从吞噬杯基底移去，可以消除膜变形的屏障，能使膜结合颗粒陷入胞质。肌动蛋白从吞噬杯基底清除，需要 PI（4,5）P_2 的消失，由 PLCγ 介导，并由 PI3K 刺激（Scott et al.，2005）。

6. 肌球蛋白的作用

肌球蛋白（myosin）是与肌动蛋白相关的收缩蛋白。肌球蛋白Ⅱ、Ⅸb 和ⅠC 监测吞噬小体的形成，提示其在吞噬中发挥作用（Swanson et al.，1999；Diakonova et al.，2002）。已证实肌球蛋白 X 参与吞噬小体的形成（Cox et al.，2002），它监测周围新生的吞噬小体，并在完成摄取中是必需的。有趣的是，肌球蛋白 X 是 PI3K 的效应物，且与磷酸肌醇的功能一样，在大颗粒（而不是小颗粒）的内化中是必需的。

7. 吞噬小体膜的来源

吞噬小体在大颗粒周围形成，使大面积膜的内陷成为必然。吞噬小体的膜，至少在初始阶段大多数来源于细胞质膜（Touret et al.，2005），然而来源于多种胞内区室的其他膜，是通过局部的胞吐作用被转运而形成吞噬小体的膜，这种情况在大颗粒存在时最明显，特别是再循环内体和晚期内体与吞噬杯的融合（Bajno et al.，2000；Cox et al.，2001；Braun et al.，2004）。由于胞吐作用的抑制能以大小依赖的方式减少吞噬，因此膜转运是重要的（Cox et al.，2001；Braun et al.，2004；Lee et al.，2007a）。这种机制的作用在一些传染病中得到证明，如 HIV-1 通过阳性 VAMP3 囊泡转运的中止而抑制吞噬（Mazzolini et al.，2010）。

8. 吞噬抑制的信号转导

不是所有的 FcγR 都能刺激吞噬。与含有串联酪氨酸的 ITAM 的其他 FcγR 不同，FcγRⅡB 呈现一个单一酪氨酸信号转导区，即一个基于酪氨酸抑制基序的免疫受体（ITIM）。当其磷酸化后，ITIM 招募 SHIP 及 SHP-1 和 SHP-2（图 10-16）。SHIP 是一种肌醇 5-磷酸盐，能通过水解 PI（3,4,5）P_3 为磷脂酰肌醇-3,4-二磷酸盐[PI（3,4）P_2]而抑制吞噬（Cox et al.，2001）。SHP-1 和 SHP-2 是磷酸酪氨酸特异的蛋白磷酸酶，其中 SHP-1 过表达抑制吞噬（Kant et al.，2002）。有趣的是，SHIP 和 SHP-1 也能直接与单磷酸化的 ITAM 结合（Nakamura et al.，2002；Ganesan et al.，2003），提示其建立了一种刺激受体的反馈调节机制。FcγRⅡB 的过表达或过刺激对 FcγR 介导的吞噬具有抑制效应（Flannagan et al.，2012）。

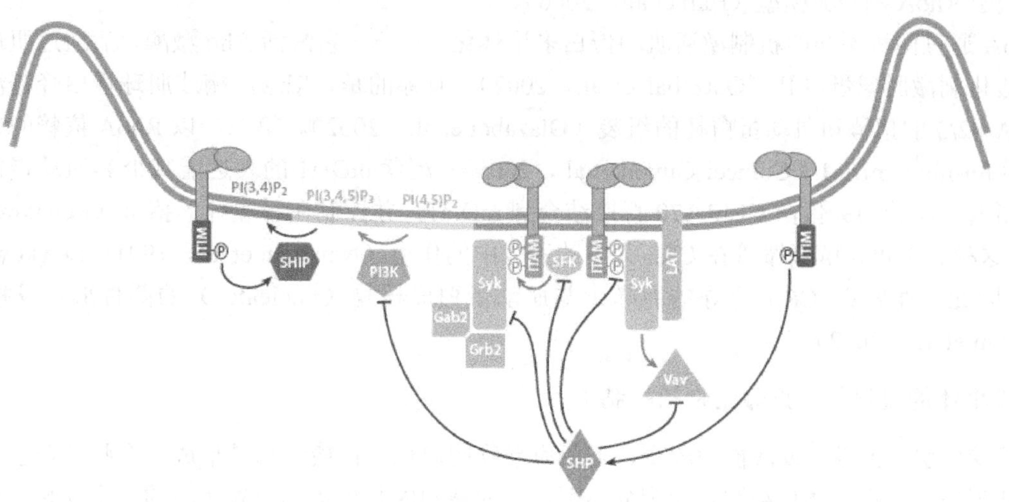

图 10-16 含 ITIM 的受体 FcγRⅡB 介导的抑制信号转导（Flannagan et al.，2012）
ITAM 表示基于酪氨酸的激活基序的免疫受体（immunoreceptor tyrosine-based activation motif）；LAT 表示激活 T 细胞的接头（linker of activated T cell）

（二）其他受体介导的颗粒内化机制

1. Dectin-1 介导的颗粒内化与吞噬

已证实 Dectin-1 是真菌的一个重要吞噬受体，它的胞质结构域带有一个 ITAM 样基序，说明它与 FcγR 具有共同的信号转导特征。然而，Dectin-1 膜远端的酪氨酸是不典型的，它的突变对其吞噬功能没有影响（Herre et al.，2004）。Dectin-1 也经过 Syk 发信号。由于 Syk 激酶的 SH2 结构域需要通过 Dectin-1 招募它，那么一个 Syk 分子可作为两个受体的桥梁（Fuller et al.，2007）。与 FcγR 一样，Dectin-1 介导的吞噬涉及 Src 家族激酶 Syk、PI3K、PKC、CDC42 和 Rac-1（但没有 RhoA）的参与，以及最后的肌动蛋白的再造（Herre et al.，2004）。然而，在巨噬细胞，Dectin-1 介导的酵母多糖的吞噬显然很少依赖 Src、Syk、PI3K（Herre et al.，2004）。细胞类型的差异可以影响其结果：用敲除小鼠研究显示，酵母多糖通过 DC 的吞噬需要 Syk，而巨噬细胞不需要（Herre et al.，2004；Rogers et al.，2005；Underhill et al.，2005；Flannagan et al.，2012）。

2. 补体介导的颗粒内化与吞噬

CR3 也称为 αMβ2 整合素或 Mac-1，是继 FcγR 后研究得最多的吞噬受体，但通过 CR3 和 FcγR 引发的信号转导事件明显是不同的。通过电子显微镜观察的早期研究认为，在 CR3 介导的吞噬中，颗粒陷入吞噬细胞不需要 FcγR 吞噬具有的特征性的伸展伪足（Allen and Aderem，1996）。然而，这个权威性的结论被最近更多的研究所质疑。电子显微镜和光学显微镜显示，在 CR3 介导的吞噬中膜围绕着靶标而伸出（Hall et al.，2006；Bohdanowicz et al.，2010）。值得注意的是，当整合素被巴豆油脂激活后，CR3 介导的吞噬能被 PKC 抑制剂终止，而不能被一般的酪氨酸激酶抑制剂所抑制（Allen and Aderem，1996；Lutz and Correll，2003）。另外，在 $Syk^{-/-}$ 巨噬细胞，不影响 CR3 介导的吞噬（Kiefer et al.，1998）。然而研究发现，在 CR3 介导的吞噬中 Syk 是被磷酸化的，并且 Syk 能被一个显性负向等位基因的敲低或过表达所对抗而抑制颗粒摄取（Shi et al.，2006）。Syk 能被带有 ITAM 的 FcRγ 链或 DAP12 的整合素间接激活（Mócsai et al.，2010），因此，$Syk^{-/-}$ 巨噬细胞可通过过表达其他分子如与其密切相关的激酶 Zap70 而补偿激酶的缺乏。

在 CR3 介导的吞噬中，纤维型肌动蛋白的蓄积和颗粒摄取依赖于 RhoA，并在表面上不依赖 Rac 或 CDC42（Caron and Hall，1998；May et al.，2000；Colucci-Guyon et al.，2005）。相应的，结合调理素化的 iC3b 红细胞能增加 Rho-GTP 的水平，而不是 Rac-GTP 的水平（Wiedemann et al.，2006）。然而，在 $Rac\text{-}1^{-/-}$ 和 $Rac\text{-}2^{-/-}$ 双敲除的细胞，调理素化的 iC3b 红细胞的摄取作用被严重剥夺，这挑战了 CR3 介导吞

噬只依赖于 RhoA 的经典模型（Hall et al.，2006）。

RhoA 通过两种不同的机制激活肌动蛋白多聚体化：第一，它激活 Rho 激酶，后通过肌球蛋白Ⅱ轻链的磷酸化刺激肌球蛋白Ⅱ（Olazabal et al.，2002）。有趣的是，Rho 激酶或肌球蛋白轻链激酶的抑制废除了 Arp2/3 的招募和肌动蛋白杯的组装（Olazabal et al.，2002）。第二，以 RhoA 依赖的方式招募乌洛托品（formin）mDia1（Colucci-Guyon et al.，2005）。沉默 mDia1 的表达能减少 F-肌动蛋白的积聚和颗粒的摄取。微管相关蛋白 CLIP-170 直接结合到 mDia1，并控制在吞噬杯的招募（Lewkowicz et al.，2008），这种连接可以解释微管在 CR3 介导的吞噬中的作用（Newman et al.，1991；Lewkowicz et al.，2008）。因此，微管在 CR3 介导的吞噬中与肌动蛋白成核物（nucleator）的两种形式发挥协同作用（Flannagan et al.，2012）。

三、吞噬小体的成熟与杀灭微生物的机制

虽然受体引发的吞噬反应能被改变，但所有异物的内化过程最终都是形成一个膜结合空泡，即吞噬小体。新形成的吞噬小体从细胞表面膜分离后，它的液相内容物是其胞外环境的一个反映。吞噬本质上并不足以介导微生物的毁灭，然而分离后的一系列快速的生物化学修饰使新生吞噬小体成为一种强烈的杀微生物的细胞器，在天然和获得性免疫中发挥关键作用。吞噬小体成熟的这种再造过程，是一个有序的严格的膜融合和分离的系列事件，它能从根本上改变吞噬小体的组成，以保持其大小接近恒定（Desjardins et al.，1994）。显然，新形成的吞噬小体很难与晚期内体和溶酶体融合，相反倾向与早期内体互作，产生早期吞噬小体。只有在吞噬小体成熟后期，晚期内体和溶酶体才开始与早期吞噬小体融合，使其分别转变为晚期吞噬小体和吞噬溶酶体（图 10-17）（Flannagan et al.，2012）。

成熟吞噬溶酶体形成的许多过程，与内体的产生平行发生，并且通过内体的内吞途径掌握了许多关于吞噬小体的形成机制。目前，还不清楚吞噬小体的成熟是否完全由内吞的细胞器与吞噬小体融合驱动，或一种有限的组分交换是否发生在短暂的、可逆的互作过程，即所谓的“kiss-and-run”模型（Duclos et al.，2000）。不管这种机制是否精确，但它得到普遍的接受，即吞噬小体与分离的内体区室连续的互作，导致其变得明显酸化（腔内 pH≈4.5）、高度氧化并富集水解酶，以最后降解其内含物。虽然吞噬一般能导致微生物的消灭，但某些病原能采取策略改变吞噬小体的成熟，并绑架宿主细胞功能为其所用。而且，许多遗传性人类疾病能引起吞噬的缺陷，使免疫反应大打折扣（Flannagan et al.，2012）。

（一）早期吞噬小体

吞噬小体在与细胞膜分离后，立即变形，且其生化特性也明显改变（Pitt et al.，1992）。源自液泡的膜和内含物，以及囊泡运输的改变，主要由 Rab GTP 酶这种分子家族控制。与 Rho 家族 GTP 酶一样，Rab GTP 酶在一种活性状态和非活性状态间改变，并被 GDI、GEF 和 GAP 控制。一旦被激活，与 Rab 蛋白相关的各种效应分子能发挥许多功能，包括马达驱动的囊泡运输、囊泡融合与分离，并且也能通过 Rab 的转换过程促进其他 Rab GTP 酶活化（Stenmark，2009）。

在吞噬小体成熟中，早期吞噬小体通过新生吞噬小体与需要 Rab5 的早期内体融合而产生。Rab5 在这里协调内吞运输和早期吞噬小体的生物发生过程，至少在含凋亡小体的吞噬小体中，它是由 GEF GAPVD1（GAP 和含 VPS9 结构域的蛋白 1）激活的（Kitano et al.，2008）。虽然激发 Rab5 早期被招募到吞噬小体的确切机制还不清楚，但一些活化的 Rab5 优先于颗粒吞食存在于质膜上。在任何情况下，Rab5 在吞噬小体膜上的浓度远大于在质膜上，这说明吞噬小体肯定发生了额外的招募。不管招募的机制如何，Rab5 对吞噬小体的发育是至关重要的。如果干扰 Rab5 功能可导致阻止其成熟，那么就能排除后期吞噬小体和吞噬溶酶体的形成（Vieira et al.，2003）。Rab5 能刺激新生吞噬小体与早期内体的融合。组成型活化的 Rab5 突变体异源性表达可诱导巨大内体的形成，也能导致增大的吞噬小体形成（Duclos et al.，2000）。Rab5 通过招募和激活多效应蛋白发挥作用。相应的，在单独的吞噬小体上发现了 Rab 蛋白和 Rab 锚蛋白

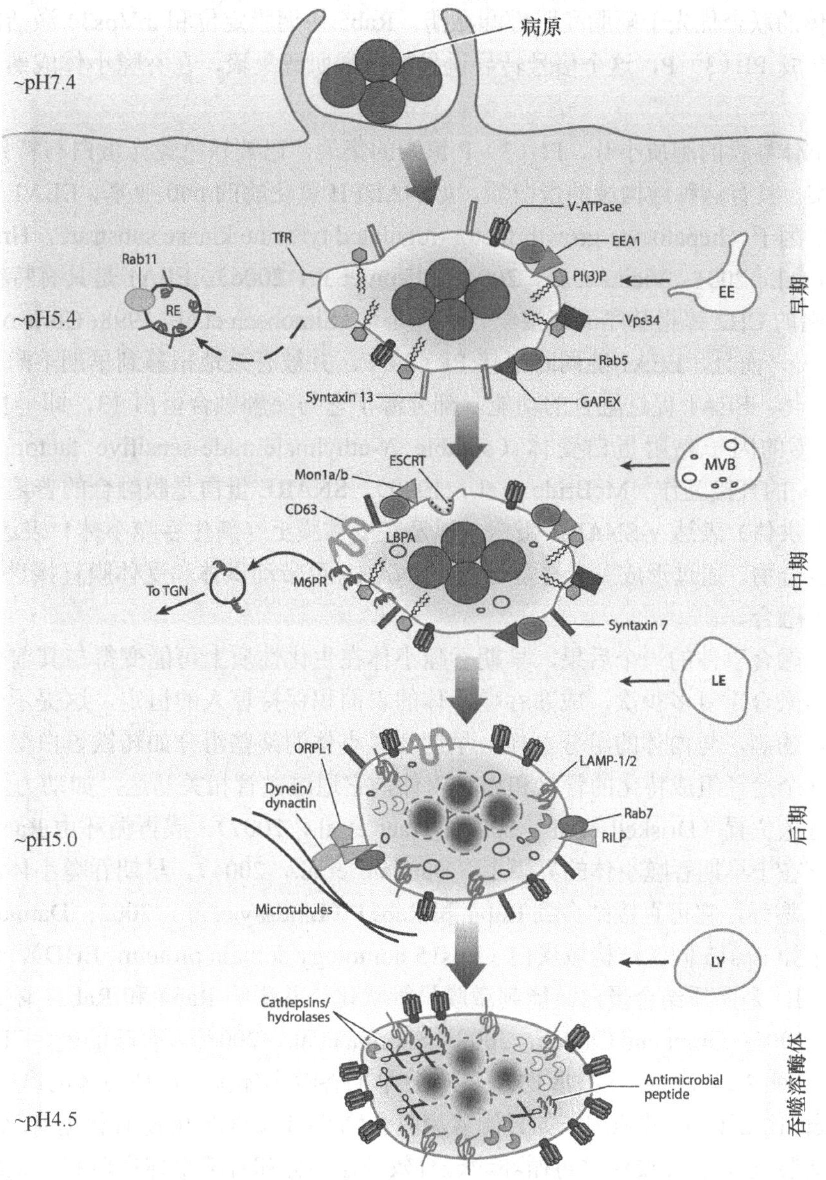

图 10-17 吞噬小体成熟过程（Flannagan et al.，2012）（彩图请扫封底二维码）

EEA1 表示早期内体抗原 1（early endosomal antigen 1）；ESCRT 表示转运的内体分选复合物（endosomal sorting complex for transport）；M6PR 表示甘露糖 6-磷酸盐受体（mannose 6-phosphate receptor）；LAMP 表示溶酶体相关膜蛋白（lysosome-associated membrane protein）；MVB 表示多囊泡体（multivesicular body）；ORPL1 表示结合 oxysterol 蛋白的相关蛋白 1（oxysterol-binding protein-related protein 1）；PI（3）P 表示磷脂酰肌醇 3-磷酸盐（phosphatidylinositol 3-phosphate）；RILP 表示与 Rab7 互作的溶酶体蛋白（Rab7-interacting lysosomal protein）；TfR 表示转铁蛋白受体（transferrin receptor）

（Rabankyrin），但其在吞噬小体成熟中的作用还不清楚（Boulais et al.，2010）。Rab5 的其他效应物，如早期内体抗原 1（EEA1）、p150-Vps34 复合物及 Mon1a/b 的功能也研究得比较清楚。

mVps34 是一个Ⅲ 型 PI3K，是被瞬时招募到 Rab5 阳性早期吞噬小体，它能催化磷脂酰肌醇形成脂质磷脂酰肌醇-3-磷酸盐[PI（3）P]（Vieira et al.，2001）。mVps34 和其产物 PI（3）P 对吞噬小体的形成是必要的，一旦消除 mVps34 激酶的活性就能急剧损伤吞噬小体的成熟（Araki et al.，1996；Vieira et al.，2001）。催化活性和靶向 mVps34 到吞噬小体界膜，是由 Vps15 样丝氨酸/苏氨酸激酶 p150 增强的，它能与 mVps34 一起形成复合物，并直接结合到活化的 Rab5（Vieira et al.，2001）。的确，PI（3）P 在早期吞噬小体的集聚是严格依赖活化的 Rab5 的，而 Rab5 被招募不依赖 mVps34（Vieira et al.，2003），这暗示

GTP 酶与吞噬小体的联合优先于磷脂酰肌醇酯激酶。Rab5 协调膜定位和 mVps34 激活的这种方式，利用其催化活性局部合成 PI（3）P，这个信号转导诱导的磷酸肌醇集聚，在吞噬小体成熟中有利于随后的依次反应。

在早期吞噬小体界膜的胞质小叶，PI（3）P 惊人的集聚，已被绿色荧光蛋白与特异结合 PI（3）P 结构域的融合而证实。具有这种结构域的蛋白质，如 NADPH 氧化酶的 p40 亚基、EEA1 及调节酪氨酸激酶底物的肝细胞生长因子（hepatocyte growth factor–regulated tyrosine kinase substrate，Hrs），也集聚在早期吞噬小体（Fratti et al.，2001；Vieira et al.，2004；Ellson et al.，2006）。EEA1 是具有特征的 Rab5 效应物，它能通过一个 N 端的 CH2 锌指基序而直接结合吞噬小体（Simonsen et al.，1998；Christoforidis et al.，1999；Mishra et al.，2010）。而且，EEA1 能同时衔接 PI（3）P，并被有效地招募到早期溶酶体，在那里有利于衔接和融合早期内体。EEA1 促进融合的功能，部分源于它与突触融合蛋白 13，即一种可溶性 *N*-己基顺丁烯二酰亚胺敏感的因子黏附蛋白受体（soluble *N*-ethylmaleimide-sensitive factor attachment protein receptor，SNARE）的直接互作（McBride et al.，1999）。SNARE 蛋白是膜融合的普遍介质，其功能是在供体膜上（如早期供体）表达 v-SNARE 蛋白，以及在受体膜上（新生吞噬小体）表达 t-SNARE 蛋白，以形成发卡样的复合物。通过形成发卡样复合物，SNARE 可带动供体和受体膜直接进入对方，以减少自由能障碍而实现膜融合。

作为这些初始融合事件的一个后果，早期吞噬小体在生化性质上可能变得与其前体、新生吞噬小体不同。但不管囊泡融合重复多少次，成熟吞噬小体的表面积保持惊人的恒定，这提示一些吞噬小体的膜必须随后被移去。的确，与内体的组分一样，早期吞噬小体的某些组分如转铁蛋白受体，通过再循环途径补回到质膜。这个途径组成特化的管状和囊状内体，它通过微管相关马达，如动力蛋白/动力蛋白激活蛋白将其集聚到近核位置（Driskell et al.，2007；Traer et al.，2007）。膜再循环由 Rab4 和 Rab11 部分控制，这种情况也存在于早期吞噬小体的界膜上（Damiani et al.，2004）。早期吞噬小体源的蛋白质补偿，可由 Rab 偶联蛋白增强，它可直接结合到 Rab4 和 Rab11（Lindsay et al.，2002；Damiani et al.，2004）。

其他细胞因子如 Eps15 同源结构域蛋白（Eps15 homology domain protein，EHD），也在补偿内体源组分中发挥作用。EHD 是脂质结合蛋白，能刺激膜呈管状化，并影响 Rab4 和 Rab11 阳性内体源的再循环（Naslavsky et al.，2006；Grant and Caplan，2008；Sharma et al.，2008）。有趣的是，EHD1 也能结合泛化的 Rabenosyn-5（一种 Rab4 和 Rab5 效应物），能介导早期吞噬小体源再循环内体的产生（de Renzis et al.，2002；Naslavsky et al.，2004）。其他因子如异源寡聚复合物 COPI、GTP 酶腺苷核糖基化因子和四聚体（一种多亚基蛋白分选装置），也需要经过再循环途径有效补偿内体和吞噬小体蛋白到质膜或转运高尔基体网（trans-Golgi network，TGN）（Bero'n et al.，2001；Niedergang et al.，2003；Arighi et al.，2004）。四聚体复合物组成管状蛋白分选相关蛋白 26（vacuolar protein sorting-associated protein 26，Vps26）、Vps29、Vps35，及分选连接蛋白（sorting nexin，SNX）亚复合物 SNX1/2 和 SNX5/6，运送特异内体蛋白如不依赖阳离子的 M6PR 到 TGN（Arighi et al.，2004；Rojas et al.，2008）。SNX 复合物的招募依赖 Rab5 介导的 mVps34 活化及 PI（3）P 的产生，而且联合 Vps 蛋白构成一种具再循环活力的四聚体是必需的（Rojas et al.，2008）。总之，包括 Rab4、Rab5、Rab11、EHD、COPI 复合物在内的分子，构成了一个精细的信号转导、出芽和呈管状化成分的网络，成为从吞噬小体向外分离的物质基础。由于再循环的损伤极大地抑制了吞噬细胞摄取调理素化 IgG 吞噬靶标或处理摄入的凋亡细胞的能力，因此这个过程的重要性被低估了（Niedergang et al.，2003；Chen et al.，2010）。

膜出芽和吞噬小体源再循环区室的出现，对保持吞噬小体的大小是重要的，但其机制不是单一的。吞噬小体也能指导膜联合的运载，以降解腔内的囊泡（intraluminal vesicle，ILV）。经过内陷和挤压吞噬小体膜产生 ILV，而且这些腔体的形成经过一个多囊泡体（multivesicular body，MVB）的形成过程。当吞噬小体不再组装成一个早期区室，但还没有赋予晚期吞噬小体的特性时，起始 ILV 形成因子被招募到中期吞噬小体（图 10-5）（Flannagan et al.，2012）。通过 MVB 形成可靶向降解的蛋白质一般是单或多泛素化的，这些翻译后修饰有利于 ILV 特定成分的分选。同样，当吞噬小体相关的 FcγRⅡA 被泛素化后，可被分选进入一个多囊泡区室中，并随后被降解（Lee et al.，2005）。靶向溶酶体降解的、依赖泛素分选的底物，需要含一个 FYVE（Fab1、YOTB、Vac1 和 EEA1）锌指结构域蛋白，它能靶向到带有 PI（3）P 的吞噬小体中（Vieira et al.，2004）。此外，另外一种带有 PI（3）P 的蛋白质——SNX3，在 ILV 形成中是需要的，并与 Hrs 协同启动 ILV 的产生（Pons et al.，2008）。

（二）晚期吞噬小体

早期吞噬小体转变为更为成熟的晚期吞噬小体，实际上需要包括小 GTP 酶 Rab7 在内的特定的生化标志，并伴随着早期标志如 Rab5 的丢失。与早期吞噬小体相比，晚期吞噬小体更显酸性（pH5.5～6.0），这是由额外获得质子泵造成的。质子泵作用是由空泡 ATP 酶（vacuolar ATPase，V-ATPase）催化的，即一个多聚体复合物转位 H^+跨过内体和吞噬小体膜内。

一个早期的 $Rab5^+/Rab7^-$吞噬小体为何转变为一个晚期 $Rab7^+/Rab5^-$吞噬小体的机制仍在讨论中，但秀丽隐杆线虫的实验揭示某些关键分子介导这种转变。蛋白 Mon1a/b（也称 SAND-1）是一个新的 Rab5 效应物，能与活化的 Rab5 单独相互作用。在 Mon1 被招募到早期吞噬小体后，其发挥两方面的作用以利于 Rab7 的获取和激活（Kinchen and Ravichandran，2010；Poteryaev et al.，2010）。第一，Mon1 诱导带有 Rab7 的结合蛋白 Ccz-1 到早期吞噬小体。当与 Rab5-Mon1 被复合物联合后，Ccz-1 可作为一条绳子捕获结合 GDP 的 Rab7（Kinchen and Ravichandran，2010）。第二，Mon1 本质上能代替膜源的 Rab5 GEF，因而能灭活结合吞噬小体的 Rab5，并抑制 Rab5 调节的早期事件（Poteryaev et al.，2010）。而 Mon1-Ccz-1 复合物不能介导 Rab7 的核苷交换，Ccz-1 显然促进 GTP 酶从它的 GDI 上分离，这在 Rab7 活化的初始阶段是重要的（Kinchen and Ravichandran，2010）。核苷交换和 Rab7 的活化能被另外一个蛋白复合物，即同型融合与蛋白分选分子（homotypic fusion and protein sorting，HOPS）影响，它可同时介导 Rab 转变。的确，通过内体获得 Rab7 需要 HOPS 复合物参与（Rink et al.，2005），而且 Rab 在吞噬小体上的转换同样需要它。组成 HOPS 核心复合物的蛋白 Vps21、Vps16、Vps18 和 Vps33，预测被固定在吞噬小体，并与其辅助蛋白 Vps41 和 Vps39 联合，其中辅助蛋白具有 Rab7 GEF 活性（Wurmser et al.，2000）。有证据表明，Mon1 能直接与 HOPS 复合物的核心蛋白相互作用（Poteryaev et al.，2010）。关于这点，Mon1 显然发挥作为一个效应物的功能，其经过 Ccz-1 连接 Rab7 被招募到早期吞噬小体，并且通过其能力直接联合 Rab7 GEF 复合物 HOPS，介导核苷交换和 Rab7 活化（Kinchen and Ravichandran，2010；Poteryaev et al.，2010）。Rab7 和其效应物对完成吞噬小体的成熟是关键的。的确，Rab7 活性的损伤阻断了吞噬小体/溶酶体的融合及适当的酸化（Harrison et al.，2003）。

即使 Rab7 对吞噬小体的成熟是十分重要的，但对其效应物特性的研究相对滞后，且知之甚少。Rab7 互作溶酶体蛋白（Rab7-interacting lysosomal protein，RILP）和 oxysterol 结合蛋白相关蛋白 1（oxysterol-binding protein-related protein 1，ORPL1）是两种效应物，其以 Rab7 依赖的方式蓄积在晚期内体、吞噬小体及溶酶体（Cantalupo et al.，2001；Johansson et al.，2007）。总之，RILP 和 ORPL1 通过直接与分子马达动力蛋白/动力蛋白激活蛋白（dynein/dynactin）联合，协同微管依赖的囊泡运输到 Rab7 阳性区室（Johansson et al.，2007）。吞噬小体的核周定位和绕核运动需有效的溶酶体融合，以及需要有活力的 RILP、动力蛋白和完整的微管（Harrison et al.，2003）。虽然 Rab7 对吞噬小体成熟的重要性是不可置疑的，但它仅在吞噬小体上获得和活化不足以介导吞噬小体/溶酶体融合（Harrison et al.，2003）。PI3K 拮抗剂能阻断吞噬小体的成熟而不能消除 Rab7 的招募和活化，这说明还存在另外一个磷酸肌醇依赖事件以控制介导吞噬小体的成熟（Flannagan et al.，2012）。

在吞噬小体成熟中，其他因子如晚期吞噬小体的许多结构成分也认为是需要的。溶酶体相关膜蛋白 1（lysosome-associated membrane protein 1，LAMP-1）和 LAMP-2 是高度糖基化的膜内在蛋白，大量存在于晚期内体、溶酶体及成熟吞噬小体中。虽然之前证实 LAMP 在保护溶酶体膜的完整性方面发挥作用，但有证据表明它在Rab7被招募及通过吞噬小体获得杀灭微生物方面具有本质的功能（Binker et al.，2007；Huynh et al.，2007）。的确，LAMP缺陷细胞不能消灭淋病奈瑟球菌，相反野生型细胞能杀灭（Binker et al.，2007）。

经过再循环和MVB生物发生的吞噬小体的连续重塑，也发生在晚期吞噬小体的阶段。虽然四聚体介导M6PR恢复到TGN是在早期吞噬小体上起始的，但完成这个过程需要激活的Rab7。因此，Rab5和它的效应物对SNX亚复合物被招募到早期吞噬小体是关键的。然而后来研究发现，四聚体蛋白、Vps26、Vps29和Vps35联合组装SNX需要有活性的Rab7参与（Rojas et al.，2008）。

在晚期吞噬小体腔体内的ILV，其特征是存在独特的脂质LBPA和四次跨膜蛋白（tetraspanin）CD63。LBPA的确切功能还不清楚，但它的干扰能急剧损伤内体网络内的运输，并改变胞内胆固醇的稳定。重要的是，异常的胆固醇运输阻断了Rab7活化的吞噬小体成熟，阻止了吞噬小体/溶酶体融合（Huynh et al.，2008），这种反应在某些Niemann-Pick C型患者促进了感染的发生（Tang，2010）。一旦适合的物质从吞噬小体经过再循环分散到TGN或经过ILV形成到吞噬小体腔，晚期吞噬小体通过与溶酶体融合形成杀灭微生物的细胞器，即吞噬溶酶体而进一步成熟（Flannagan et al.，2012）。

（三）吞噬溶酶体及其杀灭微生物的效应物与作用

成熟吞噬小体是细胞最后杀灭和降解微生物的细胞器，它能消化蛋白质、脂质和糖类。吞噬小体要获得一套完整的杀灭和水解微生物的效应物库，需要与溶酶体区室完成融合。溶酶体与内体的融合是由突触融合蛋白7（syntaxin 7）和VAMP7组成的复合物部分协调的，并需要细胞器腔释放出来的Ca^{2+}。突触融合蛋白7和VAMP7同时出现在吞噬小体，并干扰突触融合蛋白7的功能，以阻断吞噬溶酶体的融合（Tsai and Discher，2008）。在生化特性上，吞噬溶酶体显示明显的酸性（pH4.5～5.0），与活性组织蛋白酶一起被富集，但缺乏PI（3）P、M6PR和LBPA（Kobayashi et al.，1998；Gillooly et al.，2000）。吞噬溶酶体的酸化、靶向降解作用也需要溶酶体水解酶如组织蛋白酶的激活，在低pH条件下可发挥最佳的功能。吞噬溶酶体的严重破坏能力，是由无数的效应物如水解酶、氧化剂和阳离子多肽的协同活性发挥作用的（Flannagan et al.，2012）。

1. 吞噬小体的酸化及其作用

吞噬小体的腔内酸化，一般由VATP酶产生。成熟吞噬小体具有减小阳质子透过的性质，阳质子通过V-ATP酶的质子泵能大大蓄积。V-ATP酶是一个大分子多聚体蛋白复合物（≈103kDa），由两个功能性亚复合物V1和V0组成。胞质中的V1亚复合物由8个不同蛋白亚基组成，其介导ATP水解。V0亚复合物整合到膜上，并构成质子通过的洞，通过消耗ATP进入吞噬小体的腔（Marshansky and Futai，2008）。除V-ATP酶外，腔内极端酸性pH的产生和维持，需要其他离子的转运过程，以阻止建立一个横跨吞噬小体膜的禁止性电位。

通过电子传导途径，阴离子内流（主要是Cl^-）及阳离子外流（可能是K^+和Na^+），以中和V-ATP酶的电位效应（Graves et al.，2008；Steinberg et al.，2010）。在吞噬小体的生物学中，质子泵作用及酸化的环境具有多种用途。酸性环境能直接限制微生物生长，以及通过激活蛋白水解酶如组织蛋白酶D和L间接地增强吞噬小体的降解能力（Turk，2000）。横跨吞噬小体膜的质子梯度，通过刺激一个二价金属转运体即自然抗性相关巨噬细胞蛋白1（natural resistance-associated macrophage protein 1，NRAMP-1），而进一步限制微生物的生长。NRAMP是一种抗微生物蛋白和多肽，利用电化学质子梯度作为能量的来源，从吞噬小体腔泵出金属离子，因此剥夺了细菌生长和增殖的必需共因子（Jabado et al.，2000）。吞噬小体内的质子也参与了致死性活性氧族（lethal reactive oxygen specie，ROS）的产生，其是吞噬细胞抗微生物库的重要成分（Winterbourn，2008；DeCoursey，2010）。最后，酸化不只是吞噬溶酶体融合的一种后果，显然也是其成熟过程的需要。的确，细胞暴露到弱碱或V-ATP酶的化学抑制剂中，不但阻断了酸化，而且扰乱了吞噬小体的运输和吞噬小体的成熟（Vandal et al.，2008）。在许多众所周知的胞内病原如沙门氏菌和分枝杆菌中，对应对其感染吞噬小体的酸化是重要的。这些病原施展了多种多样的策略感知和应对它，以绕开吞噬小体酸化的效应（Cotter and Hill，2003；Vandal et al.，2008；Yu et al.，2010）。幽门螺杆菌（*H. pylori*）为了在胃酸环境中存活，也通过表达脲酶操控吞噬溶酶体的酸性环境。通过铵盐的产生，幽门螺杆菌能缓冲吞噬小体的pH，以防止吞噬小体的成熟及在其内存活（Schwartz and Allen，2006）。

横跨吞噬小体膜的H^+梯度的强度，在不同的吞噬细胞中变化极大。巨噬细胞是有效的抗微生物细胞，其吞噬小体是完全酸化的，而DC的吞噬小体更碱性化（$pH \approx 6.0$）。DC吞噬小体更适的酸化，限制了蛋白质水解的程度，以适当的大小裂解抗原便于载到MHC上而交叉呈递。DC吞噬小体的pH越碱性，越有利于Nox2发挥作用，这种分子是一种NADPH氧化酶，其通过产生超氧阴离子而消耗腔内的质子（Savina et al.，2006；Mantegazza et al.，2008）。

2. 活性氧和氮族及其作用

在吞噬小体，Nox2是NADPH氧化酶的一个亚型，主要负责ROS的产生。Nox2是一种多聚体蛋白，应答促炎症刺激组装而成，并通过从二磷酸吡啶核苷酸辅酶I磷酸盐转移电子到分子氧，来介导超氧阴离子（O^{-2}）的产生。Nox2由整合膜蛋白$gp91^{phox}$和$gp22^{phox}$组成，为细胞色素b_{558}及胞质成分$p40^{phox}$、$p47^{phox}$和$p67^{phox}$的组成成分。一旦激活，胞质的成分与小GTP酶Rac-1和Rac-2一起组装，并与细胞色素b_{558}联合使电子跨过吞噬小体的界膜而构成O^{-2}。O^{-2}自身是一种细胞毒素成分，但能被岐化而形成高活性的H_2O_2。H_2O_2能直接与吞噬小体成分反应，并导致有毒的羟基产生。此外，粒酶过氧化物酶利用H_2O_2转换氯根离子成致死性的次氯酸而发挥作用（Winterbourn，2008）。

然而，在质膜（如在吞噬杯处）的细胞色素b_{558}的活化需要$p67^{phox}$和$p47^{phox}$，在吞噬小体中的Nox2活性也需要$p40^{phox}$。$p40^{phox}$在吞噬小体膜上的功能，依赖于mVps34及其产物PI（3）P（Anderson et al.，2010）。此外，其他免疫调节蛋白如信号转导淋巴细胞活化分子家族（signaling lymphocyte activation molecule family，SLAMF），能在针对促炎症刺激的反应中改变氧化酶的活性（Berger et al.，2010）。SLAMF1表达在大多数造血细胞，它可作为革兰氏阴性菌高度保守的外膜蛋白的一种感受器。SLAMF1刺激能调节吞噬小体上Nox2的活性，并通过直接招募mVps34影响吞噬小体的成熟，因而促进了局部PI（3）P的产生（Berger et al.，2010）。

尽管吞噬细胞的氧化物库具有复杂性和多样性，但许多胞内病原发展了多种机制可成功地逃避ROS的毒性。为了达到这个目的，病原通过化学改变不同的ROS（如表达超氧化物歧化酶和过氧化氢酶），或直接通过扰乱氧化酶功能阻止ROS产生而实现（De Groote et al.，1997；Banerjee et al.，2000；Lee et al.，2009）。

与ROS一样，活性氮中间物（reactive nitrogen intermediate，RNI）通过非特异地破坏细胞蛋白、脂质和核酸而发挥消灭病原的作用，且是吞噬细胞抗微生物库的重要组分（Serbina et al.，2003）。在吞噬小体，一氧化氮（NO）是由一氧化氮合成酶（NOS）2即诱导性NOS（iNOS）催化的。与ROS相比，它由已存的NADPH氧化酶成分快速组装而成，由于在基础条件下细胞不表达iNOS，因此RNI的产生是延迟的。的确，iNOS基因只有经过p38丝裂原激活蛋白激酶、NF-κB的活化或JAK-STAT-IRF1信号转导的级联反应刺激才能转录和翻译（Martin et al.，1996；Chen et al.，1999；Pautz et al.，2010）。吞噬细胞通过其受体感知促炎症细胞因子和（或）保守的病原相关分子如LPS、脂质胞壁酸的存在后才能诱导表达iNOS。

iNOS蛋白有一个N端加氧酶结构域，其结合L-精氨酸、血红素和四氢生物蝶呤底物。C端区组成一个还原酶结构域，具有钙调蛋白、黄素单核苷酸、黄素腺嘌呤二核苷酸及电子供体NADPH的结合位点。在功能上，iNOS以同型二聚体发挥作用，并从NADPH转移电子，导致氧化L-精氨酸产生NO和L-瓜氨酸（Tzeng et al.，1995；Aktan，2004），运送NO到它预定的唯一作用位点，在吞噬小体膜的胞质侧合成，并随后扩散到吞噬小体腔。虽然NO自身是一种毒性基团气体，但它迅速与ROS进一步反应构成不同的毒性RNI如过氧化亚硝酸盐（$ONOO^-$）。RNI和ROS作为杀灭微生物的中间物，与多血症蛋白和DNA反应协同以降低病原的复制和活力。例如，NO能与许多细菌和真核寄生虫呼吸链的整体组分反应，因而阻断电子转运和ATP生物合成（Chakravortty and Vazquez-Torres，2000）。此外，$ONOO^-$能氧化核酸，并诱导双链DNA断裂，而导致细菌基因组不稳定。虽然iNOS及其反应产物限制了微生物在吞噬小体内的存活，但各种病原发展了多种策略来保护其免受RNI介导的毒性。分枝杆菌就是一个很好的例子：结核分枝杆菌通过干扰鹰架蛋白EBP-50招募iNOS到吞噬小体而损伤RNI的产生（MacMicking et al.，1997；Davis et al.，2007）。

3. 抗微生物蛋白和多肽及其作用

吞噬细胞具有一组自吞噬小体内而来的蛋白质和多肽，以拮抗微生物的生存（Flannagan et al.，2009）。中性粒细胞被特别武装并拥有多种多样的专职分泌细胞器，含有广谱杀灭细菌和降解蛋白质的成分，其中一些成分也表达在巨噬细胞。在一些情况下，这些抗微生物因子能够杀灭已摄入的病原，而有些因子通过剥夺已内陷微生物必需的营养而妨碍其生长。铁是一种必需的金属，它在细菌的多种生物过程包括DNA复制中发挥共因子作用，且病原有专门的系统以利于铁的获取（Skaar，2010）。中性粒细胞通过乳铁蛋白的运输极力限制腔内的铁获得，这种乳铁蛋白是在细胞颗粒内发现的一种与吞噬小体融合的铁（Fe^{3+}）结合蛋白。乳铁蛋白是一种多功能的抗微生物蛋白，它也能通过直接与微生物细胞表面相互作用而缩短病原存活寿命（Jenssen and Hancock，2009）。限制微生物的营养获得是另外一种机制。微生物陷入含NRAMP1（也称SLC11A1）的吞噬小体中，NRAMP1是在吞噬细胞内体和溶酶体中富集的一种膜内在蛋白。NRAMP1能发挥抑制细菌和抗寄生虫的效应，其增强了吞噬小体从腔外排重要二价离子如Zn^{2+}和Mn^{2+}的能力（Gruenheid et al.，1997；Searle et al.，1998）。

吞噬细胞也能表达大量的抗微生物蛋白，它能与已摄入微生物的蛋白质、膜或糖类直接反应，直接危及其结构的完整性。溶菌酶能水解细菌肽聚糖层的主要结构成分间的β-1,4糖苷键，以破坏革兰氏阴性菌的完整性。在革兰氏阴性菌，菌体外膜蛋白赋予其抗溶菌酶介导的攻击的保护。然而，吞噬细胞也表达阳离子抗微生物多肽（cationic antimicrobial peptide，CAP）如防御素，它能钻入外膜蛋白。一般而言，CAP具有高毒性，能通过多种机制杀死细菌（Risso，2000）。由于CAP如防御素是高阳离子化的，它能静电结合具负电荷的细菌细胞表面成分，并通过形成孔允许铁离子横跨细菌膜而扩散，以消耗必需的浓度梯度，产生渗透的不平衡而发挥杀灭微生物的作用（Zhang et al.，2010）。

吞噬溶酶体的巨大降解能力，反映了其50多种不同的溶酶体酸性水解酶的联合效应。蛋白酶、脂酶、核酸酶、糖苷酶和磷酸酶的协同作用，能介导完成大量具复杂结构，如已死的或即将死亡微生物的分解。溶酶体酶类的组织蛋白酶家族，由丝氨酸蛋白酶（组织蛋白酶A和G）、天冬氨酸蛋白酶（组织蛋白酶D和E）和半胱氨酸蛋白酶（组织蛋白酶B、C、F、H、K、L、O、S、V、X和W）组成。虽然这些酶主要由吞噬小体中优势条件（如酸性）所刺激，但其他因素可产生相反的影响，特别是通过NADPH氧化酶迫使吞噬溶酶体产生的氧化还原状态，减小了其水解蛋白质的活性（Claus et al.，1998；Rybicka et al.，2010）。对这种复合物的调控可能需要蛋白酶如组织蛋白酶H和S分别被递送到早期和晚期吞噬小体，且在一定时间内确保其被完全活化（Schiff et al.，1997）。

参考文献

曹雪涛. 2014. 免疫学前言进展[M]. 3版. 北京：人民卫生出版社.
陈怀涛. 2005. 兽医病理解剖学[M]. 2版. 北京：中国农业出版社.
龚非力. 2009. 医学免疫学[M]. 北京：科学出版社.
韩文瑜，雷连成. 2016. 高级动物免疫学[M]. 北京：科学出版社.
舒红兵. 2009. 抗病毒天然免疫[M]. 北京：科学出版社.
周光炎. 2007. 免疫学原理[M]. 上海：上海科学技术出版社.
Abdala-Valencia H, Cook-Mills J M. 2006. VCAM-1 signals activate endothelial cell protein kinase Cα via oxidation[J]. J Immunol, 177(9): 6379-6387.

Ablasser A, Bauernfeind F, Hartmann G, et al. 2009. RIG-Ⅰ-dependent sensing of poly(dA: dT)through the induction of an RNA polymerase Ⅲ-transcribed RNA intermediate[J]. Nat Immunol, 10: 1065-1072.

Ablasser A, Gulen M F. 2016. The role of cGAS in innate immunity and beyond[J]. J Mol Med(Berl), 94(10): 1085-1093.

Adachi S, Yoshida H, Honda K, et al. 1998. Essential role of IL-7 receptor α in the formation of Peyer's patch anlage[J]. Int Immunol, 10(1): 1-6.

Aktan F. 2004. iNOS-mediated nitric oxide production and its regulation[J]. Life Sci, 75(6): 639-653.

Alcaide P, Newton G, Auerbach S, et al. 2008. p120-catenin regulates leukocyte transmigration through an effect on VE-cadherin phosphorylation[J]. Blood, 112(7): 2770-2779.

Aliahmad P, de la Torre B, Kaye J. 2010. Shared dependence on the DNA-binding factor TOX for the development of lymphoid tissue-inducer cell and NK cell lineages[J]. Nat Immunol, 11(10): 945-952.

Allen J E, Maizels R M. 2011. Diversity and dialogue in immunity to helminths[J]. Nat Rev Immunol, 11(6): 375-388.

Allen L A, Aderem A. 1996. Molecular definition of distinct cytoskeletal structures involved in complement- and Fc receptor-mediated phagocytosis in macrophages[J]. J Exp Med, 184(2): 627-637.

Allingham M J, van Buul J D, Burridge K. 2007. ICAM-1-mediated, Src- and Pyk2-dependent vascular endothelial cadherin tyrosine phosphorylation is required for leukocyte transendothelial migration[J]. J Immunol, 179(6): 4053-4064.

Allport J R, Muller W A, Luscinskas F W. 2000. Monocytes induce reversible focal changes in vascular endothelial cadherin complex during transendothelial migration under flow[J]. J Cell Biol, 148(1): 203-216.

Anderson C L, Shen L, Eicher D M, et al. 1990. Phagocytosismediated by three distinct Fcγ receptor classes on human leukocytes[J]. J Exp Med, 171(4): 1333-1345.

Anderson G, Lane P J, Jenkinson E J. 2007. Generating intrathymic microenvironments to establish T-cell tolerance[J]. Nat Rev Immunol, 7(12): 954-963.

Anderson H A, Maylock C A, Williams J A, et al. 2003. Serum-derived protein S binds to phosphatidylserine and stimulates the phagocytosis of apoptotic cells[J]. Nat Immunol, 4(1): 87-91.

Anderson K E, Chessa T A, Davidson K, et al. 2010. PtdIns3P and Rac direct the assembly of the NADPH oxidase on a novel, pre-phagosomal compartment during FcR-mediated phagocytosis in primary mouse neutrophils[J]. Blood, 116(23): 4978-4989.

Arai K I, Lee F, Miyajima A, et al. 1990. Cytokines: coordinators of immune and inflammatory responses[J]. Annu Rev Biochem, 59: 783-836.

Araki N, Johnson M T, Swanson J A. 1996. A role for phosphoinositide 3-kinase in the completion of macropinocytosis and phagocytosis by macrophages[J]. J Cell Biol, 135(5): 1249-1260.

Arighi C N, Hartnell L M, Aguilar R C, et al. 2004. Role of the mammalian retromer in sorting of the cation-independent mannose 6-phosphate receptor[J]. J Cell Biol, 165(1): 123-133.

Ashley N T, Weil Z M, Nelson R J. 2012. Inflammation: mechanisms, costs, and natural variation[J]. Annual Review of Ecology, Evolution, and Systematics, 43: 385-406.

Bajno L, Peng X R, Schreiber A D, et al. 2000. Focal exocytosis of VAMP3-containing vesicles at sites of phagosome formation[J]. J Cell Biol, 149(3): 697-706.

Banerjee R, Anguita J, Roos D, et al. 2000. Cutting edge: infection by the agent of human granulocytic ehrlichiosis prevents the respiratory burst by down-regulating gp91phox[J]. J Immunol, 164(8): 3946-3949.

Barber G N. 2014. STING-dependent cytosolic DNA sensing pathways [J]. 35(2): 88-93.

Barreiro O, Yanez-Mo M, Serrador J M, et al. 2002. Dynamic interaction of VCAM-1 and ICAM-1 with moesin and ezrin in a novel endothelial docking structure for adherent leukocytes[J]. J Cell Biol, 157(7): 1233-1245.

Bauer S, Hartmann G. 2008. Toll-Like Receptors(TLRs)and Innate Immunity [M]. Berlin: Springer-Verlag.

Beemiller P, Hoppe A D, Swanson J A. 2006. A phosphatidylinositol-3-kinase-dependent signal transition regulates ARF1 and ARF6 during Fcγ receptor-mediated phagocytosis[J]. PLoS Biol, 4(6): e162.

Berger S B, Romero X, Ma C, et al. 2010. SLAM is a microbial sensor that regulates bacterial phagosome functions in macrophages[J]. Nat Immunol, 11(10): 920-927.

Berón W, Mayorga L S, Colombo M I, et al. 2001. Recruitment of coat-protein-complex proteins on to phagosomal membranes is regulated by a brefeldin A-sensitive ADP-ribosylation factor[J]. Biochem J, 355(2): 409-415.

Binker M G, Cosen-Binker L I, Terebiznik M R, et al. 2007. Arrested maturation of Neisseria-containing phagosomes in the absence of the lysosome-associated membrane proteins, LAMP-1 and LAMP-2[J]. Cell Microbiol, 9(9): 2153-2166.

Bixel G, Kloep S, Butz S, et al. 2004. Mouse CD99 participates in T cell recruitment into inflamed skin[J]. Blood, 104(10): 3205-3213.

Bixel M G, Petri B, Khandoga A G, et al. 2007. ACD99-related antigen on endothelial cells mediates neutrophil, but not lymphocyte extravasation *in vivo*[J]. Blood, 109(12): 5327-5336.

Bogen S, Pak J, Garifallou M, et al. 1994. Monoclonal antibody to murine PECAM-1 [CD31] blocks acute inflammation *in vivo*[J].

J Exp Med, 179(3): 1059-1064.

Bohdanowicz M, Cosío G, Backer J M, et al. 2010. Class Ⅰ and class Ⅲ phosphoinositide 3-kinases are required for actin polymerization that propels phagosomes[J]. J Cell Biol, 191(5): 999-1012.

Bonecchi R, Galliera E, Borroni E M, et al. 2009. Chemokines and chemokine receptors: an overview[J]. Front Biosci (Landmark Ed), 14: 540-551.

Boos M D, Yokota Y, Eberl G, et al. 2007. Mature natural killer cell and lymphoid tissue-inducing cell development requires Id2-mediated suppression of E protein activity[J]. J Exp Med, 204(5): 1119-1130.

Borisenko G G, Matsura T, Liu S, et al. 2003. Macrophage recognition of externalized phosphatidylserine and phagocytosis of apoptotic Jurkat cells-existence of a threshold[J]. Arch Biochem Biophys, 413(1): 41-52.

Botelho R J, Hackam D J, Schreiber A D, et al. 2000a. Role of COPI in phagosome maturation[J]. J Biol Chem, 275(21): 15 717-15 727.

Botelho R J, Harrison R E, Stone J C, et al. 2009. Localized diacylglyceroldependent stimulation of Ras and Rap1 during phagocytosis[J]. J Biol Chem, 284(42): 28 522-28 532.

Botelho R J, Teruel M, Dierckman R, et al. 2000b. Localized biphasic changes in phosphatidylinositol-4, 5-bisphosphate at sites of phagocytosis[J]. J Cell Biol, 151(7): 1353-1368.

Boulais J, Trost M, Landry C R, et al. 2010. Molecular characterization of the evolution of phagosomes[J]. Mol Syst Biol, 6: 423.

Braun V, Fraisier V, Raposo G, et al. 2004. TI-VAMP/VAMP7 is required for optimal phagocytosis of opsonized particles in macrophages[J]. EMBO J, 23(21): 4166-4176.

Brown S, Heinisch I, Ross E, et al. 2002. Apoptosis disables CD31-mediated cell detachment from phagocytes promoting binding and engulfment[J]. Nature, 418(6894): 200-203.

Browning J L, Dougas I, Ngam-ek A, et al. 1995. Characterization of surface lymphotoxin forms. Use of specific monoclonal antibodies and soluble receptors[J]. J Immunol, 154(1): 33-46.

Broz P, Dixit V M. 2016. Inflammasomes: mechanism of assembly, regulation and signalling[J]. Nat Rev Immunol, 16(7): 407-420.

Broz P, Monack D M. 2013. Newly described pattern recognition receptors team up against intracellular pathogens[J]. Nature Review Immunology, 13(8): 552-565.

Bruns A M, Horvath C M. 2012. Activation of RIG- Ⅰ -like receptor signal transduction[J]. Crit Rev Biochem Mol Biol, 47(2): 194-206.

Buonocore S, Ahern P P, Uhlig H H, et al. 2010. Innate lymphoid cells drive interleukin-23-dependent innate intestinal pathology[J]. Nature, 464(7293): 1371-1375.

Burdette D L, Vance R E. 2013. STING and the innate immune response to nucleic acids in the cytosol[J]. Nat Immunol, 14(1): 19-26.

Cantalupo G, Alifano P, Roberti V, et al. 2001. Rab-interacting lysosomal protein (RILP): the Rab7 effector required for transport to lysosomes[J]. EMBO J, 20(4): 683-693.

Cao X, Shores E W, Hu-Li J, et al. 1995. Defective lymphoid development in mice lacking expression of the common cytokine receptor gamma chain[J]. Immunity, 2(3): 223-238.

Carman C V, Sage P T, Sciuto T E, et al. 2007. Transcellular diapedesis is initiated by invasive podosomes[J]. Immunity, 26(6): 784-797.

Carman C V, Springer T A. 2004. A transmigratory cup in leukocyte diapedesis both through individual vascular endothelial cells and between them[J]. J Cell Biol, 167(2): 377-388.

Carman C V, Springer T A. 2008. Trans-cellular migration: cell-cell contacts get intimate[J]. Curr Opin Cell Biol, 20(5): 533-540.

Caron E, Hall A. 1998. Identification of two distinct mechanisms of phagocytosis controlled by different Rho GTPases[J]. Science, 282(5394): 1717-1721.

Caron E, Self A J, Hall A. 2000. The GTPase Rap1 controls functional activation of macrophage integrin αMβ2 by LPS and other inflammatory mediators[J]. Curr Biol, 10(16): 974-978.

Cella M, Fuchs A, Vermi W, et al. 2009. A human natural killer cell subset provides an innate source of IL-22 for mucosal immunity[J]. Nature, 457(7230): 722-725.

Cella M, Otero K, Colonna M. 2010. Expansion of human NK-22 cells with IL-7, IL-2, and IL-1β reveals intrinsic functional plasticity[J]. Proc Natl Acad Sci USA, 107(24): 10 961-10 966.

Cernuda-Morollón E, Ridley A J. 2006. Rho GTPases and leukocyte adhesion receptor expression and function in endothelial cells[J]. Circ Res, 98(6): 757-767.

Chakravortty D, Hensel M. 2003. Inducible nitric oxide synthase and control of intracellular bacterial pathogens[J]. Microbes Infect, 5(7): 621-627.

Chan Y K, Gack M U. 2015. RIG- Ⅰ -like receptor regulation in virus infection and immunity[J]. Curr Opin Virol, 12: 7-14.

Chattopadhyay S, Sen G C. 2016. RIG- Ⅰ -like receptor-induced IRF3 mediated pathway of apoptosis(RIPA): a new antiviral pathway[J]. Protein Cell, doi: 10. 1007/s13238-016-0334-x.

Chavakis T, Keiper T, Matz-Westphal R, et al. 2004. The junctional adhesion molecule C promotes neutrophil transendothelial migration *in vitro* and *in vivo*[J]. J Biol Chem, 279(53): 55 602-55 608.

Chekeni F B, Ravichandran K S. 2011. The role of nucleotides in apoptotic cell clearance: implications for disease pathogenesis[J]. J Mol Med, 89(1): 13-22.

Chen C, Chen Y H, Lin W W. 1999. Involvement of p38 mitogen-activated protein kinase in lipopolysaccharide-induced iNOS and COX-2 expression in J774 macrophages[J]. Immunology, 97(1): 124-129.

Chen D, Xiao H, Zhang K, et al. 2010. Retromer is required for apoptotic cell clearance by phagocytic receptor recycling[J]. Science, 327(5970): 1261-1264.

Chen Q, Sun L, Chen Z J. 2016. Regulation and function of the cGAS-STING pathway of cytosolic DNA sensing[J]. Nat Immunol, 17(10): 1142-1149.

China B, Sory M P, N'Guyen B T, et al. 1993. Role of the YadA protein in prevention of opsonization of *Yersinia enterocolitica* by C3b molecules[J]. Infect Immun, 61(8): 3129-3136.

Chiu Y H, MacMillan J B, Chen Z J. 2009. RNA polymerase Ⅲ detects cytosolic DNA and induces type Ⅰ interferons through the RIG- Ⅰ pathway[J]. Cell, 138(3): 576-591.

Choubey D. 2016. Absent in melanoma 2 proteins in the development of cancer[J]. Cell Mol Life Sci, 73(23): 4383-4395.

Chovatiya R, Medzhitov R. 2014. Stress, inflammation, and defense of homeostasis[J]. Mol Cell, 54(2): 281-288.

Christoforidis S, McBride H M, Burgoyne R D, et al. 1999. The Rab5 effector EEA1 is a core component of endosome docking[J]. Nature, 397(6720): 621-625.

Claus V, Jahraus A, Tjelle T, et al. 1998. Lysosomal enzyme trafficking between phagosomes, endosomes, and lysosomes in J774 macrophages. Enrichment of cathepsin H in early endosomes[J]. J Biol Chem, 273(16): 9842-9851.

Colonna M. 2009. Interleukin-22-producing natural killer cells and lymphoid tissue inducer-like cells in mucosal immunity[J]. Immunity, 31(1): 15-23.

Colucci-Guyon E, Niedergang F, Wallar B J, et al. 2005. A role for mammalian diaphanous-related formins in complement receptor(CR3)-mediated phagocytosis in macrophages[J]. Curr Biol, 15(22): 2007-2012.

Connolly D J, Bowie A G. 2014. The emerging role of human PYHIN proteins in innate immunity: implications for health and disease[J]. Biochem Pharmacol, 92(3): 405-414.

Cook-Mills J M. 2002. VCAM-1 signals during lymphocyte migration: role of reactive oxygen species[J]. Mol Immunol, 39(9): 499-508.

Cook-Mills J M, Johnson J D, Deem T L, et al. 2004. Calcium mobilization and Rac1 activation are required for VCAM-1 (vascular cell adhesion molecule-1) stimulation of NADPH oxidase activity[J]. Biochem J, 378(2): 539-547.

Coppolino M G, Dierckman R, Loijens J, et al. 2002. Inhibition of phosphatidylinositol-4-phosphate 5-kinase ialpha impairs localized actin remodeling and suppresses phagocytosis[J]. J Biol Chem, 277(46): 43 849-43 857.

Corbett-Nelson E F, Mason D, Marshall J G, et al. 2006. Signaling-dependent immobilization of acylated proteins in the inner monolayer of the plasma membrane[J]. J Cell Biol, 174(2): 255-265.

Cornelissen F, Aparicio Domingo P, Reijmers R M, et al. 2011. Activation and effector functions of human $RORC^{+}$ innate lymphoid cells[J]. Curr Opin Immunol, 23(3): 361-367.

Corrotte M, Chasserot-Golaz S, Huang P, et al. 2006. Dynamics and function of phospholipase D and phosphatidic acid during phagocytosis[J]. Traffic, 7(3): 365-377.

Cotter P D, Hill C. 2003. Surviving the acid test: responses of gram-positive bacteria to low pH[J]. Microbiol Mol Biol Rev, 67(3): 429-453.

Couillin I, Pétrilli V, Martinon F. 2011. The Inflammasomes[M]. Basel A G: Springer.

Cox D, Berg J S, Cammer M, et al. 2002. Myosin X is a downstream effector of PI(3)K during phagocytosis[J]. Nat Cell Biol, 4(7): 469-477.

Cox D, Dale B M, Kashiwada M, et al. 2001. A regulatory role for Src homology 2 domain-containing inositol 5′-phosphatase(SHIP)in phagocytosis mediated by Fcγ receptors and complement receptor 3 (αMβ2; CD11b/CD18)[J]. J Exp Med, 193(1): 61-71.

Cox D, Tseng C C, Bjekic G, et al. 1999. A requirement for phosphatidylinositol 3-kinase in pseudopod extension[J]. J Biol Chem, 274(3): 1240-1247.

Crellin N K, Trifari S, Kaplan C D, et al. 2010. Human $NKp44^{+}IL\text{-}22^{+}$ cells and LTi-like cells constitute a stable $RORC^{+}$ lineage distinct from conventional natural killer cells[J]. J Exp Med, 207(2): 281-290.

Crowley M T, Costello P S, Fitzer-Attas C J, et al. 1997. A critical role for Syk in signal transduction and phagocytosis mediated by Fcγ receptors on macrophages[J]. J Exp Med, 186(7): 1027-1039.

Cupedo T, Crellin N K, Papazian N, et al. 2009. Human fetal lymphoid tissue inducer cells are interleukin 17-producing precursors to $RORC^{+}$ $CD127^{+}$ natural killer-like cells[J]. Nat Immunol, 10(1): 66-74.

Damiani M T, Pavarotti M, Leiva N, et al. 2004. Rab coupling protein associates with phagosomes and regulates recycling from the phagosomal compartment[J]. Traffic, 5(10): 785-797.

Dasgupta B, Dufour E, Mamdouh Z, et al. 2009. A novel and critical role for tyrosine 663 in PECAM trafficking and transendothelial migration[J]. J Immunol, 182(8): 5041-5051.

Davis A S, Vergne I, Master S S, et al. 2007. Mechanism of inducible nitric oxide synthase exclusion from mycobacterial phagosomes[J]. PLoS Pathog, 3(12): e186.

Davis B K, Wen H, Ting J P. 2011. The inflammasome NLRs in immunity, inflammation, and associated diseases[J]. Annu Rev Immunol, 29: 707-735.

De Groote M A, Ochsner U A, Shiloh M U, et al. 1997. Periplasmic superoxide dismutase protects *Salmonella* from products of phagocyte NADPH-oxidase and nitric oxide synthase[J]. Proc Natl Acad Sci USA, 94(25): 13 997-14 001.

de Renzis S, Sönnichsen B, Zerial M. 2002. Divalent Rab effectors regulate the sub-compartmental organization and sorting of early endosomes[J]. Nat Cell Biol, 4(2): 124-133.

DeCoursey T E. 2010. Voltage-gated proton channels find their dream job managing the respiratory burst in phagocytes[J]. Physiology, 25(1): 27-40.

Desjardins M, Huber L A, Parton R G, et al. 1994. Biogenesis of phagolysosomes proceeds through a sequential series of interactions with the endocytic apparatus[J]. J Cell Biol, 124(5): 677-688.

Diakonova M, Bokoch G, Swanson J A. 2002. Dynamics of cytoskeletal proteins during Fcγ receptor-mediated phagocytosis in macrophages[J]. Mol Biol Cell, 13(2): 402-411.

Dinarello C A. 2009. Immunological and inflammatory functions of the interleukin-1 family[J]. Annual Review of Immunology, 27: 519-550.

Diner B A, Lum K K, Cristea I M. 2015. The emerging role of nuclear viral DNA sensors[J]. J Biol Chem, 290(44): 26 412-26 421.

Dong C, Temann U A, Flavell R A. 2001. Cutting edge: critical role of inducible costimulator in germinal center reactions[J]. J Immunol, 166(6): 3659-3662.

Dougall W C, Glaccum M, Charrier K, et al. 1999. RANKis essential for osteoclast and lymph node development[J]. Genes Dev, 13(18): 2412-2424.

Doyle S E, O'Connell R M, Miranda G A, et al. 2004. Toll-like receptors induce a phagocytic gene program through p38[J]. J Exp Med, 199(1): 81-90.

Driskell O J, Mironov A, Allan V J, et al. 2007. Dynein is required for receptor sorting and the morphogenesis of early endosomes[J]. Nat Cell Biol, 9(1): 113-120.

Duclos S, Diez R, Garin J, et al. 2000. Rab5 regulates the kiss and run fusion between phagosomes and endosomes and the acquisition of phagosome leishmanicidal properties in RAW 264. 7 macrophages[J]. J Cell Sci, 19(19): 3531-3541.

Dufour E M, Deroche A, Bae Y, et al. 2008. CD99 is essential for leukocyte diapedesis *in vivo*[J]. Cell Commun Adhes, 15(4): 351-363.

Dumoutier L, deHeusch M, Orabona C, et al. 2011. IL-22 is produced by γc-independent $CD25^+$ $CCR6^+$ innate murine spleen cells upon inflammatory stimuli and contributes to LPS-induced lethality[J]. Eur J Immunol, 41(4): 1075-1085.

Duncan G S, Andrew D P, Takimoto H, et al. 1999. Genetic evidence for functional redundancy of platelet/endothelial cell adhesion molecule 1 (PECAM-1): CD31-deficient mice reveal PECAM-1-dependent and PECAM-1-independent functions[J]. J Immunol, 162(5): 3022-3030.

Durieu-Trautmann O, Chaverot N, Cazaubon S, et al. 1994. Intercellular adhesion molecule 1 activation induces tyrosine phosphorylation of the cytoskeleton-associated protein cortactin in brain microvessel endothelial cells[J]. J Biol Chem, 269(17): 12 536-12 540.

Dvorak A M, Kohn S, Morgan E S, et al. 1996. The vesiculo-vacuolar organelle (VVO): a distinct endothelial cell structure that provides a transcellular pathway for macromolecular extravasation[J]. J Leukoc Biol, 59(1): 100-115.

Eberl G, Littman D R. 2004. Thymic origin of intestinal αβTcells revealed by fate mapping of $ROR\gamma t^+$ cells[J]. Science, 305(5681): 248-251.

Eberl G, Marmon S, Sunshine M J, et al. 2004. An essential function for the nuclear receptor RORγ(t)in the generation of fetal lymphoid tissue inducer cells[J]. Nat Immunol, 5(1): 64-73.

Ellson C, Davidson K, Anderson K, et al. 2006. PtdIns3P binding to the PX domain of p40*phox* is a physiological signal in NADPH oxidase activation[J]. EMBO J, 25(19): 4468-4478.

Errett J S, Gale M. 2015. Emerging complexity and new roles for the RIG-Ⅰ-like receptors in innate antiviral immunity[J]. Virol Sin, 30(3): 163-173.

Ezekowitz R A, Sastry K, Bailly P, et al. 1990. Molecular characterization of the human macrophage mannose receptor: demonstration of multiple carbohydrate recognition-like domains and phagocytosis of yeasts in Cos-1 cells[J]. J Exp Med, 172(6): 1785-1794.

Fairn G D, Ogata K, Botelho R J, et al. 2009. An electrostatic switch displaces phosphatidylinositol phosphate kinases from the

membrane during phagocytosis[J]. J Cell Biol, 187(5): 701-714.
Fallon P G, Ballantyne S J, Mangan N E, et al. 2006. Identification of an interleukin(IL)-25-dependent cell population that provides IL-4, IL-5, and IL-13 at the onset of helminth expulsion[J]. J Exp Med, 203(4): 1105-1116.
Feng D, Nagy J A, Hipp J, et al. 1996. Vesiculo-vacuolar organelles and the regulation of venule permeability to macromolecules by vascular permeability factor, histamine, and serotonin[J]. J Exp Med, 183(5): 1981-1986.
Feng D, Nagy J A, Pyne K, et al. 1998. Neutrophils emigrate from venules by a transendothelial cell pathway in response to fMLP[J]. J Exp Med, 187(6): 903-915.
Finke D. 2005. Fate and function of lymphoid tissue inducer cells[J]. Curr Opin Immunol, 17(2): 144-150.
Flannagan R S, Cosío G, Grinstein S. 2009. Antimicrobial mechanisms of phagocytes and bacterial evasion strategies[J]. Nat Rev Microbiol, 7(5): 355-366.
Flannagan R S, Harrison R E, Yip C M, et al. 2010. Dynamic macrophage ‘probing’ is required for the efficient capture of phagocytic targets[J]. J Cell Biol, 191(6): 1205-1218.
Flannagan R S, Jaumouillé V, Grinstein S. 2012. The cell biology of phagocytosis[J]. Annu Rev Pathol Mech Dis, 7(4): 61-98.
Force W R, Walter B N, Hession C, et al. 1995. Mouse lymphotoxin-β receptor. Molecular genetics, ligand binding, and expression[J]. J Immunol, 155(11): 5280-5288.
Fort M M, Cheung J, Yen D, et al. 2001. IL-25 induces IL-4, IL-5, and IL-13 and Th2-associated pathologies *in vivo*[J]. Immunity, 15(6): 985-995.
Foster T J. 2005. Immune evasion by staphylococci[J]. Nat Rev Microbiol, 3(12): 948-958.
Franchi L, Eigenbrod T, Muñoz-Planillo R, et al. 2009. The inflammasome: a caspase-1-activation platform that regulates immune responses and disease pathogenesis[J]. Nature Immunology, 10(3): 241-247.
Fratti R A, Backer J M, Gruenberg J, et al. 2001. Role of phosphatidylinositol 3-kinase and Rab5 effectors in phagosomal biogenesis and mycobacterial phagosome maturation arrest[J]. J Cell Biol, 154(3): 631-644.
Freud A G, Yokohama A, Becknell B, et al. 2006. Evidence for discrete stages of human natural killer cell differentiation *in vivo*[J]. J Exp Med, 203(4): 1033-1043.
Fuller G L, Williams J A, Tomlinson M G, et al. 2007. The C-type lectin receptors CLEC-2 and Dectin-1, but not DC-SIGN, signal via a novel YXXL-dependent signaling cascade[J]. J Biol Chem, 282(17): 12 397-12 409.
Ganesan L P, Fang H, Marsh C B, et al. 2003. The protein-tyrosine phosphatase SHP-1 associates with the phosphorylated immuno receptor tyrosine-based activation motif of FcγRIIa to modulate signaling events in myeloid cells[J]. J Biol Chem, 278(37): 35 710-35 717.
Garside P, Ingulli E, Merica R R, et al. 1998. Visualization of specific B and T lymphocyte interactions in the lymph node[J]. Science, 281(5373): 96-99.
Gaspal F M, Kim M Y, McConnell F M, et al. 2005. Mice deficient in OX40 and CD30 signals lack memory antibody responses because of deficient CD4 T cell memory[J]. J Immunol, 174(7): 3891-3896.
Gay N J, Symmons M F, Gangloff M, et al. 2014. Assembly and localization of Toll-like receptor signalling complexes[J]. Nat Rev Immunol, 14(8): 546-558.
Gee K, Guzzo C, Che Mat N F, et al. 2009. The IL-12 family of cytokines in infection, inflammation and autoimmune disorders[J]. Inflamm Allergy Drug Targets, 8(1): 40-52.
Gérard A, van der Kammen R A, Janssen H, et al. 2009. The Rac activator Tiam1 controls efficient T-cell trafficking and route of trans-endothelial migration[J]. Blood, 113(24): 6138-6147.
Geremia A, Arancibia-Carcamo C V, Fleming M P, et al. 2011. IL-23-responsive innate lymphoid cells are increased in inflammatory bowel disease[J]. J Exp Med, 208(6): 1127-1133.
Ghazizadeh S, Bolen J B, Fleit H B. 1995. Tyrosine phosphorylation and association of Syk with FcγRII in monocytic THP-1 cells[J]. Biochem J, 305(2): 669-674.
Gillooly D J, Morrow I C, Lindsay M, et al. 2000. Localization of phosphatidylinositol 3-phosphate in yeast and mammalian cells[J]. EMBO J, 19(17): 4577-4588.
Gotsch U, Borges E, Bosse R, et al. 1997. VE-cadherin antibody accelerates neutrophil recruitment *in vivo*[J]. J Cell Sci, 110(5): 583-588.
Grant B D, Caplan S. 2008. Mechanisms of EHD/RME-1 protein function in endocytic transport[J]. Traffic, 9(12): 2043-2052.
Graves A R, Curran P K, Smith C L, et al. 2008. The Cl^-/H^+antiporter ClC-7 is the primary chloride permeation pathway in lysosomes[J]. Nature, 453(7196): 788-792.
Greenberg M E, Sun M, Zhang R, et al. 2006. Oxidized phosphatidylserine-CD36 interactions play an essential role in macrophage-dependent phagocytosis of apoptotic cells[J]. J Exp Med, 203(12): 2613-2625.
Griffith J W, Sokol C L, Luster A D. 2014. Chemokines and chemokine receptors: positioning cells for host defense and immunity[J]. Annu Rev Immunol, 32: 659-702.
Gruenheid S, Pinner E, Desjardins M, et al. 1997. Natural resistance to infection with intracellular pathogens: the Nramp1 protein is

recruited to the membrane of the phagosome[J]. J Exp Med, 185(4): 717-730.
Gu H, Botelho R J, Yu M, et al. 2003. Critical role for scaffolding adapter Gab2 in FcγR-mediated phagocytosis[J]. J Cell Biol, 161(6): 1151-1161.
Guo H, Callaway J B, Ting J P. 2015. Inflammasomes: mechanism of action, role in disease, and therapeutics[J]. Nat Med, 21(7): 677-687.
Hall A B, Gakidis M A, Glogauer M, et al. 2006. Requirements for Vav guanine nucleotide exchange factors and Rho GTPases in FcγR- and complement-mediated phagocytosis[J]. Immunity, 24(3): 305-316.
Hamada H, Hiroi T, Nishiyama Y, et al. 2002. Identification of multiple isolated lymphoid follicles on the antimesenteric wall of themouse small intestine[J]. J Immunol, 168(1): 57-64.
Hanayama R, Tanaka M, Miwa K, et al. 2002. Identification of a factor that links apoptotic cells to phagocytes[J]. Nature, 417(6885): 182-187.
Harrison R E, Bucci C, Vieira O V, et al. 2003. Phagosomes fuse with late endosomes and/or lysosomes by extension of membrane protrusions along microtubules: role of Rab7 and RILP[J]. Mol Cell Biol, 23(18): 6494-6506.
He X B, Jia H J, Jing Z Z, et al. 2013. Recognition of pathogen-associated nucleic acids by the intracellular toll-like receptors[J]. Acta Biochimica Biophysica Sinica , 45(4): 240-257.
He Y W, Beers C, Deftos M L, et al. 2000. Down-regulation of the orphan nuclear receptor RORγt is essential for T lymphocyte maturation[J]. J Immunol, 164(11): 5668-5674.
Held W, Kijima M, Angelov G, et al. 2011. The function of natural killer cells: education, reminders and some good memories[J]. Curr Opin Immunol, 23(2): 228-233.
Herre J, Marshall A S, Caron E, et al. 2004. Dectin-1 uses novel mechanisms for yeast phagocytosis in macrophages[J]. Blood, 104(13): 4038-4045.
Hersh E M, Bodey G P. 1970. Leukocytic mechanisms in inflammation[J]. Annual Review of Medicine, 21: 105-132.
Hespel C, Moser M. 2012. Role of inflammatory dendritic cells in innate and adaptive immunity[J]. European J Immunology, 327: 291-295.
Hesslein D G, Lanier L L. 2011. Transcriptional control of natural killer cell development and function[J]. Adv Immunol, 109: 45-85.
Higgs H N, Pollard T D. 2000. Activation by Cdc42 and PIP2 of Wiskott-Aldrich syndrome protein(WASP)stimulates actin nucleation by Arp2/3 complex[J]. J Cell Biol, 150(6): 1311-1320.
Hixenbaugh E A, Goeckeler Z M, Papaiya N N, et al. 1997. Chemoattractant-stimulated neutrophils induce regulatory myosin light chain phosphorylation and isometric tension development in endothelial cells[J]. Am J Physiol, 273(2 Pt 2): H981-988.
Holowka D, Sil D, Torigoe C, et al. 2007. Insights into immunoglobulin E receptor signaling from structurally defined ligands[J]. Immunol Rev, 217(1): 269-279.
Honda A, Nogami M, Yokozeki T, et al. 1999. Phosphatidylinositol 4-phosphate 5-kinaseαis a downstream effector of the small G protein ARF6 in membrane ruffle formation[J]. Cell, 99(5): 521-532.
Hoppe A D, Swanson J A. 2004. Cdc42, Rac1, and Rac2 display distinct patterns of activation during phagocytosis[J]. Mol Biol Cell, 15(8): 3509-3519.
Huang A J, Manning J E, Bandak T M, et al. 1993. Endothelial cell cytosolic free calcium regulates neutrophil migration across monolayers of endothelial cells[J]. J Cell Biol, 120(6): 1371-1380.
Huang M T, Larbi K Y, Scheiermann C, et al. 2006. ICAM-2 mediates neutrophil transmigration *in vivo*: evidence for stimulus specificity and a role in PECAM-1-independent transmigration[J]. Blood, 107(12): 4721-4727.
Hughes T, Becknell B, Freud A G, et al. 2010. Interleukin-1β selectively expands and sustains interleukin-22$^+$ immature human natural killer cells in secondary lymphoid tissue[J]. Immunity, 32(6): 803-814.
Hughes T, Becknell B, McClory S, et al. 2009. Stage 3 immature human natural killer cells found in secondary lymphoid tissue constitutively and selectively express the TH17 cytokine interleukin-22[J]. Blood, 113(17): 4008-4010.
Hurst S D, Muchamuel T, Gorman D M, et al. 2002. New IL-17 family members promote Th1 or Th2 responses in the lung: *in vivo* function of the novel cytokine IL-25[J]. J Immunol, 169(1): 443-453.
Huynh K K, Eskelinen E L, Scott C C, et al. 2007. LAMP proteins are required for fusion of lysosomes with phagosomes[J]. EMBO J, 26(2): 313-324.
Huynh K K, Gershenzon E, Grinstein S. 2008. Cholesterol accumulation by macrophages impairs phagosome maturation[J]. J Biol Chem, 283(51): 35 745-35 755.
Ivanov I I, McKenzie B S, Zhou L, et al. 2006. The orphan nuclear receptor RORγt directs the differentiation program of proinflammatory IL-17$^+$ T helper cells[J]. Cell, 126(6): 1121-1133.
Iwasaki A. 2012. A virological view of innate immune recognition[J]. Annual Review of Microbiology, 66: 177-196.
Iwasaki A, Medzhitov R. 2010. Regulation of adaptive immunity by the innate immune system[J]. Science, 327(5963): 291-295.
Iyer S S, Barton J A, Bourgoin S, et al. 2004. Phospholipases D1 and D2 coordinately regulate macrophage phagocytosis[J]. J

Immunol, 173(4): 2615-2623.
Izcue A, Coombes J L, Powrie F. 2009. Regulatory lymphocytes and intestinal inflammation[J]. Annu Rev Immunol, 27: 313-338.
Jabado N, Jankowski A, Dougaparsad S, et al. 2000. Natural resistance to intracellular infections: natural resistance-associated macrophage protein 1(Nramp1)functions as a pH-dependent manganese transporter at the phagosomal membrane[J]. J Exp Med, 192(9): 1237-1248.
Jakobsen M R, Paludan S R. 2014. IFI16: at the interphase between innate DNA sensing and genome regulation[J]. Cytokine Growth Factor Rev, 25(6): 649-655.
Janeway C A Jr. 1989. Approaching the asymptote? Evolution and revolution in immunology[J]. Cold Spring Harb Symp Quant Biol, 54 Pt 1: 1-13.
Janeway C A Jr, Medzhitov R. 2002. Innate immune recognition[J]. Annu Rev Immunol, 20: 197-216.
Jaumouillé V, Grinstein S. 2011. Receptor mobility, the cytoskeleton, and particle binding during phagocytosis[J]. Curr Opin Cell Biol, 23(1): 22-29.
Jenssen H, Hancock R E. 2009. Antimicrobial properties of lactoferrin[J]. Biochimie, 91(1): 19-29.
Jiang Y, Zhu Y, Liu Z J, et al. 2016. The emerging roles of the DDX41 protein in immunity and diseases[J]. Protein Cell, doi: 10. 1007/s13238-016-0303-4.
Jin S, Umemoto E, Tanaka T, et al. 2008. Nepmucin/CLM-9, an Ig domain-containing sialomucin in vascular endothelial cells, promotes lymphocyte transendothelial migration *in vitro*[J]. FEBS Lett, 582(20): 3018-3024.
Johansson M, Rocha N, Zwart W, et al. 2007. Activation of endosomal dynein motors by stepwise assembly of Rab7-RILP-p150Glued, ORP1L, and the receptor β III spectrin[J]. J Cell Biol, 176(4): 459-471.
Johnson S A, Pleiman C M, Pao L, et al. 1995. Phosphorylated immunoreceptor signaling motifs(ITAMs)exhibit unique abilities to bind and activate Lyn and Syk tyrosine kinases[J]. J Immunol, 155(10): 4596-4603.
Johnson-Léger C A, Aurrand-Lions M, Beltraminelli N, et al. 2002. Junctional adhesion molecule-2(JAM-2)promotes lymphocyte transendothelial migration[J]. Blood, 100(7): 2479-2486.
Jones D H, Nusbacher J, Anderson C L. 1985. Fc receptor-mediated binding and endocytosis by human mononuclear phagocytes: monomeric IgG is not endocytosed by U937 cells and monocytes[J]. J Cell Biol, 100(2): 558-564.
Kanamori Y, Ishimaru K, Nanno M, et al. 1996. Identification of novel lymphoid tissues in murine intestinal mucosa where clusters of c-kit$^+$ IL-7R$^+$ Thy1$^+$ lympho-hemopoietic progenitors develop[J]. J Exp Med, 184(4): 1449-1459.
Kant A M, De P, Peng X, et al. 2002. SHP-1 regulates Fcγ receptor-mediated phagocytosis and the activation of RAC[J]. Blood, 100(5): 1852-1859.
Kaufmann S H E, Rouse B T, Sacks D L. 2011. The Immune Response to Infection[M]. Washington: ASM Press.
Kawai T, Akira S. 2008. Toll-like receptor and RIG-Ⅰ-like receptor signaling[J]. Ann NY Acad Sci, 1143: 1-20.
Kawai T, Akira S. 2011. Toll-like receptors and their crosstalk with other innate receptors in infection and immunity[J]. Immunity, 34(5): 637-650.
Kiefer F, Brumell J, Al-Alawi N, et al. 1998. The Syk protein tyrosine kinase is essential for Fcγ receptor signaling in macrophages and neutrophils[J]. Mol Cell Biol, 18(7): 4209-4220.
Kim D, Mebius R E, MacMicking J D, et al. 2000. Regulation of peripheral lymph node genesis by the tumor necrosis factor family member TRANCE[J]. J Exp Med, 192(10): 1467-1478.
Kim M J, Yoo J Y. 2008. Active caspase-1-mediated secretion of retinoic acid inducible gene-I[J]. J Immunol, 181: 7324-7331.
Kim M Y, Anderson G, White A, et al. 2005. OX40 ligand and CD30 ligand are expressed on adult but not neonatal CD4$^+$CD3$^-$ inducer cells: evidence that IL-7 signals regulate CD30 ligand but not OX40 ligand expression[J]. J Immunol, 174(11): 6686-6691.
Kim M Y, Gaspal F M, Wiggett H E, et al. 2003. CD4$^+$CD3$^-$accessory cells costimulate primed CD4 T cells through OX40 and CD30 at sites where T cells collaborate with B cells[J]. Immunity, 18(5): 643-654.
Kim M Y, Toellner K M, White A, et al. 2006. Neonatal and adult CD4$^+$CD3$^-$ cells share similar gene expression profile, and neonatal cells up-regulate OX40 ligand in response to TL1A(TNFSF15)[J]. J Immunol, 177(5): 3074-3081.
Kim S, Han S, Withers D R, et al. 2011. CD117$^+$ CD3$^-$ CD56$^-$ OX40L high cells express IL-22 and display an LTi phenotype in human secondary lymphoid tissues[J]. Eur J Immunol, 41(6): 1563-1572.
Kinchen J M, Ravichandran K S. 2010. Identification of two evolutionarily conserved genes regulating processing of engulfed apoptotic cells[J]. Nature, 464(7289): 778-782.
Kiss E A, Vonarbourg C, Kopfman S, et al. 2011. Natural aryl hydrocarbon receptor ligands control organogenesis of intestinal lymphoid follicles[J]. Science, 334(6062): 1561-1565.
Kitano M, Nakaya M, Nakamura T, et al. 2008. Imaging of Rab5 activity identifies essential regulators for phagosome maturation[J]. Nature, 453(7192): 241-245.
Kobayashi T, Stang E, Fang K S, et al. 1998. A lipid associated with the antiphospholipid syndrome regulates endosome structure and function[J]. Nature, 392(6672): 193-197.

Kondo T, Kobayashi J, Saitoh T, et al. 2013. DNA damage sensor MRE11 recognizes cytosolic double-stranded DNA and induces type Ⅰ interferon by regulating STING trafficking [J]. Proc Natl Acad Sci USA, 110: 2969-2974.

Kong Y Y, Yoshida H, Sarosi I, et al. 1999. OPGL is a key regulator of osteoclastogenesis, lymphocyte development and lymph-node organogenesis[J]. Nature, 397(6717): 315-323.

Kotas M E, Medzhitov R. 2015. Homeostasis, inflammation, and disease susceptibility[J]. Cell, 160(5): 816-827.

Koyasu S, Moro K, Tanabe M, et al. 2010. Natural helper cells: a new player in the innate immune response against helminth infection[J]. Adv Immunol, 108: 21-44.

Kress H, Stelzer E H, Holzer D, et al. 2007. Filopodia act as phagocytic tentacles and pull with discrete steps and a load-dependent velocity[J]. Proc Natl Acad Sci USA, 104(28): 11 633-11 638.

Kurebayashi S, Ueda E, Sakaue M, et al. 2000. Retinoid-related orphan receptor γ(ROR γ)is essential for lymphoid organogenesis and controls apoptosis during thymopoiesis[J]. Proc Natl Acad Sci USA, 97(18): 10 132-10 137.

Kwiatkowska K, Sobota A. 2001. The clustered Fcγs receptor Ⅱ is recruited to Lyn-containingmembrane domains and undergoes phosphorylation in a cholesterol-dependentmanner[J]. Eur J Immunol, 31(4): 989-998.

Lamkanfi M, Dixit V M. 2014. Mechanisms and functions of inflammasomes[J]. Cell, 157(5): 1013-1022.

Lane P J, Gaspal F M, Kim M Y. 2005. Two sides of a cellular coin: $CD4^{+}CD3^{-}$ cells regulate memory responses and lymph-node organization[J]. Nat Rev Immunol, 5(8): 655-660.

Larsen G L, Henson P M. 1983. Mediators of inflammation[J]. Annual Review of Immunology, 1: 335-359.

Latz E, Xiao T S, Stutz A. 2013. Activation and regulation of the inflammasomes[J]. Nature Review Immunology, 13(6): 397-411.

Lee J S, Cella M, McDonald K G, et al. 2011. AHR drives development of gut ILC22 cells and postnatal lymphoid tissues via pathways dependent on and independent of Notch[J]. Nat Immunol, 13(2): 144-151.

Lee W L, Cosio G, Ireton K, et al. 2007a. Role of CrkⅡ in Fcγ receptor-mediated phagocytosis[J]. J Biol Chem, 282(15): 11 135-11 143.

Lee W L, Gold B, Darby C, et al. 2009. Mycobacterium tuberculosisexpresses methionine sulphoxide reductases A and B that protect from killing by nitrite and hypochlorite[J]. Mol Microbiol, 71(3): 583-593.

Lee W L, Kim M K, Schreiber A D, et al. 2005. Role of ubiquitin and proteasomes in phagosome maturation[J]. Mol Biol Cell, 16(4): 2077-2090.

Lee W L, Mason D, Schreiber A D, et al. 2007b. Quantitative analysis of membrane remodeling at the phagocytic cup[J]. Mol Biol Cell, 18(8): 2883-2892.

Leifer C A, Medvedev A E. 2016. Molecular mechanisms of regulation of Toll-like receptor signaling[J]. J Leukoc Biol, 100(5): 927-941.

Ley K, Laudanna C, Cybulsky M I, et al. 2007. Getting to the site of inflammation: the leukocyte adhesion cascade updated[J]. Nat Rev Immunol, 7(9): 678-689.

Li Y, Chen R, Zhou Q, et al. 2012. LSm14A is a processing body associated sensor of viral nucleic acids that initiates cellular antiviral response in the early phase of viral infection[J]. Proc Natl Acad Sci USA, 109: 11 770-11 775.

Liao F, Huynh H K, Eiroa A, et al. 1995. Migration of monocytes across endothelium and passage through extracellular matrix involve separate molecular domains of PECAM-1[J]. J Exp Med, 182(5): 1337-1343.

Liao F, Shin H S, Rhee S G. 1992. Tyrosine phosphorylation of phospholipase Cγ1 induced by crosslinking of the high-affinity or low-affinity Fc receptor for IgG in U937 cells[J]. Proc Natl Acad Sci USA, 89(8): 3659-3663.

Libby P. 2007. Inflammatory mechanisms: the molecular basis of inflammation and disease [J]. Nutr Rev, 65(12): S140-S146.

Lim K H, Staudt L M. 2013. Toll-like receptor signaling [J]. Cold Spring Harbor Perspectives in Biology, 5(8): a011247.

Lindsay A J, Hendrick A G, Cantalupo G, et al. 2002. Rab coupling protein(RCP), a novel Rab4 and Rab11 effector protein[J]. J Biol Chem, 277(14): 12 190-12 199.

Liu X, Wang C. 2016. The emerging roles of the STING adaptor protein in immunity and diseases[J]. Immunology, 147(3): 285-291.

Liu Y J, Zhang J, Lane P J, et al. 1991. Sites of specific B cell activation in primary and secondary responses to T cell-dependent and T cell-independent antigens[J]. Eur J Immunol, 21(12): 2951-2962.

Liu Y, Nusrat A, Schnell F J, et al. 2000. Human junction adhesion molecule regulates tight junction resealing in epithelia[J]. J Cell Sci, 113(13): 2363-2374.

Locati M, Murphy P M. 1999. Chemokines and chemokine receptors: biology and clinical relevance in inflammation and AIDS[J]. Annu Rev Med, 50: 425-440.

Lochner M, Ohnmacht C, Presley L, et al. 2011. Microbiota-induced tertiary lymphoid tissues aggravate inflammatory disease in the absence of RORγt and LTi cells[J]. J Exp Med, 208(1): 125-134.

Loo Y M, Gale M Jr. 2011. Immune signaling by RIG-Ⅰ-like receptors[J]. Immunity, 4(5): 680-692.

Lorenzi R, Brickell P M, Katz D R, et al. 2000. Wiskott-Aldrich syndrome protein is necessary for efficient IgG-mediated phagocytosis[J]. Blood, 95(9): 2943-2946.

Lorenzon P, Vecile E, Nardon E, et al. 1998. Endothelial cell E- and P-selectin and vascular cell adhesion molecule 1 function as signaling receptors[J]. J Cell Biol, 142(5): 1381-1391.

Lossinsky A S, Shivers R R. 2004. Structural pathways for macromolecular and cellular transport across the blood-brain barrier during inflammatory conditions[J]. Histol Histopathol, 19(2): 535-564.

Lou O, Alcaide P, Luscinskas F W, et al. 2007. CD99 is a key mediator of the transendothelial migration of neutrophils[J]. J Immunol, 178(2): 1136-1143.

Luci C, Reynders A, Ivanov I I, et al. 2009. Influence of the transcription factor RORγt on the development of NKp46$^+$ cell populations in gut and skin[J]. Nat Immunol, 10(1): 75-82.

Lutz M A, Correll P H. 2003. Activation of CR3-mediated phagocytosis by MSP requires the RON receptor, tyrosine kinase activity, phosphatidylinositol 3-kinase, and protein kinase Cζ[J]. J Leukoc Biol, 73(6): 802-814.

Ma Z, Damania B. 2016. The cGAS-STING defense pathway and its counteraction by viruses[J]. Cell Host Microbe, 19(2): 150-158.

MacMicking J D, North R J, LaCourse R, et al. 1997. Identification of nitric oxide synthase as a protective locus against tuberculosis[J]. Proc Natl Acad Sci USA, 94(10): 5243-5248.

Mamdouh Z, Chen X, Pierini L M, et al. 2003. Targeted recycling of PECAM from endothelial cell surface-connected compartments during diapedesis[J]. Nature, 421(6924): 748-753.

Mamdouh Z, Kreitzer G E, Muller W A. 2008. Leukocyte transmigration requires kinesin-mediated microtubule-dependent membrane trafficking from the lateral border recycling compartment[J]. J Exp Med, 205(4): 951-966.

Mamdouh Z, Mikhailov A, Muller W A. 2009. Transcellular migration of leukocytes is mediated by the endothelial lateral border recycling compartment[J]. J Exp Med, 206(12): 2795-2808.

Mantegazza A R, Savina A, Vermeulen M, et al. 2008. NADPH oxidase controls phagosomal pH and antigen cross-presentation in human dendritic cells[J]. Blood, 112(12): 4712-4722.

Mao Y S, Yamaga M, Zhu X, et al. 2009. Essential and unique roles of PIP5K-γand -α in Fcγ receptor-mediated phagocytosis[J]. J Cell Biol, 184(2): 281-296.

Marshall J G, Booth J W, Stambolic V, et al. 2001. Restricted accumulation of phosphatidylinositol 3-kinase products in a plasmalemmal subdomain during Fcγ receptor-mediated phagocytosis[J]. J Cell Biol, 153(7): 1369-1380.

Marshansky V, Futai M. 2008. The V-type H^+-ATPase in vesicular trafficking: targeting, regulation and function[J]. Curr Opin Cell Biol, 20(4): 415-426.

Martin E, Nathan C, Xie Q W. 1994. Role of interferon regulatory factor 1 in induction of nitric oxide synthase[J]. J Exp Med, 180(3): 977-984.

Martinon F, Mayor A, Tschopp J. 2009. The inflammasomes: guardians of the body[J]. Annual Review of Immunology, 27: 229-265.

Martin-Padura I, Lostaglio S, Schneemann M, et al. 1998. Junctional adhesion molecule, a novel member of the immunoglobulin superfamily that distributes at intercellular junctions and modulates monocyte transmigration[J]. J Cell Biol, 142(1): 117-127.

Matzinger P. 1994. Tolerance, danger, and the extended family[J]. Annu Rev Immunol, 12: 991-1045.

Matzinger P. 2002. The danger model: a renewed sense of self[J]. Science, 296(5566): 301-305.

May R C, Caron E, Hall A, et al. 2000. Involvement of the Arp2/3 complex in phagocytosis mediated by FcγR or CR3[J]. Nat Cell Biol, 2(4): 246-248.

Mazzolini J, Herit F, Bouchet J, et al. 2010. Inhibition of phagocytosis in HIV-1-infected macrophages relies on Nef-dependent alteration of focal delivery of recycling compartments[J]. Blood, 115(21): 4226-4236.

McBride H M, Rybin V, Murphy C, et al. 1999. Oligomeric complexes link Rab5 effectors with NSF and drive membrane fusion via interactions between EEA1 and syntaxin 13[J]. Cell, 98(3): 377-386.

Mebius R E, Miyamoto T, Christensen J, et al. 2001. The fetal liver counterpart of adult common lymphoid progenitors gives rise to all lymphoid lineages, $CD45^+CD4^+CD3^-$ cells, as well as macrophages[J]. J Immunol, 166(11): 6593-6601.

Mebius R E, Rennert P, Weissman I L. 1997. Developing lymph nodes collect $CD4^+CD3^-LT\beta^+$ cells that can differentiate to APC, NK cells, and follicular cells but not T or B cells[J]. Immunity, 7(4): 493-504.

Medzhitov R. 2008. Origin and physiological roles of inflammation[J]. Nature, 454(7203): 428-435.

Meier D, Bornmann C, Chappaz S, et al. 2007. Ectopic lymphoid-organ development occurs through interleukin 7-mediated enhanced survival of lymphoid-tissue-inducer cells[J]. Immunity, 26(5): 643-654.

Meng J, Liu X, Cao X. 2014. A new cytosolic DNA-recognition pathway for DNA-induced inflammatory responses[J]. Cell Mol Immunol, 11(6): 506-509.

Millán J, Hewlett L, Glyn M, et al. 2006. Lymphocyte transcellular migration occurs through recruitment of endothelial ICAM-1 to caveola- and F-actin-rich domains[J]. Nat Cell Biol, 8(2): 113-123.

Miller J, Knorr R, Ferrone M, et al. 1995. Intercellular adhesion molecule 1 dimerization and its consequences for adhesion mediated by lymphocyte function associated 1[J]. J Exp Med, 182(5): 1231-1241.

Mishra A, Eathiraj S, Corvera S, et al. 2010. Structural basis for Rab GTPase recognition and endosome tethering by the C2H2 zinc finger of early endosomal autoantigen 1(EEA1)[J]. Proc Natl Acad Sci USA, 107(24): 10 866-10 871.
Mjösberg J M, Trifari S, Crellin N K, et al. 2011. CRTH2 and CD161 define a human IL-25 and IL-33-responsive type 2 innate lymphoid cell type[J]. Nat Immunol, 12(11): 1055-1062.
Mócsai A, Ruland J, Tybulewicz V L. 2010. The SYK tyrosine kinase: a crucial player in diverse biological functions[J]. Nat Rev Immunol, 10(6): 387-402.
Mogensen T H. 2009. Pathogen recognition and inflammatory signaling in innate immune defenses[J]. Clinical Microbiology Reviews, 22(2): 240-273.
Moltke J V, Ayres J S, Kofoed E M, et al. 2013. Recognition of bacteria by inflammasomes[J]. Annual Review of Immunology, 31: 73-106.
Monticelli L A, Sonnenberg G F, Abt M C, et al. 2011. Innate lymphoid cells promote lung-tissue homeostasis after infection with influenza virus[J]. Nat. Immunol, 12(11): 1045-1054.
Moon K D, Post C B, Durden D L, et al. 2005. Molecular basis for a direct interaction between the Syk protein-tyrosine kinase and phosphoinositide 3-kinase[J]. J Biol Chem, 280(2): 1543-1551.
Moro K, Yamada T, Tanabe M, et al. 2010. Innate production of T(H)2 cytokines by adipose tissue-associated c-Kit$^+$Sca-1$^+$ lymphoid cells[J]. Nature, 463(7280): 540-544.
Muller W A. 2003. Leukocyte-endothelial-cell interactions in leukocyte transmigration and the inflammatory response[J]. Trends Immunol, 24(6): 326-333.
Muller W A. 2007. Adhesion Molecules: Function and Inhibition[M]. Berlin: Birkhäuser Base: 201-220.
Muller W A. 2009. How endothelial cells regulate transendothelial migration leukocytes: molecules and mechanisms[J]. Curr Top Membr, 64: 335-355.
Muller W A. 2011. Mechanisms of leukocyte transendothelial migration[J]. Annu Rev Pathol Mech Dis, 6: 323-344.
Muller W A, Weigl S A, Deng X, et al. 1993. PECAM-1 is required for transendothelial migration of leukocytes[J]. J Exp Med, 178(2): 449-460.
Muller W A, Weigl S A. 1992. Monocyte-selective transendothelial migration: dissection of the binding and transmigration phases by an *in vitro* assay[J]. J Exp Med, 176(3): 819-828.
Murphy K J. 2012. Aneway's Immunobiology[M]. 8th ed. New York: Garland Science, Taylor & Francis Group, LLC.
Naito T, Shiohara T, Hibi T, et al. 2008. RORγt is dispensable for the development of intestinal mucosal T cells[J]. Mucosal Immunol, 1(3): 198-207.
Nakamura K, Malykhin A, Coggeshall K M. 2002. The Src homology 2 domain-containing inositol 5-phosphatase negatively regulates Fcγ receptor-mediated phagocytosis through immunoreceptor tyrosine-based activation motif-bearing phagocytic receptors[J]. Blood, 100(9): 3374-3382.
Nasdala I, Wolburg-Buchholz K, Wolburg H, et al. 2002. A transmembrane tight junction protein selectively expressed on endothelial cells and platelets[J]. J Biol Chem, 277(18): 16 294-16 303.
Naslavsky N, Boehm M, Backlund P S, et al. 2004. Rabenosyn-5 and EHD1 interact and sequentially regulate protein recycling to the plasma membrane[J]. Mol Biol Cell, 15(5): 2410-2422.
Naslavsky N, Rahajeng J, Sharma M, et al. 2006. Interactions between EHD proteins and Rab11-FIP2: a role for EHD3 in early endosomal transport[J]. Mol Biol Cell, 17(1): 163-177.
Neill D R, Wong S H, Bellosi A, et al. 2010. Nuocytes represent a new innate effector leukocyte that mediates type-2 immunity[J]. Nature, 464(7293): 1367-1370.
Newman S L, Mikus L K, Tucci M A. 1991. Differential requirements for cellular cytoskeleton in human macrophage complement receptor-and Fc receptor-mediated phagocytosis[J]. J Immunol, 146(3): 967-974.
Newton K, Dixit V M. 2012. Signaling in innate immunity and inflammation[J]. Cold Spring Harb Perspect Biol, 4(3). pii: a006049.
Niedergang F, Colucci-Guyon E, Dubois T, et al. 2003. ADP ribosylation factor 6 is activated and controls membrane delivery during phagocytosis in macrophages[J]. J Cell Biol, 161(6): 1143-1150.
Ninomiya N, Hazeki K, Fukui Y, et al. 1994. Involvement of phosphatidylinositol 3-kinase in Fcγreceptor signaling[J]. J Biol Chem, 269(36): 22 732-22 737.
Nottebaum A F, Cagna G, Winderlich M, et al. 2008. VE-PTP maintains the endothelial barrier via plakoglobin and becomes dissociated from VE-cadherin by leukocytes and by VEGF[J]. J Exp Med, 205(12): 2929-2945.
Odin J A, Edberg J C, Painter C J, et al. 1991. Regulation of phagocytosis and [Ca^{2+}]i flux by distinct regions of an Fc receptor[J]. Science, 254(5039): 1785-1788.
Olazabal I M, Caron E, May R C, et al. 2002. Rho-kinase and myosin-Ⅱ control phagocytic cup formation during CR, but not FcγR, phagocytosis[J]. Curr Biol, 12(16): 1413-1418.
Olefsky J M, Glass C K. 2010. Macrophages, inflammation, and insulin resistance[J]. Annual Review of Physiology, 72: 219-246.

Ostermann G, Weber K S, Zernecke A, et al. 2002. JAM-1 is a ligand of theβ2 integrin LFA-1 involved in transendothelial migration of leukocytes[J]. Nat Immunol, 3(2): 151-158.

Ouyang W, Rutz S, Crellin N K, et al. 2011. Regulation and functions of the IL-10 family of cytokines in inflammation and disease[J]. Annu Rev Immunol, 29: 71-109.

Owyang A M, Zaph C, Wilson E H, et al. 2006. Interleukin 25 regulates type 2 cytokine-dependent immunity and limits chronic inflammation in the gastrointestinal tract[J]. J Exp Med, 203(4): 843-849.

Park H, Cox D. 2009. Cdc42 regulates Fcγ receptor-mediated phagocytosis through the activation and phosphorylation of Wiskott-Aldrich syndrome protein (WASP) and neural WASP[J]. Mol Biol Cell, 20(21): 4500-4508.

Park S H, Shin Y K, Suh Y H, et al. 2005. Rapid divergency of rodent CD99 orthologs: implications for the evolution of the pseudoautosomal region[J]. Gene, 353(2): 177-188.

Park S, Juliana C, Hong S, et al. 2013. The mitochondrial antiviral protein MAVS associates with NLRP3 and regulates its inflammasome activity [J]. J Immunol, 191: 4358-4366.

Patel J R, García-Sastre A. 2014. Activation and regulation of pathogen sensor RIG-Ⅰ[J]. Cytokine Growth Factor Rev, 25(5): 513-523.

Patel P C, Harrison R E. 2008. Membrane ruffles capture C3bi-opsonized particles in activated macrophages[J]. Mol Biol Cell, 19(11): 4628-4639.

Pautz A, Art J, Hahn S, et al. 2010. Regulation of the expression of inducible nitric oxide synthase[J]. Nitric Oxide, 23(2): 75-93.

Peiser L, Gough P J, Kodama T, et al. 2000. Macrophage class A scavenger receptor-mediated phagocytosis of *Escherichia coli*: role of cell heterogeneity, microbial strain, and culture conditions *in vitro*[J]. Infect Immun, 68(4): 1953-1963.

Phillipson M, Heit B, Colarusso P, et al. 2006. Intraluminal crawling of neutrophils to emigration sites: a molecularly distinct process from adhesion in the recruitment cascade[J]. J Exp Med, 203(12): 2569-2575.

Pitt A, Mayorga L S, Stahl P D, et al. 1992. Alterations in the protein composition of maturing phagosomes[J]. J Clin Invest, 90(5): 1978-1983.

Pober J S, Sessa W C. 2007. Evolving functions of endothelial cells in inflammation[J]. Nat Rev Immunol, 7(10): 803-815.

Pober J S, Sessa W C. 2014. Inflammation and the blood microvascular system[J]. Cold Spring Harb Perspect Biol, 7(1): a016345.

Poeck H, Ruland J. 2012. From virus to inflammation: mechanisms of RIG-Ⅰ-induced IL-1β production[J]. Eur J Cell Biol, 91(1): 59-64.

Pons V, Luyet P P, Morel E, et al. 2008. Hrs and SNX3 functions in sorting and membrane invagination within multivesicular bodies[J]. PLoS Biol, 6(9): e214.

Possot C, Schmutz S, Chea S, et al. 2011. Notch signaling is necessary for adult, but not fetal, development of $ROR\gamma t^+$ innate lymphoid cells[J]. Nat Immunol, 12(10): 949-958.

Poteryaev D, Datta S, Ackema K, et al. 2010. Identification of the switch in early-to-late endosome transition[J]. Cell, 141(3): 497-508.

Price A E, Liang H E, Sullivan B M, et al. 2010. Systemically dispersed innate IL-13-expressing cells in type 2 immunity[J]. Proc Natl Acad Sci USA, 107(25): 11 489-11 494.

Ran Y, Shu H B, Wang Y Y. 2014. MITA/STING: a central and multifaceted mediator in innate immune response[J]. Cytokine Growth Factor Rev, 25(6): 631-639.

Randall T D, Carragher D M, Rangel-Moreno J. 2008. Development of secondary lymphoid organs[J]. Annu Rev Immunol, 26: 627-650.

Rathinam V A, Fitzgerald K A. 2016. Inflammasome complexes: emerging mechanisms and effector functions[J]. Cell, 165(4): 792-800.

Reilly P L, Woska J R Jr, Jeanfavre D D, et al. 1995. The native structure of intercellular adhesion molecule-1(ICAM-1)is a dimer. Correlation with binding to LFA-1[J]. J Immunol, 155(2): 529-532.

Reiss Y, Hoch G, Deutsch U, et al. 1998. T cell interaction with ICAM-1-deficient endothelium *in vitro*: essential role for ICAM-1 and ICAM-2 in transendothelial migration of T cells[J]. Eur J Immunol, 28(10): 3086-3099.

Rennert P D, James D, Mackay F, et al. 1998. Lymph node genesis is induced by signaling through the lymphotoxin β receptor[J]. Immunity, 9(1): 71-79.

Reynders A, Yessaad N, Vu Manh T P, et al. 2011. Identity, regulation and *in vivo* function of gut $NKp46^+ROR\gamma t^+$ and $NKp46^+ROR\gamma t^-$ lymphoid cells[J]. EMBO J, 30(14): 2934-2947.

Rink J, Ghigo E, Kalaidzidis Y, et al. 2005. Rab conversion as a mechanism of progression from early to late endosomes[J]. Cell, 122(5): 735-749.

Rintahaka J, Wiik D, Kovanen P E, et al. 2008. Cytosolic antiviral RNA recognition pathway activates caspases 1 and 3[J]. J Immunol, 180: 1749-1757.

Risso A. 2000. Leukocyte antimicrobial peptides: multifunctional effector molecules of innate immunity[J]. J Leukoc Biol, 68(6): 785-792.

Rodriguez K R, Bruns A M, Horvath C M. 2014. MDA5 and LGP2: accomplices and antagonists of antiviral signal transduction[J]. J Virol, 88(15): 8194-8200.
Rogers N C, Slack E C, Edwards A D, et al. 2005. Syk-dependent cytokine induction by Dectin-1 reveals a novel pattern recognition pathway for C type lectins[J]. Immunity, 22(4): 507-517.
Rohatgi R, Ho H Y, Kirschner M W. 2000. Mechanism of N-WASP activation by CDC42 and phosphatidylinositol 4, 5-bisphosphate[J]. J Cell Biol, 150(6): 1299-1310.
Rojas R, van Vlijmen T, Mardones G A, et al. 2008. Regulation of retromer recruitment to endosomes by sequential action of Rab5 and Rab7[J]. J Cell Biol, 183(3): 513-526.
Rollet-Labelle E, Marois S, et al. 2004. Recruitment of the crosslinked opsonic receptor CD32A(FcγRIIA)to high-density detergent-resistant membrane domains in human neutrophils[J]. Biochem J, 381(3): 919-928.
Ross G D, Reed W, Dalzell J G, et al. 1992. Macrophage cytoskeleton association with CR3 and CR4 regulates receptor mobility and phagocytosis of iC3b-opsonized erythrocytes[J]. J Leukoc Biol, 51(2): 109-117.
Rossi S W, Kim M Y, Leibbrandt A, et al. 2007. RANK signals from $CD4^{+}3^{-}$ inducer cells regulate development of Aire-expressing epithelial cells in the thymic medulla[J]. J Exp Med, 204(6): 1267-1272.
Rybicka J M, Balce D R, Khan M F, et al. 2010. NADPH oxidase activity controls phagosomal proteolysis in macrophages through modulation of the lumenal redox environment of phagosomes[J]. Proc Natl Acad Sci USA, 107(23): 10 496-10 501.
Saenz S A, Siracusa M C, Perrigoue J G, et al. 2010. IL25 elicits a multipotent progenitor cell population that promotes T(H)2 cytokine responses[J]. Nature, 464(7293): 1362-1366.
Sage P T, Carman C V. 2009. Settings and mechanisms for trans-cellular diapedesis[J]. Front Biosci, 14(6): 5066-5083.
Samson S I, Richard O, Tavian M, et al. 2003. GATA-3 promotes maturation, IFN-γproduction, and liver-specific homing of NK cells[J]. Immunity, 19(5): 701-711.
Sanos S L, Bui V L, Mortha A, et al. 2009. RORγt and commensal microflora are required for the differentiation of mucosal interleukin 22-producing $NKp46^{+}$ cells[J]. Nat Immunol, 10(1): 83-91.
Satoh-Takayama N, Lesjean-Pottier S, Vieira P, et al. 2010. IL-7 and IL-15 independently program the differentiation of intestinal CD3-$NKp46^{+}$ cell subsets from Id2-dependent precursors[J]. J Exp Med, 207(2): 273-280.
Satoh-Takayama N, Vosshenrich C A, Lesjean-Pottier S, et al. 2008. Microbial flora drives interleukin 22 production in intestinal $NKp46^{+}$ cells that provide innate mucosal immune defense[J]. Immunity, 29(6): 958-970.
Savina A, Jancic C, Hugues S, et al. 2006. NOX2 controls phagosomal pH to regulate antigen processing during cross presentation by dendritic cells[J]. Cell, 126(1): 205-218.
Sawa S, Cherrier M, Lochner M, et al. 2010. Lineage relationship analysis of $RORγt^{+}$ innate lymphoid cells[J]. Science, 330(6004): 665-669.
Sawa S, Lochner M, Satoh-Takayama N, et al. 2011. $RORγt^{+}$ innate lymphoid cells regulate intestinal homeostasis by integrating negative signals from the symbiotic microbiota[J]. Nat Immunol, 12(4): 320-326.
Scandella E, Bolinger B, Lattmann E, et al. 2008. Restoration of lymphoid organ integrity through the interaction of lymphoid tissue-inducer cells with stroma of the T cell zone[J]. Nat Immunol, 9(6): 667-675.
Schattgen S A, Fitzgerald K A. 2011. The PYHIN protein family as mediators of host defenses[J]. Immunol Rev, 243(1): 109-118.
Schenkel A R, Chew T W, Chlipala E, et al. 2006. Different susceptibilities of PECAM-deficient mouse strains to spontaneous idiopathic pneumonitis[J]. Exp Mol Pathol, 81(1): 23-30.
Schenkel A R, Chew T W, Muller W A. 2004a. Platelet endothelial cell adhesion molecule deficiency or blockade significantly reduces leukocyte emigration in a majority of mouse strains[J]. J Immunol, 173(10): 6403-6408.
Schenkel A R, Dufour E M, Chew T W, et al. 2007. The murine CD99-related molecule CD99-like 2 (CD99L2) is an adhesion molecule involved in the inflammatory response[J]. Cell Commun Adhes, 14(5): 227-237.
Schenkel A R, Mamdouh Z, Chen X, et al. 2002. CD99 plays a major role in the migration of monocytes through endothelial junctions[J]. Nat Immunol, 3(2): 143-150.
Schenkel A R, Mamdouh Z, Muller W A. 2004b. Locomotion of monocytes on endothelium is a critical step during extravasation[J]. Nat Immunol, 5(4): 393-400.
Schiff D E, Kline L, Soldau K, et al. 1997. Phagocytosis of gram-negative bacteria by a unique CD14-dependent mechanism[J]. J Leukoc Biol, 62(2): 786-794.
Schmutz S, Bosco N, Chappaz S, et al. 2009. Cutting edge: IL-7 regulates the peripheral pool of adult ROR $γ^{+}$ lymphoid tissue inducer cells[J]. J Immunol, 183(4): 2217-2221.
Schwartz J T, Allen L A. 2006. Role of urease in megasome formation and *Helicobacterpylori* survival in macrophages[J]. J Leukoc Biol, 79(6): 1214-1225.
Scott C C, Dobson W, Botelho R J, et al. 2005. Phosphatidylinositol-4, 5-bisphosphate hydrolysis directs actin remodeling during phagocytosis[J]. J Cell Biol, 169(1): 139-149.
Searle S, Bright N A, Roach T I, et al. 1998. Localisation of Nramp1 in macrophages: modulation with activation and infection[J]. J

Cell Sci, 111(Pt 19): 2855-2866.
Seidman M A, Chew T W, Schenkel A R, et al. 2009. PECAM-independent thioglycollate peritonitis is associated with a locus on murine chromosome 2[J]. PLoS ONE, 4(1): e4316.
Serafini N, Vosshenrich C A, Di Santo J P. 2015. Transcriptional regulation of innate lymphoid cell fate[J]. Nat Rev Immunol, 15(7): 415-428.
Serbina N V, Salazar-Mather T P, Biron C A, et al. 2003. TNF/iNOS-producing dendritic cells mediate innate immune defense against bacterial infection[J]. Immunity, 19(1): 59-70.
Sharma M, Naslavsky N, Caplan S. 2008. A role for EHD4 in the regulation of early endosomal transport[J]. Traffic, 9(6): 995-1018.
Shaw S K, Bamba P S, Perkins B N, et al. 2001. Real-time imaging of vascular endothelial cadherin during leukocyte transmigration across endothelium[J]. J Immunol, 167(4): 2323-2330.
Shaw S K, Ma S, Kim M B, et al. 2004. Coordinated redistribution of leukocyte LFA-1 and endothelial cell ICAM-1 accompany neutrophil transmigration[J]. J Exp Med, 200(12): 1571-1580.
Sherwood E R, Toliver-Kinsky T. 2004. Mechanisms of the inflammatory response[J]. Best Practice & Research Clinical Anaesthesiology, 18(3): 385-405.
Shi Y, Tohyama Y, Kadono T, et al. 2006. Protein-tyrosine kinase Syk is required for pathogen engulfment in complement-mediated phagocytosis[J]. Blood, 107(11): 4554-4562.
Shu C, Li X, Li P. 2014. The mechanism of double-stranded DNA sensing through the cGAS-STING pathway[J]. Cytokine Growth Factor Rev, 25(6): 641-648.
Simonsen A, Lippé R, Christoforidis S, et al. 1998. EEA1 links PI(3)K function to Rab5 regulation of endosome fusion[J]. Nature, 394(6692): 494-498.
Skaar E P. 2010. The battle for iron between bacterial pathogens and their vertebrate hosts[J]. PLoS Pathog, 6(8): e1000949.
Smith M J, Goodfellow P J, Goodfellow P N. 1993. The genomic organisation of the human pseudoautosomal gene *MIC2* and the detection of a related locus[J]. Hum Mol Genet, 2(4): 417-422.
Sohn J, Hur S. 2016. Filament assemblies in foreign nucleic acid sensors[J]. Curr Opin Struct Biol, 37: 134-144.
Sokol C L, Luster A D. 2015. The chemokine system in innate immunity[J]. Cold Spring Harb Perspect Biol, 7(5)pii: a016303.
Sonnenberg G F, Fouser L A, Artis D. 2011. Border patrol: regulation of immunity, inflammation and tissue homeostasis at barrier surfaces by IL-22[J]. Nat Immunol, 12(5): 383-390.
Sonnenberg G F, Monticelli L A, Elloso M M, et al. 2010. $CD4^+$ lymphoid tissue-inducer cells promote innate immunity in the gut[J]. Immunity, 34(1): 122-134.
Spits H, Cupedo T. 2012. Innate lymphoid cells: emerging insights in development, lineage relationships, and function[J]. Annu Rev Immunol, 30: 647-675.
Spits H, Di Santo J P. 2011. The expanding family of innate lymphoid cells: regulators and effectors of immunity and tissue remodeling[J]. Nat Immunol, 12(1): 21-27.
Steinberg B E, Huynh K K, Brodovitch A, et al. 2010. A cation counterflux supports lysosomal acidification[J]. J Cell Biol, 189(7): 1171-1186.
Stenmark H. 2009. Rab GTPases as coordinators of vesicle traffic[J]. Nat Rev Mol Cell Biol, 10(8): 513-525.
Subramanian N, Natarajan K, Clatworthy M R, et al. 2013. The adaptor MAVS promotes NLRP3 mitochondrial localization and inflammasome activation [J]. Cell, 153: 348-361.
Suh Y H, Shin Y K, Kook M C, et al. 2003. Cloning, genomic organization, alternative transcripts and expression analysis of CD99L2, a novel paralog of human CD99, and identification of evolutionary conserved motifs[J]. Gene, 307: 63-76.
Sun Z, Unutmaz D, Zou Y R, et al. 2000. Requirement for RORγ in thymocyte survival and lymphoid organ development[J]. Science, 288(5475): 2369-2373.
Swanson J A, Johnson M T, Beningo K, et al. 1999. A contractile activity that closes phagosomes in macrophages[J]. J Cell Sci, 112(3): 307-316.
Takaoka A, Wang Z, Choi M K, et al. 2007. DAI (DLM-1/ZBP1) is a cytosolic DNA sensor and an activator of innate immune response [J]. Nature, 448(7152): 501-505.
Takatori H, Kanno Y, Watford W T, et al. 2009. Lymphoid tissue inducer-like cells are an innate source of IL-17 and IL-22[J]. J Exp Med, 206(1): 35-41.
Takeuchi O, Akira S. 2010. Pattern recognition receptors and inflammation[J]. Cell, 140(6): 805-820.
Tanaka T, Narazaki M, Kishimoto T. 2014. IL-6 in inflammation, immunity, and disease[J]. Cold Spring Harb Perspect Biol, 6(10): a016295.
Tang Q, Ahn Y O, Southern P, et al. 2011. Development of IL-22-producing NK lineage cells from umbilical cord blood hematopoietic stem cells in the absence of secondary lymphoid tissue[J]. Blood, 117(15): 4052-4055.
Tang Y. 2010. Niemann-pick disease type C: from molecule to clinic[J]. Clin Exp Pharmacol Physiol, 37(1): 132-140.

Tao J, Zhou X, Jiang Z. 2016. cGAS-cGAMP-STING: the three musketeers of cytosolic DNA sensing and signaling[J]. IUBMB Life, 68(11): 858-870.

Taube C, Tertilt C, Gyülveszi G, et al. 2011. IL-22 is produced by innate lymphoid cells and limits inflammation in allergic airway disease[J]. PLoS ONE, 6(7): e21799.

Touret N, Paroutis P, Terebiznik M, et al. 2005. Quantitative and dynamic assessment of the contribution of the ER to phagosome formation[J]. Cell, 123(1): 157-170.

Traer C J, Rutherford A C, Palmer K J, et al. 2007. SNX4 coordinates endosomal sorting of TfnR with dynein-mediated transport into the endocytic recycling compartment[J]. Nat Cell Biol, 9(12): 1370-1380.

Tridandapani S, Lyden T W, Smith J L, et al. 2000. The adapter protein LAT enhances Fcγ receptor-mediated signal transduction in myeloid cells[J]. J Biol Chem, 275(27): 20 480-20 487.

Trifari S, Kaplan C D, Tran E H, et al. 2009. Identification of a human helper T cell population that has abundant production of interleukin 22 and is distinct from TH-17, TH1 and TH2 cells[J]. Nat Immunol, 10(8): 864-871.

Tsai R K, Discher D E. 2008. Inhibition of 'self' engulfment through deactivation of myosin-Ⅱ at the phagocytic synapse between human cells[J]. J Cell Biol, 180(5): 989-1003.

Tsuboi S, Meerloo J. 2007. Wiskott-Aldrich syndrome protein is a key regulator of the phagocytic cup formation in macrophages[J]. J Biol Chem, 282(47): 34 194-34 203.

Tsuji M, Suzuki K, Kitamura H, et al. 2008. Requirement for lymphoid tissue inducer cells in isolated follicle formation and T cell-independent immunoglobulin A generation in the gut[J]. Immunity, 29(2): 261-271.

Tumanov A V, Koroleva E P, Guo X, et al. 2011. Lymphotoxin controls the IL-22 protection pathway in gut innate lymphoid cells during mucosal pathogen challenge[J]. Cell Host Microbe, 10(1): 44-53.

Turk B. 2000. Lysosomal cysteine proteases: more than scavengers[J]. Biochim Biophys Acta, 1477(1-2): 98-111.

Turowski P, Martinelli R, Crawford R, et al. 2008. Phosphorylation of vascular endothelial cadherin controls lymphocyte emigration[J]. J Cell Sci, 121(1): 29-37.

Tzeng E, Billiar T R, Robbins P D, et al. 1995. Expression of human inducible nitric oxide synthase in a tetrahydrobiopterin (H4B)-deficient cell line: H4B promotes assembly of enzyme subunits into an active dimer[J]. Proc Natl Acad Sci USA, 92(25): 11 771-11 775.

Underhill D M, Rossnagle E, Lowell C A, et al. 2005. Dectin-1 activates Syk tyrosine kinase in a dynamic subset of macrophages for reactive oxygen production[J]. Blood, 106(7): 2543-2550.

Vachon E, Martin R, Kwok V, et al. 2007. CD44-mediated phagocytosis induces inside-out activation of complement receptor-3 in murine macrophages[J]. Blood, 110(13): 4492-4502.

van Buul J D, Kanters E, Hordijk P L. 2007. Endothelial signaling by Ig-like cell adhesion molecules[J]. Arterioscler Thromb Vasc Biol, 27(9): 1870-1876.

van de Pavert S A, Mebius R E. 2010. New insights into the development of lymphoid tissues[J]. Nat Rev Immunol, 10(9): 664-674.

van de Pavert S A, Olivier B J, Goverse G, et al. 2009. Chemokine CXCL13 is essential for lymph node initiation and is induced by retinoic acid and neuronal stimulation[J]. Nat Immunol, 10(11): 1193-1199.

van Wetering S, van Buul J D, Quik S, et al. 2002. Reactive oxygen species mediate Rac-induced loss of cell-cell adhesion in primary human endothelial cells[J]. J Cell Sci, 115(9): 1837-1846.

Vandal O H, Pierini L M, Schnappinger D, et al. 2008. A membrane protein preserves intrabacterial pH in intraphagosomal *Mycobacterium tuberculosis*[J]. Nat Med, 14(8): 849-854.

van Wetering S, van den Berk N, van Buul J D, et al. 2003. VCAM-1-mediated Rac signaling controls endothelial cell-cell contacts and leukocyte transmigration[J]. Am J Physiol Cell Physiol, 285(2): C343-352.

Vazquez-Torres A, Jones-Carson J, Mastroeni P, et al. 2000. Antimicrobial actions of the NADPH phagocyte oxidase and inducible nitric oxide synthase in experimental salmonellosis. I. Effects on microbial killing by activated peritoneal macrophages *in vitro*[J]. J Exp Med, 192(2): 227-236.

Veldhoen M, Hirota K, Westendorf A M, et al. 2008. The aryl hydrocarbon receptor links TH17-cell-mediated autoimmunity to environmental toxins[J]. Nature, 453(7191): 106-109.

Vieira O V, Botelho R J, Rameh L, et al. 2001. Distinct roles of class Ⅰ and class Ⅲ phosphatidylinositol 3-kinases in phagosome formation and maturation[J]. J Cell Biol, 155(1): 19-26.

Vieira O V, Bucci C, Harrison R E, et al. 2003. Modulation of Rab5 and Rab7 recruitment to phagosomes by phosphatidylinositol 3-kinase[J]. Mol Cell Biol, 23(7): 2501-2514.

Vieira O V, HarrisonR E, Scott C C, et al. 2004. Acquisition of Hrs, an essential component of phagosomal maturation, is impaired by mycobacteria[J]. Mol Cell Biol, 24(10): 4593-4604.

Villey I, de Chasseval R, de Villartay J P. 1999. RORγT, a thymus-specific isoform of the orphan nuclear receptor RORγ/TOR, is up-regulated by signaling through the pre-T cell receptor and binds to the TEA promoter[J]. Eur J Immunol, 29(12):

4072-4080.
Viola A, Luster A D. 2008. Chemokines and their receptors: drug targets in immunity and inflammation[J]. Annu Rev Pharmacol Toxicol, 48: 171-197.
Vivier E, Raulet D H, Moretta A, et al. 2011. Innate or adaptive immunity? The example of natural killer cells[J]. Science, 331(6013): 44-49.
Vivier E, Spits H, Cupedo T. 2009. Interleukin-22-producing innate immune cells: new players in mucosal immunity and tissue repair[J]. Nat Rev Immunol, 9(4): 229-234.
Vonarbourg C, Mortha A, Bui V L, et al. 2010. Regulated expression of nuclear receptor RORγt confers distinct functional fates to NK cell receptor-expressing RORγt$^+$ innate lymphocytes[J]. Immunity, 33(5): 736-751.
Wakelin M W, Sanz M J, Dewar A, et al. 1996. An antiplatelet/endothelial cell adhesion molecule 1 antibody inhibits leukocyte extravasation from mesenteric microvessels *in vivo* by blocking the passage through basement membrane[J]. J Exp Med, 184(1): 229-239.
Wang Y, Koroleva E P, Kruglov A A, et al. 2010. Lymphotoxin beta receptor signaling in intestinal epithelial cells orchestrates innate immune responses against mucosal bacterial infection[J]. Immunity, 32(3): 403-413.
Wegmann F, Petri B, Khandoga A G, et al. 2006. ESAM supports neutrophil extravasation, activation of Rho, and VEGF-induced vascular permeability[J]. J Exp Med, 203(7): 1671-1677.
White A J, Withers D R, Parnell S M, et al. 2008. Sequential phases in the development of Aire-expressing medullary thymic epithelial cells involve distinct cellular input[J]. Eur J Immunol, 38(4): 942-947.
Whitley P, Reaves B J, Hashimoto M, et al. 2003. Identification of mammalian Vps24p as an effector of phosphatidylinositol 3, 5-bisphosphate-dependent endosome compartmentalization[J]. J Biol Chem, 278(40): 38 786-38 795.
Wiedemann A, Patel J C, Lim J, et al. 2006. Two distinct cytoplasmic regions of the β2 integrin chain regulate RhoA function during phagocytosis[J]. J Cell Biol, 172(7): 1069-1079.
Wincent E, Amini N, Luecke S, et al. 2009. The suggested physiologic aryl hydrocarbon receptor activator and cytochrome P4501 substrate 6-formylindolo[3, 2-b]carbazole is present in humans[J]. J Biol Chem, 284(5): 2690-2696.
Winterbourn C C. 2008. Reconciling the chemistry and biology of reactive oxygen species[J]. Nat Chem Biol, 4(5): 278-286.
Withers D R, Jaensson E, Gaspal F, et al. 2009. The survival of memory CD4$^+$ T cells within the gut lamina propria requires OX40 and CD30 signals[J]. J Immunol, 183(8): 5079-5084.
Wolburg H, Wolburg-Buchholz K, Engelhardt B. 2005. Diapedesis of mononuclear cells across cerebral venules during experimental autoimmune encephalomyelitis leaves tight junctions intact[J]. Acta Neuropathol, 109(2): 181-190.
Wolk K, Kunz S, Witte E, et al. 2004. IL-22 increases the innate immunity of tissues[J]. Immunity, 21(2): 241-254.
Wollert T, Hurley J H. 2010. Molecular mechanism of multivesicular body biogenesis by ESCRT complexes[J]. Nature, 464(7290): 864-869.
Woodfin A, Voisin M B, Imhof B A, et al. 2009. Endothelial cell activation leads to neutrophil transmigration as supported by the sequential roles of ICAM-2, JAM-A and PECAM-1[J]. Blood, 113(24): 6246-6257.
Wurmser A E, Sato T K, Emr S D. 2000. New component of the vacuolar class C-Vps complex couples nucleotide exchange on the Ypt7 GTPase to Snare-dependent docking and fusion[J]. J Cell Biol, 151(3): 551-562.
Xia P, Wang S, Gao P, et al. 2016. DNA sensor cGAS-mediated immune recognition [J]. Protein Cell, 7(11): 777-791.
Xiao K, Garner J, Buckley K M, et al. 2005. p120-catenin regulates clathrin dependent endocytosis of VE-cadherin [J]. Mol Biol Cell, 16(11): 5141-5151.
Xiao T S, Fitzgerald K A. 2013. The cGAS-STING pathway for DNA sensing[J]. Mol Cell, 51(2): 135-139.
Yang H, Biermann M H, Brauner J M, et al. 2016. New insights into neutrophil extracellular traps: mechanisms of formation and role in inflammation[J]. Front Immunol, 7: 302.
Yang L, Froio R M, Sciuto T E, et al. 2005. ICAM-1 regulates neutrophil adhesion and transcellular migration of TNF-α-activated vascular endothelium under flow[J]. Blood, 106(2): 584-592.
Yang L, Kowalski J R, Zhan X, et al. 2006. Endothelial cell cortactin phosphorylation by Src contributes to polymorphonuclear leukocyte transmigration *in vitro*[J]. Circ Res, 98(3): 394-402.
Yang Q, Saenz S A, Zlotoff D A, et al. 2011. Cutting edge: natural helper cells derive from lymphoid progenitors[J]. J Immunol, 187(11): 5505-5509.
Yeung T, Terebiznik M, Yu L, et al. 2006. Receptor activation alters inner surface potential during phagocytosis[J]. Science, 313(5785): 347-351.
Yokota Y, Mansouri A, Mori S, et al. 1999. Development of peripheral lymphoid organs and natural killer cells depends on the helix-loop-helix inhibitor Id2[J]. Nature, 397(6721): 702-706.
Yoneyama M, Fujita T. 2009. RNA recognition and signal transduction by RIG-Ⅰ-like receptors[J]. Immunol Rev, 227(1): 54-65.
Yoshida H, Honda K, Shinkura R, et al. 1999. IL-7 receptor α$^+$ CD3$^-$ cells in the embryonic intestine induces the organizing center of Peyer's patches[J]. Int Immunol, 11(5): 643-655.

Yoshida H, Naito A, Inoue J, et al. 2002. Different cytokines induce surface lymphotoxin-αβ on IL-7 receptor-α cells that differentially engender lymph nodes and Peyer's patches[J]. Immunity, 17(6): 823-833.
Yu M, Lowell C A, Neel B G, et al. 2006. Scaffolding adapter Grb2-associated binder 2 requires Syk to transmit signals from FcεRI[J]. J Immunol, 176(4): 2421-2429.
Yu X, McGourty K, Liu M, et al. 2010. pH sensing by intracellular *Salmonella* induces effector translocation[J]. Science, 328(5981): 1040-1043.
Zaph C, Du Y, Saenz S A, et al. 2008. Commensal-dependent expression of IL-25 regulates the IL-23-IL-17 axis in the intestine[J]. J Exp Med, 205(10): 2191-2198.
Zenewicz L A, Yancopoulos G D, Valenzuela D M, et al. 2008. Innate and adaptive interleukin-22 protects mice from inflammatory bowel disease[J]. Immunity, 29(6): 947-957.
Zhang W, Sloan-Lancaster J, Kitchen J, et al. 1998. LAT: the ZAP-70 tyrosine kinase substrate that links T cell receptor to cellular activation[J]. Cell, 92(1): 83-92.
Zhang X, Brann T W, Zhou M, et al. 2011. Cutting edge: Ku70 is a novel cytosolic DNA sensor that induces type Ⅲ rather than type Ⅰ IFN [J]. J Immunol, 186: 4541-4545.
Zhang Y, Lu W, Hong M. 2010. The membrane-bound structure and topology of a human α-defensin indicate a dimer pore mechanism for membrane disruption[J]. Biochemistry, 49(45): 9770-9782.
Zheng Y, Valdez P A, Danilenko D M, et al. 2008. Interleukin-22 mediates early host defense against attaching and effacing bacterial pathogens[J]. Nat Med, 14(3): 282-289.

第五篇　天然免疫与获得性免疫的进化关系

第十一章　天然免疫和获得性免疫的进化关系

第一节　脊椎动物免疫系统的进化与特征

脊椎动物经历数亿年进化，出现了多种令人困惑但有效的防御策略，并依靠其特有的免疫防御系统而生存。事实上，我们人类自身具有的免疫系统就证实了这种功能的多样性和复杂性。在后生动物抵御病原感染的免疫保护中，其采用了两种主要的策略，其中识别是这个过程的第一步，其使用了一套大量的由不同种系编码的模式识别受体（PRR），以及随机产生和克隆化选择的抗原特异性受体。简言之，第一个策略就是经典的天然免疫系统，第二个策略是特征性的获得性免疫系统。天然免疫是在进化上更古老的系统，以一些形式出现在几乎所有的后口动物中。相反，获得性免疫涉及在有颌类脊椎动物中，作为天然免疫的补充。获得性免疫作为哺乳动物和其他有颌类脊椎动物装备的武器，通常认为是对病原识别后的最终解决手段。随着对获得性免疫原型模型的发现，这个经典的观点已变得更加复杂。

在历史上，免疫功能被划分为天然免疫和获得性免疫两个独立的概念。天然免疫防御被认为是依赖于酶和细胞激活的先天性反应，是在无脊椎动物中发现的一套模式化的免疫反应。而在脊椎动物中存在的获得性免疫反应，其典型的特征是能形成免疫记忆能力，这种免疫记忆体现在不同淋巴细胞的功能上。在进化史上，免疫功能的这种二分法受到不断的支持，即天然免疫反应主要存在于无脊椎动物，而获得性免疫反应则是脊椎动物免疫系统的标志。然而，最近的研究发现认识到，天然免疫系统也具有一些特定的免疫记忆能力，同时天然免疫和获得性免疫功能也是密切相关的。许多这些基本的见解，虽然来自对有限数量的模式物种的比较分析，但从免疫功能进化论的角度看，这不仅改变了我们对免疫系统网络结构及其复杂性的认识，而且有助于指导我们采取科学的策略干扰机体的免疫缺陷或免疫失调，提高机体的整体抗病性能。

一、脊椎动物的免疫进化起源

（一）无脊椎动物的免疫进化与特征

地球上大多数的无脊椎动物，其免疫系统相当复杂，且比脊椎动物的免疫系统更加优越（Flajnik and Du Pasquier，2004；Ausubel，2005；Boehm，2006，2011；Pancer and Cooper，2006；Lemaitre and Hoffmann，2007；Flajnik and Kasahara，2010；Litman et al.，2010；Ghosh et al.，2011；Hirano et al.，2011；Boehm et al.，2012）。例如，昆虫具有细胞的和体液的免疫反应以应对入侵的病原，但与脊椎动物相比还没有抗原激发的细胞增殖反应。昆虫的免疫识别是通过胚系编码的模式识别受体如 Toll 直接地或间接地诱导（Ligoxygakis et al.，2002；Ramet et al.，2002；Lemaitre and Hoffmann，2007）。无脊椎动物发生免疫应答一般采用多效应机制：病原的吞噬作用，特异酶如酚氧化酶系的激活，细胞毒性介质如喹诺酮类的产生，以及抗微生物肽的表达等（Lemaitre and Hoffmann，2007）。

在无脊椎动物宿主防御中，一些分子也具有体细胞多样化现象，但这种现象曾认为是与脊椎动物免疫系统区别的一个重要特征。例如，在节肢动物中，通过交替剪切 Dscam 分子可以形成数千个亚型（Watson et al.，2005）。在软体动物中，可通过体细胞高突变机制产生有限多样化的纤维蛋白素原相关蛋白（fibrinogen-related protein，FREP），其能靶向凝集素样分子，并形成免疫复合物样凝集物（Zhang et al.，2004；Mone et al.，2010）。在脊皮动物中，Sp185/333 基因家族蛋白具有体细胞多样化现象（Ghosh et al.，2010）。甚至更有趣的是，感染能够增加对病原的抵抗力，有时甚至交叉保护并非初次引发反应的病原感染（Kurtz and Franz，2003；Little et al.，2003；Kurtz，2005； Sadd and Schmid-Hempel，2006），并在免疫效应细胞类型的组成上产生长期的影响。例如，一旦蚊子的血液中增加了粒细胞的数量，就能保护其免受疟原虫的再感染（Rodrigues et al.，2010）。无脊椎动物中的这种记忆，表示一种高度警戒状态，且是一种“训练的免疫”，以区别脊椎动物基于免疫效应细胞的克隆选择的获得性免疫记忆（Silverstein，2002；Netea et al.，2011）。因此，无脊椎动物免疫功能的许多标志，与脊椎动物的“获得性”免疫相关（图 11-1，图 11-2）。

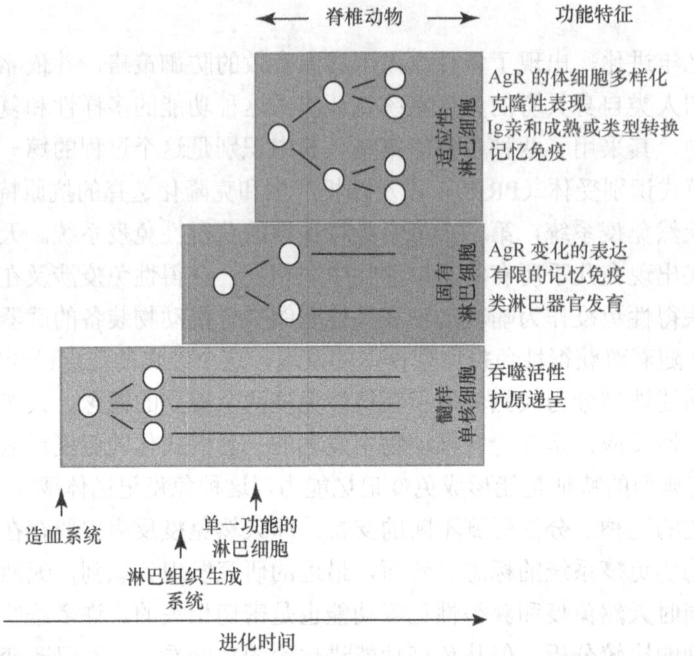

图 11-1 后生动物免疫系统骨髓样和淋巴样细胞类型连续进化过程（Boehm，2012）

初期，免疫系统依靠来源于造血细胞谱系的多功能髓样单核细胞的功能；吞噬是最主要的最初的自发的免疫防御功能之一，在脊椎动物还具有抗原呈递细胞的功能；淋巴细胞代表脊椎动物的一个新生分支，并存在两种形式；“天然”淋巴细胞，如自然杀伤细胞，具有可变表达种系编码的抗原受体特征，显示免疫记忆特性，并作为淋巴组织的诱导细胞参与淋巴器官的发育；“获得性”淋巴细胞通过“一种受体，一种细胞”方式表达体细胞组装的抗原受体而被区别，如定型的淋巴细胞（uncommitted lymphocyte）可能在天然淋巴细胞（‘innate’ lymphocyte）后出现；体细胞组装的抗原受体的克隆性表达是进一步的适应功能，如免疫球蛋白的亲和性成熟和类型转换重组，以及特异性记忆；此外，后生动物免疫系统还具有体液防御系统；AgR 代表抗原受体（antigen receptor）；Ig 代表免疫球蛋白（immunoglobulin）；Ag 代表抗原（antigen）

（二）脊椎动物获得性免疫的起源与特征

脊椎动物除有无脊椎动物的天然免疫外，还具有高度复杂的获得性免疫。这种免疫由机体随机产生而具有巨大多样性的抗原受体分子组成，其介导的免疫反应能使自身免受任何入侵物的攻击。获得性免疫系统是由特化的淋巴组织、淋巴细胞和抗原受体（Ig 和 TCR）、MHC Ⅰ和Ⅱ类分子，以及涉及基因重排如重组激活基因（RAG）、体细胞高频变异、基因转变的基因等组成。其特征为：①在比软骨鱼如鲨鱼还古老的生物中，不存在获得性免疫系统；②在鲨鱼及所有的有颌类脊椎动物，都具有上述描述的某些特定特征（图 11-1）。在鲨鱼和所有的有骨鱼中，仍缺乏生发中心和 Ig 类型转换的获得性免疫系统（Flajnik et al.，2003）。不同的获得性免疫特征是由不同的谱系基因或其机制选择而来，其中一些是明显的，而其他的是推测的。

1. 无颌类脊椎动物 Ig 超家族（Igsf）基因的起源

当含重组激活基因（RAG1 和 RAG2）的易位子插入到一个可变（V）类型的 Ig 超家族（Igsf）基因时，才认为是获得性免疫系统诞生的起源（Bernstein et al.，1996；Agrawal et al.，1998）。这个革命性的事件，极大地扩大了受体的多样性，这对获得性免疫的产生非常关键。有多种无脊椎动物 Igsf 成员具有 Ig

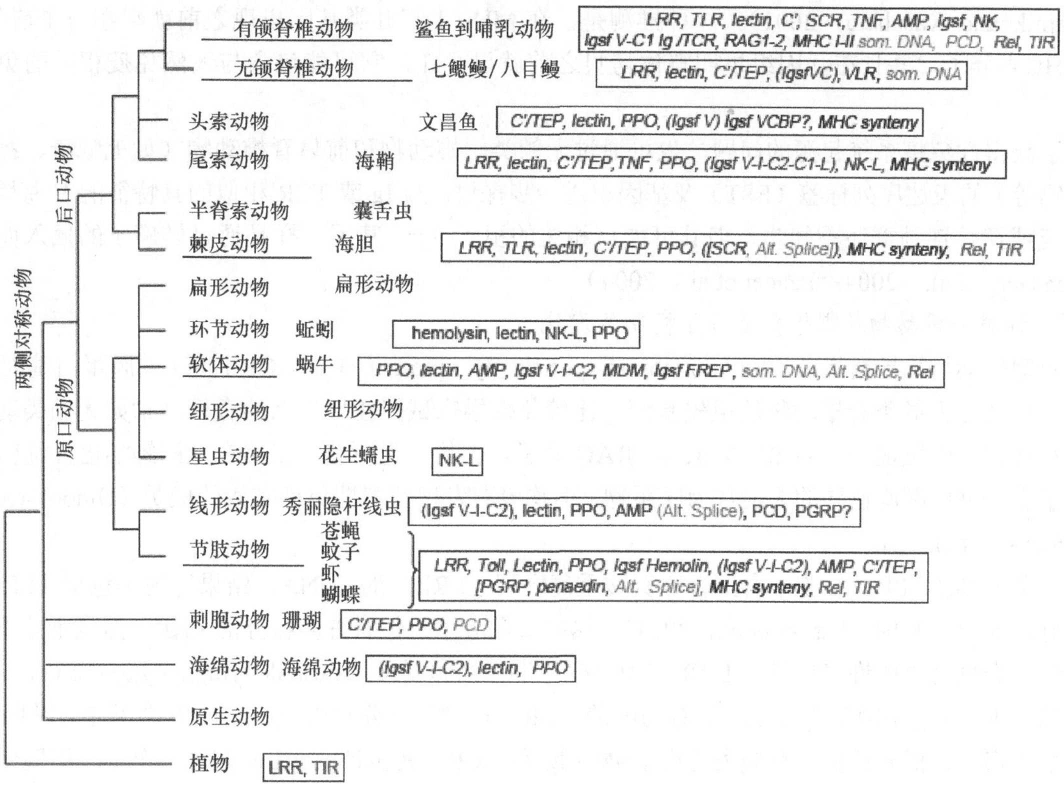

图 11-2　动物界发现的免疫分子和机制（Flajnik and Du，2004）（彩图请扫封底二维码）

红色代表与天然免疫相关的分子或机制；蓝色代表与获得性免疫相关的分子；橙色代表在 DNA 或 RNA 水平产生最大化免疫多样性的体细胞机制；绿色代表保守的信号转导途径；黑色代表相似于有颌类脊椎动物 MHC 的连锁群基因

或 TCR V 基因特征，与通过转座子插入的祖先基因相关（Azumi et al.，2003；Du Pasquier et al.，2004；Van den Berg et al.，2004）。

在原索动物海鞘中鉴定到一个推测的 Igsf 祖先受体（图 11-2），是 CTX（结合黏附分子即 JAM）家族的一个成员，而且在结构上与理想的 Igsf 祖先仅有较小的相似性，但它可能参与病毒的相关反应。让人惊奇的是，所有海鞘的与人类为同系物的 Igsf 成员均具有受体的特征，其包括一个胞外的 Igsf 结构域、跨膜或胞质区（CD47，CTX/JAM，CD166L），中间由同源区分隔，在哪里与 Igsf MHC 限制的 T 细胞相关分子及一个具有 V-C1 样结构的 CD80 和 CD86 共刺激受体成簇聚在一起。复制的这个祖先“微基因复合物”，可提供从 V-C1 结构域到抗原受体和 MHC 连接的 tap 相关蛋白及 MHC Ⅰ与Ⅱ类分子的基因（Du Pasquier et al.，2004）。有趣的是，这个属的许多成员的 V 结构域作为病毒结合受体，结合病毒到 V-JAM，以激发细胞凋亡形成局部免疫。例如，珊瑚在同种识别后会“诱导自杀”处死部分类群（Theodor，1970）。虽然目前特别缺乏除哺乳动物以外的有颌类脊椎动物获得性免疫系统的抗病毒反应研究的更多报道，然而病毒在海水中大量存在，并有可能对海中的动物的免疫系统施加一个强烈的选择，以促进其获得性免疫的产生（Anderson et al.，2003）。

动物 MHC Ⅰ或Ⅱ类分子最早存在于软骨鱼基因组中，标志着 MHC 分子的起源。虽然在海鞘（Azumi et al.，2003）或其他相关的后口动物中，没有发现 MHC Ⅰ或Ⅱ类这样的分子（图 11-2），但有颌类脊椎动物具有的 MHCⅢ区的基因，包括 C3/4、B/C2 因子及肿瘤坏死因子（TNF）家族成员，都发现存在于海鞘和文昌鱼的基因组中，而且其中一些分子在遗传上是有联系的（Abi-Rached et al.，2002）。在文昌鱼基因组中，发现有一个 MHC 分子的先兆（forerunner）以单一拷贝形式存在，然而在所有的有颌类脊椎动物都发现存在多个拷贝的 MHC 区，这与脊椎动物起源时的大规模基因（甚至全基因组）拷贝现象一致（Flajnik and Kasahara，2001）。一种推测是，在MHC Ⅰ和Ⅱ类基因出现之前就存在一个前体MHC（pre-MHC）分子，并且在基因组早期整体拷贝之前就已存在，它可能包含与天然免疫相关的免疫反应基因。

关于获得性免疫系统起源的问题，也可通过无颌类脊椎动物和前体脊椎动物（如七鳃鳗、黏盲鳗、脊皮动物等）的表达序列标签（EST）及基因组进一步探讨。与Ig或TCR相似的具特征的V基因，虽然对其功能或遗传连锁群还不知晓，但其可能与相关的祖先Igsf基因一样是通过转座子的插入而形成的（Van den Berg et al.，2004；Pancer et al.，2004）。

2. 无颌类脊椎动物获得性免疫分子机制的发现

编码脊椎动物特异糖蛋白Ⅰbα（vertebrate-specific glycoprotein Ⅰbα，GPⅠbα）的膜蛋白基因即VLR样基因，可能是无颌类脊椎动物的祖先基因。比较免疫学家试图在最古老的脊椎动物如无颌类动物（七鳃鳗、黏盲鳗）中发现Ig、TCR、MHC和RAG分子，但均一无所获。虽然在七鳃鳗淋巴样细胞的EST中发现了多个淋巴细胞特异的人类基因同系物，但均没有发现获得性免疫家族的成员（Uinook-Ool et al.，2002；Suzuki et al.，2004）。

后从免疫刺激的淋巴细胞中富集含亮氨酸重复序列（LRR）的cDNA，结果发现了包括TLR在内的许多细胞表面分子基因（Pancer et al.，2004）。这些表面分子不但有许多特异的LRR，而且十分不同，其中将无颌类脊椎动物的许多特异的LRR称为可变的淋巴细胞受体（variable lymphocyte receptor，VLR），其不依赖于RAG的基因重排机制。具有功能的VLR，推测可能分别由50个和30个不完整基因的LRR基因盒插入形成，而且相似于有颌类脊椎动物的Ig和TCR，初步证实VLR在每一个淋巴细胞中的表达是单种的。这说明，海鞘等动物免疫防御相关分子组件（LLR）的体细胞多样性是独立获得的（Nimchuk et al.，2003）。

如果这些VLR与有颌类脊椎动物的获得性免疫系统有关，那么在七鳃鳗淋巴细胞中表达的单一种VLR，究竟是经何种排斥机制形成Ig或TCR等位基因的产物。有颌类脊椎动物获得性免疫系统在短时间内的出现，可能是免疫系统的巨大复杂性产生的一个结果。例如，在这个时期的胸腺和脾，MHC抗原加工和呈递基因，大量的细胞因子、趋化因子和造血细胞特异的转录因子，以及6种不同类型的重排基因家族都在有颌类动物进化后出现。虽然RAG介导的重排机制产生的多样性是现代获得性免疫的一个革命性事件，但这种免疫进化爆炸可能部分是由大规模基因拷贝造成的（Flajnik and Kasahara，2001）。因此，推测RAG驱使盾皮鱼（灭绝的原始有颌类动物）成为发育出获得性免疫发育的一个祖先。

二、脊椎动物的免疫进化与特征

脊椎动物仅是所有已知动物物种的一小部分，由无颌类脊椎动物和有颌类脊椎动物进化单元组成，前者有100多种八目鳗类鱼和七鳃鳗（Janvier，2010），后者包括哺乳动物在内有成千上万种。先前认为，脊椎动物的免疫系统是具有特异适应性特征的获得性免疫功能，以此区别无脊椎动物的免疫系统。然而，最近对无脊椎动物和脊椎动物天然免疫方面进行研究发现，天然免疫与获得性免疫的功能区别变得越来越模糊（Flajnik and Du Pasquier，2004；Vivier and Malissen，2005；Lanier and Sun，2009）。

在脊椎动物和一些无脊椎动物门动物血细胞的发育及功能的分子机制中均存在相应的同系物，这反映了其功能上的趋同现象（Hartenstein，2006）。虽然这些研究清楚表明，脊椎动物免疫系统展现了独特的发育分化，产生了最明显的淋巴样谱系细胞；同时，淋巴细胞能表达体细胞组装的受体，通常每个淋巴细胞均能组装成单一的受体（Boehm，2011），其优点是促使自我反应性细胞成分的表达终止，并产生免疫记忆（图11-1）。但要人为地将无脊椎动物与脊椎动物的免疫特征完全区别开来，这是困难的，也是不科学的。

（一）抗原受体的体细胞多样化特征

脊椎动物采用难以想象的高效的体细胞多样化过程，产生了在结构上多样的抗原受体分子。这类分子主要表达在功能上不同的两类淋巴细胞谱系上（图 11-3，图 11-4），即产生抗体的 B 细胞及与细胞毒性和辅助性功能相关的 T 细胞（Boehm，2011）。有趣的是，体细胞多样化的基因类型在脊椎动物分化单元是完全不同的，其中无颌类脊椎动物依靠富亮氨酸重复抗原受体即可变淋巴细胞受体（VLR）而实现（Pancer and Cooper，2006；Boehm et al.，2012）。VLR 是通过一个基因转变样过程，从不完全的基因组元件上重组而来（Nagawa et al.，2007），即通过 DNA 双链断裂而起始的一种同源重组形式，结果导致了遗传信息的非互逆性转移。在 VLR 分子中，体细胞多样化是以谱系特异的方式由胞苷脱氨酶（cytidine deaminase，CDA）参与而实现（Rogozin et al.，2007），其中 CDA1 与 VLRA 组装有关，CDA2 与 VLRB 组装有关（Guo et al.，2009）。VLR 的多样性是由可变数量的富亮氨酸重复（LRR）元件及经片段样装配过程（patchwork-like assembly process）而形成（Pancer and Cooper，2006；Boehm et al.，2012）。七鳃鳗的类 B 细胞表达 VLRB 亚型（Pancer et al.，2004；Alder et al.，2005；Guo et al.，2009），它能以相同的方式分泌抗体（Alder et al.，2008；Herrin et al.，2008），相反 VLRA 和 VLRC 抗原受体与 T 细胞受体（TCR）同族（Guo et al.，2009），通过两种不同的 T 细胞样谱系表达，也定位在细胞膜（Guo et al.，2009；Kasamatsu et al.，2010；Kishishita et al.，2010）。

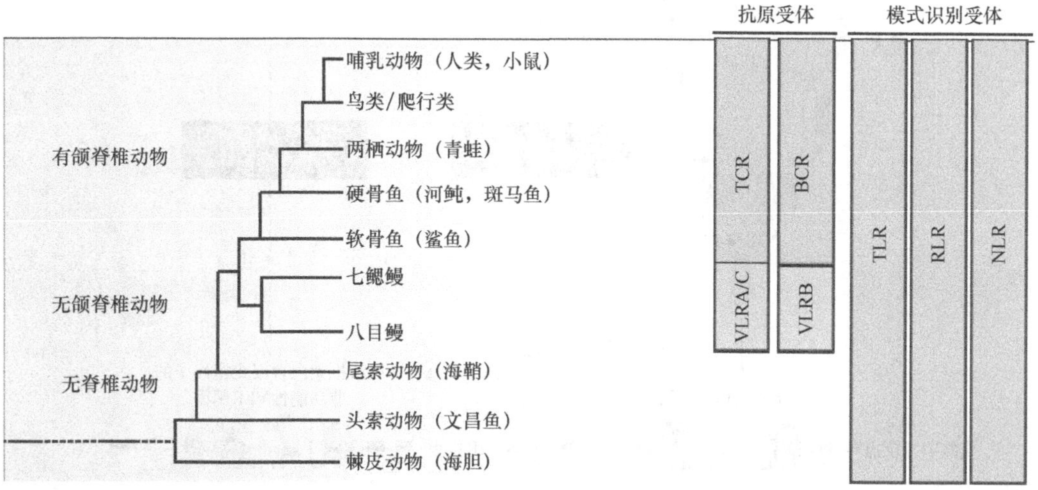

图 11-3　后口动物的病原识别受体（Kasamatsu，2013）

BCR 和 TCR 在有颌类脊椎动物（jawed vertebrate）中保守，VLR 在无颌类脊椎动物（jawless Vertebrate）中保守，包括 TLR、RLR 和 NLR 在内的模式识别受体（PRR）在所有后口动物（deuterostome）中高度保守

而有颌类脊椎动物抗原受体的成分是由 V（D）J 组合而成，具有组合的和连接的多样性（Schatz，2004）。非模板序列元件导致的连接多样性，是无颌类与有颌类脊椎动物的一个重要的机制差异。在免疫球蛋白（Ig）和 TCR 的第三互补决定区（complementarity-determining region，CDR3）产生的随机序列，是由重组激活基因（Rag）家族蛋白启动的易错非同源性末端连接过程形成的（Schatz，2004）。虽然无颌类和有颌类脊椎动物的这些机制是有差异的，但有证据表明，通过体细胞多样化获得的抗原受体成分多样性的程度在本质上是相似的（Alder et al.，2005）。应该注意到，不管是免疫球蛋白最初成分，还是随后免疫反应多样化的产生，胞苷脱氨酶均参与了有颌类脊椎动物的抗原受体基因多样化的形成过程。确实，这种情况也构成了针对外来生物的免疫防御祖先机制的一部分，从而保持了无脊椎动物和脊椎动物两个动物分支免疫系统遗传和功能的连续性（Flajnik and Kasahara，2010；Litman et al.，2010；Boehm，2011；Hirano et al.，2011；Boehm et al.，2012）。

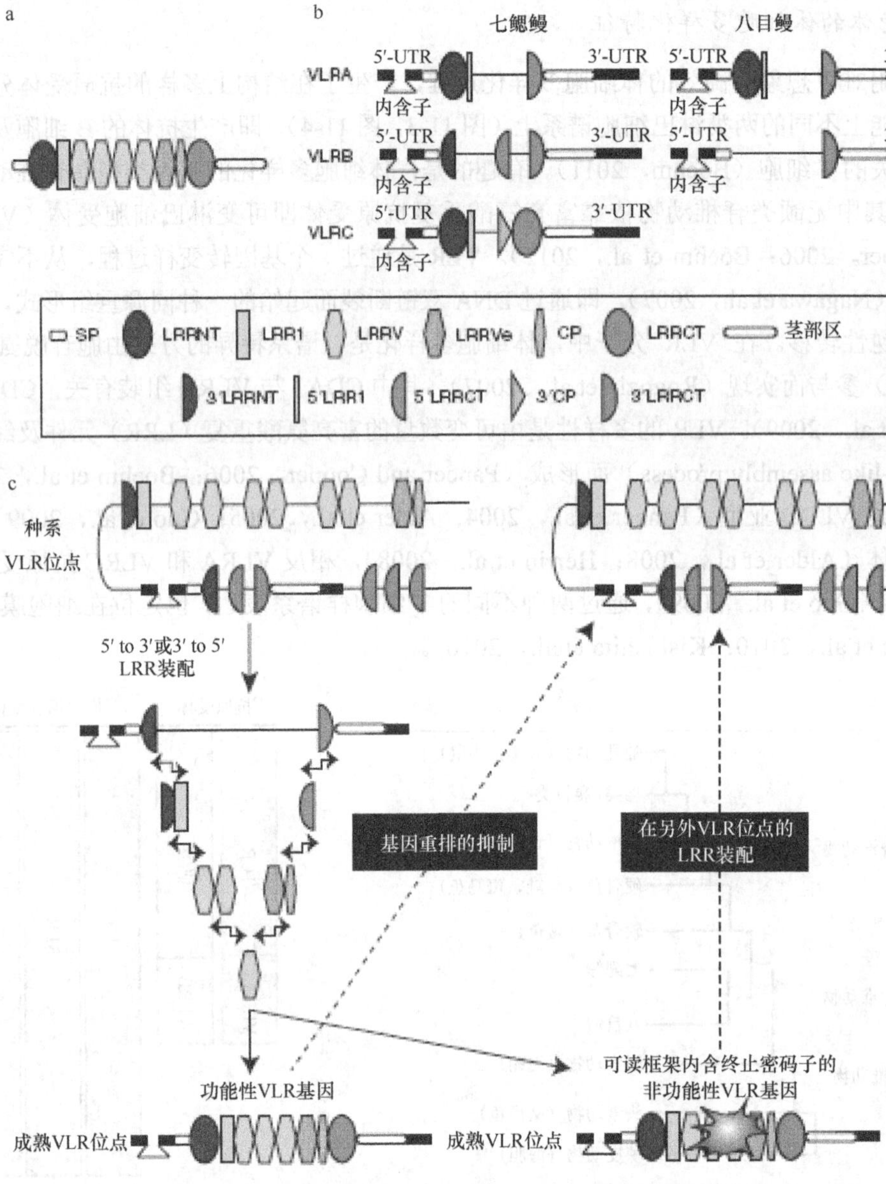

图 11-4 VLR 的结构与组装过程（Kasamatsu，2013）（彩图请扫封底二维码）

a. 成熟 VLR 结构域的结构；b. gVLR 基因的比较；c. VLR 基因的组装

（二）抗原受体基因的单一表达特征

在脊椎动物中，体细胞多样化抗原受体的单一表达模式是其第二个特征（Pancer et al.，2004；Guo et al.，2009；Krangel，2009；Kasamatsu et al.，2010；Vettermann and Schlissel，2010）。由于每个细胞只有一种受体被表达，每个淋巴细胞及其后代（指一个克隆）被赋予了唯一的一种分子和功能性标志。相反，在淋巴细胞上种系编码的额外受体如 TLR，一般不是克隆性的，如表达不同类型体细胞抗原受体的淋巴细胞，仍可表达相同类型的种系编码的受体。目前，在无脊椎动物还未检测到抗原受体克隆性表达所具有的唯一特异性，因此，这是与脊椎动物免疫系统相区别的一个显著特性。然而，“一种细胞，一种受体”的表达模式被认为是免疫相关受体可变表达的极端例子，但频繁地发生在无脊椎动物和脊椎动物二者免疫系统的细胞中。例如，节肢动物的免疫细胞——血细胞（hemocyte）（Wood and Jacinto，2007），只表达通过交替剪切形成的具数千种亚型的 Dscam 亚群（Watson et al.，2005）。同样，脊椎动物的先天性淋巴细胞如自然杀伤（NK）细胞，只表达一个亚群的受体，以特异性地检测健康细胞表达的自我结构成分

（Raulet et al.，2001），并监视机体被感染的或突变的细胞。然而，由体细胞组装的特异性的单一表达，是无颌类和有颌类脊椎动物淋巴细胞的一个特性，它赋予了免疫系统独一无二的优势。然而，由于体细胞多样化与增加自我反应性的受体相关，因此特异性的单一表达会使初级淋巴器官产生的自我耐受细胞库发挥最大的效应（Boehm，2011）。因此，由趋同进化形成的两类脊椎动物的淋巴细胞，最有可能克隆性表达特异的单一类型受体。

（三）细胞免疫记忆性的反应特征

在完成免疫记忆反应中，脊椎动物免疫细胞的克隆性表达是有用的。免疫效应细胞依靠其摄取营养而维持存活，T 细胞需要细胞因子 IL-7 及弱反应性自我抗原的存在（Sprent and Surh，2011）。然而，有限的营养因子实际上决定了机体特定类型效应细胞的绝对数量，但这必须得到精确调控。当特异性抗原受体被克隆性分布在所有具不同效应的细胞时，感染通常只强化了一小部分抗原特异性细胞，因此它可能大大增加了这类细胞的比例，而没有放大其他细胞。

免疫记忆长期被认为是脊椎动物获得性免疫反应的一个关键特征，但目前发现其也存在于天然免疫反应中。例如，NK 细胞采用了一系列激活和抑制受体以整合从环境而来的许多信号。在 NK 细胞发育中，它需要通过可变表达过程获得这些受体的不同组合（Raulet et al.，2001）。在 NK 细胞库中，一旦抑制网络被病毒感染或肿瘤细胞所颠覆，部分被激活的细胞将转变为免疫记忆样细胞状态（Vivier et al.，2011），因此随后的记忆反应表现出抗原特异性特征。例如，在小鼠感染了巨细胞病毒后，表达 Ly49H 激活受体的 NK 细胞，就能识别病毒的 m157 糖蛋白，随后发生细胞扩增、减少和记忆性细胞形成，而且这种细胞一旦再被感染，就能增强细胞的裂解功能和产生细胞因子的能力，这是适应性记忆反应的经典标志（Vivier et al.，2011）。

三、脊椎动物免疫系统进化的复杂性

在无颌类和有颌类脊椎动物两个类群的免疫系统发育中，均具有许多共同的规律（图 11-1），表明这些关键特征最有可能已存在于其共同祖先中（Boehm，2011）。然而，抗原受体的体细胞多样化并未出现在推测的祖先脊椎动物中。而且，在形态学上不同的属于两个类群的脊椎动物在其分化后的某些时间点，其各自的祖先可能经历了一个相似类型的选择压力，最后导致了不同机制的进化，但在淋巴细胞上表达了功能相似的具体细胞多样化的抗原受体分子。

（一）脊椎动物抗原受体分子多样化的形成

脊椎动物形态学复杂性一般远大于无脊椎动物，而且认为形态学和功能性复杂性在脊椎动物进化早期阶段是变化非常快的（Aburomia et al.，2003；Heimberg et al.，2008；Payne et al.，2009），这个快速过程可能与每个物种聚居生态环境的大变迁，以及对广谱病原的易感性提高有关。早期的脊椎动物，由扩展的栖息地提供了更复杂的免疫防御进化压力（Hedrick，2004）。因此，虽然机体形态学复杂性的增加有可能增加被病原袭击的可能性，但它也可能通过整合机体立体性免疫防御的调节途径，精心调控免疫效应细胞新类型，来经受起前所未有的病原攻击（图 11-1～图 11-3）。

（二）脊椎动物对超级生物群落的适应性进化

一种假说认为，脊椎动物免疫系统的特殊改变为宿主与有益微生物复杂相互关系的进化提供了基础（Lee and Mazmanian，2010）（图 11-5）。宿主与微生物群落的共生关系大大地扩展了超级生物群的代谢工厂，这对双方都有益（Rath and Dorrestein，2012）。确实，在无脊椎动物中有很多例子支持这个观点，同时这个观点也适用于人类。例如，结肠细菌产生的维生素可作为其种内和种间物质代谢相互作用复杂网络的一个成分（Kau et al.，2011）。因此，如果一种脊椎动物的物质代谢效能和生活方式比无脊椎动物更依赖于微生物群落的合成代谢，那么这些条件有助于富含微生物群落的物种在脊椎动物早期阶段优先进化。

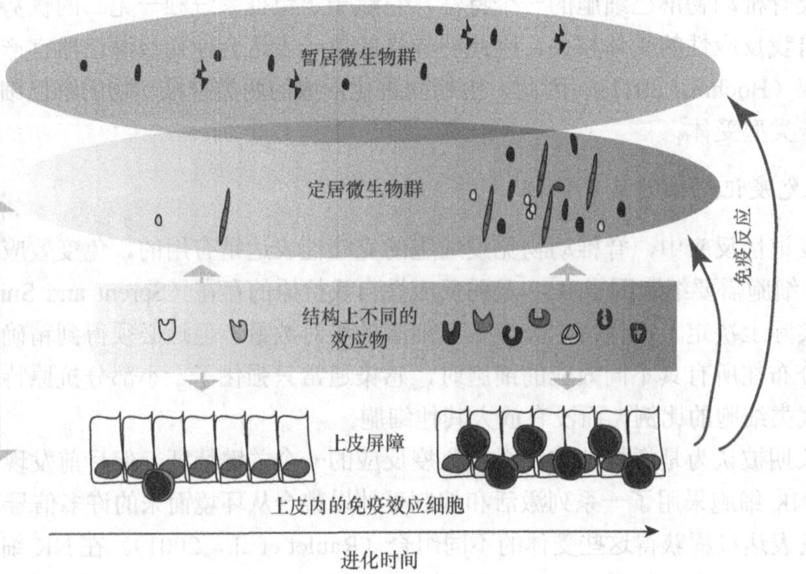

图 11-5 脊椎动物多样化抗原受体成分在介导体内外微生物群落进化中的作用（Boehm，2012）（彩图请扫封底二维码）
定居微生物群（autochthonous microbiome）；暂居微生物群（allothonous microbiome）

考虑到宿主与微生物群落间的相互影响，区别定居菌群与暂居微生物是重要的。鉴于定居菌群有可能被宿主作为相互作用的靶标，不期望其潜在具有起始免疫防御的能力，免疫系统可能采用了结构上多样化的抗原受体来应对自身如肠道中微生物群落中增加的物种。然而，通过连续多回合的复制与精巧加工，结构上变化的抗原受体成分及其多样化，将被快速增加的基因组复杂性及伴随而来的代价所严格限制，明确这一点很重要。相反，体细胞多样化的抗原受体基因能够提供一个有效的解决方案，仅需最低程度增加基因组的编码能力，就可产生大量的多样化成分。

（三）脊椎动物对多微生物群落的维持与免疫进化

就多物种的微生物群落而言，机体分泌抗体是其增加抗原受体多样性的选择优势（图 11-5）。例如，在哺乳动物中，分泌 IgA 以维持黏膜表面微生物的内环境平衡。同样，结构上缺陷的多样化分泌抗体与内环境失调有关，这种环境一般由低多样性物种和“不健康的”微生物群落组成有关（Hapfelmeier et al.，2010；Jarchum and Pamer，2011；Mantis et al.，2011；Kawamoto et al.，2012；Sutherland and Fagarasan，2012）。为了不同微生物群落的定植，机体的免疫系统采用了体细胞多样化的抗原受体，这里有几种推测。例如，进化早的脊椎动物如鱼类、两栖类和爬行类，为了这个目的采用了利用分泌性免疫球蛋白的策略（Zhang et al.，2010）。确实，在硬骨鱼，IgT（也称 IgZ）亚型分泌到肠腔，在那里包裹定植的微生物（Zhang et al.，2010）。在缺陷 IgA 的哺乳动物，IgM 能功能性代替分泌性的 IgA，这反映了其功能的灵活性。在七鳃鳗发现有五聚体形式的 VLRB 抗体（Alder et al.，2008），但不知结构上相似的分泌性五聚体 IgM 是否在功能上与其也相似，并也分泌到肠腔中。另一个假设是，宿主免疫系统的适应性组织与相关微生物群落的多样性的共存关系，也存在于低等脊椎动物中。这个推测可用免疫缺陷的硬骨鱼来验证（Boehm et al.，2012）。这种鱼要么缺乏所有的淋巴细胞（Soza-Ried et al.，2010），要么只存在表达 IgT/Z 的 B 淋巴细胞谱系（Schorpp et al.，2006）。脊索动物通过分泌结构上多变的免疫相关分子来免疫介导控制微生物的存活。这提示现存的脊索动物如文昌鱼和被囊类动物的肠道中，表达含可变区的结合壳聚糖的蛋白质（VCBP），它与定居微生物群落的形成有关（Dishaw et al.，2010，2011）。在文昌鱼中发现含有多个 VCBP，其由不同的、非重组的和单倍型可变的等位基因编码而成（Dishaw et al.，2010）。然而，文昌鱼 VCBP

的多态性，在玻璃海鞘中却明显很低（Dishaw et al.，2011），如果在这些物种中没有其他多态性的免疫相关受体分泌到肠腔，推测在文昌鱼体内共栖的菌群可能比玻璃海鞘的更多样，且文昌鱼 VCBP 的高度多样性反映了其对来自暂居菌群特异抗原攻击的适应性改变。此外，不同被囊类动物中肠道微生物群落的多样性（Donia et al.，2011），应该与物种特异的 VCBP 的多态性程度相一致。

因此，形成多样的免疫效应分子和维持多种共栖微生物群落，除具有免疫防御的意义外还可能有其他作用。其能够建立一个针对微生物入侵的不利条件，以非特异性方式抵抗感染获得保护，并且作为一个缓冲定性、定量地干扰共栖微生物群落，同时确保物质代谢的平衡稳定。

与脊椎动物进化相关的复杂的宿主与微生物共栖关系，如果确实是体细胞抗原受体多样化的主要驱动力，那么超级生物菌群优越的代谢功能及生活方式，也可能需宿主付出一定的代价。通过体细胞多样化产生的抗原受体的巨大多样性，其对自身结构的不慎反应可能启动自我破坏的免疫应答。当达尔文的进化选择淘汰了潜在的自我反应性的种系编码的抗原受体后，体细胞的多样化却革命性地解决了这个问题（Boehm，2006）。

第二节 天然免疫与获得性免疫的进化关系

免疫反应涉及机体对病原或外源物质的识别，而后产生应答以消除其影响。机体免疫反应分为天然和获得性免疫两大类型。在病原引起机体可觉察的疾病前，许多感染性的微生物可被天然免疫系统发现并消灭，这种免疫是进化上保守的从昆虫到哺乳动物都具有的反应。相反，获得性免疫严格限定在脊椎动物中，当机体天然免疫防御系统被入侵的病原逃避和挫败后而发挥作用。在大约 5 亿年前的脊椎动物进化之时，获得性免疫被认为开始出现（Pancer and Cooper，2006）。天然免疫是由有限多样性的识别分子介导的反应，而获得性免疫是由针对特异性抗原识别的高度可变的受体介导的反应。由于天然免疫反应不需要发生免疫细胞的克隆化扩增，其产生效应快，通常在感染的数小时内发生反应。相反，获得性免疫有一个免疫细胞的克隆化扩增潜伏期，这个时期可持续到增殖的淋巴细胞成熟为具有消除感染能力的效应性细胞前的数天。因此，天然免疫能够在早期阶段，或者至少维持到获得性免疫反应产生时抵抗病原的感染。最新发现在天然免疫和获得性免疫间确实具有重要的功能联系（Iwasaki and Medzhitov，2010）。这里从进化的角度上探讨天然免疫与获得性免疫间的关系。

一、天然免疫的进化

天然免疫是由种系编码的受体介导产生的，这类受体进化到能识别独特的微生物的而不是宿主正常生命代谢的产物。这些微生物配体即病原相关分子模式（PAMP），通过结合到模式识别受体（PRR）而发挥作用。PAMP 被 PRR 如 TLR、肽聚糖识别蛋白（PGRP）、NLR 及 RIG-Ⅰ和 MDA5 识别，通过 PRR 的细胞激活，导致了趋化因子和细胞因子产生的急性炎症反应，直接攻击抵抗潜在的病原，而且在脊椎动物也能激活免疫系统的获得性应答成分（Iwasaki and Medzhitov，2010）。由于涉及天然免疫的关键分子家族较多，进化也比较复杂，这里重点以研究得较深入的 TLR 家族及其信号转导途径为代表介绍天然免疫的进化。

（一）天然免疫分子进化的复杂性

对多种无脊椎动物天然免疫的研究，为分析与天然免疫有关的基因家族类型提供了很多有用的信息（Koretsky，2004）（图 11-2）。从这些分析得出的第一个信息是，无脊椎动物的免疫系统不是简单的，而是因不同物种的防御方式在复杂性上具有极大变化（Loker et al.，2004）。不同物种的识别和效应分子，不但在结构上而且在使用方式上具有多样性和复杂性。另外，机体识别分子通常与所有物种种系保守的信号转导级联反应相关。第二个信息是，虽然来自多家族的基因存在于整个动物界，也相似于有颌类动物的免疫基因，但与果蝇和蚊子的防御分子比较，无论在基因序列上还是在基因扩展或收缩上其都明显进化得快（Hughes，1997；Trowsdale and Parham，2004）。第三个信息是，在所有的主要动物谱系发现的，与早期防御有关的主要基因家族可作为选择的“原材料”（raw material）（Koretsky，2004；Trowsdale and Parham，2004；Van den Berg et al.，2004）。除 TLR 外，有颌类动物补体途径的成员——含硫脂蛋白（thioester-containing protein，TEP），是一个诱人的研究领域（Nonaka and Yoshizaki，2004）。在不同动物或动物属，这个分子家族都进行独立的扩展，以增强 TEP 相关免疫的重要性。

（二）Toll 样受体家族的进化

TLR 是一类具有富亮氨酸重复基序形成凹形配体结合位点特征的 I 型跨膜受体家族，是存在于所有后生动物中的、在进化上高度保守的分子。然而，最近证实所有哺乳动物 TLR 仍经历着阳性选择（Areal et al.，2011），其中对灵长类 TLR 的相似性分析发现，10 个 TLR 成员中的 6 个最近经历了阳性选择（Wlasiuk and Nachman，2010）。应注意的是，人类迁移模式和现代医学实践可能导致了人类 TLR 经受了一个不寻常的选择压力。人类作为哺乳动物和灵长类动物的一部分，因此这种情况不仅仅反映了人类的选择性压力。由于大多数经历阳性选择的密码子主要发生在组成配体结合结构域的富亮氨酸重复区，因此推断这种进化是由宿主与病原的相互作用驱使的。

有颌类动物 TLR 经受了阳性选择的证据，致使“有颌类动物丢失”假说的理由不足。如果祖先的 PRR 多样性是由抵抗自身的代谢消耗量，以及获得性免疫提供的抗原识别的重复所决定的话，那么与现有的资料比较证实，动物持续的选择维持了 PRR 的功能。然而，“后口动物获得”假说并没有排除具有获得性免疫脊椎动物的 PRR 也经受了阳性选择的可能性，但这种选择没有后口无脊椎动物所经受的选择性压力大。如果后口动物祖先具有与现在的原口动物（果蝇有 9 个成员）相似的 TLR 多样性，那么有理由推断在脊椎动物获得适应性免疫后，其 TLR 成分也经历了适度的多样化（哺乳动物为 10～13 个）（Satake and Sekiguchi，2012）。同时，这说明后口动物也经受了一个相当大的多样化过程。

一个有趣的观点认为，获得性免疫的出现是创造条件迫使 PRR 在后口动物中得到扩展。这个观点似乎合理地揭示出了一个事实，那就是某些后口动物与有颌类动物共同面对一个相同的微生物和寄生虫群体的威胁。如果脊椎动物获得性免疫开始产生了针对所有这样病原的多样化抗原受体分子，那么在后口动物中的 PRR 多样化可能具备一个相应的反应。在遗传进化上，免疫反应并不需要完美的防御以抵抗所有的病原，生物体为了获得增殖仅需要相对更有效的防御即可（Hedrick，2004）。对后口无脊椎动物的突然感染，可施加机体一个强的选择性压力，这就可以解释为什么低等的脊索动物（basal chordate）和脊皮动物具有极大的 TLR 多样性（分别有 48 个和 222 个成员）。

在海洋生态系统中，那里的低等脊索动物和脊椎动物频繁相互作用，似乎扩大了共同病原群所介导的潜在竞争。例如，寄生性蠕虫如 *Echinorhychnus coregoni* 均能感染缺乏获得性免疫的七鳃鳗及具有获得性免疫的硬骨鱼——白鲑。而且，对于遗传距离更远的生物而言，线虫如 *Anisakis simplex* 均能影响缺乏任何获得性免疫形式的软体动物——乌贼（Pascual et al.，1995）及具有获得性免疫的海洋哺乳动物——海豚（Aznar et al.，2003）。在这两个例子中，寄生性蠕虫在脊椎动物中均诱导了基于 IgE/CD4 的 T 细胞免疫反应（MacDonald et al.，2002），并且说明不管进化距离多大，宿主物种仍能共同面对相同的病原种群。

共同病原与宿主间的相互作用，能影响有颌类动物和后口动物的免疫进化。假如要增加免疫类型，那么宿主针对微生物多样性就有一个反应的增加，更复杂的防御系统可以产生更多的方法构筑这样的防御屏障，以实现这个目标。很多资料证实，微生物可通过其擅长的方式模拟宿主信号转导蛋白以调节机体的免疫反应（Epperson et al.，2012）。如果增加了宿主信号转导途径的复杂性，病原将适应新的环境。此外，如果识别病原途径能够用更精妙的方式处理信号，那么宿主就能够更容易区分共生的和致病的微生物，并能识别更多的不同微生物种群。因此，对复杂微生物种群的识别与清除除与宿主 PRR 的扩展有关外，还需依靠其信号转导途径的扩展（Kasamatsu，2013）。

（三）天然免疫信号转导途径的进化

细胞因子是一类由有核细胞产生的分泌蛋白，一般具有免疫调节或造血功能，其能结合特异细胞表面的细胞因子受体，并起始调节宿主免疫系统的下游信号转导事件。在免疫反应，特别是获得性免疫反应形成中，细胞因子发挥着中枢性的作用，且能通过获得性免疫的产生影响细胞因子受体的表达。通过对海鞘、蚊子、果蝇、斑马鱼和人类基因组的分析发现，在蚊子的基因组中只有 1 个细胞因子受体链（cytokine receptor chain），在海鞘和果蝇中有 2 个，在斑马鱼中有 36 个（Liongue and Ward，2007）。在尾索动物和脊椎动物之间发生了细胞因子受体链的大量扩展，其原因是经过了一个全基因组的、串联的和整体的复制事件的组合（Ward and Rosenthal，2014）。

此外，细胞因子受体的下游、JAK/STAT 途径的组成成分，也经受了一个相似的明显的扩展过程（Kasamatsu，2013；Ward and Rosenthal，2014）（表 11-1，图 11-6）。现认为，这些信号途径被利用到包括造血、免疫细胞发育、干细胞维持及生物生长等许多生物学系统中，但它主要与干扰素和细胞因子信号转导途径有关

表 11-1　后口动物中存在的 TLRs、RLRs 及其接头蛋白基因（Kasamatsu，2013）

	人类	小鼠	鸡	青蛙	斑马鱼	河豚	七鳃鳗	海鞘	文昌鱼	海胆
TLR1	+	+	+	+	+	+	–			
TLR2	+	+	+	+	+	+	–			
TLR3	+	+	+	+	+	+	+			
TLR4	+	+	+	+	+	–	–			
TLR5	+	+	+	+	+	+	+			
TLR6	+	+	*psd*	–	–	–	–	3	36	>200
TLR7	+	+	+	+	+	+	+			
TLR8	+	+	–	+	+	+	+			
TLR9	+	+	–	+	+	+	–			
TLR10	+	*psd*	–	–	–	–	–			
TLR11/12	–	+	–	+	+	–	–			
TLR13	–	+	–	+	–	–	–			
TLR14	–	–	–	+	+	+	+			
TLR15	–	–	+	–	+	–	–			
TLR21	–	–	+	+	–	+	+			
TLR22/23	–	–	–	+	+	+	+			
TLR24	–	–	–	–	+	–	+			
MyD88	+	+	+	+	+	+	+	+	+	+
TICAM-1	+	+	+	+	+	+	+	–	+	–
RIG-Ⅰ	+	+	–	+	+	–	+	–	+	–
MDA5	+	+	+	+	+	+	–	–	–	+
IPS-Ⅰ	+	+	+	+	+	+	+	–	–	+
TBK1	+	+	+	+	+	+	+	+	+	+
IKKs	+	+	+	+	+	+	+	+	+	+
IRF3	+	+	–	+	+	+	–	–	–	–
IRF7	+	+	+	+	+	+	+	–	–	–
NF-κB	+	+	+	+	+	+	–	+	+	+
IL-12p40	+	+	+	+	+	+	–	–	–	–
IL-6	+	+	+	+	+	+	–	–	–	–
TNF-α	+	+	+	+	+	+	–	+	–	–
type-Ⅰ IFN	+	+	+	+	+	+	–	–	–	–

注：“+”表示存在；“–”表示不存在；“*psd*”表示伪基因

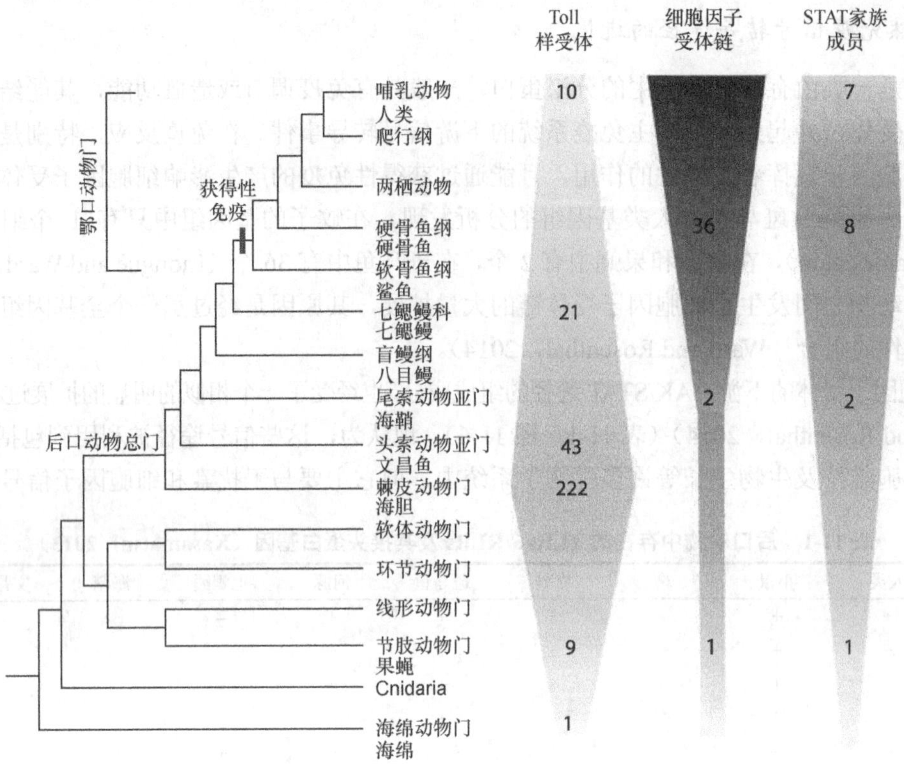

图 11-6 TLR 及其信号途径成分的多样性比较（Ward and Rosenthal，2014）（彩图请扫封底二维码）

（Rawlings et al.，2004）。在果蝇只拥有 1 个 JAK 家族成员，而有颌鱼类（特别是硬骨鱼）拥有 5 个，人类拥有 4 个。同样，果蝇只拥有 1 个 STAT 家族成员，而海鞘有 2 个，硬骨鱼有 8 个，人类有 7 个。研究已证实，在许多硬骨鱼及其后裔发生了这种信号转导途径成分的数量扩大和复杂化。在尾索动物分离前，JAK 和 STAT 家族发生了很小的多样化。然而在有颌鱼类，其主要的扩展与获得性免疫发育相一致，且扩展模式与细胞因子受体链的扩展相平行。在尾索动物与鱼类分离时，也有证据证实发生了两次整个基因组复制事件（Liongue et al.，2012）。或许通过拷贝基因组提供的冗余（redundancy），就能改变细胞因子受体链和 JAK/STAT 的成分，并被接受和阳性选择，直到其变为信号转导途径的一个新成员。随后，这个分子与整个基因组拷贝产生的许多相似的基因一样，其中一些基因被丢失了，而经历了阳性选择的功能不同的新细胞因子受体链及 JAK/STAT 成员被保留在脊椎动物的基因组中。这些改变与其涉及的关键细胞因子的产生同时发生，这样它们可以更精细地调节复杂的获得性免疫系统（Liongue et al.，2012；Ward and Rosenthal，2014）。

在脊椎动物中，这种多样化的细胞交流模式似乎预示存在一个大的模式改变，而不仅是出现新的 PRR，它可能产生新的方式以调节新出现的获得性免疫系统。随着更多的信号出现及更深入地解读这些信号，获得性和天然免疫细胞就能够对感染产生更精妙和细微的反应。由于获得性免疫的进化需要一个细胞内外的信号转导网络，从而减少了对天然免疫 PRR 的选择性压力。因此，具有获得性免疫系统生物体的免疫细胞，能够以增加信号转导网络多样性的方法，处理其所面对的一系列炎症性信号，而不是产生新的天然免疫受体方式启动免疫学的信号。

联系到获得性免疫的产生，细胞因子和 JAK/STAT 信号转导的扩展，这似乎与“后口动物获得”假说更一致（Kasamatsu，2013）。如果获得性免疫的进化引起了天然免疫与获得性免疫间细胞交流的增加，那么接着应出现分子间合作的加强，其结果可扩大免疫反应的效力，导致天然 PRR 扩展需求的减少。或许，脊索动物并没有经历 JAK/STAT 的扩展，不得不通过其 PRR 成员的多样性进行补偿。按照“有颌类动物丢失”假说的观点，JAK/STAT 信号转导途径的扩展并不能排除 PRR 效应物的减少，但两种机制的一种组合可创造出 PRR 及信号转导网络多样性的现在模式。在两个完整基因组拷贝事件唤醒后，当 PRR 面对强的纯选择时，信号转导网络成员就有可能面临着阳性选择（Ward and Rosenthal，2014）。

总之，对 Toll 样受体、细胞因子受体及 JAK/STAT 信号转导途径成分的系统发生和进化分析，提供了合理评价“有颌类动物丢失”与“后口动物获得”假说的一种科学方法（表 11-1，图 11-6）（Ward and Rosenthal，2014）。

二、获得性免疫的进化

（一）获得性免疫抗原受体系统的发现

从鲨鱼到哺乳动物的所有有颌类脊椎动物（gnathostome），除具有天然免疫外还有获得性免疫系统，其由具高度多样性的抗原受体分子介导，代表性分子有抗体 Ig 和 TCR，分别由 B 细胞和 T 细胞克隆性表达（Flajnik and Kasahara，2010；Litman et al.，2010）。这些受体分子均含有免疫球蛋白（Ig）结构域，是通过可变区（V）、多样性区（D）和连接区（J）基因片段经体细胞重组而成（Boehm，2011），这样产生的大量受体成分足以识别任何入侵的微生物或其毒素。在所有现存的有颌类脊椎动物中，软骨鱼（鲨鱼）是拥有获得性免疫系统的最古老生物（Flajnik and Kasahara，2010），其 B 细胞和 T 细胞通过抗原的特异性活化，分别启动体液的和细胞的免疫反应。与有颌类脊椎动物一样，无颌类动物（agnathan）如七鳃鳗和黏盲鳗是早已知晓的具有针对多种病毒、细菌和异源细胞产生特异性免疫反应的仅有动物，其通过血清中抗原特异性的凝集素而发挥作用。而且发现七鳃鳗和黏盲鳗能接受皮肤的自体移植，但排斥异体移植，这说明其存在细胞免疫（Boehm et al.，2012）。然而，对无颌鱼类白细胞的转录组及免疫类型分子的 Ig 结构域的分析，未发现存在编码抗体或 TCR 的基因（Uinuk-Ool et al.，2002；Suzuki et al.，2004），只到最后在七鳃鳗和黏盲鳗发现了一个不依赖于抗体和 TCR 进化的获得性免疫的代替系统，才揭开了这个谜底。这个非 Ig 免疫系统即可变淋巴细胞受体（VLR）蛋白，是由富含亮氨酸重复（LRR）模体通过 DNA 重组装配成功能性受体（Pancer et al.，2004；Alder et al.，2005）。

（二）获得性免疫抗原受体的进化

在有颌类脊椎动物的获得性免疫系统中，其细胞成分主要由 T 和 B 细胞组成，并能被抗原呈递细胞（APC）激活。当 APC 吞噬病原和损伤组织时，DC 和其他抗原呈递细胞既可作为机体的“免疫监视”细胞，又可作为天然免疫和获得性免疫系统的一个桥梁来发挥重要作用（Palucka and Banchereau，1999）。在无颌鱼类，最初发现鲨鱼、黏盲鳗和七鳃鳗存在由细胞毒性 T 细胞介导的免疫移植排斥反应（Wang et al.，2008）。最近发现，黏盲鳗和七鳃鳗确实存在一类具相似于 T 细胞和 B 细胞功能，但缺乏特征性 T 细胞受体和 B 细胞受体（TCR 和 BCR）标志的细胞。在有颌类脊椎动物免疫中，特化的类淋巴器官（胸腺）中未成熟 T 细胞显示存在自身抗原，在胸腺中自身反应性 T 细胞是被阴性选择的。在无颌类动物中，首先证实黏盲鳗和七鳃鳗鳃（gill）的末端具有一个与有颌类动物胸腺功能相似的器官，之前在无颌类动物没有发现同源性的这种器官（Boehm et al.，2012）。在经典的获得性免疫中，未成熟的淋巴细胞必须经过 V（D）J 重组才能成为具有结合特性的每种 TCR 和 BCR。体细胞重组的过程是谱系编码的基因片段重新组合而成为具有新结构和功能的受体。这个过程是通过 RAG1 和 RAG2 这两个主要的重组酶完成的（Nishana and Raghavan，2012）。虽然无颌类动物缺乏 VDJ 基因和 RAG1/2，但它们能产生与有颌类动物 T 和 B 细胞在功能上相似的细胞系（Boehm et al.，2012）。研究证实，无颌类动物确实具有在功能上相似的受体——可变的淋巴细胞受体（VLR）（Pancer et al.，2004）。该受体是由胚系编码片段经基因转换而产生，它与 TCR/BCR 的发育过程相似但不相同。然而，VLR 的结构与 TCR/BCR 完全不同。VLR 特征性的亮氨酸富集重复产生一个凹形的结合区，与进化上高度保守的天然模式识别受体 TLR 的结构相似（Pancer et al.，2004）。VLR 的多样性是通过完全不同于由 RAG1 和 RAG2 启动的 V（D）J 重组的一种基因重排过程而形成。相反，VLR 是由不同种类的酶——胞苷脱氨酶介导的基因转换产生的。尽管在分子机制上存在差异，但 VLR 的免疫具有与经典获得性免疫相似的功能模式，其中 VLRA 类似于 T 细胞受体，VLRB 类似于分泌性的 B 细胞受体（Boehm et al.，2012）。有颌类和无颌类动物的获得性免疫系统是由完全不同的分子机制完成的十分相似的结果，这就提出了一个关于两种系统是如何进化的有趣问题。

比较基因组分析提示，有颌类和无颌类脊椎动物的祖先均具有 VLR 和 TCR/BCR 的前体，每一种分子可能由其他功能改变用途（repurposed）而来（图 11-7）（Kasamatsu，2013）。有颌类动物谱系源的 RAG 能作用在特异的 DNA 序列，通过 V（D）J 系统的体细胞重组产生不同的 TCR 和 BCR。相反，无颌类动物依靠胞苷脱氨酶，每一种这类酶能特异性针对不同序列，使双链 DNA 断裂而形成唯一的抗原识别受体。因此，具有独特结构但功能相似的抗原识别受体是由具体细胞多样化的两种不同系统介导产生的（Boehm et al.，2012；Kasamatsu，2013）。

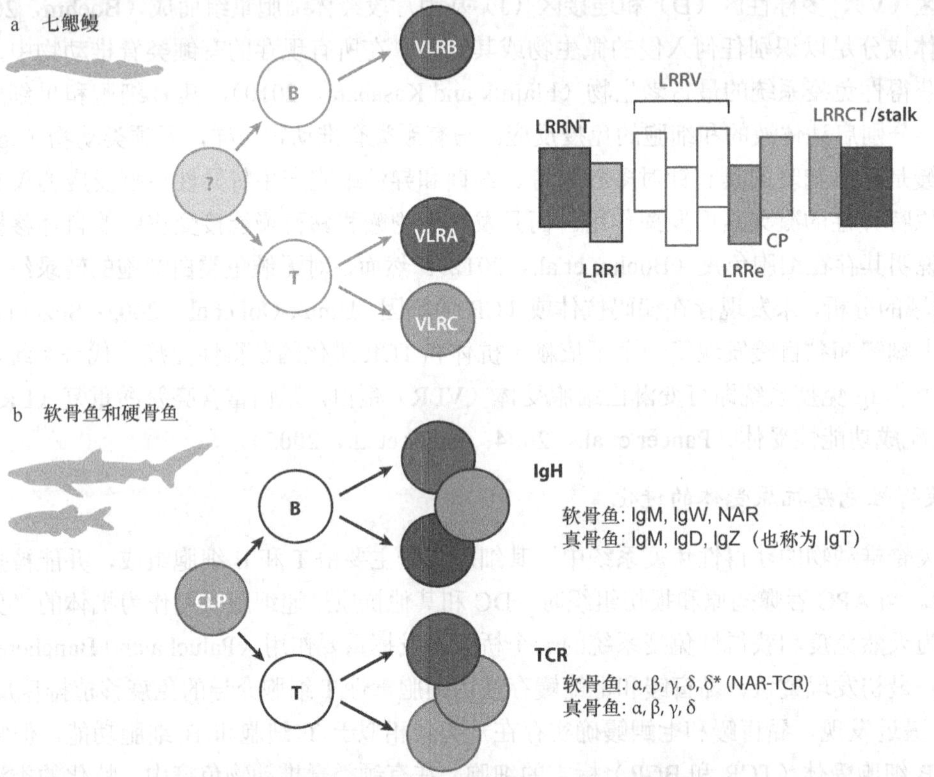

图 11-7 脊椎动物淋巴细胞谱系体细胞多样化抗原受体形成过程（Kasamatsu，2013）

a. 七鳃鳗（lamprey）淋巴细胞谱系；b. 软骨鱼和硬骨鱼（cartilaginous and bony fish）淋巴细胞谱系

然而，获得性免疫系统不是独立于病原或已存在的天然免疫而发育的。即使体细胞重组提供了获得性免疫系统识别 10^{14} 种以上抗原的受体（McCurley et al.，2011），但获得性免疫仍需要从天然免疫系统获得激活信号。考虑到功能上的这种联系，推测天然免疫以自己独特的所有方式发生了获得性免疫的进化。此外，LRR 模体也发现存在于 TLR、NLR 和植物疾病抗性蛋白等许多天然免疫受体中，凸现了其巨大的微生物识别能力。有颌类和无颌类脊椎动物分别存在独立发育的、非常不同的两个抗原识别系统，这充分证明了获得性免疫的进化适应能力（Boehm，2011；Boehm et al.，2012）。同时说明，无论是低等动物还是高级动物，其天然免疫和获得性免疫的遗传进化是一个连续的有机整体，二者密不可分（Kasamatsu，2013）。

三、获得性免疫对天然免疫进化的影响

通过比较拥有和缺乏获得性免疫系统生物体的天然免疫成分的多样性，观察获得性免疫对天然免疫系统的影响。由于以某些形式存在于所有后生动物中的模式识别受体是最容易研究的分子，因此通过比较人类、七鳃鳗、海胆、蜗牛和果蝇的 PRR 和天然免疫信号转导接头分子证实，更多的 PRR 存在于缺乏获得性免疫系统的物种中（Huang et al.，2008）。Toll 样受体家族是一组高度保守的存在于所有后生动物中的 PRR，并在对细菌和病毒保守基序成分的天然识别中发挥整体的作用，它提供了一个有益的比较（Janeway and Medzhitov，2002）。在人类发现有 10 个 TLR 成员，七鳃鳗有 21 个，蜗牛有 72 个，海胆有 222 个，果蝇有 9 个（Huang et al.，2008；Satake and Sekiguchi，2012）（表 11-1，图 11-3，图 11-6，图 11-8）。即使七鳃鳗具有基于 VLR 的获得性免疫，仍然具有 2 倍人类 TLR 的多样性。有趣的是，在不具有获得性免疫系统的蜗牛和海胆中发现了最大的多样性，这说明拥有获得性免疫的生物具有较少的天然免疫受体。

现认为“有颌类动物丢失”与“后口动物获得”假说能解释这种差异，但这两种假说不能相互排除和同时发生。“有颌类动物丢失”假说断定，在遗传了获得性免疫进化的动物谱系中，大量祖先天然免疫受体的多样性被丢失了。依据这个观点，在弱的选择压力下，为维持和加强多样化的种系编码的病原识别，减少需求就是其遗传变异的目标。通过体细胞重组，产生强大的获得性免疫，能够终止这样的生物仅依靠不同组合的天然免疫受体。

“后口动物获得”认为，在缺乏获得性免疫的生物中，祖先的天然免疫受体经受了显著的多样化过程。但这样的生物为什么其可遗传的病原识别受体经受了多样化的维持，并通过共同病原抗原多样化的作用，间接地形成了获得性免疫存在于脊椎动物，形成了 PRR 多样性存在于后口动物。这种差异的真正原因，可能与脊椎动物和后口动物所面对的选择性压力强度有关。

四、天然免疫与获得性免疫进化的展望

通过对 TLR 和 JAK/STAT 二者多样性的调查，发现天然免疫进化涉及“有颌类动物丢失”和“后口动物获得”两个机制，由于受获得性免疫的影响，其合理性有差异，但仍能成立（Ward and Rosenthal，2014）。“有颌类动物丢失”认为，依靠天然 PRR 的阴性或纯选择，TLR 作为 PRR 的主要类型在原口动物祖先中的多样性已被明显限制，但其结构和功能仍被保留。而且，获得性免疫系统需要从天然免疫系统获得激活信号，从而有效地清除感染。因此，为抵御感染而产生一套昂贵而复杂系统的那些生物体，保留了关键核心 PRR，使机体具备有效的免疫激活能力（Kasamatsu，2013；Ward and Rosenthal，2014）。

“后口动物获得”假说更合理地推断，缺乏获得性免疫的生物经历了对其 PRR 增加压力的多样化。当脊椎动物中和感染的病原时，由于获得性免疫能产生针对任何表位的特异性受体，很少依靠其天然免疫系统来识别所有的 PAMP。在脊椎动物中，TLR 的阳性选择和 JAK/STAT 信号转导成员的扩展，证实了细胞信号转导网络复杂性的增加，而进一步减少了对其 PRR 多样化的选择压力。处于复杂信号转导网络中的每一个 PRR，可通过改变其结构而创造条件以打断新的信号转导功能。脊椎动物仍然依靠天然免疫帮助其启动获得性免疫，但 PRR 进一步多样化的价值已在降低（Kasamatsu，2013；Ward and Rosenthal，2014）（图 11-6，表 11-1）。相反，缺乏获得性免疫的生物只依靠其 PRR 发挥免疫监视作用，由于病原的快速进化，后口动物 PRR 的多样性也必须同样快速进化。作为简单的信号转导级联反应的效应物，这些 PRR 似乎有必要不断精心加工以产生新的多样性。

在有颌类动物整个基因组拷贝后，其 PRR 一定经历了阴性选择。抗拷贝的已选择的等位基因，虽然不像纯选择那样能单独引起后口动物 TLR 和有颌类动物 TLR 在数量上大的差异，然而它的确说明了 PRR 多样性的现在模式，很有可能是基于进化压力强度的变化由“后口动物获得”和“有颌类动物丢失”的一种组合引起。因此，在 PRR 多样性形成中，其最有可能在“后口动物获得”中起作用，这也解释了为什么哺乳动物没有无脊椎动物 4 倍多的 TLR（Kasamatsu，2013；Ward and Rosenthal，2014）。

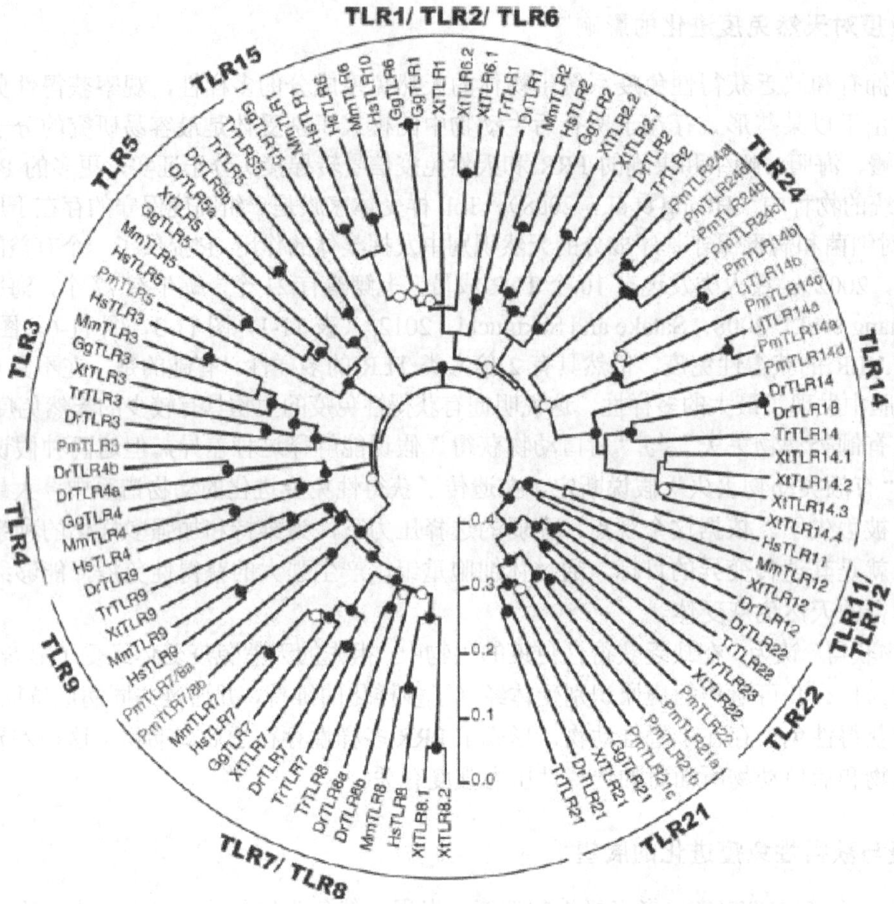

图11-8 脊椎动物TLR遗传进化关系（Kasamatsu，2013）（彩图请扫封底二维码）

七鳃鳗（lamprey）TLR为红色符号；Dr表示斑马鱼（zebrafish）（*Danio rerio*）；Gg表示鸡（chicken）（*Gallus gallus*）；Hs表示人类（human）（*Homo sapiens*）；Lj表示日本七鳃鳗（Japanese lamprey）（*Lethenteron japonicum*）；Mm表示小鼠（mouse）（*Mus musculus*）；Pm表示sea lamprey（*Petromyzon marinus*）；Tr表示puffer fish（*Takifugu rubripes*）；Xt表示青蛙（frog）（*Xenopus tropicalis*）

天然免疫存在于所有的后生动物，而在进化上更新的获得性免疫仅限于有颌鱼类及其后裔物种。研究发现，拥有获得性免疫的生物体一般缺乏天然模式识别受体（PRR）的多样性？这提出了一个问题：有颌类动物确实丢失了其祖先的多样性？或者是缺乏获得性免疫的谱系才具有天然免疫受体的多样性？利用拥有和缺乏获得性免疫的生物，通过对其PRR不同功能的研究已阐释了这一问题。特别是有颌类动物有限的PRR多样性伴随着JAK/STAT信号通路的扩展，表明了获得性免疫的产生，替代了PRR在从对病原体识别到后续免疫反应整个过程中调控作用。在具有获得性免疫的生物体内，PRR作为复杂的JAK/STAT信号通路级联反应的必要上游成分，可能限制了其多样化的形成。相反，PRR多样性给那些缺乏通过体细胞突变产生非我识别受体的生物以优势。由共同多样性病原诱导有颌类动物产生获得性免疫，这给后口动物PRR施加了强烈的多样性选择，可驱动后口动物PRR产生多样性（Kasamatsu，2013；Ward and Rosenthal，2014）。因此，获得性免疫的发展改变了PRR在免疫中的作用，以及对后口动物宿主抗原受体和病原的选择力。

第三节 天然免疫对获得性免疫的影响

大量的微生物暂时或长久地居住在后生动物体内，并与其宿主相互依存或相互对抗。虽然目前已阐明了宿主受体及其信号途径在感知共生的和致病的微生物方面的作用，但对微生物与宿主相互作用的一些特性仍未理解透彻。机体免疫系统采用微生物感知途径，维持了宿主与微生物间的自我平衡，并诱导了抗微生物的防御机制。在脊椎动物中，机体的天然免疫和获得性免疫在保护宿主免受感染中发挥了重要作用。天然免疫系统中，包括树突状细胞（DC）、巨噬细胞、中性粒细及其他细胞在内的天然免疫细胞，是遗传上固有的具有区别入侵微生物不变成分特性的细胞。而由T细胞和B细胞组成的获得性免疫系统，每种生物采用了非种系编码的、重新产生的抗原受体，因此获得性免疫反应是高度特异的。天然免疫系统模式识别受体（PRR）是最具特征性的微生物感受器，它能监测多种微生物相对不变的分子模式（Janeway，1989），即PAMP。在十多年的天然免疫研究中，许多PRR家族感知微生物感染的天然免疫机制已被基本阐明清楚，但关于天然免疫对获得性免疫反应的影响及其关系的研究较少（Iwasaki and Medzhitov，2010），这里将重点讨论不同PRR分子定位及其免疫机制对获得性免疫的影响，以加深对天然免疫与获得性免疫密不可分关系的理解。

一、天然免疫受体不同定位对获得性免疫的影响

（一）PRR的定位与识别功能

微生物病原可由多种不同的PRR识别，根据PRR的细胞定位可分为分泌性的、跨膜的和细胞质的PRR几大类。分泌性的PRR，包括胶原凝集素（collectin）、纤维胶原素（ficolin）和五聚体蛋白（pentraxin）等，它能结合到微生物细胞表面，并激活补体系统的经典途径和凝集素途径，以调理巨噬细胞和中性粒细胞吞噬病原。

跨膜的PRR，包括TLR家族和C型凝集素等。哺乳动物的TLR表达在细胞膜或者内体/溶酶体细胞器膜上（Takeda and Akira，2005），其中细胞表面的TLR识别保守的易接近细胞的微生物分子模式，如革兰氏阴性菌的脂多糖（LPS）（TLR4）、革兰氏阳性菌的脂磷壁酸类和细菌的脂蛋白（TLR1/2和TLR2/6）与鞭毛蛋白（TLR5），而内体膜的TLR主要监测微生物的核酸，如dsRNA（TLR3）、ssRNA（TLR7）和dsDNA（TLR9）。TLR的表达具有细胞类型特异性，允许识别存在于不同细胞类型的微生物成分（Iwasaki and Medzhitov，2004）。Dectin-1和Dectin-2均是C型凝集素家族的跨膜受体，分别监测真菌细胞壁的β-葡聚糖和甘露糖（Brown，2006；Robinson et al.，2009）。

细胞质的PRR，包括RLR和NLR等。与TLR不同，许多细胞类型表达RLR，监测病毒性病原体（Pichlmair et al.，2007）。RLR家族成员RIG-Ⅰ和MDA5，通过解旋酶结构域识别病毒RNA，并通过其caspase级联活化与招募结构域（CARD）转导信号（Saito et al.，2007；Yoneyama and Fujita，2008）。RLR利用一个共同的接头分子——线粒体抗病毒信号转导蛋白（MAVS）（Takeuchi and Akira，2009），通过MAVS的参与，导致了转录因子NF-κB和IRF3的激活。RIG-Ⅰ识别具有一个dsRNA组件的5′端三磷酸的ssRNA，这种PAMP与许多ssRNA病毒有关（Yoneyama and Fujita，2008）。

在胞质中，依靠富含多聚dA-dT dsDNA的转录，通过RNA聚合酶Ⅲ（pol Ⅲ）也能产生相似RNA种类（Ablasser et al.，2009；Chiu et al.，2009）。因此，RIG-Ⅰ是ssRNA病毒和某些dsDNA病毒（经过RNA pol Ⅲ）的一种感受器。在胞质中，MDA5优先识别长的dsRNA结构，这种PAMP与单链正股RNA病毒感染有关（Takeuchi and Akira，2009）。

NLR是一个大家族胞内感受器，它能监测病原和应激信号（Martinon et al.，2009）。NLR是一类多结构域蛋白，含有一个C端的富亮氨酸重复（LRR）结构域，一个中间的核苷酸结合寡聚化（NOD）结构域和一个N端的效应物结构域（Kanneganti et al.，2007）。依据NLR的N端结构域，将其分为三个亚家族。NLR家族成员分别监测降解的肽聚糖产物、不同形式的应激产物和微生物产物及非感染的晶体颗粒成分等（Martinon et al.，2009）。

（二）PRR不同定位识别对获得性免疫的影响

大多数天然免疫相关的能激活转录因子NF-κB、IRF或T细胞核因子（NFAT）的PRR，能足以诱导T细胞和B细胞反应，而分泌性的PRR和一些内吞的PRR（清道夫受体和甘露糖受体）自身不能诱导获

得性免疫（Palm and Medzhitov，2009）。TLR 是具有特征的受体，能够触发具多种效应类型的获得性免疫反应的活化，这包括免疫球蛋白 IgM、IgG 和 IgA 抗体反应，Th1 和 Th17 $CD4^+$ T 细胞反应，以及 $CD8^+$ T 细胞反应（Iwasaki and Medzhitov，2004；Macpherson and McCoy，2008）。在病理状态下，TLR4 也能诱导 Th2 型和 IgE 免疫反应，虽然这个途径在保护性免疫中的意义还不清楚。Dectin-1 和 Dectin-2 能够参与驱动 Th17 T 细胞反应，这在清除真菌感染中是需要的（Robinson et al.，2009）。细胞质的 PRR，包括 RLR 和一些 NLR 能激活获得性免疫（Kobayashi et al.，2005；Fritz et al.，2007；Kumar et al.，2008；Ngoi et al.，2008；Longhi et al.，2009）。一种细胞质的 DNA 感受器，通过 TANK 结合激酶 1（TANK-binding kinase-1，TBK-1）途径，足以激活 Th1 $CD4^+$ T 细胞、细胞毒性 $CD8^+$ T 细胞和抗体反应（Ishii et al.，2008）。

目前，在激活特异性获得性免疫反应方面，还不完全了解不同 PRR 在微生物感染时的相对作用。在抗流感的获得性免疫中，炎症小体反应是必需的，但不通过病毒感受器 RLR 的信号转导来实现（Koyama et al.，2007；Ichinohe et al.，2009）。同样，RSV 的感染能激活 MAVS 依赖的抗病毒的宿主防御，而缺陷 MAVS 和 MyD88（许多 TLR 的接头）的小鼠具有获得性免疫反应，并能清除 RSV 感染（Bhoj et al.，2008）。相反，对 RSV 的保护性免疫显示依赖 NLR、NOD2 的参与（Sabbah et al.，2009）。包括致病性结核分枝杆菌和单核李氏杆菌在内的许多微生物的感染，虽然已排除了明显的天然免疫候选途径，但其他相关识别途径还不完全清楚。单核李氏杆菌的保护性 $CD8^+$ T 细胞的活化是不依赖 MyD88 的（Way et al.，2003），而与胞内感染阶段激活转录因子 IRF3 有关（O'Riordan et al.，2002），但感受器诱导的获得性免疫仍不清楚。在分枝杆菌感染时，免疫保护是依赖 MyD88 的，但这有可能需要 IL-1 受体信号转导，而不是 TLR 信号转导参与（Reiling et al.，2008）。因此，负责抵抗分枝杆菌感受器的获得性免疫有待进一步阐明。此外，包括 HIV-1 在内的反转录病毒和慢病毒感染引发的获得性免疫反应激活的天然识别事件，还不完全理解。在浆样 DC 中，HIV-1 能激活 TLR7 和 TLR9（Beignon et al.，2005）。小鼠白血病病毒感染引起的抗体反应是依赖 MyD88 的，而 $CD8^+$ T 细胞反应只部分依赖 MyD88（Browne and Littman，2009）。因此，反转录病毒也可能激活了胞内核酸感知某一途径，但需进一步确定其受体和配体。

二、天然免疫细胞不同识别途径对获得性免疫的影响

（一）细胞内外识别途径的划分及其作用机制

依据天然免疫识别是否通过感染细胞或非感染细胞介导的反应，可将其分为细胞内的或细胞外两大识别类型（Germain and Jenkins，2004；Stetson，2009；Iwasaki and Medzhitov，2010）。细胞外的天然免疫识别是由包括 TLR 和 Dectin 在内的跨膜受体实现的，它们的激活不需要表达这些受体的细胞。相反，细胞内的天然免疫识别通过包括 NLR 和 RLR 在内的胞内感受器介导，这些受体的激活一般需要被感染的细胞。由于大多数细胞可能被病原特别是病毒感染，依此，这些 PRR 需有规律的表达。相反，细胞外的识别主要是由免疫系统的特定细胞如巨噬细胞、DC 等介导。虽然两类识别基于不同的机制激发获得性免疫，但均能诱导抗微生物效应。

总的区别是抗原来源的途径是经过细胞外源的还是细胞内源的天然免疫识别建立的。在前者，对一个微生物或病毒粒子的监测是通过 DC 上表达的 TLR 识别的，接着病原被内吞或吞噬，随后被加工，并通过 MHC 分子呈递微生物抗原到 T 细胞。只有多个信号参与，这个呈递过程才能发生，这包括通过 TLR 诱导的及幼稚型 T 细胞活化需要的共刺激信号和细胞因子等（图 11-9）（Iwasaki and Medzhitov，2010）。微生物源的抗原是通过一种抗原与一种激发 TLR 的 PAMP 间的物理联系方式建立的。由于抗原与一种 PAMP 共存于同一颗粒（细菌、酵母或原虫细胞或一种病毒颗粒）内，物理联系是最基本的。在细胞生物学中，一种抗原与一种 TLR 配体共递送到相同的吞噬体或内体，在那里抗原被优先选择，并通过 MHC Ⅱ类分子呈递，即为生物学联系（Blander and Medzhitov，2006）。在免疫学实践中，一种抗原和一种 PAMP 通常被混合在一起，由于二者有共同的微生物来源，因此 PAMP 不能被感知区别。然而，通过一些佐剂

如矿物油和铝佐剂的共识别，有利于促进抗原的持久性及抗原与 PAMP 的共识别。佐剂的这种效应能被一种抗原和一种 PAMP 的物理联系所代替，如通过直接的结合或者共吸附在相同的颗粒上。由于在这两种情况下它们将定位到相同的内体，而且免疫系统将认为其是微生物抗原来源的一个标志。这样的联合识别也可解释为什么免疫优势抗原一般同时具有 PAMP 活性和抗原性。例如，弓形虫肌动蛋白（Yarovinsky et al.，2006）、多种微生物的脂质化外膜蛋白和鞭毛蛋白等，这些抗原也是激活不同 TLR 的 PAMP。同样，激发 TLR7 和 TLR9 介导的自体免疫的自身抗原、自身核蛋白和染色质复合物，均含有自身抗原和 TLR 激活物。

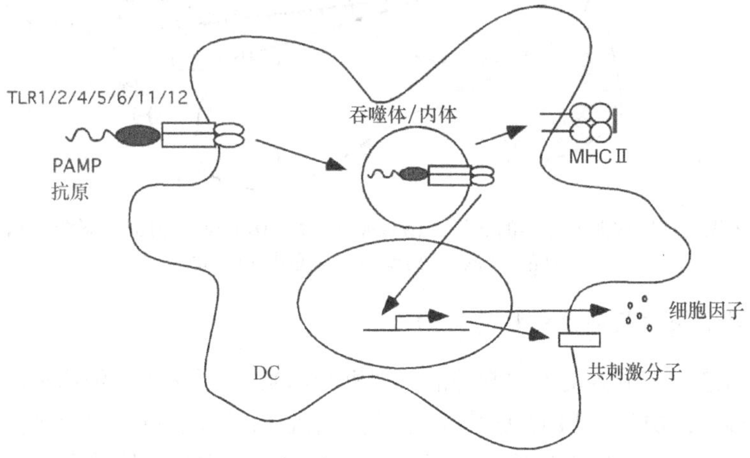

图 11-9　TLR 识别细胞外源性病原的途径（Iwasaki and Medzhitov，2010）（彩图请扫封底二维码）
红色代表细菌抗原；蓝色代表 PAMP

在通过 B 细胞的细胞外识别中，联合识别也发挥重要作用。B 细胞受体（BCR）与天然免疫的几个信号转导途径的共同参与，如 C3dg 补体成分，导致了抗体反应的增强（Dempsey et al.，1996）。在这种情况下，C3dg“标记”抗原作为外源成分。同样，BCR 和 TLR 的共同参与，增强了抗体反应。例如，具有 TLR 激活活性的鞭毛蛋白及具强免疫原性的其他抗原也是一个例证（Palm and Medzhitov，2009）。

（二）细胞内识别途径对获得性免疫的影响

目前，对细胞内免疫识别的机制还不完全了解。在感染的细胞中，细胞内（细胞质的）感受器如 RIG-Ⅰ和 MDA5，可监测病毒的核酸，但在许多情况中感染细胞不是专职抗原呈递细胞（APC）。与 TLR 介导的识别相比，微生物抗原通过与微生物 PAMP 的物理性联合被“标记”，但不知细胞内感知的病毒核酸是否可作为病毒的抗原。即使这种联合可能确实存在，但不知 RLR 介导的对病毒核酸的识别是如何促进对病毒抗原的选择，以利于呈递到 T 细胞的？另外，在这种情况下，特别是当 RLR 介导的识别和抗原呈递发生在不同细胞时，如分别在病毒感染的细胞和 DC 中，二者是如何工作的还不明确。甚至当一个 APC 内的胞内感受器被激活时，微生物抗原是如何被优先靶向呈递到 T 细胞也还不完全清楚。一种可能性是天然免疫识别事件有时能指导微生物抗原自体吞噬降解，而后通过 MHC 分子呈递（图 11-10）（Iwasaki and Medzhitov，2010）。现已证实，自噬与 MHC Ⅱ类分子的呈递相关（Schmid and Münz，2007）。另外，细胞内在的天然免疫识别能通过不依赖物理性联合的机制同步诱导获得性免疫产生。另一个可能的解释是，在微生物感染中，病原特异性 T 细胞的选择性激活，是经细胞内天然免疫识别后发生的。首先是所有自我抗原特异的 T 细胞在阴性选择中被删除，这保证了只允许病原特异的 T 细胞被激活。然而，这种情况与外周组织出现成熟的自我反应性 T 细胞的结论不一致，而且已发现内源性胞质 DNA 感知途径的激活与自身免疫病有关（Stetson et al.，2008）。

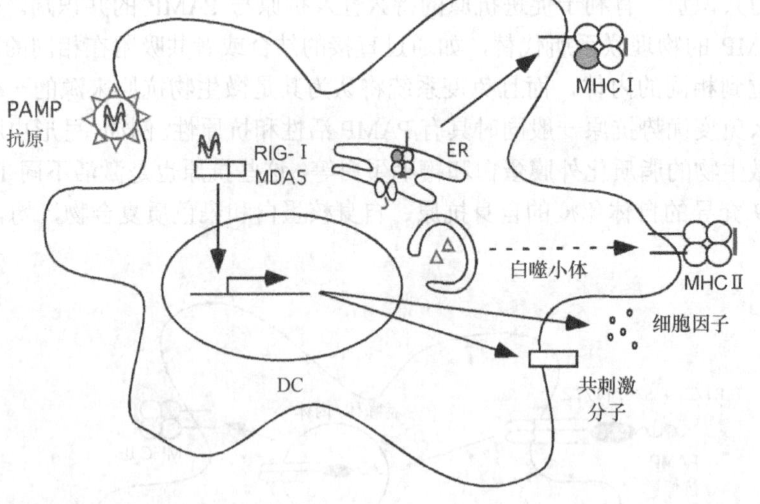

图 11-10 RLR 识别细胞内源性配体的途径（Iwasaki and Medzhitov，2010）（彩图请扫封底二维码）
红色代表胞质的病毒蛋白；蓝色代表 PAMP

（三）细胞外识别途径对获得性免疫的影响

不论病原监测是否通过细胞内的或细胞外的识别机制，DC 为了激活 T 细胞反应，其必须被一种 PRR 直接活化（Spörri et al.，2005）。但 DC 使用细胞外的和细胞内的天然免疫识别途径等同吗？细胞内途径的活化，一般暗示识别发生在感染的细胞。然而，感染的 DC 受多种病原编码策略的影响，并干扰细胞的功能。而且，大多数病原并不在 DC 中感染和复制（Banchereau and Steinman，1998）。病原常常利用 DC 的生物学功能到达靶组织内，在那里复制和散播，如 HIV-1（de Jong and Geijtenbeek，2009）和委内瑞拉马脑炎病毒（Venezuelan equine encephalitis virus）（MacDonald and Johnston，2000）。在许多情况下，非感染的 DC 呈递源于感染细胞的抗原。抗原转移模型就是一个很好的例子。DC 能够从感染组织转移抗原到淋巴结定居的 DC，这样就放大了 T 细胞的活化（Carbone et al.，2004）。虽然一些研究提出了几种可能的机制，但在这些模型中抗原的来源仍不太清楚。例如，在一种途径，在 DC 吞噬体中 TLR3 监测来自感染细胞的病毒核酸（dsRNA），并激发 DC 活化及呈递 MHC Ⅰ类分子病毒抗原（Schulz et al.，2005；Iwasaki and Medzhitov，2010）（图 11-11）。在 DC 的直接病毒识别中，证实需要 TLR3 的参与，这个发现提供了充分的证据（Pichlmair et al.，2007）。因此，TLR3 可识别来自感染细胞的病毒的 dsRNA，而不是细胞自身的。感染的凋亡细胞也能通过 DC 诱导 TGF-β 和 IL-6 产生，而促使 Th17 细胞的分化（Torchinsky et al.，2009）。因此，通过感染细胞摄取病原的细胞外识别，提供了另外一种通过 DC 来调控 T 细胞反应的途径。

（四）APC 与感染细胞的病原识别对获得性免疫的影响

除接受微生物抗原的信号外，感染的细胞能以其他方式与 DC 衔接，提供 T 细胞活化的关键信号（Sabbah et al.，2009）。在 HSV-2 或刚地弓形虫感染的上皮细胞中，需要依赖 TLR 信号，它能使 DC 介导产生针对感染的 Th1 型反应（Sato and Iwasaki，2004；Minns et al.，2006）。而且，在鼠肠道的鞭虫感染中，上皮细胞特异的 NF-κB 失活，指导 $CD4^+$ T 细胞分化为抗感染的非保护性的 Th1/Th17 细胞并发生反应（Zaph et al.，2007）。此外，HIV gag 蛋白疫苗中，TLR3 配体 poly（I∶C）诱导的 Th1 型反应依赖于 MDA5 介导的识别（Longhi et al.，2009）。这些研究提示，至少在某些情况下，DC 中单独的 PRR 转导信号不能产生强的保护性免疫，并且 DC 必须收到来自感染细胞的额外信号。然而，通过感染的上皮细胞的单一病原识别，不能诱导 $CD4^+$ T 细胞反应（Sato and Iwasaki，2004；Minns et al.，2006），而是 $CD4^+$ T 细胞的激活需要 DC 中通过 TLR 直接识别的 PAMP（Spörri et al.，2005）。总之，这些研究揭示，$CD4^+$ T 细

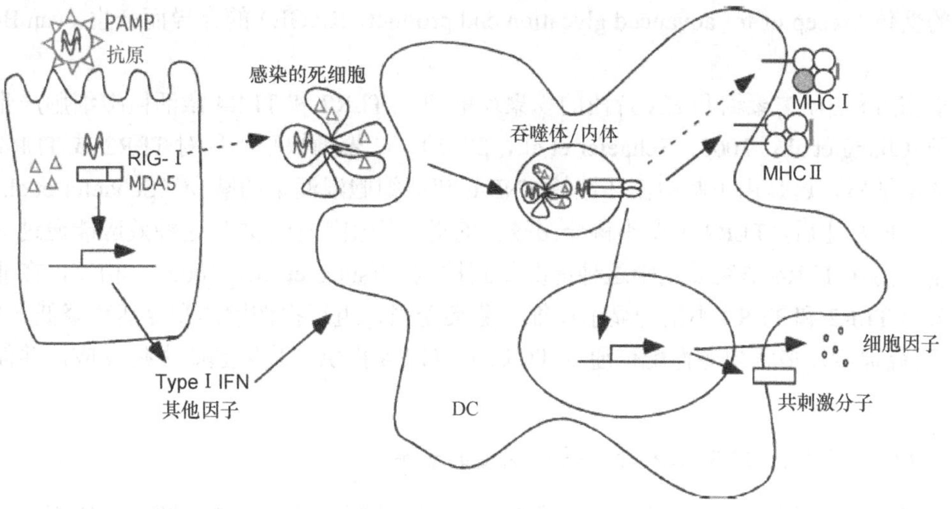

图 11-11　感染细胞的外源性识别（Iwasaki and Medzhitov，2010）（彩图请扫封底二维码）
红色代表病毒抗原；蓝色代表病毒核酸的 PAMP

胞的激活需要 DC 的两种信号：入侵病原相关的 PAMP 直接感知，以及监测到来自感染细胞的 PRR 诱导的信号。

$CD8^+$T 细胞反应的产生是否需要相似的信号，暂不清楚。感染的细胞呈递抗原到 MHC I 类分子，这便于对被激活的 $CD8^+$ T 细胞进行杀灭。然而，为激活 $CD8^+$ T 细胞，其必须识别由 DC 呈递的抗原，通常这种 DC 不是由相同病原感染的。因此，为激活一种 $CD8^+$T 细胞反应，未感染的 DC 必须以所谓的交叉呈递过程呈递微生物抗原到 MHC I 类分子上。在抗原转移模型中，来自外周组织的迁移性 DC，到达引流淋巴结，转移抗原到血液源淋巴结定居的 DC（Carbone et al.，2004）。淋巴结血液源的 $CD8\alpha^+$ DC，是 $CD8^+$T 细胞被激活应对流感、HSV-1 或单核李氏杆菌感染或者凋亡细胞的优势 APC（Carbone et al.，2004）。但这些 DC 是如何收到适合的信号变为有活性的细胞，以引发 $CD8^+$T 细胞反应暂不清楚。PAMP 和抗原可被保留在定居的 DC 内，允许 $CD8\alpha^+$ DC 获取这样的信息，并驱动 $CD8^+$T 细胞激活。此外，通过 DC 的交叉引发反应不需要来自病原或感染细胞的信号，相反需要来自抗原特异的 $CD4^+$T 细胞的一种信号。例如，在 HSV-1 感染中，DC 激活 $CD8^+$T 细胞反应需要 $CD4^+$T 细胞的帮助（Smith et al.，2004）。

三、不同来源 TLR 配体对获得性免疫的影响

（一）内源性 TLR 配体的来源、成分及其引起的反应

某些 TLR 除识别微生物的结构外，现证实也能感知产自组织损伤过程中的内源性信号（Iwasaki and Medzhitov，2010）。虽然最初的一些报道认为，内源性信号为通过重组蛋白制品的污染而产生的人为产物，而最近更多的研究发现了许多真正的内源性 TLR 刺激物。一类内源性 TLR 配体是来自死亡细胞的染色体碎片和核糖体蛋白复合物。当凋亡细胞清除不充分时，这些复合物能激活 DC 和 B 细胞上的 TLR7 和 TLR9，导致系统性的自身免疫病（Marshak-Rothstein and Rifkin，2007）。

与内源性核酸的 TLR 意外识别不同，其他内源性配体的监测与一种生理学目的有关。细胞外基质（ECM）和胞内蛋白质组分是两种具有共同来源的内源性 TLR 配体。炎症和损伤能导致多种 ECM 组分的降解和积聚。来自肿瘤细胞的小分子质量的透明质酸酶（HA）（Jiang et al.，2005）、二聚糖（Schaefer et al.，2005）和多功能蛋白聚糖片段（Kim et al.，2009），能激活 TLR2 和（或）TLR4。硫酸乙酰肝素片段，是发现在细胞膜和胞外基质中存在的一种酸性多糖，它能通过 TLR4 激活 DC（Johnson et al.，2002）。而且，包括 HMGB1 蛋白在内的多种胞内蛋白质能激活 TLR，这类蛋白质一般定位于胞核，但认为是从损伤的或坏死的细胞中分泌或释放的。胞外的 HMGB1 具有促炎症效应，它能通过 TLR2、TLR4 和 TLR9 及糖

基化终产物的受体（receptor for advanced glycation end product，RAGE）的介导而产生（van Beijnum et al.，2008）。

在组织损伤过程中，二聚糖和 HA 片段的积聚均能通过 TLR2 和 TLR4 激活巨噬细胞产生炎症趋化因子和细胞因子（Jiang et al.，2005；Schaefer et al.，2005）。二聚糖缺陷小鼠对 TLR2 或 TLR4 依赖的败血症的致死因素不敏感，这是由于肺中循环性的 TNF-α 和白细胞浸润量的减少（Schaefer et al.，2005）。同样，在局部缺血再灌注后，TLR4 突变小鼠分泌较少的炎症细胞因子，并且这种效应能通过 HMGB1 的中和作用被复制，而在 TLR4 非突变鼠中这种情况得到控制（Tsung et al.，2005）。相反，在非感染的肺损伤模型中，缺陷 TLR2 和 TLR4 小鼠均显示粒细胞募集受损、组织损伤增加和存活率降低（Jiang et al.，2005）。这些研究提示，多种内源性配体通过 TLR2 和 TLR4 提供信号以起始炎症反应，并促进保护和修复组织。

（二）内源性与外源性 TLR 配体对获得性免疫的影响

一些研究引出一个重要的问题，即 TLR2 或 TLR4 识别外源性微生物与内源性激活剂确实能激发同一反应吗（Iwasaki and Medzhitov，2010）？TLR 的微生物刺激物能激活机体炎症、组织修复和获得性免疫反应。TLR2 和 TLR4 的内源性刺激物仅能诱导炎症和组织修复反应。缺少感染的 TLR 活化，能导致自身免疫反应，如自我核酸的 TLR7 和 TLR9 的偶然性刺激效应（Marshak-Rothstein and Rifkin，2007）。因此，有理由推测内源性 TLR2/4 激活物与微生物的成分不同，其不能诱导激活获得性免疫反应（图 11-12）。确实，通过坏死细胞的 TLR2 激活，显示诱导了炎症和组织修复基因的表达，但不是与获得性免疫相关的基因的表达（Li et al.，2001）。同样，透明质酸酶（HA）激发的信号，不同于 LPS 与 TLR4、MD2 和 CD44 参与产生的信号（Taylor et al.，2007）。

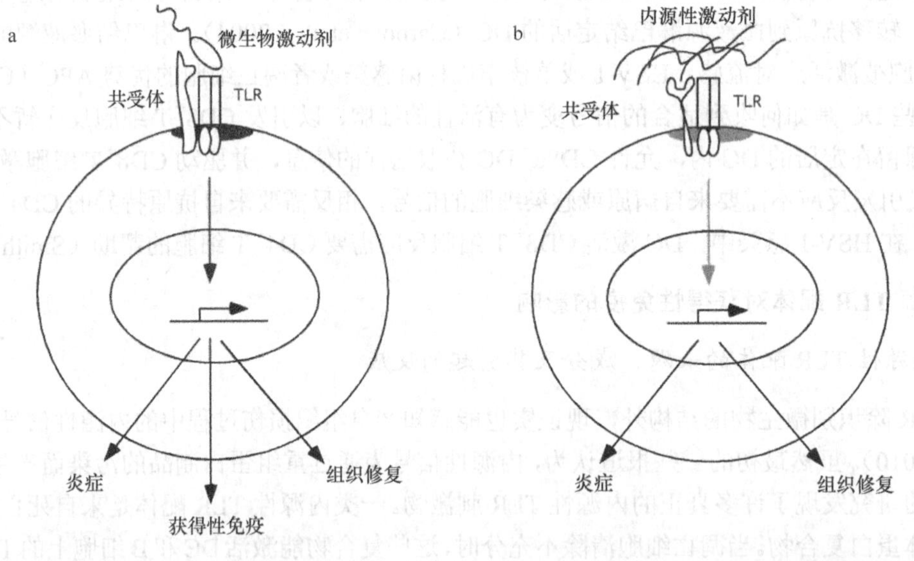

图 11-12　TLR 对外源性与内源性配体识别引起的反应（Iwasaki and Medzhitov，2010）（彩图请扫封底二维码）

a. TLR 外源性配体识别效应途径；b. TLR 内源性配体识别效应途径；蓝色和绿色分别代表不同的亚细胞区室

因此，生理学的内源性 TLR2 和 TLR4 配体激发的信号，可能不同于对应微生物组分诱导的反应，而是促进了与组织稳定和修复相关基因的表达。由于不同共受体的参与，通过微生物与内源性 TLR 配体可以诱导产生差异的信号转导（图 11-12）（Iwasaki and Medzhitov，2010）。的确，HA 但不是 LPS，能通过 CD44 和 TLR4 诱导产生信号，而 HMGB1 的信号是通过 TLR 和 RAGE 产生的（Taylor et al.，2007；van Beijnum et al.，2008）。因此，不同共受体的使用可能影响微生物源和内源性 TLR 配体诱导的信号途径。还有一些来自不同亚细胞区室的特定 TLR 信号转导的例子（Barton and Kagan，2009）。由于现在认为内源性的配体可作为“危险信号”而激活获得性免疫反应可能是不正确的。因此，将来的研究重点是明确这些问题及其他可能性。TLR 或任何其他 PRR 的生理学内源性激活物，还没有显示出足以激活获得性免疫反应，而“无意的”TLR7 和 TLR9 的刺激，导致了自身免疫反应。这种情况也可应用到炎症小体的内源性激活物。由含内源性尿酸结晶的炎症小体的激活引起痛风的患者，其缺乏自身免疫（Martinon et al.，2009）。而且，炎症小体成分的遗传突变，可导致自身炎症性疾病，这不同于自身免疫紊乱，也不涉及激活自身反应性 T 细胞和 B 细胞反应（Masters et al.，2009）。总之，这些研究可说明这个问题。

参考文献

Abi-Rached L, Gilles A, Shiina T, et al. 2002. Evidence of en bloc duplication in vertebrate genomes[J]. Nat Genet, 31(1): 100-105.

Ablasser A, Bauernfeind F, Hartmann G, et al. 2009. RIG-Ⅰ-dependent sensing of poly(dA: dT)through the induction of an RNA polymerase Ⅲ-transcribed RNA intermediate[J]. Nat Immunol, 10(10): 1065-1072.

Aburomia R, Khaner O, Sidow A. 2003. Functional evolution in the ancestral lineage of vertebrates or when genomic complexity was wagging its morphological tail[J]. J Struct Funct Genom, 3(1-4): 45-52.

Agrawal A, Eastman Q M, Schatz D G.1998. Transposition mediated by RAG1 and RAG2 and its implications for the evolution of the immune system[J]. Nature, 394(6695): 744-751.

Alder M N, Herrin B R, Sadlonova A, et al. 2008. Antibody responses of variable lymphocyte receptors in the lamprey[J]. Nat Immunol, 9(3): 319-327.

Alder M N, Rogozin I B, Iyer L M, et al. 2005. Diversity and function of adaptive immune receptors in a jawless vertebrate[J]. Science, 310(5756): 1970-1973.

Anderson N G, Gerin J L, Anderson N L. 2003. Global screening for human viral pathogens[J]. Emerg Infect Dis, 9(7): 768-774.

Areal H, Abrantes J, Esteves P J. 2011. Signatures of positive selection in Toll-like receptor(TLR)genes in mammals[J]. Evol Biol, 11(368): 1471-2148.

Ausubel F M. 2005. Are innate immune signaling pathways in plants and animals conserved[J]. Nat Immunol, 6(10): 973-979.

Azumi K, De Santis R, De Tomaso A, et al. 2003. Genomic analysis of immunity in a urochordate and the emergence of the vertebrate immune system: ‘waiting for Godot’[J]. Immunogenetics, 55(8): 570-581.

Banchereau J, Steinman R M. 1998. Dendritic cells and the control of immunity[J]. Nature, 392(6673): 245-252.

Barton G M, Kagan J C. 2009. A cell biological view of Toll-like receptor function: regulation through compartmentalization[J]. Nat Rev Immunol, 9(8): 535-542.

Beignon A S, McKenna K, Skoberne M, et al. 2005. Endocytosis of HIV-1 activates plasmacytoid dendritic cells via Toll-like receptor-viral RNA interactions[J]. J Clin Invest, 115(11): 3265-3275.

Bernstein R M, Schluter S F, Bernstein H, et al. 1996 Primordial emergence of the recombination activating gene 1(RAG1): sequence of the complete shark gene indicates homology to microbial integrases[J]. Proc Natl Acad Sci USA, 93(18): 9454-9459.

Bhoj V G, Sun Q, Bhoj E J, et al. 2008. MAVS and MyD88 are essential for innate immunity but not cytotoxic T lymphocyte response against respiratory syncytial virus[J]. Proc Natl Acad Sci USA, 105(37): 14 046-14 051.

Blander J M, Medzhitov R. 2006. Toll-dependent selection of microbial antigens for presentation by dendritic cells[J]. Nature, 440(7085): 808-812.

Boehm T. 2006. Quality control in self/nonself discrimination[J]. Cell, 125(5): 845-858.

Boehm T. 2011. Design principles of adaptive immune systems[J]. Nat Rev Immunol, 11(5): 307-317.

Boehm T. 2012. Evolution of vertebrate immunity[J]. Curr Biol, 22(17): R722-R732.

Boehm T, Hes I, Swann J B. 2012a. Evolution of lymphoid tissues[J]. Trends Immunol, 33(6): 315-321.

Boehm T, Iwanami N, Hess I. 2012b. Evolution of the immune system in the lower vertebrates[J]. Annu Rev Genomics Hum Genet, 13: 127-149.

Boehm T, McCurley N, Sutoh Y, et al. 2012c. VLR-based adaptive immunity[J]. Annu Rev Immunol, 30: 203-220.

Brown G D. 2006. Dectin-1: a signalling non-TLR pattern-recognition receptor[J]. Nature Rev Immunol, 6(1): 33-43.

Browne E P, Littman D R. 2009. MyD88 is required for an antibody response to retroviral infection[J]. PLoS Pathog, 5(2): e1000298.

Carbone F R, Belz G T, Heath W R. 2004. Transfer of antigen between migrating and lymph node-resident DCs in peripheral T-cell tolerance and immunity[J]. Trends Immunol, 25(12): 655-658.

Chiu Y H, Macmillan J B, Chen Z J. 2009. RNA polymerase Ⅲ detects cytosolic DNA and induces type Ⅰ interferons through the RIG-Ⅰ pathway[J]. Cell, 138(3): 576-591.

de Jong M A, Geijtenbeek T B. 2009. Human immunodeficiency virus-1 acquisition in genital mucosa: Langerhans cells as key-players[J]. J Intern Med, 265(1): 18-28.

Dempsey P W, Allison M E, Akkaraju S, et al. 1996. C3d of complement as a molecular adjuvant: bridging innate and acquired immunity[J]. Science, 271(5247): 348-350.

Dishaw L J, Giacomelli S, Melillo D, et al. 2011. A role for variable region-containing chitin-binding proteins (VCBPs) in host gut bacteria interactions[J]. Proc Natl Acad Sci USA, 108(40): 16 747-16 752.

Dishaw L J, Ota T, Mueller M G, et al. 2010. The basis for haplotype complexity in VCBPs, an immune-type receptor in amphioxus[J]. Immunogenetics, 62(9): 623-631.

Donia M S, Fricke W F, Partensky F, et al. 2011. Complex microbiome underlying secondary and primary metabolism in the tunicate-prochloron symbiosis[J]. Proc Natl Acad Sci USA, 108(51): E1423-1432.

Du Pasquier L, Zucchetti I, De Santis R. 2004.Immunoglobulin superfamily receptors in protochordates: before RAG time[J]. Immunol Rev, 198: 233-248.

Epperson M L, Lee C A, Fremont D H. 2012. Subversion of cytokine networks by virally encoded decoy receptors[J]. Immunol Rev, 250(1): 199-215.

Flajnik M F, Du Pasquier L. 2004. Evolution of innate and adaptive immunity: can we draw a line[J]. Trends Immunol, 25(12): 640-644.

Flajnik M F, Kasahara M. 2001. Comparative genomics of the MHC: glimpses into the evolution of the adaptive immune system[J]. Immunity, 15: 351-362.

Flajnik M F, Kasahara M. 2010. Origin and evolution of the adaptive immune system: genetic events and selective pressures[J]. Nat Rev Genet, 11(1): 47-59.

Fritz J H, Le Bourhis L, Sellge G, et al. 2007. Nod1-mediated innate immune recognition of peptidoglycan contributes to the onset of adaptive immunity[J]. Immunity, 26(4): 445-459.

Germain R N, Jenkins M K. 2004. *In vivo* antigen presentation[J]. Curr Opin Immunol, 16(1): 120-125.

Ghosh J, Buckley K M, Nair S V, et al. 2010. Sp185/333: a novel family of genes and proteins involved in the purple sea urchin immune response[J]. Dev Comp Immunol, 34(3): 235-245.

Ghosh J, Lun C M, Majeske A J, et al. 2011. Invertebrate immune diversity[J]. Dev Comp Immunol, 35(9): 959-974.

Guo P, Hirano M, Herrin B R, et al. 2009. Dual nature of the adaptive immune system in lampreys[J]. Nature, 459(7248): 796-801.

Hapfelmeier S, Lawson M A, Slack E, et al. 2010. Reversible microbial colonization of germ-free mice reveals the dynamics of IgA immune responses[J]. Science, 328(5986): 1705-1709.

Hartenstein V. 2006. Blood cells and blood cell development in the animal kingdom[J]. Annu Rev Cell Dev Biol, 22: 677-712.

Hedrick S M. 2004. The acquired immune system: a vantage from beneath[J]. Immunity, 21(5): 607-615.

Heimberg A M, Sempere L F, Moy V N, et al. 2008. MicroRNAs and the advent of vertebrate morphological complexity[J]. Proc Natl Acad Sci USA, 105(8): 2946-2950.

Herrin B R, Alder M N, Roux K H, et al. 2008. Structure and specificity of lamprey monoclonal antibodies[J]. Proc Natl Acad Sci USA, 105(6): 2040-2045.

Hirano M, Das S, Guo P, et al. 2011. The evolution of adaptive immunity in vertebrates[J]. Adv Immunol, 109: 125-157.

Huang S, Yuan S, Guo L, et al. 2008. Genomic analysis of the immune gene repertoire of amphioxus reveals extraordinary innate complexity and diversity[J]. Genome Res, 18(7): 1112-1126.

Hughes A L. 1997. Rapid evolution of immunoglobulin superfamily C2 domains expressed in immune system cells[J]. Mol Biol Evol, 14(1): 1-5.

Ichinohe T, Lee H K, Ogura Y, et al. 2009. Inflammasome recognition of influenza virus is essential for adaptive immune responses[J]. J Exp Med, 206(1): 79-87.

Ishii K J, Kawagoe T, Koyama S, et al. 2008. TANK-binding kinase-1 delineates innate and adaptive immune responses to DNA vaccines[J]. Nature, 451(7179): 725-729.

Iwasaki A, Medzhitov R. 2004. Toll-like receptor control of the adaptive immune responses[J]. Nat Immunol, 5(10): 987-995.

Iwasaki A, Medzhitov R. 2010. Regulation of adaptive immunity by the innate immune system[J]. Science, 327(5963): 291-295.

Janeway C A Jr. 1989. Approaching the asymptote? Evolution and revolution in immunology[J]. Cold Spring Harb Symp Quant Biol, 54(1): 1-13.

Janeway C A Jr, Medzhitov R. 2002. Innate immune recognition[J]. Annu Rev Immunol, 20(1): 197-216.

Janvier P. 2010. MicroRNAs revive old views about jawless vertebrate divergence and evolution[J]. Proc Natl Acad Sci USA, 107(45): 19 137-19 138.

Jarchum I, Pamer E G. 2011. Regulation of innate and adaptive immunity by the commensal microbiota[J]. Curr Opin Immunol, 23(3): 353-360.

Jiang D, Liang J, Fan J, et al. 2005. Regulation of lung injury and repair by Toll-like receptors and hyaluronan[J]. Nat Med, 11(11): 1173-1179.

Johnson G B, Brunn G J, Kodaira Y, et al. 2002. Receptor-mediated monitoring of tissue well-being via detection of soluble heparan sulfate by Toll-like receptor 4[J]. J Immunol, 168(10): 5233-5239.

Kanneganti T D, Lamkanfi M, Núñez G. 2007. Intracellular NOD-like receptors in host defense and disease[J]. Immunity, 27(4): 549-559.

Kasamatsu J. 2013. Evolution of innate and adaptive immune systems in jawless vertebrates[J]. Microbiol Immunol, 57(1): 1-12.

Kasamatsu J, Sutoh Y, Fugo K, et al. 2010. Identification of a third variable lymphocyte receptor in the lamprey[J]. Proc Natl Acad Sci USA, 107(32): 14 304-14 308.

Kau A L, Ahern P P, Griffin N W, et al. 2011. Human nutrition, the gut microbiome and the immune system[J]. Nature, 474(7351): 327-336.

Kawamoto S, Tran T H, Maruya M, et al. 2012. The inhibitory receptor PD-1 regulates IgA selection and bacterial composition in the gut[J]. Science, 336(6080): 485-489.

Kim S, Takahashi H, Lin W W, et al. 2009. Carcinoma-produced factors activate myeloid cells through TLR2 to stimulate metastasis[J]. Nature, 457(7225): 102-106.

Kishishita N, Matsuno T, Takahashi Y, et al. 2010. Regulation of antigen-receptor gene assembly in hagfish[J]. EMBO Rep, 11(2): 126-132.

Kobayashi K S, Chamaillard M, Ogura Y, et al. 2005. Nod2-dependent regulation of innate and adaptive immunity in the intestinal tract[J]. Science, 307(5710): 731-734.

Koretsky G. 2004. Primitive Immune Systems[M]. New York: Immunol. Rev: 198, 303.

Koyama S, Ishii K J, Kumar H, et al. 2007. Differential role of TLR- and RLR-signaling in the immune responses to influenza A virus infection and vaccination[J]. J Immunol, 179(7): 4711-4720.

Krangel M S. 2009. Mechanics of T cell receptor gene rearrangement[J]. Curr Opin Immunol, 21(2): 133-139.

Kumar H, Koyama S, Ishii K J, et al. 2008. Cutting edge: cooperation of IPS-1- and TRIF-dependent pathways in poly IC-enhanced antibody production and cytotoxic T cell responses[J]. J Immunol, 180(2): 683-687.

Kurtz J. 2005. Specific memory within innate immune systems[J]. Trends Immunol, 26(4): 186-192.

Kurtz J, Franz K. 2003. Evidence for memory in invertebrate immunity[J]. Nature, 425(6953): 37-38.

Lanier L L, Sun J C. 2009. Do the terms innate and adaptive immunity create conceptual barriers[J]. Nat Rev Immunol, 9(5): 302-303.

Lee Y K, Mazmanian S K. 2010. Has the microbiota played a critical role in the evolution of the adaptive immune system[J]. Science, 330(6012): 1768-1773.

Lemaitre B, Hoffmann J. 2007. The host defense of *Drosophila melanogaster*[J]. Annu Rev Immunol, 25: 697-743.

Li M, Carpio D F, Zheng Y, et al. 2001. An essential role of the NF-kappa B/Toll-like receptor pathway in induction of inflammatory and tissue-repair gene expression by necrotic cells[J]. J Immunol, 166(12): 7128-7135.

Ligoxygakis P, Pelte N, Hoffmann J A, et al. 2002. Activation of *Drosophila* Toll during fungal infection by a blood serine protease[J]. Science, 297(5578): 114-116.

Liongue C, O'Sullivan L A, Trengove M C, et al. 2012. Evolution of JAK-STAT pathway components: mechanisms and role in immune system development[J]. PLoS ONE, 7(3): e32777.

Liongue C, Ward A C. 2007. Evolution of class Ⅰ cytokine receptors[J]. BMC Evol Biol, 7: 120.

Litman G W, Rast J P, Fugmann S D. 2010. The origins of vertebrate adaptive immunity[J]. Nat Rev Immunol, 10(8): 543-553.

Little T J, O'Connor B, Colegrave N, et al. 2003. Maternal transfer of strain-specific immunity in an invertebrate[J]. Curr Biol, 13(6): 489-492.

Loker E S, Adema C M, Zhang S M, et al. 2004. Invertebrate immune systems-not homogeneous, not simple, not well understood[J]. Immunol Rev, 198: 10-24.

Longhi M P, Trumpfheller C, Idoyaga J, et al. 2009. Dendritic cells require a systemic type Ⅰ interferon response to mature and induce $CD4^+$ Th1 immunity with poly IC as adjuvant[J]. J Exp Med, 206(7): 1589-1602.

MacDonald A S, Araujo M I, Pearce E J. 2002. Immunology of parasitic helminth infections[J]. Infect Immun, 70(2): 427-433.

MacDonald G H, Johnston R E. 2000. Role of dendritic cell targeting in Venezuelan equine encephalitis virus pathogenesis[J]. J Virol, 74(2): 914-922.

Macpherson A J, McCoy K D, Johansen F E, et al. 2008. The immune geography of IgA induction and function[J]. Mucosal Immunol, 1(1): 11-22.

Mantis N J, Rol N, Corthésy B. 2011. Secretory IgA's complex roles in immunity and mucosal homeostasis in the gut[J]. Mucosal Immunol, 4(6): 603-611.

Marshak-Rothstein A, Rifkin I R. 2007. Immunologically active autoantigens: the role of toll-like receptors in the development of chronic inflammatory disease[J]. Annu Rev Immunol, 25: 419-441.

Martinon F, Mayor A, Tschopp J. 2009. The inflammasomes: guardians of the body[J]. Annu Rev Immunol, 27: 229-265.

Masters S L, Simon A, Aksentijevich I, et al. 2009. Horror autoinflammaticus: the molecular pathophysiology of autoinflammatory

disease[J]. Annu Rev Immunol, 27: 621-668.
McCurley N, Hirano M, Das S, et al. 2011. Immune related genes underpin the evolution of adaptive immunity in jawless vertebrates[J]. Curr Genomics, 13(2): 86-94.
Minns L A, Menard L C, Foureau D M, et al. 2006. TLR9 is required for the gut-associated lymphoid tissue response following oral infection of *Toxoplasma gondii*[J]. J Immunol, 176(12): 7589-7597.
Mone Y, Gourbal B, Duval D, et al. 2010. A large repertoire of parasite epitopes matched by a large repertoire of host immune receptors in an invertebrate host/parasite model[J]. PLoS Negl Trop Dis, 4(9): e813.
Netea M G, Quintin J, van der Meer J W. 2011. Trained immunity: a memory for innate host defense[J]. Cell Host Microbe, 9(5): 355-361.
Ngoi S M, Tovey M G, Vella A T. 2008. Targeting poly(I: C)to the TLR3-independent pathway boosts effector CD8 T cell differentiation through IFN-alpha/beta[J]. J Immunol, 181(11): 7670-7680.
Nimchuk Z, Eulgem T, Holt B F, et al. 2003. Recognition and response in the plant immune system[J]. Annu Rev Genet, 37: 579-609.
Nishana M, Raghavan S C. 2012. Role of recombination activating genes in the generation of antigen receptor diversity and beyond[J]. Immunology, 137(4): 271-281.
Nonaka M, Yoshizaki F. 2004. Evolution of the complement system[J]. Mol Immunol, 40(12): 897-902.
O'Riordan M, Yi C H, Gonzales R, et al. 2002. Innate recognition of bacteria by a macrophage cytosolic surveillance pathway[J]. Proc Natl Acad Sci USA, 99(21): 13 861-13 866.
Palm N W, Medzhitov R. 2009. Pattern recognition receptors and control of adaptive immunity[J]. Immunol Rev, 227(1): 221-233.
Palucka K, Banchereau J. 1999. Dendritic cells: a link between innate and adaptive immunity[J]. J Clin Immunol, 19(1): 12-25.
Pancer Z, Amemiya C, Ehrhardt G, et al. 2004. Somatic diversification of variable lymphocyte receptors in the agnathan sea lamprey[J]. Nature, 430(6996): 174-180.
Pancer Z, Cooper M D. 2006. The evolution of adaptive immunity[J]. Annu Rev Immunol, 24: 497-518.
Pancer Z, Mayer W E, Klein J, et al. 2004a. Prototypic T cell receptor and CD4-like coreceptor are expressed by lymphocytes in the agnathan sea lamprey[J]. Proc Natl Acad Sci USA, 101(36): 13 273-13 278.
Payne J L, Boyer A G, Brown J H, et al . 2009. Two-phase increase in the maximum size of life over 3.5 billion years reflects biological innovation and environmental opportunity[J]. Proc Natl Acad Sci USA, 106: 24-27.
Pichlmair A, Reis e Sousa C. 2007. Innate recognition of viruses[J]. Immunity, 27(3): 370-383.
Ramet M, Manfruelli P, Pearson A, et al. 2002. Functional genomic analysis of phagocytosis and identification of a *Drosophila* receptor for E[J]. Nature, 416(6881): 644-648.
Rath C M, Dorrestein P C. 2012. The bacterial chemical repertoire mediates metabolic exchange within gut microbiomes[J]. Curr Opin Microbiol, 15(2): 147-154.
Raulet D H, Vance R E, McMahon C W. 2001. Regulation of the natural killer cell receptor repertoire[J]. Annu Rev Immunol, 19: 291-330.
Rawlings J S, Rosler K M, Harrison D A. 2004. The JAK/STAT signaling pathway[J]. J Cell Sci, 117(8): 1281-1283.
Reiling N, Ehlers S, Holscher C. 2008. MyDths and un-TOLLed truths: sensor, instructive and effector immunity to tuberculosis[J]. Immunol Lett, 116(1): 15-23.
Robinson M J, Osorio F, Rosas M, et al. 2009. Dectin-2 is a Syk-coupled pattern recognition receptor crucial for Th17 responses to fungal infection[J]. J Exp Med, 206(9): 2037-2051.
Rodrigues J, Brayner F A, Alves L C, et al. 2010. Hemocyte differentiation mediates innate immune memory in *Anopheles gambiae* mosquitoes[J]. Science, 329(5997): 1353-1355.
Rogozin I B, Iyer L M, Liang L, et al. 2007. Evolution and diversification of lamprey antigen receptors: evidence for involvement of an AID-APOBEC family cytosine deaminase.[J]. Nat Immunol, 8(6): 647-656.
Sabbah A, Chang T H, Harnack R, et al. 2009. Activation of innate immune antiviral responses by Nod2[J]. Nat Immunol, 10(10): 1073-1080.
Sadd B M, Schmid-Hempel P. 2006. Insect immunity shows specificity in protection upon secondary pathogen exposure[J]. Curr Biol, 16(12): 1206-1210.
Saito T, Hirai R, Loo Y M, et al. 2007. Regulation of innate antiviral defenses through a shared repressor domain in RIG-Ⅰ and LGP2[J]. Proc Natl Acad Sci USA, 104(2): 582-587.
Satake H, Sekiguchi T. 2012. Toll-like receptors of deuterostome invertebrates[J]. Front Immunol, 3(34): 1-7.
Sato A, Iwasaki A. 2004. Induction of antiviral immunity requires Toll-like receptor signaling in both stromal and dendritic cell compartments[J]. Proc Natl Acad Sci USA, 101(46): 16 274-16 279.
Schaefer L, Babelova A, Kiss E, et al. 2005. The matrix component biglycan is proinflammatory and signals through Toll-like receptors 4 and 2 in macrophages[J]. J Clin Invest, 115(8): 2223-2233.
Schatz D G. 2004. V(D)J recombination[J]. Immunol Rev, 200: 5-11.

Schmid D, Münz C. 2007. Innate and adaptive immunity through autophagy[J]. Immunity, 27(1): 11-21.

Schorpp M, Bialecki M, Diekhoff D, et al. 2006. Conserved functions of Ikaros in vertebrate lymphocyte development: genetic evidence for distinct larval and adult phases of T cell development and two lineages of B cells in zebrafish[J]. J Immunol, 177: 2463-2476.

Schulz O, Diebold S S, Chen M, et al. 2005. Toll-like receptor 3 promotes cross-priming to virus-infected cells[J]. Nature, 433(7028): 887-892.

Silverstein A M. 2002. The clonal selection theory: what it really is and why modern challenges are misplaced[J]. Nat Immunol, 3(9): 793-796.

Smith C M, Wilson N S, Waithman J, et al. 2004. Cognate CD4(+)T cell licensing of dendritic cells in CD8(+)T cell immunity[J]. Nat Immunol, 5(11): 1143-1148.

Soza-Ried C, Hess I, Netuschil N, et al. 2010. Essential role of c-myb in definitive hematopoiesis is evolutionarily conserved[J]. Proc Natl Acad Sci USA, 107(40): 17 304-17 308.

Spörri R, Reis e Sousa C. 2005. Inflammatory mediators are insufficient for full dendritic cell activation and promote expansion of $CD4^+$ T cell populations lacking helper function[J]. Nat Immunol, 6(2): 163-170.

Sprent J, Surh C D. 2011. Normal T cell homeostasis: the conversion of naive cells into memory-phenotype cells[J]. Nat Immunol, 12(6): 478-484.

Stetson D B. 2009. Connections between antiviral defense and autoimmunity[J]. Curr Opin Immunol, 21(3): 244-250.

Stetson D B, Ko J S, Heidmann T, et al. 2008. Trex1 prevents cell-intrinsic initiation of autoimmunity[J]. Cell, 134(4): 587-598.

Sutherland D B, Fagarasan S. 2012. IgA synthesis: a form of functional immune adaptation extending beyond gut[J]. Curr Opin Immunol, 24(3): 261-268.

Suzuki T, Shin I T, Kohara Y, et al. 2004. Transcriptome analysis of hagfish leukocytes: a framework for understanding the immune system of jawless fishes[J]. Dev Comp Immunol, 28(10): 993-1003.

Takeda K, Akira S. 2005. Toll-like receptors in innate immunity[J]. Int Immunol, 17(1): 1-14.

Takeuchi O, Akira S. 2009. Innate immunity to virus infection[J]. Immunol, Rev, 227(1): 75-86.

Taylor K R, Yamasaki K, Radek K A, et al. 2007. Recognition of hyaluronan released in sterile injury involves a unique receptor complex dependent on Toll-like receptor 4, CD44, and MD-2[J]. J Biol Chem, 282(25): 18 265-18 275.

Theodor J L. 1970. Distinction between "self" and "not-self" in lower invertebrates[J]. Nature, 227(5259): 690-692.

Torchinsky M B, Garaude J, Martin A P, et al. 2009. Innate immune recognition of infected apoptotic cells directs T(H)17 cell differentiation[J]. Nature, 458(7234): 78-82.

Trowsdale J, Parham P. 2004. Mini-review: defense strategies and immunity-related genes[J]. Eur J Immunol, 34(1): 7-17.

Tsung A, Sahai R, Tanaka H, et al. 2005. The nuclear factor HMGB1 mediates hepatic injury after murine liver ischemia-reperfusion[J]. J Exp Med, 201(7): 1135-1143.

Uinuk-Ool T, Mayer W E, Sato A, et al. 2002. Lamprey lymphocyte-like cells express homologs of genes involved in immunologically relevant activities of mammalian lymphocytes[J]. Proc Natl Acad Sci USA, 99(22): 14 356-14 361.

van Beijnum J R, Buurman W A, Griffioen A W. 2008. Convergence and amplification of toll-like receptor(TLR)and receptor for advanced glycation end products(RAGE)signaling pathways via high mobility group B1(HMGB1)[J]. Angiogenesis, 11(1): 91-99.

van den Berg T K, Yoder J A, Litman G W. 2004. On the origins of adaptive immunity: innate immune receptors join the tale[J]. Trends Immunol, 25(1): 11-16.

Vettermann C, Schlissel M S. 2010. Allelic exclusion of immunoglobulin genes: models and mechanisms[J]. Immunol Rev, 237(1): 22-42.

Vivier E, Malissen B. 2005. Innate and adaptive immunity: specificities and signaling hierarchies revisited[J]. Nat Immunol, 6(1): 17-21.

Vivier E, Raulet D H, Moretta A, et al. 2011. Innate or adaptive immunity? The example of natural killer cells[J]. Science, 331(6013): 44-49.

Wang E, Worschech A, Marincola F. 2008. The immunologic constant of rejection[J]. Trends Immunol, 29(6): 256-262.

Ward A E, Rosenthal B M. 2014. Evolutionary responses of innate immunity to adaptive immunity[J]. Infect Genet Evol, 21: 492-496.

Watson F L, Püttmann-Holgado R, Thomas F, et al. 2005. Extensive diversity of Ig superfamily proteins in the immune system of insects[J]. Science, 309(5742): 1874-1878.

Way S S, Kollmann T R, Hajjar A M, et al. 2003. Cutting edge: protective cell-mediated immunity to *Listeria monocytogenes* in the absence of myeloid differentiation factor 88[J]. J Immunol, 171(2): 533-537.

Wlasiuk G, Nachman M W. 2010. Adaptation and constraint at Toll-like receptors in primates[J]. Mol Biol Evol, 27(9): 2172-2186.

Wood W, Jacinto A. 2007. *Drosophila melanogaster* embryonic haemocytes: masters of multitasking[J]. Nat Rev Mol Cell Biol, 8(7): 542-551.

Yarovinsky F, Kanzler H, Hieny S, et al. 2006. Toll-like receptor recognition regulates immunodominance in an antimicrobial CD4$^+$ T cell response[J]. Immunity, 25(4): 655-664.

Yoneyama M, Fujita T. 2008. Structural mechanism of RNA recognition by the RIG-Ⅰ-like receptors[J]. Immunity, 29(2): 178-181.

Zaph C, Troy A E, Taylor B C, et al. 2007. Epithelial-cell-intrinsic IKK-beta expression regulates intestinal immune homeostasis[J]. Nature, 446(7135): 552-556.

Zhang S M, Adema C M, Kepler T B, et al. 2004. Diversification of Ig superfamily genes in an invertebrate[J]. Science, 305(5681): 251-254.

Zhang Y A, Salinas I, Li J, et al. 2010. IgT, a primitive immunoglobulin class specialized in mucosal immunity[J]. Nat Immunol, 11(9): 827-835.

第六篇　天然免疫的作用与应用

第十二章　天然免疫与疾病

模式识别受体(PRR)通过识别病原相关分子模式(PAMP)激活信号转导途径级联反应，诱导Ⅰ型IFN、促炎症细胞因子、趋化因子、MHC分子和共刺激分子等一系列抗病原因子的分泌与表达及DC的成熟，激发机体的天然免疫反应并介导建立获得性免疫反应。然而，近年来随着对PRR特别是TLR研究的不断深入，发现TLR及TLR的多态性或免疫缺陷也与许多疾病密切相关。TLR不仅在机体的免疫防御中扮演了重要的角色，还在疾病的发生、发展中发挥了重要作用，而如何应用TLR及其信号转导通路中某些环节进行干预治疗将成为新的研究方向。因此，本章以TLR及其信号通路关键分子为代表，主要介绍其在这些疾病中扮演的角色，基因多态性或免疫缺陷及群体遗传特征与疾病易感性的关系，为安全高效药物、疫苗及遗传抗病机制利用提供了理论依据。

第一节　TLR与疾病的敏感性

对机体的免疫系统而言，在识别外来病原核酸的同时如何区分自身DNA和RNA非常重要。在天然免疫中，根据核酸模式识别受体如TLR的区室化（限制性表达）、特殊修饰和特定基序结构等不同的机制来区别外来病原核酸和宿主自身核酸，其中TLR的区室化起了决定性作用。例如，TLR3、TLR7/8、TLR9定位在细胞内区室（内体、溶酶体和内质网），这使pDC限制性地识别经内吞作用进入细胞内的病原，而宿主自身核酸并不能自发地进入内体。研究表明，TLR9（可能也包括TLR7/8）的蛋白酶的成熟在区分自身DNA（或RNA）的过程中扮演了重要的角色（Ewald et al.，2008；Park et al.，2008；Sepulveda et al.，2009）。在正常生理状态下，凋亡细胞或损伤细胞释放的RNA和DNA能被细胞内外和血液中的大量核酸酶（DNA酶和RNA酶）快速降解，不能被TLR3、TLR7/8和TLR9所识别，但这些核酸酶并不能够直接降解细菌或病毒的核酸（景志忠，2012）（图12-1）。尽管机体进化出多种机制避免对自身核酸的识别，但越来越多的证据表明，在病理条件下自身的RNA和DNA作为危险信号激活了核酸模式识别受体——TLR，尤其是TLR7和TLR9介导的天然免疫反应，从而突破了机体的免疫耐受，导致了自身免疫性病（autoimmune disease，AID）（图12-2），其中主要包括类风湿性关节炎（rheumatoid arthritis，RA）、系统性红斑狼疮（systemic lupus erythematosus，SLE）、抗磷脂综合征（antiphospholipid syndrome，APS）等疾病（Bohgaki et al.，2004；Barbalat et al.，2010；Blasius and Beatler，2010；Kawai and Akira，2010）。目前研究认为，许多自身免疫性病、临床疑难病和传染病等的发生和流行都与TLR及其信号转导途径的关键分子关系密切。

一、TLR与自身免疫性疾病

（一）TLR对自身核酸识别的机制

与病毒衣壳蛋白保护其核酸的策略类似，自身的RNA和DNA能够与自身细胞的蛋白质，如高迁移率族蛋白（high mobility group box，HMGB）、微小核糖核酸蛋白（small nuclear ribonucleoprotein，snRNP）和抗微生物多肽（antimicrobial peptide）及针对自身核酸和snRNP的自身抗体（autoantibodie）形成核酸-蛋白（nucleic acid-protein）免疫复合体（immune complexe，IC），以抵抗核酸酶对其的降解，并通过B细胞的受体（BCR）和DC的FcγR进入到细胞内区室中，主要通过TLR7和TLR9诱导了自身反应性B细胞和DC的激活及促炎症细胞因子和IFN-Ⅰ的产生，从而导致了AID如RA和SLE的发生(Marshak-Rothstein，

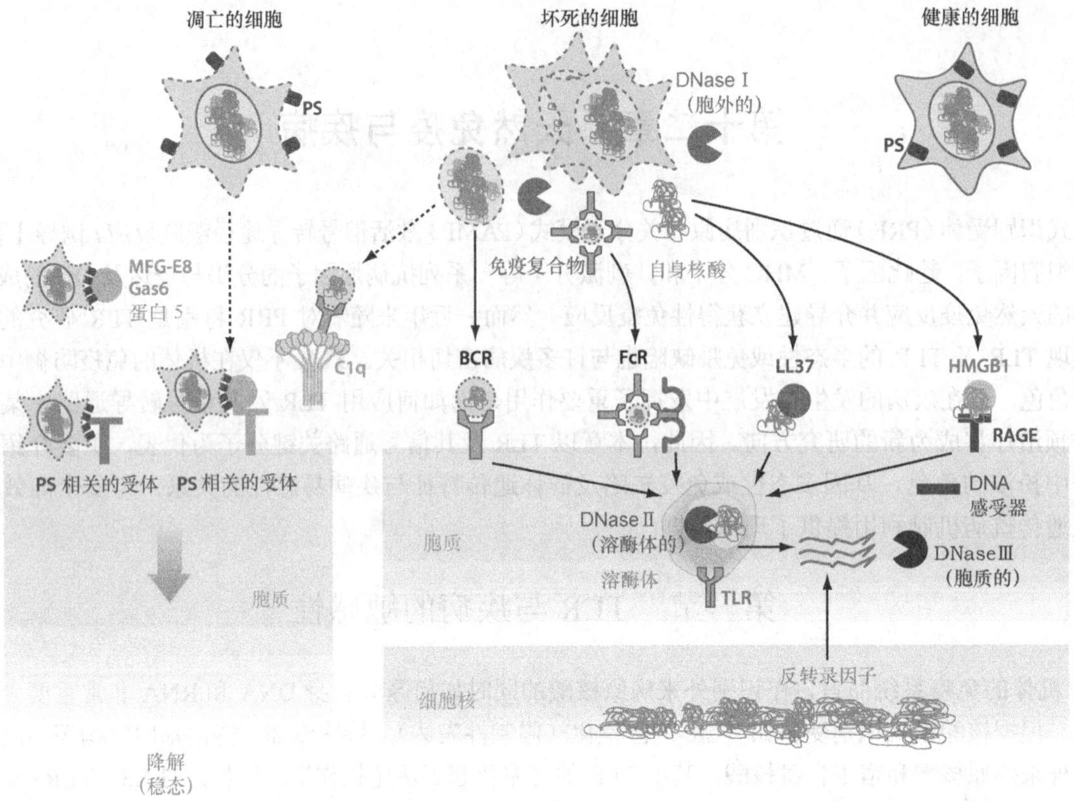

图 12-1　机体区分“自我”和“非我”核酸的机制（Barbalat et al.，2011）（彩图请扫封底二维码）

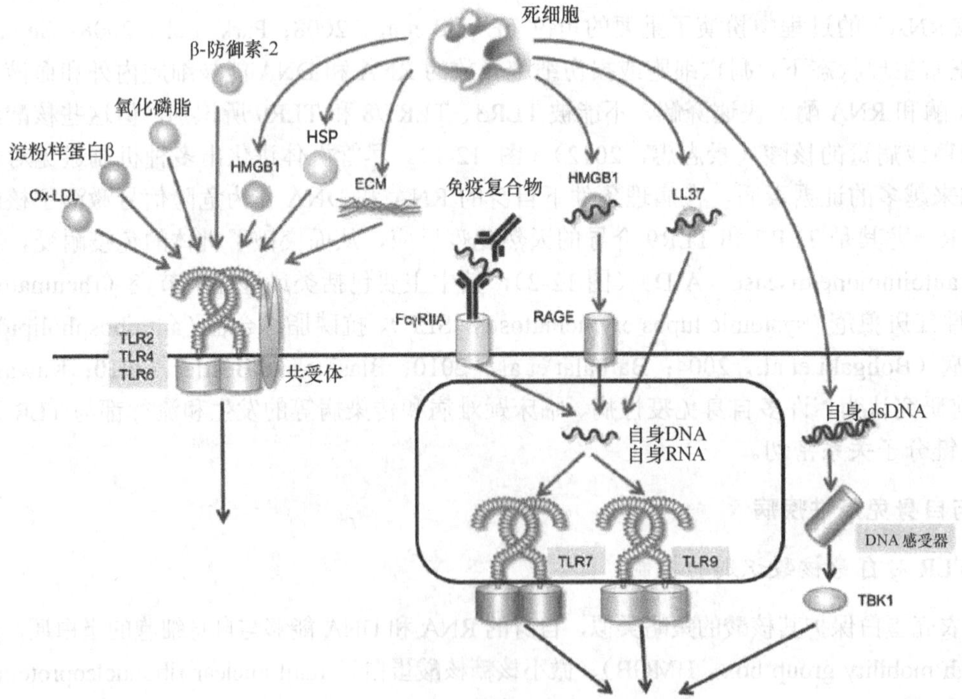

图 12-2　TLR 对自身核酸的识别及其介导的自身免疫性疾病（Kawai and Akira，2010）

2006；Ding et al.，2009；Blasius and Beatler，2010；Barbalat et al.，2011；景志忠，2012）。例如，损伤细胞释放的 DNA 与 HMGB1 形成 HMGB1-DNA 的 IC 和多共价受体 RAGE（receptor for advanced glycosylation end)，通过 TLR9 信号转导途径激活 B 细胞和 pDC（Tian et al.，2007）；自身的 RNA 与细胞蛋白形成的 IC 如 U1snRNP（U1 small nuclear RNP），通过 TLR7 和 FcγR 激活自身反应性 B 细胞和 DC 及产生Ⅰ型 IFN（Means et al.，2005；Vollmer et al.，2005）；一种由中性粒细胞和角质化细胞分泌的抗微生物多肽 LL37（cathelicidin）高表达于银屑病患者的损伤皮肤上，能够与自身的 DNA 或 RNA 形成 IC，然后被 pDC 胞吞进入早期内体，通过 TLR7 和 TLR9 诱导 IFN-Ⅰ的大量产生，从而导致银屑病患者皮肤的病理损伤（Lande et al.，2007；Ganguly et al.，2009）。有趣的是，在 SLE 小鼠模型中发现，Unc93b1 的突变能够增加 TLR7 对 RNA 的免疫反应，但能抑制 TLR9 对 DNA 的免疫反应。尽管目前对 TLR8 在自身免疫性病中的作用尚不清楚，然而 TLR9 的配体 DNA 能抑制 TLR7 介导的免疫反应，却能增强 TLR8 介导的免疫反应（Gorden et al.，2006）。

除形成核酸与蛋白质的 IC 外，对自身核酸的错误清除也是导致产生自身免疫性病的原因。DNaseⅠ是一种重要的血清核酸酶，对机体自身 DNA 的降解至关重要，它的突变与人和小鼠的 SLE 密切相关（Napirei et al.，2000；Yasutomo et al.，2001；Martinez Valle et al.，2008）。DNaseⅡ是另一种重要的 DNA 核酸酶，通常位于巨噬细胞的溶酶体内，对凋亡细胞 DNA 的降解必不可少，它的缺失会引起未降解 DNA 在巨噬细胞中蓄积，通过非依赖 TLR9 的方式诱导Ⅰ型 IFN 和 TNF 的大量释放，从而导致慢性关节炎和贫血等一系列 AID 的发生（Okabe et al.，2005；Yoshida et al.，2005；Kawane et al.，2006）。Aicardi-goutières 综合征（Aicardi-goutières syndrome，AGS）是由Ⅰ型 IFN 的过度释放而引起的一种致死性脑病。研究发现，核酸外切酶 1（exonuclease 1，TREX1）的突变与 SLE、家族性的冻疮样狼疮（familial chilblain lupus）、炎症心肌炎（inflammatory myocarditis）和 AGS 密切相关（Crow et al.，2006；Lee and Kim，2007）。这是因为 TREX1 的缺失导致内源性反转录因子 DNA 的蓄积，从而引起 IFN 诱导因子的表达（Crow et al.，2006；Lee and Kim，2007）。同时，RNase H2 的组成成分——SAMHD1，参与机体抗病毒免疫的负调节，它的突变与 AGS 的发生有关（Rice et al.，2009）。除此之外，Flap 核酸内切酶（Flap endonuclease 1，FEN1）的功能障碍能引起 AID、慢性炎症反应和癌症的发生（Zheng et al.，2007）。目前对一些由自身核酸引起的自身免疫性病的机制还不清楚，但核酸酶的突变引起自身核酸的蓄积而被 TLR7 和 TLR9 识别后，诱导释放 IFN-Ⅰ和促炎症细胞因子，导致自身免疫性病的发生、发展和转归的过程是明确的（景志忠，2012）。

（二）TLR 与系统性红斑狼疮

SLE 是一种多因素的、系统性的主要侵犯结缔组织的 AID，其特征是自身 dsDNA 和其他细胞核抗原与自身 B 细胞和 T 细胞反应，产生自身抗体。随着对自身反应性 T 细胞和 B 细胞研究的深入，对获得性免疫在 SLE 中的作用机制进行了广泛的研究。研究表明，天然免疫系统的异常刺激在 SLE 的免疫发病机制中起着极为重要的作用，这使研究天然免疫在 SLE 发病机制中的作用逐渐成为重点。其中 TLR，特别是 TLR7 和 TLR9 的活化与 SLE 的发生和发展密切相关（景志忠，2012）。紫外线、线粒体超极化、ATP 耗竭均可引起细胞坏死，从而导致自身 RNA 和 DNA 的释放。这些自身免疫性 RNA 和 DNA 可分别被 TLR7 和 TLR9 识别，其中 DNA 和含 DNA 的 IC 通过结合 BCR 和 TLR9，RNA 和含 RNA 的 IC 通过结合 BCR 和 TLR7，来协同激活自身反应性 B 细胞和抗体类型转换（Lau，2005；Meyer-Bahlburg and Rawlings，2008）。IFN-α 是一种高表达于 SLE 患者体内且与 SLE 进程紧密相关的细胞因子，其可促进 TLR7 活化，TLR7 活化又可诱导产生 IFN-α，二者互相作用可增强 B 细胞对含有 DNA 和 RNA 自身抗原的抗体-抗原复合物反应（Lau，2005；Meyer-Bahlburg and Rawlings，2008）（图 12-3）。

研究发现，SLE 患者血清中的 IFN-α 水平升高，即使一些不伴有 AID 的患者经 IFN-α 治疗后也会出现抗自身核酸抗体，甚至 SLE 综合征（Kalkner et al.，1998；Gota and Calabrese，2003）。这说明 IFN-α 在 SLE 中发挥了重要作用。研究也发现，TLR7 mRNA 的表达水平与 IFN-α 呈正相关（邓鋳等，2008）。在 SLE 的初级阶段，DC 吞噬凋亡细胞的碎片及其核酸，产生少量的 IFN-α，随着 SLE 病程的发展，核酸与自身抗体或细胞蛋白形成 IC，主要通过 pDC 的 TLR7 和 TLR9 的识别和活化继续产生大量的 IFN-α

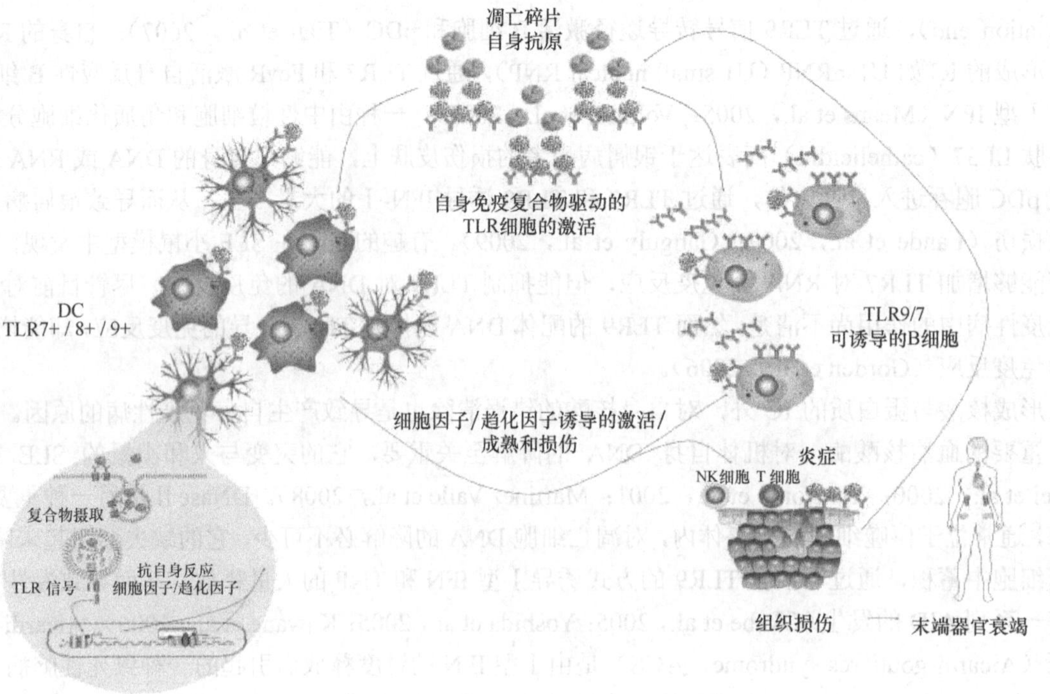

图 12-3　TLR 在 SLE 的发生、发展中扮演的重要角色（Krieg and Vollmer，2007）（彩图请扫封底二维码）

（Krieg and Vollmer，2007；Blasius and Beatler，2010；Barbalat et al.，2011）。IFN-α 可上调 DC 的 MHC 类与共刺激分子的表达，DC 将凋亡细胞的抗原，尤其是核酸呈递给自身反应性 T 细胞，进而刺激自身反应性 B 细胞产生大量自身抗体 B 细胞激活因子 BAFF（B cell-activating factor of the TNF family）；同时 IFN-α 能活化细胞毒性 T 细胞（CTL），导致更多的自身抗原的产生（Blanco et al.，2005）；IFN-α 也可直接激活 B 细胞，产生自身抗体。产生的自身抗原和自身抗体构成 IC 后被 TLR 识别，诱导新的 IFN-α 产生，形成自身抗原捕获、呈递和自身抗体分泌的恶性循环。此外，TLR 也可诱导 IL-10、TNF、IL-6、IL-8 和其他细胞因子的分泌（Daridon et al.，2007；Ittah et al.，2006）。因此，在体内 IFN-α 水平的急剧升高可能是导致 SLE 发生和发展的重要因素（Baeeala et al.，2007）。

Papadimitraki 等发现，活动期 SLE 患者的外周血中表达 TLR9 的 B 细胞和单核细胞明显高于稳定期患者，B 细胞中的浆细胞和记忆性 B 细胞表达 TLR9，且这种 B 细胞的数量与血清抗 dsDNA 的抗体量呈正相关（Papadimitraki et al.，2006）。Benigni 等对 SLE 模型小鼠肾活检发现，肾小管上皮细胞表达大量的 TLR9，并与蛋白尿、肾间质损伤程度呈正相关。同样，SLE 患者近端肾小管上皮细胞中 TLR9 的表达与间质损伤程度相关（Benigni et al.，2007）。Pawar 等用具免疫调节作用的序列阻断 MRL-lpr 小鼠 TLR7 和（或）TLR9，血清中 IL-12、抗 dsDNA 的 IgG、抗 Sm 的 IgG 及 TNF 水平降低，肾小管、肾间质巨噬细胞、T 细胞浸润减少和自身免疫性肺损伤减轻（Pawar et al.，2007）。Silver 等发现，$MyD88^{-/-}$小鼠的抗核抗体、抗 dsDNA 抗体的生成及高球蛋白血症和肾小球肾炎的症状几乎被完全抑制。这些研究提示，MyD88 活化 DC 及 T、B 细胞与肾小球肾炎的发生密切相关，也说明 TLR7 和 TLR9 与 SLE 活动性相关。Visentini 等发现一位 SLE 患者在出现常见变异型免疫缺陷病（common variable immunodeficiency，CVID）后，SLE 得到长期缓解，抗 dsDNA 抗体消失，但自身抗体长期存在。以 CpG 在体外激活该患者外周血细胞的 TLR9 后，B 细胞丧失其增殖并转化为浆细胞的能力，这证明患者 TLR 信号转导通路下游的获得性免疫发生异常（Visentini et al.，2009），这也说明了 TLR7 和 TLR9 在 SLE 发病中起重要作用。有趣的是，在对 SLE 模型小鼠的研究中发现，TLR7 和 TLR9 在 SLE 的发展中有着相反的调节作用。$TLR9^{-/-}$狼疮鼠加速发生狼疮性肾炎，病死率增高，而 $TLR7^{-/-}$狼疮鼠的临床症状得到改善（Christensen et al.，2006）。

这些结果提示，在 AID 中可直接以 TLR 为治疗靶点。有趣的是，Patole 等发现在狼疮性肾炎小鼠动物模型中，TLR3 在肾小球系膜细胞和炎症部位的 APC 中表达，体内注射 poly（I∶C）后其血清中的 IL-12 和 IL-6 等细胞因子明显增加。此后，以 poly（I∶C）刺激体外培养的 TLR3 阳性的肾小球系膜细胞，结果 IL-6 和 CCL2 的产生增加，这也说明 TLR3 与狼疮性肾炎的形成有关（Patole et al.，2005）。

TLR 在抗感染免疫中起着至关重要的作用，但如果机体对病原微生物的反应过度，往往会导致自身耐受丧失并诱导 AID 产生。实际上，病原微生物感染与许多 AID 的发生、发展都有密切的关系。越来越多的证据表明，TLR 能够识别微生物来源的配体并诱导 AID 产生。研究发现，向 NZB/W 小鼠注射 LPS 后，活化的 B 细胞数增加，抗 DNA 抗体增多，并发展为肾小球肾炎（白梅和袁定芬，2010），这说明感染是 SLE 复发的重要因素。这可能是微生物的 PAMP 通过 TLR 激活 DC 后，产生 IFN-α 等细胞因子，B 细胞活化增殖，在特定情况下 B 细胞发生突变，产生致病性自身抗体；感染时，在炎症细胞、细胞毒性 T 细胞作用下，细胞死亡产生自身抗原，诱导产生了高亲和性的自身反应性 B 细胞；有些微生物抗原与自身抗原 Sm 和 Ro 等有交叉反应性，通过抗原模拟产生自身抗体（张馨和孙启全，2006）。

虽然目前对 SLE 的具体发病机制还不是很清楚，但体内外研究均证实 TLR，尤其 TLR7 和 TLR9 在 SLE 发病中起了重要的作用。随着人们对自身免疫性疾病及 TLR7 和 TLR9 更深入的了解，将为研究人类的抗感染免疫、自身免疫等提供新的切入点和新的治疗方法，最终达到指导临床治疗疾病的目的。

（三）TLR 与类风湿性关节炎

RA 是一种病因尚未明确的以慢性、对称性、滑膜组织炎症增生和关节软骨进行性破坏为主要临床表现的 AID。已往研究多侧重于获得性免疫方面，随着 TLR 的发现及对病原模式识别与免疫理论的提出，TLR 在 RA 发病中的作用越来越受到人们的重视（Falgarone et al.，2005；Ospelt and Gay，2010）。类风湿性关节炎的发病机制类似于 SLE，在其发病过程中产生了多种自身抗体，包括类风湿因子（thatoid factor，RF）、抗自身核酸抗体及内源性蛋白如纤维蛋白素原、透明质烷、热激蛋白 B8（heat shock protein B8，HspB8）和 HMGB1 等（Roelofs et al.，2006；Ospelt and Gay，2010）。尽管自身 DNA 不具备免疫原性，但含自身 DNA 和抗体的 IC 在类风湿关节炎的发病过程中起着重要作用。一方面，IC 中的 Ig 部分被 B 细胞表面的 B 细胞抗原受体 BCR 识别；另一方面，IC 的 DNA 成分被 TLR9 识别。BCR 信号和 TLR9 信号共同活化 RF 特异性 B 细胞，产生大量的 RF，形成 RA（Krieg，2002）。

在动物模型中，当单独注射肽聚糖、CpG DNA 或 dsRNA 时能够加剧 RA 的病程。研究表明，TLR2～TLR4 和 TLR9 及细胞因子 IL-1 和 IL-18 可能在 RA 的发病过程中发挥作用（Brentano et al.，2005）。研究发现，TLR2 和 TLR4 在 RA 的发病中起决定性作用，不仅参与了 RA 的诱导，还与病情的加重相关。滑膜组织细胞，即 $CD16^+$ 巨噬细胞表达较多的 TLR2，能产生大量的 IL-1、TNF-α、IL-6 和 IL-8 等细胞因子。IL-1 和 TNF-α 可促使滑膜处于慢性炎症状态，TNF-α 则更进一步破坏关节软骨组织和骨骼，导致关节畸形（Brentano et al.，2005）。Brentano 等也发现，坏死性滑膜细胞释放的 dsRNA 能激活滑膜成纤维细胞。当用相应的配体刺激 RA 患者的滑膜时，滑膜成纤维细胞的 TLR2～TLR4 和 TLR7 上调，诱导了大量的促炎症细胞因子和共刺激分子的释放（Brentano et al.，2005）。Abdollahi-Roodsaz 等通过研究 IL-1R 拮抗剂缺陷（$IL\text{-}1rn^{-/-}$）的自发关节炎小鼠模型时发现，在无菌环境中野生型 $IL\text{-}1rn^{-/-}$ 小鼠不发病；TLR2 配体免疫的 $IL\text{-}1rn^{-/-}$ 小鼠可通过产生 IL-1β、IL-6 和 TNF-α 刺激炎症反应而使病情恶化，而 $TLR2/IL\text{-}1rn^{-/-}$ 小鼠可通过抑制调节性 T 细胞的功能及上调 Th1 细胞功能产生 IFN-α，同样使病情恶化；TLR4 通过诱导 IL-1 和 IL-23 进而上调 Th17 细胞的表达水平而参与 RA 发病（Abdollahi-Roodsaz et al.，2008）。Cho 研究也表明，用单克隆抗体中和 TLR2 受体可以显著降低 VEGF 和 IL-8 的水平，TLR2 可以直接或者间接参与炎症反应和血管生成活动（Cho et al.，2007）。杨丽丽等研究发现，活动期 RA 患者 TLR2 表达率及蛋白质相对含量均显著高于健康对照组，且 TLR2 蛋白相对含量与 ESR 呈明显正相关，提示 TLR2 的高表达可能促进了 RA 患者外周血单个核细胞的活化。同时发现，非活动期 RA 患者 TLR2 的表达比活动期降低，提示 TLR2 的表达与 RA 病情的发生、发展和转归有一定关系（杨丽丽等，2011）。这说明 TLR2 参与了 RA 的发病过程，TLR2 的高表达可能是导致 RA 炎症反应和病情加重的因素之一。研究发现，抗疟疾药物，即氯喹被成功用来治疗 RA 患者，这可能与其抑制内体的成熟和阻断内体 TLR3、TLR7～TLR9 的信号转导通路有关（Kyburz et al.，2006）。对早期的链球菌诱导的关节炎模型研究表明，MyD88 在关节炎的发病中不可或缺，TLR2/MyD88 途经起部分作用；同样，细菌 DNA 也可通过 TLR 诱导实验性的关节炎（Joosten et al.，2003；Silver et al.，2007）。这些充分说明了 TLR 在 RA 的发病及病程中均起了一定的作用。

（四）TLR 与抗磷脂综合征

APS 是一种非器官特异性的 AID，其特征为血清抗磷脂抗体（antiphospholipid antibody，APLA）阳性，临床上主要表现为复发性动脉和静脉血栓形成、多发性流产和血小板减少症等，其中血栓形成是抗磷脂综合征主要的病理基础和突出的临床表现。最早研究认为，抗磷脂抗体与细胞膜表面带负电的磷脂结合在 APS 形成中起主要作用。但后来研究表明，抗磷脂抗体并不与磷脂直接结合，而是与血浆中的某些磷脂结合蛋白（主要是 β2 糖蛋白Ⅰ）结合，且多数 APS 患者血清中抗 β2 糖蛋白Ⅰ抗体（抗 β2GPI）与抗磷脂抗体呈正相关，故认为抗 β2GPI 抗体和抗磷脂抗体在 APS 中具有特异性。体内外研究表明，β2GPI-抗 β2GPI 抗体复合物可刺激血管内皮细胞、血液单核细胞及血小板等，使其释放细胞黏附分子、促炎症细胞因子和组织因子等（Bohgaki et al.，2004；Zhou et al.，2004），从而产生炎症及呈高凝状态。APS 患者血液单核细胞的组织因子抗原含量、生物活性及 mRNA 水平比正常人高(Amengual et al.,1998)。

研究表明，β2GPI-抗 β2GPI 抗体复合物对细胞的作用是通过 TLR 介导的一系列信号转导反应。Raschi 等研究认为抗磷脂抗体激活内皮细胞就是通过与 TLR 有关的 MyD88 途径进行的，这与 TLR4 的依赖 MyD88 的信号转导途径相似（Raschi et al.，2003）。提示 β2GPI-抗 β2GPI 抗体复合物首先与细胞表面 Annexin A2 分子结合，再通过 TLR4 激活 MyD88，从而启动下游信号转导通路的活化，包括 MAPK 及 NF-κB。Satta 等以小鼠的胚胎成纤维细胞为对象，研究了由人的抗磷脂抗体介导的免疫细胞的活化过程。用 $TLR1^{-/-}$、$TLR2^{-/-}$、$TLR4^{-/-}$和 $TLR6^{-/-}$小鼠及野生型小鼠的胚胎成纤维细胞，分别与 APS 患者的抗磷脂抗体、单克隆抗 β2GPⅠ的 IgG 及健康对照的 IgG 进行孵育，观察血清中相关炎症细胞因子分泌的情况。结果发现，与其他 $TLR^{-/-}$细胞相比，$TLR2^{-/-}$小鼠表达 MCP1、ICAM1 和 IL-6 的水平明显降低。而将人的 TLR2 基因转入 $TLR2^{-/-}$小鼠成纤维细胞中，IL-6 的表达提高了 80 倍（Satta et al.，2003）。因此，TLR2 在由抗磷脂抗体介导的小鼠成纤维细胞的活化中起了重要作用。

（五）TLR 与银屑病

银屑病（psoriasis）即牛皮癣，是最普遍的皮肤疾病之一，其特征是角化细胞的过度增殖和分化。在银屑病患者中，识别自身 DNA/RNA 导致 pDC 活化，同样会引发 AID（Lowes et al.，2007）。在健康皮肤组织中，通常不存在 pDC，但在银屑病患者皮肤中有 pDC 浸润，经 pDC 产生的 IFN-Ⅰ证明能够引起 mDC 和自身反应性 T 细胞的活化，从而诱导银屑病的发生（Nestle et al.，2005）。研究发现，pDC 能够识别自身 DNA 与抗菌肽 LL37 形成的复合物，而产生 IFN-Ⅰ（Lande et al.，2007）。由角化细胞和中性粒细胞产生的 LL37 能够通过 α 螺旋结构结合自身 DNA 片段，形成聚集的致密结构，不易被核酸酶降解，继而通过脂筏介导的内吞作用转移至 pDC 内体中，通过 TLR9-MyD88-IRF7 信号途径激活 IFN-Ⅰ持续产生（Sandgren et al.，2004）。后研究发现，在银屑病患者皮肤组织中，同样存在自身 RNA-LL37 复合物，其能激活 pDC 产生过量的 IFN-α（Ganguly et al.，2009）。

（六）TLR 与干燥综合征

干燥综合征（Sjögren's syndrome，SS）是与 RA、SLE 相关的一种典型的 AID，其特征是因外分泌腺损伤导致眼睛、口腔干涩（Kruszka et al.，2003）。在干燥综合征患者血液中产生过量的抗核酸自身抗体，并且唾液腺中存在过多的 pDC（Gottenberg et al.，2009）。这些表明 pDC 通过 TLR7 和 TLR9 对自身核酸抗体复合物的识别可能是导致干燥综合征患者整体炎症反应的一个重要因素。

（七）TLR 与其他自身免疫性疾病

TLR 的配体或针对入侵病原体的 T 细胞表达的 CD40L 可通过激活呈递自身抗原肽的 APC，诱导相应的自身反应性 T 细胞活化、增殖并转变为效应细胞，从而引起病理性自身免疫（Ichikawa et al.，2002）。

自身免疫性糖尿病等其他 Th1 型 AID 的发生与 TLR 的异常表达、分布和活化密切相关（Lang et al.，2005）。目前认为多发性硬化（multiple sclerosis，KS）是一种常见的由 T 细胞介导的 Th1 型 AID（Waldner，2009）。尽管对 TLR 在 AID 中的具体作用机制还没有完全清楚，但越来越多的研究表明 TLR 及其信号转导途径在 AID 发病中有着至关重要的作用。随着人们对 TLR 更深入的了解，将会为研究人类的抗感染免疫、自身免疫等提供新的切入点，为人类 AID 的预防治疗提供依据。

二、TLR 与临床疑难性疾病

近年来，随着 TLR 的不断发现和对其研究的深入，TLR 在机体免疫防御反应中的重要性越来越受到关注，并且发现其与一些临床疑难性疾病关系密切。通常认为心肌炎的发生与病毒直接损伤心肌及引起免疫紊乱密切相关。然而近年来研究发现，TLR 在免疫反应中起到了重要作用。研究还发现，TLR 特别是 TLR2 和 TLR4 参与了动脉粥样硬化（atherosclerosis，AS）。研究也发现，TLR 信号转导通路的缺失导致 Th2 型免疫反应而诱发哮喘。由此可见，TLR 不仅在机体免疫防御中扮演了重要的角色，还在疾病的发生、发展过程中可能具有“双刃剑”的作用，而如何应用 TLR 信号转导通路中某些环节进行干预治疗可能成为新的研究方向。

（一）TLR 与过敏性疾病

1. TLR 在哮喘中的作用

支气管哮喘（哮喘）是当今世界最常见的慢性病之一，我国有 2000 万左右的哮喘患者，全世界大约有 1 亿 5000 万的哮喘患者。近十多年来，美国、英国和澳大利亚等国的哮喘患病率（尤其是儿童）及死亡率有所上升，已引起世界各国的极大关注。

哮喘本质上是一种由嗜酸性粒细胞、淋巴细胞、肥大细胞和单核细胞等共同参与的慢性气道变应性炎症，以嗜酸性粒细胞和淋巴细胞为主的炎症细胞及其产生的炎症介质与细胞因子参与了哮喘的发病过程。NF-κB 是一种多向性转录调控蛋白，参与转录调控众多细胞因子和炎症介质的表达，与多种炎症性疾病密切相关，在哮喘的病理过程中发挥了举足轻重的作用（景志忠，2012）。分子遗传学证实，哮喘系多基因参与的具有遗传易感性的临床综合征，以染色体 5q31-33 基因簇的作用最为显著，主要编码 Th2 型细胞因子，如 IL-3、IL-4、IL-5、IL-9 和 IL-13（Liu，2000）。Th1-Th2 型反应平衡在免疫调节中起重要作用，哮喘患者存在着 T 细胞由 Th1 型向 Th2 型优势转化或漂移的现象，这种具优势的 Th2 型反应在哮喘的发病机制中起重要作用。其中 Th2 型反应产生的 IL-4 和 IL-5 被认为是关键的细胞因子，在哮喘发病过程中上调表达，但具体机制尚不清楚（Banchereau et al.，2001）。关于内毒素在儿童哮喘形成中的作用，一直存在争议。有人认为通过早期诱导 Th1 型免疫应答可对机体产生保护性作用，也有人认为反而会加重哮喘病情（Woodruff and Fahy，2001）。越来越多的证据表明，TLR 不仅在种系胚胎发育中发挥重要作用，而且与各种感染及急性和慢性炎症性疾病密切相关（Zhang and Ghosh，2001）。

哮喘是一种以血清 IgE 增高、肺组织嗜酸性粒细胞（EOS）浸润和气道高反应性为特征的常见病和多发病，其中 Th2 型免疫应答起关键作用。呼吸道合胞体病毒（RSV）感染已被认为是儿童哮喘形成的主要危险因素之一。虽然 RSV 有可能通过多种途径影响哮喘，但 TLR4 和 CD14 介导的对 RSV 的天然免疫可能是主要途径。流行病学资料显示，接触 LPS 和其他细菌产物可对哮喘的形成及其程度造成影响。在由卵清蛋白（OVA）建立的哮喘小鼠模型上，采用与治疗过敏性和非过敏性哮喘儿童的中等剂量的 LPS 分别进行干预治疗后发现，吸入低剂量 LPS（0.1μg）的 OVA，可经 TLR4 信号转导诱导产生抗原特异性 Th2 型免疫应答，吸入高剂量 LPS（100μg）的 OVA 则导致 Th1 型免疫应答，但去除 LPS（<0.001μg）的 OVA 致敏后没有产生气道炎症反应（Eisenbarth et al.，2002）。这说明 LPS 暴露水平可以决定机体产生炎症反应的类型，而且诠释了内毒素暴露与哮喘的流行关系。

2. TLR 与炎症性肠炎

炎症性肠病（inflammatory bowel disease，IBD）是一种慢性、反复发作的非特异性肠道炎症性疾病，包括克罗恩氏病（Crohn's disease，CD）和溃疡性肠炎（ulcerative colitis，UC），其病因和发病机制尚未完全阐明，目前认为发病与免疫、环境、遗传等多种因素相互作用有关，其中免疫因素在其发病中起重要作用，但主要表现为胃肠道的慢性炎症疾病、关节炎和皮肤炎症（Ospelt and Gay，2010；景志忠，2012）。IBD 患者存在自身免疫功能失衡，肠黏膜有大量的炎症细胞聚集，产生大量的炎症介质和细胞因子，引起和放大黏膜炎症。现研究认为主要由免疫反应介导并与遗传和环境因素密切相关，但造成这些免疫缺陷的原因尚不清楚。IBD 患者存在肠道菌群失调，细菌的毒素产物均能激活机体的天然免疫系统，进而活化获得性免疫系统。也有研究认为，IBD 肠道黏膜发生免疫耐受缺失，对肠道内未知的抗原产生免疫反应，但具体机制还不清楚。胃肠道表达 TLR，尤其是 TLR2 和 TLR4 对肠道环境稳定至关重要（Cario et al.，2004；Lee et al.，2006b）。胃肠道内存在大量的共生菌，对胃肠道正常功能的发挥必不可少，然而在一定条件下 TLR 能够识别共生菌并产生一系列的保护性因子，如 TGF-β、防御素（defensin）、角质化细胞生长因子（keratinocyte-growth factor）和环氧化酶 2（cyclooxygenase-2，COX-2），导致肠上皮细胞持续增殖和分化（Rakoff-Nahoum et al.，2004；Uehara et al.，2007）。例如，$MyD88^{-/-}$小鼠能产生少量的 IL-6、TNF 和 KC-1，这些因子参与肠道损伤的修复；TLR3 和 TLR9 的激活对实验性大肠炎具有保护作用，同时对 $IL\text{-}10^{-/-}$小鼠自然发生的大肠炎也有保护作用，而 TLR3 和 TLR9 的这种保护作用与 IFN-Ⅰ的分泌密切相关（Lee et al.，2006c；Vijay-Kumar et al.，2007）。健康肠道主要表达 TLR3 和 TLR5，而患有克罗恩氏病的肠道的 TLR2 和 TLR3 却下调，同时患有克罗恩氏病和溃疡性结肠炎的患者上调表达 TLR4（Szebeni et al.，2008）。

（二）TLR 与心血管疾病

1. TLR 与动脉粥样硬化

AS 是临床上最常见的心血管疾病，是冠心病和心肌梗死的病理基础，也是危害人类生命健康最严重的疾病之一。目前关于 AS 的发病机制还不是很清楚。"损伤反应学说"认为，慢性炎症过程和血脂代谢紊乱是 AS 的两个主要特征，二者之间通过免疫反应相互联系，所以 AS 也被认为是一种 AID，但该学说未阐明两者之间具体的联系方式和机制。现研究显示，TLR 在 AS 免疫反应和慢性炎症的相互作用方面起着重要的桥梁作用，逐渐成为研究 AS 发病机制的热点领域（景志忠，2012）。AS 是一种血管内壁慢性炎症性疾病，天然免疫反应和获得性免疫反应都参与了 AS 的发病进程。内源性和外源性 TLR 配体的刺激，都参与了动脉粥样硬化的发病进程。低密度脂蛋白（low-density liprotein，LDL）在血管内膜的集聚是动脉粥样硬化的初始阶段。LDL 被氧化后可以刺激局部细胞因子如巨噬细胞趋化蛋白 1 等的产生，并上调内皮细胞表面黏附分子的表达。趋化因子招募大量的单核细胞，在局部巨噬细胞集落因子的刺激下分化为巨噬细胞，同时上调巨噬细胞内清道夫受体（scavenger receptor，SR）和 TLR 的表达。在不同 TLR 配体刺激下，血管内皮细胞和巨噬细胞产生炎症细胞因子，TLR 的活化使得巨噬细胞内胆固醇转运蛋白和胞内脂质转运失调，增加胆固醇含量，促进泡沫细胞的形成（Lundberg and Hansson，2010）。在 AS 各个发病阶段的病灶部位均发现存在内源性 TLR 配体。

AS 发病机制的研究经历了一个多世纪，Ross 在其损伤反应学说的基础上提出了 AS 是一种炎症性疾病的理论，这个理论已得到人们的认同（Ross，1999）。在 AS 病变发生直至最终血栓形成的各个阶段，炎症反应起着关键作用。TLR4 的分布特点和信号级联反应决定了其在 AS 中的重要作用（Vink et al.，2004）。人们检测到 AS 斑块病变处的巨噬细胞和内皮细胞均表达 TLR4，进而推测其与 AS 可能有密切关系。单核细胞和 T 淋巴细胞聚集到动脉血管壁是 AS 形成的早期事件，这个过程是通过内皮细胞表面黏附分子介导实现的，而内皮细胞表面黏附分子的转录调节与 NF-κB 调控有关。炎症介质通过内皮细胞表面受体介导激活 NF-κB，进而调节黏附分子的表达。TLR4 激活能够增加单核细胞驱动蛋白-1 和其他趋化因子的表达，从而参与单核细胞聚集并启动炎症反应（Hollestelle et al.，2004）。

基因敲除小鼠实验证实，TLR4、MyD88 均参与 AS 的病理过程（Gibson et al.，2006）。另有实验证实，高胆固醇饲喂兔给予 LPS 刺激，其 AS 性损伤程度明显加重（Lehr et al.，2001），这说明 TLR 与动脉粥样硬化的发生、发展相关。同样，人血管外膜或成纤维细胞经 LPS 刺激后，细胞因子的释放量明显增多（Takeda and Akira，2005）。

由此可见，TLR 特别是 TLR4 是免疫反应和慢性炎症、脂代谢紊乱之间的一个桥梁，有可能在 AS 过程中发挥了重要的作用。外源性配体 LPS 和内源性配体脂蛋白均可通过 TLR4 刺激免疫细胞，在体内引起一个持续的慢性炎症过程，促进 AS 的形成。对 TLR 的深入研究不仅为我们进一步研究 AS 发病机制提供了一个新的角度，而且在治疗、预防 AS 方面也提出了新的思路。

2. TLR 与心肌缺血/再灌注损伤

心肌缺血/再灌注（ischemia/reperfusion，I/R）损伤是临床常见的病理生理现象，指在较长时间心肌缺血的基础上，恢复血流灌注后，缺血和组织损伤程度不减轻，反而加重甚至发生不可逆性损伤的现象。心肌 I/R 损伤是由多种触发物、媒介物和效应器参与的复杂生物反应过程，导致强烈的炎症反应、内皮细胞损伤、血流障碍、心功能异常、心肌细胞坏死和凋亡。心肌 I/R 会导致强烈的炎症反应，包括活性氧（ROS）的产生、补体的激活及中性粒细胞（PMN）的浸润等，而 PMN 的浸润是心肌缺血/再灌注后的主要问题（Frangogiannis et al.，2002；Zhao and Zang，2006）。目前认为心肌 I/R 损伤的机制主要涉及中性粒细胞浸润学说、钙超载学说、自由基学说，而局部和全身的炎症反应为心肌 I/R 损伤的重要特征。近年来随着对 TLR 研究的不断深入，越来越多的证据表明 TLR2，尤其是 TLR4 在心肌 I/R 损伤中发挥了重要作用，其在心肌 I/R 损伤中的作用日益引起关注，并为心肌 I/R 损伤提供了新的治疗靶点。

研究表明，TLR2 缺陷小鼠心肌 I/R 损伤时，心肌梗死面积减小，氧自由基生成和中性粒细胞浸润减少（Favre et al.，2007）。Oyama 等通过建立小鼠心肌缺血模型发现，相对于正常对照组，$TLR4^{-/-}$小鼠心脏中心肌梗死面积减小、氧化应激与 PMN 浸润显著降低、炎症反应减轻、补体沉积和脂质过氧化物明显减少等（Oyama et al.，2004），提示 TLR4 的激活可通过上调诱导型一氧化氮合成酶和环氧化酶的表达而增加活性氧的产生。Chong 等在 I/R 模型实验中发现，与野生型小鼠相比，TLR4 突变而无功能的小鼠的心肌梗死区域下降了 40%（$P < 0.01$）（Chong et al.，2004）。因此，TLR4 及其信号转导通路在心肌 I/R 所诱导的小鼠炎症和损伤中具有重要的作用，TLR4 可能成为干预心肌 I/R 损伤的靶标。大量研究表明，心肌细胞凋亡在心肌缺血/再灌注损伤中起重要作用。心肌缺血/再灌注时引起的细胞凋亡或死亡主要是由氧化应激、细胞内钙超载、酸中毒及坏死细胞分解释放的细胞活性成分引起的炎症反应所致。尤其是再灌注时产生大量活性氧，使脂质过氧化、蛋白质和酶分子失活及破坏核酸结构，近来研究还表明其能通过作用于凋亡相关基因 Bcl2/Bax、p53、Fas/FasL 等促进细胞凋亡。在心肌可以检测到 FasL 的表达和 NF-κB 的活化，这表明在心肌缺血/再灌注损伤中 FasL 与 TLR 的促炎症途径是密切相关的。因此，TLR 信号通路和 Fas/FasL 相互作用能上调促炎症细胞因子的表达，而加重了心肌缺血/再灌注损伤。有趣的是，HSP60 可作为 TLR4 内源性配体发挥作用。在心肌 I/R 损伤中，HSP60、HSP70 可能由损伤或死亡细胞释放，在再灌注后弥散至周围缺血区域而激活存活细胞中的 TLR4，并引起细胞损伤及梗死区域扩大（Chong et al.，2004）。

让人兴奋的是，Li 等预先给予 TLR4 拮抗剂磷酸葡聚糖（glucan phosphate，GP）或 Eritoran（E5564），

发现可降低大鼠心肌再灌注后的梗死面积，减轻 I/R 的炎症反应（Li et al., 2004; Shimamoto et al., 2006）。在心肌 I/R 损伤中，TLR4 介导的 MyD88 依赖性信号通路被激活，表现为迅速激活 IKKβ，增加 IκBα 磷酸化和降解，导致心肌中 NF-κB 活化，当给予 GP 或 Eritoran 可使 TLR4 磷酸化从而与 MyD88 分离，使下游的 NF-κB 信号途径转为 PI3K/Akt 信号转导途径而起保护作用（Li et al., 2004）。

3. TLR 与心力衰竭

心力衰竭是一个非常复杂的临床性心血管疾病，它的发生、发展涉及许多病理生理过程，其中包括炎症反应。在心力衰竭中，各种炎症介质可能通过各种机制诱导收缩功能障碍、心室扩张、心肌细胞肥厚和凋亡等，直接作用于心力衰竭病理过程；同时慢性心力衰竭可能会导致器官和组织的病理学改变，如内皮功能障碍、心脏恶病质、贫血等（Yndestad et al., 2006）。

在实验心力衰竭模型和临床心力衰竭中，TLR 及其信号成分均被激活。正常小鼠和人的 TLR4 主要表达于心肌细胞，严重心力衰竭患者心肌局部 TLR4 表达增强，但是发生这种改变的原因尚不清楚。将冠状动脉结扎后，$TLR2^{-/-}$小鼠较野生型小鼠死亡率和左心室扩张减少（Satoh et al., 2006）。心力衰竭和 TLR 信号之间有联系的间接证据来自于 NF-κB 亚单位 $p50^{-/-}$小鼠，其在心肌梗死后可避免左心室扩张（Satoh et al., 2006）。研究表明，TLR4 也可在心肌微血管内皮细胞中表达，并在 LPS 刺激后其 mRNA 表达升高；TLR4 介导的 LPS 信号转导对小鼠左心室收缩功能有明显影响，心力衰竭的演变过程中涉及 TLR4 对各种肺动脉平均压（pulmonary arterial mean pressure，PAMP）的感知，并且通过 TLR4 介导的一系列信号传递导致心脏功能进一步减退（Stefan et al., 1999）。心力衰竭患者心肌内 TLR4 的表达增加，其下游信号通路分子 IRAK1 和 NF-κB 也被激活（Tillmanns et al., 2006）。Satoh 等发现在心肌梗死后心力衰竭的演变中，单核细胞膜的 TLR4 信号途径发挥着重要作用，它直接关系到促炎症细胞因子的合成与释放（Satoh et al., 2006）。氧化应激在心力衰竭中起重要作用，通过 TLR2 激活 NF-κB（Van Empel et al., 2005）。$TLR2^{-/-}$小鼠冠状动脉结扎时，左心室功能被保护，死亡率降低（Shishido et al., 2003）。$TLR4^{-/-}$小鼠心肌压力超负荷所致心肌肥厚减轻（Ha et al., 2005）。TAK1 是 TLR 激活的下游信号通路分子，心肌压力超负荷时 TAK1 被激活而介导心肌肥厚，TAK1 转基因可诱导小鼠心衰（Zhang et al., 2000）。抑制 MyD88 和 NF-κB 的激活也可抑制由压力超负荷或血管紧张素Ⅱ所致的心肌肥厚（Ha et al., 2006; Freund et al., 2005）。HSP70 作为一种重要的内源性配体，参与了 TLR4 对 PAMP 的识别、结合（Satoh et al., 2006）。因此，循环血中 HSP70 的水平也与心力衰竭的发生有着密切联系。

（三）TLR 与眼部疾病

1. TLR 与角膜感染性疾病

角膜与皮肤、黏膜组织一样处于机体防御病原侵袭的前沿，其对病原的识别和启动天然免疫的能力对眼组织免遭病原侵害至关重要。在感染的早期，角膜必须对病原迅速反应而减少眼部损伤。绿脓杆菌是感染性角膜病的重要病原菌，LPS 是其主要的致病内毒素。Song 等首次发现人的角膜上皮细胞（human corneal epithelium，HCE）、基质细胞和内皮细胞表面均表达 TLR4 和 CD14 蛋白，同时绿脓杆菌的 LPS 与 HCE 共同孵育后能引起 TLR4 和 CD14 mRNA 的上调和 TLR4 蛋白的表达增加，以及 IL-6 和 IL-8 等细胞因子的产生，用抗 CD14 或 TLR4 的单克隆抗体中和 CD14 或 TLR4 后，上述反应明显受到抑制，表明 HCE 表达的功能性 TLR4 和 CD14 受体，在角膜识别革兰阴性菌感染并启动宿主天然免疫、诱导炎症方面起重要作用（Song et al., 2001）。

研究表明，HCE 和基质成纤维细胞在各种相应 TLR 的配体刺激下，在 RNA 水平引起了 TLR1～TLR10 的表达，在蛋白质水平表达 TLR2～TLR5、TLR7、TLR9，并导致 IL-6、IL-8 和 TNF-α 等促炎症细胞因子的释放（Kumar and Yu, 2006），表明 TLR 在角膜的天然免疫中起关键作用。我国学者通过对 20 名健康青年人角膜上皮标本和培养永生化人角膜上皮细胞 TLR 的研究发现，人角膜上皮在基因水平高表达 TLR1～TLR3、TLR5、TLR6、TLR9，弱表达 TLR4、TLR7、TLR8；在蛋白质水平表达 TLR2、TLR4；永生化

HCE 与人角膜上皮有相似的 TLR 表达谱（高建鲁和吴欣怡，2005）。

Pearlman 通过对内共生性沃尔巴克菌（Wolbachia）的一种内毒素样物质及其对 TLR4 的激活途径进行研究，对盘尾丝虫性角膜炎的感染病原有了不同的认识（Pearlman，2003）。Saini 等用沃尔巴克菌和盘尾丝虫共感染 C3H/HeJ 和 C3H/HeN 小鼠后发现，前者 PMN 浸润明显轻，血小板内皮细胞黏附分子（platelet endothelial cell adhesion molecular 2，PECAM-2）和巨噬细胞炎症蛋白（macrophage inflammatory protein 2，MIP-2）的量也明显低，这是因为感染个体死亡和降解虫体释放的沃尔巴克菌内毒素样物质激活了位于角膜表面的 TLR4，诱发炎症反应，而 TLR4 的激活引起角膜基质产生化学因子并引起周缘组织产生 PECAM-1，使 PMN 浸润入角膜基质而导致角膜功能缺失，这说明 TLR4 和沃尔巴克菌在角膜病变中起重要作用（Saint et al.，2002）。已有研究表明，PECAM-1 在单纯疱疹性角膜感染和寄生虫性角膜感染中发挥重要作用。将内毒素沿角巩膜缘注射到 Balb/C 小鼠眼内，6h 和 24h 后观察发现角膜组织中 PECAM-1 的表达在此期间均明显增高。注入 MIP-2 和 PECAM-1 抗体能使 PMN 浸润受到明显抑制，角膜病变也明显减轻（Khatri et al.，2002）。Zhang 等研究表明，培养的 HCE 表达 TLR2。铜绿假单胞菌可通过 TLR2 诱导 NF-κB 活化及核转录因子抑制物 κBα 降解，从而导致 p38 MAPK、c-JUN 氨基端激酶活化及 IL-6、IL-8 的表达上调，这说明 HCE 表面表达 TLR2，具有抗微生物活性，可以介导机体对细菌的天然免疫（Zhang et al.，2005）。Zhang 等用免疫组化法研究表明，TLR5 表达于角膜上皮的基底和翼状细胞层，使角膜避免了对其表面经常接触的非侵袭性的微生物和病原结构产生炎症反应，并认为鞭毛蛋白能引起 HCE 的炎症反应，且是经 TLR5 激活 NF-κB 的途径介导的（Zhang et al.，2003）。此外，TLR/MyD88 途径在角膜感染机制中发挥着重要的作用（Johnson et al.，2005）。由此可见，TLR 在角膜天然免疫和获得性免疫中起着重要作用。

2. TLR 与葡萄膜、结膜及巩膜感染性疾病

人眼葡萄膜包括虹膜、睫状体和脉络膜，容易发生急性的、易复发的或慢性的炎症反应。正常人葡萄膜存在一个 APC 网络，这些 APC 多位于葡萄膜基质的血管周围组织和上皮下，表达 TLR4、LBP 和 CD14，处于识别血液中或眼内革兰氏阴性菌 LPS 的最佳位置，这与 TLR 在角膜中的位置相似，然而葡萄膜的这种结构可能与正常眼部免疫和急性前葡萄膜炎的发病有关。在大多数人，葡萄膜炎是最易发生的球内炎症，也是导致视力缺损的重要原因。Brito 等报道，人睫状体中不含色素的上皮细胞高表达 TLR4 和 CD14，TLR4 抗体抑制了脂多糖内毒素诱导的睫状体 IFN-α 的表达；虹膜内皮细胞能表达 TLR4 mRNA，与 LPS 相互作用后 IFN-α、IL-1β、IL-6 和 IL-8 的 mRNA 表达上调。这些提示我们，细菌感染和 TLR 的关系可能是虹膜睫状体炎发病机制的关键环节（Brito et al.，2004）。Chang 等研究发现，葡萄膜、视网膜、巩膜和结膜均能组成型表达 TLR4、CD14 和 MD2 的 mRNA。而其他组织 TLR4、CD14 和 MD2 相应蛋白质的表达受限，但在培养的人虹膜上皮细胞中有 TLR4 的表达，并且对 LPS 的刺激也有相应的应答（Chang et al.，2004）。

在眼部表面的防御能力减弱或外界致病因素增强时，结膜与致敏原接触可导致结膜炎症。Bonini 等研究发现，在 9 例春季角结膜炎患者和 10 名正常人的结膜组织中，正常结膜和春季角结膜炎结膜都表达 TLR2、TLR4、TLR9，并且相对于正常结膜，在春季角结膜炎结膜中 TLR4 的表达上调，TLR2、TLR9 的表达下降，说明 TLR 在春季角结膜炎超敏性免疫反应中可能发挥重要作用（Bonini et al.，2005）。现研究表明，正常人眼部的 APC 多集中在葡萄膜、视网膜、巩膜和结膜血管周围及上皮细胞基底膜，主要由 HLA-DR$^{(+)}$ 的树突状细胞组成。这些 HLA-DR$^{(+)}$ 的 APC 能提供 LPS 受体复合物，可与血液和眼内的 LPS 结合，诱发炎症反应。Chang 等研究认为，正常人眼葡萄膜上的抗原呈递细胞能够表达 TLR4 及其受体复合物，这对理解人眼部组织免疫反应及革兰氏阴性菌在急性前葡萄膜炎中的作用提供了依据（Chang et al.，2004）。

3. TLR 与视网膜感染性疾病

视网膜位于眼球的最内层，由色素上皮层和神经感觉层组成。视网膜色素上皮细胞（retinal pigment

epithelium，RPE）由神经外胚层来源的单层细胞组成。据推测视网膜色素上皮细胞 TLR 的表达和功能与不同的视网膜炎症疾病有关，视网膜色素上皮细胞的 TLR 可对病原成分作出迅速的免疫反应，以减少其对视网膜神经感觉层的损害。然而，由此造成的免疫反应及炎症介质的产生可对血-视网膜屏障造成破坏，引发视力损害性视网膜脉络膜炎。Kumar 等报道，人 RPE 细胞能表达 TLR1～TLR10 的 mRNA，其中 TLR1 和 TLR3 的表达最为丰富（Kumar et al.，2004）。有研究发现，RPE 在免疫系统中发挥重要作用，而且 RPE 可能在视网膜中起到 APC 的作用，而 TLR 的发现为 RPE 的免疫研究提供了新的方法（Pereopo et al.，1990）。研究表明，RPE 表达 TLR4，LPS 与 CD14 结合后再与 TLR4 结合诱导细胞因子产生；阻断 TLR4 或 CD14 可使 LPS 诱导的 IL-8 产生减少。人视网膜色素上皮细胞的 TLR4 与视网膜退化及感染有关（Elner et al.，2005）。对高加索人群老年性黄斑变性患者和正常人 TLR4 的多态性进行研究发现，TLR4 基因 Asp299Gly 变异增加了老年性黄斑变性的发生率，说明 TLR4 及其多态性可能与老年性黄斑变性的发病机制有关（Zareparsi et al.，2005）。

三、TLR 与流行性疫病

（一）TLR 与 HIV 感染

获得性免疫缺陷综合征（acquired immune deficiency syndrome，AIDS）即艾滋病，是由人类免疫缺陷病毒-1（human immunodeficiency virus-1）感染引起的严重危害人类身体健康和生命安全的传染病之一。目前，全世界累计有 3330 万人感染 HIV-1，其中 520 万人死亡，1500 万病例出现在发展中国家。近年来，我国感染 HIV-1 的人数日益增多。2009 年我国现存艾滋病病毒感染者和患者约为 74 万（54～100 万人），其中成年人（15 岁以上）约为 73 万（53～100 万人），死亡人数约为 2.6 万（2.4～4.9 万人）（UNAIDS/WHO，2010）。目前关于 HIV 和 TLR 相关性的研究较少，内容涉及 TLR 介导的病毒侵入宿主细胞、TLR 对 HIV-1 核酸刺激的反应性、抗病毒药物与 TLR 相关性的作用机制及基于 TLR 的免疫佐剂等（景志忠，2012）。

1. TLR2 与 HIV 感染

TLR2 在 HIV 感染及疾病发展中具有重要作用。Thibault 等对 48 位 HIV 感染者和 21 位健康人群研究发现，HIV-1 感染者单核细胞 TLR2 的表达水平升高，但外周血 $CD4^+$ T 细胞的数量及病毒 RNA 的量对 TLR2 的表达没有影响（Thibault et al.，2007）。在体外实验中，gp120 作为 HIV 重要的囊膜蛋白，低浓度 gp120 与细胞表面的 CD4 分子结合后，通过上调 TLR2 的表达诱导 TNF-α 的分泌水平升高，且 $CD4^+$ T 细胞较低患者的病毒复制明显增加，中和 TNF-α 也不影响病毒复制（Thibault et al.，2007）。这说明 gp120 能上调单核细胞 TLR2 的表达，并且 TLR2 有利于 HIV-1 的复制，也说明了 TLR2 与 HIV-1 关系的复杂性。Thibault 等也发现，TLR2 能激活静息的初始和记忆性 $CD4^+$ T 细胞获得效应性表型，增加 HIV X4 与 HIV R5 亚型对细胞感染的敏感性。推测静息的 $CD4^+$ T 细胞通过 HIV-1 产物引起 TLR2 表达，从而诱导了静息的和记忆性 $CD4^+$ T 细胞效应性表型的获得，导致了病毒复制加速、免疫失调和 AIDS 的发生（Thibault et al.，2007）。这说明 TLR2 在 HIV 持续性感染及病毒复制中扮演重要角色。Heggelund 等通过转基因小鼠模型也发现 TLR2 可能与 HIV-1 复制有关（Heggelund et al.，2004）。Sushila 等也证实 TLR2 可以在 HIV-1 慢性感染期增加病毒复制，但 TNF-α 释放低于未感染细胞，进一步证实 HIV-1 复制不是由 TNF-α 引起的（Sushila et al.，2007）。

宿主的胞内转录因子 Sp1 和 NF-κB 的活化能引起 5′ HIV-1 长末端重复序列（long terminal repeat，LTR）激活，并在 RNA 聚合酶Ⅱ（RNA polymerase Ⅱ，RNA pol Ⅱ）作用下启动 HIV-1 的转录（Nabel and Baltimore，1987；Perkins and Baltimore，1993； Gringhuis et al.，2010）。用 TLR2 cDNA 和 HIV-1 LTR 反式激活报告基因转染人血管内皮细胞，然后用 TLR 激活剂刺激，结果 HIV LTR 的反式激活作用明显增强。分别用 LPS 和 CpG DNA 体外刺激 HIV-1 转基因小鼠脾细胞，可引起 p24 抗原产生并具有良好的量效关系。在 THP-1 细胞上也观察到同样的结果（Thibault et al.，2007），这说明 LPS 和 CpG DNA 具有诱

导 HIV LTR 反式活化和病毒增殖的作用。对细菌性阴道病（bacterial vaginosis，BV）患者和健康者的阴道洗出液（cervicovaginal lavage，CVL）分析发现，患者的 CVL 刺激人单核细胞分泌 IL-8 和 TNF-α 等促炎症细胞因子的能力要强于健康者，活化 NF-κB 和 HIV LTR 的能力也较强；同时用患者和健康者的 CVL 刺激表达不同 TLR 的 HEK293 细胞发现，只有患者的 CVL 刺激表达 TLR2 的 HEK293 细胞分泌 IL-8，HIV LTR 被活化（Mares et al.，2008）。这提示存在于患者阴道中的可溶性因子通过 TLR2 使细胞活化，并增强了 HIV 的复制能力。

Heggelund 等研究发现，HIV-1 患者 PBMC 的多种趋化因子 mRNA 水平上调，活化的 TLR2 引起 MIP-1 和 IL-8 等趋化因子的表达升高，调节正常 T 细胞表达和分泌 RANTES，并上调趋化因子受体 CCR5 的表达，引起 PBMC 释放 MIP-1α、MCP-1、IL-8 和 IFN-γ，最终导致相关免疫反应，增加病毒复制，加快 $CD4^+$ T 细胞的减少；另外，趋化因子-β 的增加也可增强宿主抵抗病毒的能力（Heggelund et al.，2004）。这两方面的作用可能是引起 HIV-1 免疫紊乱的发病机制之一。鼻内接种 HIV-1 基质蛋白 p17 和 TLR2/6 的激活剂 MALP-2 可刺激全身性和黏膜强烈的体液和细胞免疫反应（Becker et al.，2006）。因此，MALP-2 可作为佐剂应用到抗 HIV 黏膜疫苗研制中。

2. TLR4 与 HIV 感染

TLR4 通常与 MD2 和 CD14 形成复合受体而发挥作用，参与抗病毒天然免疫。HIV-1 感染初期，肠黏膜是 HIV-1 病毒复制及 $CD4^+$ T 细胞消耗的主要场所，导致肠黏膜相关淋巴组织严重损伤，从而引起胃肠道寄居的正常菌群进入血液，因此 HIV-1 感染者循环血液中的 LPS 增多（Brenchley et al.，2004；Challacombe and Naglik，2006）。动物实验也表明，由病毒感染所致免疫缺陷的恒河猴外周血中，LPS 浓度明显高于同样发生病毒感染却不患免疫缺陷病的非洲白眉猴（Silvestr et al.，2003）。因此，肠道损伤可能是 HIV-1 慢性感染患者全身免疫系统活化的起因，而 TLR4 介导这种作用。进一步研究发现，HIV-1 感染的细胞表面 TLR4 减少、细胞信号转导相关激酶磷酸化减少，导致转录因子活化 NF-κB 及 TNF-α 释放减少（Nordone et al.，2007；Nicol et al.，2008）。依此推测，HIV-1 感染引起 TLR4 的表达改变及细胞因子释放的减少，这可能是 HIV-1 患者天然免疫力低下容易被感染的原因。尽管如此，TLR4 的活化在 HIV-1 急性感染期有明显的抗病毒作用，但在慢性感染期则无抗病毒作用（Sushila et al.，2007）。

3. TLR7/8 与 HIV 感染

TLR7 表达于 B 细胞和 pDC，TLR8 则表达于单核细胞和 mDC。TLR7/8 识别 HIV ssRNA 后诱导巨噬细胞耐受的形成，即对 HIV-1 产生低应答，这可能是机体不能彻底清除 HIV-1 病毒的原因之一（Tsukad et al.，2007）。不论感染者 $CD4^+$ T 细胞数量多少，TLR7/8 在 PBMC 的表达均显著增加（Lester et al.，2008）。TLR7/8 的活化可以激活天然免疫，B 细胞在此过程中发挥重要作用（Schlaepfer et al.，2006）。TLR7/8 的活化还可引起获得性免疫应答，改变淋巴微环境，对 HIV-1 生存不利。体外实验发现，单独激活 TLR7 时，可有效阻止 HIV-1 在扁桃体源的淋巴细胞中复制，但对 PBMC 的效果不持久。而单独激活 TLR8 时，在 PBMC 和扁桃体源的淋巴细胞中均能阻止病毒复制且作用持久。TLR8 阻断 HIV-1 复制的阶段为病毒感染后至整合到宿主染色体前，阻断这个阶段可有效阻止潜伏感染病毒库的形成（Schlaepfer and Speck，2008）。由于 TLR7/8 的活化可激活潜伏感染病毒的释放，因此高效抗反转录病毒的治疗（highly active anti-retroviral therapy，HAART）可以清除潜伏感染的病毒。TLR7/8 活化产生的抗病毒作用具有特异性。TLR7/8 活化后 B 细胞是其主要的抗病毒效应细胞（Erika et al.，2006），但是 $CD8^+$ T 细胞和 NK 细胞的消耗对 TLR7/8 的抗病毒作用影响显著（Baenziger et al.，2009）。TLR7/8 活化可以导致感染 HIV-1 的小鼠血液中淋巴细胞减少，单核细胞和中性粒细胞相对增加，血小板有减少的趋势，体液免疫明显下降，淋巴系统微结构紊乱，细胞因子分泌异常，其中 IL-6、IL-10、TNF-α 随着血浆中病毒滴度的增加而增加。长期低剂量的 TNF-α 影响器官发育，尤其是胸腺减小，这些均会导致免疫缺陷并加快 AIDS 的病程（Baenzige et al.，2009）。Gringhuis 等证实，HIV-1 通过 TLR8 和 DC-SIGN 诱导的转导信号，促使 HIV-1 整合原病毒转录的启动及 HIV-1 在 DC 中的复制。此过程依赖于由转录-延伸因子 pTEF-b 介导的 RNA pol Ⅱ磷酸化

(Gringhuis et al.，2010)。因此，HIV-1 通过破坏天然免疫系统的关键成分而实现复制，也可通过靶向 pTEF-b 或 RNA pol Ⅱ阻止 HIV-1 的感染与传播。

在 DC 中，pDC 表达 TLR7，mDC 表达 TLR8。TLR7 和 TLR8 以 MyD88 依赖的方式通过识别 HIV 的 PAMP 诱导 IFN-Ⅰ和一系列细胞因子发挥抗病毒免疫（Heil et al.，2004；Beignon et al.，2005；Hardy et al.，2007；Steinman and Banchereau，2007；Meier et al.，2007，2009）。pDC 也表达 CD4、CCR5 和 CXCR4，这些均可作为 HIV-1 感染的辅助受体与细胞膜融合导致病毒的脱壳，HIV-1 ssRNA 的反转录及整合到人的基因组中（Grouard et al.，1997；Penna et al.，2001；Greene and Peterlin，2002；Wu and Kewal Ramani，2006)。在 HIV-1 感染的患者血液中，pDC 数量明显减少，功能活力明显降低，IFN-α 的分泌量减少，并且 pDC 数量与病毒滴度存在负相关性，这表明 pDC 在 HIV 感染过程中可能扮演重要角色(Soumelis et al.，2001；Pacanowski et al.，2001；Feldman et al.，2001；Chehimi et al.，2002)。此外，HIV-1 促使 pDC 表达 TNF 相关凋亡诱导配体（TNF-related apoptosis-inducing ligand，TRAIL）而使其成为具有杀伤功能的细胞，并降低 HIV 辅助受体的表达（Hardy et al.，2007)。Bosinger 等发现，与猴免疫缺陷病毒（simian immunodeficiency virus，SIV）致病性宿主短尾猴（Rhesus macaque，RM）相比，SIV 非致病性天然宿主非洲白眉猴（Sooty mangabey，SM）pDC 分泌较少的 IFN-α（Bosinger et al.，2009；Jacquelin et al.，2009)。对 SIV 感染的 RM 和 SM 分析发现，在两物种中 SIV 均能诱导大量的 IFN-α 产生。然而，在 SM 中免疫活化能够得到有效控制，而在 RM 中却不能，这可能与 SIV 在两物种中引起的不同疾病进程密切相关（Mandl et al.，2008；O'Connell and Siliciano，2008；Manches and Bhardwaj，2009)。因此，抑制持续的免疫活化可能成为控制 HIV 感染患者病程的重要因素，而 pDC 将成为其中一类重要的靶细胞。

Beignon 等发现，HIV 激活 pDC 产生 IFN-α 至少取决于 $CD4^+$ T 细胞介导的 HIV 内吞，以及内体的病毒 ssRNA 通过 TLR7 激活 pDC。Heil 等研究发现，源于 HIV-1 的富含 GU 的 ssRNA 可刺激 DC 和巨噬细胞分泌 IFN-α 和促炎症细胞因子（Beignon et al.，2005)。同时发现，鼠 TLR7 和人 TLR8 介导种属特异性的富含 GU 的 ssRNA 识别，表明 HIV-1 富含 GU 的 ssRNA 是 TLR7、TLR8 的配体(Heil et al.，2004)。Equils 等发现，蛋白酶抑制剂除直接抑制 HIV 蛋白酶外，还可抑制 TLR 和 TNF-α 介导的 NF-κB 激活和促炎症细胞因子产生，提示蛋白酶抑制剂具有抗 HIV 感染的免疫调节功能(Eauils et al.，2004)。Wille-Reece 等认为，在鼠类和灵长类动物 TLR7/8 激活剂 R848 或 TLR9 配体 CpG ODN 可作为 HIV-1 Gag 蛋白的疫苗佐剂，诱导 HIV-1 Gag 特异性 T 细胞反应和抗体产生，并可产生高水平的促炎症细胞因子，进而影响细胞免疫反应的强度和质量（主要是 Gag 特异性 Th1 型细胞免疫反应)，并可刺激广泛的获得性免疫反应（Wille-Reece et al.，2005)。综上所述，TLR7 和 TLR8 在 HIV-1 的自然感染过程中起作用，但其具体功能及与 HIV-1 感染的关系尚不明确。

4. TLR9 与 HIV 感染

类似于 TLR7，TLR9 也定位于 pDC 和 B 细胞的内体膜上。早在发现 TLR9 之前，就发现合成的寡聚核苷酸(oligonucleotide)具有抗 HIV-1 的活性(Schlaepfer and Speck，2008)。Schlaepfer 等报道，CpG ODN 能抑制自身淋巴组织内 HIV-1 的复制，并能阻止 $CD4^+$ T 细胞的消耗，进一步证实该途径是通过 TLR9 介导的（Schlaepfer et al.，2004)。Sushila 等用单核细胞系、感染 HIV-1 的亚克隆细胞系配合 TLR9 激活剂证实，TLR9 可增加病毒的复制（Sushila et al.，2007)。通过肾上皮细胞系证实，TLR9 可通过 NF-κB 信号转导通路激活 LTR。Scheller 等以不同类型的 CpG ODN 作为激活剂作用于 HIV-1 潜伏感染的 T 细胞系，进一步表明 CpG ODN 可通过 TLR9 激活 NF-κB 而加快 HIV-1 复制(Scheller et al.，2004)。这说明 CpG ODN 通过 TLR9 不仅发挥抗病毒作用，还可加快潜伏感染病毒的复制。Sundstrum 等对原始肥大细胞的研究发现，HIV-1 潜伏感染肥大细胞时，HIV-1 的复制可通过 TLR9 介导的信号途径来诱导（Sundstrum et al.，2004)。Equils 等通过对转基因鼠的研究发现，TLR9 与 TLR2 共刺激可导致 HIV-1 LTR 的转录激活，脾细胞内 HIV-1 抗原分泌增加，HIV 复制加快，同时伴随着 Th1 型细胞因子 IFN-γ 和 TNF-α 释放增加(Equils et al.，2003)。由此可见，TLR 与 HIV-1 的关系复杂。TLR 的活化既可导致 HIV-1 复制的增加，又可激活潜伏感染的 HIV-1，配合 HAART 以清除潜伏感染的病毒。

总之，作为天然免疫中最重要的受体之一，TLR 在 HIV-1 感染致病的过程中发挥了作用。TLR 的活化不仅发挥抑制病毒复制的作用，还有促进病毒复制的作用，这可能与机体所处的病毒感染时期、免疫细胞数量、所造成的损伤程度及作用的微环境等因素有关。HIV-1 容易形成潜伏感染，促进潜伏感染的病毒复制对彻底清除病毒显得尤为重要，但这给临床运用 TLR 实施治疗带来了困难。同样，TLR 活化引起的各种细胞因子释放在 AIDS 病程中发挥了不同的作用。因此，以 TLR 为切入点，深入研究 TLR 在 HIV-1 感染致病过程中扮演的角色，以期更好地理解 HIV-1 感染的自然过程，为研制新型 HIV-1 疫苗和抑制剂提供依据（景志忠，2012）。

（二）TLR 与乙型肝炎

在我国，乙型肝炎病毒（HBV）是引起急慢性肝炎，并发展为肝硬化、重型肝炎和肝癌最常见的原因之一。在 HBV 持续感染中，宿主免疫应答介导的肝损伤是主要发病机制。HBV 感染诱导 IFN-Ⅰ分泌是机体抑制和清除 HBV 复制与持续感染，发挥抗病毒作用的中心环节。作为天然免疫系统最重要的组成部分之一，TLR 在抗 HBV 感染的天然免疫中发挥了重要作用。在感染早期，一方面天然免疫系统通过 TLR 识别 HBV 的 PAMP 分泌 IFN-Ⅰ和促炎症细胞因子，并活化 NK 细胞或 NKT 细胞靶向抑制或清除 HBV；另一方面，HBV 通过抑制 TLR 的表达或其相关功能导致持续性感染。因此，针对 TLR 信号转导通路中某些环节进行干预，调节 TLR 的表达水平以控制 HBV 感染，将成为一种新的抗病毒策略（景志忠，2012）。

1. TLR2/4 与 HBV

TLR2 和 TLR4 的表达水平与 HBV 的感染关系密切。郭云蔚等发现 HBV 感染引起了 TLR2 表达水平的降低，尤其是 HBV 感染与坏死性炎症反应程度有关（郭云蔚等，2007）。Riordan 等发现，与 HBeAg 阴性患者和健康者比较，HBeAg 阳性患者的肝的细胞、库普弗细胞（Kupffer cell，KC）和 PBMC 的 TLR2 表达明显下调，但 TLR4 表达水平差异不显著（Riordan et al.，2006）。Chen 等发现，HBeAg 阳性的慢性乙肝患者外周血 $CD14^+$ 细胞和活检肝脏组织中 TLR2 的表达水平明显低于 HBeAg 阴性患者和健康人；实时定量 PCR 和 FCM 也证实了 HBV 慢性感染（CHB）患者 PBMC 的 TLR2 表达水平显著下降；给予 TLR2 配体刺激，CHB 患者 PBMC 的细胞因子释放量减少，且与血浆 HBsAg 水平存在相关性（Chen et al.，2008）。Preiss 等在体外用重组的 HBV 杆状病毒（HBeAg 阳性）和 G1896A 突变质粒（HBeAg 阴性）转染 Huh-7、HepG2 和 PH5CH8 细胞株，均能产生针对 IL-1 和 TLR2 配体的反应，导致 NF-κB 活化（Preiss et al.，2008）。Visvanathan 等研究表明，HBeAg 抑制 $CD14^+$ 细胞 TLR2 的表达，下调 PBMC 表面 TLR2 的表达水平，引起 TNF-α 显著减少；HBeAg 缺失则 PBMC 表面 TLR2 和 TNF-α 的表达水平上调（Visvanathan et al.，2007）。在 CHB、慢性重症乙型肝炎（CSH）和肝组织 TLR2 和 TLR4 的表达增强，血清中 TNF-α 的分泌水平升高（Ratnam and Visvanathan，2008）。刘华等用 Pam3CSK4 和 LPS 刺激与 HBsAg 共培养的巨噬细胞后发现，HBsAg 以剂量依赖的方式抑制 LPS 和 Pam3CSK4 诱导的 IL-10 和 IL-12 的产生（刘华等，2008）。这说明 HBV 通过 HBsAg 干扰 TLR2 和 TLR4 信号转导通路的激活以达到持续感染目的。

有些研究却得到了与以上相反的结果，认为 HBV 感染者 TLR2 呈现高表达状态。Zhang 等研究发现，HBV 感染者外周血 $CD14^+$ 单核细胞表面 TLR2 和 TLR4 的表达水平高于健康者。此外，发现健康者 PBMC 受到 HBeAg 刺激后，TLR2 的表达明显上升，而 CHB 患者则无明显变化（Zhang et al.，2010）。这说明在 HBV 感染早期 HBeAg 可能诱导 TLR2 表达的上调，一旦形成慢性感染，HBeAg 可能成为耐受原，维持机体免疫耐受状态，导致慢性乙型肝炎患者的 TLR2 对 HBeAg 刺激不产生免疫应答。有趣的是，给 HBV 转基因鼠静脉注射 TLR2～TLR6 和 TLR9 的特异性配体，除 TLR2 配体外其他配体均可在 24h 内通过 IFN-α/β 依赖途径抑制 HBV 在肝细胞中复制（Isogawa et al.，2005），表明这些 TLR 配体诱导产生的细胞因子可抑制 HBV 的复制，因此 TLR 的活化在抗 HBV 感染过程中有重要意义。令人兴奋的是，基于

TLR4 的用于治疗 HBV 感染的药物 Fendrix（HBV 抗原与 MPL®）和 Supervax（HBV 抗原与 RC-529）已上市（Evans et al.，2003；Dupont et al.，2006；O'Neill et al.，2009）。

2. TLR3 与 HBV

Khvalevsky 等研究报道，TLR3 在肝瘤系 Huh-7 细胞上表达量下降。在 HBV 转染的 HepG2.2.15 细胞中，TLR3 表达上调的同时出现细胞凋亡现象，说明 HBV 可能不仅上调 HepG2.2.15 细胞的 TLR3 表达，还启动了细胞凋亡机制，成为 HBV 损伤细胞的一种非免疫细胞介导的机制（Khvalevsky et al.，2007）。TLR3 通过识别 HBV 在复制过程中产生的 dsRNA 激活 NF-κB 和 IRF3，诱导 IFN-β 和 TNF-α 等细胞因子的释放，从而发挥抗病毒作用。给 HBV 转基因鼠静脉注射 TLR3 的特异性配体，可在 24h 内通过 IFN-α/β 依赖途径抑制 HBV 在肝细胞中复制（Isogawa et al.，2005）。用 poly（I∶C）刺激来源于 CHB 患者和健康者的 mDC 发现，相对于健康组，实验组 mDC 的 TLR3 表达上调时间晚、上调速度慢，CD86 表达低下，提示 TLR3 和 CD86 的异常表达可能与 HBV 的持续性感染有关（安宝燕等，2007）。研究表明，KC 和肝窦状内皮细胞通过 TLR3 信号转导通路产生 IFN-β 和 TNF-α 来发挥抗病毒作用（Wu et al.，2008）。NK 细胞是最主要的抗病毒天然免疫效应细胞群，处于抗 HBV 的前沿，同时，TLR3 通过诱导建立获得性免疫发挥抗 HBV 感染作用。一方面通过诱导 DC 的成熟而启动获得性免疫发挥抗 HBV 作用；另一方面通过促使没有直接感染病毒的 DC，交叉致敏 HBV 特异的细胞毒性 $CD8^+$ T 细胞（CTL）来攻击靶细胞而清除病毒，CTL 还可以激活 KC 产生 TNF-α，从而诱导肝细胞凋亡（Cella et al.，1999；Matsumoto et al.，2003；Schulz et al.，2005）。HBV 感染也可通过 TLR3 激活 APC，活化的细胞分泌大量的 IFN-β 和 TNF-α，引起 $CD8^+$ T 淋巴细胞的募集，可造成肝细胞的损害（Lang et al.，2006）。虽然 TLR3 抗 HBV 的免疫效应可能是一把双刃剑，但是 TLR3 具有重要作用，对 TLR3 的深入研究有可能为治疗 CHB 提供新的思路与手段。

3. TLR7/9 与 HBV

TLR7 和 TLR9 在 HBV 感染过程中的作用较为广泛。TLR9 通过对 CpG DNA 识别刺激免疫细胞分泌多种细胞因子和趋化因子，最终引起 Th1 型免疫反应，诱导 B 细胞和 DC 成熟，分泌 IFN-Ⅰ和促炎症细胞因子抑制 HBV 复制；同时，APC 通过抗原呈递作用致敏 T 细胞，启动获得性免疫（Ratnam and Visvanathan，2008）。Xu 等研究证实，与健康者相比，CHB 患者 PBMC 来源的 pDC 的 TLR7 和 TLR9 mRNA 表达下调近 70%，TLR9 蛋白表达水平升高（Xu et al.，2008）。这提示 HBV 在复制过程中抑制 TLR9 转录水平的上调，而 TLR9 的蛋白质表达水平可能与 HBV 的持续感染及肝炎的慢性化有一定关系。Xie 等研究提示，慢性乙肝患者 pDC 的数量及 pDC 表面 TLR9 的表达水平较健康对照者显著下降，且 IFN-α 分泌水平也下降，表明 HBV 通过抑制 TLR9 的表达导致 pDC 数量的减少及功能的缺陷（Xie et al.，2009）。Xu 等研究显示，由于 HBsAg 阻断了 TLR7/9-MyD88-IRF7-IFN-α 信号转导通路，导致 IFN-α 分泌的减少（Xu et al.，2009）。因此，TLR9 通过识别 HBV 激活天然免疫，从而参与抗 HBV 感染。

由于 TLR 在抗 HBV 感染过程中起着重要的作用，因此靶向 TLR 通路的药物可有效调节机体的抗病毒免疫。基于 TLR9 的 Heplisav（HBV 表面抗原与 CpG ODN 1018 ISS）、CpG ODN 1018 ISS 联合 Engerix-B® 和 CPG-7909 联合 Engerix-B®，以及基于 TLR7 的艾沙托立宾（ANA245、ANA975）是用于治疗 HBV 感染的抗病毒药（Halperin et al.，2006；Romagne，2007；Krishnan et al.，2009；O'Neill et al.，2009）。

（三）TLR 与丙型肝炎

丙型肝炎病毒（HCV）是导致肝炎、肝细胞癌和淋巴瘤的主要致病因素之一，通过刺激宿主免疫系统造成肝持续性炎症反应。虽然 HCV 引起宿主天然免疫应答的机制尚不完全清楚，但 TLR 的活化在 HCV 病毒感染引起肝炎症反应和病毒逃避宿主免疫监视中发挥了重要作用（景志忠，2012）。

1. TLR2 与 HCV

对患慢性丙型肝炎（CHC）儿童的肝组织活检发现，TLR2～TLR4 在肝脏细胞及某些炎症浸润细胞均有局灶性分布，而在健康肝中未检测到，提示 TLR 在儿童 CHC 的发病中有一定作用（Mozer-Lisewska et al.，2005）。Shehata 等研究发现，在 HCV 患者中，病毒滴度与 TLR2 和 TLR4 mRNA 的表达有关。与正常组相比，CHC 患者中 TLR2 和 TLR4 mRNA 的表达均升高；在 CHC 与肝硬化患者中 TLR2 mRNA 表达与 TNF-α 相关，而 TLR4 mRNA 表达与其无明显相关性（Shehata et al.，2006）。Chang 等报道，HCV 的核心蛋白和非结构蛋白 NS3 能激活 TLR2 介导的天然免疫信号通路，诱导巨噬细胞分泌 TNF-α 和 IL-10。针对 TLR2、TLR1 和 TLR6 设计 siRNA，可下调 HEK293 细胞和巨噬细胞相应 TLR 的表达水平，使机体的促炎症或抗炎症细胞因子的分泌量减少，而在小鼠中只有 TLR2 和 TLR6 的 siRNA 可以阻断该效应（Chang et al.，2007）。HCV 的核心蛋白和 NS3 构象影响 TLR2 介导的细胞活化，具体序列为核心蛋白的第 2～122 位和 NS3 的第 1450～1643 位氨基酸残基。HCV 核心蛋白和 NS3 能引起 IRAK、p38、ERK 和 c-JNK 磷酸化，活化 AP1，使 IKB 磷酸化水平增加而活化 NF-κB，以介导炎症反应（Chang et al.，2007）。Langhans 等证明，机体反复接受 HCV 刺激还会引起 DC 细胞数、INF-γ 分泌量显著增加，诱导建立获得性免疫反应（Langhans et al.，2006）。经证实这与 DC 初次免疫后的 $CD4^+$ T 细胞表达 TLR2 的上调和再次刺激 TLR2 有关。

2. TLR4 与 HCV

Machida 等发现，HCV 体外感染 B 细胞后 TLR4 的表达显著上调（3～10 倍），并且 HCV 患者 PBMC 的 TLR4 表达水平升高；另外，LPS 能显著上调感染 HCV 的 B 细胞 IFN-β 和 IL-6 的分泌水平；通过 siRNA 抑制 TLR4 的表达后，HCV 诱导的细胞因子也受到抑制，说明 HCV 诱导 IFN-β 和 IL-6 的产生依赖于 TLR4 信号转导通路（Machida et al.，2006）。研究发现，HCV 的 NS5A 可引起肝细胞和 B 细胞 TLR4 表达的上调，并诱导 IFN-β、IL-6 的产生（Machida et al.，2006）。这说明 HCV 感染直接导致了 TLR4 表达的上调，从而活化 B 细胞，由此产生了机体的免疫应答。

HCV 能够通过 TRIF-TBK1-IRF3 途径在几种水平逃避天然免疫应答。NS3 能够诱导 TLR 的接头分子 TRIF 的降解；NS3/4A 蛋白能够直接与 TBK1 作用，导致 TBK1-IRF3 相互作用降低并抑制 IRF3 激活（Otsuka et al.，2006）。因此，在 HCV 感染时 TLR4 介导的信号通路只是宿主清除病毒发生天然免疫应答的一部分，但 TLR4 的上调及 NF-κB 的激活与慢性 HCV 感染时产生促炎症细胞因子相关，且促炎症细胞因子与肝细胞的损伤、纤维化及肝细胞癌的发生都密切相关。

3. 其他 TLR 及其信号分子与 HCV

HCV 结构蛋白如核心蛋白（C）、囊膜蛋白（E1、E2/NS1）和非结构蛋白 NS2～NS5 均可调节 TLR 的表达。HCV 核心蛋白上调 TLR2，下调 TLR4 和 TLR7；NS3 转染 HepG2 时可增强 TLR3 表达；核心蛋白和 NS3 能激活 TLR2/1 或 TLR6 的联合而活化天然免疫系统，说明 HCV 蛋白通过多种 TLR 参与细胞活化；NS3、NS3/4A、NS4B 或 NS5A 可抑制 TLR2、TLR4、TLR7、TLR9 信号途径；HCV 全基因组转染 HepG2 时只抑制 TLR3 表达（Chang et al.，2007；Sato et al.，2007）。Abe 等发现 HCV 的 NS5A 能改变巨噬细胞株 TLR-MyD88 依赖信号机制。多种 NS5A 基因亚型分子均与 MyD88 结合，阻止 MyD88 募集 IRAK，影响细胞因子分泌，进而逃避宿主天然免疫反应；NS5A 的第 240～280 位氨基酸残基是其干扰素敏感性决定区（ISDR）序列，可与 MyD88 的死亡结构域相互作用而干扰胞内信号转导，ISDR 缺失时细胞因子的分泌能得到部分恢复（Abe et al.，2007）。提示在病毒感染中，病毒的不同成分在不同阶段调控 TLR，从而产生不同的免疫反应。

Sato 等发现，HCV 患者 TLR4、TLR7、TLR8 在 $CD14^+$ 单核细胞中的表达增加，TNF-α、IL-6 和 IL-12 在患者血清中也增加，表明 TLR 和细胞因子表达水平与慢性 HCV 感染相关。当 HCV 感染人肝细胞，增加了 IFN-α 和 IFN 刺激基因 56（ISG56）启动子的激活（Sato et al.，2007）。TLR3 的配体 poly（I：C）诱导 IFN-α 和 ISG56 表达，适度抑制 HCV 感染（Kanda et al.，2007）。Thomas 等发现，TLR3、TLR4、TLR7～TLR9 的激活剂能诱导 PBMC 释放抗病毒因子（Thomas et al.，2007）。Horsmans 等发现，静脉注射艾托立宾能降低慢性 HCV 感染者的血浆 HCV 水平（Horsmans et al.，2005）。Lee 等研究显示，TLR7

不仅可以诱导 IFN 依赖的，还能诱导 IFN 非依赖的抗病毒免疫。体外的实验证实，肝癌细胞 Huh-7 上特征性表达 TLR7，TLR7 的激活剂能降低 Huh-7 中 HCV 的 mRNA 和蛋白质表达水平，而其他 TLR 成分对此无效（Lee et al.，2006）。Schott 等大量分析了 HCV 感染者 TLR7 的 SNP 及其对病毒肝纤维化的影响，发现 TLR7 的某些 SNP 对纤维化有影响，这说明 TLR7 在 HCV 慢性感染中介导了炎症反应。这提示 TLR7 与 HCV 感染初期的抗病毒活性和慢性感染期的炎症反应十分相关（Schott et al.，2007）。Zhang 等证实了 TLR7 与 HCV 的直接作用。HCV 的 ssRNA 在细胞内体可被 TLR7 识别，从而激发强烈的天然免疫反应，尤其是 IFN-Ⅰ反应；HCV 的 RNA 与 PBMC、Huh-7、pDC 和 RAW264.7 细胞相互作用，通过 TLR7 的介导诱导了机体的免疫激活；HCV 的富含 poly(U)的 3′端对 TLR7 的激活作用非常明显(Zhang et al.，2009)。

（四）TLR 与 IV 感染

流感（influenza virus，IV）是最重要的呼吸道疾病之一，每年的流行几乎要夺去全世界 50 万人的生命，同时给全球造成了巨大的经济负担（Diebold et al.，2004）。

TLR 家族中，TLR2、TLR3、TLR7 和 TLR8 主要介导抗 IV 作用。IV 的 ssRNA 在复制过程中可形成末端锅柄样的短双链结构或 dsRNA 中间体而被 TLR3 识别（Le Goffic et al.，2006）。研究发现，TLR2 和 TLR4 与 CD14 通过协同识别甲型流感病毒（IAV）的结构蛋白，诱导信号转导通路的激活（Pauligk et al.，2004；Imai et al.，2008）。TLR7 和 TLR8 在其介导的抗 IV 作用中扮演了重要的角色。Lund 等发现，IAV 体外感染野生型小鼠来源的 pDC 时高水平分泌 IFN-α 和 IL-12，而 $TLR7^{-/-}$和 $MyD88^{-/-}$小鼠源的 pDC 则丧失对 IAV 的反应（Lund et al.，2004）。Diebold 等研究发现，分别用活的和 56℃下灭活的 IAV 刺激野生型小鼠源的 pDC 和 Flt3L-DC 可分泌大量的 IFN-α，但不能诱导 $MyD88^{-/-}$和 $TLR7^{-/-}$小鼠源的 pDC、$TLR7^{-/}$Flt3L 小鼠源的 DC 及氯喹（chloroquine）预处理的 pDC 和 Flt3L-DC 产生 IFN-α；同时用聚乙烯亚胺（PEI）浓缩的 IAV ssRNA 和来源于 IAV 基因组的富含 U 的 ORN 序列［poly（U）］刺激野生型小鼠源的 pDC 和 Flt3L-DC 可分泌 IFN-α，但 $TLR7^{-/}$Flt3L-DC 对其无反应；而富含 AC 或将 GU 突变为 A 的 ORN 均无刺激能力（Diebold et al.，2004）。Wang 等研究发现，野生型的和 56℃下灭活的 IAV X31 病毒（flu X31）、A/PR/8/34（H1N1）（PR8）病毒和 A/Aichi/68（H3N2）病毒在 pDC 的内吞作用下进入细胞内体，在内体酸性环境下脱壳释放出 ssRNA，然后被 TLR7 识别后激活 MyD88-IRF3/IRF7 信号通路而使 pDC 释放 IFN-α、TNF-α、IL-12 和 IL-6，从而发挥抗流感病毒免疫作用；同时在 HEK293/hTLR7/NF-κB 的细胞系也得到了相同的结果（Koyama et al.，2010；Wang et al.，2010）。Liu 等发现，TLR7 在 pDC 向 $CD8^+$ T 细胞的呈递抗原过程中发挥着重要的作用，而肺部的 $CD8^+$ T 细胞在清除 IV 感染的过程中扮演了重要的角色（Liu et al.，2009）。Geeraedts 等报道 TLR7 在 IV 灭活疫苗引发的机体天然免疫和 Th1 型细胞极化过程中不可缺少(Geeraedts et al.，2008)。Pan 等发现 IV 感染小鼠 H9c2 心肌细胞后表达促炎症细胞因子 IL-6、IL-1β 和 TNF-α，反过来这些物质又与 TLR 和蛋白酶水解激活受体 2（proteinase-activated receptor 2，PAR2）促进了病毒复制、心肌炎和细胞损伤（Pan et al.，2011）。

另外，IV 的 NS1 抑制 TLR3、TLR4、TLR7 和 TLR8 信号转导通路中 IRF3/7 的磷酸化和 NF-κB 与 AP1 的活化，从而抑制了 pDC 和 mDC 分泌 IFN-Ⅰ、IFN-Ⅲ及促炎症细胞因子如 IL-8、TNF-α，最终抑制了 DC 和 T 细胞的激活而导致机体天然与获得性免疫的缺陷，利于 IV 在呼吸道上皮细胞中复制(Fernandez-Sesma et al.，2006；Hale et al.，2008；Richt and Garcia-Sastre，2009；Yokota et al.，2010)。

H5N1 型禽流感病毒（avian influenza A）因其致死率高（在 50%以上）、传播快和威胁严重在全球范围引起广泛重视。对死亡病例的病理学分析发现了活病毒及病毒 RNA，表明病毒能逃逸宿主的免疫系统。后发现 H5N1 型病毒能感染 mDC，却不能感染 pDC，且与低致病性的流感病毒（H1N1 型与 H3N2 型）相比，它能诱导 pDC 产生更多的 IFN-α(Uiprasertkul et al.，2005；Chutinimitkul et al.，2006)。用 IFN-α(10 000U/mL)治疗能够完全阻断 H5N1 型病毒对细胞的破坏作用，并且有效地降低病毒滴度(Thitithanyanont et al.，2007；

Sandbulte et al.，2008）。Imai 等研究发现，TLR4 识别 H5N1 型 IV 感染肺细胞后产生的 DAMP，即氧化磷脂类（oxidized phospholipid），活化 MAPK 信号转导通路，释放促炎症细胞因子，发挥抗 IV 效应（Imai et al.，2008）。Karpala 等报道，poly（I∶C）可迅速诱导鸡粒细胞的 IFN-β 分泌和 TLR3 表达（Karpala et al.，2008）。在 H5N1 型 IV 感染期间，脾、肺和大脑的 TLR3 和 IFN-β 表达上调，表明鸡 TLR3 具有重要的天然免疫功能和抗禽流感病毒感染作用。Wong 等发现，TLR3 激活剂预处理的小鼠对致死剂量的 H5N1 型 IV 及季节性流感病毒（H1N1 型和 H3N2 型）均具有高水平的保护作用（Wong et al.，2009）；经 TLR3 激活剂处理的小鼠肺组织中 TLR3 mRNA 表达水平升高（Wong et al.，2009）。因此，TLR3 激活剂有望成为安全、高效和广谱的抗流感药物，也为人类控制流感病毒的蔓延和扩散提供新的视角和思路（景志忠，2012）。

（五）TLR 与结核病

结核分枝杆菌（*Mycobacterium tuberculosis*，MTB）感染引起的结核病是人类重大的细菌性传染病。每年约有 200 万人死于结核，在发展中国家超过 800 万人经空气传播受到感染。据推测，全世界 1/3 的人属于隐性感染，存在随时被激活的危险（Tsolaki，2009）。MTB 为典型胞内致病菌，肺泡巨噬细胞是其主要的靶细胞。研究证实，TLR 介导的天然免疫反应能够抵御 MTB 的感染；MyD88/TRIF 双重缺陷小鼠易感 MTB，且 TLR 介导的天然免疫反应被终止。这说明 TLR 在机体抵御和清除胞内 MTB 感染的过程中扮演了重要角色，因此 MTB 与 TLR 间的关系备受关注。在 TLR 家族中，巨噬细胞的 TLR2、TLR4 和 TLR9 是识别和杀伤 MTB 的 PPR。

1. TLR2/4 与结核病

MTB 表面存在大量的 TLR2 配体，其中最重要的为三类 MTB 脂蛋白（lipoprotein），分别为 19kDa 的 LpqH、27kDa 的 LprG 和 LprA。LpqH 与单核巨噬细胞的 TLR2 特异性结合后诱导 TNF-α 和 IL-12 等促炎症细胞因子释放并激活了一氧化氮（NO）启动子（Brightbill et al.，1999）；LprA 的刺激功能除类似于 LpqH 外，也诱导 IL-10 的分泌和 DC 的成熟（Pecora et al.，2006）；LprG 也能通过 TLR2 诱导 TNF-α 的分泌（Gehring et al.，2004）。除此之外，结核分枝杆菌 38kDa 的磷脂酰肌醇甘露聚糖（phosphatidylinositolmannan，PIM）抗原能激活 TLR2 和 TLR4-NF-κB 信号转导通路，诱导 TNF-α 和 IL-6 的分泌（Abel et al.，2002）；结核分枝杆菌的阿拉伯糖甘露糖脂（lipoarabinomannan，LAM）能激活巨噬细胞的 TLR2-MyD88 信号转导通路，诱导促炎症细胞因子的分泌（Jung et al.，2006）。有趣的是，脂质肽（lipomannan，LM）作为 TLR2 的潜在激动剂，诱导促炎症细胞因子的产生，同时具有抗炎症反应作用，调节机体的天然免疫反应（Doz et al.，2007）。Drennan 等将 $TLR2^{-/-}$ 小鼠巨噬细胞在体外经 MTB 刺激后发现，分泌 TNF-α、IL-12p40 水平较野生型明显减少；而以高剂量 MTB 经气道感染 $TLR2^{-/-}$ 小鼠及野生型小鼠，$TLR2^{-/-}$ 小鼠实验期内致死率也显著高于野生型小鼠，这说明 $TLR2^{-/-}$ 与 MTB 易感性增高有关（Drennan et al.，2004）。Sweet 等研究发现，禽型分枝杆菌表面高表达的糖肽脂可作为 TLR2 的激活剂，经 TLR2-MyD88 途径活化巨噬细胞，从而将 MTB 吞入胞内（Sweet and Schorey， 2006）。因此，TLR2 通过识别 MTB 表面的 PAMP 诱导了 TNF-α、IL-12、IL-6 等促炎症细胞因子的分泌，进而发挥免疫防御作用。

尽管 TLR2 作为 MTB 主要的识别受体，诱导 TNF-α 的分泌和细胞的激活，以发挥机体的免疫反应。然而，一些实验表明通过 TLR2 也诱导了抗炎症反应因子 IL-10 的分泌（Underhill et al.，1999；Tjarnlund et al.，2006）。Salgarne 认为，MTB 通过 TLR2 诱导的 IL-10 是机体负反馈调节机制的组成部分，以防止炎症反应的过度激活而导致损伤（Jang et al.，2004；Salgarne，2005）。一系列动物模型研究表明，TLR2 对介导 MTB 的感染并非必不可少。在 $TLR2^{-/-}$ 小鼠模型，分别以高剂量与低剂量依赖的方式感染 MTB，结果发现以气溶胶的形式给予低剂量的 MTB 感染，未诱导 $TLR2^{-/-}$ 小鼠防御反应，而高剂量感染 $TLR2^{-/-}$ 小鼠才诱导机体的免疫反应（Reiling et al.，2002）。Tjarnlund 等应用感染 MTB 的动物模型研究发现，与野生型小鼠相比，在 MTB 感染急性期的 3 周后，$TLR2^{-/-}$ 和 $TLR4^{-/-}$ 小鼠对 MTB 高度易感，且 $TLR2^{-/-}$

小鼠肺部的细菌量大，但在 8 周后 3 种小鼠感染 MTB 的量差异不显著，并通过 TLR 非依赖的方式或替代机制诱导了 Th1 型免疫反应（Tjarnlund et al.，2006）。

目前，TLR4 抗 MTB 感染的作用还存在争议。Branger 通过呼吸道感染的方式用 MTB 分别感染 $TLR4^{-/-}$ 小鼠（C3H/HeJ）和野生型小鼠（C3H/HeN）发现，与野生型小鼠相比，$TLR4^{-/-}$ 小鼠更易患肺结核，且 TLR4 突变鼠存活率下降、MTB 生长加快；另外，$TLR4^{-/-}$ 小鼠肺部感染的范围更广，肺浸润更显著，且含有更多活化的 T 细胞，这说明 TLR4 在宿主抵御 MTB 感染中起到了保护性作用（Branger et al.，2004）。Abel 也得到了类似的实验结果（Abel et al.，2002）。然而，Reiling 等报道，在剂量依赖性实验中，$TLR4^{-/-}$ 小鼠（C3H/HeJ）对低剂量 MTB 感染的抗性要高于野生型鼠，$TLR2^{-/-}$ 和 $TLR4^{-/-}$ 小鼠（C3H/HeJ）分别对低剂量 MTB 感染也具有抗性（Reiling et al.，2002）。这说明机体对 MTB 感染的抵御可能还有非依赖于 TLR 的信号转导途径（景志忠，2012）。

2. TLR9 与结核病

Bafica 等发现，MTB 诱导 $TLR9^{-/-}$ 感染小鼠体内 IL-12p40 和 IFN-γ 的表达下降，对低剂量 MTB 感染的抵抗力下降；另外，与 $TLR2^{-/-}$ 和 $TLR9^{-/-}$ 感染小鼠对比，$TLR2^{-/-}TLR9^{-/-}$ 感染小鼠对 MTB 的易感性明显增高，促炎症细胞因子表达明显减少，IFN-γ 表达增高；同时通过与 $TLR9^{-/-}$ 感染小鼠相比，发现 $TLR2^{-/-}TLR9^{-/-}$ 感染小鼠 IL-12 表达减少（Baflca et al.，2005）。这说明 TLR9 在 MTB 感染过程中起了一定的作用，且与 TLR2 协同抵御 MTB 感染。Pompei 等也发现，当 DC 感染 MTB 后，也是以依赖于 TLR9 的方式诱导了 IL-12 的分泌，从而引起机体对 MTB 的抗感染免疫反应（Pompei et al.，2007）。

（六）TLR 与疟疾

当前全世界超过 40%的人口受到疟疾的威胁，其中以发展中国家的儿童受到的威胁最大，据统计每年有 150 万～300 万人口死于疟疾感染。疟疾的病原为疟原虫（*Plasmodium*），包含 4 个种，均感染人，其中的恶性疟原虫（*Plasmodium falciparum*）危害最大。疟疾主要通过按蚊的叮咬传播，破坏人的红细胞（Hay et al.，2004；Tsolaki，2009）。疟原虫感染的红细胞或产物是否能够通过 TLR 诱导机体的抗感染免疫是近几年研究的热点（景志忠，2012）。当疟原虫感染 $MyD88^{-/-}$ 小鼠时，不能诱导 IL-12 的分泌；同时当疟原虫分别感染 $TLR2^{-/-}$、$TLR4^{-/-}$ 和 $TLR6^{-/-}$ 小鼠时，能诱导正常水平的 IL-12（Adachi et al.，2001）。因此认为 TLR9 可能介导抗疟原虫感染的天然免疫反应。

Coban 等研究发现，正常鼠的 DC 能被疟原虫激活分泌促炎症细胞因子，而 $MyD88^{-/-}$ 鼠的 DC 却不能被疟原虫激活。疟原虫血红蛋白的一种代谢产物，即疟原虫色素（hemozoin，HZ）能激活野生型小鼠，$TLR2^{-/-}$、$TLR4^{-/-}$ 和 $TLR7^{-/-}$ 小鼠的 mDC、pDC 高水平表达 CD40 和 CD86，同时 HZ 不能激活 $TLR9^{-/-}$ 小鼠源的 DC 分泌促炎症细胞因子（Coban et al.，2005）。疟原虫源的及合成的 HZ 能诱导相同的细胞因子反应，这说明 HZ 能激活 TLR9 信号转导通路（Coban et al.，2005）。随后也发现，HZ 能与 TLR9 直接结合，而且疟原虫的粗提物也能通过 TLR9 诱导疟原虫抗原的特异性免疫反应（Coban et al.，2010）。然而，也有研究发现 TLR9 只是识别 HZ 中的 DNA，HZ 只是将疟原虫的 DNA 运输到内体中，然后被定位于内体的 TLR9 所识别（Parroche et al.，2007）。因此，将来的研究应集中于 TLR9 对疟原虫成分识别的确定。

GPI 是恶性疟原虫主要的致病因子，被认为能通过 TLR2 和 TLR4 激活机体的巨噬细胞，诱导 TNF-α、IL-12 和 IL-6 的分泌；并且完整的 GPI 和 Sn-2-lyso-GPI 分别能被 TLR2-TLR1 和 TLR2-TLR6 异源二聚体识别（Channe，2002；Krishnegowda et al.，2005；Zhu et al.，2005）。然而，GPI 很容易被血清和细胞表面的磷脂酶 A2 与磷脂酶 D 降解（Krishnegowda et al.，2005；Zhu et al.，2005），因此 GPI 能否被 TLR 识别还存在争议，有待进一步的研究。

（七）TLR 与动物有关疫病

猪是与人类最密切的家养动物，也是研究人类生、老、病、死等生命规律的最理想的非灵长类动物模型。近年来猪 PRR，尤其是 TLR 与 PRRSV、FMDV、CSFV 等的分子互作机制研究逐渐成为热点（景志忠，2012）。poly(I∶C)刺激能够下调猪肺泡巨噬细胞（alveolar macrophage，AM）和未成熟 DC（immature DC，imDC）中 TLR7 与 TLR8 及 IL-12 的表达；PRRSV 在感染 6h 左右抑制 AM 和 imDC 中 TLR3 与 TLR7 表达，然而在感染 24h 后 AM 和 imDC 正常表达 TLR3 与 TLR7，但同时上调了 IL-10 和 IL-12 的表达（Chaung et al.，2010）。这说明猪 AM 和 imDC 表达不同的 TLR，可能是为了应对 dsRNA 病毒和 ssRNA 病毒感染而表达了不同的细胞因子，从而影响了免疫反应。感染 PRRSV 的猪支气管淋巴结和脾及 AM 与 PBMC，在 14 天高表达 TLR2～TLR4、TLR7 和 TLR8 的 mRNA，同时诱导 AM 分泌了大量 IL-1β 和 IL-6（Liu et al.，2009）；Miller 等发现经 PRRSV 激活的猪肺泡巨噬细胞的 TLR3 可以提高 INF-α 的表达，抑制 PRRSV 的传播，表明这些 TLR 可能具有抗猪 PRRSV 感染和免疫功能（Miller et al.，2009）。

目前 CSFV 与 TLR 的分子互作机制研究较少。CSFV 虽然能在 mDC 和单核巨噬细胞中复制，但不引起细胞病变及 B 细胞和细胞毒性 T 细胞的激活，也不诱导 IFN-α、TNF-α、IL-12 和 IL-6 的分泌和共刺激分子 CD80/86 及 MHCⅡ类分子的上调，这可能与 N^{pro} 蛋白对 IRF3 的水解有关，然而并不影响 IRF7 的活性（Bauhofer et al.，2007；Jamin et al.，2008；Ruggli et al.，2009）。研究发现，在感染早期 CSFV 能刺激 pDC 分泌大量的 IFN-α、TNF-α、IL-12 和 IL-6，而 CSFV 刺激 cDC 诱导了共刺激分子 CD80/86 的上调及 TNF-α 和 IL-10 的分泌；CSFV 感染导致 B 细胞的激活和大量细胞因子 IFN-α、TNF-α、IL-12、IFN-γ 和 IL-18 的分泌（Bauhofer et al.，2007；Borcab et al.，2008；McCullough et al.，2009；Ruggli et al.，2009；Gladue et al.，2010）。这提示 CSFV 的早期感染激活了猪的天然抗病毒免疫及体液和细胞免疫，然后当病毒粒子大量增殖后通过各种策略又抑制了机体的抗病毒免疫反应。我们研究发现，来源于 CSFV 的 6 条 ORN 序列能刺激猪 PBMC 分泌 TNF-α、IL-12 和 IL-6，但不分泌 IFN-γ 和 IL-4；同时对 6 条 ORN 序列的一级和二级结构分析发现，有 3 条 ORN 序列含有 UGUGU 基序，而刺激能力最强的 ORN4529 则含有 GUUGUGU 基序（景志忠，2012）。

Zhang 等研究发现，来源于 FMDV 基因组富含 GU 的 ORN3.1 通过 TLR7 激活了猪的 PBMC，上调了细胞因子 IFN-α、IL-12、IL-6 和 IL-4 及共刺激分子 CD80/86、CD69 和 CD19 mRNA 的表达，ORN3.1 也能激活 $HEK293^{pTLR7}$ 细胞株，诱导 NF-κB 的核转移和 IFN-α 的产生（Zhang et al.，2008）。这说明 TLR7 也能介导 FMDV ssRNA 和 ORN 的免疫激活，也说明 TLR7/8 对病毒 ssRNA 的识别在不同物种间和不同病毒间具有广泛性。Toka 发现，TLR7 和 TLR8 的激活剂能够诱导 NK 细胞抵御 FMDV 的感染，因此 TLR7 和 TLR8 的激活剂可以作为佐剂刺激机体的天然免疫反应，以保护机体免受 FMDV 的感染（Toka et al.，2009）。Zhang 等发现，相对非感染组，FMDV 感染的牛鼻相关淋巴组织（nasal-associated lymphoid tissue，NALT）高表达 IFN-α 的 mRNA，中度表达 IFN-γ、IL-1α、TNF-α 和 IL-2 的 mRNA，同时也表达 TLR4 的 mRNA（Zhang et al.，2006）。

Heike 等发现，体外培养的鸡脾细胞对哺乳动物 TLR7/8 和 TLR9 配体发生反应，产生 IFN-α 与 IL-6，推测鸡体内存在促进 TLR8 与 TLR9 发挥抗病毒免疫功能的受体（Heike et al.，2007）。感染马立克氏病毒的鸡肺脏组织中，TLR3 与 TLR7 的表达增强与 IL-1β 和 IL-8 的表达上调相关，表明 TLR3 和 TLR7 与鸡抵御马立克氏病毒感染有关（MacDonald et al.，2008；Abdul-Careem et al.，2009）。然而，有些病毒可以通过编码特异的蛋白质，抑制 TLR 的表达和 IFN-Ⅰ的产生，从而逃避宿主天然免疫的杀伤作用，如 Lee 等发现牛病毒性腹泻病毒（BVDV）能够通过改变 TLR3 与 TLR7 的表达及其信号途径的方式逃避机体免疫反应（Lee et al.，2008）。因此，深入研究病毒识别受体及其信号转导调控机制，可为预防和治疗动物病毒感染性疫病提供理论依据和新途径。

第二节 TLR 基因多态性与免疫缺陷对疾病的影响

基因多态性一般体现为等位基因的单核苷酸多态性（single nucleotide polymorphism，SNP），在普通人群中发生率为 1%（Ouburg et al.，2005）。SNP 可能改变氨基酸序列（非同义即有义 SNP），影响启动子的特性或使基因完全沉默。这种多态性或突变并非随机发生于基因组中，而是在各种压力下某些基因区域的选择性突变。因此，这些基因编码的蛋白质可能涉及天然免疫和疾病的抗性或易感性，而且这种观点也通过基因测序得到了证实。近几年，随着 TLR 的不断发现及对其功能的深入研究，TLR 的遗传多态性与疾病的关系也越来越受到科学家的关注。大量的研究结果显示，TLR 基因的多态性与机体对感染性和非感染性疾病的遗传易感性密切相关，编码天然免疫系统蛋白的基因可能蕴藏着其对传染病和自身免疫性疾病敏感性的分子遗传基础。因此，TLR 基因的变异可能改变机体识别特定病原感染的敏感性，使一些人群发生微妙而特异性的免疫缺陷（Schröder and Schumann，2005；Mogensen，2009；景志忠，2012）（表 12-1）。

表 12-1 与疾病相关的天然免疫遗传紊乱（景志忠，2012）

TLR 或信号分子	多态性或免疫缺陷	相关疾病
TLR1	N248S、S602I	易患结核病
TLR2	Arg677Trp	易患结核病、麻风病
	Arg753Gln	易感金黄色葡萄球菌，易患结核病
	Arg753Gln	对莱姆病有抗性
	免疫缺陷	易感生殖器疱疹病毒
TLR4	Asp299Gly	易患革兰氏阴性菌引起的败血症、疟疾、肺炎链球菌病、RSV 病，对嗜肺军团菌的感染有抗性
	Thr399Ile	易患革兰氏阴性菌引起的败血症、RSV 细支气管炎
	免疫缺陷	对脑膜炎球菌感染有抗性
TLR5	Arg392STOP	易患嗜肺军团菌病
	C1174T	对 SLE 有抗性
TLR7	多态性	易感慢性 HCV
TLR9	多态性	易患 SLE、疟疾，易感 HIV
MyD88	免疫缺陷	易感化脓菌
Mal	Ser180Leu	对肺炎球菌感染、疟疾、结核病有保护作用
IRAK1	Leu522Ser	增加了败血症的严重性
IRAK4	免疫缺陷	易感化脓菌
NEMO	免疫缺陷	易感肺炎球菌、金黄色葡萄球菌、流感嗜血杆菌、分枝杆菌、化脓菌、疱疹病毒、真菌，易患免疫缺陷少汗性外胚层发育不良症（EDA-ID）
IκBα	免疫缺陷	易患 EDA-ID
IRF5	免疫缺陷	易患 SLE
CD14	Cys159Thr	易患 RSV 细支气管炎，与感染性休克的发病率和死亡率相关
LBP	Gly98Cys Pro436Leu	与男性易患败血症有关，也与败血症的致死率有关
UNC93B	免疫缺陷	易患 HSV 脑炎
NOD2		易患 Crohn’s 病、Blau 综合征、Early-onset sarcoidosis、银屑病关节炎
NALP1		白癜风相关的多样性自身免疫性疾病
NALP3		周期热综合征

注：少汗性外胚层发育不良症. anhydrotic ectodermal dysplasia with immunodeficiency；白癜风相关的多样性自身免疫性疾病. vitiligo-associated multiple autoimmune diseases；周期热综合征. periodic fever syndromes；银屑病关节炎. psoriatic arthritis

一、TLR 基因多态性与疾病的关系

（一）TLR4 基因多态性与疾病的关系

TLR4 是最具特征性的 TLR 家族成员，主要识别革兰氏阴性菌的 LPS。TLR4 基因含有两段相对远离的 SNP，即 Asp299Gly 和 Thr399ILe，与许多疾病密切相关，如革兰氏阴性菌感染、感染性休克、内毒素血症、传染性念珠菌病、细菌性阴道病、RSV 感染、脑膜炎、侵害性曲霉病、早产、布氏杆菌病、冠心病、哮喘、血源性骨髓炎和恶性疟原虫感染等（Papadopoulos et al.，2010）（表 12-1，表 12-2）。TLR4 的 SNP 与革兰氏阴性菌败血症及某些病毒感染存在一定相关性。研究表明，TLR4 的 SNP 改变了 TLR4 的氨基酸序列，导致患者对 LPS 反应性降低，增加了对革兰氏阴性菌的易感性和患败血症的概率（图 12-4A）（Schröder et al.，2005）。Arbour 等发现，高加索人 TLR4 的 Asp299Gly 和 Thr399Ile 与吸入 LPS 后机体低应答相关，上皮细胞和巨噬细胞对 LPS 刺激的免疫应答能力减弱，而对吸入 LPS 敏感性高的人中均有 TLR4（Asp299Gly）基因的变异，转染了 TLR4 的 THP-1 对 LPS 低反应，这是因为 SNP 定位于 TLR4 的胞外区，细胞外配体识别的减弱可能是应答低下的原因（图 12-4）（Schröder et al.，2005）。进一步研究发现 Asp299Gly 比 Thr399lle 更能影响 TLR4 的功能（Arbour et al.，2000）。体外研究表明，这种多态性不能传递 LPS 刺激产生的信号，并且在等位基因上发挥显著的作用；在杂合子细胞中也发现，即使存在 Asp299Gly 突变的 SNP，LPS 依然能引起正常的信号转导（Arbour et al.，2000）。有人研究了 Asp299Gly 和 Thr399lle 位点多态性对革兰氏阴性菌引起的中毒性休克的作用，与健康人群相比，发现 91 例患者中 4 人存在 TLR4 基因 Asp299Gly 的突变位点，而没有 Thr399lle 的突变位点（P=0.05）（Lorenz et al.，2002）。婴幼儿严重的 RSV 支气管炎与这两种位点的突变均显著相关。RSV 的融合蛋白（F 蛋白）可通过 TLR4 使机体产生天然免疫应答，而具 TLR4 多态性的婴儿更多地出现 RSV 引起的细支气管炎（Kurt-Jones et al.，2000；Haynes et al.，2001；Haeberle et al.，2002；Tal et al.，2004）。

表 12-2　TLR4 的 SNP 与相关疾病（景志忠，2012）

相关研究	SNP	患者数	对照数	实验组/对照组/%	*P* 值
对吸入性的 LPS 的低反应性	Asp299Gly 和 Thr399Ile	31	57	22.6/ 5.8	0.029
奈瑟球菌脑炎	Asp299Gly	1047	879	5.9/ 6.5	
奈瑟球菌脑炎	Asp299Gly 和 Thr399Ile	252	251	20.2/ 20.3	0.9
RSV 感染	Asp299Gly 和 Thr399Ile	99	82	20.2 /4.9	0.003
术后败血症	Asp299Gly	153	154	6.5 /12.3	0.12
感染性休克	Asp299Gly	91	73	5.5/ 0	0.05
严重性炎症反应综合征	Asp299Gly 和 Thr399Ile	94	—	相对于高死亡率无意义	0.08
革兰氏阴性菌感染	Asp299Gly 和 Thr399Ile	77	39	18.0/12.8	0.004
细菌性阴道炎	Asp299Gly	238	—	pH 升高、加德纳菌病增加	0.0001
早产	Asp299Gly 和 Thr399Ile	440	351	23.8 /15.9	0.028
颈动脉狭窄	Asp299Gly 和 Thr399Ile	810	ND	低发病率	0.05
冠状动脉狭窄	Asp299Gly	1400	ND	高发病率	0.9

续表

相关研究	SNP	患者数	对照数	实验组/对照组/%	P 值
急性冠状动脉	Asp299Gly	183	216	低发病率	0.037
急性心肌梗死	Asp299Gly	105	55	低发病率	0.002
心肌梗死	Asp299Gly 和 Thr399Ile	1213	1561	10.7/ 7.9 男性发病率高	0.004
大脑局部缺血	Asp299Gly	1068	344		无意义
心肌梗死和脑卒中	Asp299Gly	695	695		0.25
糖尿病性神经病变	Asp299Gly	530	246	低发病率	0.0002
同种异体移植物排斥	Asp299Gly 和 Thr399Ile	174	ND	低发病率	0.05

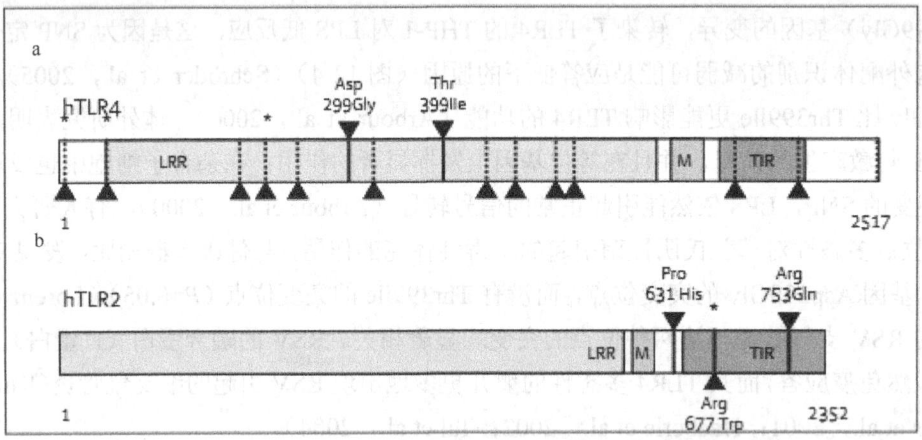

图 12-4　TLR2 和 TLR4 编码序列内的 SNP（Schröder et al.，2005）

有趣的是，研究发现有时 TLR4 基因多态性并不影响炎症性疾病的表现程度。在一些研究中，TLR4 299/399 位点变异与手术后感染和严重的急性全身反应综合征间并未发现有相关性（Lorenz et al.，2002；Feterowski et al.，2003），然而 TLR4 299/399 位点变异与 2 型糖尿病的神经症状发生率有关（Rudofsky et al.，2004）。TLR4 细胞外和 TIR 结构域存在多种低频结构域变异，在 220 例奈瑟球菌脑炎患者中检测到非同义 SNP 14 例，而对照组 283 例仅检测到 2 例，两组 Asp299Gly 和 Thr399Ile 检出率无显著性差异（Read et al.，2001；Smirnova et al.，2003）。关于 TLR4 SNP 与奈瑟球菌脑炎是否具有相关性仍存在争论，可能是奈瑟球菌外膜可作为 TLR2 的识别配体，因此 TLR4 在该类疾病发生中可能不起主要作用。奈瑟球菌脑炎患者血液中一般应含有高水平的 LPS，虽然 LPS 是 TLR4 的识别配体，但 TLR4 没有影响感染的后果，这说明可能还存在不依赖于 TLR4 的识别 LPS 的受体。Moekefilia 研究发现，非洲儿童这两个位点的多态性与重症疟疾具有相关性。在健康对照组，Asp299Gly 为 17.6%，而在疾病组达 24.1%；在健康对照组，Thr399lle 为 2.4%，在疾病组为 6.2%；说明 Asp299Gly 和 Thr399lle 变异位点可使发病风险分别增加 1.5 倍和 2.6 倍（Mockenhaupt et al.，2006），证实 TLR4 基因多态性与疟疾的严重程度相关。在前列腺癌患者，TLR4 SNP（11381 位点）的检出频率较高，这些稀有位点的变异与感染性疾病或对肿瘤易感性相关，这些稀有 SNP 可能是 TLR4 基因长期为适应环境压力选择性变异的结果（Zheng et al.，2004）。Montes 首次发现了 Asp299Gly 位点多态性与骨髓炎的关系，Asp299Gly 在疾病组中的频率显著高于健康对照组（P=0.038），提示携带一或两个 Gly 等位基因的人对血源性骨髓炎或慢性骨髓炎更易感（Montes et al.，2006）。TLR 参与肾同种异体移植后的排斥反应，接受供体 TLR4 Asp299Gly 和 Thr399Ile 等位基因杂合状态的受体，移植后急性排斥反应明显减轻（Palmer et al.，2006）。在坦桑尼亚，感染 HIV 的患者 TLR4 的

Asp299Gly SNP 对结核易感（Ferwerda et al.，2006）。最近研究发现，Asp299Gly SNP 能加重 HIV 感染患者的病情（Papadopoulos et al.，2010）。

Boekholdt 研究发现，人类 TLR4 的多态性可能反映了其对心血管疾病的易感性。其中 TLR4 Asp299Gly 与 AS 和急性冠状动脉病变发生率降低密切相关。具有此类多态性的人群分泌较低的循环促炎症细胞因子，如 IL-6、纤维蛋白素原和可溶性血管细胞黏附分子 1，在 AS 的发生、斑块破裂及其血管阻塞相关炎症反应中起重要的促进作用（Boekholdt et al.，2003）。Kiechl 等发现携带 Asp299Gly 的受试者，其炎症反应程度较低且对 AS 较不敏感（Kiechl et al.，2002），但在家族性高脂血症患者中，这种基因多态性对 AS 发展没有任何保护作用，促炎症细胞因子的表达与 TLR4 的 Asp299Gly 基因多态性间没有联系（Netea et al.，2004）。Edfeldt 等研究表明，同时携带 Asp299Gly 和 Thr399Ile 等位基因的男性，其患心肌梗死的风险增加（Edfeldt et al.，2004）。研究发现，具有 Asp299Gly 多态性的人群易感染细菌，而细菌感染又可促进或加剧 AS 的形成。因此，理论上推测该人群容易发生 AS。然而，与上述推论相反，具有 Asp299Gly 多态性的人群，其 AS 发病率反而降低。其原因可能是 Asp299Gly 多态性对由病原刺激产生的某些蛋白质激发的炎症反应通路具有阻断作用，因此可预防血管炎症反应的发生，并且这种保护作用远远强于对病原引起的感染的保护作用。Bult 等在 AS 灶中发现有肺炎衣原体产生的热激蛋白 HSP60。在应激状态下上皮细胞表达的人 HSP60 与病原的有交叉免疫反应。人 HSP60 亦可作为 PAMP 与免疫细胞表面的 TLR4（TLR2）结合，激活 NF-κB 依赖的促炎症基因以启动炎症反应，促进 AS 的发生（Bulut et al.，2002）。因此，通过抑制 TLR4 可以中断炎症通路，抑制 AS 的发生和发展。在具 Asp299Gly 多态性的人群中，由于 TLR4 发生点突变，影响了对 HSP60 的泛特异性识别及后续的信号转导通路，阻碍了 AS 的发生。在哮喘患者中，TLR4 基因的 Asp299Gly 和 Thr399Ile 多态性与疾病的发病率无相关性，但 Asp299Gly 与病情的严重程度有明显的相关性（P=0.003）（Yang et al.，2004）。而在类风湿关节炎患者中，Asp299Gly 可降低其发病率，但与病情和预后无关（Radstake et al.，2004）。另外发现，与健康对照组相比，在 Crohn's 病和溃疡性结肠炎患者中 Asp299Gly 出现频率显著升高（P=0.004），在溃疡性结肠炎患者中次之（P=0.027）（Torok et al.，2004）。

尽管研究表明 TLR4 的多态性使机体可能更易发生某些疾病感染，然而这一结论并没有得到广泛认可。有趣的是，TLR 的 SNP 可以抵御嗜肺军团菌的感染。尽管嗜肺军团菌有一个最初被 TLR2 而非 TLR4 识别的不同寻常的 LPS 结构，但这些 TLR4 的 SNP 对嗜肺军团菌和其他病原体表现不同的敏感性（Hawn et al.，2005）。在牙龈炎患者中，TLR4 Asp299G1y 杂合子的牙龈上皮细胞对单胞菌的反应降低（Kinane et al.，2006）。这表明，TLR 如同一把"双刃剑"，可以介导有益的或有害的炎症反应（表 12-2）。

（二）TLR2 基因多态性与疾病的关系

TLR2 的两个多态性位点，即 Arg753Gln 和 Arg667Trp 能影响 NF-κB 的激活，并与疾病密切相关（表 12-1）。2000 年，Lorzen 等报道了人 TLR2 羧基端的一段保守序列存在有义突变 SNP（Arg753Gln），表达 TLR2 的 HEK293 细胞体外识别配体的能力减弱，表达 TLR4 Asp299Gly 和 Thr399Ile SNP 的个体其 TLR2 Arg753Gln 发生频率较高（图 12-4B）（Lorenz et al.，2000；Schröder et al.，2005）。携带 TLR2 Arg753Gln SNP 的过敏性皮炎患者症状一般较为严重，Arg753Gln 在结核患者中出现的频率较高（Ogus et al.，2004），也与金黄色葡萄球菌感染引起的过渡性休克关系明显（Moore et al.，2004）。TLR2 羧基端还存在 Arg667Trp 位点多态性，这与韩国存在大量肿瘤型麻风患者密切相关，而与结核型麻风患者无关系（Kang and Chae，2001），也与突尼斯人对结核易感相关（Ben et al.，2004）。进一步研究发现，Arg667Trp 位点突变的韩国人群产生 IL-12 的能力下降，从而导致 IFN-γ 介导的 Th1 型免疫反应消失（Kang and Chae，2001；Mogensen，2009）。由非分枝杆菌引起的肺部疾病在并无吸烟史的中老年女性中发病率极高，但研究发现 Arg667Trp 与人对肺部疾病的易感性无关（Ryu et al.，2006）。RA 和 SLE 患者中 Arg753Gln 和 Arg667Trp 与健康对照组无明显差别（Sanehez et al.，2004）。Smirnova 发现，相对于对照组，脑膜炎患者 TLR2 的 SNP Pro631His 出现频率较低（P=0.05）（Smirnova et al.，2003）。TLR2 识别的配体可诱发哮喘，这在一定程度上说明了 TLR2 在变应性疾病中的作用。研究发现，在欧洲人的孩子中，TLR2-16934 位存在多态性，与哮喘密切相关（Eder et al.，2004；Yang et al.，2004）。大量的实验表明，在 TLR2 基因的第 2 个内含子中 GT 重复序列的多态性对疾病发生的影响较大。GT 重复序列越短，启动子活性越低，TLR2 的表达水平也相应越低，在韩国的结核病患者中这种较短的 GT 重复序列比较普遍（Lorenz et al.，2000；Kang et al.，2001；Yang et al.，2004；Eder et al.，2004；Schröder et al.，2005）。

（三）其他 TLR 和辅助受体基因多态性与疾病的关系

TLR1 的单倍体纯合子含有两个多态性位点，即 248S 和 S602I，其能增加对结核病的易感性（Ma et al.，2007）。TLR5 存在一个终止区变异体，即 392STOP，能中止鞭毛蛋白引起的信号转导（表 12-1）（景志忠，2012）。这种多态性作用明显，并对有鞭毛的嗜肺军团菌引起的疾病的敏感性增强（Haynes et al.，2001；Hawn et al.，2003）。Hawn 推测，鞭毛蛋白可能参与 SLE 的自身免疫反应。研究证实，TLR5（C1174T）的多态性与 SLE 病情发展有关，其突变对机体是有利因素（Hawn et al.，2003）。TLR6 基因编码 796 个氨基酸，Hoffjan 分别研究了 TLR6 基因的 Ser249Pro 多态性与成年人哮喘、儿童期哮喘、过敏性皮炎（AD）和慢性阻塞性肺病（chronic obstructive pulmonary disease，COPD）的关系，发现 Ser249Pro 位点多态性与儿童期哮喘有微弱的相关性，而与成年人哮喘、AD 和 COPD 无关（Tantisira et al.，2004）。用 DNA 测序的方法研究 TLR2～TLR4 和 TLR9 基因编码的多态性与日本人哮喘发病的关系，未发现两者之间存在必然联系（Zhang et al.，2006）。TLR10 与 TLR6 高度同源，虽然 TLR10 的功能还不清楚，但可能与 TLR6 相似，有报道认为 TLR10 基因的多态性与哮喘有一定关系（Lazarus et al.，2004；Lyon et al.，2004）。研究发现，TLR6-TLR1-TLR10 基因簇的多态性是致使前列腺癌发病的危险因素（Sun et al.，2005）。在 TLR9 的启动子区有两个与识别细菌 DNA 有关的变异体，等位基因出现的频率分别为 0.41 和 0.16，同时在编码区含有一系列的有义 SNP（Lazarus et al.，2003）。在实验性结肠炎小鼠模型中，TLR9 识别的信号通路与抗生素的抗炎症作用相关（Rachmilewitz et al.，2004）。TLR9 基因启动子的多态性与 Crohn's 病有关（Torok et al.，2004），其 SNP（–1237）与哮喘的发病相关（P=0.042）。对 HIV 感染的瑞士患者分析发现，TLR9 的两个多态性位点对 HIV-1 易感，并促进了其感染进程。TLR9 介导的 NF-κB 的激活，通过长末端重复序列或非特异的免疫刺激参与 CD^+4 T 细胞的缺失或细胞免疫的衰竭，而促进了 HIV 的复制（Equils et al.，2003；Derdeyn and Silvestri，2005；Bochud et al.，2007）。

研究发现，在 CD14 启动子区存在两个 SNP，其中 Cys159Thr 与感染性休克的发病率和死亡率相关（Schröder et al.，2003）；LBP 是 LPS 毒性作用的关键调节分子，在 LBP 的编码区内也发现了两个 SNP，即 Gly98Cys 和 Pro436Leu，其在败血性休克死亡患者中出现频率较高，表明其与致死性病理改变相关，而与心肌梗死并无显著相关性，且 Gly98Cys 与男性易发生败血症有关（Hubacek et al.，2001）（表 12-1）。MD2 基因突变较少，其 SNP 与 LPS 活性减弱相关，与对感染性疾病的易感性无明显相关性（Hamann et al.，2001）。

（四）信号转导分子基因多态性与疾病的关系

参与调节 TLR 信号转导通路的信号分子基因多态性与疾病的遗传易感性也有一定关系（表 12-1）（景志忠，2012）。TLR2 和 TLR4 活化 IRAK 和 TRAF6，诱导促炎症细胞因子的产生，而 IL-l 受体相关激酶-M（IL-IR-associated kinase-M，IRAK-M）可抑制 TLR 信号通路，调节 TLR 信号转导和天然免疫的动态平衡（Kobayashi et al.，2002）。IRAK-M 基因位于 12ql4.2，该基因区域被认为与哮喘有关。单个免疫球蛋白的 IL-1 受体相关分子（single immunoglobulin IL-IR-related molecule，SIGIRR）也是 TLR 信号通路的负向调节分子。这个分子在上皮细胞高表达，对调节长期暴露在微生物环境的细胞如肺上皮细胞的免疫应答有重要作用（Wald et al.，2003）。Nakashima 认为，IRAK-M 和 SIGIRR 基因的多态性可能与哮喘有关，但日本人 IRAK-M 基因的 Val147Ile 和 SIGIRR 基因的 Pro147Arg 多态性与哮喘无相关性，其多态性在感染性疾病中的作用需要更多的研究证实（Nakashima et al.，2006）。Arcaroli 等鉴定了 IRAK1 的一个单倍型变异体（Leu522Ser），其与 NF-κB 的过度激活和败血症的严重性相关（Arcaroli et al.，2006）。在流行病学调查中发现，杂合性的 Mal（Ser180Leu）的功能性变异体对肺炎球菌病、菌毒血症、疟疾和结核病具有抵抗能力，且此变异体能够减弱 TLR2 的信号转导（Khor et al.，2007），这提示 TLR2 的过度激活增加了对感染性疾病的易感性。

（五）畜禽 TLR 基因多态性与疾病的关系

Womack 等发现，在家畜中其 SNP 分布于 TLR1、TLR3、TLR5、TLR7～TLR10 整个基因组中（Cargill and Womack，2006；Seabury et al.，2007；Morozumi and Uenishi，2009；Uenishi and Shinkai，2009）。在自然的进化选择过程中，牛 TLR4 的胞外中心区存在一个非特征性的非同义 SNP（White et al.，2003）；绵羊 TLR4 和 TLR9 也存在多态性（Zhou et al.，2007；Zhou and Hickford，2008）。鸡 TLR4 等位基因的变异使其对沙门氏菌感染具有抵抗力，也与其免疫状态有关（Leveque et al.，2003）。在 96 头不同品种的猪中（长白猪、大白猪、杜克猪和约克猪），有 11 头的 TLR1、TLR2、TLR4～TLR6 存在多态性，大约存在 136 个 SNP，其中 63 个 SNP 改变了氨基酸序列。同时在 TLR1、TLR2、TLR6 中，大量的 SNP 位于胞外中心区，具有较高水平的杂合性（Shinkai et al.，2006）。Uenishi 等比较了猪、牛和人的 TLR1、TLR4、TLR5 编码序列的 SNP 分布情况。不同 TLR 的 SNP 分布有所不同，不同种属的 SNP 分布也不同。SNP 主要集中在胞外区，尤其是 LRR 区。TLR 编码序列的 SNP 参与模式识别，这种识别有利于适应一系列变异病原体产生的变异 PAMP（图 12-5）（Uenishi and Shinkai，2009）。

总之，TLR 作为一种重要的 PRR 可识别多种 PAMP，通过刺激信号的级联反应诱导促炎症细胞因子的产生，在抗感染中起重要作用。TLR 参与多种感染性和非感染性疾病，TLR 基因多态性影响疾病的发病和病情的进程（景志忠，2012）。但目前常见的感染性和非感染性疾病与 TLR 的关系还不是很清楚。对 TLR4 Asp299Gly 和 Thr399Ile、TLR2 Arg753Gln 和 Arg667Trp 的研究最为广泛，已发现疟疾、败血性休克、骨髓炎、哮喘等多种疾病与 TLR 基因多态性相关，但其与感染性疾病易感性的相关性有待从群体遗传学角度进行研究，并且其并非是唯一与人类疾病相关的基因。TLR 在疾病中的作用，提示以 TLR 及其信号转导途径作为靶标可预防和治疗某些疾病。

二、TLR 免疫缺陷与疾病的关系

少汗性外胚层发育不良症（anhydrotic ectodermal dysplasia with immunodeficiency，EDA-ID）是最早发现的影响 TLR 功能的家族性免疫缺陷症（表 12-1），这是一种 X-连锁的隐性免疫缺陷，由 NEMO 突变引起（景志忠，2012）。NEMO（IKK3/γ）是 IKK 复合体的重要组成部分，能引起 IκB 的降解，从而诱导 NF-κB 和 MAPK 的激活与核转移。NEMO 的变异导致 NF-κB 的激活与核转移出现障碍，影响到天然和获得性免疫等诸多方面（Montero Vega and de Andrés Martín，2008）。对于男婴，NEMO 的变异会引起家族性的色素失调症，导致男婴的死亡，而对于女婴则会引起严重的皮肤炎症（Smahi et al.，2000；Sebban and Courtois，2006）。除免疫系统的这些缺陷外，这些患者也会出现发育不良，以及外胚层来源的组织结构异常发育为特征性的外胚层发育不良，其中包括脱发，牙齿畸形、脱落和汗腺分泌停止等（Smahi et al.，2000；Sebban and Courtois，2006）。NEMO 突变的患者容易受到有荚膜的化脓菌感染（化脓链球菌、金黄色葡萄球菌、流感嗜血杆菌）（Orange et al.，2002；Ku et al.，2005），也容易感染非典型的分枝杆菌、肺炎球菌、真菌和疱疹病毒（Doffinger et al.，2001；Ku et al.，2005）。大量的研究发现，NEMO 突变的患者表现为 IgM 升高综合征（hyper-immunoglobulin M syndrome）、NK 细胞异常、对 LPS 的反应性降低，以及细胞因子 IL-1β 和 TNF-α 的减少（Jain et al.，2001；Courtois et al.，2003；Ku et al.，2005）。研究发现，一些 EDA-ID 患者的 IκBα 的突变阻止了 IκBα 的磷酸化和 NF-κB 的激活（Courtois et al.，2003）。

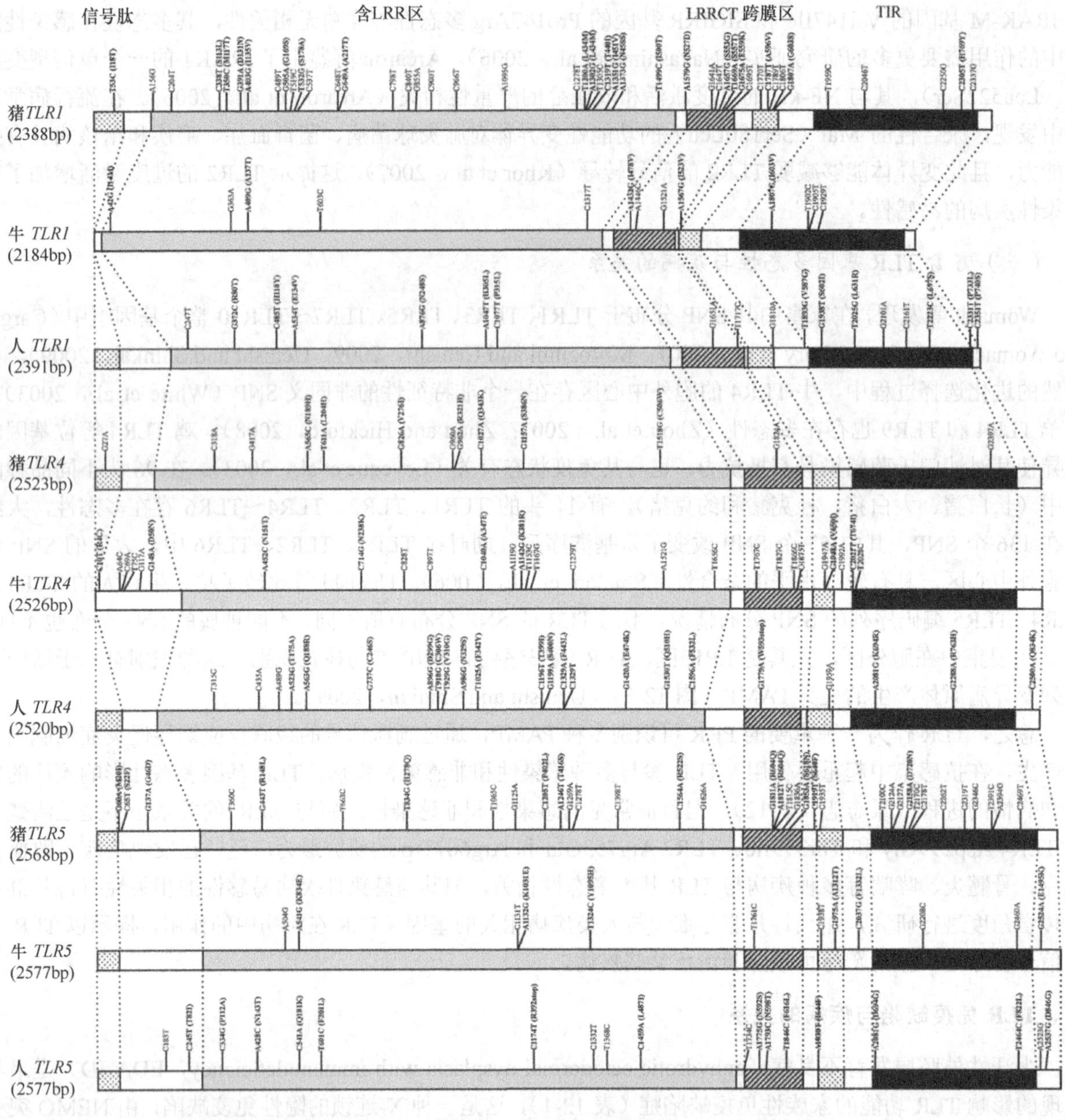

图 12-5 猪、牛和人 TLR1、TLR4、TLR5 的 SNP 分布（Uenishi and Shinkai，2009）

IRAK4 的免疫缺陷是一种常染色体隐性遗传紊乱的初级免疫缺陷症（表 12-1）。正如前面所述，IRAK4 在 TLR 下游信号 NF-κB 和 MAPK 的激活与核转移途径中扮演了重要的角色（Suzuki et al.，2002；Picard et al.，2003；Day et al.，2004；Enders et al.，2004；Chapel et al.，2005；Ku et al.，2007）。IRAK4 突变的患者对化脓菌感染，尤其是肺炎球菌和金黄色葡萄球菌产生低的炎症反应（Picard et al.，2003）；同时，来源于患者的血细胞经各种 TLR 配体刺激不产生 IL-1β、IL-6、IL-8、IL-12 和 TNF-α，成纤维细胞的 NF-κB 和 MAPK 不能被激活（Ku et al.，2005）。研究发现，尽管 IRAK4 缺陷终止了 IFN-α、IFN-β、IFN-γ 经由 TLR7、TLR8、TLR9 诱导，但在整个病毒和纯化的 TLR3 和 TLR4 刺激后，患者体内还会产生 IFN（Picard et al.，2003）。因此，IRAK4 缺陷的患者很可能是通过依赖 TLR3 和 TLR4 产生 IFN 来调控病毒感染。同时发现，IRAK4 的缺陷随着年龄的增长，出现明显的改善，TLR 的功能并没有增强，但 IRAK4 突变的人随着年龄的增长，对感染的敏感性降低。研究发现，MyD88 缺陷的幼年患者很容易受到化脓杆菌的感染，这说明 IRAK4 和 MyD88 在抵抗特定病原细菌感染中发挥了重要作用（Bernuth，2008；Mogensen，2009）。

IRAK4 和 MyD88 的缺陷主要发生于新生儿和婴幼儿时期，因此促进 TLR 非依赖的天然免疫和以 T、B 淋巴细胞为主的获得性免疫的成熟来补偿早期的 TLR 依赖的天然免疫反应。研究发现，TLR3 的突变导致了对 HSV 的易感性，易于引起 HSV 脑炎；同时患有 HSV 脑炎的两个婴幼儿具 UNC93B 缺陷（Casrouge et al.，2006；Zhang et al.，2007）。这说明 TLR3 和 UNC93B 的突变，在中枢神经系统被 HSV 及其他一些病毒感染中具有重要作用。

第三节　天然免疫群体遗传与感染性疾病

一、TLR 群体遗传特征与感染性疾病

（一）TLR 的群体遗传选择适应

对于脊椎动物物种，传染病是最重要的遗传选择性因素。在人类适应新的环境和社会实践过程中，通过改进农业和驯养家畜技术，人口密度持续增加，使传染病成为人类的最大挑战。人类的免疫系统在不同人群适应改变的条件和新发传染病中似乎发挥了作用。人类种群适应选择标志的基因组扫描支持了这种观点。基因组扫描发现，在阳性或平衡选择中免疫功能基因的富集是最典型的，它承受了两类进化压力（Voight et al.，2006；Wang et al.，2006；Tang et al.，2007；Williamson et al.，2007；Andres et al.，2009；Pickrell et al.，2009），大量的人类基因相关到宿主与病原间的互作适应标志（Sabeti et al.，2006；Barreiro and Quintana-Murci，2010）。除获得性免疫外，脊椎动物的免疫功能还有古老的天然免疫系统，共同存在于多细胞生物中。天然免疫组成了机体防御的第一道防线，通过半特异的方式识别病原保守的 PAMP 而发挥作用。适应选择足迹分析表明，天然免疫机制中许多基因的阳性或平衡选择与抗细菌的宿主防御有关（Barreiro et al.，2005；Cagliani et al.，2008，2010；Ferrer-Admetlla et al.，2008；Fumagalli et al.，2009a，2009b，2010）。细菌是致人类发病和死亡的最重要的病原。虽然一些天然免疫途径与抗寄生虫、真菌和病毒有关，但大多数模式识别受体基因家族（TLR 和 NLR）与细菌的非获得性识别有关，在适应性选择下，基因组扫描揭示了天然免疫系统是如何应对这种挑战的（Casals et al.，2011）。对来自非洲和欧洲的两个人群的 132 个天然免疫基因测序分析表明，发现 31 个与适应性选择有关，其中 17 个阳性选择（非洲 8 个和欧洲 10 个，MPO 在两个人群均存在），14 个平衡选择（非洲 9 个和欧洲 10 个，其中 LY96、IL18RAP、IL1F5、IL1F7 和 C3 在两个人群均存在）（表 12-3，表 12-4，图 12-6，图 12-7）（Casals et al.，2011；Casanova et al.，2011）。

表 12-3　不同功能类别分子基因的核酸多样性（Casals et al.，2011）

类别	*N*	π AFR[a] (×10^{-4})	π AFR CDS[b] (×10^{-4})	π EUR[a] (×10^{-4})	π EUR CDS[b] (×10^{-4})
受体	19	9.3	7.1	6.1	4.8
接头分子	10	5.7	3.0	4.8	3.2
调节物	6	7.9	3.2	6.3	3.4
细胞因子	69	8.8	5.8	7.2	4.7
炎症急性期	20	9.8	6.8	8.6	5.9
细胞免疫	10	8.6	4.4	7.0	3.3
抗炎症细胞因子	10	8.1	4.1	6.3	4.2
中性粒细胞	9	7.5	4.4	6.2	4.3
趋化因子	14	8.1	6.6	6.4	4.9
胞外的因子	6	10.0	7.5	7.6	3.7
效应物	23	9.2	6.1	7.1	4.0
总计	127	8.6	5.6	6.7	4.3

注：a 全测序；b 编码的测序；π. 核苷酸多样性；*N*. 每个类别的基因数

表 12-4 每一功能类别分子具有适应性选择的基因数（Casals et al.，2011）

功能类别	*N*	非洲人		欧洲人	
		阳性选择	平衡选择	阳性选择	平衡选择
受体	19	TLR2	LY96	LY64[a], TLR9, TLR10[a]	CD14，LY96，TLR6
接头分子	10	—	—	IRAK4[a]	—
调节物	6	SOCS-2[a] ，Tollip	—	—	—
炎症急性期	20	—	LTA, IL-18RAP, IL-1F5, IL-1F7	IL-18BP[a]	IL-1F5，IL-1A，IL-1F10, IL-18RAP，IL-1F7
细胞免疫分子	10	—	—	—	—
抗感染细胞因子	10	—	—	TGFB2	—
中性粒细胞	9	IL-17B[a]	—	—	—
趋化因子	14	IL-8[a]	—	CCR4	—
胞外分子	6	—	—	ADAM33	—
补体效应 补体	8	—	CFH，C5，C3	—	C3
效应物	15	MPO，NGFR	NTRK1	MPO	ITGA8
未分类的	5	CTNNB1	—	TNFRSF18	—

注：*N*. 每一功能类别中的基因数；a 阳性选择基因具有过多衍生的等位基因（Fay and Wu's H test）

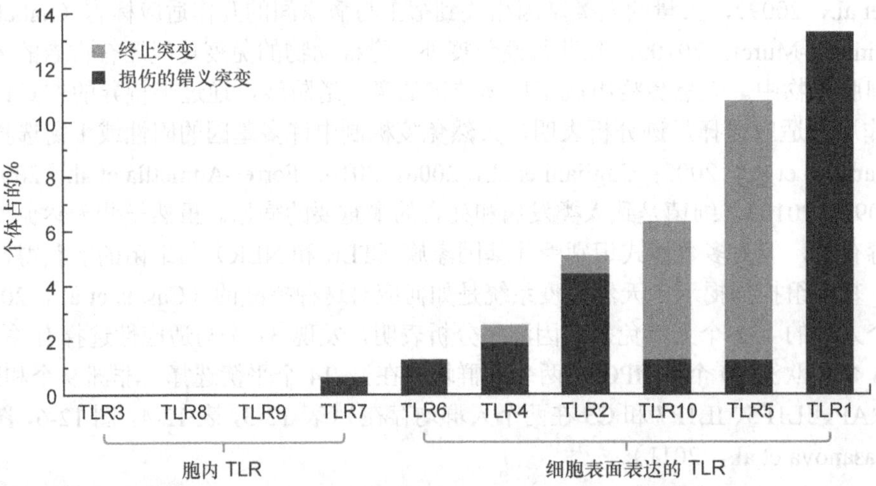

图 12-6 作用在人类 TLR 上的选择性压力下的不同强度（Casanova et al.，2011）

在这些基因的功能和作用网络中，信号接头和调节功能类型分子核苷酸的多样性比较低，并与互作网络中的核心蛋白分子负相关。在每个受试人群中，发现了一组阳性或平衡选择的候选基因，其中一些功能类别的分子优先靶向选择。在进化潜能方面是，处于网络核心中的基因更受限制，而选择适应的基因最多地出现在网络边缘的特殊位置。有趣的是，含最多平衡选择标志基因的功能类别与自身炎症和自身免疫病有关，这说明其在免疫反应的有益和有害作用间需寻求再平衡（图 12-8）（Casals et al.，2011）。

（二）TLR 群体遗传特征与流行病学

传染病的流行病学遗传研究，是在群体水平上评估遗传变化对传染病的抗性或易感性，或疾病严重程度的影响（Casanova and Abel，2007；Casanova et al.，2011）。1996 年的第一个基因组范围连锁研究，确定了人类对曼氏血吸虫易感的基因座（Marquet et al.，1996），发现在群体内存在引起发病的主要基因（Casanova and Abel，2007）。随后确定了麻风病（Mira et al.，2003）和结核病（Baghdadi et al.，2006；Cobat et al.，2009）的连锁位点。然而，直到 2007 年第一个全基因组相关性（genome-wide association，

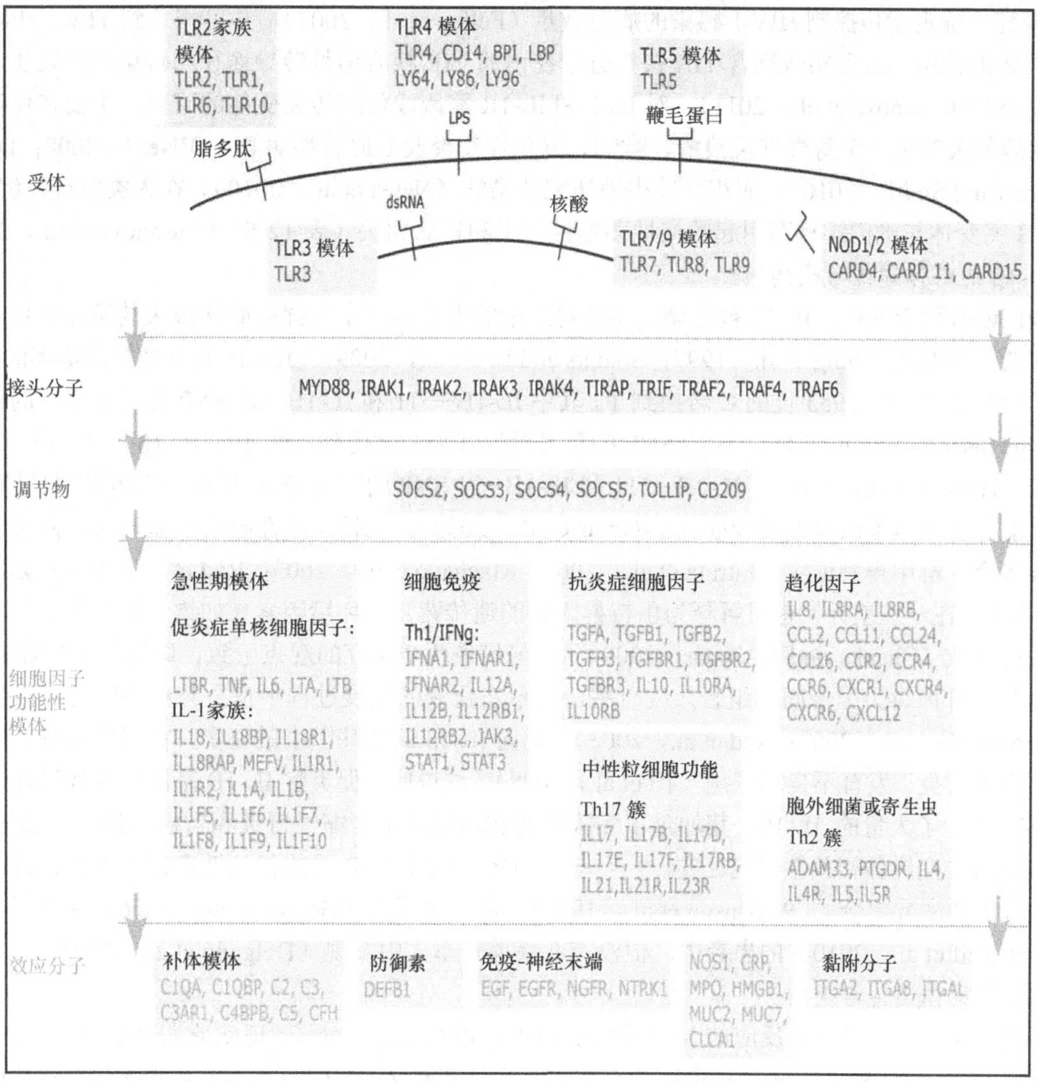

图 12-7　人类抗感染天然免疫的遗传适应（Casals et al.，2011）

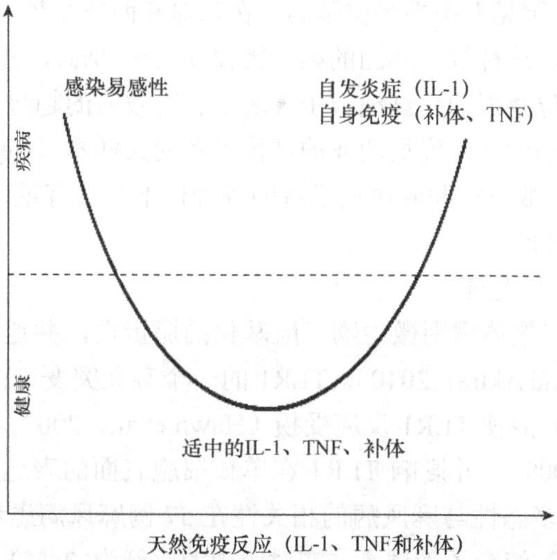

图 12-8　宿主防御与自身免疫和自身炎症（Casals et al.，2011）

GWA）研究才确定遗传控制 HIV-1 感染的病毒载量（Fellay et al.，2007），并可相关到 TLR、IL-1 细胞因子和 IL-1R 的作用，且证实包括含 TIR 接头分子在内的 TIR 核心信号转导途径与传染病的发生、发展有关（表 12-5）（Casanova et al.，2011）。对 IL-1 和 IL-1R 家族成员遗传突变体的研究，主要在免疫介导的炎症性疾病如关节炎、全身性红斑狼疮、哮喘、异位性皮炎及心血管疾病等（O'Neill，2008；Dinarello，2009；Sims and Smith，2010），而相对较少地研究传染病（Netea et al.，2010）。在人类发现，编码 IL-1β 基因 IL1B 突变体与幽门螺杆菌引起的慢性萎缩性胃炎和胃癌相关（表 12-5）（Casanova et al.，2011）。

1. IL-1β 的群体遗传与疾病

在幽门螺杆菌存在时，IL-1β 被上调，在针对感染的炎症反应中发挥起始和放大的重要作用，并且是胃酸分泌的强抑制物（Jung et al.，1997；Shanks and El-Omar，2009）。IL-1B 的三个等位基因的多态性，都是位于−511、−31 和+3953 位的 C 转换到 T。其中 IL-1B −511 和 IL-1B −31 SNP 几乎是完全的连锁不平衡（linkage disequilibrium，LD），这些 SNP 的罕见等位基因与体内外高水平的 IL-1β 产生相关（Pociot et al.，1992；Hwang et al.，2002）。IL-1B −511 和 IL-1B −31 SNP 的罕见等位基因，在幽门螺杆菌存在和胃癌发生时能导致高风险的胃酸过少症（El-Omar et al.，2002）。这种相关性随后在欧洲人、西班牙人和亚洲后裔等多个人群中得到证实（Furuta et al.，2002；Machado et al.，2003；Rad et al.，2003；Zeng et al.，2003），即使存在一些差异，也可解释为由特异人群的遗传背景、环境因素（如饮食）及微生物菌株相互作用的效应所致（Shanks and El-Omar，2009）。这与另外两个研究的观点一致，即这些促炎症 IL-1B 基因型与幽门螺杆菌毒力因子间的组合效应有关，提示在胃癌的发展过程中宿主与细菌间可能发生了相互作用（Figueiredo et al.，2002；Rad et al.，2003）。靶向 IL-1β 的转基因小鼠证实，在胃中过量产生 IL-1β，能导致严重的胃炎、发育不良和腺癌（Tu et al.，2008）。这说明，促炎症 IL-1B 基因型导致机体针对幽门螺杆菌感染产生了大量的 IL-1β，其加重了黏膜损伤和增加了患萎缩性胃炎和胃癌的风险。结核与 IL-1 基因家族的遗传变异体相关性研究证实，一个与 IL-1B +3953 SNP 弱的相关性存在于古吉拉特印第安人（IL-1RA 基因的变异组合）（Wilkinson et al.，1999）、哥伦比亚人（Gomez et al.，2006）和非裔美国人群（Motsinger-Reif et al.，2010）的患者中，但没有在柬埔寨军人中发现（Delgado et al.，2002）。

2. Mal 的群体遗传与疾病

Mal 是对 TLR2 和 TLR4 反应的 MyD88 依赖的含 TIR 的接头分子，证实它与传染病间具有相关性（图 12-9）。数个 Mal SNP 在多种传染病具有作用，并且非同义 C539T（S180L）变异体在抗致病性肺炎球菌病（IPD）、菌血症、疟疾和结核中发挥作用（表 12-1，表 12-5）（Ferwerda et al.，2007；Khor et al.，2007；Casanova et al.，2011）。罕见保护性等位基因，在东非和西非及越南人群占 2%～3%，在杂合体人群中具有保护性作用。在英国，这种等位基因的频率比较高（～16%），并且一个保护性效应也在杂合子中再次证实，但罕见变异体等位基因的受试纯合子表现出有害效应的趋势。这就解释了 S180L 变异体杂合子的优越作用。但在俄国、加纳和印度尼西亚的结核患者的大样本（Nejentsev et al.，2008）及德国、孟加拉国和土耳其等国的疟疾、败血症和麻风病患者的各种样本中没有重复到这个保护性效果（Nejentsev et al.，2008；Hamann et al.，2009）。

3. TLR1-TLR2 的群体遗传与疾病

TLR1 与 TLR2 形成异源二聚体识别微生物三酰基化的脂蛋白，并通过麻风分枝杆菌介导细胞激活（Krutzik et al.，2003；Kawai and Akira，2010）。TLR1 的一个有义突变 T1805G（I602S）SNP 是重要的。TLR1 的 GG（SS）纯合子 SNP 能使 TLR1 反应受损（Hawn et al.，2007；Johnson et al.，2007；Misch et al.，2008；Barreiro et al.，2009），并影响 TLR1 在单核细胞表面的表达，说明其能使 TLR1 运输受损（Johnson et al.，2007）。这种多态性与麻风病的相关性在 57 例麻风病患者和 90 例土耳其人的小样品对照中进行比较，发现 GG（SS）纯合子受试者（在对照中的比例为 24%）能够抗麻风病而获得保护。这说明麻风杆菌能以天然免疫逃避机制颠覆 TLR 系统（Johnson et al.，2007）。但这种相关性还没有被重复。具有 TG（IS）杂合子或 GG（SS）纯合子 SNP 的尼泊尔麻风病患者，可避免遭受麻风病的反转反应，

表 12-5　TLR 和 IL-1R 相关基因的传染病与常见变异体（Casanova et al.，2011）

基因	SNP（AA）	表型	初次研究	初次研究的群体数	后续研究	评价
IL-1B	−31T/C	针对幽门螺杆菌感染和胃癌反应的胃型抑郁症	携带 C 等位基因的人增加风险	欧洲人（～1050 例受试者）	在高加索人、西班牙人和亚洲人群中的多个重复	SNP 与其他 SNP（IL1B-511C/T）能形成严重的 LD，风险等位基因（−31C 和 −511T）与高水平 IL-1 的产生相关
Mal	539C/T（S180L）	致病性肺炎球菌病、菌血症、疟疾和结核	对 T 等位基因杂合子携带者具有保护效应	欧洲、非洲和越南人（～6100 例受试者）	在不同起源的样本的结核病或疟疾、败血病和麻风病患者中不能重复	—
TLR1	1805T/G（I602S）	麻风病	对 GG 纯合子具有保护效应	土耳其人（57 例患者/90 例对照）	在孟加拉国的一个人群中不能重复	在 GG 和 TG 受试者中发现保护抵抗（a）在尼泊尔人群麻风病的逆转反应和（b）在非裔美国人的结核病
TLR2	2258G/A（R753Q）	结核病（肺结核）	增加 A 等位基因携带者的风险	土耳其人（151 例患者/116 例对照）	在欧洲人和西班牙人不能重复	变异体在非洲人中几乎不存在
TLR4	896G/A（D299G）	败血症	A 等位基因的携带者增加风险（特别是革兰氏阴性菌引起的败血症）	欧洲人（91 例患者/73 例对照）	在一个研究中能重复，但在另两个研究中不能重复	—
	896G/A（D299G）	脑膜炎球菌病	A 等位基因的携带者增加致死性的风险（特别是幼儿）	欧洲人（197 例患者/214 例对照）	在欧洲人和非洲人群中没有效果	在存活患者的第二次研究中没有调查年龄的影响
TLR9	1635A/G（P545P）	HIV-1 疾病加重	G 等位基因携带者增加疾病严重的风险	欧洲人（428 例瑞士患者）	在欧洲人群中的 AA 纯合子患者增加相反效应的风险（369 例西班牙患者）	CD4 T 细胞减少和临床症状严重

即在发病期免疫介导炎症发生的急性发作（Johnson et al.，2007）。TLR1-1805G（602S）等位基因的频率在人群间的变化是比较大的。欧洲人群最高可达 75%，在土耳其、非洲、尼泊尔和越南人群中比较低，分别仅为 43%、25%、7%和 1%（Hawn et al.，2007；Johnson et al.，2007；Ma et al.，2007；Misch et al.，2008）。

在孟加拉国的大样本研究中，TLR1-1805G（602S）等位基因的频率为 5%，但发现其与麻风病或麻风病间没有相关性，而这两种表型却与另外的有义突变即 TLR1-A743G（N248S）SNP 间存在弱的相关性（Schuring et al.，2009）。在衣索比亚人群，一些 TLR2 变异体与麻风病反转反应有关（Bochud et al.，2008）。C2029T（R677W）TLR2 变异体在韩国与结节性麻风病相关（Kang and Chae，2001），但随后没有发现一个真实的 TLR2 多态性（Alcais et al.，2005；Malhotra et al.，2005）。TLR2 和 TLR1 结合在一起介导对结核分枝杆菌的反应（Drage et al.，2009；Kawai and Akira，2010），其相应基因变异体与结核病间的作用被调查。发现一个有义 TLR2-G2258A（R753Q）变异体在土耳其人中能增加结核病发生的风险（Ogus et al.，2004），但在欧洲人或西班牙人中没有相关性（Ma et al.，2007），在非洲和亚洲人群几乎完全缺乏这种变异体（Yim et al.，2006；Ma et al.，2007；Olesen et al.，2007；Chen et al.，2010）。另外报道，在韩国人群中存在一个 TLR2 微卫星与结核相关（Yim et al.，2006），但在中国人群中没有重复到这种结果（Chen et al.，2010）。在越南人群中，TLR2-T597C（N199N）变异体与由东亚/北京菌株引起的脑膜结核有关（Caws et al.，2008），但其相关性还没有被证实。另外，对多种 TLR（TLR1、TLR2、TLR4、TLR6 和 TLR10）变异体的作用进行调查，发现非裔美国人、欧洲人和西班牙人的结核病与 TLR2 多态性无关（Ma et al.，2007），但发现非裔美国人患结核与其 TLR10-TLR1-TLR6 基因簇罕见有义突变体过多有关。非裔美国人 TLR1-1805T（602I）等位基因为纯合子，发现患结核的风险比较高。并且 1805T 等位基因与 743G 等位基因（248S）的有义突变 TLR1-A743G SNP 和另外的有义 TLR6 SNP（S249P）突变体的 LD 有关。然而，一些研究后来在追踪非裔美国人、高加索人和非洲人 TLR1（包括 N248S）和 TLR6（包括 S249P）的多个 SNP 时发现，TLR1 或 TLR6 多态性与结核病无关，而与 TLR2 的突变体有关（Velez et al.，2010）。4 个 TLR8 SNP（包括一个影响 TLR8 的有义变异体）的一个基因簇，与印度尼西亚和俄罗斯男性患肺结核相关（Davila et al.，2008）。这个有趣的结果值得进一步研究，后发现 TLR8 位于 X 染色体，因此肺结核更多地发于男性（Neyrolles and Quintana-Murci，2009）。在一些研究发现，TLR 的其他基因如 TLR4（Najmi et al.，2010）也与结核病有关，但还没有被重复（Misch and Hawn，2008；Moller et al.，2010）。总之，在麻风病和结核病这两种主要分枝杆菌病中，TLR 变异体的作用还不完全清楚。

TLR 不但能识别分枝杆菌的产物，还能识别其他细菌、真菌、寄生虫和病毒的广泛分子（Kawai and Akira，2010）。在结核病患者鉴定的有义 G2258A（R753Q）SNP 变异体，由于其能降低 TLR2 对细菌多肽的反应能力（Lorenz et al.，2000；Schroder et al.，2005），因此对其研究较多。在伯氏包柔氏螺旋体感染中，欧洲人群 TLR2-2258A（753Q）的这种多态性变异体，能产生抵抗后期莱姆病的保护性作用（Schroder et al.，2005）。这说明经过 TLR2 信号转导的降低，可以抵抗伯氏包柔氏螺旋体感染引起的后期临床表现。在肠炎沙门氏菌感染的 75 例患者中，753Q 变异体在感染后患急性反应性关节炎的风险高（Tsui et al.，2008）。TLR2-753Q 变异体的有害效应可能与革兰氏阳性菌特别是金黄色化脓性葡萄球菌感染引起的败血性休克有关，但在大规模研究中并未证实（Moore et al.，2004）。

4. TLR4 的群体遗传与疾病

TLR4 是革兰氏阴性菌 LPS 组分的关键受体，并与对源自分枝杆菌、真菌及疟原虫的结构的识别相关。TLR4 基因主要有 A896G（D299G）和 C1196T（T399I）两个有义 SNP 突变，在欧洲人群中与 LD 强相关而在非洲人群中不相关，并且在亚洲人群中几乎缺乏（Ferwerda et al.，2007）。由于这些 SNP 的等位基因纯合子很少，因此一些研究主要在其杂合子受试者上进行。TLR4 的这些变异体的功能影响存在矛盾。在人类体内研究显示，TLR4 的这些变异体与吸入 LPS 后呈低反应性相关（Arbour et al.，2000；Michel et al.，2003），而许多体外研究显示含 896G（299G）等位基因杂合子个体的细胞，以与野生型等位基因纯合子受试者细胞相似的方式对 LPS 反应（Erridge et al.，2003；von Aulock et al.，2003；van der Graaf et al.，2005；Paulus et al.，2007）。TLR4 的这些变异体在多种传染病的作用，目前还没有结论性的结果（Casanova et al.，2011）。在脑膜炎球菌性脑膜炎，特别是幼童（小于 2 岁）的 299G 变异体与其致死性后果有关（Faber et al.，2009），而当将儿童和成年的总样品考虑在一起时，这种变异体与其没有相关性（Allen et al.，2003；Faber et al.，2006；Biebl et al.，2009）。在脑膜炎球菌性败血症患者样品，TLR4 编码区的系统性测序没有发现 299G 和 399I 变异体与该病相关。但在这些患者中，一些其他罕见错义 TLR4 突变杂合子与这些死亡的患者间具有强烈的相关性（Smirnova et al.，2003；Casanova et al.，2011）（表 12-5）。此外研究发现，同种异体干细胞移植受体的致病性黄曲霉病与供体细胞的 TLR4-896G-1196T（299G-399I）单倍型相关，而与受体的无关（Bochud et al.，2008）。这个发现还没有被证实，但它与 TLR4-299G 变异体易患慢性肺曲霉病的结论一致（Carvalho et al.，2008）。因从曲霉菌还没有鉴定到相应的配体，故这种相关性的机制仍不清楚。因此，TLR4 通过改变这些患者细菌群落的定植而间接发挥作用（Pamer，2008）。

5. TLR5 的群体遗传与疾病

TLR5 是细菌鞭毛蛋白的受体，介导对包括大肠杆菌、单核李氏杆菌、绿脓假单胞菌、沙门氏菌和嗜肺军团菌等多种病原的识别。TLR5 无义等位基因（R392X）能废止对鞭毛蛋白的细胞反应，并以显性负向方式增加对嗜肺军团菌病的易感性（Hawn et al.，2003；Merx et al.，2006），在这些受试者中杂合子 R392X 变异体患者比对照更普遍（Hawn et al.，2003）。另外的研究发现，TLR5 的这个多态性在越南人中与患伤寒无相关性（Dunstan et al.，2005），这与 TLR5 至少在对一些鞭毛细菌的反应中不是十分关键的观点相一致。

6. 其他 TLR 的群体遗传与疾病

在传染病特别是由病毒引起的传染病中，对感知核酸的 4 种 TLR 即 TLR3、TLR7、TLR8 和 TLR9 多态性的作用研究较少。在德国的军营中研究发现，HIV 感染患者的疾病发展与功能性 TLR8 的多态性相关（Oh et al.，2008），随后证实也与功能性 TLR7 的多态性相关（Oh et al.，2009）。但另外两个研究报道了相反的结果。无义 TLR9 变异体（A1635G，P545P）作为 AA 纯合子患者，在瑞士的一个军营中发现能抵抗 HIV-1 病严重的临床过程（Bochud et al.，2007），但在一个西班牙军营中其能加快疾病发展过程的风险较高（Soriano-Sarabia et al.，2008；Casanova et al.，2011）（表 12-5）。总之，在识别核酸的 TLR 中，还没有令人确信的相关性共同变异体。

（三）TLR 群体遗传特征与疾病临床表现

自从 1952 年 Bruton's 发现 X 染色体连锁的无丙种球蛋白症以来，原发性免疫缺陷（PID）研究领域得到相当大的扩展（Casanova and Abel，2007；Notarangelo and Casanova，2009；Notarangelo et al.，2009；Casanova et al.，2011）。目前在临床上描述的 300 多种疾病中，其中一半是由遗传控制的。PID 起初定义为与一种或多种粒细胞亚群发育或功能受损相关的罕见的、完全显性/隐性的孟德尔性状，并成为多发和再发的传染病如条件性感染早期发生、危及生命的诱因。这个定义后扩展到包括多发的非传染性表型，如各种形式的自身免疫和自身炎症及新的遗传方式，包括具有不完全显性的显性性状，以及成年期的疾病或相对良性病程（Casanova and Abel，2007；Casanova et al.，2008；Notarangelo and Casanova，2009）。单基因突变可作为表皮发育不良、再发性脑膜炎球菌病或分枝杆菌病发生的一个诱因。TIR 途径的单基因突变，可作为致病性肺炎球菌病（invasive pneumococcal disease，IPD）或单纯疱疹病毒 1 型脑炎（herpes simplex virus-1 encephalitis，HSE）的诱因。依据单基因先天性免疫缺陷能诱导危及儿童生命的传染病，这个发现为假说模型的建立提供了依据（Alcais et al.，2010；Casanova et al.，2011）。

首次破解了免疫缺陷引起 EDA-ID 的遗传基础。这种免疫缺陷是由与 X 染色体连锁的 NF-κB 必需调节物（NEMO）的下效基因的突变造成的。隐性 EDA-ID 及在 IκBα 超等位基因突变的常染色体的显性 EDA-ID，其二者的结果是损伤 NF-κB 介导的信号转导（Doffinger et al.，2001；Courtois et al.，2003；Puel et al.，2004）。这些患者能由化脓菌、分枝杆菌、真菌和病毒通过广泛地损伤 NF-κB 免疫而引起并发的传染病，这包括机体细胞反应到 TNF-R、IL-1R 和 TLR 家族成员的损伤（表 12-6）（Casanova et al.，2011），IRAK4 和 MyD88 缺陷的患者是其免疫学的和临床表型的复制（phenocopy）（Picard et al.，2010）。这些缺陷在所有的造血细胞和非造血细胞及受试患者中，均废止了所有的 TLR 反应（除 TLR3 反应和少部分的 TLR4 反应外）和 IL-1R 反应（至少对 IL-1β、IL-18 和 IL-33 的反应）。

表 12-6　TLR 和 IL-1R 免疫的单一基因先天性缺陷（Casanova et al.，2011）

基因	遗传特性	免疫学表型	临床表现	个体数
NEMO	XR	TLR、IL-1R 和其他	EDA-ID	>100
IκBα	AD	TLR、IL-1R 和其他	EDA-ID	5
IRAK4	AR	TLR、IL-1R	化脓性细菌感染	45
MyD88	AR	TLR、IL-1R	致热原性菌感染	25
TLR3	AR、AD	TLR3	HSE	8
UNC93B1	AR	TLR3、TLR7、TLR8、TLR9	HSE	3
TRAF3	AD	TLR3、TLR4、TLR7、TLR8、TLR9 和其他	HSE	1

与在小鼠模型预测的结果一致，这些患者对引起脑膜炎和败血症等致病性疾病的肺炎链球菌极其易感。同样一些患者也能由葡萄球菌或假单胞菌引起致病性或非致病性临床疾患。通过 MyD88 缺陷小鼠模型预测研究认为，人对这三种化脓菌也是易感的（von Bernuth et al.，2008）。然而，患者显然对大多数其他微生物存在额外的正常抗性。而且对患者研究发现，不是所有的组织对这些病原具有相同的抵抗性，这说明可能存在通过 MyD88 和 IRAK4 激发的不同组织的特异性机制，但这种机制在小鼠模型中可能不存在。的确，患者对致病性疾病敏感，但并不对肺炎链球菌和葡萄球菌敏感，并且在气管上部而不在下部对假单胞菌敏感（Picard et al.，2010）。另外，患者的表型揭示，在志贺氏菌至少存在一种意想不到的，在小鼠被认为是由 NOD1 控制的遗传因素决定（Phalipon and Sansonetti，2007）。两个 IRAK4 缺陷患者表

现出全身性但不是小肠的志贺氏菌痢疾（Chapel et al.，2005；Krause et al.，2009），说明在人类黏膜易位（不是损害）和全身性系统控制志贺氏菌是依赖 IRAK4 的（Casanova et al.，2011）。

这些研究揭示，由 X 染色体连锁隐性遗传（NEMO）（Doffinger et al.，2001；Filipe-Santos et al.，2006；Orstavik et al.，2006；Pachlopnik et al.，2006；Puel et al.，2006；Temmerman et al.，2006；Ku et al.，2007；Tono et al.，2007；Hanson et al.，2008；Mancini et al.，2008；Salt et al.，2008；Permaul et al.，2009；Mooster et al.，2010）或常染色体显性遗传（IκBα）（Janssen et al.，2004；Dupuis-Girod et al.，2006；McDonald et al.，2007；Lopez-Granados et al.，2008）EDA-ID 引起的突变患者相应传染性表型，可能是由于 NF-κB 依赖的 TLR 和 IL-1R 免疫受损。相反，在这些患者中出现的其他感染，如由分枝杆菌、真菌和病毒引起的，大多是 TLR 和 IL-1R 非依赖的。这些 MyD88 和 IRAK4 缺陷患者对其他传染性病原的正常抗性，使腐生菌和共生物甚至许多已知的病原缺乏明显的威胁。在缺乏 MyD88 依赖的免疫中，许多已知致病的和非致病的细菌能被控制。少数化脓菌能致死这些患者，并且这些及相关的细菌可施加选择性压力，以利于至少 MyD88 及上游受体和下游分子的保存。其他细菌对患者是无害的。而且，许多能感染患者的病毒、真菌和寄生虫仅能引起不显著的严重疾病。感染这些患者的常见病毒包括双链和单链 DNA 和 RNA 病毒，常见真菌包括酵母和丝状真菌，以及常见寄生虫包括蠕虫和原虫。我们所有的人在生长到青春期时，已被数百种能引起疾病的病毒、真菌和寄生虫感染，并且暴露到更多的大量的具弱毒力的腐生菌和共生物中。但只有一部分已知微生物和病原能引起 IRAK4 和 MyD88 缺陷患者发病。在所有实验的病原中，在 MyD88 缺陷小鼠至少有 35 种病原能引起比野生小鼠更严重的表型。这些实验是有价值和有效的，但这个结论一旦扩展到其他物种的感染，可认为是一种滥用。一个推测是如果 IRAK4 和 MyD88 缺陷患者接种高剂量的这 35 种微生物，其也可能容易感染（Casanova et al.，2011）。

由于 IRAK4 和 MyD88 缺陷患者在临床症状上和生物学特性上显示出明显延迟的炎症反应，证实 IL-1β 是中性粒细胞急性反应的一个关键的致热原和诱导物（Picard et al.，2010），这说明在小鼠模型的预测是完全有效的。由于患者缺乏发热、缺乏中性粒细胞增多（和中性粒细胞减少）及血清 CRP 浓度不高，即使患者告知不舒服，其也没被允许住院，因此许多患者死于 IPD。有趣的是，在第二次和潜伏感染的过程，患者随着年龄增加明显改善了其临床状态，这可能是因为机体对致病性细菌产生了获得性免疫，这与 MyD88 依赖的，特别是包括 TLR 和 IL-1β 的天然免疫是不可缺少的观点相矛盾。的确，在年龄分别为 14 岁和 11 岁的 IRAK4 或 MyD88 缺陷患者中，无致病性感染或死亡的报告。在婴儿期，通过 MyD88 和 IRAK4 介导的免疫明显是关键的。如果患者在感染后不用抗生素治疗和预防，27/70 患者就会死亡，并均死于幼童时期（Casanova and Abel，2005）。总之，这些临床发现与 MyD88 和 IRAK4 均经受了强的纯选择的进化遗传结果一致（Casanova et al.，2011）。

事实上，对许多病毒、真菌、寄生虫和细菌的保护性免疫而言，特别是成人面对潜伏或继发感染时，TLR 和 IL-1R 的作用是重复的（Casanova et al.，2011）。然而在小鼠模型，对共生细菌的黏膜免疫显然是 TIR 依赖的（Rakoff-Nahoum and Medzhitov，2008），甚至 Crohn's 患者无明显的胃肠表型（Casanova and Abel，2009），的确它们能抵抗志贺氏菌引起的胃肠道菌痢疾临床表现。其中在 2 个患者出现全身性的而不是肠道性的疾病（Chapel et al.，2005；Krause et al.，2009），然而在正常人群中具备 MyD88 功能的个体，志贺氏菌痢疾是肠道性的而不是全身性的。在 IRAK4 和 MyD88 缺陷的成年患者，甚至葡萄球菌和肺炎球菌感染也能被很好地控制。因此，在特异的感染和特别的环境中，虽然 TLR 和 IL-1R 可以发挥重要作用，但这些天然受体作为一个整体对于获得性免疫而言显然不是必不可少的（Iwasaki and Medzhitov，2004；Hoebe et al.，2004）。

对受体缺陷与 IRAK4 和 MyD88 缺陷关系分析发现，9 种 TLR 和至少 3 种 IL-1R 是 MyD88 和 IRAK4 依赖的（图 12-9）（Casanova et al.，2011），但很难确定任何特异的 TLR 和（或）IL-1R 组合，与 MyD88 和 IRAK4 缺陷患者或小鼠的传染性表型相关。IRAK4 和 MyD88 缺陷小鼠和患者的传染性表型，与受损的 TLR 信号转导有一点关系，这由分枝杆菌感染的小鼠模型所证实（Mayer-Barber et al.，2010）。

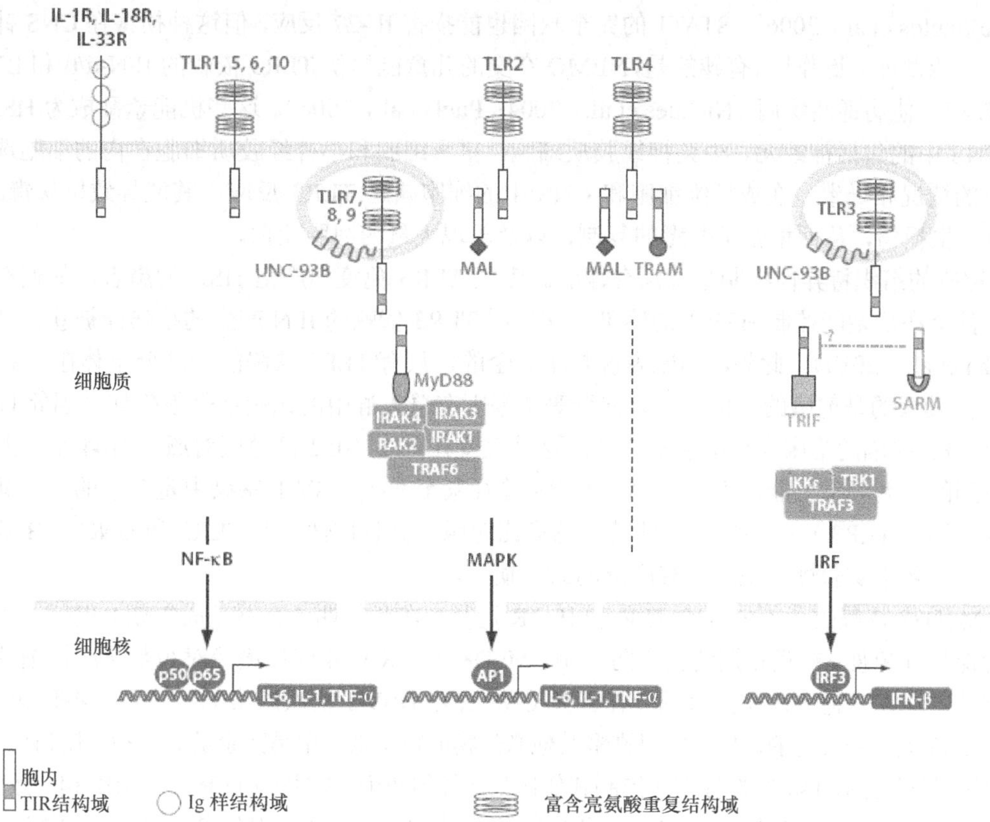

图 12-9 在 TLR/IL-1R 途径中含 TIR 结构域的蛋白质（Casanova et al.，2011）

在 IRAK4 和 MyD88 缺陷的患者，许多 TLR 和所有 IL-1R 并不产生信号转导，但 TLR3 信号转导和 TLR4 部分途径是完整的，这些不依赖 IRAK4 和 MyD88 的 TLR 信号转导提高了机体广泛识别病原分子的可能性（Yang et al.，2005；Ku et al.，2007）。截至目前，在宿主防御抵抗至少一种微生物时，TLR3 发挥了非重复的作用，在 TLR 中是 TLR3 唯一的受体。确实在一部分群体，TLR3 缺陷的细胞显性是完全的(由于缺乏 TLR3 反应性)，而作为临床显性(由于 HSE)是不完全的。在常染色体隐性遗传的 UNC-93B 缺陷后裔，发现 TLR3 是缺陷的，其废止了细胞对 TLR3、TLR7~TLR9 激活剂的反应（Casrouge et al.，2006）。HSE 的遗传诱因——UNC-93B 缺陷，是在完全 STAT1 缺陷（损伤细胞对 IFN-α/β 和 IFN-λ 反应）儿童（Dupuis et al.，2003；Chapgier et al.，2006，2009）及 NEMO 特定突变（IFN-α/β 和 IFN-λ 产生的损伤）儿童中观察发现的（Niehues et al.，2004；Puel et al.，2006）。缺乏功能性的 TLR3 或 UNC-93B 可发生单独的 HSE（Casrouge et al.，2006；Zhang et al.，2007，2008）（表 12-6）。常染色体 TLR3 显性缺陷损伤，并不废止对 TLR3 激活剂的反应（Zhang et al.，2007）。有趣的是，相同 TLR3 的显性负向等位基因与患柯萨奇病毒 B 心肌炎有关，提示在 TLR3 途径中相同的胚系突变等位基因可能易发病毒性疾病而不单是 HSE。在完全的常染色体隐性 TLR3 缺陷的儿童，其表现为无任何其他病毒性疾病的 HSE，并发现了常染色体显性 TRAF3 缺陷的 HSE 患者（Perez de Diego et al.，2010）（表 12-6）。TRAF3 等位基因是一个失去表达、失去功能和显性负向等位基因。在这种患者的细胞，各种 TRAF3 依赖的途径，包括 IFN-α/β 和 IFN-λ 诱导及 TNF-R 反应途径均被损伤。相反，TLR3 反应的受损能表现临床症状，并引起 HSE，提示 TLR3 途径是严格依赖 TRAF3 的，且 TRAF3 在中枢神经系统（CNS）对 HSV-1 的免疫是必需的。总之，具有 TLR3、UNC-93B 或 TRAF3 缺陷的患者，依赖 TLR3 诱导 IFN-α/β 和 IFN-λ 的受损可能导致 HSE。由于 STAT1 完全缺陷的儿童其细胞对 IFN-α/β 和 IFN-λ 没有反应性，因此易发生 HSE 及并发其他病毒性疾病（Dupuis et al.，2003；Chapgier et al.，2006，2009）。STAT1 的完全缺陷能使细胞对 IFN-γ 反应受损，但既不是 IFN-γR 缺陷的儿童又不是 STAT1 突变的儿童能损伤 IFN-γ 反应而易于患 HSE（Casanova et al.，

2002；Filipe-Santos et al.，2006)。STAT1 的完全缺陷也能损害 IL-27 反应，但这种损害在 CNS 针对 HSV-1 的免疫中不可能发挥关键作用。有趣的是，NEMO 突变的儿童能损伤 TLR3 依赖的 IFN-α/β 和 IFN-λ 诱导，也易患 HSE 和其他病毒性疾病（Niehues et al.，2004；Puel et al.，2006)。这些机能紊乱成为 HSE 的诱因，与存在于 CNS 中的包括神经元、少突神经胶质细胞、星形细胞和小神经胶质细胞在内的细胞选择性大量表达 TLR3 的情况相一致。在成纤维细胞和 CNS 中的细胞缺乏 TLR3 反应，其能导致抗病毒的 IFN-α/β 和 IFN-λ 的产生损伤，从而增强了病毒的复制，以及出现大量的细胞死亡。

TLR3 控制的组织特异性机制是特别有趣的。废止 TLR3 免疫和产生 HSE 的患者，他们在其他方面是健康的，甚至在后期能控制 HSV-1 的感染，这说明 TLR3 依赖的 IFN 产生的损伤能被获得性免疫所补偿（Bousfiha et al.，2010)。此外，临床表现是不完全的，只有 TLR3 缺陷的一部分个体在 HSV-1 感染时产生 HSE，而其余的是健康的。由于稀有突变等位基因在总人群中的比例不是很确切，因此 UNC-93B、TLR3 和 TRAF3 缺陷的临床表现率也不清楚。这种突变在至少 1052 例健康对照（2104 个同源染色体）中是检测不到的，其频率可能低于 1/2104。TLR3 途径甚至在抗 HSV-1 感染中是多余的，但其冗余程度是不清楚的。尽管 TLR3 缺陷小鼠对一些其他感染比对照更具有抗性，但 TLR3 和 UNC-93B 缺陷小鼠的易感性表型，对包括实验性感染均具有广泛的易受损性。

总之，MyD88 依赖的和不依赖的 TLR 和 IL-1R 途径，在童年期（而不是成年期）仅赋予了相当窄的病原范围的保护性免疫。在童年期的宿主防御中，MyD88 和 IRAK4 依赖途径对少数化脓性细菌的保护性免疫是关键的，但在其他方面是冗余的。在儿童 CNS 针对 HSV-1 初次感染的免疫中，不依赖 MyD88 和 IRAK4 的 TLR3 途径是关键的，但在针对许多其他微生物的宿主抵抗中是冗余的。在宿主防御中，TLR3 重要而狭窄的作用与纯选择的特征性标志即控制其他接头途径的两个关键基因 TLR3 和 TRIF 相一致(Barreiro et al.，2009)。与 TLR3 一样，TLR7、TLR8 和 TLR9 的生物学作用引发了有趣的问题，其经受了强的纯选择(Barreiro et al.，2009)，但似乎对许多常见病毒的免疫是冗余的(Furuta et al.，2002；Picard et al.，2003；Min-Oo and Gros，2005；Zhang et al.，2007)。IRAK4 和 MyD88 缺陷的患者对病毒感染没有显示出特别的易感性，并且没有出现病毒性疾病，而在 UNC-93B 缺陷的儿童出现了 TLR3 相关的 HSE，其细胞均不能对 TLR7、TLR8 和 TLR9 反应（Casanova et al.，2011)。

二、天然免疫的群体遗传与沙门氏菌病

（一）TLR 与沙门氏菌病

针对致病性沙门氏菌感染的网状内皮系统（reticuloendothelial system，RES）的宿主早期控制，主要依赖于天然免疫系统的多种成分，不依赖于 T 细胞和 B 细胞（Hess et al.，1996)。在小鼠，主要依赖于通过膜结合 TLR 和胞质 NLR 的先天性病原识别，产生促炎症细胞因子和肿瘤坏死因子（TNF)，以及对天然效应机制的刺激，导致对细胞内外沙门氏菌感染的控制。基于对少有的致病性沙门氏菌病例原发性免疫缺陷个体的研究和基于大量的群体遗传研究，天然免疫功能在人类疾病中的作用已越来越清楚。

人类表达的 4 种 TLR 能识别沙门氏菌源的 PAMP：TLR2 监测脂蛋白，TLR4 结合脂多糖（LPS)，TLR5 识别鞭毛蛋白，以及 TLR9 监测 CpG DNA（Kawai and Akira，2011；James et al.，2015)（图 12-9)。这 4 种分子的沙门氏菌体内感染小鼠模型已建立。TLR4 缺陷小鼠证实能增加对原发性沙门氏菌早期感染的易感性（Poltorak et al.，1998)。在小鼠，TLR4 信号转导是宿主控制沙门氏菌感染的关键。功能性 TLR4 等位基因能补偿 TLR2（Weiss et al.，2004)、TLR5（Feuillet et al.，2006）和 TLR9（Arpaia et al.，2011）信号转导的缺失。TLR2、TLR5 和 TLR9 控制沙门氏菌感染的作用，只有在 TLR4 缺陷型小鼠中才明显，并且每个 TLR 的缺乏赋予了累加的沙门氏菌易感性（James et al.，2015)。有趣的是，与 $TLR2^{-/-}TLR4^{-/-}$ 和 $TLR4^{-/-}TLR9^{-/-}$ 小鼠比较，$TLR2^{-/-}TLR4^{-/-}TLR9^{-/-}$ 小鼠对沙门氏菌的易感性降低（Arpaia et al.，2011)。对于最佳的沙门氏菌毒力而言，某些 TLR 信号转导似乎是次要的。被降低吞噬体酸度的 $TLR2^{-/-}TLR4^{-/-}TLR9^{-/-}$

巨噬细胞在感染沙门氏菌后，其诱导沙门氏菌毒力因子失败及降低病毒在细胞内复制（Arpaia et al.，2011）。与此一致，所有已知 TLR 分子信号转导遗传缺陷的小鼠，巨噬细胞内沙门氏菌复制并不影响，但对沙门氏菌很易感（Sivick et al.，2014）。这不但说明沙门氏菌毒力因子的诱导和胞内沙门氏菌的复制需要 TLR 信号转导，而且证实胞外沙门氏菌复制的能力，在适宜的宿主免疫环境能导致严重的致病性疾病。

TLR 信号转导在人类致病性沙门氏菌病中的作用还不很清楚，但影响 TLR 信号的原发性免疫缺陷，基于群体遗传的研究均证实其在人类的致病性疾病中起决定作用。原发性免疫缺陷，证实与影响结合沙门氏菌 PAMP 的 TLR 分子下游信号有关（图 12-10）（James et al.，2015）。IKBKG（编码 NF-κB 关键调节物 NEMO）的下效基因突变，导致少汗性外胚层发育不良症（EDA-ID）（Hanson et al.，2008），它与对 iNTS 病的易感性有关。超等位基因 NFKBIA（编码 NF-κB-α 的抑制物 IκBα）的突变，能阻止经过 IκB 激酶（IKK）磷酸化的 NF-κB 的激活，其与 EDA-ID 表型有关（Janssen et al.，2004）。具有复杂症状的再发性 iNTS，与显性超等位基因 NFKBIA 突变有关（Janssen et al.，2004）。这种患者缺乏产生 IL-12 的能力，IL-12p40 能刺激单核细胞，但没有 EDA 的特征。NEMO 缺陷是诱发人对分枝杆菌病孟德尔式易感性（Mendelian susceptibility to mycobacterial disease，MSMD）的一个罕见的因素。在 NEMO 缺陷是的 MSMD，下效基因 IKBKG 突变能经对 CD40 配体反应的 NF-κB 信号转导特异性抑制 IL-12 产生，并且 6 个患者中有 1 个 NTS 腹泻病例（Filipe-Santos et al.，2006）。缺陷 IRAK4 或 MYD88 的患者对化脓性菌的感染敏感，并且 IRAK4 的缺失与 iNTS 病关系不大，而 7% MyD88 缺陷患者可发生 iNTS 病（Picard et al.，2011）。

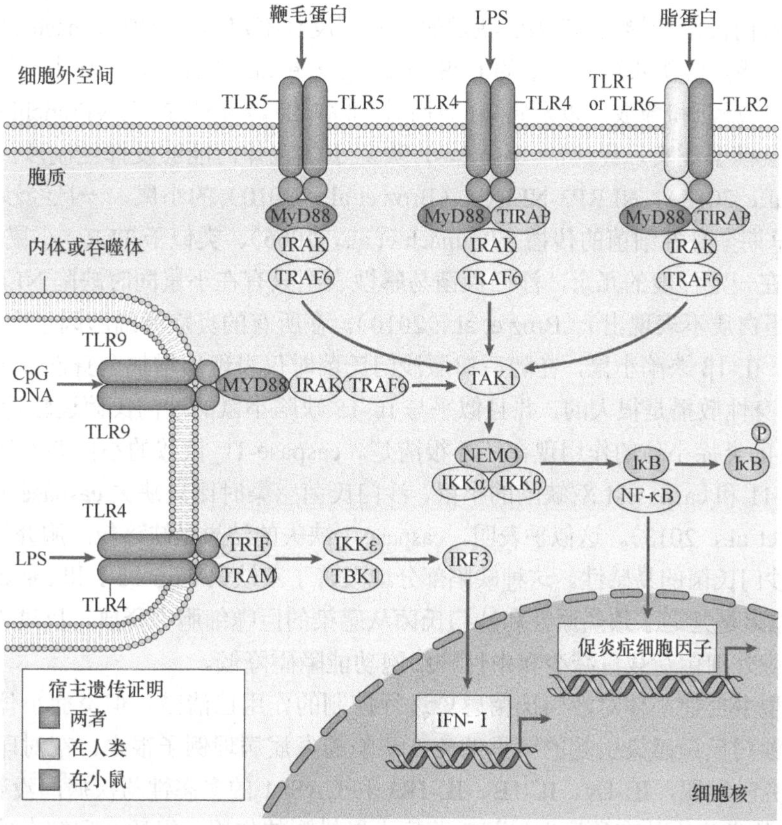

图 12-10　应答沙门氏菌 PAMP 的 TLR 信号转导（James et al.，2015）

在群体水平分析发现，肯尼亚儿童对菌血症的敏感性与编码 TIRAP 基因变化有关，提示 TLR 途径变化能决定对致病性非伤寒沙门氏菌（invasive non-typhoidal *Salmonella*，iNTS）病的易感性（图 13-9）。在这个群体，TIRAP 的有义突变与菌血症有关。其中 NTS 是最容易分离到的第二位病原，而伤寒是极罕见的（Khor et al.，2007）。具有保护性等位基因的 TIRAP，能发生针对人实验性内毒素血症的反应，增加促炎症细胞因子释放（Ferwerda et al.，2009）。在人类，支持 TLR 途径变化与伤寒易感性有关的遗传资料很少。遗传上共分离的 TLR4 有义突变多态性（rs4986790 和 rs4986791）与马来西亚的一个人群的伤寒易感性相关（Bhuvanendran et al.，2011），但 TLR4 多态性证实与越南人群没有相关性，即使 rs4986790 风险等位基因没有发现存在于这个人群（Hue et al.，2009）。在越南人群，TLR5 的一个无义突变（TLR5 392STOP）与其伤寒无关（Dunstan et al.，2005）。

iNTS 病是由 TLR 信号转导影响的不典型的一种免疫缺陷，其中 4%的 iNTS 患者具有 EDA-ID 和 7%的患者具有 MyD88 缺陷，现未证实其 IRAK4 存在缺陷（Picard et al.，2011）。在这些患者中，这可能反映了其宽广的免疫缺陷的一部分。这与小鼠的资料一致，即 TLR 信号转导的缺陷与对广谱病原的易感性相关（Kawai and Akira，2011）。而且，在所有的原发性免疫缺陷的 iNTS 病中，对沙门氏菌的易感性似乎是 IL-12 特异性产生缺乏的第二位事件。强调这点是关键的，特别是在沙门氏菌，IL-12–IFN-γ 信号轴在致病性沙门氏菌病的致病作用方面也是如此。同样在群体水平，TIRAP 的遗传变化与包括致病性肺炎球菌病、菌血症、疟疾和结核等在内的广泛的传染病相关（Khor et al.，2007）。

（二）天然免疫其他信号与沙门氏菌病

1. 炎症小体信号与沙门氏菌病

与 TLR 一样，细胞溶质中的 NLR 决定炎症小体 PAMP 特异性。NLRP3 和 NLRC4 炎症小体可通过 NLRC4 监测细胞溶质中的鞭毛蛋白和 3 型分泌系统蛋白而对鼠伤寒沙门氏菌（*S. typhimurium*）反应（Broz et al.，2010），但对沙门氏菌特异的 NLRP3 激发的反应还没有鉴定出。一种 caspase-11 依赖的非经典形式的炎症系统活化，可感知鼠伤寒沙门氏菌的 LPS（Kayagaki et al.，2013）。炎症小体活化导致促炎症细胞因子 IL-1β 和 IL-18 的激活和释放，以及感染的骨髓样细胞的致热原性产生（Franchi et al.，2009）。实验性沙门氏菌感染小鼠模型证实，经典的 caspase-1 炎症小体在体内能够发挥控制沙门氏菌的作用。缺陷 caspase-1（Broz et al.，2013）、NLRP3-NLRC4（Broz et al.，2010）的小鼠，一旦经沙门氏菌感染，IL-18 或 IL-1β 均能增加早期全身性细菌的传播（Raupach et al.，2006）。类似于 TLR，小鼠在 NLR 结合沙门氏菌的 PAMP 方面存在一定程度的冗余，沙门氏菌易感性表型只有在小鼠同时缺陷 NLRC4 和 NLRP3 时表现出（只缺陷一种蛋白质不表现出）（Broz et al.，2010）。在所有的炎症源细胞因子中，IL-18 是全身性疾病的最关键决定者。IL-1β 缺陷小鼠，在随后口服沙门氏菌时仅表现出增加全身性细菌散播（腹膜内的感染不影响），然而全身性散播是很大的，并且似乎与 IL-18 缺陷小鼠的沙门氏菌运输途径无关（Raupach et al.，2006）。非经典的炎症小体的作用现在还不很清楚。caspase-11 依赖的小鼠并不增加对沙门氏菌的易感性，而且 caspase-11 和 caspase-1 双缺陷的小鼠，沙门氏菌感染时比只缺失 caspase-1 的小鼠表现出低的全身性散播（Broz et al.，2013）。这似乎表明，caspase-1 缺失的结果是缺乏粒细胞介导的对细胞外细菌的清除而导致增加对沙门氏菌的易感性。这种缺陷部分地改善了双缺失 caspase-1 和 caspase-11 小鼠的功能，caspase-11 缺失的结果是延迟了致热原性和沙门氏菌从感染的巨噬细胞中释放。反过来，这种结果导致了 caspase-1 缺陷的细胞外细菌荷载量减少和中性粒细胞功能障碍降低。

尽管在小鼠模型中炎症小体对沙门氏菌感染进行控制的作用已清楚，但炎症小体对人类感染控制的遗传证据仍缺乏。沙门氏菌感染引起的罕见的免疫缺陷的炎症病理例子很少。在对印度尼西亚伤寒患者的候选基因进行研究时发现，IL-1A、IL-1B、IL-1R1 和 CASP1 的多态性与疾病间没有关系（Ali et al.，2007）。然而，经典的炎症小体在致病性沙门氏菌病小鼠模型的作用，很适合理解在致病性沙门氏菌病人中所起的关键作用。在决定全身性沙门氏菌散播中，IL-18 的重要性与人对 NTS 免疫发生的 IL-12 依赖的 IFN-γ 产生的中枢性作用相一致，IL-18 与 IL-12 协同作用，通过 Th1 细胞和 NK 细胞诱导 IFN-γ 产生。在沙门氏菌病中小鼠模型，其除能控制胞内细菌的感染外，还在清除细胞外细菌中发挥作用。在致病性沙门氏菌病中，中性粒细胞的作用通过其发生氧化风暴及中性粒细胞独立的胞内细菌清除如补体介导的裂解而加强的（Cunnington et al.，2012a，2012b）。

2. IFN-γ 和 TNF 与沙门氏菌病

沙门氏菌诱导的 TLR 信号转导的关键后果之一是产生包括 IL-12 和 IFN-γ 在内的炎症细胞因子（Kawai et al.，1999）。从感染的吞噬细胞释放的 IL-12，其导致向 Th1 型反应发展和产生 IFN-γ，造成感染的吞噬细胞活化，并控制细胞内感染（图 12-11）。这些细胞因子在沙门氏菌感染的早期阶段发挥关键作用，在小鼠模型中已被证实（Mastroeni et al.，1996；Pier et al.，1998）。其中在缺乏活化标志的巨噬细胞中，IL-12 缺乏导致不能控制细胞胞内沙门氏菌的生长（Mastroeni et al.，1998）。针对 IL-12 反应的 IFN-γ 产生是机体应对沙门氏菌感染的天然和获得性免疫反应的一部分，其中 IFN-γ 主要来源于 NK 细胞（Kupz et al.，2013）。针对 iNTS 疾病的这种信号转导的中枢性作用，人们通过收集罕见的原发性免疫缺陷即 MSMD 来进行研究。IFNGR1、IFNGR2、STAT1、IL-12B、IL-12RB1、IRF8、ISG15 和 Tyk2 8 个常染色体基因，以及 2 个 X 染色体连锁基因［细胞色素 b-245、β-多肽（CYBB）和 IKBKG］的有害突变，能引起 MSMD 产生，其对弱致病性分枝杆菌散播感染的易感性增加，能使一半的患者发生 iNTS 病。所有这些紊乱阻断了 IL-12 依赖的、IFN-γ 介导的免疫（图 12-11）。iNTS 病发生在 IFN-γR1（Newport et al.，1996；Dorman et al.，2004）、IL-12p40（Prando et al.，2013）、IL-12Rβ1（de Beaucoudrey et al.，2010）、STAT1（Averbuch et al.，2011）、Tyk2 和 NEMO28 缺乏的 MSMD 个体。宿主对 iNTS 病易感的 IL-12-IFN-γ 信号转导的作用，可进一步用患者产生的特异的 IFN-γ 自身抗体进行解释，且病人表现出非结核的分枝杆菌和 NTS 散播感染的免疫缺陷特征（Browne et al.，2012）。

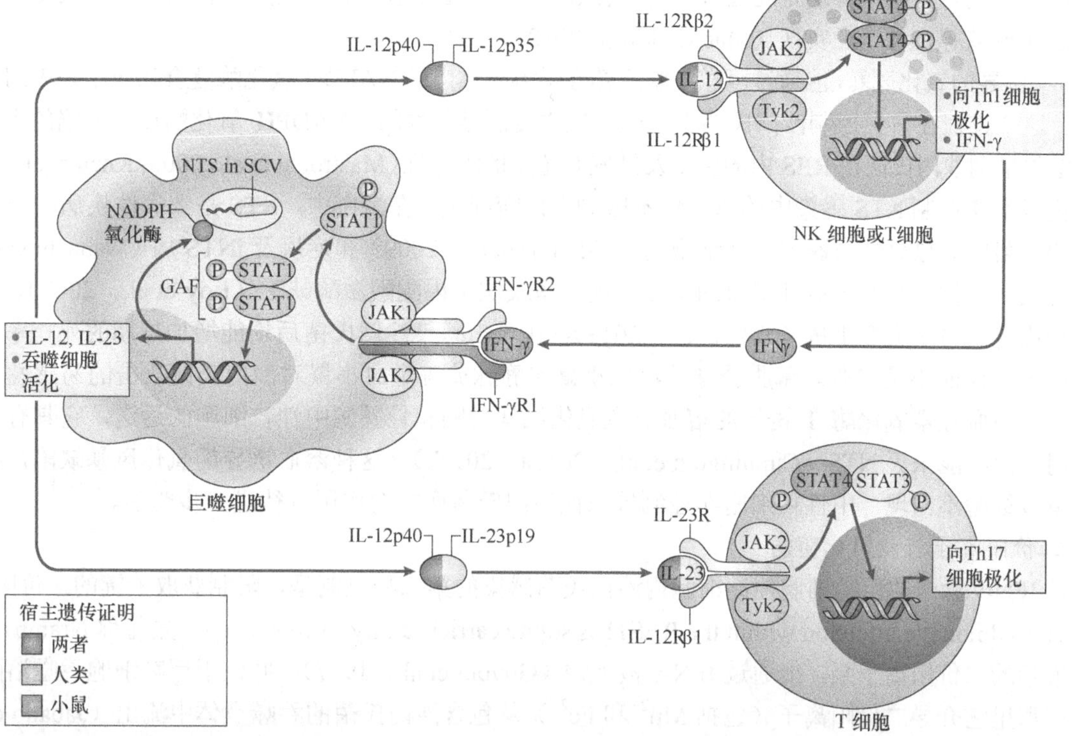

图 12-11　应答沙门氏菌感染的 IL-12 依赖的 IFN-γ 介导的免疫和 IL-23 信号转导（James et al.，2015）

原发性免疫缺陷的 MSMD 及实验性沙门氏菌感染小鼠明确地证实，依赖 IL-12 的 IFN-γ 介导的免疫在控制 iNTS 病中发挥着中枢性的作用。iNTS 病在 MSMD 患者中比其发生 TLR 信号途径有害突变更普遍。例如，iNTS 病在 IL-12Rβ1 缺陷患者中占 43%，更普遍于 MSMD 引起的（de Beaucoudrey et al.，2010）。依赖 IL-12 的 IFN-γ 介导的免疫在决定对伤寒易感性作用中的遗传证据由于患 MSMD 儿童报告病例数而受限。腹腔脓肿形成的严重的沙门氏菌肠血清型盲肠炎感染报道与IL-12Rβ1缺陷有关（Jong，1998），而且致命性沙门氏菌肠血清型斑疹伤寒感染存在于IFN-γ R1完全缺陷的同胞儿童中。对印度尼西亚人群的社区研究证实，伤寒与IFN-γ、IL-12B和IFNGR1的变异体无关（Ali et al.，2007）。

TNF是由巨噬细胞应答TLR刺激而产生的，与IFN-γ协同作用而产生多功能性（Ohmori et al.，1997；Kawai et al.，1999）。TNF在宿主体内控制沙门氏菌的作用，通过TNF缺乏和TNF受体缺乏小鼠模型研究证实，其能增加对沙门氏菌攻击的易感性，促进细菌的散播及早期细菌在RES内的生长（Everest et al.，1998）。在人对NTS免疫中的作用，是通过经抗TNF制剂的处理能增加iNTS发病率而证实的。虽然NTS病的发病率，在经抗TNF处理的西班牙军营患者中没有发现统计学显著增加，但iNTS病在这些患者中极其普遍（菌血症占7/17的患者）（Peña-Sagredo et al.，2009）。用infliximab处理具有盲肠炎沙门氏菌血症和软组织感染的患者，提示抗TNF处理也能增加患伤寒的危险（Bassetti et al.，2010）。TNF相关位点的遗传变化与对伤寒的易感性的关系已基于群体水平进行了评估研究。基于一个人群的、个案控制的方法，已对具有伤寒的印度尼西亚患者进行了研究，证实三个TNF和TNF受体超家族即成员1A（TNFRSF1A）的遗传变异体与伤寒没有相关性（Ali et al.，2007）。相反，个案控制研究患伤寒的越南人群，鉴定了一个具有保护性作用的MHC Ⅲ类分子单倍型，它包括TNF基因，能抗伤寒发生（Dunstan et al.，2007）。患伤寒并具有保护性单倍型的患者，在发病后第4天其全血用LPS离体刺激，产生显著低的TNF。

3. 氧化风暴与沙门氏菌病

在小鼠产生IFN-γ和TNF后感染沙门氏菌，有利于控制细菌在巨噬细胞内增殖。人对iNTS病免疫产生IFN-γ的作用，已有宿主遗传资料证实，而目前还没有关于TNF作用的直接遗传资料。控制细菌在活化的巨噬细胞内生长，特别是通过IFN-γ刺激的，可通过吞噬溶酶体成熟、氧化和氮化风暴、二价阳离子限制和自噬等多种途径实现（MacMicking，2012）。

IFN-γ诱导的氧化风暴，能通过巨噬细胞成熟吞噬溶酶体内的NAPDH氧化酶复合物产生杀灭细菌的活性氧族。这个过程在宿主控制沙门氏菌于巨噬细胞内复制是关键的。NADPH氧化酶成分缺陷的小鼠，其能大大增强早期沙门氏菌在RES内的生长及细胞对感染的敏感性（Mastroeni et al.，2000；Khan et al.，2014）。

氧化风暴在控制NTS感染中的重要性不限制在巨噬细胞。在溶血中，NTS是致病性疾病的一个共同诱因。NTS菌血症显著性与镰刀形红细胞病（Williams et al.，2009）和疟疾及iNTS病（Wanachiwanawin，2000）有关。同样，具有溶血性贫血的小鼠，死亡率仅次于丙酮酸激酶缺乏（Roy et al.，2007）、β-地中海贫血和锚定蛋白1突变小鼠（Yuki et al.，2013），在攻击感染沙门氏菌后均能增加早期的死亡率。这种效应仅次于溶血而不是贫血。苯肼诱导的溶血小鼠比静脉放等量血小鼠对沙门氏菌攻击的易感性更高。最近证实，由血红素氧化酶1诱导的溶血导致氧化风暴缺陷和骨髓源中性粒细胞的运送，它具有高效的吞噬作用，但不能杀灭NTS（Cunnington et al.，2012a，2012b）。这种溶血诱导的氧化风暴缺陷，在巨噬细胞或单核细胞不出现，中性粒细胞在控制致病性沙门氏菌病中的作用有待进一步明确。

4. 二价阳离子与沙门氏菌病

通过IFN-γ激活的巨噬细胞控制细胞内沙门氏菌感染的第二种机制是，限制获取关键的二价阳离子。SLC11A1（salmonella infection within the RES11 is solute carrier family 11 member 1，先前称Nramp1）是一个质子依赖的二价阳离子泵，能通过IFN-γ被上调（Govoni et al.，1997），并位于巨噬细胞吞噬溶酶体的膜上，在那里它介导二价阳离子（包括Mn^{2+}和Fe^{2+}）从包含沙门氏菌的吞噬小体中流出（Jabado et al.，2000）。SLC11A1通过诱导脂质运载蛋白（lipocalin 2，LCN2）的表达进一步能限制铁的获取（Fritsche et al.，2012）。在控制沙门氏菌感染中，铁限制的作用增强了HFE缺陷小鼠抗沙门氏菌攻击的能力（Nairz et al.，2009）。这种效应仅次于在巨噬细胞内缺乏铁的获取。由于HFE缺陷，不管组织中的铁是否超载，HFE缺陷的巨噬细胞表现为铁耗尽（Cairo et al.，1997）。

5. 自噬与沙门氏菌病

氧化风暴和二价阳离子限制抗沙门氏菌的效应功能，仅能控制保留在吞噬小体内的沙门氏菌的生长，而细胞内感染的一部分沙门氏菌能够破坏并从含沙门氏菌的空泡中逃避。这些胞质溶质中的细菌可通过另外一个 IFN-γ 诱导的细胞内效应功能——自噬而被消灭（Birmingham et al.，2006）。用条件性自噬缺陷小鼠的肠上皮细胞证实，其失去了通过自噬机制消灭沙门氏菌的能力，并增加了细菌的全身性散播（Conway et al.，2013）。这不但提示了自噬在体内控制沙门氏菌病的重要性，而且显示肠上皮细胞内失去了控制沙门氏菌的生长的能力，能导致散播的疾病。自噬相关基因 PARK2 调节区单一核苷的多态性（rs9356058），发现与一个印度尼西亚人群的伤寒有关（Ali et al.，2006）。

6. 补体系统与沙门氏菌病

在感染期间，由于沙门氏菌在细胞间的转移，其可能被暴露到细胞外空间，而随后可能被控制细胞外细菌的免疫学机制所杀灭。中性粒细胞和补体系统具有控制胞外沙门氏菌的作用，并对体内的致病性疾病易感。仅在 LPS 侧链组成上有差别的同源沙门氏菌株对小鼠存在差异毒力，这反映了其通过调理吞噬作用而使补体固定和清除胞外细菌存在差异，并通过耗尽替代补体成分而废止其能力。C1q 缺陷小鼠对沙门氏菌攻击的易感性的增加就说明这一点（Warren et al.，2002）。

参考文献

安宝燕，谢青，林兰意，等. 2007. e 抗原阳性慢性乙型肝炎患者外周血单个核细胞 Toll 样受体 3 的表达及意义[J]. 中华肝病杂志, 15(10): 729-733.

白梅，袁定芬. 2010. Toll 样受体在系统性红斑狼疮发病中的作用[J]. 中国皮肤性病学杂志, 24(9): 856-858.

邓筠，王元，唐元家，等. 2008. Toll 样受体 7 及 I 型干扰素通路在系统性红斑狼疮中的作用研究[J]. 现代免疫学, 28(3): 194-198.

高建鲁，吴欣怡. 2005. Toll 样受体在人眼角膜上皮和永生化人角膜上皮细胞系的表达及功能研究[J]. 中华医学杂志, 85(32): 2269-2273.

郭云蔚，尉秀清，杨绍基. 2007. 慢性乙型肝炎与 Toll 样受体 2 的关系[J]. 中华肝脏病杂志, 15(7): 485-488.

景志忠. 2012. TOLL 样受体与天然免疫[M]. 兰州: 兰州大学出版社.

刘华，陈志翱，成玉明，等. 2008. 乙型肝炎病毒表面抗原抑制 TLR2 和 TLR4 的激活[J]. 微生物与感染, 2(3): 84-89.

杨丽丽，米亚英，王艳峰，等. 2011. TLR2 在类风湿性关节炎中的表达及意义[J]. 临床研究, 49(6): 19-20.

张馨，孙启全. 2006. Toll 样受体在系统性红斑狼疮发病中的作用[J]. 肾脏病与透析肾移植杂志, 15(6): 540-545.

Abdollahi-Roodsaz S, Joosten L A, Koenders M I, et al. 2008. Stimulation of TLR2 and TLR4 differentially skews the balance of T cells in a mouse model of arthritis[J]. J Clin Invest, 118(1): 205-216.

Abdul-Careem M F, Haq K, Schat K A, et al. 2009. Induction of innate host responses in the lungs of chickens following infection with a very virulent strain of Marek’s disease virus[J]. Virology, 393(2): 250-257.

Abe T, Kaname Y, Hamamoto I, et al. 2007. Hepatitis C virus nonstructural protein 5A modulates the toll-like receptor-MyD88-dependent signaling pathway in macrophage cell lines[J]. J Virol, 281(17): 8953-8966.

Adachi K, Tsutsui H, Kashiwamura S, et al. 2001. Plasmodium berghei infection in mice induces liver injury by an IL-12-and toll-like receptor/myeloid differentiation factor 88-dependent mechanism[J]. Immunol, 167(10): 5928-5934.

Alcais A, Mira M, Casanova J L, et al. 2005. Genetic dissection of immunity in leprosy[J]. Curr Opin Immunol, 17: 44-48.

Alcais A, Quintana-Murci L, Thaler D S, et al. 2010. Life-threatening infectious diseases of childhood: single-gene inborn errors of immunity[J]? Ann N Y Acad Sci, 1214: 18-33.

Ali S, Vollaard A M, Kremer D, et al. 2007. Polymorphisms in proinflammatory genes and susceptibility to typhoid fever and paratyphoid fever [J]. J Interferon Cytokine Res, 27: 271-280.

Ali S, Vollaard A M, Widjaja S, et al. 2006. PARK2/PACRG polymorphisms and susceptibility to typhoid and paratyphoid fever[J]. Clin Exp Immunol, 144: 425-431.

Allen A, Obaro S, Bojang K, et al. 2003. Variation in Toll-like receptor 4 and susceptibility to group A meningococcal meningitis in Gambian children[J]. Pediatr Infect Dis J, 22: 1018-1019.

Amengual O, Atsumi T, Kharmashta M A, et al. 1998. The role of the tissue factor pathway in the hypercoagulable state in patients with the antipholipid syndrome[J]. Thromb Haemost, 79(2): 276-281.

Andres A M, Hubisz M J, Indap A, et al. 2009. Targets of balancing selection in the human genome[J]. Mol Biol Evol, 26(12): 2755-2764.

Arbour N C, Lorenz E, Schutte B C, et al. 2000. TLR4 mutations are associated with endotoxin hyporesponsiveness in humans[J]. Nat Genet, 25: 187-91.

Arcaroli J, Silva E, Maloney J P, et al. 2006. Variant IRAK-1 haplotype is associated with increased nuclear factor-kappaB activation and worse outcomes in sepsis[J]. Am J Respir Crit Care Med, 173(12): 1335-1341.

Arpaia N, Godec J, Lau L, et al. 2011. TLR signaling is required for *Salmonella typhimurium* virulence[J]. Cell, 144: 675-688.

Averbuch D, Chapgier A, Boisson-Dupuis S, et al. 2011. The clinical spectrum of patients with deficiency of signal transducer and activator of transcription-1[J]. Pediatr Infect Dis J, 30: 352-355.

Baenziger S, Heikenwalder M, Johansen P, et al. 2009. Triggering TLR7 in mice induces immune activation and lymphoid system disruption, resembling HIV-mediated pathology[J]. Blood, 113(2): 377-388.

Baflca A, Scanga C A, Feng C G, et al. 2005. TLR9 regulates Thl responses and cooperates with TLR2 in mediating optimal resistance to *Mycobacterium tuberculosis*[J]. J Exp Med, 202(12): 1715-1724.

Baghdadi J E, Orlova M, Alter A, et al. 2006. An autosomal dominant major gene confers predisposition to pulmonary tuberculosis in adults [J]. J Exp Med, 203: 1679-1684.

Banchereau J, Schuler-Thurner B, Palucka A K, et al. 2001. Dendritic cells as vectors for therapy[J]. Cell, 106(3): 271-274.

Barbalat R, Ewald S E, Mouchess M L, et al. 2011. Nucleic acid recognition by the innate immune System[J]. Ann Rev Immunol, 29: 185-214.

Barreiro L B, Ben-Ali M, Quach H, et al. 2009. Evolutionary dynamics of human Toll-like receptors and their different contributions to host defense[J]. PLoS Genet, 5: e1000562.

Barreiro L B, Patin E, Neyrolles O, et al. 2005. The heritage of pathogen pressures and ancient demography in the human innate-immunity CD209/CD209L region[J]. Am J Hum Genet, 77(5): 869-886.

Barreiro L B, Quintana-Murci L. 2010. From evolutionary genetics to human immunology: how selection shapes host defence genes[J]. Nat Rev Genet, 11(1): 17-30.

Bassetti M, Nicco E, Delfino E, et al. 2010. Disseminated *Salmonella paratyphi* infection in a rheumatoid arthritis patient treated with infliximab[J]. Clin Microbiol Infect, 16: 84-85.

Bauer S, Pigischb S, Hangel D. 2008. Recognition of nucleic acid and nucleic acid analogs by Toll-like receptors 7, 8 and 9[J]. Immunobiology, 213(3): 315-328.

Bauhofer O, Summerfield A, Sakoda Y. 2007. Classical swine fever virus Npro interacts with interferon regulatory factor 3 and induces its proteasomal degradation[J]. J Virol, 81(7): 3087-3096.

Becker P D, Fiorentini S, Link C, et al. 2006. The HIV-1 matrix protein p17 can be efficiently delivered by intranasal route in mice using the TLR 2/6 agonist MALP-2 as mucosal adjuvant[J]. Vaccine, 24(25): 5269-5276.

Beignon A S, McKenna K, Skoberne M, et al. 2005. Endocytosis of HIV-1 activates plasmacytoid dendritic cells via Toll-like receptor-viral RNA interactions[J]. J Clin Invest, 115(11): 3265-3275.

Ben Ali M, Barbouche M R, Bousnina S, et al. 2004. Toll-like receptor 2 Arg677Trp polymorphism is associated with susceptibility to tuberculosis in Tunisian patients[J]. Clin Diagn Lab Immunol, 11(3): 625-626.

Benigni A, Caroli C, Longaretti L, et al. 2007. Involvement of renal tubular Toll-like receptor 9 in the development of tubulointerstitial injury in systemic lupus[J]. Arthritis Rheum, 56(5): 1569-1578.

Bernuth V H, Picard C, Jin Z, et al. 2008. Pyogenic bacterial infections in humans with MyD88 deficiency[J]. Science, 321(5889): 691-696.

Bhuvanendran S, Hussin H M, Meran L P, et al. 2011. Toll-like receptor 4 Asp299Gly and Thr399Ile polymorphisms and typhoid susceptibility in Asian Malay population in Malaysia [J]. Microbes Infect, 13: 844-851.

Biebl A, Muendlein A, Kazakbaeva Z, et al. 2009. CD14 C-159T and Toll-like receptor 4 Asp299Gly polymorphisms in surviving meningococcal disease patients[J]. PLoS ONE, 4: e7374.

Birmingham C L, Smith A C, Bakowski M A, et al. 2006. Autophagy controls *Salmonella* infection in response to damage to the *Salmonella*-containing vacuole[J]. J Biol Chem, 281: 11374-11383.

Blanco P, Pitard V, Viallard J F, et al. 2005. Increase in activated $CD8^+$ T lymphocytes expressing perforin and granzyme B correlates with disease activity in patients with systemic lupus erythematosus[J]. Arthritis Rheum, 52(1): 201-211.

Blasius A L, Beutler B. 2010. Intracellular toll-like receptors[J]. Immunity, 32(10): 305-315.

Bochud P Y, Chien J W, Marr K A, et al. 2008a. Toll-like receptor 4 polymorphisms and aspergillosis in stem-cell transplantation[J]. N Engl J Med, 359: 1766-1777.

Bochud P Y, Hawn T R, Siddiqui M R, et al. 2008b. Toll-like receptor 2(TLR2)polymorphisms are associated with reversal reaction in leprosy[J]. J Infect Dis, 197: 253-261.

Bochud P Y, Hersberger M, Taffe P, et al. 2007. Polymorphisms in Toll-like receptor 9 influence the clinical course of HIV-1 infection[J]. AIDS, 21(4): 441-446.

Boekholdt S M, Agema W R, Peters R J, et al. 2003. Variants of toll-like receptor 4 modify efficacy of strain therapy and the risk of cardiovascular events[J]. Circulation, 107(19): 2416-2421.

Bohgaki M, Atsumi T, Yamashita Y, et al. 2004. The p38 mitogen activated protein kinase(MAPK)pathway mediates induction of the tissue factor gene in monocytes stimulated with human monoclonal anti beta-glycoprotein I antibodies[J]. Int Immunol, 16(11): 1633-1641.

Bonini S, Mieera A, Iovieno A, et al. 2005. Expression of Toll-like receptors in healthy and allergic conjunctiva[J]. Ophthalmology, 112(9): 1528.

Borcab M V, Gudmundsdottir I, Fernández-Sainz I J, et al. 2008. Patterns of cellular gene expression in swine macrophages infected with highly virulent classical swine fever virus strain Brescia[J]. Virus Res, 138(1-2): 89-96.

Bosinger S E, Li Q, Gordon S N, et al. 2009. Global genomic analysis reveals rapid control of a robust innate response in SIV-infected sooty mangabeys[J]. J Clin Invest, 119(12): 3556-3572.

Bousfiha A, Picard C, Boisson-Dupuis S, et al. 2010. Primary immunodeficiencies of protective immunity to primary infections[J]. Clin Immunol, 135: 204-209.

Branger J, Leemans J C, Florquin S, et al. 2004. Toll-like receptor 4 plays a protective role in pulmonary tuberculosis in mice[J]. Int Immunol, 16(3): 509-516.

Brenchley J M, Schacker T W, Ruff L E, et al. 2004. $CD4^+$ T cell depletion during all stages of HIV disease occurs predominantly in the gastrointestinal tract[J]. J Exp Med, 200(6): 749-759.

Brentano F, Kyburz D, Schorr O, et al. 2005. The role of Toll-like receptor signalling in the pathogenesis of arthritis[J]. Cell Immunol, 233(2): 90-96.

Brightbill H D, Libraty D H, Krutzik S R, et al. 1999. Host defense mechanisms triggered by microbiallipoproteins through Toll-like receptors[J]. Science, 285(5428): 732-736.

Brito B E, Zamora D O, Bonnah R A, et al. 2004. Toll-like receptor 4 and CD14 expression in human ciliary body and TLR-4 in human iris endothelial cells[J]. Exp Eye Res, 19(2): 203-208.

Browne S K, Burbelo P D, Chetchotisakd P, et al. 2012. Adult-onset immunodeficiency in Thailand and Taiwan[J]. N Engl J Med, 367: 725-734.

Broz P, Newton K, Lamkanfi M, et al. 2010. Redundant roles for inflammasome receptors NLRP3 and NLRC4 in host defense against *Salmonella*[J]. J Exp Med, 207: 1745-1755.

Broz P, Ruby T, Belhocine K, et al. 2013. Caspase-11 increases susceptibility to *Salmonella* infection in the absence of caspase-1[J]. Nature, 490: 288-291.

Bulut Y, Faure E, Thomas L, et al. 2002. Chlamydial heat shock protein 60 activates macrophages and endothecial cells though Toll-like receptor 4 and MD2 in a MyD88-dependent pathway[J]. J Immunol, 168(3): 1435-1440.

Cagliani R, Fumagalli M, Biasin M, et al. 2010. Long-term balancing selection maintains trans-specific polymorphisms in the human TRIM5 gene[J]. Hum Genet, 128(6): 577-588.

Cagliani R, Fumagalli M, Riva S, et al. 2008. The signature of long-standing balancing selection at the human defensin beta-1 promoter[J]. Genome Biol, 9(9): R143.

Cairo G, Recalcati S, Montosi G, et al. 1997. Inappropriately high iron regulatory protein activity in monocytes of patients with genetic hemochromatosis[J]. Blood, 89: 2546-2553.

Cargill E J, Womack J E. 2007. Detection of polymorphisms in bovine Toll-like receptors 3, 7, 8, and 9[J]. Genomics, 89(6): 745-755.

Cario E, Gerken G, Podolsky D K. 2004. Toll-like receptor 2 enhances ZO-1-associated intestinal epithelial barrier integrity via protein kinase C[J]. Gastroenterology, 127(1): 224-238.

Carvalho A, Pasqualotto A C, Pitzurra L, et al. 2008. Polymorphisms in Toll-like receptor genes and susceptibility to pulmonary aspergillosis[J]. J Infect Dis, 197: 618-621.

Casals F, Sikora M, Laayouni H, et al. 2011. Genetic adaptation of the antibacterial human innate immunity network[J]. BMC Evolutionary Biology, 11: 202.

Casanova J L, Abel L, Quintana-Murci L. 2011. Human TLRs and IL-1Rs in host defense: natural insights from evolutionary, epidemiological, and clinical genetics[J]. Annu Rev Immunol, 29: 447-491.

Casanova J L, Abel L. 2002. Genetic dissection of immunity to mycobacteria: the human model[J]. Annu Rev Immunol, 20: 581-620.

Casanova J L, Abel L. 2005. Inborn errors of immunity to infection: the rule rather than the exception[J]. J Exp Med, 202: 197-201.

Casanova J L, Abel L. 2007a. Primary immunodeficiencies: a field in its infancy[J]. Science, 317: 617-619.

Casanova J L, Abel L. 2007b. Human genetics of infectious diseases: a unified theory[J]. EMBO J, 26: 915-922.

Casanova J L, Abel L. 2009. Revisiting Crohn's disease as a primary immunodeficiency of macrophages[J]. J Exp Med, 206: 1839-1843.

Casanova J L, Fieschi C, Zhang S Y, et al. 2008. Revisiting human primary immunodeficiencies[J]. J Intern Med, 264: 115-127.

Casrouge A, Zhang S Y, Eidenschenk C, et al. 2006. Herpes simplex virus encephalitis in human UNC-93B deficiency[J]. Science, 314(5797): 308-312.

Caws M, Thwaites G, Dunstan S, et al. 2008. The influence of host and bacterial genotype on the development of disseminated disease with *Mycobacterium tuberculosis*[J]. PLoS Pathog, 4: e1000034.

Cella M, Salio M, Sakakibara Y, et al. 1999. Maturation, activation, and protection of dendritic cells induced by double-stranded RNA[J]. J Exp Med, 189(5): 821-829.

Challacombe S J, Naglik J R. 2006. The effects of HIV infection on oral mucosal immunity[J]. Adv Dent Res, 19(1): 29-35.

Chang J H, McCluskey P, Wakefield D. 2004. Expression of Toll-like receptor 4 and its associated lipopolysaccharide receptor complex by resident antigen-presenting cells in the human uvea[J]. Invest Ophthalmol Vis Sci, 45(6): 1871-1878.

Chang S, Dolganiuc A, Szabo G. 2007. Toll-like receptors 1 and 6 are involved in TLR2-mediated macrophage activation by hepatitis C virus core and NS3 proteins[J]. Leukoc Biol, 82(3): 479-487.

Channe G D. 2002. Structure and activity of glycosylphosphatidylinositol anchors of *Plasmodium falciparum*[J]. Microbes Infect, 4(9): 983-990.

Chapel H, Puel A, Bernuth H V, et al. 2005a. Shigella sonnei meningitis due to interleukin-1 receptor-associated kinase-4 deficiency: first association with a primary immune deficiency[J]. Clin Infect Dis, 40: 1227-1231.

Chapel H, Puel A, von Bernuth H, et al. 2005b. *Shigella sonnei* meningitis due to interleukin-1 receptor-associated kinase-4 deficiency: first association with a primary immune deficiency[J]. Clin Infect Dis, 40: 1227-1231.

Chapgier A, Kong X F, Boisson-Dupuis S, et al. 2009. A partial form of recessive STAT1 deficiency in humans[J]. J Clin Investig, 119: 1502-1514.

Chapgier A, Wynn R F, Jouanguy E, et al. 2006. Human complete Stat-1 deficiency is associated with defective type Ⅰ and Ⅱ IFN responses *in vitro* but immunity to some low virulence viruses *in vivo*[J]. J Immunol, 176: 5078-5083.

Chaung H C, Chen C W, Hsieh B L, et al. 2010. Toll-like receptor expressions in porcine alveolar macrophages and dendritic cells in responding to poly IC stimulation and porcine reproductive and respiratory syndrome virus(PRRSV)infection[J]. Comp Immunol Microbiol Infect Dis, 33(3): 197-213.

Chehimi J, Campbell D E, Azzoni L, et al. 2002. Persistent decreases in blood plasmacytoid dendritic cell number and function despite effective highly active antiretroviral therapy and increased blood myeloid dendritic cells in HIV-infected individuals[J]. J Immunol, 168(9): 4796-4801.

Chen Y C, Hsiao C C, Chen C J, et al. 2010. Toll-like receptor 2 gene polymorphisms, pulmonary tuberculosis, and natural killer cell counts [J]. BMC Med Genet, 11: 17.

Chen Z, Cheng Y, Xu Y F, et al. 2008. Expression profiles and function of Toll-like receptors 2 and 4 in peripheral blood mononuclear cells of chronic hepatitis B patients[J]. Clini Immunol, 128(3): 400-408.

Cho M L, Ju J H, Kim H R, et al. 2007. Toll-like receptor 2 ligand mediates the upregulation of angiogenic factor, vascular endothelial growth factor and interleukin-8/CXCL8 in human rheumatoid synovial fibroblasts[J]. Immunol Lett, 108(2): 121-128.

Chong A J, Shimamoto A, Hampton C R, et al. 2004. Toll-like receptor 4 mediates ischemia/reperfusion injury of the heart[J]. J Thorac Cardiovasc Surg, 128(2): 170-179.

Christensen S R, Shupe J, Nickerson K, et al. 2006. Toll-like receptor 7 and TLR9 dictate autoantibody specificity and have opposing inflammatory and regulatory roles in a murine model of lupus[J]. Immunity, 25(3): 417-428.

Chutinimitkul S, Bhattarakosol P, Srisuratanon S, et al. 2006. H5N1 influenza A virus and infected human plasma[J]. Emerg Infect Dis, 12(6): 1041-1043.

Coban C, Igari Y, Yagi M, et al. 2010. Immunogenicity of whole parasite vaccines against plasmodium falciparum involves malarial hemozoin and host TLR9[J]. Cell Host Microbe, 7(1): 50-61.

Coban C, Ishii K J, Kawai T, et al. 2005. Toll-like receptor 9 mediates innate immune activation by the malaria pigment hemozoin[J]. J Exp Med, 201(1): 19-25.

Cobat A, Gallant C J, Simkin L, et al. 2009. Two loci control tuberculin skin test reactivity in an area hyperendemic for tuberculosis [J]. J Exp Med, 206: 2583-2591.

Conlan J W. 1996. Neutrophils prevent extracellular colonization of the liver microvasculature by *Salmonella typhimurium* [J]. Infect Immun, 64: 1043-1047.

Conway K L, Kuballa P, Song J H, et al. 2013. Atg16l1 is required for autophagy in intestinal epithelial cells and protection of mice from *Salmonella* infection[J]. Gastroenterology, 145: 1347-1357.

Courtois G, Smahi A, Reichenbach J, et al. 2003. A hypermorphic IkappaBalpha mutation is associated with autosomal dominant anhidrotic ectodermal dysplasia and T cell immunodeficiency[J]. J Clin Invest, 112(7): 1108-1115.

Crow Y J, Hayward B E, Parmar R, et al. 2006. Mutations in the gene encoding the 3′-5′ DNA exonuclease TREX1 cause Aicardi-Goutieres syndrome at the AGS1 locus[J]. Nat Genet, 38(8): 917-920.

Cunnington A J, de Souza J B, Walther M, et al. 2012a. Malaria impairs resistance to *Salmonella* through heme- and heme oxygenase-dependent dysfunctional granulocyte mobilization[J]. Nat Med, 18: 120-127.

Cunnington A J, Njie M, Correa S, et al. 2012b. Prolonged neutrophil dysfunction after *Plasmodium falciparum* malaria is related to hemolysis and heme oxygenase-1 induction[J]. J Immunol, 189: 5336-5346.

Daridon C, Devauchelle V, Hutin P, et al. 2007. Aberrant expression of BAFF by B lymphocytes infiltrating the salivary glands of patients with primary Sjögren's syndrome[J]. Arthritis Rheum, 56(4): 1134-1144.

Davila S, Hibberd M L, Hari Dass R, et al. 2008. Genetic association and expression studies indicate a role of Toll-like receptor 8 in pulmonary tuberculosis[J]. PLoS Genet, 4: e1000218.

Day N, Tangsinmankong N, Ochs H, et al. 2004. Interleukin receptor-associated kinase(IRAK-4)deficiency associated with bacterial infections and failure to sustain antibody responses[J]. J Pediatr, 144(4): 524-526.

de Beaucoudrey L, Samarina A, Bustamante J, et al. 2010. Revisiting human IL-12Rβ1 deficiency[J]. Medicine(Baltimore), 89: 381-402.

Delgado J C, Baena A, Thim S, et al. 2002. Ethnic-specific genetic associations with pulmonary tuberculosis[J]. J Infect Dis, 186: 1463-1468.

Derdeyn C A, Silvestri G. 2005. Viral and host factors in the pathogenesis of HIV infection[J]. Curr Opin Immunol, 17(4): 366-373.

Diebold S S, Kaisho T, Hemmi H, et al. 2004. Innate antiviral responses by means of TLR7-mediated recognition of single-stranded RNA[J]. Science, 303(5663): 1529-1531.

Dinarello C A. 2009. Immunological and inflammatory functions of the interleukin-1 family[J]. Annu Rev Immunol, 27: 519-550.

Ding C, Cai Y, Marroquin J, et al. 2009. Plasmacytoid dendritic cells regulate autoreactive B cell activation via soluble factors and in a cell-to-cell contact manner[J]. J Immunol, 183(11): 7140-7149.

Doffinger R, Smahi A, Bessia C, et al. 2001. X-linked anhidrotic ectodermal dysplasia with immunodeficiency is caused by impaired NF-κB signaling[J]. Nat Genet, 27(3): 277-285.

Dorman S E, Picard C, Lammas D, et al. 2004. Clinical features of dominant and recessive interferon γ receptor 1 deficiencies [J]. Lancet, 364: 2113-2121.

Doz E, Rose S, Nigou J, et al. 2007. Acylation determines the Toll-like receptor(TLR)-dependent positive versus TLR2-, mannose receptor-, and SIGNRI- independent negative regulation of pro-inflammatory cytokines by mycobacterial lipomannan[J]. J Biol Chem, 282(36): 2614-2615.

Drage M G, Pecora N D, Hise A G, et al. 2009. TLR2 and its co-receptors determine responses of macrophages and dendritic cells to lipoproteins of *Mycobacterium tuberculosis*[J]. Cell Immunol, 258: 29-37.

Drennan M B, Nicolle D, Quesniaux V J, et al. 2004. Toll-like receptor 2-deficient mice succumb to *Mycobacterium tuberculosis* infection[J]. Am J Pathol, 164(1): 49-57.

Dunstan S J, Hawn T R, Hue N T, et al. 2005. Host susceptibility and clinical outcomes in Toll-like receptor 5-deficient patients with typhoid fever in Vietnam[J]. J Infect Dis, 191: 1068-1071.

Dunstan S J, Nguyen T H, Rockett K, et al. 2007. A TNF region haplotype offers protection from typhoid fever in Vietnamese patients[J]. Hum Genet, 122: 51-61.

Dupont J, Altclas J, Lepetic A, et al. 2006. A controlled clinical trial comparing the safety and immunogenicity of a new adjuvanted hepatitis B vaccine with a standard hepatitis B vaccine[J]. Vaccine, 24(49-50): 7167-7174.

Dupuis S, Jouanguy E, Al-Hajjar S, et al. 2003. Impaired response to interferon-α/βand lethal viral disease in human STAT1 deficiency[J]. Nat Genet, 33: 388-391.

Dupuis-Girod S, Cancrini C, Le Deist F, et al. 2006. Successful allogeneic hemopoietic stem cell transplantation in a child who had anhidrotic ectodermal dysplasia with immunodeficiency[J]. Pediatrics, 118: e205-211.

Eauils O, Shapiro A, Madak Z, et al. 2004. Human immunodeficiency virus type I protease inhibitors block toll-like receptor 2(TLR2)-and TLR4-induced NF-kappaB activation[J]. Antimicrob Agents Chemother, 48(10): 3905-3911.

Eder W, Klimecki W, Yu L, et al. 2004. Toll-like receptor 2 as a major gene for asthma in children of European farmers[J]. J Allergy Clin Immunol, 113(3): 482-488.

Edfeldt K, Bennet A M, Eriksson P, et al. 2004. Association of hypo-responsive Toll-like receptor 4 variants with risk of myocardial infarction[J]. Eur Heart J, 25(16): 1447-1453.

Eisenbarth S C, Piggott D A, Huleatt J W, et al. 2002. Lipopolysaccharide-enhanced, Toll-like receptor 4-dependent T helper cell type 2 responses to inhaled antigen[J]. J Exp Med, 196(12): 1645-1651.

Elner S G, Petry H R, Elner V M, et al. 2005. TLR4 mediates human retinal pigment epithelial endotoxin binding and cytokine expression[J]. Invest Ophthalmol Vis Sci, 46(12): 4627-4633.

El-Omar E M, Carrington M, ChowW H, et al. 2000. Interleukin-1 polymorphisms associated with increased risk of gastric cancer[J]. Nature, 404: 398-402.

Enders A, Pannicke U, Berner R, et al. 2004. Two siblings with lethal pneumococcal meningitis in a family with a mutation in Interleukin-1 receptor-associated kinase 4[J]. J Pediatr, 145(5): 698-700.

Equils O, Schito M L, Karahashi H, et al. 2003. Toll-like receptor 2(TLR2)and TLR9 signaling results in HIV-long terminal repeat trans-activation and HIV replication in HIV-1 transgenic mouse spleen cells: implications of simultaneous activation of TLRs on HIV replication[J]. J Immunol, 170(10): 5159-5164.

Erridge C, Stewart J, Poxton I R. 2003. Monocytes heterozygous for the Asp299Gly and Thr399Ile mutations in the Toll-like receptor 4 gene show no deficit in lipopolysaccharide signalling[J]. J Exp Med, 197: 1787-1791.

Evans J T, Cluff C W, Johnson D A, et al. 2003. Enhancement of antigen-specific immunity via the TLR4 ligands MPL adjuvant and Ribi. 529[J]. Expert Rev Vaccines, 2(2): 219-229.

Everest P, Roberts M, Dougan G. 1998. Susceptibility to *Salmonella typhimurium* infection and effectiveness of vaccination in mice deficient in the tumor necrosis factor α p55 receptor[J]. Infect Immun, 66: 3355-3364.

Ewald S E, Lee B L, Lau L, et al. 2008. The ectodomain of Toll-like receptor 9 is cleaved to generate a functional receptor[J]. Nature, 456(7222): 658-662.

Faber J, Henninger N, Finn A, et al. 2009. A Toll-like receptor 4 variant is associated with fatal outcome in children with invasive meningococcal disease[J]. Acta Paediatr, 98: 548-552.

Faber J, Meyer C U, Gemmer C, et al. 2006. Human Toll-like receptor 4 mutations are associated with susceptibility to invasive meningococcal disease in infancy[J]. Pediatr Infect Dis J, 25: 80-81.

Falgarone G, Jaen O, Boissier M C. 2005. Role for innate immunity in rheumatoid arthritis[J]. Joint Bone Spine, 72(1): 17-25.

Favre J, Musette P, Douin-Echinard V, et al. 2007. Toll-like receptor-2 deficient mice are protected against postischemic coronary endothelial dysfunction[J]. Arterioscler Thromb Vasc Biol, 27(5): 1064-1071.

Feldman S, Stein D, Amrute S, et al. 2001. Decreased interferon-alpha production in HIV-infected patients correlates with numerical and functional deficiencies in circulating type 2 dendritic cell precursors[J]. Clin Immunol, 101(2): 201-210.

Fellay J, Shianna K V, Ge D, et al. 2007. A whole-genome association study of major determinants for host control of HIV-1[J]. Science, 317: 944-947.

Fernandez-Sesma A, Marukian S, Ebersole B J, et al. 2006. Influenza virus evades innate and adaptive immunity via the NS1 protein[J]. J Virol, 80(13): 6295-6304.

Ferrer-Admetlla A, Bosch E, Sikora M, et al. 2008. Balancing selection is the main force shaping the evolution of innate immunity genes[J]. J Immunol, 181(2): 1315-1322.

Ferwerda B, Alonso S, Banahan K, et al. 2009. Functional and genetic evidence that the Mal/TIRAP allele variant 180L has been selected by providing protection against septic shock[J]. Proc Natl Acad Sci USA, 106: 10 272-10 277.

Ferwerda B, Kibiki G S, Netea M G, et al. 2007a. The Toll-like receptor 4 Asp299Gly variant and tuberculosis susceptibility in HIV-infected patients in Tanzania[J]. AIDS, 21(10): 1375-1377.

Ferwerda B, McCall M B, Alonso S, et al. 2007b. TLR4 polymorphisms, infectious diseases, and evolutionary pressure during migration of modern humans[J]. Proc Natl Acad Sci USA, 104: 16 645-16 650.

Feterowski C, Emmanuilidis K, Miethke T, et al. 2003. Effects of functional Toll-like receptor-4 mutations on the immune response to human and experimental sepsis[J]. Immunology, 109(3): 426-431.

Feuillet V, Medjane S, Mondor I, et al. 2006. Involvement of Toll-like receptor 5 in the recognition of flagellated bacteria[J]. Proc Natl Acad Sci USA, 103: 12 487-12 492.

Figueiredo C, Machado J C, Pharoah P, et al. 2002. Helicobacter pylori and interleukin 1 genotyping: an opportunity to identify high-risk individuals for gastric carcinoma[J]. J Natl Cancer Inst, 94: 1680-1687.

Filipe-Santos O, Bustamante J, Chapgier A, et al. 2006a. Inborn errors of IL-12/23- and IFN-γ-mediated immunity: molecular, cellular, and clinical features[J]. Semin Immunol, 18: 347-361.

Filipe-Santos O, Bustamante J, Haverkamp M H, et al. 2006b. X-linked susceptibility to mycobacteria is caused by mutations in NEMO impairing CD40-dependent IL-12 production[J]. J Exp Med, 203: 1745-1759.

Franchi L, Warner N, Viani K, et al. 2009. Function of Nod-like receptors in microbial recognition and host defense[J]. Immunol Rev, 227: 106-128.

Frangogiannis N G, Smith C W, Entman M L. 2002. The inflammatory response in myocardial infarction[J]. Cardiovasc Res, 53(1): 31-47.

Freund C, Schmidt-Ullrich R, Baurand A, et al. 2005. Requirement of nuclear factor-appaB in angiotensin Ⅱ- and isoproterenol-induced cardiac hypertrophy *in vivo*[J]. Circulation, 111(18): 2319-2325.

Fritsche G, Nairz M, Libby S J, et al. 2012. Slc11a1(Nramp1)impairs growth of *Salmonella enterica* serovar *Typhimurium* in macrophages via stimulation of lipocalin-2 expression[J]. J Leukoc Biol, 92: 353-359.

Fumagalli M, Cagliani R, Pozzoli U, et al. 2009a. A population genetics study of the familial mediterranean fever gene: evidence of balancing selection under an overdominance regime[J]. Genes Immun, 10(8): 678-686.

Fumagalli M, Cagliani R, Riva S, et al. 2010. Population genetics of IFIH1: ancient population structure, local selection and implications for susceptibility to type 1 diabetes[J]. Mol Biol Evol, 27(11): 2555-2565.

Fumagalli M, Pozzoli U, Cagliani R, et al. 2009b. Parasites represent a major selective force for interleukin genes and shape the genetic predisposition to autoimmune conditions[J]. J Exp Med, 206(6): 1395-1408.

Furuta T, El-Omar E M, Xiao F, et al. 2002. Interleukin 1β polymorphisms increase risk of hypochlorhydria and atrophic gastritis and reduce risk of duodenal ulcer recurrence in Japan[J]. Gastroenterology, 123: 92-105.

Ganguly D, Chamilos G, Lande R, et al. 2009. Self-RNA-antimicrobial peptide complexes activate human dendritic cells through TLR7 and TLR8[J]. J Exp Med, 206(9): 1983-1994.

Geeraedts F, Goutagny N, Hornung V, et al. 2008. Superior immunogenicity of inactivated whole virus H5N1 influenza vaccine is primarily controlled by Toll-like receptor signalling[J]. PLoS Pathog, 4(8): e1000138.

Gehring A J, Dobos K M, Belisle J T, et al. 2004. *Mycobacterium tuberculosis* LprG(RvI411c): a novel TLR-2 ligand that inhibits human macrophage class II MHC antigen processing[J]. J Immunol, 173(4): 2660-2668.

Gibson F C, Yumoto H, Takahashi Y, et al. 2006. Innate immune signaling and porphyromonas gingivalis-accelerated atherosclerosis[J]. J Dent Res, 85(2): 106-121.

Gladue D P, Zhu J, Holinka L G, et al. 2010. Patterns of gene expression in swine macrophages infected with classical swine fever virus detected by microarray[J]. Virus Res, 151(1): 10-18.

Gomez L M, Camargo J F, Castiblanco J, et al. 2006. Analysis of IL1B, TAP1, TAP2 and IKBL polymorphisms on susceptibility to tuberculosis[J]. Tissue Antigens, 67: 290-296.

Gorden K K, Qiu X, Battiste J J, et al. 2006. Oligodeoxynucleotides differentially modulate activation of TLR7 and TLR8 by imidazoquinolines[J]. J Immunol, 177(11): 8164-8170.

Gota C, Calabrese L. 2003. Induction of clinical autoimmune disease by therapeutic interferon-alpha[J]. Autoimmun, 36(8): 511-518.

Gottenberg J E, Cagnard N, Lucchesi C, et al. 2006. Activation of IFN pathways and plasmacytoid dendritic cell recruitment in target organs of primary Sjögren's syndrome[J]. Proc Natl Acad Sci USA, 103(8): 2770-2775.

Govoni G, Gauthier S, Billia F, et al. 1997. Cell-specific and inducible Nramp1 gene expression in mouse macrophages *in vitro* and *in vivo*[J]. J Leukoc Biol, 62: 277-286.

Greene W C, Peterlin B M. 2002. Charting HIV's remarkable voyage through the cell: basic science as a passport to future therapy[J]. Nat Med, 8(7): 673-680.

Gringhuis S I, Van den-Vlist M, Van den-Berg L M, et al. 2010. HIV-1 exploits innate signaling by TLR8 and DC-SIGN for productive infection of dendritic cells[J]. Nat Immunol, 11(5): 420-428.

Grouard G, Rissoan M C, Filgueira L, et al. 1997. The enigmatic plasmacytoid T cells develop into dendritic cells with interleukin(IL)-3 and CD40-ligand[J]. J Exp Med, 185(6): 1101-1111.

Ha T, Hua F, Li Y, et al. 2006. Blockade of MyD88 attenuates cardiac hypertrophy and decreases cardiacmyocyte apoptosis in pressure overload-induced cardiac hypertrophy *in vivo*[J]. Am J Physiol Heart Circ Physiol, 290(3): H985-994.

Ha T, Li Y, Hua F, et al. 2005. Reduced cardiac hypertrophy in Toll-like receptor 4-deficient mice following pressure overload[J]. Cardiovasc Res, 68(2): 224-234.

Haeberle H A, Takizawa R, Casola A, et al. 2002. Respiratory syncytial virus-induced activation of nuclear factor-kappaB in the lung involves alveolar macrophages and Toll-like receptor 4-dependent pathways[J]. J Infect Dis, 186(9): 1199-1206.

Hale B G, Randall R E, Ortin J. 2008. The multifunctional NS1 protein of influenza A viruses[J]. J Gen Virol, 89(10): 2359-2376.

Halperin S A, Dobson S, McNeil S, et al. 2006. Comparison of the safety and immunogenicity of hepatitis B virus surface antigen co-administered with an immunostimulatory phosphorothioate oligonucleotide and a licensed hepatitis B vaccine in healthy young adults[J]. Vaccine, 24(1): 20-26.

Hamann L, Kumpf O, Müller M, et al. 2004. A coding mutation within the first exon of the human MD-2 gene results in decreased lipopolysaccharide-induced signaling[J]. Genes Immun, 5(4): 283-288.

Hamann L, Kumpf O, Schuring R P, et al. 2009. Low frequency of the TIRAP S180L polymorphism in Africa, and its potential role in malaria, sepsis, and leprosy[J]. BMC Med Genet, 10: 65.

Hanson E P, Monaco-Shawver L, Solt L A, et al. 2008. Hypomorphic nuclear factor-κB essential modulator mutation database and reconstitution system identifies phenotypic and immunologic diversity[J]. J Allergy Clin Immunol, 122: 1169-1177.

Hardy A W, Graham D R, Shearer G M, et al. 2007. HIV turns plasmacytoid dendritic cells(pDC)into TRAIL-expressing killer pDC and down-regulates HIV coreceptors by Toll-like receptor 7-induced IFN-α[J]. Proc Natl Acad Sci USA, 104(44): 17 453-17 458.

Hawn T R, Misch E A, Dunstan S J, et al. 2007. A common human TLR1 polymorphism regulates the innate immune response to lipopeptides[J]. Eur J Immunol, 37: 2280-2289.

Hawn T R, Verbon A, Janer M, et al. 2005. Toll-like receptor 4 polymorphisms are associated with resistance to Legionnaires' disease[J]. Proc Natl Acad Sci USA, 102(7): 2487-2489.

Hawn T R, Verbon A, Lettinga K D, et al. 2003. A common dominant TLR5 stop codon polymorphism abolishes flagellin signaling and is associated with susceptibility to Legionnaires' disease[J]. J Exp Med, 198(10): 1563-1572.

Hay S I, Guerra C A, Tatem A J, et al. 2004. The global disuibution and population at risk of malaria: past, present, and future[J]. Lancet Infect Dis, 4(6): 327-336.

Haynes L M, Moore D D, Kurt-Jones E A, et al. 2001. Involvement of Toll-like receptor 4 in innate immunity to respiratory syncytial virus[J]. J Virol, 75(22): 10 730-10 737.

Heggelund L, Müller F, Lien E, et al. 2004. Increased expression of Toll-like receptor 2 on monocytes in HIV infection: possible roles in inflammation and viral replication[J]. Clin Infect Dis, 39(2): 264-269.

Heike S, Kirsten S, Annette O, et al. 2007. Chicken Toll-like receptor 3 recognizes its cognate ligand when ectopically expressed in human cells[J]. J Interferon Cytokine Res, 27(2): 97-101.

Heil F, Hemmi H, Hochrein H, et al. 2004. Species-specific recognition of single-stranded RNA via Toll-like receptor 7 and 8[J]. Science, 303(5663): 1526-1529.

Hess J, Ladel C, Miko D, et al. 1996. *Salmonella typhimurium* aroA- infection in gene-targeted immunodeficient mice: major role of CD4+ TCR-αβ cells and IFN-γ in bacterial clearance independent of intracellular location[J]. J Immunol, 156: 3321-3326.

Hoebe K, Janssen E, Beutler B. 2004. The interface between innate and adaptive immunity[J]. Nat Immunol, 5: 971-974.

Hollestelle S C, De Vries M R, Van Keulen J K, et al. 2004. Toll-like receptor 4 is involved in outward arterial remodeling[J]. Circulation, 109(3): 393-398.

Horsmans Y, Berg T, Desager J P, et al. 2005. Isatoribine, an agonist of TLR7, reduces plasma virus concentration in chronic hepatitis C infection[J]. Hepatology, 42(3): 724-731.

Hubacek J A, Stuber F, Frohlich D, et al. 2001. Gene variants of the bactericidal/permeability increasing protein and lipopolysaccharide binding protein in sepsis patients: gender-specific genetic predisposition to sepsis[J]. Crit Care Med, 29(3): 557-561.

Hue N T, Mai N L, Le T P, et al. 2009. Toll-like receptor 4(TLR4)and typhoid fever in vietnam[J]. PLoS ONE, 4: e4800.

Hwang I R, Kodama T, Kikuchi S, et al. 2002. Effect of interleukin 1 polymorphisms on gastric mucosal interleukin 1β production in Helicobacter pylori infection[J]. Gastroenterology, 123: 1793-1803.

Ichikawa H T, Williams L P, Segal B M. 2002. Activation of APCs through CD40 or Toll- like receptor 9 overcomes tolerance and precipitates autoimmune disease[J]. J Immunol, 169(5): 2781-2787.

Imai Y, Kuba K, Neely G G, et a1. 2008. Identification of oxidative stress and Toll-like receptor 4 signaling as a key pathway of acute lung injury[J]. Cell, 133(2): 235-249.

Isogawa M, Robek M D, Furuichi Y, et al. 2005. Toll-like receptor signaling inhibits hepatitis B virus replication *in vivo*[J]. J Virol, 79(11): 7269-7272.

Ittah M, Miceli-Richard C, Jacques-Eric G, et al. 2006. B cell-activating factor of the tumor necrosis factor family(BAFF)is expressed under stimulation by interferon in salivary gland epithelial cells in primary Sjögren's syndrome[J]. Arthritis Res Ther, 8(2): R51.

Iwasaki A, Medzhitov R. 2004. Toll-like receptor control of the adaptive immune responses[J]. Nat Immunol, 5: 987-995.

Jabado N, Jankowski N, Dougaparsad S, et al. 2000. Natural resistance to intracellular infections: natural resistance-associated macrophage protein 1(Nramp1)functions as a pH-dependent manganese transporter at the phagosomal membrane[J]. J Exp Med, 192: 1237-1248.

Jacquelin B, Mayau V, Targat B, et al. 2009. Nonpathogenic SIV infection of African green monkeys induces a strong but rapidly controlled type Ⅰ IFN response[J]. J Clin Invest, 119(12): 3544-3555.

Jain A, Ma C A, Liu S, et al. 2001. Specific missense mutations in NEMO result in hyper-IgM syndrome with hypohydrotic ectodermal dysplasia[J]. Nat Immunol, 2(3): 223-228.

Jamin A, Gorin S, Cariolet R, et al. 2008. Classical swine fever virus induces activation of plasmacytoid and conventional dendritic cells in tonsil, blood, and spleen of infected pigs[J]. Vet Res, 39(07): 1-17.

Jang S, Uematsu S, Akira S, et al. 2004. IL-6 and IL-10 induction from dendritic cells in response to *Mycobacterium tuberculosis* is predominantly dependent on TLR2-mediated recognition[J]. J Immunol, 173(5): 3392-3397.

Janssen R, van Wengen A, Hoeve M A, et al. 2004. The same IκBα mutation in two related individuals leads to completely

different clinical syndromes[J]. J Exp Med, 200: 559-568.
Johnson A C, Heinze L F P, Diaconu E. 2005. Activation of Toll like receptor(TLR)2, TLR4, and TLR9 in the mammalian cornea induces MyD88, dependent corneal inflammtion[J]. Invest Ophthalmol Vis Sci, 46(2): 589-595.
Johnson C M, Lyle E A, Omueti K O, et al. 2007. Cutting edge: a common polymorphism impairs cell surface trafficking and functional responses of TLR1 but protects against leprosy[J]. J Immunol, 178: 7520-7524.
Jong R D. 1998. Severe mycobacterial and *Salmonella* infections in interleukin-12 receptor-deficient patients[J]. Science, 280: 1435-1438.
Joosten L A, Koenders M I, Smeets R L, et al. 2003. Toll-like receptor 2 pathway drives streptococcal cell wall-induced joint inflammation: critical role of myeloid differentiation factor 88[J]. J Immunol, 171(11): 6145-6153.
Jung H C, Kim J M, Song I S, et al. 1997. Helicobacter pylori induces an array of pro-inflammatory cytokines in human gastric epithelial cells: quantification of mRNA for interleukin-8, -1α/β, granulocytemacrophage colony-stimulating factor, monocyte chemoattractant protein-1 and tumour necrosis factor-α[J]. J Gastroenterol Hepatol, 12: 473-480.
Jung S B, Yang C S, Lee J S, et al. 2006. The mycobacterial 38-kilodalton glycolipoprotein antigen activates the mitogen-activated protein kinase pathway and release of proinflammatory cytokines through Toll-like receptors 2 and 4 in human monocytes[J]. Infect Immun, 74(5): 2686-2696.
Kalkner K M, Ronnblom L, Karlsson Parra A K, et al. 1998. Antibodies against double-stranded DNA and development of polymyositis during treatment with interferon[J]. QJM, 91(6): 393-399.
Kanda T, Steele R, Ray R, et al. 2007. Hepatitis C virus infection induces the beta interferon signaling pathway in immortalized human hepatocytes[J]. J Virol, 81(22): 12 375-12 381.
Kang T J, Chae G T. 2001. Detection of Toll-like receptor 2(TLR2)mutation in the lepromatous leprosy patients[J]. FEMS Immunol Med Microbiol, 31(1): 53-58.
Karpala A J, Lowenthal J W, Bean A G. 2008. Activation of the TLR3 pathway regulates IFN-β production in chickens[J]. Dev Comp Immunol, 32(4): 435-444.
Kawai T, Akira S. 2010. The role of pattern-recognition receptors in innate immunity: update on Toll-like receptors[J]. Nat Immunol, 11(5): 373-384.
Kawai T, Adachi O, Ogawa T, et al. 1999. Unresponsiveness of MyD88-deficient mice to endotoxin[J]. Immunity, 11: 115-122.
Kawai T, Akira S. 2011. Toll-like receptors and their crosstalk with other innate receptors in infection and immunity[J]. Immunity, 34: 637-650.
Kawane K, Ohtani M, Miwa K, et al. 2006. Chronic polyarthritis caused by mammalian DNA that escapes from degradation in macrophages[J]. Nature, 443(7114): 998-1002.
Kayagaki N, Wong M T, Stowe I B, et al. 2013. Noncanonical inflammasome activation by intracellular LPS independent of TLR4[J]. Science, 341: 1246-1249.
Khan R T, Yuki K E, Malo D. 2014. Fine-mapping and phenotypic analysis of the Ity3 *Salmonella* susceptibility locus identify a complex genetic structure[J]. PLoS ONE, 9: e88009.
Khatri S, Lass J H, Heinzel F P. 2002. Regulation of endotoxin-induced keratitis by PECAM-1, MIP-2, and toll-like receptor 4[J]. Invest. Ophthalmol Vis Sci, 43(7): 2278-2284.
Khor C C, Chapman S J, Vannberg F O, et al. 2007. A Mal functional variant is associated with protection against invasive pneumococcal disease, bacteremia, malaria and tuberculosis[J]. Nat Genet, 39: 523-528.
Khvalevsky E, Rivkin L, Rachmilewitz J, et al. 2007. TLR3 signaling in a hepatoma cell line is skewed towards apoptosis[J]. J Cell Biochem, 100(51): 1301-1312.
Kiechl S, Lorenz E, Reindl M, et al. 2002. Toll-like receptor 4 polymorphisms and atherogenesis[J]. N Engl J Med, 347(3): 185-192.
Kinane D F, Shiba H, Statho Poulou P G, et al. 2006. Gingival epithelial cells heterozygous for Toll-receptor 4 polymorphisms AsP299Gly and Thr399Ile are hyporesponsive to *Porphyromonas gingivalis*[J]. Genes Immun, 7(3): 190-200.
Kobayashi K, Hemandez L D, Galan J E, et al. 2002. IRAK-M is a negative regulator of Toll-like receptor signaling[J]. Cell, 110(2): 191-202.
Koyama S, Aoshi T, Tanimoto T, et al. 2010. Plasmacytoid dendritic cells delineate immunogenicity of influenza vaccine subtypes[J]. Sci Transl Med, 2(25): 25ra24.
Krause J C, Ghandil P, Chrabieh M, et al. 2009. Very late-onset group B *Streptococcus meningitis*, sepsis, and systemic shigellosis due to interleukin-1 receptor-associated kinase-4 deficiency[J]. Clin Infect Dis, 49: 1393-1396.
Krieg A M. 2002. A role for Toll in antoimmumty[J]. Nat Immunol, 3: 423-424.
Krieg A M, Vollmer J. 2007. Toll-like receptors 7, 8, and 9: linking innate immunity to autoimmunity[J]. Immunol Rev, 220: 251-269.
Krishnan J, Lee G, Choi S. 2009. Drugs targeting Toll-like receptors[J]. Arch Pharm Res, 32(11): 1485-1502.

Krishnegowda G, Hajjar A M, Zhu J, et al. 2005. Induction of proinflammatory responses in macrophages by the glycosylphosphatidylinositols of *Plasmodium falciparum*: cell signaling receptors, glycosylphosphatidylinositol(GPI)structural requirement, and regulation of GPI activity[J]. J Biol Chem, 280(9): 8606-8616.

Kruszka P, O'Brian R J. 2009. Diagnosis and management of Sjögren syndrome[J]. Am Fam Physician, 79(6): 465-470.

Krutzik S R, Ochoa M T, Sieling P A, et al. 2003. Activation and regulation of Toll-like receptors 2 and 1 in human leprosy[J]. Nat Med, 9: 525-532.

Ku C L, Dupuis-Girod S, Dittrich A M, et al. 2005a. NEMO mutations in 2 unrelated boys with severe infections and conical teeth[J]. Pediatrics, 115(5): e615-e619.

Ku C L, Picard C, Erdos M, et al. 2007a. IRAK4 and NEMO mutations in otherwise healthy children with recurrent invasive pneumococcal disease[J]. J Med Genet, 44(1): 16-23.

Ku C L, von Bernuth H, Picard C, et al. 2007b. Selective predisposition to bacterial infections in IRAK-4 deficient children: IRAK-4 dependent TLRs are otherwise redundant in protective immunity[J]. J. Exp Med, 204: 2407-2422.

Ku C L, Yang K, Bustamante J, et al. 2005b. Inherited disorders of human Toll-like receptor signaling: immunological implications[J]. Immunol Rev, 203: 10-20.

Kumar A, Yu F S. 2006. Toll-like receptors and corneal innate immunity[J]. Curr Mol Med, 6(3): 237-273.

Kumar M V, Nagineni C N, Chin M S, et al. 2004. Innate immunity in the retina: Toll-like receptor(TLR)signaling in human retinal pigmente epithelial cells[J]. J Neuroimmunol, 153(122): 7-15.

Kupz A, Scott T A, Belz G T, et al. 2013. Contribution of Thy1+ NK cells to protective IFN-γ production during *Samonella typhimurium* infections[J]. Proc Natl Acad Sci USA, 110: 2252-2257.

Kurt-Jones E A, Popova L, Kwinn L, et al. 2000. Pattern recognition receptors TLR4 and CD14 mediate response to respiratory syncytial virus[J]. Nat Immunol, 1(5): 398-401.

Kyburz D, Brentano F, Gay S. 2006. Mode of action of hydroxychloroquine in RA-evidence of an inhibitory effect on Toll-like receptor signaling[J]. Nat Clin Pract Rheumato, 2(9): 458-459.

Lande R, Gregorio J, Facchinetti V, et al. 2007. Plasmacytoid dendritic cells sense self-DNA coupled with antimicrobial peptide[J]. Nature, 449(7162): 564-569.

Lang K S, Georgiev P, Recher M, et al. 2005a. Immunoprivileged status of the liver is controlled by Toll-like receptor 3 signaling[J]. J Clin Invest, 116(9): 2456-2463.

Lang K S, Recher M, Junt T, et al. 2005b. Toll-like receptor engagement converts T-cell autoreactivity into overt autoimmune disease[J]. Nat Med, 11(2): 138-145.

Langhans B, Braunschweiger I, Nischalke H D, et al. 2006. Presentation of the HCV-derived lipopeptide LP20-44 by dendritic cells enhances function of *in vitro*-generated $CD4^+$ T cells via up-regulation of TLR2[J]. Vaccine, 24(16): 3066-3075.

Lazarus R, Klimecki W T, Raby B A, et al. 2003. Single-nucleotide polymorphisms in the Toll-like receptor 9 gene(TLR9): frequencies, pairwise linkage disequilibrium, and haplotypes in three US. ethnic groups and exploratory case-control disease association studies[J]. Genomics, 81(1): 85-91.

Lazarus R, Raby B A, Lange C, et al. 2004. Toll-like receptor 10 genetic variation is associated with asthma in two independent samples[J]. Am J Respir Crit Care Med, 170(6): 594-600.

Le Goffic R, Balloy V, Lagranderie M, et al. 2006. Detrimental contribution of the Toll-like receptor(TLR)3 to influenza A virus-induced acute pneumonia[J]. PLoS Pathog, 2(6): e53.

Lee J, Mo J H, Katakura K, et al. 2006b. Maintenance of colonic homeostasis by distinctive apical TLR9 signalling in intestinal epithelial cells[J]. Nat Cell Biol, 8(12): 1327-1336.

Lee J, Rachmilewitz D, Raz E. 2006c. Homeostatic effects of TLR9 signaling in experimental colitis[J]. Ann NY Acad Sci, 1072: 351-355.

Lee J, Wu C C, Lee K J, et al. 2006a. Activation of anti-hepatitis C virus responses via Toll-like receptor 7[J]. Proc Natl Acad Sci USA, 103(6): 1828-1833.

Lee M S, Kim Y J. 2007. Signaling pathways downstream of pattern-recognition receptors and their cross talk[J]. Annu Rev Biochem, 76(0): 447-480.

Lee S R, Pharr G T, Boyd B L, et al. 2008. Bovine viral diarrhea viruses modulate toll-like receptors, cytokines and co-stimulatory molecules genes expression in bovine peripheral blood monocytes[J]. Comp Immunol Microbiol Infect Dis, 31(5): 403-418.

Lehr H A, Sagban T A, Ihling C, et al. 2001. Immunopathogenesis of atherosclerosis: endotoxin accelerates atherosclerosis in rabbits on hypercholesterolemic diet[J]. Circulation, 104(8): 914-920.

Lester R T, Yao X D, Ball T B, et al. 2008. Toll-like receptor expression and responsiveness are increased in viraemic HIV-1 infection[J]. AIDS, 22(6): 685-694.

Leveque G, Forgetta V, Morroll S, et al. 2003. Allelic variation in TLR4 is linked to susceptibility to *Salmonella enterica* serovar

Typhimurium infection in chickens[J]. Infect Immun, 71(3): 1116-1124.

Li C, Ha T, Kelley J, et al. 2004. Modulating Toll-like receptor mediated signaling by(1->3)-beta-D-glucan rapidly induces cardioprotection[J]. Cardiovasc Res, 61(3): 538-547.

Liu A H. 2002. Endotoxin exposure in allergy and asthma: reconciling a paradox[J]. J Allergy Clin Immunol, 109(3): 379-392.

Liu C H, Chaung H C, Chang H L, et al. 2009. Expression of Toll-like receptor mRNA and cytokines in pigs infected with porcine reproductive and respiratory syndrome virus[J]. Vet Microbiol, 136(3-4): 266-276.

Lopez-Granados E, Keenan J E, Kinney M C, et al. 2008. A novel mutation in NFKBIA/IKBA results in a degradation-resistant N-truncated protein and is associated with ectodermal dysplasia with immunodeficiency[J]. Hum Mutat, 29: 861-868.

Lorenz E, Hallman M, Marttila R, et al. 2002a. Association between the Asp299Gly polymorphisms in the Toll-like receptor 4 and premature births in the finnish population [J]. Pediatr Res, 52(3): 373-376.

Lorenz E, Mira J P, Cornish K L, et al. 2000. A novel polymorphism in the Toll-like receptor 2 gene and its potential association with staphylococcal infection[J]. Infect Immun, 68(11): 6398-6401.

Lorenz E, Mira J P, Cornish K L, et al. 2000. A novel polymorphism in the Toll-like receptor 2 gene and its potential association with staphylococcal infection[J]. Infect Immun, 68: 6398-6401.

Lowes M A, Bowcock A M, Krueger J G. 2007. Pathogenesis and therapy of psoriasis[J]. Nature, 445(7130): 866-873.

Lund J M, Alexoponlon L, Sato A, et a1. 2004. Recognition of single-stranded RNA viruses by Toll-like receptor 7[J]. Proc Natl Acad Sci USA, 101(15): 5598-5603.

Lundberg A M, Hansson G K. 2010. Innate Immune signals in atherosclerosis[J]. Clin Immunol, 134(1): 5-24.

Lyon H, Lange C, Lake S, et al. 2004. IL-10 gene polymorphisms are associated with asthma phenotypes in children[J]. Genet Epidemiol, 26(2): 155-165.

Ma X, Liu Y, Gowen B B, et al. 2007. Full-exon resequencing reveals Toll-like receptor variants contribute to human susceptibility to tuberculosis disease[J]. PLoS ONE, 2(12): e1318.

MacDonald M R W, Xia J, Smith A L, et al. 2008. The duck toll like receptor 7: genomic organization, expression and function[J]. Mol Immunol, 45(7): 2055-2061.

Machado J C, Figueiredo C, Canedo P, et al. 2003. A proinflammatory genetic profile increases the risk for chronic atrophic gastritis and gastric carcinoma[J]. Gastroenterology, 125: 364-371.

Machida K, Cheng K T, Sung V M, et al. 2006. Hepatitis C virus induces toll-like receptor 4 expression, leading to enhanced production of beta interferon and interleukin-6[J]. J Virol, 80(2): 866-874.

MacMicking J D. 2012. Interferon-inducible effector mechanisms in cell-autonomous immunity[J]. Nat Rev Immunol, 12: 367-382.

Malhotra D, Relhan V, Reddy B S, et al. 2005. TLR2 Arg677Trp polymorphism in leprosy: revisited[J]. Hum Genet, 116: 413-415.

Manches O, Bhardwaj N. 2009. Resolution of immune activation defines nonpathogenic SIV infection[J]. J Clin Invest, 119(12): 3512-3515.

Mancini A J, Lawley L P, Uzel G. 2008. X-linked ectodermal dysplasia with immunodeficiency caused by NEMO mutation: early recognition and diagnosis[J]. Arch Dermatol, 144: 342-346.

Mandl J N, Barry A P, Vanderford T H, et al. 2008. Divergent TLR7 and TLR9 signaling and type I interferon production distinguish pathogenic and nonpathogenic AIDS virus infections[J]. Nat Med, 14(10): 1077-1087.

Mares D, Simoes J A, Novak R M, et al. 2008. TLR2-mediated cell stimulation in bacterial vaginosis[J]. J Reprod Immunol, 77(1): 91-99.

Marquet S, Abel L, Hillaire D, et al. 1996. Genetic localization of a locus controlling the intensity of infection by *Schistosoma mansoni* on chromosome 5q31-q33[J]. Nat Genet, 14: 181-184.

Marshak-Rothstein A. 2006. Toll-like receptors in systemic autoimmune disease[J]. Nat Rev Immunol, 6(11): 823-835.

Martinez Valle F, Balada E, Ordi-Ros J, et al. 2008. DNase 1 and systemic lupus erythematosus[J]. Autoimmun Rev, 7(2): 359-363.

Mastroeni P, Harrison J J, Clare S, et al. 1998. Interleukin-12 is required for control of the growth of attenuated aromatic-compound-dependent salmonellae in BALB/c mice: role of gamma interferon and macrophage activation[J]. Infect Immun, 66: 4767-4776.

Mastroeni P, Harrison J A, et al. 1996. Effect of interleukin 12 neutralization on host resistance and γ interferon production in mouse typhoid[J]. Infect Immun, 64: 189-196.

Mastroeni P, Vazqueztorres A, Fang F C, et al. 2000. Antimicrobial actions of the NADPH phagocyte oxidase and inducible nitric oxide synthase in experimental salmonellosis. II. Effects on microbial proliferation and host survival *in vivo*[J]. J Exp Med, 192: 237-248.

Matsumoto M, Funami K, Tanabe M. 2003. Subcellular localization of Toll-like receptor 3 in human dendritic cells[J]. J Immunol, 171(6): 3154-3162.

Mayer-Barber K D, Barber D L, Shenderov K, et al. 2010. Caspase-1 independent IL-1β production is critical for host resistance to

mycobacterium tuberculosis and does not require TLR signaling *in vivo*[J]. J Immunol, 184: 3326-3330.
McCullough K C, Ruggli N, Summerfield A, et al. 2009. Dendritic cells-at the front-line of pathogen attack[J]. Vet Immunol Immunopathol, 128(1-3): 7-15.
McDonald D R, Mooster J L, Reddy M, et al. 2007. Heterozygous N-terminal deletion of IκBα results in functional nuclear factor κB haploinsufficiency, ectodermal dysplasia, and immune deficiency[J]. J Allergy Clin Immunol, 120: 900-907.
Means T K, Latz E, Hayashi F, et al. 2005. Human lupus autoantibody-DNA complexes activate DCs through cooperation of CD32 and TLR9[J]. J Clin Invest, 115(2): 407-417.
Meier A, Alter G, Frahm N, et al. 2007. MyD88-dependent immune activation mediated by human immunodeficiency virus type 1-encoded Toll-like receptor ligands[J]. J Virol, 81(15): 8180-8191.
Meier A, Chang J J, Chan E S, et al. 2009. Sex differences in the Toll-like receptor-mediated response of plasmacytoid dendritic cells to HIV-1[J]. Nat Med, 15(8): 955-959.
Merx S, Zimmer W, Neumaier M, et al. 2006. Characterization and functional investigation of single nucleotide polymorphisms(SNPs)in the human TLR5 gene[J]. Hum Mutat, 27: 293.
Meyer-Bahlburg A, Rawlings D J. 2008. B cell autonomous TLR signaling an autoimmunity[J]. Autoimmun Rev, 7(4): 313-316.
Michel O, LeVan T D, Stern D, et al. 2003. Systemic responsiveness to lipopolysaccharide and polymorphisms in the Toll-like receptor 4 gene in human beings[J]. J Allergy Clin Immunol, 112: 923-929.
Miller L C, Lager K M, Kehrli M E. 2009. Role of Toll-like receptors in activation of porcine alveolar macrophages by porcine reproductive and respiratory syndrome virus[J]. Clin Vaccine Immunol, 16(3): 360-365.
Min-Oo G, Gros P. 2005. Erythrocyte variants and the nature of their malaria protective effect[J]. Cell Microbiol, 7: 753-763.
Mira M T, Alcais A, Van Thuc N, et al. 2003. Chromosome 6q25 is linked to susceptibility to leprosy in a Vietnamese population[J]. Nat Genet, 33: 412-415.
Misch E A, Hawn T R. 2008. Toll-like receptor polymorphisms and susceptibility to human disease[J]. Clin Sci, 114: 347-360.
Misch E A, Macdonald M, Ranjit C, et al. 2008. Human TLR1 deficiency is associated with impaired mycobacterial signaling and protection from leprosy reversal reaction[J]. PLoS Negl Trop Dis, 2: e231.
Mockenhaupt F P, Cramer J P, Hamann L, et al. 2006. Toll-like receptor(TLR)polymorphisms in African children: common TLR-4 variants predispose to severe malaria[J]. Proc Natl Acad Sci USA, 103(1): 177-182.
Mogensen T H. 2009. Pathogen recognition and inflammatory signaling in innate immune defenses[J]. Clin Microbiol Rev, 22(2): 240-273.
Möller M, deWit E, Hoal E G. 2010. Past, present and future directions in human genetic susceptibility to tuberculosis[J]. FEMS Immunol Med Microbiol, 58: 3-26.
Montero Vega M T, de Andrés Martín A. 2008. Toll-like receptors: a family of innate sensors of danger that alert and drive immunity[J]. Allergol Immunopathol(Madr), 36(6): 347-357.
Montes A H, Asensi V, Alvarez V, et al. 2006. The Toll-like receptor 4(AsP299Gly)polymorphism is a risk factor for Gram-negative and haematogenous osteomyelitis[J]. Clin Exp Immunol, 143(3): 404-413.
Moore C E, Segal S, Berendt A R, et al. 2004. Lack of association between Toll-like receptor 2 polymorphisms and susceptibility to severe disease caused by *Staphylococcus aureus*[J]. Clin Diagn Lab Immunol, 11(6): 1194-1197.
Mooster J L, Cancrini C, Simonetti A, et al. 2010. Immune deficiency caused by impaired expression of nuclear factor-κB essential modifier(NEMO)because of a mutation in the 5-untranslated region of the NEMO gene[J]. J Allergy Clin Immunol, 126: 127-132.
Morozumi T, Uenishi H. 2009. Polymorphism distribution and structural conservation in RNA-sensing Toll-like receptors 3, 7, and 8 in pigs[J]. Biochim Biophys Acta, 1790(4): 267-274.
Motsinger-Reif A A, Antas P R, Oki N O, et al. 2010. Polymorphisms in IL-1β, vitamin D receptor Fok1, and Toll-like receptor 2 are associated with extrapulmonary tuberculosis[J]. BMC Med Genet, 11: 37
Mozer-Lisewska I, Sluzewski W, Kaczmarek M, et al. 2005. Tissue localization of Toll-like receptors in biopsy specimens of liver from children infected with hepatitis C virus[J]. Scand J Immunol, 62(4): 407-412.
Nabel G, Baltimore D. 1987. An inducible transcription factor activates expression of human immunodeficiency virus in T cells[J]. Nature, 326(6114): 711-713.
Nairz M, Theurl I, Schroll A, et al. 2009. Absence of functional Hfe protects mice from invasive *Salmonella enterica* serovar *Typhimurium* infection via induction of lipocalin-2[J]. Blood, 114: 3642-3651.
Najmi N, Kaur G, Sharma S K, et al. 2010. Human Toll-like receptor 4 polymorphisms TLR4 Asp299Gly and Thr399Ile influence susceptibility and severity of pulmonary tuberculosis in the Asian Indian population[J]. Tissue Antigens, 76: 102-109.
Nakashima K, Hirota T, Obara K, et al. 2006. An association study of asthma and related phenotypes with polymorphisms in negative regulator molecules of the TLR signaling pathway[J]. J Hum Gene, 51(4): 284-291.
Napirei M, Karsunky H, Zevnik B, et al. 2000. Features of systemic lupus erythematosus in Dnase1-deficient mice[J]. Nat Genet,

25(2): 177-181.
Nejentsev S, Thye T, Szeszko J S, et al. 2008. Analysis of association of the TIRAP(MAL)S180L variant and tuberculosis in three populations[J]. Nat Genet, 40: 261-262.
Nestle F O, Conrad C, Tun-Kyi A, et al. 2005. Plasmacytoid predendritic cells initiate psoriasis through interferon-alpha production[J]. J Exp Med, 202(1): 135-143.
Netea M G, Hijmans A, Van Wissen S, et al. 2004. Toll-like receptor-4 Asp299Gly polymorphism does not influence progression of atherosclerosis in patients with familial hypercholesterolaemia[J]. Eur J Clin Invest, 34(2): 94-99.
Netea M G, Simon A, van de Veerdonk F, et al. 2010. IL-1β processing in host defense: beyond the inflammasomes[J]. PLoS Pathog, 6: e1000661.
Newport M J, Huxley C M, Huston S, et al. 1996. A mutation in the interferon-γ-receptor gene and susceptibility to mycobacterial infection[J]. N Engl J Med, 335: 1941-1949.
Neyrolles O, Quintana-Murci L. 2009. Sexual inequality in tuberculosis[J]. PLoS Med, 6: e1000199.
Nicol M Q, Mathys J M, Pereira A, et al. 2008. Human immunodeficiency virus infection alters tumor necrosis factor alpha production via Toll-like receptor-dependent pathways in alveolar macrophages and U1 cells[J]. J Virol, 82(16): 7790-7798.
Niehues T, Reichenbach J, Neubert J, et al. 2004. A NEMO-deficient child with immunodeficiency yet without anhidrotic ectodermal dysplasia[J]. J Allergy Clin Immunol, 114: 1456-1462.
Nordone S K, Ignacio G A, Su L, et al. 2007. Failure of TLR4-driven NF-kappaB activation to stimulate virus replication in models of HIV type 1 activation[J]. AIDS Res Hum Retroviruses, 23(11): 1387-1395.
Notarangelo L D, Casanova J L. 2009. Primary immunodeficiencies: increasing market share[J]. Curr Opin Immunol, 21: 461-465.
Notarangelo L D, Fischer A, Geha R S, et al. 2009. Primary immunodeficiencies: 2009 update[J]. J. Allergy Clin Immunol, 124: 1161-1178.
O'Neill L A, Bryant C E, Doyle S L. 2009. Therapeutic targeting of Toll-like receptors for infectious and inflammatory diseases and cancer[J]. Pharm Rev, 61(2): 177-197.
O'Neill L A. 2008. The interleukin-1 receptor/Toll-like receptor superfamily: 10 years of progress[J]. Immunol Rev, 226: 10-18.
O'Connell K, Siliciano R F. 2008. Immune alteration fends off AIDS[J]. Nat Med, 14(10): 1016-1018.
Ogus A C, Yoldas B, Ozdemir T, et al. 2004. The Arg753Gln polymorphism of the human Toll-like receptor 2 gene in tuberculosis disease[J]. Eur Respir J, 23(2): 219-223.
Oh D Y, Baumann K, Hamouda O, et al. 2009. A frequent functional Toll-like receptor 7 polymorphism is associated with accelerated HIV-1 disease progression[J]. AIDS, 23: 297-307.
Oh D Y, Taube S, Hamouda O, et al. 2008. A functional Toll-like receptor 8 variant is associated with HIV disease restriction[J]. J Infect Dis, 198: 701-709.
Ohmori Y, Schreiber R D, Hamilton T A. 1997. Synergy between interferon-γ and tumor necrosis factor-α in transcriptional activation is mediated by cooperation between signal transducer and activator of transcription 1 and nuclear factor κB[J]. J Biol Chem, 272: 14 899-14 907.
Okabe Y, Kawane K, Akira S, et al. 2005. Toll-like receptor-independent gene induction program activated by mammalian DNA escaped from apoptotic DNA degradation[J]. J Exp Med, 202(10): 1333-1339.
Olesen R, Wejse C, Velez D R, et al. 2007. DC-SIGN(CD209), pentraxin 3 and vitamin D receptor gene variants associate with pulmonary tuberculosis risk in West Africans[J]. Genes Immun, 8: 456-467.
Orange J S, Brodeur S R, Jain A, et al. 2002. Deficient natural killer cell cytotoxicity in patients with IKK-gamma/NEMO mutations[J]. J Clin Invest, 109(11): 1501-1509.
Orstavik K H, Kristiansen M, Knudsen G P, et al. 2006. Novel splicing mutation in the NEMO(IKK-γ)gene with severe immunodeficiency and heterogeneity of X-chromosome inactivation[J]. Am J Med Genet, 140: 31-39.
Ospelt C, Gay S. 2010. TLRs and chronic inflammation[J]. Int J Biochem Cell Biol, 42(4): 495-505.
Otsuka M, Kato N, Moriyama M, et al. 2005. Interaction between the HCV NS3 protein and the host TBK1 protein leads to inhibition of cellular antiviral responses[J]. Hepatology, 41(5): 1004-1012.
Ouburg S, Mallant-Hent R, Crusius J B, et al. 2005. The Toll-like receptor 4(TLR4)Asp299Gly polymorphism is associated with colonic localization of Crohn's disease without a major role for the *Saccharomyces cerevisiae* mannan-LBP -CD14-TLR4 pathway[J]. Gut, 54(3): 439-440.
Oyama J, Blais C Jr, Liu X, et al. 2004. Reduced myocardial ischemia-reperfusion injury in Toll-like receptor 4-deficient mice[J]. Circulation, 109(6): 784-789.
Pacanowski J, Kahi S, Baillet M, et al. 2001. Reduced blood $CD123^+$(lymphoid)and $CD11c^+$(myeloid)dendritic cell numbers in primary HIV-1 infection[J]. Blood, 98(10): 3016-3021.
Pachlopnik Schmid J M, Junge S A, Hossle J P, et al. 2006. Transient hemophagocytosis with deficient cellular cytotoxicity, monoclonal immunoglobulin M gammopathy, increased T-cell numbers, and hypomorphic NEMO mutation[J]. Pediatrics, 117:

e1049-1056.

Palmer S M, Bureh L H, Mir S, et al. 2006. Donor polymorphisms in Toll-like receptor 4 influence the development of rejection after renal transplantation[J]. Clin Trans Plant, 20(1): 30-36.

Pamer E G. 2008. TLR polymorphisms and the risk of invasive fungal infections[J]. N Engl J Med, 359: 1836-1838.

Pan H Y, Yano M, Kido H. 2011. Effects of inhibitors of Toll-like receptors, protease-activated receptor-2 signalings and trypsin on influenza A virus replication and upregulation of cellular factors in cardiomyocytes[J]. J Med Invest, 58(1-2): 19-28.

Papadimitraki E D, Choulaki C, Koutala E, et al. 2006. Expansion of Toll-like receptor 9-expressing B cells in active systemic lupus erythematosus: implications for the induction and maintenance of the autoimmune process[J]. Arthritis Rheum, 54(11): 3601-3611.

Papadopoulos A, Ferwerda B, Antoniadou A, et al. 2010. Association of Toll-like receptor 4 Asp299Gly and Thr399Ile polymorphisms with increased infection risk in patients with advanced HIV-1 infection[J]. Clin Infect Dis, 51(2): 242-247.

Park B, Brinkmann M M, Spooner E, et al. 2008. Proteolytic cleavage in an endolysosomal compartment is required for activation of Toll-like receptor 9[J]. Nat Immunol, 9(12): 1407-1414.

Parroche P, Lauw F N, Goutagny N, et al. 2007. Malaria hemozoin is immunologically inert but radically enhances innate responses by presenting malaria DNA to Toll-like receptor 9[J]. Proc Natl Acad Sci USA, 104(6): 1919-1924.

Patole P S, Grone H J, Segerer S, et al. 2005. Viral double stranded RNA aggravates lupus nephritis through Toll like receptor 3 on glomerular mesangial cells and antigen presenting cells[J]. J Am Soc Nephrol, 16(5): 1326-1338.

Pauligk C, Nain M, Reiling N. 2004. CD14 is required for influenza A virus-induced cytokine and chemokine production[J]. Immunobiology, 209(1-2): 3-10.

Paulus S C, Hirschfeld A F, Victor R E, et al. 2007. Common human Toll-like receptor 4 polymorphisms-role in susceptibility to respiratory syncytial virus infection and functional immunological relevance[J]. Clin Immunol, 123: 252-257.

Pawar R D, Ramanjaneyulu A, Kulkarni O P, et al. 2007. Inhibition of Toll-like receptor 7(TLR7)or TLR7 plus TLR9 attenuates glom erulonephritis and lung injury in experimental lupus[J]. J Am Soc Nephrol, 18(6): 1721-1731.

Pearlman E. 2003. Immunopathogenesis of onchocerca volvulus keratitis(river blindness): a novel role for endosymbiotic *Wolbachia bacteria*[J]. Med Mierobiol Immunol, 192(1): 57-60.

Pecora N O, Gehring A J, Canaday D H, et al. 2006. *Mycobacterium tuberculosis* LprA is a lipoprotein agonist of TLR2 that regulates innate immunity and APC function[J]. J Immunol, 177(1): 422-429.

Peña-Sagredo J L, Fariñas M C, Perezzafrilla B, et al. 2009. Non-typhi *Salmonella* infection in patients with rheumatic diseases on TNF-α antagonist therapy[J]. Clin Exp Rheumatol, 27: 920-925.

Penna G, Sozzani S, Adorini L. 2001. Cutting edge: selective usage of chemokine receptors by plasmacytoid dendritic cells[J]. J Immunol, 167(4): 1862-1866.

Pereopo C M, Hooks J J, Shinohara T, et al. 1990. Cytokine mediated activation of a neuronal retinal resident cell provokes antigen presentation[J]. J Immunol, 145(2): 4101-4107.

Perez de Diego R, Sancho-Shimizu V, Lorenzo L, et al. 2010. Herpes simplex encephalitis and impaired TLR3 responses in human TRAF3 deficiency[J]. Immunity, 33: 400-411.

Perkins N D, Edwards N L, Duckett C S, et al. 1993. A cooperative interaction between NF-κB and Sp1 is required for HIV-1 enhancer activation[J]. EMBO J, 12(9): 3551-3558.

Permaul P, Narla A, Hornick J L, et al. 2009. Allogeneic hematopoietic stem cell transplantation for X-linked ectodermal dysplasia and immunodeficiency: case report and review of outcomes[J]. Immunol Res, 44: 89-98.

Phalipon A, Sansonetti P J. 2007. Shigella's ways of manipulating the host intestinal innate and adaptive immune system: a tool box for survival[J]? Immunol Cell Biol, 85: 119-129.

Picard C, Puel A, Bonnet M, et al. 2003. Pyogenic bacterial infections in humans with IRAK-4 deficiency[J]. Science, 299(5615): 2076-2079.

Picard C, von Bernuth H, Ghandil P, et al. 2010. Clinical features and outcome of IRAK-4 and MyD88 deficiency[J]. Medicine, 89: 403-425.

Picard C, Casanova J L, Puel A. 2011. Infectious diseases in patients with IRAK-4, MyD88, NEMO, or IκBα deficiency[J]. Clin Microbiol Rev, 24: 490-497.

Pickrell J K, Coop G, Novembre J, et al. 2009. Signals of recent positive selection in a worldwide sample of human populations[J]. Genome Res, 19(5): 826-837.

Pociot F, Mølvig J, Wogensen L, et al. 1992. A TaqI polymorphism in the human interleukin-1β(IL-1β)gene correlates with IL-1βsecretion in vitro[J]. Eur J Clin Investig, 22: 396-402.

Poltorak A, He X, Smirnova I, et al. 1998. Defective LPS signaling in C3H/HeJ and C57BL/10ScCr mice: mutations in Tlr4 gene[J]. Science, 282: 2085-2088.

Pompei L, Jang S, Zamlynny B, et al. 2007. Disparity in IL-12 release in dendritic cells and macrophages in response to

Mycobacterium tuberculosis is due to use of distinct TLRs[J]. J Immunol, 178(8): 5192-5199.
Prando C, Samarina A, Bustamante J, et al. 2013. Inherited IL-12p40 deficiency: genetic, immunologic, and clinical features of 49 patients from 30 kindreds[J]. Medicine(Baltimore), 92: 109-122.
Preiss S, Thompson A, Chen X, et al. 2008. Characterization of the innate immune signaling pathways in hepatocyte cell lines[J]. J Viral Hepat, 15(12): 888-900.
Puel A, Picard C, Ku C L, et al. 2004. Inherited disorders of NF-κB-mediated immunity in man[J]. Curr Opin Immunol, 16: 34-41.
Puel A, Reichenbach J, Bustamante J, et al. 2006. The NEMO mutation creating the most-upstream premature stop codon is hypomorphic because of a reinitiation of translation[J]. Am J Hum Genet, 78: 691-701.
Rachmilewitz D, Katakura K, Karmeli F, et al. 2004. Toll-like receptor 9 signaling mediates the anti-inflammatory effects of probiotics in murine experimental colitis[J]. Gastroenterology, 126(2): 520-528.
Rad R, Prinz C, Neu B, et al. 2003. Synergistic effect of Helicobacter pylori virulence factors and interleukin-1 polymorphisms for the development of severe histological changes in the gastric mucosa[J]. J Infect Dis, 188: 272-281.
Radstake T R, Franke B, Hanssen S, et al. 2004. The Toll-like receptor 4 Asp299Gly functional variant is associated with decreased rheumatoid arthritis disease susceptibility but does not influence disease severity and/or outcome[J]. Arthritis Rheum, 50(3): 999-1001.
Rakoff-Nahoum S, Medzhitov R. 2008. Innate immune recognition of the indigenous microbial flora[J]. Mucosal Immunol, 1(Suppl. 1): S10-14.
Rakoff-Nahoum S, Paglino J, Eslami-Varzaneh F, et al. 2004. Recognition of commensal microflora by toll-like receptors is required for intestinal homeostasis[J]. Cell, 118(2): 229-241.
Raschi E, Testoni C, Bosisio D, et al. 2003. Role of the MyD88 transduction signaling pathway in endothelial activation by antiphospholipid antibodies[J]. Blood, 101(9): 3495-3500.
Ratnam D, Visvanathan K. 2008. New concepts in the immunopathogenesis of chronic hepatitis B: the importance of the innate immune response[J]. Hepatol Int 2(Suppl1): s12-s18.
Raupach B, Peuschel S K, Monack D M, et al. 2006. Caspase-1-mediated activation of interleukin-1β(IL-1β)and IL-18 contributes to innate immune defenses against *Salmonella* enterica serovar *Typhimurium* infection[J]. Infect Immun, 74: 4922-4926.
Read R C, Pullin J, Gregory S, et al. 2001. A functional polymorphism of Toll-like receptor 4 is not associated with likelihood or severity of meningoeoeeal disease[J]. J Infect Dis, 184(5): 640-642.
Reiling N, Holscher C, Fehrenbach A, et al. 2002. Cutting edge: Toll-like receptor(TLR)2- and TLR4-mediated pathogen recognition in resistance to airborne infection with Mycobacterium tuberculosis[J]. J Immunol, 169(7): 3480-3484.
Rice G I, Bond J, Asipu A, et al. 2009. Mutations involved in Aicardi-Goutieres syndrome implicate SAMHD1 as regulator of the innate immune response[J]. Nat Genet, 41(7): 829-832.
Richt J A, Garcia-Sastre A. 2009. Attenuated influenza virus vaccines with modified NS1 proteins[J]. Curr Top Microbiol Immunol, 333: 177-195.
Riordan S M, Skinner N, Kurtovic J, et al. 2006. Reduced expression of toll-like receptor 2 on peripheral monocytes in patients with chronic hepatitis B[J]. Clin Vaccine Immunol, 13(8): 972-974.
Roelofs M F, Boelens W C, Joosten L A, et al. 2006. Identification of small heat shock protein B8(HSP22)as a novel TLR4 ligand and potential involvement in the pathogenesis of rheumatoid arthritis[J]. J Immunol, 176(11): 7021-7027.
Romagne F. 2007. Current and future drugs targeting one class of innate immunity receptors: the Toll-like receptors[J]. Drug Discovery Today, 12(1/2): 80-87.
Ross R. 1999. Atherosclerosis-an inflammatory disease[J]. N Engl J Med, 340(2): 115-126.
Roy M F, Riendeau N, Bédard C, et al. 2007. Pyruvate kinase deficiency confers susceptibility to Salmonella typhimurium infection in mice[J]. J Exp Med, 204: 2949-2961.
Rudofsky G Jr, Reismann P, Witte S, et al. 2004. Asp299Gly and Thr399Ile genotypes of the TLR4 gene are associated with a reduced prevalence of diabetic neuropathy in patients with type 2 diabetes[J]. Diabetes Care, 27(1): 179-183.
Ruggli N, Summerfield A, Ana R, et al. 2009. Classical swine fever virus can remain virulent after specific elimination of the interferon regulatory factor 3-degrading function of Nprov[J]. J Virol, 83(2): 817-829.
Ryu Y J, Kim E J, Koh W J, et al. 2006. Toll-like receptor 2 polymorphisms and nontuberculous mycobacterial lung diseases[J]. Clin Vaccine Immol, 13(7): 818-819.
Sabeti P C, Schaffner S F, Fry B, et al. 2006. Positive natural selection in the human lineage[J]. Science, 312(5780): 1614-1620.
Saint André A, Blackwell N M, Hall L R, et al. 2002. The role of endosymbiotic *Wolbachia bacteria* in the pathogenesis of river blindness[J]. Science, 295(5561): 1892-1895.
Salgarne P. 2005. Host innate and Thl responses and the bacterial factors that control *Mycobacterium tuberculosis* infection[J]. Curr Opin Immunol, 17(4): 374-380.
Salt B H, Niemela J E, Pandey R, et al. 2008. IKBKG(nuclear factor-κB essential modulator)mutation can be associated with

opportunistic infection without impairing Toll-like receptor function[J]. J Allergy Clin Immunol, 121: 976-982.
Sánchez E, Orozco G, López-Nevot M A, et al. 2004. Polymorphisms of Toll-like receptor 2 and 4 genes in rheumatoid arthritis and systemic lupus erythematosus[J]. Tissue Antigens, 63(1): 54-57.
Sandbulte M R, Boon A C, Webby R J, et al. 2008. Analysis of cytokine secretion from human plasmacytoid dendritic cells infected with H5N1 or low-pathogenicity influenza viruses[J]. Virology, 381(1): 22-28.
Sandgren S, Wittrup A, Cheng F, et al. 2004. The human antimicrobial peptide LL-37 transfers extracellular DNA plasmid to the nuclear compartment of mammalian cells via lipid rafts and proteoglycan-dependent endocytosis[J]. J Biol Chem, 279(17): 17 951-17 956.
Sato K, Ishikawa T, Okumura A, et al. 2007. Expression of Toll-like receptors in chronic hepatitis C virus infection[J]. J Gastroenterol Hepatol, 22(10): 1627-1632.
Satoh M, Shimoda Y, Akatsu T, et al. 2006a. Elevated circulating levels of heat shock protein 70 are related to systemic inflammatory reaction through monocyte Toll signal in patients with heart failure after acute myocardial infarction[J]. Eur J Heart Fail, 8(8): 810-815.
Satoh M, Shimoda Y, Maesawa C, et al. 2006b. Activated Toll-like receptor 4 in monocytes is associated with heart failure after acute myocardial infarction[J]. Int J Cardiol, 109(2): 226-234.
Satta N, Dunover-Geindre S, Reber G, et al. 2007. The role of TLR2 in the inflammatory activation of mouse fibroblasts by human antiphospholipid antibodies[J]. Blood, 109(4): 1507-1514.
Scheller C, Ullrich A, McPherson K, et al. 2004. CpG oligodeoxynucleotides activate HIV replication in latently infected human T cells[J]. J Biol Chem, 279(21): 21 897-21 902.
Schlaepfer E, Audigé A, Joller H, et al. 2006. TLR7/8 triggering exerts opposing effects in acute versus latent HIV infection[J]. J Immunol, 176(5): 2888-2895.
Schlaepfer E, Audigé A, von Beust B, et al. 2004. CpG oligodeoxynucleotides block human immunodeficiency virus type 1 replication in human lymphoid tissue infected *ex vivo*[J]. J Virol, 78(22): 12 344-12 354.
Schlaepfer E, Speck R F. 2008. Anti-HIV activity mediated by natural killer and $CD8^+$ cells after Toll-like receptor 7/8 triggering[J]. PLoS ONE, 3(4): e1999.
Schott E, Witt H, Neumann K, et al. 2007. A Toll-like receptor 7 single nucleotide polymorphism protects from advanced inflammation and fibrosis in male patients with chronic HCV-infection[J]. J Hepatol, 47(2): 203-211.
Schroder N W, Diterich I, Zinke A, et al. 2005. Heterozygous Arg753Gln polymorphism of human TLR-2 impairs immune activation by *Borrelia burgdorferi* and protects from late stage Lyme disease[J]. J Immunol, 175: 2534-2540.
Schröder N W, Morath S, Alexander C, et al. 2003. Lipoteichoic acid(LTA)of *Streptococcus pneumoniae* and *Staphylococcus aureus* activates immune cells via Toll-like receptor(TLR)-2, lipopolysaccharide-binding protein(LBP), and CD14, whereas TLR-4 and MD-2 are not involved[J]. J Biol Chem, 278(18): 15 587-15 594.
Schröder N W, Schumann R R. 2005. Single nucleotide polymorphisms of Toll-like receptors and susceptibility to infectious disease[J]. Lancet Infect Dis, 5(3): 156-164.
Schulz O, Diebold S S, Chen M, et al. 2005. Toll-like receptor 3 promotes cross-priming to virus-infected cells[J]. Nature, 433(7028): 887-892.
Schuring R P, Hamann L, Faber W R, et al. 2009. Polymorphism N248S in the human Toll-like receptor 1 gene is related to leprosy and leprosy reactions[J]. J Infect Dis, 199: 1816-1819.
Seabury C M, Cargill E J, Womack J E. 2007. Sequence variability and protein domain architectures for bovine Toll-like receptors 1, 5, and 10[J]. Genomics, 90(4): 502-515.
Sebban H, Courtois G. 2006. NF-kappaB and inflammation in genetic disease[J]. Biochem Pharmacol, 72(9): 1153-1160.
Sepulveda F E, Maschalidi S, Colisson R, et al. 2009. Critical role for asparagine endopeptidase in endocytic Toll-like receptor signaling in dendritic cells[J]. Immunity, 31(5): 737-748.
Shanks A M, El-Omar E M. 2009. Helicobacter pylori infection, host genetics and gastric cancer[J]. J Dig Dis, 10: 157-164.
Shehata M A, Abou El-Enein A, El-Sharnouby G A. 2006. Significance of Toll-like receptors 2 and 4 mRNA expression in chronic hepatitis C virus infection[J]. Egypt J Immunol, 13(1): 141-152.
Shimamoto A, Chong A J, Yada M, et al. 2006. Inhibition of Toll-like receptor 4 with eritoran attenuates myocardial ischemia/reperfusion injury[J]. Circulation, 114(1 Supp l): 270-274.
Shinkai H, Tanaka M, Morozumi T, et al. 2006. Biased distribution of single nucleotide polymorphisms(SNPs)in porcine Toll-like receptor 1(TLR1), TLR2, TLR4, TLR5, and TLR6 genes[J]. Immunogenetics, 58(4): 324-330.
Shishido T, Nozaki N, Yamaguchi S, et al. 2003. Toll-like receptor 2-modulates ventricular remodeling after myocardial infarction[J]. Circulation, 108(23): 2905-2910.
Silver K L, Crockford T L, Bouriez-Jones T, et al. 2007. MyD88-dependent autoimmune disease in Lyn-deficient mice[J]. Eur J Immuno, 37(10): 2734-2743.

Silvestri G, Sodora D L, Koup R A, et al. 2003. Nonpathogenic SIV infection of sooty mangabeys is characterized by limited bystander immunopathology despite chronic high-level viremia[J]. Immunity, 18(3): 441-452.

Sims J E, Smith D E. 2010. The IL-1 family: regulators of immunity[J]. Nat Rev Immunol, 10: 89-102.

Sivick K E, Arpaia N, Reiner G L, et al. 2014. Toll-like receptor-deficient mice reveal how innate immune signaling influences *Salmonella* virulence strategies[J]. Cell Host Microbe, 15: 203-213.

Smahi A, Courtois G, Vabres P, et al. 2000. Genomic rearrangement in NEMO impairs NF-kappaB activation and is a cause of incontinentia pigmenti. The International Incontinentia Pigmenti(IP)Consortium[J]. Nature, 405(6785): 466-472.

Smirnova I, Mann N, Dols A, et al. 2003. Assay of locus-specific genetic load implicates rare Toll-like receptor 4 mutations in meningococcal susceptibility[J]. Proc Natl Acad Sci USA, 100: 6075-6080.

Song P L, Abraham T A, Park Y, et al. 2001. The expression of functional LPS receptor proteins CD14 and Toll-like receptor 4 in human corneal cells[J]. Invest Ophthalmol Vis Sci, 42(12): 2867-2877.

Soriano-Sarabia N, Vallejo A, Ramírez-Lorca R, et al. 2008. Influence of the Toll-like receptor 9 1635A/G polymorphism on the CD4 count, HIV viral load, and clinical progression[J]. J Acquir Immune Defic Syndr, 49: 128-135.

Soumelis V, Scott I, Gheyas F, et al. 2001. Depletion of circulating natural type 1 interferon-producing cells in HIV-infected AIDS patients[J]. Blood, 98: 906-912.

Stefan F, Lester K, Young D K, et al. 1999. Toll(TLR4)expression in cardiac myocytes in normal and failing myocardium[J]. Clin Invest, 104(3): 271-280.

Steinman R M, Banchereau J. 2007. Taking dendritic cells into medicine[J]. Nature, 449(7161): 419-426.

Sun J, Wiklund F, Zheng S L C, et al. 2005. Sequence variants in Toll-like receptor gene cluster(TLR6-TLR1-TLR10)and Prostate cancer risk[J]. J Natl Cancer Inst, 97(7): 525-532.

Sundstrum J B, Little D M, Villinger F, et al. 2004. Signaling through Toll-like receptors triggers HIV-1 replication in latently infected mast cells[J]. J Immol, 172(7): 4391-4401.

Suzuki N, Suzuki S, Duncan G S, et al. 2002. Severe impairment of interleukin-1 and Toll-like receptor signalling in mice lacking IRAK-4[J]. Nature, 416(6882): 750-756.

Sweet L, Schorey J S. 2006. Glycopeptidolipids from *Mycobacterium avium* promote macrophage activation in a TLR2- and MyD88-dependent manner[J]. J Leukoc Biol, 80(2): 415-423.

Szebeni B, Veres G, Dezsofi A, et al. 2008. Increased expression of Toll-like receptor(TLR)2 and TLR4 in the colonic mucosa of children with inflammatory bowel disease[J]. Clin Exp Immunol, 151(1): 34-41.

Takeda K, Akira S. 2005. Toll-like receptors in innate immunity[J]. Intest Immunol, 17(l): 12-14.

Tal G, Mandelberg A, Dalal L, et al. 2004. Association between common Toll-like receptor 4 mutations and severe respiratory syncytial virus disease[J]. J Infect Dis, 189(11): 2057-2063.

Tang K, Thornton K R, Stoneking M. 2007. A new approach for using genome scans to detect recent positive selection in the human genome[J]. PLoS Biol, 5(7): e171.

Tantisira K, Klimecki W T, Lazarus R, et al. 2004. Toll-like receptor 6 gene(TLR6): single-nucleotide polymorphism frequencies and preliminary association with the diagnosis of asthma[J]. Genes Immun, 5(5): 343-346.

Temmerman S T, Ma C A, Borges L, et al. 2006. Impaired dendritic-cell function in ectodermal dysplasia with immune deficiency is linked to defective NEMO ubiquitination[J]. Blood, 108: 2324-2331.

Thibault S, Tardif M R, Barat C, et al. 2007. TLR2 signaling renders quiescent naive and memory $CD4^+$ T cells more susceptible to productive infection with X4 and R5 HIV-type 1[J]. J Immunol, 179(7): 4357-4366.

Thitithanyanont A, Engering A, Ekchariyawat P, et al. 2007. High susceptibility of human dendritic cells to avian influenza H5N1 virus infection and protection by IFN-alpha and TLR ligands[J]. J Immunol, 179(8): 5220-5227.

Thomas A, Laxton C, Rodman J, et al. 2007. Investigating Toll-like receptor agonists for potential to treat hepatitis C virus infection[J]. Antimicrob Agents Chemother, 51(8): 2969-2978.

Tian J, Avalos A M, Mao S Y, et al. 2007. Toll-like receptor 9-dependent activation by DNA-containing immune complexes is mediated by HMGB1 and RAGE[J]. Nat Immunol, 8(5): 487-496.

Tillmanns J, Carlsen H, Blomhoff R, et al. 2006. Caught in the act: *in vivo* molecular imaging of the transcription factor NF-κB after myocardial infarction[J]. Biochem Biophys Res Commun, 342(3): 773-774.

Tjarnlund A, Guirado E, Julian E, et al. 2006. Determinant role for Toll-like receptor signalling in acute mycobacterial infection in the respiratory tract[J]. Microbes Infect, 8(7): 1790-1800.

Toka F N, Nfon C K, Dawson H, et al. 2009. Accessory-cell-mediated activation of porcine NK cells by toll-like receptor 7(TLR7)and TLR8 agonists[J]. Clin vaccine immunol, 16(6): 866-878.

Tono C, Takahashi Y, Terui K, et al. 2007. Correction of immunodeficiency associated with NEMO mutation by umbilical cord blood transplantation using a reduced-intensity conditioning regimen[J]. Bone Marrow Transpl, 39: 801-804.

Torok H P, Glas J, Tonenchi L, et al. 2004. Polymorphisms of the lipopolysaccharide-signaling complex in inflammatory bowel

disease: association of a mutation in the Toll-like receptor 4 gene with ulcerative colitis[J]. Clin Immunol, 112(1): 85-91.
Tsolaki A G. 2009. Innate immune recognition in *Tuberculosis* infection[J]. Adv Exp Med Biol, 653: 185-197.
Tsui F W, Xi N, Rohekar S, et al. 2008. Toll-like receptor 2 variants are associated with acute reactive arthritis[J]. Arthritis Rheum, 58: 3436-3438.
Tsukada K, Kitazawa T, Fukushima A, et al. 2007. Macrophage tolerance induced by stimulation with Toll-like receptor 7/8 ligands[J]. Immunol Lett, 111(1): 51-56.
Tu S, Bhagat G, Cui G, et al. 2008. Overexpression of interleukin-1β induces gastric inflammation and cancer and mobilizes myeloid-derived suppressor cells in mice[J]. Cancer Cell, 14: 408-419.
Uehara A, Fujimoto Y, Fukase K, et al. 2007. Various human epithelial cells express functional Toll-like receptors, NOD1 and NOD2 to produce anti-microbial peptides, but not proinflammatory cytokines[J]. Mol Immunol, 44(12): 3100-3111.
Uenishi H, Shinkai H. 2009. Porcine Toll-like receptors: the front line of pathogen monitoring and possible implications for disease resistance[J]. Dev Comp Immunol, 33(2): 353-361.
Uiprasertkul M, Puthavathana P, Sangsiriwut K, et al. 2005. Influenza A H5N1 replication sites in humans[J]. Emerg Infect Dis, 11(7): 1036-1041.
UNAIDS/WHO. 2010. Joint United Nations Programme on HIV/AIDS(UNAIDS)World Health Organization(WHO)AIDS epidemic update.
Underhill O M, Ozinsky A, Smith K D, et al. 1999. Toll-like receptor-2 mediates mycobacteria-induced proinflammatory signaling in macrophages[J]. Proc Natl Acad Sci USA, 96(25): 14 459-14 463.
van der Graaf C, Kullberg B J, Joosten L, et al. 2005. Functional consequences of the Asp299Gly Toll-like receptor-4 polymorphism[J]. Cytokine, 30: 264-268.
Van Empel V P, Bertrand A T, van der Nagel R, et al. 2005. Downregulation of apoptosis-inducing factor in harlequin mutant mice sensitizes the myocardium to oxidative stress related cell death and pressure overload-induced decompensation[J]. Circ Res, 96(12): e92-101.
Velez D R, Wejse C, Stryjewski M E, et al. 2010. Variants in Toll-like receptors 2 and 9 influence susceptibility to pulmonary tuberculosis in Caucasians, African-Americans, and West Africans[J]. Hum Genet, 127: 65-73.
Vijay-Kumar M, Wu H, Aitken J, et al. 2007. Activation of Toll-like receptor 3 protects against DSS-induced acute colitis[J]. Inflamm Bowel Dis, 13(7): 856-864.
Vink A, de Kleijn D P, Pasterkamp G. 2004. Functional role for Toll-like receptors in atherosclerosis and arterial remodeling[J]. Curr Opin Lipidol, 15(5): 515.
Visentini M, Conti V, Cagliuso M, et al. 2009. Regression of systemic lupus erythematosus after development of an acquired Toll-like receptor signaling defect and antibody deficiency[J]. Arthritis Rheum, 60(9): 2767-2771.
Visvanathan K, Skinner N A, Thompson A J, et al. 2007. Regulation of Toll-like receptor-2 expression in chronic hepatitis B by the precore protein[J]. Hepatology, 45(1): 102-110.
Voight B F, Kudaravalli S, Wen X, et al. 2006. A map of recent positive selection in the human genome[J]. PLoS Biol, 4(3): e72.
Vollmer J, Tluk S, Schmitz C, et al. 2006. Immune stimulation mediated by autoantigen binding sites within small nuclear RNAs involves Toll-like receptors 7 and 8[J]. J Exp Med, 202(11): 1575-1585.
von Aulock S, Schroder N W, Gueinzius K, et al. 2003. Heterozygous Toll-like receptor 4 polymorphism does not influence lipopolysaccharide-induced cytokine release in human whole blood[J]. J Infect Dis, 188: 938-943.
von Bernuth H, Picard C, Jin Z, et al. 2008. Pyogenic bacterial infections in humans with MyD88 deficiency[J]. Science, 321: 691-696.
Wald D, Qin J, Zhao Z, et al. 2003. SIGIRR, a negative regulator of Toll-like receptor- interleukin 1 receptor signaling[J]. Nat Immunol, 4(9): 920-927.
Waldner H. 2009. The role of innate immune responses in autoimmune disease development[J]. Autoimmun Rev, 8(5): 400-404.
Wanachiwanawin W. 2000. Infections in E-β thalassemia[J]. J Pediatr Hematol Oncol, 22: 581-587.
Wang E T, Kodama G, Baldi P, et al. 2006. Global landscape of recent inferred Darwinian selection for Homo sapiens[J]. Proc Natl Acad Sci USA, 103(1): 135-140.
Warren J, Mastroeni P, Dougan G, et al. 2002. Increased susceptibility of C1q-deficient mice to *Salmonella enterica* serovar *Typhimurium* infection[J]. Infect Immun, 70: 551-557.
Weiss D S, Raupach B, Takeda K, et al. 2004. Toll-like receptors are temporally involved in host defense[J]. J Immunol, 172: 4463-4469.
White S N, Taylor K H, Abbey C A, et al. 2003. Haplotype variation in bovine Toll-like receptor 4 and computational prediction of a positively selected ligand-binding domain[J]. Proc Natl Acad Sci USA, 100(18): 10 364-10 369.
Wilkinson R J, Patel P, Llewelyn M, et al. 1999. Influence of polymorphism in the genes for the interleukin-1(IL-1)receptor antagonist and IL-1β on tuberculosis[J]. J Exp Med, 189: 1863-1874.

Wille-Reece U, Flynn B J, Lore K, et al. 2005a. HIV Gag protein conjugated to a Toll-like receptor 7/8 agonist improves the magnitude and quality of Th1 and $CD8^+$ T cell responses in nonhuman primates[J]. Proc Natl Acad Sci USA, 102(42): 15 190-15 194.

Wille-Reece U, Wu C Y, Flynn B J, et al. 2005b. Immunization with HIV-1 Gag protein conjugated to a TLR7/8 agonist results in the generation of HIV-1 Gag-specific Th1 and $CD8^+$ T cell responses[J]. J Immunol, 174(12): 7676-7683.

Williams T N, Uyoga S, Macharia A, et al. 2009. Bacteraemia in Kenyan children with sickle-cell anaemia: a retrospective cohort and case-control study[J]. Lancet, 374: 1364-1370.

Williamson S H, Hubisz M J, Clark A G, et al. 2007. Localizing recent adaptive evolution in the human genome[J]. PLoS Genet, 3(6): e90.

Wong J P, Christopher M E, Viswanathan S, et al. 2009. Activation of Toll-like receptor signaling pathway for protection against influenza virus infection[J]. Vaccine, 27(25/26): 3481-3483.

Woodruff P G, Fahy J V. 2001. Asthma: prevalence, pathogenesis, and prospects for novel therapies[J]. JAMA, 286(4): 395-398.

Wu J, Bröring R, Schlaak J F. 2008. The role of the innate immune system of the liver in the control of HBV and HCV[J]. Virol Sin, 23(2): 116-123.

Wu L, Kewal Ramani V N. 2006. Dendritic-cell interactions with HIV: infection and viral dissemination[J]. Nat Rev Immunol, 6(11): 859-868.

Xie Q, Shen H C, Jia N N, et al. 2009. Patients with chronic hepatitis B infection display deficiency of plasmacytoid dendritic cells with reduced express of TLR9[J]. Microbes infect, 11(2): 515-521.

Xu N, Yao H P, Sun Z, et al. 2008. Toll-like receptor 7 and 9 expression in peripheral blood mononuclear cells from patients with chronic hepatitis B and related hepatocellular carcinoma[J]. Acta Pharmacol Sin, 29(2): 239-244.

Xu Y F, Hu Y W, Shi B S, et al. 2009. HBsAg inhibits TLR9-mediated activation and IFN-α production in plasmacytoid dendritic cells[J]. Mol Immunol, 46(13): 2640-2646.

Yang I A, Barton S J, Rorke S, et al. 2004. Toll-like receptor 4 polymorphism and severity of atopy in asthmatics[J]. Genes Immun, 5(1): 41-45.

Yang K, Puel A, Zhang S, et al. 2005. Human TLR-7-, -8-, and -9-mediated induction of IFN-α/β and -λ is IRAK-4 dependent and redundant for protective immunity to viruses[J]. Immunity, 23: 465-478.

Yasutomo K, Horiuchi T, Kagami S, et al. 2001. Mutation of DNASE1 in people with systemic lupus erythematosus[J]. Nat Genet, 28(4): 313-314.

Yim J J, Lee H W, Lee H S, et al. 2006. The association between microsatellite polymorphisms in intron Ⅱ of the human Toll-like receptor 2 gene and tuberculosis among Koreans[J]. Genes Immun, 7: 150-155.

Yndestad A, Damas J K, Qie E, et al. 2006. Systemic inflammation in heart failure-the whys and where forces[J]. Heart Fail Rev, 11(1): 83-92.

Yokota S, Okabayashi T, Fujii N. 2010. The battle between virus and host: modulation of Toll-like receptor signaling pathways by virus infection[J]. Mediators Inflamm, 184328.

Yoshida H, Okabe Y, Kawane K, et al. 2005. Lethal anemia caused by interferon-beta produced in mouse embryos carrying undigested DNA[J]. Nat Immunol, 6(1): 49-56.

Yuki K E, Eva M M, Richer E, et al. 2013. Suppression of hepcidin expression and iron overload mediate *Salmonella* susceptibility in ankyrin 1 ENU-induced mutant[J]. PLoS ONE, 8: e55331.

Zareparsi S, Buraczynska M, Branham K E, et a1. 2005. Toll-like receptor 4 variant D299G is associated with susceptibility to age-related macular degeneration[J]. Hum Mol Genet, 14(11): 1449-1455.

Zeng Z R, Hu P J, Hu S, et al. 2003. Association of interleukin 1B gene polymorphism and gastric cancers in high and low prevalence regions in China[J]. Gut, 52: 1684-1689.

Zhang C, Wang S H, Lasbury M E, et al. 2006. Toll-like receptor 2 mediates alveolar macrophage response to *Pneumocystis murina*[J]. Infect Imm, 74(3): 1857-1864.

Zhang D, Gaussin V, Taffet G E, et al. 2000. TAK1 is activated in the myocardium after pressure overload and is sufficient to provoke heart failure in transgenic mice[J]. Nat Med, 6(5): 556-563.

Zhang G, Ghosh S. 2001. Toll-like receptor-mediated NF-κB activation: a phylogenetically conserved paradigm in innate immunity[J]. J Clin Invest, 107(1): 13-19.

Zhang J, Wu X Y, Yu Y. 2005. Inflammatory responses of coneal epithelia cell to *Pseudomonas aeruginosa* infection[J]. Curr Eye Res, 30(7): 527-534.

Zhang J, Xu K, Ambati B, et al. 2003. Toll-like receptor 5 mediated corneal epithelial inflammatory responses to *Pseudomonas aeruginosa* flagellin[J]. Invest Ophthalmol Vis Sci, 44(10): 4247-4254.

Zhang S Y, Boisson-Dupuis S, Chapgier A, et al. 2008a. Inborn errors of interferon(IFN)-mediated immunity in humans: insights into the respective roles of IFN-α/β, IFN-γ, and IFN-λ in host defense[J]. Immunol Rev, 226: 29-40.

Zhang S Y, Jouanguy E, Ugolini S, et al. 2007. TLR3 deficiency in patients with herpes simplex encephalitis[J]. Science, 317: 1522-1527.

Zhang Y L, Guo Y J, Li B, et al. 2009. Hepatitis C virus single-stranded RNA induces innate immunity via Toll-like receptor 7[J]. J Hepatol, 51(1): 29-38.

Zhang Y L, Guo Y J, Sun S H, et al. 2008b. Molecular cloning and functional characterization of porcine Toll-like receptor 7 involved in recognition of single-stranded RNA virus/ssRNA[J]. Mol Immunol, 45(4): 1184-1190.

Zhang Y, Lian J Q, Huang C X, et al. 2010. Overexpression of Toll-like receptor 2/4 on moncytes modulates the activities of $CD4^+$ $CD25^+$ regulatory T cells in chronic hepatitis B virus infection[J]. Virology, 397(1): 34-42.

Zhang Z, Bashiruddin J B, Doel C, et al. 2006. Cytokine and Toll-like receptor mRNAs in the nasal-associated lymphoid tissues of cattle during foot-and-mouth disease virus infection[J]. J Comp Pathol, 134(1): 56-62.

Zhao Z Q, Zang Y M. 2006. Alternative cardioprotective strategy during reperfusion: postconditioning vs preconditioning[J]. Chin Heart J, 18(1): 1-7.

Zheng L, Dai H, Zhou M, et al. 2007. Fen1 mutations result in autoimmunity, chronic inflammation and cancers[J]. Nat Med, 13(7): 812-819.

Zheng S L, Augustsson-Balter K, Chang B, et al. 2004. Sequence variants of Toll-like receptor 4 are associated with prostate cancer risk: results from the cancer Prostate in Sweden study[J]. Cancer Res, 64(8): 2918-2922.

Zhou H, Hickford J G, Fang Q, et al. 2007. Allelic variation of the ovine Toll-like receptor 4 gene[J]. Dev Comp Immunol, 31(2): 105-108.

Zhou H, Hickford J G. 2008. Polymorphism of Toll-like receptor 9(TLR9)gene in sheep[J]. Vet Immunol Immunopathol, 121(1-2): 140-143.

Zhou H, Wolberg A S, Roubey R A. 2004. Characterization of monocyte tissue factor activity induced by IgG antiphospholipid antibodies and inhibition by dilazep[J]. Blood, 104(8): 2353-2358.

Zhu J, Krishnegowda G, Gowda D C. 2005. Induction of proinflammatory responses in macrophages by the glycosylphosphatidylinositols (GPIs)of *Plasmodium falciparum*: the requirement of ERK, p38, JNK and NF-kappa B pathways for the expression of proinflammatory cytokines and nitric oxide[J]. J Bioi Chern, 280(9): 8617-8627.

第十三章　天然免疫与免疫佐剂研发

第一节　免疫佐剂在疫苗中的作用及与疫苗关系

一、免疫佐剂在疫苗中的作用、类型与方式

（一）疫苗免疫的基本概念与原理

疫苗免疫接种是为了阻止病原的感染或降低其致病性，而促进宿主免疫系统产生足够强度和持续性的获得性免疫，包括B细胞介导的抗体产生和T细胞介导的抗原特异性细胞免疫保护。众所周知，一种成功的疫苗不仅包含保护性抗原，还要有一种高效激活天然免疫系统的佐剂。现有研究证实，免疫佐剂事实上能够通过不同的机制特别是天然免疫模式识别作用机制提高疫苗或抗原的免疫效力，以增强机体天然免疫和获得性免疫的抗感染能力（才学鹏等，2009）。

天然免疫由巨噬细胞和DC介导参与吞噬和杀灭微生物，而获得性免疫是由T细胞、B细胞及记忆性细胞介导的抗原特异性反应。20世纪之前，长期认为天然免疫反应仅作为一个暂时的防御屏障而抵抗微生物的感染，并持续到引发获得性免疫产生。然而现有研究证实，天然免疫的本质是有效诱导产生获得性免疫（Coquerelle and Moser，2010；Iwasaki and Medzhitov，2010；Akira，2011；Dempsey and Bowie，2015）。

免疫接种能模拟自然感染，并有效诱导病原特异的获得性免疫。经典的疫苗含有抗原和佐剂两种主要成分，当一种佐剂与一种特异的抗原组合时其能增强抗原特异的免疫反应，这种佐剂可被认为是天然免疫的激活物。通常，天然免疫细胞通过模式识别受体（PRR）识别病原来源的成分如PAMP，并诱导炎症反应。现证实TLR、NLR、RLR、CLR及胞质DNA感受器等PRR能感知病原来源的成分，并转导激活信号到细胞，激发针对病原的获得性免疫（图13-1）（Elinav et al.，2011；Kawai and Akira，2011；Loo and Gale，2011；Osorio and Reise，2011；Dempsey and Bowie，2015）。因此，PRR的配体如PAMP和DAMP具有强烈的诱导获得性免疫的佐剂特性，并认为PRR是免疫佐剂的受体（Akira，2011；Desmet and Ishii，2012；Ishii and Tang，2014）。

（二）免疫佐剂的类型与作用方式

1. 免疫佐剂效应的发现

与许多医学突破一样，将一种成分加入疫苗中产生免疫增强效应的发现也是偶然的。一位法国兽医Gaston Ramon，他发现在注射部位产生脓肿的马匹其破伤风和白喉抗血清量高。通过注射淀粉、面包屑或薯粉与灭活的毒素，在接种部位诱导了无菌性脓肿，并增加了抗血清量，这证实了他的假设，既能在接种部位诱导局部炎症的一些物质，也能提高抗血清量。大约在同时，Alexander Glenny及同事在英国发现铝盐具有免疫增强作用。1932年，铝盐首次被应用于人类的疫苗中，是注册疫苗使用了80多年的唯一佐剂。铝佐剂主要起增加抗体产生的作用，因而适合于主要通过抗体杀灭病原的疫苗，但铝佐剂疫苗不能成功防止胞内病原的感染（Marrack et al.，2009）。另外一种早期尝试的矿物水包油乳剂佐剂［弗氏不完全佐剂（FIA)］，由于被认为不良反应太大而没有继续在人类中使用。佐剂被使用了90多年，但在人类中仅有不同生产商研发的30多种疫苗被注册（图13-2）（Pasquale et al.，2015）。

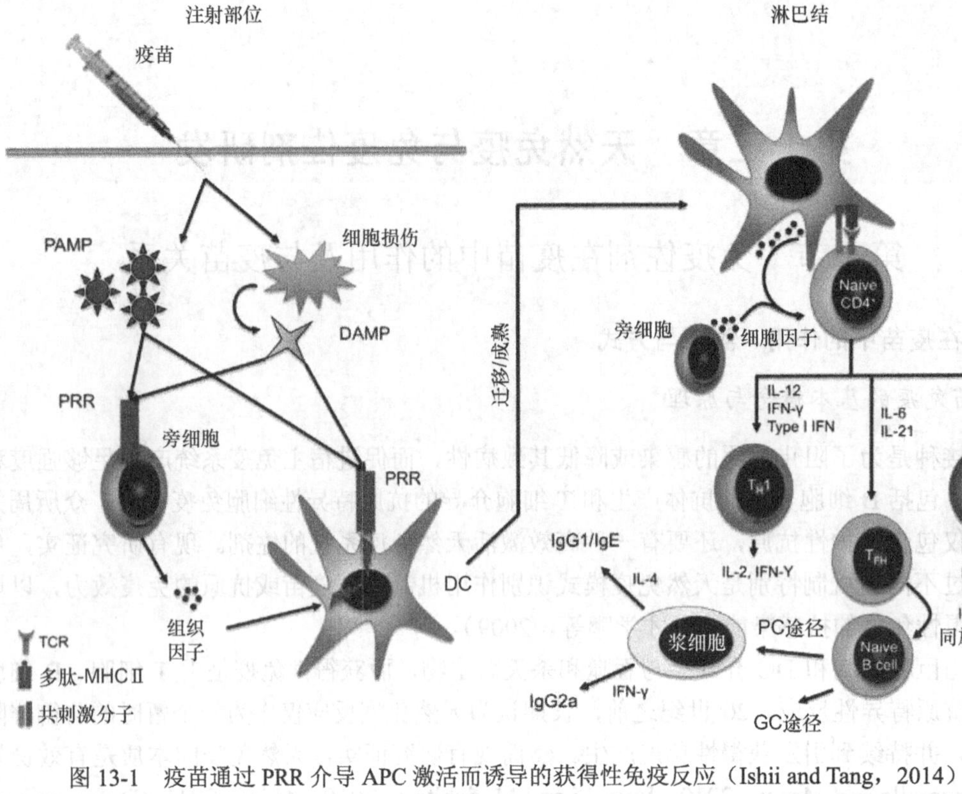

图 13-1　疫苗通过 PRR 介导 APC 激活而诱导的获得性免疫反应（Ishii and Tang，2014）

图 13-2　人类注册使用的疫苗（Pasquale et al.，2015）

不是所有的疫苗都需要佐剂。由于减毒活疫苗在受试者体内能诱导温和的感染，并且免疫反应类似于野毒株的感染，这些疫苗能够起始天然免疫，并驱动随后成功地清除病原的获得性免疫，因此是有效的。一些灭活的完整病原体疫苗，由于其含有不同抗原和其他病原成分的异源性混合物作为内在的佐剂，因此是成功有效的疫苗。高度纯化的疫苗由于通常缺乏 PAMP 成分，因此其起始的天然免疫不能激活下游的获得性免疫反应产生。目前研究认为，佐剂能像 PAMP/DAMP 一样，通过许多机制识别疫苗组分是一种“威胁”而激发天然免疫，使 APC 活化和成熟，并起始下游获得性免疫反应。因此，模式识别天然免疫理论为免疫佐剂及其高效疫苗开发开辟了新的方向，并提供了高效的设计策略（图 13-3）（Coffman et al.，2010；Pasquale et al.，2015）。

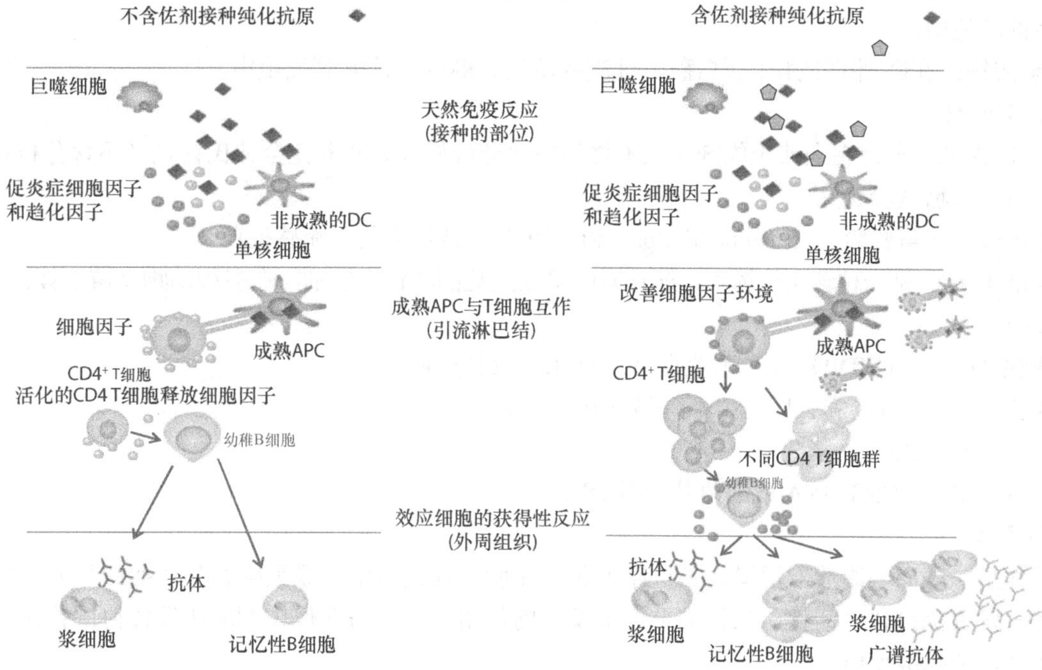

图 13-3　含佐剂和不含佐剂疫苗接种诱导免疫应答的差异（Pasquale et al.，2015）（彩图请扫封底二维码）

2. 免疫佐剂的概念

凡是能加强疫苗抗原免疫原性和免疫保护效果的物质均称为免疫佐剂。这种加强的免疫功能既可表现为增强体液免疫反应，即与特异性的抗原同时使用时可提高特异性抗体产生的水平及增加影响抗体产生的类型，也可以表现为增强细胞免疫反应及其类型（才学鹏等，2009）。

3. 免疫佐剂的类型与作用原理

依据免疫佐剂的作用机制和功能，可将其分为以下几类。

1）免疫调节作用的佐剂：能影响和改变免疫系统功能，包括不同细胞因子的产生和功能网络的形成。

2）促进抗原呈递作用的佐剂：能与抗原作用或与抗原呈递细胞作用而促进抗原的呈递，或长期储存抗原而被不断呈递。

3）促进 CTL 产生作用的佐剂：能使抗原进入胞质而通过 MHC Ⅰ类分子呈递，而激活 CD8 T 细胞反应。

4）靶向作用的佐剂：通过某种方式与免疫原作用，将免疫原递送到有效免疫细胞而被摄取。

5）抗原储存库作用的佐剂：将抗原保存在注射部位，缓慢释放而被免疫细胞不断摄取，从而达到长期刺激免疫的作用。

从免疫佐剂的概念及其作用机制来看，免疫佐剂与免疫抗原密不可分，是一个有机整体，它的作用必须通过获得性免疫效果体现出来。同时，免疫佐剂作用的发挥必须通过参与天然免疫和获得性免疫的细胞和分子作用机制才能得以实现。单一作用机制的免疫佐剂虽然能发挥一定的免疫增强作用，但理想的免疫佐剂需同时具备多种不同的作用机制和功能（才学鹏等，2009；景志忠，2012）。目前，被批准用于人和动物的免疫佐剂种类还不多，但天然免疫模式识别机制的研究与理论的形成，为免疫佐剂的研发提供了理论依据和技术手段。

（三）开发和应用的免疫佐剂

1. 矿物类佐剂

1）铝盐：含氢氧化铝或磷酸铝，是在20世纪20年代最早批准应用的佐剂，其组合佐剂AS04、AS03也被先后批准使用。

2）磷酸钙：在欧洲批准用于百白破、脊髓灰质炎、麻疹、乙肝等疫苗中。

2. 油类佐剂

1）弗氏佐剂：分为完全弗氏佐剂（在矿物油中含分枝杆菌）和非完全弗氏佐剂（不含分枝杆菌）两种，主要用于动物试验研究。

2）MF59：含角鲨烯、Tween 80和Span 80，1997年被批准用于流感疫苗。

3）ISA佐剂：是一种含角鲨烯和二缩甘露醇单油酸盐的油包水佐剂，在多种动物疫苗中被批准使用。

3. 细菌产物佐剂

1）胞壁酰二肽（MDP）/单磷酸类脂A（MPL）及其类似物。

2）霍乱毒素（CT）和大肠杆菌不耐热毒素（LT）。

3）脂多糖（LPS）。

4）CpG ODN、CpG DNA或细菌基因组DNA。

4. 脂质体

脂质体是一种同心脂质双层膜，当抗原被包裹在脂质体囊泡中，或吸附在其表面或掺入到磷脂双分子层时，可发挥免疫佐剂活性。该佐剂至今未发现副作用，并可与其他佐剂配伍发挥协同作用，已有该佐剂动物疫苗被批准使用。

5. 皂苷

1）QS-21：是皂角素的一种。

2）免疫刺激复合物（ISCOMS）：在皂苷存在的条件下通过与卵磷脂和胆固醇混合而成。

6. 颗粒类佐剂

1）聚丙乙交酯（PLG）。

2）病毒小体（virosome）和病毒样颗粒（virus-like particle，VLP），其中病毒小体在1997年被瑞士批准使用，命名为Inflexal V Berna。

3）多磷腈（PCPP/PCEP）。

4）壳聚糖。

7. 细胞因子类佐剂

1）白介素类。

2）γ-干扰素。

3）其他细胞因子等。

二、天然免疫与获得性免疫的关系

近年来的研究证实，机体免疫系统能利用宿主PRR识别微生物的机制及启动天然免疫反应的信号转导途径，来维持宿主和微生物间的平衡，抵御入侵微生物。在脊椎动物中，机体采取天然免疫和获得性免疫两种类型的免疫机制来保护宿主抵抗微生物的感染。

（一）天然免疫与获得性免疫的分工协作性

1. 天然免疫的主要功能与特征

天然免疫又称为非特异性免疫，是由非克隆化的受体所介导的，这些受体甚至可存在于一些植物和简单的生物中，并对外来病原体入侵发挥防御功能。其作用主要是通过识别某些“非我”的分子成分而介导天然免疫，一般被识别的“非我”分子仅为某些病原体所特有或共有的，而宿主正常细胞没有的成分，故天然免疫可区分“自我”与“非我”。在机体抵御病原体的非特异性天然免疫反应中，参与天然免疫的细胞如DC、巨噬细胞、中性粒细胞、类淋巴细胞及组织相关细胞等发挥关键的作用。在这个过程中，许多分子如模式识别受体或共受体、信号转导分子和效应性细胞因子等都与天然免疫和获得性免疫有关。由于宿主细胞的PRR能够识别病原体相对保守的成分即PAMP，因此多种多样的病原体能被不同的PRR识别而被机体清除。例如，跨膜型PRR包括TLR和C型凝集素家族受体如Dectin-1和Dectin-2，分别识别真菌细胞壁β-葡聚糖和甘露糖成分。胞质型PRR包括RLR和NLR，其中RLR表达于大部分类型的细胞中，主要识别病毒的核酸成分。NLR是一个大的胞内PRR家族，主要识别肽聚糖的降解产物、多种形式的危险信号及非感染性结晶颗粒（Kuroda et al.，2013；Maisonneuve et al.，2014；Pasquale et al.，2015）。

此外，多数PRR除激活天然免疫反应外，还能激活NF-κB、IRF或NFATC而活化T细胞，充分诱导T细胞和B细胞的免疫应答。例如，TLR能诱导获得性免疫中的多种反应，如产生IgM、IgG、IgA抗体，活化$CD4^+$及$CD8^+$ T细胞（Maisonneuve et al.，2014）。然而，分泌型PRR和一些细胞内PRR如甘露醇受体等，不能激活获得性免疫应答，甚至对其具有抑制作用。

2. 获得性免疫的主要功能与特征

获得性免疫又称为特异性免疫，其识别的基础是克隆化的特异性抗原受体，其能与信号转导分子组合为膜复合物，并仅存在于免疫活性细胞如T细胞和B细胞中，由于参与获得性免疫的细胞通过抗原受体识别微生物的特异抗原表位（epitope），因此获得性免疫是高度特异的。克隆化的抗原受体主要包括T细胞抗原受体（TCR）、B细胞抗原受体（BCR）及免疫球蛋白（Ig）。存在于T细胞的TCR大多数为αβTCR，并均能与CD4或CD8辅助受体组合为复合受体，限制αβTCR仅能识别由APC或靶细胞加工后由相应MHCⅠ/Ⅱ类分子结合呈递的抗原肽；少数T细胞的受体为γδTCR，通常无辅助受体，T细胞识别抗原表位时多无MHC分子限制性。B细胞抗原受体即BCR也无密切相关组合的辅助受体，故此类受体能与暴露在各类分子上的抗原表位特异性结合。尽管有的抗原受体与某些抗原（如非胸腺依赖性抗原）表位结合，可直接引起相应细胞（B1细胞）的免疫活性，但一般而言抗原受体对抗原的特异性识别和结合本身并不能诱导免疫活性细胞发生免疫应答，也不能区分其来源或“非我”与“自我”的属性。

3. 天然免疫与获得性免疫的有机整体性

目前认为，天然免疫和获得性免疫系统是高等动物共存的人为划分的两种免疫系统，实际上是一个有机整体。诸多研究证实，获得性免疫的复杂识别系统是在天然免疫模式识别系统基础上的进化和叠加，也是与天然免疫系统的整合。因此，获得性免疫相关的细胞如T细胞和B细胞，能表达多种天然免疫识别受体，而且许多获得性免疫的效应最终都是利用或通过天然免疫系统的细胞和分子而实现的（图13-4）。

（二）天然免疫对获得性免疫的影响

1. 天然免疫参与并调控获得性免疫的启动

（1）获得性免疫克隆选择学说中天然免疫所起的作用

1957年，Burnet以前人研究成果为基础，提出了克隆选择学说：由于免疫细胞高突变，在胚胎期已形成大量具有不同抗原特异性的细胞克隆，自身反应性淋巴细胞在胚胎期与相应“自我”抗原接触而被清除，故成年个体的淋巴细胞仅识别“非我”抗原，并对其产生应答，而对“自我”抗原则产生耐受。

其后，人们对获得性免疫应答的启动及其调控有了更明确的认识：一方面巨噬细胞和 DC 等抗原呈递细胞摄取抗原，并将经加工处理的抗原肽以 MHC 限制性方式呈递给 T 细胞，从而提供 T 细胞活化的第一信号；另一方面激活的巨噬细胞和成熟的 DC 等细胞高表达共刺激分子，提供 T 细胞激活的第二信号。

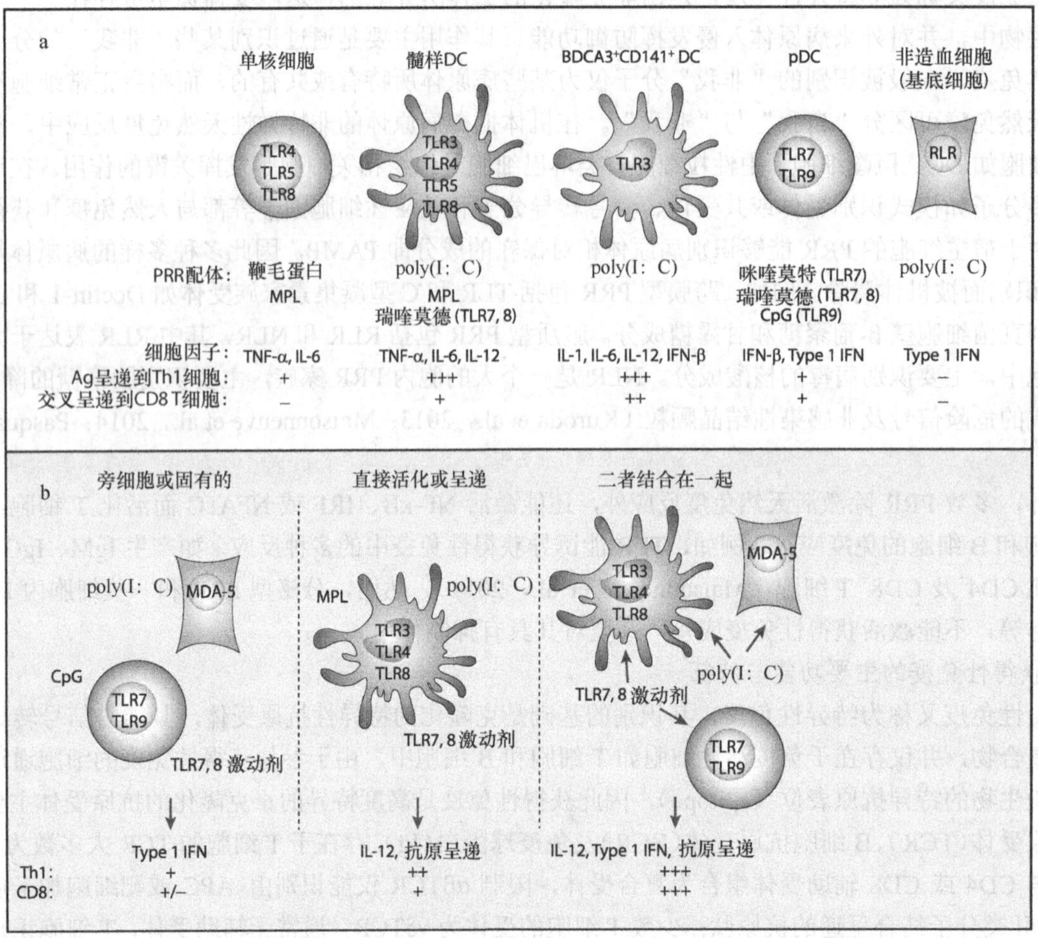

图 13-4　PRR 配体通过在 DC 上受体的直接和间接作用形成获得性 T 细胞免疫（Coffman et al.，2010）

A. PRR 在抗原呈递和非造血细胞中的表达；B. 直接天然活化、旁路天然免疫或联合的天然免疫对抗原呈递的影响

（2）获得性免疫模式识别理论中天然免疫所起的作用

1989 年，Janeway 提出了模式识别理论：免疫应答不仅涉及对特异性抗原表位的识别，且有赖于天然免疫系统的 PRR 识别病原微生物所共有的某些模式分子。该理论认为，抗原刺激启动获得性免疫应答的关键在于巨噬细胞和 DC 等天然免疫细胞，这些细胞表面表达有限种类的 PRR，可单独或共同识别特定的 PAMP 或多种 PAMP 组合。而机体“自我”成分和环境无害抗原由于不含 PAMP，故不能启动巨噬细胞和 DC 的活化和获得性免疫应答。总之，机体借助模式识别而保证淋巴细胞仅对病原微生物等有害物质产生应答，而针对自身组织成分或环境无害抗原的特异性细胞不被激活，从新的角度解释了免疫应答的启动和耐受。

（3）获得性免疫危险模式理论中天然免疫所起的作用

1994 年，Matzinger 提出“危险模式理论”，主要包括：免疫细胞必须接受抗原刺激信号和共刺激信号才能活化，其控制权在抗原呈递细胞中；各种导致宿主细胞损伤的触发剂（危险信号）均可诱导 APC 的活化并表达共刺激分子，从而提供 T 细胞活化的第二信号。因此，机体对组织损伤的识别是启动免疫应答的关键。与模式识别理论相同，危险信号理论也认为免疫激活的控制权在 APC，认为 APC 在适当环境下发出第二信号。二者的不同之处在于：危险信号理论认为只要是损伤性刺激，均可产生第二信号并诱导免疫应答；而且危险信号理论特别强调免疫耐受，认为任何 T 细胞若其 TCR 接受抗原刺激，而缺乏第二信号，则其仍将失去或缺乏免疫反应功能。

目前认为的危险信号包括外源性危险信号和内源性危险信号。外源性危险信号主要指病原体携带的 PAMP。天然免疫系统的 PRR 通过识别这些外源性危险信号，不仅能够精确地区分“自我”和“非我”，还可区别无害的“非我”和病原体相关的“非我”，并基于抗原呈递和共刺激信号两个环节赋予获得性免疫应答识别“自我”和“非我”的能力。内源性危险信号指机体由受损或坏死细胞快速释放的，或某些激活的免疫细胞借助特殊分泌系统或内质网、高尔基体分泌途径而释放的与损伤相关的分子模式（DAMP），如同 PAMP 一样可激活天然免疫系统中表达 PRR 的细胞，从而直接或间接地启动获得性免疫应答。

2. 天然免疫影响获得性免疫应答的强度与类型

（1）天然免疫影响获得性免疫应答的强度

天然免疫可影响 T 细胞和 B 细胞免疫应答。对 T 细胞应答的影响：PAMP/DAMP 激活 APC 后使其表达 B7，其所提供的 B7/CD28 共刺激信号可降低 T 细胞活化的阈值。对 B 细胞应答的影响：B 细胞表面 CD21 与 CD19、CD81 形成复合物，其作为 BCR 的共受体，与 BCR-Igα/Igβ 共同组成 BCR 共受体复合物。补体片段 C3d 包被的抗原可同时与 CD21 和 BCR 结合，从而降低 B 细胞对抗原产生应答的阈值，增强 B 细胞对 TD 抗原初次应答的强度。

（2）天然免疫影响获得性免疫应答的类型

在获得性免疫应答中，初始 T 细胞具有分化为不同效应细胞的潜能，其具体分化方向主要取决于细胞微环境组成。天然免疫细胞借助其模式识别机制，不仅能区分“自我”和“非我”，且可识别病原体的类别，从而启动不同类型的获得性免疫应答而清除不同类型的病原体。其机制是：天然免疫细胞表面表达 PRR，通过识别不同 PAMP 而被激活，由于其表达的细胞因子各异，从而诱导初始 T 细胞分化为不同亚群（CD4/CD8 T 细胞，其中 CD4 T 细胞可分为 Th1/Th2/Th17/Treg），并决定获得性免疫应答的类型。

3. 天然免疫影响获得性免疫记忆

DC 和补体/补体受体等在诱导和维持免疫记忆中发挥重要作用。例如，B 细胞记忆克隆的维持有赖于抗原持续刺激，而滤泡树突状细胞借助其所表达的补体受体（CR1、CR2），可将以免疫复合物形式存在的抗原长时间滞留在细胞表面，从而维持记忆性 B 细胞的生存。

另外，天然免疫细胞产生的细胞因子对诱导和维持获得性免疫记忆至关重要。

三、免疫佐剂与天然免疫的关系

（一）免疫佐剂参与天然免疫信号转导过程

在临床或实践中广泛应用的佐剂，被认为既是免疫刺激剂又是长效激活剂。大部分佐剂通过直接参与天然免疫事件而直接或间接影响获得性免疫应答。天然免疫应答由抗原呈递细胞（APC）和入侵抗原间相互作用引起的炎症信号启动，由多种细胞分子参与的多个事件组成，不同的佐剂可针对不同的事件发挥作用。多数免疫刺激佐剂是 PRR 配体，其中一些是天然免疫应答的重要成分，直接激活信号通路或者通过间接的天然免疫受体而发挥作用。然而，曾经被认为主要作为抗原“储存库”的佐剂如铝佐剂和油乳剂，现被认为是通过引发天然免疫应答的方式而发挥佐剂活性的（McKee et al.，2007；Mosca et al.，2008；Maraskovsky et al.，2009；Marrack et al.，2009）。

几乎所有的 PRR 家族成员都是潜在的佐剂靶标（图 13-5，图 13-6）。这些佐剂分子包括 TLR 识别的脂质、脂蛋白、核酸和蛋白质，NLR 识别的鞭毛蛋白、毒素类和 ATP，RLR 识别的胞质 RNA，而 CLR 识别的碳水化合物和脂质体。它们刺激包括不同的受体分子和许多中间信号分子如 MyD88、TRIF、RIPS、CARD9 和 IPS-1 的信号通路，而发挥天然免疫效应（Takeuchi and Akira，2009；Iwasaki and Medzhitov，2010；Kawai and Akira，2011）。

一些受损的或死亡的宿主细胞触发的信号途径，也能产生佐剂的主要功能。这个过程的发生部分是通过炎症小体，即一种能够活化半胱天冬酶 1 的分子复合物，依次水解 IL-β 和 IL-18 成为有活性的形式

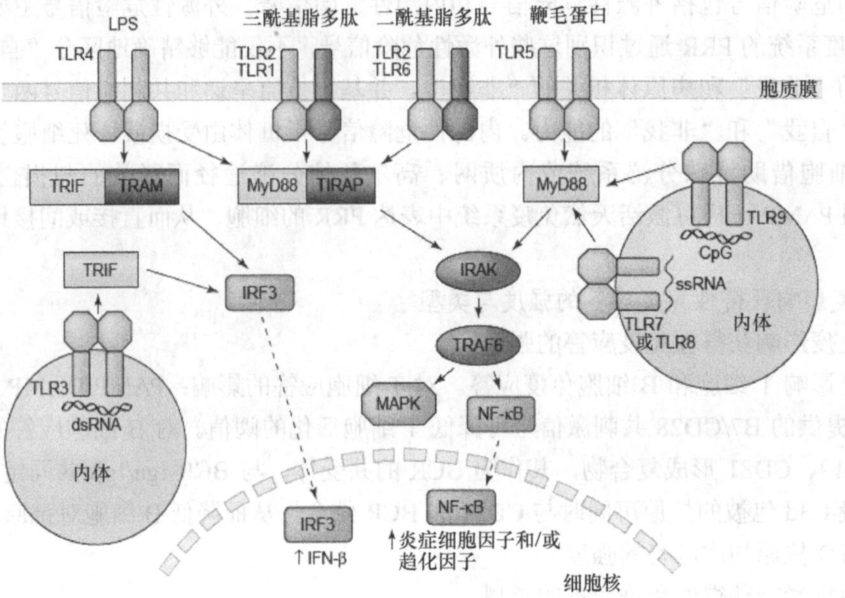

图 13-5 重要 TLR 的信号转导途径及免疫佐剂作用靶点（van Duin et al.，2006）（彩图请扫封底二维码）

除 TLR3 外，其他 TLR 都是以 MyD88 为信号途径，TLR4 和 TLR2 亚家族（TLR1、TLR2、TLR6）也以 TIRAP 为信号途径，而 TLR3 只以 TRIF 为信号途径

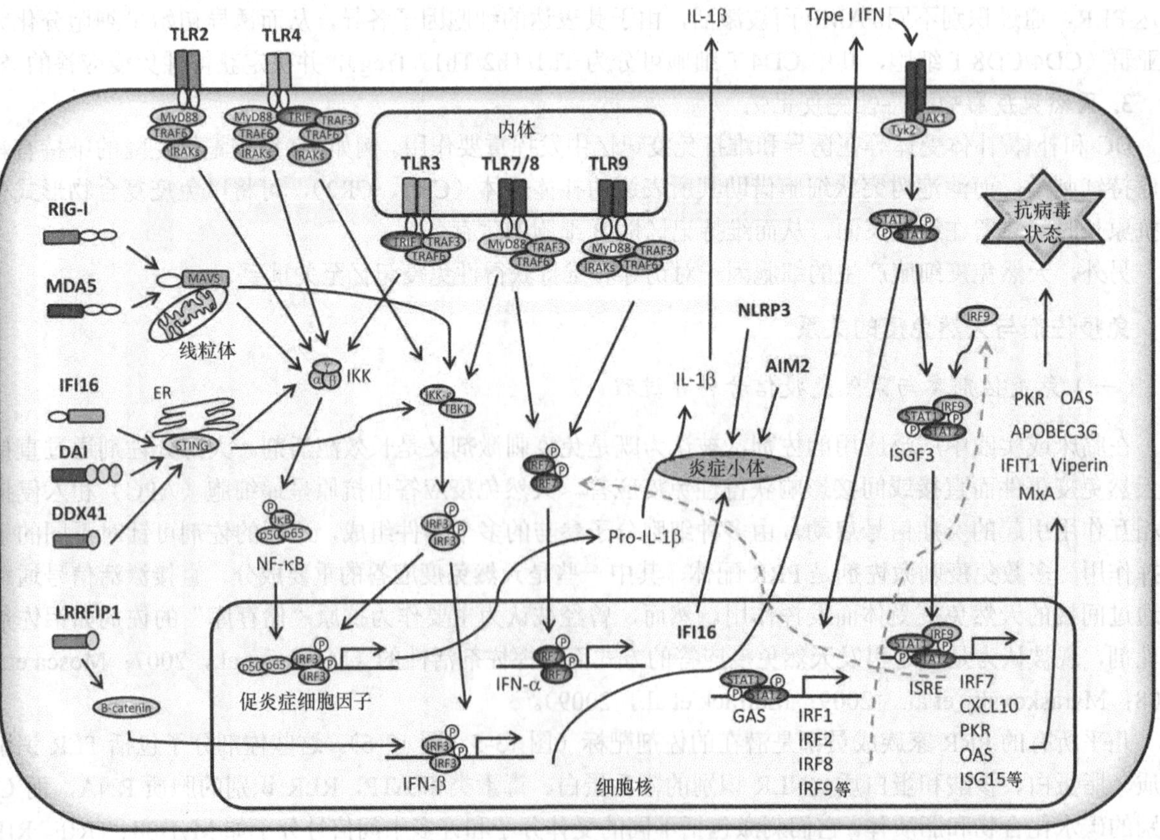

图 13-6 重要 PRR 的信号转导途径及免疫佐剂作用靶点（Melchjorsen，2013）

（Martinon et al.，2009）。炎症小体复合物能在触发 NLR 信号转导如 NLR3 和 NLRC4 的基础上形成。这些炎症小体复合物能通过微生物配体如鞭毛蛋白，或者通过结晶颗粒的吞噬，导致宿主溶酶体破坏的间接机制而产生。坏死细胞释放的 ATP 和尿酸，可激活 NLRP3 炎症小体，从而将细胞损害与一种炎症性反应联系起来（Hornung et al.，2008；Iyer et al.，2009）。这些 PRR 起着“触发”免疫反应、启动信号转导通路的关键作用，为揭示复杂的免疫反应机制及开发新型佐剂尤其是分子佐剂奠定了基础。

（二）模式识别信号转导途径是免疫佐剂的作用靶点

免疫接种预防传染病是现代医学最伟大的成就之一（Andre，2003），但对于传染病的现有疫苗和新型疫苗，以及用于癌症的免疫治疗疫苗的免疫效力的提高仍面临巨大的挑战。天然免疫细胞识别源于病原的一些因子（如 PAMP），通过 PRR 诱导炎症反应。至少有 4 类细胞内外的 PRR 可感知来源于病原的一些分子，且能转录活化细胞信号通路，引发针对病原抗原的获得性免疫。因此，这些 PRR 配体，如 PAMP 和 DAMP，表现为强有力地引发获得性免疫的佐剂效应，而且 PRR 被认为是佐剂作用的受体（图 13-5，图 13-6）（Akira，2011；Desmet and Ishii，2012）。

TLR 是连接天然和获得性免疫的模式识别受体，掺入 TLR 配体的疫苗不但能抵抗传染病，而且可以治疗非传染病如癌症。但无论何种疫苗，成功的免疫只是部分地通过 TLR 的刺激激活了获得性免疫。TLR 是一类识别细菌、病毒和真菌等病原共有结构成分的模式识别受体。而且，TLR 激活涉及许多中间信号分子的参与，包括 MyD88、TIRAP、Toll 受体相关的干扰素激活物（TRIF）、Toll 受体相关分子（TRAM）、IL-1 受体相关激酶（IRAK）及肿瘤坏死因子受体相关因子 6（TRAF6）等。TLR 在激活获得性免疫应答中也是重要的，在这一过程中树突状细胞（DC）TLR 介导的激活是关键的一个环节（Iwasaki and Medzhitov，2004）。RLR 是一类识别病毒核酸的模式识别受体，但与 TLR 不同，RLR 在大部分类型的细胞中表达。RLR 包括 RIG-Ⅰ和 MDA5 两个重要成员，它们通过自身的解旋酶结构域识别双链 RNA 病毒，通过募集半胱天冬酶结构域传递信号，在此期间也涉及活化核因子 NF-κB 和干扰素调节因子 3（IRF3）。NLR 是代表一个大家族的 PRR，主要识别一系列的微生物成分，尤其是细菌细胞壁成分，也可以识别尿酸结晶等危险相关宿主成分。NLR 几乎能够激活多蛋白复合体和半胱天冬酶 1，激活的这些分子进一步调节 IL-18 和 IL-1β 或 Th2 型细胞因子 IL-33 的产生。

目前，在临床上应用的许多佐剂的分子作用机制还未完全阐明。例如，油乳剂（弗氏佐剂和 MF59）及基于皂苷的佐剂（QS-21 和 ISCOM）具有强烈的佐剂活性，很有希望作为新型人用疫苗候选佐剂，但这些佐剂还没有确定具体识别的 PRR（Lambrecht et al.，2009；O'Hagan et al.，2012）。另外，cGAS 是近年来发现的一种胞质 DNA 感受器的代表，其作用机制的研究和阐明将为免疫佐剂的开发带来广阔的前景（Dempsey and Bowie，2015）。因此，为研发高效、安全的疫苗或免疫相关制剂，理解这些天然感受器或其下游信号途径是如何介导免疫佐剂诱导机体的天然和获得性免疫反应是至关重要的。

第二节　免疫佐剂的主要作用机制

脊椎动物采用天然免疫和获得性免疫两个抗病相关的方式保护宿主免受感染。天然免疫通过胚系编码的 PRR 识别保守的 PAMP 和 DAMP 而感知病原的非特异手段，提供机体抗感染的第一道防御线（Janeway，1989；Medzhitov，2007；Kumar et al.，2011）。在哺乳动物已鉴定了多种 PRR，其中对 TLR、RLR、NLR 和胞质 DNA 感受器如 cGAS 的特征研究最多（Dempsey and Bowie，2015）。TLR 是跨膜受体，而 RLR、NLR 和 cGAS 是胞质受体，总之它们能够监视细胞外环境、胞质和内体区室的 PAMP 和 DAMP。吞噬细胞特别是 DC 和巨噬细胞是主要的专职抗原呈递细胞（APC），并负责天然免疫与获得性免疫间的交流（cross-talk）。一旦机体识别到被感染，PRR 不但起始细胞防御机制而产生天然保护性分子和促炎症细胞因子，而且激活 APC 特异性调节获得性免疫，以针对靶病原的入侵（Medzhitov，2007；Maisonneuve

et al.，2014）。

现代疫苗学的一个目标就是利用TLR、RLR、NLR和cGAS的作用以驱动获得性免疫，确保最佳地清除病原。通过TLR、RLR、NLR和cGAS刺激的天然免疫激活，导致了大量中枢性事件的发生，最终导致了淋巴细胞激活。例如，TLR在成熟的DC中发挥重要作用，导致抗原呈递到淋巴细胞（Pasare and Medzhitov，2004）。抗原和TLR配体的共递送促进了MHCⅡ类分子途径的抗原呈递到CD4 T细胞（Blander and Medzhitov，2006a）。TLR也能促进MHCⅠ类分子的抗原交叉呈递，以激活细胞毒性$CD8^+$ T细胞。NLR也与抗原呈递相关。NLR刺激DC上调MHCⅡ类分子（Magalhaes et al.，2011）和自噬，在DC中NOD2能上调MHCⅡ类分子介导的$CD4^+$ T细胞免疫反应（Cooney et al.，2010）。

天然免疫系统也能通过提供关键信号调节获得性免疫反应，引发幼稚性$CD4^+$ T细胞向特异性Th免疫应答方向发展。根据Th细胞产生的标志性细胞因子，其可以分为Th1、Th2、Th17和Treg细胞亚群，并与保护抗某些类型病原的感染有关（Croft et al.，1994；Murphy and Reiner，2002）。多个研究证实，TLR、NLR、RLR和cGAS刺激能调节获得性免疫反应趋向不同的Th型免疫反应方向（Agrawal et al.，2003；Fritz et al.，2007；Magalhaes et al.，2008，2011；Maisonneuve et al.，2014；Dempsey and Bowie，2015）。在免疫接种中，理解TLR/NLR/RLR/cGAS激活剂的作用机制，研发有针对性的免疫佐剂，可获得理想的免疫增强效果。

一、依赖TLR信号介导的免疫增强机制

TLR是重要病原的感受器，它能调节宿主免疫系统，并发挥针对多种微生物感染的主要作用。根据TLR的定位，其被分为两个主要的家族，TLR1、TLR2、TLR4、TLR5和TLR6在细胞表面表达，并感知细菌、真菌和原虫的产物，而TLR3、TLR7、TLR8和TLR9在体内表达，并感知病毒核酸。TLR这两个亚家族针对广泛刺激的反应，并能通过提供偏向Th不同方向的关键细胞因子调节获得性免疫反应。现已明确，TLR位于细胞表面，与产生IL-6、IL-12、TNF和趋化因子IL-8有关，而位于内体的TLR与产生Ⅰ型IFN有关（Maisonneuve et al.，2014）。依赖TLR信号的免疫佐剂主要通过以下几方面的机制增强机体的获得性免疫反应（景志忠，2012）。

1. 促进抗原的细胞内吞作用

表达TLR的巨噬细胞、DC等专职吞噬细胞，它们在吞噬病原的过程中，通过与微生物结构的衔接而诱导一个强的炎症反应（Greenberg and Grinstein，2002）。病原吞噬小体和凋亡小体吞噬间的免疫应答的差异，主要由最初的TLR的衔接决定。这两种吞噬间的差异性应答导致了吞噬小体的成熟、细胞因子的产生和已捕获抗原的呈递（Blander，2007）。因此，通过TLR控制DC的抗原摄取，可以帮助DC区别所载成分是自我的还是非我的抗原（Edwards et al.，2002）。物理性地结合疫苗抗原到TLR配体，抗原呈递细胞能够区分凋亡小体源的大分子，随后通过MHC分子的抗原呈递作用以增强免疫原性。而且，刚地弓形虫源的TLR11肌动蛋白配体，依赖于通过DC的TLR信号转导，说明生理学联系的TLR配体与抗原在体内是相关的（Yarovinsky et al.，2005）。TLR2的配体被细胞内吞后，随后与MHCⅡ类分子结合被呈递到$CD4^+$ T细胞，而且更重要的是在体内能够成功地增加疫苗抗原的效应，这种疫苗由含Th表位的TLR2配体和靶抗原表位组成。在李氏杆菌和肺脏肿瘤攻击模型上，用这种策略免疫接种脂质化疫苗能够产生保护性免疫。

2. 促进DC的迁移

在TLR刺激后，DC能下调趋化因子受体5（chemokine receptor 5，CCR5）和CCR7的表达，有利于DC迁移到局部淋巴结（Means et al.，2003）。在TLR介导CCR7上调及增加CCR7配体趋化性的中间环节，包括p38丝裂原激活蛋白激酶（p38 mitogen-activated protein kinase）的磷酸化及环氧化酶2（cyclooxygenase-2）的激活，均能导致前列腺素的产生（Randolph et al.，2005）。CCR7在上调疫苗免疫反应中，转化CCR7的DC增加了CCR7的表达，并高比例地集聚在淋巴结，从而提高了所试验疫苗的

免疫效力（Okada et al.，2005）。在DC的CCR7信号影响研究中，将质粒DNA表达的CCR7配体添加到HSV-1 DNA疫苗中，发现在引流淋巴结（draining lymph node）出现了DC的集聚性增加，并增强了体液和T细胞介导的免疫应答（Eo et al.，2001）。

3. 上调APC MHCⅡ类分子和共刺激分子的表达

未成熟DC的MHCⅡ类分子，一般在溶酶体和细胞膜之间循环，通过TLR刺激诱导DC的成熟，导致再循环池中的MHCⅡ类分子的减少和细胞表面抗原肽Ag-MHCⅡ类复合物的增加，这有利于抗原的呈递（Cella et al.，1999；Hertz et al.，2001）。被TLR激活的APC能够上调共刺激蛋白CD40、CD80（B7.1）、CD86（B7.2）和CD70的表达（Iwasaki and Medzhitov，2004）。

免疫接种后，TLR的激活能引起数个下游接头分子的相互联系，并导致抗原呈递细胞共刺激分子CD40、CD80、CD86和CD70的上调表达，以及主要的Th1型细胞因子如IL-1、IL-6、TNF和IL-12的产生。在疫苗设计中，通过利用TLR及其信号转导而诱导产生保护性的Th1型细胞因子反应，是一个很有前景的研究方向。例如，CD70和CD40的上调表达，能导致T细胞、B细胞的激活，这有助于增加对疫苗抗原的应答和抗肿瘤活性（Diehl et al.，1999）。TLR与CD40激活剂的配伍组合，比任何单一激活剂协同增强$CD8^+$ T细胞反应高10～20倍（Ahonen et al.，2004）。在不同的细胞类型中，通过给予CpG ODN刺激Th1型细胞因子的产生，能抑制如沙门氏菌、李氏杆菌和分枝杆菌等多种微生物的生长（Sanchez-Campillo et al.，2004；Wang et al.，2005；Harris et al.，2007）。在DNA疫苗中，能影响TLR9信号产生CD4 Th1型反应的因素都有助于基于TLR9的佐剂效应。当给予CpG ODN处理新生小鼠时，能够产生抗原特异的CD4和CD8 T细胞保护性反应，从而使其免受致死性的李氏杆菌的攻击感染，并获得长期的保护（Ito et al.，2005）。

TLR4介导的DC成熟能上调共刺激分子的表达，比粒细胞-巨噬细胞集落刺激因子和IL-4介导的成熟更有效（Chen et al.，2001）。在抗原暴露后，甚至在缺乏$CD4^+$ T细胞时，CD70能显著增加CTL反应。CD70也能通过B细胞调节抗体的产生（Borst et al.，2005）。因此，TLR的刺激通过增加MHC和共刺激分子的数量，增强了疫苗的免疫应答。

4. 交叉激活启动$CD8^+$ T细胞反应

DC通过内吞其他细胞合成的大量抗原，能交叉呈递MHC Ⅰ类分子限制的抗原到$CD8^+$ T细胞，从而导致了CTL免疫反应，这个过程称为交叉激活启动。交叉激活的启动是机体抵抗细胞内病原而产生的有效CTL免疫反应的一个重要机制，已被证明是由TLR3和TLR9刺激产生（Schroder and Bowie，2005）。TLR3刺激的交叉启动，是用病毒感染的细胞或分离的卵白蛋白的两种疫苗试验证实的（Schulz et al.，2005）。而且，CpG ODN诱导的交叉启动是以TLR9独立的方式，通过B细胞和DC实现的（Datta et al.，2003；Heit et al.，2004）。

DC在体内交叉启动CD8 T细胞反应的能力，对增强疫苗的免疫原性是必需的，对不感染APC的病毒如人类免疫缺陷病毒（HIV）也是重要的（den Haan et al.，2000）。dsRNA和CpG DNA等TLR配体能使成熟的DC诱导有效的交叉呈递，这提示某些TLR激活剂结合阳离子脂质体，能够产生强烈的抗原肽特异性的T细胞反应的免疫佐剂效应，这个现象也同样存在于含有TLR3和TLR9激活剂的疫苗中（Zaks et al.，2006）。在B细胞中，CpG基序也能较好地发挥交叉激活启动的作用（Heit et al.，2004）。而且，在病毒感染的细胞中，TLR3的衔接也能诱导交叉激活启动（Schulz et al.，2005）。因此，应用适合的TLR配体的疫苗可以促进交叉呈递以触发高效的免疫。对于可溶性蛋白抗原，如果与一种佐剂如CpG ODN或其他免疫刺激剂DNA序列以化学方式连在一起，在小鼠甚至在灵长类动物的交叉激活可产生更有效的免疫（Mutwiri et al.，2004）。当CpG ODN或poly（I：C）与卵蛋白抗原共包裹成生物可降解的微球免疫接种时，在小鼠上也存在这种交叉引发启动的现象，并诱导了更强的CTL反应（Schlosser et al.，2008）。

5. 增加记忆性免疫应答

在设计高效疫苗时，注重免疫后产生强的记忆性反应是一个关键点。CD4 T细胞在没有得到APC的任何帮助下，体内外的 TLR 配体如 poly（I：C）和 CpG DNA，能够直接增强未增殖的但已被激活的 CD4 T 细胞的活性（Gelman et al.，2004），这依赖于通过 CD4 T 细胞表达 TLR 直接介导 NF-κB 的激活。NF-κB 介导的许多炎症反应，对维持激活 CD4 T 细胞的存活特别重要（Zheng et al.，2003）。在 TLR 配体存在的条件下，即使没有 CD4 T 细胞的辅助，应用 poly（I：C）或 CpG DNA 也能刺激产生全功能的 CD8 记忆性细胞（Hervas-Stubbs et al.，2007）。在非人灵长类动物中，应用 HIV Gag 作为模型抗原评价不同 TLR 结合复合物免疫佐剂，对 CD4 辅助 T 细胞和 CD8 毒性 T 细胞反应的影响。当给予 TLR7/8 激活剂时，发现这个疫苗能诱导产生 IL-2 的细胞总数量比较高，而且在抗原再次激发后能产生最强的记忆性 T 细胞反应（Wille-Reece et al.，2006）。

6. 增强 IL-12 与 Th1 型免疫反应

机体有效抵抗许多病原的免疫保护，都需要机体产生 Th1 型免疫反应（Spellberg and Edwards，2001）。在感染或免疫期间，TLR 的刺激能影响 $CD4^+$ Th 细胞的最终去向。虽然通过低水平的 LPS 刺激 TLR4 可以诱导 Th2 型反应（Eisenbarth et al.，2002），但在许多情况下通过 TLR 信号有利于 Th1 型免疫反应的产生，其中 IL-12 扮演了重要角色（Brightbill et al.，1999；Trinchieri，2003）。在 $CD4^+$ T 细胞免疫反应偏移中，IL-12 和 TLR 信号的作用已在刚地弓形虫病中进行了详细的研究，证明刚地弓形虫成分作为刺激物诱导了小鼠的 Th1 型免疫反应（Jankovic et al.，2002）。在缺乏 IL-12 刺激的情况下，虽然能够产生 Th1 型细胞，但在 IL-10 存在下不能介导保护性免疫反应，而在 $MyD88^{-/-}$小鼠则完全缺乏 Th2 型免疫反应。这表明，TLR 介导的 Th1 型免疫反应的机制不只是由 IL-12 诱导。

单纯疱疹病毒（HSV-1）免疫的研究，进一步证实了 TLR 信号和 IL-12 对疫苗免疫反应的影响（Zhu et al.，2004；Osorio and Ghiasi，2005）。HSV-1 疫苗含有 TLR2 的配体——脂多肽棕榈酰（lipidated peptide palmitoyl），它能诱导产生抵抗致死性 HSV-1 攻击的保护。在体外试验显示，这种疫苗激活 DC 产生了 Th1 型细胞因子，并证实是由 TLR2 介导的，而且 DC 产生的 IL-12 是以棕榈酰剂量依赖的方式增加的，这揭示在疫苗免疫后 TLR 的参与能产生保护性的 Th1 型反应。

二、非依赖 TLR 信号介导的免疫增强机制

疫苗佐剂是靶向天然免疫系统以增强共给予抗原的免疫原性，DC 负责抗原的摄取并呈递到初始 T 细胞，是代表佐剂活性的一个关键靶细胞。来源于微生物组分的佐剂作为 TLR 激活剂，激发 DC 的天然免疫受体的表达，而发挥免疫增强作用。然而，颗粒佐剂如矿物盐、水包油乳剂和微颗粒不能直接激活 DC，其作用机制还不完全清楚。现有研究发现，颗粒佐剂诱导辅助细胞如巨噬细胞、单核细胞和粒细胞产生趋化因子，导致细胞被招募到注射部位，并使单核细胞分化为活化的 DC。NLRP3 炎症小体复合物是颗粒佐剂的一个分子靶点，也是铝佐剂具备活性必需的。其他不依赖于 TLR 的佐剂被发现直接靶向 DC 或通过其他辅助细胞如 iNKT 和肥大细胞而发挥作用。这说明 DC 的激活在各类疫苗佐剂作用机制中发挥核心功能，并能通过各种不同途径和细胞间的互作而起作用（Gregorio et al.，2009）。

研究表明，有些免疫佐剂确实是以不依赖于 TLR 信号转导途径而发挥免疫增强作用的，其中 NLR、RLR 和 cGAS 信号途径发挥了重要作用（Ishii et al.，2007；Maisonneuve，et al.，2014；Dempsey and Bowie，2015）。

（一）依赖 NLR 信号介导的免疫增强机制

1. 基于 NOD 信号介导的机制

（1）依赖 NOD 信号介导机制的发现

NOD1 和 NOD2 是最先被报道的，也是研究较为深入的 NLR 家族成员。 NOD1 和 NOD2 蛋白定位于细胞质，它们识别细菌的肽聚糖。其中 NOD1 能感知革兰氏阴性菌源的含胞壁肽的二氨基庚二酸（diaminopimelic acid，DAP）（Chamaillard et al.，2003；Girardin et al.，2003a），特别是 D-葡萄糖-内消旋-DAP

二肽（D-Glu-meso-DAP dipeptide，iE-DAP），被认为是 NOD1 激活必需的最小结构基序（Girardin et al.，2003b，2005）。与 NOD1 相反，NOD2 能识别广泛存在于所有细菌肽聚糖中的胞壁酰二肽（muramyldipeptide，MDP）部分（Girardin et al.，2003c；Inohara et al.，2003；Fritz et al.，2006；Shaw et al.，2008），提示 NOD 蛋白在许多病原如肺炎链球菌的天然免疫识别中起作用（Opitz et al.，2004）。

在沙眼衣原体感染中，NOD1 能诱导炎症性 IL-8 的产生（Buchholz and Stephens，2008）。在 MyD88 缺陷型小鼠中，BCG 疫苗免疫接种能诱导获得性免疫反应，提示 NOD 蛋白在此过程中发挥了作用（Fremond et al.，2004）。现已证实 TLR5 不是介导鞭毛蛋白识别诱导佐剂效应的唯一受体。烟胺比林细胞凋亡抑制蛋白 5（neuronal apoptosis inhibitory protein 5，NAIP5）在感知胞质鞭毛蛋白和通过巨噬细胞控制军团杆菌感染中起着关键作用（Molofsky et al.，2006；Zamboni et al.，2006；Roy and Mocarski，2007）。通过这些受体识别胞质内鞭毛蛋白介导的信号通路，是以 IPAF 激活半胱天冬酶 1（caspase-1）来实现的。鞭毛蛋白通过这些受体的联合识别，以及随后的免疫激活，是产生强有力佐剂效应的原因。总之，NOD1 和 NOD2 能监视细菌的广泛入侵，并启动天然免疫炎症反应，以阻止全身感染。

（2）依赖 NOD2 信号介导的机制

细菌胞壁肽聚糖是免疫刺激作用强、已知佐剂成分的主要来源。事实上，MDP 在 1974 年就被认为是动物分枝杆菌的成分，其在完全弗氏佐剂（CFA）中发挥强的免疫佐剂效应（Ellouz et al.，1974；Adam et al.，1974）。30 多年后发现，MDP 的佐剂效应需要 NOD2 信号才能获得最佳的体液和细胞免疫反应。用标准的免疫佐剂 CFA 免疫接种 NOD2 缺陷的小鼠，结果导致了抗原特异的 Th1 和 Th2 型免疫反应的剧烈改变，以及 IgG1 和 IgG2c 抗体亚类产生的减少。而且，抗原与 MDP 单独免疫，引发了以 Th2 型为主的免疫反应，其特征是提高了 IL-6 和角质化细胞源的趋化因子，以及促进 Th2 反应的细胞因子 MCP-1 的表达（Magalhaes et al.，2008）。这说明，NOD2 在引发 $CD4^+$ T 细胞向不同 Th 型反应及随后全身性获得性免疫形成中发挥了关键作用。尽管如此，MDP 作为佐剂使用仅限于兽用疫苗，而对人具有太大的致热原性（Lemesre et al.，2005，2007）。这激发了设计具有低致热原性，而保持佐剂性和免疫调节潜能的 MDP 衍生物佐剂的研究。多个研究证实，MDP 化学结构的改变能够增强其佐剂活性，而限制致热原性作用。例如，MDP 源化合物的酰化作用有利于通过提高内摄作用而进入细胞，导致强烈的细胞免疫（Parant et al.，1980；Geddes et al.，2009）。与此相同，亲脂性衍生物和亲脂性载运系统，如水包油乳剂或用脂质体递送 MDP，均强烈增加了其佐剂活性。例如，合成亲脂的糖蛋白——胞壁酰三肽磷脂酰乙醇胺（MTP-PE），配伍水包油乳剂 MF-59（MTP-PE/MF-59）在 HIV-1 疫苗中显示出理想的佐剂效应（Hancock et al.，2012）。MDP 的酯衍生物是无致热原性的，在感染 HIV-1 的个体中显示具有免疫调节潜能（Bahr，2003）。通过壁肽丁酯处理激活的 HIV 感染的 APC，导致抑制 HIV 趋化因子的产生，而阻止病毒在巨噬细胞和 DC 中的复制（Darcissac et al.，2000）。最近，多种合成的 MDP 衍生物免疫佐剂活性的研究，揭示了 NOD2 信号的激活需要其特定的分子结构。36 种 MDP 源的化合物，通过其第一或第二位氨基酸的修饰，能够增强 NOD2 的刺激能力。MDP（D-Glu2）-OCH3 是一种特别的多肽，它比 MDP 具有更高的免疫调节活性。相反，在 NOD2 信号活化需要的糖残基的 D-乳酰基修饰的 MDP 衍生物中，显示受损的刺激活性（Rubino et al.，2013）。虽然 MDP（L-Val1）和 MDP（L-Ser1）激活 NOD2 的强度比 MDP 低，但它保持了其免疫佐剂性能。这说明当降低 MDP 的致热原性后，这些化合物能够保持其佐剂活性。

（3）依赖 NOD1 信号介导的机制

NOD2 配体作为佐剂的研究，大大加深了 NOD1 配体的研究力度（Maisonneuve et al.，2014）。尽管如此，含 DAP 基序的肽聚糖已被证实具有佐剂活性，并在 CFA 佐剂中发挥作用。研究发现，NOD1 缺陷的小鼠免疫 OVA 和 CFA，缺乏针对 T 细胞和 B 细胞的免疫反应。特别是缺陷 NOD1 的结果，导致显著减少 Th1 型依赖的 IgG2b、IgG2c 和 IgG3 抗体的产生。而且，NOD1 结合 TLR 激活剂的刺激驱动 Th1 和 Th17 型的获得性免疫反应，而合成肽 FK-156 单独的 NOD1 刺激就足以引发 Th2 型反应。令人惊讶的是，依赖 NOD1 的 Th2 型免疫的诱导需要来自非造血干细胞谱系的早期信号（Fritz et al.，2007）。研究已证实，在间质区室内 NOD1 和 NOD2 的单独刺激，能诱导 Th2 型免疫，而要获得最适的免疫则需要 CD11c$^+$ 细胞（Magalhaes et al.，2011）。总之，这些研究说明，基于 NLR 信号转导的 Th 细胞的极化，不需要通过 DC 而发生（Maisonneuve et al.，2014）。

2. 基于炎症小体 NLRP 介导的机制

炎症小体 NLRP 在 NLR 家族中数量最多，包括 NLRP1、NLRP3、NLRC4 和 AIM2（Elinav et al.，2011）。NLRP3 炎症小体是最有代表性的炎症小体，而且能够被微粒和结晶体所激活（Eisenbarth et al.，2008；Hornung et al.，2008；Dostert et al.，2008；Griffith et al.，2009；Sharp et al.，2009；Tiemi et al.，2009）。NLRP3 与凋亡相关蛋白形成多种蛋白复合物，其含有一个蛋白酶募集域（ASC）和天冬半胱氨酸酶 1。NLRP3 炎症小体能促进炎症细胞因子如 IL-1β 和 IL-18 的分泌而激活天冬半胱氨酸酶。除被 PAMP 激活外，已证明一些颗粒佐剂如二氧化硅和铝盐能通过激活炎症小体而刺激巨噬细胞及 DC 产生 IL-1β 和 IL-18。与铝相似，多数颗粒佐剂被认为是通过炎症小体的激活而发挥佐剂效应的，如二氧化硅、石棉、PLGA 和 MSU 等都可作为 NLRP3 炎症小体的激活剂。然而，利用包括铝盐在内的一些颗粒佐剂的免疫研究表明，在抗体应答中 NLRP3 炎症小体不是必需的（Kool et al.，2008a；Franchi and Núñez，2009；McKee et al.，2009；Coban et al.，2010）。这或许是因为试验条件如动物种类、免疫方式不同等因素导致了 NLRP3 炎症小体的作用相互矛盾（Eisenbarth et al.，2008；Griffith et al.，2009）。

NLRP3 能对包括某些细菌的感染（Mariathasan et al.，2006）、ATP（Mariathasan et al.，2006）、MDP（Martinon et al.，2004）、尿酸盐结晶（uric acid crystal）（Martinon et al.，2006）、硅石（silica）（Kool et al.，2008b）、壳聚糖（chitosan）和 Quil-A（Li et al.，2008）等广泛的化合物产生反应。由于一个单一的受体能感知如此多不同的刺激物，因此认为 NLRP3 可能通过识别这些化合物所产生的一种与危险相关的二级信号而发生反应（Benko et al.，2008），这可能是导致钾外流（Muñoz-Planillo et al.，2013）或反应性氧族产生的原因（Sorbara and Girardin，2011；Zhou et al.，2011）。NLRP3 一旦被激活后，它与其接头分子 ASC 一起形成依赖半胱天冬酶 1 的炎症小体。炎症小体是一个多分子复合物，它与 IL-1β 和 IL-18 前体酶解为具有活性和分泌形式的分子有关（Philpott et al.，2014）。

（二）依赖 RLR 信号介导的免疫增强机制

研究证实，机体具有健全的非依赖 TLR 识别 RNA 的机制。维甲酸诱导基因（*RIG-Ⅰ*）和黑素瘤分化相关基因 5（*MDA5*）被证实是胞质内 dsRNA 的感受器（Yoneyama et al.，2004，2005）。研究发现，非依赖 TLR 的 RNA 识别及诱导产生干扰素，需要 *MDA5* 而不是 *RIG-Ⅰ*参与（Gitlin et al.，2006）。在疫苗中，dsRNA 作为佐剂可能是 MDA5 发挥了作用。另外，已有研究明确证实，病毒 dsRNA 激活 *RIG-Ⅰ*和 *MDA5* 的差异与其分子大小有关，*RIG-Ⅰ*和 *MDA5* 分别选择性识别短的和长的 dsRNA（Kato et al.，2008）。因此，通过利用依赖和非依赖 TLR 的两种途径协同识别 PAMP，是研发最理想疫苗的策略。

与 TLR 在内体内识别病毒核酸不同，RLR 识别感染细胞质内病毒复制的产物。大多数病毒在感染细胞内产生 dsRNA，RIG-Ⅰ和 MDA5 均能作为病毒 dsRNA 及其合成的病毒 dsRNA 的类似物 poly（I：C）识别的受体，一旦病毒的 RNA 被其识别，RIG-Ⅰ和 MDA5 即通过其 CARD 结构域结合到 IFN-β 启动子刺激物 1（promoter stimulator 1，IPS-1）上，随后激活 NF-κB 和 IRF3/7，导致促炎症细胞因子和 IFN 的产生（Kato et al.，2005）。IPS-1 被定位在线粒体上，并可作为 RLR 的一个接头分子，依据这个信号转导途径可研发新的免疫佐剂。在多种不同的与 IPS-1 CARD 融合的多聚多肽中，一种称为 N-CARD（N-CARD-PTD）的多聚多肽，能自身迁移到细胞核内，并激活缺乏 TLR 但具有 NDH 和 TBK-1 的天然免疫细胞，引发 IFN-Ⅰ的产生、DC 成熟，以及通过促进 Th1 型反应增强了抗原的免疫原性，它赋予了小鼠抵抗致死性流感病毒的感染（Kobiyama et al.，2009）。因此，N-CARD-PTD 多聚多肽可作为疫苗研发的一种新的候选佐剂。

RIG-Ⅰ是一个针对 RNA 病毒感染的病原识别受体，它发挥触发天然免疫作用以启动获得性免疫过程，并在本质上控制病毒的感染。RIG-Ⅰ信号转导能启动限制病毒感染和激活、包括 DC 和巨噬细胞在内的许多类型细胞呈递抗原及产生细胞因子的抗病毒过程。一种 RIG-Ⅰ激活剂分子的先导化合物 KIN1148，与 RIG-Ⅰ信号转导分子 TRIM25、14-3-3e、DHX15、TBK1 和 NEMO 有关，并能组装到 MAVS 接头蛋白上。在小鼠组织的 THP-1 细胞中，KIN1148 激活的 RIG-Ⅰ能促进依赖 IRF3 和 NF-κB 的包括 CCL2、CCL3、CCL4、CCL7、CXCL10、IL-1β 和 IL-8 在内的趋化因子和细胞因子基因的转录表达。在细胞模型中，KIN1148 处理能促进人原代 DC 的成熟以增强抗原激活 CD8 T 细胞的能力。而且，当与甲型流感病毒或西尼罗病毒疫苗共同配伍时，KIN1148 能增强体液免疫反应，并获得比单一疫苗高的病毒攻击的保护。另外，不同家族的小分子化合物也具有强的、广谱的抗西尼罗热、丙型肝炎和登革热等 RNA 病毒的活性。因此基于 RIG-I 信号转导的小分子化合物能作为理想的免疫佐剂（Loo et al.，2014）。

（三）依赖胞质 DNA 感受器介导的免疫增强机制

细菌、病毒、原虫和真菌性病原的核酸，可通过几个不同的胞质信号转导途径被感知。这些途径一旦被激活，每个途径均诱导一组特征性的细胞因子产生，其反过来形成和促进抗原特异性的免疫应答。

除基于细胞器（内体、内质网等）膜的 TLR9 识别 CpG DNA 外，还有多种胞质中的 DNA 感受器通过不同的胞质信号转导途径识别来自病毒、细菌、真菌和原虫的基因组 DNA。这些 DNA 感受器主要有 AIM2、DAI、RNA Pol Ⅲ、DDX41、DHX9、IFI16 和 cGAS 等分子，以识别胞质中的 DNA，并介导相似或不同的信号途径而发挥天然抗感染作用。其中基于 cGAS-STING 信号轴介导的免疫增强机制在免疫佐剂研究中具有代表性（图 13-7，图 13-8）（Dubensky et al.，2013；Dempsey and Bowie，2015；Wang et al.，2015）。

1. CDN 基于 cGAS-STING-TBK1 信号轴的发现

IFN-Ⅰ（IFN-α，IFN-β）是由两个不同的独立于 TLR 的胞质信号转导途径而诱导的标志性细胞因子。包括 RIG-Ⅰ和 MDA5 在内的 RNA 解旋酶通过感知多种形式的 ssRNA 和 dsRNA，经过 IPS-1 接头蛋白介导 IRF3 的磷酸化，是诱导 IFN-β 产生的第一个途径（Ireton and Gale，2011）。而 cGAS 和 STING 是针对病原或异常宿主细胞源感知胞质 dsDNA 激发 IFN-Ⅰ产生的第二个胞质途径的关键介导物（图 13-7）（Barber，2011；Wang et al.，2015）。

环二核苷酸（cyclic dinucleotide，CDN）是由细菌合成的广泛存在的第二信使小分子，它调节包括细菌生物被膜形成和活力等不同的生物过程（Romling et al.，2013）。最近发现 CDN 是 STING 的主要配体（McWhirter et al. 2009；Burdette et al.，2011），一旦结合 CDN，STING 能激活信号转导，通过 TBK-1/IRF3 轴诱导 IFN-β 表达（Burdette and Vance，2013）。研究发现，c-di-AMP 是由胞内菌单核李氏杆菌（*Listeria monocytogenes*，Lm）通过多药抗性外流泵分泌到感染的宿主抗原呈递细胞胞质中的关键信号分子，在小鼠疾病模型中它与 CD4 和 CD8 T 细胞介导的保护相关（Crimmins et al.，2008；Woodward et al.，2010）。在 Lm 感染巨噬细胞诱导 IFN-β 的产生中，其依赖 STING 的信号转导途径被激活。而且，通过 c-di-AMP 诱导 $MyD88^{-/-}$ $Trif^{-/-}$ C57BL/6 小鼠源巨噬细胞分泌的 IFN-Ⅰ水平证实，与其亲本小鼠间没有差别（Leber et al.，2008；Witte et al.，2012）。相反，含编码非功能性 STING 突变体蛋白小鼠的巨噬细胞，通过 CDN 诱导不能产生 IFN-β（Sauer et al.，2011）。有趣的是，胞内弧菌产生的 cGAMP 分子也能诱导 STING 途径（Davies et al.，2012）。这些广泛存在的第二信使分子能激活天然免疫，这说明感知 CDN 可以整合到宿主的抗细菌感染的防御体系中。

环鸟苷-腺苷合成酶（cyclic GMP-AMP synthase，cGAS）是宿主细胞的一种核苷酸转移酶，它能直接结合 dsDNA，并对能激活 STING 途径和诱导 IFN-β 表达合成的第二信使 cGAMP 反应，它的发现解开了胞质 DNA 感受的谜团（Kranzusch et al.，2013；Sun et al.，2013；Wu et al.，2013；Dempsey and Bowie，2015）。在胞质 DNA 刺激时，没有功能性 cGAS 的细胞不能表达 IFN-β，之后证实 cGAS 是一个关键的胞质 DNA 感受器。这为基于 cGAS-STING-TBK1-IRF-3 信号轴研发免疫佐剂奠定了理论基础（图 13-8）（Thomas et al.，2013；Wang et al.，2015）。

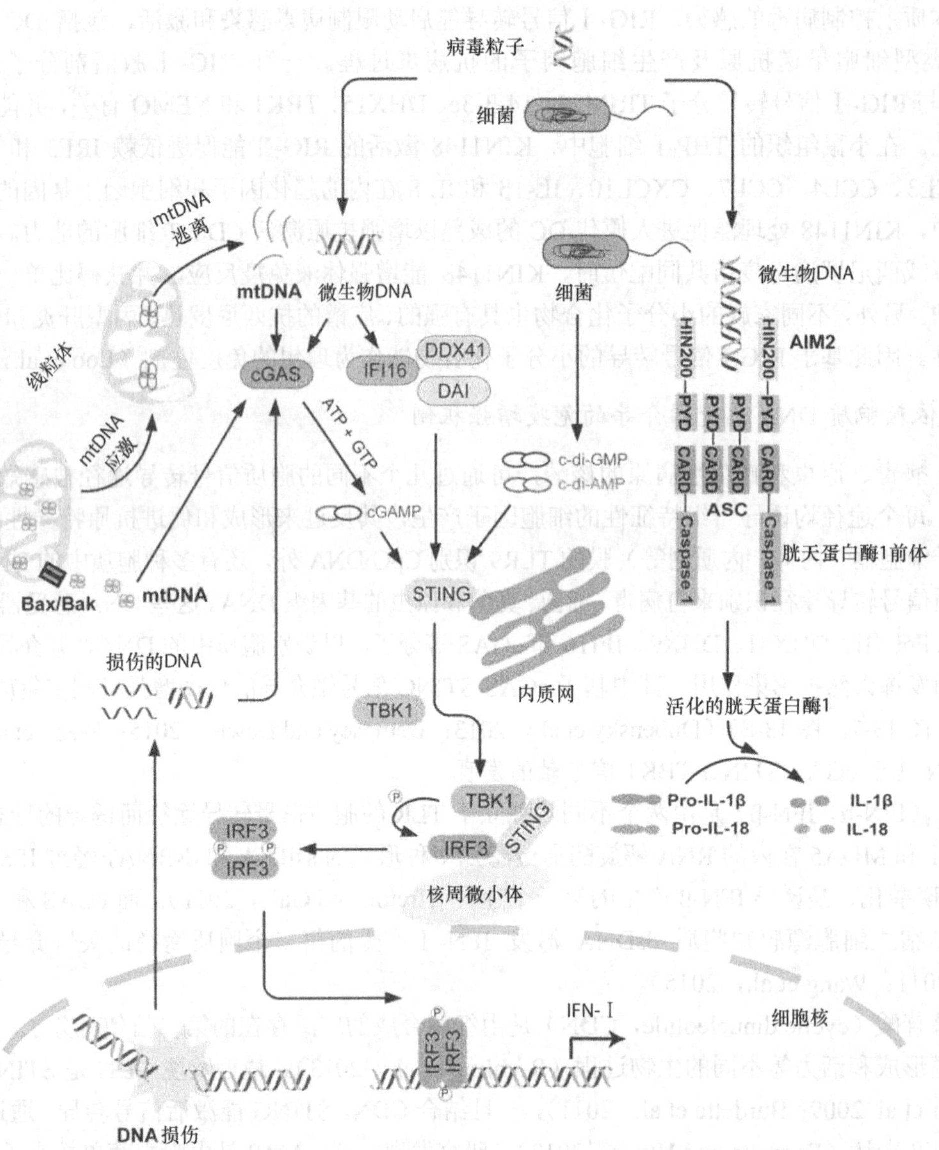

图 13-7 胞质 DNA 感知信号途径（Wang et al.，2015）（彩图请扫封底二维码）

2. CDN 基于 cGAS-STING 介导的免疫佐剂效应

c-di-GMP 是第一个被证明具有免疫刺激属性，并可以作为免疫佐剂的物质。Karaolis 等（2007a）研究发现，在小鼠乳腺炎模型中 c-di-GMP 能显著降低金黄色葡萄球菌的定植，并提供抗细菌性肺炎的保护作用（Karaolis et al.，2007b）。这些研究显示，c-di-GMP 能引发广泛的促炎症细胞因子和趋化因子分泌，也能招募或激活小鼠和人类的包括 DC 的免疫效应物。在小鼠鼻内用 c-di-GMP 预处理，发现在肺脏内出现激活的天然免疫（NK 和 NKT 细胞）和获得性免疫（T 细胞和 B 细胞）效应物的浸润，这与显著降低克雷伯氏杆菌（*Klebsiella pneumoniae*）或肺炎链球菌（*Streptococcus pneumoniae*）肺内定植及延长存活有关（Karaolis et al.，2007b；Ogunniyi et al.，2008）。此外，c-di-GMP 与肺炎链球菌的聚集因子（clumping factor A，ClfA）重组蛋白共注射，能引发强烈的 Th1 型抗原特异性体液免疫，为 CDN 佐剂疫苗的研发提供了实践基础。Karaolis 研究组随后证明，c-di-GMP 与蛋白抗原共给药在诱导特异的体液免疫，以及抗肺炎链球菌或金黄色葡萄球菌攻击的保护方面比铝佐剂更有效（Hu et al.，2009）。

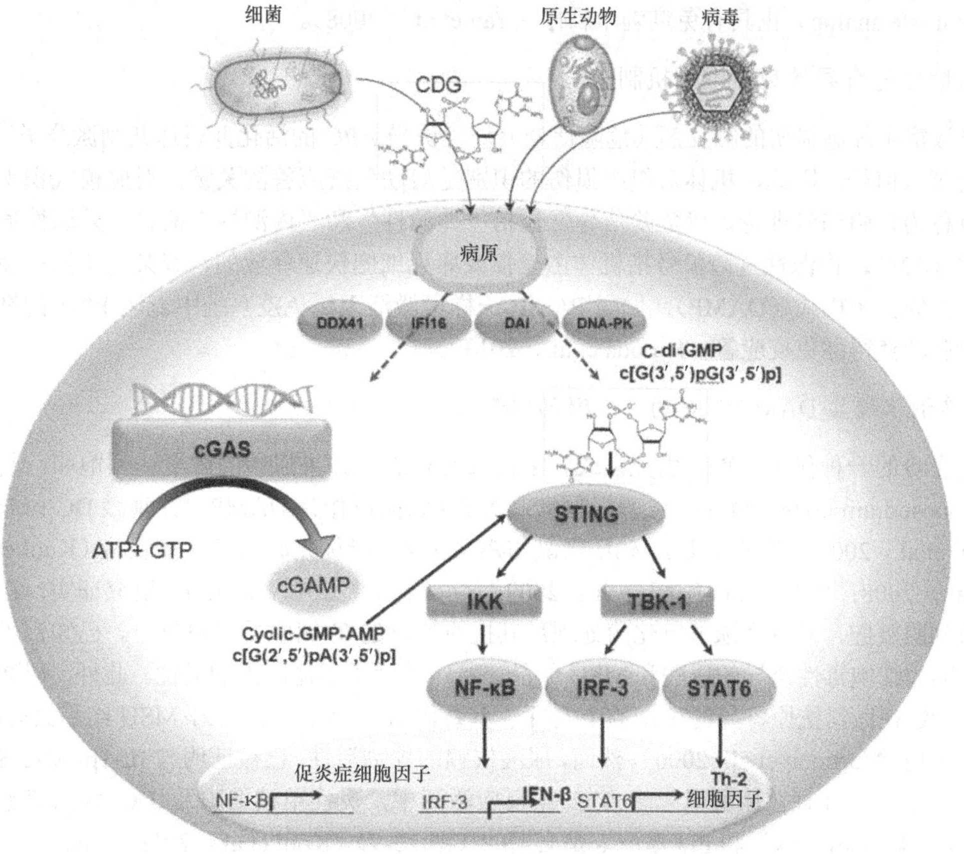

图 13-8　胞质 DNA 识别的信号途径及其免疫佐剂作用靶点（Thomas et al.，2013）

AMP. -磷酸腺苷；GMP. -磷酸鸟苷；CDN. 环二核苷酸；cGAS. 环 GMP-AMP 合成酶；STING. 干扰素基因的刺激物；TBK-1. TANK-结合激酶 1

首次证实 CDN 佐剂疫苗能诱导细胞免疫和黏膜免疫，这为人的这类佐剂疫苗研发提供了理论基础。Guzman 研究组第一次试验发现，CDN 能促进启动细胞免疫和体液免疫（Ebensen et al.，2007）。在小鼠中，c-di-GMP 与抗原的 3 次鼻内共免疫小鼠，产生了显著的卵清蛋白特异的 CTL 反应或 β-半乳糖苷酶（β-galactosidase，β-gal）特异的 CD4 T 细胞反应，同时也证明 CDN 是一种有效的黏膜佐剂。鼻内共给予 c-di-GMP 和 β-gal 蛋白，在局部（肺脏）和远部组织（阴道）能诱导显著的抗原特异 IgA 反应，同时也具有强烈的系统性 Th1 型 IgG 抗体反应。研究显示，c-di-GMP 与植物源的甲型流感病毒 H5N1（A/Anhui/1/05）抗原鼻内共免疫小鼠，在其全身和黏膜局部产生了显著的细胞免疫和体液免疫，说明基于 CDN 的黏膜佐剂能应用到流感病毒亚单位疫苗中（Madhun et al.，2011）。

与肌肉注射途径（intramuscular route，IM）相比，c-di-GMP 组合鼻内免疫小鼠也能针对同源性疫苗抗原 HA 或抗原漂移 H5N1 病毒株 HA 再刺激，显著诱导高比例的多功能（IFN-γ/IL-2/TNF-α）的 Th1 型 CD4 T 细胞。此外，鼻内免疫小鼠的脾细胞能显著表达高水平的 Th1（IFN-γ、IL-2）、Th2（IL-10）和 Th17（IL-17）型细胞因子。在肌肉内免疫小鼠，其对抗原的再刺激显著低水平表达 Th1 和 Th17 型细胞因子，而高水平表达 Th2 型（IL-4、IL-5）细胞因子。依赖 CDN 刺激的 Th17 型反应产生的细胞因子，在针对黏膜病原的免疫反应中发挥了重要作用。

当 c-di-GMP 与 H5N1 病毒体（virosome）组合注射免疫后，其能诱导显著的全身性 HI 滴度，也能诱导针对 H5N1 疫苗抗原和 H1N1 异源亚型病毒株特异的 Th1 型 CD4 T 细胞免疫，证明 CDN 在最佳配伍时确实具有宽广的免疫反应。在小鼠和雪貂鼻内免疫 c-di-GMP 佐剂的 H5N1 病毒体，产生的 HI 滴度至少与 GLA 佐剂的 H5N1 蛋白配制的水包油乳剂诱导的保护性反应相当，这说明基于 c-di-GMP 的疫苗确实是理想的（Pedersen et al.，2011）。此外，研究证实，合成的 CDN 衍生物如磷硫酰化的 c-di-GMP 类似物

(phosphorothioate analog) 也具有免疫刺激属性 (Yan et al., 2008)。

三、基于危险信号介导的免疫增强机制

各种导致宿主细胞损伤的触发剂(危险信号)均可诱导 APC 的活化并表达共刺激分子，从而提供 T 细胞活化的第二信号。因此，机体对组织损伤的识别是启动免疫应答的关键。对照模式识别理论，目前将这种观点称为危险信号理论。“危险信号”包括“外源性”和“内源性”两种。外源性危险信号指病原体携带的 PAMP，内源性危险信号指机体由受损或坏死细胞快速释放的，或某些激活的免疫细胞释放的与损伤相关的分子模式(DAMP)，如同 PAMP 一样可激活天然免疫系统中表达 PRR 的细胞，从而直接或间接地启动获得性免疫应答(Kuroda et al., 2013)。

(一)单钠尿酸盐 DAMP 介导的 Syk 激活机制

尿酸是嘌呤的一种代谢产物，由死亡或应激的细胞释放。如果尿酸的浓度达到饱和，其能形成单钠尿酸盐(monosodium urate, MSU)结晶。尿酸和 MSU 结晶可作为 DAMP，并刺激 DC 诱导细胞的成熟及活化(Shi et al., 2003)。有趣的是，MSU 结晶与铝盐相似，能优先激活 Th2 型反应(Kool et al., 2008b; Behrens et al., 2008; Willart and Lambrecht, 2009; Kool et al., 2011, 2012)。研究证实，在注射铝盐后尿酸被释放到腹膜腔，并且在尿酸氧化酶处理后其抗原特异的 T 细胞反应被阻止。已知铝可诱导细胞死亡，而且由铝的细胞毒性诱导的尿酸和 MSU 结晶，显然发挥了铝盐的佐剂活性。此外，尿酸引发的炎症单核细胞和 DC 在激活抗原特异的 T 细胞中发挥了重要作用。与铝和硅相似，MSU 结晶具有激活 NLRP3 炎症小体的作用(Martinon et al., 2006)。然而，尿酸依赖的佐剂活性，已被证明与 IL-1β、MyD88 和 NLRP3 炎症小体关系不大，并且在尿酸引起的 Th2 型反应激活中，炎症单核细胞及 DC 内的脾脏酪氨酸激酶(spleen tyrosine kinase, Syk)和 PI3 激酶 δ 是必需的(图 13-9)(Kool et al., 2011)。Syk 是一种非受体酪氨酸激酶，并且在免疫细胞中是免疫受体信号转导的一个关键调节物。现已证实，Syk 与颗粒介导的天然细胞活化有关(Tiemi et al., 2009; Shi et al., 2010; Kuroda et al., 2011)。尿酸诱导的 Th2 型反应活化与 Syk 间的关系是有趣的。虽然 Syk 是具有免疫受体酪氨酸活化基序(immunoreceptor tyrosine-based activation motif, ITAM)的受体，但通过颗粒活化 Syk 的机制还不清楚(Mocsai et al., 2010)。多个研究证实了其唯一的识别机制。用原子力显微镜分析 MSU 结晶的识别显示，MSU 与 DC 的相互作用是经过受体非依赖的机制即通过细胞表面的脂质(主要是胆固醇)直接接触进行的。脂筏的聚集激发了 Syk 的招募与活化，最后激活了 PI3 激酶、吞噬及细胞因子的分泌(图 13-9)。研究认为，铝也能结合到 DC 的表面，导致脂质的输送，这个过程与 MSU 结晶介导的 Syk 和 PI3 激酶的活化相似。然而，铝的摄取不是必需的，并且 DC 与 DC4^{+} T 细胞的相互作用是通过与胞内黏附分子-1(intracelluar adhesion molecule, ICAM-1)和粒细胞功能相关抗原-1(leukocyte function-associated antigen-1, LFA-1)的结合而实现的。在 DC 活化的脂质输送中，显然 Syk 是一个关键分子，但对于 MSU 或铝活化 Syk 的机制还不清楚。一般情况下，Syk 能被 Src 家族激酶如 Hck、Fgr、Lyn，以及含 FcRγ 的 ITAM 和 DNAX 激活的 12kDa 蛋白(DNAX-activating protein of 12kDa, DAP12)激活。

(二)PGE2 DAMP 介导的 cAMP 激活途径

最近发现，颗粒佐剂诱导的 Th2 型反应是其活化天然免疫细胞而形成的另外一个独特的机制。铝和硅颗粒刺激巨噬细胞产生前列腺素(prostaglandin, PG)，以相似于 NLRP3 激活分泌 IL-1β 和 IL-18 的方式进行(Kuroda et al., 2011)。除促炎症细胞因子外，脂质介质如 PG 也与炎症反应的诱导有关。PGE2 是花生四烯酸的代谢产物，可由包括抗原呈递细胞在内的多种类型细胞产生，是功能特性比较清楚的促炎症介质(Narumiya, 2009)。研究显示，在 DC 和巨噬细胞中 PGE2 通过提高环腺苷一磷酸(cyclic adenosine monophosphate, cAMP)的胞内浓度抑制 Th1 型反应，因而抑制了 IL-12 和干扰素的产生(Kuroda and Yamashita, 2003; Koga et al., 2009; Fabricius et al., 2010)。此外，PGE2 能通过 DC 和偏向 Th17 型反

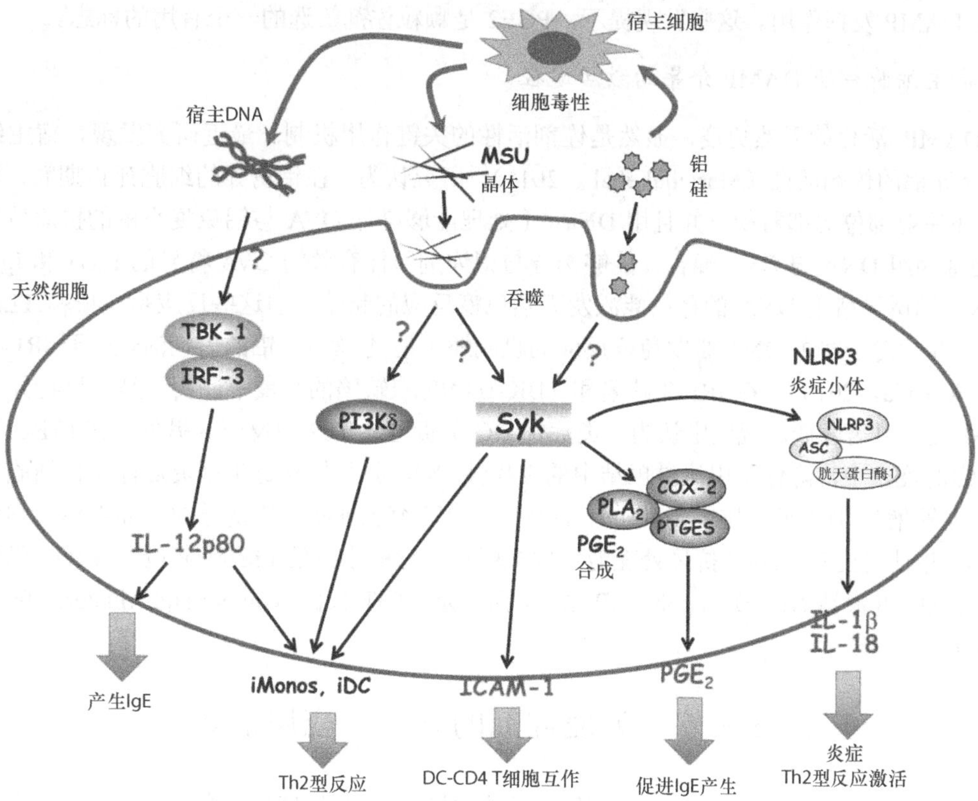

图 13-9　颗粒佐剂在天然免疫中的机制（Kuroda，2013）

应方向增强 IL-23 的产生（Boniface et al.，2009；Yao et al.，2009）。研究显示，在 IL-12 和高剂量的共刺激分子 CD28 抗体的存在下，PGE2 能通过 PI3 激酶活化途径而促进 Th1 型细胞的分化（Yao et al.，2009）。因此，PGE2 在免疫反应调节中发挥多方面的作用。

硅和铝能刺激巨噬细胞和 DC 产生 IL-1β、IL-18 和 PGE2。由于缺乏炎症小体（$NLRP3^{-/-}$、$ASC^{-/-}$、caspase-$1^{-/-}$）的巨噬细胞能针对硅和铝产生正常水平的 PGE2，因此硅和铝诱导产生的 PGE2 不依赖 NLRP3 炎症小体。在硅和铝刺激后，用 Syk 抑制剂处理或用 siRNA 分子敲低 Syk 能显著抑制 PGE2 的产生，证实 Syk 能调控颗粒诱导的 PGE2 产生。在这种情况下，通过硅和铝活化 Syk 的机制仍不清楚。然而最近研究证实，颗粒通过活化 Syk 而刺激天然免疫细胞，因此 Syk 可能是颗粒诱导免疫反应的一个关键分子（图 13-9）（Kuroda，2013）。PGE2 的合成由环氧合成酶（COX）和 PGE 合成酶（PTGES）调节，并且在巨噬细胞中 COX-2 和 PTGES 能调节依赖刺激的 PGE2 产生（Uematsu et al.，2002）。在硅和铝的刺激后，PTGES 缺陷的巨噬细胞不能产生可检测到的 PGE2。此外，在用硅和铝免疫后，PTGES 缺陷的小鼠显示抗原特异的 IgE 产生量减少。相反，PTGES 缺陷小鼠与野生型小鼠比较，其抗原特异的 IgG 水平正常。这些结果说明，颗粒诱导的体内 PGE2 与 IgE 的产生有关（Kuroda et al.，2011）。多个研究证实，PGE2 通过增加胞内 cAMP 的水平促进 IgE 的产生（Roper et al.，1995；Fedyk and Phipps，1996）。有趣的是，神经肽如血管反应的肠多肽（vaso reactive intestinal polypeptide，VIP）和脑下垂体腺苷酸环化酶激活的多肽（pituitary adenylate cyclase-activating polypeptide，PACAP），以受体依赖的方式优先激活 Th2 型反应和增加胞内 cAMP 水平（Delgado et al.，1999，2004）。此外，包含一种脂质的桦树花粉的可溶性提取物，被认为是过敏性哮喘的致病因子，它与 PGE2 的结构和功能相似。这种脂质能诱导 Th2 型反应及将 cAMP 在聚集 DC 内（Traidl-Hoffmann et al.，2005）。cAMP 的提高可作为 Th2 型反应性佐剂。许多颗粒如 MSU 结晶、PLGA、氧化镍、无定形硅及碳纳米管均能发挥佐剂活性，刺激巨噬细胞产生炎症小体依赖的 IL-1β 及炎症小体非依赖的 PGE2。此外，与尿酸释放相似，损伤细胞释放 PGE2 的量也增加，这说明 PGE2 也能作为一种DAMP发挥作用。这些发现提示，PGE2是颗粒佐剂筛选的一个有用的标志。

（三）宿主细胞核酸DAMP介导的激活途径

通过DAMP活化的天然免疫，显然是佐剂活性的关键作用机制。最近研究发现，宿主细胞释放的DNA具有介导铝的佐剂活性（Marichal et al.，2011）。研究认为，在铝诱导的细胞死亡期间，铝能够诱导宿主DNA在注射部位局部蓄积，并且用DNase Ⅰ处理能够降低OVA与铝免疫小鼠的抗原特异性抗体反应。纯化的基因组DNA与OVA混合，能够诱导与铝佐剂一样有效的OVA特异的IgG1和IgE反应。这些结果显示，铝诱导宿主DNA的释放能激发天然免疫反应的起始，但这些反应是不依赖TLR、RLR或炎症小体的，并且对于宿主DNA激发免疫反应的机制还不清楚。然而，铝的佐剂活性需要IRF-3和TBK-1（图13-9）（Kuroda，2013）。在IRF-3缺陷和TBK-1/TNF双缺陷的小鼠中证实，是抗原特异的IgE反应而不是IgG1反应显著降低。现鉴定认为，炎症性DC负责诱导Th2型反应。另外，在IRF-3缺陷小鼠免疫OVA与铝的疫苗中，降低了引流淋巴结中的炎症性DC，并且转移野生型炎症性单核细胞到IRF-3缺乏的小鼠，能够增加Th2型细胞因子和IgE的产生。该研究也证实，铝诱导的炎症性单核细胞的迁移需要IL-12p80，并且用抗IL-12p80抗体处理能局部减弱铝诱导的小鼠的IgE反应（图13-9）。已知IL-12p80能诱导DC迁移，并激活NF-κB和p38MAP激酶，而不是STAT蛋白（Cooper and Khader，2007；Robinson et al.，2008）。

第三节　免疫佐剂的开发与应用前景

Janeway等于1989年提出的病原或危险模式识别理论为免疫佐剂的开发提供了理论依据。即PAMP/DAMP与天然免疫细胞上的模式识别受体（PRR）相结合，激活天然免疫应答，活化促炎症信号途径释放细胞因子而诱导获得性免疫应答。在模式识别理论中，疫苗和其他“非我”抗原只有通过模拟病原感染的方式而导致一定的组织损伤，才可引起机体较强的免疫应答。高纯度抗原的新型疫苗由于缺少PAMP而不能被天然免疫细胞的PRR很好地识别，因此不足以产生引起免疫应答的有效信号。为此，人们期望将新型疫苗抗原与佐剂联用来模拟病原感染过程，以诱导有效的免疫反应。传统的免疫佐剂一般属于外源性物质，不仅可起到免疫刺激作用，也会引起不良反应。理想的佐剂应该不仅可以诱导较强和持久的免疫应答，而且要尽量减少其对机体的不良反应。现有研究证实，机体具有三位一体的PPR，而且是天然免疫系统的重要组成成分，不同的PPR能通过不同的信号转导途径识别PAMP，从而启动免疫反应。因此，机体各类PPR的分子生物学特征及其天然免疫信号转导机制等，对高效分子佐剂的开发具有重要意义，也为安全高效疫苗的设计及研发提供了新的思路和希望。

一、模式识别受体信号免疫佐剂的设计策略

免疫调节分子佐剂的主要作用机制，是通过直接作用于免疫系统而调节或增强免疫抗原的特异性免疫应答。例如，天然免疫受体的配体能激活固有天然免疫应答的几种模式。以天然免疫细胞膜表面、内体膜及胞质中的TLR、NLR、RLR和cGAS等识别受体为靶点，活化其下游信号通路而促进免疫应答，以调节获得性免疫反应的强度或改变其反应类型，是最有前景、最有效的免疫佐剂的筛选策略。目前，利用已确定的PRR配体或者合成的激活剂作为免疫佐剂，单独或联合其他成分应用是一个研究热点和方向（表13-1～表13-11）（Coffman et al.，2010；Maisonneuve et al.，2014；Dempsey and Bowie，2015）。

许多TLR的配体，特别是那些能够被化学合成或遗传改造的配体都可作为候选的疫苗佐剂（表13-1～表13-11）。这些TLR激活剂在激活细胞，特别是激活表达同源性TLR的树突状细胞时是很强的佐剂。DC具有产生细胞因子、趋化因子和干扰素，以及上调包括抗原加工和呈递抗原到未成熟T细胞的功能等。为获得最佳的疫苗配方，将疫苗抗原和TLR激活剂直接结合，或以掺入一个有效的靶向载体（一种递送

系统如病毒颗粒、脂质体或抗 DC 表面分子已结合的抗体）的方式，经过内体途径共给药到抗原呈递细胞，是研发高效疫苗和免疫佐剂的策略。

首先，当利用 PRR 的激活剂作为佐剂研发疫苗时，重要的是确定不同家族的细胞内定位及差异表达特征，这有利于研发不同类型的免疫佐剂（表 13-1～表 13-4）(Ishii and Akira，2007；Maisonneuve et al.，2014；Dempsey and Bowie，2015)。例如，在 TLR 家族中，某些 TLR 如 TLR1、TLR2、TLR4、TLR5、TLR6，可能也包括 TLR10 和 TLR11，一般在细胞膜表面表达，而其他的 TLR 如 TLR3、TLR7、TLR8、TLR9，几乎只发现在细胞内区室中如内质网和内体膜上表达（Ishii et al.，2005；Ishii and Akira，2005)。细胞表面的 TLR1、TLR2 和 TLR6 识别脂蛋白，TLR4 识别脂多糖（LPS)，TLR5（或 TLR11，在人类中没有功能）识别病原来源的蛋白质。而内体中的 TLR3、TLR7、TLR8 和 TLR9 识别病毒、细菌核酸。虽然 TLR 在不同类型细胞和细胞内区室间的表达模式差异的生理学意义还没有完全阐明清楚，但其配体如鞭毛蛋白、脂蛋白、脂多糖需要易从病原体中被释放出来，并且能被宿主细胞表面的 TLR 所识别。而隐藏在病原内部的配体如核酸，只能在溶酶体降解后，在内体中被识别。这说明疫苗配方成分和递送系统，不但需要靶向抗原呈递细胞（APC)，而且抗原和佐剂需要保留在相同的细胞小泡中，通过内体或吞噬体途径进行有效的抗原加工和呈递，并随着依赖 TLR 的 DC 激活/成熟，而激发 CD4 T 细胞反应（Blander and Medzhitov，2006a)。

表 13-1　注册疫苗使用佐剂的特征（Pasquale et al.，2015)

佐剂（使用的疫苗）	组成成分	免疫效应
铝（白喉、破伤风、百日咳、脊髓灰质炎、甲肝和乙肝、人乳头状瘤、脑膜炎和肺炎球菌	铝盐与抗原的混合物（吸附）	增加局部的炎症，通过 APC 提高抗原摄取，增加抗体的产生
病毒小体（肝炎和流感）	流感抗原包裹在标准磷脂细胞膜双分子层的小囊泡中	通过 APC 提高抗原摄取，与 B 细胞互作导致 T 细胞活化
AS04（乙肝、人乳头状瘤）	MPL、铝盐	直接刺激 TLR4 促进 APC 成熟和 Th1 型反应
MF59（季节性和大流行性流感）	角鲨烯	增加 APC 招募和活化，促进抗原摄取和迁移细胞到淋巴结
AS03（大流行性流感）	VE（维生素 E)、吐温-80、角鲨烯	促进局部产生细胞因子和招募天然免疫细胞
热可逆的水包油（大流行性流感）	角鲨烯	无报道
ISA51（治疗性疫苗）	矿物油、表面活性剂二缩甘露醇单油酸	强的免疫原性

表 13-2　临床上评价的人类疫苗佐剂（Maisonneuve et al.，2014)

名称	成分	作用受体/途径	疾病
alum*	铝盐（氢氧化铝、磷酸铝）	NLRP3、尿酸、DNA	白喉、破伤风、球菌性肺炎、HAV、HBV、炭疽、蜱传性脑炎、MenC、MenB、HPV
MF59*、AS03*、AF03、SE	水包油乳剂：角鲨烯油＋表面活性剂	MyD88、ASC、ATP	季节性和大流行性流感
virosome*	脂质体＋流感 HA	未知	HAV
AS04*	alum、MPL	TLR4	HBV、HPV
RC-529*	alum、TLR4 激活剂	TLR4	HBV
imiquimod	小分子咪唑喹啉	TLR7	癌症
CpG	单一合成的 DNA 或配伍了 Alum	TLR9	HBV、疟疾、流感、炭疽、癌症
poly（IC：LC)	合成的双链 RNA	TLR3、MDA5	癌症、HIV
flagellin	连接到 HA	TLR5	流感
AS01	脂质体、MPL、QS21	TLR4	疟疾

续表

名称	成分	作用受体/途径	疾病
AS02	水包油乳剂、MPL、QS21	TLR4	疟疾、TB、癌症
AS15	脂质体、MPL、CpG、QS21	TLR4、TLR9	癌症
iscomatrix	皂苷、胆固醇	未知	HCV、流感、HPV、癌症
IC31	DNA、多肽	TLR9 激活剂	TB
CAF01	海藻糖二霉菌酸酯、阳离子脂质体	C 型凝集素 mincle 和 MCL	TB
GLA-SE	合成的 MPL	TLR4	流感
Montanide（ISA51、ISA720）IFA	水包油乳剂、矿物油、表面活性剂	未知	疟疾、HIV、癌症、流感
CT、LT、LTK63	细菌毒素	GM1	流感（鼻内）、ETEC、霍乱（口服）

注：ETEC. 肠毒性大肠杆菌（enterotoxigenic *Escherichia coli*）；HAV. 甲型肝炎病毒（hepatitis A virus）；HBV. 乙型肝炎病毒（hepatitis B virus）；HCV. 丙型肝炎病毒（hepatitis C virus）；HIV. 人免疫缺陷性病毒（human immunodeficiency virus）；HPV. 人乳头状瘤病毒（human papillomavirus）；MenB. B 型脑膜炎球菌（Meningococcal B）；MenC. C 型脑膜炎球菌（Meningococcal C）；mincle. 巨噬细胞诱导的 Ca^{2+} 依赖的凝集素［macrophage inducible Ca^{2+}-dependent（C-type）lectin］；TB. 结核病（tuberculosis）

*代表已注册疫苗的佐剂

表 13-3　重要佐剂激发的天然免疫和获得性免疫元件（Coffman et al.，2010）

佐剂	主要免疫刺激成分	激活的天然受体或途径	刺激的主要免疫反应
alum	铝盐	NLRP3 炎症小体（?）	Ab、Th2（在人+ Th1）
MF59 和 AS03	角鲨烯水包油乳剂	组织炎症(不明确的受体)	Ab、Th1 + Th2
AS04	MPL+铝盐	TLR4 和炎症小体（?）	Ab、Th1
poly-IC（poly-IC：LC）	合成的 dsRNA 衍生物	TLR3、MDA5	Ab、Th1、$CD8^+$ T 细胞
MPL 和配伍组分（AS01、AS02）	MPL 和 QS-21	TLR4（MPL）、?（QS21）	Ab、Th1
鞭毛蛋白、鞭毛蛋白与 Ag 的融合蛋白	鞭毛蛋白	TLR5	Ab、Th1 + Th2
咪喹莫特	咪唑喹啉衍生物	TLR7、TLR8 或二者	Ab、Th1、$CD8^+$ T 细胞
CpG ODN 和配伍组分（IC31、QB10）	合成的磷酰化连接的 DNA 含最佳的 CpG 基序的 ODN	TLR9	Ab、Th1、$CD8^+$ T 细胞
ISCOMS 和 ISCOMATRIX	皂苷	不明确的机制	Ab、Th1 + Th2、$CD8^+$ T 细胞
IFA（Montanide 配伍组分）	矿物或液体石蜡+表面活化剂	不明确的机制	Ab、Th1 + Th2
CFA	IFA +肽聚糖、海藻糖二霉菌酸酯	NLR、炎症小体、TLR?	Ab、Th1、Th17

表 13-4　临床研发的佐剂（Mbow et al.，2010）

成分	生产商	类型	适应证	研发阶段
montanide	Various	水包油乳剂	疟疾、癌症	Ⅲ期
PLG	Novartis	多聚微颗粒	DNA 疫苗（HIV）	Ⅰ期
flagellin	VaxInnate	鞭毛蛋白连接抗原	流感	Ⅰ期
QS21	Antigenics	皂苷	多种疫苗	Ⅰ期
AS01	GSK	MPL+脂质体+QS21	疟疾、结核	Ⅱ期
AS02	GSK	MPL+水包油乳剂+QS21	疟疾	Ⅱ期
RC529	Dynavax	合成的 MPL+铝	乙肝	Ⅱ期
iscom	CSL、Isconova	皂苷+胆固醇+磷脂	多种疫苗	Ⅰ期
IC31	Intercell	多肽+ODN	结核	Ⅰ期
CpG	Coley/Pfizer、Novartis、Idera	ODN+铝、ODN+MF59、ODN	乙肝、疟疾、丙肝、癌症	
MF59+MTP-PE	Chiron/Novartis	脂质化 MDP+水包油乳剂	艾滋病、流感	Ⅰ期
ISS	Dynavax	ODN+铝	乙肝	Ⅱ期

表 13-5　免疫佐剂及其依赖的天然免疫受体（Ishii and Akira，2007）

佐剂	依赖的受体	配体成分	来源
Pam3Cys-SK4	TLR2 和 TLR1	脂蛋白	细菌或合成
MALP-2	TLR2 和 TLR6	脂多肽	细菌或合成
OspA	TLR2+未知	细菌胞壁	包柔氏疏螺旋体
Hib-OMPC	TLR3		b 型流感嗜血杆菌
poly（I：C）	MDA5	dsRNA	病毒或合成
MPL	TLR4+未知	脂多糖+未知	革兰氏阴性菌
鞭毛蛋白	TLR5 IPAF NAIP5	鞭毛蛋白	细菌
咪唑喹啉	TLR7/8	合成的 RNA 类似物	病毒或合成
poly（U）	TLR7/8+未知	ssRNA	
CpG ODN	TLR9	未甲基化的 CpG 基序	细菌或合成
疟原虫色素	TLR9	疟原虫色素	疟原虫或合成
质粒 DNA	TLR9+未知	CpG 基序+未知	细菌
iE-DAP	NOD1	DMP+DAP	细菌或合成
FK565 和 FK156	NOD1	肽聚糖	
弗氏完全佐剂（CFA）	NOD2+未知 TLR2 和 TLR4）	胞壁酰二肽（MDP）	细菌
	NALP3/cryopyrin/CIAS	胞壁酰二肽 毒素 细菌 RNA	N/A
铝盐	NLRP3	尿酸结晶	

表 13-6　涉及 TLR 信号途径的注册疫苗（景志忠，2012）

含 TLR 佐剂的疫苗	可能含 TLR 佐剂但未证实的疫苗			不含 TLR 佐剂的疫苗
	活苗	灭活苗	多糖苗	
BCG	流感	霍乱	脑膜炎	AVA
Hib-OMPC	麻疹	DTP	肺炎球菌	DTaP
	腮腺炎	甲型肝炎	伤寒	HBsAg/alum
	风疹	三价流感疫苗		Hib-T
	伤寒口服苗	JEV		Hib-CRM
	牛痘苗	鼠疫		
	水痘	脑脊髓炎		
	黄热病	狂犬病		

注：BCG. 结核菌素；AVA. 炭疽吸附疫苗；Hib-OMPC. 脑膜炎球菌蛋白的 b 型流感嗜血杆菌结合疫苗；DTP. 白喉－破伤风－百日咳；DTaP. 白喉－破伤风－无细胞百日咳；HBsAg. 乙型肝炎表面抗原；Hib-T. 破伤风类毒素 b 型流感嗜血杆菌结合疫苗；JEV. 日本脑炎病毒；Hib-CRM. 白喉类毒素 b 型流感嗜血杆菌结合疫苗

表 13-7 TLR 相关的疫苗佐剂的研发、生产与临床应用情况（景志忠，2012）

疾病	成分	靶标	研发公司	研发阶段
HBV	fendrix（HBV 抗原与 MPL®）	TLR4	GlaxoSmithKline（GSK）	已上市（欧盟）
HBV	supervax（HBV 抗原与 RC-529）	TLR4	Dynavax Technologies	已上市（阿根廷）
HBV	heplisav（HBV 表面抗原与 CpG-ODN 1018 ISS）	TLR9	Dynavax Technologies	Ⅲ期
HBV	CpG-ODN 1018 ISS 联合 engerix-B®	TLR9	Dynavax Technologies	Ⅱ期
HPV	cervarix（HPV-16 与 HPV-18 L1 病毒样颗粒及其铝盐佐剂和 MPL®）	TLR4	GlaxoSmithKline（GSK）	已上市
生殖器疱疹	MPL®	TLR4	Corixa/GSK	Ⅲ期
炭疽	vaximmune（CpG7909）配伍已被批准上市的炭疽菌苗（BioThrax）	TLR9	Coley Pharmaceutical/ DARPA	Ⅰ期
IV	鞭毛蛋白中的 F 蛋白配伍血凝素（HA）或 M2e	TLR5	Vaxinnate	临床前
IV	IV 抗原和 CpG-ISS	TLR9	Dynavax Technologies	临床前
HIV	HIV Gag 蛋白配伍咪唑喹啉成分 3M-012	TLR7/8	NIH Vaccine Research Center	研发中
黑色素瘤	melan-A 多肽配伍非完全弗氏佐剂与 CpG-ODN 7909	TLR9	Coley Pharmaceuticals/GSK	Ⅰ期
非小细胞肺癌	stimuvax/BLP25（合成的癌症相关 MUC1 蛋白配伍脂质体包裹的 MPL）	TLR4	Biomera/Merck	Ⅱ期
黑色素瘤	CYT004-MelQbG10（melan-A/MART-1 蛋白片段配伍免疫药物载体 QbG10）	TLR9	Cytos Biotechnology	Ⅱ期
HIV	remune（灭活的 HIV-1）配伍 HYB2055（CpG-ODN）	TLR9	Idera Pharmaceuticals/ Immune Response Corporation	Ⅱ期

表 13-8 基于 TLR2 佐剂的临床试验情况（Steinhagen et al.，2011）

制剂名	疾病	试验阶段	试验对象	效果及文献
OspA + Pam3Cys +/–铝胶	莱姆病	Ⅲ期	健康成人	除加铝胶的外，75%以上诱发血清性保护（Sigal et al.，1998；Steere et al.，1998）
OspA + Pam3Cys	莱姆病	Ⅰ/Ⅱ期	大于 15 岁儿童	90%以上诱发保护性 IgG 应答（Feder et al.，1999；Beran et al.，2000）
（T1BT）4 + Pam3Cys	疟疾	Ⅰ期	健康成人	均有抗原特异性 IgG（Sigal et al.，1998）
Lipo-6 +/– QS-21	HIV	Ⅰ/Ⅱ期	健康成人	HIV 特异的 B 细胞和 T 细胞反应分别达 93%、86%，QS-21 无作用（Gahery-Segard et al.，2000；Pialoux et al.，2001；Gahery-Segard et al.，2003；Durier et al.，2006；）
Lipo-4	HIV	Ⅰ期	健康成人	皮内注射的剂量仅是肌注的 20%，诱导的 CTL 反应达 52%（Launay et al.，2007）
Lipo-6	HIV	Ⅱ期	感染的成人	$CD4^+$和 $CD8^+$ T 细胞反应分别达 70%和 57%，导致了长的 HAART 阻断（Gahery et al.，2006；Pialoux et al.，2008）
Lipo-6T + IL-2/vCP1433	HIV	Ⅱ期	感染的成人	对 $CD4^+$ T 细胞无影响，仅有暂时的 CTL 反应（Goujard et al.，2007）
theradigm-HBV	HBV	Ⅰ期	健康成人	剂量依赖的 CTL 反应持续 9 个月（Vitiello et al.，1995；Livingston et al.，1997）
theradigm-HBV	HBV	Ⅱ期	感染的成人	无有效的 CTL 反应（Livingston et al.，1999）
HPV-16 E7	HPV	Ⅰ期	癌症患者	无有效的 CTL 反应（Steller et al.，1998）

注：OspA. 外膜蛋白 A；Pam3Cys. 三-棕榈酰基-硫-丙三基半胱氨酸；（T1BT）4. 重复的 T 细胞和 B 细胞表位+疟原虫 CS 蛋白通用的 T 细胞表位；Lipo-4. Nef/Pol/Nef 脂多肽的混合物；Lipo-6. Nef/Gag/Env 脂多肽的混合物；Lipo-6T. 6Nef/Gag/Pol 脂多肽的混合物；vCP1433. 重组金丝雀痘载体；theradigm-HBV. 含一个 HTL 表位（破伤风毒素表位）共价连接到棕榈酰化的 HBV 核心多肽 N 端的一个 CTL 表位上；HPV-16 E7. 脂质化的 HPV-16 E7 多肽表位连接到 PADRE（HTL 表位）

表 13-9 基于 TLR4 佐剂的临床试验情况（Steinhagen et al.，2011）

制剂名	疾病	试验阶段	试验对象	效果及文献
A. 传染病				
AS04 + HBsAg	乙肝	Ⅲ期	>1 300 个健康成人	血清保护几乎 100%和抗体滴度高 2 倍（Boland et al.，2004）
AS04 + HBsAg	乙肝	Ⅱ期	165 个血透析患者	更快和有效的血清保护（Tong et al.，2005；Kong et al.，2008）
AS02（MPL+QS21）+rHBV	乙肝	Ⅰ/Ⅱ期	30 个健康成人	更强的 Ab 和 CTL 反应（Vandepapeliere et al.，2005）
AS02（MPL+QS21）+HBsAg	乙肝	Ⅰ期	20 个肝移植者	80%的患者有强的 Ab 反应，可暂停 HBIG 的治疗（Bienzle et al.，2003）
RC-529+alum+HBsAg	乙肝	Ⅲ期	285 个健康成人	免疫 90 天的血清保护为 99%（Dupont et al.，2006）
AS04+HPV-16/18L1 VLP	生殖器瘤	Ⅲ期	>18 500 个健康妇女	对上皮内瘤的预防效力达 93%（Paavonen et al.，2007，2009）
AS04+HPV-16/18L1 VLP	生殖器瘤	Ⅲ期	>650 个健康妇女	3 倍剂量的血清保护达 100%（Schwarz et al.，2009）
AS04+HPV-16/18L1 VLP	生殖器瘤	Ⅱ期	>1 100 个健康妇女	100%保护达 1 年，血清阳性达 7 年以上（Harper et al.，2004，2006；Romanowski et al.，2009；de Carvalho et al.，2010）
AS04+HPV-16/18L1 VLP	生殖器瘤	Ⅱ期	129 个健康妇女	抗体滴度显著持续高达 2 年（Giannini et al.，2006）
AS04+HPV-16/18L1 VLP	生殖器瘤	Ⅲ期	>2 700 个健康成人	对 HSV-1/2 血清阴性者有 74%保护（Stanberry et al.，2002）
AS04+gp350	EBV	Ⅱ期	181 个健康成人	99%有抗体，并持续 18 个月以上（Sokal et al.，2007）
AS04+LEISH-F1	利什曼原虫病	Ⅰ/Ⅱ期	80 个健康成人	对 LEISH-F1 有 IFN-γ 反应和 DTH（Velez et al.，2009）
AS02（MPL+QS21）+ NefTat/gp120W61D	HIV	Ⅰ期	84 个健康成人	HIV-特异性淋巴组织增生（Goepfert et al.，2007）
AS02（MPL+QS21）+RTS	疟疾	Ⅱ期	306 个健康男人	71%的抗感染有效达 9 周（Bojang et al.，2001）
AS02（MPL+QS21）+RTS	疟疾	Ⅱ期	>2 000 个健康儿童	感染降低 29%达 21 个月（Alonso et al.，2004，2005）
AS02（MPL+QS21）+ Mtb72f	结核病	Ⅰ期	12 个健康成人	增加 IL-2 和 IFN-γ 产生以活化 $CD4^+$ T 细胞（Von et al.，2009）
B. 癌症				
Detox 佐剂+2 个黑色素瘤细胞株裂解物	黑色素瘤	Ⅱ期	139 个患者	临床反应率为 CR 3%、PR 5%、MR 4%和 PD 65%（Elliott et al.，1993）
Detox 佐剂+2 个黑色素瘤细胞株裂解物	黑色素瘤	Ⅲ期	140 个患者	反应率和存活率无差异（Mitchell，1998）
Detox 佐剂+2 个黑色素瘤细胞株裂解物	黑色素瘤	Ⅲ期	553 个患者	5 年无复发，存活率 83%（Sosman et al.，2002）
Detox 佐剂+Stn-KLH	乳腺癌	Ⅱ期	23 个患者	都产生了针对 STn 的抗体（Miles et al.，1996）
MPL+BLP25+三种脂质 [b]	肺癌	Ⅱ期	171 个患者	平均存活时间从 13.0 个月延长到 17.4 个月（Butts et al.，2005）
MPL+BLP25+三种脂质 [b]	前列腺癌	Ⅱ期	16 个患者	50%有稳定的 PSA（North et al.，2006）
AS02（MPL+QS21）+ MAGE-3 蛋白	MAGE-3 转移瘤	Ⅰ/Ⅱ期	57 个患者	96%产生了抗 MAGE-3 抗体（Marchand et al.，2003；Vantomme et al.，2004）
AS02（MPL+QS21）+ MAGE-3 蛋白	MAGE-3 肺癌	Ⅱ期	17 个患者	引发了强的 MAGE-3 特异的抗体和 $CD4^+$ T 细胞反应（Atanackovic et al.，2004）

注：MPL. 单磷酰脂质 A；alum. 氢氧化铝或磷酸铝；LEISH-F1. 重组利什曼原虫多聚蛋白；HSV. 单纯疱疹病毒；NefTat. 由 Nef（来源于 HIVLAI）和 Tat（来源于 HIVBH10）组成；RTS. 疟原虫（NF54 株，实验室克隆 3D7）的环孢子蛋白 C 端一半的融合蛋白；Mtb72f. 表达在肺结核和分枝杆菌中的两种抗原（Mtb39a 和 Mtb32a）的重组蛋白；Detox 佐剂. 包括单磷酰脂质 A 和 *M. phlei* 的细胞壁骨架；STn-KLH. STn 是上皮黏液素的一种癌相关的核心区糖抗原，其连接到 KLH（keyhole limpet haemocyanin）；BLP25. 25-氨基酸序列提供到 MUC1 抗原；NSCLC. 非小细胞肺癌（non-small cell lung cancer）；BSC. 最好的支持疗法；PSA. 前列腺特异的抗原；MAGE-3. 黑色素瘤抗原-3

a. M5 为 5 个 HLA I 类 Ags（HLA-A2、HLA-A28、HLA-B44、HLA-B45 和 HLA-C3）的任何一个

b.三种脂质是类固醇、磷脂酰甘油和二棕榈酰卵磷脂

表 13-10 基于 TLR7/8 佐剂的临床试验情况（Steinhagen et al.，2011）

制剂名	疾病	试验阶段	试验对象	效果及文献
K562/GM-CSF +/– 咪喹莫特	CML	Ⅱ期	患者	降低荷瘤量和促进反应，添加咪喹莫特无效果（Smith et al.，2010）
HPV16 E6E7L2 融合蛋白+咪喹莫特	阴道癌	Ⅱ期	患者	63%有局部的 $CD4^+$ 和 $CD8^+$ T 细胞浸润（Daayana et al.，2010）
前列腺特异的多肽+montanide +/–咪喹莫特	前列腺癌	Ⅰ/Ⅱ期	Ⅱ/Ⅲ患者	含咪喹莫特的疫苗减慢了 PSA 的上升（Feyerabend et al.，2009）
NY-ESO-1+咪喹莫特	黑色素瘤	Ⅰ期	Ⅱ~Ⅲ患者	50%产生抗体和/或 $CD4^+$ 反应（Adams et al.，2008）
黑素瘤肽+Flt3/+/–咪喹莫特	黑色素瘤	Ⅰ期	Ⅱ~Ⅳ患者	含咪喹莫特的疫苗 62.5%患者产生了 $CD8^+$ T 细胞反应，而对照仅为 25%（Adams et al.，2008）

注：K562/GM-CSF. 转染编码 GM-CSF 质粒的 K562 细胞株；HPV. 人乳头状瘤病毒（human papillomavirus）；PSA. 前列腺特异性抗原；NY-ESO-1. 睾丸癌抗原（cancer-testis Ag）；Flt3. 造血生长因子（hematopoietic growth factor）．Ⅰ~Ⅲ表示严重程度

表 13-11 基于 TLR9 佐剂的临床试验情况（Steinhagen et al.，2011）

制剂名	疾病	试验阶段	试验对象	效果及文献
A. 传染病				
CpG 7909+AMA1/alhydrogelH	疟疾	Ⅰ期	健康成人	抗体滴度增加 5.5 倍（Mullen et al.，2008）
CpG 7909+AMA1/alhydrogelH	疟疾	Ⅰ期	免疫成人	抗体滴度增加 2 倍（Sagara et al.，2009；Traore et al.，2009）
CpG 7909+MSP142	疟疾	Ⅰ期	健康成人	3 个剂量免疫抗体滴度增加 8 倍（Ellis et al.，2010）
CpG 7909 +engerix-B_	乙肝	Ⅰ/Ⅱ期	HIV 感染的成人	免疫 6 周后 100%血清转阳（对照 63%），血清保护持续 5 年（Cooper et al.，2005，2008）
CpG 1018 + HBsAg	乙肝	Ⅲ期	健康青年人	血清保护获得快，比 engerix-B®需要的剂量小（Halperin et al.，2006）
CpG 7909 + engerix-B_	乙肝	Ⅰ/Ⅱ期	健康成人	血清保护获得快，比 engerix-B®激发的抗体滴度高 45 倍（Halperin et al.，2003；Cooper et al.，2004；Siegrist et al.，2004）
CpG 7909 + fluarix	流感	Ⅰ期	健康成人	不增强免疫反应，但可以减少疫苗用量（Cooper et al.，2004）
CpG 7909 + AVA	炭疽	Ⅰ期	健康成人	抗体反应增加 7 倍（Rynkiewicz et al.，2005）
B. 癌症				
CpG 7909+melan-A/MART-1	黑色素瘤	Ⅰ期	8 个患者	特异性 $CD8^+$ T 细胞增加 10 倍（Speiser et al.，2005）
CpG 7909+NY-ESO-1 蛋白+/–montanide	黑色素瘤	Ⅰ期	8 个患者	增加 $CD8^+$ T 细胞反应（Fourcade et al.，2008）
CpG 7909+NY-ESO-1 蛋白+ montanide	黑色素瘤	Ⅰ期	8 个患者	增加抗体和 $CD4^+$ Th 细胞反应（Valmori et al.，2007）
CpG 7909 +NY-ESO-1 蛋白+montanide	黑色素瘤	Ⅰ期	13 个黑色素瘤患者	增加 $CD8^+$ T 细胞反应，延长存活（Karbach et al.，2010）
CpG 1018+GM-CSF+hTERT 多肽	肉瘤	Ⅰ期	17 个癌患者	只有 1 个患者产生了 $CD8^+$ T 细胞反应（Haining et al.，2008）

注：AMA1. 顶膜抗原 1（apical membrane antigen 1）；MSP142. 裂殖子表面抗原 142（merozoite surface protein 142）；MART. T 细胞识别的黑色素瘤抗原

其次，每个 TLR 表达的细胞类型也十分不同。TLR2 和 TLR4 在包括巨噬细胞、树突状细胞、B 细胞、粒细胞、NK 细胞和 T 细胞等各种免疫细胞中表达，甚至在成纤维细胞和上皮细胞等非免疫细胞中表达。TLR7 和 TLR9 主要在免疫细胞中表达。在特殊情况下，这些受体在病毒感染期间能在产生大量Ⅰ型干扰素的 pDC 上优势表达。这些表达 TLR 细胞的胞内信息交流，可以影响佐剂诱导的获得性免疫反应。在细胞内表达的 DNA 病毒、RNA 病毒的抗原，能交叉呈递抗原到 CD8 T 细胞，而存在于非抗原呈递细胞中的 TLR 可以影响其效应过程。此外，通过病原或疫苗诱导的各种细胞因子和环境应激也能改变 PPR 的表达特征。

另外，在其他 PRR 家族中，如 NLR 的刺激作用比较独特，它能够活化 IL-1β 转化酶，NLR 激活剂也能够促进 IL-1β 的加工和分泌。虽然许多 DC 和巨噬细胞能够刺激、上调细胞质内的 IL-1β 前体，但 IL-1β 转化酶对 IL-1β 前体转化是必需的。由于 IL-1β 和 IL-18 对活化很多免疫细胞非常重要，因此 NLR 激活剂可作为疫苗和免疫刺激复合物的有效成分。同时，RIG-Ⅰ和 MDA5 的激活剂也可作为疫苗和免疫刺激物

的有效成分。另外，近年来发现的胞质DNA感受器如cGAS又是基于其信号途径研发CDN及其衍生物免疫佐剂的重要手段。

目前，基于不同PRR家族、不同成员及结合不同靶向方式策略研发的免疫佐剂，已被证实确实具有显著的免疫增强效果，多数已在临床上开发应用（表13-1～表13-4）(Coffman et al., 2010；Maisonneuve et al., 2014；Dempsey and Bowie, 2015；Pasquale et al., 2015)。因此，为研发高效、安全的疫苗，应慎重综合选择有效而特异地递送疫苗抗原和佐剂到抗原呈递细胞（APC），而全面激活天然免疫和获得性免疫反应的策略。

二、靶向模式识别受体信号的免疫佐剂

（一）TLR2/4与NOD1/2感受器的细菌细胞壁组分佐剂

脂蛋白如支原体巨噬细胞激活脂肽2(MALP-2)是TLR2的配体，二者结合介导的佐剂活性是由TLR2和TLR6组成的异二聚体识别的（Takeuchi et al., 2001, 2002），合成的细菌脂肽Pam3Cys也是由TLR2和TLR1组成的异二聚体识别的，在体内证实均有较强的佐剂效应（Borsutzky et al., 2005；Patel et al., 2005）。用于莱姆病疫苗佐剂的包柔氏疏螺旋体外表面脂蛋白（OspA），以及来源于b型流感嗜血杆菌外膜蛋白与多糖的复合物（Hib-OMPC）都是抗原性较强的疫苗成分。其原因是，OspA和Hib-OMPC不仅含保护性抗原，而且含有由TLR2识别的、具有免疫刺激的细胞壁成分。同样，Hib-OMPC疫苗诱导的促炎症细胞因子的产生是依赖TLR2的，然而在缺失TLR2后，抗原特异性的IgG滴度并未剧烈减少（Latz et al., 2004），提示在疫苗成分中还存在其他佐剂因子（表13-5，表13-7，表13-8）(景志忠，2012)。

肽聚糖(PGN)是一种能被位于胞质中的NOD1和NOD2识别的细菌细胞壁成分。胞壁酰二肽(MDP)是PGN中的一种普通结构成分，是NOD2的配体。其含有二氨基庚二酸（DAP）的DMP是NOD1的配体，具有刺激活性。有趣的是，MDP是最普通的佐剂——弗氏完全佐剂（CFA）的必需成分之一，它是油乳剂中分枝杆菌的组成成分（Ellouz et al., 1974）。纯化的MDP能与其他TLR的配体在人类的细胞中（但不在小鼠细胞中）协同引起强烈的天然免疫反应，这些协同作用可以贡献到CFA的整个佐剂活性中，这说明CFA似乎含有TLR2和/或TLR4的配体（Tada et al., 2005；Kufer and Sansonetti, 2007）。同样，含TLR2和TLR4配体及TLR9配体的BCG疫苗，在缺乏天然免疫反应的关键接头分子MyD88的情况下，能诱导产生获得性免疫反应，这提示BCG疫苗含有不依赖于TLR的佐剂活性成分，它可能是NOD样受体的配体（Fremond et al., 2004）(表13-5)。

（二）TLR5与NOD样蛋白介导的鞭毛蛋白佐剂

细菌鞭毛蛋白，也称鞭毛素，是一种强有力的T细胞抗原，具有较强的免疫刺激活性，具有多种生物学功能，可诱导机体产生天然免疫应答和获得性免疫应答（Hayashi et al., 2001；Huleatt et al., 2008）。在肺脏和肠上皮细胞、小肠的固有层DC上，识别细菌鞭毛蛋白的TLR5大量表达(Uematsu et al., 2006)。鞭毛素作为疫苗佐剂，已在编码靶蛋白抗原和鞭毛素的嵌合DNA疫苗研究中确认了其在TLR5信号中所起的作用（Applequist et al., 2005；Honko et al., 2006），鞭毛蛋白倾向于产生混合的Th1和Th2型细胞免疫应答，而不是极化为Th1型细胞免疫模式（Huleatt et al., 2008）(表13-5)。利用鼠伤寒沙门氏菌的鞭毛素——fljB（STF2）和鸡卵白蛋白组成的融合蛋白免疫小鼠，比传统佐剂疫苗诱导产生了更快速、稳定和高的抗原特异性IgG（IgG1和IgG2a）滴度。同样，将鞭毛素与单核李氏杆菌抗原p60和细胞溶血素O的免疫保护性表位新多肽形成重组融合蛋白，用这种重组蛋白免疫动物能产生显著的抗原特异性CD8 T细胞反应，并且保护机体免受单核李氏杆菌的攻击。用流感Matrix 2蛋白(M2e)疫苗与STF2.4xM2e经皮下或鼻内接种免疫小鼠，再以致死剂量病毒经鼻内途径攻击感染时，小鼠也能存活。

TLR5并不是介导鞭毛素佐剂效应的唯一受体。融合蛋白抗体的产生需要TLR5的表达（McDonald et al., 2007），但在小鼠上最好的佐剂效应需要TLR信号接头分子MyD88在造血和非造血细胞中表达

（Sanders et al.，2008）。神经烟胺比林细胞凋亡抑制蛋白 5（neuronal apoptosis inhibitory protein 5，NAIP5）是不依赖 TLR5 或 MyD88 的 NOD-LRR 蛋白家族的成员之一，可识别胞质内的鞭毛蛋白，且通过巨噬细胞以依赖半胱天冬酶-1 的方式控制嗜肺军团杆菌的感染（Molofsky et al.，2006；Zamboni et al.，2006）。同样，白介素-1β 转换酶（interleukin-1β covert enzyme，ICE）蛋白酶活化因子（ICE protease activating factor，IPAF）是另一种含 NOD-LRR 的半胱天冬酶招募结构域（caspase recruitment domain，CARD）蛋白，也可识别鼠伤寒沙门氏菌的感染。鼠伤寒沙门氏菌感染时，释放到细胞质的鞭毛蛋白对半胱天冬酶-1 的活化是由 IPAF 介导的，而不是 TLR5 的作用（Franchi et al.，2006；Miao et al.，2006）。虽然 NAIP5、IPAF 识别相同配体的机制仍不十分清楚，但当它们彼此物理接触时，这两种蛋白质可协同识别鞭毛蛋白。但 TLR5、NAIP5 和 IPAF 这三种受体是如何介导鞭毛蛋白发挥佐剂效应的，暂时不十分清楚（表 13-5）。

（三）TLR3 与 RIG 样受体介导的 dsRNA 佐剂

病毒双链 RNA（dsRNA）是一种较强的免疫激活剂，合成 dsRNA 的同系物作为佐剂已得到应用（Trumpfheller et al.，2008；Longhi et al.，2009；Stahl-Hennig et al.，2009），而且能够通过两种不同类型的 PRR 发挥作用（表 13-2，表 13-5）。病毒或合成的 dsRNA 能够活化胞内的 TLR3（Alexopoulou et al.，2001）或胞质中 RNA 解旋酶（RLR）如 RIG-Ⅰ和 MDA5（Kato et al.，2006）。TLR3 主要通过配体 TRIF 介导其效应（Alexopoulou et al.，2001），而 RLR 信号通过接头分子即 IFN 启动子刺激物 1（IFN-promoter stimulator-1，IPS-1）发挥作用（Kato et al.，2006）。

TLR3 在 DC 中活化可诱导 IL-13 和Ⅰ型 IFN 的分泌，而且促进 MHCⅡ类分子的表达和交叉呈递（Kadowaki et al.，2001；Schulz et al.，2005；Jongbloed et al.，2010；Poulin et al.，2010；Wang et al.，2010）。在非造血细胞中，刺激 MDA5 能够强烈提高Ⅰ型 IFN 的产生（Longhi et al.，2009；Wang et al.，2010）。dsRNA 在通过包括活化 DC、NK 细胞和直接对 T 细胞效应的不同机制以提高 T 细胞和 B 细胞免疫反应中，Ⅰ型 IFN 扮演着很重要的角色（Blanco et al.，2005；Longhi et al.，2009）。几类合成的 dsRNA 同系物［poly（IC）、poly（IC：LC）和 Poly（IC12U）］已作为免疫佐剂与可溶性蛋白、DC 靶向物或者灭活的病毒疫苗配伍应用（Trumpfheller et al.，2008；Stahl-Hennig et al.，2009），如人工合成的 dsRNA 成分 poly（I：C）是第一个用于治疗艾滋病和淋巴瘤的制剂。更为重要的是，在 TLR3 介导下由 dsRNA 诱导成熟的 $CD8^+$ DC，在抗原特异性的 $CD4^+$ T 细胞和 $CD8^+$ T 细胞免疫应答过程中发挥重要功能，说明 TLR3 是一种能诱导细胞免疫应答的良好佐剂的作用靶点（Schulz et al.，2005；Zaks et al.，2006）。但是，当 dsRNA 通过转染方式直接进入胞质后，其仍能活化 $TLR3^{-/-}$ 小鼠的 DC，说明细胞内还存在针对 dsRNA 的 TLR3 非依赖性受体。现已鉴定出 3 种同源的 DExD/H box RNA 解旋酶作为胞质感应器，它们也能识别感染的病毒和 dsRNA，如 RIG-Ⅰ（也称 DDX58）和 MDA5（也称 Helicard）（Yoneyama et al.，2004，2005）。RIG-Ⅰ和 MDA5 通过识别 RNA 的不同结构部位，可分别感知侵入细胞的 RNA 病毒，从而触发经 IFN 启动子刺激物 1 的 TLR 非依赖性信号通路，最终产生抗病毒效应，如分泌Ⅰ型 IFN（Kawai and Akira，2006）。研究显示 poly（I：C）诱导的天然免疫应答和获得性免疫应答是由 MDA5 介导的，而不是 RIG-Ⅰ，说明 MDA5 不但有助于抗 dsRNA 病毒的免疫反应，而且对 dsRNA 疫苗佐剂效应的产生发挥重要作用（Gitlin et al.，2006；Kato et al.，2006）。

（四）TLR7 和 TLR8 介导的 ssRNA 佐剂

与 dsRNA 不同，宿主细胞中含有丰富的 ssRNA，一般认为是免疫惰性物质，但研究表明甲基化的 ssRNA 具有很强的免疫刺激活性（Diebold et al.，2004；Kariko et al.，2004；Koski et al.，2004；Sugiyama et al.，2005）。富有鸟苷和尿苷的 ssRNA，首次被鉴定为一种 TLR7 和 TLR8 的天然配体（Diebold et al.，2004；Lund et al.，2004）。由于 ssRNA 可被胞外 RNA 酶迅速降解，因此不可能有未修饰的 ssRNA。然而，许多合成的小化合物最初作为Ⅰ型 IFN 的诱导剂，包括人类免疫缺陷病毒（HIV）或流感病毒基因组寡核苷酸片段、siRNA、咪唑喹啉，以及鸟苷和腺苷同系物，均可被小鼠的 TLR7 识别，也可被人的 TLR7 和 TLR8 识别，进而诱导产生细胞免疫应答（Hemmi et al.，2002；Diebold et al.，2004；Heil et al.，2004；Gorden et al.，2005）。在鼠和人之间，TLR7 和 TLR8 的功能及其在组织中的表达有很大的不同。在人类中，TLR7 在浆样 DC（pDC）上大量表达，导致了 DC 分泌 Ⅰ 型 IFN。而 TLR8 在单核细胞上大量表达，导致了促炎症细胞因子特别是 IL-12 的分泌（Gorden et al.，2005），其中 TLR7 和 TLR8 通过接头分子 MyD88 来启动下游的信号通路。TLR7 和 TLR8 在人的 pDC 和 mDC 的活化，分别能增加共刺激分子的表达及 Ⅰ 型 IFN 和 IL-13 的产生（Jarrossay et al.，2001；Kadowaki et al.，2001；Lore et al.，2003）。在激活多种 DC 亚群和 B 细胞诱导 Th1 型细胞免疫、交叉呈递及抗体产生方面，一种双特异性的 TLR7-TLR8 激活剂，比单一特异的激活剂更有效。有些 TLR7 配体已被用于临床治疗多种病毒性疾病（Horsmans et al.，2005），如咪唑莫特（5%乳剂）对外生殖器疣、基底细胞瘤及光化性白化病有明显的治疗效果（Stockfleth et al.，2003；Lysa et al，2004；McInturff et al.，2005）。另外，一些人工合成的 TLR7 配体也已处于治疗乙肝、丙肝、肿瘤的 Ⅰ 期和 Ⅱ 期临床试验阶段。而且 TLR7 配体的佐剂活性在非人灵长类动物上也得到了证实（表 13-2，表 13-3，表 13-5，表 13-7，表 13-10）（Maisonneuve et al.，2014；Pasquale et al.，2015；景志忠，2012）。

一些来源于 RNA 病毒的具有免疫刺激性的 ssRNA，或人工合成的寡核苷酸片段，还以 TLR7/8 非依赖性的方式活化免疫系统。例如，流感病毒的 ssRNA 可通过 TLR7 途径活化浆样 DC，但它们还以 TLR7 或 MyD88 非依赖性的方式活化髓样细胞，如单核细胞、髓样 DC 或者纤维瘤细胞（Lopez et al.，2004；Kato et al.，2005；Sugiyama et al.，2005）。研究表明，这一过程是由 RIG- Ⅰ 通过识别 ssRNA 的 5′-三磷酸来实现的（Pichlmair et al.，2006）。因此，以 ssRNA 作为疫苗佐剂时，要弄清楚是哪种天然免疫受体（TLR 或 RIG 样受体）对佐剂活性起了关键作用，这有助于将疫苗抗原靶向合适的细胞，从而增强疫苗的免疫保护效力。

（五）依赖 TLR9 的 DNA 佐剂

在微生物感染的过程中，DNA 可从微生物或裂解的宿主细胞中释放出来，并被宿主天然免疫系统识别，从而介导天然免疫应答。TLR9 曾被认为是唯一的胞内识别免疫调节性 DNA 的受体，而且介导细菌或病毒 DNA 如 CpG DNA 的天然免疫应答（Blasius and Beutler，2010）。研究表明，CpG 在介导针对微生物感染和肿瘤的保护性免疫应答中发挥重要作用(表 13-2，表 13-3，表 13-5，表 13-7，表 13-11)(Klinman，2004；Wagner，2004；Krieg，2006；Maisonneuve et al.，2014；Pasquale et al.，2015；景志忠，2012)。人工合成的未甲基化 CpG 基序的 ODN，可刺激巨噬细胞、DC、B 细胞启动 TLR9 介导的依赖 MyD88 的信号转导通路，从而诱导促炎症细胞因子、趋化因子、免疫球蛋白的产生和分泌。在以 CpG ODN 作为疫苗佐剂时，针对 CpG ODN 的天然免疫应答促使宿主“免疫微环境”（immune milieu）的形成，这有利于疫苗诱导产生强烈的细胞免疫应答。研究表明，CpG ODN 作为疫苗佐剂是非常有效的，可以调节疫苗所诱导的免疫应答水平（Broide，2005；Vollmer，2006）。一些含有 CpG 寡核苷酸基序的序列可优先而特异地与 TLR9 结合。研究人员对合成的 18～25 碱基寡脱氧核苷酸（ODN）及优化的 CpG 基序，以可溶性形式，或者是纳米粒（Marshall et al.，2004）或病毒样颗粒形式被作为免疫佐剂进行了广泛的研究（Jennings and Bachmann，2009）。

用一种新的免疫刺激寡核苷酸与抗微生物肽组合即 IC31 作为 OVA 的免疫佐剂，经过 TLR9/MyD88 依赖途径产生了一个新的免疫佐剂效应信号（Schellack et al.，2006）。在小鼠中，IC31 能诱导强烈的抗原特异性的 Th1 型细胞免疫应答，以及以 Th1 型为主的细胞和体液免疫应答。另外，诱导的 CTL 反应能有效杀伤体内靶细胞，还能诱导 $CD4^+$ TCR 转基因 T 细胞有效增殖，以及分化为产生 IFN-γ 和 IL-4 的 T 细胞。合成的 CpG ODN 与抗微生物肽、多磷腈配伍组合作为 OVA 的疫苗佐剂免疫小鼠，含两种或三种佐剂成分的组合都能诱导高的抗体水平，其中含 CpG ODN 的三种佐剂组合疫苗诱导产生了最高水平的 IgG

和 IFN-γ，表明 CpG ODN 诱导了以 Th1 型为主或 Th1/Th2 型平衡的免疫反应（Wilson et al.，2010）。另外，研究人员对 CpG ODN 协同免疫佐剂效应也在 HIV 囊膜多肽（Zhu，et al.，2010）、乙肝病毒表面抗原（Mutwiri et al.，2008）、呼吸道合胞病毒（RSV）抗原（Mapletoft et al.，2008）及不同动物上进行了评价，显示出其明显的协同增强作用（Kovacs-Nolan et al.，2009a，2009b；Cao et al.，2010）。

来自细菌的具有免疫调节性的 CpG DNA 可活化天然免疫系统，因此这种 CpG 基序可作为 DNA 疫苗的嵌入型佐剂（Gurunathan et al.，2000）。由于 TLR9 是唯一识别 CpG 基序的受体，TLR9 在人类细胞上的分布有一定的局限性，主要存在于两类 APC 型细胞如 B 细胞和 pDC 上（Campbell et al.，2009）。在小鼠中，一种缺失 TLR 的特异的 DC 的研究表明，CpG ODN 在提高抗体活性方面 DC 的识别比 B 细胞更重要（Hou et al.，2008）。然而，在灵长类中，骨髓源 DC 被认为是主要的抗原呈递型 DC，并由 TLR9 负调节，这表明激活 pDC 或直接激活淋巴结中的 pDC 才具有充分的 CpG OND 佐剂效应（Teleshova et al.，2006）。因此，TLR9 缺陷的 APC，包括 DC 在内，不能对 CpG 基序产生反应（Hemmi et al.，2000）。同样，以 CpG 作为佐剂的蛋白疫苗接种 $TLR9^{-/-}$小鼠，也不能增强疫苗诱导的 Th1 型细胞免疫应答水平（Hemmi et al.，2000）。

当 DNA 疫苗接种 $TLR9^{-/-}$小鼠后，小鼠却产生了高水平的抗原特异性的 IgG，包括 IgG1、IgG2a 及显著的 CTL 效应，这与接种野生型小鼠产生的免疫应答水平相当（Spies et al.，2003；Babiuk et al.，2004）。而且，除微生物源的 DNA 外，来自宿主的 DNA 也能活化天然免疫系统，但这依赖于 DNA 的双链结构而不是依赖于 CpG 基序。当双链 DNA 进入胞质后，这条途径就被活化了（Suzuki et al.，1999；Ishii et al.，2001；Kawane et al.，2003）。双链 DNA 主要以 B-DNA 形式存在，而 Z-DNA 的形式很少，通过 TLR9 非依赖性途径活化免疫细胞和非免疫细胞产生了 I 型 IFN、细胞因子及趋化因子了（Ishii et al.，2006；Stetson and Medzhitov，2006）。这说明 DNA 疫苗的免疫原性主要由 TLR9 非依赖性的方式调控，也可能是质粒 DNA 中的非 CpG 基序依赖因子充当了嵌入式佐剂。最近，包括 cGAS 在内的多种胞质 DNA 感受器的发现最终解开了这个谜团（图 13-10）（Coban et al.，2011；Dempsey and Bowie，2015）。

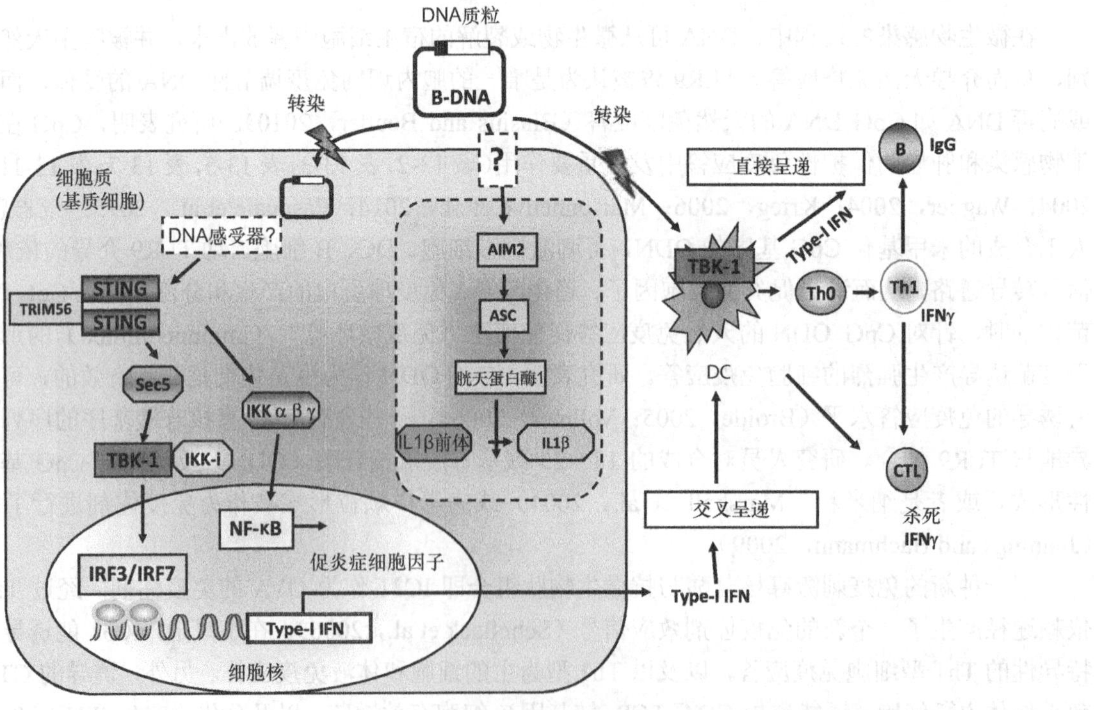

图 13-10 双链质粒 DNA 利用 STING 和 TBK1 途径增强免疫应答（Coban et al.，2011）

DNA疫苗中也含有未甲基化的CpG二核苷酸，通过TLR9信号可以成功介导其免疫佐剂效应。虽然来源于$TLR9^{-/-}$小鼠的DC不能被质粒DNA所激活，但在质粒DNA免疫小鼠后通过检测细胞因子的产生和共刺激分子的上调，均证实在缺乏TLR9时并不影响其抗体和细胞免疫反应。在$TLR9^{-/-}$小鼠中评价两种DNA疫苗的免疫原性时发现，其精细差异存在于血清中的IgG和脾细胞IFN-γ的产生方面。这些现象被认为是鼠类和人类TLR9功能的差异。例如，人TLR9的表达被限制在pDC和B细胞上，而鼠的mDC也能表达TLR9。此外，最适的刺激性CpG基序在小鼠和人类间的免疫刺激活性也存在差异。

（六）依赖cGAS-STING的DNA佐剂

现已证实c-di-NMP在体外细胞和动物体内具有免疫刺激效应，因此它对病原的感染具有保护性作用。以c-di-GMP为佐剂与纯化的金黄色葡萄球菌mSEC或Clfa抗原或完整病原配伍免疫小鼠（Hu et al.，2009），并攻击致死剂量的抗二甲氧苯青霉素的菌株。结果显示，c-di-GMP激发了针对mSEC和Clfa抗原比铝佐剂更强的IgG2a、IgG2b和IgG3抗体反应，肝脏和脾脏中的载菌量显著降低，并延长了小鼠的存活时间，但保护性与铝佐剂没有显著差异。在针对流感病毒感染中，c-di-GMP作为植物源H5N1抗原的佐剂在鼻内诱导的HI滴度高达1000，远高于40的保护水平滴度，而且增加的抗血凝素HI滴度与抵抗季节性流感保护相关（Madhun et al.，2011）。另外，当c-di-GMP作为病毒体样的甲型流感H5N1 NIBRG-14疫苗的佐剂，通过舌下、鼻内和肌内途径接种免疫时，在各种接种途径都增加了达到保护水平的HI滴度（Pedersen et al.，2011）。这提示，c-di-GMP作为佐剂激发了抗体依赖的保护性免疫及针对病原的天然免疫反应。

c-di-GMP作为免疫佐剂也能激发细胞免疫反应。c-di-GMP与β-gal配伍免疫小鼠，显著诱导了抗原特异的脾细胞的增殖（Ebensen et al.，2007）。而且免疫小鼠的脾细胞在体外再接受刺激后，c-di-GMP组与无佐剂组比较诱导IFN-γ（580倍）、IL-2（5倍）、IL-4（1.6倍）、IL-5（327倍）和TNF-α（48倍）的大量分泌（Yan et al.，2008）。当c-di-GMP和c-di-IMP作为佐剂用于黏膜免疫时，同样具有相似的结果（Ebensen et al.，2007，2011；Libanova et al.，2010）。

此外，c-di-NMP（包括c-di-GMP、c-di-AMP、c-di-IMP）作为免疫佐剂也能激发体液免疫反应和淋巴细胞活性。当c-di-GMP作为β-gal抗原（Ebensen et al.，2007）、HSA（human serum albumin）抗原（Mcwhirter et al.，2009）的佐剂时都能激发强烈的IgG抗体滴度水平，同时也证明它是一种有效的黏膜佐剂，能增加抗体类型转换到IgA类型（Ebensen et al.，2007）。c-di-GMP、c-di-AMP、c-di-IMP与普遍使用的黏膜佐剂霍乱毒素B（cholera toxin B，CTB）相比，c-di-NMP在鼻液和阴道洗出液中诱导的黏膜IgA水平与霍乱毒素B诱导的水平相当，而诱导抗原特异的血清IgG水平显著提高（Libanova et al.，2010；Ebensen et al.，2011）。

从IgM到IgG、IgA或IgE的Ig类型转换，是通过共刺激配体/受体衔接到B细胞表面的Th细胞和T细胞源细胞因子的影响。由于c-diNMP能刺激强烈的抗体反应的类型转换，因此提示其也能刺激强烈的Th细胞反应，之后证实c-di-GMP作为佐剂确实刺激了针对抗原的Th1和Th2型反应（Ebensen et al.，2007）。另外的研究证实，c-di-GMP与OVA抗原肽黏膜接种时也诱导了OVA特异的细胞毒性T细胞反应，这与优势的Th1型细胞因子的检测结果一致。随后证实c-di-IMP和c-di-AMP也能诱导Th1型IFN-γ和IL-2，以及Th2型IL-4和Th17型IL-17细胞因子的产生。同时研究发现，c-di-IMP和c-di-AMP显示出比c-di-GMP更强的佐剂效应，提示这些或其他修饰的c-di-NMP可能是更有效的免疫佐剂（Libanova et al.，2010；Ebensen et al.，2011）。

在哺乳动物体内细胞中，内源性c-di-NMP作为最接近IRF3活化的胞质DNA，显然发挥了重要作用。由于外源性c-di-NMP也易进入免疫细胞，它能模拟c-GMP-AMP激发IFN-I产生。而且，在体内已知其免疫刺激效应是稳定的，其毒副反应也比铝佐剂小。因此c-di-NMP即CDN可能是基于cGAS-STING信号途径研发的理想的免疫佐剂。

(七) 依赖 TLR9 和 STING 协同的免疫佐剂

TLR9 的配体 CpG ODN（K3）和 STING 的配体 cGAMP 可以作为有效的 Th1 型免疫佐剂，并发挥抗癌作用（Temizoz et al.，2015）。K3 CpG 和 cGAMP 组合，能激活 NK 部分通过依赖 IL-12 和 IFN-Ⅰ信号机制强烈地诱导人 PBMC（hPBMC）大量产生 IFN-γ，并在小鼠中证明通过细胞的和胞内的机制使 NK 细胞协同产生 IFN-γ，这种协同效应依赖于 IRF3/7、STING、MyD88、IL-12、IFN-Ⅰ信号转导。CpG ODN 与 cGAMP 组合同时能诱导强烈的 Th1 型免疫反应，促进抗原特异的 IgG2c 和 IFN-γ 产生，以及细胞毒性 $CD8^+$ T 细胞反应，并抑制 Th2 型免疫反应。在小鼠肿瘤模型中，与肿瘤内单一处理比较，共注射 CpG ODN 和 cGAMP 能有效抑制肿瘤的生长，显著降低肿瘤的大小。

免疫细胞识别病原来源的核酸是激活保护性天然免疫反应的关键，通过胞质 DNA 感受器 STING 直接识别细菌的 CDN 小核酸分子，能够起始促炎症细胞因子和 IFN-Ⅰ产生。研究发现，c-di-GMP 与细胞穿入肽的单一复合物，在小鼠脾细胞中能够增强 c-di-GMP 的细胞输送和生物学活性。而且 CpG ODN 和 CDN 组合使用建立了活化依赖 TLR 和不依赖 TLR 的 DNA 识别途径，导致了放大细胞因子（IFN-α/β、IL-6、TNF-α、IP-10）的产生、共刺激分子（MHCⅡ、CD86）的上调，以及抗原特异的体液和细胞免疫的协同活性的增强（Yildiz et al.，2015）。说明通过 9 个精氨酸的多肽复合物或与 CpG ODN 的配伍能够增强 CDN 的免疫刺激属性，有希望研发基于 CDN 的理想免疫佐剂和免疫治疗剂。

三、联合不同方式和途径的免疫佐剂

(一) 抗原递送载体类佐剂

递送系统类佐剂能够明显增强抗原的免疫原性和免疫效果，从而减少抗原及疫苗的注射量，并通过控制物质释放等方式促进对疫苗抗原、免疫调节分子或两者混合物的更有效的递送，增强抗原特异性免疫应答（表 13-1～表 13-4）（Maisonneuve et al.，2014；Pasquale et al.，2015；景志忠，2012）。免疫刺激复合物（ISCOM）是具有代表性的一类佐剂，是由抗原物质与从皂树皮中提取的一种糖苷 Quil A 及胆固醇、磷脂组成的一种具有较高免疫活性的脂质纳米粒。疫苗抗原并不需要被包裹进这种粒子中，且多是一种可溶性抗原的混合物或者无抗原的粒子。例如，ISCOMATRIX，不是通过已知的 PRR 发挥作用的，而是通过提高 DC 对抗原的摄取和储存时间诱导 DC 的活化，从而导致抗体产生和强烈的 T 细胞免疫应答（Maraskovsky et al.，2009）。ISCOM 是 Th 细胞的诱导者，其能引发相同的 Th1 和 Th2 细胞免疫应答效应。ISCOM 在人或实验动物中能够促进各种可溶性蛋白抗原的 MHCⅠ类呈递，从而诱导 $CD8^+$和 $CD4^+$ T 细胞免疫应答（Davis et al.，2004）。

已知多种粒子递送系统在免疫应答中发挥了佐剂效应。铝盐选择性地刺激体液免疫应答，尤其是 Th2 型免疫应答，其主要是产生 IL-4 和 IL-5，以及诱导免疫球蛋白 IgE 和 IgG1 分泌（Marrack et al.，2009）。与铝盐相似的是，二氧化硅结晶也诱导 Th2 型细胞免疫应答，以及抗原特异的 IgE 和 IgG1 产生。人工合成的粒子，如 PLGA、聚苯乙烯粒、镍氧化纳米粒和纳米碳管能够诱导体液免疫，尤其是产生抗原特异的 IgG1 和 IgE（Inoue et al.，2009；Nygaard et al.，2009；Sharp et al.，2009；Kuroda et al.，2011）。一些颗粒污染物，如柴油机排出的颗粒，在器官内滴注后能够诱导 Th2 型细胞免疫应答，而且是过敏的病因。除人造颗粒外，一些在人体内产生的晶体也能够诱导炎症反应，而且具有佐剂活性。如果从受损细胞中释放的尿酸浓度达到饱和，就能形成尿酸单钠（MSU）结晶。MSU 的作用类似于 DAMP，这就是痛风的病因，同时 MSU 晶体也可作为 Th2 型免疫佐剂（Kool et al.，2008b，2010，2012；Willart et al.，2009）。还有生理性结晶物质如疟原虫色素，其能发挥诱导体液免疫应答潜力的佐剂效应（Coban et al.，2010）。壳聚糖颗粒，特别是在真菌、蠕虫和昆虫中发现的 *N*-乙酰-D-葡糖胺的生物聚合物，其能诱导产生 IL-4 的嗜酸性粒细胞和嗜碱性粒细胞的积聚，也与过敏相关（Reese et al.，2007）。

（二）抗原递送与免疫调节联合类佐剂

现阶段研发的大多数佐剂类型都属于联合系统类佐剂，即同时具备免疫调节分子和抗原递送系统的特性与功能（表 13-1～表 13-4）（Maisonneuve et al.，2014；Pasquale et al.，2015；景志忠，2012）。联合系统类佐剂的代表为 AS04（MPL 和铝盐联合制成），还有基于角鲨烯的水包油的 MF59 和 AS03。由于角鲨烯比弗氏佐剂中的液体石蜡易于代谢，因此 MF59 已在欧洲获得了应用许可。

MF59 通过肌肉组织中的单核细胞、巨噬细胞和 DC 诱导趋化因子产生，导致免疫细胞迁移到注射部位，信号放大后使吞噬细胞流入，抗原被呈递到淋巴结而发挥作用，可与季节性流感疫苗配伍在老年人中应用，也大范围应用在流感疫苗中（Seubert et al.，2008；Mbow et al.，2010）。另外，也用于单纯疱疹病毒（HSV）、乙型肝炎病毒（HBV）和 HIV 抗原的临床试验。这些乳剂刺激诱导较强的抗体免疫应答，降低抗原的剂量，能够产生显著的记忆性混合的 Th1-Th2 型细胞型免疫应答。最近，一些研究者发现 MF59 佐剂是通过 MyD88 接头蛋白激活 TLR 信号通路发挥作用的，而且与 NLPR3 炎症小体无关，揭示了其与铝佐剂不同的免疫增强机制（Seubert et al.，2011）。

多磷腈 PCPP（poly［di（sodium carboxylatophenoxy）］-polyphosphazene）和 PCEP（poly［di（sodium carboxylato ethyl phenoxy）］-phosphazene）是含可变磷和氮原子无机骨架的合成的水溶性多聚物，它具有免疫刺激属性（Andrianov et al.，2009），并能配制成微颗粒利于黏膜递送，是一种理想的抗原递送系统（Garlapati et al.，2010；Garlapati et al.，2011）。CpG ODN 是 TLR9 的激活剂，它能促进偏向 Th1 型或 Th1-Th2 平衡的免疫反应，与其他佐剂或系统配伍可获得最佳的活性。天然宿主防御肽（natural host defense peptide，HDP）是具有抗微生物和免疫调节属性的阳离子两性肽（Yeung et al.，2011），能诱导趋化因子产生，导致招募中性粒细胞和单核细胞（Nijnik et al.，2010）。多个研究发现，多磷腈（PCPP 或 PCEP）、CpG ODN 和 HDP 组合与不同抗原配伍免疫不同动物，均证明是理想的免疫佐剂（Kovacs-Nolan et al.，2009；Garlapati et al.，2010；Dar et al.，2012；Garlapati et al.，2012）。

PCEP 和 CpG ODN 作为佐剂与胸膜肺炎放线菌外膜抗原（outer membrane antigen，OmlA）配伍免疫猪，证明显著提高和产生趋向更平衡的免疫反应。而且与 Emulsigen®佐剂比较没有引起注射部位的不良反应，说明该佐剂组合在猪中是一个安全和有效的佐剂，且具有配制简单、给药容易和价格相对较低的优势（Dar et al.，2012）。

当 CpG ODN、HDP 和多磷腈组合与鸡胚溶菌酶（hen egg lysozyme，HEL）抗原配伍免疫牛时，证明能产生高的抗原特异的体液反应和介导长期的细胞免疫反应，在体外再刺激 PBMC 能分泌大量的 IFN-γ，比水包油佐剂 EMULSIGEN®效果更好。而且在体外还具有剂量依赖的促进分泌 IFN-α、TNF-α 和 IFN-γ 的能力，说明多磷腈也能与 CpG ODN 和 HDP 协同刺激天然免疫反应（Kovacs-Nolan et al.，2009）。当呼吸道合胞病毒（respiratory syncytial virus，RSV）重组 F 蛋白三聚体与 ODN、IDR 和多磷腈的微颗粒配伍经肌内（IM）或鼻内（IN）免疫小鼠时，发现产生了显著高水平的中和病毒的抗体，在攻击感染后未检测到病毒和免疫病理学变化。而且，在大鼠上也证实了该佐剂疫苗的效力和安全性（Garlapati et al.，2012）。

（三）靶向不同信号途径联合类佐剂

首先，NLR 与 TLR 协同介导识别肽聚糖，引发了一种最佳的获得性免疫反应。其次，用 NLR 和 TLR 配体的 CFA 免疫 NOD1 缺陷小鼠，由于弱的 NOD1 与 TLR 间的交流导致了获得性免疫反应严重降低（Fritz et al.，2007）。此外，通过 TLR 依赖机制发挥功能的多种佐剂，在 TLR 信号转导缺陷小鼠中却失去了其佐剂效应（Yoder et al.，2003；Gavin et al.，2006）。在调节获得性免疫方面，这些结果支持了 NLR 和 TLR 具有互补功能的观点（Magalhaes et al.，2008）。研究人员最近开发了不同免疫刺激配体组合的新佐剂，以靶向特异受体而产生特定的 Th1 和 Th2 型免疫反应活性（Kornbluth and Stone，2006）。

然而，组合配体作为佐剂，它们彼此之间能相互干扰而导致无作用（Bagchi et al.，2007），这对组合免疫佐剂的开发产生了一定的挑战。一种理想的佐剂与疫苗制品，应联合协同的免疫刺激物增强其疫苗效力和佐剂性能，而限制其致热原性。在形成获得性免疫反应中，抗原和佐剂的共呈递是关键（Blander and Medzhitov，2006b）。例如，MDP的佐剂性能与共同给予的成分有关。当MDP以盐水方式给予时，诱导了一种体液免疫反应；而当其与亲脂的载体系统给予时，则激发了一种强的细胞免疫反应（Parant et al.，1980）。因此，抗原在策略上必须与适合的佐剂共配伍，才能获得具有理想Th型免疫反应的疫苗。目前，已发展了一种与载体系统组合的佐剂，如水包油乳剂形式的脂质体，即亲脂性的衍生物与生物可降解的多聚微球组合。研究发现，生物可降解的多聚微球是递送佐剂/抗原到黏膜表面APC的最佳方式。使用载有HIV-1 Gag p24抗原并包裹入NOD配体的多聚乳酸纳米粒，能有效靶向到DC。与常用铝佐剂比较，包裹有NOD配体与抗原一起注射能显著增强抗体反应（Pavot et al.，2013）。

包括TLR激活剂在内的多种组合佐剂已在人上进行了评价（表13-1～表13-4）（Maisonneuve et al.，2014；Pasquale et al.，2015；景志忠，2012）。AS01和AS02是分别组合了MPL、皂苷QS21和脂质体或水包油乳剂的复合佐剂，其疟疾疫苗和结核疫苗已分别进行了Ⅱ期和Ⅲ期临床试验。最近，配伍了佐剂AS15（组合了MPL、QS21、CpG和脂质体）的肿瘤抗原MAGE-3疫苗，已进行了Ⅱ期临床试验。与AS02佐剂的相同抗原疫苗比较，AS15佐剂能改善黑色素瘤患者无病期的间隔时间（Kruit et al.，2013）。这个结果支持了不同TLR激活剂间的协同作用理论，并可开发增强效力的疫苗。例如，同时混合了TLR4和TLR9激活剂的疫苗组合物，比单独靶向TLR4的激活剂更有效（Ulloa-Montoya et al.，2013）。

四、注册批准的免疫佐剂

（一）经典免疫佐剂

1. 铝盐

传统认为，铝佐剂的主要功能是通过对抗原的长期存储，而促进抗原呈递细胞的摄取，发挥佐剂作用，现认为铝佐剂的天然免疫刺激活性扮演着一个重要的角色（表13-1～表13-4）（Lambrecht et al.，2009；Marrack et al.，2009；Maisonneuve et al.，2014；Pasquale et al.，2015；景志忠，2012）。铝佐剂被认为增加在接种部位的抗原储存，使抗原缓慢释放以增加抗原递送到免疫细胞而实现免疫佐剂效应。在体外已证明，铝的吸附增加了抗原被DC的摄取（Morefield et al.，2005）。而且铝能够招募单核细胞到注射部位，它随后迁移到引流淋巴结分化为炎症性DC，其能够起始T细胞（Kool et al.，2008b）。总之这些发现提示，铝的佐剂活性在接种部位具有促进抗原摄取和刺激天然免疫的双重功能。

然而，关于铝如何激活天然免疫，以及何种天然免疫受体与其免疫佐剂效应相关，还不完全清楚。在体内，铝盐佐剂主要能够提高抗体的产生，且其不依赖TLR发挥佐剂功能（Gavin et al.，2006）。在人上，几乎所有的蛋白质均能与铝配伍后引发以Th2型为主的和Th2混合型的免疫应答（Didierlaurent et al.，2009）；然而，在小鼠上铝盐诱导一种趋向于Th2型的细胞免疫应答，以及独立于Th2细胞的抗体类型。在体外，巨噬细胞和DC在LPS刺激后，铝盐能够促成NLRP3炎症小体成熟，产生IL-1β（Li et al.，2007）。这个过程涉及铝颗粒的吞噬及溶酶体组织蛋白酶B被释放到胞质中，而且释放的酶需要定位在炎症小体的活性部位（Hornung et al.，2008）。铝通过免疫细胞内化导致吞噬小体的稳定性被破坏，而导致NLR蛋白NLRP3的激活是一个证据（Hornung et al.，2008）。尽管如此，关于NLRP3在体内是如何发挥铝佐剂效应的仍存在争议。虽然在NLRP3缺陷小鼠中的一些研究证实，铝的佐剂活性的发挥需要NLRP3的激活（Eisenbarth et al.，2008；Kool et al.，2008b），但其他不同免疫模型的研究对此观点提出质疑（Franchi and Núñez，2008），这可能是由不同铝盐形式或者免疫途径，以及不同的实验室所造成的（Lambrecht et al.，2009；Marrack et al.，2009）。

Kool等（2008b）认为，氢氧化铝介导的佐剂活性是通过诱导产生内源性尿酸，其反过来激活APC的NLRP3。有人也认为，铝激活天然免疫是通过诱导宿主死亡细胞的DNA释放，其作为危险信号而激活包括 APC 在内的多种天然免疫细胞。最近的研究证实，铝在小鼠中的免疫佐剂活性，与 DNA 介导的 STING 和 IRF3 的激活有关（Marichal et al. 2011；McKee et al.，2013）。在小鼠上，关于炎症反应性半胱天冬酶-1 是否依赖 IL-1 和 IL-18 发挥重要的作用还不是很清楚，但铝盐能够刺激小鼠天然免疫反应，增加 Th2 型细胞因子的分泌（Lambrecht et al.，2009；Marrack et al.，2009）。

2. 油乳剂

油乳剂是通过表面活性剂稳定的液相分散的油滴。MF59 是被批准用于人季节性流感疫苗的第一个油乳剂，其由角鲨烯油与两种表面活性剂（Tween 80 和 Span 85）乳化而成。最近，基于角鲨烯的水包油乳剂 AS03，其由角鲨烯、Tween 80 和 a-维生素 E 组成，被批准用于流行性流感疫苗（表 13-1～表 13-4）（Maisonneuve et al.，2014；Pasquale et al.，2015；景志忠，2012）。与铝佐剂相似，MF59 作为抗原运送系统，增强小鼠肌肉中 DC（Dupuis et al.，1998）和体外人外周血单核细胞（Seubert et al.，2008）的抗原摄取。而且，荧光标记的 MF59 和抗原的肌内注射，揭示了肌肉内 APC 摄取抗原和 MF59 佐剂，以及其迁移到引流淋巴结的过程，并在那里启动获得性免疫（Calabro et al.，2011）。

但是，对于油乳剂激活天然免疫途径的特征还不完全了解。与铝佐剂不同，MF59 佐剂在体外不能激活 NLRP3，其佐剂活性在小鼠免疫中不依赖 NLRP3（Ellebedy et al.，2011）。然而，MF59 佐剂活性显示需要炎症小体接头蛋白 ASC，但它不依赖其他炎症小体成分。关于 MF59 作用的准确机制仍不清楚。虽然，MF59 的佐剂效应需要额外的信号转导接头蛋白 MyD88，但 MF59 没有任何 TLR 激活剂的活性，并且其佐剂效应需要 MyD88 依赖的途径仍未得到鉴定（Seubert et al.，2011），这增加了 MF59 作用机制的复杂性。最近的研究发现，在局部注射 MF59 导致胞外 ATP 在注射部位的瞬时释放，其作为一个危险信号而发挥 MF59 的佐剂活性（Vono et al.，2013）。

总之，经典的颗粒佐剂在促进抗原摄取和诱导天然免疫激活能力方面具有共同的特性，即通过 DAMP 的释放，如使用铝佐剂时释放内源性的 DNA 和/或尿酸，使用 MF59 时释放胞外的 ATP。重要的是，由铝和 MF59 介导的针对二级危险相关信号反应的佐剂活性，阐明了天然 PRR 和/或其信号途径下游转导蛋白的作用。但是，若要更合理地设计疫苗佐剂，必须完全理解这些作用机制途径。

（二）注册的新型佐剂

对于 21 世纪疫苗，设计新型免疫佐剂主要就是克服病原和宿主群相关的免疫抑制或低下的挑战（Wilson-Welder et al. 2009；Reed et al.，2013；Pasquale et al.，2015）。成功的疫苗需有助于阻止对全球有重要影响的传染病的流行，这种成功的疫苗一般是传统技术所不能达到的。免疫佐剂的一个重要作用就是通过提高病原的识别，并激发相似于天然免疫应答的反应，以克服亚单位疫苗等的弱的免疫原性（表 13-1～表 13-4）（Maisonneuve et al.，2014；Pasquale et al.，2015；景志忠，2012）。

1. MPL

TLR 激活剂的许多临床前和临床研究证实，其能被开发为增强获得性免疫反应的免疫佐剂（de Gregorio et al.，2013）。细菌源的脂多糖早已被鉴定为强的佐剂，但由于其致热原性而妨碍其用于人类佐剂。之后发展了低毒的 LPS 制品及脱毒的衍生物即单磷酰脂质（MPL）。LPS 和 MPL 均能被 TLR4 特异性识别，但 MPL 产生的信号只通过 TRIF 接头，而 LPS 导致 TLR4 活化能通过 TRIF 和 MyD88 两个途径（Mata-Haro et al.，2007），而后一个途径产生许多以 TNF-α 为主的高水平的炎症细胞因子。其中明尼苏达沙门氏菌源 LPS 经纯化的单磷酰脂质 A（MPL）即 TLR4 的激活剂，作为人乳头状瘤病毒（human papillomavirus，HPV）和乙型肝炎病毒（hepatitis B virus，HBV）感染的预防疫苗的佐剂而被注册，是最早批准使用的 TLR 配体的生物佐剂（表 13-1，表 13-2）（Casella and Mitchell，2008；Coffman et al.，2010；Pasquale et al.，2015）。

2. CpG ODN

CpG 7909 是 TLR9 的激活剂，作为慢性病毒性感染和癌症的治疗分子，已被广泛评价（表 13-1，表

13-2)（Maisonneuve et al.，2014；Pasquale et al.，2015）。CpG 7909与铝佐剂和纳米乳剂的组合，建议可作为疟疾、炭疽和CMV疫苗的免疫佐剂（de Gregorio et al.，2013）。而且，当CpG 7909加入七价肺炎球菌的结合物和HBV疫苗时，其能激发HIV感染个体的高免疫反应者的比例(Cooper et al.,2008; Søgaard et al.，2010)。

3. 病毒小体

除铝佐剂外，使用病毒小体佐剂系统在20世纪90年代中期注册的甲肝疫苗，是第一个使用免疫佐剂的疫苗（表13-1）（Bovier，2008；Pasquale et al.，2015）。病毒小体是带有流感抗原在其表面或囊腔内的球形磷脂层（Moser et al.，2013）。病毒小体的结构和组分能够改变与天然免疫反应效应物的相互作用，并对启动下游T细胞和B细胞获得性免疫活动产生影响。

4. 水包油型乳剂：MF59和AS03

在铝佐剂后，使用油组成水包油型乳剂以改进抗原反应原性的佐剂，是准许的最常见的佐剂（表13-1～表13-4）（Maisonneuve et al.，2014；Pasquale et al.，2015；景志忠，2012）。MF59（Novartis）和AS03（Glaxo Smith Kline，GSK）均是基于比液体石蜡更容易代谢的角鲨烯的水包油乳剂（Coffman et al.，2010）。使用一种自然产生的容易代谢的油——角鲨烯作为多种水包油型乳剂，其能诱导强烈的体液和细胞免疫反应（Fox and Haensler，2013）。MF59被欧洲批准用于老年人的季节性流感疫苗中，二者也同时被批准用于流行性流感疫苗（Mbow et al.，2010）。与铝佐剂或无佐剂疫苗相比，这些乳剂刺激产生了更强的抗体反应，允许很少的疫苗剂量和抗原剂量，并产生具有Th1-Th2细胞混合表型的记忆性免疫反应(Ott et al.,1995)。MF59诱导了持续的局部刺激，使DC、粒细胞招募和单核细胞分化到DC(Seubert et al.，2008)，以及通过DC增加抗原的摄取（Dupuis et al.，1998）。

为增加T细胞免疫反应，一些佐剂系统特别设计含有组合的佐剂。与不含佐剂的疫苗比较，含佐剂的H5N1大流行流感疫苗在各年龄段都能诱导良好的免疫原性，并产生交叉反应性免疫以抵抗亚型变种，同时也能节约抗原以增加疫苗供应（表13-1）（Baz et al.，2013；Pasquale et al.，2015）。

5. AS03/AS04系列

基于多个免疫刺激分子的佐剂即佐剂系统（adjuvant system，AS）的概念，利用铝盐、油乳剂与免疫刺激分子组合，研发了不同的复合免疫佐剂即AS佐剂系列（表13-1～表13-4）(Ballou and Cahill，2007；Pasquale et al.，2015)。其中AS01主要由脂质体、MPL和QS21组成，AS02由水包油乳剂、MPL和QS21组成，AS03由水包油乳剂（或维生素E）、角鲨烯油和表面活性剂组成，AS04主要由铝盐和MPL组成。其中AS04的作用机制已在小鼠体内和人的体外细胞进行了研究，发现其对天然免疫反应的激活是由MPL激发的，而铝盐滞留和延长了MPL在接种部位的效应。研究发现，只有当AS04的组分与HPV抗原在肌肉相同部位同时接种时，才能产生AS04佐剂活性。AS04诱导的短暂的局部NF-κB和细胞因子释放，导致了APC和单核细胞在接近注射部位DLN中的数量增加。这些APC与DLN中的抗原特异的T细胞相互作用，激发诱导了获得性免疫反应，并起始Th细胞产生和B细胞产生抗体（Didierlaurent et al.，2009；Garcon and Leo，2010）。

由于HPV不能被机体免疫系统发现，为了在病毒感染的子宫颈内达到足够的浓度，必须产生高的血清抗体水平，因此设计选择了AS04佐剂。研究证实，HPV-16/18-AS04佐剂疫苗比铝佐剂疫苗诱导了显著高水平的HPV特异抗体和中和性抗体（Giannini et al.，2006）。临床研究显示，与铝佐剂相比，用MPL/铝组合佐剂即AS04的HPV疫苗免疫，均能增强体液和记忆性B细胞免疫。在低剂量疫苗免疫时，AS04的使用能快速增加抗体滴度和中和抗体滴度，以及提高血清学的保护率（Giannini et al.，2006），现已被注册应用到由HPV感染引起的宫颈癌预防和治疗中(表13-1)(Harper et al.,2004,2006; Paavonen et al.，2009；de Carvalho et al.，2010；Roteli-Martins et al.，2012；Pasquale et al.，2015)。体外研究显示，AS04能激活人DC，导致IL-12的产生增加，以及MHCⅡ类分子和共刺激分子的表达增加。在小鼠试验中证实，AS04能增强卵清蛋白(OVA)特异的$CD4^+$ T细胞的启动和Th1型获得性免疫反应(Didierlaurent

et al.，2009）。

AS04 免疫佐剂也被应用到对免疫接种应答弱的群体中。与铝佐剂的乙肝疫苗比较，注册的 AS04 佐剂重组乙肝疫苗诱导了高的和更持久的抗体反应，并增强了晚期肾病患者的细胞反应（Kundi，2007）。针对挑战性病原如登革热、巨细胞病毒和 HIV 感染，恶性肿瘤如黑色素瘤、肺癌及免疫低下老龄群体，应用该免疫佐剂研发了多种新型疫苗（Stanberry and Strugnell，2003）。

研究发现，疟疾疫苗 RTS、S/AS01 比 RTS、S/AS02 能诱导更强的细胞介导的免疫反应，并且在对人的攻击研究中明显诱导强的临床保护作用（Kester and Cummi，2009；Leroux-Roels et al.，2014）。在疟疾候选疫苗的临床Ⅲ期试验中，其含有 AS01 佐剂，在接种的儿童中证明其能有效抵抗疟疾的感染（Bejon et al.，2008）。利用 AS03 佐剂研发注册了针对流感暴发的疫苗，即 pandemrix（Pasquale et al.，2015）。

另外，许多其他 TLR 激活剂与铝盐或乳液配伍作为候选佐剂，也已被用于人类疫苗的研究中（表 13-1，表 13-2）（Maisonneuve et al.，2014；Pasquale et al.，2015；景志忠，2012）。例如，合成的 TLR4 激活剂吸附在铝（RC529）或掺入乳剂（GLA）中用于 HBV 和流感疫苗，以及 TLR5 激活剂即鞭毛蛋白用于流感 HA 疫苗。TLR7/8 的激活剂咪喹莫特（imiquimod）和瑞喹莫特（resiquimod），作为流感和癌症抗原成分的疫苗佐剂受到研究人员的高度关注。

五、免疫佐剂在预防疾病中的应用

现代疫苗学的一个目标是利用 TLR、NLR 和胞质 DNA 感受器如 cGAS 等的模式识别作用以驱动获得性免疫，确保最佳的病原清除。TLR 和 NLR 刺激天然免疫激活，导致了大量中枢性事件的发生，最终使获得性免疫淋巴细胞活化。例如，TLR 在成熟的 DC 中发挥重要作用，导致抗原呈递到淋巴细胞。抗原和 TLR 配体的共递送促进了 MHCⅡ类分子途径的抗原呈递到 CD4 T 细胞。TLR 也能促进 MHCⅠ类分子的抗原交叉呈递，以激活细胞毒性 $CD8^+$ T 细胞。NLR 也与抗原呈递相关。NLR 刺激 DC 上调 MHCⅡ类分子和自噬，在 DC 中 NOD2 能上调 MHCⅡ类分子介导的 $CD4^+$ T 细胞反应。另外，DAMP 也可以作为免疫佐剂激活机体的天然和获得性免疫反应。因此，在免疫接种疫苗设计中，系统理解 PAMP 和 DAMP 激活机体的天然和获得性免疫反应的机制，研发有针对性的佐剂，可创制理想的免疫接种疫苗，应用于传染病和寄生虫病的免疫防控。目前在注册的许多疫苗中，PRR 参与作为佐剂的疫苗产品相对较少（表 13-1，表 13-2，表 13-6，表 13-8，图 13-2）（Coffman et al.，2010；Maisonneuve et al.，2014；Pasquale et al.，2015；景志忠，2012）。

（一）流感

用一种稳定的 dsRNA——PIKA（皮卡）作为佐剂与甲醛灭活的完整 H5 流感病毒粒子疫苗混合免疫接种小鼠，证实能促进 DC 的成熟，上调包括 CD80 和 CD86 共刺激分子的表达，以及诱导各种细胞因子和趋化因子的产生，加速感染病毒的清除。疫苗诱导的特异性抗体水平比完全弗氏佐剂高 3 倍，并能显著降低肺部病毒滴度，在加强免疫后病毒滴度可再降低为 1/1000（Lau et al.，2009）。利用 TLR3 的激活剂 polyI：polyC12U（ampligen66）作为高致病禽流感 H5N1 的疫苗佐剂，成为一种交叉免疫保护流感病毒变种的疫苗，并在人的临床Ⅲ期试验中证明是安全的，是一种有效的黏膜免疫佐剂（Ichinohe et al.，2009）（表 13-1～表 13-4）（Maisonneuve et al.，2014；Pasquale et al.，2015）。鼻内接种聚肌胞（ampligen）佐剂的 H5N1（A/越南/1194/2004 毒株）疫苗（NIBRG14），在小鼠的黏膜和血液中分别存在抗原特异性的 IgA 和 IgG 抗体，并能抵抗同源性（A/越南/1194/2004）和异源性病毒（A/香港/483/97 和 A/印尼/6/2005）的攻击。由于流感对老年人群的影响最大，为提高现用流感疫苗的免疫反应，将人工合成的脂质 A（TLR4 的配体）添加到水包油的乳剂中，制备疫苗免疫小鼠，其诱导了极大的抗原特异性的 IgG2a 和 IgG 抗体滴度，增强了 HI 滴度和 Th1 型细胞因子（IFN-γ 和 IL-2）反应。

TLR5 的配体也可作为甲型流感病毒（IAV）疫苗的佐剂，而 IAV 疫苗研究最大的挑战在于抗原 HA

（hemagglutinin）和 NA（neuraminidase）基因的随机变异，因此 IAV 疫苗必须每年重新研发。虽然 IAV 也存在遗传稳定的抗原如 M2e（ectodomain of the matrix 2 protein），其广泛存在于所有的 IAV 分离株中（可追溯到 1918 年的西班牙大流感）。但 M2e 免疫原性较差，只有与佐剂配伍才能改进其性能（O'Neill et al.，2009）。研究发现，M2e 与 TLR5 的配体鼠伤寒沙门氏杆菌（*S. typhimurium*）鞭毛 F 蛋白（STF2）的融合蛋白，能以 TLR5 依赖的方式激活细胞免疫反应和诱导潜在的抗体反应（Kanzler et al.，2007；Romagne，2007；Huleatt et al.，2008；O'Neill et al.，2009），这说明 M2e 与 TLR5 配体的融合蛋白能有效抵御流感的流行。在禽流感疫苗中，用单体和多聚体形式的沙门氏鞭毛蛋白与灭活的禽流感病毒 H5N2 疫苗经肌内或鼻内免疫 SPF 鸡，证实鞭毛蛋白与 CpG 佐剂配伍显著诱导了流感病毒特异的血液 IgA 抗体滴度，鼻内 IgA 的水平也显著高于 H5N2 疫苗单独免疫的动物（Chaung et al.，2012；Gupta et al.，2014）。由此可见，TLR5 信号转导通路的激活具有广泛的应用价值（表 13-7）。

在小鼠中，通过吸入 TLR2 的激活物 Pam2Cys 和灭活的流感疫苗，能引起立即的和长期的抵抗流感病毒感染的保护作用，反过来也降低了随后感染肺炎链球菌病（invasive pneumococcal disease，IPD）的风险。而且 TLR2 激活物的单独给药提供了立即的、短暂的、非特异的抗流感保护，能降低流感新毒株的影响（Mifsud et al.，2016）。这说明，以 TLR2 的激活物 Pam2Cys 作为免疫佐剂，在流感新毒株出现时能防止过度的炎症和随后的感染性肺炎链球菌病。

RIG-Ⅰ的配体 5′-三磷酸 dsRNA 与流感疫苗抗原配伍，能诱导强烈的血凝抑制抗体水平，增强生发中心应答和 T 滤泡辅助细胞反应。此外，RIG-Ⅰ激活增强了引流淋巴结浆细胞反应和抗体亲和性成熟。重要的是，RIG-Ⅰ途径激活能降低为诱导流感特异的保护性免疫的细胞和体液反应的最佳抗原用量的 1/100~1/10。5′-三磷酸 dsRNA 诱导的效果依赖于 IFN-Ⅰ和 IPS-1 信号转导，但与 MyD88 和 TLR3 介导的途径无关（Kulkarni et al.，2014）。

（二）艾滋病

免疫接种是全球控制 HIV 感染的唯一希望。目前，已发展了 HIV-1 特异性免疫，但这并不能清除病毒。许多试验疫苗通过掺入能激活 TLR 信号转导的成分，来提高 HIV-1 疫苗的免疫原性（表 13-5，表 13-7，表 13-8）（Maisonneuve et al.，2014；Pasquale et al.，2015；景志忠，2012）。例如，使用单磷酸脂质 A（MPL）、Ribi.529（RC-529）或 β-防御素 2 等配体刺激 TLR4，使用巨噬细胞激活脂质肽-2 刺激 TLR2 和 TLR6，或者使用咪喹莫特、瑞喹莫德 3M-012 等配体刺激 TLR7 和 TLR8，以增强 HIV-1 特异的细胞免疫、体液免疫和黏膜免疫（Lemckert et al.，2004）。CpG ODN 也是 HIV-1 多肽疫苗的有效佐剂（Tritel et al.，2003），基于这一点，通过掺入 CpG ODN 的 DNA 免疫，是抗 HIV-1 感染保护的另外一个有希望预防 HIV 感染的途径，在疫苗免疫中 TLR9 介导的信号也起到重要作用（Wilson et al.，2003）。

（三）严重急性呼吸综合征

严重急性呼吸综合征（severe acute respiratory syndrome，SARS）是由 SARS 冠状病毒（SARS coronavirus，SARS-CoV）引起的致死性传染病。研发一种安全有效的黏膜佐剂疫苗是防止突发性传染病如 SARS 的方向。PIKA 是 poly（I：C）的一种稳定的衍生物，在小鼠模型中是一种安全有效的黏膜佐剂。PIKA 与灭活的 SARS-CoV 疫苗经腹膜内和鼻内共给药，与单独的灭活疫苗比较，能诱导更强的抗 SARS-CoV 黏膜的和全身的具有中和活性的体液免疫反应。当鼻内免疫时，PIKA 诱导了血清中的中和活性，以及黏膜部位相关的 IgA 和 IgG 反应，说明 PIKA 可作为灭活 SARS-CoV 疫苗一种候选的理想黏膜佐剂（Gai et al.，2011）。

（四）狂犬病

狂犬病是通过伤口或完整的黏膜污染唾液源的病毒由动物传播给人类的一种人畜共患病。该病在出现临床症状后，死亡率几乎是100%，是目前已知的最严重的一种致死性传染病。目前防止狂犬病感染的策略是由世界卫生组织（WHO）推荐的暴露后免疫接种和注射抗狂犬病免疫球蛋白（World Health Organization，2013）。但目前每年仍有55 000多人死于狂犬病感染（Huang et al.，2015）。为消除狂犬病病毒，需发展能产生中和性抗体和诱导细胞免疫的疫苗。PIKA是一种稳定的dsRNA化学类似物，是基于TLR3的一种新型佐剂，能诱导非特异的免疫反应，现被应用于狂犬病疫苗的开发中。PIKA狂犬病疫苗能增强体液和细胞免疫，在病毒攻击后能产生70%～80%的保护，而不含该佐剂的疫苗组仅有20%～30%动物存活，它是一种有效和安全的疫苗（Zhang et al.，2016）。

（五）结核病

活的牛分枝杆菌（BCG）疫苗是现在唯一被批准用于预防结核病的疫苗（表13-2，表13-4，表13-6）（Maisonneuve et al.，2014；景志忠，2012）。BCG疫苗免疫后可降低50%的感染危险，也可有效地预防结核病严重的并发症（Colditz et al.，1994）。BCG的成分包括细菌菌体壁骨架和肽聚糖，其以一种依赖MyD88的方式激活TLR2和TLR4信号通路（表13-5，表13-9）（Means et al.，1999；Tsuji et al.，2000）。在小鼠动物模型中，已对BCG疫苗免疫依赖于MyD88信号通路的抗结核分枝杆菌感染的保护性效果进行了评价。BCG疫苗免疫最初能保护MyD88$^{-/-}$小鼠抵抗结核分枝杆菌的攻击，然而在最后小鼠仍被感染（Fremond et al.，2004）。这种现象，在MyD88缺陷的小鼠中可能是其单一途径受损的天然免疫抗结核分枝杆菌病的一种情况。总之，虽然通过依赖MyD88的TLR2和TLR4信号转导途径是抗BCG免疫反应的一个功能，但其他途径也可在诱导机体保护随后的结核分枝杆菌感染中起关键性的作用。

（六）莱姆病

疏螺旋体外表面脂蛋白（outer-surface lipoprotein，OspA）免疫能有效地阻止莱姆病的发生（Steere et al.，1998），但1998年注册的人的OspA疫苗，由于出现慢性关节炎等不良反应于2001年被禁止使用。在小鼠中，机体对OspA的应答涉及由MyD88、IRAK和TRAF6介导的TLR2信号途径（Bulut et al.，2001）。关于TLR2信号对OspA免疫应答的影响，已在人类和小鼠上均进行了评价（表13-5，表13-8）。值得注意的是，在人类中，对OspA疫苗低应答个体的外周血单核细胞，其表面TLR1的表达降低，但不改变TLR2的表达（Alexopoulou et al.，2002）。OspA经TLR1和TLR2功能性异二聚体介导信号刺激的外周血单核细胞，结果减少了IL-6和TNF-a的产生，这与OspA的应答同时需要TLR1和TLR2的观点相一致，即在TLR1$^{-/-}$及TLR2$^{-/-}$小鼠中不能对OspA免疫产生保护性反应。与之相对应，在TLR2$^{-/-}$小鼠中，用Pam3Cys改进的OspA疫苗免疫能够产生抗疏螺旋体感染的保护作用（Yoder et al.，2003）。Pam3Cys和OspA主要通过TLR1和TLR2产生信号，也经过LPS结合蛋白和CD14产生信号，这可能是一种不依赖于TLR2途径的免疫保护（Schroder et al.，2004；Benhnia et al.，2005）。

（七）b型流感嗜血杆菌（Hib）病

Hib结合疫苗的应用，已极大地降低了由b型流感嗜血杆菌侵入性感染引起的儿童脑膜炎的发生。在美国，已有与脑膜炎球菌蛋白结合的［OMPC（Hib-OMPC）］、与白喉类毒素结合的（Hib-CRM）及与破伤风类毒素结合的（Hib-T）3种不同的注册疫苗在使用。当对这些疫苗的TLR2信号途径的依赖性进行评价时发现，用Hib-OMPC疫苗免疫TLR2$^{-/-}$小鼠后其抗体反应能力受损，说明脑膜炎结合疫苗需要TLR2信号途径（Latz et al.，2004），这与TLR2$^{-/-}$小鼠脾细胞的细胞因子反应降低有关。这些现象与奈瑟氏菌的外膜成分，特别是微孔蛋白作为TLR2的配体，能激活TLR2-MyD88信号转导通路相关（表13-5，表13-6）（Massari et al.，2002；Al-Bader et al.，2003；景志忠，2012）。

此外，无型的流感嗜血杆菌（non-typeable *Haemophilus influenza*，NTHi）裂解物能提供对绿脓假单胞菌、肺炎克雷伯氏杆菌、金黄色葡萄球菌、炭疽芽孢杆菌、鼠疫耶尔森菌、肺炎葡萄球菌和流感病毒等病原感染的广谱保护（Clement et al.，2008；Tuvim et al.，2009；Evans et al.，2010）。通过 NTHi 提供的保护证实裂解物不依赖于粒细胞的招募，而是依赖于刺激呼吸器官上皮细胞分泌抗微生物多肽（Evans et al.，2010）。由于裂解物中含有广泛的 PAMP，提示这种保护至少部分依赖于 TLR。之后证实 NTHi 介导的效应依赖于接头蛋白 MyD88 而不是 TRIF（Duggan et al.，2011）。虽然单一 TLR 配体没有诱导抵抗肺炎葡萄球菌的感染，但 TLR-2 和 TLR-9 配体的组合物（Pam2CSK4 和 ODN2395）协同赋予了抗肺炎葡萄球菌感染的保护作用（Duggan et al.，2011）。此外，协同的多 TLR 配体给药不仅是一个有效的抗微生物策略，而且可作为增强黏膜 T 细胞免疫反应的一个疫苗策略（Li et al.，2013；Mifsud et al.，2014）。

（八）口蹄疫

利用含 CpG 基序的 CpG DNA 重组质粒与猪 O 型口蹄疫商品灭活疫苗或其病毒纯化抗原配伍免疫小鼠和家猪，证实都能增强抗口蹄疫特异性抗体水平及其免疫保护效力，其佐剂效应十分显著。其中 CpG DNA 在小鼠中能提高抗原诱导的抗体滴度水平，比对照疫苗高 2 倍以上。在猪中能提高抗原诱导的抗体滴度水平，比对照疫苗高 4 倍以上。其中在 CpG DNA 重组质粒与口蹄疫纯化抗原配伍的免疫保护试验中，CpG DNA 疫苗组显示出显著的抗感染能力，甚至在 1/3 疫苗剂量时其免疫保护率仍为 100%，远高于对照疫苗（景志忠等，2009）。此外，以亚洲Ⅰ型口蹄疫灭活病毒为抗原，与同时含有 CpG 基序和猪 *IFN-γ* 或 *IL-4* 基因的重组表达质粒配伍免疫小鼠，加强免疫后检测口蹄疫特异性抗体和中和性抗体水平、T 淋巴细胞增殖反应、体内细胞毒性 T 细胞杀伤反应，以及细胞因子 IL-4、IL-6 和 IFN-γ 的分泌水平。发现猪 IFN-γ 和 CpG 基序双因子重组质粒诱导了最强的体液免疫和细胞免疫反应，尤其在中和性抗体和抗原特异性 CTL 反应方面更为明显。另一个是单一的 CpG 基序重组质粒，而猪 IL-4 和 CpG 基序双因子的重组质粒诱导的免疫反应水平较低。这说明猪 IFN-γ 与 CpG 基序在诱导小鼠抵抗亚洲Ⅰ型口蹄疫灭活病毒免疫方面具有协同增强作用，而猪 IL-4 与 CpG 基序具有相互抑制作用。因此，无论单一因子的 CpG DNA 重组质粒，还是同时含有 CpG 基序和猪 *IFN-γ* 基因的重组表达质粒都是一种良好的新型免疫佐剂（表 13-5，表 13-11）（赵娜等，2010）。

（九）囊虫病

以人工合成及硫代修饰的 CpG ODN 作为佐剂，与猪囊尾蚴全虫抗原配伍制备疫苗免疫家兔和小鼠，通过对机体淋巴细胞的刺激指数和诱导的特异性抗体滴度进行检测，证实 CpG ODN 对猪囊尾蚴虫抗原具有较强的免疫佐剂活性，免疫佐剂效应强度与 CpG 基序的种类、数量和空间结构密切相关，研究发现以 1 个 TpC 的 5′端开始，紧接着 3 个 GTCGTT 基序，基序与基序之间以 TpT 或 T 的分隔结构 CpG ODN 序列对家兔和小鼠都具有强烈的免疫增强作用（景志忠等，2004）。利用含 CpG 基序的 CpG DNA 重组质粒与猪囊尾蚴虫抗原共同免疫小鼠，无论单一 CpG DNA 佐剂还是与其他佐剂的联合佐剂都显示出明显的免疫增强作用，其中 CpG DNA 重组质粒与 206 佐剂配伍的免疫增强效果最强，其次是与铝佐剂，单一的 CpG DNA 重组质粒佐剂较联合配伍的效果低。这说明 CpG DNA 重组质粒能诱导小鼠产生较强的免疫佐剂效应，并与铝佐剂、206 佐剂均具有协同增强作用，是 Th1 型免疫佐剂（景志忠等，2006）。此外，用 CpG DNA 重组质粒与猪囊尾蚴虫重组抗原 TSO18 配制疫苗免疫试验猪，结果显示 CpG DNA 重组质粒显著提高了抗原特异的抗体水平（表 13-5，表 13-11）。

（十）在预防和治疗癌症中的应用

在动物模型中，用 CpG ODN 刺激 TLR9 证实能增加多肽疫苗（Liu et al.，1998）、DNA 疫苗（Cho et al.，2000）、肿瘤细胞疫苗（Kochling et al.，2003）和 DC 疫苗（Heckelsmiller et al.，2002）的免疫原性。在人体的小范围试验研究中，额外添加 CpG ODN 能增加黑色素瘤疫苗的 CTL 反应（Speiser et al.，2005）。

在临床试验中，一种合成的 TLR7 激活剂——咪喹莫特能够增强含 Flt3 配体和黑色素瘤多肽疫苗的免疫原性（Shackleton et al.，2004）。通过 MPL、BCG 或鼠 β-防御素 2b 刺激 TLR4，咪喹莫特也对癌症免疫具有佐剂效应。MPL 作为抗黑色素瘤、神经胶质瘤，以及胰腺和结肠直肠癌疫苗的佐剂，已进行了临床试验。虽然这些试验没有显示出明显的临床效果，但已证明具有肿瘤特异性的免疫。另外，将 MPL 掺入肿瘤疫苗，在包括转移性肺脏腺体癌、白血病、肉瘤和表达 Ad5E1A 的肿瘤等多种肿瘤的动物模型中都是有效的（Baldridge et al.，2004）。鼠 β-防御素 2b 是一种内源性的抗菌肽，能以依赖 TLR4 的方式激活 DC。一种与肿瘤抗原以融合蛋白形式表达的疫苗，能免疫保护小鼠抵抗随后淋巴瘤的攻击（Biragyn et al.，2001）。此外，BCG 作为黑色素瘤疫苗的佐剂，能获得部分免疫保护（Akazawa et al.，2004）。在结肠直肠癌患者的临床试验中，BCG 与一种多价肿瘤细胞疫苗共给药，能产生针对靶肿瘤抗原 TA90 的显著的 IgM 反应，其抗体高峰水平与患者的存活期相关。BCG 也作为辐照的肿瘤细胞疫苗的佐剂，对于免疫结肠癌术后患者在 5 年的追踪观察中能降低 44%的复发率。

另外，宫颈癌在世界范围是妇女最常见的位于第二位的癌症，每年有 50 万新增病例，HPV 的持续性感染是引起该病发生的必需条件。HPV 类型有 130 多种，其中 40 余种感染人的阴道，15 种能致瘤。其中 70%的宫颈癌病例由 HPV 16 型和 18 型引起（Didierlaurent et al.，2009；Garcon and Leo，2010）。当 HPV 抗原与 AS04 配伍组合时，佐剂能够招募和激活接种部位的天然免疫细胞，虽然这种局部效应只是暂时的数小时或数天，但它能够激活更多负载抗原的 DC 和其他天然免疫细胞的级联反应事件，并激活和迁移到 DLN 以增强 APC 抗原特异的 T 细胞的相互作用，并随后诱导高的和持久的抗体反应和高比例的记忆细胞（Didierlaurent et al.，2009；Garcon and Leo，2010）。因此，宫颈癌的预防选择了 AS04 作为其免疫佐剂。研究发现，HPV-16/18-AS04 佐剂疫苗比铝佐剂疫苗能诱导显著高水平的 HPV 特异抗体和中和性抗体（Giannini et al.，2006）。临床研究显示，与铝佐剂相比，用 MPL/铝组合佐剂即 AS04 的 HPV 疫苗免疫，能增强体液和记忆性 B 细胞免疫。在低剂量疫苗免疫时，AS04 的使用能快速增加抗体滴度和中和抗体滴度，以及增强血清学的保护率（Giannini et al.，2006），现被注册应用于宫颈癌的免疫预防（表 13-1）（Harper et al.，2004，2006；Paavonen et al.，2009；de Carvalho et al.，2010；Roteli-Martins et al.，2012；Pasquale et al.，2015）。这些情况充分说明了癌症疫苗能通过强烈激活 TLR 信号通路而发挥作用（表 13-5，表 13-7～表 13-11）。

六、展望

综上所述，所有涉及 PRR（TLR、NLR、RLR 和 cGAS）信号转导途径的免疫应答，都是通过其信号转导激活调节机体较高的获得性免疫的。这个调节可通过包括 DC 的成熟、细胞因子和共刺激分子的诱导表达、免疫耐受的反转等多种机制的介导而实现。PRR 特别是 TLR 的配体作为疫苗佐剂或疫苗抗原自身就是 PRR 的配体，在疫苗的免疫反应中 PRR 信号发挥着十分重要的作用，并在多种疫苗中得到了证实。同时，在许多活疫苗中，最佳的免疫原必须要有 PRR 信号的参与。另外，用于传染病和恶性肿瘤预防的许多有前景的试验疫苗，都是以 PRR 的配体作为免疫佐剂，而且其临床试验也证明这些基于 PRR 配体的佐剂是安全和有效的，其中一些 TLR 佐剂已在美国、欧盟和阿根廷等国家和地区获得批准。因此，确定何种 PRR 信号对何种疾病、何种类型疫苗有显著增强作用，并在临床上是安全和有效的佐剂，是目前和将来研究的方向和重点。

由于 PRR 家族每个成员在机体组织细胞中的表达分布和亚细胞定位不同、诱导的信号转导的接头分子不同（TIRAP、TRIF、TRAM、MyD88、VISA 和 STING）、识别的病原相关模式分子的不同（核酸、多肽或脂多糖），以及诱导的机体免疫反应类型的不同（炎症反应、Th1 或 Th2 型免疫反应、抗病毒反应），PRR 的这些内在属性的差异是赋予特异性 PRR 配体作为疫苗佐剂所引起的不同天然和获得性免疫反应的基础。因此，在安全、高效疫苗或佐剂、药物的设计和开发中应全面理解和综合应用 PRR 的作用机制。

参考文献

景志忠. 2012. TOLL 样受体与天然免疫[M]. 兰州: 兰州大学出版社

景志忠, 蒙学莲, 窦永喜, 等. 2009. CpG DNA 重组质粒对猪 O型口蹄疫病毒抗原的免疫佐剂效应[J]. 畜牧兽医学报, 40(6): 862-866.

景志忠, 蒙学莲, 王佩雅, 等. 2006. CpG DNA 重组质粒对猪囊尾蚴抗原的免疫佐剂效应研究[J]. 中国寄生虫学与寄生虫病杂志, 24(2): 150-152.

景志忠, 王佩雅, 蒙学莲, 等. 2004. CpG ODN 增强猪囊尾蚴病疫苗免疫反应的试验研究[J]. 中国兽医科技, 34(2): 3-6.

赵娜, 陈国华, 房永祥, 等. 2010. 猪 IFN-g 和 CpG 基序因子重组质粒增强亚洲 I 型口蹄疫灭活病毒抗原免疫水平的研究[J]. 畜牧兽医学报, 41(10): 1281-1289.

Adam A, Ciorbaru R, Ellouz F, et al. 1974. Adjuvant activity of monomeric bacterial cell wall peptidoglycans[J]. Biochem Biophys Res Commun, 56(3): 561-567.

Agrawal S, Agrawal A, Doughty B, et al. 2003. Cutting edge: different Toll-like receptor agonists instruct dendritic cells to induce distinct Th responses via differential modulation of extracellular signal-regulated kinasemitogen-activated protein kinase and c-Fos[J]. J Immunol, 171(10): 4984-4989.

Ahonen C L, Doxseem C L, McGurran S M, et al. 2004. Combined TLR and CD40 triggering induces potent $CD8^+$ T cell expansion with variable dependence on type I IFN[J]. J Exp Med, 199(6): 775-784.

Akazawa T, Masida H, Saeki Y, et al. 2004. Adjuvant-mediated tumor regression and tumor-specific cytotoxic response are impaired in MyD88-deficient mice[J]. Cancer Res, 64(2): 757-764.

Al-Bader T, Christodoulides M, Heckels J E, et al. 2003. Activation of human dendritic cells is modulated by components of the outer membranes of Neisseria meningitidis[J]. Infect Immun, 71(10): 5590-5597.

Alexopoulou L, Holt A C, Medzhitov R, et al. 2001. Recognition of double-stranded RNA and activation of NF-kappaB by Toll-like receptor 3[J]. Nature, 413(6857): 732-738.

Alexopoulou L, Thomas V, Schnare M, et al. 2002. Hyporesponsiveness to vaccination with *Borrelia burgdorferi* OspA in humans and in TLR1 and TLR2 deficient mice[J]. Nat Medicine, 8(8):878-884.

Alving C R, Peachman K K, Rao M, et al. 2012. Adjuvants for human vaccines[J]. Curr Opin Immunol, 24(3): 310-315.

Andrianov A K, Decollibus D P, Gillis H A, et al. 2009. Poly [di(carboxylatophenoxy) phosphazene] is a potent adjuvant for intradermal immunization[J]. Proc Natl Acad Sci USA, 106(45): 18936-18941.

Applequist S E, Rollman E, Wareing M D, et al. 2005. Activation of innate immunity, inflammation, and potentiation of DNA vaccination through mammalian expression of the TLR5 agonist flagellin[J]. J Immunol, 175(6): 3882-3891.

Babiuk S, Mookherjee N, Pontarollo R, et al. 2004. TLR9−/− and TLR9+/+ mice display similar immune responses to a DNA vaccine[J]. Immunology, 113(1): 114-120.

Bagchi A, Herrup E A, Warren H S, et al. 2007. MyD88-dependent and MyD88 - independent pathways in synergy, priming, and tolerance between TLR agonists[J]. J Immunol, 178(2): 1164-1171.

Bahr G M. 2003. Non-specific immunotherapy of HIV-1 infection: potential use of the synthetic immunodulator murabutide[J]. J Antimicrob Chemother, 51(1): 5-8.

Baldridge J R, McGowan P, Evans J T, et al. 2004. Taking a Toll on human disease: Toll-like receptor 4 agonists as vaccine adjuvants and monotherapeutic agents[J]. Expert Opin Biol Ther, 4(7): 1129-1138.

Ballou W R, Cahill C P. 2007. Two decades of commitment to malaria vaccine development: GlaxoSmithKline biologicals[J]. Am J Trop Med Hyg, 77(6): 289-295.

Barber G. 2011. Cytoplasmic DNA innate immune pathways[J]. Immunol Rev, 243(1): 99-108.

Baz M, Luke C J, Cheng X, et al. 2013. H5N1 vaccines in humans[J]. Virus Res, 178(1): 78-98.

Behrens M D, Wagner W M, Krco C J, et al. 2008. The endogenous danger signal, crystalline uric acid, signals for enhanced antibody immunity[J]. Blood, 111(3): 1472-1479.

Bejon P, Lusingu J, Olotu A, et al. 2008. Efficacy of RTS,S/AS01E vaccine against malaria in children 5 to 17 months of age[J]. N Engl *J* Med,359(24): 2521-2532.

Benhnia M R, Wroblewski D, Akhtar M N, et al. 2005. Signaling through CD14 attenuates the inflammatory response to *Borrelia burgdorferi*, the agent of Lyme disease[J]. J Immunol, 174(3): 1539-1548.

Benko S, Philpott D J, Girardin S E. 2008. The microbial and danger signals that activate Nod-like receptors[J]. Cytokine, 43(3): 368-373.

Biragyn A, Sirenhu M, Yang D, et al. 2001. Mediators of innate immunity that target immature, but not mature, dendritic cells induce antitumor immunity when genetically fused with nonimmunogenic tumor antigens[J]. J Immunol, 167(11): 6644-6653.

Blanco P, Pitard V, Viallard J F, et al. 2005. Increase in activated $CD8^+$ T lymphocytes expressing perforin and granzyme B correlates with disease activity in patients with systemic lupus erythematosus[J]. Arthritis Rheum, 52 (1): 201-211.

Blander J M, Medzhitov R. 2006a. On regulation of phagosome maturation and antigen presentation[J]. Nat Immunol, 7(10): 1029-1035.

Blander J M, Medzhitov R. 2006b. Toll-dependent selection of microbial antigens for presentation by dendritic cells[J]. Nature, 440(7085): 808-812.

Blander J M. 2007. Coupling Toll-like receptor signaling with phagocytosis: potentiation of antigen presentation[J]. Trends Immunol, 28(1): 19-25.

Blasius A L, Beutler B. 2010. Intracellular Toll-like receptors[J]. Immunity, 32(3): 305-315.

Boniface K, Bak-Jensen K S, Li Y, et al. 2009. Prostaglandin E2 regulates Th17 cell differentiation and function through cyclic AMP and EP2/EP4 receptor signaling[J]. J ExpMed, 206(3): 535-548.

Borst J, Hendriks J, Xiao Y. 2005. CD27 and CD70 in T cell and B cell activation[J]. Curr Opin Immunol, 17(3): 275-281.

Borsutzky S, Kretschmer K, Becker P D, et al. 2005. The mucosal adjuvant macrophageactivating lipopeptide-2 directly stimulates B lymphocytes via the TLR2 without the need of accessory cells[J]. J Immunol, 174(10): 6308-6313.

Bovier P A. 2008.Epaxal: a virosomal vaccine to prevent hepatitis A infection[J]. Expert Rev Vaccines, 7(8): 1141-1150.

Brightbill H D, Libraty D H, Krutzik S R, et al. 1999. Host defense mechanisms triggered by microbiallipoproteins through Toll-like receptors[J]. Science, 285(5428): 732-736.

Broide D H. 2005. Immunostimulatory sequences of DNA and conjugates in the treatment of allergic rhinitis[J]. Curr Allergy Asthma Rep, 5(3): 182-185.

Brun A. 2015.Vaccine Technologies for Veterinary Viral Diseases: Methods and Protocols[M]. New York: Humana Press.

Buchholz K R, Stephens R S. 2008. The cytosolic pattern recognition receptor NOD1 induces inflammatory interleukin-8 during *Chlamydia trachomatis* infection[J]. Infect Immun, 76(7): 3150-3155.

Bulut Y, Faure E, Thomas L, et al. 2001. Cooperation of Toll-like receptor 2 and 6 for cellular activation by soluble tuberculosis factor and *Borrelia burgdorferi* outer surface protein A lipoprotein: role of Toll-interacting protein and IL-1 receptor signaling molecules in Toll-like receptor 2 signaling[J]. J Immunol, 167(2): 987-994.

Burdette D, Monroe K, Sotelo-Troha K, et al. 2011. STING is a direct innate immune sensor of cyclic di-GMP[J]. Nature, 478(7370): 515-518.

Burdette D, Vance R. 2013. STING and the innate immune response to nucleic acids in the cytosol[J]. Nat Immunol, 14(1): 19-26.

Calabro S, Tortoli M, Baudner B C, et al. 2011. Vaccine adjuvants alum and MF59 induce rapid recruitment of neutrophils and monocytes that participate in antigen transport to draining lymph nodes[J]. Vaccine, 29(9): 1812-1823.

Campbell J D, Cho Y, Foster M L, et al. 2009. CpG-containing immunostimulatory DNA sequences elicit TNF-alpha-dependent toxicity in rodents but not in humans[J]. J Clin Invest, 119(9): 2564-2576.

Cao X T. 2009. Forefront of Progress in Immunology[M]. Beijing: People's Medical Publishing House.

Cella M, Salio M, Sakakibara Y, et al. 1999. Maturation, activation, and protection of dendritic cells induced by double-stranded RNA[J]. J Exp Med, 189(5): 821-829.

Chamaillard M, Hashimoto M, Horie Y, et al. 2003. An essential role for NOD1 in host recognition of bacterial peptidoglycan containing diaminopimelic acid[J]. Nat Immunol, 4(7): 702-707.

Chaung H C, Cheng L T, Hung L H, et al. 2012. Salmonella flagellin enhances mucosal immunity of avian influenza vaccine in chickens[J]. Vet Microbiol, 157(1-2): 69-77.

Chen Z, Dehm S, Bonham K, et al. 2001. DNA array and biological characterization of the impact of the maturation status of mouse dendritic cells on their phenotype and antitumor vaccination efficacy[J]. Cell Immunol, 214(1): 60-71.

Cho H J, Takabayashi K, Cheng P M, et al. 2000. Immunostimulatory DNA-based vaccines induce cytotoxic lymphocyte activity by a T-helper cell-independent mechanism[J]. Nat Biotechnol, 18(5): 509-514.

Clement C G, Evans S E, Evans C M, et al. 2008. Stimulation of lung innate immunity protects against lethal pneumococcal pneumonia in mice[J]. Am J Respir Crit Care Med, 177(12): 1322-1330.

Coban C, Igari Y, Yagi M, et al. 2010. Immunogenicity of whole-parasite vaccines against *Plasmodium fal-ciparum* involves malarial hemozoin and host TLR9[J]. Cell Host Microbe, 7(1): 50-61.

Coban C, Kobiyama K, Aoshi T, et al. 2011. Novel strategies to improve DNA vaccine immunogenicity[J]. Current Gene Therapy, 11(6): 479-484.

Coban C, Yagi M, Oha K, et al. 2010. Themalarialmetabolite hemozoin and its potential use as a vaccine adjuvant[J]. Allergol Int, 59(2): 115-124.

Coffman R L, Sher A, Seder R A. 2010. Vaccine Adjuvants: putting innate immunity to work[J]. immunity, 33(4): 492-503.

Colditz G A, Brewer T F, Berkey C S, et al. 1994. Efficacy of BCG vaccine in the prevention of tuberculosis[J]. Meta-analysis of the published literature. JAMA, 271(9): 698-702.

Cooney R, Baker J, Brain O, et al. 2010. NOD2 stimulation induces autophagy in dendritic cells influencing bacterial handling and

antigen presentation[J]. Nat Med, 16(1): 90-97.
Cooper A M, Khader S A. 2007. IL-12p40: an inherently agonistic cytokine[J]. Trends Immunol, 28(1): 33-38.
Cooper C L, Angel J B, Seguin I, et al. 2008. CPG 7909 adjuvant plus hepatitis B virus vaccination in HIV-infected adults achieves long-term seroprotection for up to 5 years[J]. Clin Infect Dis, 46(8): 1310-1314.
Crimmins G, Herskovits A, Rehder K, et al. 2008. Listeria monocytogenes multidrug resistance transporters activate a cytosolic surveillance pathway of innate immunity[J]. Proc Natl Acad Sci USA, 105(29): 10191-10196.
Croft M, Carter L, Swain S L, et al. 1994. Generation of polarized antigen-specific CD8 effector populations: reciprocal action of interleukin(IL)-4 and IL-12 in promoting type 2 versus type 1 cytokine profiles[J]. J Exp Med, 180(5): 1715-1728.
Dar A, Lai K, Dent D, et al. 2012. Administration of poly[di(sodium carboxylatoethylphenoxy)] phosphazene (PCEP) as adjuvant activated mixed Th1/Th2 immune responses in pigs[J]. Veterinary Immunology and Immunopathology, 146(3-4): 289-295.
Darcissac E C, Truong M J, Dewulf J, et al. 2000. The synthetic immunomodulator murabutide controls human immunodeficiency virus type 1 replication at multiple levels in macrophages and dendritic cells[J]. J Virol, 74(17): 7794-7802.
Datta S K, Redecke V, Prilliman K R, et al. 2003. A subset of Toll-like receptor ligands induces cross-presentation by bone marrow-derived dendritic cells[J]. J Immunol, 170: 4102-4110.
Davies B, Bogard R, Young T, et al. 2012. Coordinated regulation of accessory genetic elements produces cyclic di-nucleotides for *V. cholerae* virulence[J]. Cell, 149(2): 358-370.
de Carvalho N, Teixeira J, Roteli-Martins C M, et al. 2010. Sustained efficacy and immunogenicity of the HPV-16/18 AS04-adjuvanted vaccine up to 7.3 years in young adult women[J]. Vaccine, 28(38): 6247-6255.
de Gregorio E, d'Oro U, Bertholet S, et al. 2013. Vaccines[J]. 7th Ed. Fundamental Immunology (Lippincott Williams & Wilkins, Philadelphia): 1032-1068.
Delgado M, Gomariz R P, Ganea D. 2004. VIP/PACAP preferentially attract Th2 effectors through differential regulation of chemokine production by dendritic cells[J]. FASEB J, 18(12): 1453-1455.
Delgado M, Leceta J, Gomariz R P, et al. 1999. Vasoactive intestinal peptide and pituitary adenylate cyclase-activating polypeptide stimulate the induction of Th2 responses by up-regulating B7.2 expression[J]. J Immunol, 163(7): 3629-3635.
Dempsey A, Bowie A G. 2015. Innate immune recognition of DNA: a recent history[J]. Virology, 479-480: 146-152.
den Haan J M, Lehar S M, Bevan M J. 2000. CD8(+)but not CD8(−)dendritic cells cross-prime cytotoxic T cells *in vivo*[J]. J Exp Med, 192(12): 1685-1696.
Didierlaurent A M, Morel S, Lockman L, et al. 2009. AS04, an aluminum salt-and TLR4 agonist-based adjuvant system, induces a transient localized innate immune response leading to enhanced adaptive immunity[J]. J Immunol, 183(10): 6186-6197.
Diebold S S, Kaisho T, Hemmi H, et al. 2004. Innate antiviral responses by means of TLR7-mediated recognition of single-stranded RNA [J]. Science, 303(5663): 1529-1531.
Diehl L, den Boer A T, Schoenberger S P, et al. 1999. CD40 activation *in vivo* overcomes peptide-induced peripheral cytotoxic T-lymphocyte tolerance and augments anti-tumor vaccine efficacy[J]. Nat Med, 5(7): 774-779.
Dostert C, Petrilli V, van Bruggen R, et al. 2008. Innate immune activation through Nalp3 inflammasome sensing of asbestos and silica[J]. Science, 320(5876): 674-677.
Drane D. 2009. Development of prophylactic and therapeutic vaccines using the ISCOMATRIX adjuvant[J]. Immunol Cell Biol, 87(5): 371-376.
Dubensky Jr T W, Kanne D B, Leong M L. 2013. Rationale, progress and development of vaccines utilizing STING-activating cyclic dinucleotide adjuvants[J]. Therapeutic Advances in Vaccines, 1(4): 131-143.
Duggan J M, You D, Cleaver J O, et al. 2011. Synergistic interactions of TLR2/6 and TLR9 induce a high level of resistance to lung infection in mice[J]. J Immunol, 186(10): 5916-5926.
Dupuis M, Murphy T J, Higgins D, et al. 1998. Dendritic cells internalize vaccine adjuvant after intramuscular injection[J]. Cell Immunol, 186(1): 18-27.
Ebensen T, Libanova R, Schulze K, et al. 2011.Bis-(3′,5′)-cyclic dimeric adenosine monophosphate: strong Th1/Th2/Th17 promoting mucosal adjuvant[J]. Vaccine, 29(32): 5210-5220.
Ebensen T, Schulze K, Riese P, et al. 2007. The bacterial second messenger cyclic diGMP exhibits potent adjuvant properties[J]. Vaccine, 25(8): 1464-1469.
Edwards A D, Manickasingham S P, Sporri R, et al. 2002. Microbial recognition via Toll-like receptor-dependent and-independent pathways determines the cytokine response of murine dendritic cell subsets to CD40 triggering[J]. J Immunol, 169(7): 3652-3660.
Eisenbarth S C, Colegio O R, O'Connor W, et al. 2008. Crucial role for the Nalp3 inflammasome in the immunostimulatory properties of aluminium adjuvants[J]. Nature, 453(7198): 1122-1126.
Eisenbarth S C, Piggott D A, Huleatt J W, et al. 2002. Lipopolysaccharide-enhanced, Toll-like receptor 4-dependent T helper cell type 2 responses to inhaled antigen[J]. J Exp Med, 196(12): 1645-1651.
Elinav E, Strowig T, Henao-Mejia J, et al. 2011. Regulation of the antimicrobial response by NLR proteins[J]. Immunity, 34(5):

665-679.

Ellebedy A H, Lupfer C, Ghoneim H E, et al. 2011. Inflammasome-independent role of the apoptosis-associated speck-like protein containing CARD (ASC) in the adjuvant effect of MF59[J]. Proc Natl Acad Sci USA, 108(7): 2927-2932.

Ellouz F, Adam A, Ciorbaru R, et al. 1974. Minimal structural requirements for adjuvant activity of bacterial peptidoglycan derivatives[J]. Biochem Biophys Res Commun, 59(4): 1317-1325.

Eo S K, Kumaraguru U, Rouse B T. 2001. Immunopotentiation of DNA vaccine against herpes simplex virus via co-delivery of plasmid DNA expressing CCR7 ligands[J]. Vaccine, 19(32): 4685-4693.

Evans S E, Scott B L, Clement C G, et al. 2010. Stimulated innate resistance of lung epithelium protects mice broadly against bacteria and fungi[J]. Am J Respir Cell Mol Biol, 42(1): 40-50.

Fabricius D, Neubauer M, Mandel B, et al. 2010. Prostaglandin E2 inhibits IFN-alpha secretion and Th1 costimulation by human plasmacytoid dendritic cells via E-prostanoid 2 and E-prostanoid 4 receptor engagement[J]. J Immunol, 184(2): 677-684.

Fedyk E R, Phipps R P. 1996. Prostaglandin E2 receptors of the EP2 and EP4 subtypes regulate activation and differentiation of mouse B lymphocytes to IgE-secreting cells[J]. Proc Natl Acad Sci USA, 93(20): 10978-10983.

Fox C B, Haensler J. 2013. An update on safety and immunogenicity of vaccines containing emulsion-based adjuvants[J]. Expert Rev Vaccines, 12(7): 747-758.

Franchi L, Amer A, Body-Malapel M, et al. 2006. Cytosolic flagellin requires Ipaf for activation of caspase-1 and interleukin 1beta in salmonella-infected macrophages[J]. Nat Immunol, 7(6): 576-582.

Franchi L, Núñez G. 2008. The Nlrp3 inflammasome is critical for aluminium hydroxide-mediated IL-1β secretion but dispensable for adjuvant activity[J]. Eur J Immunol, 38(8): 2085-2089.

Fremond C M, Yeremeev V, Nicolle D M, et al. 2004. Fatal Mycobacterium tuberculosis infection despite adaptive immune response in the absence of MyD88[J]. J Clin Invest, 114 (12): 1790-1799.

Fritz J H, Le Bourhis L, Sellge G, et al. 2007. Nod1-mediated innate immune recognition of peptidoglycan contributes to the onset of adaptive immunity[J]. Immunity, 26(4): 445-459.

Fritz J H, Ferrero R L, Philpott D J, et al. 2006. Nod-like proteins in immunity, inflammation and disease[J]. Nat Immunol, 7(12): 1250-1257.

Fritz J H, Le Bourhis L, Sellge G, et al. 2007. Nod1-mediated innate immune recognition of peptidoglycan contributes to the onset of adaptive immunity[J]. Immunity, 26(4): 445-459.

Gai W W, Zhang Y, Zhou D H, et al. 2011. PIKA provides an adjuvant effect to induce strong mucosal and systemic humoral immunity against SARS-CoV[J]. Virologica Sinica, 26 (2): 81-94.

Garcon N, Leo O. 2010. Innate immunity and vaccine adjuvants: from concepts to the development of a unique adjuvant system AS04 used for the formulation of a human papillomavirus (HPV)Vaccine[J]. Current Cancer Therapy Reviews, 6(6): 126-137.

Garlapati S, Eng N F, Wilson H L, et al. 2010. PCPP(poly[di(carboxylatophenoxy)-phosphazene]) microparticles co-encapsulating ovalbumin and CpG oligo-deoxynucleotides are potent enhancers of antigen specific Th1 immune responses in mice[J]. Vaccine, 28(52): 8306-8314.

Garlapati S, Eng N F, Wilson H L, et al. 2010. PCPP(poly[di(carboxylatophenoxy)-phosphazene]) microparticles co-encapsulating ovalbumin and CpG oligo-deoxynucleotides are potent enhancers of antigen specific Th1 immune responses in mice[J]. Vaccine, 29(38): 6540-6548.

Garlapati S, Garg R, Brownlie R, et al. 2012. Enhanced immune responses and protection by vaccination with respiratory syncytial virus fusion protein formulated with CpG oligodeoxynucleotide and innate defense regulator peptide in polyphosphazene microparticles[J]. Vaccine, 30(35): 5206-5214.

Gavin A L, Hoebe K, Duong B, et al. 2006. Adjuvant-enhanced antibody responses in the absence of toll-like receptor signaling[J]. Science, 314(5807): 1936-1938.

Geddes K, Magalhães J G, Girardin S E. 2009. Unleashing the therapeutic potential of NOD-like receptors[J]. Nat Rev Drug Discov, 8(6): 465-479.

Gelman A E, Zhang J, Choi Y, et al. 2004. Toll-like receptor ligands directly promote activated $CD4^+$ T cell survival[J]. J Immunol, 172(10): 6065-6073.

Giannini S L, Hanon E, Moris P, et al. 2006. Enhanced humoral and memory B cellular immunity using HPV16/18 L1 VLP vaccine formulated with the MPL/aluminium salt combination(AS04)compared to aluminium salt only[J]. Vaccine, 24(33-34): 5937-5949.

Girardin S E, Boneca I G, Viala J, et al. 2003c. Nod2 is a general sensor of peptidoglycan through muramyl dipeptide (MDP)detection. J Biol Chem, 278(11): 8869-8872.

Girardin S E, Jéhanno M, Mengin-Lecreulx D, et al. 2005. Identification of the critical residues involved in peptidoglycan detection by Nod1[J]. J Biol Chem, 280(46): 38648-38656.

Girardin S E, Magalhães J G, Girardin S E, et al. 2003b. Nod1 detects a unique muropeptide from gram-negative bacterial peptidoglycan. Science, 300(5625): 1584-1587.

Girardin S E, Travassos L H, Hervé M, et al. 2003a. Peptidoglycan molecular requirements allowing detection by Nod1 and Nod2[J]. J Biol Chem, 278(43): 41702-41708.

Gitlin L, Barchet W, Gilfillan S, et al. 2006. Essential role of mda-5 in type I IFN responses to polyriboinosinic: polyribocytidylic acid and encephalomyocarditis picornavirus[J]. Proc Natl Acad Sci USA, 103(22): 8459-8464.

Gorden K B, Gorski K S, Gibson S J, et al. 2005. Synthetic TLR agonists reveal functional differences between human TLR7 and TLR8[J]. J Immunol, 174(3): 1259-1268.

Greenberg S, Grinstein S. 2002. Phagocytosis and innate immunity[J]. Curr Opin Immunol, 14(1): 136-145.

Gregorio E D, D'Oro U, Wack A. 2009. Immunology of TLR-independent vaccine adjuvants[J]. Current Opinion in Immunology, 21(3): 339-345.

Griffith J W, Sun T, McIntosh M T, et al. 2009. Pure hemozoin is inflammatory *in vivo* and activates the NALP3 inflammasome via release of uric acid[J]. J Immunol, 183(8): 5208-5220.

Gupta S K，Bajwa P, Deb R, et al. 2014. Flagellin a Toll-like receptor 5 agonist as an adjuvant in chicken[J]. Vaccines Clinical and Vaccine Immunology, 21(3): 261-270.

Gurunathan S, Klinman D M, Seder R A. 2000. DNA vaccines: immunology, application, and optimization[J]. Annu Rev Immunol, 18: 927-974.

Haas T, Metzger J, Schmitz F, et al. 2008. The DNA sugar backbone 20 deoxyribose determines Toll-like receptor 9 activation[J]. Immunity, 28(3): 315-323.

Hancock R E, Nijnik A, Philpott D J. 2012. Modulating immunity as a therapy for bacterial infections[J]. Nat Rev Microbiol, 10(4): 243-254.

Harper D M, Franco E L, Wheeler C M, et al. 2006. Sustained efficacy up to 4.5 years of a bivalent L1 virus-like particle vaccine against human papillomavirus types 16 and 18: follow-up from a randomised control trial[J]. Lancet, 367(9518): 1247-1255.

Harper D M, Franco E L, Wheeler C, et al. 2004. Efficacy of a bivalent L1 virus-like particle vaccine in prevention of infection with human papillomavirus types 16 and 18 in young women: a randomised controlled trial[J]. Lancet, 364(9447): 1757-1765.

Hayashi F, Smith K D, Ozinsky A, et al. 2001. The innate immune response to bacterial flagellin is mediated by Toll-like receptor 5[J]. Nature, 410(6832): 1099-1103.

Heckelsmiller K, Beck S, Rall K, et al. 2002. Combined dendritic cell-and CpG oligonucleotide-based immune therapy cures large murine tumors that resist chemotherapy[J]. Eur J Immunol, 32(11): 3235-3245.

Heil F, Hemmi H, Hochrein H, et al. 2004. Species-specific recognition of single-stranded RNA via Toll-like receptor 7 and 8[J]. Science, 303(5663): 1481-1482.

Heit A, Huster K M, Schmitz F, et al. 2004. CpG-DNA aided cross-priming by cross-presenting B cells[J]. J Immunol, 172(3): 1501-1507.

Hemmi H, Kaisho T, Takeuchi O, et al. 2002. Small anti-viral compounds activate immune cells via the TLR7MyD88-dependent signaling pathway[J]. Nat Immunol, 3(2): 196-200.

Hemmi H, Takeuchi O, Kawai T, et al. 2000. A Toll-like receptor recognizes bacterial DNA[J]. Nature, 408(6813): 740-745.

Hertz C J, Kiertscher S M, Godowski P G, et al. 2001. Microbial lipopeptides stimulate dendritic cell maturation via Toll-like receptor 2[J]. J Immunol, 166(4): 2444-2450.

Hervas-Stubbs S, Olivier A, Boisgerault F, et al. 2007. TLR3 ligand stimulates fully functional memory $CD8^+$ T cells in the absence of $CD4^+$ T-cell help[J]. Blood, 109(12): 5318-5326.

Honko A N, Sriranganathan N, Lees C J, et al. 2006. Flagellin is an effective adjuvant for immunization against lethal respiratory challenge with Yersinia pestis[J]. Infect Immun, 74(2): 1113-1120.

Hornung V, Bauernfeind F, Halle A, et al. 2008. Silica crystals and aluminum salts activate the NALP3 inflammasome through phagosomal destabilization[J]. Nat Immunol, 9(8): 847-856.

Hornung V, Rothenfusser S, Britsch S, et al. 2002. Quantitative expression of Toll-like receptor 1-10 mRNA in cellular subsets of human peripheral blood mononuclear cells and sensitivity to CpG oligodeoxynucleotides[J]. J Immunol, 168(9): 4531-4537.

Horsmans Y, Berg T, Desager J P, et al. 2005. Isatoribine, an agonist of TLR7, reduces plasma virus concentration in chronic hepatitis C infection[J]. Hepatology, 42(3): 724-731.

Hou B, Reizis B, DeFranco A L. 2008. Toll-like receptors activate innate and adaptive immunity by using dendritic cell-intrinsic and -extrinsic mechanisms[J]. Immunity, 29(2): 272-282.

Hu D, Narita K, Hyodo M, et al. 2009. c-di-GMP as a vaccine adjuvant enhances protection against systemic methicillin-resistant *Staphylococcus aureus*(MRSA)infection[J]. Vaccine, 27(35): 4867-4873.

Huang Y, Chen Z, Huang J, et al. 2015. Parainfluenza virus 5 expressing the g protein of rabies virus protects mice after rabies virus infection[J]. J Virol, 89(6): 3427-3429.

Huleatt J W, Nakaar V, Desai P, et al. 2008. Potent immunogenicity and efficacy of a universal influenza vaccine candidate comprising a recombinant fusion protein linking influenza M2e to the TLR5 ligand flagellin[J]. Vaccine, 26(2): 201-214.

Ichinohe T, Ainai A, Tashir M, et al. 2009. PolyI:polyC12U adjuvant-combined intranasal vaccine protects mice against highly

pathogenic H5N1 influenza virus variants[J]. Vaccine, 27(45): 6276-6279.
Inohara N, Ogura Y, Fontalba A, et al. 2003. Host recognition of bacterial muramyl dipeptide mediated through NOD2. Implications for Crohn's disease[J]. J Biol Chem, 278(8): 5509-5512.
Inoue K, Koike E, Yanagisawa R, et al. 2009. Effects of multi-walled carbon nanotubes on a murine allergic airway inflammation model[J]. Toxicol Appl Pharmacol, 237(3): 306-316.
Ireton R, Gale M Jr. 2011. RIG-I like receptors in antiviral immunity and therapeutic applications[J]. Viruses, 3(6): 906-919.
Ishii A, Matsuo A, Sawa H, et al. 2007. Lamprey TLRs with properties distinct from those of the variable lymphocyte receptors[J]. J Immunol, 178(1): 397-406.
Ishii K J, Akira S. 2005. TLR ignores methylated RNA[J]. Immunity, 23(2): 111-113.
Ishii K J, Akira S. 2006. Innate immune recognition and regulation by DNA[J]. Trends Immunol, 27(11): 525-532.
Ishii K J, Akira S. 2007. Toll or toll-free adjuvant path toward the optimal vaccine[J]. Infect Immun, 75 (5): 2366-2373.
Ishii K J, Coban C, Akira S. 2005. Manifold mechanisms of Toll-like receptor-ligand recognition[J]. J Clin Immunol, 25(6): 511-521.
Ishii K J, Suzuki K, Coban C, et al. 2001. Genomic DNA released by dying cells induces the maturation of APCs[J]. J Immunol, 167(5): 2602-2607.
Ishii K J, Tang C K. 2014. Biological DNA sensor: the impact of nucleic acids on diseases and vaccinology[J]. Academic Press is an imprint of Elsevier.
Ito S, Ishii K J, Gursel M, et al. 2005. CpG oligodeoxynucleotides enhance neonatal resistance to *Listeria* infection[J]. J Immunol, 174(2): 777-782.
Iwasaki A, Medzhitov R. 2004. Toll-like receptor control of the adaptive immune responses[J]. Nat Immunol, 5(10): 987-995
Janeway C A Jr. 1989. Approaching the asymptote? Evolution and revolution in immunology[J]. Cold Spring Harb Symp Quant Biol, 54(Pt 1): 1-13.
Jankovic D, Kullberg M C, Hieny S, et al. 2002. In the absence of IL-12, CD4C T cell responses to intracellular pathogens fail to default to a Th2 pattern and are host protective in an IL-10K/K setting[J]. Immunity, 16(3): 429-439.
Jarrossay D, Napolitani G, Colonna M, et al. 2001. Specialization and complementarity in microbial molecule recognition by human myeloid and plasmacytoid dendritic cells[J]. Eur J Immunol, 31(11): 3388-3393.
Jennings G T, Bachmann M F. 2009. Immunodrugs: Therapeutic VLP-based vaccines for chron ic diseases[J]. Annu Rev Pharmacol Toxicol, 49: 303-326.
Jongbloed S L, Kassianos A J, McDonald K J, et al. 2010. Human CD141+ (BDCA-3)+ dendritic cells (DCs) represent a unique myeloid DC subset that cross-present s necrotic cell antigens[J]. J Exp Med, 207(6): 1247-1260.
Kadowaki N, Ho S, Antonenko S, et al. 2001. Subsets of human dendritic cell precursors express different Toll-like receptors and respond to different microbial antigens[J]. J Ex Med, 194 (6): 863-869.
Kanzler H, Barrat F J, Hessel E M, et al. 2007. Therapeutic targeting of innate immunity with Toll-like receptor agonists and antagonists[J]. Nat Med, 13(5): 552-559.
Karaolis D, Means T, Yang D, et al. 2007a. Bacterial c-di-GMP is an immunostimulatory molecule[J]. J Immunol, 178(4): 2171-2181.
Karaolis D, Newstead M, Zeng X, et al. 2007b. Cyclic di-GMP stimulates protective innate immunity in bacterial pneumonia[J]. Infect Immun, 75(10): 4942-4950.
Kariko K, Bhuyan P, Capodici J, et al. 2004. Small interfering RNAs mediate sequence-independent gene suppression and induce immune activation by signaling through Toll-like receptor 3[J]. J Immunol, 172(11): 6545-6549.
Kato H, Sato S, Yoneyama M, et al. 2005. Cell type-specific involvement of RIG-I in antiviral response[J]. Immunity, 23(1): 19-28.
Kato H, Takeuchi O, Mikamo-Satoh E. et al. 2008. Length-dependent recognition of double-stranded ribonucleic acids by retinoic acid-inducible gene-I and melanoma differentiation-associated gene 5[J]. J Exp Med, 205(7): 1601-1610.
Kato H, Takeuchi O, Sato S, et al. 2006. Differential roles of MDA5 and RIG-I helicases in the recognition of RNA viruses[J]. Nature, 441(7089): 101-105.
Kawai T, Akira S. 2006. Innate immune recognition of viral infection[J]. Nat Immunol, 7(2): 131-137.
Kawane K, Fukuyama H, Yoshida H, et al. 2003. Impaired thymic development in mouse embryos deficient in apoptotic DNA degradation[J]. Nat Immunol, 4(2): 138-144.
Kester K E, Cummings J F, Ofori-Anyinam O, et al. 2009. Randomized, double-blind, phase 2a trial of falciparum malaria vaccines RTS, S/AS01B and RTS,S/AS02A in malaria-naive adults: safety, efficacy, and immunologic associates of protection[J]. J Infect Dis, 200(3): 337-346.
Klinman D M. 2004. Immunotherapeutic uses of CpG oligodeoxynucleotides[J]. Nat Rev Immunol, 4(4): 249-258.
Kobiyama K, Takeshita F, Ishii K J, et al. 2009. A signaling polypeptide derived from an innate immune adaptor molecule can be harnessed as a new class of vaccine adjuvant[J]. J Immunol, 182(3): 1593-1601.
Kochling J, Konig-Merediz S A, Stripecke R, et al. 2003. Protection of mice against Philadelphia chromosome-positive acute

lymphoblastic leukemia by cell-based vaccination using nonviral, minimalistic expression vectors and immunomodulatory oligonucleotides[J]. Clin Cancer Res, 9(8): 3142-3149.

Koga K, Takaesu G, Yoshida R, et al. 2009. Cyclic adenosine monophosphate suppresses the transcription of proinflammatory cytokines via the phosphorylated c-Fos protein[J]. Immunity, 30(3): 372-383.

Kool M, Pétrilli V, de Smedt T, et al. 2008a. Cutting edge: alum adjuvant stimulates inflammatory dendritic cells through activation of the NALP3 inflammasome[J]. J Immunol, 181(6): 3755-3759.

Kool M, Hammad H, Lambrecht B N. 2012. Cellular networks controlling Th2 polarization in allergy and immunity[J]. F1000 Biol Rep, 6(4): 4-6.

Kool M, Soullié T, van Nimwegen M, et al. 2008b. Alum adjuvant boosts adaptive immunity by inducing uric acid and activating inflammatory dendritic cells[J]. J Exp Med, 205(4): 869-882.

Kool M, Willart A M, van Nimwegen M, et al. 2011. An unexpected role for uric acid as an inducer of T helper 2 cell immunity to inhaled antigens and inflammatory mediator of allergic asthma[J]. Immunity, 34(4): 527-540.

Kool M, Willart M A, van Nimwegen M, et al. 2010. An unexpected role for uric acid as an inducer of T helper 2 cell immunity to inhaled antigens and inflammatory mediator of allergic asthma[J]. Immunity, 34(4): 527-540.

Kornbluth R S, Stone G W. 2006. Immunostimulatory combinations: Designing the next generation of vaccine adjuvants[J]. J Leukoc Biol, 80(5): 1084-1102.

Koski G K, Kariko K, Xu S, et al. 2004. Cutting edge: innate immune system discriminates between RNA containing bacterial versus eukaryotic structural features that prime for high-level IL-12 secretion by dendritic cells[J]. J Immunol, 172(7): 3989-3993.

Kovacs-Nolan J, Latimer L, Landi A, et al. 2009a. The novel adjuvant combination of CpG ODN, indolicidin and polyphosphazene induces potent antibody-and cell-mediatedimmuneresponses in mice[J]. Vaccine, 27(14): 2055-2064.

Kovacs-Nolan J, Mapletoft J W, Latimer L, et al. 2009b. CpG oligonucleotide, host defense peptide and polyphosphazene act synergistically, inducing long-lasting, balanced immune responses in cattle[J]. Vaccine, 27(14): 2048-2054.

Kranzusch P, Lee A, Berger J, et al. 2013. Structure of human cGAS reveals a conserved family of second-messenger enzymes in innate immunity[J]. Cell Rep, 3(5): 1362-1368.

Krieg A M. 2006. Therapeutic potential of Toll-like receptor 9 activation[J]. Nat Rev Drug Discov, 5(6): 471-484.

Kruit W H, Suciu S, Dreno B, et al. 2013. Selection of immunostimulant AS15 for active immunization with MAGE-A3 protein: results of a randomized phase Ⅱ study of the European Organisation for research and treatment of cancer melanoma group in metastatic melanoma[J]. J Clin Oncol, 31(19): 2413-2420.

Kufer T A, Sansonetti P J. 2007. Sensing of bacteria: NOD a lonely job[J]. Curr Opin Microbiol, 10(1): 62-69.

Kulkarni R R, Rasheed M A U, Bhaumik S K, et al. 2014. Activation of the RIG-I pathway during influenza vaccination enhances the germinal center reaction, promotes T follicular helper cell induction, and provides a dose-sparing effect and protective Immunity[J]. Journal of Virology, 88(24): 13990-14001.

Kumar H, Kawai T, Akira S. 2011. Pathogen recognition by the innate immune system[J]. Int Rev Immunol, 30(1): 16-34.

Kundi M. 2007. New hepatitis B vaccine formulated with an improved adjuvant system[J]. Expert Rev Vaccines, 6(2): 133-140.

Kuroda E, Coban C, Ishii K J. 2013. Particulate adjuvant and innate immunity: past achievements, present findings, and future prospects[J]. International Reviews of Immunology, 32(2): 209-220.

Kuroda E, Ishii K J, Uematsu S, et al. 2011. Silica crystals and aluminum salts regulate the production of prostaglandin in macrophages via NALP3 inlammasome-independent mechanisms[J]. Immunity, 34(4): 514-526.

Kuroda E, Yamashita U. 2003. Mechanisms of enhanced macrophage-mediated prostaglandin E2 production and its suppressive role in Th1 activation in Th2-dominant BALB/c mice[J]. J Immunol, 170(2): 757-764.

Lambrecht B N, Koo l M, Willart M A, et al. 2009. Mechanism of action of clinically approved adjuvants[J]. Curr Opin Immunol, 21(1): 23-29.

Latz E, Franko J, Golenbock D T, et al. 2004. Haemophilus influenzae type b-outer membrane protein complex glycoconjugate vaccine induces cytokine production by engaging human Toll-like receptor 2 (TLR2) and requires the presence of TLR2 for optimal immunogenicity[J]. J Immunol, 172(4): 2431-2438.

Leber J H, Crimmins G T, Raghavan S, et al. 2008. Distinct TLR and NLR-mediated transcriptional responses to an intracellular pathogen[J]. PLoS Pathog, 4(1): e6.

Lemckert A A, Goudsmit J, Barouch D H, et al. 2004. Challenges in the search for an HIV vaccine[J]. Eur J Epidemiol, 19(6): 513-516.

Lemesre J L, Holzmuller P, Cavaleyra M, et al. 2005. Protection against experimental visceral leishmaniasis infection in dogs immunized with purified excreted secreted antigens of Leishmania infantum promastigotes[J]. Vaccine, 23(22): 2825-2840.

Lemesre J L, Holzmuller P, Gonçalves R B, et al. 2007. Long-lasting protection against canine visceral leishmaniasis using the LiESAp-MDP vaccine in endemic areas of France: double-blind randomised efficacy field trial[J]. Vaccine, 25(21): 4223-4234.

Leroux-Roels G, Leroux-Roels I, Clement F, et al. 2014. Evaluation of the immune response to RTS, S/AS01 and RTS, S/AS02 adjuvanted vaccines: randomized, double-blind study in malaria-naïve adults[J]. Hum Vaccines Immunother, 10(8): 2211-2219.

Li A V, Moon J J, Abraham W, et al. 2013. Generation of effector memory T cell-based mucosal and systemic immunity with pulmonary nanoparticle vaccination[J]. Sci Transl Med 5(204), 204ra130 doi: 10.1126/scitranslmed. 3006516.

Li H, Nookala S, Re F, et al . 2007. Aluminum hydroxide adjuvants activate caspase-1 and induce IL-1 beta and IL-18 release[J]. J Immunol, 178(8): 5271-5276.

Li H, Willingham S B, Ting J P, et al. 2008. Cutting edge: inflammasome activation by alum and alum's adjuvant effect are mediated by NLRP3. J Immunol, 181(1): 17-21.

Libanova R, Ebensen T, Schulze K, et al. 2010.The member of the cyclic di-nucleotide family bis-(3′, 5′)-cyclic dimeric inosine monophosphate exerts potent activity as mucosal adjuvant[J]. Vaccine, 28(10): 2249-2258.

Liu H M, Newbrough S E, Bhatia S K, et al. 1998. Immunostimulatory CpG oligodeoxynucleotides enhance the immune response to vaccine strategies involving granulocyte-macrophage colony-stimulating factor[J]. Blood, 92(10): 3730-3736.

Longhi M P, Trumpfheller C, Idoyaga J, et al. 2009. Dendritic cells require a systemic type I interferon response to mature and induce $CD4^+$ Th1 immunity with poly IC as adjuvant[J]. J Exp Med, 206(7): 1589-1602.

Loo Y M, Wilkins C R, Dong R, et al. 2014. 118: Small molecule RIG-I agonists as vaccine adjuvants and antiviral therapy[J]. Cytokine, 70(1): 28-79.

Lopez C B, Moltedo B, Alexopoulou L, et al. 2004. TLR-independent induction of dendritic cell maturation and adaptive immunity by negative-strand RNA viruses[J]. J Immunol, 173(11): 6882-6889.

Lore K, Betts M R, Brenchley J M, et al. 2003. Toll-like receptor ligands modulate dendritic cells to augment cytomegalovirus-and HIV-1-specific T cell responses[J]. Immunol, 171(8): 4320-4328.

Lund J M, Alexoponlon L, Sato A, et al. 2004. Recognition of single-stranded RNA viruses by Toll-like receptor 7[J]. PNAS, 101(15): 5598-5603.

Lysa B, Tartler U, Wolf R, et al. 2004. Gene expression in actinic keratoses: Pharmacological modulation by imiquimod[J]. Br J Dermatol, 151(6): 1150-1159.

Madhun A S, Haaheim L R, Nostbakken J K, et al. 2011.Intranasal c-di-GMP-adjuvanted plant-derived H5 influenza vaccine induces multifunctional Th1 $CD4^+$ cells and strong mucosal and systemic antibody responses in mice[J]. Vaccine, 29(31): 4973-4982.

Madhun A, Haaheim L, Nostbakken J, et al. 2011. Intranasal c-di-GMP-adjuvanted plant-derived H5 influenza vaccine induces multifunctional Th1 $CD4^+$ cells and strong mucosal and systemic antibody responses in mice[J]. Vaccine, 29(31): 4973-4982.

Magalhaes J G, Fritz J H, Le Bourhis L, et al. 2008. Nod2-dependent Th2 polarization of antigen-specific immunity[J]. J Immunol, 181(11): 7925-7935.

Magalhaes J G, Rubino S J, Travassos L H, et al. 2011. Nucleotide oligomerization domain containing proteins instruct T cell helper type 2 immunity through stromal activation[J]. Proc Natl Acad Sci USA, 108(36): 14896-14901.

Maisonneuve C, Bertholet S, Philpott D J, et al. 2014. Unleashing the potential of Nod-and Toll-like agonists as vaccine adjuvants[J]. PNAS, 111(34): 12294-12299.

Mapletoft J W, Oumouna M, Kovacs-Nolan J, et al. 2008. Intranasal immunization of mice with a formalin-inactivated bovine respiratory syncytial virus vaccine co-formulated with CpG oligodeoxynucleotides and polyphosphazenes results in enhanced protection[J]. J Gen Virol, 89(Pt1): 250-260.

Maraskovsky E, Schnurr M, Wilson N S, et al. 2009. c-di-GMP as a vaccine adjuvant enhances protection against systemic methicillin-resistant *Staphylococcus aureus* (MRSA) infection[J]. Vaccine, 27(35): 4867-4873.

Mariathasan S, Weiss D S, Newton K, et al. 2006. Cryopyrin activates the inflammasome in response to toxins and ATP[J]. Nature, 440(7081): 228-232.

Marichal T, Ohata K, Bedoret D, et al. 2011. DNA released from dying host cells mediates aluminum adjuvant activity[J]. Nat Med, 17(8): 996-1002.

Marrack P, McKee A S, Munks M W. 2009. Towards an understanding of the adjuvant action of aluminium[J]. Nat Rev Immunol, 9(4): 287-293.

Marshall J D, Higgins D, Abbate C, et al. 2004. Polymyxin B enhances ISS-mediated immune responses across multiple species[J]. Cell Immunol, 229(2): 93-105.

Martinon F, Agostini L, Meylan E, et al. 2004. Identification of bacterial muramyl dipeptide as activator of the NALP3/cryopyrin inflammasome[J]. Curr Biol, 14(21): 1929-1934.

Martinon F, Pétrilli V, Mayor A, et al. 2006. Gout-associated uric acid crystals activate the NALP3 inflammasome[J]. Nature, 440(7081): 237-241.

Massari P, Henneke P, Ho Y, et al. 2002. Cutting edge: immune stimulation by *Neisserial porins* is Toll-like receptor 2 and MyD88 dependent[J]. J Immunol, 168(4): 1533-1537.

Mata-Haro V, Cekic C, Martin M. 2007. The vaccine adjuvant monophosphoryl lipid A as a TRIF-biased agonist of TLR4[J]. Science, 316(5831): 1628-1632.

Mbow M L, de Gregorio E, Valiante N M, et al. 2010. New adjuvants for human vaccines[J]. Curr Opin Immunol, 22(3): 411-416.

McDonald W F, Huleatt J W, Foellmer H G, et al. 2007. A West Nile virus recombinant protein vaccine that coactivates innate and adaptive immunity[J]. J Infect Dis, 195(11): 1607-1617.

McInturff J E, Modlin R L, Kim J. 2005. The role of Toll-like receptors in the pathogenesis and treatment of dermatological disease[J]. J Invest Dermatol, 125(1): 1-8.

McKee A S, Burchill M A, Munks M W, et al. 2013. Host DNA released in response to aluminum adjuvant enhances MHC class Ⅱ-mediated antigen presentation and prolongs CD4 T-cell interactions with dendritic cells[J]. Proc Natl Acad Sci USA, 110(12): E1122-E1131.

McKee A S, Munks M W, MacLeod M K, et al. 2009. Alum induces innate immune responses through macrophage and mast cell sensors, but these sensors are not required for alum to act as an adjuvant for specific immunity[J]. J Immunol, 183(7): 4403-4414.

McWhirter S M, Barbalat R, Monroe K M, et al. 2009. A host type I interferon response is induced by cytosolic sensing of the bacterial second messenger cyclic-di-GMP[J]. J Exp Med, 206(9): 1899-1911.

Means T K, Hayashi F, Smith K D, et al. 2003. The Toll-like receptor 5 stimulus bacterial flagellin induces maturation and chemokine production in human dendritic cells[J]. J Immunol, 170(10): 5165-5175.

Means T K, Wang S, Lien E, et al. 1999. Human Toll-like receptors mediate cellular activation by Mycobacterium tuberculosis[J]. J Immunol, 163(7): 3920-3927.

Medzhitov R. 2007. Recognition of microorganisms and activation of the immune response[J]. Nature, 449(7164): 819-826.

Miao E A, Alpuche-Aranda C M, Dors M, et al. 2006. Cytoplasmic flagellin activates caspase-1 and secretion of interleukin 1beta via Ipaf[J]. Nat Immunol, 7(6): 569-575.

Mifsud E J, Tan A C L, Jackson D C. 2014. TLR agonists as modulators of the innate immune response and their potential as agents against infectious disease[J]. Front Immunology, 5: 79.

Mifsud E J, Tan A C, Short K R, et al. 2016. Reducing the impact of influenza-associated secondary pneumococcal infections[J]. Immunol Cell Biol, 94(1): 101-108.

Moingeon P, Haensler J, Lindberg A. 2001. Towards the rational design of Th1 adjuvants[J]. Vaccine, 19(31): 4363-4372.

Molofsky A B, Byrne B G, Whitfield N N, et al. 2006. Cytosolic recognition of flagellin by mouse macrophages restricts Legionella pneumophila infection[J]. J Exp Med, 203(4): 1093-1104.

Morefield G L, Sokolovska A, Jiang D, et al. 2005. Role of aluminum-containing adjuvants in antigen internalization by dendritic cells *in vitro*[J]. Vaccine, 23(13): 1588-1595.

Moser C, Müller M, Kaeser M D, et al. 2013. Influenza virosomes as vaccine adjuvant and carrier system[J]. Expert Rev Vaccines, 12(7): 779-791.

Muñoz-Planillo R, Kuffa P, Martínez-Colón G, et al. 2013. K+ efflux is the common trigger of NLRP3 inflammasome activation by bacterial toxins and particulate matter[J]. Immunity, 38(6): 1142-1153.

Murphy K M, Reiner S L. 2002. The lineage decisions of helper T cells[J]. Nat Rev Immunol, 2(12): 933-944.

Mutwiri G K, Nichani A K, Babiuk S, et al. 2004. Strategies for enhancing the immunostimulatory effects of CpG oligodeoxynucleotides[J]. J Control Release, 97(1): 1-17.

Mutwiri G, Benjamin P, Soita H, et al. 2008. Co-administration of polyphosphazenes with CpG oligodeoxynucleotides strongly enhances immune responses in mice immunized with Hepatitis B virus surface antigen[J]. Vaccine, 26(22): 2680-2688.

Narumiya S. 2009. Prostanoids and inflammation: a new concept arising from receptor knockout mice[J]. J Mol Med(Berlin), 87(10): 1015-1022.

Ng G, Sharma K, Ward S M, et al. 2008. Receptor-independent, direct membrane binding leads to cell surface lipid sorting and Syk kinase activation in dendritic cells[J]. Immunity, 29(5): 807-818.

Nijnik A, Madera L, Ma S, et al. 2010. Synthetic cationic peptide IDR-1002 provides protection against bacterial infections through chemokine induction and enhanced leukocyte recruitment[J]. J Immunol, 184 (5): 2539-2550.

Nygaard U C, Hansen J S, Samuelsen M, et al. 2009. Single-walled and multi-walled carbon nanotubes pro-mote allergic immune responses in mice[J]. Toxicol Sci, 109(1): 113-123.

O'Neill L A, Bryant C E, Doyle S L. 2009. Therapeutic targeting of Toll-like receptors for infectious and inflammatory diseases and cancer[J]. Pharmacol Rev, 61(2): 177-197.

Ogunniyi A, Paton J, Kirby A, et al. 2008. c-di-GMP is an effective immunomodulator and vaccine adjuvant against pneumococcal infection[J]. Vaccine, 26(36): 4676-4685.

Okada N, Mori N, Koretomo R, et al. 2005. Augmentation of the migratory ability of DC based vaccine into regional lymph nodes by efficient CCR7 gene transduction[J]. Gene Ther, 12(2): 129-139.

Opitz B, Puschel A, Schmeck B, et al. 2004. Nucleotide-binding oligomerization domain proteins are innate immune receptors for

internalized Streptococcus pneumoniae[J]. J Biol Chem, 279(35): 36426-36432.
Organization W H. 2013. WHO Expert Consultation on Rabies. Second report[J]. World Health Organization Technical Report Series, (982): 1-139.
Osorio Y, Ghiasi H. 2005. Recombinant herpes simplex virus type 1(HSV-1)codelivering interleukin-12p35 as a molecular adjuvant enhances the protective immune response against ocular HSV-1 challenge[J]. J Virol, 79(6): 3297-3308.
Ott G, Barchfeld G L, Chernoff D, et al. 1995. MF59 design and evaluation of a safe and potent adjuvant for human vaccines[J]. Pharm Biotechnol, 6: 277-296.
Paavonen J, Naud P, Salmerón J, et al. 2009. Efficacy of human papillomavirus (HPV)-16/18 AS04-adjuvanted vaccine against cervical infection and precancer caused by oncogenic HPV types (PATRICIA): Final analysis of a double-blind, randomised study in young women[J]. Lancet, 374(9686): 301-314.
Parant M A, Audibert F M, Chedid L A, et al. 1980. Immunostimulant activities of a lipophilic muramyl dipeptide derivative and of desmuramyl peptidolipid analogs[J]. Infect Immun, 27(3): 826-831.
Pasare C, Medzhitov R. 2004. Toll-like receptors and acquired immunity. Semin Immunol, 16(1): 23-26.
Pasquale A D, Preiss S, Silva F T D, et al. 2015. Vaccine adjuvants: from 1920 to 2015 and beyond[J]. Vaccines, 3(2): 320-343.
Patel M, Xu D, Kewin P, et al. 2005. TLR2 agonist ameliorates established allergic airway inflammation by promoting Th1 response and not via regulatory T cells[J]. J Immunol, 174(12): 7558-7563.
Pavot V, Rochereau N, Primard C, et al. 2013. Encapsulation of Nod1 and Nod2 receptor ligands into poly(lactic acid) nanoparticles potentiates their immune properties[J]. J Control Release, 167(1): 60-67.
Pedersen G K, Ebensen T, Gjeraker I H, et al. 2011.Evaluation of the sublingual route for administration of influenza H5N1virosomes in combination with the bacterial second messenger c-di-GMP[J]. PLoS One, 6(11): e26973.
Philpott D J, Sorbara M T, Robertson S J, et al. 2014. NOD proteins: Regulators of inflammation in health and disease[J]. Nat Rev Immunol, 14(1): 9-23.
Pichlmair A, Schulz O, Tan C P, et al. 2006. RIG-I-mediated antiviral responses to single-stranded RNA bearing 5′-phosphates[J]. Science, 314(5801): 997-1001.
Poulin L F, Salio M, Griessinger E, et al. 2010. Characterization of human DNGR-1 + BDCA3+ leukocytes as putative equivalents of mouse CD8alpha$^+$ dendritic cells[J]. J Exp Med, 207(6): 1261-1271.
Randolph G J, Sanchez-Schmitz G, Angeli V. 2005. Factors and signals that govern the migration of dendritic cells via lymphatics: recent advances. Springer Semin[J]. Immunopathol, 26(3): 273-287.
Reed S G, Orr M T, Fox C B. 2013. Key roles of adjuvants in modern vaccines[J]. Nat Med, 19(12): 1597-1608.
Reese T A, Liang H E, Tager A M, et al. 2007. Chitin induces accumulation in tissue of innate immune cells associated with allergy[J]. Nature, 447(7140): 92-96.
Robinson R T, Khader S A, Locksley R M, et al. 2008. Yersinia pestis evades TLR4-dependent induction of IL-12(p40)2 by dendritic cells and subsequent cell migration[J]. J Immunol, 181(8): 5560-5567.
Romagne F. 2007. Current and future drugs targeting one class of innate immunity receptors: the Toll-like receptors[J]. Drug Discovery Today, 12(1/2): 80-87.
Romling U, Galperin M, Gomelsky M. 2013. Cyclic di-GMP: the first 25 years of a universal bacterial second messenger[J]. Microbiol Mol Biol Rev, 77(1): 1-52.
Roper R L, Brown D M, Phipps R P. 1995. Prostaglandin E2 promotes B lymphocyte Ig isotype switching to IgE[J]. J Immunol, 154(1): 162-170.
Roteli-Martins C, Naud P, de Borba P, et al. 2012. Sustained immunogenicity and efficacy of the HPV-16/18 AS04-adjuvanted vaccine: up to 8.4 years of follow-up[J]. Hum. Vaccines Immunother, 8(3): 390-397.
Roy C R, Mocarski E S. 2007. Pathogen subversion of cell-intrinsic innate immunity[J]. Nat Immunol, 8(11): 1179-1187.
Rubino S J, Magalhaes J G, Philpott D, et al. 2013. Identification of a synthetic muramyl peptide derivative with enhanced Nod2 stimulatory capacity[J]. Innate Immun, 19(5): 493-503.
Sanchez-Campillo M, Chicano A, Torio A, et al. 2004. Implication of CpG-ODN and reactive oxygen species in the inhibition of intracellular growth of Salmonella typhimurium in hepatocytes[J]. Microbes Infect, 6(9): 813-820.
Sanders C J, Moore D A, Williams I R, et al. 2008. Both radioresistant and hemopoietic cells promote innate and adaptive immune responses to flagellin[J]. J Immunol, 180(11): 7184-7192.
Sauer J, Sotelo-Troha K, von Moltke J, et al. 2011. The N-ethyl-N-nitrosourea -induced Goldenticket mouse mutant reveals an essential function of STING in the in vivo interferon response to Listeria monocytogenes and cyclic dinucleotides[J]. Infect Immun, 79(2): 688-694.
Schellack C, Prinz K, Egyed A, et al. 2006. IC31, a novel adjuvant signaling via TLR9, induces potent cellular and humoral immune responses[J]. Vaccine, 24(26): 5476-5472.
Schlosser E, Mueller M, Fischer S, et al. 2008. TLR ligands and antigen need to be coencapsulated into the same biodegradable microsphere for the generation of potent cytotoxic T lymphocyte responses[J]. Vaccine, 26(13): 1626-1637.

Schroder M, Bowie A G. 2005. TLR3 in antiviral immunity: key player or bystander[J]. Trends Immunol, 26(9): 462-468.
Schroder N W, Heine H, Alexander C, et al. 2004. Lipopolysaccharide binding protein binds to triacylated and diacylated lipopeptides and mediates innate immune responses[J]. J Immunol, 173(4): 2683-2691.
Schulz O, Diebold S S, Chen M, et al. 2005. Toll-like receptor 3 promotes cross- priming to virus-infected cells[J]. Nature, 433 (7028): 887-892.
Seubert A, Calabro S, Santini L, et al. 2011. Adjuvanticity of the oil-in-water emulsion MF59 is independent of Nlrp3 inflammasome but requires the adaptor protein MyD88[J]. Proc Natl Acad Sci USA, 108(27): 11169-11174.
Seubert A, Monaci E, Pizza M, et al. 2008. The adjuvants aluminum hydroxide and MF59 induce monocyte and granulocyte chemoattractants and enhance monocyte differentiation toward dendritic cells[J]. J Immunol, 180(8): 5402-5412.
Shackleton M, Davis I D, Hopkins W, et al. 2004. The impact of imiquimod, a Toll-like receptor-7 ligand (TLR7L), on the immunogenicity of melanoma peptide vaccination with adjuvant Flt3 ligand[J]. Cancer Immun, 4: 9.
Sharp F A, Ruane D, Claass B, et al. 2009. Uptake of particulate vaccine adjuvants by dendritic cells activates the NALP3 inflammasome[J]. Proc Natl Acad Sci USA, 106(3): 870-875.
Shaw M H, Reimer T, Kim Y G, et al. 2008. NOD-like receptors(NLRs): bona fide intracellular microbial sensors[J]. Curr Opin Immunol, 20(4): 377-382.
Shi Y, Evans J E, Rock K L. 2003. Molecular identification of a danger signal that alerts the immune system to dying cells[J]. Nature, 425(6957): 516-521.
Shi Y, Mucsi A D, Ng G. 2010. Monosodium urate crystals in inflammation and immunity[J]. Immunol Rev, 233(1): 203-217.
Sorbara M T, Girardin S E. 2011. Mitochondrial ROS fuel the inflammasome[J]. Cell Res, 21(4): 558-560.
Speiser D E, Lienard D, Rufer N, et al. 2005. Rapid and strong human $CD8^+$ T cell responses to vaccination with peptide, IFA, and CpG oligodeoxynucleotide 7909[J]. J Clin Invest, 115(3): 739-746.
Spellberg B, Edwards J E J. 2001. Type 1/Type 2 immunity in infectious diseases[J]. Clin Infect Dis, 32(1): 76-102.
Spies B, Hochrein H, Vabulas M, et al. 2003. Vaccination with plasmid DNA activates dendritic cells via toll-like receptor 9 (TLR9) but functions in TLR9-deficient mice[J]. J Immunol, 171(11): 5908-5912.
Stahl-Hennig C, Eisenblatter M, Jasny E, et al. 2009. Synthetic double-stranded RNAs are adjuvants for the induction of Thelper 1 and humoral immune responses to human papillom avirus in rhesus macaques[J]. PLoS Pathog, 5(4), e1000373.
Stanberry L, Strugnell R. 2003. Vaccines of the future[J]. Dressnature Reviews Drug Discovery, 2(10): 767-768.
Steere A C, Sikand V K, Meurice F, et al. 1998. Vaccination against Lyme disease with recombinant *Borrelia burgdorferi* outer-surface lipoprotein A with adjuvant, lyme disease vaccine study group[J]. N Engl J Med, 339(4): 209-215.
Stetson D B, Medzhitov R. 2006. Recognition of cytosolic DNA activates an IRF3-dependent innate immune response[J]. Immunity, 24(1): 93-103.
Stockfleth E, Trefzer U, Garcia-Bartels C, et al. 2003. The use of toll-like receptor-7 agonist in the treatment of basal cell carcinoma: an overview[J]. Br J Dermatol, 149(Suppl 66): 53-56.
Sugiyama T, Gursel M, Takeshita F, et al. 2005. CpG RNA: Identification of novel single-stranded RNA that stimulates human $CD14^+CD11c^+$ monocytes[J]. J Immunol, 174(4): 2273-2279.
Sun L, Wu J, Du F, et al. 2013. Cyclic GMP-AMP synthase is a cytosolic DNA sensor that activates the type I interferon pathway[J]. Science, 339(6121): 786-791.
Suzuki K, Mori A, Ishii K J, et al. 1999. Activation of target-tissue immune-recognition molecules by double-stranded polynucleotides[J]. Proc Natl Acad Sci USA, 96(5): 2285-2290.
Søgaard O S, Lohse N, Harboe Z B, et al. 2010. Improving the immunogenicity of pneumococcal conjugate vaccine in HIV-infected adults with a Toll-like receptor 9 agonist adjuvant: a randomized, controlled trial[J]. Clin Infect Dis, 51(1): 42-50.
Tada H, Aiba S, Shibata K, et al. 2005. Synergistic effect of NOD1 and NOD2 agonists with toll-like receptor agonists on human dendritic cells to generate interleukin-12 and T helper type 1 cells[J]. Infect Immun, 73(12): 7967-7976.
Takeuchi O, Kawai T, Muhlradt P F, et al. 2001. Discrimination of bacterial lipoproteins by toll-like receptor 6[J]. Int Immunol, 13(7): 933-940.
Takeuchi O, Sato S, Horiuchi T, et al. 2002. Cutting edge: Role of toll-like receptor 1 in mediating immune response to microbial lipoproteins[J]. J Immunol, 169(1): 10-14.
Teleshova N, Kenney J, van Nest G, et al. 2006. Local and systemic effects of intranodally injected CpG-C immunostimulatory-oligodeoxyribo nucleotides in macaques[J]. J Immunol, 177(12): 8531-8541.
Temizoz B, Kuroda E, Ohata K, et al. 2015. TLR9 and STING agonists synergistically induce innate and adaptive type-Ⅱ IFN[J]. Eur J Immunol, 45(4): 1159-1169.
Thomas W, Dubensky Jr, David B, et al. 2013. Progress and development of vaccines utilizing STING-activating cyclic dinucleotide adjuvants[J]. Ther Adv Vaccines, 1(4): 131-143.
Tiemi M, Eisenbarth S C, Savaria M, et al. 2009. Malarial hemozoin activates the NLRP3 inflammasome through Lyn and Syk

kinases[J]. PLoS Pathog, 5(8): e1000559.

Traidl-Hoffmann C, Mariani V, Hochrein H, et al. 2005. Pollen-associated phytoprostanes inhibit dendritic cell interleukin-12 production and augment T helper type 2 cell polarization[J]. J Exp Med, 201(10): 627-636.

Trinchieri G. 2003. Interleukin-12 and the regulation of innate resistance and adaptive immunity[J]. Nat Rev Immunol, 3(2): 133-146.

Tritel M, Stoddard A M, Flynn B J, et al. 2003. Prime-boost vaccination with HIV-1 Gag protein and cytosine phosphate guanosine oligodeoxynucleotide, followed by adenovirus, induces sustained and robust humoral and cellular immune responses[J]. J Immunol, 171(5): 2538-2547.

Trumpfheller C, Caskey M, Nchinda G, et al. 2008. The microbial mimic poly IC induces durable and protective $CD4^+$ T cell immunity together with a dendritic cell targeted vaccine[J]. Proc Natl Acad Sci USA, 105(7): 2574-2579.

Tsuji S, Matsumoto M, Takeuchi O, et al. 2000. Maturation of human dendritic cells by cell wall skeleton of Mycobacterium bovis bacillus Calmette-Guerin: involvement of Toll-like receptors[J]. Infect Immun, 68(12): 6883-6890.

Tuvim M J, Evans S E, Clement C G, et al. 2009. Augmented lung inflammation protects against influenza A pneumonia[J]. PLoS One, 4(1): e4176.

Uematsu S, Jang M H, Chevrier N, et al. 2006. Detection of pathogenic intestinal bacteria by toll-like receptor 5 on intestinal $CD11c^+$ lamina propria cells[J]. Nat Immunol, 7(8): 868-874.

Uematsu S, Matsumoto M, Takeda K, et al. 2002. Lipopolysaccharide- dependent prostaglandin E(2)production is regulated by the glutathione-dependent prostaglandin E(2)synthase gene induced by the Toll-like receptor 4/MyD88/NF-IL6 pathway[J]. J Immunol, 168(11): 5811-5816.

Ulloa-Montoya F, Louahed J, Dizier B, et al. 2013. Predictive gene signature in MAGE-A3 antigen-specific cancer immunotherapy[J]. J Clin Oncol, 31(19):2388-2395.

Wagner H. 2004. The immunobiology of the TLR9 subfamily[J]. Trends Immunol, 25(7): 381-386.

Wang J P, Hayashi T, Datta S K, et al. 2005. CpG oligonucleotides partially inhibit growth of Mycobacterium tuberculosis, but not Salmonella or Listeria, in human monocyte-derived macrophages[J]. FEMS Immunol Med Microbiol, 45(2): 303-310.

Wang Q, Liu X, Zhou Q, et al. 2015. Cytosolic sensing of aberrant DNA: arming STING on the endoplasmic reticulum[J]. Expert Opin. Ther. Targets, 19(10): 1397-1409.

Wang Y, Cella, M, Gilfillan S, et al. 2010. Cutting edge: Polyi-nosinic: polycytidylic acid boosts the generation of memory CD8 T cells through melanoma differentiation-associated protein 5 expressed in stromal cells[J]. J Immunol, 184(6): 2751-2755.

Willart M A M, Lambrecht B N. 2009. The danger within: endogenous danger signals, atopy and asthma[J]. Clin Exp Allergy, 39(1): 12-19.

Wille-Reece U, Flynn B J, Lore K, et al. 2006. Toll-like receptor agonists influence the magnitude and quality of memory T cell responses after prime-boost immunization in nonhuman primates[J]. J Exp Med, 203(5): 1249-1258.

Wilson C C, McKinney D, Anders M, et al. 2003. Development of a DNA vaccine designed to induce cytotoxic T lymphocyte responses to multiple conserved epitopes in HIV-1[J]. J Immunol, 171(10): 5611-5623.

Wilson H L, Kovacs-Nolan J, Latimer L, et al. 2010. A novel triple adjuvant formulation promotes strong, Th1-biased immune responses and significant antigen retention at the site of injection[J].Vaccine, 28(52): 8288-8299.

Wilson-Welder J H, Torres M P, Kipper M J, et al. 2009. Vaccine adjuvants: Current challenges and future approaches[J]. J Pharm Sci, 98(4): 1278-1316.

Witte C, Archer K, Rae C, et al. 2012. Innate immune pathways triggered by Listeria monocytogenes and their role in the induction of cell-mediated immunity[J]. Adv Immunol, 113: 135-156.

Vollmer J. 2006. TLR9 in health and disease[J]. Int Rev Immunol, 25(3-4): 155-181.

Vono M, Taccone M, Caccin P, et al. 2013. The adjuvant MF59 induces ATP release from muscle that potentiates response to vaccination[J]. Proc Natl Acad Sci USA, 110(52): 21095-21100.

Woodward J, Iavarone A, Portnoy D. 2010. c-di-AMP secreted by intracellular Listeria monocytogenes activates a host type I interferon response[J]. Science, 328(5986): 1703-1705.

Wu J, Sun L, Chen X, et al. 2013. Cyclic GMP-AMP is an endogenous second messenger in innate immune signaling by cytosolic DNA[J]. Science, 339(6121): 826-830.

Yan H, Wang X, Kuolee R, et al. 2008. Synthesis and immunostimulatory properties of the phosphorothioate analogues of cdiGMP[J]. Bioorg Med Chem Lett, 18(20): 5631-5634.

Yao C, Sakata D, Esaki Y, et al. 2009. Prostaglandin E2-EP4 signaling promotes immune inflammation through Th1 cell differentiation and Th17 cell expansion[J]. Nat Med, 15(6): 633-640.

Yarovinsky F, Zhang D, Andersen J F, et al. 2005. TLR11 activation of dendritic cells by a protozoan profilin-like protein[J]. Science, 308(5728): 1626-1629.

Yeung A T, Gellatly S L, Hancock R E. 2011. Multifunctional cationic host defence peptides and their clinical applications[J]. Cell Mol Life Sci, 68(13): 2161-2176.

Yildiz S, Alpdundar E, Gungor B, et al. 2015. Enhanced immunostimulatory activity of cyclic dinucleotides on mouse cells when complexed with a cell-penetrating peptide or combined with CpG[J]. Eur J Immunol, 45(4): 1170-1179.

Yoder A, Wang X, Ma Y, et al. 2003. Tripalmitoyl-S-glyceryl-cysteine-dependent OspA vaccination of Toll-like receptor 2-deficient mice results in effective protection from Borrelia burgdorferi challenge[J]. Infect Immun, 71(7): 3894-3900.

Yoneyama M, Kikuchi M, Matsumoto K, et al. 2005. Shared and unique functions of the DExD/H-box helicases RIG-Ⅰ, MDA5, and LGP2 in antiviral innate immunity[J]. J Immunol, 175 (5): 2851-2858.

Yoneyama M, Kikuchi M, Natsukawa T, et al. 2004. The RNA helicase RIG-Ⅰ has an essential function in double-stranded RNA induced innate antiviral responses[J]. Nat Immunol, 5 (7): 730-737.

Zaks K, Jordan M, Guth A, et al. 2006. Efficient immunization and cross-priming by vaccine adjuvants containing TLR3 or TLR9 agonists complexed to cationic liposomes[J]. J Immunol, 176(12): 7335-7345.

Zamboni D S, Kobayashi K S, Kohlsdorf T, et al. 2006. The Birc1e cytosolic pattern-recognition receptor contributes to the detection and control of Legionella pneumophila infection[J]. Nat Immunol, 7(3): 318-325.

Zhang Y, Zhang S F, Li W, et al. 2016. A novel rabies vaccine based-on Toll-like receptor 3 (TLR3) agonist PIKA adjuvant exhibiting excellent safety and efficacy in animal studies[J].Virology, 489: 165-172.

Zheng Y, Vig M, Lyons J, et al. 2003. Combined deficiency of p50 and cRel in$CD4^+$T cells reveals an essential requirement for nuclear factor kappaB in immunostimulatory effects of CpG oligodeoxynucleotides[J]. J Control Release, 97(1): 1-17.

Zhou R, Yazdi A S, Menu P, et al. 2011. A role for mitochondria in NLRP3 inflammasome activation[J]. Nature, 469(7329): 221-225.

Zhu Q, Egelston C, Gagnon S, et al. 2010. Using 3 TLR ligands as a combination adjuvant induces qualitative changes in T cell responses needed for antiviral protection in mice[J]. J Clin Invest, 120(2): 607-616.

Zhu X, Ramos T V, Gras-Masse H, et al. 2004. Lipopeptide epitopes extended by an Nepsilonpalmitoyl-lysine moiety increase uptake and maturation of dendritic cells through a Toll-like receptor-2 pathway and trigger a Th1-dependent protective immunity[J]. Eur J Immunol, 34(11): 3102-3114.

第十四章 天然免疫与治疗药物开发

疫苗是免疫学对人类最伟大的贡献，自其发明以来已成功消灭了天花，有效控制了脊髓灰质炎（polio）、麻疹（measles）等多种严重传染病，目前疫苗依旧是防控重大传染病特别是病毒病的利器。疫苗接种防病、抗病的机制是基于机体的获得性免疫功能，是机体通过 T 细胞和 B 细胞特异性地识别某种病原体在其入侵过程中产生的特定蛋白分子而激活形成的多种免疫应答效应（Jost et al.，2012；Paul，2012）。被病原特定抗原激活的机体 B 细胞能通过产生针对病原蛋白的特异性抗体，来中和或阻断病原体入侵，而被特定病原抗原激活的效应性 T 细胞能直接清除已被病原体感染的细胞，从而发挥抗感染的作用（Pulendran et al.，2010；Jost et al.，2012）。然而，对于一些普通传染病特别是新发和突发性传染病而言，由于还没有开发出有效的疫苗，其防治效果非常有限。另外，疫苗对一些易遗传变异病原引起的传染病如季节性流感、艾滋病等的保护作用也非常有限。因此，在世界范围内亟待发展新型广谱抗感染药物，以弥补疫苗在此方面的不足（Du et al.，2012；景志忠，2012）。

天然免疫是生物体在进化早期形成的一种保护机体免受外界病原体侵害的机制（Paul，2012）。相对于获得性免疫，天然免疫比较原始，它不像 T 细胞和 B 细胞那样针对某一病原体产生高度精细和特异性的应答及保护作用。然而，天然免疫是宿主对抗外来病原感染的第一道防线，是高等动物及人类生命得以维系和延续的必要组成部分（Modlin，2012；Paul，2012；Platt and Wetzler，2013）。与获得性免疫系统高度特化并依赖于淋巴细胞不同，绝大部分机体细胞特别是与皮肤、黏膜相关的细胞都具有一定的天然免疫功能。由于天然免疫缺乏显著的特异性，过去免疫学家对天然免疫系统如何识别各类病原体全然无知。然而，自 20 世纪 80 年代末发现第一个天然免疫模式识别受体（PRR）之后，天然免疫作用和宿主抗病机制方面的研究突飞猛进，目前人们已非常明确地认识到，天然免疫应答的启动依赖于模式识别受体对病原体固有分子的识别（Beutler，2004；景志忠，2012）。PRR 不仅能够识别病原体源保守的分子模式，而且可以触发广泛的防御性反应。这些反应包括产生促炎症细胞因子、活化抗原呈递细胞、提高共刺激分子的表达，以及产生包括 IFN-α 和 IFN-β 在内的 IFN-Ⅰ的抗病毒效应等。本章从机体抗感染天然免疫应答机制出发，介绍新型广谱抗感染、抗肿瘤和抗自身免疫病药物的发展现状、趋势及应用前景。

第一节 天然免疫信号与药物作用原理

病原微生物与宿主之间的共生或者致病作用是一个复杂且相互联系的过程，而天然免疫正是这一复杂过程中的重要组成部分。天然免疫就是机体模式识别受体（PRR）分子对危险的内源性或外源性分子的识别而引起的一系列反应。模式识别受体在识别其配体后，可引发炎症性免疫应答，以及随后的获得性免疫应答等一系列反应。即便是很少量的配体都会被受体所识别，从而使其被清除。当然这一反应也可能引发某些慢性疾病，过度的反应甚至导致一些致命的疾病如败血症。受体对配体识别信号转导机制的研究对于探讨疾病的治疗和药物的开发研究十分重要。

目前，对天然免疫受体分子的研究主要集中在 TLR、NLR、RLR，以及最近发现的 HIN200 受体 AIM2、DAI、IFI16、DDX3、cGAS 等。虽然每个家族都有独特的分子结构域，细胞定位也不尽相同，但它们之间还具有重叠的功能，相互之间也具有协同作用。每一类分子都有十分丰富的配体，而这些配体分子的作用机制正是利用天然免疫信号途径研究治疗疾病及开发药物的理论基础。

一、依赖于 TLR 信号途径的药物作用原理

机体呼吸道、胃肠道黏膜组织是宿主与病原发生相互作用的主要部位，其表面的天然免疫反应具有高阈值激活特性，它能阻止无害抗原引起的过度的炎症反应（Wissinger et al.，2009）。呼吸系统是病毒和细菌感染的一个共同靶点，并能对常用抗生素产生药物抗性，免疫调节剂可作为抗呼吸道感染的替代手段。

肺部存在许多类型的天然免疫细胞，它们能去除病原物质和启动多种免疫反应。这些天然免疫类型细胞负责启动炎症反应，同时也能协同维持和调节天然免疫反应。例如，气管巨噬细胞（airway macrophage，AMΦ）表现出一个抑制性的表型（Holt et al.，2008），它能限制不期望的和过度的炎症反应。通过保持天然免疫系统的激活，肺脏能够在抗原和其他刺激物存在的环境中保持稳态。在呼吸道病毒或细菌感染时，AMΦ 表面的 TLR 的激活使细胞活化，导致细胞具有极大的吞噬活性和氧化能力，以及促炎症细胞因子的分泌以替代免疫抑制性因子（Fernandez et al.，2004）。同时通过 AMΦ 分泌的细胞因子和趋化因子，导致其他炎症细胞被招募到肺部并激活。为保护呼吸道免受病原攻击和保持肺组织的完整性，AMΦ 拥有双重效应功能。

中性粒细胞是天然免疫系统针对病毒和细菌感染的第一种细胞，其通过分泌细胞因子和抗体依赖的细胞介导的细胞毒活性（ADCC）因子而限制病原的传播。自然杀伤细胞的活化诱导了 IFN-γ 的分泌，它刺激巨噬细胞吞噬异物（Pierangeli and Sonnenfeld.，1993），并通过抗原呈递细胞（APC）增加抗原呈递（Grégoria et al.，2007）。DC 是 APC 的一种重要的细胞亚群，它能架通天然免疫与获得性免疫的桥梁，并且随后被活化和成熟，当 DC 迁移到其遭遇病原的淋巴结处时，引发幼稚 T 细胞活化（Banchereau and Steinman，1998）。

通过 TLR 途径激活抗微生物活性的能力，意味着 TLR 配体能够被利用，使 TLR 途径作为一种新的防御传染病的途径（Reppe et al.，2009；Tuvim et al.，2009；Baaten et al.，2010；Evans et al.，2010；Tan et al.，2012）。不适当的炎症反应能导致组织损伤甚至自身免疫，这是通过激活 TLR 天然免疫反应的一个缺点。因此，必须严格调控免疫系统的激活，并诱导适当的炎症反应。由于研发 TLR 激活剂能作为抗微生物的药物和佐剂，因此研发 TLR 拮抗剂作为阻断免疫反应的药物就不足为奇了（Kanzler et al.，2007）。目前已利用 TLR 激活剂的内在能力作为药物和免疫增强剂来起始天然免疫反应。由于 TLR 家族成员众多，细胞定位各不相同，识别的配体及诱导天然免疫机制差别也较大，同时在天然免疫与免疫佐剂开发中已进行了较为详细的介绍（表 14-1，图 14-1~图 14-3），这里就不再一一赘述，仅以 TLR4 为例概括介绍其药物作用的机制。

表 14-1　TLR 识别的各类配体（O'Neill et al.，2009）

TLR	微生物性配体（MAMP/DAMP）	合成配体（synthetic ligand）	内源性配体（DAMP）
TLR1/2	Pam3CSK4		
TLR2/6	Pam2CSK4、LTA、酵母多糖、孔蛋白、MALP2、肽聚糖（PGN）、甘露聚糖		HSP60、HSP70、HSP 96、HMGB1
TLR3	dsRNA	Poly（I：C）、poly（A：U）	mRNA
TLR4	LPS、甘露聚糖、磷脂、囊膜蛋白（MMTV、RSV）	单磷酰脂质 A	HSP22、HSP60、HSP70、HSP96、纤维蛋白素原、HMGB1、透明质烷碎片、纤维连接蛋白、低密度脂蛋白、表面活性蛋白 A
TLR5	鞭毛蛋白		
TLR7	ssRNA（病毒或细菌）	富含 GU 的 ORN 序列、loxoribin、R837、R848、AG 衍生物	ssRNA（IC）
TLR8	ssRNA（病毒）	富含 GU 的 ORN 序列、R837、AG 衍生物	ssRNA（IC）
TLR9	DNA（病毒或细菌）	CpG DNA	DNA（IC）
TLR11	大肠杆菌 8NU 菌株（尿道菌）、肌动蛋白抑制蛋白		

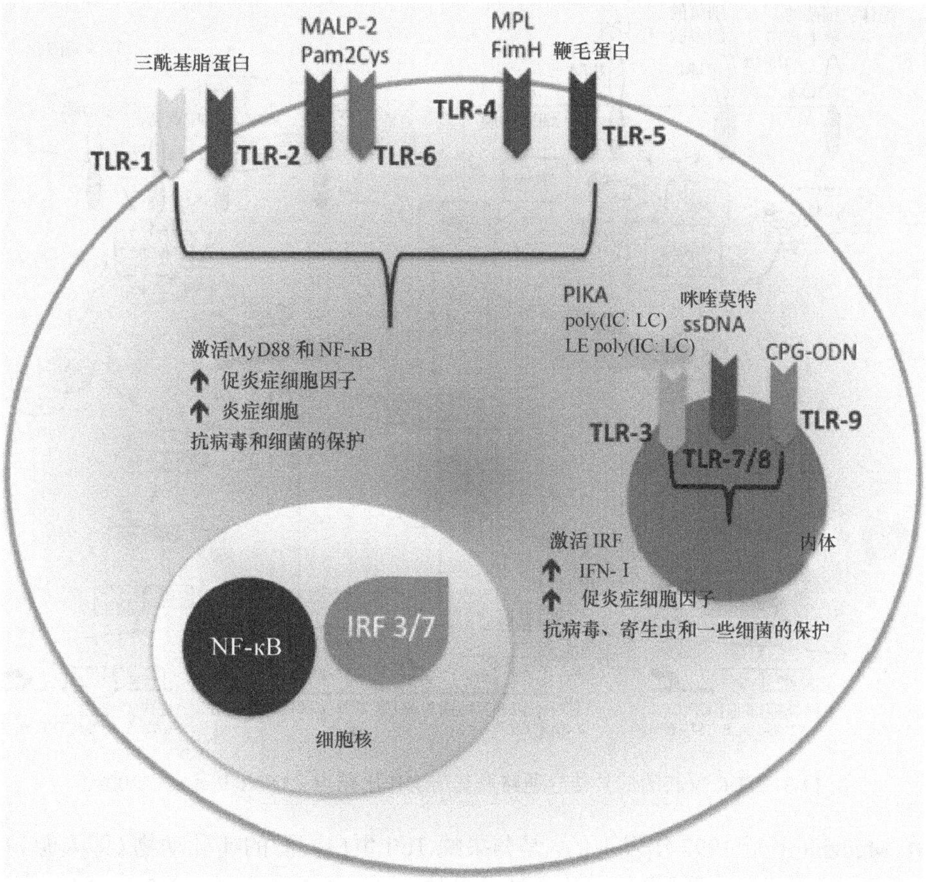

图 14-1　TLR 家族的定位及其配体/激活剂（Mifsud et al.，2014）

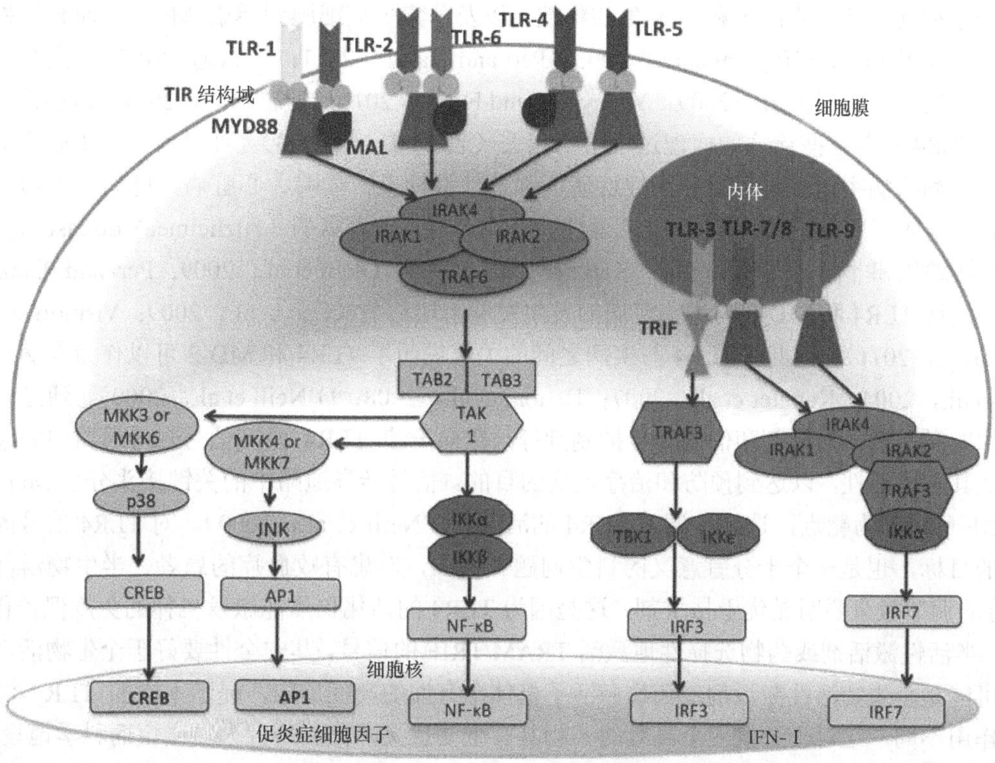

图 14-2　TLR 家族的信号转导途径（Mifsud et al.，2014）

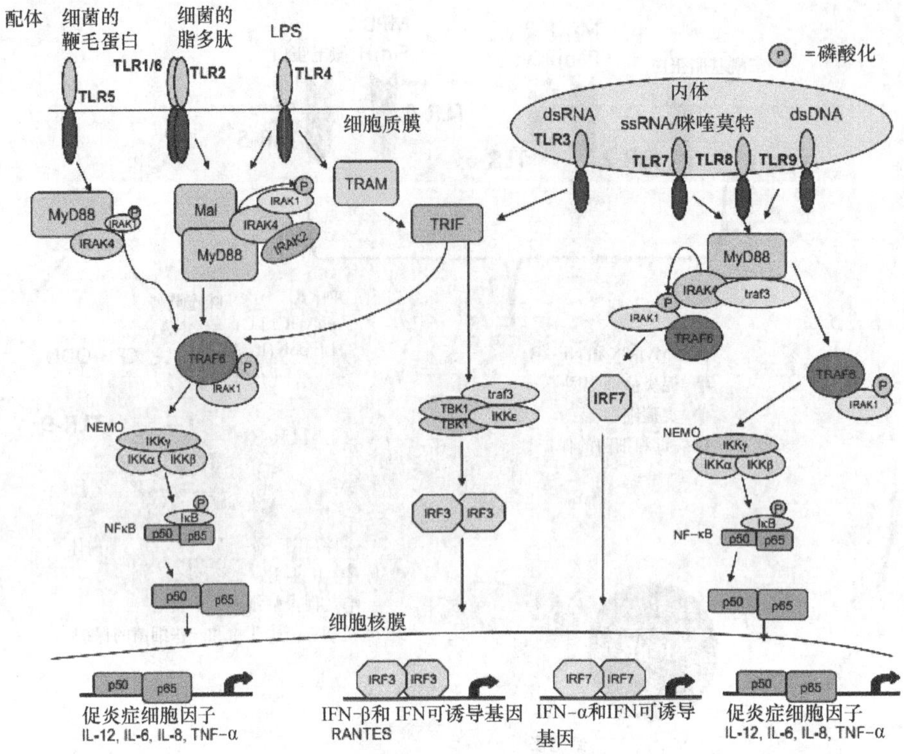

图 14-3　TLR 家族的信号转导通路及其药物作用靶点（O'Neill et al.，2009）

TLR4 是由 Medzhitov 于 1997 年发现的，是与果蝇 Toll 蛋白同源的哺乳动物（即人源）的第一个 TLR 成员（Medzhitov et al.，1997），同时也存在几个辅助受体，如 MD-2、CD14、LBP 和 RP105（Jerala，2007），共同识别革兰氏阴性菌的内毒素成分 LPS、病毒囊膜蛋白、真菌的甘露聚糖等，诱导 IL-12、IL-6、IL-8、TNF-α 等一系列促炎症细胞因子和 IFN-β 的释放，以及募集炎症细胞到感染部位，从而介导机体的天然免疫防御作用（图 14-3）（Hayashi et al.，2003；Peri and Piazza，2011；景志忠，2012），同时也能调节机体的获得性免疫（O'Neill et al.，2009；Yoneyama and Fujita，2010；景志忠等，2011；何小兵等，2011）。尽管如此，TLR4 也与一些疾病的病理过程密切相关（表 14-1，图 14-3）。通过对 TLR4 激活剂的研究表明，其与一系列疾病密切相关，如感染性疾病、强直性脊柱炎、哮喘、心脏病、肝病、肾病、肠炎、癌症、肥胖症、糖尿病（Ⅰ型和Ⅱ型）、类风湿性关节炎、阿尔茨海默病（Alzheimer's disease）、震颤（性）麻痹、多重性硬化和非菌性炎症反应等（Kanzler et al.，2007；Okun et al.，2009；Peri and Piazza，2011）。遗传学研究发现 TLR4 和 MD-2 与这些疾病的发生发展密切相关（Cao et al.，2009；Visintin et al.，2005；Peri and Piazza，2011）。因此，TLR4 与疾病之间的关系说明了 TLR4 和 MD-2 可以作为疾病的治疗靶点（Uematsu et al.，2004；Kanzler et al.，2007；Bettoni et al.，2008；O'Neill et al.，2009）。通过一系列具有药理学特性的激活剂、拮抗剂和信号转导抑制剂等，靶向干涉 TLR4 及其信号转导通路中的某些环节的关键分子及其生物活性，以达到预防和治疗疾病的目的。信号转导通路中的关键接头分子 Mal/MyD88 和 TRAM/TRIF 可以作为靶点，选择性调节 TLR4 的活性（O'Neill et al.，2009）。对 TLR4 信号的调节既是临床治疗的目标，也是一个十分有意义的科学问题。例如，对患有败血症的患者，半生物活性激活剂对 TLR4 信号的调节效果要明显优于拮抗剂，这是因为 TLR4 的活化仍然能激发机体的免疫保护作用。对于佐剂效应，半活性激活剂或药物选择性地激活 TRAM/TRIF 的信号，其安全性要好于全生物活性激活剂或药物，这可能是全生物活性激活剂或药物激活了机体全身性的炎症反应，提示不同的 TLR4 激活剂在败血症中的作用不同，这对于开发安全高效的药物具有重要意义，需要研究人员谨慎而科学地设计开发。

二、依赖于 RLR 信号途径的药物作用原理

（一）基于 RLR 信号途径的分子作用机制

除了 TLR，还有几种 RNA 识别受体可以激活天然免疫系统，诱发抗病毒效应，其中就包括 RNA 解旋酶家族受体 RIG-I、MDA5 和 LGP2。不像 TLR 可以在细胞核内识别病毒核酸，RLR 在感染细胞的胞质中识别病毒的复制产物。大部分病毒在感染细胞中产生双链 RNA。最初，RIG-I 和 MDA5 被认为可以识别双链 RNA 和 poly（I: C），RIG-I 可参与监测 poly（I：C），启动随后的 NF-κB 及 IRF3/7 信号，导致炎症细胞因子和Ⅰ型干扰素（IFN-Ⅰ）产生。识别病毒 RNA 后，RIG-I 和 MDA5 通过 CARD 区域与 IFN-β 启动子刺激因子（IPS-1）作用，位于线粒体的 IPS-1 起到连接 RLR 和产生 IFN-Ⅰ的作用（图 14-4，图 14-5B）。

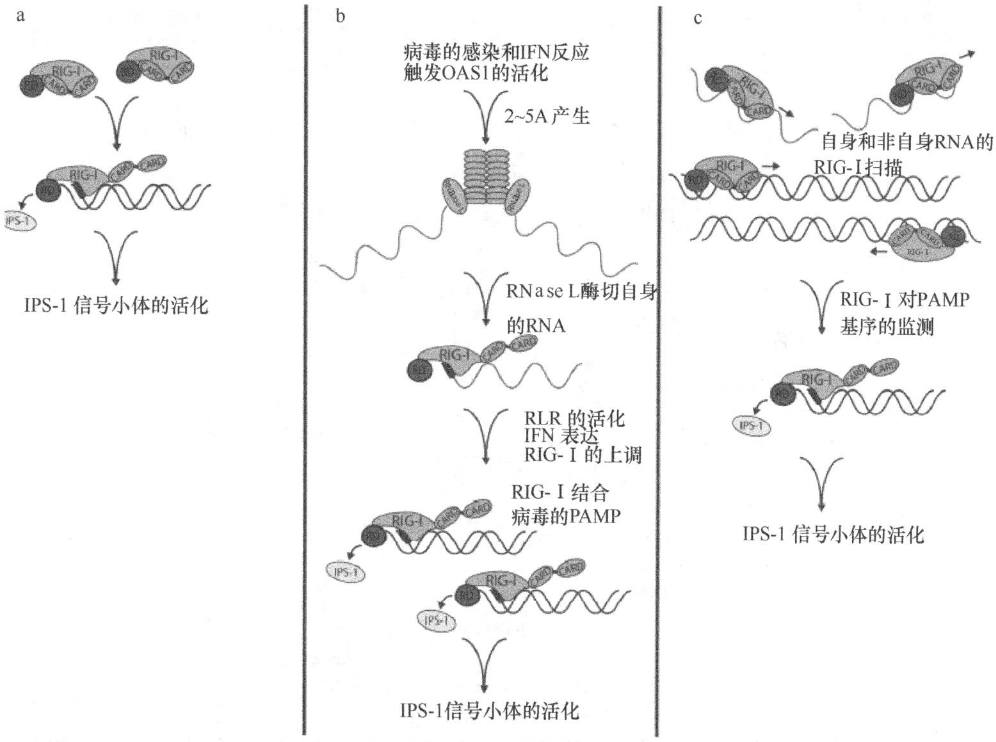

图 14-4　RLR 信号监视和激活的机制（Ireton and Gale，2011）

a. RLR 信号激活模型；b. RLR 信号放大模型；c. RLR 信号监视模型

RIG-Ⅰ受体（RLR）作为 RNA 解旋酶家族中的重要成员，可以监测病毒，引发天然免疫防御来控制病毒的复制和传播。RIG-I 及其同源物 MDA5 和 LGP2 主要监测细胞内的 RNA 病毒。这些受体分子诱导产生抗病毒效应，主要是通过一个共同的接头分子 IPS-Ⅰ传递信号并激活 IFN-Ⅰ产生抗病毒免疫反应（图 14-4，图 14-5B）。当然这 3 种分子传递的信号通路也存在不同，主要表现在 LGP2 没有 CARD 区域，因此 LGP2 在 MDA5 信号通路中起负调控作用。其主要作用方式为：LGP2 通过与 RIG-Ⅰ CARD 间的作用，抑制 RIG-Ⅰ活性，并且通过隔离 RNA 底物或破坏 MAVS 信号复合体来阻断信号通路。作为细胞质的感受器，RLR 在胞内识别外源的 RNA 刺激而产生一系列的炎症反应，促进 IFN-Ⅰ、促炎症细胞因子和趋化因子的表达。当存在特定病毒感染时，RLR 信号途径的激活对病毒感染具有治疗作用。

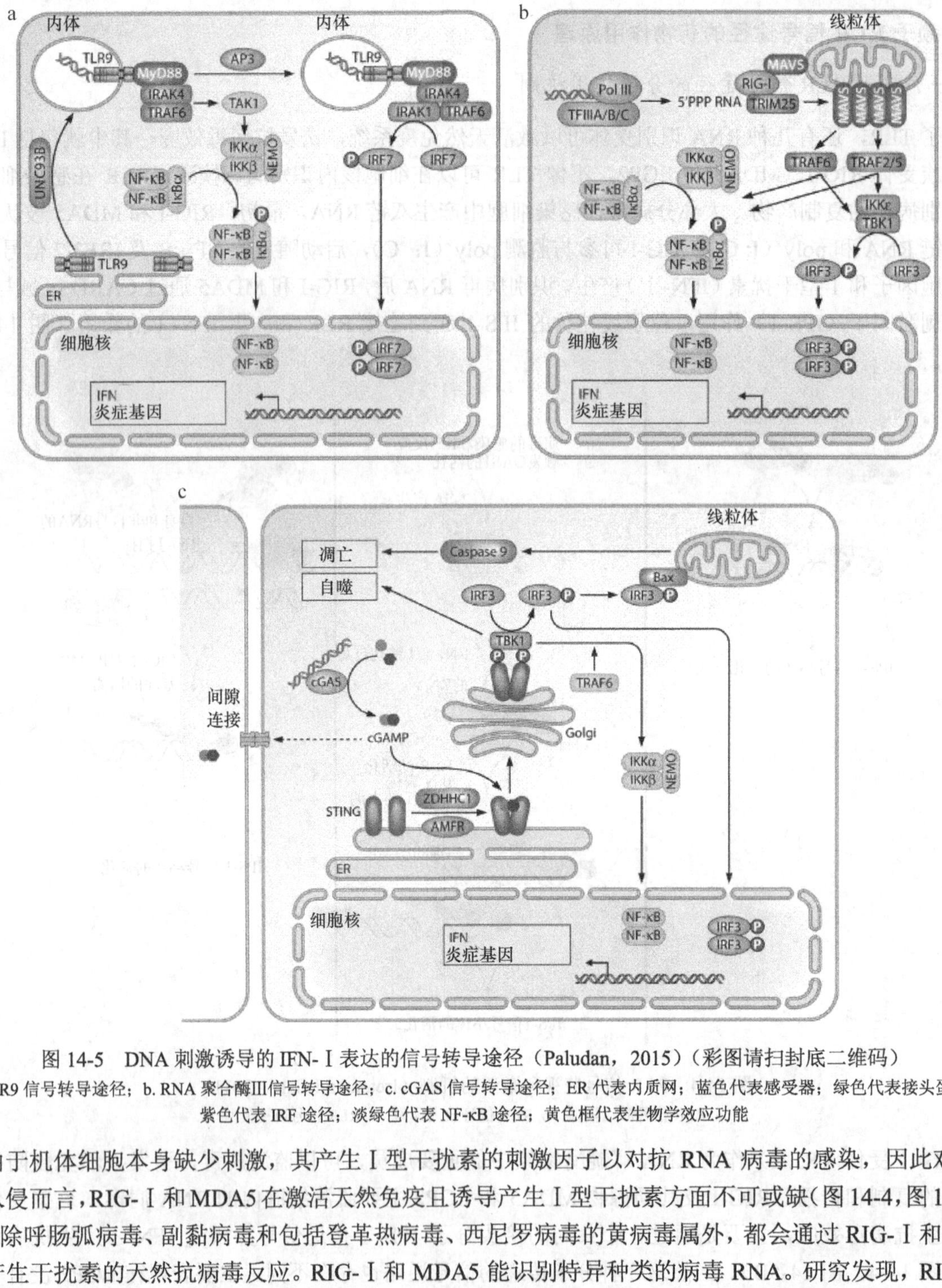

图 14-5　DNA 刺激诱导的 IFN-Ⅰ表达的信号转导途径（Paludan，2015）（彩图请扫封底二维码）

a. TLR9 信号转导途径；b. RNA 聚合酶Ⅲ信号转导途径；c. cGAS 信号转导途径；ER 代表内质网；蓝色代表感受器；绿色代表接头蛋白；紫色代表 IRF 途径；淡绿色代表 NF-κB 途径；黄色框代表生物学效应功能

由于机体细胞本身缺少刺激，其产生Ⅰ型干扰素的刺激因子以对抗 RNA 病毒的感染，因此对 RNA 病毒入侵而言，RIG-Ⅰ和 MDA5 在激活天然免疫且诱导产生Ⅰ型干扰素方面不可或缺（图 14-4，图 14-5B）。然而，除呼肠弧病毒、副黏病毒和包括登革热病毒、西尼罗病毒的黄病毒属外，都会通过 RIG-Ⅰ和 MDA5 触发产生干扰素的天然抗病毒反应。RIG-Ⅰ和 MDA5 能识别特异种类的病毒 RNA。研究发现，RIG-Ⅰ监测含有 5′-三磷酸（5′-ppp）和短的双链 RNA 结构和/或聚尿苷，标志着这种 RNA 是非自身 RNA。MDA5 被认为是结合激活长期的、稳定的双链 RNA 结构。RIG-Ⅰ监测正负链 RNA 病毒，包括日本脑炎病毒、仙台病毒、水疱性口炎病毒、流感病毒、丙型肝炎病毒、呼吸道合胞病毒和新城疫病毒；而 MDA5 特异性监测小 RNA 病毒，如脑心肌炎病毒、门戈病毒。最近的研究发现，RIG-Ⅰ和 MDA5 也可以检测感染肠上皮的轮状病毒。重要的是，MDA5 似乎也是主要的 RLR 以监测 poly（I：C）和双链 RNA 的模式。RIG-Ⅰ也可以识别从病毒 DNA 模板生成的产物，即 DNA 病毒感染细胞由 RNA 聚合酶Ⅲ合成而衍生的 RNA，从而作用到 RIG-Ⅰ信号途径（图 14-6B）。

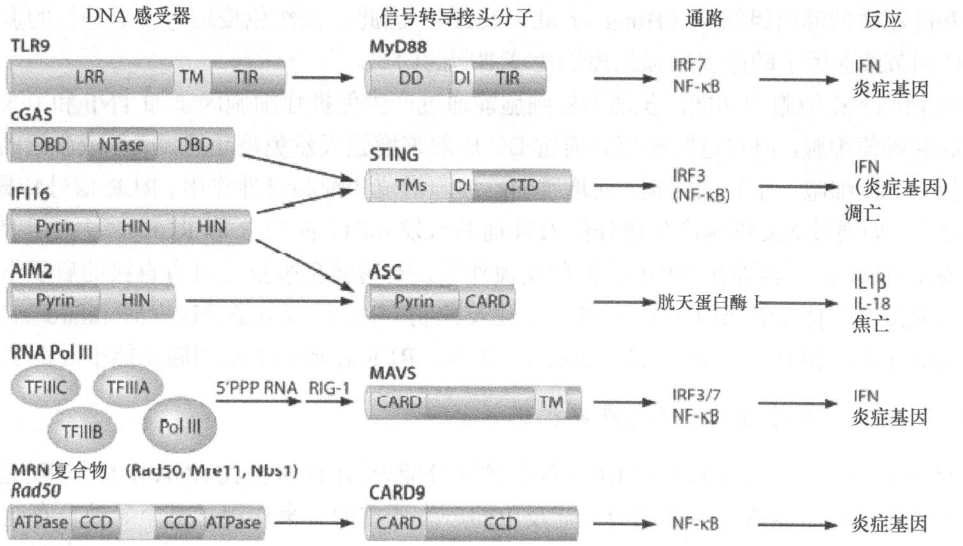

图 14-6 DNA 感受器介导激活的特异途径和生物学反应（Paludan，2015）（彩图请扫封底二维码）

蓝色代表 DNA 结合结构域；紫色代表感受器与接头蛋白间作用的结构域/蛋白；橙色代表接头蛋白与其下游分子间传递信号的结构域；CARD 代表胱天蛋白酶（caspase activation and recruitment domain）；CCD 代表卷曲螺旋结构域（coiled-coil domain）；CTD 代表 C 端结构域（C-terminal domain）；DD 代表死亡结构域（death domain）；LRR 代表富含亮氨酸重复（leucine-rich repeat）；TIR 代表 Toll/IL-1R 结构域（Toll/interleukin-1 receptor domain）；TM 代表跨膜区（transmembrane region）

Kobiyama 等通过解析产生 IFN-Ⅰ的信号通路开发了一种新型免疫增强剂。N′-CARD 的多肽融合到蛋白质转导结构域（PTD）诱导产生 IFN-Ⅰ，诱导 DC 成熟，增强抗原的免疫原性，促进 Th1 型免疫反应，以此预防小鼠感染流感病毒。该N′-CARD-PTD 多肽能够自主迁移到不表达 TLR 但表达 NDH 和 TBK-1 的天然免疫细胞上。N′-CARD-PTD 可以被开发成一种新型免疫增强剂，利用细胞渗透多肽调节胞内信号转导，在临床应用中是一种很有前景的技术。

（二）基于 RLR 信号途径的细胞作用机制

DC 位于天然免疫和获得性免疫间的交汇点，是针对病毒感染的立即的和长期的反应间转换的一个关键细胞，呈递抗原细胞中，主要集中在理解 RLR 的作用。由于 DC 具有通过外周组织、血流和淋巴组织移行的独特能力，因此其通过加工和呈递能诱导强烈的宿主免疫的病毒抗原而监测病毒的入侵，并改变免疫系统的天然和获得性免疫组成成分（Eisenacher et al.，2007）。研究已经明确 PRR 对 DC 的生物学作用。DC 暴露到 IFN-α/β 能影响其成熟和抗原呈递能力，并发挥其指导 CD4 T 细胞分化为 Th1 型表型的作用（Colonna et al.，2004）。虽然 PRR 作为 DC 激活幼稚 T 细胞分化为效应 T 细胞需要第二信号和第三信号，但这种反应所需要的确切的 PRR 还不完全清楚，并且可能与细胞类型和依赖的环境有关。的确，在小鼠模型中发现，依赖 DC 上的 RIG-Ⅰ诱导的抗病毒反应因不同的 DC 亚型而变化。对于普通 DC（cDC），其依赖 RLR 的激活，而浆样 DC（pDC）可能不依赖 RLR（Kato et al.，2005；Pichlmair et al.，2006）。相反，研究用人的单核细胞源的 DC 发现，RIG-Ⅰ的过表达能完全废除由仙台病毒载体重组体诱导的细胞因子的产生，并且只是部分抑制 DC 成熟标志 CD86 和 HLA-DR 的表达（Okano et al.，2011）。研究显示，RLR 在特异的 DC 亚群中特定表达，其中 $CD4^+$和 $CD4^-/CD8^-$ DC 上的 RLR，可能发挥抗原呈递和细胞因子产生作用（Luber et al.，2010）。因此，确定 RLR 在各种 DC 亚群中的确切作用将是主要的研究方向。

RLR 的信号转导能使 DC 黏膜归巢，但不能完全区分 RLR 和 TLR 信号转导的作用。Miller 和 Abel（2005）及 Johansson-Lindbom 等（2003）的研究显示，DC 能促进激活的淋巴细胞的黏膜归巢。同样，具有锌指结构的泛素化修饰酶，能抑制 TNF、RIG-I 和 TLR 的产生而抑制其信号转导途径。A20 能够通过 DC 调节维甲酸和促炎症细胞因子的产生。另外还发现，在全身给予药物时，A20 缺陷的 DC 能够提高其归巢到下行和肠相关的淋巴组织中（Hong et al.，2011）。因此，天然免疫信号转导途径的调节，能够通过炎症性 DC 调节细胞因子的产生来强化控制免疫细胞的归巢。

RLR 也能增强 NK 细胞的功能。虽然 NK 细胞能通过产生促炎症细胞因子如 TNF 和 IFN-γ 杀灭病毒感染的靶细胞和肿瘤细胞，但它也能够部分通过 DC 成熟来增强天然免疫功能。成熟或激活的 DC 通过分泌细胞因子提供 NK 细胞一个正向反馈，而增强 NK 细胞增殖和细胞毒性作用。RLR 信号转导能增强 NK 与 DC 间的交流，如通过 NK 细胞产生最佳的 IFN 而共激发 mDC 的 RLR 和 RLR3，并激活 NK 细胞自身的 RLR。的确，RLR 信号转导在 NK/DC 间的交流作用，对整体免疫反应具有直接的启示作用。研究发现，细胞间的交流在支持 Th1 型 $CD4^+$ T 细胞分化及控制 CTL 反应中是关键（Mailliard et al.，2003；Martín-Fontecha et al.，2004；Adam et al.，2005）。因此，RLR 在增强 NK 细胞功能中发挥了重要作用。

（三）基于 RLR 信号途径的炎症性疾病机制

RLR 在体内必须保持对自我和非我 RNA 配体的区分能力。在针对自我 RNA 配体作用的反应中，RLR 信号转导级联反应的激活能诱导不希望的炎症反应而产生严重的有害作用，甚至导致自身免疫性疾病。研究发现 RLR 能够驱动调节性 T 细胞的扩增和调节功能（Suthar et al.，2010）。这个发现提示 RLR 可能是自身免疫病的介质，并与炎症性肠病（inflammatory bowel disease，IBD）等疾病有关。IBD 是在肠黏膜中以一种病理性免疫反应为特征的多因子疾病，包括 T 细胞功能障碍及异常细胞因子产生。进一步研究提示，RIG-Ⅰ与包括克罗恩病和溃疡性结肠炎在内的炎症性肠病有关。缺乏 RIG-Ⅰ基因表达的小鼠，70%产生了结肠炎样的表型，它与结肠黏膜的炎症性浸润和严重损伤有关（Solis et al.，2007；Wang et al.，2010a）。RIG-Ⅰ缺陷小鼠的派氏结节的大小和数量减少，并伴随着结节内凋亡的 $B220^+$细胞数量增加。而且，在 RIG-Ⅰ$^{-/-}$小鼠脾脏中的幼稚性 T 细胞数量减少的同时，其效应性和记忆性 $CD4^+$和 $CD8^+$ T 细胞增加，这可能与小鼠中的 Gαi2 抑制有关。靶向敲除 RIG-Ⅰ小鼠的结肠炎样表型是通过打断 RIG-Ⅰ基因的外显子 4 到外显子 8 以废除 RIG-Ⅰ的表达而实现的（Wang et al.，2010a）。而胚胎致死性的靶向 RIG-Ⅰ缺陷小鼠，是通过打断外显子 8 到外显子 10 而实现的（Kato et al.，2005）。这些小鼠品系是通过靶向打断 RIG-Ⅰ基因的不同结构位置而产生不同的表型，其可能低水平表达了 RIG-Ⅰ截短形式蛋白。总之，通过结肠炎模型研究发现，RIG-Ⅰ在肠道 T 细胞稳态中发挥了重要作用，保持了炎症激活和耐受间的适当平衡。另一个研究证实，RIG-Ⅰ在克罗恩病患者的肠上皮表达量降低（Funke et al.，2011）。

三、依赖于 NLR 信号途径的药物作用原理

NLR 是 PRR 胞质家族分子，包含 3 个不同区域，其中 C 端 LRR 区介导感知配体，位于中央的 NACHT 区调节 NLR 的活化，N 端结构域区调节蛋白质与蛋白质的相互作用，启动下游信号。根据发生效应的结构域的不同，NLR 被分为不同的亚家族：NOD，NACHT、富含亮氨酸、可重复和含有 PYRIN 结构域的蛋白（NALP），IPAF 及神经细胞凋亡抑制蛋白（NAIP）等。NOD 和 IPAF 包含 CARD 效应结构域，NALP 和 NAIP 包含 PYD 效应结构域和细胞凋亡蛋白重复序列域（BIR）。虽然这些 PRR 的功能还不很清楚，但它们的主要作用是识别微生物的胞质 PAMP 或内源性的危险信号分子，引发免疫应答。肽聚糖的最小单位胞壁酰二肽（MDP）是弗氏完全佐剂中的重要效应剂。现有研究认为，MDP 的佐剂效应是依赖于 NOD2 的，这是因为 MDP 与抗原共同配伍接种免疫 NOD2 缺陷型小鼠，不能引发正常的体液免疫反应。有趣的是 MDP 的活性作用与其剂型有很大关系，在其盐溶液中 MDP 主要显示出增强体液免疫，但与亲脂质载体（如脂质体）一起使用时可诱导强烈的细胞免疫应答。然而，由于接种后会产生发热问题，在人的疫苗中 MDP 已被限制使用。

各种不同的 NALP3 炎症小体，能够监测包括细菌和病毒的 PAMP、应激相关的危险信号等不同分子。人们早已认识到 IL-1β 具有作为免疫增强剂的潜力。细胞凋亡蛋白激酶又称为 IL-1β 转换酶，能激活 IL-1β 前体和 IL-18 前体。由于 IL-1β 前体缺少信号肽，因此仍存在于细胞内，细胞凋亡激酶能切割其前体而促

进其成熟，使其分泌到细胞外。现有研究认为 IL-1β 的激活和释放需要两个不同的信号：第一信号通过转录上调 IL-1β 产生及合成必要的促炎症功能的其他成分（如 NALP3 本身）；第二信号导致 NALP3 炎症复合物的形成，致使胱天蛋白酶-1 激活。

研究表明，病毒感染也会导致炎症小体的激活。在巨噬细胞中，仙台病毒和流感病毒能激活炎症小体，尿酸结晶可以活化 NALP3 炎症小体。据报道，流感病毒感染小鼠，能在其支气管肺泡液及血清中刺激产生尿酸结晶。研究表明，体内损伤细胞释放的尿酸能刺激 DC 成熟，并且与体内 HIV-1 的 gp120 抗原共同注射显著增强了 $CD8^+$ T 细胞应答。

四、依赖于 cGAS 信号途径的药物作用原理

通过 PRR 识别 DNA 能启动胞内信号转导事件，最终激活免疫效应功能。这些事件包括 IFN-Ⅰ和炎症反应基因的表达、炎症小体激活及不同类型的细胞死亡（Paludan and Bowie，2013）。近年来，DNA 刺激的信号转导在所有重要的 DNA 激活事件中，其分子作用机制是最核心的。TLR9 的信号转导是最早被研究清楚的，最近的进展主要是对胞内 DNA 感受器信号转导下游的理解（Gilliet et al.，2008；Kawai and Akira，2010）（图 14-6，图 14-5A）。其次是由 RNA Pol Ⅲ感知的富含 AT 的 DNA，以及由聚合酶感知的 5′三磷酸 RNA（Ablasser et al.，2009；Chiu et al.，2009）。这些 RNA 种类代表 RIG-Ⅰ识别的关键病原相关分子模式，因而导致刺激这个途径（图 14-5B）。RNA 与 RIG-Ⅰ衔接刺激 RIG-Ⅰ构象的变化，即 CARD 结构域的泛素化，导致与线粒体抗病毒信号蛋白（MAVS）CARD 结构域的相互作用（Hou et al.，2011），反过来诱导 MAVS 的一种朊粒样构象的转换，导致纤丝形成，招募 TRAF2、TRAF5 和 TRAF6，传播信号转导级联反应到 IRF3 和 NF-κB 途径（Hou et al.，2011；Liu et al.，2013a）。

诱导 IFN 的第三个途径是 cGAS-STING 途径(图 14-5C)。一旦 DNA 与 cGAS 结合，CDN 的 2′,3′-cGAMP 的合成被启动（Sun et al.，2013；Wu et al.，2013）。cGAMP 高亲和性地结合到 STING 二聚体上，因而诱导 STING C 端区构象变化，为与 TBK1 相互作用及 IRF3 磷酸化创造了最适的条件（Gao et al.，2013a；Zhang et al.，2013）。有趣的是，DNA 诱导的 cGAMP 能通过间隙连接被输送到邻近的细胞，因此在感染细胞前允许信号旁侧传播，并激活抗病毒反应（Ablasser et al.，2013a）。

随着对 STING 途径研究的深入，这种蛋白质的分子生物学价值更凸现出重要性。STING 是一个 4 次跨膜蛋白，其中跨膜区在 N 端（Ishikawa and Barber，2008；Zhong et al.，2008；Sun et al.，2009），其活性形式是一种二聚体蛋白，二聚体化区位于 STING 定位的细胞器和小囊泡的胞质侧的第 152 位和第 173 位氨基酸残基间，是与 TBK1 互作的部位（Tanaka and Chen，2012）。cGAMP 结合到 STING 与其二聚体化区及 C 端区有关。一旦与 cGAMP 结合，STING 在 C 端区就经受了一个配体诱导的构象变化，以利于 TBK1 的下游激活（Gao et al.，2013a；Zhang et al.，2013）（图 14-7）。TBK1 结合到 STING，依赖于由 TBK1 介导的 STING 第 358 位丝氨酸的磷酸化（Zhong et al.，2008）。TBK1 一旦被募集到 STING，其依次磷酸化 STING 的第 366 位丝氨酸，并创造了一个负电荷表面，通过 IRF3 的一个保守的正电荷表面吸引 IRF3 单体（Liu et al.，2015）。一旦 TBK1 接近，IRF3 就被磷酸化，它能激发 IRF3 的二聚体化和活化。除磷酸化外，泛素化是控制 STING 活性的另一个重要的翻译后修饰。Tsuchida 等（2010）首次报道了 E3 泛素连接酶 TRIM56 与 STING 相互作用，并在 K150 位催化 K63 连接的泛素化。这种修饰促进了 STING 形成及其与 TBK1 的相互作用。随后，TRIM32 被证实能介导多个赖氨酸残基包括 K150、K63 连接的 STING 泛素化（Zhang et al.，2012），它能提高 IFN-β 表达。最近，与内质网（ER）相关的 E3 泛素连接酶 AMFR 能与 STING 相互作用，并以依赖胰岛素诱导的基因 1 方式催化 K27 连接的多泛素化（Wang et al.，2014）。STING 的这种修饰有利于 TBK1 的招募。总之，在 STING 的激活中泛素系统发挥了重要作用，但其机制还未完全弄清。

诱导 IFN 的相关作用是 STING 的另外一个重要生物学功能。研究证实，STING 具有一个互作复合体，且存在 DNA 刺激的依赖性（Lee et al.，2013）。另一个研究证实，STING 组成性地与 ER 相关蛋白 ZDHHC1

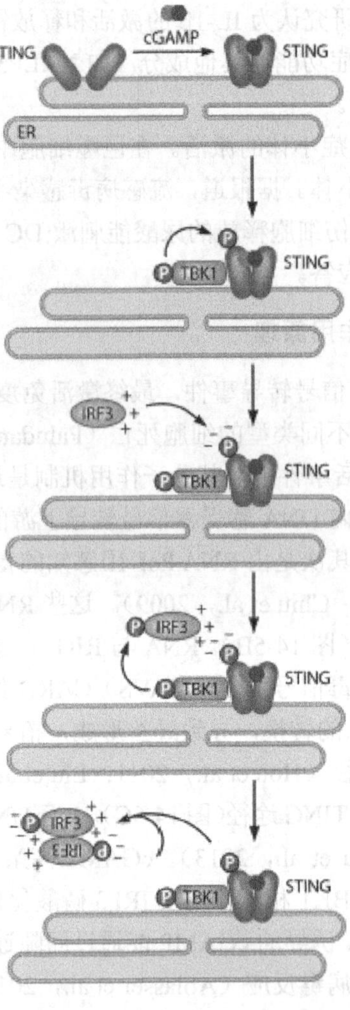

图 14-7　cGAS-STING 途径激活 IRF3 而产生 IFN-Ⅰ的模型（Paludan，2015）

相互作用，且这种作用对 STING 二聚体化和 TBK1 的招募非常关键（Zhou et al.，2014）。研究发现，STING 跨膜区的一连串半胱氨酸对 IFN-β 的诱导非常重要（Jin et al.，2010）。在 STING 的二聚体中，两个 STING 单体间的共价结合，以及对还原剂的敏感性，说明 STING 的半胱氨酸残基可能形成了二硫键（Jin et al.，2010）。在 STING 激活中，目前还不知道其氧化-还原的敏感环节是如何被调节的，也不清楚在细胞中的发生部位。然而，已有的报道认为，细胞的 ER 应激反应与 STING 相关（Petrasek et al.，2013），推测这种细胞器与 STING 二聚体经过二硫键共价连接形成。

综上所述，cGAS 是感知胞质病原 DNA 的重要感受器，是通过 cGAS-cGAMP-STING 途径刺激 IFN 表达的。

五、依赖 STING 信号的其他 DNA 感受器的药物作用原理

在鉴定 cGAS 之前，多个 DNA 感受器被认为能刺激 IFN 表达（Paludan and Bowie，2013），其中 IFI16、DDX41 和 DNA 依赖的蛋白激酶被认为与 cGAS-cGAMP-STING 相关（图 14-6）（Unterholzner et al.，2010；Ferguson et al.，2012）。

IFI16 是通过胞质蛋白与免疫刺激物 DNA 共沉淀而鉴定的一个 DNA 感受器（Unterholzner et al.，2010），一系列的实验证实其与 STING 途径有关。在不同的病毒和细菌感染中，IFI16 被证实与微生物的 DNA 有关，并与 STING 相互作用（Unterholzner et al.，2010；Horan et al.，2013；Jakobsen et al.，2013；

Hansen et al., 2014)。在人类，THP1 细胞分化为巨噬细胞样表型，由 HIV-1 或单核李氏杆菌刺激 IFN-I 表达，都需要 IFI16、cGAS 和 STING 的参与（Jakobsen et al., 2013；Hansen et al., 2014），这说明 IFI16 和 cGAS 途径间存在相互作用。此外，在细胞中只有低水平 cGAMP 产生时，IFI16 和 STING 的相互作用才能稳定 STING 的二聚体。已知 IFI16 能在细胞核和胞质中双重定位，而 cGAS 是严格的胞质定位，说明在通过细胞质和细胞核 DNA 刺激的天然免疫反应中，依赖 IFI16 的诱导表达机制是非常重要的（Jakobsen and Paludan, 2014）。

DDX41 是最早被确定的微生物 DNA 的感受器，并与 STING 共定位（Zhang et al., 2011a）。随后发现，DDX41 能感知细菌 CDN，并刺激 STING 途径（Parvatiyar et al., 2012）。在人类细胞中，研究证实短的发卡 RNA（shRNA）介导的 DDX41 敲降，降低了其对 dsDNA 和 cGAMP 刺激的反应性（Hansen et al., 2014）。总之，DDX41 在 DNA 激活的 STING 信号转导途径中发挥作用，是 cGAMP 介导激活 STING 途径中最有可能的一个共因子。

DNA 依赖的蛋白激酶（DNA-dependent protein kinase）在非同源性 DNA 修复的末端连接中发挥关键作用（Davis et al., 2014）。它在成纤维细胞质中也能与 DNA 相互作用，并在 DNA 和 DNA 病毒诱导的天然免疫反应中非常关键（Zhang et al., 2011b；Ferguson et al., 2012；Monroe et al., 2014）。在静息的细胞中，DNA 依赖的蛋白激酶亚单位 Ku70 与 STING 形成一个复合物，这种相互作用废止了 DNA 的刺激作用（Ferguson et al., 2012）。虽然还没有正式证实其依赖 STING 激发反应，但资料显示 DNA 依赖的蛋白激酶在起始 DNA 刺激的信号转导中发挥作用。进一步研究发现，DNA 损伤与 STING 激活的 IFN 途径间有联系，即在 DNA 修复系统中 DNA 损伤或缺陷以 STING 依赖的方式刺激 IFN-Ⅰ表达（Hartlova et al., 2015）。这揭示了 DNA 损伤或 DNA 修复失败，导致了细胞源 DNA 蓄积在细胞质而引起问题。因此认为，胞核 DNA 的监测是通过感知渗漏到胞质中的 DNA 而发挥作用的（Ahn et al., 2014a；Lan et al., 2014；Hartlova et al., 2015）。

综上所述，包括 IFN 反应在内的天然免疫的激活是一把双刃剑，它既可有效控制病毒感染，同时又可促进病毒的致病作用。天然免疫感知途径，以及产生的细胞因子和抗病毒反应的详细知识，可指导抗病毒干预靶点的选择。然而，摆在我们面前的主要挑战是如何揭示天然免疫感知机制，并勾画出能调节的抗病毒反应。而且，当制定干预策略时，我们必须解读病毒采用的多种逃避机制。目前，基于激发天然免疫设计的药物，确实产生了新的治疗方法，如预防的、局部治疗的、吸入药物或微生物杀灭剂等。而且，精心选择组合使用药物可改进治疗方法。例如，药物或 PAMP 组合成纳米颗粒或脂质组合，提供了一个激发天然免疫和靶向输送药物或 PAMP 的新途径。在免疫接种和治疗过程中，药物和免疫调节剂需要精心配伍和适时给药。而且，对已知抗微生物药物的使用应谨慎地选择。总之，为了发展新的药物防治策略，创制安全有效的预防和治疗传染病、寄生虫病和癌症的药物，我们需要整合、更新病原和宿主及其相互作用的多方面的免疫学知识，以有利于对人类和动物疾病的有效控制。

第二节　天然免疫药物的开发与应用

免疫接种是目前防止传染病发生、流行和致病的最有效的医学预防措施，全球免疫接种使天花根除及疫苗介导的许多其他传染病得到有效控制是最好的证据（Poland, 2007；Andre et al., 2008；Levine and Robins-Browne, 2009）。通常，疫苗的免疫接种能诱导长期的抗原特异性免疫，并用于预防某一特定的疾病，适用的疫病谱窄。然而，由于自然界疫病病原多，不是所有的人类或动物病原在任何时候都能获得疫苗，而且一些病原具有不断进化的属性，单独免疫不足以控制疫病，因此，基于激活宿主体内天然免疫系统的保护性机制的免疫治疗，成为防止传染病发生的有效手段。另外，随着微生物对抗生素抗性的产生，以及人们为适应病原进化不断改进疫苗，具有广谱活性的其他形式的预防制剂引起了学术界和产业界的极大兴趣。

使用能结合模式识别受体并能执行激活或拮抗功能的配体（激活剂或拮抗剂），是基于调节宿主天然免疫系统相关信号而抵抗疾病的一个新的理想途径。由于这些制剂能直接靶向宿主而不是病原，在多次给药后也不可能产生抗微生物的抗性。同时，天然免疫系统快速而广泛的属性，为这些制剂的治疗提供了广谱的保护作用，并能与包括疫苗在内的其他抗微生物制剂结合使用。此外，这些制剂的预防性给药，也有利于最易感的和免疫应答低下的群体或个体的防病和治病（Jefferson et al.，2005；McElhaney et al.，2006）。

基于天然免疫机制开发的药物统称为免疫调节剂，它包括抗病毒、抗肿瘤和抗自身免疫病等药物。首先，免疫调节剂必须能诱导一个限制炎症和组织损伤的、并能清除病原的、足够而适当的免疫反应。此外，诱导的炎症反应不能妨碍长期的抗原特异的免疫反应，它能够在随后相同或相关的病原暴露时为宿主提供持续的保护。天然免疫就是模式识别受体 PRR 对危险的内源性或外源性配体分子的识别，而引起的包括促炎症细胞因子和 IFN-Ⅰ产生在内的一系列免疫反应。目前对天然免疫相关药物的开发研究，正是利用天然免疫信号途径的这些分子或将其进行改造，进而开发成一种药物应用于疾病防治。

一、依赖 TLR 信号的药物开发与应用

TLR 信号主要包括识别病原蛋白类和识别病原核酸类的 TLR，其中前者主要包括 TLR2、TLR4 和 TLR5 等 PRR，均定位于细胞膜；后者包括 TLR3、TLR7、TLR8 和 TLR9 等 PRR，均定位于细胞内的细胞器（内体、内质网）膜，其中 TLR3 识别病毒的 dsRNA、化学合成的 poly（I：C）、poly（A：U）和 siRNA，TLR7 识别病毒和细菌 ssRNA、化学合成的 siRNA、ORN、R837 和 R848 等，TLR8 识别病毒 ssRNA、化学合成的 siRNA、ORN 和 R837 等，TLR9 识别细菌、病毒、真菌和原虫的非甲基化的 CpG DNA 等（表 14-1，图 14-1~图 14-3）（O'Neill et al.，2009；Yoneyama and Fujita，2010；何小兵等，2011；景志忠等，2011；景志忠，2012）。

（一）靶向 TLR4 信号的药物开发

1. TLR4 激活剂及其类似物

LPS 是革兰氏阴性菌特异的细菌膜组分，它激活 TLR4 信号（Lu et al.，2008）。LPS 是一种强的免疫调节剂，但由于其能诱导败血病样等症状的极大毒性，在临床上的应用受到限制。单磷酰脂质 A（MPL）能诱导与 LPS 相似的细胞因子，但毒性更小，因而被进一步用于临床评价（Persing et al.，2002）。在流感病毒攻击前 2 天或当天给予 MPL，显示能降低感染引起的死亡率（Persing et al.，2002）。在静脉或鼻内接种 MPL 前 2 天感染单核李氏杆菌或致死性流感病毒，其能以 TLR4 依赖的方式提供保护（Cluff et al.，2005）。MPL 及其类似物能通过调节天然免疫反应，提供对传染性病原攻击的短期抗性而发挥有用的治疗作用。而且，LPS 和 MPL 联合或 MPL 单独给药，能保护小鼠免受野兔热弗朗西斯氏杆菌的感染（Cole et al.，2011）。MPL 抵抗胞内病原的保护，与其刺激的巨噬细胞分化为经典激活的巨噬细胞有关（Cole et al.，2011），增强了吞噬活性，不利于胞内菌的存活（Classen et al.，2009）。菌毛 H 蛋白（fimbriae H protein，FimH）是 1 型菌毛的组分，它也是 TLR4 的配体。给予小鼠 FimH，导致其中性粒细胞、TNF-α、RANTES 和 IL-12 流入支气管肺泡，降低了流感感染引起的发病率和死亡率（Abdul-Careem et al.，2011）。

AGP（aminoalkyl glucosaminide phosphate）是合成的脂质 A 的类似物，小鼠鼻内给药能诱导 MIP-2、TNF-α 和 IFN-γ 的产生（Lembo et al.，2008）。在吸入野兔热弗朗西斯氏杆菌前用 AGP 进行预防性处理，降低了小鼠肺脏、肝脏和脾脏的细菌荷载量，并显示了低的死亡率。这种保护与 IFN-γ 相关，它放大了天然免疫反应，而且使存活的小鼠产生了体液和细胞的获得性免疫反应，它能保护小鼠免受相同微生物的第二次攻击（Lembo et al.，2008）。

TLR4 激活剂能有效地诱导 Th1 型反应，因此可利用其作为病毒疫苗的佐剂和变态反应的治疗药物

（Kanzler et al.，2007）。与 TLR3 激活剂一样，TLR4 和 TLR7/8 激活剂能协同诱导包括 IL-12 在内的广谱的细胞因子，结果导致 DC 的激活（Napolitani et al.，2005）。在 DC 中，TLR4 激活剂能提供增强的抗原摄取和瞬时升高的交叉呈递，但抗原摄取和交叉呈递也能被 TLR4 刺激而受到抑制（Weck et al.，2007；Gil-Torregrosa et al.，2004；Wilson et al.，2006）。其中一些 TLR4 激活剂如 MPL 和 FimH 更安全和有效（Ashkar et al.，2008）。

TLR4 的刺激能负向影响 HIV-1 的感染和传播。TLR4 的参与能通过分泌 IFN-Ⅰ抑制 HIV-1 从 DC 到 $CD4^+$ T 细胞的传播（Thibault et al.，2009）。同样，LPS 刺激巨噬细胞和小胶质细胞能抑制 HIV 的复制（Equils et al.，2006；Suh et al.，2009）。由于 TLR4 刺激小胶质细胞的结果是激活 IRF3，因此 TLR4 激活剂可能的机制是经过诱导 IFN-Ⅰ而发挥药物的治疗潜能。

2. TLR4 拮抗剂及其类似物

TLR4 拮抗剂能治疗败血症，其已处在临床试验阶段，主要通过以下几种作用形式而发挥作用：①拮抗剂与 LPS 结合；②阻止 LBP 与 CD14/LPS 作用；③阻止 LPS 与 MD-2 或 LPS 与 MD-2/TLR4 作用；④直接靶向 TLR4；⑤靶向 TLR4 信号转导通路的信号分子。在发现 TLR4 作为革兰氏阴性菌引起的败血症和内毒素血症的靶点之前，脂质 A 的拮抗剂已处于研发阶段。早在 1990 年 Loppnow 等就发现，来源于非病原性细菌如荚膜红细菌（*Rhodobacter capsulatus*）和球状红细菌（*Rhodobacter sphaeroides*）的无毒性 LPS 或脂质 A，是病原细菌 LPS 的拮抗物（图 14-8）（Loppnow et al.，1990；Golenbock et al.，1991；Peri and Piazza，2011）。1995 年，一种合成的类似于荚膜红细菌的脂质 A 即 E5531，能特异性地作用于 TLR4 的信号转导途径（Christ et al.，1995；Peri and Piazza，2011），然而这种成分一旦进入血液，会与血红蛋白相互作用而降低其生物功能活性（Wasan et al.，1999）。E5564（Eritoran）是 E5531 的稳定修饰类似物，能直接与 MD2 的疏水区结合而阻止 TLR4 的二聚化与信号转导（图 14-3）（Rossignol and Lynn，2002；Mullarkey et al.，2003；Kim et al.，2007；Peri and Piazza，2011）。E5564 已进行Ⅱ/Ⅲ期临床试验，用来治疗革兰氏阴性菌引起的败血症和内毒素血症（Mullarkey et al.，2003；Lynn et al.，2003；Kim et al.，2007；Tidswell et al.，2010；Peri and Piazza，2011），同时 E5564 也能够拮抗蛋白配体 EDA 与 TLR4 的相互作用（表 14-2，图 14-8）（Okamura et al.，2001；Kanzler et al.，2007；O'Neill et al.，2009）。

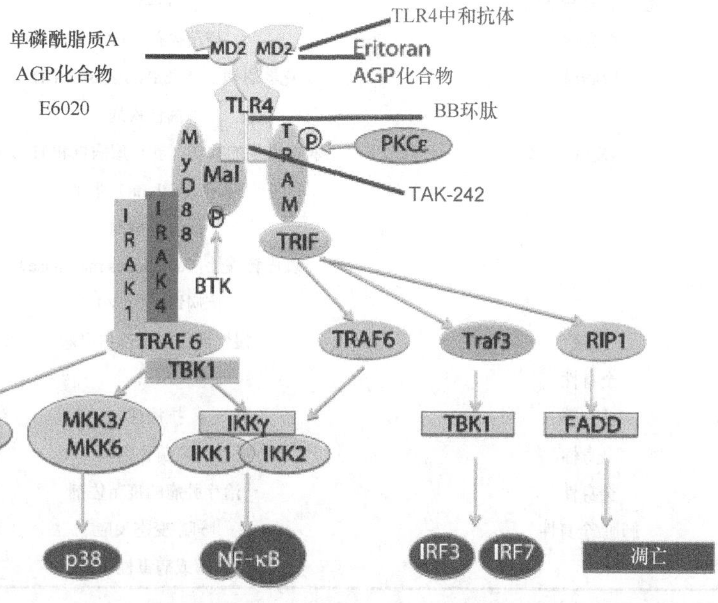

图 14-8　TLR4 信号转导通路的药物作用靶点（O'Neill et al.，2009）

eritoran（E5564）和 AGP 化合物靶向 TLR4/MD-2 结合位点，单克隆抗体靶向 TLR4 结合位点，可溶性多肽如 BB 环肽靶向 TIR 区的 BB，小分子化合物 TAK-242 靶向 TIR 区

表 14-2 不同疾病中的 TLR 靶点（O'Neill et al.，2009）

TLR	组织	应用范围	作用类型
TLR2	心脏/脉管系统	动脉粥样硬化（AS）	拮抗剂
	肺脏	哮喘（asthma）	拮抗剂
	肾脏	心肌缺血/再灌注（I/R）	拮抗剂
	胰腺	糖尿病	拮抗剂
		细菌或真菌性疾病	激活剂
		癌症	激活剂
	皮肤	皮肤病（痤疮和过敏性皮炎）	激活剂
		革兰氏阳性菌败血症	拮抗剂
		炎症反应	拮抗剂
		慢性阻塞性肺病（COPD）	拮抗剂
TLR3	全身性	疫苗佐剂	激活剂
	乳腺	抗癌症	激活剂
	肾脏	抗癌症	激活剂
	眼睛	在 AMD 中的 CNV 抑制	激活剂
	大脑	抗病毒（WNV）	激活剂
TLR4	心脏/脉管系统	动脉粥样硬化（AS）	拮抗剂
	肺脏	哮喘（asthma）恶化	拮抗剂
		哮喘（急性期）	拮抗剂
	肾脏	心肌缺血/再灌注（I/R）	拮抗剂
	胰腺	糖尿病	拮抗剂
	关节	类风湿性关节炎（RA）	拮抗剂
	大脑	阿尔茨海默病（Alzheimer's disease）、震颤（性）麻痹	拮抗剂
	全身性	革兰氏阴性菌败血症	拮抗剂
		细菌或病毒性疾病	激活剂
		炎症反应	拮抗剂
		慢性阻塞性肺病（COPD）	拮抗剂
TLR5	造血系统/胃肠道	辐射防护	激活剂
	全身性	疫苗佐剂（IV）	激活剂
	胃肠道	克罗恩病（Crohn's disease，CD）	拮抗剂
		细菌性疾病	激活剂
TLR7/8	皮肤	病毒诱导的损伤（乳头瘤病毒和 HSV）	激活剂
		哮喘（asthma）恶化	拮抗剂
		原发性肿瘤	激活剂
		表皮转移灶（cutaneous metastase）	激活剂
		抗病毒（HCV）	激活剂
	血液	慢性淋巴细胞性白血病	激活剂
	全身性	SLE	拮抗剂
TLR9	前列腺	抗癌症	拮抗剂
	全身性	疫苗佐剂	拮抗剂
	全身性	治疗肿瘤的疫苗佐剂	拮抗剂
	肺脏/全身性	哮喘/变态反应	拮抗剂
		细菌或病毒性疾病	激活剂

TLR4 的其他拮抗剂如 bis-AN、IAANS、JTT705、微管蛋白（tubulin）、N-pyrenemaleimide、姜黄（curcumin）、紫杉醇（paclitaxel）、金诺芬（auranofin）、肉桂醛（cinnamaldehyde）和丙烯醛（acrolein）

能与MD2的疏水区结合而抑制TLR4的同源二聚化（图14-8）（Fitzpatrick and Wheeler，2003；Mancek-Keber and Jerala，2006；Youn et al.，2006a，2006b；Gradisar et al.，2007；Lee et al.，2008；Resman et al.，2008；Youn et al.，2008；Peri and Piazza，2011）。一些小分子化合物也能阻止TLR4与MyD88的相互作用，如环乙烯衍生物TAK-242通过与TLR4的TIR区的相互作用而阻断了TLR4的信号转导通路（Yamada et al.，2005；Lee et al.，2007；Kawamoto et al.，2008；Takashima et al.，2009；Peri and Piazza，2011），从而有效地保护小鼠免受LPS诱导死亡（Sha et al.，2007）；另外一些小分子化合物如磺胺尿（sulfonamido）和糖脂通过螯合LPS或抑制LPS-LBP与LPS-CD14的相互作用而阻止LPS诱导的促炎症细胞因子的释放（Piazza et al.，2009a，2009b）。一些7个氨基酸的多肽分子能与TLR4结合而阻止TLR4与MD2的相互作用，这种作用可能是通过阻止受体的二聚化或接头分子的募集而发挥效应的（Toshchakov et al.，2007；Slivka et al.，2009）。其他一些化合物如coproheme、thalidomide、naloxone和naltrexone抑制LPS，诱导过激炎症反应（Noman et al.，2009；Hutchinson et al.，2010；Piazza et al.，2011）。但采用这些抗炎症治疗策略并不能完全缓解败血症患者的症状（表14-3）（Rittirsch et al.，2008）。

表14-3 治疗败血症和自身免疫性疾病的药物（O'Neill et al.，2009）

疾病	成分	靶标	研发公司	研发阶段
严重性败血症	TAK-242	TLR4抑制剂	Takeda Pharmaceutical Company	Ⅲ期
严重性败血症	eritoran（E5564）	TLR4抑制剂	Eisai	Ⅲ期
SLE	IRS954（免疫调节物）	TLR7/9抑制剂	Dynavax Technologies	临床前

TLR2、TLR4的拮抗剂已在败血症的治疗中进行了Ⅲ期临床试验（表14-3）。一种能干扰TLR4/MD-2/脂多糖复合物形成的化合物，可显著降低严重脓血症患者的死亡率。Toll样受体在所谓的"无菌"炎症中的作用，是这些受体的另一个潜在的治疗靶点（表14-3）。例如，用亿利托伦抑制TLR4，在小鼠心肌缺血再灌注损伤模型的治疗中是有效的。在动脉闭塞前10min用化合物处理，它不激活转录因子，并伴随着细胞因子分泌量的减少，可使梗死面积减少。同样，在同一种模型中，利用OPSONA的新型TLR2抗体OPN-305阻断TLR2后，发现其能够保持心脏功能，证明这两种受体能识别细胞损伤后释放的内源性小分子，随后导致局部缺血。除了小分子外，一些TLR4的封闭抗体用于抗炎症性疾病研究中。一种鼠源的TLR4的抗体（1A6）能够有效地减少小鼠DSS结肠炎模型的炎症反应，说明TLR4是炎症肠炎的一个主要因素。另外，人源TLR4抗体的功能与作用也在临床试验中。

（二）靶向TLR2信号的药物开发

1. TLR2激活剂

TLR2与TLR1和TLR6结合构成异源二聚体，以增加其识别配体的成分谱。例如，三酰基脂蛋白激活TLR2和TLR1的组合，而二酰基脂蛋白被TLR2与TLR6的组合所识别（Schenk et al.，2009）。目前，一些合成的化合物如Pam3CSK4和MALP-2作为TLR2的配体能激活TLR2及其信号转导途径，有望开发为基于此受体的药物（表14-1，图14-3）（Uematsu et al.，2004；O'Neill et al.，2009；Yoneyama and Fujita，2010；景志忠等，2011；何小兵等，2011）。b型流感嗜血杆菌和伯氏疏螺旋体的外膜脂蛋白能作为基于TLR2的佐剂而激活TLR2信号转导途径，因此TLR2可作为药物候选靶点，治疗与此受体相关的疾病（表14-2）（Yoder et al.，2003；Latz et al.，2004）。

激活巨噬细胞的脂肽2（macrophage-activating lipopeptide-2，MALP-2）是TLR2的典型配体和激活剂，它能迅速促进体内外单核细胞化学诱导剂蛋白1（monocyte chemoattractant protein-1，MCP-1）、IL-8、巨噬细胞炎症蛋白1α（macrophage inflammatory protein-1α，MIP-1α）、MIP-1β、IL-6和TNF-α量的提高（Kaufmann et al.，1999；Luhrmann et al.，2002；Reppe et al.，2009）。大鼠、小鼠气管内给予MALP-2，也能导致肺脏内中性粒细胞和巨噬细胞的激活和招募（Lührmann et al.，2002；Reppe et al.，2009）。而且，

在 MALP-2 给药 24h 前攻击感染肺炎链球菌，减少了肺部荷菌量，并与 CCL5 的水平提高和粒细胞的迁移相关（Reppe et al.，2009）。当无抗原给药时，可溶性的 PEG-Pam2Cys 的作用相似于 Pam2Cys 的效果（Tan et al.，2012）。研究发现，鼻内给予 PEG-Pam2Cys 时能导致包括中性粒细胞、巨噬细胞/单核细胞、NK 细胞和 γδ T 细胞在内的天然免疫细胞，以及使 IL-10、IL-6、TNF-α、IFN-γ、MCP-1 和 IL-12p70 等促炎症细胞因子流入小鼠肺脏（Tan et al.，2012）。这种反应在处理后 3 天达到最高，7 天后回落到正常水平。在给予 PEG-Pam2Cys 后，肺部的这些变化能抵抗致死性 H1N1 A/Puerto Rico/8/34（PR8，Mount Sinai）流感病毒感染达 7 天（Tan et al.，2012）。由于在 $TLR2^{-/-}$ 小鼠中给予 Pam2Cys 效果不明显，因此其效果依赖于 TLR2。而且，PEG-Pam2Cys 处理后感染流感，也能降低病毒的传播率，说明这种治疗方式能够减少感染的传播（Tan et al.，2012）。同时也证实，Pam2Cys 处理能够促进流感病毒特异的包括 IFN-γ、TNF-α 及分泌 IL-2 的 $CD8^+$ T 细胞产生的获得性免疫反应，且这种反应在感染后能在肺部持续 6 周（Tan et al.，2012）。这些结果证明，用 Pam2Cys 刺激天然免疫系统不但能提供抵抗流感感染的保护，而且能产生流感特异的免疫反应，为宿主提供防止随后再被感染的保护作用。

细菌源 TLR2/6 激活剂 FSL-1 当被给药到阴道时，它能在体内发挥抗 HSV-2 感染的作用。同时也发现，FSL-1 能减弱 HSV-2 在人阴道上皮细胞培养中的复制，说明 TLR2 激活剂能用于抗病毒治疗（Rose et al.，2009）。然而，其他一些研究显示 TLR2 的激活剂肽聚糖不能增强对阴道 HSV 感染的抗性（Gill et al.，2006）。此外，TLR2 信号转导显示激活 T 细胞对 HIV-1 的感染更易感（Thibault et al.，2007），并且 TLR2 激活剂能通过 DC 增加 HIV 传播到 T 细胞的易感性（de Jong et al.，2008；Thibault et al.，2009）。因此，TLR2 激活剂在应用到限制人类性传播疾病如 HSV 感染的同时，也有可能增加 HIV 感染的风险。

2. TLR2 拮抗剂

目前，尽管已合成了一系列的磷脂类物质作为 TLR2 的拮抗剂，然而尚未被临床使用（Spyvee et al.，2005）。同时对 TLR2-Mal/MyD88 信号转导通路的抑制，有可能部分地抑制 TLR4 的信号转导。靶向 Mal 是非常有用的策略，这是因为 TLR2 和 TLR4 均与 Mal 相互作用。由于 TLR2 和 TLR4 与败血症、糖尿病、RA、心血管病密切相关，因此 Mal 是治疗这些疾病的关键靶点。另外，也可通过中和抗体阻断 TLR2 的信号转导通路（Meng et al.，2004）。后来的研究报道，这类抗体如 T2.5 能够抑制 TLR2 配体诱导的败血症，并且当 T2.5 与 TLR4/MD-2 的抗体联合使用并配伍有抗生素时，能有效地保护由沙门氏杆菌（*Salmonella enterica*）或大肠杆菌（*Escherichia coli*）引起的小鼠败血症（Spiller et al.，2008）。之后也发现，若使用抗 TLR2 和 TLR4 的抗体作为抗生素的辅助成分也能有效治疗败血症（O'Neill et al.，2009）。

（三）靶向 TLR5 信号的药物开发

1. TLR5 激活剂

TLR5 是唯一一个识别蛋白配体如细菌鞭毛蛋白的 TLR，其能介导促炎症细胞因子和抗凋亡基因的表达（表 14-1，表 14-2，图 14-3）（O'Neill et al.，2009；Yoneyama and Fujita，2010；何小兵等，2011；景志忠等，2011）。肠道沙门氏杆菌源的鞭毛蛋白，能在致死性细菌攻击后提高小鼠的存活率（Munoz et al.，2010）。用鞭毛蛋白处理小鼠，能招募中性粒细胞，以及 IL-6、TNF-α、CXCL-1、CXCL-2 和 CCL20 进入气管，并证实是依赖于 TLR5 的配体提供的保护，而与 B 细胞和 T 细胞的作用无关（Munoz et al.，2010）。鞭毛蛋白的研究结果也充分说明了 TLR 的激活能被用于传染病的治疗或预防策略中。

同时 TLR5 也能保护机体免受电离辐射引起造血系统和胃肠道的急性辐射综合征。研究发现，基因工程鞭毛蛋白衍生物 CBLB502 能有效激活 NF-κB 和降低免疫反应。在致死性的电离辐射处理小鼠和恒河猴之前，单独注射 CBLB502 后能有效减少其引起的造血系统和胃肠道的急性辐射综合征，提高存活率（Zeng et al.，2009；Burdelya et al.，2008）。因此，TLR5 激活剂可能是预防、治疗癌症的有效药物。

2. TLR5 拮抗剂

TLR5 的过度激活有可能对消化道的某些特定疾病具有抑制效应。炎症性肠病（IBD）是一种慢性、反复发作的非特异性肠道炎症性疾病，包括克罗恩病（Crohn's disease，CD）和溃疡性肠炎等（ulcerative colitis，UC）。研究表明，人 TLR5 的多态性有利于其抵抗 CD（Gewirtz et al.，2006），而鼠 TLR5 的缺陷导致了自发性的大肠炎（表 14-4）（Uematsu et al.，2004；Kanzler et al.，2007；Vijay-Kumar et al.，2007；Himmel et al.，2008；O'Neill et al.，2009），说明 TLR5 的配体对机体具有免疫保护作用。因此，开发 TLR5 及其信号转导通路的拮抗剂有利于治疗 CD。

表 14-4 预防或治疗传染病的药物开发与临床应用（O'Neill et al.，2009）

传染病	成分	靶标	研发公司	研发阶段
流感	鞭毛蛋白 HuHa	TLR5	VaxInnate	临床前
生殖器疣	瑞喹莫特（R848）	TLR7/8	3M Pharma	II 期
生殖器疣	aldara（5%咪喹莫特乳膏）	TLR7	3M Pharma	已上市
HCV	SM36032	TLR7	Sumitomo	临床前
HCV、HBV	ANA975（ANA245 的口服剂型）	TLR7	Anadys/Novartis	I 期
HCV、HBV	ANA245（艾沙托立宾）	TLR7	Anadys	II 期
HBV	CpG-7909 联合 engerix-B®	TLR9	Coley Pharmaceuticals	II 期
HCV	ANA733	TLR7	Innate Pharma	I 期
HCV	CpG10101（C 型 CpG）	TLR9	Coley Pharmaceuticals	II 期
HCV	B 型 CpG 和 C 型 CpG 的 ODN IMO	TLR9	Dynavax	临床前
HCV	IMO-2125、CpG ODN	TLR9	Idera Pharmaceuticals	临床前
HIV	聚肌胞（ampligen）	TLR3	Hemispherx	II 期
HIV	碘苯呋酮（amplivax）	TLR9	Idera Pharmaceuticals	II 期
生殖器疱疹	瑞喹莫特（R848）	TLR7/8	3M Pharma	II 期
人乳头瘤病毒	R851（局部治疗）	TLR7	3M Phama/Takeda	II 期
光化性角化病	R850（sotirimod）	TLR7	3M Phama/Takeda	II 期
光化性角化病	aldara	TLR7	3M Pharma	已上市
慢性疲乏综合征	聚肌胞（ampligen）	TLR3	Hemispherx	III期
疟疾	MA1-C1/alhydrogel®	TLR9	NIAID	已批准

（四）靶向 TLR3 信号的药物开发

1. TLR3 激活剂及其类似物

TLR3 激活剂是 dsRNA，与病毒的感染和 IFN-Ⅰ的产生相关，具有强的抗病毒作用（Alexopoulou et al.，2001）。TLR3 的激活剂 poly（I：C）可作为抗病毒的药物，通过激活 TLR3 的信号转导通路及其一系列抗病毒细胞因子的释放，从而诱导机体发挥抗病毒免疫。同时，poly（I：C）可作为 DC 靶向疫苗的佐剂。在研究 HIV 感染的模型中发现，HIV 的抗原联合 poly（I：C）可以有效地诱导长期的特异性 $CD4^+$ T 细胞免疫（Trumpfheller et al.，2008）。有研究发现，TLR3/TLR4 的配体能够强烈地刺激 mDC 上调 1α-羟化酶（1α-hydroxylase）的表达，促使维生素 D_3（vitamin D3）转变为骨化三醇（calcitriol），而骨化三醇可促使皮肤接种部位的 DC 迁移到黏膜淋巴组织（Enioutina et al.，2008）。因此，包含 TLR3/TLR4 的配体与特异性抗原的疫苗免疫机体，能诱导黏膜免疫反应。TLR3 的激活剂可用于治疗乳腺癌及肾细胞癌。poly（I：C）诱导依赖于 TLR3 信号转导通路产生 IFN-β，从而抑制肾细胞癌和乳腺癌细胞的生长（Salaun et al.，2006）。TLR3 的另一个配体 poly（A：U）已处于临床试验阶段，用它治疗乳腺癌能明显延长患者生存时间（Andre et al.，2004）。

合成的 TLR3 激活剂 PIKA 是一种稳定的 poly（I：C）类似物，自身结构类似于 dsRNA。鼻内给予 PIKA，巨噬细胞、中性粒细胞和 pDC 被招募到肺脏，且 TNF-α、IFN-γ、角质化细胞化学诱导物（keratinocyte chemoattractant，KC）和 IFN-β 水平提高（Shen et al.，2007；Lau et al.，2010）。通过 PIKA 处理改变肺

部环境，显著降低包括 A/teal/HK/W312/97（H6N1）、A/rhea/NC/93（H7N1）、A/HK/1073/99（H9N2）和 A/Vietnam/1203/ 2004（H5N1），以及 2009 H1N1 流感大流行毒株、A/California/07/2009（H1N1）毒株在内的多种流感病毒感染小鼠肺脏的病毒荷载量（Lau et al.，2010）。

用聚左旋赖氨酸和羧甲基纤维素浓缩 poly(IC)成 poly(IC∶LC)，是化学上稳定合成的另外一种 dsRNA，它能激活 TLR3，保护小鼠和猕猴免受黄热、裂谷热和狂犬病病毒的感染。鼻内给予 poly（IC：LC），也能提供抵抗高致病性禽流感病毒（A/H5N1/chicken/Hena）的高水平的保护（Wong et al.，1995，2009）。脂质体包裹的 poly（IC：LC）除降低了 poly（IC：LC）相关的毒性外，还延长了抵抗致死性病毒攻击的保护效应（Wong et al.，1999）。TLR3 激活剂如 poly（IC：LC）和 LE poly（IC：LC）的抗病毒活性，主要依靠这些配体刺激产生 IFN-γ、IFN-α 和 IFN-β。虽然这些细胞因子在病毒感染时是重要的，但在细菌感染时其对宿主无益。在结核分枝杆菌感染过程中，每天给予两次 poly（IC：LC）治疗，增强了细菌的复制，并诱导了治疗小鼠肺脏的广泛面积的坏死（Antonelli et al.，2010）。这个研究建议，与抗病毒活性相比，IFN-Ⅰ并不能促进细菌的清除。在感染流感病毒后，提高的 IFN-Ⅰ水平显示更易感肺炎链球菌（Shahangian et al.，2009）。而且，流感感染提高了 IFN-γ 的水平，能通过从肺脏中有效清除肺炎链球菌而抑制 AMΦ（Sun and Metzger，2009）。TLR3 激活剂主要通过诱导 IFN 和 ISG 的产生，有效地抵抗多种病毒的作用，而且 TLR3 可以增加 DC 的抗原摄取和交叉呈递（Datta et al.，2003）。然而，TLR3 的刺激也能降低抗原摄取和交叉呈递（Weck et al.，2007）。TLR3 参与诱导了人小神经胶质细胞和星形细胞抑制 HIV-1 感染的抗病毒状态（Rivieccio et al.，2006；Suh et al.，2009）。同样，TLR3 刺激能抑制 HIV 在离体淋巴组织中的培养（Brichacek et al.，2010）。

TLR3 在星形细胞中的抗病毒效应，是经过产生的 IFN-β和随后的 viperin 的表达而抑制 HIV-1 的复制的（Rivieccio et al.，2006）。在 HSV-2 感染的人阴道上皮细胞上，也发现了相似的结果（Herbst-Kralovetz and Pyles，2006；MacDonald et al.，2007；Nazli et al.，2009）。而且在小鼠感染模型中，靶向刺激 TLR3 能保护小鼠免受阴道 HSV-2 的感染（Ashkar et al.，2004；Herbst-Kralovetz and Pyles，2006）。阴道给予 TLR3 激活剂，能在阴道内诱导包括 IFN-Ⅰ、IL-1α、IL-1β、IL-6、CCL3 和 CCL5 等在内的许多细胞因子，但直接与抗病毒效应相关的是 IFN-β的产生。由于鼻内预处理 TLR3 的激活剂能降低病毒荷载，以及感染小鼠的存活，因此 TLR3 的刺激也能抵抗神经毒性 HSV 毒株的神经系统的感染（Boivin et al.，2008）。多种化合物，包括 dsRNA 与抗微生物多肽 LL37、多种阳离子的和渗透过细胞的多肽或 dsRNA 结合蛋白的混合物，都能提高 TLR3 的反应（Lai et al.，2011a，2011b）。

2. TLR3 拮抗剂及其类似物

用西尼罗病毒（WNV）感染外周淋巴组织的巨噬细胞或 DC，能以 TLR3 依赖的方式诱导机体分泌 TNF-α，导致血脑屏障（blood-brain barrier，BBB）的渗透性瞬间升高，促进了 WNV 通过 BBB 进入中枢神经系统（CNS）。尽管 WNV 进入 CNS 的确切机制尚不清楚，然而 TNF-α 改变了内皮细胞的紧密连接程度，使得 WNV 通过 BBB 或淋巴细胞运输进入 CNS，或者说 TLR3 的激活提供了 WNV 进入 CNS 的通道。而 WNV 感染 $TLR3^{-/-}$ 小鼠后，其 TNF-α 分泌量降低、存活率升高、脑部病毒滴度降低、BBB 渗透性降低（Wang et al.，2004）。因此，对感染 WNV 的患者，可用 TLR3 的拮抗剂阻断 TLR3 转导信号及 TNF-α 的分泌，从而有利于治疗 WNV 的感染。研究报道，TLR3 的激活剂 ampligen（合成错配的 poly（I：C）RNA，即 poly I：poly C12U）用于治疗 HIV 感染和慢性疲乏综合征，分别已进入Ⅱ期和Ⅲ期临床试验（表 14-4）（O'Neill et al.，2009）。

（五）靶向 TLR7/8 信号的药物开发

1. 咪唑喹啉类似物

靶向 TLR7/8 的激活剂可作为潜在的抗病毒制剂，如咪唑喹啉（imidazoquinoline）类似物，这些小分子化合物也能通过 TLR7/8 诱导抗病毒细胞因子的释放（Dockrell and Kingh，2001；Spruance et al.，2001；

Gupta et al.，2004；Chang et al.，2005a；Miller et al.，2008；Schön M P and Schön M，2008；O'Neill et al.，2009）。R837 即咪喹莫特（imiquimod）是一个强的 TLR7 激活剂，它能经过内源性促炎症细胞因子的产生，增强天然和获得性免疫（Schiller et al.，2006）。1997 年，咪喹莫特被美国食品药品监督管理局（FDA）首次批准用于生殖器疣的局部治疗。使用 HSV-2 感染豚鼠模型发现，阴道内应用咪喹莫特能降低损伤产生的频率。

包括病毒和某些细菌在内的传染性病原能引起癌症，如人乳头状瘤病毒可能是基底细胞癌的病原。使用含 5%咪喹莫特的乳膏，每天 2 或 3 次连续治疗 3 天，能显著提高生殖器疣的清除率（Geisse et al.，2004）。因此说明免疫刺激剂能被用于癌症治疗。咪喹莫特也被广泛用于皮肤用药，但患者产生了不同的不良反应，特别是引起表面瘢痕而限制了其使用（Barton，2004；Gilliet et al.，2004）。因此，为提高这些化合物的利用率，需降低咪喹莫特类似物的不良反应。

R848 即瑞喹莫德（resiquimod）也被用来治疗由 HSV 诱发的外生殖器疱疹，已进入临床Ⅲ期试验阶段（Schön M P and Schön M，2008；Kang et al.，2009；O'Neill et al.，2009）。尽管 R837 和 R848 的具体抗病毒生物活性还不很清楚，但是其诱导了细胞因子如 IFN-α、IL-12、TNF-α，以及趋化因子如 IL-8、巨噬细胞炎症蛋白（macrophage inflammatory protein）1α 与 1β、巨噬细胞趋化蛋白 1（macrophage chemotactic protein 1）的产生，这些活性物质诱导 DC 和细胞毒性 T 细胞（CTL）迁移到损伤部位，从而导致 IFN-γ 的分泌和 NK 细胞的激活，最终发挥抗病毒和抗肿瘤效应（Gupta et al.，2004）。

由于靶向 TLR7/8 的激活剂具有抗肿瘤活性而被用于治疗癌症。例如，R837 和 R848 用于治疗癌症及皮肤肿瘤与表皮转移灶，也用于治疗外生殖器疣、光化性角化病、基底细胞癌、转移性黑色素瘤引起的损伤，以及 HSV、HBV 和 HCV 的感染。目前分别用于治疗基底细胞癌和生殖器疣，以及黑色素瘤和血癌的 R837 类似物 aldara（5%咪喹莫特乳膏）和 852A 已被批准上市和进入了临床Ⅱ期试验（表 14-4，表 14-5）（Dudek et al.，2007；Wu et al.，2007；O'Neill et al.，2009）。同时，用于治疗光化性角化病的药物 R850（sotirimod）正在进行临床Ⅱ期试验（表 14-4，表 14-5）（O'Neill et al.，2009）。

表 14-5　用于治疗肿瘤或癌症的药物开发与临床应用（O'Neill et al.，2009）

癌症	成分	靶标	研发公司	研发阶段
肿瘤佐剂	MCT-465	TLR3	Multicell Technologies	临床前
基底细胞癌	aldara（5%咪喹莫特乳膏）	TLR7	3M Pharma	已上市
非小细胞肺癌	PF3512676 加化疗（B 型 CpG ODN CpG-7909）	TLR9	Coley Pharmaceuticals/ Pfizer	Ⅲ期
非小细胞肺癌	MAGE-3AplusCpG-B	TLR9	GlaxoSmithKline	Ⅲ期
非小细胞肺癌	IMOxine®	TLR9	Idera Pharmaceuticals	Ⅰ期
皮肤 T 淋巴细胞瘤	CpG-7909	TLR9	Coley Pharmaceuticals	Ⅱ期
Non-Hodgkin's 淋巴瘤	1018 ISS（B 型 CpG ODN rituxan®）	TLR9	Dynavax Technologies	Ⅱ期
黑色素瘤	852A	TLR7	3M Pharma	Ⅱ期
肾细胞癌	IMOxine®（HYB-2055、IMO-2055）	TLR9	Idera Pharmaceuticals	Ⅱ期
转移性结肠直肠癌	dSLIM（环形 ODN 中包含 CpG 基序）	TLR9	Mologen	Ⅰ/Ⅱ期
结肠直肠癌	1018 ISS（B 型 CpG ODN 加化疗）	TLR9	Dynavax Technologies	Ⅰ期
乳腺癌	IPH 31XX	TLR9	Innate Pharma	临床前
乳腺癌	Poly（A：U）	TLR3	Ipsen Beaufour	Ⅱ期
癌症	ANA773	TLR7	Anadys	临床前

TLR7 的激活剂用于治疗 HCV 的感染（Schultheiss and Thimme，2007）。全世界约有 3%的人群感染慢性 HCV，IFN-α 配伍利巴韦林静脉注射是治疗慢性 HCV 感染唯一而有效的方法。尽管如此，仅约有 50%的人接受这种疗法，因此很有必要探索治疗 HCV 感染的新策略。目前一种口服的艾沙托立宾前体药物（isatoribine）ANA975 及 ANA773 被用于治疗 HCV 和 HBV 的感染，已处于临床Ⅰ期试验阶段，而另

一种治疗慢性 HCV 感染的药物 SM36032 已在申请临床试验（表 14-4）（Horsmans et al.，2005；Fletcher et al.，2006；Xiang et al.，2007；O'Neill et al.，2009）。水溶性的咪唑喹啉类似物能治疗慢性淋巴细胞性白血病（chronic lymphocyte leukemia）和实体瘤癌（solid-tumor cancer）等严重性疾病。TLR7 的激活剂 IPH-32XX 用于治疗癌症、自身免疫病和传染病（Krishnan et al.，2009）。

2. ORN 序列衍生物

靶向 TLR7/8 的激活剂如 7-烯丙基-8-氧鸟苷酸（loxoribine）和 7-硫-8-氧-鸟苷酸（TOG）等核苷酸衍生物，以及 ssRNA 已处于动物试验阶段（Agrawal and Kandimalla，2007）。性质稳定的免疫调节性 RNA（stabilized immune modulatory RNA，SIMRA）诱导非人灵长类的 T 细胞、NK 细胞和单核细胞的激活与迁移，以及大量 Th1 型细胞因子的释放（Lan et al.，2007）。另外一种化学修饰合成的 TLR7 激活剂 UC-1V150 联合小鼠血清白蛋白（mouse serum albumin，MSA），诱导骨髓源巨噬细胞和人 PBMC，以及动物机体分泌大量的细胞因子。给 HBV 转基因鼠静脉注射 TLR7 特异性的配体，能够于 24h 内通过 IFN-α/β 依赖途径抑制 HBV 的复制（Isogawa et al.，2005）。而用 ssRNA 和卵清蛋白（ovalbumin，OVA）混合物免疫小鼠后发现，其能诱导 TLR7 依赖的细胞毒性 T 细胞（CTL）的激活和 Th2 型细胞因子的分泌，以及以 IgG1 为主的体液免疫；同时，用李氏杆菌感染已用 ssRNA 和 OVA 混合物处理的小鼠，其肝脏和脾脏的李氏杆菌荷载量减少（Hamm et al.，2007）。ORN 序列通过依赖于 TLR7-MyD88 的信号转导通路，不仅刺激小鼠的脾细胞和 B 细胞，以及人的 PBMC、B 细胞、单核巨噬细胞、DC 和 NK 细胞分泌 IFN-α、TNF-α、IL-12、IL-6 及 CD86 的表达升高，还能抑制小鼠神经胶质瘤细胞系 SMA-560 在小鼠体内的增殖，从而发挥小鼠持续的抗肿瘤免疫（Bourquin et al.，2009；Scheel et al.，2006）。这说明 ORN 序列有望作为安全有效的免疫调节剂，诱导以 CTL 和 NK 细胞为主的细胞免疫和抗原特异性的体液免疫，以及抗肿瘤免疫。

TLR7/8 激活剂激发了包括分泌 IFN-α、TNF-α、IL-12 和 IFN-γ在内的广泛的天然免疫反应（Wagner et al.，1999；Hemmi et al.，2002）。TLR7/8 激活剂是 DC 激活物，在免疫后能增强 DC 存活、DC 运输到引流淋巴结，并使 DC 交叉呈递胞外的物质到 $CD8^+$ T 细胞（Loré et al.，2003；Prins et al.，2006；Oh et al.，2011）。而且，TLR7/8 刺激激发 NK 细胞活化和 IFN-γ分泌（Hart et al.，2005）。TLR7/8 激活剂被用于实验性治疗 HSV 和 HPV 的感染。由于 0.01%瑞喹莫德（R848）仅减少了阴道 HSV-2 的排毒（Mark et al.，2007），而不能有效抑制 HSV-2 的感染，因此在小鼠阴道内给予瑞喹莫德不能有效保护阴道（McCluskie et al.，2006）。与 HSV-2 相比，TLR7/8 激活剂鼻内给药大鼠，能抵抗呼吸道流感病毒的感染（Hammerbeck et al.，2007）。TLR7 激活剂 loxoribine 显示能抑制 HIV 在离体淋巴组织培养中的复制（Brichacek et al.，2010）。靶向 TLR7 的 5% 咪喹莫特乳膏已被批准用于 HPV 诱导的生殖器疣，而用于 HSV 生殖器感染的治疗已被终止（Kanzler et al.，2007）。一些 siRNA 可以激活 TLR7 并经过产生的 IFN 促进抗病原或抗肿瘤反应（Khairuddin et al.，2011）。双功能的 siRNA 均能通过 TLR7 和靶向病毒基因激发天然免疫，比无 TLR7 刺激能力的 siRNA 能获得更高效的治疗作用。将来的研究应注意，体内 TLR 信号间的交流影响免疫调节剂的设计。例如，TLR7/8 通过 HIV-1 编码的 ssRNA 激发了 TLR4 和 TLR2 的信号放大（Mureith et al.，2010；Bukh et al.，2011），而且 TLR 配体能协同激活天然免疫。dsRNA 和瑞喹莫德协同激活 DC，并增加了由 DC 加多肽免疫产生的 CTL 反应（Warger et al.，2006）。因此，一种 TLR 受体的刺激能影响其他受体产生的免疫反应，TLR 激活剂组合能提供协同效应，并且靶向刺激一种或数种 TLR，可以利用其共同增强抗原特异的反应或抗病毒免疫刺激。

（六）靶向 TLR9 信号的药物开发

TLR 激活剂是强的偏向 Th1 型免疫反应的诱导剂，且 TLR9 配体可以促进抗原摄取和交叉呈递（Datta et al.，2003；Krieg，2006）。由于 CpG ODN 的种类能影响激发的天然免疫反应，因此根据其反应 CpG ODN 可分为三类：A 型 CpG ODN 是强的 IFN-α的诱导剂；B 型 CpG ODN 是强的促炎症 IL-8、增强活化分子 CD80 和 CD86，以及抗原呈递 MHC。Ⅱ类分子表达的诱导剂；C 型 CpG ODN 兼具 A 型和 B 型 CpG ODN

的功能（Kerkmann et al.，2003；Krieg，2006）。CpG DNA 被建议作为包括 HSV-2 和 HIV-1 在内的多种感染的治疗药物（Gallichan et al.，2001；Sajic et al.，2003；Becker，2005；McCluskie et al.，2006）。

1. CpG ODN 的单一药物

CpG ODN 经过 TLR9 激活天然免疫系统。用硕大利什曼原虫（*Leishmania major*）感染 Balb/c 小鼠，引起了 Th2 型免疫疾病，在攻击 8 周后使小鼠死亡（Zimmermann et al.，1998）。给予 CpG ODN 能导致小鼠的免疫反应偏向到 Th1 型免疫应答，能抵抗利什曼原虫的感染。Elkins 和同事扩展了前人的发现，证实细菌基因组 DNA 或合成的 ODN 形式的 DNA 基序提供了抗胞内病原利什曼原虫和土拉热弗朗西斯杆菌（*Francisella tularensis*）的作用（Elkins et al.，1999）。这种保护与接种途径无关，并能在处理后持续 2 周，证明了该制剂潜在的治疗应用价值（Elkins et al.，1999；Kradin et al.，1999）。

通过给予 CpG ODN 能有效抵抗 HSV-2 感染，证实 TLR9 在赋予抵抗 HSV-2 感染的保护中的重要性（Harandi et al.，2003）。这种药物处理限制了病毒复制，并增加了随后受 HSV 攻击感染的动物存活（Gill et al.，2006）。CpG 不能直接抑制病毒，但是可发挥刺激免疫反应的作用（Herbst and Pyles，2003）。CpG ODN 的效力高于包括 TLR3、TLR4 和 TLR5 在内的其他 TLR 配体，其作用与这些配体诱导的 IFN-β 有关，而不是与 TNF-α、IFN-γ 或 IFN-α 有关（Herbst and Pyles，2003）。这说明保护效力与刺激产生 IFN-β 的 TLR 的能力有关。

局部应用 CpG ODN 和瑞喹莫德（R-848，TLR-7/8 激活剂）比较预防或治疗 HSV-2 感染的效果发现，虽然 R-848 处理在宿主存活率方面没有提供任何优越的预防或治疗效果，但 CpG ODN 处理无论在预防还是治疗方面都提供了小鼠免受致死性 HSV-2 攻击的保护作用（McCluskie et al.，2006）。CpG ODN 处理小鼠的保护与其 TLR9 配体激发的局部细胞因子的反应有关，而 R-848 却诱导了与控制病毒无作用的系统性趋化因子的反应。这说明靶向 TLR 激活剂活性作用到感染部位，而同时限制循环系统中炎症范围的重要性。

当预防大范围的细菌和病毒感染时，虽然一次给予 CpG ODN 是有效的，但使用这些化合物治疗时仍需多次给药。每天给予 CpG ODN 的小鼠，能引起一定的类淋巴器官的病理变化，以及类淋巴滤泡的结构和功能改变。此外，在 3 周后会出现多病灶肝坏死和出血性腹水（Heikenwalder et al.，2004）。因此，在基于 CpG 或其他 TLR 配体研发免疫治疗药物时，需要在宿主防御功能和延长 TLR 信号活化引起的损伤间寻求平衡，这是相当关键的。

在小鼠模型中，阴道给予 CpG DNA 能提供抵抗生殖道 HSV-2 的感染（Harandi et al.，2004；McCluskie et al.，2006）。虽然刺激 PRR 可以通过增加 IFN、细胞因子和内在的抗病毒因子的产生而降低病毒滴度，但激发细胞 PRR 可以增强病毒的复制。例如，激发 TLR4 和 TLR9 或胞内 DNA 受体 DAI，能激活 NF-κB 和增强 HIV 复制（Equils et al.，2003；Hayashi et al.，2010）。而且，CpG DNA 可以激活 $CD4^+$ T 细胞（Funderburg et al.，2008），因而增加了靶向 HIV 的细胞。因此，为产生有效的抗病原反应和避免有害的免疫反应，需要适时控制天然免疫受体的刺激。然而，在疾病根除研究中，TLR9 介导的 HIV 激活和 T 细胞的活化，也能被用来激活静息 T 细胞源的 HIV。而且，在 HIV-1 和 CMV 感染的个体中，TLR9 刺激可能增加抗原特异的 T 细胞反应（Loré et al.，2003）。此外，在 pDC 中，TLR9 介导识别的腺病毒载体 DNA，能导致包括 IFN-I 产生的天然免疫反应（Zhu et al.，2007）。总之，对宿主天然免疫反应、病毒复制，以及与获得性免疫间的功能交叉的深入理解是必需的，但 TLR 激活剂及其组合仍是新型药物的理想候选者。

2. CpG ODN 与其他 TLR 配体的组合药物

虽然单一的 TLR 配体能促进机体抵抗入侵的病原而获得保护，但多配体给药在抵抗呼吸道病原感染方面能提供协同保护。流感嗜血杆菌（NTHi）的裂解物能提供广谱的抵抗绿脓假单胞菌、肺炎克雷伯氏杆菌、金黄色化脓葡萄球菌、炭疽芽孢杆菌、鼠疫耶尔森菌、肺炎链球菌和流感病毒的保护（Clement et al.，2008；Tuvim et al.，2009；Evans et al.，2010）。之后证实，通过 NTHi 获得的保护与粒细胞的招募无关，而与刺激呼吸道上皮细胞分泌抗微生物多肽相关（Evans et al.，2010）。由于该裂解物含有一定的

PAMP，这提示这种保护至少部分依赖于 TLR 信号。由 NTHi 介导的保护效应依赖于接头蛋白 MyD88 而不是 TRIF（Duggan et al.，2011）。虽然单一的 TLR 配体没有诱导抵御肺炎链球菌攻击的抗性，但 TLR2 和 TLR9 配体（Pam2CSK4 和 ODN2395）的联合获得了抵抗肺炎链球菌感染的保护（Duggan et al.，2011）。此外，多 TLR 配体的协同给药，不仅是一种有效的抗微生物策略，而且是一种增强黏膜 T 细胞免疫反应的新型疫苗策略（Li et al.，2013a）。

3. CpG ODN 与抗原的组合药物

TLR9 的激活剂如 CpG ODN 作为有效的疫苗佐剂能激活机体的免疫系统，但在动物模型中单独应用 CpG ODN 可使小鼠获得对病原的抵抗力，使其在病原攻击时受到保护。这些病原包括单核细胞增生性李斯特菌、利什曼原虫、HSV-2、RSV、IAV 和肺炎克雷伯氏杆菌（*Klebsiella pneumoniae*）等（Krieg et al.，1998；Zimmermann et al.，1998；Pyles et al.，2002；Cho et al.，2001；Deng et al.，2004）。因此，具有佐剂效应的 CpG ODN 可通过 TLR9 预防和治疗传染病（Kanzler et al.，2007；Jurk and Vollmer，2007；O'Neill et al.，2009）。

经鼻黏膜联合使用 CpG ODN 和白喉类毒素可刺激小鼠产生高水平的抗白喉类毒素 IgG、IgA 和黏膜抗白喉类毒素 IgA，这些抗体可保护小鼠不发生白喉（Maeyama et al.，2009）。将 CpG ODN 天然免疫防御调节蛋白复合物和百日咳类毒素免疫小鼠可诱导出平衡的 Th1/Th2 型免疫反应，产生了抗百日咳类毒素特异性 IgG1 和 IgG2a，以及高水平的百日咳类毒素特异性 IgA（Halperin and Hancock，2009）。heplisav（HBV 表面抗原）联合 CpG ODN 1018 ISS，以及 CpG ODN 1018 ISS 联合 engerix-B® 和 CpG-7909 联合 engerix-B® 治疗 HBV 感染的临床试验，分别进入Ⅲ期和Ⅱ期临床试验阶段（Halperin et al.，2006；Romagne，2007；Krishnan et al.，2009；O'Neill et al.，2009）；VaxImmune（CpG7909）联合已被批准上市的炭疽菌苗（BioThrax）治疗炭疽的临床试验已进入Ⅰ期阶段；HYB2055（CpG ODN）联合 Remune（灭活 HIV-1）治疗 HIV 感染的临床试验已进入Ⅱ期阶段；而治疗和预防 HIV 的 CpG ODN 联合 HIV 抗原的药物正处于临床前研发阶段。同时，靶向 TLR9 治疗 HCV 感染的药物也处于Ⅱ期临床试验或临床前研发阶段，如 CpG10101，B 型 CpG ODN 联合 C 型 CpG ODN 即 IMO-2125 与 CpG ODN（Kanzler et al.，2007；O'Neill et al.，2009）。

单独或与其他抗肿瘤制剂联合使用的 CpG ODN 具有抗肿瘤活性。通过大量的抗肿瘤模型证实，配伍 CpG ODN 的抗肿瘤多肽疫苗具有很好的抗肿瘤作用。在小鼠模型中，与 CpG ODN 和抗原的混合物相比，耦联的 CpG ODN 与卵清蛋白能强烈诱导 $CD8^+$ T 细胞的增殖（Cho et al.，2000）。用于治疗黑色素瘤的药物 melan-A 多肽，配伍非完全弗氏佐剂与 CpG-ODN 7909 和 CYT004-MelQbG10（Melan-A/MART-1 蛋白片段配伍免疫药物载体 QbG10）分别处于Ⅰ期和Ⅱ期临床试验阶段。TLR9 的激活剂也被用于治疗癌症，许多药物正处于临床试验或临床前研发阶段（表 14-4）（Kanzler et al.，2007；O'Neill et al.，2009）。例如，处于临床Ⅲ期试验阶段的 PF3512676 加上化疗（B 型 CpG ODN 即 CpG7909）治疗非小细胞肺癌（non-small-cell lung cancer，NSCLC），处于临床Ⅱ期试验阶段的 1018 ISS（B 型 CpG ODN + B 细胞单克隆抗体）、IMOxine®（HYB2055、IMO-2055）、dSLIM（环形 ODN 中包含 CpG 基序）分别治疗非霍奇金淋巴瘤、肾细胞癌和转移性结肠直肠癌，治疗结肠直肠癌的药物 1018 ISS（B 型 CpG ODN 加上化疗）处于临床Ⅰ期试验阶段，而治疗乳腺癌的药物 IPH 31XX 处于临床前研发阶段（Kanzler et al.，2007；O'Neill et al.，2009）。因此，这些研究使研究人员对 CpG ODN 的免疫增强活性和药物效应在肿瘤治疗中的作用充满了期望。有研究报道，GpG ODN 与抗原的联合使用能强烈诱导多肽特异性的 T 细胞反应，同时 $CD8^+$ T 细胞在有效控制肿瘤的免疫中扮演了重要的角色（Speiser et al.，2005；Cornet et al.，2006）。

在临床开发中发现，CpG ODN 不仅通过 TLR9 诱导 Th1 型免疫反应，以及与其他佐剂如脂质体可促进细胞的内吞作用，也可提高疫苗低反应性人群的免疫，如 HIV 阳性感染人群（Cooper et al.，2005）。尽管如此，Th1 型免疫反应的诱导也影响了一些疾病如哮喘和变态反应的病理进程。目前，CpG ODN 作为一个良好的佐剂或药物联合部分豕草变应原治疗变态反应性疾病（表 14-6）（Kanzler et al.，2007；O'Neill et al.，2009），如治疗过敏性鼻炎的脱敏疫苗 Tolamba（Amba1 豕草变应原耦联 ODN 1018 ISS）和 CYT005-AllQbG10（房尘螨提取物配伍免疫药物载体 QbG10），分别正在进行Ⅱ期和Ⅱ/Ⅲ期临床试验（Simons et al.，2004；Senti et al.，2009），治疗哮喘的 1018 ISS 正在进行Ⅱ期临床试验，而治疗哮喘的第二代 CpG ODN、AVE0675（CpG ODN）和 HYB2093（CpG ODN）分别正在进行临床前试验（Kanzler et al.，2007；O'Neill et al.，2009）。

表 14-6　预防或治疗变态反应疾病的药物开发与临床应用（Kanzler et al.，2007）

变态反应疾病	成分	靶标	研发公司	研发阶段
过敏性鼻炎（多重过敏原）	pollinex quattro（改良变应原配伍 MPL®；豕草、花粉、房尘螨变应原）	TLR4	Allergy Therapeutics	已上市（欧盟）
过敏性鼻炎（豕草）	tolamba（amba1 豕草变应原与 ODN 1018 ISS 耦联）	TLR9	Dynavax Technologies	Ⅱ/Ⅲ期
过敏性鼻炎（豕草）	豕草 SC/Pollinex Quatro；豕草/Pollinex R（豕草、花粉提取物配伍 MPL®）	TLR4	Allergy Therapeutics	Ⅱ期
过敏性鼻炎（房尘螨）	CYT005-AllQbG10（房尘螨的变应原提取物配伍免疫药物载体 QbG10 剂）	TLR9	Cytos Biotechnology	Ⅱ期
过敏性鼻炎（豕草）	CRX-675（豕草变应原攻击前刺激）	TLR4	GlaxoSmithKline（from Corixa）	Ⅰ期
哮喘	1018 ISS	TLR9	Dynavax Technologies	Ⅱ期
哮喘	第二代 CpG ODN	TLR9	Dynavax Technologies/ AstraZeneca	临床前
哮喘	AVE0675（CpG ODN）	TLR9	Coley Pharmaceuticals/ Sanofi-Aventis	临床前
哮喘	HYB2093（CpG ODN）	TLR9	Idera Pharmaceuticals/ Novartis	临床前

二、靶向 TLR 信号的药物治疗与应用

（一）TLR 激活剂药物的癌症治疗与应用

在 19 世纪 90 年代，William Coley 用传染性病原治疗肿瘤后，人们已承认细菌的感染或病原的分子具有抗肿瘤作用（Bickels et al.，2002）。细菌的保护性作用显然是由于通过细菌内毒素和非甲基化的 DNA 序列诱导的非特异性激活抗肿瘤免疫，随后导致开发 TLR 激活剂作为传染病和癌症疫苗的佐剂，以及作为抗肿瘤的免疫治疗剂。当用单一治疗剂如 TLR7 激活剂咪喹莫特局部用药时，获得了明显的效果，而当全身给药时则效果不理想。BCG 和 TLR7/8 激活剂咪喹莫特被美国 FDA 批准用于临床单一治疗（Adams，2009），并且多种其他 TLR 激活剂如 CpG ODN 已被进行临床评价与应用。

BCG 含有包括分枝杆菌组分的多种 TLR 的激活剂，其能刺激 TLR2 和 TLR4，细菌的 DNA 序列能刺激 TLR9（Tsuji et al.，2000）。BCG 已被批准用于原位膀胱癌和浅表膀胱癌的膀胱内治疗。BCG 的抗肿瘤效果显然由诱导局部细胞因子特别是 IFN-γ 和 IL-2 的分泌（Jackson et al.，1995），以及抗原特异的 T 细胞的产生而介导的（Bruno et al.，1996）。

咪喹莫特是一种合成的咪唑喹啉（imidazoquinoline），它能结合 TLR7 并能治疗包括浅表基底细胞癌在内的多种癌症，其清除率可达 79%～82%（Geisse et al.，2004）。咪喹莫特已被用于治疗黑色素瘤（Bong et al.，2002）和乳腺癌患者，并进入临床Ⅱ期研究（NCT00899574）。咪喹莫特的抗肿瘤效果是由于其诱导了天然和获得性免疫（Wolf et al.，2007）、反转了局部免疫抑制（Clark et al.，2008）和诱导了肿瘤细胞特异的凋亡（Schon et al.，2003）。咪喹莫特的效果显然依赖于局部给药所发挥的能力，而全身给药增加的 IFN-α 的水平并不能有效抵抗人的肿瘤（Witt et al.，1993）。另外，咪唑喹啉和 TLR7/8 激活剂瑞喹莫德（resiquimod）也具有增强诱导天然细胞因子如 IL-12 和 TNF-α（Gorden et al.，2005），以及抑制调节性 T 细胞（Treg）功能的能力（Peng et al.，2005）。结合 TLR9 的 CpG 基序作为多种肿瘤的单一治疗药物，也具有免疫调节作用，并直接诱导某些肿瘤凋亡（Jahrsdorfer et al.，2005）。总之，TLR 配体作为癌症直接的单一治疗的局部药物，取得了很大的成功，然而这些化合物的全身用药因其不利的免疫效果

而被证实很难推广应用。尽管如此，用于全身抗肿瘤效果和低毒性的新TLR配体正在继续发现中。采取的主要措施如下。

1. TLR新激活剂的筛选

来源于蘑菇提取物中的TLR2配体，能以TLR2依赖的方式诱导抗肿瘤效应（Lu et al., 2011a）。并且来源于细菌脂蛋白的TLR1/2激活剂，能经过T细胞效应物和Treg细胞反应的相互调节而阻止肿瘤的生长（Zhang et al., 2011c）。

2. TLR激活剂的结构改造

TLR激活剂的结构改造已被证实能增强其效力，特别是增强其诱导高水平的IFN-α和IL-12，而尽可能减少阻断效应反应的细胞因子如IL-10的能力。例如，在CpG序列中引入回文序列，能促进稳定性高级结构的形成、吞噬和定位，以及增强诱导IFN-Ⅰ的能力（Vollmer and Krieg, 2009）。研究者通过这种措施研发了多种具有知识产权的TLR配体，如一种CpG ODN（PF-3512676），已进行了多个临床试验。虽然初期取得了理想的结果，但在大规模的临床Ⅱ期试验中发现其作用不大。在临床试验中没有成功，不是由于TLR激活剂刺激能力不足，而是TLR激活剂内在缺乏对肿瘤诱导的系统性毒性，以克服其局部免疫抑制（Weber et al., 2009）。

3. TLR激活剂的联合治疗

TLR激活剂的抗肿瘤效力能通过组合化学治疗、放射治疗或单克隆抗体治疗来提高，并进行了大量的临床试验。这些组合治疗能减小肿瘤体积，致使少的肿瘤细胞被免疫反应杀灭，减少肿瘤的免疫抑制，并除去Treg细胞和上调MHC在肿瘤上的表达（Adams, 2009）。TLR激活剂和烷化剂环磷酰胺（Cy）组合，已在多种小鼠癌症模型上被证实具有协同作用（Dumitru et al., 2010）。除直接的杀灭肿瘤细胞外，低剂量的Cy能通过降低胞内ATP水平抑制Treg细胞的功能和数量（Lutsiak et al., 2005; Zhao et al., 2010）。TLR激活剂也能组合免疫调节分子，增强抗肿瘤的作用（表14-5）。这种组合的目的是通过靶分子如IL-10和CTLA-4而反转免疫抑制分子和Treg细胞，或通过使用免疫刺激剂如CD40L和IL-2增强TLR激活剂的能力（Stone et al., 2009）。研究证实，TLR激活剂除能促进天然抗炎症外，还能促炎症细胞因子和Treg，以及Th1和Th17细胞的产生。这就解释了当TLR激活剂作为癌症免疫治疗剂或疫苗佐剂时，其产生了相对弱的效力的原因。然而，在小鼠中发现，通过抑制介导IL-10和TGF-β产生的DC的p38 MAP激酶或PI3K信号转导途径，TLR激活剂的抗肿瘤效力可被显著提高。而增强IL-12的水平，能诱导分泌IFN-γ的保护性的CD4和CD8 T细胞（Jarnicki et al., 2008）。

这与人DC通过抑制mTOR可抑制IL-10和增强IL-12分泌的结果相一致（Haidinger et al., 2010）。针对肿瘤的TLR的免疫治疗药物和疫苗的最佳配伍，可通过优化TLR信号转导而实现。当用药物阻断肿瘤患者的免疫抑制信号的同时，采用传统的外科手术、化学治疗或放射性治疗切除或减少实体瘤，这些措施的联合应用会达到理想的治愈肿瘤的效果。

4. 靶向TLR的肿瘤治疗

TLR在许多肿瘤细胞和细胞株中的过量表达，以及*TLR*基因的多态性，与患者的预后不良有关（Castro et al., 2011; So and Ouchi, 2010）。除咪喹莫特的凋亡肿瘤细胞效应（Schon et al., 2003）及TLR2信号转导防止小鼠肿瘤发育的保护性作用外（Lowe et al., 2010; Salcedo et al., 2010），TLR配体还能激活与致癌作用相关的信号转导途径，包括RASMAPK（Rakoff-Nahoum and Medzhitov, 2007; Coste et al., 2010）和NF-κB信号途径（Ditsworth and Zong, 2004; Pikarsky et al., 2004）。TLR4信号能诱导IL-6、氧化氮合成酶、B7-H1和B7-H2的表达，致使肿瘤细胞抗凋亡（Huang et al., 2005），并诱导一些肿瘤细胞株的增殖（Kelly et al., 2006），以及致使结肠癌患者的癌变转移（Wang et al., 2010b）。在小鼠中，TLR4的活化能驱动结肠炎相关的作用，并且TLR的一种重要拮抗剂——抗TLR4/MD-2抗体，其能抑制结肠炎相关的瘤的形成（Fukata et al., 2010）。TLR活化肿瘤相关的巨噬细胞，也能诱导促炎症细胞因子如TNF-α和IL-1的分泌（Torisu et al., 2000），导致慢性炎症能促进细胞转化和肿瘤的发育（Coussens and Werb, 2002）。

此外，TLR 激活剂能在肿瘤细胞上标记一个凋亡抗性表型，并诱导免疫抑制细胞因子的产生（He et al.，2007）和激活 Treg 细胞（Sayi et al.，2011），因而帮助肿瘤逃避免疫监视。在治疗肿瘤中，除 TLR 激活剂外，单个 TLR 特别是 TLR2 的抗体和抑制剂具有阻止肿瘤在体内生长的能力。在患病肿瘤小鼠中，TLR2 的中和能降低肿瘤的肺转移（Yang et al.，2009）。在这个模型中，通过肿瘤释放的热休克蛋白 60，能持续地激活 TLR2，并组成性地活化转录因子 Stat3，导致免疫抑制性细胞因子和趋化因子的释放。

（二）TLR 拮抗剂药物的炎症性疾病的治疗与应用

激活抗病毒感染的 TLR 信号转导途径，能促进抗肿瘤免疫，而 TLR 信号转导途径的抑制现被用于治疗包括自身免疫到局部缺血再灌注损伤在内的多种疾病。TLR2 和 TLR4 的拮抗剂是比 Eritoran TM（E5564）更早被用于败血症Ⅲ期临床试验的药物。这种化合物能够干扰 TLR4/MD-2/LPS 复合物的形成，使患者对严重的败血症产生耐受，并能显著降低死亡率（Bennett-Guerrero et al.，2007）。在“无菌”炎症中，TLR 的作用代表另外一类潜在的治疗靶标受体途径，而且被证明是有前途的。例如，在心肌缺血再灌注损伤小鼠模型中，研究发现用 Eritoran 抑制 TLR4 是有效的（Shimamoto et al.，2006）。在动脉阻塞 10min 前用这种化合物预处理，伴随着细胞因子的产生和转录因子活化的降低，导致梗死面积的降低。同样，通过用一种新的 TLR2 封闭抗体（OPN-305）抑制的调理素治疗法，研究人员发现在相同的模型中能保护心脏功能（Arslan et al.，2010）。

除小分子外，许多 TLR4 封闭性抗体现在已被用于炎症性疾病的临床前评价。大鼠抗 TLR4 单克隆抗体 1A6，能有效治愈小鼠葡聚糖硫酸钠（DSS）型大肠炎（Ungaro et al.，2009），说明炎症性肠炎可被有效地靶向到 TLR4 而治疗疾病。Novimmune 研发的人源化单抗，现已进行临床前评价。在粥样硬化损伤（Edfeldt et al.，2002）和肝肉芽肿（Simpson et al.，2007）中证实 TLR4 被上调，自然会联系到在心脏和肺损伤模型中封闭 TLR4 的效果。有趣的是，TLR4 拮抗剂——异丁地特（ibudilast）（AV411）被用于疼痛控制和成瘾消退的临床Ⅱ期试验。基于这个途径的原理是，针对阿片样激活剂反应的 TLR4 信号，它依此导致神经胶质细胞活化，并降低阿片样止痛作用和产生耐受（Ledeboe et al.，2006，2007）。因此，凡能通过血脑屏障的化合物，其能抑制促炎症神经胶质细胞的激活，因而被用于脑卒中和多发性硬化脑炎的治疗中。

能够阻断宿主感知非我核酸、通常与抗病毒反应和 IFN-Ⅰ产生有关的许多 TLR 抑制剂，现已被研发。暗示这些受体成分与自身免疫病如系统性红斑狼疮（SLE）有关，其通过感知含自我 DNA/RNA 的免疫复合物，以提高受影响患者循环系统中的 IFN-α 水平。羟氯喹（hydroxychloroquine，HCQ）是一种公认的具有抗炎症属性的抗疟疾药物，虽然其作用机制还不清楚，但在治疗 SLE 和类风湿性关节炎（RA）中已被使用多年。Coley 药物公司（现为 Pfizer）研究发现，这种药物是 TLR9 的一种强抑制剂，但是对 TLR7 和 TLR8 的作用比较弱。该公司研发的一种喹唑啉衍生物——CpG-52364，在易患 SLE 小鼠中是阻止其产生抗 DNA 抗体作用比 HCQ 更强的药物，并具有良好的安全性。这种药物已进行了临床Ⅰ期试验（NCT00547014），而且可作为 SLE 治疗的一种首选药物。皮质激素也被广泛用于治疗 SLE，然而研究证实通过 TLR7 和 TLR9 刺激 pDC，降低了其治疗活性（Guiducci et al.，2010），因而进一步强调了双抑制剂的必要性，它能够提供一个较低的类固醇用量，并且减少不良反应。双 TLR7/9 拮抗剂如 IMO-3100 和 DV1179 是基于免疫调节的短 DNA 序列，其分别进入Ⅰ期临床和临床前评价。

除作为治疗传染病、变态反应病、肿瘤与癌症的靶点外，TLR7、TLR8 和 TLR9 也可作为治疗自身免疫病的靶点。TLR7 和 TLR9 与 SLE 的病理过程密切相关。研究表明，相对于野生型小鼠，患 SLE 的 $TLR7^{-/-}$ 小鼠的病情要明显轻微，并且 TLR7 的拮抗剂能阻止自身免疫性的肺脏损伤和肾脏损伤。因此，应用 TLR7 和 TLR9 的拮抗剂治疗 SLE。例如，早在 20 世纪 50 年代，抗疟疾药氯喹（chloroquine）、氯化铵（ammonium chloride）与灰色霉素 A1（bafilomycin A1）就被用于治疗 SLE 患者。现研究发现，氯喹等类似物之所以能治疗 SLE 患者，是因为它们通过抑制内体的成熟而阻断了 TLR3、TLR7、TLR8 和

TLR9 信号转导通路的激活。Barrat 等发现，IRS954 能显著降低 NZB×NZW 小鼠血清中抗 dsDNA、抗核小体、抗 snRNP 抗体和 IFN-α 的水平，也能降低小鼠蛋白尿程度，以及减轻对小鼠肾小球和间质的破坏，提高小鼠的存活率。目前，用于治疗 SLE 的 TLR7/9 抑制剂 IRS954（免疫调节序列）已在进行临床前试验，而 TLR7 的拮抗剂 IRS661 与 TLR9 的拮抗剂 IRS869 也处于动物试验阶段（表 14-3）。

（三）TLR 配体药物的抗慢性病毒感染的治疗与应用

1. 抗 HBV 感染的治疗与应用

（1）体外抗 HBV 感染作用

各种 TLR 在肝脏的实质（PC）和非实质细胞（NPC）中表达（Wu et al.，2007，2010）。肝细胞能表达所有 TLR 的 mRNA，而肝癌细胞株只表达有限成分的 TLR（Preiss et al.，2008）。先前证实，TLR 介导的细胞信号转导途径的激活，导致抑制肝细胞中肝 DNA 病毒的复制（Guo et al.，2009；Thompson et al.，2009；Zhang et al.，2009；Li et al.，2010）。HBV 感染的土拨鼠模型是一个有用的模型，其原代肝细胞（PWH）可用于研究 HBV 相关病毒 WHV 的感染（Lu et al.，2002）。在 PWH 中，TLR3、TLR4 的配体 poly（I：C）和 LPS 的刺激，能激发细胞抗病毒基因和 TLR 的上调。LPS 刺激能导致 WHV 复制中间物的显著降低，但不显著诱导 IFN 的产生。相反，poly（I：C）在 PWH 中诱导了 IFN 的产生，而且显著增加抗病毒基因的表达，但仅伴随着 WHV 复制的轻度抑制。这些结果说明，在肝细胞中由 LPS 激活的非依赖 IFN 途径能下调肝 DNA 病毒的复制（Zhang et al.，2009）。同样，不同的 TLR2 配体也不能诱导 IFN 的产生。在肝癌细胞株中，通过 Pam2CSK4 激活 TLR2 导致 MyD88 依赖的 NF-κB 活化，以及诱导 TNF-α 和 IL-8 表达，结果抑制 HBV 复制和核衣壳的形成（Thompson et al.，2009）。通过信号转导中的细胞接头分子的表达而直接活化细胞途径，其同样具有抑制 HBV 复制的效应，如用 TLR 配体刺激。在肝癌细胞中，导入 TLR 接头分子（MyD88 或 TRIF）的 NF-κB 途径的激活，能抑制 HBV 复制和转录（Guo et al.，2009）。在人肝癌细胞和小鼠模型中，通过腺病毒载体介导 MyD88 的过表达，同样能抑制 HBV 复制（Li et al.，2010）。另外实验证实，TLR 刺激 NPC 产生的抗病毒中间物，能抑制 HBV 在感染细胞中的复制（Wu et al.，2007）。刺激 TLR3 的肝巨噬细胞（KC）、肝窦状隙内皮细胞（LSEC），以及 TLR4 的 KC 的上清，能以 MyD88 独立的方式抑制 HBV 的复制。在 KC 和 LSEC 中，不仅发现产生了 IFN-β，而且存在其他不确定的抗病毒中间物的细胞因子（Wu et al.，2007）。

（2）体内抗 HBV 感染作用

在 HBV 感染的不同动物模型中，证实 TLR 与控制 HBV 感染有关（Mifsud et al.，2014）。首先，LCMV 的急性感染或多次注射 TLR3 配体 poly（I：C）到 HBV 感染的转基因小鼠中，均能抑制 HBV 的 RNA 转录（McClary et al.，2000）。而且，单一静脉注射 TLR3、TLR4、TLR5、TLR7 和 TLR9 特异的配体到 HBV 转基因小鼠中，除 TLR2 配体外，所有的配体在 12h 内均能以非溶细胞的、IFN-α/β 依赖的方式抑制 HBV 的复制。这些 TLR 配体的抗病毒效应可通过肝脏 NPC 的活化而介导，而在肝细胞中似乎不直接激活抗病毒机制（Isogawa et al.，2005）。基于流体注射建立 HBV 感染小鼠模型发现，其 HBV 抗原血症、HBV-DNA 含量，以及小鼠肝脏中的 HBV 转录和复制在 TLR4 缺陷小鼠比野生型或非缺陷小鼠品系中更明显（Chang et al.，2005b），这与 TLR4 控制 HBV 复制的其他研究结论一致。最近，TLR7 配体 GS-9620 的抗病毒效应在土拨鼠和黑猩猩模型中进行了评价。在土拨鼠肝炎病毒（WHV）慢性感染的土拨鼠中，用 GS-9620 治疗 4 周，结果使其血清 WHV DNA 和 WHsAg 水平降低，诱导抗 WH 的抗体反应明显持续减少，以及显著减少肝细胞癌的发生（Menne et al.，2011）。在 HBV 慢性感染的黑猩猩中，用 GS-9620 治疗所有三只动物，其 HBV 病毒载量和血清 HBsAg 减少。此外，GS-9620 诱导了一个剂量依赖的血清 IFN-α 水平增加，并激发 PBMC 和肝脏中 ISG 的产生（Lanford et al.，2011）。

（3）作为 HBV 治疗疫苗的佐剂

在慢性感染患者的免疫细胞中，由于仍然保持着适当的和强烈的针对 TLR 刺激的反应能力，因此 TLR

配体可作为治疗疫苗的重要成分（Romagne，2007）。目前，用 TLR4 激活剂作为佐剂的两种改进的成人 HBV 疫苗（fendrix 和 supervax）已被批准应用（Evans et al.，2003）。单磷脂酰脂质 A（MPLA）具有相当低的毒性，但具有与脂质 A 类似的免疫刺激活性（Kanzler et al.，2007）。用 MPLA 配制的乙肝疫苗，其两次注射诱导的抗体滴度，相当于三次铝佐剂乙肝疫苗注射的滴度。合成的含 CpG 基序的 ODN 是强的疫苗佐剂，并且其通过激活 TLR9 信号转导途径而发挥作用（Gupta and Cooper，2008）。B 型 CpG ODN 1018 ISS 与重组 HBsAg 组合已进行了临床III期试验。在重组 HBsAg 加入 1018 ISS 组的疫苗接种后，所有剂量疫苗组的血清保护率都是 100%，而 rHBsAg 组仅有 64%（Sablan et al.，2012）。这种特殊的 HBV 疫苗制品，比普通的 HBV 疫苗可能对低反应的群体更有效（Cooper et al.，2011）。

2. 抗 HCV 感染的治疗与应用

（1）体外抗 HCV 感染作用

多种模型用于 HCV 复制过程的研究，这大大加快了适应细胞培养的亚基因组复制子系统的产生（Lohmann et al.，1999）。最初，仅通过使用 HCV 囊膜蛋白的假病毒颗粒（HCVpp）研究 HCV 如何进入（Bartosch et al.，2003）。然而，HCV 基因型 2 全长复制子的出现，导致了感染细胞培养物源病毒颗粒的产生（HCVcc），对于 HCV 的整个生活过程才能在体外进行研究（Lindenbach et al.，2005；Wakita et al.，2005）。这些模型对理解 HCV 感染史具有重要的影响，并且用于药物的评价。应用 HCV 复制子系统，已评价了 TLR 激活的包括 KC、LSEC 和肝星形细胞（hepatic stellate cell，HSC）在内的鼠 NPC 的抗病毒能力。这种抗病毒作用不依赖 TLR 的表达情况，它只在 TLR3 和 TLR4 激活的 KC、TLR3 激活的 LSEC 和 HSC 产生抗病毒细胞因子，以抑制鼠细胞培养物模型中 HCV 复制子的复制（Broering et al.，2008；Wang et al.，2009a）。因此，IFN-β 是 TLR3 刺激 NPC 的抗病毒活性的重要介导物，而另外的未明确的介导物可能与 TLR4 介导的抗病毒效应有关（Mifsud et al.，2014）。

（2）体内抗 HCV 感染作用

敏感的小实验动物是 HCV 感染黑猩猩的有效替代模型。重症联合免疫缺陷（severe combined immunodeficiency，SCID）小鼠过表达 uPA（urokinase-type plasminogen activator）（Meuleman，et al.，2005）或敲除了 Fah（fumarylacetoacetate hydrolase）基因（Bissig et al.，2007），它是最常用的嵌合性或“人源化”小鼠，这些动物的肝脏能与原代分离的人肝细胞一起再生。组合敲除 Fah、重组活化基因 2（RAG2）和 IL-2 受体 γ 链的三突变体小鼠（FRG），与人肝细胞一起具有最高的再生能力（Azuma et al.，2007）。因此，包括 HCV 感染的人源化小鼠（Dandri et al.，2001；Mercer et al.，2001）在内的小动物模型，可作为抗病毒化合物临床研究的重要工具（Mifsud et al.，2014）。但由于许多原因，目前 TLR 配体还没有在这些动物模型上进行广泛的评价。由于 HCV 的体内模型很难治疗，治疗 HCV 感染的药物筛选工作仅完成了临床评价。虽然候选的 TLR7/8 激活剂已完成治疗的分析工作，然而瑞喹莫德（resiquimod）及 PF-04878691 在临床试验期间出现了不良反应而不得不被撤回（Pockros et al.，2007；Jones et al.，2012）。每日一次静脉给予 800mg 的 TLR7 激活剂艾沙托立宾（isatoribine）治疗 7 天，与未治疗的患者比较能显著降低病毒载量（Horsmans et al.，2005）。病毒载量的减少与 HCV 基因型无关，但与诱导抗病毒免疫状态的标志物密切相关。这种治疗具有良好的耐受性，仅出现轻度到中度的不良反应。艾沙托立宾的全身用药，能改变免疫学生物标志物和显著的抗病毒反应（Horsmans et al.，2005）。

TLR9 配体被证实具有治疗 HCV 感染的作用（Mifsud et al.，2014）。TLR9 配体（IMO-2125）的早期临床试验显示，与 IFN 治疗结合使用能提高治疗功效（Mifsud et al.，2014）。TLR7 和 TLR9 配体是 IFN 有效的诱导物，可作为抗 HCV 感染治疗的理想候选物。在 HCV 感染的黑猩猩和患者中，IFN 诱导的肝脏 ISG 的表达被认为是病毒诱导的免疫反应（Bigger et al.，2001，2004；Helbig et al.，2005）。现已明确，HCV 能够改变天然免疫系统的不同信号转导途径。因此，感染的细胞能够感知病毒，并随后分泌 IFN。在 HCV 慢性感染期间，ISG 的增强表达很可能由激活的局部天然免疫系统介导。特别是 NPC 的激活，能导致 IFN-β 的表达和分泌，这说明 TLR 配体可以激发 NPC 产生抗病毒细胞因子（Wu et al.，2010）。

IFN-β是由NPC产生的抗病毒细胞因子，它能上调一组ISG的表达，导致HCV急性感染的消除（Bigger et al.，2001）。特定的ISG已被证明能抑制HCV复制。例如，蛋白激酶R能与真核细胞起始因子2的α亚基相互作用，导致抑制翻译过程（Gale et al.，1998）。RNA特异的腺苷酸脱氨酶1能监测dsRNA，导致其二级结构失去稳定性（Taylor et al.，2005）。2, 5-寡腺苷酸合成酶与核糖核酸内切酶RNase L有关，它能降解病毒和细胞的RNA（Silverman，1994）。另外，SG56蛋白能阻断eIF3的一个亚单位，导致翻译的抑制（Hui et al.，2003）。在IFN处理的患者中，也鉴定了能影响HCV复制的其他ISG，如MxA、IFI6-16和Viperin等（Bigger et al.，2004；Suzuki et al.，2004；Helbig et al.，2005）。

3. 抗HIV感染的治疗与应用

（1）体外抗HIV感染作用

TLR7在人pDC和B细胞中表达，而TLR8在单核细胞和普通DCs中表达，但不在HIV的主要靶细胞——CD4 T细胞上表达（Caron et al.，2005）。因此，辅助性T细胞TLR7/8的配体不能直接影响HIV的复制。然而，通过TLR7/8配体刺激能直接抑制HIV在DC、单核细胞和巨噬细胞中的复制。通过TLR配体在体外刺激HIV感染的人集合淋巴结培养物（HLAC）或PBMC，发现TLR7/8的配体能强烈抑制HIV的复制，而TLR2、TLR3、TLR4和TLR5配体仅能发挥中等作用（Schlaepfer et al.，2006）。TLR7/8信号转导的抗HIV作用依赖于B细胞，但对其机制还不完全理解（Schlaepfer et al.，2006）。在HIV感染前和感染后短期内，能以剂量依赖的方式激发TLR7/8阻断HIV的感染。然而，在HIV潜伏性感染的类单核细胞中，TLR7/8的激发能导致HIV感染的再激活（Schlaepfer et al.，2006；Schlaepfer and Speck，2011）。当TLR9配体CpG ODN在体外刺激时，HIV潜伏性感染的再激活也发生在HIV潜伏性感染的CD4 T细胞株ACH-2上（Scheller et al.，2004）。用CpG ODN处理ACH2-T细胞24h后，能通过胞内HIVp24检测HIV感染的再激活。当细胞被HIV感染2h前用CpG ODN处理，TLR7/8、TLR9信号转导增强HIV复制的差异也出现在CD4 T细胞株A3.01上（Scheller et al.，2004）。在未成熟的DC中，在体外用TLR3配体poly（I: C）处理能完全阻止HIV的复制，这种HIV复制能被介导产生的IFN-Ⅰ所抑制（Trapp et al.，2009）。

（2）体内抗HIV感染作用

弗里德病毒是非致病性的复制辅助病毒即弗里德小鼠白血病病毒（Friend murine leukemia virus，F-MuLV）和致病性的白血病诱导的复制缺陷性脾脏形成病毒（spleen focus forming virus）的两类反转录病毒的复合物（Kabat，1989）。为评价TLR刺激的作用，在反转录病毒感染前用CpG ODN处理抗弗里德病毒（Friend virus，FV）小鼠（Olbrich et al.，2003）。在FV抗性小鼠中，FV急性感染诱导了短暂的脾脏增大，但不形成白血病。在感染大约3周后脾脏增大能力减小，但病毒持续存在。而用CpG ODN预防性治疗，则导致更严重的FV感染、高病毒载量和持续的脾脏增大。CpG ODN诱导的激活和FV特异的靶细胞的增殖介导增加了FV感染的严重性（Olbrich et al.，2003）。用TLR7和TLR9的配体在攻击感染SIV前预处理猕猴也得到相似的结果（Wang et al.，2005a）。这些实验显示，在感染反转录病毒前预处理TLR配体没有诱导保护性免疫，这个结果与研究细菌的感染结果一致（Krieg，2007）。为了评价TLR配体治疗感染的个体，分别用TLR3和TLR9的配体poly（I: C）或CpG ODN在暴露后刺激FV小鼠（Olbrich et al.，2002；Gibbert et al.，2010），结果FV易感小鼠由于快速的多克隆红细胞增殖而产生了急性脾脏增大（Miyazawa et al.，1992）。在急性FV感染期，用强有效的IFN-Ⅰ的诱导物如poly（I: C）治疗可能是有益的。的确，在FV感染急性小鼠中，poly（I: C）治疗显著降低了病毒载量，并保护小鼠抵抗脾脏增大及病毒诱导的白血病，增强了FV特异的CD4和CD8 T细胞的功能而不是增加其数量（Gibbert et al.，2010）。同样，当FV感染的小鼠用TLR9配体CpG ODN处理时，其防止了75%的致死性疾病的发生。这与显著增强FV特异的CD8 T细胞反应介导有关，而与病毒特异的中和抗体无关（Olbrich et al.，2002）。

（3）作为反转录病毒治疗疫苗的佐剂

TLR配体作为预防性和治疗性反转录病毒疫苗的佐剂已进行了评价（Teleshova et al.，2004，2006；

Vagenas et al.，2010；Mifsud et al.，2014）。在许多动物模型中，TLR 配体与 HIV/SIV 特异抗原配伍接种诱导了增强的抗反转录病毒的免疫反应。当 Balb/C 小鼠初次免疫重组的 HIV-1 gp120 和 TLR3 的配体 poly（I：C）时，其被诱导了 HIV 特异的 T 细胞反应（Fujimoto et al.，2004）。然而，当 TLR4 配体 LPS 作为佐剂时，没有发现其具有诱导抗 HIV 特异的 CTL 反应能力（Fujimoto et al.，2004）。当 HIV gag 蛋白与 TLR7/8 或 TLR9 配体配伍免疫接种非人灵长类动物时，其诱导了显著增强的抗 gag 蛋白特异的 Th1 细胞和体液反应（Wille-Reece et al.，2005）。如果 HIV-gag-TLR7/8 结合物被用于接种，其甚至能进一步增强抗 HIV 特异的免疫反应。研究发现，病毒抗原结合 TLR 配体的这类疫苗制剂能有效地引发广泛的获得性免疫。这些结果说明，TLR3、TLR7/8 和 TLR9 配体能作为 HIV 候选疫苗的理想佐剂。

多个研究显示，不同 TLR 配体的组合能进一步增强抗 HIV 特异的免疫反应。TLR2、TLR3 和 TLR9 配体与 HIV env 的多肽疫苗组合，与单一 TLR 配体加 HIV 疫苗比较能诱导更强的抵抗攻击的保护作用（Zhu et al.，2010）。用 CpG ODN 作为 SIV 特异的治疗性疫苗的佐剂，必须进行谨慎的评价（Wang et al.，2009b）。在 SIV 慢性感染的猕猴中，用 B 型 CpG ODN 作为灭活的完整的 SIV 疫苗的佐剂，能显著增强 SIV 特异的 IgG 反应，然而增加抗体滴度并不减少血液中病毒 RNA 的载量（Wang et al.，2009b）。而且与单一 SIV 疫苗比较，TLR9 刺激降低了有效控制 SIV 复制的能力。这些资料提示，B 型 CpG ODN 能诱导中度水平的 IFN-α、强烈的 B 细胞反应和促炎症细胞因子水平的增加，激活免疫细胞并驱使病毒复制（Abel et al.，2005）。在治疗性免疫接种中，CpG ODN 作为免疫佐剂需明确其三种不同的 CpG ODN 类型，其在激活不同免疫细胞中具有不同的能力。与 B 型 CpG ODN 比较，A 型 CpG ODN 是强的 IFN-Ⅰ的诱导物和 NK 细胞的激活物，而 C 型 CpG ODN 结合了 A 型 CpG ODN 和 B 型 CpG ODN 二者的特性而具有强的诱导 IFN-Ⅰ和强的 B 细胞激活物的作用（Gupta and Cooper，2008）。当作为佐剂与抗原配伍时，所有类型的 CpG ODN 都能促进 Th1 型免疫反应，但是对不同 CpG 类型在反转录病毒治疗中的作用需要进一步评价。总之，采用 TLR 配体抵抗反转录病毒的临床前研究说明，在预防性和治疗性免疫接种中 TLR3、TLR7/8 和 TLR9 配体能作为其潜在的佐剂，以增加抗 HIV 特异的免疫反应。

三、依赖非 TLR 信号的药物开发与应用

（一）靶向 NLR 信号的药物开发与应用

1. 靶向 NLR 信号的抗病毒药物

NOD2 和 NLRP3 识别包括甲型流感病毒（IAV）和 RSV 的 RNA 病毒。在小鼠中，刺激 NOD2 能导致抵抗 IAV 感染的有效的抗病毒反应（Coulombe et al.，2012）。感染后静脉内给予靶向 NOD2 的细菌源的胞壁酰二肽（MDP），通过诱导 IFN-β和 CCL2，以及招募炎症单核细胞到肺脏而保护小鼠免受 IAV 感染（Coulombe et al.，2012）。此外，通过 NOD2 和 TLR9 激活剂配伍与灭活的 RSV 一起给药，能提高局部黏膜和系统性免疫（Shafique et al.，2012）。总之所有这些研究提示，NOD2 配体单独或与其他 PRR 激活剂组合刺激 NOD2 可产生或促进抗病毒反应。

2. 靶向 NLR 信号的抗自身免疫病药物

靶向炎症小体产物的治疗途径已经成为治疗自身免疫紊乱的手段（Yu and Levine，2011）。美国 FDA 已批准重组人 IL-1 受体拮抗剂即阿那白滞素（anakinra），可作为类风湿性关节炎的治疗药物（Olsen and Stein，2004）。然而，在涉及 2846 例类风湿性关节炎患者的 5 个临床试验中证实，虽然阿那白滞素具有一定的安全性，但与其他生物治疗药物比较，其仅有中等的临床功效，比肿瘤坏死因子拮抗剂的功效还低（Mertens and Singh，2009）。同样，阿那白滞素在治疗强直性脊柱炎、牛皮癣性关节炎、系统性红斑狼疮和骨关节炎中也仅有中等作用（Gabay et al.，2010）。相反，IL-1 抑制剂阿那白滞素被成功用于缓解因过度的 IL-1 信号转导引起的自身炎症综合征，如家族性寒冷自身炎症综合征（familial cold auto-inflammatory syndrome，FCAS）、新生儿多系统炎症病（neonatal-onset multisystem inflammatory disease，NOMID）和 Muckle-Wells 综合征（Muckle–Wells syndrome，MWS）的治疗（Gabay et al.，2010）。这些冷吡啉相关的周期性综合征（cryopyrin-associated periodic syndrome）是由 *cryopyrin* 或 *NALP3* 基因突变引起的，其导致自发性炎症小体的形成，以及增加 IL-1β 分泌。例如，一种可溶性 IL-1 受体，即 Fc 融合蛋白利纳西普（rilonacept）已被 FDA 批准用于 FCAS 和 MWS 的治疗，而直接针对 IL-1β 的单克隆抗体康纳单抗（canakinumab）已被批准用于冷吡啉相关的周期性综合征。同样，阿那白滞素已改善了遗传上缺陷 IL-1 受体拮抗物（deficiency of receptor antagonist，DIRA）患者的临床症状。同样，IL-1β 在青少年的系统性特发性关节炎（systemic-onset juvenile idiopathic arthritis，sJLA）和成人的斯蒂尔病（adult-onset Still disease）的致病中发挥作用。与此一致，初步研究显示，在阿那白滞素或康纳单抗治疗这些紊乱中，其能阻断 IL-1 的作用。

在 2 型糖尿病患者中，已证实 IL-1β 是引起 β-细胞减少的原因（Dinarello，2010）。在治疗 2 型糖尿病的临床试验中证实，阿那白滞素能改善高血糖症、β-细胞分泌功能和系统性炎症（Larsen et al.，2007）。此外，胰岛素原的转化率及系统性炎症的标志，在停药治疗 39 周后仍保持改善状态（Larsen et al.，2009）。对于抗 IL-1β 单克隆抗体康纳和 XOMA 052，均在 1 型糖尿病和 2 型糖尿病的临床试验中进行了评价（Dinarello，2010）。IL-1 抑制剂也被用于治疗由结晶颗粒诱导的关节炎，如痛风。例如，在小规模研究中利纳西普减少了慢性顽固性痛风关节炎患者的疼痛度；而在大规模研究中，与去炎松（triamcinolone）相比，康纳单抗减少了疼痛和再发的风险（So et al.，2010；Terkeltaub et al.，2009）。在实验性急性心肌梗死中，阿那白滞素和利纳西普具有抑制心肌细胞凋亡的作用。而且，在 IL-1 阻断了阿那白滞素而引起的急性心肌梗死的 10 名患者的中试研究中发现，它优先影响左心室的再塑（Abbate et al.，2008）。同样，在随机的急性脑卒中患者的二期研究中，证实阿那白滞素能改善临床症状，并能降低急性炎症的各种指标（Emsley et al.，2005）。另外，对基于炎症小体的治疗性干预效果也进行了评价。重组人 IL-18（SB-485232）用于转移性黑色素瘤患者的治疗已进入临床试验评价阶段，但发现其仅有与单一制剂一样的有限功效（Tarhini et al.，2009）。NLRP1 炎症小体的中和性治疗，能降低啮齿类动物血栓性脑卒中和外伤性脑损伤相关炎症疾病的严重性（Abulafia et al.，2009）。同样，半胱天冬酶 1 抑制剂 VRT-018858 在短暂性脑缺血的大鼠模型中具有减少脑损伤的作用（Ross et al.，2007）。然而，在牛皮癣的临床试验中，由于其他半胱天冬酶抑制剂在临床前动物评价中被证实对肝脏具有毒性而被中断，其随后的临床试验结果未再见报道（Mitroulis et al.，2010；Yu and Levine，2011）。

（二）靶向 RLR 信号的药物开发与应用

1. 靶向 RLR 信号的抗病毒药物

通过 RLR 的天然免疫反应功能的激发、干扰素产生、信号转导及最后的 ISG 诱导，启动了宿主对病毒感染的免疫反应，并且在调节获得性免疫中提供了一个重要的作用。ISG 是抗病毒防御和免疫反应途径中众多的宿主因子，它在静息细胞中不表达或者基础表达水平较低，以提供对抗病毒感染的监视。在针对 IFN 的反应中，这些因子被显著放大。例如，在 HCV 感染时 IFN 信号转导诱导了天然免疫的一个放大环，以进一步增加免疫激活（Foy et al.，2005；Sumpter et al.，2005）。除直接的天然免疫反应外，IFN-α/β 信号转导通过驱动 DC 和其他抗原呈递细胞的成熟、维持特异免疫效应细胞的分化及诱导局部促炎症细胞因子的产生而发挥长期的免疫应答效应。这些作用结合在一起针对病毒的细胞介导的防御控制和获得性免疫调节发挥作用（Biron，1999）。HCV 感染黑猩猩肝脏的基因表达研究表明，肝细胞高水平表达 ISG 与急性 HCV 感染消退间存在相关性（Bigger et al.，2001）。这说明靶向天然免疫防御的激活能够限制 HCV 的感染水平，以利于宿主免疫防御的控制。虽然 IFN 是 HCV 感染的标准治疗措施，但其多功能性引起的毒副反应，致使其产生了非特异的和低的功效。因此，在抵抗慢性和急性病毒感染中，能激发特异性的天然免疫，并导致效应性基因表达而发挥功能的治疗策略，在控制病毒感染和抗病毒免疫增强中具有革命性的影响。

研究发现，RLR 激活剂在限制病毒感染中具有显著的治疗作用。在 HCV 感染的体外模型中发现，用 HCV RNA 的 PAMP 处理细胞而激发的 RIG-Ⅰ信号转导，能够抑制 HCV 的感染（Saito et al.，2008）。同样，用合成的 5′-三磷酸 RNA 提前处理体外细胞而激活 RIG-Ⅰ途径，能够限制大流行性 H1N1 流感病毒感染（Chakravarthy et al.，2010）。而且，在体外用短的 dsRNA、短的 3′端突出的 5′-三磷酸 RNA 激发 RIG-Ⅰ，或长的 dsRNA 激发 MDA5，均证实能诱导抑制多种 RNA 病毒感染的天然免疫（Kato et al.，2005，2008；Hornung et al.，2006；Cui et al.，2008；Pichlmair et al.，2009）。目前，由于每个 RLR 的配体结合区的结构已被解析，因此基于 RLR 治疗在将来会得到更快的发展。

在驱动包括抗病毒因子、IFN-Ⅰ，以及限制病毒复制的免疫调节细胞因子在内的天然免疫反应基因表达的抗病毒免疫中，IRF3 发挥了关键的作用。小分子激活剂能够促进 IRF3 激活，并诱导天然免疫基因的表达而诱导不同组织的抗病毒天然免疫，以有效控制病毒的感染。研究发现，除高通量筛选的异黄酮（isoflavone）、苯并噻唑（benzothiazole）化合物具有抗病毒作用外，还发现羟基喹啉（hydroxyquinoline）小分子先导化合物及其衍生物具有激活 IRF3、诱导一系列抗病毒基因的表达分泌，以抑制广谱的 RNA 病毒感染的作用。将感染的细胞用 KIN1400 化合物及其衍生物处理，能显著降低包括黄病毒科（西尼罗病毒、登革病毒和丙肝病毒）、丝状病毒科（埃博拉病毒）、正黏病毒科（甲型流感病毒）、沙粒病毒科（拉沙病毒）和副黏病毒科（呼吸道合胞病毒、尼帕病毒）的病毒 RNA 荷载量，以抑制传染性病毒粒子的产生。由于 KIN1400 发挥作用依赖 MAVS 和 IRF3 的信号，基因敲降证实这种反应与 RLR 信号转导途径有关，因此认为其可能靶向 RLR 信号转导途径的 MAVS 或以上因子水平，以驱动 IRF3 活化。这些研究证实，直接针对宿主免疫调节分子的一类先导化合物及其衍生物，能够激活 IRF3 而促进宿主广泛抑制不同科、属 RNA 病毒感染的抗病毒反应。

穿心莲内酯（andrographolide，AD）被证实是一种基于 RLR 信号转导途径的抗病毒药物。当细胞被 H1N1 病毒感染后，在上清中的 IL-4 和 IFN-γ，以及 RLR 途径中 RIG-Ⅰ、IPS-1、IRF-7、IRF-3 和 NF-κB 的 mRNA 水平显著增加（$P<0.05$）。而当 AD 被加到联合培养基作用后，这些因子的指标水平显著性降低，并且能改善 H1N1 病毒诱导的细胞死亡。这说明抗病毒效应可能与抑制病毒诱导的 RLR 信号转导途径激活相关（Yu et al.，2014）。

2. 靶向 RLR 信号的治疗性疫苗佐剂

激发天然免疫反应的治疗能够增强天然与获得性免疫过程间的交流，因而能够作为免疫佐剂增强抵抗病毒和其他致病原的免疫应答，以及长期免疫作用。在这一点上，激发 RLR 或下游信号转导点的激活剂具有作为新一代疫苗佐剂的潜能。的确，N-CARD 结构域的下游 RLR 激活子——IPS-1 已被证实具有提高蛋白疫苗体液和细胞反应的佐剂活性（Kobiyama et al.，2009）。另外发现，用 poly（I：C）佐剂接种后建立的 CD8 T 细胞的记忆性需要 MDA5 激活（Wang et al.，2010a）。共表达 RIG-Ⅰ激活剂的 H5N1 流感病毒裸露 DNA 疫苗经肌内接种免疫小鼠，证实能增加 HA 特异的血清抗体（Luke et al.，2011）。然而，这种载体系统的细胞免疫效应有限，其增加了成熟 CD8 T 细胞数量，并增强了 CD8 免疫细胞的记忆性，产生了 50%的 IL-2。这些研究证实，含 RIG-Ⅰ激活剂的流感疫苗能刺激 IL-2 产生，并能提高结合 HA 抗体的亲和力，这说明 RLR 确实是佐剂研发的理想靶标。

细胞质中的 DNA 和 RNA 感受器的激活，能导致 IFN 反应及促炎症细胞因子的分泌，能有效控制病毒的感染，因此靶向一种或数种 DNA 或 RNA 受体能减少病毒的感染，并引发有效的疫苗免疫反应。用脂质体靶向输送 dsRNA 和 DNA，在小鼠中能导致包括 DC 成熟、增强 T 细胞反应的强烈的免疫激活（Zaks et al.，2006）。在小鼠和豚鼠模型中，脂质体包裹的 DNA 与 HSV 疫苗共同给予，产生了强烈的佐剂效应（Bernstein et al.，2009，2010）。而且，在非 pDC 细胞中，胞质 DNA 感受器能感知腺病毒载体 DNA，导致包括 IFN-Ⅰ表达的天然免疫（Zhu et al.，2007）。改造的痘苗病毒 VV 通常作为疫苗载体，它能激活 MDA5 和 NLRP3 炎症小体，分别诱导产生 IFN 反应和分泌 IL-1β的过程（Delaloye et al.，2009）。靶向 DNA 受体 DAI 显示能提高 DNA 疫苗的佐剂效应（Lladser et al.，2011），然而其他一些研究认为 DAI 没有识别DNA疫苗的作用（Ishii et al.，2008）。现认为，脂质与脂质间的相互作用能激发包括CXCL10表达的天然免疫（Holm et al.，2012；Soby et al.，2012）。因此，DNA-脂质体的佐剂效应来源于两个信号：一个信号是经过脂质与细胞表面的相互作用；另一个信号是在胞质中识别的DNA。此外，除通过脂质给予DNA外，纳米颗粒也可用于靶向DNA到细胞以选择TLR或胞质DNA受体。初步研究显示，DNA/聚乙烯亚胺（polyethylenimine）纳米颗粒经过TLR9依赖的和非依赖的机制产生了强烈的炎症反应（Huang et al.，2012）。将来的研究，需要在体内弄清何种DNA受体被选择性激活，哪一种反应被诱导。

需要注意的是，任何失控的激活炎症途径都能导致宿主致命的细胞因子风暴。因此，干扰RLR途径能保持介导一种健康的免疫反应的能力。在这一点上，任何针对RLR途径的治疗性干预，必须对其谨慎地监视以确保诱导的反应足以被控制。而且，许多病毒具有逃避宿主天然免疫反应，特别是RIG-Ⅰ途径的机制。这些病毒的逃避机制是通过阻止RLR识别病毒的RNA或打断下游信号转导元件，而阻断RLR信号转导的（Bowie and Unterholzner，2008；Horner and Gale，2009；Liu and Gale，2010；Loo and Gale，2011；Ramos and Gale，2011）。尽管病毒能激发机体产生抗病毒免疫反应，但其采用的逃避机制能使病毒开始在宿主体内感染。因此，为了获得最大的抗病毒效果，基于RLR的治疗必须考虑这些病毒特异的逃避策略。

总之，宿主RLR通过激活天然免疫抗病毒机制和增强获得性免疫反应，对控制病毒的感染十分关键。因此利用RLR的能力，通过靶向RLR的治疗起始强的抗病毒反应，是完全改变抗病毒途径，以及作为下一代疫苗和药物的基础。

（三）依赖cGAS-STING信号的药物开发与应用

1. 靶向cGAS-STING信号的抗感染药物

（1）抗病毒感染的药物开发

在DNA感知和信号转导的分子机制取得重大进展的同时，研究人员从多方面证实其在保护性免疫、自身炎症及癌症产生中发挥着关键作用。宿主防御是被证实的胞内DNA感受途径的第一个作用。研究发现，STING缺陷的小鼠高度易感静脉接种HSV-1的感染，其能增加病毒在大脑中的荷载量，并加速被感染宿主的死亡（Ishikawa et al.，2009）。在相同的感染模型中，cGAS缺陷小鼠也产生了相似的反应（Li et al.，2013a）。另外的研究显示，大脑细胞能通过cGAS-STING途径感知HSV-1的DNA。由于控制HSV在中枢神经系统的感染是关键的，因此揭示cGAS-STING途径与TLR3途径间如何相互作用也是重要的（Reinert et al.，2012）。cGAS缺陷小鼠研究发现，其能提高腹膜内感染γ-疱疹病毒和鼻内感染痘苗病毒的易感性（Schoggins et al.，2014）。病毒DNA的确直接受到DNA感受器监测（Horan et al.，2013），并证实线粒体DNA应激发生在疱疹病毒感染中，它导致线粒体DNA渗漏到胞质而激活cGAS-STING途径（West et al.，2015）。通过线粒体DNA激发的这种天然抗病毒反应，证实其能显著控制体内外的感染。

除具有抵抗DNA基因组病原的作用外，也证实STING缺陷和cGAS缺陷小鼠分别对VSV和WNV的RNA病毒更易感（Ishikawa et al.，2009；Schoggins et al.，2014）。由于在cGAS缺陷细胞的ISG的组成性表达水平较低，这提示在DNA感知途径，缺陷的小鼠具有低的抗病毒状态（Schoggins et al.，2014）。

在人类病原识别中，用原代细胞证实DNA感知途径是重要的。例如，在人原代巨噬细胞中，由siRNA介导的IFI16敲低，在HSV-1和HCMV感染时其IFN的表达受损（Horan et al.，2013）。使用相同的系统发现，野生型和突变型HIV-1感染的IFN-Ⅰ反应同时依赖于IFI16和cGAS（Gao et al.，2013b；Jakobsen et al.，2013）。对于HIV，流产性感染的CD4 T细胞中的反转录DNA中间产物，通过涉及胱天蛋白酶1（caspase 1）和胱天蛋白酶3的机制也能诱导邻近细胞的死亡（Doitsh et al.，2010）。在CD4 T细胞介导的细胞死亡中，充分证明IFI16是DNA感受器（Monroe et al.，2014）。

（2）抗细菌感染的药物开发

在细菌感染的小鼠中发现，结核分枝杆菌DNA能以STING和TBK1依赖的方式刺激细胞自噬，并且在控制体内感染中这种途径是关键（Watson et al.，2012）。同时，结核分枝杆菌利用 DNA 感知途径通过 DNA 依赖的方式激活 IRF3，但在 IRF3 缺陷小鼠中不能建立慢性感染（Manzanillo et al.，2012）。

虽然最初的研究认为，细菌源的 CDN 是诱导小鼠细胞表达 IFN 的主要 PAMP（Sauer et al.，2011；Schwartz et al.，2012），但随后的研究发现，人巨噬细胞感染李氏杆菌能通过 DNA 驱动而诱导 IFN-β 表达，并依赖 IFI16、cGAS 和 STING（Hansen et al.，2014）。人类和啮齿类动物间的差异最有可能是，人 STING 结合的 cGAMP，其两个核苷酸分子间有一个 2′, 3′联结，比细菌环二 GMP 的 3′, 5′联结具有更高的亲和力（Ablasser et al.，2013b；Gao et al.，2013c；Zhang et al.，2013）。相反，小鼠 STING 均能通过 2′, 3′和 3′, 5′对 CDN 进行有效联结（Ablasser et al.，2013b）。

（3）抗寄生虫感染的药物开发

对于寄生虫感染，感知 DNA 的作用是促进感染。研究已证实恶性疟原虫 DNA 及柏格氏疟原虫感染的红细胞，能以 STING 依赖的方式诱导 IFN-Ⅰ表达，并且缺乏 IRF3/IRF37 或 TBK1 的小鼠能保护其免受柏格氏疟原虫的致死性感染（Sharma et al.，2011）。所有这些研究说明，至少在病原建立持续性感染方面，微生物与免疫系统的相互作用是复杂的。

2. 靶向 cGAS-STING 信号的抗自身免疫病药物

（1）抗早发性脑病（AGS）的药物开发

在人类中，已明确证实胞质 DNA 代谢途径的缺陷能导致慢性系统性地激活 IFN 系统，并且产生一种早发性脑病，即 Aicardi-Goutières 综合征（Aicardi-Goutières syndrome，AGS）（Crow et al.，2006）。Trex1 突变能导致反转录因子和 DNA 复制副产物源的胞质 DNA 清除能力受损，其最有可能与 AGS 的严重性病例相关。此外，在 AGS 患者中发现，其 SAMHD1 和 RNase H 分子已突变（Rice et al.，2013）。SAMHD1 通过其磷酸水解酶活性而控制核苷酸合成，而 RNase H 对 RNA-DNA 双联体的 RNA 具有核酸内切酶活性。总之，这些研究充分证实，不适当的 DNA 驱动刺激的炎症，在 AGS 的致病中发挥关键的作用。

（2）抗全身性炎症病的药物开发

与人类一样，小鼠缺乏 Trex1，也能以依赖的方式产生致命性的全身炎症病（Stetson et al.，2008）。与人类脑炎严重的临床症状相比，Trex1 缺陷小鼠出现了严重的炎症性心肌炎，并发展为循环衰竭（Morita et al.，2004）。STING 缺陷小鼠能保护其免受 Trex1 调节的病理学炎症反应，并且证实在 Trex1 缺陷小鼠非造血细胞（T 细胞）中能激发依赖 IFN-Ⅰ信号转导的自身免疫病（Gall et al.，2012）。随后证实，在 Trex1 缺陷小鼠心脏的巨噬细胞驱动的病理变化中，其也发挥了重要作用（Ahn et al.，2014b）。虽然 cGAS 与 Trex1 双缺失的小鼠是否能保护其免受疾病有待研究证实，但从 Trex1 缺陷小鼠的成纤维细胞中删除 cGAS 的一个研究证实，其能阻止自发性的 IFN-β 和 ISG 的表达（Ablasser et al.，2014）。

（3）抗其他炎症病的药物开发

DNA 感知途径的失调也与包括系统性红斑狼疮在内的其他炎症性疾病有关，在小鼠中也被证实缺乏 DNase Ⅱ能导致胚胎的致死，而在 DNase Ⅱ-STING 双缺失的小鼠中，症状减轻（Ahn et al.，2012）。

3. 靶向 cGAS-STING 信号的抗癌症药物

有证据表明，DNA 感知途径在癌症中也发挥作用。首先，诱变剂诱导核 DNA 渗漏到胞质，结果导致由浸润性粒细胞驱动的致癌作用的 STING 依赖的炎症反应。因此，STING 缺陷的小鼠大多能抵抗诱变剂诱导的癌症（Ahn et al.，2014b）。后来的报道表明，STING 缺乏更可能使小鼠产生不同的癌症（Deng et al.，2014；Woo et al.，2014；Zhu et al.，2014a）。通过肿瘤源的 DNA 激活 DC 的 cGAS-STING 途径，而诱导依赖 IFN 的交叉启动肿瘤抗原递呈和激活肿瘤特异的 T 细胞免疫反应（Campanella et al.，2008；Deng et al.，2014；Klarquist et al.，2014），观察到这种现象就解释了其机制。总之，在癌症中，DNA 感知系统通过影响炎症刺激的致癌过程和抗肿瘤的 T 细胞反应而发挥正向和负向调节作用。

总而言之，天然 DNA 感知机制的激活和控制，在宿主防御和避免炎症性疾病，以及抗肿瘤免疫方面均发挥着重要的作用。

综上所述，PRR 的配体作为 PRR 信号转导通路的激活剂可预防和治疗一系列传染病、肿瘤（癌症）及心血管疾病，而 PRR 的拮抗剂则可治疗如 SLE、RA 等 AID 和哮喘、IBD、过敏性鼻炎等过敏性疾病，以及由革兰氏阴性菌引起的败血症和内毒素血症等；同时，PRR 最主要的功能是产生细胞因子，而这些细胞因子又与疾病密切相关。因此，PRR 可作为治疗这些疾病的靶点并且在临床上已得到验证（表 14-4）（Kanzler et al.，2007；O'Neill et al.，2009）。目前，大量靶向 TLR 的方法与配体被广泛应用，如靶向细胞膜表面的 TLR1、TLR2、TLR4、TLR5 和 TLR6 的中和抗体。虽然小分子拮抗剂（如靶向 TLR4 的 eritoran、靶向 TLR7 和 TLR9 的抑制性 ODN）不像传统药物容易检测脱靶效应，然而它们直接作用于信号转导通路中的某些激酶或关键分子，其可能有比较好的应用前景，但它们也可能阻止多个 PRR 的信号转导通路中的共同关键分子，而产生一些不可预知的免疫抑制。基于此，针对某一特定 PRR 的单一疗法可能就不存在这种情况。基于敲除鼠的研究发现，特定 TLR 的敲除并不影响其他 PRR 功能的发挥。R837 作为抗病毒药物已在临床上得到广泛应用，而 MPL®作为疫苗佐剂已在临床上得到应用。我们也期待开发出更为有效的佐剂以便改进治疗性疫苗的抗病毒与抗肿瘤效果，也期待开发出有效的药物来治疗变态反应性疾病与自身免疫性疾病。

第三节　抗病毒药物的研发与应用前景

人类在面对众多疾病的威胁中，病毒性传染病无论在危害程度、波及范围、防治难度上，还是在对社会经济、政治稳定造成的影响上都引起了国际社会的高度关注。例如，艾滋病、严重急性呼吸综合征、流感、埃博拉和寨卡病毒病等近 10 年来一次又一次在世界不同地区频繁发生、蔓延和流行。这些病毒性传染病在世界各地的整体或局部暴发，多次警示国际社会急需发展防治新发、突发病毒性传染病的有效措施，其中安全、高效和广谱的抗病毒药物是应对这些传染病最快速、最有效和最安全的切实可行的手段，克服了疫苗研发和应用的诸多不足。另外，随着机体模式识别和天然免疫理论的形成和发展，宿主抗病毒免疫应答和效应机制的不断阐明，为基于干扰素系统研发和应用新型广谱抗病毒分子药物提供了策略、方法和理论依据。

一、抗病毒药物的研发概况

早在 20 世纪 50 年代就发现，病毒感染的细胞能够抵抗随后病毒的感染，说明病毒之间彼此存在干扰机制，并且证实，灭活的流感病毒能够干扰活流感病毒的存活。1957 年，Isaacs 和 Lindenmann 将这种现象及其存在的物质称为“干扰素”（interferon，IFN）。IFN 后来被证实是由细胞通过 PRR 感知 PAMP 而产生和分泌的一种小蛋白（Lengyel，1982；Wu and Chen，2014）。自干扰素被发现后，其粗蛋白质组分通过刺激人（或动物）的白细胞而获得 IFN。在描述 IFN 概念后经过 20 多年的研究，研究人员才明确纯干扰素的生物属性特征（Pestka，2007）。由于 IFN 纯化方案的不断优化，证实 IFN 不是一种成分，而是由不同蛋白质组成的家族，现依据 IFN 受体复合物的不同将其分为三类（Rubinstein et al.，1981；Schneider et al.，2014）。通过这三类 IFN 及其激发的信号转导，依据 ISG 表达情况、抗病毒活性及免疫调节属性的不同而发挥重要作用。其中 I 型 IFN（IFN-α 和 IFN-β）是已被批准用于治疗各种病毒性疾病的有效药物，被广泛应用于临床。

干扰素特别是 I 型干扰素是哺乳动物和人体抵御病毒感染的天然免疫反应的关键细胞因子，干扰素产生不足或功能缺陷会导致宿主因无法控制病毒侵染和蔓延而死亡。宿主体内各类细胞（包括上皮细胞、间质细胞、内皮细胞、免疫细胞等）在遭受病毒入侵的早期就会紧急表达分泌干扰素。干扰素可通过自分泌（autocrine）或旁分泌（paracrine）的方式诱导宿主细胞进入抗病毒状态，此过程是启动天然免疫反应的关键核心机制（Tough，2004；Zhao et al.，2014）。

在国际上，干扰素始终是研究热点，令人振奋的新发现不断涌现，尤其是近年来在诱导天然免疫应答、调控干扰素产生方面的研究取得了重大的突破性进展（Liu et al.，2011）。在发现 TLR 可激活产生干扰素后，研究人员又发现多种在宿主细胞质内识别病毒核酸物质的天然免疫受体分子，包括识别 RNA 分子的受体 RIG-Ⅰ、MDA-5 和 LGP2，识别 DNA 分子的受体 DAI、IFI16（interferon-inducible protein，Ifi-16）、DDX3（DEAD-box helicase、cGAS（cGAMP synthase）等具有强烈的抗病毒效应（Shrivastav and Niewold，2013；Cai et al.，2014）。多种受体的发现诠释了宿主如何识别种类繁多和结构各异的各类病原体，进而阐明了核酸识别受体信号转导的关键通路，包括鉴定和发现了 MAVS（mitochondrial antiviral signaling protein，又称 VISA、IPS-1 或 Cardif）、STING（stimulator of interferon gene，又称 MITA、ERIS）等核心信号转导分子（Kawai et al.，2005；Zhong et al.，2008；Ishikawa et al.，2009；Zhou et al.，2014），并通过基因敲除小鼠研究证实了这些信号转导分子在体内抗病毒天然免疫反应中的重要作用。

在机体天然免疫调控机制方面，研究人员发现了众多可正向或负向调控天然免疫受体功能及其下游信号转导的宿主自身及病原体编码的蛋白质分子，其中 ISG56（IFN-stimulated gene 56）、TRIM56（tripartite motif family protein 56）等与信号转导分子 MAVS 和 STING 能形成多分子复合物，进而调节信号转导的强度和持续性（Liu et al.，2012；Ivashkiv and Donlin，2014）。病毒编码的分子能与信号转导分子 TRIF（TIR-domain- containing adapter-inducing interferon）、MAVS、TNF、TRAF6（TIR，receptor-associated factor 6）等作用，进而阻断其信号转导功能，导致免疫逃避。此外，干扰素刺激产生的天然免疫效应作用的研究也取得了重要进展。多种基因芯片分析和高通量功能筛选研究，阐明了干扰素抗病毒作用需通过其所刺激诱导的 ISG（interferon stimulated gene）产生的各类效应分子来完成，所有这些研究发现为抗病毒药物的开发奠定了坚实的理论基础（图 14-9～图 14-13）（Schoggins et al.，2011；Liu et al.，2012，2013a；Schneider et al.，2014）。

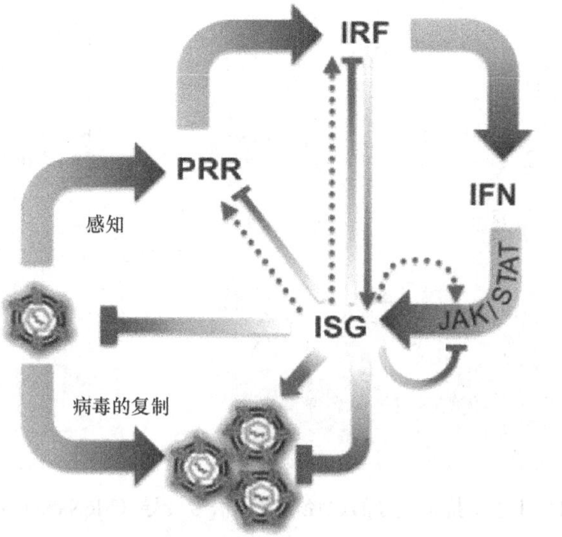

图 14-9 ISG 在 IFN 抗病毒途径中的不同作用（Schoggins et al.，2011）

二、干扰素、干扰素受体及其信号途径

（一）干扰素与干扰素受体

IFN 信号转导复合物含有两个独特的受体链，一个对 IFN 结合是低亲和性的，另一个是高亲和性的，这里概括介绍 IFN 及其受体（Pestka et al.，2004；de Weerd et al.，2007；Uzé et al.，2007）。

1. Ⅰ型干扰素及其受体

Ⅰ型 IFN 是 IFN 中最大的一个类别。在人类中由 IFN-α、IFN-β、IFN-ε、IFN-κ 和 IFN-ω 组成，它们成簇地位于 9 号染色体上，通过由 IFN-α 受体 1（IFNAR1）和 IFNAR2 亚基组成的Ⅰ型 IFN 异源二聚体

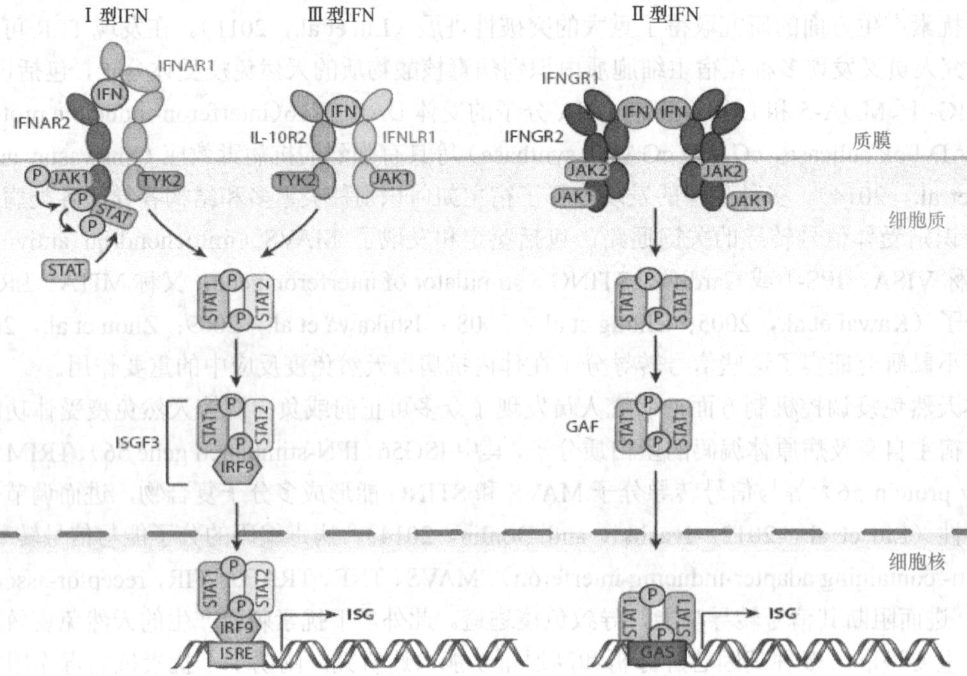

图 14-10　干扰素信号转导级联反应（Schneider et al.，2014）

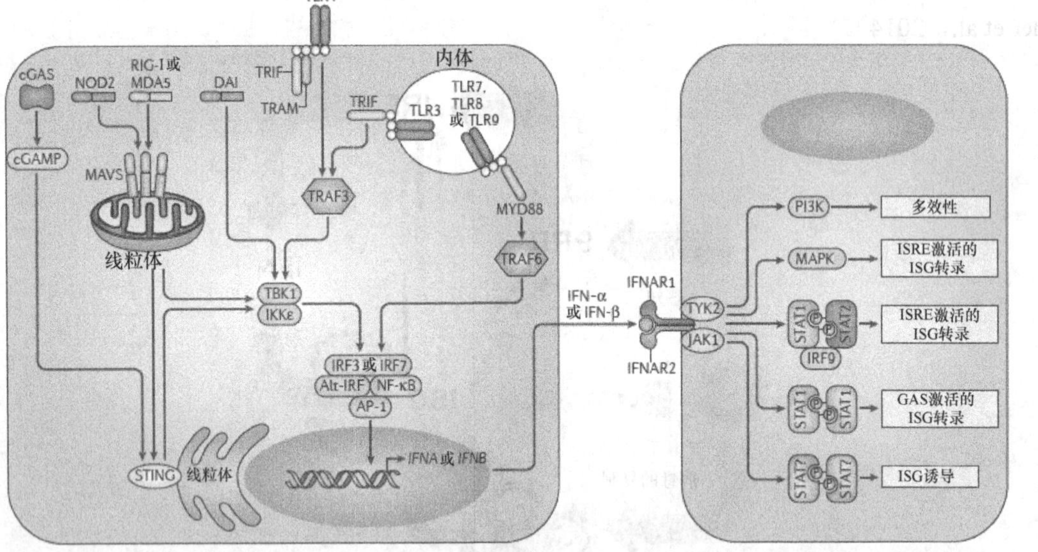

图 14-11　Ⅰ型干扰素诱导的途径与受体信号转导（McNab et al.，2015）

受体复合物转导信号（图 14-9）。除 IFN-α 外，每个Ⅰ型 IFN 是由单一的基因编码。在人类中，IFN-α 由 13 个亚型组成，几乎每一个细胞都能产生 IFN-α/β。然而，在感染期间，特化的免疫细胞如 pDC 能产生大量的 IFN-α（Siegal et al.，1999；Liu，2005）。各种Ⅰ型 IFN 具有不同的组织表达和对 IFNAR1/2 受体复合物的结合亲和性的差异（Pestka et al.，2004；Pestka，2007），因此，不同亚型的 IFN 在抗病毒、抗增殖和免疫调节活性方面能导致不同的结果（Jaitin et al.，2006；Kalie et al.，2008；Moraga et al.，2009；Schneider et al.，2014）。

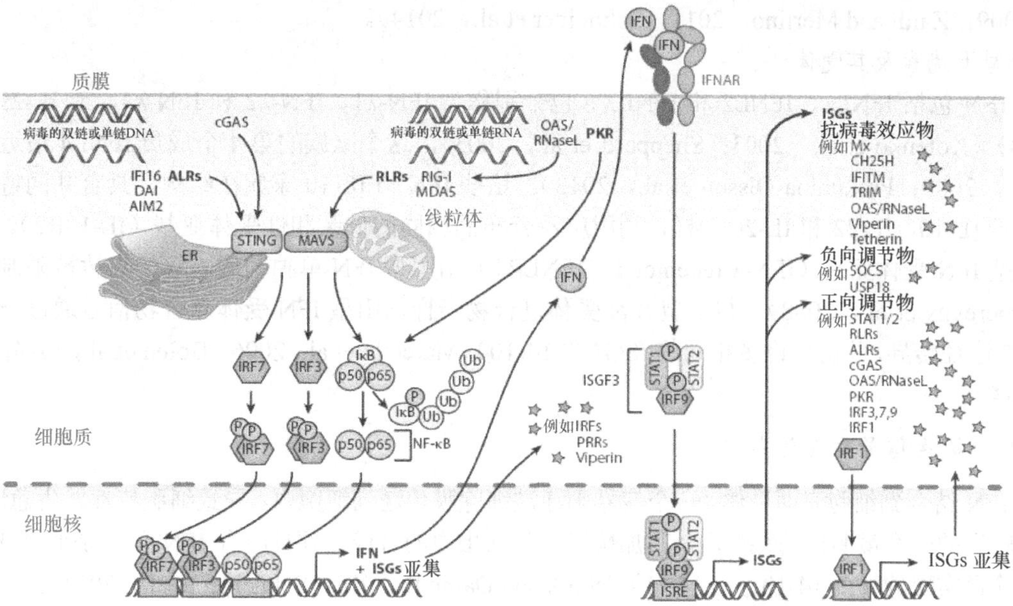

图 14-12　胞质核酸模式识别与 ISG 的活化（Schneider et al.，2014）（彩图请扫封底二维码）

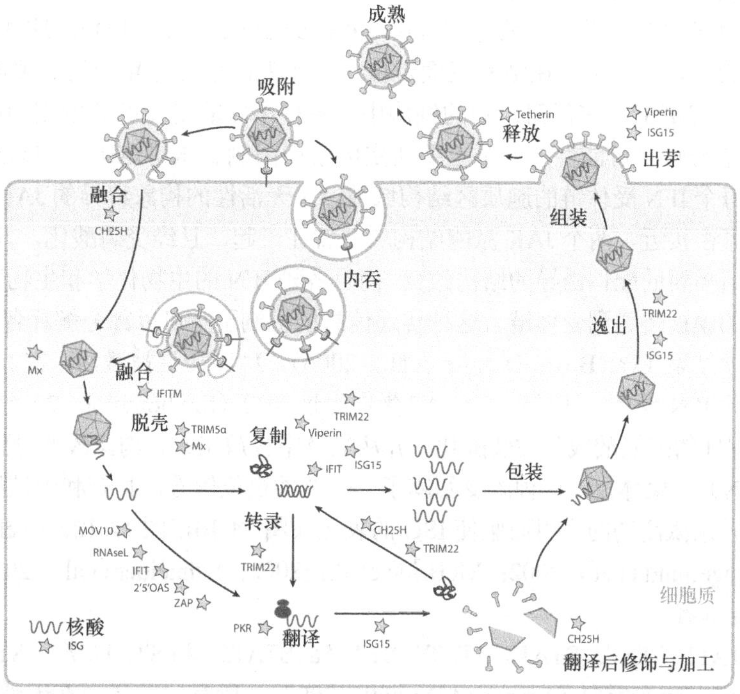

图 14-13　在病毒生活周期中 IFN 刺激蛋白质作用的靶点（Schneider et al.，2014）（彩图请扫封底二维码）

2. Ⅱ型干扰素及其受体

IFN-γ 是唯一的Ⅱ型 IFN，它由同源二聚体组成，并通过 IFN-γ 受体复合物（IFNGR）转导信号。这种受体复合物初期由两个 IFNGR1 亚基相互作用，导致其与另外两个 IFNGR2 亚基结合而被激活（Walter et al.，1995）。IFN-γ 一般只在免疫系统的细胞产生，然而 IFNGR1/2 是广泛表达的，因此几乎所有的细胞类型都能对 IFN-γ 反应（Valente et al.，1992）。IFN-γ 信号转导在建立细胞免疫中发挥了主要的作用，并且它诱导的基因产物也引发了Ⅰ型 IFN 反应（Levy et al.，1990）。同样，Ⅰ型 IFN 信号转导也能引发 IFN-γ 信号转导（Fenner et al.，2006；Fujimoto and Naka，2010）。总之，IFN-γ 在调节免疫功能方面发挥了中枢性作用，并作为天然免疫和获得性免疫间的桥梁（图 14-10）（Schroder et al.，2004；McLaren and

Ramji，2009；Zaidi and Merlino，2011；Schneider et al.，2014）。

3. Ⅲ型干扰素及其受体

Ⅲ型 IFN 包括 IFNL1、IFNL2 和 IFNL3（也分别称为 IFN-λ1、IFN-λ2 和 IFN-λ3，或 IL-29、IL-28A 和 IL-28B）（Kotenko et al.，2003；Sheppard et al.，2003），这个家族的第 4 个成员 IFNL4 最近才被发现（Fox et al.，2009；Prokunina-Olsson et al.，2013）。这些 IFN 与 IL-10 家族在结构上具有共同特征，并且与细胞因子 IL-10、IL-22 和 IL-26 一样，利用广泛分布的相同的低亲和性受体亚基（IL-10R2）。相反，高亲和力Ⅲ型 IFN 受体亚基（IFN-λ receptor 1，IFNLR1）由Ⅲ型 IFN 单独利用。它的表达被限制在上皮细胞（Sommereyns et al.，2008）。与Ⅰ型 IFN 受体复合物一样，Ⅲ型 IFN 受体复合物信号通过一个相似的 JAK-STAT 途径传导，并诱导许多相同的 ISG（图 14-10）（Marcello et al.，2006 ; Bolen et al.，2014; Schneider et al.，2014）。

（二）干扰素信号转导途径

一旦 IFN 结合到细胞表面受体，一个信号则通过细胞膜传送到细胞内，导致细胞特性发生急剧的变化。IFN 信号转导的一个最明显的特性，是其加快了一类新蛋白的合成，并且所有 IFN 信号是通过 JAK-STAT 信号转导途径实现的（图 14-10，图 14-11）（Stark and Darnell，2012；Schneider et al.，2014）。

1. JAK 信号转导途径

JAK（Janus kinases）分子有 4 种，其中 3 种即 JAK1、JAK2 和 TYK2（tyrosine kinase 2）呈广泛性表达，且这 3 种功能分子都存在于 IFN 信号转导中（Kawamura et al.，1994）。这些分子结合到膜内侧的受体链，使受体保持稳定，有利于其在细胞表面定位，并作为信号转导复合物的关键成分（Gauzzi et al.，1997；Ragimbeau et al.，2003）。在任何已知的细胞中，各种不同的受体链竞争相同的 JAK 蛋白，并作为细胞表面受体水平和信号转导可能性的一个重要决定因子而限制 JAK 的浓度（Haan et al.，2006）。

在缺乏刺激时，每个 IFN 受体链的胞质区结构域被一个无活性的构象特异的 JAK 蛋白结合。一旦 IFN 结合，受体链便开始紧密接近，两个 JAK 激酶结构域并置在一起，且经受磷酸化，并持续被激活。然而，并置并不足以导致激活需要的配体诱导的结构改变，而且各种 IFN 的生物化学和生物物理特性的差异信息，有可能通过结构改变的膜被传送到受体链。这种传递信息的机制至少可以部分解释各种Ⅰ型 IFN 如何能引起性质上不同的生物学结果（van Boxel-Dezaire et al.，2006）。JAK 一旦被激活，在 IFN 受体链的高度保守的酪氨酸残基上磷酸化 IFN 受体，其导致了 STAT 蛋白经过 SH2（Src homology 2）结构域互作而复位或结合。结果使 STAT 在保守的酪氨酸残基被磷酸化，并从受体中释放出来，构象改变导致同源（Ⅱ型 IFN）或异源（Ⅰ型和Ⅲ型 IFN）二聚体化。这种改变暴露了一个核酸定位信号，其有利于核酸的易位。一旦 STAT 在细胞核，其能发挥转录激活物的作用而驱使 ISG 的表达（图 14-10，图 14-12）（Sekimoto et al.，1997；Melen et al.，2001；Fagerlund et al.，2002；McBride et al.，2002；Schneider et al.，2014）。

2. STAT 信号转导途径

在哺乳动物有 STAT1、STAT2、STAT3、STAT4、STAT5a、STAT5b 和 STAT6 7 个 STAT（signal transducers and activators of transcription）蛋白（Levy and Darnell，2002），所有这些蛋白在天然免疫信号转导中均发挥了一些作用。当通过任一 IFN 受体复合物发挥信号转导作用时，STAT1 是最重要的。Ⅱ型 IFN 信号转导在酪氨酸 701 处必须磷酸化 STAT1，然后同源二聚体化、核转位，并且在 IFN-γ 诱导基因的 GAS（gamma-activated sequence）元件上游结合 DNA（图 14-10）（Schneider et al.，2014），这导致 IFN-γ 诱导基因的转录激活（Decker et al.，1997）。Ⅰ型和Ⅲ型 IFN 信号转导导致 STAT1 和 STAT2 磷酸化，引起异源二聚体化及其与 IRF9 的相互作用，构成了 ISG 因子 3（ISGF3）复合物（Schneider et al.，2014）。ISGF3 转位到细胞核，结合 ISG 的 DNA 上游的 IFN 刺激的调节元件（IFN-stimulated regulatory element，ISRE），导致几百个Ⅰ型和Ⅲ型 ISG 的转录激活。许多类型细胞对 IFN 的应答随转录反应而变化。当然 IFN 信号转导这种反应在体内不是独立发生的，而且未磷酸化的 STAT 能够延长 ISG 的诱导时间（图 14-10）（Cheon and Stark，2009；Cheon et al.，2011；Schneider et al.，2014）。

三、Ⅰ型 IFN 的抗病毒作用

（一）Ⅰ型 IFN 的产生

在机体中几乎所有的细胞都能产生 IFN-α/β，并且通常是模式识别受体（PRR）对微生物产物刺激的反应。这些 PRR 一般定位在细胞表面、胞质和内体区室中，其识别外源核酸和自身 DNA，以及有限数量的其他非核酸的 PAMP。RIG-Ⅰ（也称 DDX58）和 MDA5（也称 IFIH1）是胞质中的主要受体，它们负责识别 RNA，并能识别某些富含 AT 的 DNA 基序（Goubau et al.，2013）。这些受体与诱导Ⅰ型 IFN 高度相关（图 14-11）（McNab et al.，2015）。在胞质中的其他 DNA 基序，也能被包括 DAI（ZBP1）、DEXD/H 盒（DEAD box and DEAH）解旋酶，以及 cGAS（GAMP synthase）（MB21D1）在内的 IRF 的 DNA 依赖激活子的各种受体识别（Goubau et al.，2013；Paludan and Bowie，2013），所有这些与诱导Ⅰ型 IFN 产生高度相关。此外，NOD1 和 NOD2 在多种细胞类型中表达，并且能识别核酸和其他配体，导致 IFN-α/β 产生（Leber et al.，2008；Pandey et al.，2009；Watanabe et al.，2010；Moreira and Zamboni，2012；McNab et al.，2015）。除胞质受体外，多种 TLR 激活途径能导致 IFN-α/β。TLR4 是细胞表面的 TLR，它能识别细菌源的脂多糖，是通过 TRIF（也称 TICAM1）诱导 IFN-β 的最强的Ⅰ型 IFN 的诱导物和信号。在内体区室中，TLR3、TLR7、TLR8 和 TLR9 能分别对 dsRNA、ssRNA 和未甲基化的 CpG DNA 产生反应（Moynagh，2005；McNab et al.，2015）。

这些受体转导信号不同途径的下游，它们能聚合在少数关键分子如编码 IFN-α/β 基因的 IRF 家族。在大多数情况下，IRF3 和 IRF7 是所需的基本的 IRF，即使其他的 IRF（如 IRF1、IRF5 和 IRF8）也能诱导 IFN-A/B 基因转录。在依靠 IRF3 的转录初始期，IFN-α/β 产生的中心原则是 *IFNB* 和 *IFNA* 基因被诱导。这种初期的 IFN 风暴激发了 IRF7 的转录，其后介导一个正向反馈回路而诱导第二波的基因转录，包括其他编码 IFN-α 的基因（Honda et al.，2006；Tamura et al.，2008）。NF-κB 作为一个共因子也是需要的，即使其在 IFN-α/β 产生的这种途径中的重要性存在一些争议（McNab et al.，2015）。IRF 的上游，IKKε（kinases IκB kinase-ε）和 TBK1（TANK-binding kinase 1）负责 IRF3 和 IRF7 的磷酸化。胞质 RNA 感受器 RIG-I 和 MDA5 依靠 MAVS（也称 IPS1 或 VISA）激活 TBK1，而 STING（也称 TMEM173）是对胞质 DNA 应答的一个重要调节物。TLR3 和 TLR4 使用接头分子 TRIF 激活 TBK1，导致 IRF3 的激活。TLR7 和 TLR9 被优先表达在 pDC 上，并通过 MyD88 而不是 TRIF 转导 IFN-α/β 产生的信号，而且由于 IRF7 的组成性表达和在内体滞留 MyD88–IRF7 复合物，pDC 强烈产生 IFN-α/β（Moynagh，2005；Tamura et al.，2008；McNab et al.，2015）。

（二）Ⅰ型 IFN 信号转导与 ISG 的产生

IFN-β 和所有的 IFN-α 亚型都结合到 IFNAR1 和 IFNAR2 异源二聚体上，并通过其传递信号，IFNAR 连接激活 JAK1（receptor-associated protein tyrosine kinases Janus kinase 1）和 TYK2（tyrosine kinase 2）。在 IFN-α/β 介导的信号转导经典途径中，活化的 JAK1 和 TYK2 磷酸化胞质中的 STAT1 和 STAT2 分子，导致其二聚体化、核转位，以及结合这些分子到 IRF9 形成 ISGF3（ISG factor 3）复合物。这种分子结合到 ISG 启动子 IFN 刺激的反应元件，导致 ISG 转录（Ivashkiv and Donlin，2014）。在这种方式下，IFN-α/β 可诱导几百个 ISG 的表达，其中大多数在细胞内能诱导抗病毒功能状态。

然而，IFN-α/β 介导的信号转导不只是存在这种经典途径，除通过 STAT1-STAT2 异源二聚体外，IFN-α/β 还能通过 STAT1 同源二聚体转导信号，它通常与 IFN-γ 介导的信号转导有关，并结合到基因启动子的 γ 激活的序列上（Ivashkiv and Donlin，2014）。IFN-α/β 也能通过 STAT 转导信号，一般与其他细胞因子介导的包括 STAT3、STAT4、STAT5A 和 STAT5B 等的信号转导途径有关。PI3K–mTOR（phosphoinositide 3-kinase-mammalian target of rapamycin）途径和 MAPK（mitogen-activated protein kinase）途径也能被下游的 IFNAR 激活。信号转导途径的多样性，部分解释了 IFN-α/β 介导信号转导的广泛效应。这些信号途径除针对病毒限制的基因外，还允许转录广泛的基因（Ivashkiv and Donlin，2014），如编码细胞因子和趋化因子的基因，抗细菌效应物、促细胞凋亡和抗细胞凋亡的分子，以及与代谢过程有关的分子等（图 14-11）（Rauch et al.，2013；McNab et al.，2015）。

（三）Ⅰ型 IFN 的抗病毒作用

1. 体外的抗病毒作用

在哺乳动物细胞中，IFN 的作用是限制病毒的复制（Yan and Chen，2012）。IFN-α/β 限制病毒复制的能力大多与诱导 ISG 有关。这些基因一般是组成型表达在对低水平 IFN-α/β 反应的细胞，但大多数情况是针对感染应答产生 IFN-α/β 反应的细胞。在这期间 IFN-α/β 促进旁细胞建立一个抗病毒状态，并限制已感染细胞中的病毒复制循环（Yan and Chen，2012）。事实上，许多病毒采用其有限的基因组建立一种机制，扰乱 IFN-α/β 产生及 IFN-α/β 介导的信号转导，从而阻止 ISG 被诱导。这说明，在宿主细胞抵抗病毒感染的保护中细胞因子家族的重要性（Versteeg and Garcia-Sastre，2010；McNab et al.，2015）。

2. 体内的抗病毒作用

IFNAR1 缺陷小鼠提供了 IFN-α/β 在体内介导强的抗病毒保护的决定性证据（Müller et al.，1994）。用 $Ifnar1^{-/-}$小鼠研究发现，其对 VSV、Semliki 森林病毒、痘苗病毒和 LCMV 4 种病毒的感染敏感。随后发现，$Stat1^{-/-}$小鼠对流感病毒高度敏感（Garcia-Sastre et al.，1998；Durbin et al.，2000；Price et al.，2000；Koerner et al.，2007）。

IFNAR1 和 IFNλR 双缺陷（$Ifnar1^{-/-}Ifnlr^{-/-}$）小鼠不能控制流感病毒的感染，而 IFNAR1 缺陷小鼠和 IFNλR 缺陷小鼠仅出现温和感染的临床表现（Mordstein et al.，2008，2010）。这个研究发现提示，在Ⅰ型和Ⅲ型 IFN 系统间可能存在一定程度的冗余，且其均需要 STAT1 下游的各自受体。只有 $Stat1^{-/-}$和 $Ifnar1^{-/-}Ifnlr^{-/-}$小鼠在其造血源细胞和上皮细胞均缺乏所有的 IFN 反应性。$Ifnar1^{-/-}$小鼠在其上皮细胞仍保留Ⅲ型 IFN 介导的信号转导，并能部分控制流感病毒的感染（Mordstein et al.，2008）。此外，当Ⅰ型和Ⅲ型 IFN 介导的信号转导只在上皮细胞中缺陷时，小鼠可被流感病毒感染（Crotta et al.，2013）。

在宿主保护抵抗病毒及其他类型病原中，人类的 *JAK* 和 *STAT* 基因的自然突变为 IFN 的重要性提供了进一步证据（Zhang et al.，2008；Casanova et al.，2012）。虽然Ⅰ型和Ⅲ型 IFN 的相对贡献作用还不清楚，但已知这些突变能影响信号转导下游的Ⅰ型和Ⅲ型 IFN 各自的受体。在 HCV 感染患者的抗病毒反应中，IFN-α/β 和 IFN-λ 途径通常是交叉的。在这些患者中，IL-28 基因座（编码 IFN-λ 亚型）的单核苷酸多态性，预测能对 IFN-α（或病毒唑）的治疗成功应答，这可能与持续的病毒学反应和病毒的清除有关（Ge et al.，2009；Suppiah et al.，2009；Tanaka et al.，2009；Thomas et al.，2009）。最近发现了一种新的Ⅲ型 IFN 亚型（IFNλ4），其能损伤 HCV 的自发清除（Prokunina-Olsson et al.，2013；O'Brien et al.，2014）。在 SIV（simian immunodeficiency virus）传播和急性感染猕猴时，阻断 IFNAR 信号转导能降低抗病毒基因表达，增加 SIV 量和加速 $CD4^+$ T 细胞消耗。虽然这减少了 T 细胞的激活，但产生了 AIDS（Sandler et al.，2014）。相反，给予重组 IFN-α2a 初期能上调抗病毒基因的表达，并阻止这些动物的全身性感染。然后继续进行 IFN-α2a 治疗时，动物对 IFN-α/β 不敏感，而且抗病毒基因表达降低，导致 SIV 量增加和 $CD4^+$ T 细胞消亡加速。在急性 SIV 感染时，IFN 诱导的天然免疫的时间点显著影响整个疾病过程，以及加重增加免疫活化的有害后果，而且这有可能成为大多数感染的一个案例（Sandler et al.，2014）。

到目前为止，少数下游效应物 ISG（与 IFN 介导的信号转导级联反应无关的分子）在人类中被证实能控制病毒的感染。最近研究发现，IFITM3 在小鼠体内能控制流感病毒的感染（Everitt et al.，2012；Zhang et al.，2013）。同时证实，IFITM3 等位基因的流感患者细胞在体外对病毒限制无效，并且所有的患者遭受了大流行性流感病毒的严重感染（Zhang et al.，2013）。Mx1 在流感病毒感染时，也具有重要的抗病毒功能。在删除或点突变 *Mx1* 的许多近交系小鼠中，再引入一个功能性基因到缺陷小鼠，其能显著增加对流感病毒感染的抗性（McNab et al.，2015）。与这个发现一致，在 Mx1 存在时Ⅰ型 IFN 能抵抗甲型流感病毒感染保护患者（Koerner et al.，2007）。然而，删除Ⅰ型和Ⅲ型 IFN 受体的小鼠显示出对流感病毒感染的明显易感性（Mordstein et al.，2008）。在体外，已证实人 Mx1 具有抗病毒效应，但 Mx1 基因的多态性在人群中是否影响对流感的敏感性还未进行调查（Horby et al.，2012；McNab et al.，2015）。

四、ISG 的抗病毒作用

第一个ISG在30年前已被发现，并且研究者在10多年前将这些分子在全基因组范围进行归类（Larner et al.，1984；Der et al.，1998）。依据细胞类型、IFN 的剂量和治疗时间，微点阵研究鉴定了 50～1000 个 ISG，许多细胞类型具有 200～500 个典型的基因（de Veer et al.，2001；Lanford et al.，2006；Sarasin-Filipowicz et al.，2008）。然而，ISG 编码蛋白的效应功能主要被限制在初期的一些分子中，包括经典的 ISG 如 PKR（也称 EIF2AK2）、Mx1、OAS1、APOBEC3G、TRIM5、ZAP、ISG15、ADAR、IFITM1/2/3、tetherin（也称 BST2）和 viperin（也称 RSAD2）等（Sadler and Williams，2008；Neil and Bieniasz，2009；Borden and Williams，2011；Schoggins et al.，2011；McNab et al.，2015）。

（一）抗病毒 ISG 的发现与鉴定

IFN 诱导的效应物构成一个不同的和重叠交错的网络，缺失一个或更多的经典抗病毒途径（Mx1、OAS 和 PKR）后仍具有抗病毒反应，说明多因子对其发挥了保护作用（Zhou et al.，1999）。在抗病毒防御中，这种冗余很可能反映了 ISG 的重要性。在临床上，用基于 IFN-α 的药物能成功治愈 HCV 感染患者，就是一个相关的例子。在治疗前，肝脏中的 ISG 水平较低，而在治疗后却显著增加（Sarasin-Filipowicz et al.，2008）。相反，在治疗期间患者不能对典型的 IFN 起反应，且 ISG 水平没有急剧增加。有趣的是，高表达 36 种独特的 ISG 与降低 HCV 病毒载量共相关（Brodsky et al.，2007），并且大多数 ISG 的抗病毒效应得到证实。

基于发现筛选法可鉴定多种抗病毒 ISG。这种筛选方法是专门设计用于确定 ISG 在感染性病毒整个生活周期（如侵入、脱壳、基因组复制、粒子组装和释放）中的作用。另外，采用在复制子中缺乏病毒的产物能评价复制的效果。在两次小规模的筛选中，过表达 29 种或 18 种 ISG 用来评价抵抗 HCV 亚基因组复制子的能力。研究发现，包括 GBP1、IFI6、IFI27、IRF1、IRF9、ISG20、MX1、OAS1、PKR 和 viperin 等多种 ISG 能显著降低复制子的活性（Itsui et al.，2006；Jiang et al.，2008）。用含登革热和西尼罗病毒样颗粒的复制子筛选 36 种 ISG，结果发现了 5 种 ISG 具有抗病毒作用（Jiang et al.，2010）。其中 viperin、ISG20 和 PKR 均能抑制复制子，并且其酶活性在抗病毒活性中是必需的。viperin、ISG20、IFITM2 和 IFITM3 具有完全抵抗传染性 DENV 的抗病毒活性，并且 IFITM 蛋白能够靶向病毒的结合、侵入或使核衣壳脱壳（Jiang et al.，2010）。这与 IFITM 家族成员最初报道的作为抗病毒因子靶向多种病毒早期生活周期阶段的结果一致（Brass et al.，2009）。

感染辛德比斯病毒时，对小鼠的 7 种 ISG（IFIT1、IFIT2、IFIT3、ISG15、ISG20、viperin、ZAP）在体内外评价其抗病毒活性，证实 ZAP 和 ISG15 具有先前报道的抗病毒活性，而 ISG20、IFIT1 和 viperin 可作为抗 α 病毒的效应物（Zhang et al.，2007）。为发现更全面的抗病毒 ISG 库，通过抗 HCV、HIV-1、YFV（*Yellow fever virus*）、WNV、VEEV（*Venezuelan equine encephalitis virus*）和 CHIKV（*Chikungunya virus*）等 6 种病毒的过表达筛选试验，发现了 380 个基因（Schoggins et al.，2011），其中至少 25 个基因被证实能显著降低病毒的复制（表 14-7）（Schoggins et al.，2011；Schneider et al.，2014）。一些 ISG 具有抵抗许多病毒的广谱活性，而另外一些具有限制病毒的特异性（Schoggins et al.，2011）。在某些 ISG 能优先抑制某已知病毒，且能唯一地和部分交叉地抑制其他病毒，特别是同科属的病毒。就 HCV 而言，与亚基因组的复制子比较，完全抑制传染性病毒的效应在同群内的交叉活性很小（Itsui et al.，2006；Jiang et al.，2008；Schoggins et al.，2011）。这些差异提示，抗病毒 ISG 对复制子的效应可能与对感染性病毒的抵抗活性无关。有趣的是，少部分 ISG 能以病毒特异的方式增强病毒的复制，这充分说明 IFN 系统的固有复杂性（图 14-9）（Schoggins et al.，2011）。

表 14-7 抗病毒 IFN 刺激的基因（Schoggins et al.，2011）

基因	靶病毒	病毒生活周期	相关的抗病毒活性机制
ADAR	HCV（r）、HDV（增强 CHIKV、HIV-1、MV、VEEV、VSV、WNV、YFV）	复制	病毒 RNA 编辑，抑制 PKR
APOBEC3	HIV-1、其他反转录病毒	复制	病毒基因组的胞嘧啶脱氨
BST2（*tetherin*）	丝状病毒、FLUAV、HIV-1、LASV、VSV	逸出/出芽	阻断新生病毒粒子的释放
C6orf150（*MB21D1*）	CHIKV、VEEV、WNV、YFV	翻译	未知
CD74	HIV-1	复制	未知
DDIT4	HCV	翻译	未知
DDX58（*RIG-I*）	多数 RNA 和 DNA 病毒	翻译、复制	病毒的感知，IRF 的激活
DDX60	HCV、PV、PV	翻译（HCV）	促进 RLR 信号转导
EIF2AK2（*PKR*）	多数 RNA 和 DNA 病毒	翻译	靶向 EIF2A
GBP1、*GBP2*	EMCV、HCV（r）、VSV	复制	未知
HPSE	CHIKV、VEEV、WNV、YFV	未知	未知
IFI44L	HCV	翻译	未知
IFI6/*G1P3*	HCV（r）、YFV	未知	未知，可能抗凋亡
IFIH1（*MDA5*）	多数 RNA 和 DNA 病毒	翻译、复制	病毒的感知，IRF 的激活
IFIT1/2/3/5	FLUAV、HPV、MHV*、RVFV、SINV、VSV、WNV*	翻译、复制	靶向 EIF3 亚基，靶向 HPV 解螺旋酶，结合 5′-三磷酸 RNA
IFITM1/2/3	DENV、丝状病毒、FLUAV、HIV-1、SARS-CoV、VSV、WNV、YFV	进入	未知，可能靶向内吞途径
IRF1	多数 RNA 和 DNA 病毒	与 IFN 相似	IFN 诱导，ISG 诱导
IRF7	多数 RNA 和 DNA 病毒	与 IFN 相似	IFN 诱导，ISG 诱导
ISG15	FLUAV、HIV-1、HSV-1、JEV、MHV-68、SINV、VVΔE3L	多个阶段	通过 ISG 化调节蛋白质功能
ISG20	BVDV、DENV、EMCV、FLUAV、HCV、SINV、VSV、WNV（v）、YFV	病毒 RNA 合成	核酸外切酶活性
MAP3K14（*NIK*）	HCV	翻译	未知，NF-κB 活化
MOV10	HIV-1、HCV	进入后（HIV-1）	未知
MS4A4A	HCV	翻译	未知
MX1（*MxA*）	CVB、FLUAV、HCV（r）、HPIV3、LACV、MV、SFV、THOV、VSV、其他	初次转录，核衣壳运送	形成高度有序的寡聚体
MX2（*MxB*）	HIV-1、HNTV、LACV、RVFV、VSV	未知	未知
NAMPT（*PBEF1*）	VEEV、WNV	未知	未知
NT5C3	HCV	翻译	未知
OAS1/2/3	CHIKV、DENV、EMCV、HCV（r）、SFV、SINV、WNV	复制	激活 RNase L，降解病毒基因组
OASL	HCV、HCV（r）	翻译	未知
P2RY6	CHIKV	未知	未知
PHF15	WNV	未知	未知
PML（*TRIM19*）	多数 RNA 和 DNA 病毒	多个阶段	构成多蛋白核小体
RSAD2（*viperin*）	DENV、DENV（v）、FLUAV、HCMV、HCV（r）、SINV、WNV（v）	逸出（FLUAV）	扰乱脂筏（FLUAV），促进 TLR7/9 信号转导
RTP4	YFV	未知	未知
SLC15A3	CHIKV	未知	未知
SLC25A28	CHIKV	未知	未知
SSBP3	HCV	翻译	未知
TREX1（*AGS1*）	YFV	未知	未知
TRIM5	HIV-1、其他反转录病毒	反转录前	靶向进入的衣壳，促进天然信号转导
TRIM25	FLUAV、VSV	与 IFN 相似	经过泛素化激活 RIG-Ⅰ
SUN2（*UNC84B*）	HIV-1	未知	未知
ZC3HAV1（*ZAP*）	EBOV、FLUAV、MBGV、NDV、反转录病毒、SINV	进入后，翻译	靶向病毒 RNA，促进 RIG-Ⅰ信号转导

（二）ISG 的抗病毒功能

1. ISG 的抗病毒效力

ISG 介导的抗病毒活性的一个有趣特性是，单一 IFN 效应物能抑制病毒复制的强度。除 10 多年前发现的高活性的 TRIM5、ZAP、APOBEC3G 和 IFITM3 外，最初发现的 ISG（如 MX1、PKR、OAS1）的抗病毒能力很强。然而，随着更多效应物的发现，研究人员逐渐清楚这种情况的原因，由于其存在一组抗病毒活性的成分，其中每一种成分仅发挥了一定的抑制作用（Zhang et al.，2007；Jiang et al.，2010；Schoggins et al.，2011）。从宿主角度认为，诱导不同类型弱的效应物可优先上调一组特别强的基因，后者能导致毒性细胞环境。这些中间表型的试验观察支持了这种假说，那就是 IFN 效应物以组合的方式发挥作用，以达到一个完全功能的抗病毒状态（Randall and Goodbourn，2008）。的确，当组合两种 ISG 一起表达时，其抗病毒活性强度通常大于任一单基因（Schoggins et al.，2011）。这种效应无论在肝癌细胞的 HCV 感染、MT4 T 细胞的 HIV 感染，以及成纤维细胞的 YFV 感染中都存在类似的情况。相反，对于辛德比斯病毒感染，同时敲低 ISG20 和 ZAP 比单个敲低 ZAP 和 ISG20 能更好地反转 IFN 介导的病毒复制的抑制（Zhang et al.，2007）。

基因组合研究能明确 IFN 效应物功能的途径。例如，IFI6 和 C6orf150 均能抑制 YFV 的感染，当组合时其效应更强（Schoggins et al.，2011），这说明其作用机制是基于两个独立的、并行的过程，或一个基因赋予了另一个基因的额外作用。同样，LY6E 和 MCOLN2 也产生了一样的结果（Schoggins et al.，2011）。相反，编码硫酸乙酰肝素切割酶类肝素酶 HPSE，具有很强的抵抗 YFV 的活性。当与抗病毒效应物 RTP4 组合时，其抑制病毒复制的水平未发生改变，说明在抗病毒功能的级联反应中，RTP4 在 HPSE 发挥功能的上游（Schoggins et al.，2011）。虽然类乙酰肝素酶的抗病毒机制还不清楚，但它的酶活性提示其能抑制病毒利用硫酸乙酰肝素进入细胞时的结合。

2. ISG 的水平与抗病毒活性

在病毒感染或 IFN 治疗时，能诱导 ISG 产生巨大的水平差异，并且其表达水平通常依赖于作用的时间、剂量和细胞类型。一个合理的假设是，在病毒感染或 IFN 治疗诱导的 ISG 最高时，其控制病毒复制效果最好。原则上，这个策略是合理的，但已有证据提示 ISG 诱导的强度并不总是与抗病毒效应物功能的强度相互关联。在 IFN 治疗或病毒感染中，IFIT 家族成员是所有 ISG 中诱导最高的成分（Fensterl and Sen，2011），但过表达 IFIT 仅赋予了适度的或无抑制作用的抗病毒活性（Zhang et al.，2007；Jiang et al.，2008，2010；Pichlmair et al.，2011；Schoggins et al.，2011）。蛋白质组学研究显示，多个 IFIT 家族成员构成了一个多蛋白复合物，其中 IFIT1 能隔离含 5'-三磷酸 RNA（Pichlmair et al.，2011）。IFIT 特别是 IFIT1 表达的减少，赋予了病毒产生 5'-三磷酸 RNA 以利于其增殖的有利条件，支持了 IFIT 构成一个效应物复合物以执行 IFN 抗病毒活性的模型。研究证实，某些病毒使用一个病毒编码的 2'-*O*-甲基转移酶特异逃避 IFIT 蛋白的抑制（Daffis et al.，2010；Züst et al.，2011）。例如，具有 2'-*O*-甲基转移酶活性的 WNV 突变体（WNV-E218A）能被小鼠 IFIT1/2 抑制，而野生型的 WNV 不被抑制。而且，WNVE218A 在野生型小鼠中是无毒力的，但在 *Ifit1*$^{-/-}$敲除小鼠中能完全恢复毒力（Daffis et al.，2010），这说明病毒逃避机制可针对感染时高水平表达的 IFIT。

viperin 是另外一个表达水平与抗病毒活性不一致的 IFN 效应物。当 viperin 在感染前在细胞中表达时，其能抑制 HCMV、辛德比斯病毒、甲型流感病毒和登革热病毒等多种病毒（Wang et al.，2007；Zhang et al.，2007；Jiang et al.，2008；Jiang et al.，2010）。然而，viperin 最初被认为是在 HCMV 感染或 IFN 处理的成纤维细胞中高诱导的一种抗病毒效应物（Chin and Cresswell，2001）。因此，对于 HCMV 而言，它似乎与该病毒诱导的高水平的抗病毒蛋白相矛盾。研究发现，HCMV 编码的 vMIA 蛋白能迫使 viperin 从内质网再定位到线粒体，干扰细胞 ATP 的产生（Seo et al.，2011）。ATP 水平的调节结果是破坏了肌动蛋白的细胞骨架，最后增强了 HCMV 的感染。ISG 劫持的这个例子，解释了在正常感染时 viperin 水平与抗病毒活性间的不一致性。

3. IFN 诱导的病原感知的敏感性

在细胞中，PRR 和 IRF 的量处于基底水平，但这些基因的表达能被 IFN 诱导和增强。ISG 一旦被诱导，其发挥了增强 IFN 信号转导和引发细胞增强感知病原的能力。通过激活的 IRF 以不依赖 JAK-STAT 途径的方式直接诱导 ISG，并且 ISG 的这种替代途径的诱导，可能与抵抗病原介导的天然免疫逃避策略有关（图 14-12）（Iwasaki，2012；Schneider et al.，2014；Wu and Chen，2014）。

机体存在许多 PRR，每种 PRR 能特定地监测不同的 PAMP（Barber，2011；Iwasaki，2012）。RLR 识别胞质中的 dsRNA 和 5′-三磷酸 RNA（Hornung et al.，2006；Pichlmair et al.，2006），ALR 识别胞质中的 DNA（Hornung et al.，2009；Paludan and Bowie，2013）。NLR 识别细菌产生的大量的胞质 PAMP（di Virgilio，2013），如 NLR 识别鞭毛蛋白、LPS、肽聚糖、细菌毒素，以及细菌和病毒的核酸。TLR1、TLR2、TLR4 是跨膜蛋白，它们被定位在细胞表面，与 NLR 相似在细胞表面监测病毒的糖蛋白和多种多样的细菌性 PAMP。同样，TLR3、TLR7 和 TLR9 是跨膜蛋白，但其均被定位在内体，与 RLR 相似专门监测病毒和细菌的核酸（Kawai and Akira，2011）。外源 RNA 也能被 OAS（oligoadenylate synthetase）和 RNaseL（latent endoribonuclease）所识别。通过 OAS 监测胞质中的 PAMP，导致了 2, 5-寡腺苷酸的合成，其作为胞内第二信使潜伏的 RNaseL 激活。这导致了宿主和病毒的 RNA 不加区别地裂解，并产生了其他 PAMP，增强了天然免疫应答能力（图 14-12）（Chakrabarti et al.，2011；Schneider et al.，2014）。除了 OAS/RNaseL 系统外，通过胞质 PAMP 激活 PKR，宿主细胞翻译水平急剧降低，IκB（inhibitor of κB）降解，结果导致 NF-κB 信号转导途径的激活（Munir and Berg，2013）。

cGAS 是最近发现的 PRR 家族的新成员，是胞质 PAMP 的感受器（Gao et al.，2013a；Sun et al.，2013；Wu et al.，2013；Zhang et al.，2013）。胞质的 DNA PAMP 激活 cGAS 核苷酸转移酶活性，并导致产生 cGAMP，这种分子结合并活化 STING（Ishikawa and Barber，2008）。STING 位于内质网的线粒体相关膜的对天然免疫活化关键的区域（Zemirli and Arnoult，2012；Wallach and Kovalenko，2013）。除 STING 外，也发现 MAVS 存在于这种富含膜的区域，其与 RLR 的 RIG-Ⅰ和 MDA5 相互作用进一步转导天然免疫信号（图 14-12）（Kawai et al.，2005；Meylan et al.，2005；Seth et al.，2005；Schneider et al.，2014）。一旦 STING 和/或 MAVS 被活化，IRF3 和 IRF7 就会被磷酸化，这导致了同源二聚体化和转位到细胞核。同样，STING 和/或 MAVS 的活化，通过 IκB 的磷酸化和泛素化诱导，导致 IκB 的降解并暴露 NF-κB 上的核酸定位信号序列，而激发 NF-κB 途径。一旦进入细胞核内，IRF3、IRF7 和 NF-κB 结合到 IFN-β 启动子，以及包括 IRF 和 PRR 的 ISG 启动子特异的结合位点上，引起 IFN-β mRNA 和 ISG 的转录激活。

IFN 刺激增强了许多 IRF 和 PRR 的产生，并且使细胞对病原识别敏感。然而，大多数正调节物需要额外的活化以完成其信号转导作用。例如，PRR 在监测到 PAMP 之前是无活性的，并且 IRF3 和 IRF7 磷酸化后才能实现细胞核转位和增强转录活性，通过 STAT 蛋白的经典信号转导也需要磷酸化。总之，许多 ISG 发挥增强病原识别和天然免疫信号转导作用。这是由于在 IFN 刺激前，许多蛋白质以低水平方式存在，尽可能减少因混乱信号转导而引起炎症的风险，而同时保证能够正常监测 PAMP 而识别病原的感染。

（三）ISG 的功能作用机制

Ⅰ型 IFN 与 IFNAR 的结合，启动了一系列信号转导的级联反应，从而诱导了数百个 ISG（interferon stimulated gene）的表达，其中许多基因编码 PRR 以识别病毒分子，调节信号转导途径或转录因子，形成产生干扰素的放大环路。ISG 能发挥广泛的抗病毒活性，其中 PRR、IRF，以及多种信号转导蛋白如 JAK2、STAT1/2 也具有 ISG 的生物学特性，其加强了 IFN 反应。许多 ISG 通过直接靶向病原生活周期必需的途径和功能以控制病毒、细菌和寄生虫的感染。趋化因子和趋化因子受体的上调能促进细胞与细胞间交流，而信号的负向调节有助于 IFN 诱导状态的消退，并有利于恢复细胞的稳态。

对基因表达谱的系统性分析发现，在巨噬细胞中，IFN-α 及 IFN-β 刺激了 300 多个 ISG 分子的表达上调（秦晓峰等，2015）。通过体外细胞抗病毒功能性筛选，以及高通量 ISG 过表达和下调表达研究，证实 ISG 分子可在多环节、多层次、多位点发挥广泛的抗病毒作用，从而抑制病毒的入侵、复制、释放和传播（Schoggins et al.，2011；Liu et al.，2012，2013a；Schneider et al.，2014）。例如，研究发现 ISG15 具有类泛素样（ubiquitin like）功能，可共价耦联在许多不同的蛋白质分子上而改变其功能、稳定性或细胞内定位等（Liu et al.，2013a）；Mx 家族分子被发现可作用于病毒颗粒的转运和组装过程而抑制病毒颗粒的成熟与释放（Gao et al.，2010；Haller and Kochs，2011）；ZAP 蛋白能抑制病毒蛋白的表达等（Goff，2004；Zhu and Gao，2008；Chen et al.，2012）。此外，cGAS、IFI16、ISG56、TRIM56 等 ISG 分子被证实也参与天然免疫识别、感应的起始过程，以及信号转导的放大和调控（Schneider et al.，2014；秦晓峰等，2015）。

ISG 介导的广泛有效的抗病毒作用，在于阻断、抑制病毒侵入，以及病毒在宿主细胞内转录、复制、转运、组装和释放的多个环节与部位。这提示，可针对 ISG 作用位点，模拟 ISG 的作用方式来阻断病毒蛋白与宿主分子的相互作用，或改变宿主细胞的代谢途径和细胞活动、功能状态来设计药物，达到广谱、高效的抗病效果。因此，ISG 分子抗病作用机制方面的系统研究对广谱抗病毒药物研发具有重要的指导意义。

五、广谱抗病毒药物的作用靶点与应用

对于模式识别受体、干扰素及其受体和抗病毒效应物 ISG 功能的更确切的理解，一方面揭示了机体病原防御进化选择的新机制；另一方面为发展抵抗突发和新发病毒性疫病的“药物武器库”开辟了新的方向和道路。病毒为了完成其生活周期，必须进入细胞，翻译和复制其基因组，增殖并释放后才能感染新的细胞。病毒生活周期的每一个阶段都有可能作为 ISG 干预的靶点，最近研究发现多种特征性的 ISG 的抗病毒机制，可能影响早期和晚期的病毒感染（表 14-2，图 14-11~图 14-13）（Schneider et al.，2014；McNab et al.，2015）。

（一）抑制病毒入侵的药物与作用

脂类分子和脂质结构在病毒生命周期的所有阶段都发挥着重要作用，包括初期的病毒粒子与宿主细胞的相互作用如胞膜融合、细胞膜结构的改变、病毒粒子的组装和出芽、释放等（Heaton and Randall，2011；Schoggins and Randall，2013）。因此，这些细胞的组成结构是天然免疫防御和治疗药物所针对的有效靶点。艾滋病、严重急性呼吸综合征、流感、埃博拉、乙型肝炎、丙型肝炎等病毒是造成人类重大疫病的病毒性病原，均属于囊膜病毒（envelop virus）。囊膜病毒的感染主要是病毒的磷脂双分子层（lipid bilayer）与细胞膜的融合，将病毒的基因组释放到细胞质中，是一种脂质依赖的相互作用。这个过程可在细胞质膜或内体膜上发生，部分病毒膜展现出对融合物 pH 的依赖性（Wisskirchen et al.，2014）。通常，病毒包膜蛋白与宿主细胞膜上的受体结合后会发生构象变化，释放融合肽（fusion peptide），并产生足够的能量促进膜融合。在病毒与质膜融合的情况下，融合蛋白的构象改变与受体结合后产生的能量足以驱动膜融合。当病毒与内体融合时，融合蛋白的质子与内体 pH 的酸化也发挥了促进融合的作用。此外，核内体或溶酶体蛋白酶裂解融合蛋白，或者内体的脂质和蛋白受体都可以促进膜融合过程（Plemper，2011）。一旦融合蛋白被定位于病毒包膜并靠近细胞膜，处于半融合状态，这时病毒的外膜和细胞的磷脂双分子层会融合，半融合发生后，早期的融合孔逐渐形成，然后扩大到后期融合孔，伴随着病毒核衣壳释放至细胞质中。融合过程特别是半融合状态，对影响膜的弯曲度和流动性的脂质成分很敏感，因此改变膜的脂质成分是抑制病毒膜融合的一种可行方法。

1. Mx

黏病毒抗性蛋白 1（myxovirus resistance 1，Mx1）是被发现的抑制病毒入侵的第一个分子。人类细

胞表达 Mx1 和 Mx2 两种 Mx 蛋白，它属于发动蛋白样 GTPase（guanosine triphosphatase）的一个小家族，与发动蛋白 GTPase 家族密切相关。

Mx1 是一种广泛的抑制物，能在病毒进入后的早期即基因组复制之前发挥作用。研究发现，Mx1 能够捕获新进入的病毒组分如核衣壳，并阻止其到达“目的地”。Mx1 结构的解析，为其互作机制的研究提供了模型（Gao et al.，2010）。与发动蛋白 GTPase 一样，Mx1 含有一个中间茎结构域和一个 GTPase 效应物结构域，它对自我寡聚化和形成环样结构都非常关键（Klockow et al.，2002）。对于 Mx1 而言，由于其突变体能废除自身寡聚化而导致其失去抗甲型流感病毒的抗病毒活性，因此形成这样的结构对其抗病毒活性很重要（Gao et al.，2010）。在 Mx1 介导的抑制模型中，病毒核衣壳被 Mx1 寡聚体环包围，而且环与环的相互作用能刺激 GTPase 活性，它可指导其到降解部位。病毒的结构能够被 Mx1 靶向，但精确的抗病毒活性机制还未确定（Sadler and Williams，2008；Haller and Kochs，2011；Schneider et al.，2014）。

最近 Mx2 被鉴定为一种抗反转录病毒效应蛋白（Goujon et al.，2013；Kane et al.，2013；Liu et al.，2013a）。Mx2 的过表达可能抑制 HIV-1 和 HIV-2 的感染，但对反转录病毒家族其他成员或正黏病毒科甲型流感病毒的抗病毒活性较低或没有作用。的确，对 IFN-α 抗 HIV-1 的完全抗病毒效应而言，Mx2 的存在是必需的。有趣的是，HIV-1 衣壳蛋白的突变能赋予对 Mx2 介导抑制的病毒抗性，说明 Mx2 具有特异性地抑制病毒核衣壳进入的功能。

2. 25-羟基胆固醇（25HC）

Ⅰ型和Ⅱ型 IFN 均能上调 CH25H（cholesterol-25-hydroxylase）的基因表达，其蛋白质产物 CH25H 是一种酶，它能将胆固醇转化为 25HC（25-hydroxycholesterol）。CH25H 在 293T 细胞中的异位表达，赋予细胞对小鼠γ疱疹病毒 6 型（DNA 病毒）和水疱性口炎病毒（RNA 病毒）2 种包膜病毒产生较强的抗病毒能力（Blanc et al.，2013）。采用 shRNA 下调 *CH25H* 的表达或直接敲除 *CH25H* 的小鼠的研究发现，其能高效控制 VSV 复制。用 25HC 直接处理细胞或从 CH25H 表达细胞转移上清，能够抵抗不同类型的囊膜病毒感染，而对非囊膜病毒如腺病毒感染没有作用（Blanc et al.，2013；Liu et al.，2013b）。随后证实 25HC 对包括 HIV-1、MHV68（murine gamma herpesvirus）、HSV-1、埃博拉病毒、裂谷热病毒和尼帕病毒在内的包膜病毒都有效（Blanc et al.，2013）。这些发现说明 CH25H 介导的保护发生在感染周期的早期阶段即病毒与宿主膜融合阶段，然而 25HC 也能通过其他机制影响病毒感染。

包括由 CH25H 产生的 25HC 在内的氧甾醇（oxysterol），暗示其与天然免疫有关，但其机制还不清楚（Su et al.，2002；Pezacki et al.，2009；Blanc et al.，2011）。最近数项研究揭示了抑制甾醇（sterol）生物合成途径，可以作为干扰素抗病毒效果的重要方式。经 IFN-γ刺激或鼠巨细胞病毒（mCMV）感染的巨噬细胞，显示抑制了甾醇生物基因的表达，使细胞内胆固醇的水平显著减少（Liu et al.，2012，2013b；Blanc et al.，2013）。他汀类药物通过抑制 HMG-CoA（3-hydroxy-3- methylglutaryl-CoA）还原酶来影响胆固醇的合成，而 HMG-CoA 还原酶是胆固醇中间体甲羟戊酸合成所必需的。辛伐他汀处理的细胞可以抵抗巨细胞病毒的侵染，用甲羟戊酸培养的细胞可以扭转这种局势。基因沉默 *Hmgcs1* 或者 *Hmgc*，会减少巨细胞病毒的感染。这些研究说明，甾醇生物合成上游发挥作用的甲羟戊酸能调节 mCMV 感染，推测在 mCMV 感染的情况下病毒或宿主细胞的蛋白质需要被异戊烯化。另外研究发现，高浓度的 25HC 能改变膜的物理特性，而妨碍病毒与宿主膜的融合（Liu et al.，2013b），说明 25HC 的抗病毒活性可能部分与甾醇生物合成途径的调节有关。

干扰素能通过减少固醇调控元件结合蛋白，调控甾醇的生物合成（Blanc et al.，2011）。与甾醇生物合成有关的基因，在它的启动子上含有甾醇调节元件（sterol regulatory element，SRE），它能被转录因子 SRE 结合蛋白（SRE-binding protein，SREBP）所识别。SREBP 的水平被甾醇生物合成途径的产物通过负反馈机制严格控制。充足的甾醇环境导致 25HC 的蓄积而抑制甾醇的生物合成。由于 25HC 渗透膜的能力，以自分泌和旁分泌的方式抑制甾醇的生物合成（Espenshade and Hughes，2007）。甾醇生物合成途径除产生胆固醇和 25HC 外，还能产生类异戊二醇（isoprenoid）如麝子油醇（farnesol）和牻基牻醇（geranylgeraniol），这对蛋白质的异戊二烯化修饰特别关键，它能影响许多病毒和细胞的蛋白质（包括 ISG）（Einav and Glenn，2003；Wilson et al.，2012）。的确，在多种病毒生命周期中，蛋白质异戊二烯化发挥了关键作用。例如，肝炎 δ 病毒大抗原能被异戊二烯化修饰，并且阻止这种修饰能废除感染性粒子的产生（Bordier et al.，2002，2003）。同样，对于 HCV 感染，一种宿主蛋白 FBL2（Fox-box and leucine-rich repeat protein 2）的牻基牻醇化（geranylgeranylation）在病毒复制时是必需的（Wang et al.，2005b）。25HC 也能抑制 HCV 的亚基因组 RNA（病毒复制子）的复制，因而发挥了抗病毒活性，甚至在缺乏膜融合的病毒时也具有这种作用（Gower and Graham，2001；Ye et al.，2003；Kapadia and Chisari，2005）。因此，25HC 的不断增加可通过多种机制影响病毒的感染，包括但不唯一限制病毒侵入阶段的抑制。

研究发现，25HC 通过改变细胞膜能直接阻断膜融合，推测可能与膜的扩展或聚集有关（Liu et al.，2013b）。许多囊膜病毒的研究证实，25HC 在病毒的早期阶段都具有保护细胞的作用。在甾醇的生物合成途径中，个体的 SREBP 的过表达或添加中间物如甲羟戊酸不能拯救 25HC 介导的病毒抑制，这与 25HC 能阻断膜融合的观点一致。然而，也有研究认为 25HC 可通过替代的机制抑制病毒（Blanc et al.，2013）。

两个研究组证实，25HC 能抑制 HSV-1 感染生活周期的早期阶段（Blanc et al.，2013 ；Liu et al.，2013b）。而用 MCMV（murine cytomegalovirus）研究发现，25HC 的抑制作用发生在病毒进入后（膜融合后）的 DNA 复制之前（Blanc et al.，2013）。采用 25HC 的镜像异构体（ent-25HC）与 25HC 一样影响膜的属性，但失去了构象特异的与甾醇生物合成抑制相关蛋白的必需的互作，高浓度的 ent-25HC 能够达到 25HC 抑制 MCMV 的水平（Blanc et al.，2013）。这说明，甾醇生物合成途径的负向反馈可能与 25HC 抑制某些病毒有关。

研究发现，25HC 可能并不影响病毒的感染性，而是损害其传播能力。在水痘带状疱疹病毒感染研究中发现，经 25HC 处理后病毒的后续感染受到抑制，说明其可能作用在细胞与细胞间传播的阶段。此外，研究也发现，25HC 可通过改变膜质复制间隔或蛋白质异戊二烯化的脂质组成成分从而干扰 HCV 的复制。25HC 抑制其他包膜病毒如 mCMV 可能也是通过该分子机制。

总之，25HC 可通过直接改变膜特性、负反馈抑制甾醇生物合成，以及同时影响病毒和宿主蛋白的异戊二烯化等多种机制而施加其抗病毒效应，但不同的病毒因其对这些机制各自的敏感性差异而有所不同。因此，25HC 在宿主细胞控制病毒感染的许多层面都发挥了重要的作用（Blanc et al.，2013；秦晓峰等，2015）。

3. IFITM 家族

IFITM（IFN-inducible transmembrane）家族成员在阻断病毒进入中发挥真正的作用。在人类中，IFITM 家族由 IFITM1、IFITM2、IFITM3 和 IFITM5 4 个成员组成。在功能失去筛选中，这些蛋白质具有强的抑制甲型流感病毒感染的作用（Brass et al.，2009）。之后证实其具有抑制不同范围的病毒作用，而且这种广谱抗病毒活性充分说明其抑制作用不只在受体参与水平（Huang et al.，2011；Lu et al.，2011b；Schoggins et al.，2011；Chan et al.，2012；Anafu et al.，2013；Wilkins et al.，2013）。IFITM 蛋白被富集在晚期内体和溶酶体中。与这点一致，病毒大多能被 IFITM 的表达影响，因此病毒需要转移到这些区室中以利于大量入侵（Huang et al.，2011；Feeley et al.，2011）。

干扰素诱导的 IFITM1～IFITM3 蛋白家族的研究所取得的成果令人瞩目（Feeley et al.，2011；Bailey et al.，2012；Everitt et al.，2012；Amini-Bavil-Olyaee et al.，2013；Desai et al.，2014；Zhu et al.，2014b；Li et al.，2013b；秦晓峰等，2015）。IFITM1～IFITM3 属跨膜类 ISG 分子，在很多细胞中都有基础性表达，IFN 能使其表达水平进一步显著增高。IFITM1～IFITM3 能够通过抑制不同形式的病毒融合过程来发挥抑制病毒的效应，如能抑制诸如甲型流感病毒、登革热病毒及西尼罗病毒晚期胞内体阶段的膜融合（Everitt et al.，2012）。其中 IFITM1 倾向于抑制埃博拉病毒和 SARS 病毒的胞内体阶段的融合（Brass et al.，2008；Huang et al.，2011），IFITM3 对机体抑制流感病毒尤为重要，*IFITM3* 基因缺失小鼠在被流感病毒感染后表现出更为严重的病理学特征（Bailey et al.，2012）。然而，IFITM1～IFITM3 通常不在胞膜或者循环内体中影响融合，其主要分布于细胞的胞质囊泡，有效调控晚期胞内体和溶酶体的 pH 或者其脂质组成来发挥对病毒膜融合的抑制作用。IFITM1～IFITM3 家族中的 IFITM1 在细胞受到 IFN 刺激后也会分布在胞膜上。因此，IFITM1 也同样能高效抑制细胞与细胞的融合。最近的研究发现，IFITM1～IFITM3 具有抑制病毒的半融合作用机制。IFITM1、IFITM2 或者 IFITM3 的表达能抑制任何病毒融合诱导的胞膜融合。油酸能够改变胞膜的组成，因此能负调控胞膜的半融合，从而克服了 IFITM 介导的细胞融合抑制作用。

IFITM 的表达同样能改变胞膜的生物物理特征。通过荧光偏振方法发现，表达 IFITM 的细胞的胞膜具有更强的脂质包被功能。这些膜流动性的改变能通过自我交联自由能抑制膜的半融合（Li et al.，2013b）。IFITM3 抑制半融合的机制被认为是由同型或异型聚肽的相互作用导致的。应用拓扑学分析 IFITM3 的转录后修饰表明，IFITM3 的 N 端和 C 端都有胞质和侧面 2 个膜内结构域，其由 1 个保守的胞质环将两者分开（Yount et al.，2012）。第一个胞内结构域连接这个保守的胞质环组成的 CD225 结构域，大约代表了 300 种蛋白质。对 IFITM3 的突变研究表明，N 端的胞内结构域和 CD225 结构域是 IFITM3 的功能性结构域。IFITM1～IFITM3 分子之间的自我交联导致 IFITM3 的相互作用来改变内膜的流动和弯曲，而其胞内的 CD225 结构域对 IFITM3 的这个功能的发挥起着至关重要的作用（John et al.，2013）。此外，IFITM1～IFITM3 分子的功能还涉及阻碍胞内脂的转运。酵母双杂交系统显示，囊泡相关膜蛋白相关蛋白 A（vesicle-associated membrane protein associated protein A，VAPA）能与 IFITM3 发生相互作用。VAPA 与氧甾酮结合蛋白（oxysterol binding protein，OSBP）相互作用，将胆固醇从内质网转运到其他细胞器或者囊泡上。IFITM1 和 IFITM3 都可通过第二个转膜结构域与 VAPA 结合，而 IFITM3 和 VAPA 的结合则受到 OSBP 的影响，OSBP 通过和 VAPA 的相互作用来影响 IFITM3 与 VAPA 的作用。IFITM3 的过表达能改变胞内胆固醇的水平，一旦 IFITM3 表达升高，胆固醇和 LBPA（lysobisphosphatidic acid）在晚期内体和多泡小体的募集将会增多。而胆固醇和 LBPA 的增多又能阻断病毒融合。IFITM3-VAPA 的相互作用对水泡性口炎病毒（VSV）和甲型流感病毒（IAV）的进入发挥着至关重要的作用。在 VSV 的感染过程中，IFITM3 的表达促使 VSV 在 MVB（multivesicular body）的募集，表明融合过程被阻断。因此，IFITM1～IFITM3 家族分子与 VAPA 相互作用，从而募集其到内体来转运胆固醇和 LBPA，这样就创造了一种脂的环境从而使病毒融合被抑制。

虽然 IFITM 家族具有限制病毒的共同特性，但其成员也显示出可选择性抑制病毒。IFITM1 能抑制 SARS 冠状病毒和丝状病毒（SARS-coronavirus，SARS-CoV），其对埃博拉和马尔堡病毒的有效性远大于 IFITM3（Huang et al.，2011）。另外，IFITM3 对甲型流感病毒具有强的抵抗作用。相反，IFITM1 对 HCV 感染具有抑制作用而 IFITM3 对此没有作用（Wilkins et al.，2013）。IFITM 介导的对 HIV-1 的抑制似乎更复杂。IFITM1 对 HIV-1 的入侵没有作用，但对病毒的产生具有高效的抑制作用（Lu et al.，2011）。IFITM2 和 IFITM3 不仅能抑制 HIV-1 的产生，也能影响病毒的进入（Lu et al.，2011）。IFITM 蛋白成员限制病毒的差异，主要体现在细胞定位的不同。IFITM3 被 *S*-十六烷酰化和泛素化修饰，其可能影响膜的拓扑学结构和定位（Yount et al.，2010，2012）。而且，IFITM 蛋白膜的拓扑学结构可能是动态变化的，可能不同于家族的其他成员。IFITM1 蛋白有一个短的 N 端区，并显示了不同的定位模式。当 IFITM3 N 端删除 21 氨基酸时，其失去了在内体定位的功能，而被定位在细胞的周围（Jia et al.，2012）。通过比较对照人群与具有流感感染严重症状住院患者的基因组相关性研究，发现在 *IFITM3* 基因的一个多态性具有统计学意义（Everitt et al.，2012）。有趣的是，这种多态性导致剪接受体位点的改变，产生了在其 N 端缺失 21 氨基酸的 IFITM3 蛋白。虽然 IFITM 的抑制作用仅发生在晚期内体和溶酶体，但实际的机制仍不清楚。最近发现，IFITM3 能限制非囊膜病毒如呼肠孤病毒的感染（Anafu et al.，2013），这个令人惊讶的发现有助于凝练或扩展现在的抗病毒作用的模型。IFITM 蛋白能改变内体酸化、潜在增加非特异蛋白酶活性的动态或扰乱大量病毒进入细胞活动的正常顺序。这就解释了其均能抑制囊膜和非囊膜病毒的原因（Diamond and Farzan，2013；Schneider et al.，2014）。

4. TRIM 家族

TRIM（tripartite motif）家族蛋白在人类和小鼠中由 60 多个成员组成，具有包括 E3 泛素连接酶活性在内的广泛活性（Ozato et al.，2008）。这个家族的特征是含有一个 N 端的 RING 结构域、一个或两个 B 盒结构域及一个 C 端的卷曲螺旋结构域。RING 结构域和 B 盒结构域作为蛋白质与蛋白质互作的平台，对 TRIM 蛋白发挥 E3 泛素连接酶活性十分重要。然而，TRIM 蛋白功能不只是蛋白质的泛素化，其与许多 E3 泛素连接酶一样具有 SUMO 化（Chu and Yang，2011）和 ISG 化（ISGylation）功能（Zou and Zhang，2006）。C 端的卷曲螺旋结构域与自我联结有关，并导致形成大的复合物，占据独立的和未明确的亚细胞区室（Reymond et al.，2001）。基于在 C 端出现的亚结构域，包括 PRY 亚结构域、SPRY 亚结构域和两个融合的 PRYSPRY 即 B30.2 亚结构域，将 TRIM 蛋白进行分类。总之，这些亚结构域赋予一个特异性靶向蛋白质与蛋白质互作的额外机制（Ozato et al.，2008）。

TRIM5α 是 TRIM 家族研究得最好的一个成员，它是源于 HIV-1 感染早期的一种强抑制物（表 14-2）（Stremlau et al.，2004）。一旦病毒进入细胞，TRIM5α 直接结合病毒的衣壳蛋白，加速衣壳的分解，并过早暴露核蛋白复合物。

TRIM5α 是 TRIM 家族中具有抗病毒活性的许多成员之一（Versteeg et al.，2013）。TRIM22 是 TRIM 家族的另外一个成员，也在病毒限制方面发挥作用。TRIM22 初期被鉴定为能抑制 HIV-1 长末端重复控制的一个报告子。其他研究证实，TRIM22 也能抑制 HIV-1 Gag 蛋白运送到宿主细胞质膜的过程，减少病毒粒子产生（Barr et al.，2008）。在体内，TRIM22 作为 HIV-1 的一个限制因子，发现患者高的 TRIM22 水平与低的病毒载量和高的 $CD4^+$ T 细胞计数相关（Singh et al.，2011）。由于 TRIM22 初期作为 HIV-1 的抑制物，因此它通过各种机制也能抑制多种其他病毒（Hattlmann et al.，2012）。例如，它能抑制乙肝病毒核心启动子的转录（Gao et al.，2009），通过促进病毒 3C 蛋白酶的泛素化阻断脑炎心肌炎病毒复制（Eldin et al.，2009），并且靶向甲型流感病毒核蛋白，使其蛋白酶体降解（di Pietro et al.，2013）。TRIM19 是 TRIM 家族的另一个值得注意的成员，它存在多个亚型，并且主要定位在核体（Geoffroy and Chelbi-Alix，2011）。TRIM25 能导致泛素化及增强 RIG-Ⅰ的活性（Gack et al.，2009），而且 TRIM56 也与 STING 的泛素化和活性增强有关（Nisole et al.，2005；Ozato et al.，2008；Munir，2010；Tsuchida et al.，2010）。

5. 与病毒入侵抑制有关的其他成分

除 CH25H 通路之外，脂质代谢调节可能成为一种广谱的抗病毒方法，不仅在天然免疫而且在获得性免疫反应中通过调节、改变宿主因子而发挥多种抗病毒作用。已有数个脂质组分和代谢产物在体外试验中呈现潜在的广谱膜病毒抑制活性（秦晓峰等，2015）。这些组分大多能够靶向不同的病毒融合过程，如阿比朵尔（arbidol）已经被批准用于甲型和乙型流感病毒的治疗，可能是通过调节融合相关的蛋白与磷脂的相互作用来阻断融合所需要的蛋白质组装（Teissier et al.，2011）。角鲨胺是一种阳离子两亲性氨基固醇，在体内外都具有抗病毒的能力。它同样是和磷脂相互作用从而阻断病毒融合过程（Zasloff et al.，2011），调节脂膜的组成来控制病毒的融合，说明生物物理学能力对病毒颗粒的融合非常重要。

研究建议将一种类似于磷脂的融合抑制剂作为抗病毒的药物。这种合成的物质称为亲脂融合抑制子（rigid amphipathic fusion inhibitor，RAFI），RAFI 和溶血磷脂极为相似，同样也呈现出融合抑制作用和改善的毒理和药物代谢动力学的特征（St Vincent et al.，2010）。将这些具有抑制作用的组分插入细胞膜后能在膜外表面产生正性的膜弯曲，从而抑制病毒的半融合作用。LJ001 是一种罗丹明衍生物，其化学特征不同于 RAFI，但它同样也能抑制通过靶向胞膜组分的囊膜病毒的复制。有意思的是，它发挥功能的机制不是简单地模拟脂质形状，而是与脂双层相互作用发挥光敏感受器的作用，并且羟基化不饱和脂肪酸的磷脂链。这样使得脂膜的生理学特征发生改变，导致病毒融合被抑制（Wolf et al.，2010）。与此同时，另一种改变胞内脂质组分的方法是直接靶向胞内脂质的合成及摄取通路而发挥抑制病毒的作用。

NPCL1（neimann Pick C1（NPC）-like 1）是一种胆固醇摄取受体，其在肝细胞或者肠上皮细胞上都有表达。使用 FDA 批准的药物 ezetimibe 能抑制对胆固醇的摄取从而阻断 HCV 和 HBV 的感染。在 HCV

的感染过程中，虽然具体的机制还不是很清楚，但它通过一种胆固醇依赖模式抑制病毒的进入。抑制甾醇的生物合成也同样具有潜在的抗病毒治疗效果。尤其是患者能很好地耐受他汀类药物，同时他汀类药物在体外又具有广谱的抗病毒作用。越来越多的证据表明，他汀类药物在治疗 HCV 和流感病毒的感染中有很好的疗效，作用机制是通过其抗病毒作用或者通过改变免疫调节作用而发挥抑制病毒复制的功能（Sainz et al.，2012）。

纵观这方面的最新研究，脂类化合物针对宿主因子在天然免疫和获得性免疫应答反应中都发挥着多层次的抗病毒作用，在广谱抗病毒治疗药物研发方面具有巨大的潜力。

（二）抑制病毒增殖的药物与作用

病毒蛋白的合成依靠宿主的核糖体，并且翻译过程是 ISG 干扰的靶点，包括锌指抗病毒蛋白（zinc-finger antiviral protein，ZAP）、IFIT（IFN-induced protein with tetratricopeptide repeat）家族、OAS-RNaseL 途径和 PKR 等许多 ISG 都能抑制病毒蛋白的翻译（表 14-2，图 14-13）（Goff，2004；Diamond and Farzan，2013；Kok and Jin，2013；Munir and Berg，2013）。除翻译外，病毒或宿主蛋白的翻译后修饰对病毒的复制和传染性都是重要的。

ISG15 是可诱导的最强的 ISG 之一，它是一种泛素样蛋白，在 ISG 化（ISGylation）过程中能够被共价黏附在靶蛋白上（Zhao et al.，2013）。许多蛋白质与 ISG 化和去 ISG 化（deISGylation）有关，UBE2L6、HERC5、HERC6、UBE1LA、TRIM2 和 USP18 也能被 IFN 诱导（Sgorbissa and Brancolini，2012）。经过 20 多年的研究发现，ISG15 靶向 ISG 化的病原和宿主源的蛋白质可以分为许多种类，并且经修饰可产生多效性。例如，IRF3 的 ISG 化能通过阻止多泛素化而增加其稳定性，它能导致持续的转录因子活性（Shi et al.，2012）。同样，宿主蛋白 4EHP（一种翻译负向调节物）的 ISG 化，能增加其结合 mRNA 5′端帽子结构的亲和性，因而提高其阻断翻译起始的能力（Okumura et al.，2007）。ISG 化也能负向影响靶向的蛋白质。细胞周期蛋白 D1 的 ISG 化导致蛋白质不稳定、降低活性和抑制细胞周期（Feng et al.，2008）。研究发现，ISG15 能优先结合到新合成的蛋白质上，说明 ISG 化可能是一个广泛的、非特异的宿主防御机制（Durfee et al.，2010）。因此，IFN 刺激细胞的 ISG 化可能影响所有病毒翻译的蛋白质（Durfee et al.，2010）。

ISG15 在体内的功能仍需进一步研究。研究发现，野生型和 ISG15$^{-/-}$小鼠对 VSV 和 LCMV 的易感性相同（Osiak et al.，2005），但 ISG15$^{-/-}$小鼠对甲型和乙型流感病毒、HSV-1 和辛得比斯病毒（Sindbis virus）更易感（Lenschow et al.，2007）。而且当病毒只缺乏 E3 的病毒拮抗物时，ISG15 在痘苗病毒感染中能发挥保护作用（Guerra et al.，2008）。除了蛋白质 ISG 化的不同效应外，ISG15 也能从免疫细胞中分泌，因而发挥了细胞因子的作用，并且刺激 IFN-γ 产生（Bogunovic et al.，2013）。在先天性 ISG15 缺陷的患者中，增加了患者受到分枝杆菌严重感染的风险，而没有增加对病毒的易感性，因此在临床上机体分泌 ISG15 是重要的（Bogunovic et al.，2012；Schneider et al.，2014）。

（三）抑制病毒释放的药物与作用

在病毒生活的后期，病毒核酸被包装进衣壳内，并且病毒粒子以细胞裂解、胞吐作用或直接从质膜出芽的方式排出细胞。在这个过程中，需要病毒囊膜，并且脂质双分子层组成变化与出芽的部位有关。与病毒生活周期的其他阶段相比，已知能抑制病毒组装和逸出的 ISG 较少（表 14-2，图 14-13）（Schneider et al.，2014）。

1. viperin

viperin 即与内质网相关的 IFN 可诱导的病毒抑制蛋白，又称为 RSAD2，是具有高度诱导抗病毒作用的效应物。它至少通过 JAK-STAT 信号转导（Severa et al.，2006；Indraccolo et al.，2007；Zhou et al.，2007）或直接被 IRF1/3 激活的两个不同的天然免疫途径所诱导产生（图 14-10）（Chin and Cresswell，2001；

Defilippis et al.，2006；Stirnweiss et al.，2010；Schneider et al.，2014）。有趣的是，HCMV 糖蛋白 B 直接刺激 viperin 的表达，有利于病毒的存在，因此 viperin 可能作为原病毒的一个因子（Seo et al.，2011）。viperin 通常位于 ER 和 ER 源的脂质小滴内（lipid droplet），这种细胞器对脂质的代谢是重要的。一旦 HCMV 感染，通过 HCMV 编码的凋亡线粒体的抑制物（mitochondrial inhibitor of apoptosis，MIA）蛋白，与线粒体三功能蛋白相互作用，viperin 被重新定位到线粒体，抑制 ATP 的产生（Seo et al.，2011）。ATP 水平的降低导致细胞骨架的裂解，而有利于 HCMV 的感染。

viperin 能抑制许多囊膜病毒，并且抗病毒作用的不同方式受不同的病毒生活周期所影响（表 14-2）（Szretter et al.，2011）。viperin 能通过抑制 FPPS（farnesyl diphosphate synthase）而抑制 HIV-1 和甲型流感病毒在宿主细胞膜上的出芽，其中 FPPS 这种酶与类异戊二烯的生物合成相关（Wang et al.，2007；Nasr et al.，2012）。甲型流感病毒感染的细胞，其病毒从脂质筏出芽需要特殊的膜流动性，而降低 FPPS 的活性能改变膜的流动性，因而干扰病毒的出芽（Wang et al.，2007）。同样，对 HIV-1 粒子释放的抑制也以相同的机制发生（Nasr et al.，2012）。在病毒生活周期中，viperin 也能影响其早期阶段。例如，viperin 能抑制 HCV 亚基因组复制子的 RNA 复制（Helbig et al.，2011）。HCV 能改变与脂质小滴密切相关的亚细胞膜结构中的复制（Bartenschlager et al.，2011）。在脂质小滴内的 viperin 能与宿主的 VAP-A（vesicle-associated membrane protein-associated protein A，也称 VAP-33）和 HCV 的非结构蛋白 5A（NS5A）相互作用，而 NS5A 对于病毒的复制、组装和逸出十分关键（Moradpour et al.，2007）。viperin 结合到这些因子上能打断与 VAP-A/NS5A 的相互作用，抑制 HCV 基因组复制（Helbig et al.，2011；Wang et al.，2012）。viperin 抑制登革热病毒的作用也与此机制相似，也能与病毒复制的复合物组分相互作用（Helbig et al.，2013）。

2. tetherin

tetherin 由 ISG BST2 编码，并能通过两个膜锚定点捕获 HIV-1 粒子到质膜上而抑制病毒的出芽（图 14-13）（Perez-Caballero et al.，2009）。通过病毒逃避策略的进化，揭示了 tetherin 作为一种直接作用的抗病毒效应物的重要性。许多病毒的蛋白质如糖蛋白和辅助蛋白，具有颠覆 tetherin 功能的作用。这些蛋白质包括 HIV-1 Vpu、HIV-2 Env、SIV（simian immunodeficiency virus）Nef、埃博拉病毒表面糖蛋白 VP40、KSHV（kaposisarcoma-associated herpes virus）K5 泛素连接酶和甲型流感病毒 NA（neuraminidase）等。HIV-1 Vpu 和 KSHV K5 均与 tetherin 泛素化相关。其中 Vpu 通过 E3 泛素化连接酶复合物，K5 通过直接的催化反应，导致 tetherin 的降解（Swiecki et al.，2013）。

HIV-2 和大多数 SIV 毒株不编码 Vpu，然而其抗病毒功能分别由 HIV-2Env 和 SIV Nef 完成。HIV-2 Env 不仅在转运高尔基体网能隔离 tetherin，使其运输中断，而且能激发依赖网格蛋白的内吞作用。与 HIV-1 Vpu 不同，HIV-2 Env 的过程似乎与 tetherin 降解无关（Jia et al.，2009；Le Tortorec and Neil，2009；Zhang et al.，2009）。埃博拉病毒 VP40 和甲型流感病毒 NA 均能将 tetherin 隔离在细胞表面，但还不清楚其是如何抑制病毒的（Kaletsky et al.，2009；Blanco-Melo et al.，2012；Mangeat et al.，2012；Schneider et al.，2014）。

六、广谱抗病毒药物的开发策略与前景

1. 抗病毒药物的筛选策略

许多特征性的 ISG 具有抵抗已知病毒的最强的抗病毒活性，这些 ISG 代表了在感染时产生的大量 ISG 的一部分，甚至几百个。为筛选直接的抗病毒效应物 ISG，已开展了大量的基因敲降和过表达筛选工作。鉴于大量的 ISG 是基于 IFN 信号转导的，这个系统的筛选可能存在相当大的冗余（redundancy）问题，当用基因表达敲低途径鉴定抗病毒 ISG 时就成为最大的挑战。

采用基于 siRNA 的基因组范围和靶向 ISG 的技术途径，可鉴定许多基因（Metz et al.，2012；Zhao et al.，2012）。当目的基因表达被降低时，IFN 对 HCV 复制子的抑制效果较小。同样，研究具有强的抑制甲型流感病毒感染作用的 IFITM 蛋白发现，也是在基因组范围采用 siRNA 筛选实现的（Brass et al.，2009）。基于慢病毒 shRNA 筛选途径的应用，也是成功的。通过西尼罗病毒感染鉴定了大量的 ISG，具有 IFN-β

的抑制病毒感染的能力。这种筛选也鉴定了ASCC3（activating signal cointegrator complex 3），进一步研究证实其能负向调节IFN信号转导（Li et al.，2013b）。根据ISG抑制的机制和病毒的特异性，将其分成几个组。异位过表达筛选鉴定了许多直接抗病毒的效应物。在一个小规模研究中，在鼠的成纤维细胞中过表达7种ISG，发现这些基因具有抑制α病毒感染的能力（Zhang et al.，2007）。同样，单个过表达18种（Itsui et al.，2006）或29种（Jiang et al.，2008）ISG鉴定了HCV复制子的抑制物，而且过表达36种ISG鉴定了登革热病毒和西尼罗病毒复制子的抑制物（Jiang et al.，2010）。在原代神经元，筛选了39种对西尼罗病毒具有抑制能力的基因（Cho et al.，2013）。最近综合性的大规模筛选中，发现了超过380种的ISG库，其均能抵抗不同类型的病毒（Schoggins et al.，2011，2014）。每种病毒对多种ISG的抑制敏感，其中一些ISG具有广泛的抑制作用，而其他一些显示出病毒特异性活性。用异位表达试验筛选到能针对7科11属的14种病毒的350多种人ISG，其中47种基因能抑制一种或多种病毒，并且25种基因能增强病毒感染力（Schoggins et al. 2014）。通过比较发现，筛选的ISG对正义ssRNA病毒比反义ssRNA病毒更有效。另外，胞质DNA感受器cGAS(MB21D1)也能广泛抑制多种RNA病毒(Schoggins et al. 2014)。

2. 抗病毒药物的利用策略

显然，机体IFN系统不可能进化到针对每一种病毒产生一种强的抗病毒特异的ISG，但它可以采用一种组合的方式发挥作用。当综合考虑临床上病毒对药物的抗性，以及组合的比单一成分治疗更有效性时，说明这种IFN诱导系统具有很大的优势和潜力。与IFN自身一样，更好地理解单个的ISG可能研发出新的治疗方法，但从实践角度考虑，基于ISG的最强的治疗方法可能是利用ISG集体的力量。研发和利用新的嵌合的IFN和IFN样分子可能具有激活ISG库、将不良反应降至最低，以及在相同的时间提供更强的病毒限制作用（Schoggins et al.，2011，2014）。

利用这种策略目前是有前途的，但面临病毒产生逃避宿主天然免疫的巨大挑战，因此有效的治疗需要克服病毒的多种免疫逃避机制。另外一个策略是鉴定能够活化宿主应答途径远端节点的天然免疫。例如，直接激活ISGF3复合物或下游转录因子如IRF1或IRF3，可刺激产生大量的ISG。

转录因子IRF1和cGAS具有广泛的强烈的抗病毒活性。进一步研究发现，IRF1过表达能转录激活一套基因，其能重叠诱导Ⅰ型IFN（Schoggins et al.，2011），而cGAS在激活STING中发挥重要作用（Sun et al.，2013；Wu et al.，2013）。通过研究$cGAS^{-/-}$小鼠证实，cGAS能够保护细胞免受RNA病毒的感染，因此在天然免疫中发挥广泛的作用（Schoggins et al.，2014）。与IRF1和cGAS一样，许多ISG在单独表达时并不抑制病毒的感染，而且其中一些仅显示出一定的效果。然而，对ISG的总抗病毒活性而言，当各种ISG组合表达应用时具有能增加其抗病毒活性的潜能（Schoggins et al.，2011）。同样，在ZAP可诱导的细胞株中，过表达新的ISG，能增强ZAP的抗病毒活性（Schoggins et al.，2011；Karki et al.，2012）。

因此，在基于IFN诱导系统的抗病毒临床应用中，集成宿主和病毒的各种机制而综合利用，通过发挥ISG集体的力量，针对病毒生活周期的关键阶段进行干预，可获得理想的临床治疗效果。

3. 抗病毒药物的应用前景

面对众多新发、突发性病毒传染病，由于对造成这些疾病的病原体组成分子结构的认识有限，无法在短期内快速研发出针对病原体本身特有靶点的药物和疫苗，应对之策是可前瞻性、系统性发展靶向宿主因子的新型分子药物，如天然免疫抗病作用的IFN、IFN样分子及ISG等。这类药物针对的目标是阻断众多病毒在其入侵、复制、传播过程中所依赖的共同宿主分子，因此可广谱地抑制一类或几大类病毒对人体（动物）的感染，从而无须预知病毒本身的分子组成特性而研制高度特异性的药物（McNab et al.，2015；秦晓峰等，2015）。同时，由于这类药物针对的靶点是宿主分子，病毒难以通过突变逃逸而产生耐药性，故对高度变异病毒如艾滋病病毒、流感病毒和口蹄疫病毒尤为有效。另外，对大多数普通病毒病，不可能研发针对每一种病的疫苗和药物，而基于天然免疫机制的广谱药物将是其有效武器。近年来，对天然免疫抗病机制及宿主与病原体相互作用机制的全面深入的认识，为系统研发和应用针对宿主因子的广谱抗病毒药物提供了重要的理论依据，基于天然免疫机制的广谱抗病毒药物的研发与应用前景广阔。

参 考 文 献

何小兵, 房永祥, 贾怀杰, 等. 2011. Toll 样受体介导的先天性抗病毒免疫反应研究进展[J]. 细胞与分子免疫学杂志, 27(6): 709-712.

景志忠. 2012. TOLL 样受体与天然免疫[M]. 兰州: 兰州大学出版社.

景志忠, 何小兵, 房永祥, 等. 2011. 机体识别病毒的分子模式及其抗病毒效应机制[J]. 畜牧兽医学报, 42(3): 311-322.

秦晓峰, 蒋太交, 程根宏. 2015. 抵御新发、突发病毒性传染病的新思路——天然免疫机制的系统医学研究和针对宿主的广谱抗病毒药物的研发[J]. 中国科学: 生命科学, 45(1): 1-9.

Abbate A, Salloum F N, Vecile E, et al. 2008. Anakinra, a recombinant human interleukin-1 receptor antagonist, inhibits apoptosis in experimental acute myocardial infarction[J]. Circulation, 117: 2670-2683.

Abdul-Careem M F, Firoz Mian M, Gillgrass A E, et al. 2011. FimH, a TLR4 ligand, induces innate antiviral responses in the lung leading to protection against lethal influenza infection in mice[J]. Antiviral Res, 92(2): 346-355.

Abel K, Wang Y, Fritts L, et al. 2005. Deoxycytidyl-deoxyguanosine oligonucleotide classes A, B, and C induce distinct cytokine gene expression patterns in rhesus monkey peripheral blood mononuclear cells and distinct alpha interferon responses in TLR9-expressing rhesus monkey plasmacytoid dendritic cells[J]. Clin Diagn Lab Immunol, 12(5): 606-621.

Ablasser A, Bauernfeind F, Hartmann G, et al. 2009. RIG-I-dependent sensing of poly(dA: dT)through the induction of an RNA polymerase III-transcribed RNA intermediate[J]. Nat Immunol, 10(10): 1065-1072.

Ablasser A, Goldeck M, Cavlar T, et al. 2013b. cGAS produces a 2-5-linked cyclic dinucleotide second messenger that activates STING[J]. Nature, 498(7454): 380-384.

Ablasser A, Hemmerling I, Schmid-Burgk J L, et al. 2014. TREX1 deficiency triggers cell-autonomous immunity in a cGAS-dependent manner[J]. J Immunol, 192(12): 5993-5997.

Ablasser A, Schmid-Burgk J L, Hemmerling I, et al. 2013a. Cell intrinsic immunity spreads to bystander cells via the intercellular transfer of cGAMP[J]. Nature, 503(7477): 530-534.

Abulafia D P, de Rivero-Vaccari J P, Lozano J D, et al. 2009. Inhibition of the inflammasome complex reduces the inflammatory response after thromboembolic stroke in mice[J]. J Cereb Blood Flow Metab, 29: 534-544.

Adam C, King S, Allgeier T, et al. 2005. DC-NK cell cross talk as a novel CD4+ T-cell-independent pathway for antitumor CTL induction[J]. Blood, 106(1): 338-344.

Adams S. 2009. Toll-like receptor agonists in cancer therapy[J]. Immunotherapy, 1(6): 949-964.

Agrawal S, Kandimalla E R. 2007. Synthetic agonists of Toll-like receptors 7, 8 and 9[J]. Biochem Soc Trans, 35(pt 6): 1461-1467.

Ahn J, Gutman D, Saijo S, et al. 2012. STING manifests self DNA-dependent inflammatory disease[J]. Proc Natl Acad Sci USA, 109(47): 19386-19391.

Ahn J, Ruiz P, Barber G N. 2014a. Intrinsic self-DNA triggers inflammatory disease dependent on STING[J]. J Immunol, 193(3): 4634-4642.

Ahn J, Xia T, Konno H, et al. 2014b. Inflammation-driven carcinogenesis is mediated through STING[J]. Nat Commun, 5: 5166.

Alexopoulou L, Holt A C, Medzhitov R, et al. 2001. Recognition of doublestranded RNA and activation of NF-kappaB by Toll-like receptor 3[J]. Nature, 413(6857): 732-738.

Amini-Bavil-Olyaee S, Choi Y J, Lee J H, et al. 2013. The antiviral effector IFITM3 disrupts intracellular cholesterol homeostasis to block viral entry[J]. Cell Host Microbe, 13(4): 452-464.

Anafu A A, Bowen C H, Chin C R, et al. 2013. Interferon-inducible transmembrane protein 3(IFITM3)restricts reovirus cell entry[J]. J Biol Chem, 288(24): 17261-17271.

Andre F E, Booy R, Bock H L, et al. 2008. Vaccination greatly reduces disease, disability, death and inequity worldwide[J]. Bull World Health Organ, 86(2): 140-146.

Andre F, Slimane K, Bachelot T, et al. 2004. Breast cancer with synchronous metastases: trends in survival during a 14-year period[J]. J Clin Oncol, 22(16): 3302-3308.

Antonelli L R, Gigliotti R A, Gonçalves R, et al. 2010. Intranasal poly-IC treatment exacerbates tuberculosis in mice through the pulmonary recruitment of a pathogen-permissive monocyte/macrophage population[J]. J Clin Invest, 120(5): 1674-1682.

Arslan F, Smeets M B, O'Neill L A, et al. 2010. Myocardial ischemia/reperfusion injury is mediated by leukocytic toll-like receptor-2 and reduced by systemic administration of a novel anti-toll-like receptor-2 antibody[J]. Circulation, 121(1): 80-90.

Ashkar A A, Mossman K L, Coombes B K, et al. 2008. FimH adhesin of type 1 fimbriae is a potent inducer of innate antimicrobial responses which requires TLR4 and type 1 interferon signalling[J]. PLoS Pathog, 4(12): e1000233.

Ashkar A A, Yao X D, Gill N, et al. 2004. Toll-like receptor(TLR)-3, but not TLR4, agonist protects against genital herpes infection in the absence of inflammation seen with CpG DNA[J]. J Infect Dis, 190(10): 1841-1849.

Azuma H, Paulk N, Ranade A, et al. 2007. Robust expansion of human hepatocytes in $Fah^{-/-}/Rag2^{-/-}/Il2rg^{-/-}$ mice[J]. Nat

Biotechnol, 25(8): 903-910.
Baaten B J, Clarke B, Strong P, et al. 2010. Nasal mucosal administration of chitin microparticles boosts innate immunity against influenza A virus in the local pulmonary tissue[J]. Vaccine, 28(25): 4130-4137.
Bailey C C, Huang I C, Kam C, et al. 2012. Ifitm3 limits the severity of acute influenza in mice[J]. PLoS Pathog, 8(9): e1002909.
Banchereau J, Steinman R M. 1998. Dendritic cells and the control of immunity[J]. Nature, 392(6673): 245-252.
Barber G N. 2011. Cytoplasmic DNA innate immune pathway[J]. Immunol Rev, 243(1): 99-108.
Barr S D, Smiley J R, Bushman F D. 2008. The interferon response inhibits HIV particle production by induction of TRIM22[J]. PLoS Pathog, 4(2): e1000007.
Bartenschlager R, Penin F, Lohmann V, et al. 2011. Assembly of infectious hepatitis C virus particles[J]. Trends Microbiol, 19(2): 95-103.
Barton J C. 2004. Angioedema associated with Imiquimod[J]. J Am Acad Dermatol, 51(3): 477-478.
Bartosch B, Dubuisson J, Cosset F L. 2003. Infectious hepatitis C virus pseudo-particles containing functional E1-E2 envelope protein complexes[J]. J Exp Med, 197(5): 633-642.
Becker Y. 2005. CpG ODNs treatments of HIV-1 infected patients may cause the decline of transmission in high risk populations—a review, hypothesis and implications[J]. Virus Genes, 30(2): 251-266.
Bennett-Guerrero E, Grocott H P, Levy J H, et al. 2007. A phase II, double-blind, placebo-controlled, ascending-dose study of Eritoran(E5564), a lipid A antagonist, in patients undergoing cardiac surgery with cardiopulmonary bypass[J]. Anesth Analg, 104(2): 378-383.
Bernstein D I, Cardin R D, Bravo F J, et al. 2009. Potent adjuvant activity of cationic liposome-DNA complexes for genital herpes vaccines[J]. Clin Vaccine Immunol, 16(5): 699-705.
Bernstein D I, Farley N, Bravo F J, et al. 2010. The adjuvant CLDC increases protection of a herpes simplex type 2 glycoprotein D vaccine in guinea pigs[J]. Vaccine, 28(21): 3748-3753.
Bettoni I, Comelli F, Rossini C, et al. 2008. Glial TLR4 receptor as new target to treat neuropathic pain: efficacy of a new receptor antagonist in a model of peripheral nerve injury in mice[J]. Glia, 56(12): 1312-1319.
Beutler B. 2004. Innate immunity: an overview[J]. Mol Immunol, 40(12): 845-859.
Bickels J, Kollender Y, Merinsky O, et al. 2002. Coley's toxin: historical perspective[J]. Isr Med Assoc J, 4(6): 471-472.
Bigger C B, Brasky K M, Lanford R E. 2001. DNA microarray analysis of chimpanzee liver during acute resolving hepatitis C virus infection[J]. J Virol, 75(15): 7059-7066.
Bigger C B, Guerra B, Brasky K M, et al. 2004. Intrahepatic gene expression during chronic hepatitis C virus infection in chimpanzees[J]. J Virol, 78(24): 13779-13792.
Biron C A. 1999. Initial and innate responses to viral infections—pattern setting in immunity or disease[J]. Curr Opin Microbiol, 2(4): 374-381.
Bissig K D, Le T T, Woods N B, et al. 2007. Repopulation of adult and neonatal mice with human hepatocytes: a chimeric animal model[J]. Proc Natl Acad Sci USA, 104(51): 20507-20511.
Blanc M, Hsieh W Y, Robertson K A, et al. 2011. Host defense against viral infection involves interferon mediated down-regulation of sterol biosynthesis[J]. PLoS Biol, 9(3): e1000598.
Blanc M, Hsieh W Y, Robertson K A, et al. 2013. The transcription factor STAT-1 couples macrophage synthesis of 25-hydroxycholesterol to the interferon antiviral response[J]. Immunity, 38(1): 106-118.
Blanco-Melo D, Venkatesh S, Bieniasz P D. 2012. Intrinsic cellular defenses against human immunodeficiency viruses[J]. Immunity, 37(3): 399-411.
Bogunovic D, Boisson-Dupuis S, Casanova J L. 2013. ISG15: leading a double life as a secreted molecule[J]. Exp Mol Med, 45: e18.
Bogunovic D, Byun M, Durfee L A, et al. 2012. Mycobacterial disease and impaired IFN-γ immunity in humans with inherited ISG15 deficiency[J]. Science, 337(6102): 1684-1688.
Boivin N, Sergerie Y, Rivest S, et al. 2008. Effect of pretreatment with toll-like receptor agonists in a mouse model of herpes simplex virus type 1 encephalitis[J]. J Infect Dis, 198(5): 664-672.
Bolen C R, Ding S, Robek M D, et al. 2014. Dynamic expression profiling of type I and type III interferon-stimulated hepatocytes reveals a stable hierarchy of gene expression[J]. Hepatology, 59(4): 1262-1272.
Bong A B, Bonnekoh B, Franke I, et al. 2002. 1996. Imiquimod, a topical immune response modifier, in the treatment of cutaneous metastases of malignant melanoma[J]. Dermatology, 205(2): 135-138.
Borden E C, Williams B R. 2011. Interferon-stimulated genes and their protein products what and how[J]. J Interferon Cytokine Res, 31(1): 1-4.
Bordier B B, Marion P L, Ohashi K, et al. 2002. A prenylation inhibitor prevents production of infectious hepatitis delta virus particles[J]. J Virol, 76(20): 10465-10472.
Bordier B B, Ohkanda J, Liu P, et al. 2003. *In vivo* antiviral efficacy of prenylation inhibitors against hepatitis delta virus[J]. J Clin

Invest, 112(3): 407-414.
Bourquin C, Schmidt L, Lanz A L, et al. 2009. Immunostimulatory RNA oligonucleotides induce an effective antitumoral NK cell response through the TLR7[J]. J Immunol, 183(3): 6078-6086.
Bowie A G, Unterholzner L. 2008. Viral evasion and subversion of pattern-recognition receptor signalling[J]. Nat Rev Immunol, 8(12): 911-922.
Brass A L, Huang I C, Benita Y, et al. 2009. The IFITM proteins mediate cellular resistance to influenza A H1N1 virus, West Nile virus, and dengue virus[J]. Cell, 139(7): 1243-1254.
Brichacek B, Vanpouille C, Kiselyeva Y, et al. 2010. Contrasting roles for TLR ligands in HIV-1 pathogenesis[J]. PLoS One, 5(9): e12831.
Brodsky L I, Wahed A S, Li J, et al. 2007. A novel unsupervised method to identify genes important in the anti-viral response application to interferon/ribavirin in hepatitis C patients[J]. PLoS One, 2(7): e584.
Broering R, Wu J, Meng Z, et al. 2008. Toll-like receptor-stimulated nonparenchymal liver cells can regulate hepatitis C virus replication[J]. J Hepatol, 48(6): 914-922.
Bruno S, Machí A M, Semino C, et al. 2006. Phenotypic, functional and molecular analysis of lymphocytes associated with bladder cancer[J]. Cancer Immunol Immunother, 42(1): 47-54.
Bukh A R, Melchjorsen J, Offersen R, et al. 2011. Endotoxemia is associated with altered innate and adaptive immune responses in untreated HIV-1 infected individuals[J]. PLoS One, 6(6): e21275.
Burdelya L G, Krivokrysenko V I, Tallant T C, et al. 2008. An agonist of toll-like receptor 5 has radioprotective activity in mouse and primate models[J]. Science, 320(5873): 226-230.
Cai X, Chiu Y H, Chen Z J. 2014. The cGAS-cGAMP-STING pathway of cytosolic DNA sensing and signaling[J]. Mol Cell, 54(2): 289-296.
Campanella G S, Tager A M, El Khoury J K, et al. 2008. Chemokine receptor CXCR3 and its ligands CXCL9 and CXCL10 are required for the development of murine cerebral malaria[J]. Proc Natl Acad Sci USA, 105(12): 4814-4819.
Cao L, Tanga F Y, Deleo J A. 2009. The contributing role of CD14 in toll-like receptor 4 dependent neuropathic pain[J]. Neuroscience, 158(2): 896-903.
Caron G, Duluc D, Fremaux I, et al. 2005. Direct stimulation of human T cells via TLR5 and TLR7/8: flagellin and R-848 up-regulate proliferation and IFN-gamma production by memory $CD4^+$ T cells[J]. J Immunol, 175(3): 1551-1557.
Casanova J L, Holland S M, Notarangelo L D. 2012. Inborn errors of human JAKs and STATs[J]. Immunity, 36(4): 515-528.
Castro F A, Forsti A, Buch S, et al. 2011. TLR-3 polymorphism is an independent prognostic marker for stage II colorectal cancer[J]. Eur J Cancer, 47(8): 1203-1210.
Chakrabarti A, Jha B K, Silverman R H. 2011. New insights into the role of RNase L in innate immunity[J]. J Interferon Cytokine Res, 31(1): 49-57.
Chakravarthy K V, Bonoiu A C, Davis W G, et al. 2010. Gold nanorod delivery of an ssRNA immune activator inhibits pandemic H1N1 influenza viral replication[J]. Proc Natl Acad Sci USA, 107(22): 10172-10177.
Chan Y K, Huang I C, Farzan M. 2012. IFITM proteins restrict antibody-dependent enhancement of dengue virus infection[J]. PLoS One, 7(3): e34508.
Chang W W, Su I J, Lai M D, et al. 2005b. Toll-like receptor 4 plays an anti-HBV role in a murine model of acute hepatitis B virus expression[J]. World J Gastroenterol, 11(42): 6631-6637.
Chang Y C, Madkan V, Cook-Norris R, et al. 2005a. Current and potential uses of imiquimod[J]. South Med J, 98(9): 914-920.
Chen S, Xu Y, Zhang K, et al. 2012. Structure of N-terminal domain of ZAP indicates how a zinc-finger protein recognizes complex RNA[J]. Nat Struct Mol Biol, 19(4): 430-435.
Cheon H, Stark G R. 2009. Unphosphorylated STAT1 prolongs the expression of interferon-induced immune regulatory genes[J]. Proc Natl Acad Sci USA, 106(23): 9373-9378.
Cheon H, Yang J, Stark G R. 2011. The functions of signal transducers and activators of transcriptions 1 and 3 as cytokine-inducible proteins[J]. J Interferon Cytokine Res, 31(1): 33-40.
Chin K C, Cresswell P. 2001. Viperin(cig5), an IFN-inducible antiviral protein directly induced by human cytomegalovirus[J]. Proc Natl Acad Sci USA, 98(26): 15125-15130.
Chiu Y H, Macmillan J B, Chen Z J. 2009. RNA polymerase III detects cytosolic DNA and induces type I interferons through the RIG-I pathway[J]. Cell, 138(3): 576-591.
Cho H J, Takabayashi K, Cheng P M, et al. 2000. Immunostimulatory DNA-based vaccines induce cytotoxic lymphocyte activity by a T-helper cell-independent mechanism[J]. Nat Biotechnol, 18(5): 509-514.
Cho H, Proll S C, Szretter K J, et al. 2013. Differential innate immune response programs in neuronal subtypes determine susceptibility to infection in the brain by positive-stranded RNA viruses[J]. Nat Med, 19(4): 458-464.
Cho J Y, Miller M, Baek K J, et al. 2001. Immunostimulatory DNA sequences inhibit respiratory syncytial viral load, airway inflammation, and mucus secretion[J]. J Allergy Clin Immunol, 108(5): 697-702.

Christ W J, Asano O, Robidoux A L, et al. 1995. E5531, a pure endotoxin antagonist of high potency[J]. Science, 268(5207): 80-83.
Chu Y, Yang X. 2011. SUMO E3 ligase activity of TRIM proteins[J]. Oncogene, 30(9): 1108-1116.
Clark R A, Huang S J, Murphy G F, et al. 2008. Human squamous cell carcinomas evade the immune response by down-regulation of vascular E-selectin and recruitment of regulatory T cells[J]. J Exp Med, 205(10): 2221-2234.
Classen A, Lloberas J, Celada A. 2009. Macrophage activation: classical versus alternative[J]. Methods Mol Biol, 531: 29-43.
Clement C G, Evans S E, Evans C M, et al. 2008. Stimulation of lung innate immunity protects against lethal pneumococcal pneumonia in mice[J]. Am J Respir Crit Care Med, 177(12): 1322-1330.
Cluff C W, Baldridge J R, Stöver A G, et al. 2005. Synthetic toll-like receptor 4 agonists stimulate innate resistance to infectious challenge[J]. Infect Immun, 73(5): 3044-3052.
Cole L E, Cole B J, Mann K A, et al. 2011. Role of TLR signaling in *Francisella tularensis*-LPS-induced, antibody-mediated protection against *Francisella tularensis* challenge[J]. J Leukoc Biol, 90(4): 787-797.
Colonna M, Trinchieri G, Liu Y J. 2004. Plasmacytoid dendritic cells in immunity[J]. Nat Immunol, 5(12): 1219-1226.
Cooper C L, Davi, H L, Angel J B, et al. 2005. CpG 7909 adjuvant improves hepatitis B virus vaccine seroprotection in antiretroviral-treated HIV-infected adults[J]. AIDS, 19(14): 1473-1479.
Cooper C, Mackie D. Hepatitis B. 2011. surface antigen-1018 ISS adjuvant-containing vaccine: a review of HEPLISAV safety and efficacy[J]. Expert Rev Vaccines, 10(4): 417-427.
Cornet S, Menez-Jamet, J, Lemonnier, F, et al. 2006. CpG oligodeoxynucleotides activate dendritic cells *in vivo* and induce a functional and protective vaccine immunity against a TERT derived modified cryptic MHC class I-restricted epitope[J]. Vaccine, 24(11): 1880-1888.
Coulombe F, Fiola S, Akira S, et al. 2012. Muramyl dipeptide induces NOD2-dependent Ly6C(high)monocyte recruitment to the lungs and protects against influenza virus infection[J]. PLoS One, 7(5): e36734.
Coussens L M, Werb Z. 2002. Inflammation and cancer[J]. Nature, 420(6917): 860-867.
Crotta S, Davidson S, Mahlakoiv T, et al. 2013. Type I and type III interferons drive redundant amplification loops to induce a transcriptional signature in influenza-infected airway epithelia[J]. PLoS Pathog, 9(11): e1003773.
Crow Y J, Hayward B E, Parmar R, et al. 2006. Mutations in the gene encoding the 3′—5′ DNA exonuclease TREX1 cause Aicardi-Goutieres syndrome at the AGS1 locus[J]. Nat Genet, 38(8): 917-920.
Cui S, Eisenächer K, Kirchhofer A, et al. 2008. The C-terminal regulatory domain is the RNA 5′-triphosphate sensor of RIG-I[J]. Mol Cell, 29(2): 169-179.
Daffis S, Szretter K J, Schriewer J, et al. 2010. 2′-O methylation of the viral mRNA cap evades host restriction by IFIT family members[J]. Nature, 468(7322): 452-456.
Dandri M, Burda M R, Torok E, et al. 2001. Repopulation of mouse liver with human hepatocytes and *in vivo* infection with hepatitis B virus[J]. Hepatology, 33(4): 981-988.
Datta S K, Redecke V, Prilliman K R, et al. 2003. A subset of Toll-like receptor ligands induces cross-presentation by bone marrow-derived dendritic cells[J]. J Immunol, 170(8): 4102-4110.
Davis A J, Chen B P, Chen D J. 2014. DNA-PK: a dynamic enzyme in a versatile DSB repair pathway[J]. DNA Repair(Amst), 17: 21-29.
de Jong M A, de Witte L, Oudhoff M J, et al. 2008. TNF-alpha and TLR agonists increase susceptibility to HIV-1 transmission by human Langerhans cells *ex vivo*[J]. J Clin Invest, 118(10): 3440-3452.
de Veer M J, Holko M, Frevel M, et al. 2001. Functional classification of interferon-stimulated genes identified using microarrays[J]. J Leukoc Biol, 69(6): 912-920.
de Weerd N A, Samarajiwa S A, Hertzog P J. 2007. Type I interferon receptors: biochemistry and biological functions[J]. J Biol Chem, 282(28): 20053-20057.
Decker T, Kovarik P, Meinke A. 1997. GAS elements: a few nucleotides with a major impact on cytokine induced gene expression[J]. J Interferon Cytokine Res, 17(3): 121-134.
Defilippis V R, Robinson B, Keck T M, et al. 2006. Interferon regulatory factor 3 is necessary for induction of antiviral genes during human cytomegalovirus infection[J]. J Virol, 80(2): 1032-1037.
Delaloye J, Roger T, Steiner-Tardivel Q G, et al. 2009. Innate immune sensing of modified vaccinia virus Ankara(MVA)is mediated by TLR2-TLR6, MDA-5 and the NALP3 inflammasome[J]. PLoS Pathog, 5(6): e1000480.
Deng J C, Moore T A, Newstead M W, et al. 2004. CpG oligodeoxynucleotides stimulatory protective innate immunity against pulmonary Klebsiella infection[J]. J Immunol, 173(8): 5148-5155.
Deng L, Liang H, Xu M, et al. 2014. STING-dependent cytosolic DNA sensing promotes radiation-induced type I interferon-dependent antitumor immunity in immunogenic tumors[J]. Immunity, 41(5): 843-852.
Der S D, Zhou A, Williams B R, et al. 1998. Identification of genes differentially regulated by interferon alpha, beta, or gamma using oligonucleotide arrays[J]. Proc Natl Acad Sci USA, 95(26): 15623-15628.

Desai T M, Marin M, Chin C R, et al. 2014. IFITM3 restricts influenza A virus entry by blocking the formation of fusion pores following virus-endosome hemifusion[J]. PLoS Pathog, 10(4): e1004048.

di Pietro A, Kajaste-Rudnitski A, Oteiza A, et al. 2013. TRIM22 inhibits influenza A virus infection by targeting the viral nucleoprotein for degradation[J]. J Virol, 87(8): 4523-4533.

di Virgilio F. 2013. The therapeutic potential of modifying inflammasomes and NOD-like receptors[J]. Pharmacol Rev, 65(3): 872-905.

Diamond M S, Farzan M. 2013. The broad-spectrum antiviral functions of IFIT and IFITM proteins[J]. Nat Rev Immunol, 13(1): 46-57.

Dinarello C A. 2010. Anti-inflammatory agents: present and future[J]. Cell, 140: 935-950.

Ditsworth D, Zong W X. 2004. NF-kappaB: key mediator of inflammation-associated cancer[J]. Cancer Biol Ther, 3(12): 1214-1216.

Dockrell D H, Kingh G R. 2001. Imiquimod and resiquimod as novel immunomodulators[J]. J Antimicrob Chemother, 48(6): 751-755.

Doitsh G, Cavrois M, Lassen K G, et al. 2010. Abortive HIV infection mediates CD4 T cell depletion and inflammation in human lymphoid tissue[J]. Cell, 143(5): 789-801.

Du X, Dong L, Lan Y, et al. 2012. Mapping of H3N2 influenza antigenic evolution in China reveals a strategy for vaccine strain recommendation[J]. Nat Commun, 3: 709.

Dudek A Z, Yunis C, Harrison L I, et al. 2007. First in human phase I trial of 852A, a novel systemic toll-like receptor 7 agonist, to activate innate immune responses in patients with advanced cancer[J]. Clin Cancer Res, 13(23): 7119-7125.

Duggan J M, You D, Cleaver J O, et al. 2011. Synergistic interactions of TLR2/6 and TLR9 induce a high level of resistance to lung infection in mice[J]. J Immunol, 186(10): 5916-5926.

Dumitru C D, Antonysamy M A, Tomai M A, et al. 2010. Potentiation of the anti-tumor effects of imidazoquinoline immune response modifiers by cyclophosphamide[J]. Cancer Biol Ther, 10(2): 155-165.

Durbin J E, Fernandez-Sesma A, Lee C K, et al. 2000. Type I IFN modulates innate and specific antiviral immunity[J]. J Immunol, 164(8): 4220-4228.

Durfee L A, Lyon N, Seo K, et al. 2010. The ISG15 conjugation system broadly targets newly synthesized proteins: implications for the antiviral function of ISG15[J]. Mol Cell, 38(5): 722-732.

Edfeldt K, Swedenborg J, Hansson G K, et al. 2002. Expression of toll-like receptors in human atherosclerotic lesions: a possible pathway for plaque activation[J]. Circulation, 105(10): 1158-1161.

Einav S, Glenn J S. 2003. Prenylation inhibitors: a novel class of antiviral agents[J]. J Antimicrob Chemother, 52(6): 883-886.

Eisenächer K, Steinberg C, Reindl W, et al. 2007. The role of viral nucleic acid recognition in dendritic cells for innate and adaptive antiviral immunity[J]. Immunobiology, 212(9-10): 701-714.

Eldin P, Papon L, Oteiza A, et al. 2009. TRIM22 E3 ubiquitin ligase activity is required to mediate antiviral activity against encephalomyocarditis virus[J]. J Gen Virol, 90(3): 536-545.

Elkins K L, Rhinehart-Jones T R, Stibitz S, et al. 1999. Bacterial DNA containing CpG motifs stimulates lymphocyte-dependent protection of mice against lethal infection with intracellular bacteria[J]. J Immunol, 162(4): 2291-2298.

Emsley H C, Smith C J, Georgiou R F, et al. 2005. A randomised phase II study of interleukin-1 receptor antagonist in acute stroke patients[J]. J Neurol Neurosurg Psychiatry, 76: 1366-1372.

Enioutina E Y, Bareyan D, Daynes R A. 2008. TLR ligands that stimulate the metabolism of vitamin D3 in activated murine dendritic cells can function as effective mucosal adjuvants to subcutaneously administered vaccines[J]. Vaccine, 26(5): 601-613.

Equils O, Salehi K K, Cornataeanu R, et al. 2006. Repeated lipopolysaccharide(LPS)exposure inhibits HIV replication in primary human macrophages[J]. Microbes Infect, 8(9-10): 2469-2476.

Equils O, Schito M L, Karahashi H, et al. 2003. Toll-like receptor 2(TLR2)and TLR9 signaling results in HIV-long terminal repeat trans-activation and HIV replication in HIV-1 transgenic mouse spleen cells: Implications of simultaneous activation of TLRs on HIV replication[J]. J Immunol, 170(10): 5159-5164.

Espenshade P J, Hughes A L. 2007. Regulation of sterol synthesis in eukaryotes[J]. Annu Rev Genet, 41(1): 401-427.

Evans J T, Cluff C W, Johnson D A, et al. 2003. Enhancement of antigen-specific immunity via the TLR4 ligands MPL adjuvant and Ribi.529[J]. Expert Rev Vaccines, 2(2): 219-229.

Evans S E, Scott B L, Clement C G, et al. 2010. Stimulated innate resistance of lung epithelium protects mice broadly against bacteria and fungi[J]. Am J Respir Cell Mol Biol, 42(1): 40-50.

Everitt A R, Clare S, Pertel T, et al. 2012. IFITM3 restricts the morbidity and mortality associated with influenza[J]. Nature, 484(7395): 519-523.

Fagerlund R, Mélen K, Kinnunen L, et al. 2002. Arginine/lysine-rich nuclear localization signals mediate interactions between dimeric STATs and importin α5[J]. J Biol Chem, 277(33): 30072-30078.

Feeley E M, Sims J S, John S P, et al. 2011. IFITM3 inhibits influenza A virus infection by preventing cytosolic entry[J]. PLoS Pathog, 7(10): e1002337.

Feng Q, Sekula D, Guo Y, et al. 2008. UBE1L causes lung cancer growth suppression by targeting cyclin D1[J]. Mol Cancer Ther, 7(12): 3780-3788.

Fenner J E, Starr R, Cornish A L, et al. 2006. Suppressor of cytokine signaling 1 regulates the immune response to infection by a unique inhibition of type I interferon activity[J]. Nat Immunol, 7(1): 33-39.

Fensterl V, Sen G C. 2011. The ISG56/IFIT1 gene family[J]. J Interferon Cytokine Res, 31(1): 71-78.

Ferguson B, Mansur D, Peters N, et al. 2012. DNA-PK is a DNA sensor for IRF-3-dependent innate immunity[J]. ELife, 1: e00047.

Fernandez S, Jose P, Avdiushko M G, et al. 2004. Inhibition of IL-10 receptor function in alveolar macrophages by toll-like receptor agonists[J]. J Immunol, 172(4): 2613-2620.

Fitzpatrick F A, Wheeler R. 2003. The immunopharmacology of paclitaxel(Taxol), docetaxel(Taxotere), and related agents[J]. Int Immunopharmacol, 3(13-14): 1699-1714.

Fletcher S, Steffy K, Averett D. 2006. Masked oral prodrugs of toll-like receptor 7 agonists: a new approach for the treatment of infectious disease[J]. Curr Opin Investig Drugs, 7(8): 702-708.

Fox B A, Sheppard P O, O'Hara P J. 2009. The role of genomic data in the discovery, annotation and evolutionary interpretation of the interferon-λ family[J]. PLoS One, 4(3): e4933.

Foy E, Li K, Sumpter R Jr, et al. 2005. Control of antiviral defenses through hepatitis C virus disruption of retinoic acid-inducible gene-I signaling[J]. Proc Natl Acad Sci USA, 102(8): 2986-2991.

Fujimoto C, Nakagawa Y, Ohara K, et al. 2004. Polyriboinosinic polyribocytidylic acid [poly(I: C)]/TLR3 signaling allows class I processing of exogenous protein and induction of HIV-specific CD8+ cytotoxic T lymphocytes[J]. Int Immunol, 16(1): 55-63.

Fujimoto M, Naka T. 2010. SOCS1, a negative regulator of cytokine signals and TLR responses, in human liver diseases[J]. Gastroenterol Res Pract, 2010(1): 70-80.

Fukata M, Shang L, Santaolalla R, et al. 2010. Constitutive activation of epithelial TLR4 augments inflammatory responses to mucosal injury and drives colitis-associated tumorigenesis[J]. Inflamm Bowel Dis, 17(7): 1464-1473.

Funderburg N, Luciano A A, Jiang W, et al. 2008. Toll-like receptor ligands induce human T cell activation and death, a model for HIV pathogenesis[J]. PLoS One, 3(4): e1915.

Funke B, Lasitschka F, Roth W, et al. 2011. Selective downregulation of retinoic acid-inducible gene I within the intestinal epithelial compartment in crohn's disease[J]. Inflamm Bowel Dis, 17(9): 1943-1954.

Gabay C, Lamacchia C, Palmer G. 2010. IL-1 pathways in inflammation and human diseases[J]. Nat Rev Rheumatol, 6: 232-241.

Gack M U, Albrecht R A, Urano T, et al. 2009. Influenza A virus NS1 targets the ubiquitin ligase TRIM25 to evade recognition by the host viral RNA sensor RIG-I[J]. Cell Host Microbe, 5(5): 439-449.

Gale M Jr, Blakely C M, Kwieciszewski B, et al. 1998. Control of PKR protein kinase by hepatitis C virus nonstructural 5A protein: molecular mechanisms of kinase regulation[J]. Mol Cell Biol, 18(9): 5208-5218.

Gall A, Treuting P, Elkon K B, et al. 2012. Autoimmunity initiates in nonhematopoietic cells and progresses via lymphocytes in an interferon-dependent autoimmune disease[J]. Immunity, 36(1): 120-131.

Gallichan W S, Woolstencroft R N, Guarasci T, et al. 2001. Intranasal immunization with CpG oligodeoxynucleotides as an adjuvant dramatically increases IgA and protection against herpes simplex virus-2 in the genital tract[J]. J Immunol, 166(5): 3451-3457.

Gao B, Duan Z, Xu W, et al. 2009. Tripartite motif-containing 22 inhibits the activity of hepatitis B virus core promoter, which is dependent on nuclear-located RING domain[J]. Hepatology, 50(2): 424-433.

Gao D, Wu J, Wu Y T, et al. 2013b. Cyclic GMP-AMP synthase is an innate immune sensor of HIV and other retroviruses[J]. Science, 341(6148): 903-906.

Gao P, Ascano M, Wu Y, et al. 2013a. Cyclic [G(2, 5)pA(3, 5)p] is the metazoan second messenger produced by DNA-activated cyclic GMP-AMP synthase[J]. Cell, 153(5): 1094-1107.

Gao P, Ascano M, Zillinger T, et al. 2013c. Structure-function analysis of STING activation by c[G(2, 5)pA(3, 5)p] and targeting by antiviral DMXAA[J]. Cell, 154(4): 748-762.

Gao S, von der Malsburg A, Paeschke S, et al. 2010. Structural basis of oligomerization in the stalk region of dynamin-like MxA[J]. Nature, 465(7297): 502-506.

García-Sastre A, Durbin R K, Zheng H, et al. 1998. The role of interferon in influenza virus tissue tropism[J]. J Virol, 72(11): 8550-8558.

Gauzzi M C, Barbieri G, Richter M F, et al. 1997. The amino-terminal region of Tyk2 sustains the level of interferon α receptor 1, a component of the interferon α/β receptor[J]. Proc Natl Acad Sci USA, 94(22): 11839-11844.

Ge D, Fellay J, Thompson A J, et al. 2009. Genetic variation in IL28B predicts hepatitis C treatment-induced viral clearance[J]. Nature, 461(7262): 399-401.

Geisse J, Caro I, Lindholm J, et al. 2004. Imiquimod 5% cream for the treatment of superficial basal cell carcinoma: results from

two phase III, randomized, vehicle-controlled studies[J]. J Am Acad Dermatol, 50(5): 722-733.
Geoffroy M C, Chelbi-Alix M K. 2011. Role of promyelocytic leukemia protein in host antiviral defense[J]. J Interferon Cytokine Res, 31(1): 145-158.
Gibbert K, Dietze K K, Zelinskyy G, et al. 2010. Polyinosinic-polycytidylic acid treatment of Friend retrovirus-infected mice improves functional properties of virus-specific T cells and prevents virus-induced disease[J]. J Immunol, 185(10): 6179-6189.
Gill N, Deacon P M, Lichty B, et al. 2006. Induction of innate immunity against herpes simplex virus type 2 infection via local delivery of Toll-like receptor ligands correlates with beta interferon production[J]. J Virol, 80(20): 9943-9950.
Gilliet M, Cao W, Liu Y J. 2008. Plasmacytoid dendritic cells: sensing nucleic acids in viral infection and autoimmune diseases[J]. Nat Rev Immunol, 8(8): 594-606.
Gilliet M, Conrad C, Geiges M. 2004. Psoriasis triggered by toll-like receptor 7 agonist Imiquimod in the presence of dermal plasmacytoid dendritic cell precursors[J]. Arch Dermatol, 140(12): 1490-1495.
Gil-Torregrosa B C, Lennon-Duménil A M, Kessler B, et al. 2004. Control of cross-presentation during dendritic cell maturation[J]. Eur J Immunol, 34(2): 398-407.
Goff S P. 2004. Retrovirus restriction factors[J]. Mol Cell, 16(6): 849-859.
Golenbock D T, Hampton R Y, Qureshi N, et al. 1991. Lipid A-like molecules that antagonize the effects of endotoxins on human monocytes[J]. J Biol Chem, 266(29): 19490-9498.
Gorden K B, Gorski K S, Gibson S J, et al. 2005. Synthetic TLR agonists reveal functional differences between human TLR7 and TLR8[J]. J Immunol, 174(3): 1259-1268.
Goubau D, Deddouche S. Sousa C R. 2013. Cytosolic sensing of viruses[J]. Immunity, 38(5): 855-869.
Goujon C, Moncorgé O, Bauby H, et al. 2013. HumanMX2 is an interferon-induced post-entry inhibitor of HIV-1 infection[J]. Nature, 502(7472): 559-562.
Gower T L, Graham B S. 2001. Antiviral activity of lovastatin against respiratory syncytial virus *in vivo* and *in vitro*[J]. Antimicrob Agents Chemother, 45(4): 1231-1237.
Gradisar H, Keber M, Pristovsek P, et al. 2007. MD-2 as the target of curcumin in the inhibition of response to LPS[J]. J Leukoc Biol, 82(4): 968-974.
Grégoria C, Chasson L, Luci C, et al. 2007. The trafficking of natural killer cells[J]. Immunol Rev, 220: 169-182.
Guerra S, Cáceres A, Knobeloch K P, et al. 2008. Vaccinia virus E3 protein prevents the antiviral action of ISG15[J]. PLoS Pathog, 4(7): e1000096.
Guiducci C, Gong M, Xu Z, et al. 2010. TLR recognition of self nucleic acids hampers glucocorticoid activity in lupus[J]. Nature, 465(7300): 937-941.
Guo H, Jiang D, Ma D, et al. 2009. Activation of pattern recognition receptor-mediated innate immunity inhibits the replication of hepatitis B virus in human hepatocyte-derived cells[J]. J Virol, 83(2): 847-858.
Gupta A K, Cherman A M, Tyring S K. 2004. Viral and nonviral uses of imiquimod: a review[J]. J Cutan Med Surg, 8(5): 338-352.
Gupta K, Cooper C. 2008. A review of the role of CpG oligodeoxynucleotides as toll-like receptor 9 agonists in prophylactic and therapeutic vaccine development in infectious diseases[J]. Drugs R & D, 9(3): 137-145.
Haan C, Kreis S, Margue C, et al. 2006. Jaks and cytokine receptors—an intimate relationship[J]. Biochem Pharmacol, 72(11): 1538-1546.
Haidinger M, Poglitsch M, Geyeregger R, et al. 2010. A versatile role of mammalian target of rapamycin in human dendritic cell function and differentiation[J]. J Immunol, 185(7): 3919-3931.
Haller O, Kochs G. 2011. HumanMxA protein: an interferon-induced dynamin-like GTPase with broad antiviral activity[J]. J Interferon Cytokine Res, 31(1): 79-87.
Halperin S A, Dobson S, McNeil S, et al. 2006. Comparison of the safety and immunogenicity of hepatitis B virus surface antigen co-administered with an immunostimulatory phosphorothioate oligonucleotide and a licensed hepatitis B vaccine in healthy young adults[J]. Vaccine, 24(1): 20-26.
Halperin S A, Hancock R E. 2009. A novel vaccine adjuvant comprised of a synthetic innate defence regulatory peptide and CpG oligodeoxynucleotides links innate and adaptive immunity[J]. Vaccine, 27(34): 4662-4664.
Hamm S, Heit A, Koffler M. 2007. Immunostimulatory RNA is a potent inducer of antigen-specific cytotoxic and humoral immune response *in vivo*[J]. Int Immunol, 19(3): 297-304.
Hammerbeck D M, Burleson G R, Schuller C J, et al. 2007. Administration of a dual toll-like receptor 7 and toll-like receptor 8 agonist protects against influenza in rats[J]. Antiviral Res, 73(1): 1-11.
Hansen K, Prabakaran T, Laustsen A, et al. 2014. Listeria monocytogenes induces IFNβ expression through an IFI16-, cGAS- and STING-dependent pathway[J]. EMBO J, 33(15): 1654-1666.
Harandi A M, Eriksson K, Holmgren J. 2003. A protective role of locally administered immunostimulatory CpG oligodeoxynucleotide in a mouse model of genital herpes infection[J]. J Virol, 77(2): 953-962.
Harandi A M. 2004. The potential of immunostimulatory CpG DNA for inducing immunity against genital herpes: opportunities

and challenges[J]. J Clin Virol, 30(3): 207-210.
Hart O M, Athie-Morales V, O'connor G M, et al. 2005. TLR7/8-mediated activation of human NK cells results in accessory cell-dependent IFN-gamma production[J]. J Immunol, 175(3): 1636-1642.
Hartlova A, Erttmann S F, Raffi F A, et al. 2015. DNA damage primes the type I interferon system via the cytosolic DNA sensor STING to promote anti-microbial innate immunity[J]. Immunity, 42(2): 332-343.
Hattlmann C J, Kelly J N, Barr S D. 2012. TRIM22: a diverse and dynamic antiviral protein[J]. Mol Biol Int, 2012: 153415.
Hayashi F, Means T K, Luster A D. 2003. Toll-like receptors stimulate human neutrophil function[J]. Blood, 102(7): 2660-2269.
Hayashi T, Nishitsuji H, Takamori A, et al. 2010. DNA-dependent activator of IFN-regulatory factors enhances the transcription of HIV-1 through NF-kappa B[J]. Microbes Infect, 12(12-13): 937-947.
He W, Liu Q, Wang L, et al. 2007. TLR4 signaling promotes immune escape of human lung cancer cells by inducing immunosuppressive cytokines and apoptosis resistance[J]. Mol Immunol, 44(11): 2850-2859.
Heaton N S, Randall G. 2011. Multifaceted roles for lipids in viral infection[J]. Trends Microbiol, 19(7): 368-375.
Heikenwalder M, Polymenidou M, Junt T, et al. 2004. Lymphoid follicle destruction and immunosuppression after repeated CpG oligodeoxynucleotide administration[J]. Nat Med, 10(2): 187-192.
Helbig K J, Carr J M, Calvert J K, et al. 2013. Viperin is induced following dengue virus type-2(DENV-2)infection and has anti-viral actions requiring the C-terminal end of viperin[J]. PLoS Negl Trop Dis, 7(4): e2178.
Helbig K J, Eyre N S, Yip E, et al. 2011. The antiviral protein viperin inhibits hepatitis C virus replication via interaction with nonstructural protein 5A[J]. Hepatology, 54(5): 1506-1517.
Helbig K J, Lau D T, Semendric L, et al. 2005. Analysis of ISG expression in chronic hepatitis C identifies viperin as a potential antiviral effector[J]. Hepatology, 42(3): 702-710.
Hemmi H, Kaisho T, Takeuchi O, et al. 2002. Small anti-viral compounds activate immune cells via the TLR7 MyD88-dependent signaling pathway[J]. Nat Immunol, 3(2): 196-200.
Herbst M M, Pyles R B. 2003. Immunostimulatory CpG treatment for genital HSV-2 infections[J]. J Antimicrob Chemother, 52(6): 887-889.
Herbst-Kralovetz M M, Pyles R B. 2006. Quantification of poly(I: C)-mediated protection against genital herpes simplex virus type 2 infection[J]. J Virol, 80(20): 9988-9997.
Himmel M E, Hardenberg G, Piccirillo C, et al. 2008. The role of T-regulatory cells and Toll-like receptors in the pathogenesis of human inflammatory bowel disease[J]. Immunol, 125(2): 145-153.
Holm C K, Jensen S B, Jakobsen M R, et al. 2012. Virus-cell fusion as a trigger of innate immunity dependent on the adaptor STING[J]. Nat Immunol, 13(8): 737-743.
Holt P G, Strickland D H, Wikström M E, et al. 2008. Regulation of immunological homeostasis in the respiratory tract[J]. Nat Rev Immunol, 8(2): 142-152.
Honda K, Takaoka A, Taniguchi T. 2006. Type I interferon gene induction by the interferon regulatory factor family of transcription factors[J]. Immunity, 25(3): 349-360.
Hong B, Song X T, Rollins L, et al. 2011. Mucosal and systemic anti-HIV immunity controlled by A20 in mouse dendritic cells[J]. J Clin Invest, 121(2): 739-751.
Horan K A, Hansen K, Jakobsen M R, et al. 2013. Proteasomal degradation of herpes simplex virus capsids in macrophage releases DNA to the cytosol for recognition by DNA sensors[J]. J Immunol, 190(5): 2311-2319.
Horby P, Nguyen N Y, Dunstan S J, et al. 2012. The role of host genetics in susceptibility to influenza: a systematic review[J]. PLoS One, 7(3): e33180.
Horner S M, Gale M Jr. 2009. Intracellular innate immune cascades and interferon defenses that control hepatitis C virus[J]. J Interferon Cytokine Res, 29(9): 489-498.
Hornung V, Ablasser A, Charrel-Dennis M, et al. 2009. AIM2 recognizes cytosolic dsDNA and forms a caspase-1-activating inflammasome with ASC[J]. Nature, 458(7237): 514-518.
Hornung V, Ellegast J, Kim S, et al. 2006. 5'-Triphosphate RNA is the ligand for RIG-I[J]. Science, 314(5801): 994-997.
Horsmans Y, Berg T, Desager J P, et al. 2005. Isatoribine, an agonist of TLR7, reduces plasma virus concentration in chronic hepatitis C infection[J]. Hepatology, 42(3): 724-731.
Hou F, Sun L, Zheng H, et al. 2011. MAVS forms functional prion-like aggregates to activate and propagate antiviral innate immune response[J]. Cell, 146(3): 448-461.
Huang B, Zhao J, Li H, et al. 2005. Toll-like receptors on tumor cells facilitate evasion of immune surveillance[J]. Cancer Res, 65(12): 5009-5014.
Huang I C, Bailey C C, Weyer J L, et al. 2011. Distinct patterns of IFITM-mediated restriction of filoviruses, SARS coronavirus, and influenza A virus[J]. PLoS Pathog, 7(1): e1001258.
Huang L, Lemos H P, Li L, et al. 2012. Engineering DNA nanoparticles as immunomodulatory reagents that activate regulatory T cells[J]. J Immunol, 188(10): 4913-4920.

Hui D J, Bhasker C R, Merrick W C, et al. 2003. Viral stress-inducible protein p56 inhibits translation by blocking the interaction of eIF3 with the ternary complex eIF2.GTP.Met-tRNAi[J]. J Biol Chem, 278(41): 39477-39482.

Hutchinson M, Zhang Y, Shridhar M, et al. 2010. Evidence that opioids may have toll-like receptor 4 and MD-2 effects[J]. Brain Behav Immun, 24(1): 83-95.

Ii M, Matsunaga N, Hazeki K, et al. 2006. A novel cyclohexene derivative, ethyl(6R)-6-[N-(2-Chloro-4-fluorophenyl) sulfamoyl] cyclohex-1-ene-1-carboxylate(TAK-242), selectively inhibits toll-like receptor 4-mediated cytokine production through suppression of intracellular signaling[J]. Mol Pharmacol, 69(4): 1288-1295.

Indraccolo S, Pfeffer U, Minuzzo S, et al. 2007. Identification of genes selectively regulated by IFNs in endothelial cells[J]. J Immunol, 178(2): 1122-1135.

Ireton R C, Gale Jr M. 2011. RIG-I like receptors in antiviral immunity and therapeutic applications[J]. Viruses, 3(6): 906-919.

Ishii K J, Kawagoe T, Koyama S, et al. 2008. TANK-binding kinase-1 delineates innate and adaptive immune responses to DNA vaccines[J]. Nature, 451(7179): 725-729.

Ishikawa H, Barber G N. 2008. STING is an endoplasmic reticulum adaptor that facilitates innate immune signalling[J]. Nature, 455(7213): 674-678.

Ishikawa H, Ma Z, Barber G N. 2009. STING regulates intracellular DNA-mediated, type I interferon-dependent innate immunity[J]. Nature, 461(7265): 788-792.

Isogawa M, Robek M D, Furuichi Y, et al. 2005. Toll-like receptor signaling inhibits hepatitis B virus replication *in vivo*[J]. J Virol, 79(11): 7269-7272.

Itsui Y, Sakamoto N, Kurosaki M, et al. 2006. Expressional screening of interferon-stimulated genes for antiviral activity against hepatitis C virus replication[J]. J Viral Hepat, 13(10): 690-700.

Ivashkiv L B, Donlin L T. 2014. Regulation of type I interferon responses[J]. Nat Rev Immunol, 14(1): 36-49.

Iwasaki A. 2012. A virological view of innate immune recognition[J]. Annu Rev Microbiol, 66: 177-196.

Jackson A M, Alexandroff A B, Kelly R W, et al. 1995. Changes in urinary cytokines and soluble intercellular adhesion molecule-1(ICAM-1)in bladder cancer patients after bacillus Calmette-Guerin(BCG)immunotherapy[J]. Clin Exp Immunol, 99(3): 369-375.

Jahrsdorfer B, Muhlenhoff L, Blackwell S E, et al. 2005. B-cell lymphomas differ in their responsiveness to CpG oligodeoxynucleotides[J]. Clin Cancer Res, 11(4): 1490-1499.

Jaitin D A, Roisman L C, Jaks E, et al. 2006. Inquiring into the differential action of interferons(IFNs): an IFN-α2 mutant with enhanced affinity to IFNAR1 is functionally similar to IFN-β[J]. Mol Cell Biol, 26(5): 1888-1897.

Jakobsen M R, Bak R O, Andersen A, et al. 2013. IFI16 senses DNA forms of the lentiviral replication cycle and controls HIV-1 replication[J]. Proc Natl Acad Sci USA, 110(48): E4571-E4580.

Jakobsen M R, Paludan S R. 2014. IFI16: at the interphase between innate DNA sensing and genome regulation[J]. Cytokine Growth Factor Rev, 25(6): 649-655.

Jarnicki A G, Conroy H, Brereton C, et al. 2008. Attenuating regulatory T cell induction by TLR agonists through inhibition of p38 MAPK signaling in dendritic cells enhances their efficacy as vaccine adjuvants and cancer immunotherapeutics[J]. J Immunol, 180(6): 3797-3806.

Jefferson T, Rivetti D, Rivetti A, et al. 2005. Efficacy and effectiveness of influenza vaccines in elderly people: a systematic review[J]. Lancet, 366(9492): 1165-1174.

Jerala R. 2007. Structural biology of the LPS recognition[J]. Int J Med Microbiol, 297(5): 353-363.

Jia B, Serra-Moreno R, Neidermyer W, et al. 2009. Species-specific activity of SIV Nef and HIV-1 Vpu in overcoming restriction by tetherin/BST2[J]. PLoS Pathog, 5(5): e1000429.

Jia R, Pan Q, Ding S, et al. 2012. The N-terminal region of IFITM3 modulates its antiviral activity by regulating IFITM3 cellular localization[J]. J Virol, 86(24): 13697-13707.

Jiang D, Guo H, Xu C, et al. 2008. Identification of three interferon-inducible cellular enzymes that inhibit the replication of hepatitis C virus[J]. J Virol, 82(4): 1665-1678.

Jiang D, Weidner J M, Qing M, et al. 2010. Identification of five interferon-induced cellular proteins that inhibit West Nile virus and dengue virus infections[J]. J Virol, 84(16): 8332-8341.

Jin L, Lenz L L, Cambier J C. 2010. Cellular reactive oxygen species inhibit MPYS induction of IFN beta[J]. PLoS One, 5(12): e15142.

Johansson-Lindbom B, Svensson M, Wurbel M A, et al. 2003. Selective generation of gut tropic T cells in gut-associated lymphoid tissue(GALT): requirement for GALT dendritic cells and adjuvant[J]. J Exp Med, 198(6): 963-969.

John S P, Chin C R, Perreira J M, et al. 2013. The CD225 domain of IFITM3 is required for both IFITM protein association and inhibition of influenza A virus and dengue virus replication[J]. J Virol, 87(14): 7837-7852.

Jones H M, Chan P L, Graaf P H, et al. 2012. Use of modelling and simulation techniques to support decision making on the progression of PF-04878691, a TLR7 agonist being developed for hepatitis C[J]. Br J Clin Pharmacol, 73(1): 77-92.

Jost S, Altfeld M, Chang J J. 2012. Harnessing innate and adaptive immunity for viral vaccine design[J]. Expert Rev Vaccines, 11(7): 775-777.

Jurk M, Vollmer J. 2007. Therapeutic applications of synthetic CpG oligodeoxynucleotides as TLR9 agonists for immune modulation[J]. Bio Drugs, 21(6): 387-401.

Kabat D. 1989. Molecular biology of Friend viral erythroleukemia[J]. Curr Top Microbiol Immunol, 148: 1-42.

Kaletsky R L, Francica J R, Agrawal-Gamse C, et al. 2009. Tetherin-mediated restriction of filovirus budding is antagonized by the Ebola glycoprotein[J]. Proc Natl Acad Sci USA, 106(8): 2886-2891.

Kalie E, Jaitin D A, Podoplelova Y, et al. 2008. The stability of the ternary interferon receptor complex rather than the affinity to the individual subunits dictates differential biological activities[J]. J Biol Chem, 283(47): 32925-32936.

Kane M, Yadav S S, Bitzegeio J, et al. 2013. MX2 is an interferon-induced inhibitor of HIV-1 infection[J]. Nature, 502(7472): 563-566.

Kang H Y, Parkand T J, Jin S H. 2009. Imiquimod, a Toll-like receptor 7 agonist, inhibits melanogenesis and proliferation of human melanocytes[J]. J Invest Dermatol, 129(1): 243-246.

Kanzler H, Barrat F J, Hessel E M, et al. 2007. Therapeutic targeting of innate immunity with Toll-like receptor agonists and antagonists[J]. Nat Med, 13(5): 552-559.

Kapadia S B, Chisari F V. 2005. Hepatitis C virus RNA replication is regulated by host geranylgeranylation and fatty acids[J]. Proc Natl Acad Sci USA, 102(7): 2561-2566.

Karki S, Li M M, Schoggins J W, et al. 2012. Multiple interferon stimulated genes synergize with the zinc finger antiviral protein to mediate anti-alphavirus activity[J]. PLoS One, 7(5): e37398.

Kato H, Sato S, Yoneyama M, et al. 2005. Cell type-specific involvement of RIG-I in antiviral response[J]. Immunity, 23(1): 19-28.

Kato H, Takeuchi O, Mikamo-Satoh E, et al. 2008. Length-dependent recognition of double-stranded ribonucleic acids by retinoic acid-inducible gene-I and melanoma differentiation-associated gene 5[J]. J Exp Med, 205(7): 1601-1610.

Kaufmann A, Muhlradt P F, Gemsa D, et al. 1999. Induction of cytokines and chemokines in human monocytes by mycoplasma fermentans-derived lipoprotein MALP-2[J]. Infect Immun, 67: 6303-6308.

Kawai T, Akira S. 2010. The role of pattern-recognition receptors in innate immunity: update on Toll-like receptors[J]. Nat Immunol, 11(5): 373-384.

Kawai T, Akira S. 2011. Toll-like receptors and their crosstalk with other innate receptors in infection and immunity[J] . Immunity, 34(5): 637-650.

Kawai T, Takahashi K, Sato S, et al. 2005. IPS-1, an adaptor triggering RIG-I and Mda5-mediated type I interferon induction[J]. Nat Immunol, 6(10): 981-988.

Kawamoto T, Ii M, Kitazaki T, et al. 2008. TAK-242 selectively suppresses Toll-like receptor 4-signaling mediated by the intracellular domain[J]. Eur J Pharmacol, 584(1): 40-48.

Kawamura M, McVicar D W, Johnston J A, et al. 1994. Molecular cloning of L-JAK, a Janus family protein-tyrosine kinase expressed in natural killer cells and activated leukocytes[J]. Proc Natl Acad Sci USA, 91(14): 6374-6778.

Kelly M G, Alvero A B, Chen R, et al. 2006. TLR-4 signaling promotes tumor growth and paclitaxel chemoresistance in ovarian cancer[J]. Cancer Res, 66(7): 3859-3868.

Kerkmann M, Rothenfusser S, Hornung V, et al. 2003. Activation with CpG-A and CpG-B oligonucleotides reveals two distinct regulatory pathways of type I IFN synthesis in human plasmacytoid dendritic cells[J]. J Immunol, 170(9): 4465-4474.

Khairuddin N, Gantier M P, Blake S J, et al. 2011. siRNA-induced immunostimulation through TLR7 promotes antitumoral activity against HPV-driven tumors *in vivo*[J]. Immunol Cell Biol, 90(2): 187-196.

Kim H, Park B S, Kim J I, et al. 2007. Crystal structure of the TLR4-MD-2 complex with bound endotoxin antagonist Eritoran[J]. Cell, 130(5): 906-917.

Klarquist J, Hennies C M, Lehn M A, et al. 2014. STING-mediated DNA sensing promotes antitumor and autoimmune responses to dying cells[J]. J Immunol, 193(12): 6124-6134.

Klockow B, Tichelaar W, Madden D R, et al. 2002. The dynamin A ring complex: molecular organization and nucleotide-dependent conformational changes[J]. EMBO J, 21(3): 240-250.

Kobiyama K, Takeshita F, Ishii K J, et al. 2009. A signaling polypeptide derived from an innate immune adaptor molecule can be harnessed as a new class of vaccine adjuvant[J]. J Immunol, 182(3): 1593-1601.

Koerner I, Kochs G, Kalinke U, et al. 2007. Protective role of β interferon in host defense against influenza A virus[J]. J Virol, 81(4): 2025-2030.

Kok K H, Jin D Y. 2013. Balance of power in host-virus arms races[J]. Cell Host Microbe, 14(1): 5-6.

Kotenko S V, Gallagher G, Baurin V V, et al. 2003. IFN-λs mediate antiviral protection through a distinct class II cytokine receptor complex[J]. Nat Immunol, 4(1): 69-77.

Kradin R L, Liu H W, van Rooijen N, et al. 1999. Pulmonary immunity to *Listeria* is enhanced by elimination of alveolar macrophages[J]. Am J Respir Crit Care Med, 159(6): 1967-1974.

Krieg A M, Wu T, Weeratna R, et al. 1998. Sequence motifs in adenoviral DNA block immune activation by stimulatory CpG motifs[J]. Proc Natl Acad USA, 95(21): 12631-12636.

Krieg A M. 2006. Therapeutic potential of Toll-like receptor 9 activation[J]. Nat Rev Drug Discov, 5(6): 471-484.

Krieg A M. 2007. Antiinfective applications of toll-like receptor 9 agonists[J]. Proc Am Thorac Soc, 4(3): 289-294.

Krishnan J, Lee G, Choi S. 2009. Drugs Targeting Toll-like Receptors[J]. Arch Pharm Res, 32(11): 485-1502.

Lai Y, Adhikarakunnathu S, Bhardwaj K, et al. 2011a. LL37 and cationic peptides enhance TLR3 signaling by viral double-stranded RNAs[J]. PLoS One, 6(10): e26632.

Lai Y, Yi G, Chen A, et al. 2011b. Viral double-strand RNA-binding proteins can enhance innate immune signaling by toll-like Receptor 3[J]. PLoS One, 6(10): e25837.

Lan T, Kandimalla E R, Yu D, et al. 2007. Stabilized immune modulatory RNA compounds as agonists of Toll-like receptors 7 and 8[J]. Proc Natl Acad Sci USA, 104(34): 13750-13755.

Lan Y Y, Londoño D, Bouley R, et al. 2014. Dnase2a deficiency uncovers lysosomal clearance of damaged nuclear DNA via autophagy[J]. Cell Rep, 9(1): 180-192.

Lanford R E, Guerra B, Chavez D C, et al. 2011. Therapeutic efficacy of a TLR7 Agonist for HBV chronic infection in chimpanzees[J]. J Hepatol, 54(Suppl 1): S45.

Lanford R E, Guerra B, Lee H, et al. 2006. Genomic response to interferon-alpha in chimpanzees, implications of rapid down regulation for hepatitis C kinetics[J]. Hepatology, 43(5): 961-972.

Larner A C, Jonak G, Cheng Y S, et al. 1984. Transcriptional induction of two genes in human cells by beta interferon[J]. Proc Natl Acad Sci USA, 81(21): 6733-6737.

Larsen C M, Faulenbach M, Vaag A, et al. 2007. Interleukin-1-receptor antagonist in type 2 diabetes mellitus[J]. N Engl J Med, 356: 1517-1526.

Larsen C M, Faulenbach M, Vaag A, et al. 2009. Sustained effects of interleukin-1 receptor antagonist treatment in type 2 diabetes[J]. Diabetes Care, 32: 1663-1668.

Latz E, Franko J, Golenbock D T, et al. 2004. Haemophilus influenzae type b-outer membrane protein complex glycoconjugate vaccine induces cytokine production by engaging human toll-like receptor 2(TLR2)and requires the presence of TLR2 for optimal immunogenicity[J]. J Immunol, 172(4): 2431-2438.

Lau Y F, Tang L H, Ooi E E, et al. 2010. Activation of the innate immune system provides broad-spectrum protection against influenza A viruses with pandemic potential in mice[J]. Virology, 406(1): 80-87.

Le Tortorec A, Neil S J. 2009. Antagonism to and intracellular sequestration of human tetherin by the human immunodeficiency virus type 2 envelope glycoprotein[J]. J Virol, 83(22): 11966-11978.

Leber J H, Crimmins G T, Raghavan S, et al. 2008. Distinct TLR- and NLR-mediated transcriptional responses to an intracellular Pathogen[J]. PLoS Pathog, 4(1): e6.

Ledeboer A, Hutchinson M R, Watkins L R, et al. 2007. Ibudilast(AV-411). A new class therapeutic candidate for neuropathic pain and opioid withdrawal syndromes[J]. Expert Opin Investig Drugs, 16(7): 935-950.

Ledeboer A, Liu T, Shumilla J A, et al. 2006. The glial modulatory drug AV411 attenuates mechanical allodynia in rat models of neuropathic pain[J]. Neuron Glia Biol, 2(4): 279-291.

Lee M N, Roy M, Ong S E, et al. 2013. Identification of regulators of the innate immune response to cytosolic DNA and retroviral infection by an integrative approach[J]. Nat Immunol, 14(2): 179-185.

Lee M S, Kim Y J. 2007. Signaling pathways downstream of pattern-recognition receptors and their cross talk[J]. Annu Rev Biochem, 76: 447-480.

Lee S R, Pharr G T, Boyd B L, et al. 2008. Bovine viral diarrhea viruses modulate toll-like receptors, cytokines and co-stimulatory molecules genes expression in bovine peripheral blood monocytes[J]. Comp Immunol Microbiol Infect Dis, 31(5): 403-418.

Lembo A, Pelletier M, Iyer R, et al. 2008. Administration of a synthetic TLR4 agonist protects mice from pneumonic tularemia[J]. J Immunol, 180(11): 7574-7581.

Lengyel P. 1982. Biochemistry of interferons and their actions[J]. Annu Rev Biochem, 51: 251-282.

Lenschow D J, Lai C, Frias-Staheli N, et al. 2007. IFN-stimulated gene 15 functions as a critical antiviral molecule against influenza, herpes, and Sindbis viruses[J]. Proc Natl Acad Sci USA, 104(4): 1371-1376.

Levine M M, Robins-Browne R. 2009. Vaccines, global health and social equity[J]. Immunol Cell Biol, 87(4): 274-278.

Levy D E, Darnell J E Jr. 2002. Stats: transcriptional control and biological impact[J]. Nat Rev Mol Cell Biol, 3(9): 651-662.

Levy D E, Lew D J, Decker T, et al. 1990. Synergistic interaction between interferon-α and interferon-γ through induced synthesis of one subunit of the transcription factor ISGF3[J]. EMBO J, 9(4): 1105-1111.

Li A V, Moon J J, Abraham W, et al. 2013c. Generation of effector memory T cell-based mucosal and systemic immunity with pulmonary nanoparticle vaccination[J]. Sci Transl Med, 5(204): 204ra130.

Li J, Ding S C, Cho H, et al. 2013d. A short hairpin RNA screen of interferon-stimulated genes identifies a novel negative regulator of the cellular antiviral response[J]. Mbio, 4(3): e00385-13.

Li J, Lin S, Chen Q, et al. 2010. Inhibition of hepatitis B virus replication by MyD88 involves accelerated degradation of pregenomic RNA and nuclear retention of pre-S/S RNAs[J]. J Virol, 84(13): 6387-6399.

Li K, Markosyan R M, Zheng Y M, et al. 2013b. IFITM proteins restrict viral membrane hemifusion[J]. PLoS Pathog, 9(1): e1003124.

Li X D, Wu J, Gao D, et al. 2013a. Pivotal roles of cGAS-cGAMP signaling in antiviral defense and immune adjuvant effects[J]. Science, 341(6152): 1390-1394.

Lindenbach B D, Evans M J, Syder A J, et al. 2005. Complete replication of hepatitis C virus in cell culture[J]. Science, 309(5734): 623-626.

Liu S Y, Aliyari R, Chikere K, et al. 2013b. Interferon-inducible cholesterol-25 -hydroxylase broadly inhibits viral entry by production of 25-hydroxycholesterol[J]. Immunity, 38(1): 92-105.

Liu S Y, Sanchez D J, Aliyari R, et al. 2012. Systematic identification of type I and type II interferon-induced antiviral factors[J]. Proc Natl Acad Sci USA, 109(11): 4239-4244.

Liu S Y, Sanchez D J, Cheng G. 2011. New developments in the induction and antiviral effectors of type I interferon[J]. Curr Opin Immunol, 23(1): 57-64.

Liu S, Cai X, Wu J, et al. 2015. Phosphorylation of innate immune adaptor proteins MAVS, STING, and TRIF induces IRF3 activation[J]. Science, 347(6227): 2630.

Liu S, Chen J, Cai X, et al. 2013a. MAVS recruits multiple ubiquitin E3 ligases to activate antiviral signaling cascades[J]. ELife, 2: e00785.

Liu Y J. 2005. IPC: professional type 1 interferon-producing cells and plasmacytoid dendritic cell precursors[J]. Annu Rev Immunol, 23: 275-306.

Liu Z, Pan Q, Ding S, et al. 2013. The interferon-inducible MxB protein inhibits HIV-1 infection[J]. Cell Host Microbe, 14(4): 398-410.

Lladser A, Mougiakakos D, Tufvesson H, et al. 2011. DAI(DLM-1/ZBP1)as a genetic adjuvant for DNA vaccines that promotes effective antitumor CTL immunity[J]. Mol Ther, 19(3): 594-601.

Lohmann V, Korner F, Koch J, et al. 1999. Replication of subgenomic hepatitis C virus RNAs in a hepatoma cell line[J]. Science, 285(5424): 110-113.

Loo Y M, Gale M Jr. 2011. Immune signaling by RIG-I-like receptors[J]. Immunity, 34(5): 680-692.

Loppnow H, Libby P, Freudenberg M, et al. 1990. Cytokine induction by lipopolysaccharide(LPS)corresponds to lethal toxicity and is inhibited by nontoxic Rhodobacter capsulatus LPS[J]. Infect Immun, 58(11): 3743-3750.

Loré K, Betts M R, Brenchley J M, et al. 2003. Toll-like receptor ligands modulate dendritic cells to augment cytomegalovirus- and HIV-1-specific T cell responses[J]. J Immunol, 171(8): 4320-4328.

Lowe E L, Crother T R, Rabizadeh S, et al. 2010. Toll-like receptor 2 signaling protects mice from tumor development in a mouse model of colitis-induced cancer[J]. PLoS One, 5(9): e13027.

Lu H, Yang Y, Gad E, et al. 2011a. Polysaccharide krestin is a novel TLR2 agonist that mediates inhibition of tumor growth via stimulation of CD8 T cells and NK cells[J]. Clin Cancer Res, 17(1): 67-76.

Lu J, Pan Q, Rong L, et al. 2011b. The IFITM proteins inhibit HIV-1 infection[J]. J Virol, 85(5): 2126-2137.

Lu M, Lohrengel B, Hilken G, et al. 2002. Woodchuck gamma interferon upregulates major histocompatibility complex class I transcription but is unable to deplete woodchuck hepatitis virus replication intermediates and RNAs in persistently infected woodchuck primary hepatocytes[J]. J Virol, 76(1): 58-67.

Lu Y C, Yeh W C, Ohashi P S. 2008. LPS/TLR4 signal transduction pathway[J]. Cytokine, 42(2): 145-151.

Luber C A, Cox J, Lauterbach H, et al. 2010. Quantitative proteomics reveals subset-specific viral recognition in dendritic cells[J]. Immunity, 32(2): 279-289.

Lührmann A, Deiters U, Skokowa J, et al. 2002. *In vivo* effects of a synthetic 2-kilodalton macrophage-activating lipopeptide of *Mycoplasma fermentans* after pulmonary application[J]. Infect Immun, 70(7): 3785-3792.

Luke J M, Simon G G, Soderholm J, et al. 2011. Coexpressed RIG-I agonist enhances humoral immune response to influenza virus DNA vaccine[J]. J Virol, 85(3): 1370-1383.

Lutsiak M E, Semnani R T, de Pascalis R, et al. 2005. Inhibition of CD4(+)25+ T regulatory cell function implicated in enhanced immune response by low-dose cyclophosphamide[J]. Blood, 105(7): 2862-2868.

Lynn M, Rossignol D, Wheeler J, et al. 2003. Blocking of responses to endotoxin by E5564 in healthy volunteers with experimental endotoxemia[J]. J Infect Dis, 187(4): 63-69.

MacDonald E M, Savoy A, Gillgrass A, et al. 2007. Susceptibility of human female primary genital epithelial cells to herpes simplex virus, type-2 and the effect of TLR3 ligand and sex hormones on infection[J]. Biol Reprod, 77(6): 1049-1059.

Maeyama J, Komiya T, Takahashi M, et al. 2009. The muscol adjuvanticity of the oligodeoxynucleotides containing a non-methylated CpG motifs on BCG and diphtheria toxoid[J]. Vaccine, 27(8): 1166-1173.

Mailliard R B, Son Y I, Redlinger R, et al. 2003. Dendritic cells mediate NK cell help for Th1 and CTL responses: Two-signal requirement for the induction of NK cell helper function[J]. J Immunol, 171(5): 2366-2373.

Mancek-Keber M, Jerala R. 2006. Structural similarity between the hydrophobic fluorescent probe and lipid A as a ligand of MD-2[J]. FASEB J, 20(11): 1836-1842.

Mangeat B, Cavagliotti L, Lehmann M, et al. 2012. Influenza virus partially counteracts restriction imposed by tetherin/BST-2[J]. J Biol Chem, 287(26): 22015-22029.

Manzanillo P S, Shiloh M U, Portnoy D A, et al. 2012. Mycobacterium tuberculosis activates the DNA-dependent cytosolic surveillance pathway within macrophages[J]. Cell Host Microbe, 11(5): 469-480.

Marcello T, Grakoui A, Barba-Spaeth G, et al. 2006. Interferons α and λ inhibit hepatitis C virus replication with distinct signal transduction and gene regulation kinetics[J]. Gastroenterology, 131(6): 1887-1898.

Mark K E, Corey L, Meng T C, et al. 2007. Topical resiquimod 0.01% gel decreases herpes simplex virus type 2 genital shedding: a randomized, controlled trial[J]. J Infect Dis, 195(9): 1324-1331.

Martín-Fontecha A, Thomsen L L, Brett S, et al. 2004. Induced recruitment of NK cells to lymph nodes provides IFN-gamma for T(H)1 priming[J]. Nat Immunol, 5(12): 1260-1265.

McBride K M, Banninger G, McDonald C, et al. 2002. Regulated nuclear import of the STAT1 transcription factor by direct binding of importin-α[J]. EMBO J, 21(7): 1754-1763.

McClary H, Koch R, Chisari F V, et al. 2000. Relative sensitivity of hepatitis B virus and other hepatotropic viruses to the antiviral effects of cytokines[J]. J Virol, 74(5): 2255-2264.

McCluskie M J, Cartier J L, Patrick A J, et al. 2006. Treatment of intravaginal HSV-2 infection in mice: A comparison of CpG oligodeoxynucleotides and resiquimod(R-848)[J]. Antiviral Res, 69(2): 77-85.

McElhaney J E, Xie D, Hager W D, et al. 2006. T cell responses are better correlates of vaccine protection in the elderly[J]. J Immunol, 176(10): 6333-6339.

McLaren J E, Ramji D P. 2009. Interferon gamma: a master regulator of atherosclerosis[J]. Cytokine Growth Factor Rev, 20(2): 125-135.

McNab F, Mayer-Barber K, Sher A, et al. 2015. Type I interferons in infectious disease[J]. Nat Rev Immunol, 15(2): 87-103.

Medzhitov R, Preston-Hurlburt P, Janeway C A. 1997. A human homologue of the *Drosophila* Toll protein signals activation of adaptive immunity[J]. Nature, 388(6640): 394-397.

Melen K, Kinnunen L, Julkunen I. 2001. Arginine/lysine-rich structural element is involved in interferon induced nuclear import of STATs[J]. J Biol Chem, 276(19): 16447-16455.

Meng G, Rutz M, Schiemann M, et al. 2004. Antagonistic antibody prevents toll-like receptor 2-driven lethal shock-like syndromes[J]. J Clin Invest, 113(10): 1473-1481.

Menne S, Tennant B C, Liu K H, et al. 2011. Anti-viral efficacy and induction of an antibody response against surface antigen with the tlr7 agonist gs-9620 in the woodchuck model of chronic HBV infection[J]. J Hepatol, 54(Suppl 1): S441.

Mercer D F, Schiller D E, Elliott J F, et al. 2001. Hepatitis C virus replication in mice with chimeric human livers[J]. Nat Med, 7(8): 927-933.

Mertens M, Singh J A. 2009. Anakinra for rheumatoid arthritis: a systematic review[J]. J Rheumatol, 36: 1118-1125.

Metz P, Dazert E, Ruggieri A, et al. 2012. Identification of type I and type II interferon-induced effectors controlling hepatitis C virus replication[J]. Hepatology, 56(6): 2082-2093.

Meuleman P, Libbrecht L, de Vos R, et al. 2005. Morphological and biochemical characterization of a human liver in a uPA-SCID mouse chimera[J]. Hepatology, 41(4): 847-856.

Meylan E, Curran J, Hofmann K, et al. 2005. Cardif is an adaptor protein in the RIG-I antiviral pathway and is targeted by hepatitis C virus[J]. Nature, 437(7062): 1167-1172.

Mifsud J, Tan A C, Jackson D C. 2014. TLR agonists as modulators of the innate immune response and their potential as agents against infectious disease[J]. Front Immunol, 5: 79.

Miller C J, Abel K. 2005. Immune mechanisms associated with protection from vaginal SIV challenge in rhesus monkeys infected with virulence-attenuated SHIV 89.6[J]. J Med Primatol, 34(5-6): 271-281.

Miller R L, Meng T C, Tomai M A. 2008. The antiviral activity of Toll-like receptor 7 and 7/8 agonists[J]. Drug News Perspect, 21(2): 69-87.

Mitroulis I, Skendros P, Ritis K. 2010. Targeting IL-1beta in disease; the expanding role of NLRP3 inflammasome[J]. Eur J Intern Med, 21: 157-163.

Miyazawa M, Nishio J, Chesebro B. 1992. Protection against Friend retrovirus-induced leukemia by recombinant vaccinia viruses expressing the gag gene[J]. J Virol, 66(7): 4497-4507.

Modlin R L. 2012. Innate immunity: ignored for decades, but not forgotten[J]. J Invest Dermatol, 132(3): 882-886.

Monroe K M, Yang Z, Johnson J R, et al. 2014. IFI16 DNA sensor is required for death of lymphoid CD4 T cells abortively infected with HIV[J]. Science, 343(6169): 428-432.

Moradpour D, Penin F, Rice C M. 2007. Replication of hepatitis C virus[J]. Nat Rev Microbiol, 5(6): 453-463.

Moraga I, Harari D, Schreiber G, et al. 2009. Receptor density is key to the alpha2/beta interferon differential activities[J]. Mol Cell Biol, 29(17): 4778-4787.

Mordstein M, Kochs G, Dumoutier L, et al. 2008. Interferon-λ contributes to innate immunity of mice against influenza A virus but not against hepatotropic viruses[J]. PLoS Pathog, 4(9): e1000151.

Mordstein M, Neugebauer E, Ditt V, et al. 2010. λ Interferon renders epithelial cells of the respiratory and gastrointestinal tracts resistant to viral infections[J]. J Virol, 84(11): 5670-5677.

Moreira L O, Zamboni D S. 2012. NOD1 and NOD2 signaling in infection and inflammation[J]. Front Immunol, 3: 328.

Morita M, Stamp G, Robins P, et al. 2004. Gene-targeted mice lacking the Trex1(DNase III)3, 5 DNA exonuclease develop inflammatory myocarditis[J]. Mol Cell Biol, 24(15): 6719-6727.

Moynagh P N. 2005. TLR signalling and activation of IRFs: revisiting old friends from the NF-κB pathway[J]. Trends Immunol, 26(9): 469-476.

Mullarkey M, Rose J R, Bristol J, et al. 2003. Inhibition of endotoxin response by e5564, a novel Toll-like receptor 4-directed endotoxin antagonist[J]. J Pharmacol Exp Ther, 304(3): 1093-1102.

Müller U, Steinhoff U, Reis L F, et al. 1994. Functional role of type I and type II interferons in antiviral defense[J]. Science, 264(5167): 1918-1921.

Munir M. 2010. TRIM proteins: another class of viral victims[J]. Sci Signal, 3(118): jc2.

Munir M, Berg M. 2013. The multiple faces of proteinkinase R in antiviral defense[J]. Virulence, 4(1): 85-89.

Munoz N, van Maele L, Marques J M, et al. 2010. Mucosal administration of flagellin protects mice from *Streptococcus pneumoniae* lung infection[J]. Infect Immun, 78(10): 4226-4233.

Mureith M W, Chang J J, Lifson J D, et al. 2010. Exposure to HIV-1-encoded Toll-like receptor 8 ligands enhances monocyte response to microbial encoded Toll-like receptor 2/4 ligands[J]. AIDS, 24(12): 1841-1848.

Napolitani G, Rinaldi A, Bertoni F, et al. 2005. Selected Toll-like receptor agonist combinations synergistically trigger a T helper type 1-polarizing program in dendritic cells[J]. Nat Immunol, 6(8): 769-776.

Nasr N, Maddocks S, Turville S G, et al. 2012. HIV-1 infection of human macrophages directly induces viperin which inhibits viral production[J]. Blood, 120(4): 778-788.

Nazli A, Yao X D, Smieja M, et al. 2009. Differential induction of innate anti-viral responses by TLR ligands against Herpes simplex virus, type 2, infection in primary genital epithelium of women[J]. Antiviral Res, 81(2): 103-112.

Neil S, Bieniasz P. 2009. Human immunodeficiency virus, restriction factors, and interferon[J]. J Interferon Cytokin Res, 29(9): 569-580.

Nisole S, Stoye J P, Saïb A. 2005. TRIM family proteins: retroviral restriction and antiviral defence[J]. Nat Rev Microbiol, 3(10): 799-808.

Noman A, Koide N, Hassan F, et al. 2009. Thalidomide inhibits lipopolysaccharide-induced tumor necrosis factor-alpha production via down-regulation of MyD88 expression[J]. Innate Immun, 15(1): 33-41.

O'Brien T R, Prokunina-Olsson L, Donnelly R P. 2014. IFN-λ4: the paradoxical new member of the interferon λ family[J]. J Interferon Cytokine Res, 34(11): 829-838.

Oh J Z, Kurche J S, Burchill M A, et al. 2011. TLR7 enables cross-presentation by multiple dendritic cell subsets through a type I IFN-dependent pathway[J]. Blood, 118(11): 3028-3038.

Okamura Y, Watari M, Jerud E S, et al. 2001. The extra domain A of fibronectin activates Toll-like receptor 4[J]. J Biol Chem, 276(13): 10229-10233.

Okano S, Yonemitsu Y, Shirabe K, et al. 2011. Provision of continuous maturation signaling to dendritic cells by RIG-I-stimulating cytosolic RNA synthesis of Sendai virus[J]. J Immunol, 186(3): 1828-1839.

Okumura F, Zou W, Zhang D E. 2007. ISG15 modification of the eIF4E cognate 4EHP enhances cap structure-binding activity of 4EHP[J]. Genes Dev, 21(3): 255-260.

Okun E, Griffioen K J, Lathia J D, et al. 2009. Toll-like receptors in neurodegeneration[J]. Brain Res Rev, 59(2): 278-292.

Olbrich A R, Schimmer S, Dittmer U. 2003. Preinfection treatment of resistant mice with CpG oligodeoxynucleotides renders them susceptible to friend retrovirus-induced leukemia[J]. J Virol, 77(19): 10658-10662.

Olbrich A R, Schimmer S, Heeg K, et al. 2002. Effective postexposure treatment of retrovirus-induced disease with immunostimulatory DNA containing CpG motifs[J]. J Virol, 76(22): 11397-11404.

Olsen N J, Stein C M. 2004. New drugs for rheumatoid arthritis[J]. N Engl J Med, 350: 2167-2179.

O'Neill L A, Bryant C E, Doyle S L. 2009. Therapeutic targeting of toll-like receptors for infectious and inflammatory diseases and cancer[J]. Pharmacol Rev, 61(2): 177-197.

Osiak A, Utermöhlen O, Niendorf S, et al. 2005. ISG15, an interferon-stimulated ubiquitin-like protein, is not essential for STAT1 signaling and responses against vesicular stomatitis and lymphocytic choriomeningitis virus[J]. Mol Cell Biol, 25(15): 6338-6345.

Ozato K, Shin D M, Chang T H, et al. 2008. TRIM family proteins and their emerging roles in innate immunity[J]. Nat Rev

Immunol, 8(11): 849-860.
Paludan S R. 2015. Activation and regulation of DNA-driven immune responses[J]. Microbiol Mol Biol Rev, 79(2): 225-241.
Paludan S R, Bowie A G. 2013. Immune sensing of DNA[J]. Immunity, 38(5): 870-880.
Pandey A K, Yang Y, Jiang Z, et al. 2009. NOD2, RIP2 and IRF5 play a critical role in the type I interferon response to Mycobacterium tuberculosis[J]. PLoS Pathog, 5(7): e1000500.
Parvatiyar K, Zhang Z, Teles R M, et al. 2012. The helicase DDX41 recognizes the bacterial secondary messenger cyclic di-GMP and cyclic di-AMP to activate a type I interferon immune response[J]. Nat Immunol, 13(12): 1155-1161.
Paul W E. 2012. Fundamental Immunology[M]. 7th Ed. Philadelphia: Lippincott Williams & Wilkins.
Peng G, Guo Z, Kiniwa Y, et al. 2005. Toll-like receptor 8-mediated reversal of CD4+ regulatory T cell function[J]. Science, 309(5739): 1380-1384.
Perez-Caballero D, Zang T, Ebrahimi A, et al. 2009. Tetherin inhibits HIV-1 release by directly tethering virions to cells[J]. Cell, 139(3): 499-511.
Peri F, Piazza M. 2011. Therapeutic targeting of innate immunity with Toll-like receptor 4(TLR4)antagonists[J]. Biotechnol Adv, 30(1): 251-260.
Persing D H, Coler R N, Lacy M J, et al. 2002. Taking toll: lipid A mimetics as adjuvants and immunomodulators[J]. Trends Microbiol, 10(10 Suppl): 32-37.
Pestka S. 2007. The interferons: 50 years after their discovery, there is much more to learn[J]. J Biol Chem, 282(28): 20047-20051.
Pestka S, Krause C D, Walter M R. 2004. Interferons, interferon-like cytokines, and their receptors[J]. Immunol Rev, 202: 8-32.
Petrasek J, Iracheta-Vellve A, Csak T, et al. 2013. STING-IRF3 pathway links endoplasmic reticulum stress with hepatocyte apoptosis in early alcoholic liver disease[J]. Proc Natl Acad Sci USA, 110(41): 16544-16549.
Pezacki J P, Sagan S M, Tonary A M, et al. 2009. Transcriptional profiling of the effects of 25-hydroxycholesterol on human hepatocyte metabolism and the antiviral state it conveys against the hepatitis C virus[J]. BMC Chem Biol, 9: 2.
Piazza M, Damore G, Costa B, et al. 2011. Hemin and a metabolic derivative coprohemin modulate the TLR4 pathway differently through different molecular targets[J]. Innate Immun, 17(3): 293-301.
Piazza M, Rossini C, Fiorentina S D, et al. 2009a. Glycolipids and benzylammonium lipids as novel antisepsis agents: synthesis and biological characterization[J]. J Med Chem, 52(4): 1209-1213.
Piazza M, Yu L, Teghanemt A, et al. 2009b. Evidence of a specific interaction between new synthetic antisepsis agents and CD14[J]. Biochemistry, 48(51): 12337-12344.
Pichlmair A, Lassnig C, Eberle C A, et al. 2011. IFIT1 is an antiviral protein that recognizes 5′-triphosphate RNA[J]. Nat Immunol, 12(7): 624-630.
Pichlmair A, Schulz O, Tan C P, et al. 2006. RIG-I-mediated antiviral responses to single-stranded RNA bearing 5′-phosphates[J]. Science, 314(5801): 997-1001.
Pichlmair A, Schulz O, Tan C P, et al. 2009. Activation of MDA5 requires higher-order RNA structures generated during virus infection[J]. J Virol, 83(20): 10761-10769.
Pierangeli S S, Sonnenfeld G. 1993. Treatment of murine macrophages with murine interferon-gamma and tumour necrosis factor-alpha enhances uptake and intracellular killing of *Pseudomonas aeruginosa*[J]. Clin Exp Immunol, 93(2): 165-171.
Pikarsky E, Porat R M, Stein I, et al. 2004. NFkappaB functions as a tumour promoter in inflammationassociated cancer[J]. Nature, 431(7007): 461-466.
Platt A, Wetzler L. 2013. Innate immunity and vaccines[J]. Curr Top Med Chem, 13(20): 2597-2608.
Plemper R K. 2011. Cell entry of enveloped viruses[J]. Curr Opin Virol, 1(2): 92-100.
Pockros P J, Guyader D, Patton H, et al. 2007. Oral resiquimod in chronic HCV infection: safety and efficacy in 2 placebo-controlled, double-blind phase IIa studies[J]. J Hepatol, 47(2): 174-182.
Poland G A. 2007. Pharmacology, vaccinomics, and the second golden age of vaccinology[J]. Clin Pharmacol Ther, 82(6): 623-626.
Preiss S, Thompson A, Chen X, et al. 2008. Characterization of the innate immune signalling pathways in hepatocyte cell lines[J]. J Viral Hepat, 15(12): 888-900.
Price G E, Gaszewska-Mastarlarz A, Moskophidis D. 2000. The role of α/β and γ interferons in development of immunity to influenza A virus in mice[J]. J Virol, 74(9): 3996-4003.
Prins R M, Craft N, Bruhn K W, et al. 2006. The TLR-7 agonist, imiquimod, enhances dendritic cell survival and promotes tumor antigen-specific T cell priming: relation to central nervous system antitumor immunity[J]. J Immunol, 176(1): 157-164.
Prokunina-Olsson L, Muchmore B, Tang W, et al. 2013. A variant upstream of IFNL3(IL28B)creating a new interferon gene IFNL4 is associated with impaired clearance of hepatitis C virus[J]. Nat Genet, 45(2): 164-171.
Pyles R B, Higgins D, Chalk C, et al. 2002. Use of immunostimulatory sequence-containing ligodeoxynucleotides as topical therapy for genital herpes simples virus type 2 infection[J]. J Viral, 76(22): 11387-11396.
Ragimbeau J, Dondi E, Alcover A, et al. 2003. The tyrosine kinase Tyk2 controls IFNAR1 cell surface expression[J]. EMBO J,

22(3): 537-547.
Rakoff-Nahoum S, Medzhitov R. 2007. Regulation of spontaneous intestinal tumorigenesis through the adaptor protein MyD88[J]. Science, 317(5834): 124-127.
Ramos H, Gale M. 2011. RIG-I Like Receptors and their signaling crosstalk in the regulation of antiviral immunity[J]. Curr Opin Virol, 1(3): 167-176.
Randall R E, Goodbourn S. 2008. Interferons and viruses an interplay between induction, signalling, antiviral responses and virus countermeasures[J]. J Gen Virol, 89(Pt 1): 1-47.
Rauch I, Muller M, Decker T. 2013. The regulation of inflammation by interferons and their STATs[J]. JAKSTAT, 2(1): e23820.
Reinert L S, Harder L, Holm C K, et al. 2012. TLR3-deficiency renders astrocytes permissive to HSV infection and facilitates establishment of CNS infection in mice[J]. J Clin Invest, 122(4): 1368-1376.
Reppe K, Tschernig T, Luhrmann A, et al. 2009. Immunostimulation with macrophage-activating lipopeptide-2 increased survival in murine pneumonia[J]. Am J Respir Cell Mol Biol, 40(4): 474-481.
Resman N, Gradisar H, Vasl J, et al. 2008. Taxanes inhibit human TLR4 signaling by binding to MD-2[J]. FEBS Lett, 582(28): 3929-3934.
Reymond A, Meroni G, Fantozzi A, et al. 2001. The tripartite motif family identifies cell compartments[J]. EMBO J, 20(9): 2140-2151.
Rice G I, Forte G M, Szynkiewicz M, et al. 2013. Assessment of interferon-related biomarkers in Aicardi-Goutieres syndrome associated with mutations in TREX1, RNASEH2A, RNASEH2B, RNASEH2C, SAMHD1, and ADAR: a case-control study[J]. Lancet Neuro, l2(12): 1159-1169.
Rittirsch D, Flierl M A, Ward P A. 2008. Harmful molecular mechanisms in sepsis[J]. Nat Rev Immunol, 8(10): 776-787.
Rivieccio M A, Suh H S, Zhao Y, et al. 2006. TLR3 ligation activates an antiviral response in human fetal astrocytes: a role for viperin/cig5[J]. J Immunol, 177(7): 4735-4741.
Romagne F. 2007. Current and future drugs targeting one class of innate immunity receptors: the Toll-like receptors[J]. Drug Discovery Today, 12(1-2): 80-87.
Rose W A, McGowin C L, Pyles R B. 2009. FSL-1, a bacterial-derived toll-like receptor 2/6 agonist, enhances resistance to experimental HSV-2 infection[J]. Virol J, 6: 195.
Ross J, Brough D, Gibson R M, et al. 2007. A selective, nonpeptide caspase-1 inhibitor, VRT-018858, markedly reduces brain damage induced by transient ischemia in the rat[J]. Neuropharmacology, 53: 638-642.
Rossignol D, Lynn M. 2002. Antagonism of *in vivo* and *ex vivo* response to endotoxin by E5564, a synthetic lipid A analogue[J]. J Endotoxin Res, 8(6): 483-488.
Rubinstein M, Levy W P, Moschera J A, et al. 1981. Human leukocyte interferon: isolation and characterization of several molecular forms[J]. Arch Biochem Biophys, 210(1): 307-318.
Sablan B P, Kim D J, Barzaga N G, et al. 2012. Demonstration of safety and enhanced seroprotection against hepatitis B with investigational HBsAg-1018 ISS vaccine compared to a licensed hepatitis B vaccine[J]. Vaccine, 30(16): 2689-2696.
Sadler A J, Williams B R. 2008. Interferon-inducible antiviral effectors[J]. Nat Rev Immunol, 8(7): 559-568.
Sainz B Jr, Barretto N, Martin D N, et al. 2012. Identification of the Niemann-Pick C1-like 1 cholesterol absorption receptor as a new hepatitis C virus entry factor[J]. Nat Med, 18(2): 281-285.
Saito T, Owen D M, Jiang F, et al. 2008. Innate immunity induced by composition-dependent RIG-I recognition of hepatitis C virus RNA[J]. Nature, 454(7203): 523-527.
Sajic D, Ashkar A A, Patrick A J, et al. 2003. Parameters of CpG oligodeoxynucleotide-induced protection against intravaginal HSV-2 challenge[J]. J Med Virol, 71(4): 561-568.
Salaun B, Coste I, Rissoan M C, et al. 2006. TLR3 can directly trigger apoptosis in human cancer cells[J]. J Immunol, 176(8): 4894-4901.
Salcedo R, Worschech A, Cardone M, et al. 2010. MyD88-mediated signaling prevents development of adenocarcinomas of the colon: role of interleukin 18[J]. J Exp Med, 207(8): 1625-1636.
Sandler N G, Bosinger S E, Estes J D, et al. 2014. Type I interferon responses in rhesus macaques prevent SIV infection and slow disease progression[J]. Nature, 511(7511): 601-605.
Sarasin-Filipowicz M, Oakeley E J, Duong F H, et al. 2008. Interferon signaling and treatment outcome in chronic hepatitis C[J]. Proc Natl Acad Sci USA, 105(19): 7034-7039.
Sauer J D, Sotelo-Troha K, von Moltke J, et al. 2011. The N-ethyl-N-nitrosourea-induced Goldenticket mouse mutant reveals an essential function of Sting in the *in vivo* interferon response to *Listeria monocytogenes* and cyclic dinucleotides[J]. Infect Immun, 79(2): 688-694.
Sayi A, Kohler E, Toller I M, et al. 2011. TLR-2-activated B cells suppress Helicobacter-induced preneoplastic gastric immunopathology by inducing T regulatory-1 cells[J]. J Immunol, 186(2): 878-890.
Scheel B, Aulwurm S, Probst J, et al. 2006. Therapeutic anti-tumor immunity triggered by injections of immunostimulating

single-stranded RNA[J]. Eur J Immunol, 36(10): 2807-2816.
Scheller C, Ullrich A, McPherson K, et al. 2004. CpG oligodeoxynucleotides activate HIV replication in latently infected human T cells[J]. J Biol Chem, 279(21): 21897-21902.
Schenk M, Belisle J T, Modlin R L. 2009. TLR2 looks at lipoproteins[J]. Immunity, 31(6): 847-849.
Schiller M, Metze D, Luger T A, et al. 2006. Immune response modifiers-mode of action[J]. Exp Dermatol, 15(5): 331-341.
Schlaepfer E, Audige A, Joller H, et al. 2006. TLR7/8 triggering exerts opposing effects in acute versus latent HIV infection[J]. J Immun, 176(5): 2888-2895.
Schlaepfer E, Speck R F. 2011. TLR8 activates HIV from latently infected cells of myeloid-monocytic origin directly via the MAPK pathway and from latently infected CD4+ T cells indirectly via TNF-alpha[J]. J Immunol, 186(7): 4314-4324.
Schneider W M, Chevillotte M D, Rice C M. 2014. Interferon-stimulated genes: a complex web of host defenses[J]. Annu Rev Immunol, 32(1): 513-545.
Schoggins J W, MacDuff D A, Imanaka N, et al. 2014. Pan-viral specificity of IFN-induced genes reveals new roles for cGAS in innate immunity[J]. Nature, 505(7485): 691-695.
Schoggins J W, Randall G. 2013. Lipids in innate antiviral defense[J]. Cell Host Microbe, 14(4): 379-385.
Schoggins J W, Rice C M. 2011. Interferon-stimulated genes and their antiviral effector functions[J]. Curr Opin Virol, 1(6): 519-525.
Schoggins J W, Wilson S J, Panis M, et al. 2011. A diverse range of gene products are effectors of the type I interferon antiviral response[J]. Nature, 472(7344): 481-485.
Schön M P, Schön M. 2008. TLR7 and TLR8 as targets in cancer therapy[J]. Oncogene, 27(2): 190-199.
Schön M, Bong A B, Drewniok C, et al. 2003. Tumor-selective induction of apoptosis and the small molecule immune response modifier imiquimod[J]. J Natl Cancer Inst, 95(15): 1138-1149.
Schroder K, Hertzog P J, Ravasi T, et al. 2004. Interferon-gamma: an overview of signals, mechanisms and functions[J]. J Leukoc Biol, 75(2): 163-189.
Schultheiss M, Thimme R. 2007. Toll like receptor 7 and hepatitis C virus infection[J]. J Hepatol, 47(2): 165-167.
Schwartz K T, Carleton J D, Quillin S J, et al. 2012. Hyperinduction of host beta interferon by a Listeria monocytogenes strain naturally overexpressing the multidrug efflux pump MdrT[J]. Infect Immun, 80(4): 1537-1545.
Sekimoto T, Imamoto N, Nakajima K, et al. 1997. Extracellular signal-dependent nuclear import of Stat1 is mediated by nuclear pore-targeting complex formation with NPI-1, but not Rch1[J]. EMBO J, 16(23): 7067-7077.
Senti G, Hohansen P, Huang S, et al. 2009. Use of A-type CpG oligodeoxynucleotides as an adjuvant in allergen-specific immunotherapy in humans: a phase Ⅰ/Ⅱ a clinical trial[J]. Clin Exp Allergy, 39(4): 562-570.
Seo J Y, Yaneva R, Hinson E R, et al. 2011. Human cytomegalovirus directly induces the antiviral protein viperin to enhance infectivity[J]. Science, 332(6033): 1093-1097.
Seth R B, Sun L, Ea C K, et al. 2005. Identification and characterization of MAVS, a mitochondrial antiviral signaling protein that activates NF-κB and IRF 3[J]. Cell, 122(5): 669-682.
Severa M, Coccia E M, Fitzgerald K A. 2006. Toll-like receptor-dependent and-independent viperin gene expression and counter-regulation by PRDI-binding factor-1/BLIMP1[J]. J Biol Chem, 281(36): 26188-26195.
Sgorbissa A, Brancolini C. 2012. IFNs, ISGylation and cancer: Cui prodest[J]. Cytokine Growth Factor Rev, 23(6): 307-314.
Sha T, Sunamoto M, Kitazaki T, et al. 2007. Therapeutic effects of TAK-242, a novel selective Toll-like receptor 4 signal transduction inhibitor, in mouse endotoxin shock model[J]. Eur J Pharmacol, 571(2-3): 231-239.
Shafique M, Wilschut J, de H A. 2012. Induction of mucosal and systemic immunity against respiratory syncytial virus by inactivated virus supplemented with TLR9 and NOD2 ligands[J]. Vaccine, 30(3): 597-606.
Shahangian A, Chow E K, Tian X, et al. 2009. Type I IFNs mediate development of postinfluenza bacterial pneumonia in mice[J]. J Clin Invest, 119(7): 1910-1920.
Sharma S, Deoliveira R B, Kalantari P, et al. 2011. Innate immune recognition of an AT-rich stem-loop DNA motif in the *Plasmodium falciparum* genome[J]. Immunity, 35(2): 194-207.
Shen E X, Li L, Li L, et al. 2007. PIKA as an adjuvant enhances specific humoral and cellular immune responses following the vaccination of mice with HBsAg plus PIKA[J]. Cell Mol Immunol, 4(2): 113-120.
Sheppard P, Kindsvogel W, Xu W, et al. 2003. IL-28, IL-29 and their class II cytokine receptor IL-28R[J]. Nat Immunol, 4(1): 63-68.
Shi H X, Yang K, Liu X, et al. 2010. Positive regulation of interferon regulatory factor 3 activation by Herc5 via ISG15 modification[J]. Mol Cell Biol, 30(10): 2424-2436.
Shimamoto A, Chong A J, Yada M, et al. 2006. Inhibition of Toll-like receptor 4 with eritoran attenuates myocardial ischemia-reperfusion injury[J]. Circulation, 114(1 Suppl): 1270-1274.
Shrivastav M, Niewold T B. 2013. Nucleic acid sensors and type I interferon production in systemic lupus erythematosus[J]. Front Immunol, 4: 319.

Siegal F P, Kadowaki N, Shodell M, et al. 1999. The nature of the principal type 1 interferon-producing cells in human blood[J]. Science, 284(5421): 1835-1837.
Silverman R H. 1994. Fascination with 2-5A-dependent RNase: a unique enzyme that functions in interferon action[J]. J Interferon Res, 14(3): 101-104.
Simon F E, Shikishima Y, van Nest G, et al. 2004. Selective immune redirection in humans with ragweed allergy by injecting Amb a 1 linked to immunostimulatory DNA[J]. J Allergy Clin Immunol, 113(6): 1144-1151.
Simpson J L, Grissell T V, Douwes J, et al. 2007. Innate immune activation in neutrophilic asthma and bronchiectasis[J]. Thorax, 62(3): 211-218.
Singh R, Gaiha G, Werner L, et al. 2011. Association of TRIM22 with the type 1 interferon response and viral control during primary HIV-1 infection[J]. J Virol, 85(1): 208-216.
Slivka P, Shridhar M, Lee G, et al. 2009. A peptide antagonist of the TLR4-MD2 interaction[J]. Chembiochem, 10(4): 645-649.
So A, de Meulemeester M, Pikhlak A, et al. 2010. Canakinumab for the treatment of acute flares in difficult-to-treat gouty arthritis: results of a multicenter, phase II, dose-ranging study[J]. Arthritis Rheum, 62: 3064-3076.
So E Y, Ouchi T. 2010. The application of Toll like receptors for cancer therapy[J]. Int J Biol Sci, 6(7): 675-681.
Soby S, Laursen R R, Ostergaard L, et al. 2012. HSV-1-induced chemokine expression via IFI16-dependent and IFI16-independent pathways in human monocyte-derived macrophages[J]. Herpesviridae, 3(1): 6.
Solis M, Goubau D, Hiscott J. 2007. RIG-I has guts: Identification of a role for RIG-I in colitis development[J]. Cell Res, 17(12): 974-975.
Sommereyns C, Paul S, Staeheli P, et al. 2008. IFN-lambda(IFN-λ)is expressed in a tissue dependent fashion and primarily acts on epithelial cells *in vivo*[J]. PLoS Pathog, 4(3): e1000017.
Speiser D E, Lienard D, Rufer N, et al. 2005. Rapid and strong human CD8+ T cell responses to vaccination with peptide, IFA, and CpG oligodeoxynucleotide 7909[J]. J Clin Invest, 115(3): 739-746.
Spiller S, Elson G, Ferstl R, et al. 2008. TLR4-induced IFN-gamma production increases TLR2 sensitivity and drives Gram-negative sepsis in mice[J]. J Exp Med, 205(8): 1747-1754.
Spruance S L, Tyring S K, Smith M H, et al. 2001. Application of a topical immune response modifier, resiquimod gel, to modify the recurrence rate of recurrent genital herpes: a pilot study[J]. J Infect Dis, 1849(2): 196-200.
Spyvee M R, Zhang H, Hawkins L D, et al. 2005. Toll-like receptor 2 antagonists. Part 1: preliminary SAR investigation of novel synthetic phospholipids[J]. Bioorg Med Chem Lett, 15(4): 5494-5498.
St Vincent M R, Colpitts C C, Ustinov A V, et al. 2010. Rigid amphipathic fusion inhibitors, small molecule antiviral compounds against enveloped viruses[J]. Proc Natl Acad Sci USA, 107(40): 17339-17344.
Stark G R, Darnell J E Jr. 2012. The JAK-STAT pathway at twenty[J]. Immunity, 36(4): 503-514.
Stetson D B, Ko J S, Heidmann T, et al. 2008. Trex1 prevents cell-intrinsic initiation of autoimmunity[J]. Cell, 134(4): 587-598.
Stirnweiss A, Ksienzyk A, Klages K, et al. 2010. IFN regulatory factor-1 bypasses IFN-mediated antiviral effects through viperin gene induction[J]. J Immunol, 184(9): 5179-5185.
Stone G W, Barzee S, Snarsky V, et al. 2009. Nanoparticledelivered multimeric soluble CD40L DNA combined with Toll-Like Receptor agonists as a treatment for melanoma[J]. PLoS One, 4(10): e7334.
Stremlau M, Owens C M, Perron M J, et al. 2004. The cytoplasmic body component TRIM5α restricts HIV-1 infection in Old World monkeys[J]. Nature, 427(6977): 848-853.
Su A I, Pezacki J P, Wodicka L, et al. 2002. Genomic analysis of the host response to hepatitis C virus infection[J]. Proc Natl Acad Sci USA, 99(24): 15669-15674.
Suh H S, Zhao M L, Choi N, et al. 2009. TLR3 and TLR4 are innate antiviral immune receptors in human microglia: role of IRF3 in modulating antiviral and inflammatory response in the CNS[J]. Virology, 392(2): 246-259.
Sumpter R Jr, Loo Y M, Foy E, et al. 2005. Regulating intracellular antiviral defense and permissiveness to hepatitis C virus RNA replication through a cellular RNA helicase, RIG-I[J]. J Virol, 79(5): 2689-2699.
Sun K, Metzger D W. 2008. Inhibition of pulmonary antibacterial defense by interferon-gamma during recovery from influenza infection[J]. Nat Med, 14: 558-564.
Sun L, Wu J, Du F, et al. 2013. Cyclic GMP-AMP synthase is a cytosolic DNA sensor that activates the type I interferon pathway[J]. Science, 339(6121): 786-791.
Sun W, Li Y, Chen L, et al. 2009. ERIS, an endoplasmic reticulum IFN stimulator, activates innate immune signaling through dimerization[J]. Proc Natl Acad Sci USA, 106: 8653-8658.
Suppiah V, Moldovan M, Ahlenstiel G, et al. 2009. IL28B is associated with response to chronic hepatitis C interferon-α and ribavirin therapy[J]. Nature Genet, 41(10): 1100-1104.
Suthar M S, Ma D Y, Thomas S, et al. 2010. IPS-1 is essential for the control of West Nile virus infection and immunity[J]. PLoS Pathog, 6(2): e1000757.
Suzuki F, Arase Y, Suzuki Y, et al. 2004. Single nucleotide polymorphism of the MxA gene promoter influences the response to

interferon monotherapy in patients with hepatitis C viral infection[J]. J Viral Hepat, 11(3): 271-276.
Swiecki M, Omattage N S, Brett T J. 2013. BST-2/tetherin: structural biology, viral antagonism, and immunobiology of a potent host antiviral factor[J]. Mol Immunol, 54(2): 132-139.
Szretter K J, Brien J D, Thackray L B, et al. 2011. The interferon-inducible gene viperin restricts West Nile virus pathogenesis[J]. J Virol, 85(22): 11557-11566.
Takashima K, Matsunaga N, Yoshimatsu M, et al. 2009. Analysis of binding site for the novel small-molecule TLR4 signal transduction inhibitor TAK-242 and its therapeutic effect on mouse sepsis model[J]. Br J Pharmacol, 157(7): 1250-1262.
Tamura T, Yanai H, Savitsky D, et al. 2008. The IRF family transcription factors in immunity and oncogenesis[J]. Annu Rev Immunol, 26: 535-584.
Tan A C, Mifsud E J, Zeng W, et al. 2012. Intranasal administration of the TLR2 agonist Pam2Cys provides rapid protection against influenza in mice[J]. Mol Pharm, 9(9): 2710-2718.
Tanaka Y, Chen Z J. 2012. STING specifies IRF3 phosphorylation by TBK1 in the cytosolic DNA signaling pathway[J]. Sci Signal, 5(214): ra20.
Tanaka Y, Nishida N, Sugiyama M, et al. 2009. Genome-wide association of IL28B with response to pegylated interferon-α and ribavirin therapy for chronic hepatitis C[J]. Nature Genet, 41(10): 1105-1109.
Tarhini A A, Millward M, Mainwaring P, et al. 2009. A phase 2, randomized study of SB-485232, rhIL-18, in patients with previously untreated metastatic melanoma[J]. Cancer, 115: 859-868.
Taylor D R, Puig M, Darnell M E, et al. 2005. New antiviral pathway that mediates hepatitis C virus replicon interferon sensitivity through ADAR1[J]. J Virol, 79(10): 6291-6298.
Teissier E, Zandomeneghi G, Loquet A, et al. 2011. Mechanism of inhibition of enveloped virus membrane fusion by the antiviral drug arbidol[J]. PLoS One, 6(1): e15874.
Teleshova N, Kenney J, Jones J, et al. 2004. CpG-C immunostimulatory oligodeoxyribonucleotide activation of plasmacytoid dendritic cells in rhesus macaques to augment the activation of IFN-gamma-secreting simian immunodeficiency virus-specific T cells[J]. J Immunol, 173(3): 1647-1657.
Teleshova N, Kenney J, Williams V, et al. 2006. CpG-C ISS-ODN activation of blood-derived B cells from healthy and chronic immunodeficiency virus-infected macaques[J]. J Leukoc Biol, 79(2): 257-267.
Terkeltaub R, Sundy J S, Schumacher H R, et al. 2009. The interleukin 1 inhibitor rilonacept in treatment of chronic gouty arthritis: results of a placebo-controlled, monosequence crossover, non-randomised, single-blind pilot study[J]. Ann Rheum Dis, 68: 1613-1617.
Thibault S, Fromentin R, Tardif M R, et al. 2009. TLR2 and TLR4 triggering exerts contrasting effects with regard to HIV-1 infection of human dendritic cells and subsequent virus transfer to CD4+ T cells[J]. Retrovirology, 6: 42.
Thibault S, Tardif M R, Barat C, et al. 2007. TLR2 signaling renders quiescent naive and memory CD4+ T cells more susceptible to productive infection with X4 and R5 HIV-type 1[J]. J Immunol, 179(7): 4357-4366.
Thomas D L, Thio C L, Martin M P, et al. 2009. Genetic variation in IL28B and spontaneous clearance of hepatitis C virus[J]. Nature, 461(7265): 798-801.
Thompson A J, Colledge D, Rodgers S, et al. 2009. Stimulation of the interleukin-1 receptor and Toll-like receptor 2 inhibits hepatitis B virus replication in hepatoma cell lines *in vitro*[J]. Antivir Ther, 14(6): 797-808.
Tidswell M, Tillis W, Larosa S P, et al. 2010. Phase 2 trial of eritoran tetrasodium(E5564), a toll-like receptor 4 antagonist, in patients with severe sepsis[J]. Crit Care Med, 38(1): 72-83.
Torisu H, Ono M, Kiryu H, et al. 2000. Macrophage infiltration correlates with tumor stage and angiogenesis in human malignant melanoma: possible involvement of TNFalpha and IL-1alpha[J]. Int J Cancer, 85(2): 182-188.
Toshchakov V Y, Fenton M J, Vogel S N. 2007. Cutting edge: differential inhibition of TLR signaling pathways by cell-permeable peptides representing BB loops of TLRs[J]. J Immunol, 178(5): 2655-2660.
Tough D F. 2004. Type I interferon as a link between innate and adaptive immunity through dendritic cell stimulation[J]. Leuk Lymphom, 45(2): 257-264.
Trapp S, Derby N R, Singer R, et al. 2009. Double-stranded RNA analog poly(I: C)inhibits human immunodeficiency virus amplification in dendritic cells via type I interferon-mediated activation of APOBEC3G[J]. J Virol, 83(2): 884-895.
Trumpfheller C, Caskey M, Nchinda G, et al. 2008. The microbial mimic poly IC induces durable and protective CD4+ T cell immunity together with a dendritic cell targeted vaccine[J]. Proc Natl Acad Sci USA, 105(7): 2574-2579.
Tsuchida T, Zou J A, Saitoh T, et al. 2010. The ubiquitin ligase TRIM56 regulates innate immune responses to intracellular double-stranded DNA[J]. Immunity, 33(5): 765-776.
Tsuji S, Matsumoto M, Takeuchi O, et al. 2000. Maturation of human dendritic cells by cell wall skeleton of Mycobacterium bovis bacillus Calmette-Guerin: involvement of toll-like receptors[J]. Infect Immun, 68(12): 6883-6890.
Tuvim M J, Evans S E, Clement C G, et al. 2009. Augmented lung inflammation protects against influenza A pneumonia[J]. PLoS One, 4: e4176.

Uematsu S, Ishii K J, Akira S. 2004. Therapeutic targeting of Toll-like receptors[J]. Drug Discovery Today: Therapeutic, Strategies, 1(3): 299-304.

Ungaro R, Fukata M, Hsu D, et al. 2009. A novel Toll-like receptor 4 antagonist antibody ameliorates inflammation but impairs mucosal healing in murine colitis[J]. Am J Physiol Gastrointest Liver Physiol, 296(6): 1167-1179.

Unterholzner L, Keating S E, Baran M, et al. 2010. IFI16 is an innate immune sensor for intracellular DNA[J]. Nat Immunol, 11(11): 997-1004.

Uzé G, Schreiber G, Piehler J, et al. 2007. The receptor of the type I interferon family[J]. Curr Top Microbiol Immunol, 316: 71-95.

Vagenas P, Aravantinou M, Williams V G, et al. 2010. A tonsillar Poly ICLC/AT-2 SIV therapeutic vaccine maintains low viremia following antiretroviral therapy cessation[J]. PLoS One, 5(9): e12891.

Valente G, Ozmen L, Novelli F, et al. 1992. Distribution of interferon-γ receptor in human tissues[J]. Eur J Immunol, 22(9): 2403-2412.

van Boxel-Dezaire A H, Rani M R, Stark G R. 2006. Complex modulation of cell type-specific signaling in response to type I interferons[J]. Immunity, 25(3): 361-372.

Versteeg G A, Rajsbaum R, Sánchez-Aparicio M T, et al. 2013. The E3-ligase TRIM family of proteins regulates signaling pathways triggered by innate immune pattern-recognition receptors[J]. Immunity, 38(2): 384-398.

Versteeg G A, Garcia-Sastre A. 2010. Viral tricks to grid-lock the type I interferon system[J]. Curr Opin Microbiol, 13(4): 508-516.

Vijay-Kumar M, Sanders C J, Taylor R T, et al. 2007. Deletion of TLR5 results in spontaneous colitis in mice[J]. J Clin Invest, 117(12): 3909-3921.

Visintin A, Halmen K, Latz E, et al. 2005. Pharmacological inhibition of endotoxin responses is achieved by targeting the TLR4 coreceptor, MD-2[J]. J Immunol, 175(15): 6465-6472.

Vollmer J, Krieg A M. 2009. Immunotherapeutic applications of CpG oligodeoxynucleotide TLR9 agonists[J]. Adv Drug Deliv Rev, 61(3): 195-204.

Wagner T L, Ahonen C L, Couture A M, et al. 1999 Modulation of TH1 and TH2 cytokine production with the immune response modifiers, R-848 and imiquimod[J]. Cell Immunol, 191(1): 10-19.

Wakita T, Pietschmann T, Kato T, et al. 2005. Production of infectious hepatitis C virus in tissue culture from a cloned viral genome[J]. Nat Med, 11(7): 791-796.

Wallach D, Kovalenko A. 2013. How do cells sense foreign DNA? A new outlook on the function of STING[J]. Mol Cell, 50: 1-2.

Walter M R, Windsor W T, Nagabhushan T L, et al. 1995. Crystal structure of a complex between interferon-γ and its soluble high-affinity receptor[J]. Nature, 376(6537): 230-235.

Wang B, Trippler M, Pei R, et al. 2009a. Toll-like receptor activated human and murine hepatic stellate cells are potent regulators of hepatitis C virus replication[J]. J Hepatol, 51(6): 1037-1045.

Wang C, Gale M Jr, Keller B C, et al. 2005b. Identification of FBL2 as a geranylgeranylated cellular protein required for hepatitis C virus RNA replication[J]. Mol Cell, 18(4): 425-434.

Wang E L, Qian Z R, Nakasono M, et al. 2010b. High expression of Toll-like receptor 4/myeloid differentiation factor 88 signals correlates with poor prognosis in colorectal cancer[J]. Br J Cancer, 102(5): 908-915.

Wang Q, Liu X, Cui Y, et al. 2014. The E3 ubiquitin ligase AMFR and INSIG1 bridge the activation of TBK1 kinase by modifying the adaptor STING[J]. Immunity, 41(6): 919-933.

Wang S, Wu X, Pan T, et al. 2012. Viperin inhibits hepatitis C virus replication by interfering with binding of NS5A to host protein hVAP-33[J]. J Gen Virol, 93(Pt 1): 83-92.

Wang T, Town T, Alexopoulou L, et al. 2004. Toll-like receptor 3 mediates West Nile virus entry into the brain causing lethal encephalitis[J]. Nat Med, 10(12): 1366-1373.

Wang X, Hinson E R, Cresswell P. 2007. The interferon-inducible protein viperin inhibits influenza virus release by perturbing lipid rafts[J]. Cell Host Microbe, 2(2): 96-105.

Wang Y, Abel K, Lantz K, et al. 2005a. The Toll-like receptor 7(TLR7)agonist, imiquimod, and the TLR9 agonist, CpG ODN, induce antiviral cytokines and chemokines but do not prevent vaginal transmission of simian immunodeficiency virus when applied intravaginally to rhesus macaques[J]. J Virol, 79(22): 14355-14370.

Wang Y, Blozis S A, Lederman M, et al. 2009b. Enhanced antibody responses elicited by a CpG adjuvant do not improve the protective effect of an aldrithiol-2-inactivated simian immunodeficiency virus therapeutic AIDS vaccine[J]. Clin Vaccine Immunol, 16(4): 499-505.

Wang Y, Cella M, Gilfillan S, et al. 2010a. Cutting edge: polyinosinic: polycytidylic acid boosts the generation of memory CD8 T cells through melanoma differentiation-associated protein 5 expressed in stromal cells[J]. J Immunol, 184(6): 2751-2755.

Warger T, Osterloh P, Rechtsteiner G, et al. 2006. Synergistic activation of dendritic cells by combined Toll-like receptor ligation induces superior CTL responses *in vivo*[J]. Blood, 108(2): 544-550.

Wasan K, Strobel F, Parrott S C, et al. 1999. Lipoprotein distribution of a novel endotoxin antagonist, E5531, in plasma from human subjects with various lipid levels[J]. Antimicrob Agents Chemother, 43(10): 2562-2564.

Watanabe T, Asano N, Fichtner-Feigl S, et al. 2010. NOD1 contributes to mouse host defense against Helicobacter pylori via induction of type I IFN and activation of the ISGF3 signaling pathway[J]. J Clin Invest, 120(5): 1645-1662.

Watson R O, Manzanillo P S, Cox J S. 2012. Extracellular *M. tuberculosis* DNA targets bacteria for autophagy by activating the host DNA-sensing pathway[J]. Cell, 150(4): 803-815.

Weber J S, Zarour H, Redman B, et al. 2009. Randomized phase 2/3 trial of CpG oligodeoxynucleotide PF-3512676 alone or with dacarbazine for patients with unresectable stage III and IV melanoma[J]. Cancer, 115(17): 3944-3954.

Weck M M, Grünebach F, Werth D, et al. 2007. TLR ligands differentially affect uptake and presentation of cellular antigens[J]. Blood, 109(9): 3890-3894.

West A P, Khoury-Hanold W, Staron M, et al. 2015. Mitochondrial DNA stress primes the antiviral innate immune response[J]. Nature, 520(7548): 553-557.

Wilkins C, Woodward J, Lau D T, et al. 2013. IFITM1 is a tight junction protein that inhibits hepatitis C virus entry[J]. Hepatology, 57(2): 461-469.

Wille-Reece U, Flynn B J, Loré K, et al. 2005. HIV Gag protein conjugated to a Toll-like receptor 7/8 agonist improves the magnitude and quality of Th1 and CD8+ T cell responses in nonhuman primates[J]. Proc Natl Acad Sci USA, 102(42): 15190-15194.

Wilson N S, Behrens G M, Lundie R J, et al. 2006. Systemic activation of dendritic cells by Toll-like receptor ligands or malaria infection impairs cross-presentation and antiviral immunity[J]. Nat Immunol, 7(2): 165-172.

Wilson S J, Schoggins J W, Zang T, et al. 2012. Inhibition of HIV-1 particle assembly by 2′, 3′-cyclic-nucleotide 3′-phosphodiesterase[J]. Cell Host Microbe, 12(4): 585-597.

Wissinger E, Goulding J, Hussell T. 2009. Immune homeostasis in the respiratory tract and its impact on heterologous infection[J]. Semin Immunol, 21(3): 147-155.

Wisskirchen K, Lucifora J, Michler T, et al. 2014. New pharmacological strategies to fight enveloped viruses[J]. Trends. Pharmacol Sci, 35(9): 470-478.

Witt P L, Ritch P S, Reding D, et al. 1993. Phase I trial of an oral immunomodulator and interferon inducer in cancer patients[J]. Cancer Res, 53(21): 5176-5180.

Wolf I H, Kodama K, Cerroni L, et al. 2007. Nature of inflammatory infiltrate in superficial cutaneous malignancies during topical imiquimod treatment[J]. Am J Dermatopathol, 29(3): 237-241.

Wolf M C, Freiberg A N, Zhang T, et al. 2010. A broad-spectrum antiviral targeting entry of enveloped viruses[J]. Proc Natl Acad Sci USA, 107(7): 3157-3162.

Wong J P, Christopher M E, Viswanathan S, et al. 2009. Activation of toll-like receptor signaling pathway for protection against influenza virus infection[J]. Vaccine, 27(25-26): 3481-3483.

Wong J P, Saravolac E G, Sabuda D, et al. 1995. Prophylactic and therapeutic efficacies of poly(IC.LC)against respiratory influenza-A virus-infection in mice[J]. Antimicrob Agents Chemother, 39(11): 2574-2576.

Wong J P, Yang H, Nagata L, et al. 1999. Liposome-mediated immunotherapy against respiratory influenza virus infection using double-stranded RNA poly ICLC[J]. Vaccine, 17(13-14): 1788-1795.

Woo S R, Fuertes M B, Corrales L, et al. 2014. STING-dependent cytosolic DNA sensing mediates innate immune recognition of immunogenic tumors[J]. Immunity, 41(5): 830-842.

Wu C C, Hayashi T, Takabayashi K, et al. 2007. Immunotherapeutic activity of a conjugate of a Toll-like receptor 7 ligand[J]. Proc Natl Acad Sci USA, 104(10): 3990-3995.

Wu J, Chen Z J. 2014. Innate immune sensing and signaling of cytosolic nucleic acids[J]. Annu Rev Immunol, 32: 461-488.

Wu J, Lu M, Meng Z, et al. 2007. Toll-like receptor-mediated control of HBV replication by nonparenchymal liver cells in mice[J]. Hepatology, 46(6): 1769-1778.

Wu J, Meng Z, Jiang M, et al. 2010. Toll-like receptor-induced innate immune responses in non-parenchymal liver cells are cell type-specific[J]. Immunology, 129(3): 363-374.

Wu J, Sun L, Chen X, et al. 2013. Cyclic GMP-AMP is an endogenous second messenger in innate immune signaling by cytosolic DNA[J]. Science, 339(6121): 826-830.

Xiang A X, Webber S E, Kerr B M, et al. 2007. Discovery of ANA975: an oral prodrug of the TLR-7 agonist isatoribine[J]. Nucleosides Nucleotides Nucleic Acids, 26(6-7): 635-640.

Yamada M, Ichikawa T, Ii M, et al. 2005. Discovery of novel and potent small-molecule inhibitors of NO and cytokine production as antisepsis agents: synthesis and biological activity of alkyl 6-(N-substituted sulfamoyl)cyclohex-1-ene-1- carboxylate[J]. J Med Chem, 48(23): 7457-7467.

Yan N, Chen Z J. 2012. Intrinsic antiviral immunity[J]. Nature Immunol, 13(3): 214-222.

Yang H Z, Cui B, Liu H Z, et al. 2009. Blocking TLR2 activity attenuates pulmonary metastases of tumor[J]. PLoS One, 4(8): e6520.

Ye J, Wang C, Sumpter R Jr, et al. 2003. Disruption of hepatitis C virus RNA replication through inhibition of host protein

geranylgeranylation[J]. Proc Natl Acad Sci USA, 100(26): 15865-15870.
Yoder A, Wang X, Ma Y, et al. 2003. Tripalmitoyl-S-glyceryl-cysteine-dependent OspA vaccination of toll-like receptor 2-deficient mice results in effective protection from *Borrelia burgdorferi* challenge[J]. Infect Immun, 71(7): 3894-3900.
Yoneyama M, Fujita T. 2010. Recognition of viral nucleic acids in innate immunity [J]. Rev Med Virol, 20(1): 4-22.
Youn H S, Lee J K, Choi Y J, et al. 2008. Cinnamaldehyde suppresses toll-like receptor 4 activation mediated through the inhibition of receptor oligomerization[J]. Biochem Pharmacol, 75(2): 494-502.
Youn H S, Lee J Y, Saitoh S I, et al. 2006a. Auranofin, as an anti-rheumatic gold compound, suppresses LPS-induced homodimerization of TLR4[J]. Biochem Biophys Res Commun, 350(4): 866-871.
Youn H S, Saitoh S I, Miyake K, et al. 2006b. Inhibition of homodimerization of Toll-like receptor 4 by curcumin[J]. Biochem Pharmacol, 72(1): 62-69.
Yount J S, Karssemeijer R A, Hang H C. 2012. S-palmitoylation and ubiquitination differentially regulate interferon-induced transmembrane protein 3(IFITM3)-mediated resistance to influenza virus[J]. J Biol Chem, 287(23): 19631-19641.
Yount J S, Moltedo B, Yang Y Y, et al. 2010. Palmitoylome profiling reveals S-palmitoylation -dependent antiviral activity of IFITM3[J]. Nat Chem Biol, 6(8): 610-614.
Yu B, Dai C Q, Jiang Z Y, Li E Q, et al. 2014. Andrographolide as An Anti-H1N1 Drug and the Mechanism Related to Retinoic Acid-Inducible Gene-I-Like Receptors Signaling Pathway[J]. Chin J Integr Med, 20(7): 540-545.
Yu M, Levine S J. 2011.Toll-like receptor 3, RIG-I-like receptors and the NLRP3 inflammasome: Key modulators of innate immune responses to double-stranded RNA viruses[J]. Cytokine Growth Factor Reviews, 22: 63-72.
Zaidi M R, Merlino G. 2011. The two faces of interferon-gamma in cancer[J]. Clin Cancer Res, 17(19): 6118-6124.
Zaks K, Jordan M, Guth A, et al. 2006. Efficient immunization and cross-priming by vaccine adjuvants containing TLR3 or TLR9 agonists complexed to cationic liposomes[J]. J Immunol, 176(12): 7335-7345.
Zasloff M, Adams A P, Beckerman B, et al. 2011. Squalamine as a broad-spectrum systemic antiviral agent with therapeutic potential[J]. Proc Natl Acad Sci USA, 108(38): 15978-15983.
Zemirli N, Arnoult D. 2012. Mitochondrial anti-viral immunity[J]. Int J Biochem Cell Biol, 44(9): 1473-1476.
Zeng H, Wu H, Sloane V, et al. 2009. Flagellin/TLR5 responses in epithelia reveal intertwined activation of inflammatory and apoptotic pathways[J]. Am J Physiol Gastrointest Liver Physiol, 290(1): G96-G108.
Zhang F, Wilson S J, Landford W C, et al. 2009. Nef proteins from simian immunodeficiency viruses are tetherin antagonists[J]. Cell Host Microbe, 6(1): 54-67.
Zhang J, Hu M M, Wang Y Y, et al. 2012. TRIM32 protein modulates type I interferon induction and cellular antiviral response by targeting MITA/STING protein for K63-linked ubiquitination[J]. J Biol Chem, 287(34): 28646-28655.
Zhang X, Brann T W, Zhou M, et al. 2011b. Cutting edge: Ku70 is a novel cytosolic DNA sensor that induces type III rather than type I IFN[J]. J Immunol, 186(8): 4541-4545.
Zhang X, Meng Z, Qiu S, et al. 2009. Lipopolysaccharide-induced innate immune responses in primary hepatocytes downregulates woodchuck hepatitis virus replication via interferon-independent pathways[J]. Cell Microbiol, 11(11): 1624-1637.
Zhang X, Shi H, Wu J, et al. 2013. Cyclic GMP-AMP containing mixed phosphodiester linkages is an endogenous high-affinity ligand for STING[J]. Mol Cell, 51(2): 226-235.
Zhang Y, Burke C W, Ryman K D, et al. 2007. Identification and characterization of interferon induced proteins that inhibit alphavirus replication[J]. J Virol, 81(20): 11246-11255.
Zhang Y, Luo F, Cai Y, et al. 2011c. TLR1/TLR2 agonist induces tumor regression by reciprocal modulation of effector and regulatory T cells[J]. J Immunol, 186(4): 1963-1969.
Zhang Z Q, Yuan B, Bao M S, et al. 2011a. The helicase DDX41 senses intracellular DNA mediated by the adaptor STING in dendritic cells[J]. Nat Immunol, 12(10): 959-965.
Zhang S Y, Boisson-Dupuis S, Chapgier A, et al. 2008. Inborn errors of interferon(IFN)-mediated immunity in humans: insights into the respective roles of IFN-α/β, IFN-γ, and IFN-λ in host defense[J]. Immunol Rev, 226: 29-40.
Zhang Y H, Zhao Y, Li N, et al. 2013. Interferon-induced transmembrane protein-3 genetic variant rs12252-C is associated with severe influenza in Chinese individuals[J]. Nature Commun, 4: 1418.
Zhao C, Collins M N, Hsiang T Y, et al. 2013. Interferon-induced ISG15 pathway: an ongoing virus-host battle[J]. Trends Microbiol, 21(4): 181-186.
Zhao G N, Jiang D S, Li H. 2014. Interferon regulatory factors: at the crossroads of immunity, metabolism, and disease[J]. Biochim Biophys Acta, 1852(2): 365-378.
Zhao H, Lin W, Kumthip K, et al. 2012. A functional genomic screen reveals novel host genes that mediate interferon-α's effects against hepatitis C virus[J]. J Hepatol, 56(2): 326-333.
Zhao J, Cao Y, Lei Z, et al. 2010. Selective depletion of CD4+CD25+Foxp3+ regulatory T cells by low-dose cyclophosphamide is explained by reduced intracellular ATP levels[J]. Cancer Res, 70(12): 4850-4858.
Zhong B, Yang Y, Li S, et al. 2008. The adaptor protein MITA links virus-sensing receptors to IRF3 transcription factor

activation[J]. Immunity, 29(4): 538-550.

Zhou A, Paranjape J M, Der S D, et al. 1999. Interferon action in triply deficient mice reveals the existence of alternative antiviral pathways[J]. Virology, 258(2): 435-440.

Zhou Q, Lin H, Wang S, et al. 2014. The ER-associated protein ZDHHC1 is a positive regulator of DNA virus-triggered, MITA/STING-dependent innate immune signaling[J]. Cell Host Microbe, 16(4): 450-461.

Zhou Z, Hamming O J, Ank N, et al. 2007. Type III interferon(IFN)induces a type I IFN-like response in a restricted subset of cells through signaling pathways involving both the Jak-STAT pathway and the mitogen-activated protein kinases[J]. J Virol, 81(14): 7749-7758.

Zhu J, Huang X, Yang Y. 2007. Innate immune response to adenoviral vectors is mediated by both Toll-like receptor-dependent and -independent pathways[J]. J Virol, 81(7): 3170-3180.

Zhu Q, Egelston C, Gagnon S, et al. 2010. Using 3 TLR ligands as a combination adjuvant induces qualitative changes in T cell responses needed for antiviral protection in mice[J]. J Clin Invest, 120(2): 607-616.

Zhu Q, Man S M, Gurung P, et al. 2014a. Cutting edge: STING mediates protection against colorectal tumorigenesis by governing the magnitude of intestinal inflammation[J]. J Immunol, 193(10): 4779-4782.

Zhu X, He Z, Yuan J, et al. 2014b. IFITM3-containing exosome as a novel mediator for anti-viral response in dengue virus infection[J]. Cell Microbiol, 17(1): 105-118.

Zhu Y, Gao G. 2008. ZAP-mediated mRNA degradation[J]. RNA Biol, 5(2): 65-67.

Zimmermann S, Egeter O, Hausmann S, et al. 1998. CpG oligodeoxynucleotides trigger protective and curative Th1 responses in lethal murine leishmaniasis[J]. J Immunol, 160(8): 3627-3630.

Zou W, Zhang D E. 2006. The interferon-inducible ubiquitin-protein isopeptide ligase(E3)EFP also functions as an ISG15 E3 ligase[J]. J Biol Chem, 281(7): 3989-3994.

Züst R, Cervantes-Barragan L, Habjan M, et al. 2011. Ribose 2′-O-methylation provides a molecular signature for the distinction of self and non-self mRNA dependent on the RNA sensor Mda5[J]. Nat Immunol, 12(2): 137-143.

附录 I　主要的细胞因子及其功能

名称	产生细胞	功能
白介素（IL）		
IL-1α IL-1β	单核/巨噬细胞、DC、T 细胞、B 细胞、NK 细胞、血管内皮细胞、成纤维细胞、平滑肌细胞	激活淋巴细胞；体内诱导发热和急性期反应，刺激中性粒细胞产生；增强白细胞-内皮细胞间黏附
IL-2	T 细胞	刺激 T 细胞、B 细胞和 NK 细胞增殖和分化
IL-3	T 细胞、肥大细胞、嗜酸性粒细胞	刺激多种干系血细胞克隆生长
IL-4	肥大细胞、T 细胞、骨髓基质细胞	促进 B 细胞、T 细胞、单核细胞生长和发育；促进 Ig 类别转换成 IgG1 和 IgE
IL-5	T 细胞、肥大细胞、嗜酸性粒细胞	诱导嗜酸性粒细胞分化；促进 B 细胞增殖和分化；促进 IgA 类别转换
IL-6	T 细胞、B 细胞、巨噬细胞、骨髓基质细胞、成纤维细胞、内皮细胞和星形细胞	促进 B 细胞和 T 细胞分化；加速肝脏合成急性期蛋白
IL-7	骨髓基质细胞、胸腺基质细胞和脾细胞	刺激 T 细胞、B 细胞前体细胞生长
IL-8	单核细胞、淋巴细胞、粒细胞、血管内皮细胞、成纤维细胞和肝细胞	促进和激活中性粒细胞；趋化嗜碱性粒细胞和某些淋巴细胞亚群细胞；促进血管生成
IL-9	活化的 $CD4^+$T 细胞	刺激 T 细胞、肥大细胞和红细胞前体细胞增殖
IL-10	活化的 $CD4^+$和 $CD8^+$T 细胞	激活 B 细胞、胸腺细胞和肥大细胞的增生；抑制 Th1 细胞的生成；抑制多种细胞因子的合成
IL-11	骨髓基质细胞、成纤维细胞	刺激巨噬细胞和巨噬细胞前体细胞生长；促进破骨细胞形成；体内促进血小板数量增加
IL-12	单核/巨噬细胞和 DC	诱导 Th1 细胞分化；刺激 T 细胞、NK 细胞产生 IFN-γ；增强 NK 细胞活性
IL-13	激活的 T 细胞、肥大细胞、NK 细胞	促进 B 细胞增殖、分化；促进 IgE 产生；抑制促炎性细胞因子产生
IL-15	单核/巨噬细胞、DC	刺激 T 细胞、B 细胞增殖；促进 NK 细胞的发育和激活
IL-16	T 细胞	趋化 $CD4^+$T 细胞、单核细胞和嗜酸性粒细胞；抑制 HIV 感染 $CD4^+$T 细胞
IL-17	$CD4^+$Th17 细胞	诱导上皮细胞、内皮细胞、成纤维细胞合成分泌 IL-6、IL-8、G-CSF、PGE2；促进 ICAM-1 表达
IL-18	巨噬细胞、DC、角质细胞	促进 Th1 分化；刺激 T 细胞产生干扰素；增强 NK 细胞活性
IL-19	LPS 刺激的单核细胞	IL-10 家族成员，诱导单核细胞表达 IL-6 和 TNF-α
IL-20	单核细胞	IL-10 家族成员，刺激角质细胞增生，并产生 TNF-α
IL-21	激活的 $CD4^+$Th 细胞	诱导 Th 细胞分化、迁移；在 B 细胞对 TD-Ag 应答中发挥关键作用；促进 NK 细胞增殖、分化及产生 IFN-γ
IL-22	激活的 T 细胞、NK 细胞	抑制 Th2 细胞产生 IL-4，诱导肝合成急性期蛋白及促炎介质
IL-23	激活的 DC	诱导记忆性 T 细胞增殖，促进 IFN-γ 产生
IL-24	单核细胞、T 细胞	抑制肿瘤生长，促进 p53 非依赖性肿瘤细胞凋亡
IL-25	Th2 细胞、肥大细胞	促进 Th2 细胞因子的产生
IL-26	T 细胞、NK 细胞	在 T 细胞转化中发挥重要作用；诱导 IL-8、IL-10 和 ICAM-1 产生
IL-27	单核/巨噬细胞、DC	促进初始 $CD4^+$T 细胞增殖；协同 IL-12 诱导 T 细胞产生 IFN-γ；诱导 T 细胞表达 IL-12R；促进 NK 细胞产生 IFN-γ
IL-28B（IFN-λ3）		抗病毒效应
IL-29（IFN-λ1）		抗病毒效应
IL-31	Th2 细胞	活化多种 STAT 信号分子；参与变态反应和炎症性疾病
IL-32	活化的淋巴细胞、NK 细胞、上皮细胞	诱导 TNF-α 和 MIP-2 表达；活化 NF-κB；诱导 p38、MAPK 磷酸化
IL-33（IL-1F11）	平滑肌细胞、支气管上皮细胞组成性表达；皮肤和肺成纤维细胞、角质细胞诱导性表达；激活的 DC 和巨噬细胞	结合 IL-1 受体家族成员 ST2；活化 NF-κB 和 MAPK；促进 Th2 型细胞因子产生；参与变态反应
IL-34		刺激单核细胞存活（受体是 CSF-1R）
IL-35	小鼠 Treg 细胞组成性表达	刺激 $CD4^+CD25^+$T 细胞增殖；抑制 $CD4^+CD25^-$T 细胞增殖，抑制 Th17 细胞分化

续表

名称	产生细胞	功能
干扰素（IFN）		
IFN-α	淋巴细胞、巨噬细胞、浆样DC	促进MHC Ⅰ类分子的表达；抗病毒；抑制细胞增殖
IFN-β	成纤维细胞、上皮细胞、内皮细胞	促进MHC Ⅰ类分子的表达；抗病毒；抑制细胞增殖
IFN-γ	T细胞、NK细胞	刺激T细胞、B细胞、巨噬细胞和NK细胞生长和分化；上调APC表达MHC分子；促进Th1细胞分化；抗病毒
肿瘤坏死因子（TNF）		
TNF-α	单核细胞、巨噬细胞、T细胞、NK细胞、成纤维细胞	强促炎症作用；调节细胞增殖和分化；杀伤转化的细胞
TNF-β	激活的T细胞、B细胞	介导炎症；影响伤口愈合
集落刺激因子（CSF）		
GM-CSF	T细胞、巨噬细胞、成纤维细胞和内皮细胞	刺激粒细胞和单核细胞前体等多谱系造血细胞增殖、分化；促进粒细胞和单核细胞功能
G-CSF	巨噬细胞、成纤维细胞、骨髓基质细胞	刺激中性粒细胞生长和分化
M-CSF	单核细胞、成纤维细胞、上皮细胞和淋巴细胞	刺激骨髓单核细胞前体细胞和巨噬细胞分化、成熟
SCF	骨髓基质细胞	促进造血干细胞和造血祖细胞分化
EPO	肾细胞	刺激红细胞前体细胞分化、成熟
TPO	肝脏、肾脏、骨骼肌	刺激骨髓巨核细胞生长和分化；调节血小板产生
生长因子		
TGF-β	多种有核细胞	抑制所有的淋巴细胞增殖及功能，并抑制巨噬细胞激活；促进伤口愈合；参与胚胎发育、细胞分化和激素分泌；IgA类别转换因子
LIF	活化的T细胞、单核细胞、神经胶质细胞、骨髓基质细胞、成纤维细胞	调节细胞增殖、分化和表型形成；增加血小板数量；诱导肝急性期蛋白的产生；抑制干细胞分化，并促进干细胞存活和增殖
EGF	脑、肾脏、唾液腺、胃等多种器官的细胞	促进上皮细胞、成纤维细胞、间质和内皮细胞增殖；促进血管形成；加速伤口愈合；促进肿瘤生长
FGF	中胚层和神经胚层来源的器官和肿瘤	刺激中胚层、神经外胚层源的多种细胞增殖和分化；在血管生成中，趋化内皮细胞；促进肉芽组织形成和角膜伤口愈合；影响神经细胞功能
PDGF	巨噬细胞、内皮细胞、成纤维细胞、胶质细胞、星状细胞、平滑肌细胞	促进成纤维细胞、神经胶质细胞、平滑肌细胞、上皮和内皮细胞增殖；刺激成纤维细胞、血管平滑肌细胞、中性粒细胞和单核细胞的趋化运动；加速伤口愈合；引起血管收缩
VEGF	巨噬细胞、肺脏和肾脏的上皮细胞等多种细胞	增强血管通透性；促进血管形成
NGF	效应神经元支配的靶组织细胞	维持感觉、交感神经元的存活；促进受损神经纤维的修复；促进单核细胞及中性粒细胞增殖、分化；促进淋巴细胞增殖和分化；促进肥大细胞和嗜碱性粒细胞增殖；促进伤口愈合
OSM	激活的巨噬细胞和T细胞	抑制肿瘤细胞生长；诱导某些肿瘤细胞分化

附录II 趋化因子及其受体

趋化因子	系统命名	靶细胞	特异受体
ELRCXC	CXCL		
IL-8	CXCL8	中性粒细胞、嗜碱性粒细胞、T 细胞	CXCR1，CXCR2
GROα	CXCL1	中性粒细胞	CXCR1，CXCR2
GROβ	CXCL2	中性粒细胞	CXCR1，CXCR2
GROγ	CXCL3	中性粒细胞	CXCR1，CXCR2
ENA-78	CXCL5	中性粒细胞	CXCR1，CXCR2
NAP2	CXCL7	中性粒细胞、成纤维细胞	CXCR1，CXCR2
GCP-2	CXCL6	中性粒细胞	CXCR1，CXCR2
ELR-CXC			
PF4	CXCL4	成纤维细胞	CXCR3
Mig	CXCL9	活化的 T 细胞（Th1>Th2）	CXCR3
IP-10	CXCL10	活化的 T 细胞（Th1>Th2）	CXCR3
SDF-1α/β	CXCL12	$CD34^+$骨髓细胞、淋巴祖细胞、T 细胞、DC、B 细胞、浆细胞、活化的 $CD4^+$ T 细胞	CXCR4
BUNZO/STRC33	CXCL16	活化的 T 细胞、NK 细胞	CXCR6
I-TAC	CXCL11	活化的 T 细胞（Th1>Th2）	CXCR3
BLC/BCA-1	CXCL13	初始 B 细胞、活化的 T 细胞	CXCR5
CC	CCL		
MIP-1α	CCL3	单核/巨噬细胞、T 细胞（Th1>Th2）、NK 细胞、嗜碱性粒细胞、未成熟 DC、骨髓细胞	CCR1，CCR5
MIP-1β	CCL4	单核/巨噬细胞、T 细胞（Th1>Th2）、NK 细胞、嗜碱性粒细胞、未成熟 DC、骨髓细胞	CCR5
MDC	CCL22	T 细胞（Th1>Th2）、NK 细胞、未成熟 DC、胸腺细胞	CCR4
TECK	CCL25	巨噬细胞、胸腺细胞、DC、上皮内淋巴细胞、IgA^+浆细胞	CCR9
TARC	CCL17	T 细胞（Th1>Th2）、NK 细胞、未成熟 DC、胸腺细胞	CCR4
RANTES	CCL5	单核/巨噬细胞、T 细胞（记忆性 T 细胞>T 细胞，Th1>Th2）、NK 细胞、嗜碱性粒细胞、DC、嗜酸性粒细胞	CCR1，CCR3，CCR5
HCC-1	CCL14	单核细胞	CCR1，CCR5
HCC-4	CCL16	单核细胞	CCR1，CCR2
DC-CK1	CCL18	初始 T 细胞>T 细胞	不明
MIP-3α	CCL20	T 细胞（记忆性 T 细胞>T 细胞、外周血单个核细胞、骨髓细胞、DC、活化 B 细胞	CCR6
MIP-3β	CCL19	初始 T 细胞、成熟 DC、B 细胞	CCR7
MCP-1	CCL2	T 细胞、单核细胞、嗜碱性粒细胞	CCR2
MCP-2	CCL8	T 细胞、单核细胞、嗜碱性粒细胞、嗜酸性粒细胞	CCR2，CCR3，CCR5
MCP-3	CCL7	T 细胞、单核细胞、嗜碱性粒细胞、嗜酸性粒细胞、DC	CCR1，CCR2，CCR3
MCP-4	CCL13	T 细胞、单核细胞、嗜碱性粒细胞、嗜酸性粒细胞、DC	CCR2，CCR3
MCP-5	CCL12	T 细胞、单核细胞、嗜酸性粒细胞	CCR2
eotaxin	CCL11	嗜酸性粒细胞	CCR3
eotaxin-2/MPIF-2	CCL24	嗜酸性粒细胞、嗜碱性粒细胞、T 细胞（？）	CCR3

续表

趋化因子	系统命名	靶细胞	特异受体
I-309	CCL1	中性粒细胞（TCA-3）、T 细胞	CCR8
MIP-5/HCC-2	CCL15	T 细胞、单核细胞、中性粒细胞（？）、DC	CCR1，CCR3
MPIF-1	CCL23	单核细胞、静止 T 细胞、中性粒细胞（？）	CCR1
ckine6/SLC	CCL21	初始 T 细胞、B 细胞、肾小球系膜细胞（？）	CCR7
CTACK	CCL27	T 细胞	CCR10
MEC	CCL28	T 细胞、嗜酸性粒细胞	CCR3，CCR10
C 和 CX3C			
lymphotactin	XCL1	T 细胞、NK 细胞	XCR1
SCM-1β	XCL2	T 细胞、NK 细胞	XCR1
fractalkine	CX3CL1	T 细胞、单核细胞、中性粒细胞（？）	CX3CR1

附录Ⅲ　主要的CD分子及其功能

CD	主要表达细胞及器官	功能
CD1a	Thy，DCsub，LHC，Bsub	与β2m组成MHC Ⅰ类分子，有抗原呈递功能
CD1b	Thy，DC，LHC，Bsub	与β2m组成MHC Ⅰ类分子，有抗原呈递功能
CD1c	Thy，Dcsub，LHC，Bsub	与β2m组成MHC Ⅰ类分子，有抗原呈递功能
CD1d	Thy，LHC，Bsub，肠上皮细胞，DC	与β2m组成MHC Ⅰ类分子，有抗原呈递功能
CD2	T，Thy，NKsub	CD58、CD48、CD59和CD150的受体，参与T细胞活化，参与细胞黏附
CD3	T，Thy	TCR/CD3复合物，T细胞信号转导
CD4	Tsub，Msub，Thysub	与MHCⅡ类分子结合，信号转导，HIV受体
CD5	T，Thy，Bsub	与CD72结合，T细胞信号转导和增殖，$CD5^+$ B细胞与自身免疫相关
CD8	Tsub（α/β），Thysub，NKsub（α/α）	与MHC Ⅰ类分子结合，信号转导
CD14	M，G，DC，LHC，	LPS/LBP复合物受体
CD15	G	参与中性粒细胞黏附和吞噬，促进NK细胞杀伤；与糖类间的相互作用相关
CD16a	NK，G，M，Mac	吞噬，ADCC，NK活化，信号转导
CD19	B，Pre-B，FDC	与CD21、CD81组成复合物，调节B细胞发育、活化和分化
CD23	Bm，Ba，Ma，Eo，DC，Pt	低亲和力IgE受体，调节IgE生成；诱导单核因子的释放，调节B细胞分化、黏附
CD27	T，Bsub，NK	CD70的配体，T细胞活化增殖，记忆性B细胞标记，促进浆细胞分化
CD28	Tsub，Ba，PC	与CD80、CD86互为配体，提供T细胞协同刺激信号
CD30	Ta，Ba，RS	与淋巴细胞活化和增殖有关，参与胸腺细胞阴性选择和TCR介导的细胞死亡
CD32	Mac，G，M，B，Eo	吞噬，ADCC，B细胞活化负反馈
CD34	BM，En	CD62L的配体，外周淋巴结血管地址素，促进外周淋巴细胞黏附
CD35	G，M，B，NKsub，RBC，T	结合C3b和C4b，调理吞噬，红细胞免疫黏附，调节B细胞活化
CD37	B，T，M，G	参与信号转导，调节B细胞、T细胞增殖、分化；与CD53、CD81、CD82和MHCⅡ类分子形成复合物
CD38	Ta，Thy，Ba，PC，NK	白细胞活化，B细胞增殖，与CD31互为受体，细胞黏附
CD39	Ta，FDC，B，En，NK，Ep	可能介导B细胞黏附、信号转导等
CD40	B，M，FDC，并指DC，Ep	B细胞生长、分化和记忆细胞产生，配体为CD154（CD40L），T细胞-B细胞间相互作用
CD44	Leu，Ep，Fb，RBC	黏附ECM，T细胞活化，淋巴细胞归巢受体
CD45	Leu	PTP酶，调节信号转导，在TCR、BCR介导的细胞活化中有重要作用，可因差异性剪切形成多种变构体
CD45RA	Tsub，B，M，Mac，NK，DC	参与TCR、BCR介导的细胞活化，调节信号转导
CD45RB	Tsub，B，Mac，NK，G，M，DC，RBC	参与TCR、BCR介导的细胞活化，调节信号转导
CD45RC	T，B，M，Mac，NK，DC	参与TCR、BCR介导的细胞活化，调节信号转导
CD45RO	Thy，Tsub，Bsub	参与TCR、BCR介导的细胞活化，与CD22结合，调节信号转导
CD72	B，DC，Mac，M	与CD5结合，下调BCR介导的信号转导，调节B细胞活化、增殖，CD100的低亲和力配体
CD74	B，Msub，Ta，DC，Ena，Epa	与新合成MHCⅡ类分子结合，防止MHC结合内源肽
CD79α/β	B	BCR复合物组成成分
CD80	Ba，Mac，T，Str，DC	活化B细胞抗原，CD28、CTLA-4配体，提供T细胞共刺激信号
CD86	DC，B，PC，Tsub	CD28、CTLA-4配体，提供T细胞共刺激信号

续表

CD	主要表达细胞及器官	功能
CD90	Thy，Pre-B，Pro-Hem，En，大脑	T 细胞活化、识别、黏附，早期造血干细胞标志
CD100	T，Ta，NK，M，G	可能参与 B 细胞增殖和 Ig 分泌，可能参与 T 细胞分化
CD114	PMN，M，Pt，G，En	G-CSF 受体
CD115	My，M，Mac，定向 BM	M-CSF 受体，单核/巨噬细胞生长、活化和信号传递
CD116	My，BM，DC，Ep	GM-CSF 受体，促进细胞生长与分化
CD117	Pro-Hem，Ma	SCF 受体，促进肥大细胞生长，增强其他细胞因子信号传递
CD118	广泛，Ep	IFN-α、IFN-β 受体
CD119	广泛	IFN-γ 受体，Mac 细胞活化，MHC 抗原表达
CD120a	广泛	TNF 受体，参与细胞毒作用
CD120b	广泛	TNF 受体，T 细胞活化
CD121a	T，Thy，En	IL-1 受体
CD121b	T，B，M，Mac	IL-1 受体，负调节
CD122	T，B，NK，M	IL-2 受体，激活 T 细胞、B 细胞和 M 细胞
CD123	My，BM，En	IL-3 受体，促进祖细胞生长和分化
CD124	Hem，Fb，Ep，B，T，Pro-Hem	与 γc 组成 IL-4 受体，T 细胞生长，B 细胞活化，Th2 分化
CD125	Pre-My，Eo，Ba	IL-5 受体，介导信号转导
CD126	T，Ba，PC，Ep	与 gp130 组成高亲和力 IL-6 受体，细胞生长、分化
CD131	M，G，Eo	IL-3、IL-5、GM-CSF 受体共同的 β 链，信号转导
CD132	T，B，Mac，M，G，Pt	IL-2、IL-4、IL-7、IL-9 和 IL-15 受体共有的 γ 链，介导信号转导
CD154	Ta（$CD4^+$）	CD40 配体，共刺激分子，调节 B 细胞应答；与生发中心形成和抗体类别转换有关；调节 Th1 细胞生成和效应
CD185	B，T	趋化 B 细胞，决定 B 细胞归巢
CDw186	Ta，Tm，NKT	与 HIV 感染相关，参与 NKT 趋化、归巢
CD191	Ly，M，T	招募免疫效应细胞至炎症部位
CD193	Eo，Th2，DC，Ep	CCL5、CCL7、CCL11、CCL13 等趋化因子受体，参与变态反应，HIV-1 共受体
CD195	骨肉瘤细胞，Th1，DC，M，Mac	配体为 MIP-1α、MIP-1β 和 RANTES，调节淋巴细胞趋化和穿越内皮细胞
CD196	DC，记忆性 T、B	MIP-3 的受体，参与 B 细胞成熟和 B 细胞分化，调节 DC 和 T 细胞移行和招募
CDw197	Tsub，B，ATL，DCa	配体为 CCL19，介导 EBV 作用于 B 细胞，控制 B 细胞向炎症部位移行，刺激 DC 成熟
CDw198	淋巴样细胞，T，Mac，M	调节 M 细胞趋化和胸腺细胞凋亡，参与活化 T 细胞在抗原刺激部位及淋巴组织中的准确定位
CDw199	Thy，小肠、结肠部位的 T 细胞	配体为 CCL25，参与胃肠道免疫应答，决定其阶段特异性
CD208	DCa	可能参与将抗原肽段装载到 MHCⅡ类分子中；DC 成熟标志
CD212	T，NK	促进 NK 杀伤，促进 T 细胞、NK 细胞、IFN-γ 分泌，促进 Th1 分化
CD213a1	B，M，Fb，EC，Neur	刺激 B 细胞增殖分化，促进 IgE 转换，抑制 M/Mac 促炎性因子产生，转导信号
CD213a2	脐血 Ly，Lysub，iDC	调节 B 细胞功能，“诱骗”受体
CDw218a	广泛	与 IL-18 结合，活化 NF-κB 途径
CD223	Ta，NKa	结合 MHC Ⅱ类分子，可能参与 T 细胞/DC 细胞相互作用，参与调节免疫反应
CD244	NK，γδT，Tsub	MHC 非限制性杀伤，与 CD48 结合促进 NK 细胞溶细胞作用和细胞因子的产生，参与 $CD4^+$ T 细胞发育
CD245	Ly，M，G，Pt	参与 T 细胞和 NK 细胞增殖和共刺激
CD257	T，DC，M，Mac，G	CD267、CD268、CD269 的配体，B 细胞活化因子，参与 B 细胞增殖、分化，抗凋亡，促进体液免疫
CD267	Thy，B，T	CD256 和 CD257 的受体，激活 NF-κB，调节体液免疫

续表

CD	主要表达细胞及器官	功能
CD269	B	CD256 和 CD257 的受体，激活 NF-κB，调节 B 细胞发育和自身免疫应答
CD278	Ta，Thy	CD275 的受体，调节活化 T 细胞因子产生，提供再次应答 T 细胞活化信号，通过调节 Th2 细胞功能，促进 B 细胞分化为记忆性 B 细胞和抗体产生
CD281	Mac，M，G	识别 PAMP，参与天然免疫和炎症反应
CD282	Mac，M，G	识别 PAMP，参与天然免疫和针对脂蛋白的免疫应答，介导针对革兰氏阳性菌及酵母菌的应答，与 TLR6 共同识别其组分
CD283	胎盘，胰腺，DC	识别 PAMP，参与天然免疫，识别与病毒感染相关的 dsRNA，激活 NF-κB，促进 I 型干扰素的产生，参与机体的抗病毒免疫
CD284	广泛，胎盘	识别 PAMP，参与天然免疫，参与革兰氏阴性菌感染中 LPS 相关的信号转导
CD289	Ba，DC	识别 PAMP，参与天然免疫，介导细胞对细菌 DNA 中非甲基化 CpG 二核苷酸的免疫应答
CD301	DC	参与细胞黏附，胞间信号传递，糖蛋白折叠，在炎症反应和免疫应答中起作用
CD335-337	NK	NK 细胞活化受体
CD350	HeLa 细胞及结肠癌、滑膜肉瘤等	G 蛋白偶联受体，WnT 受体，属于非 G 蛋白偶联 7 次跨膜受体

注：ATL. 成人 T 细胞白血病；B. B 细胞；Ba. 活化的 B 细胞；BM. 骨髓细胞；Bm. 成熟 B 细胞；Bsub. B 细胞亚群；DC. 树突状细胞；DCa：活化的树突状细胞；DCsub：树突状细胞亚群；En. 内皮细胞；Ena. 活化的内皮细胞；Ensub. 内皮细胞亚群；Eo. 嗜酸性粒细胞；Ep. 上皮细胞；Epa. 活化的上皮细胞；Fb. 成纤维细胞；FDC. 滤泡树突状细胞；G. 粒细胞；Hem. 造血细胞；iDC. 未成熟的树突状细胞；Lysub：淋巴细胞亚群；Leu. 白细胞；LHC. 表皮朗格汉斯细胞；Ly. 淋巴细胞；M. 单核细胞；Ma. 活化的单核细胞；Mac. 巨噬细胞；Msub. 单核细胞亚群；Neur. 神经细胞；NK. 自然杀伤细胞；NKsub. 自然杀伤细胞亚群；PC. 浆细胞；PMN. 多形核细胞；Pre-B. 前 B 细胞；Pre-Hem：前体造血细胞；Pre-My. 髓样细胞前体；Pt. 血小板；RBC. 红细胞；St. 干细胞；Str. 基质细胞；T. T 细胞；Ta. 活化的 T 细胞；Thysub. 胸腺细胞亚群；Thy. 胸腺细胞；γδT：γδT 细胞

附录Ⅳ　名词术语表（中英对照）

25-hydroxycholesterol	25-羟基胆固醇
3′-untranslated region，3′-UTR	3′非翻译区
absent in melanoma-2，AIM2	黑色素瘤缺乏因子-2
acetylcholine，Ach	乙酰胆碱
acetylcholinesterase，AchE	乙酰胆碱酯酶
acidic transactivation domain	酸性转录结构域
acquired immune deficiency syndrome，AIDS	获得性免疫缺陷综合征
Acropora millepora	珊瑚
activating transcript factor 3，ATF	激活转录因子
activation unit	激活单位
activator protein-1，AP-l	激活蛋白因子 1
acylated lipopeptide	酰化脂肽
adenovirus，AdV	腺病毒
ADP-ribosylation factor-like protein，ARL	ADP 核糖基化因子样蛋白
Aedes aegyti	埃及伊蚊
African swine fever virus，ASFV	非洲猪瘟病毒
agnathan	无颌类动物
Aicardi-goutières syndrome，AGS	Aicardi-goutières 综合征
AIM2-like receptor，ALR	AIM2 样受体
alarmin	警报素
allothonousmicrobiome	暂住微生物群
alternative pathway	替代（旁路）途径
alveolar macrophage，AM	肺泡巨噬细胞
Alzheimer’s disease	阿尔茨海默病
amastigote-specific surface protein，ASSP	无鞭毛体特异的表面蛋白
anakinra	阿那白滞素
anhydrotic ectodermal dysplasia with immuno-deficiency，EDA-ID	少汗性外胚层发育不良症
ankyrin repeat domain，ARD	ANK 重复结构域
Anopheles gambiae	冈比亚按蚊
antibody-dependent cell-mediated cytotoxicity，ADCC	抗体依赖的细胞毒作用
antigen presenting cell，APC	抗原呈递细胞
antimicrobial peptide	抗微生物肽
antiphospholipid antibodies	抗磷脂抗体
antiphospholipid syndrome，APS	抗磷脂综合征
antisense lncRNA	反义 lncRNA
antivirus protein，AVP	抗病毒蛋白
Apis mellifera	蜜蜂
apolipoprotein B mRNA editing enzyme catalytic- polypeptide-like 3G，APOBEC3G	载脂蛋白 B mRNA 编辑酶催化多肽样 3G
apoptosis antagonizing transcription factor，AATF	凋亡拮抗转录因子
apoptosis-associated speck-like protein containing a CARD	含 CARD 的凋亡相关的斑点样蛋白
apoptosome	凋亡小体
apoptotic corpse receptor	细胞凋亡物受体

aryl hydrocarbon receptor，AhR	芳香烃受体
Aspergillus fumigatus	烟曲霉
Asterias rubens	鲁本斯海星
atherosclerosis，AS	动脉粥样硬化
ATP-binding site	ATP 结合位点
AU-rich element，ARE	腺嘌呤/尿嘧啶富集元件
autochthonous microbiome	定居微生物群
autoimmune disease，AID	自身免疫性病
avian influenza	禽流感
B cell receptor，BCR	B 细胞受体
baculovirus inhibitor domain，BIR	杆状病毒抑制结构域
Beauveria bassiana	白僵菌
bidirectional lncRNA	双向 lncRNA
bilaterian animals	两栖动物
Bombyx mori	家蚕
Bos taurus	牛
bovine herpesvirus 1，BHV-1	牛Ⅰ型疱疹病毒
bovine respiratory syncytial virus，BRSV	牛呼吸道合胞病毒
bovine viral diarrhea virus，BVDV	牛病毒性腹泻病毒
Branchiostoma floridae	佛罗里达文昌鱼
Bunyaviruses	布尼亚病毒
C terminal domain，CTD	C 端结构域
Caenorhabditis elegans	秀丽隐杆线虫
Callorhincus milii	象鲨
cAMP response element-binding protein	cAMP 反应元件结合蛋白
Canis familiaris	家犬
canonical inflammasome	经典炎症小体
carbohydrate reactive domain，CRD	糖类活性结构域
CARD adaptor inducing IFN-β，Cardif	诱导 IFN-β 的 CARD 接头蛋白
CARD-only protein，COP	只含 CARD 的蛋白
cascade activation and recruitment domain，CARD	级联激活和招募结构域
caspase	胱天蛋白酶
caspase-recruitment domain，CARD	胱天蛋白酶招募区
cathelicidin	抗菌肽
cationic antimicrobial peptide，CAP	阳离子抗微生物多肽
cell-autonomous immunity	细胞自发性免疫
cell-binding protein，CBP	细胞结合蛋白
center interacting domain，CID	中心相互作用结构域
central immune organ	中枢免疫器官
cephalochordate	头索动物
cGAMP synthase，cGAS	环鸟苷腺苷二磷酸合成酶
chemokine	趋化因子
chloroquine	氯喹
cholesterol 25-hydroxylase，CH25H	胆固醇 25-羟基氢化酶
chronic lymphocyte leukemia	慢性淋巴细胞性白血病
Ciona intestinalis	玻璃海鞘
Ciona savignyi	独居海鞘
c-Jun N-terminal kinases，JNK	c-Jun 氨基端激酶
classic pathway	经典途径

classic swine fever virus，CSFV	猪瘟病毒
coiled-coil domain，CCD	卷曲螺旋结构域
colony-stimulating factor，CSF	集落刺激因子
common helper innate lymphoid progenitor，CHILP	共同辅助固有类淋巴祖先
common lymphoid progenitor，CLP	共同类淋巴祖先
common variable immunodeficiency，CVID	变异型免疫缺陷病
complement receptor，CR	补体受体
complement system	补体系统
complement，C	补体
complementarity-determining region，CDR	互补决定区
convergent evolution	趋同进化
cowpox virus，CPV	牛痘病毒
CpG repeats motif	CpG 重复基序
Crassostrea gigas	太平洋牡蛎
Crimean-Congo hemorrhagic fever virus，CCHFV	克里米亚-刚果出血热病毒
C-terminal capping domain	C 端的帽子结构域
C-type lectin receptor，CLR	C 型凝集素受体
cysteine-x-cysteine chemokine receptor type，CXCR	CXC 型趋化因子受体
cyclic dinucleotide，CDN	环二核苷酸
cyclic GMP-AMP，cGAMP	环化鸟苷腺苷二核苷酸
cyclooxygenase-2	环氧化酶 2
cysteine-cysteine chemokine receptor type，CCR	CC 型趋化因子受体
cysteine-rich region of the G protein，GCRR	G 蛋白的富半胱氨酸区
cytidine deaminase，CDA	胞苷脱氨酶
cytidine-phosphate-guanosine，CpG	非甲基化的胞苷鸟苷
cytokine synthesis inhibiting factor	细胞因子合成抑制因子
cytokine，CK	细胞因子
cytomegalovirus，CMV	巨细胞病毒
cytosolic nucleic acid-sensing PRR	感知胞质核酸的模式识别受体
cytotoxic T cell，CTL	细胞毒性 T 细胞
cytotoxin-associated protein A，CaPA	细胞毒素相关蛋白
danger signal	危险信号
danger-associated molecular pattern，DAMP	危险相关分子模式
Danio rerio	斑马鱼
DC specific intercellular adhesion molecule 3 grabbing nonintegrin，DC-SIGN	树突状细胞特异的胞间黏附分子 3 捕获非整合素
death domain fold superfamily，DDF	死亡结构域折叠超家族
death domain，DD	死亡结构域
death-induced signaling complex，DISC	死亡诱导信号复合物
defective interfering particle	缺陷性干扰颗粒
defensin	防御素
Dengue virus，DV	革登热病毒
deubiquitinase enzyme，DUB	去泛素化酶
deubiquitinating enzyme A，DUBA	去泛素化酶 A
deuteronstomian	后口动物
DExH box polypeptide 58，DHX58	DExH 盒多肽 58
diadenylate cyclase，DAC	二腺苷酸环化酶
diaminopimelic acid，DAP	二氨基庚二酸
diapedesis	血细胞渗出

diguanylate monophosphate，c-di-GMP	单磷酸二鸟苷
dihydroxyacetone kinase，DAK	二羟丙酮激酶
divergent evolution	趋异进化
DNA binding protein，DBP	DNA 结合蛋白
DNA dependent protein kinase，DNA-PK	DNA 依赖的蛋白激酶
DNA methyltransferase 3A，DNMT3a	DNA 甲基化转移酶 3A
DNA-dependent activator of IFN-regulatory factor，DAI	DNA 依赖的干扰素调节因子激活子
docking protein，DOK	停泊蛋白
double-membrane vesicle，DMV	双膜小囊泡
Drosophila melanogaster	黑腹果蝇
dsRNA	双链 RNA
dsRNA-activated protein kinase，PKR	dsRNA 激活的蛋白激酶
“eat me” signal	“吃我”信号
E1 ubiquitin-activating enzyme	E1 泛素激活酶
E2 ubiquitin-conjugating enzyme	E2 泛素结合酶
E3 ubiquitin ligase	E3 泛素连接酶
early endosomal antigen，EEA	早期内体抗原
Ebola virus，EBOV	埃博拉病毒
ecdysozoan	脱皮动物
echinoderm	脊皮动物
ectromelia virus，EV	鼠痘病毒
encephalomyocarditis virus，EMCV	脑炎心肌炎病毒
endoplasmic reticulum interferon stimulator，ERIS	内质网相关的干扰素刺激物
endoplasmic reticulum，ER	内质网
endosome	内体
endothelial cell-selective adhesion molecule，ESAM	内皮细胞选择性黏附分子
enhancer-like lncRNA，elncRNA	增强子样 lncRNA
envelope，Env	囊膜
epithelial growth factor，EGF	表皮生长因子
Epstein-Barr virus，EBV	爱泼斯坦-巴尔病毒（EB 病毒）
eukaryotic initiation factor，eIF	真核生物起始因子
eumetazoan	真后生动物
extracellular signal-regulated kinase，ERK	细胞外信号调节激酶
familial chilblain lupus	家族性的冻疮样狼疮
Fas-associated death domain protein，FADD	Fas 相关死亡结构域蛋白
Felis catus	家猫
fibroblast growth factor，FGF	成纤维生长因子
filovirus	丝状病毒
flagellin	鞭毛蛋白
Gadus morhua	大西洋黑线鳕
galectin	半乳凝素
Gallus gallus	原鸡
geiminal center，GC	生发中心
gene in germ-line	胚系基因
Geodia cydonium	海绵动物
glycogen synthetase kinase 3β，GSK3β	糖原合成酶激酶 3β
glycosyl phosphatidyl inositol，GPI	糖基磷脂酰肌醇
glycosylinositolphospholipid，GIPL	糖基磷脂酰肌醇（GPI）脂
gnathostome	有颌类脊椎动物

Gram-negative binding protein，GNBP	革兰氏阴性菌结合蛋白
growth factor	生长因子
GTPase-activating protein，GAP	活化 GTP 酶蛋白
guanine nucleotide exchange factor，GEF	鸟苷交换因子
haematopoietic stem cell，HSC	造血干细胞
Hantavirus，HTV	汉坦病毒
heat shock protein，HSP	热休克蛋白（热激蛋白）
helix-loop-helix，HLH	螺旋-环-螺旋
hemagglutinin，HA	血凝素
hemozoin，HZ	疟色素
hen egg lysozyme，HEL	鸡胚溶菌酶
Hendra virus，HeV	亨德拉病毒
heparin sulfate	硫酸肝素
heparin sulfate-related proteoglycan	硫酸肝素蛋白多糖
hepatic stellate cell，HSC	肝星形细胞
Hepatitis A virus，HAV	甲型肝炎病毒
Hepatitis B virus，HBV	乙型肝炎病毒
Hepatitis C virus，HBV	丙型肝炎病毒
herpes simplex virus，HSV	单纯疱疹病毒
herpes simplex virus-1 encephalitis，HSE	单纯疱疹病毒 1 型脑炎
herpes virus saimiri，HVS	猴疱疹病毒
high mobility group box，HMGB	高迁移率族蛋白
histone deacetylase 1，HDAC1	组蛋白脱乙酰酶 1
histone	组蛋白
HMGB1-nucleosome complexes	HMGB1 与核小体复合物
homeostasis	内环境稳定
Homo sapiens	人类
homotypic fusion and protein sorting，HOPS	同型融合与蛋白分选分子
human corneal epithelium，HCE	人角膜上皮细胞
human cytomegalovirus，HCMV	人巨细胞病毒
human immunodeficiency virus，HIV	人免疫缺陷性病毒，艾滋病病毒
human papillomavirus，HPV	人乳头瘤病毒
human primary keratinocyte，HPK	人原代角质化细胞
human T-cell lymphotropic virus type 1，HTLV-1	人嗜 T 淋巴细胞病毒
hyaluronic acid	透明质酸
ICE protease activating factor，IPAF	ICE 蛋白酶活化因子
IFN-inducible protein，IFP	干扰素诱导蛋白
IFN-inducible transmembrane，IFITM	干扰素诱导跨膜蛋白
IFN-inhibitory domain，IID	IFN 抑制结构域
IFN-promoter stimulator-1，IPS-1	IFN 启动子刺激物-1
IFN-stimulated regulatory element，ISRE	IFN 刺激的调节元件
IFN-γ-inducible protein 10，IP-10	IFN-γ 诱导蛋白 10
Ig super family，Igsf	Ig 超家族
Ikappa B kinase，IKK	IκB 激酶
IKK-binding domain，IBD	IKK 结合结构域
IL-1 receptor associated kinase，IRAK	IL-1 受体相关激酶
IL-1β-converting enzyme，ICE	IL-1β 转换酶
imidazoquinoline	咪唑喹啉
imiquimod，R-837	咪喹莫特

immature DC，iDC 未成熟 DC
immune complex，IC 免疫复合体
immune defense 免疫防御
immune surveillance 免疫监视
immunoreceptor tyrosine-based activation motif，ITAM 免疫受体酪氨酸活化基序
inclusion body，IB 包涵体
inducible T cell co-stimulator，ICOS 诱导 T 细胞共刺激物
inflammasome 炎症小体
inflammasome-forming protein 炎症小体形成蛋白
inflammatory bowel disease，IBD 炎症性肠病
influenza A 甲型流感
Influenza virus，IV 流感病毒
inhibitor of apoptosis protein，IAP 凋亡蛋白抑制物
inhibitor of caspase-activated Dnase，ICAD/DFFA caspase 激活的 DNA 酶抑制物
inhibitor of DNA binding 2，ID2 DNA 结合的抑制物 2
innate immune response 天然免疫应答（固有免疫应答或先天性免疫应答）
innate lymphoid cell，ILC 天然类淋巴细胞
innate-like lymphocyte，ILL 固有类淋巴细胞
insulin-like growth factor，IGF 胰岛素样生长因子
integrase，IN 整合酶
interfering RNA，siRNA 干扰 RNA
interferon gamma induced GTPase，IGTP IFN-γ 诱导的鸟苷三磷酸酶
interferon induced with helicase C domain，IFIH 诱导干扰素的解旋酶 C 结构域蛋白
interferon regulatory factor，IRF 干扰素调节因子
interferon sensitivity determining region，ISDR 干扰素敏感性决定区
interferon，IFN 干扰素
interferon-stimulated gene，ISG 干扰素刺激基因
interferon-stimulated responsive element，ISRE 干扰素刺激反应元件
interferon-α/β receptor，IFNα/βR 干扰素受体
interferon-β promoter stimulator 1，IPS-1 IFN-β 启动子刺激物 1
interleukin receptor associated kinase，IRAK 白介素受体相关激酶
interleukin，IL 白介素
interleukin-1 receptor，IL-1R 白介素-1 受体
interleukin-1β covert enzyme，ICE 白介素-1β 转换酶
intermediary domain，ID 中间结构域
intracellular adhesion molecule，ICAM 胞内黏附分子
intraluminal vesicle，ILV 腔内囊泡
intramuscular route，IM 肌肉注射途径
intronic lncRAN 内含子 lncRNA
invasive non-typhoidal *Salmonella*，iNTS 致病性非伤寒沙门氏菌
invasive pneumococcal disease，IPD 致病性肺炎球菌病
ischemia/reperfusion，I/R 心肌缺血/再灌注
Janus kinase，JAK Janus 蛋白激酶
Japanese encephalitis virus，JEV 日本脑炎病毒
Japanese pufferfish 日本河豚鱼
jawed vertebrate 有颌类脊椎动物
jawless vertebrate 无颌类脊椎动物
junctional adhesion molecule 结合处的黏附分子

killer cell immunoglobulin-like receptor，KIR	杀细胞免疫球蛋白样受体
Klebsiella pneumoniae	肺炎克雷伯氏杆菌
Kupffer cell	库普弗细胞或肝巨噬细胞
laboratory of genetics and physiology-2，LGP2	遗传学和生理学实验室 2
lactoferrin	乳铁蛋白
lamellipodia	足板
latency associated nuclear antigen，LANA	潜伏感染相关的核抗原
lateral border recycling compartment，LBRC	外侧缘再循环室
Latimeria chalumnae	腔棘矛尾鱼
Leishmania sp.	利什曼原虫
lethal factor，LF	致死因子
Lethenteron japonicum	日本七鳃鳗
leucine rich repeat，LRR	富含亮氨酸重复序列
leucine zipper，LZ	亮氨酸拉链
leukocyte function-associated antigen，LFA	粒细胞功能相关抗原
linker for activation of T cell，LAT	T 细胞活化的连接物
lipid A	类脂 A
lipoarabinomannan，LAM	阿拉伯糖甘露糖脂
lipomannan，LM	甘露糖脂
lipophosphoglycan，LPG	脂磷酸聚糖
lipopolysaccharide，LPS	脂多糖
lipoteichoic acid，LTA	磷壁酸
Listeria monocytogenes	单核细胞增多性李斯特氏菌（即李氏杆菌）
long intergenic ncRNA，lincRNA	基因间 lncRNA
long non-coding RNA，LncRNA	长非编码 RNA
long terminal repeat，LTR	长末端重复序列
lophotrochozoan	触鞭毛动物类群
low-density lipoprotein，LDL	低密度脂蛋白
loxoribine	罗唑利宾
LPS binding protein，LBP	脂多糖结合蛋白
LPS-induced ubiquitination of TNF receptor-associated factor 6，TRAF6	LPS 诱导的泛素化的 TNF 受体相关因子 6
lymphocytic choriomeningitis virus，LCMV	淋巴细胞性脉络丛脑膜炎病毒
lymphotoxin，LT	淋巴毒素
lysosome-associated membrane protein，LAMP	溶酶体相关的膜蛋白
macromolecular complex	大分子复合体
macrophage inflammatory protein，MIP	巨噬细胞炎症蛋白
macrophage mannose receptor，MMR	巨噬细胞甘露糖受体
major histocompatibility complex，HMC	主要组织相容性复合物
mannan-binding lectin pathway，MBLP	甘露聚糖结合凝集素途径
mannose 6-phosphate receptor，M6PR	甘露糖 6-磷酸盐受体
mannose-binding lectin，MBL	甘露糖结合凝集素
Marburg virus，MARV	马尔堡病毒
matrix，MA	基质蛋白
measle virus，MeV	麻疹病毒
medial Golgi N-acetylglucosaminy l transferase，MGAT	*N*-乙酰葡糖氨基转移酶
mediator of IRF-3 activation，MITA	IRF-3 活化的调节物
melanoma differentiation-associated gene 5，MDA5	黑色素瘤分化相关基因 5
membrane attack complex，MAC	膜攻击复合体

membrane attack unit	膜攻击单位
membrane binding CKR，mCKR	膜结合型细胞因子受体
membrane-cofactor protein，MCP	膜共因子蛋白
membrane-inhibitor of reactive lysis，MIRL	膜反应性溶解抑制物
Mengo virus	门戈病毒
metazoan	后生动物
MHC class I-related chain B molecule，MICB	MHC Ⅰ类分子相关链 B
microorganism-associated molecular pattern，MAMP	微生物相关分子模式
microRNA，miRNA	微小 RNA
mitochondria antiviral signaling，MAVS	线粒体抗病毒信号蛋白
mitochondrial inhibitor of apoptosis，MIA	线粒体凋亡抑制物
mitochondrial uncoupling protein，UCP	线粒体解偶联蛋白
mitogen- and stress-activatedprotein kinase，MSK	丝裂原和应激激活的蛋白激酶
mitogen-activated protein kinase，MAPK	丝裂原活化的蛋白激酶
monocyte chemotactic protein，MCP	单核细胞趋化蛋白
monocyte-derived macrophage	单核细胞源巨噬细胞
Monodelphis domesticus	家短尾负鼠
mouse serum albumin，MSA	小鼠血清白蛋白
multiple cysteine cluster TLR，mccTLR	多个半胱氨酸簇的 TLR
multivesicular body，MVB	多囊泡体
muramyldipeptide，MDP	胞壁酰二肽
Mus musculus	小鼠
Mycobacterium tuberculosis，MTB	结核分枝杆菌
MyD88 dependent pathway	依赖 MyD88 的信号通路
MyD88 independent pathway	非依赖 MyD88 的信号通路
myeloid DC，mDC	髓样树突状细胞
myeloid differentiation factor-88，MyD88	髓样分化因子 88
myeloid differentiation protein-2，MD-2	髓样分化蛋白-2
myosin Ⅱ	肌球蛋白Ⅱ
myxovirus resistance，Mx	黏病毒抗性蛋白
NACHT-associated domain，NAD	NACHT 相关结构域
Nairo virus	内罗毕病毒
natural cytotoxicity receptor，NCR	自然细胞毒性受体
natural host defense peptide，HDP	宿主天然防御肽
natural killer T cell，NKT cell	自然杀伤 T 细胞
nature killer cell，NK cell	自然杀伤细胞
neisserial outer-membrane protein complex，OMPC	奈瑟氏球菌的外膜蛋白复合物
Nematostella vectensis	海葵
neuraminidase，HA	神经氨酸酶
neuronal apoptosis inhibitor protein，NAIP	神经元凋亡抑制蛋白
neutrophil elastase	中性白细胞弹性蛋白酶
NF-κB activating kinase，NAK	NF-κB 激活激酶
NF-κB activating kinase-associated protein 1，NAP1	NF-κB 激活激酶相关蛋白 1
NF-κB essential modulator，NEMO	核转录因子关键调节子
Nipah virus，NiV	尼帕病毒
nitric oxide，NO	一氧化氮
NOD-like receptor，NLK	NOD 样受体
non-canonical NLRP3 inflammasome	非经典 NLRP3 炎症小体
non-permissive cell	非允许性细胞

non-structural protein，NS	非结构蛋白
N-terminal capping domain，LRR-NT	N 端的帽子结构域
nuclear localisation sequence，NLS	核定位序列
nucleophosmin，NPM	核仁磷蛋白
nucleotide binding oligomerization domain，NOD	核苷酸结合寡聚化结构域
nucleotidyl transferase，NTase	核苷酸转移酶
oedema factor，OF	浮肿因子
oligoadenylate synthase（OAS）-like receptor，OLR	寡聚腺苷酸合成酶样受体家族
oligoadenylate synthetase，OAS	寡腺苷酸合成酶
oligomerization	寡聚化
oligonucleotide，ORN	寡脱氧核苷酸
oligosaccharide-binding domain，OBD	寡糖结合结构域
oligosaccharyl transferase，OST	寡糖基转移酶
opsonic receptor	调理素受体
Orthobunya virus	正布尼亚病毒
outer membrane antigen，OmlA	外膜抗原
outer-surface lipoprotein，OspA	外表面脂蛋白
ovalbumin，OVA	卵清白蛋白
ovarian tumor domain，OTU	卵巢肿瘤结构域
oxysterol	氧甾醇
p38 mitogen-activated protein kinase	p38 丝裂原激活的蛋白激酶
papain-like protease，PLpro	木瓜蛋白酶样蛋白酶
paracellular migration	细胞旁侧迁移
pathogen-associated molecular pattern，PAMP	病原相关分子模式
pathogen-binding ectodomain，ECT	病原结合胞外结构域
pattern recognition receptor，PRR	模式识别受体
pentraxin	五聚体蛋白
peptidoglycan recognition protein，PGRP	肽聚糖识别蛋白
peptidoglycan，PGN	肽聚糖
peripheral immune organ	外周免疫器官
permissive cell	允许性细胞
Petromyzon marinus	海洋七鳃鳗
phagocytosis	吞噬
phagolysome	吞噬溶酶体
phagosome	吞噬体
phlebovirus	白蛉病毒
phosphatidic acid，PA	磷脂酸
phosphatidylcholine，PC	磷酸卵磷脂
phosphatidylinositol 3-kinase，PI3K	磷脂酰肌醇 3 激酶
phosphatidylinositol 4, 5-bisphosphate，PIP2	磷脂酰肌醇 4, 5-二磷酸
phosphatidylinositolmannan，PIM	磷脂酰肌醇甘露聚糖
phospholipase D，PLD	磷脂酶 D
Pinctada fucata	双壳珍珠贝
pinocytosis	胞饮
plasmacytoid DC，pDC	浆样树突状细胞
Plasmodium falciparum	恶性疟原虫
platelet endothelial cell adhension molecular，PECAM	血小板内皮细胞黏附分子
platelet-derived growth factor，PDGF	血小板源生长因子
pleiotropism	多效性

poliovirus，PV	脊髓灰质炎病毒
polyinosinic-polycytidylic，poly（I：C）	多聚次黄嘌呤-多聚胞嘧啶核苷酸
polymerization	多聚化
polymorphonuclear leukocyte，PMN	多形粒细胞
porcine circovirus type 2，PCV2	猪圆环病毒 2 型
porcine epidemic diarrhea virus，PEDV	猪流行性腹泻病毒
porcine reproductive and respiratory syndrome virus，PRRSV	猪繁殖与呼吸综合征病毒
positive selection	阳性选择
prion-like aggregates	朊蛋白样大分子聚集物
profilin	肌动蛋白抑制蛋白
proinflammatory cytokine	促炎症细胞因子
proinflammatory programmed cell death	促炎症细胞程序性死亡
proly lisomerase 1，Pin-1	脯氨酰异构酶 1
promoter-associated lncRNA，plncRNA	启动子相关 lncRNA
promyelocytic leukaemia，PML	早幼粒细胞白血病
prostaglandin E2	前列腺素 E2
protein kinase homology domain，PKH	蛋白激酶同源结构域
protein kinase-like domain，PKL	蛋白激酶样结构域
proteophosphoglycan，PPG	蛋白磷酸聚糖
protostomian	原口动物
pulmonary arterial mean pressure，PAMP	肺动脉平均压
purifying selection	纯选择
pyrin domain，PYD	热蛋白结构域
pyrin-only protein，POP	只含 pyrin 的蛋白
pyroptosome	焦亡小体
Rabies virus，RV	狂犬病病毒
radioprotective 105，RP105	防辐射 105
Rattus norvegicus	褐鼠
reactive nitrogen intermediate，RNI	活性氮中间物
reactive oxygen species，ROS	活性氧簇
receptor mediated endocytosis	受体介导的胞吞作用
receptor-interacting protein，RIP	受体互作蛋白
recognition unit	识别单位
Reoviridae	呼肠孤病毒科
replication and transcription activator，Rta	复制转录激活因子
replication and transcription activator-associated ubiquitin ligase，RAUL	复制和转录激活物相关的泛素连接酶
repressor domain，RD	抑制结构域
resiquimod，R-848	瑞喹莫德
respiratory syncytial virus，RSV	呼吸道合胞病毒
retinal pigment epithelium，RPE	视网膜色素上皮
retinoic acid induced gene Ⅰ，RIG-Ⅰ	维甲酸诱导基因Ⅰ
rheumatoid arthritis，RA	类风湿性关节炎
rheumatoid factor，RF	类风湿因子
ribonuclease L，RNaseL	核糖核酸酶 L
rift valley fever virus，RVFV	裂谷热病毒
RIG-Ⅰ-like receptor，RLR	RIG-Ⅰ样受体
RING finger，RNF	RING 指结构域蛋白
RIP homotypic interaction motif，RHIM	RIP 同型相互作用基序
RNA binding domain，RBD	RNA 结合结构域

RNA interference，RNAi	RNA 干扰
RNA Pol Ⅲ	RNA 聚合酶Ⅲ
RNA polymerase，RNAP	RNA 聚合酶
RNA-activated protein kinase R，PKR	RNA 激活的蛋白激酶 R
RNA-binding protein，RBP	RNA 结合蛋白
Salmonella enterica	肠道沙门氏菌
saturated fatty acid	饱和脂肪酸
scavenger receptor，SR	清道夫受体
scavenger-receptor cysteine rich，SRCR	富含半胱氨酸的清道夫受体
Semliki forest virus，SFV	塞姆利基森林病毒
Sendai virus，SeV	仙台病毒
sense lncRNA	正义 lncRNA
serum amyloid A	血清淀粉样蛋白 A
severe acute respiratory syndrome，SARS	严重急性呼吸综合征
severe acute respiratorysyndrome-corvirus，SARS-Cov	SARS 冠状病毒
severe combined immunodeficiency	严重联合免疫缺陷
severe fever with thrombocytopenia syndrome virus，SFTSV	严重发热伴血小板减少
SH2 domain-containing inositol 5-phosphatase，SHIP	含 SH2 结构域的肌醇磷酸酶
short interfering RNA，siRNA	干扰 RNA
signal regulatory protein α，SIRPα	信号调节蛋白 α
signal transducer and activator of transcription，STAT	转录信号传导子及激活子
signaling platform	信号平台
signalosome	信号体
simian virus 40，SV40	猴病毒 40
Sindbis virus	辛得比斯病毒
single cysteine cluster TLR，sccTLR	单一半胱氨酸簇的 TLR
single immunoglobulin IL-1 receptor related protein，SIGIRR	单免疫球蛋白 IL-1 受体相关蛋白
single nucleotide polymorphism，SNP	单核苷酸多态性
small nuclear ribonucleoprotein，snRNP	微小核糖核酸蛋白
small nuclear RNA，snRNA	核内小 RNA
small nucleolar RNA，snoRNA	核仁小 RNA
solid-tumor cancer	实体瘤癌
soluble CKR，sCKR	可溶性细胞因子受体
spleen tyrosine kinase，Syk	脾脏酪氨酸激酶
Src homology 2-containing protein tyrosine phosphatase，SHP	含 Src 同源区 2 的蛋白酪氨酸磷酸酶
Src homology phosphatase	Src 同系物磷酸酶
ssRNA	单链 RNA
sterol regulatory element，SRE	甾醇调节元件
sterol	甾醇
stimulator of interferon gene，STING	干扰素基因的刺激子
Streptococcus pneumoniae	肺炎链球菌
stress activated kinase，SPAK	应激活化蛋白激酶
Strongylocentrotus purpuratus	紫色海胆
suppressor of cytokine signaling，SOCS	细胞因子信号转导抑制物
suppressor of tumorigenicity，ST	肿瘤发生抑制物
surface antigen of hepatitis B virus，HBsAg	乙肝表面抗原
syntaxin	突触融合蛋白
system lupus erythematosus，SLE	系统性红斑狼疮
T cell immunoglobulin mucin，TIM	T 细胞免疫球蛋白黏液素

T cell receptor，TCR T 细胞受体
T helper cell，Th T 辅助细胞
Taenia crassiceps 牛带绦虫囊尾蚴
TAK1-binding protein TAK1 结合蛋白
Takifugu rubripes 红鳍多纪豚
TANK-binding kinase 1，TBK1 TANK 结合激酶 1
target of rapamycin，TOR 雷帕霉素靶蛋白
teichoic acid，LTA 磷壁酸
Tetraodon nigroviridis 墨绿凹鼻豚
tetraspanin 4 次跨膜蛋白
TGF-β-activated kinase1，TAK1 转化生长因子 β 激活激酶 1
Theiler's murine encephalomyelitis virus，TMEV 泰勒鼠脑脊髓炎病毒
thioester-containing protein，TEP 含硫酯蛋白
thioredoxin，TRX 硫氧还蛋白
thymic stromal lymphopoietin，TSLP 胸腺淋巴细胞生成素
thymocyte selection-associated high mobility group box protein，TOX 胸腺细胞选择相关的高迁移群盒蛋白
TIR domain-containing adaptor inducing IFN-β，TRIF 含诱导 IFN-β 接头的 TIR 结构域
TIR domain-containing adaptor molecule，TICAM 含 TIR 结构域的接头分子
TNF receptor superfamily，TNFRSF TNF 受体超家族
TNF receptor-associated factor，TRAF 肿瘤坏死因子受体相关因子
TNF superfamily，TNFSF TNF 超家族
TNFR-associated death domain protein，TRADD TNFR 相关死亡蛋白
TNF-related apoptosis-inducing ligand receptor，TRAILR TNF 相关凋亡诱导配体受体
TNF-related apoptosis-inducing ligand，TRAIL TNF 相关凋亡诱导配体
Toll/IL-1 receptor domain containing adaptor protein，TIRAP 含接头蛋白的 TIR 结构域
Toll/IL-1 receptor domain，TIR TIR 结构域
Toll-like receptor，TLR Toll 样受体
Toxoplasma gondii 刚地弓形虫
TRAF family member-associated NF-κB activator，TANK TRAF 家族成员相关的 NF-κB 激活子
trans-activation responsive element，TAR element 反式激活反应元件
transcellular migration 跨细胞迁移
transendothelial migration，TEM 跨内皮迁移
transferrin receptor，TFR 转铁蛋白受体
translocon-associated protein，TRAP 易位子相关蛋白
transmembrane domain，TM 跨膜结构域
transporter associated with antigen processing，TAP 抗原加工转运体
trans-sialidase 反式唾液酸酶
triacyllipopeptide 三酰基脂肽
TRIF-related adaptor molecule，TRAM TRIF 相关的接头分子
tripartite motif family protein，TRIM 三部分基序家族蛋白
tripartite-motif protein 30α，TRIM30α 三模序蛋白 30α
Trypanosoma brucei 布氏锥虫
Trypanosoma cruzi 克氏锥虫
tumor necrosis factor receptor，TNF-R TNF 受体
tumor necrosis factor，TNF 肿瘤坏死因子
tumornecrosis factor-related apoptosis-inducing ligand receptor，TRAILR 肿瘤坏死因子相关诱导凋亡配体受体
typeⅠinterferon-producing cell，IPC Ⅰ型干扰素产生细胞
typeⅠtransmembrance protein Ⅰ型跨膜蛋白
type III receptor protein tyrosine phosphatase Ⅲ型受体酪氨酸磷酸酶

type III secretion system，T3SS	Ⅲ型分泌系统
type IV secretion system，T4SS	Ⅳ型分泌系统
ubiquitin-conjugating enzyme，Ubc	泛素结合酶
ubiquitin-like protein，UBL	泛素样蛋白
ubiquitin-specific peptidase，USP	泛素特异的肽酶
Vaccinia virus，VACV（VV）	痘苗病毒
variable lymphocyte receptor，VLR	可变的淋巴细胞受体
vascular cell adhesion molecule，VCAM	血管细胞黏附分子
vascular endothelial cell growth factor，VEGF	血管内皮细胞生长因子
vascular endothelial cell-specific cadherin，VE-cadherin	血管内皮细胞特异的钙黏蛋白
vascular endothelial growth factor receptor，VEGFR	血管内皮细胞生长因子受体
vascular endothelial protein tyrosine phosphatase，VE-PTP	血管内皮蛋白酪氨酸磷酸酶
vertebrate-specific glycoprotein	脊椎动物特异糖蛋白
vesicular stomatitis virus，VSV	水泡性口炎病毒
vesiculo-vacuolar organelle，VVO	囊泡-空泡样的细胞器
virosome	病毒小体
virus-induced signaling adaptor，VISA	病毒诱导的信号转导接头蛋白
virus-like particle，VLP	病毒样颗粒
VISA interactome	VISA 互作体
VISA signaling platform	VISA 信号转导平台
VISA signalosome	VISA 信号体
West Nile virus，WNV	西尼罗病毒
Wiskott-Aldrich syndrome protein，WASP	维-奥氏综合征蛋白
Xenopus tropicalis	热带蟾蜍
zinc-finger antiviral protein，ZAP	锌指抗病毒蛋白